W. Kaufmann
Internistische Differentialdiagnostik
Entscheidungsprozesse in Flußdiagrammen
2. Auflage

Internistische Differentialdiagnostik

Entscheidungsprozesse in Flußdiagrammen

Herausgeber
W. Kaufmann

Redaktion
B. Allolio, R. Griebenow, I. Meuthen, G. Wambach

Mit Beiträgen von

B. Allolio	V. Hossmann	G. Peters
H. Bewermeyer	W. Hummerich	J.-N. Petrovici
C. Bleienheuft	W. Kaufmann	F. Saborowski
G. Bönner	D. Kaulen	M. Schrappe-Bächer
S. Degenhardt	H. Kilp	H. M. Steffen
E. Dundalek	R. Lang	M. Stimpel
H. Feltkamp	V. Lent	K. H. Vestweber
H. Fischer	K. A. Meurer	G. Wambach
R. Griebenow	I. Meuthen	P. Weller
J. Grötz	R. Mies	W. Winkelmann
D. Heesen	B. Mödder	
A. Hoffmann	G. Ollenschläger	

2., überarbeitete und ergänzte Auflage

Mit 51 Abbildungen, davon 47 mehrfarbig,
304 graphischen Darstellungen und 257 Tabellen

Schattauer Stuttgart –
New York 1991

Professor Dr. WERNER KAUFMANN
Direktor der Medizinischen Klinik Merheim
und Poliklinik der Universität Köln
– Medizinische Universitätsklinik II und Poliklinik –
Ostmerheimer Straße 200
5000 Köln 91

CIP-Titelaufnahme der Deutschen Bibliothek

Internistische Differentialdiagnostik
Entscheidungsprozesse in Flußdiagrammen/
hrsg. von W. Kaufmann. Mit Beitr. von B. Allolio ... – 2.,
überarb. und erg. Aufl. – Stuttgart ; New York : Schattauer,
1991
ISBN 3-7945-1366-5
NE: Kaufmann, Werner [Hrsg.]; Allolio, Bruno

In diesem Buch sind die Stichwörter, die zugleich eingetragene Warenzeichen sind, als solche nicht besonders kenntlich gemacht. Es kann also aus der Bezeichnung der Ware mit dem für diese eingetragenen Warenzeichen nicht geschlossen werden, daß die Bezeichnung ein freier Warenname ist. Alle Rechte, insbesondere das Recht der Vervielfältigung und Verbreitung sowie der Übersetzung in fremde Sprachen, vorbehalten. Kein Teil des Werkes darf in irgendeiner Form (Fotokopie, Mikrofilm oder ein anderes Verfahren) ohne schriftliche Genehmigung des Verlages reproduziert werden.

© 1986 and 1991 by F. K. Schattauer Verlagsgesellschaft mbH, Lenzhalde 3, D-7000 Stuttgart 1, Germany
Printed in Germany

Satz, Druck und Einband: Mayr Miesbach, Druckerei und Verlag GmbH,
Am Windfeld 15, D-8160 Miesbach, Germany

ISBN 3-7945-1366-5

Herrn Prof. Dr. Dr. h. c. H. E. Bock

dem verehrten Lehrer
ärztlichen Denkens und Handelns
gewidmet

Vorwort zur 2. Auflage

Das Ende 1986 vorgelegte Buch hatte sich zum Ziel gesetzt, den Weg zur definitiven Diagnose intern-medizinischer Krankheiten auf der Grundlage folgerichtiger Entscheidungsprozesse rationell und ökonomisch zu gestalten. Aus einer Fülle von Stellungnahmen und nicht zuletzt aufgrund des verlegerischen Erfolges darf die Schlußfolgerung abgeleitet werden, daß dieses differentialdiagnostische Konzept eine wohlwollende Aufnahme gefunden hat.

Wenige Jahre nach Erscheinen der 1. Auflage ist daher bereits eine Neubearbeitung des Buches notwendig geworden. Unter Beibehaltung der bisherigen Disposition war angesichts der pathophysiologischen und methodischen Fortschritte teilweise eine Ergänzung bzw. Änderung des strategischen Vorgehens erforderlich, die in der Umstrukturierung verschiedener Flußdiagramme ihren Niederschlag gefunden hat. Die differentialdiagnostische Erörterung der Leitsymptome wurde durch eine jedem Kapitel beigefügte abschließende Übersicht mit dem Titel »Differentialdiagnostisches Spektrum« ergänzt. Auf diese Weise sollen die diagnostischen Ziel- bzw. Endpunkte noch einmal im Sinne einer zusammenfassenden Checkliste herausgehoben werden. Ein neues Kapitel befaßt sich mit Erscheinungsbildern, die eine »Prima-vista-Diagnose« nahelegen. Es ist selbstverständlich, daß auch diese Diagnosen einer Absicherung bedürfen. Im Vorwort zur 1. Auflage wurde bereits darauf hingewiesen, daß der Weg zur definitiven Diagnose selbstverständlich auch in abgewandelter Form möglich ist und daß ein Verzicht auf eine definitive Diagnose sinnvoll sein kann, wenn sich eine sequentielle Diagnostik aus ärztlichen Gründen verbietet.

Für die Herausgabe der 2. Auflage waren wiederum umfangreiche Vorarbeiten erforderlich. Den Autoren und dem Redaktions-Komitee sei wiederum für ihre umsichtige und effektive Mitarbeit gedankt. Besonderer Dank gilt dem F. K. Schattauer Verlag, der nicht nur eine Umfangsvermehrung akzeptiert, sondern das Buch wiederum erneut hervorragend ausgestattet hat.

Köln, Oktober 1990 W. KAUFMANN

Vorwort zur 1. Auflage

Die pathophysiologischen Kenntnisse und methodischen Möglichkeiten haben sich in der Inneren Medizin im Laufe des letzten Dezenniums sprunghaft weiter entwickelt. Für den Arzt in Praxis und Klinik ist das Krankheitsspektrum hierdurch wesentlich umfänglicher geworden. Diagnostik und Diagnose konnten präzisiert werden, das diagnostische Vorgehen ist aber zugleich wesentlich aufwendiger und teilweise unübersichtlicher geworden. Angesichts dieser Situation erschien es erforderlich, nach neuen Konzepten für die Darstellung der diagnostischen Entscheidungsprozesse zu suchen, die auf dem Wege zur definitiven Diagnose ablaufen müssen.

Das vorgelegte Buch hat sich zum Ziel gesetzt, eine Erleichterung der Diagnosefindung durch ein hohes Maß an Anschaulichkeit und Folgerichtigkeit zu erreichen. Als Eingangssymptome sind die in der Inneren Medizin häufigsten und eindrucksvollsten Krankheitszeichen vorgegeben. Ausgehend von diesen Leitsymptomen, wird zunächst eine Definition und Abgrenzung vorgenommen, um die Ausgangsbedingungen übersichtlich zu gestalten.

Das Hauptanliegen dieses Buches besteht nicht in der Aufzählung und Charakterisierung der differentialdiagnostischen Möglichkeiten, sondern in der Schilderung des strategischen Vorgehens bei der Diagnostik in der Inneren Medizin. Die Diagnosefindung basiert auf grundlegenden Kenntnissen der Symptomatologie intern-medizinischer Krankheitsbilder, klinischer Erfahrung und konstruktivem Denken sowie auf folgerichtigen und rationellen diagnostisch-methodischen Entscheidungsprozessen. Entsprechend dieser Konzeption wurden für die Mehrzahl der Leitsymptome sogenannte Flußdiagramme konstruiert, die den Weg zur definitiven Diagnose schematisch und übersichtlich so eindringlich wie möglich aufzeigen sollen. Die an den verschiedenen Eck- und Endpunkten dieser Diagramme aufgeführten Ziffern geben zugleich die Disposition des beschriebenen Textes wieder, der absichtlich kurz gehalten ist. Beim Studium der schematischen Darstellungen ist daher die Mitbenutzung eines Lehrbuches der Inneren Medizin empfehlenswert.

In den vorgelegten Flußdiagrammen kommen vordergründig die in unserer Klinik praktizierten Prinzipien der Diagnostik und Differentialdiagnostik zum Ausdruck. Die Mehrzahl der mitwirkenden Autoren sind demzufolge Mitarbeiter unserer Klinik. Der Herausgeber ist ihnen dankbar, daß sie sich bemüht haben, ihre Beiträge entsprechend der Grundkonzeption des Buches abzufassen.

Dennoch waren bereits aus thematischen Gründen Verschiedenheiten im Aufbau einiger Kapitel unvermeidlich. Bei dem Bemühen um Vereinheitlichung der Einzelbeiträge haben sich meine Mitarbeiter Dr. ALLOLIO, Dr. GRIEBENOW, Dr. MEUTHEN und Doz. Dr. WAMBACH durch konsequente und engagierte Bearbeitung große Verdienste erworben und damit wesentlich zum Gelingen unseres Vorhabens beigetragen.

Wir sind uns dessen bewußt, daß der Weg zur endgültigen Diagnose bei Vorgabe verschiedener Leitsymptome auch in abgewandelter Form möglich ist. So können Ergebnisse von Voruntersuchungen, Kontraindikationen gegen vorgeschlagene Untersuchungsverfahren oder grenzwertige Befunde eine Abwandlung des vorgeschlagenen diagnostischen Vorgehens erforderlich machen. Andererseits kann, wenn wegweisende Zusatzinformationen vorliegen, im Einzelfall eine Abkürzung des diagnostischen Weges sinnvoll sein. Aber auch ein Verzicht auf eine definitive Diagnose ist gegebenenfalls sinnvoll, wenn sich eine sequentielle Diagnostik aus ärztlichen Gründen verbietet.

Unabhängig davon haben wir es gewagt, unser Konzept der Diagnosefindung in der Inneren Medizin in der Hoffnung zu publizieren, daß Studenten sowie Ärzte in Klinik und Praxis einen Nutzen daraus ziehen können. Es ist davon auszugehen, daß mit der Einführung neuer Methoden eine laufende Aktualisierung verschiedener Schemata erforderlich sein wird.

Wir hoffen, daß das Buch dazu beiträgt, den häufig indiskriminiert eingeleiteten Weg zur definitiven Diagnostik auf ein diskriminiertes Niveau zu heben und damit einen Beitrag zur Rationalisierung und Ökonomisierung zu leisten.

Für die umfangreiche verlagstechnische Gestaltung, die zur Herausgabe dieses Werkes erforderlich war, sind wir Herrn Prof. Dr. Dr. h.c. P. Matis und den Mitarbeitern des Schattauer Verlages zu Dank verpflichtet. Dank und Anerkennung möchten wir insbesondere dem technischen Zeichner und Graphiker, Herrn Grytz, aussprechen, der die Übersichten und Flußdiagramme besonders anschaulich gestaltet hat.

Köln, Juni 1986   W. Kaufmann

Autorenverzeichnis

Priv.-Doz. Dr. med. B. Allolio
    Medizinische Universitätsklinik II und Poliklinik
    Joseph-Stelzmann-Straße 9, 5000 Köln 41

Priv.-Doz. Dr. med. H. Bewermeyer
    Neurologische Klinik, Städt. Krankenhaus
    Dhünnberg 60, 5090 Leverkusen

Dr. med. C. Bleienheuft
    Maternusplatz 10, 5000 Köln 51

Priv.-Doz. Dr. med. G. Bönner
    Medizinische Universitätsklinik II, Krankenhaus Köln-Merheim
    Ostmerheimer Straße 200, 5000 Köln 91

Dr. med. S. Degenhardt
    Abteilung für Nephrologie, Medizinische Klinik und Poliklinik der Universität Düsseldorf
    Moorenstraße 5, 4000 Düsseldorf 1

Dr. med. E. Dundalek
    Innere Abteilung, St.-Vincenz-Krankenhaus
    Am Stein 24, Postfach 340, 5750 Menden 1

Priv.-Doz. Dr. med. H. Feltkamp
    Bayer AG Wuppertal, Institut für Klinische Forschung
    Friedrich-Ebert-Straße 217, 5600 Wuppertal

Dr. med. H. Fischer
    Bayer AG, Zentrales Marketing
    5090 Leverkusen

Priv.-Doz. Dr. med. R. Griebenow
    Medizinische Universitätsklinik II, Krankenhaus Köln-Merheim
    Ostmerheimer Straße 200, 5000 Köln 91

Priv.-Doz. Dr. med. J. Grötz
    Medizinische Universitätsklinik der Ruhr-Universität Bochum, Marienhospital
    Hölkeskampring 40, 4690 Herne 1

Dr. med. D. Heesen
    Medizinische Universitätsklinik II, Krankenhaus Köln-Merheim
    Ostmerheimer Straße 200, 5000 Köln 91

Dr. med. A. Hoffmann
    Medizinische Universitätsklinik II und Poliklinik
    Joseph-Stelzmann-Straße 9, 5000 Köln 41

Prof. Dr. med. V. Hossmann
  Medizinische Klinik, Krankenhaus Köln-Porz
  Urbacher Weg 19, 5000 Köln 90

Priv.-Doz. Dr. med. W. Hummerich
  Medizinische Klinik, Krankenhaus Köln-Holweide
  Neufelder Straße 32, 5000 Köln 80

Prof. Dr. med. W. Kaufmann
  Medizinische Universitätsklinik II und Poliklinik
  Ostmerheimer Straße 200, 5000 Köln 91

Dr. med. D. Kaulen
  Medizinische Universitätsklinik II, Krankenhaus Köln-Merheim
  Ostmerheimer Straße 200, 5000 Köln 91

Prof. Dr. med. H. Kilp
  Augenklinik, Krankenhaus St.-Joseph-Stift
  Schwachhauser Heerstraße 54, 2800 Bremen 1

Prof. Dr. med. R. Lang
  Frankenklinik
  Menzelstraße 5–7, 8730 Bad Kissingen

Priv.-Doz. Dr. med. V. Lent
  Abteilung für Urologie, St.-Nikolaus-Stiftshospital
  Hindenburgwall 1, 5470 Andernach 1

Prof. Dr. med. K. A. Meurer
  Innere Abteilung, Kreiskrankenhaus
  Kasseler Straße 80, 3508 Melsungen

Dr. med. I. Meuthen
  Medizinische Klinik, Krankenhaus Köln-Holweide
  Neufelder Straße 32, 5000 Köln 80

Prof. Dr. med. R. Mies
  Innere Abteilung, St.-Antonius-Krankenhaus
  Schillerstraße 23, 5000 Köln 51

Prof. Dr. med. B. Mödder
  Innere Abteilung, Cusanus-Krankenhaus
  Karl-Binz-Weg 12, 5550 Bernkastel-Kues

Priv.-Doz. Dr. Dr. G. Ollenschläger
  Medizinische Universitätsklinik II und Poliklinik
  Joseph-Stelzmann-Straße 9, 5000 Köln 41

Prof. Dr. med. G. Peters
  Institut für Medizinische Mikrobiologie und Hygiene der Universität Köln
  Goldenfelsstraße 21, 5000 Köln 41

Prof. Dr. med. J.-N. PETROVICI
Neurologische Klinik, Krankenhaus Köln-Merheim
Ostmerheimer Straße 200, 5000 Köln 91

Prof. Dr. med. F. SABOROWSKI
Medizinische Klinik, Krankenhaus Köln-Holweide
Neufelder Straße 32, 5000 Köln 80

Priv.-Doz. Dr. med. M. SCHRAPPE-BÄCHER
Medizinische Universitätsklinik II und Poliklinik
Joseph-Stelzmann-Straße 9, 5000 Köln 41

Dr. med. H. M. STEFFEN
Medizinische Universitätsklinik II und Poliklinik
Joseph-Stelzmann-Straße 9, 5000 Köln 41

Dr. med. M. STIMPEL
Medizinische Universitätsklinik II, Krankenhaus Köln-Merheim
Ostmerheimer Straße 200, 5000 Köln 91

Priv.-Doz. Dr. med. K. H. VESTWEBER
Abteilung für Allgemeinchirurgie, Städt. Krankenhaus
Dhünnberg 60, 5090 Leverkusen 1

Prof. Dr. med. G. WAMBACH
Medizinische Universitätsklinik II, Krankenhaus Köln-Merheim
Ostmerheimer Straße 200, 5000 Köln 91

Dr. med. P. WELLER
Medizinische Universitätsklinik II, Krankenhaus Köln-Merheim
Ostmerheimer Straße 200, 5000 Köln 91

Prof. Dr. med. W. WINKELMANN
Medizinische Universitätsklinik II, Krankenhaus Köln-Merheim
Ostmerheimer Straße 200, 5000 Köln 91

Inhaltsverzeichnis

Körperliche Inspektion und Differentialdiagnose

Die körperliche Inspektion als differentialdiagnostischer Wegweiser in der Inneren Medizin. M. STIMPEL 3

    Einleitung 3
    Bildteil 3
        Körpergröße, Haltung, Körperfettverteilung 3
        Gesicht 7
        Zähne und Zahnfleisch 9
        Hände 11
        Haut 14

Allgemeinsymptome

Status febrilis. W. KAUFMANN, G. PETERS und M. SCHRAPPE-BÄCHER 29

    Definition und Abgrenzung 29
    Diagnostisches Vorgehen 29
        Infektionskrankheiten 30
        Immundefekte 37
        Hämoblastosen/Neoplasien 39
        Kollagenosen 42
        Autoimmunkrankheiten 43
        Granulomatosen 44
        Metabolische Störungen 46
        Allergische Reaktionen, Drogenfieber 47
        Ex-juvantibus-Diagnose 48
    Differentialdiagnostisches Spektrum 48

Anämie. I. MEUTHEN und B. MÖDDER 51

    Definition und Abgrenzung 51
    Diagnostisches Vorgehen 51
        Hypochrome Anämien 54
        Normochrome Anämien 61
        Hyperchrome Anämien 76
    Differentialdiagnostisches Spektrum 81

Polyglobulie. I. MEUTHEN und B. MÖDDER 85

    Definition und Abgrenzung 85
    Diagnostisches Vorgehen 85
        Polyglobulie 85
    Differentialdiagnostisches Spektrum 91

Hämorrhagische Diathese. B. Mödder und I. Meuthen 93

    Definition und Abgrenzung 93
    Diagnostisches Vorgehen 93
        Thrombozytopenische Blutungen 94
        Thrombozytenfunktionsstörungen 104
        Vaskuläre Blutungsneigung 109
        Plasmatische Gerinnungsstörungen (Koagulopathien) 113
    Differentialdiagnostisches Spektrum 126

Ödeme. S. Degenhardt 129

    Definition und Abgrenzung 129
    Diagnostisches Vorgehen 130
        Lokalisierte Ödeme 130
        Generalisierte Ödeme 132
    Differentialdiagnostisches Spektrum 141

Exantheme. G. Peters 143

    Definition und Abgrenzung 143
    Diagnostisches Vorgehen 143
        Makulopapulöse Exantheme 143
        Vesikuläre Exantheme 157
    Differentialdiagnostisches Spektrum 164

Pigmentanomalien. D. Kaulen 167

    Definition und Abgrenzung 167
    Diagnostisches Vorgehen 167
        Hypopigmentationen 168
        Hyperpigmentationen 170
    Differentialdiagnostisches Spektrum 176

Adipositas. W. Winkelmann 179

    Definition und Abgrenzung 179
    Diagnostisches Vorgehen 180
    Differentialdiagnostisches Spektrum 185

Gewichtsverlust und Magersucht. W. Winkelmann und G. Ollenschläger 187

    Definition und Abgrenzung 187
    Diagnostisches Vorgehen 187
        Gewichtsverlust und Mangelernährung bei inadäquater Nahrungsaufnahme 192
        Gewichtsverlust und Mangelernährung als Folge beeinträchtigter Nährstoff-
        verwertung 193
    Differentialdiagnostisches Spektrum 194

Pruritus. D. KAULEN 195

Definition und Abgrenzung 195
Diagnostisches Vorgehen 195
   Dermatosen 197
   Verschiedene Ursachen 197
   Psychogener Pruritus 197
   Systemische Erkrankungen 198
   Lokalisierter Pruritus 200
Differentialdiagnostisches Spektrum 202

Lymphknotenschwellung. I. MEUTHEN, M. SCHRAPPE-BÄCHER und B. MÖDDER 205

Definition und Abgrenzung 205
Diagnostisches Vorgehen 205
   Verdacht auf infektiöse Lymphknotenschwellung 207
   Verdacht auf entzündliche Lymphknotenschwellungen nichtinfektiöser Genese 207
   Verdacht auf maligne Lymphknotenschwellung 207
   Benigne Lymphknotenschwellungen 208
   Maligne Lymphknotenschwellungen 215
Differentialdiagnostisches Spektrum 225

Symptome in der Kopf-Hals-Region

Kopf- und Gesichtsschmerzen. H. BEWERMEYER 231

Definition und Abgrenzung 231
Diagnostisches Vorgehen 231
   Kopfschmerzen mit bedrohlicher Symptomatik 234
   Rezidivierende stunden- bis tagelange Kopfschmerzen 238
   Exogen bedingte subakute stundenlange diffuse Kopfschmerzen 239
   Diffuse Dauerkopfschmerzen 242
   Okzipidale Kopfschmerzen 243
   Rezidivierende Attacken heftiger Gesichtsschmerzen 246
   Länger anhaltende Gesichtsschmerzen 246
Differentialdiagnostisches Spektrum 256

Sehstörungen. H. KILP 259

Definition und Abgrenzung 259
Diagnostisches Vorgehen 260
   Störungen der zentralen Sehschärfe 260
   Störungen des Gesichtsfeldes 264
   Farbsinnstörungen 268
   Störungen des Helligkeitsempfindens und Blendung 269
   Störungen des Binokularsehens 270
Differentialdiagnostisches Spektrum 272

Sprach- und Sprechstörungen. J.-N. Petrovici 275

    Definition und Abgrenzung 275
    Diagnostisches Vorgehen 276
        Paroxysmale Sprachstörungen 278
        Permanente Sprachstörungen 278
    Differentialdiagnostisches Spektrum 284

Hemiparese. J.-N. Petrovici 287

    Definition und Abgrenzung 287
    Diagnostisches Vorgehen 287
        Diagnose einer Hemiparese bei einem bewußtlosen Patienten 287
        Topische Diagnose einer Hemiparese 288
        Ätiologische Diagnose einer Hemiparese 290
    Differentialdiagnostisches Spektrum 296

Synkope und Schwindel. J. Grötz und V. Hossmann 297

    Definition und Abgrenzung 297
    Diagnostisches Vorgehen 297
        Synkope/Schwindel bei abnormer Herzschlagfolge 298
        Synkope/Schwindel bei Dyspnoe 300
        Synkope/Schwindel bei Thoraxschmerz 301
        Synkope mit Aura 302
        Synkope/Schwindel mit neurologischen Symptomen, Pulsabschwächung oder
        Gefäßgeräusch 303
        Synkope/Schwindel, ausgelöst durch körperliche Aktivität 304
        Synkope/Schwindel bei Positionsänderung 306
        Synkope ohne Prodromi 309
        Synkope mit Beziehung zu den Mahlzeiten 310
        Synkope/Schwindel bei Pharmakotherapie 310
        Schwindel 312
    Differentialdiagnostisches Spektrum 314

Koma. B. Allolio 317

    Definition und Abgrenzung 317
    Diagnostisches Vorgehen 317
        Körperliche Untersuchung 318
        Liquorentnahme 321
        Computertomographie 321
        Multiple Laboranalysen 321
        Komadiagnostik durch Kontrolle akut vitaler Funktionen 322
        Koma mit Meningismus 323
        Koma bei Herd- oder Seitensymptomatik 327
        Koma mit diffuser oder multifokaler zerebraler Schädigung 330
        Metabolisches Koma bei Endokrinopathien und bei Elektrolytstörungen 333
        Metabolisches Koma bei Organinsuffizienz und bei sonstigen Ursachen 336
    Differentialdiagnostisches Spektrum 339

Schwellungen im Halsbereich. W. WINKELMANN 343

    Definition und Abgrenzung 343
    Diagnostisches Vorgehen 343
        Lymphknotenschwellung 343
        Phlegmonöse Halsweichteilschwellung 345
        Speicheldrüsenschwellung 345
        Halszysten 345
        Karotisglomustumor 345
        Nebenschilddrüsentumor 345
        Halsrippe 346
        Struma 346
    Differentialdiagnostisches Spektrum 357

Schluckstörungen (Dysphagie). P. WELLER 359

    Definition und Abgrenzung 359
    Diagnostisches Vorgehen 359
        Leitsymptom Schmerz 360
        Leitsymptom Regurgitation 366
        Leitsymptom Obstruktionsgefühl 368
        Funktionelle Dysphagie 369
    Differentialdiagnostisches Spektrum 370

Symptome in der Thoraxregion

Zyanose. R. GRIEBENOW und F. SABOROWSKI 377

    Definition und Abgrenzung 377
    Diagnostisches Vorgehen 377
        Zentrale Zyanose 378
        Periphere Zyanose 385
    Differentialdiagnostisches Spektrum 386

Dyspnoe. E. DUNDALEK 389

    Definition und Abgrenzung 389
    Diagnostisches Vorgehen 389
        Stridor 391
        Dyspnoe mit Obstruktion 392
        Emphysem 395
        Vorwiegend Tachypnoe mit lokalisierten Röntgen- und physikalischen Befunden . . . 398
        Hyperventilation 402
    Differentialdiagnostisches Spektrum 404

Thoraxschmerz. R. GRIEBENOW und F. SABOROWSKI 407

    Definition und Abgrenzung 407
    Diagnostisches Vorgehen 407
        Erkrankungen des Herzens 408

Erkrankungen der Aorta 414
  Erkrankungen der Lunge und der Pleura 415
  Erkrankungen des Ösophagus 417
  Erkrankungen des knöchernen Thorax 418
  Neurologische Erkrankungen 418
  Sonstige und extrathorakale Erkrankungen 419
 Differentialdiagnostisches Spektrum 419

Herzgeräusche. V. Hossmann 421

 Definition und Abgrenzung 421
 Diagnostisches Vorgehen 424
  Systolische Herzgeräusche 426
  Diastolische Geräusche 432
  Systolisch-diastolisches Geräusch 436
 Differentialdiagnostisches Spektrum 440

Herzrhythmusstörungen. F. Saborowski und R. Griebenow 443

 Definition und Abgrenzung 443
 Diagnostisches Vorgehen 443
  Bradykardie 444
  Tachykardie 449
  Sonstige Rhythmusstörungen 455
 Differentialdiagnostisches Spektrum 456

Herzvergrößerung. R. Griebenow und F. Saborowski 457

 Definition und Abgrenzung 457
 Diagnostisches Vorgehen 457
  Perikarderkrankungen 459
  Erkrankungen des Endo- und Myokards 462
  Atypische Herzvergrößerung 469
 Differentialdiagnostisches Spektrum 469

Arterielle Hypertonie. K. A. Meurer, G. Wambach und M. Stimpel 471

 Definition und Abgrenzung 471
 Diagnostisches Vorgehen 473
  Abklärung der Hypertonieursache 473
  Bestimmung des Schweregrades der arteriellen Hypertonie ... 479
 Differentialdiagnostisches Spektrum 480

Arterielle Hypotonie. F. Saborowski und R. Griebenow 481

 Definition und Abgrenzung 481
 Diagnostisches Vorgehen 481
  Primäre Hypotonie 482
  Sekundäre Hypotonie 483
 Differentialdiagnostisches Spektrum 488

Husten und Auswurf. E. Dundalek 491

    Definition und Abgrenzung 491
    Diagnostisches Vorgehen 491
        Nichtproduktiver und produktiver Husten 492
        Husten und Kavernenbildung 497
        Hämoptoe 498
    Differentialdiagnostisches Spektrum 501

Lungenverschattungen. E. Dundalek 503

    Definition und Abgrenzung 503
    Diagnostisches Vorgehen 503
        Homogene, nicht segmental begrenzte Lungenverschattung 503
        Lungenverschattung mit Eosinophilie 507
        Homogene, segmental verteilte Lungenverschattung 509
        Interstitielle Lungenerkrankung 513
        Lungenfibrose 519
        Alveoläre Lungenerkrankungen 524
        Rundherde, rundherdartige Verschattungen 525
    Differentialdiagnostisches Spektrum 530

Mediastinalverschattung. E. Dundalek und I. Meuthen 533

    Definition und Abgrenzung 533
    Diagnostisches Vorgehen 533
        Verschattung im vorderen Mediastinum 534
        Verschattung im mittleren Mediastinum 537
        Verschattung im hinteren Mediastinum 540
        Diffuse Mediastinalverbreiterung 542
        Hiläre Lymphadenopathie mit pulmonaler Manifestation 546
    Differentialdiagnostisches Spektrum 547

Pleuraverschattung. E. Dundalek 549

    Definition und Abgrenzung 549
    Diagnostisches Vorgehen 549
    Differentialdiagnostisches Spektrum 557

Symptome im Abdominalbereich

Akutes Abdomen. K. H. Vestweber 561

    Definition und Abgrenzung 561
    Diagnostisches Vorgehen 562
        Erkrankungen, die zum sofortigen Handeln zwingen (perakut) 564
        Erkrankungen, die eine baldige Therapie erfordern (akut) 567
        Erkrankungen, die weiterer Abklärung, aber keiner Akuttherapie bedürfen
        (subakut) 581
    Differentialdiagnostisches Spektrum 583

Abdominalschmerzen ohne Zeichen des »akuten Abdomens« und Abdominalschmerzen im Rahmen konservativ zu behandelnder Krankheiten. H. FISCHER 585

    Definition und Abgrenzung 585
    Diagnostisches Vorgehen 585
        Basisdiagnostik 585
        Organspezifische Diagnostik 594
    Differentialdiagnostisches Spektrum 623

Übelkeit und Erbrechen. H. M. STEFFEN und H. FELTKAMP 629

    Definition und Abgrenzung 629
    Diagnostisches Vorgehen 630
        Diagnostische Phase I: anamnestische Hinweise 630
        Diagnostische Phase II: ophthalmologische und otologische Erkrankungen 631
        Diagnostische Phase III: Oberbauch- und Urogenitalorgane 632
        Diagnostische Phase IV: kardiovaskuläre Erkrankungen 634
        Diagnostische Phase V: metabolische Störungen 634
        Diagnostische Phase VI: Differentialdiagnose gastrointestinaler Erkrankungen ... 634
    Differentialdiagnostisches Spektrum 637

Gastrointestinale Blutung – Hämatemesis, Meläna, Hämatochezie. D. HEESEN 641

    Definition und Abgrenzung 641
    Diagnostisches Vorgehen 642
    Differentialdiagnostisches Spektrum 648

Diarrhoe. D. HEESEN 651

    Definition und Abgrenzung 651
    Diagnostisches Vorgehen 651
        Akute Diarrhoe 651
        Chronische Diarrhoe 654
        Diarrhoe mit Steatorrhoe 667
        Endokrine Ursachen der Diarrhoe 675
    Differentialdiagnostisches Spektrum 677

Obstipation. D. HEESEN 679

    Definition und Abgrenzung 679
    Diagnostisches Vorgehen 681
    Differentialdiagnostisches Spektrum 683

Ikterus und Cholestase. H. FELTKAMP und H. M. STEFFEN 685

    Definition und Abgrenzung 685
    Diagnostisches Vorgehen 686
        Anamnese und klinischer Befund in der Differentialdiagnose 686
        Bewertung von Anamnese und klinischen Befunden 686
        Körperliche Untersuchung 687
        Allgemeine Bewertung von Laboruntersuchungen 687

Bewertung spezieller Laboruntersuchungen	688
Bewertung bildgebender Untersuchungsverfahren	691
Laparoskopie und Leberpunktion	691
Allgemeine Differentialdiagnose des Ikterus	692
Differentialdiagnostisches Spektrum	705

Leberparenchymerkrankungen. R. MIES ... 709

Definition und Abgrenzung	709
Diagnostisches Vorgehen	709
Differentialdiagnostisches Spektrum	725

Splenomegalie. R. LANG ... 729

Definition und Abgrenzung	729
Diagnostisches Vorgehen	729
Splenomegalie bei akuter Infektionskrankheit	731
Splenomegalie bei granulomatöser Erkrankung oder malignem Lymphom	735
Splenomegalie bei rheumatischer Erkrankung	737
Splenomegalie bei hämatologischer Erkrankung	739
Splenomegalie bei portaler Hypertonie	741
Splenomegalie bei Speicherkrankheiten	742
Isolierte Splenomegalie	744
Differentialdiagnostisches Spektrum	746

Rückenschmerzen. G. WAMBACH und A. HOFFMANN ... 747

Definition und Abgrenzung	747
Diagnostisches Vorgehen	749
Spinale Prozesse als Ursache von Rückenschmerzen	750
Generalisierte Veränderungen der knöchernen Wirbelsäule	751
Rückenschmerzen extraspinaler Genese	756
Differentialdiagnostisches Spektrum	762

Flankenschmerz. V. LENT ... 763

Definition und Abgrenzung	763
Diagnostisches Vorgehen	763
Differentialdiagnostisches Spektrum	766

Oligurie, Anurie. G. BÖNNER und V. LENT ... 769

Definition und Abgrenzung	769
Diagnostisches Vorgehen	770
Terminale chronische Niereninsuffizienz	772
Akute Niereninsuffizienz	777
Postrenales Nierenversagen	783
Differentialdiagnostisches Spektrum	785

Skrotumschmerz. V. LENT 787

    Definition und Abgrenzung 787
    Diagnostisches Vorgehen 787
    Differentialdiagnostisches Spektrum 789

Priapismus. V. LENT 791

    Definition und Abgrenzung 791
    Diagnostisches Vorgehen 791
    Differentialdiagnostisches Spektrum 793

Harnverhaltung. V. LENT 795

    Definition und Abgrenzung 795
    Diagnostisches Vorgehen 795
    Differentialdiagnostisches Spektrum 798

Symptome im Bereich der Extremitäten

Gelenk-, Knochen- und Muskelschmerzen. R. LANG und A. HOFFMANN 803

    Definition und Abgrenzung 803
    Diagnostisches Vorgehen 803
        Gelenkschmerzen durch lokale infektiös-hyperergische Reaktion ... 808
        Verdacht auf entzündlich-rheumatische Erkrankungen mit akutem Beginn 813
        Verdacht auf entzündlich-rheumatische Erkrankungen mit subakutem bis chronischem Verlauf 816
        Gelenkschmerzen bei Kollagenosen 822
        Verdacht auf degenerative Gelenkerkrankungen 828
        Gelenkschmerzen bei Verdacht auf Arthropathien 830
        Lokalisierte Knochenschmerzen 835
        Generalisierte Knochenschmerzen 840
        Erkrankungen der Skelettmuskulatur 844
        Erkrankungen extraartikulärer, gelenknaher Strukturen 849
    Differentialdiagnostisches Spektrum 851

Extremitätenschmerz. C. BLEIENHEUFT und V. HOSSMANN 859

    Definition und Abgrenzung 859
    Diagnostisches Vorgehen 860
        Akuter angiologisch bedingter Extremitätenschmerz 862
        Akuter neurogener Extremitätenschmerz 865
        Akuter Extremitätenschmerz und Schwellung 866
        Chronischer Extremitätenschmerz bei pathologischem arteriellem Gefäßstatus 869
        Chronischer Extremitätenschmerz bei pathologischem neurologischem Status 878
        Chronischer Extremitätenschmerz bei pathologischem venösem Status 880
        Chronischer Extremitätenschmerz bei pathologischem Lymphgefäßstatus 881
    Differentialdiagnostisches Spektrum 882

Pathologische Laborbefunde

Veränderungen des weißen Blutbildes. B. MÖDDER und I. MEUTHEN 887

    Definition und Abgrenzung 887
    Diagnostisches Vorgehen 887
        Neutrophile Granulozytose und Leukozytose mit normalem Differentialblutbild ... 887
        Leukopenie/Neutropenie 891
        Lymphozytose 901
        Lymphopenie 905
        Eosinophilie 907
        Eosinopenie 914
        Basophilie 914
        Monozytose 915
        Qualitative Veränderungen reifer Granulozyten des Blutes 918
        Vorstufen der Leukopoese im Blut 920
        Kernhaltige Vorstufen der Erythrozyten im Blut 927
        Blutfremde geformte Elemente im Blut 929
    Differentialdiagnostisches Spektrum 931

Pathologische Elektrophorese. I. MEUTHEN und B. MÖDDER 935

    Definition und Abgrenzung 935
    Diagnostisches Vorgehen 935
        Dysproteinämien 935
        Paraproteinämien 939
    Differentialdiagnostisches Spektrum 949

Hyperglykämie. B. ALLOLIO 951

    Definition und Abgrenzung 951
    Diagnostisches Vorgehen 951
        Primärer Diabetes mellitus 951
        Sekundärer Diabetes mellitus 953
    Differentialdiagnostisches Spektrum 956

Hypoglykämie. B. ALLOLIO 959

    Definition und Abgrenzung 959
    Diagnostisches Vorgehen 959
        Exogene Hypoglykämie 960
        Reaktive Hypoglykämie 960
        Nüchternhypoglykämie 962
    Differentialdiagnostisches Spektrum 965

Hyperlipidämie. B. ALLOLIO 967

    Definition und Abgrenzung 967
    Diagnostisches Vorgehen 967
        Gezieltes Screening 968

    Familienanamnese 970
    Xanthome, Xanthelasmen 970
    Spezialuntersuchungen 970
    Primäre Hyperlipoproteinämien 970
  Differentialdiagnostisches Spektrum 972

Hyponatriämie und Hypernatriämie. W. Hummerich 975

  Definition und Abgrenzung 975
  Diagnostisches Vorgehen 975
    Hyponatriämie 975
    Hypernatriämie 980
  Differentialdiagnostisches Spektrum 982

Hyperkaliämie. G. Wambach 985

  Definition und Abgrenzung 985
  Diagnostisches Vorgehen 986
    Pseudohyperkaliämie 986
    Gestörte Kaliumelimination 987
    Exzessive Kaliumzufuhr 989
    Kaliumausstrom aus den Zellen 989
  Differentialdiagnostisches Spektrum 989

Hypokaliämie. G. Wambach 991

  Definition und Abgrenzung 991
  Diagnostisches Vorgehen 991
    Ungenügende intestinale Resorption 991
    Renaler Kaliumverlust 992
    Kaliumverlust in die Zellen 995
  Differentialdiagnostisches Spektrum 996

Hyperkalzämie. G. Wambach 997

  Definition und Abgrenzung 997
  Diagnostisches Vorgehen 998
    Medikamentös und diätetisch bedingte Hyperkalzämie ... 998
    Zusätzliche spezielle Untersuchungsbefunde 999
  Differentialdiagnostisches Spektrum 1002

Hypokalzämie. G. Wambach 1003

  Definition und Abgrenzung 1003
  Diagnostisches Vorgehen 1003
  Differentialdiagnostisches Spektrum 1006

Azidose – Alkalose. G. Wambach 1007

  Definition und Abgrenzung 1007
  Diagnostisches Vorgehen 1007

Respiratorische Azidose 1007
　　　Respiratorische Alkalose 1007
　　　Metabolische Azidose 1007
　　　Metabolische Alkalose 1008
　　Differentialdiagnostisches Spektrum 1008

Hämaturie. V. Lent 1011

　　Definition und Abgrenzung 1011
　　Diagnostisches Vorgehen 1013
　　　Postrenale Hämaturien 1013
　　　Renale Hämaturien 1020
　　　Prärenale Hämaturien 1030
　　Differentialdiagnostisches Spektrum 1032

Leukozyturie, Bakteriurie. V. Lent 1037

　　Definition und Abgrenzung 1037
　　Diagnostisches Vorgehen 1037
　　Differentialdiagnostisches Spektrum 1041

Proteinurie. G. Wambach 1043

　　Definition und Abgrenzung 1043
　　Diagnostisches Vorgehen 1043
　　　Intermittierende Proteinurie 1044
　　　Persistierende Proteinurie 1044
　　　Zirkulatorisch bedingte Proteinurien 1044
　　　Überproduktionsproteinurie 1045
　　　Tubuläre Proteinurie 1045
　　　Glomeruläre Proteinurie 1046
　　Differentialdiagnostisches Spektrum 1050

Azotämie. G. Bönner 1051

　　Definition und Abgrenzung 1051
　　Diagnostisches Vorgehen 1054
　　　Produktionsazotämie 1054
　　　Retentionsazotämie 1055
　　Differentialdiagnostisches Spektrum 1065

Sachverzeichnis 1069

Abkürzungsverzeichnis

ACE	=	Angiotensin converting enzyme
ACTH	=	adrenocorticotropes Hormon
ADH	=	antidiuretisches Hormon
ADP	=	Adenosindiphosphat
AG	=	Antigen
AIDS	=	acquired immune deficiency syndrome
AIL	=	angioimmunoblastische Lymphadenopathie
AILD	=	angioimmunoblastische Lymphadenopathie mit Dysproteinämie
AK	=	Antikörper
ALL	=	akute lymphatische Leukämie
ALP	=	alkalische Leukozytenphosphatase
AML	=	akute myeloische Leukämie
AMM	=	akute maligne Myelosklerose
ANA	=	antinukleärer Antikörper
ANLL	=	akute nichtlymphatische Leukämie
AP	=	alkalische Phosphatase
ARA	=	American Rheumatism Association
ARDS	=	adult respiratory distress syndrome
ASD	=	Vorhofseptumdefekt
ASL	=	Antistreptolysin
ATP	=	Adenosintriphosphat
AUL	=	akute undifferenzierte Leukämie
BJ	=	Bence Jones
CAPD	=	chronisch ambulante Peritonealdialyse
CEA	=	Carcino-embryonales Antigen
CK	=	Creatinkinase
CLL	=	chronische lymphatische Leukämie
CML	=	chronische myeloische Leukämie
CMML	=	chronische myelomonozytäre Leukämie
CPK	=	Creatinphosphokinase
CRF	=	Corticotropin releasing factor
CS	=	Clinical Staging
CT	=	Computertomographie
DDAVP	=	1-Desamino-8-D-Arginin-Vasopressin
DNS	=	Desoxyribonucleinsäure
DPG	=	Diphosphoglycerat
DSA	=	digitale Subtraktionsangiographie
EBK	=	Eisenbindungskapazität
EDP	=	enddiastolischer Druck

EKG	= Elektrokardiogramm
EMG	= Elektromyogramm
ENA	= extrahierbare nukleäre Antikörper
EOG	= Elektrookulogramm
ERCP	= endoskopisch-retrograde Cholangio-Pankreatikographie
ERG	= Elektroretinogramm
Ery	= Erythrozyten
Ew	= Eiweiß
Fab-Fragment	= antigenbindendes Fragment
FAB	= French-American-British-Cooperative Group
FC-Fragment	= komplementbindendes Fragment
Fe	= Eisen
FSH	= Follikel-stimulierendes Hormon
FTA	= Fluoreszenz-Treponemen-Antikörper-Test
Hb A	= Hämoglobin A
Hb C	= Hämoglobin C
Hb F	= Hämoglobin F
Hb S	= Hämoglobin S
HDL	= high density lipoproteins
HIV	= human immunodeficiency virus (AIDS)
HKT	= Hämatokrit
HTLV	= human T-cell lymphocyte virus
HVL	= Hypophysenvorderlappen
ICR	= Interkostalraum
Ig	= Immunglobulin
INH	= Isoniazid
iS	= im Serum
iU	= im Urin
KBR	= Komplementbindungsreaktion
KE	= Kontrasteinlauf
KM	= Knochenmark
LAS	= Lymphadenopathie-Syndrom
LDH	= Lactatdehydrogenase
LDL	= low density lipoproteins
LED	= Lupus erythematodes disseminatus
LGL-Syndrom	= Lown-Ganong-Levine-Syndrom
LgX	= Lymphogranulomatosis X
LH	= luteinisierendes Hormon
LK	= Lymphknoten
LP	= Lymphoplasmozytoid
LV	= linker Ventrikel

MCH	= mittlerer korpuskulärer Hämoglobingehalt
MCHC	= mittlere korpuskuläre Hämoglobinkonzentration
MCL	= Medioklavikularlinie
MCTD	= mixed connective tissue diseases
MCV	= mittleres korpuskuläres Erythrozytenvolumen
MDP	= Magen-Darm-Passage
MDS	= myelodysplastisches Syndrom
M-Gradient	= monoklonaler Gradient
MRT	= magnetische Resonanztomographie
MSH	= Melanozyten-stimulierendes Hormon
NAP	= Nervenaustrittspunkte
NHL	= Non-Hodgkin-Lymphom
NLG	= Nervenleitgeschwindigkeit
NNH	= Nasennebenhöhlen
NNR	= Nebennierenrinde
OMF	= Osteomyelofibrose
PAS	= Para-aminosalicylsäure
pcP	= primär chronische Polyarthritis
PE	= Probeexzision
PET	= Positronenemissionstomographie
PNH	= paroxysmale nächtliche Hämoglobinurie
PS	= Pathological Staging
PSS	= progressive systemische Sklerodermie
PTC	= perkutane transhepatische Cholangiographie
PTH	= Parathormon
PTT	= partielle Thromboplastinzeit
RA	= refraktäre Anämie
rA	= rheumatoide Arthritis
RAEB	= refraktäre Anämie mit Exzeß von Blasten
RAEB-T	= refraktäre Anämie mit Exzeß von Blasten in Transformation
RARS	= refraktäre Anämie mit Ringsideroblasten
rCBF	= regionale Hindurchblutung (regional cerebral blood flow)
REM	= Rapid eye movement
RHS	= retikulohistiozytäres System (= retikuloendotheliales System = RES)
RV	= rechter Ventrikel
SGOT	= Serumglutamat-Oxalat-Transaminase
SLE	= systemischer Lupus erythematodes
SPECT	= single-photon emission computerized tomography
STH	= somatotropes Hormon
STP	= Sternalpunktion
TGA	= Transposition der großen Arterien
TIA	= transitorische ischämische Attacke

TPHA	=	Treponema-pallidum-Hämagglutinations-Test
TPZ	=	Thromboplastinzeit
TSH	=	Thyreoidea-stimulierendes Hormon
TUR	=	transurethrale Resektion
TZ	=	Thrombinzeit
V. a.	=	Verdacht auf
VDRL	=	Veneral-disease-research-test
VIP	=	Vasoactive intestinal peptide
VLDL	=	Very-low-density lipoprotein
VSD	=	Ventrikelseptumdefekt
WPW-Syndrom	=	Wolff-Parkinson-White-Syndrom
ZNS	=	Zentralnervensystem
ZVD	=	zentralvenöser Druck

Körperliche Inspektion und Differentialdiagnose

Die körperliche Inspektion als differentialdiagnostischer Wegweiser in der Inneren Medizin

M. STIMPEL

Einleitung

Anamneseerhebung, Inspektion und physikalische Untersuchung des Patienten sind die Grundlage differentialdiagnostischer Entscheidungsprozesse in der Inneren Medizin. Die körperliche Inspektion stellt hierbei einen besonders wichtigen diagnostischen Eckpfeiler dar, erlaubt sie doch bei vielen Erkrankungen der inneren Organe aufgrund typischer, äußerer Manifestationen bereits die definitive Diagnose. Hieraus ergibt sich für den praktizierenden Arzt die zwingende Notwendigkeit, sich ständig um die Schulung des vielzitierten »klinischen Blickes« zu bemühen. Das vorliegende Kapitel versucht, hierzu Hilfestellungen zu leisten, indem es der körperlichen Inspektion zugängliche, krankheitsspezifische Veränderungen in einer systematischen Reihenfolge aufzeigt. Auf eine alternativ mögliche Gliederung nach Krankheitsbildern wurde bewußt verzichtet.

Bildteil

Körpergröße, Haltung, Körperfettverteilung

Zu Beginn einer ersten körperlichen Untersuchung sollte die Betrachtung des stehenden Patienten erfolgen. Körpergröße, Haltung sowie Körperfettverteilung lassen sich so besser beurteilen und erlauben in einigen Fällen bereits die definitive Diagnose.

Überdurchschnittliches (Vergleich mit Eltern und Geschwistern) Wachstum vor der Pubertät deutet auf eine pathologisch gesteigerte Produktion des hypophysären Wachstumshormons (STH = somatotropes Hormon) hin. Ursache für diesen **hypophysären Riesenwuchs (Gigantismus)** (Abb. 1) ist ein eosinophiles oder – wesentlich seltener – ein chromophobes Adenom des Hypophysenlappens.

Auch nach der Pubertät führen die Auswirkungen einer pathologisch gesteigerten STH-Produktion zu einem charakteristischen Äußeren der Patienten, das als **Akromegalie** (Abb. 2) bezeichnet wird. Appositionelles Wachstum nach Schluß der Epiphysenfugen führt zu einer Vergröberung der Gesichtszüge (STH-bedingtes Wachstum von knorpeligen und knöchernen Anteilen des Schädels mit Entstehung von Prognathie und deutlicher Prominenz der Supraorbitalwülste) und zu einer oft mächtigen Vergrößerung von Händen und Füßen. Eine vornübergebeugte Haltung, vergröberte Gesichtszüge, Pratzenhände (s. Abb. 19), »Yeti«-Füße und eine allgemeine Grobknochigkeit verleihen akromegalen Männern das Aussehen eines »wilden Mannes«. In weniger ausgeprägten Fällen können der Vergleich mit Verwandten oder länger zurückliegende Fotografien des Patienten diagnostisch hilfreich sein (Abb. 3a u. b).

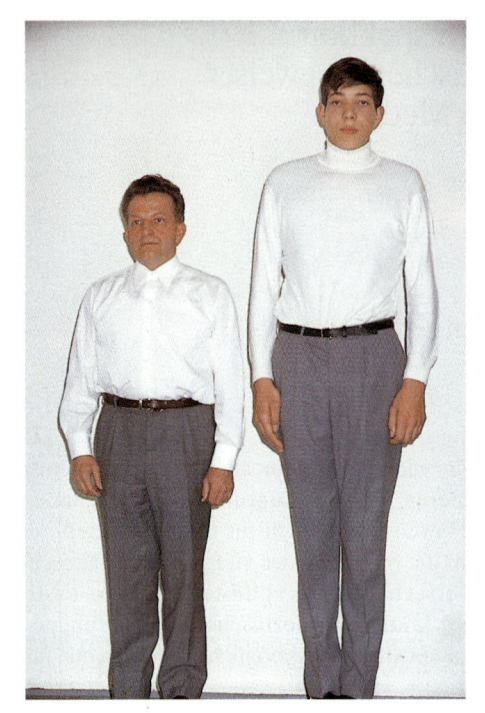

Abb. 1. Hypophysärer Riesenwuchs (Gigantismus).

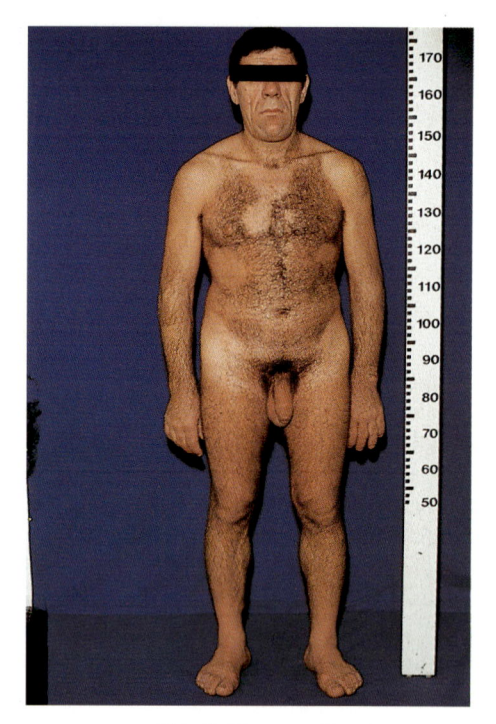

Abb. 2. Akromegalie.

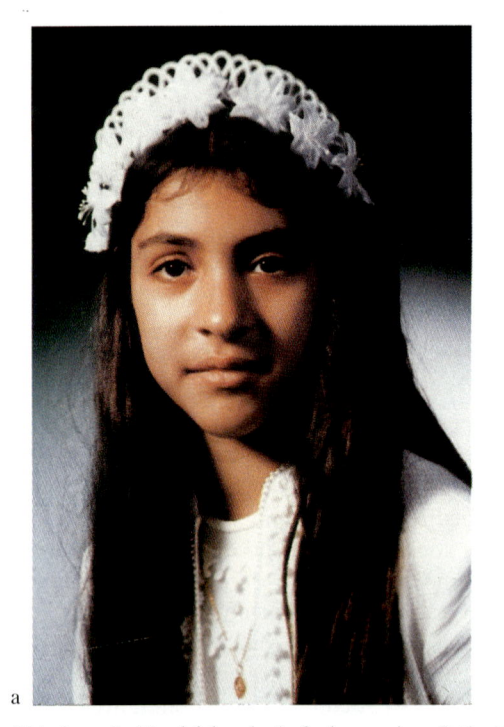

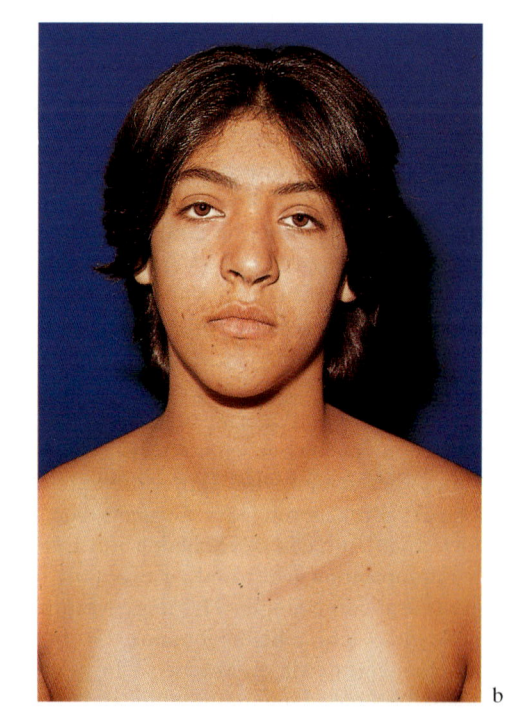

Abb. 3a u. b. Vergleichende Aufnahmen einer Patientin, a vor und b nach Manifestation einer Akromegalie.

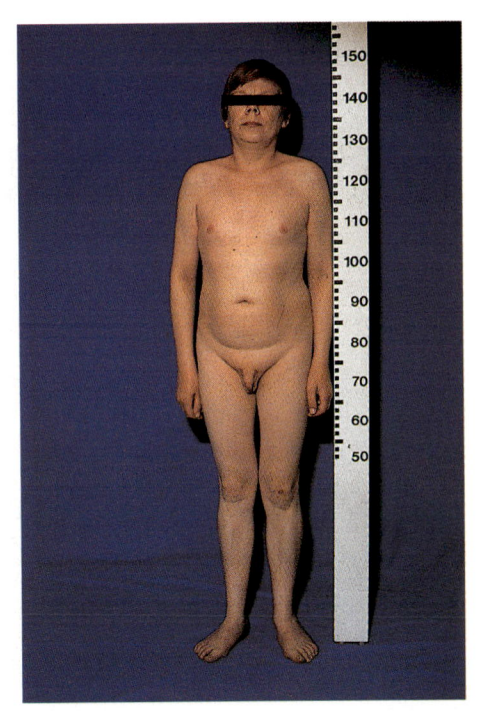

Abb. 4. Proportionierter Klein- oder Zwergwuchs. 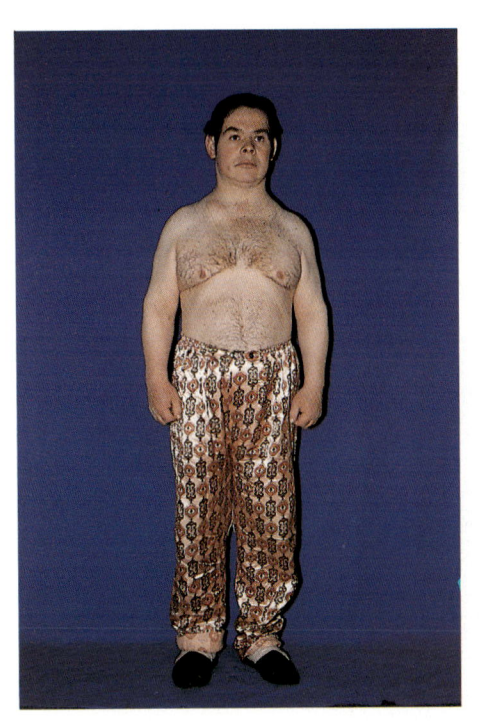 Abb. 5. Angeborene Hypothyreose (Kretinismus).

Proportionierter **Klein- oder Zwergwuchs** (Abb. 4) – häufig begleitet von mäßiger Stammfettsucht und einem kleinen puppenhaften Gesicht – erlaubt die Diagnose einer hypophysären Störung, wobei pathogenetisch zwischen einer primären hypophysären Störung (Hypophysenhypoplasie, Hypophysenaplasie, familiärer STH-Ausfall), hypophysärer Insuffizienz infolge hypothalamischer Störungen oder aber einem Nichtansprechen der Endorgane auf STH unterschieden wird. Minderwuchs mit kleinem, breitem Gesichtsschädel und tief in die Stirn verlagertem Haaransatz (bei geistiger Beschränktheit) deutet auf eine **angeborene Hypothyreose** (Abb. 5) hin. Ursache dieses Krankheitsbildes, das auch als **Kretinismus** bezeichnet wird, ist eine embryonale Störung der Schilddrüsenentwicklung (Ektopie, Aplasie, Hypoplasie).

Neben eher unspezifischen Haltungsschäden oder -anomalien stellt die typische Haltung von Patienten mit fortgeschrittener **Spondylarthritis ankylopoetica (M. Bechterew)** (Abb. 6) eine Blickdiagnose dar. Diese typische Haltung des Bechterew-Kranken ist Folge einer rasch progredienten Versteifung der Hals- und Lendenwirbelsäule, die nach etwa 10jähriger Krankheitsdauer durch eine Verkalkung und schließlich Verknöcherung der Längsbänder abgeschlossen ist. Radiologisch bietet die Wirbelsäule in diesem Endstadium das Bild eines Bambusstabes. – In den Frühstadien sind diffus-ausstrahlende, vielfach nachts oder nach kurzer Inaktivität auftretende (Lenden-)Wirbelsäulenschmerzen, eine über Jahre erhöhte Beschleunigung der Blutkörperchensenkungsgeschwindigkeit sowie das (bei ca. 95%) Vorhandensein des Histokompatibilitätsantigens HLA-B 27 wichtigste diagnostische Wegweiser dieser chronisch-entzündlichen Erkrankung aus dem rheumatischen Formenkreis. Primär

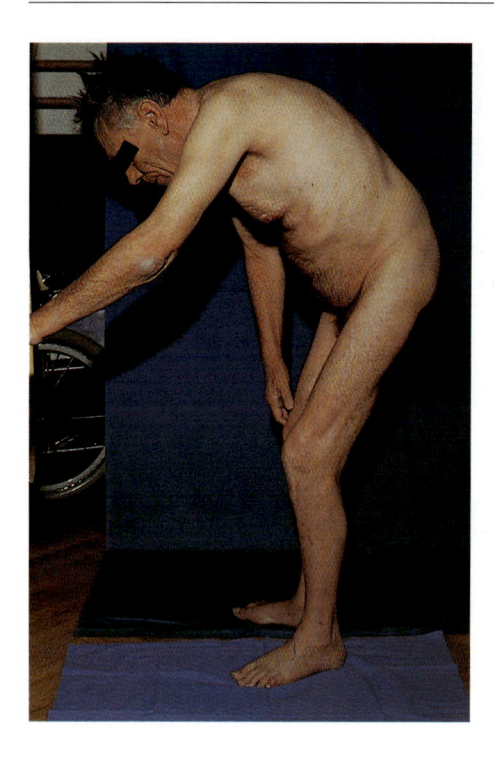

Abb. 6. M. Bechterew.

betroffen sind bei der Mehrzahl der Patienten die Iliosakral-, Intervertebral- und Kostovertebralgelenke.

Eine fehlende Abgrenzung zwischen Kopf und Rumpf infolge eines kurzen, bewegungsarmen Halses läßt ein **Klippel-Feil-Syndrom** (Abb. 7a u. b) erahnen. Ursache dieses Erscheinungsbildes ist eine angeborene Deformation der Halswirbelsäule mit Spalt- und Blockwirbel sowie Bogenspalten.

Ebenfalls am besten am stehenden Patienten läßt sich die Verteilung etwaiger Fettdepots beurteilen, die für einige Krankheitsbilder typisch ist. Die in nahezu allen Fällen beim **M. Cushing** (Abb. 8) anzutreffende Stammfettsucht mit »zarten« Extremitäten ist charakteristisch für dieses durch eine pathologische Kortisol-Überproduktion gekennzeichnete Krankheitsbild. Ursächlich ist entweder ein Nebennierenrindenadenom oder -karzinom (primärer M. Cushing) oder eine ektope oder hypophysäre ACTH-Überproduktion mit nachfolgender Stimulation der Nebenniere (sekundärer M. Cushing). Kleinwuchs, massive Adipositas und der daraus resultierende Aspekt eines »Mehlsackes« lassen ein **Prader-Labhart-Willi-Syndrom** (Abb. 9) vermuten (weitere Krankheitskennzeichen: Myatonie, Oligophrenie, Hypogonadismus, Hypogenitalismus, Glukoseintoleranz). Das gemeinsame Auftreten von Adipositas und Syn- oder Polydaktylie (weitere Symptome: Retinitis pigmentosa, Schädeldeformitäten, Schwachsinn und Störungen der extrapyramidalen Motorik) ist charakteristisch für das **Laurence-Moon-Biedl-Bardet-Syndrom** (Abb. 10).

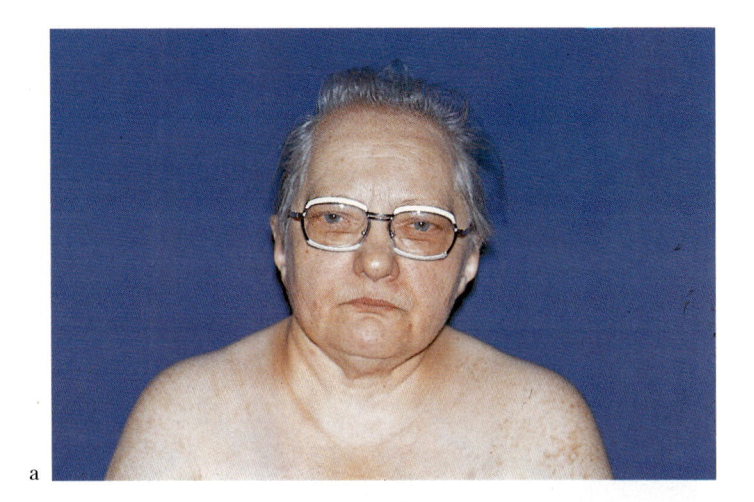

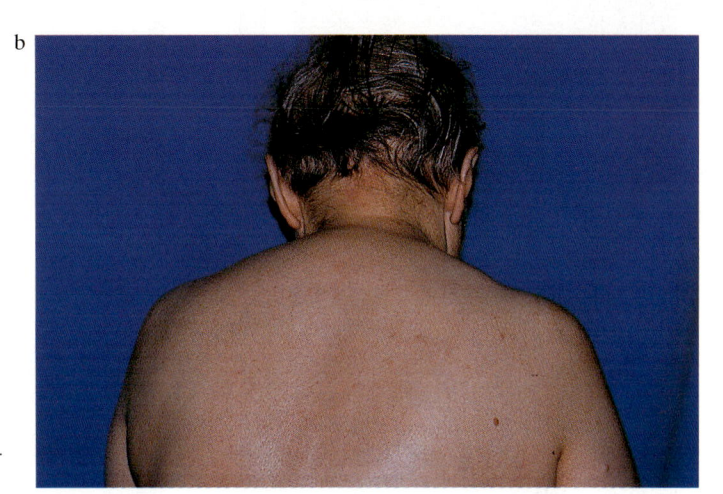

Abb. 7a u. b. Klippel-Feil-Syndrom.

Gesicht

Blasse Gesichtshaut (manchmal mit gelblichem Unterton), teigige Gesichtsschwellungen und Schlitzaugen infolge periorbitaler Ödeme (»Myxödem«), Rarefizierung der lateralen Augenbrauen und Haarausfall werden bei der **primär-thyreogenen Hypothyreose** (Abb. 11) angetroffen und ermöglichen meist eine Blickdiagnose. Ursachen dieses erworbenen Schilddrüsenmangels sind Schilddrüsenatrophien nach chronischer Thyreoiditis (50–60%) oder Folge iatrogener Maßnahmen (Behandlung mit ionisierenden Strahlen, operative Eingriffe, Medikamentengabe). Weitere Symptome der vollausgeprägten Hypothyreose sind: Apathie, allgemeine Schwäche, leichte Ermüdbarkeit, Kälteintoleranz. Das Vollbild der **Hyperthyreose** vom Typ des **M. Basedow** (Abb. 12) mit meist beidseitigem Exophthalmus und schwitziger Haut stellt eine Blickdiagnose dar, die auch dem Ungeübten keinerlei Schwierigkeiten bereiten dürfte.

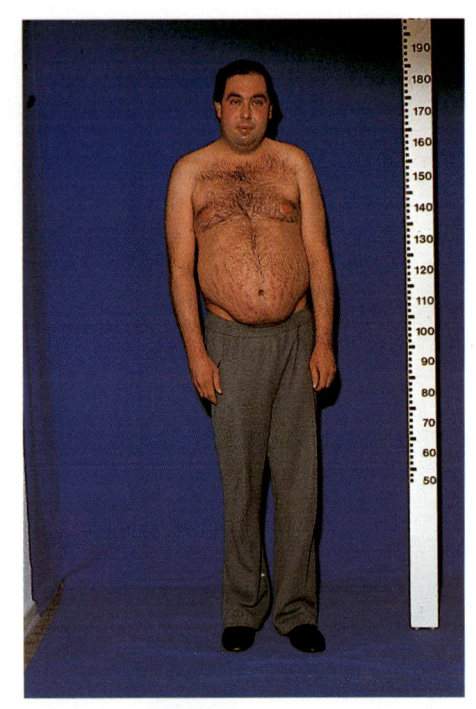

Abb. 8. M. Cushing.

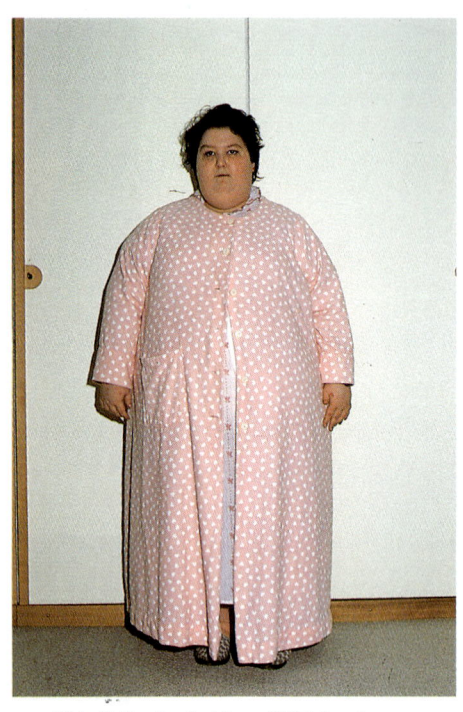

Abb. 9. Prader-Labhart-Willi-Syndrom.

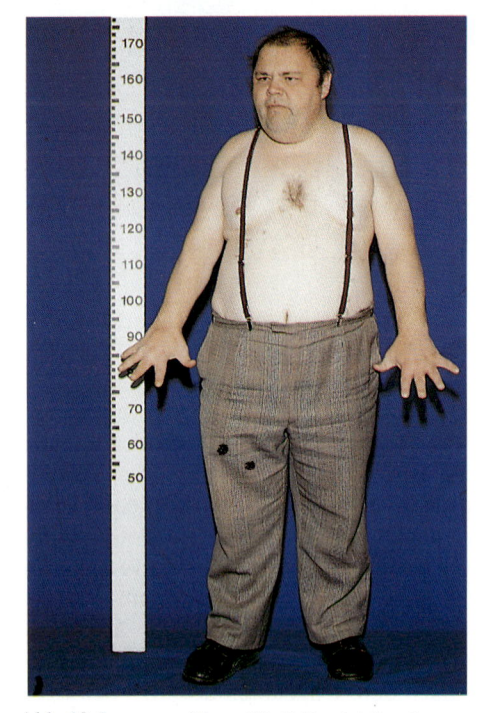

Abb. 10. Laurence-Moon-Biedl-Bardet-Syndrom.

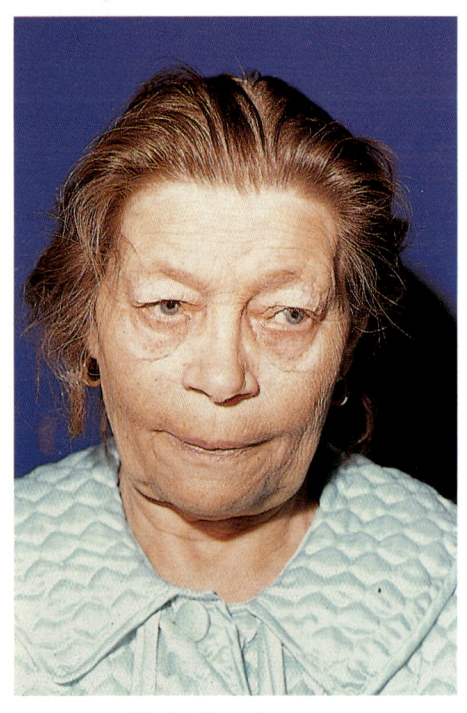

Abb. 11. Hypothyreose.

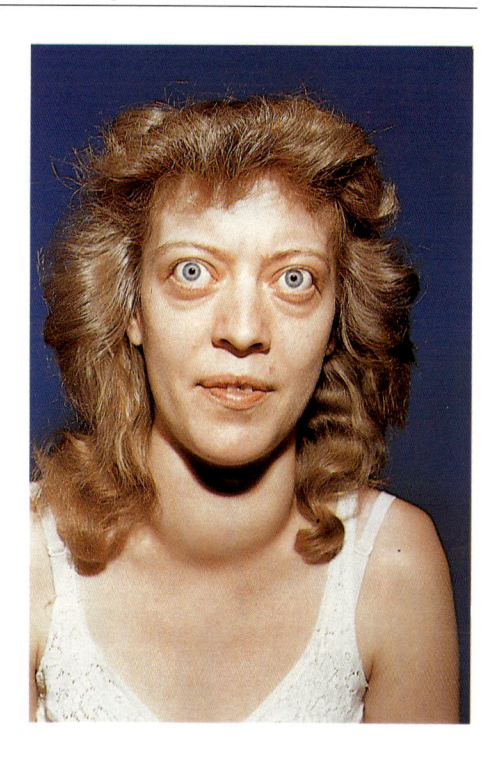

Abb. 12. M. Basedow.

Ein Vollmondgesicht (mit Büffelnacken) wird – neben anderen typischen Veränderungen (s. o.) – beim **M. Cushing** (Abb. 13 a u. b) gefunden.

Die Ätiologie des **systemischen Lupus erythematodes** (Abb. 14) ist unbekannt. Bei dieser Erkrankung kommt es durch Bildung und Ablagerung pathogener Autoantikörper und Immunkomplexe zu Zell-, Gewebe- und Organzerstörung (Gelenke, Haut, Pleura, Nieren, Herz, zentrales und peripheres Nervensystem u. a.). 70–80% der Patienten weisen eine erythematöse oder makulopapulöse, oft konfluierende Dermatitis auf. Eine Mitbeteiligung des Gesichtes, die bei etwa der Hälfte der Erkrankten angetroffen wird, imponiert häufig als sog. »Schmetterlingserythem« und gilt in dieser Form als charakteristisch für diese überwiegend bei Frauen auftretende Systemerkrankung.

Mimische Starre und »Tabaksbeutelmund« sind kennzeichnende Veränderungen der fortgeschrittenen **progressiven systemischen Sklerose (progressiv generalisierte Sklerodermie)** (Abb. 15). Diese chronisch progredient verlaufende Systemerkrankung ist durch entzündliche, fibrotische und schließlich degenerative Vorgänge im Bindegewebe geprägt. Kollagenvermehrung und Fibrosierung mit Kalziumablagerung führen zur Hautsklerosierung. Ösophagus, Darm, Herz, Lungen und Nieren können ebenfalls betroffen sein, wobei Ausmaß und Lokalisation dieses viszeralen Befalles die Prognose der Erkrankung bestimmen.

Zähne und Zahnfleisch

Schwärzliche Verfärbungen des Zahnfleischsaumes werden typischerweise durch chronische **Blei- oder Wismutintoxikationen** (Abb. 16) hervorgerufen.

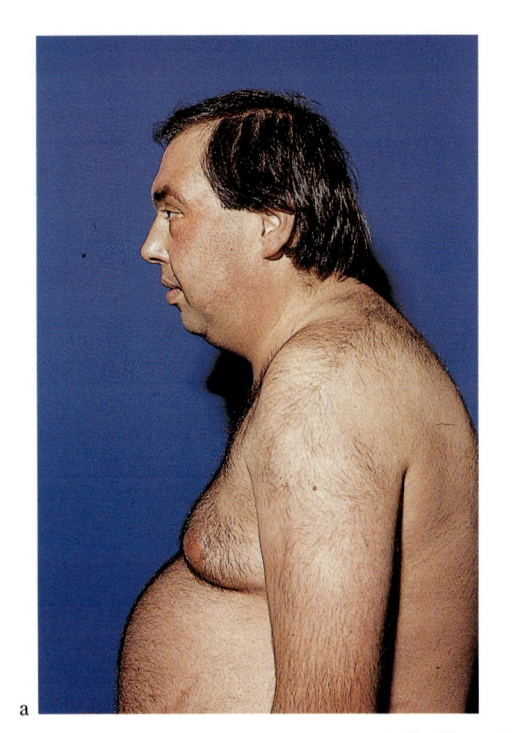

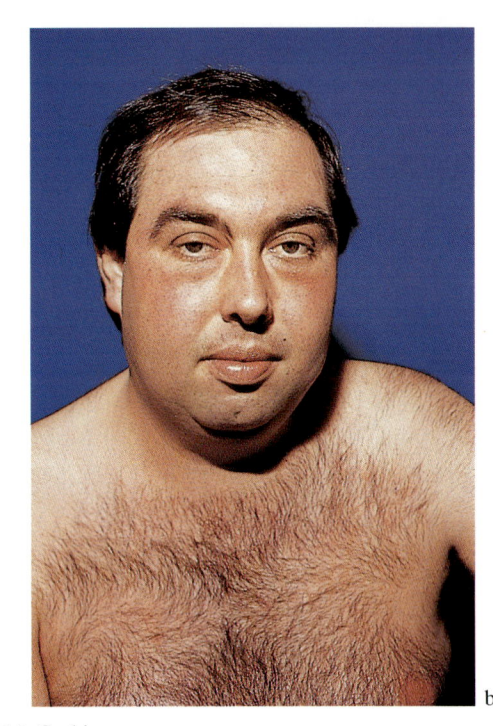

Abb. 13a u. b. M. Cushing.

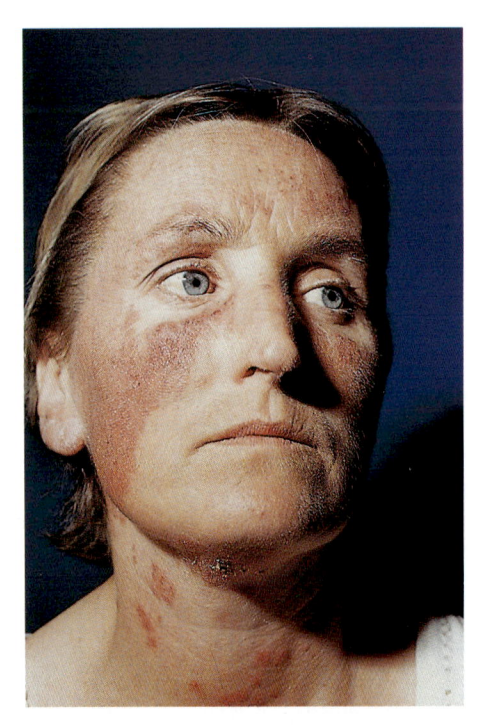

Abb. 14. Lupus erythematodes.

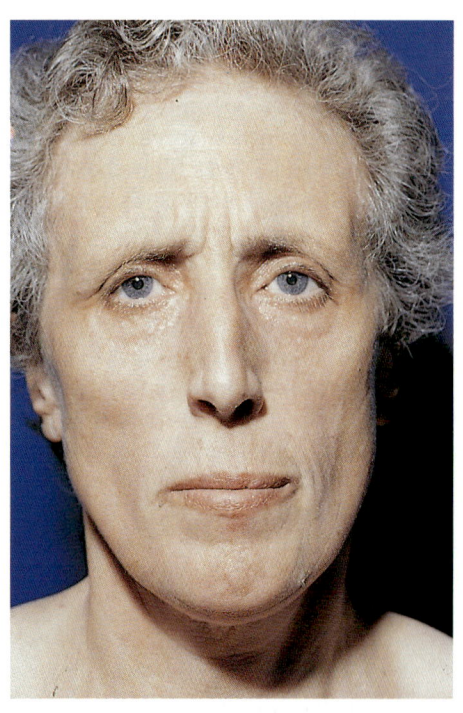

Abb. 15. Sklerodermie.

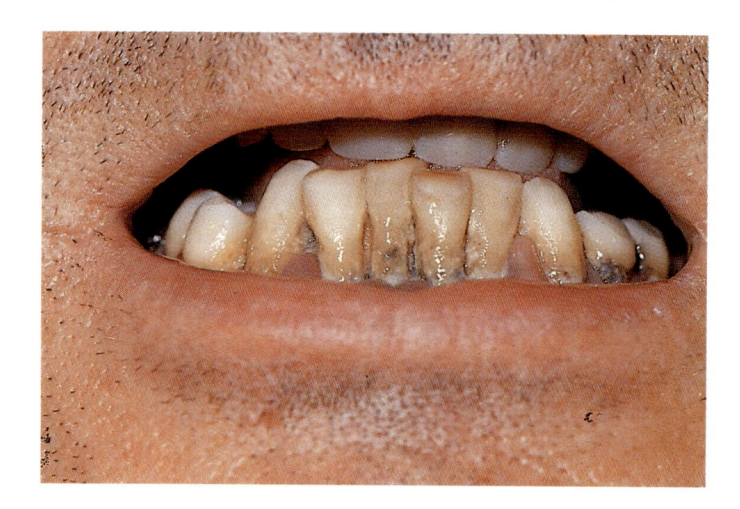

Abb. 16. Bleiintoxikation.

Hände

Uhrglasnägel und Trommelschlegelfinger (Abb. 17) sind überdurchschnittlich häufig mit **chronischen pulmonalen und intestinalen Erkrankungen,** der **primär biliären Zirrhose** sowie **angeborenen Herzfehlern** assoziiert. Obwohl diese Fingerveränderungen keine definitive Diagnose erlauben, stellen sie dennoch einen diagnostischen Wegweiser dar, der dem Untersucher durch einfache Inspektion zugänglich ist.

Das **primäre Raynaud-Syndrom** basiert auf einer Kälteüberempfindlichkeit, kann aber ebenso durch emotionale Streßsituationen ausgelöst werden. Im Unterschied zu arteriosklerotisch bedingten Durchblutungsstörungen handelt es sich hierbei um vasospastische Minderdurchblutungen (Kälteagglutininkrankheit, Ergotismus), die zu dem typischen Bild der

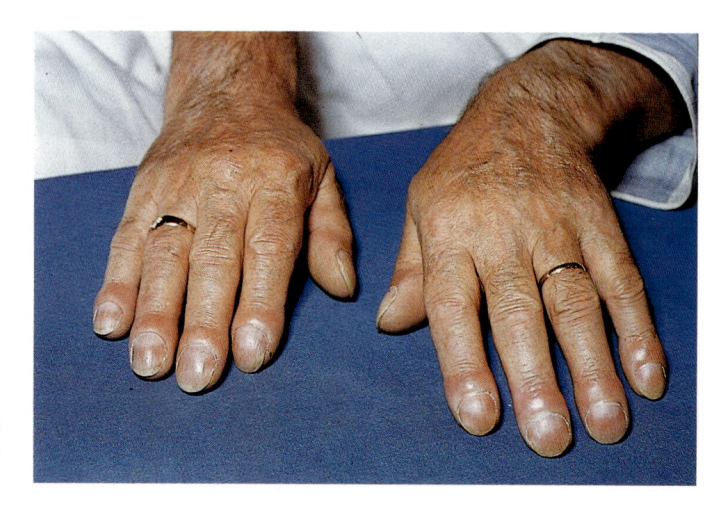

Abb. 17. Uhrglasnägel und Trommelschlegelfinger bei Bronchialtumor.

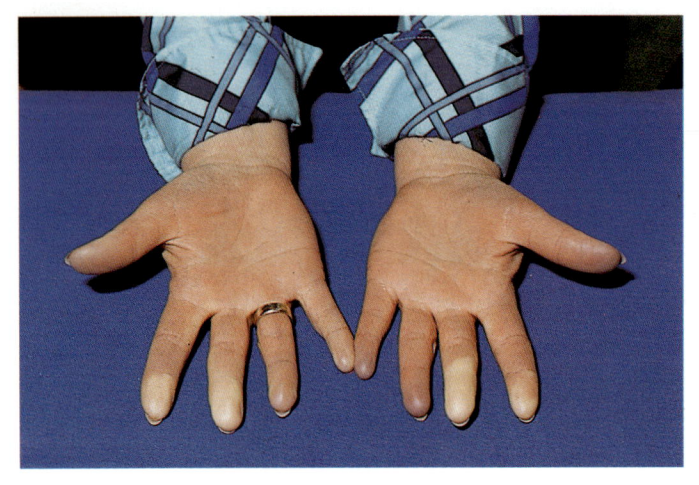

Abb. 18. »Digiti mortui« bei M. Raynaud.

»Digiti mortui« (»Leichenfinger«) führen (Abb. 18). Differentialdiagnostisch muß bei diesem Erscheinungsbild aber auch an ein sekundäres Raynaud-Syndrom gedacht werden, das nicht selten als Vorläufer einer sich später manifestierenden progressiven Sklerodermie in Erscheinung tritt.

Wachstum der Extremitäten als Folge der autonomen STH-Produktion beim Krankheitsbild der **Akromegalie** (s. o.) führt zu den typischen »Pratzenhänden« (Abb. 19).

Die Ablagerung von Mononatriumbiuratkristallen im Bereich der Fingergelenke und der Großzehgrundgelenke bei Patienten mit Hyperurikämie führt zur **Arthritis urica** (Abb. 20) mit plötzlich auftretendem Gelenkerguß und periartikulärem Ödem. Während der akute Gichtanfall aufgrund dieser schlagartig einsetzenden Entzündungsreaktionen und der damit einhergehenden Schmerzen meist mühelos von der **rheumatoiden Arthritis** (Abb. 21) (eher schleichender Beginn mit Schmerz, Schwellung und Morgensteifigkeit der symmetrisch

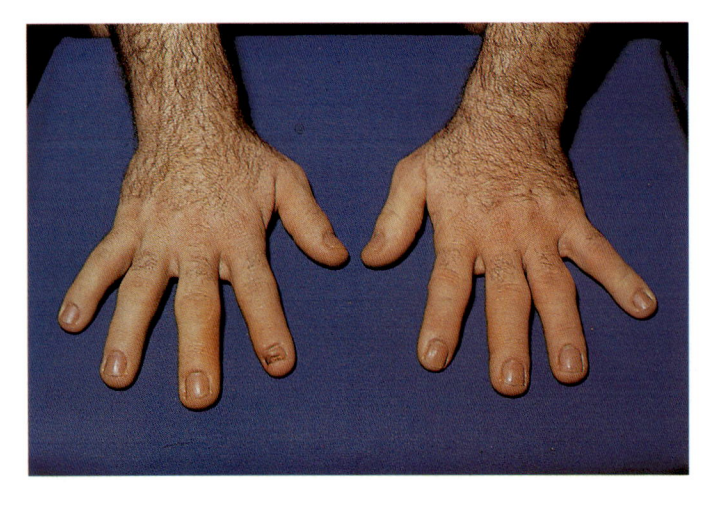

Abb. 19. »Pratzenhände« bei Akromegalie.

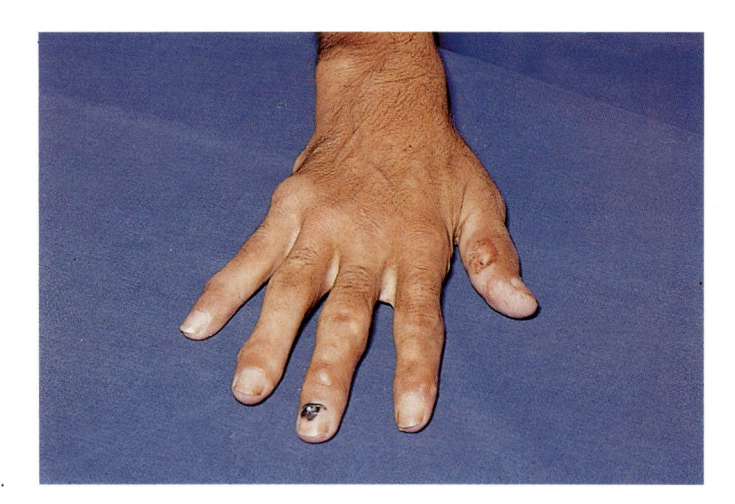

Abb. 20. Arthritis urica.

betroffenen proximalen Interphalangealgelenke und Metakarpophalangealgelenke) unterschieden werden kann, bereiten die Fingergelenksveränderungen mit zunehmender Einschränkung der Beweglichkeit bei chronischer Hyperurikämie klinisch jedoch häufig differentialdiagnostische Probleme. Die häufigste Fehldiagnose für die Gicht ist somit auch die chronische Polyarthrose, deren degenerative Veränderungen (Heberdensche Knoten, Bouchardsche Knoten) jedoch symmetrisch im lateralen Bereich der Fingerendgelenke liegen und nicht schmerzhaft sind. Die Veränderungen der fortgeschrittenen, chronischen Polyarthritis führen zu Destruktionen der betroffenen Gelenke, die blickdiagnostisch im Handbereich als Ulnardeviation der Finger, »Knopfloch-« und »Schwanenhalsdeformitäten« imponieren.

Dupuytrensche Kontrakturen (Abb. 22), d. h. Beugekontrakturen der Finger infolge einer Schrumpfung der Aponeurosis palmaris superficialis, werden gehäuft bei Patienten mit **äthyltoxischer Leberzirrhose** beobachtet. Betroffen sind vorwiegend die ulnaren Finger.

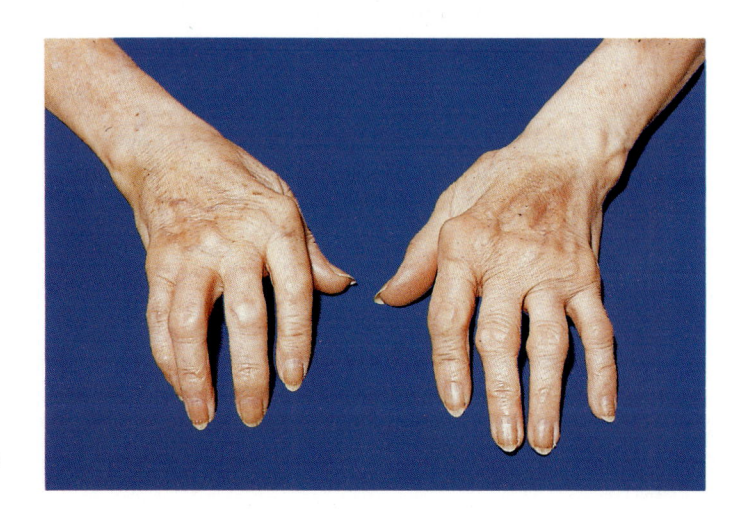

Abb. 21. Rheumatoide Arthritis (rA).

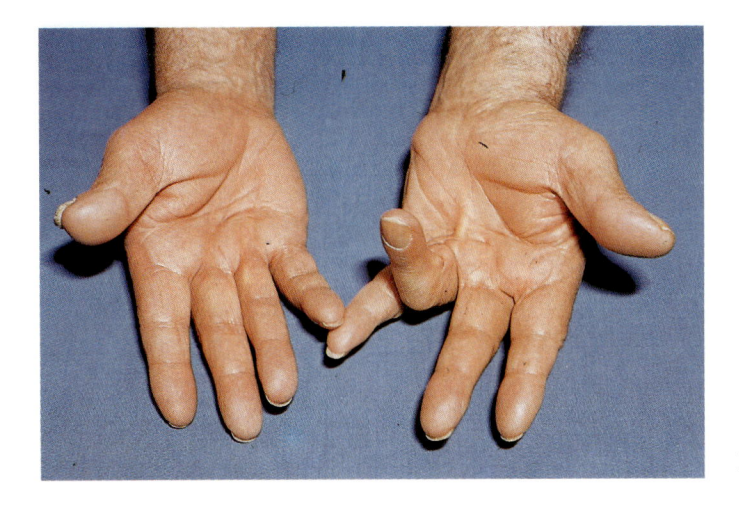

Abb. 22. Dupuytren-Kontrakturen.

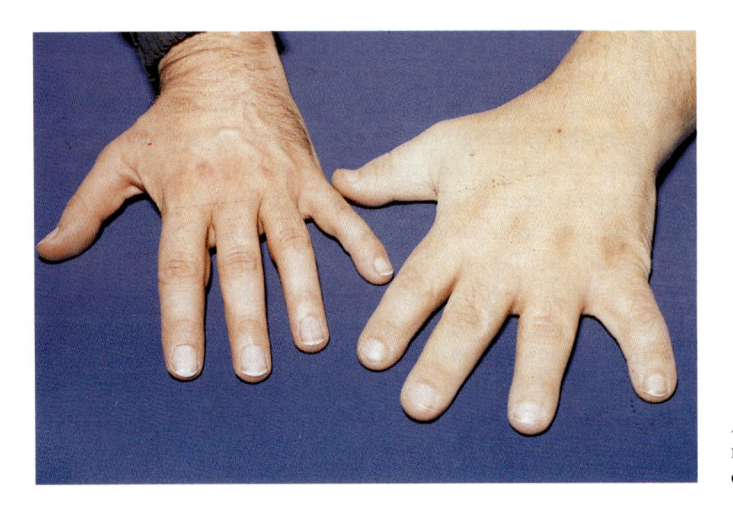

Abb. 23. Syndaktylien bei Laurence-Moon-Biedl-Bardet-Syndrom.

Syndaktylien (Abb. 23) sind – neben anderen typischen Merkmalen (s. o.) – diagnostisches Kennzeichen des **Laurence-Moon-Biedl-Bardet-Syndroms.**

Haut

Hautfarbe

Verfärbungen des Hautkolorits erlauben in keinem Fall eine definitive (Blick-)Diagnose, grenzen jedoch die differentialdiagnostischen Überlegungen weitgehend ein. So weist eine Gelbfärbung (Abb. 24) von Haut, Skleren und Schleimhäuten zwar auf eine Bilirubinablagerung im Gewebe und eine Erhöhung des Serumbilirubins (>2,5 mg/dl) hin, eine Unterscheidung zwischen hämolytischem (hämolytische Anämie, massiver Blutabbau bei Hämatomen),

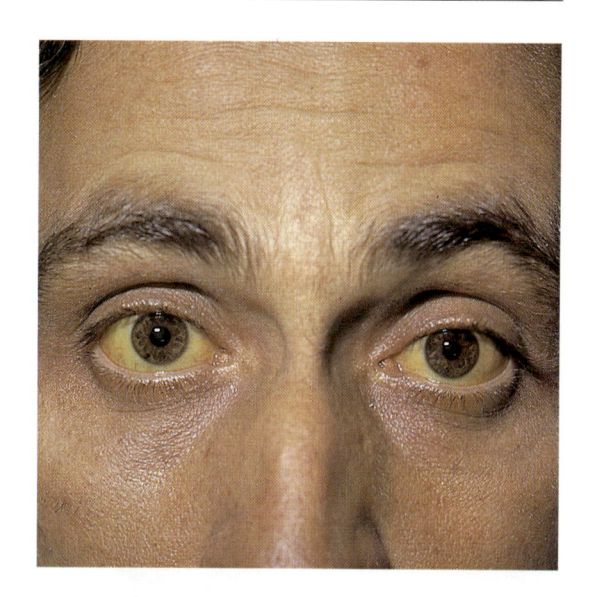

Die körperliche Inspektion als differentialdiagnostischer Wegweiser in der Inneren Medizin 15

Abb. 24. Ikterus.

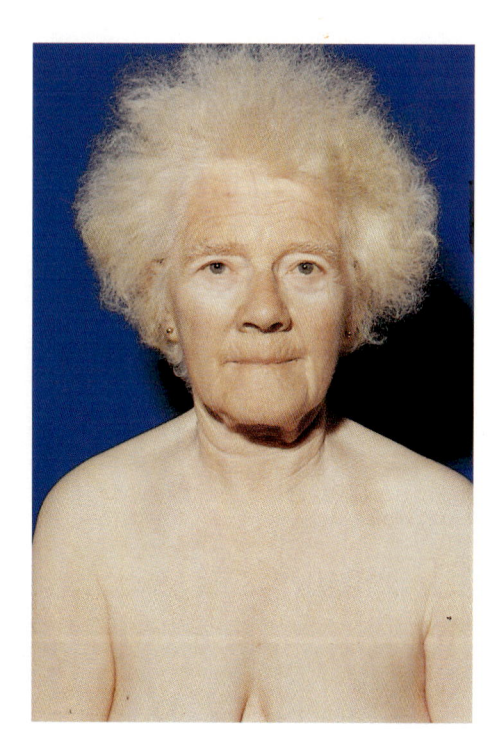

Abb. 25. Schwere perniziöse Anämie.

hepatozellulärem (Virushepatitis, Leberzirrhose) und cholestatischem **Ikterus** (Störung der Sekretion oder des Abflusses des konjugierten Bilirubins durch mechanische Obstruktion: Lebermetastasen, sklerosierende Cholangitis, intrahepatisches Gallengangskarzinom = intrahepatische Cholestase; Steinleiden, Tumoren, Strikturen = extrahepatische Cholestase) ist jedoch durch eine bloße Inspektion in der Regel nicht möglich.

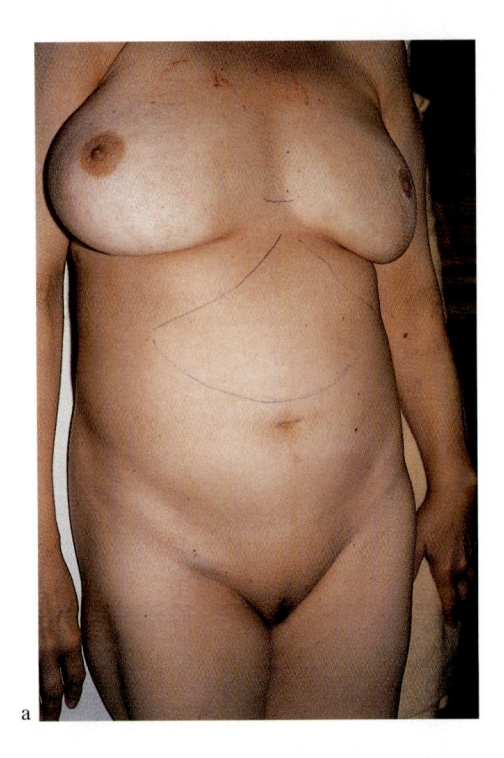

Abb. 26a u. b. Primäre Nebennierenrindeninsuffizienz (M. Addison).

Auch die Diagnose einer schweren **Anämie** (Abb. 25) mit resultierender »Totenblässe« der Haut ist zunächst eine Blickdiagnose, die jedoch eine weitere hämatologische Differenzierung erfordert.

Eine schmutzig-braune Pigmentierung der gesamten Hautfläche mit Betonung der sonnenexponierten Stellen, der Perianal- und Genitalgegend, der Umgebung der Mamillen sowie der Hautfalten der Handinnenflächen weist auf eine **primäre Nebennierenrindeninsuffizienz (M. Addison)** (Abb. 26a u. b) hin. Durch ein Versagen der Kortisolproduktion kommt es bei dieser Erkrankung zu einer kompensatorischen Steigerung der ACTH- und der MSH-Freisetzung mit konsekutiver Stimulation der Melanozyten.

Eine anfallsweise Hautrötung (Flush; Abb. 27a u. b) deutet auf das Vorliegen eines **Karzinoids** hin. Ursächlich für diese Symptomatik ist eine Freisetzung endokrin wirksamer Substanzen (Serotonin, Histamin, Kinine, Prostaglandine) aus den überwiegend in der Appendix oder im Ileum lokalisierten Tumoren.

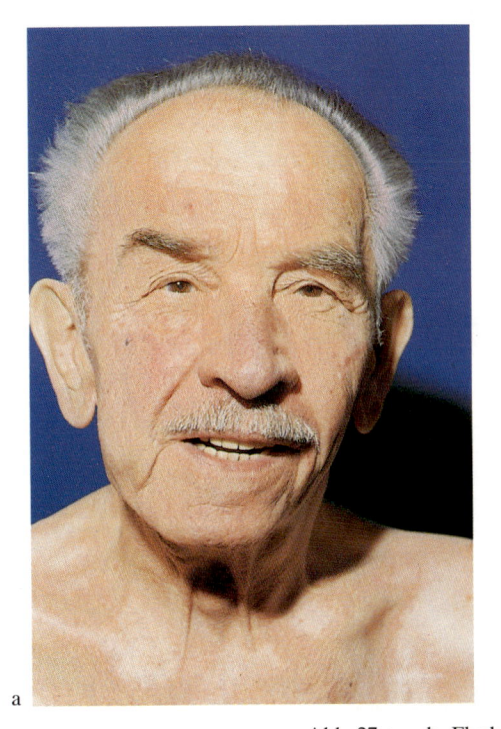

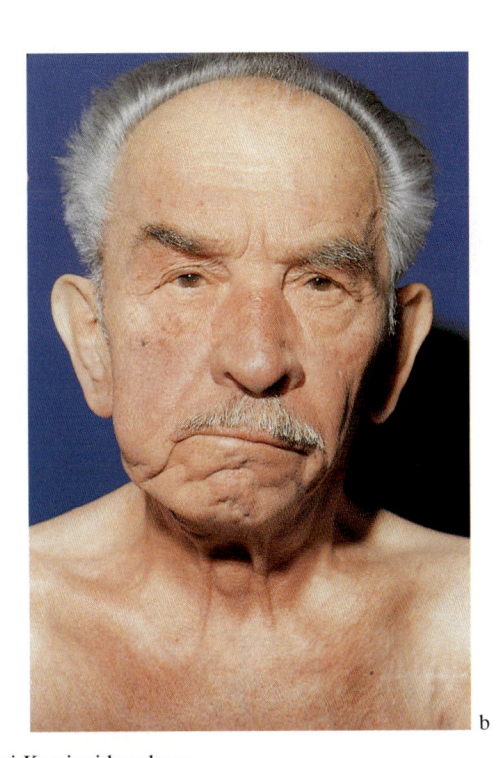

Abb. 27 a u. b. Flush bei Karzinoidsyndrom.

Tumoröse Hautveränderungen

Multiple, vorwiegend im Bereich des Körperstamms lokalisierte Neurofibrome sowie bräunlich pigmentierte, unregelmäßig begrenzte Hautflecken (Café au lait) kennzeichnen die **generalisierte Neurofibromatose (von Recklinghausensche Krankheit)** (Abb. 28a u. b). Die Tumoren, die bereits im Kindesalter vorhanden sein können, nehmen in der Pubertät und in der Schwangerschaft zu. – Da die Mehrzahl der Patienten beschwerdefrei ist, werden ein Drittel der Erkrankungen zufällig und ein weiteres Drittel wegen kosmetischer Problematik

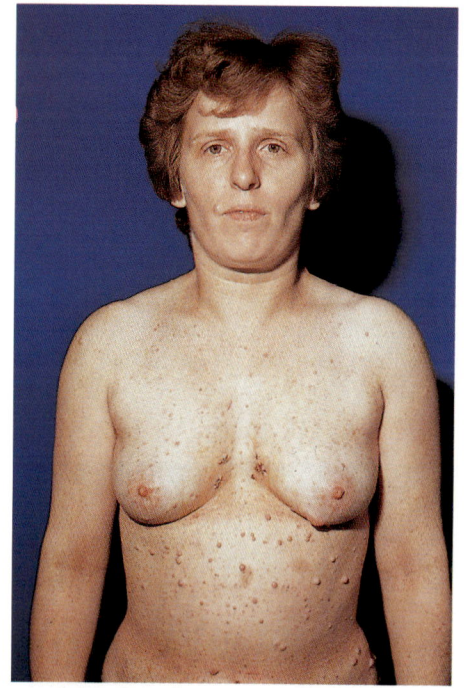

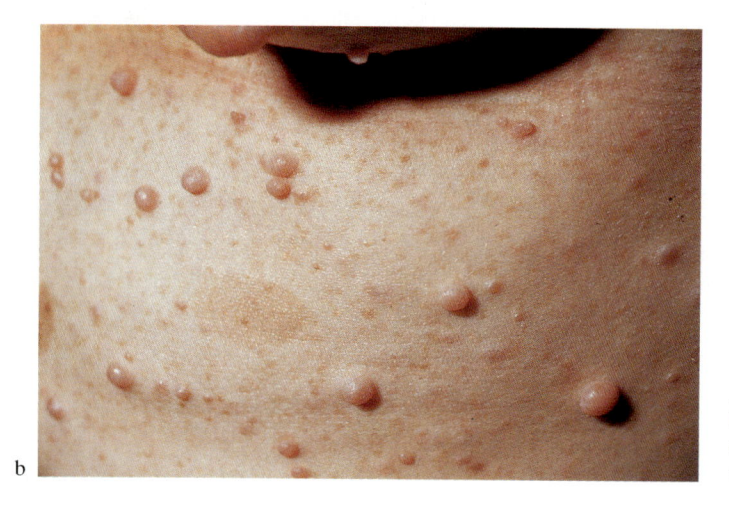

Abb. 28a u. b. Café-au-lait-Flecken und Neurofibrome bei generalisierter Neurofibromatose (M. v. Recklinghausen).

entdeckt. Ein weiteres Drittel der Erkrankten weist neurologische Symptome auf, die einerseits auf die Hauttumoren (Parästhesien, Druckschmerz), andererseits auf überdurchschnittlich häufig assoziierte Akustikusneurinome oder Meningeome zurückzuführen sind.

Hautblutungen

Eine pathologisch gesteigerte Blutungsbereitschaft wird als **hämorrhagische Diathese** bezeichnet. Pathogenetisch unterscheidet man – entsprechend den drei Komponenten der Hämostase – zwischen vaskulären, thrombozytären und plasmatischen hämorrhagischen Diathesen. Obwohl eine Blickdiagnose der zugrundeliegenden Krankheiten in der Regel nicht möglich ist, läßt das Erscheinungsbild der auftretenden Blutungen zumindest eine gewisse ätiologische Zuordnung zu. Flächenhafte Blutungen weisen daher eher auf plasmatische hämorrhagische Diathesen (Koagulopathien) hin, während flohstichartige (petechiale) Blutungen häufiger eine thrombozytäre oder vaskuläre Störung erahnen lassen.

Hämophilien (Abb. 29) sind hereditäre plasmatische Diathesen mit X-chromosomal rezessivem Erbgang. Der Aktivitätsmangel der Faktoren VIII (Hämophilie A, 82%) oder IX (Hämophilie IX, 18%) führt bei Patienten mit schweren Formen zu flächenhaften Blutungen in Gelenke oder Muskulatur unter alltäglichen, bei milden Formen dagegen lediglich unter traumatischen Bedingungen.

Ursachen thrombozytärer hämorrhagischer Diathesen sind einerseits Thrombozytopenien (Medikamente, Toxine, Infektionen, Tumoren, Morbus Werlhof), andererseits Thrombozytenfunktionsstörungen (Thrombasthenie, Wiskott-Aldrich-Syndrom). Der **Morbus Werlhof** (chronische idiopathische thrombozytopenische Purpura, ITP) (Abb. 30) wird als Autoimmunerkrankung angesehen: So läßt sich bei 70% der Kranken ein »Antiplättchenfaktor« nachweisen, der zur Schädigung und einem konsekutiv beschleunigten Abbau der Thrombozyten in der Milz oder in der Leber führt. Von der ITP zu unterscheiden ist das akute Werlhof-Syndrom, das im Sinne eines allergischen Geschehens entweder postinfektiös oder nach Tabletteneinnahme auftritt. Im Unterschied zur typisch verlaufenden ITP treten die petechialen und flächenhaften Blutungen beim akuten Werlhof-Syndrom akut auf.

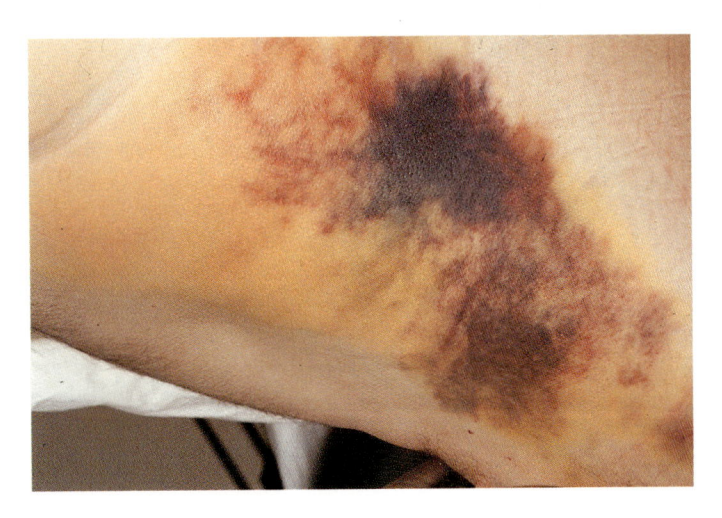

Abb. 29. Flächenhafte Blutung bei Hämophilie.

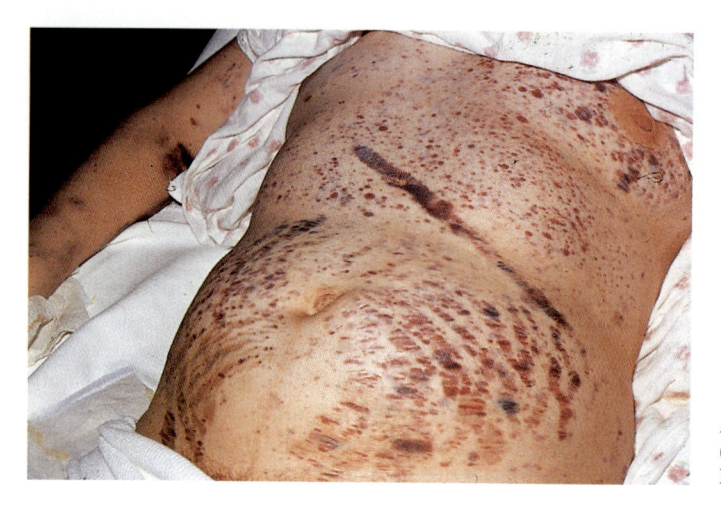

Abb. 30. Flohstichartige (petechiale) Blutungen bei M. Werlhof.

Die bei **Leukosen** beobachteten Petechien – bei längerem Bestehen auch in Verbindung mit flächenhaften Blutungen auftretend (Abb. 31) – sind entweder Folge einer direkt toxischen Schädigung des Knochenmarkes durch eine begleitende Zytostatikatherapie oder aber Ausdruck einer Verdrängungsthrombozytopenie.

Petechiale Blutungen sind ebenfalls kennzeichnend für gefäßbedingte Störungen der Hämostase (angeborene Gefäßveränderungen: M. Osler, Ehlers-Danlos-Syndrom; erworbene Gefäßveränderungen: Infektionen, autoimmunvaskuläre Purpura, Paraproteinämien). Eine disseminierte intravasale Gerinnung mit Auftreten petechialer Blutungen und nektrotischer Hautareale läßt ein **septisches Schockgeschehen** (Abb. 32) vermuten.

Symmetrische, intraorbitale Blutungen mit Betonung der Lidinnenseiten werden als sog. »Brillenhämatom« (Abb. 33) bezeichnet und weisen auf eine **Fraktur der vorderen**

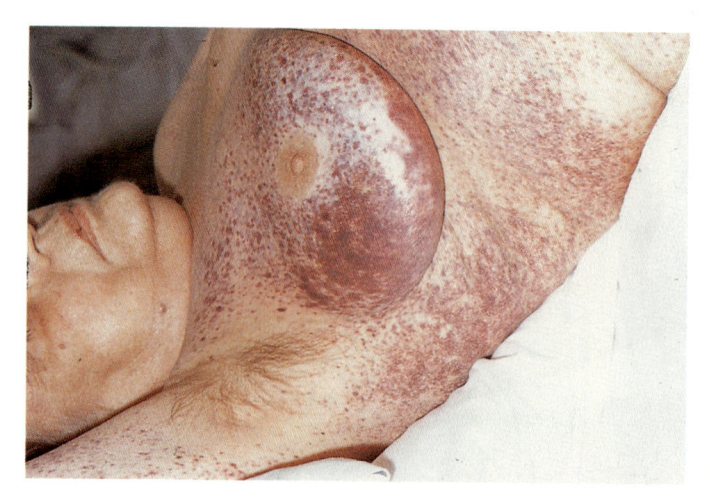

Abb. 31. Petechiale und flächenhafte Blutungen bei Leukämie.

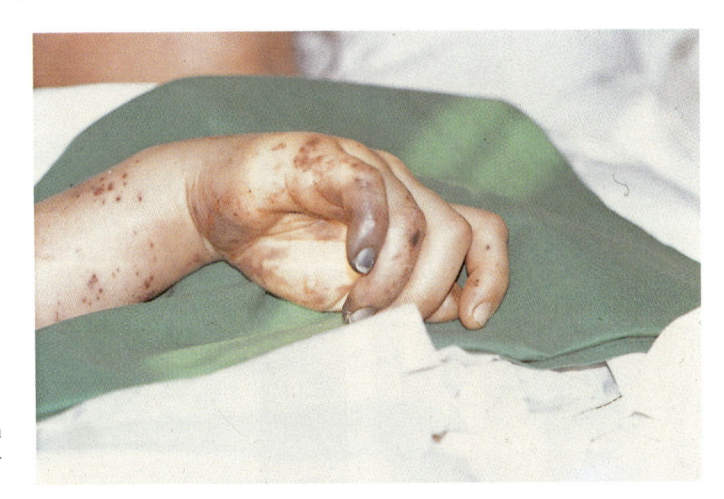

Abb. 32. Petechiale Blutungen und Hautnekrosen bei septischem Schock.

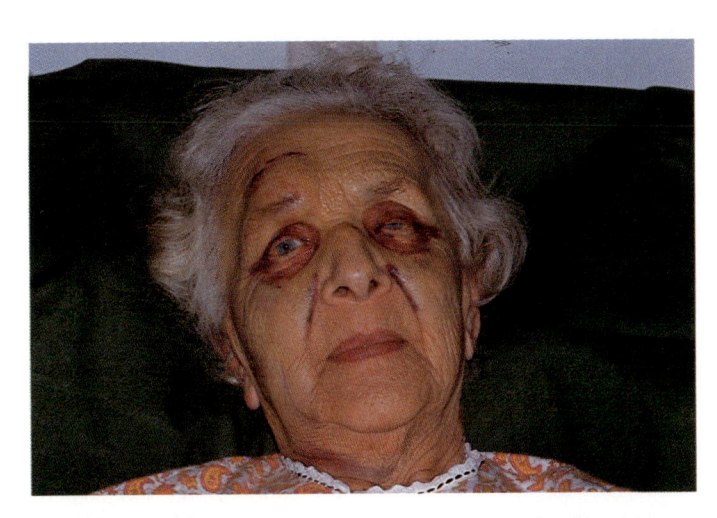

Abb. 33. »Brillenhämatom«.

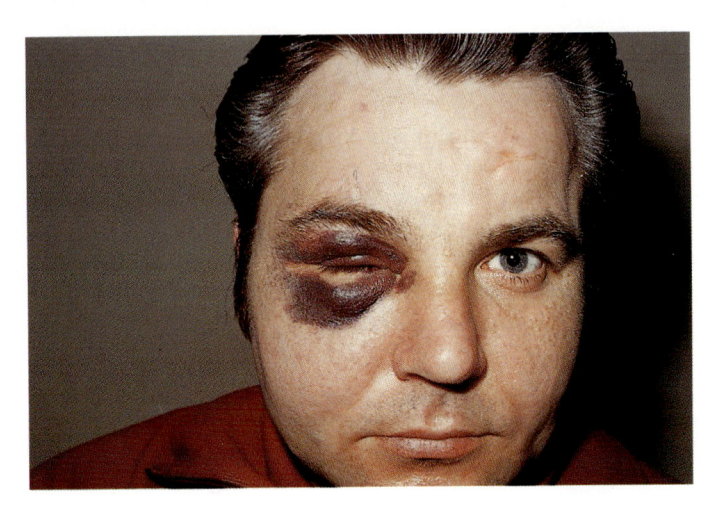

Abb. 34. Einseitiges Lidhämatom bei Hämophilie A.

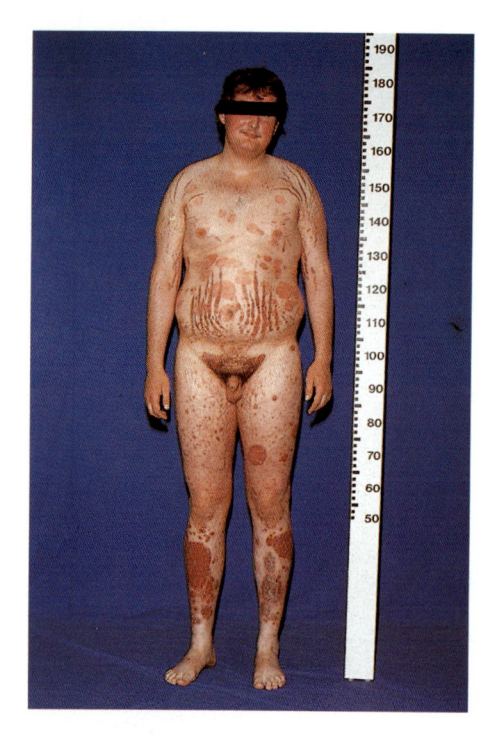

Abb. 35. Striae rubrae und petechiale und flächenhafte Blutungen bei M. Cushing.

Schädelbasis hin. – Einseitige Hämatome (Abb. 34) deuten dagegen eher auf orbitale oder Lidblutungen bei einer **Hämophilie** (s. o.) oder einer anderen Koagulopathie hin.

Die Kombination von petechialen Blutungen, flächenhaften Ekchymosen (aufgrund Blutungsneigung infolge einer erhöhten Gefäßfragilität) und Striae rubrae (rötliche bis dunkelviolette Spannungslinien der Haut infolge der sich rasch entwickelnden Stammfettsucht) (Abb. 35) wird typischerweise beim **Cushing-Syndrom** (s. o.) gesehen.

Teleangiektasien

Spider naevi (Abb. 36) sind kleine arterielle Gefäßneubildungen, die vermehrt – vorwiegend im Bereich des Thorax und des Nackens, seltener im Gesicht – bei Patienten mit **Leberkrankheiten (Zirrhose, chronischer Hepatitis, Leberkarzinom)** auftreten. Spider naevi können sich jedoch auch in der **Schwangerschaft** oder bei Gesunden entwickeln. Im Zentrum dieser Hautveränderungen sieht man ein etwas vorspringendes, stecknadelkopfgroßes, manchmal pulsierendes arterielles Gefäßknötchen, von dem spinnenbeinartig nach allen Seiten feine Gefäßreiser ausgehen.

Hauteinlagerungen

Die Anreicherung von Trihexosylceramid, einem spezifischen Glykolipid, in kleineren Blutgefäßen infolge eines genetisch bedingten Enzymdefektes (Trihexosamidhexosidase)

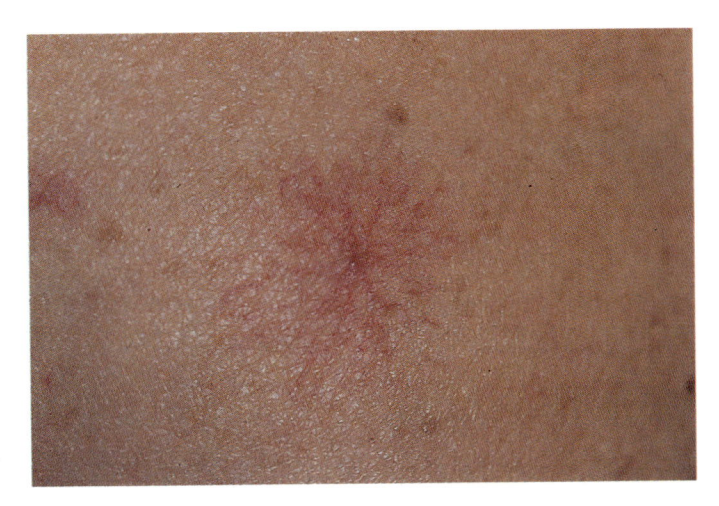

Abb. 36. Spider naevi bei Leberzirrhose.

führt zu den pathognomonischen Hautveränderungen bei **M. Fabry** (Abb. 37): Die Initialeffloreszenz ist ein dunkelroter oder schwarzer teleangiektatischer Fleck oder eine Papel von maximal 4 mm im Durchmesser. Diese Hautveränderungen sind manchmal nur in geringer Dissemination vorhanden und dann vorwiegend an den Gluäen, am Skrotum und periumbilikal; bei stärkerer Expressivität finden sich exanthemisch, bevorzugt am Rumpf und an den Extremitäten ausgestreute kleine Angiome bzw. Angiokeratome. Des weiteren führen die Lipideinlagerungen zu Augenveränderungen, kardialen und renalen Veränderungen.

Melasmaartige bronzefarbene Hyperpigmentierungen im Gesicht und an den Beinen sind diagnostisch richtungsweisend für das Vorliegen eines **M. Gaucher** (Abb. 38). Bei dieser seltenen, autosomal-rezessiv vererbten Erkrankung liegt ein Enzymdefekt im Zerebrosidabbau vor, der zu einer Ablagerung der Zerebroside in Makrophagen und deren Umwandlung in sog. »Gaucher-Zellen« führt. Bevorzugter Organbefall sind Milz, Leber, Knochenmark und Lymphknoten. Die erwähnten Hautveränderungen sind durch Melanin und Hämosiderinablagerungen bedingt.

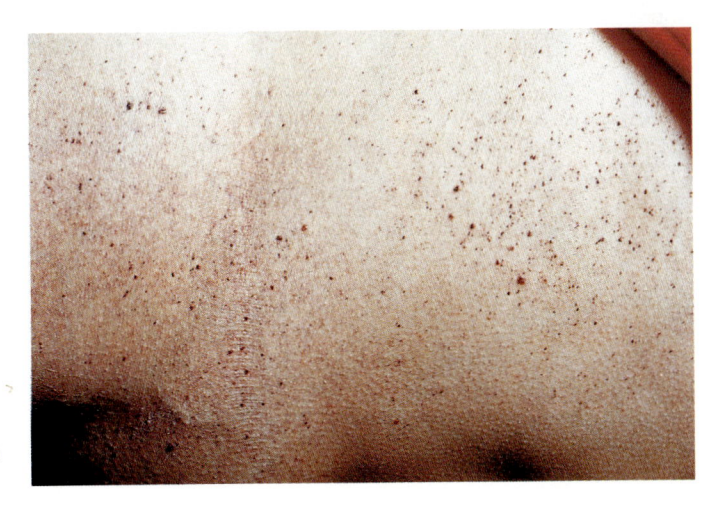

Abb. 37. Primäreffloreszenz bei M. Fabry.

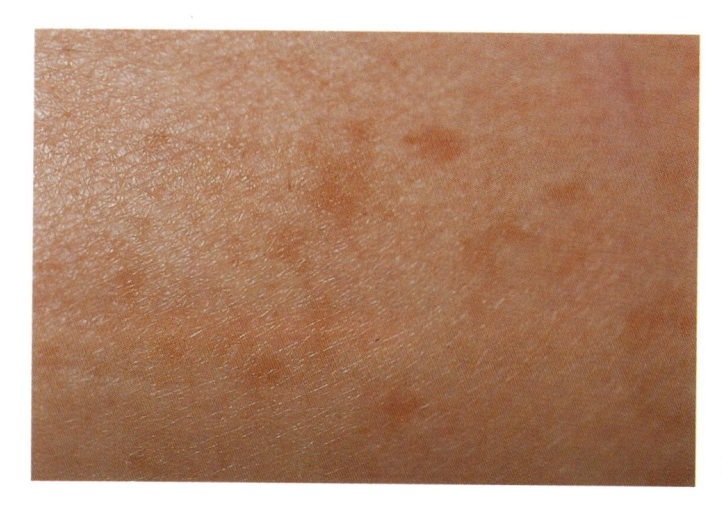

Abb. 38. Hyperpigmentierung bei M. Gaucher.

Subkutane, harte, nicht schmerzhafte Knötchen über der Ohrmuschel (Abb. 39) finden sich bei der **Gicht**. Bei diesen Hauteinlagerungen handelt es sich um Uratkristalle. Weitere Lokalisationen dieser Gichttophi sind die Fingergelenke (s. o.) und die Ellenbogen.

Knotige Hautveränderungen

Das Erythema nodosum (Abb. 40) tritt gewöhnlicherweise akut bilateral an beiden Schienenbeinen, seltener an den Oberschenkeln und den Unterarmen, auf, wobei Abgeschla-

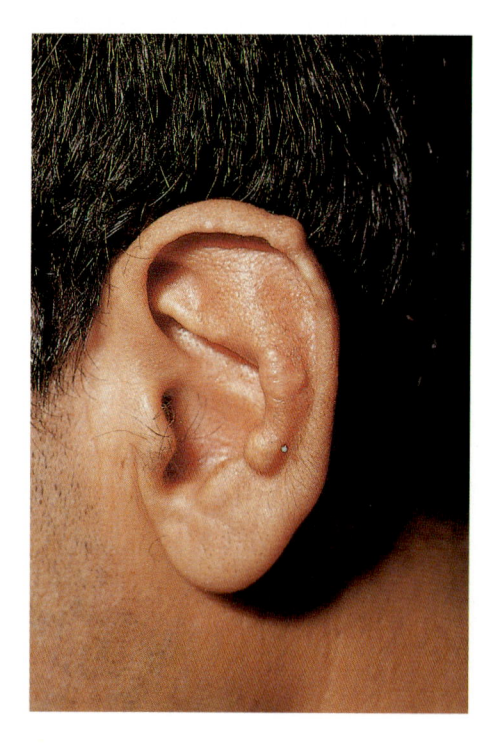

Abb. 39. Gichttophus.

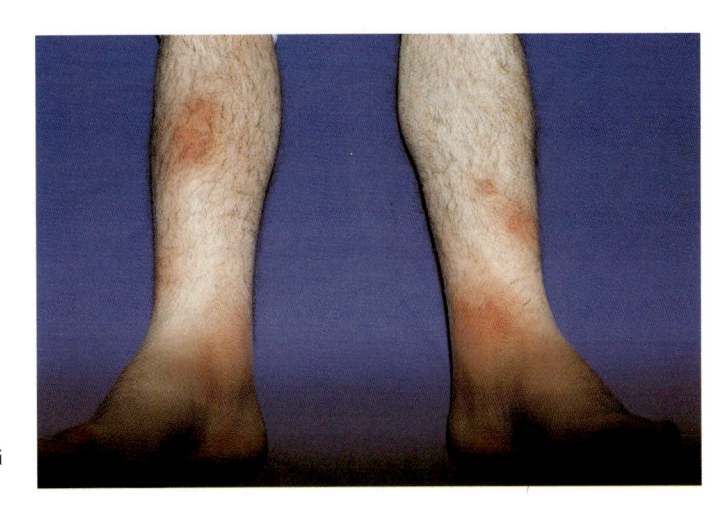

Abb. 40. Erythema nodosum bei
akuter Sarkoidose.

genheit, Krankheitsgefühl und erhöhte Körpertemperatur häufig begleitend oder als Prodromalerscheinungen mit diesen Hautveränderungen assoziiert sind. Es gilt heute als gesichert, daß das Erythema nodosum eine polyätiologische allergische Reaktion der Haut mit einheitlichem pathogenetischem Ablauf darstellt. Ein Erythema nodosum im frühen oder fortgeschrittenen Erwachsenenalter sollte stets an das Vorliegen einer **Sarkoidose** denken lassen, wird jedoch auch – insbesondere bei jüngeren Patienten – bei der **Tuberkulose,** bei

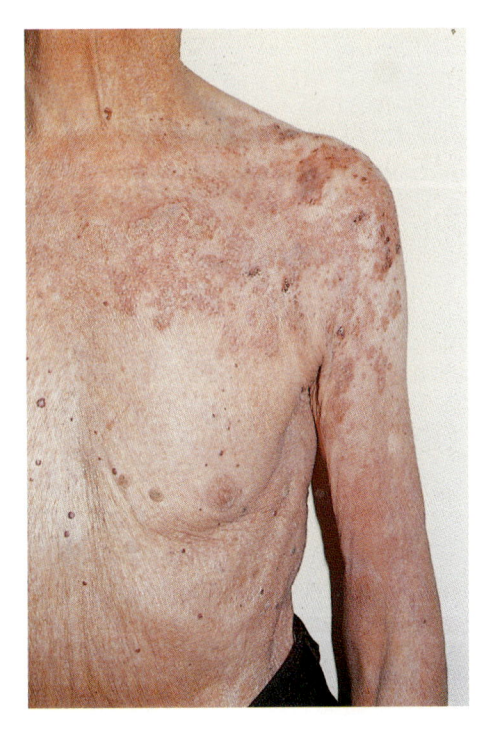

Abb. 41. Herpes zoster generalisatus bei M. Hodgkin.

Streptokokkeninfekten und bei **Infektionen mit Yersinien** angetroffen. Weiterhin weisen 1–2% der Patienten mit **M. Crohn** ein Erythema nodosum auf.

Bläschenbildende Hautveränderungen

Eine Reaktivierung endogener Varicella-Zoster-Viren ist Ursache für das Auftreten eines **Herpes zoster** (Abb. 41). Diese Erkrankung, die bei jüngeren Menschen seltener, bei älteren häufiger vorkommt, sollte – insbesondere bei Auftreten eines Herpes zoster generalisatus – stets an das gleichzeitige Vorliegen anderer systemischer Erkrankungen denken lassen **(M. Hodgkin, leukämische Erkrankungen, Karzinome, Aids).**

Literatur

BRAUN-FALCO O, PLEWIG G, WOLFF H H. Dermatologie und Venerologie, 3. Aufl. Berlin, Heidelberg, New York, Tokyo: Springer 1984.
BRAUNWALD E, ISSELBACHER K J, PETERSDORF R G, WILSON J D, MARTIN J B, FAUCI A S (eds). Harrison's Principles of Internal Medicine, 11th ed. New York: McGraw-Hill 1987.
MEHNERT H (Hrsg). Stoffwechselkrankheiten, 3. Aufl. Stuttgart, New York: Thieme 1985.
SIEGENTHALER W, KAUFMANN W, HORNBOSTEL H, WALLER H D (Hrsg). Lehrbuch der Inneren Medizin. Stuttgart, New York: Thieme 1987.
TISCHENDORF F W (Hrsg). Der diagnostische Blick. Atlas zur Differentialdiagnose innerer Krankheiten. Stuttgart, New York: Schattauer 1987.
WILSON, J D, FOSTER D W (eds). Williams Textbook of Endocrinology, 7th ed. Philadelphia: Saunders 1985.

Allgemeinsymptome

Status febrilis

W. Kaufmann, G. Peters und M. Schrappe-Bächer

Definition und Abgrenzung

Fieber ist durch eine Sollwertverstellung der Kerntemperatur mit erhöhter Wärmeproduktion und ungenügender Wärmeabgabe gekennzeichnet.

Die Beurteilung des Temperaturverlaufes setzt die Kenntnis der physiologischen Variabilität voraus: Die Kerntemperatur zeigt normalerweise eine deutliche Tagesrhythmik mit einem Minimum in den frühen Morgenstunden (axillar 36,0° C; oral 36,2° C; rektal 36,5° C) und einem Maximum am Nachmittag (axillar 37,2° C; oral 37,5° C; rektal 37,8° C). Die täglichen Kerntemperaturschwankungen können interindividuell zwischen 0,7° C und 2,1° C betragen. Bei vegetativer Labilität werden nicht selten im Mittel erhöhte, im Tagesverlauf deutlich schwankende Temperaturen beobachtet. Eine periodische Änderung der Kerntemperatur ist mit dem Menstruationszyklus verbunden, wobei nach der Ovulation mit einem mittleren Anstieg um 0,5° C zu rechnen ist.

Fieber kann sich in verschiedener Hinsicht manifestieren; es kann als Kontinua auftreten, durch intermittierende, remittierende, rekurrierende und undulierende Kerntemperaturänderungen gekennzeichnet sein. Aus dem Fiebertypus lassen sich gelegentlich richtungweisende diagnostische Gesichtspunkte gewinnen. So findet man beispielsweise eine Kontinua bei Typhus abdominalis und schweren Viruspneumonien, eine Kombination aus Kontinua, intermittierendem und/oder remittierendem Fieber bei Septikämien und Miliartuberkulose (Tuberkulosepsis Landouzy), periodisch wiederkehrendes Fieber mit mehr oder weniger regelmäßigen fieberfreien Intervallen bei Malaria, Rückfallfieber und Wolhynischem Fieber sowie undulierendes Fieber bei Lymphogranulomatose und Bruzellose. Subfebrile Temperaturen sind dagegen ätiologisch als äußerst vieldeutig anzusehen.

Bei Beurteilung der Temperaturkurven muß grundsätzlich beachtet werden, daß durch eine bereits eingeleitete antiphlogistische und/oder antibiotische Therapie eine Abwandlung des Temperaturverlaufes möglich ist.

Diagnostisches Vorgehen

Als Begleitsymptom wird Fieber bei einer unübersehbaren Anzahl von Krankheiten beobachtet. In den meisten Fällen jedoch tritt Fieber nicht alleine auf, sondern mit einem oder mehreren anderen Symptomen. Natürlich kann Fieber zunächst alleiniges objektivierbares Krankheitszeichen sein, bevor andere organbedingte Beschwerden bzw. klinische Leitsymptome hinzukommen. Kommt es in einem definierten Zeitraum (unterschiedlich in der Literatur: 3–12 Wochen) nicht zum Auftreten zusätzlicher Symptome, liegt ein sogenanntes »unklares Fieber« vor (engl.: f.u.o. = »fever of unknown origin«). Diese seltenere Konstellation stellt besondere differentialdiagnostische Anforderungen an den Arzt in Praxis und Klinik. Das generelle differentialdiagnostische Vorgehen ist dennoch das gleiche, lediglich Umfang und Tiefe des diagnostischen Aufwandes können sich erheblich vergrößern.

Die differentialdiagnostischen Überlegungen sollten grundsätzlich von der klinischen Erfahrung ausgehen, daß ein Status febrilis bei den in Abb. 1 dargestellten Krankheitsgruppen bestehen kann. Fieber wird von der wahrscheinlichen Häufigkeit her überwiegend durch eine Infektionskrankheit hervorgerufen. Bei definiertem unklarem Fieber ändert sich diese Häufigkeitsverteilung: Etwa in der Hälfte der Fälle ist mit einer Infektionskrankheit zu rechnen, während Hämoblastosen und Neoplasien (ca. 20%), Kollagenosen (ca. 20%) und Immundefekte an Bedeutung zunehmen. Immer ist daran zu denken, daß Fieber auch vorgetäuscht sein kann.

Entsprechend dieser Häufigkeitsangaben erscheint es gerechtfertigt und notwendig, in erster Linie nach einer Infektionskrankheit zu fahnden. Es ist allerdings selbstverständlich, daß im Rahmen einer zügigen rationellen Diagnostik bei Vorliegen eines unklaren Fieberzustandes das methodische Spektrum gleichzeitig auf andere Erkrankungen erweitert werden muß.

1. Infektionskrankheiten

Einige grundsätzliche Erwägungen haben am Anfang zu stehen: Handelt es sich um einen ambulanten oder stationären Patienten? War das Fieber der Grund für die Vorstellung beim Arzt oder trat es im Verlauf einer anderen aktuellen Erkrankung (komplizierend) auf? Lag zwischen dem Auftreten des Fiebers und dem Beginn des stationären Aufenthaltes ein kürzeres oder längeres Intervall (eventuell nosokomiale Infektion)? Liegen eine oder mehrere Grunderkrankungen vor, die zu (bestimmmten) Infektionskrankheiten prädisponieren oder deren Verlauf beeinflussen können (Defekte der Opsonophagozytosefähigkeit, der zellulär- oder humoral-vermittelten Immunität, Neoplasien, Hämoblastosen, Diabetes mellitus etc.), oder wird eine zytostatische, immunsuppressive oder Kortikosteroidtherapie durchgeführt? Handelt es sich um einen Patienten unter Intensivtherapie, nach einem operativen Eingriff oder nach einer Transplantation?

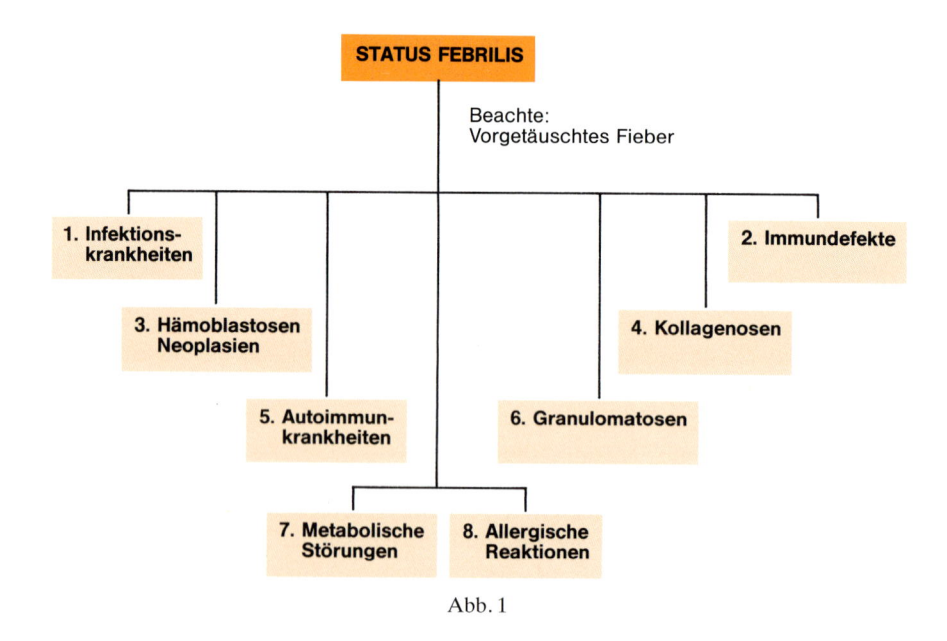

Abb. 1

Nach Beantwortung dieser generellen Fragen, die den »Grundstatus« des Patienten festlegen, sollte in der 1. Phase der Untersuchung versucht werden, unter Hinzuziehung weiterer Symptome, anamnestischer Hinweise sowie von Befunden aus der körperlichen Untersuchung anhand des folgenden Fragenkataloges zu einer **Organzuordnung** der **Infektionskrankheit** zu kommen (Abb. 2):

1. Wie ist der Bewußtseinszustand des Patienten? Klagt er über starke Kopfschmerzen? Läßt sich eine Nackensteifigkeit feststellen? Lassen sich neurologische Ausfälle erheben, die auf ein fokales Geschehen hinweisen? Zeigt der Augenhintergrund eine intrakranielle Drucksteigerung an?
2. Klagt der Patient über Druckgefühl im Bereich eines Auges oder Sehstörungen? Liegt eine Protrusio bulbi vor, sind die Augenlider ödematös verändert, tränt das Auge dauernd?
3. Leidet der Patient an Drehschwindel, Ohrenschmerzen und Hörstörungen? Sind Tragus oder Mastoid druckschmerzhaft? Zeigt das Trommelfell Rötung und Vorwölbung?
4. Zeigt der Patient eine katarrhalische Zusatzsymptomatik? Gibt es schmerzhafte Nervenaustrittspunkte im Gesichtsschädelbereich, sind Nasennebenhöhlen klopfschmerzhaft? Liegt Heiserkeit vor? Sind entzündliche Veränderungen im Rachen festzustellen? Wie ist der Zustand der Tonsillen? Sind membranöse Schleimhautauflagerungen sichtbar? Wie ist der Status der regionalen Lymphknoten?
5. Hustet der Patient, ist dies schmerzhaft? Hat der Patient Auswurf, Beschaffenheit? Befunde bei Perkussion und Auskultation? Liegen pulmonale Erkrankungen zugrunde: Bronchiektasen, Emphysem, Atelektase, Mukoviszidose, Bronchialkarzinom etc.? Gibt es Anhaltspunkte für eine spezifische Entzündung (Tbc)? Ging eine Aspiration voran? Wird der Patient beatmet?
6. Klagt der Patient über eine allgemeinere vegetative Symptomatik, verbunden mit Herzklopfen und Stichen in der Herzgegend? Liegt ein Vitium cordis vor? Ist eine rheumatische Vorerkrankung bekannt? Ist eine Herzvergrößerung feststellbar, sind Herzgeräusche auskultierbar? Zustand nach prothetischem Klappenersatz? Trägt der Patient einen Herzschrittmacher?
7. Gibt der Patient Allgemeinsymptome an wie Abgeschlagenheit, Gelenk-, Gliederschmerzen etc.? Sind Gallenwegserkrankungen in der Anamnese bekannt? Ging eine intestinale Amoebenerkrankung voraus? Stammt der Patient aus einem Echinokokken-Endemiegebiet (Balkan)? Liegt ein Ikterus vor? Stenosierende Prozesse im Bereich der Gallenwege? Oberbauchbefund? Zwerchfellhochstand?
8. Wie ist der Stuhlgang des Patienten: Obstipation, Durchfall, Häufigkeit, Schmerzhaftigkeit, Beschaffenheit, Blutbeimengung? Kam es kurz vorher zur Aufnahme möglicherweise verdorbener Lebensmittel? Aufenthalt in bestimmten Auslandsgebieten? Klagt der Patient zusätzlich über schwere allgemeine Krankheitssymptome? Gibt es Hautveränderungen (Roseolen)? Wie ist der Fiebertyp (Kontinua bei 40° C)? Klinischer Untersuchungsbefund: lokale Schmerzhaftigkeit, Tumor, generalisierte Abwehrspannung, etc.?
9. Klagt der Patient über Pollakisurie, Dysurie? Kolikartige Schmerzen? Sind Steinleiden oder besondere anatomische Verhältnisse von Nieren und ableitenden Harnwegen bekannt? Ist die Blase funktionsgestört (Querschnitt), ist der Patient Dauerkatheterträger? Untersuchungsbefund der Nierenlager, des Ureterverlaufes, des äußeren Genitales?
10. Gynäkologische Anamnese? Evtl. gynäkologische Konsiliaruntersuchung herbeiführen.
11. Ist ein Trauma bekannt? Liegt eine schmerzhafte Bewegungseinschränkung in einem oder mehreren Gelenken vor? Besteht ein prothetischer Gelenkersatz? Läßt sich ein Lokalbefund erheben: Schmerzen, Schwellung, Rötung, Wunde?
Sind Grunderkrankungen bekannt: Diabetes mellitus, arterielle Verschlußkrankheit?

FIEBER BEI INFEKTIONSKRANKHEITEN

1. Gehirn / Hirnhäute — Enzephalitis, Meningitis, Hirnabszeß

2. Auge — Orbitalphlegmone, Retrobulbärabszeß, Phlegmonöse Dakryozystitis

3. Ohr — Otitis media, Mastoiditis

4. Nasen-Rachen-Raum / Kehlkopf — Sinusitis, Pharyngitis, Tonsillitis, Laryngitis, Abszeß

5. Bronchien / Lunge / Pleura — Bronchitis, Pneumonie, Lungenabszeß, Pleuritis

6. Herz — Perikarditis, Myokarditis, Endokarditis

7. Leber / Gallenwege — Hepatitis, Leberabszeß, Subphrenischer Abszeß, Cholezystitis/Cholangitis/Pankreatitis, Gallenblasenempyem

8. Gastrointestinaltrakt / Peritoneum — Enteritis, Appendizitis, Divertikulitis, Peritonitis

9. Niere und ableitende Harnwege — Pyelonephritis, Pyonephrose, Perinephritischer Abszeß, Harnwegsinfekt

10. ♀ Genitalorgane — Adnexitis, Salpingitis, Douglas-Abszeß

11. Bewegungsapparat — Osteomyelitis, Infektiöse Arthritis (Koxitis), Empyem, Gangrän, Fasciitis necroticans, Pyomyositis

12. Fremdkörper (transient/permanent) — Thrombophlebitis, Kathetersepsis, Urethro-Zystitis, CAPD-Peritonitis, Endokarditis, Meningo-Ventrikulitis, Protheseninfektion

Abb. 2

12. Liegen intravasale Zugänge? Sind lokal-entzündliche Zeichen sichtbar? Peritonealdialyse, Hämodialyse-Shunt? Gelenkersatz? Herzklappenersatz? Schrittmacherpatient?

Bei dem Versuch einer Organzuordnung in der Differentialdiagnose einer febrilen Erkrankung darf nicht außer acht gelassen werden, daß hierbei in erster Linie *lokale* Infektionskrankheiten erfaßt werden. *Allgemeininfektionen,* wie ein großer Teil der Viruserkrankungen, aber auch einige klassische bakteriell bedingte Erkrankungen (Typhus, Paratyphus, Leptospirose, Brucellose etc.), zeigen einen biphasischen Krankheitsverlauf. Am Anfang stehen Fieber mit schweren Allgemeinsymptomen (z.B. Abgeschlagenheit, Gelenk-, Gliederschmerzen) im Vordergrund, erst später treten im Rahmen der Organmanifestation je nach Erreger richtungweisende organspezifische Symptome hinzu. Weiterhin ist zu beachten, daß einige zunächst lokal begrenzte Infektionskrankheiten im weiteren Verlauf über gebildete Toxine zu Fernwirkungen an anderen Organen führen können, die dann im Vordergrund stehen (z.B. Rachendiphtherie, Myokardschädigung). Ein weiterer Sonderfall besteht darin, daß aus einer zunächst lokal begrenzten Infektion eine Septikämie resultieren kann.

Das Untersuchungsprogramm zur Feststellung der in Abb. 2 aufgeführten Ursachen für febrile Infektionen umfaßt unter klinischen Bedingungen **obligatorische Maßnahmen** und **fakultative Untersuchungsmethoden.** Durch eine subtile Anamnese können wesentliche diagnostische Gesichtspunkte gewonnen werden. Stets ist bei der physikalischen Untersuchung nach klinischen Zusatzsymptomen zu suchen. Es müssen eine Röntgenaufnahme der Thoraxorgane und eine Elektrokardiographie veranlaßt werden. Im 1. diagnostischen Ansatz ist die Durchführung einiger wesentlicher indiskriminierter Parameter wie Blutkörperchensenkungsgeschwindigkeit, Blutbild, Pankreas- und Leberenzymuntersuchungen einschließlich Cholostaseparameter, Nierenfunktion und Urinanalysen erforderlich. Hieraus lassen sich bereits wesentliche richtunggebende Gesichtspunkte ableiten. Für die Verifizierung der verschiedenen in Abb. 2 aufgeführten Krankheiten sind fakultative Zusatzuntersuchungen erforderlich, die in Abb. 3 zusammengestellt sind.

Grundsätzlich ist zu prüfen, ob der festgestellte febrile Zustand auf eine **Septikämie** im Rahmen einer Allgemeininfektion zurückzuführen ist. Die Durchführung von Blutkulturen (im Fieberanstieg, aerob und anaerob) gehört somit zu einer wesentlichen Untersuchungsmethode. Gleichzeitig sind gezielt Materialien zu gewinnen, die möglichst umgehend einer fachgerechten mikrobiologischen Untersuchung zugeführt werden müssen. Dabei entscheiden Art des gewonnenen Materials und Art der Entnahme wesentlich über die diagnostische Wertigkeit der daraus erhobenen Befunde. Gegebenenfalls sollte vorher Rücksprache mit dem untersuchenden Institut genommen werden. Spezielle parasitologische Untersuchungsverfahren (z.B. Blut → Malaria) können aufgrund besonderer anamnestischer Hinweise (z.B. Tropenaufenthalt) oder klinischer Hinweise (z.B. Eosinophilie) angezeigt sein. Serologische Nachweisverfahren können bei bestehendem klinischen Verdacht, aber auch im Einzelfall gemäß der klinischen Empirie eingeleitet werden. In Abhängigkeit von dem zustandekommenden Verdacht umfassen die fakultativen Zusatzuntersuchungen diskriminierte Laboranalysen sowie sonographische und/oder röntgenologische Verfahren.

Klinisch ist eine Septikämie mit Wahrscheinlichkeit anzunehmen, wenn kontinuierliches, remittierendes oder intermittierendes Fieber mit Schüttelfrösten, Tachykardie, Splenomegalie, Hautmetastasen, Leukozytose mit Linksverschiebung, hypochromer Anämie, Thrombozytopenie, Dysproteinämie und Hyperphosphatämie feststellbar ist. Gelingt der Keimnachweis (kritische Würdigung! Hautflora?) im Blut, so ist die Diagnose gesichert. Nicht selten gelingt der Nachweis der Bakterien im Blut vor der Verifizierung der Eintrittspforte der

Sepsiserreger. In etwa gleicher Häufigkeit lassen sich grampositive oder gramnegative Bakterien, gelegentlich auch Mischinfektionen feststellen. Aus der Art der nachgewiesenen Bakterien läßt sich ein Hinweis auf den Ursprung der Infektion gewinnen (Abb. 4). So werden z.B. Septikämien bei Pyelonephritis und Cholangitis häufig durch gramnegative Bakterien hervorgerufen.

Die bakterielle Endokarditis wird am häufigsten durch grampositive Bakterien hervorgerufen. Grampositive Septikämien (Staphylococcus epidermidis) sind auch bei infizierten Fremdkörpern am häufigsten zu erwarten. Bei der Suche nach der Eintrittspforte der Sepsiserreger sind die in der Abb. 2 aufgeführten Organsysteme zu berücksichtigen. Es muß aber auch bedacht werden, daß das Zustandekommen von septischen Krankheitsbildern durch verschiedene Vorbedingungen (humorale und zelluläre Immundefekte, Antikörpermangelsyndrome, Neoplasien, Hämoblastosen, zytostatische, immunsuppressive und Kortikosteroidtherapie) begünstigt werden kann. Hier muß daran gedacht werden, daß sonst selten vorkommende Keime an Bedeutung und Häufigkeit zunehmen können (Candida, Cryptococcus, Pneumocystis carinii, Zytomegalievirus etc.). Besondere differentialdiagnostische Probleme kann Fieber bei Patienten nach einer Transplantation bieten: Transplantatabstoßung oder Infektion?

Gelingt es durch die beschriebenen diagnostischen Maßnahmen nicht, die Diagnose zu sichern, so müssen auch seltene Krankheiten in die Überlegungen einbezogen werden. Die differentialdiagnostische Strategie muß dann in besonderem Maße auf ergänzende anamnestische Angaben, Umweltbedingungen (z.B. Beruf, Jahreszeit, Lebensgewohnheiten) und zusätzliche, selbst flüchtige Befunde Rücksicht nehmen. Die ergänzenden ana-

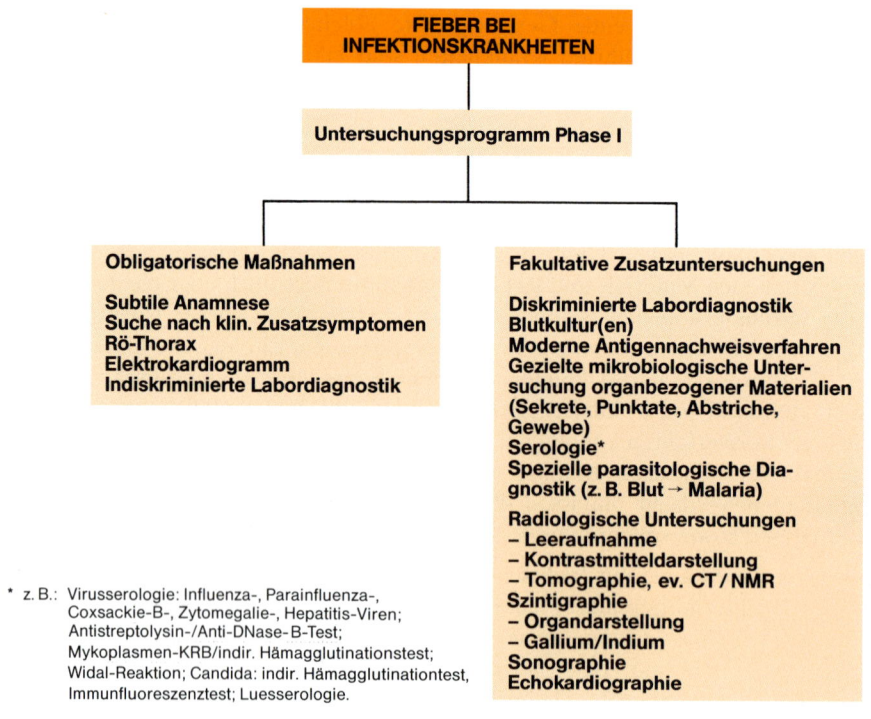

FIEBER BEI INFEKTIONSKRANKHEITEN

Untersuchungsprogramm Phase I

Obligatorische Maßnahmen

Subtile Anamnese
Suche nach klin. Zusatzsymptome
Rö-Thorax
Elektrokardiogramm
Indiskriminierte Labordiagnostik

Fakultative Zusatzuntersuchungen

Diskriminierte Labordiagnostik
Blutkultur(en)
Moderne Antigennachweisverfahren
Gezielte mikrobiologische Untersuchung organbezogener Materialien (Sekrete, Punktate, Abstriche, Gewebe)
Serologie*
Spezielle parasitologische Diagnostik (z. B. Blut → Malaria)

Radiologische Untersuchungen
– Leeraufnahme
– Kontrastmitteldarstellung
– Tomographie, ev. CT / NMR
Szintigraphie
– Organdarstellung
– Gallium/Indium
Sonographie
Echokardiographie

* z. B.: Virusserologie: Influenza-, Parainfluenza-, Coxsackie-B-, Zytomegalie-, Hepatitis-Viren; Antistreptolysin-/Anti-DNase-B-Test; Mykoplasmen-KRB/indir. Hämagglutinationstest; Widal-Reaktion; Candida: indir. Hämagglutinationstest; Immunfluoreszenztest; Luesserologie.

Abb. 3

Status febrilis

FIEBER BEI INFEKTIONSKRANKHEITEN

Erreger	Eintrittspforte
Staphylococcus aureus	Weichteilabszeß, Endokarditis, Osteomyelitis, Pneumonie
Staphylococcus epidermidis	Fremdkörperinfektion
Hämolysierende Streptokokken	Weichteilphlegmone, Tonsillitis, Erysipel
Vergrünende Streptokokken	Endokarditis („subakut")
Enterokokken	Endokarditis, Peritonitis, Cholangitis, Pyelonephritis
Pneumokokken	Meningitis, Otitis media, Pneumonie
Meningokokken	Meningitis
Hämophilus influenzae	Meningitis, Otitis media, Pneumonie
Enterobakterien: E. coli, Klebsiella, Enterobacter, Proteus	Cholezystitis/Cholangitis, Peritonitis, Intraabdomineller Abszeß, Pyelonephritis, Pneumonie, (Meningitis)
Pseudomonas	Pneumonie, (Meningitis), (Osteomyelitis), Fremdkörperinfektion
Anaerobier: Bacteroides, Peptococcaceae	Peritonitis/perforierende Divertikulitis, Intraabdomineller Abszeß, Tuboovarialabszeß, Douglas-Abszeß, Aspirationspneumonie

Abb. 4

Tab. 1. **Bakterielle Erkrankungen.**

Tuberkulose	Q-Fieber
Yersiniose	Tularämie
Listeriose	Diphtherie
Brucellose	Pertussis
Leptospirose	Erysipel
Ornithose	Rotlauf
Rickettsiosen	Gasbrand
Aktinomykose	Tetanus
Nokardiose	Cholera
Systemische Gonorrhoe	»Cholera-ähnliche« Erkrankungen
Lues (Frambösie, Pinta)	(V. parahaemolyticus, NAG-Vibrionen)
Borreliosen	Bakterielle Ruhr
(Rückfallfieber, Angina Plaut-Vincent, Lyme-Borreliose)	Spez. Tropenkrankheiten
Atypische Mykobakteriosen	Legionellose

mnestischen Daten und dispositionellen Faktoren müssen dabei oft gezielt erfragt werden. Nach diskreten klinischen Zeichen muß man nicht selten mehrfach sorgfältig suchen, sie können gelegentlich nach Absetzen von Medikamenten demaskiert werden. Wesentliche Leitsymptome können bei der Erstuntersuchung bereits abgeklungen sein, sich aber auch erst

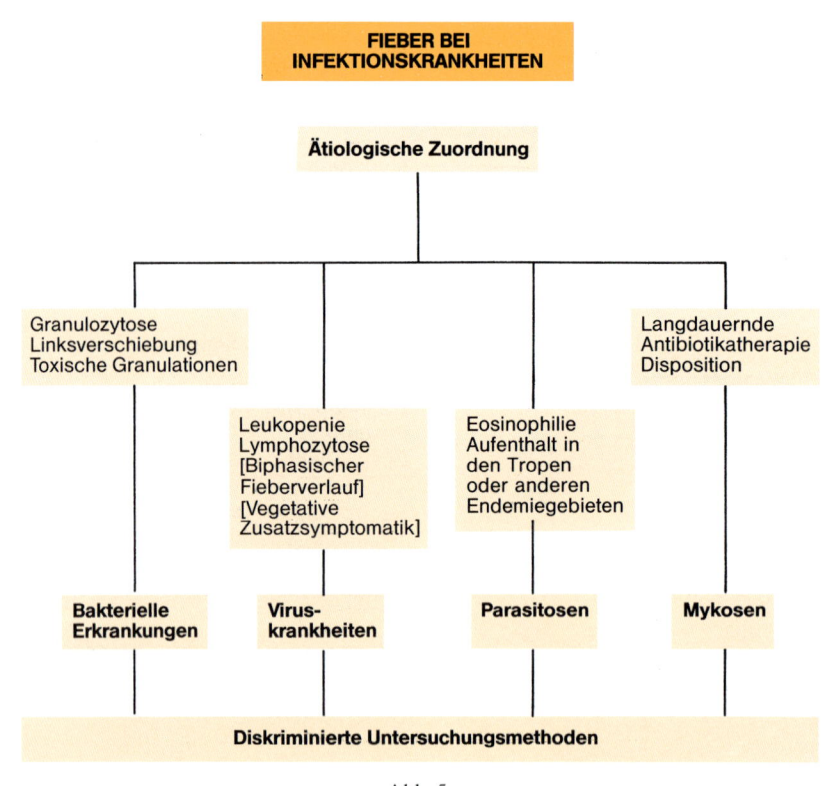

Abb. 5

FIEBER BEI INFEKTIONSKRANKHEITEN

Ätiologische Zuordnung

- Granulozytose / Linksverschiebung / Toxische Granulationen → **Bakterielle Erkrankungen**
- Leukopenie / Lymphozytose / [Biphasischer Fieberverlauf] / [Vegetative Zusatzsymptomatik] → **Viruskrankheiten**
- Eosinophilie / Aufenthalt in den Tropen oder anderen Endemiegebieten → **Parasitosen**
- Langdauernde Antibiotikatherapie / Disposition → **Mykosen**

Diskriminierte Untersuchungsmethoden

Tab. 2. **Checkliste: Viruserkrankungen.**

Mononukleose
Adenovirus-Infektionen (Acute Respiratory Disease)
Virale Gastroenteritis (Rotavirus)
Herpes-simplex-Virus-Infektionen
Poliomyelitis
Kinderkrankheiten (Röteln, Masern, Mumps)
Hämorrhagisches Fieber (Marburg-Virus, Ebolavirus)
Arenavirus-Infektionen (Lymphozytäre Choriomeningitis, Lassafieber)
Retrovirus-Infektionen (HIV 1, HIV 2, HTLV-I)
Human B-lymphotropic Virus-Infektionen (Humanes Herpes-Virus 6)

während der Verlaufsbeobachtung manifestieren. Weiterhin muß auch der Einsatz von eingreifenderen diagnostischen Maßnahmen erwogen werden (endoskopische Punktion, Biopsie, Probelaparotomie). Als diagnostisches Leitschema kann in solchen Fällen der Versuch einer ätiopathogenetischen Zuordnung dienen. Eine Reihe von anamnestischen, klinischen und labordiagnostischen Befunden läßt einen Rückschluß zu, in welcher Erregergruppe am ehesten zu suchen ist (Abb. 5).

Gravierende diagnostische Lücken lassen sich durch Anlegen von Checklisten vermeiden, auf denen die wesentlichsten Infektionskrankheiten aufgeführt sind. Entsprechend Abb. 5 erfolgt die Klassifizierung in bakterielle Erkrankungen, Viruskrankheiten, Parasitosen und Mykosen (Tab. 1–4).

Viele dieser Krankheiten gehen mit richtungsweisenden Symptomen einher. Hinsichtlich Einzelheiten muß auf die Lehrbücher der Inneren Medizin, Tropenkrankheiten und Mikrobiologie verwiesen werden. Aus ihnen sind insbesondere die zur definitiven Diagnose führenden speziellen diskriminierten Untersuchungsmethoden zu entnehmen. Die im Rahmen dieser 2. Phase der Differentialdiagnostik febriler Infektionskrankheiten erforderlichen ergänzenden Untersuchungen sollten nach dem Prinzip der rationellen Diagnostik und der daraus evtl. abzuleitenden therapeutischen Konsequenzen erfolgen.

2. Immundefekte

In der Diagnostik der Infektionskrankheiten spielt die Diagnose zugrundeliegender Immundefekte eine besondere Rolle und soll daher getrennt abgehandelt werden. Immundefekte sind in erster Linie in **primäre** und die (häufigeren) **sekundären Immundefekte**

Tab. 3. **Checkliste: Parasitosen.**

Toxoplasmose	Zystizerkose
Malaria	Trichinose
Amöbiasis	Mikrofilariose
Leishmaniose	Pneumocystis carinii
Askariasis	Kokzidiose
Echinokokkose	Giardiasis
	Lambliasis
	Kryptosporidiose

Tab. 4. **Checkliste: Mykosen.**	
Candidose	Histoplasmose
Kryptokokkose	Kokzidioidomykose
Aspergillose	Sporotrichose
Mukormykose	Maduromykose
Cladosporiose	Chromomykose
Blastomykose	

(Tab. 5) zu unterteilen. Die primären Immundefekte (Abb. 6) setzen sich aus Erkrankungen zusammen, die die Makrophagenfunktion, die B-Lymphozyten, die T-Lymphozyten und bestimmte Untergruppen der T-Lymphozyten oder mehrere dieser Zelltypen betreffen.

Störungen der **Granulozyten und Makrophagen (Monozyten, Gewebsmakrophagen)** verursachen in erster Linie eine Einschränkung der Opsonierung und äußern sich in einer Neigung zu bakteriellen Infektionen. Es ist vor allem an ein Fehlen des C3-Rezeptors, an

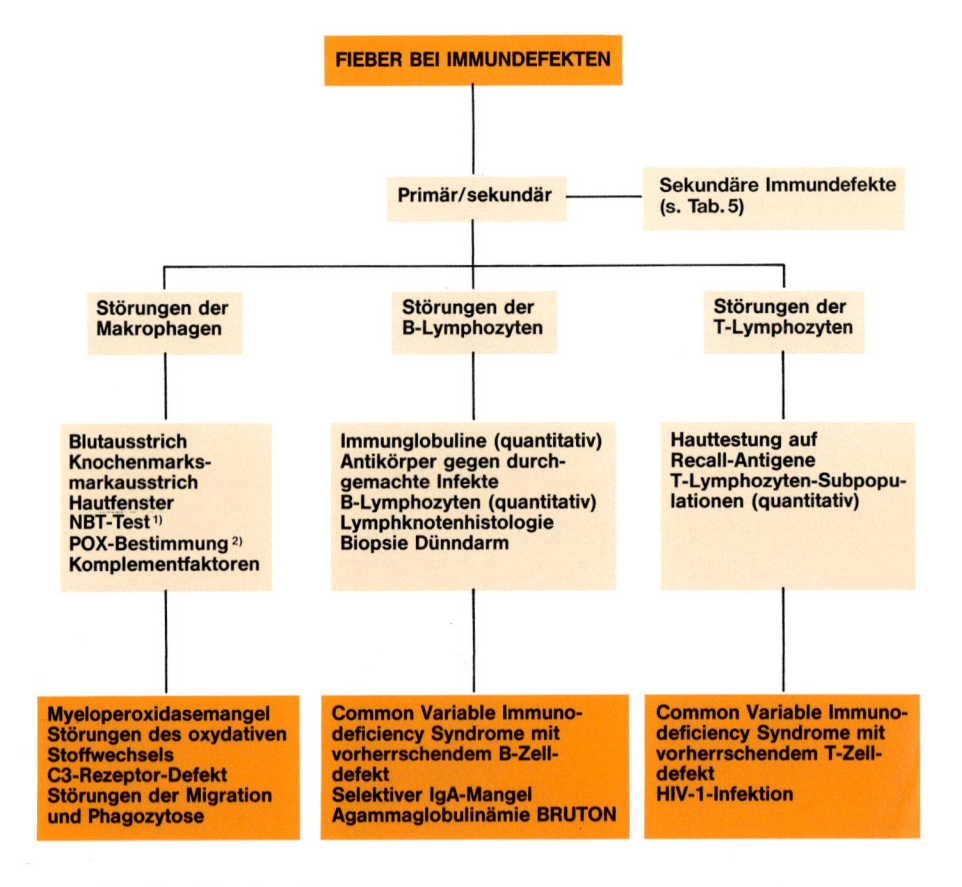

FIEBER BEI IMMUNDEFEKTEN

Primär/sekundär — Sekundäre Immundefekte (s. Tab. 5)

Störungen der Makrophagen
- Blutausstrich
- Knochenmarksmarkausstrich
- Hautfenster
- NBT-Test [1]
- POX-Bestimmung [2]
- Komplementfaktoren

↓

- Myeloperoxidasemangel
- Störungen des oxydativen Stoffwechsels
- C3-Rezeptor-Defekt
- Störungen der Migration und Phagozytose

Störungen der B-Lymphozyten
- Immunglobuline (quantitativ)
- Antikörper gegen durchgemachte Infekte
- B-Lymphozyten (quantitativ)
- Lymphknotenhistologie
- Biopsie Dünndarm

↓

- Common Variable Immunodeficiency Syndrome mit vorherrschendem B-Zell-defekt
- Selektiver IgA-Mangel
- Agammaglobulinämie BRUTON

Störungen der T-Lymphozyten
- Hauttestung auf Recall-Antigene
- T-Lymphozyten-Subpopulationen (quantitativ)

↓

- Common Variable Immunodeficiency Syndrome mit vorherrschendem T-Zell-defekt
- HIV-1-Infektion

[1] Nitro-Blue-Tetrazolium-Test
[2] Peroxidase-Test

Abb. 6

Tab. 5. Sekundäre Immundefekte.

- Lymphoproliferative Erkrankungen (CLL, Plasmozytom, M. Hodgkin)
- Verlust humoraler Abwehrstoffe (Lymphfisteln, gesteigerter Katabolismus, renaler, enteraler oder transdermaler Verlust)
- Beeinträchtigung der Proteinsynthese (Lebererkrankungen, Mangelernährung)
- Virale Infektionen (Masern, Epstein-Barr-Virus-Infekt, HIV-Infektion, Zytomegalievirus-Infektion)
- Posttraumatisches bzw. postoperatives Immundefektsyndrom
- Verbrennungen, Urämie, chronische Intoxikationen
- Autoimmunerkrankungen
- Immunsuppressive Therapie

Störungen des oxydativen Stoffwechsels und an einen kongenitalen Defekt der Myeloperoxidase zu denken. Die Diagnostik ist Speziallaboratorien vorbehalten.

Unter den **B-Zell-Defekten** ist der erworbene oder angeborene selektive IgA-Mangel am häufigsten (1:500–700). Das klinische Bild wird durch rezidivierende Infekte des Respirationstraktes sowie durch Durchfälle (IgA-Mangel-Sprue) geprägt. Es besteht eine Assoziation mit Autoimmunerkrankungen (z. B. autoimmunhämolytische Anämie). Eine Prädisposition zur Entwicklung von malignen Lymphomen ist wie bei den meisten Immundefekten zu beachten. Ein Mangel aller Immunglobulinklassen kommt bei der angeborenen Agammaglobulinämie Bruton sowie der transienten Hypogammaglobulinämie des Kindesalters vor. Die Diagnostik geht von der quantitativen Bestimmung der Immunglobulinklassen aus. Angaben über die Funktionsfähigkeit der Antikörperbildung kann man durch Bestimmung spezifischer Antikörper gegen frühere Infekte (z. B. Röteln, Masern) erhalten.

Ein **T-Zell-Defekt** steht bei einer Untergruppe des Common Variable Immunodeficiency Syndrome (CVI) im Vordergrund, weiterhin bei dem erworbenen Immundefektsyndrom (Acquired Immunodeficiency Syndrome, AIDS). Hier liegt eine Infektion der T4-Helfer-Zellen und Makrophagen durch das Human Immunodeficiency Virus (HIV Typ 1 oder 2) vor. Ein Mangel an T4-Zellen, eine unzureichende Antigenpräsentation und B-Zell-Determinierung ist die Folge. Mit monoklonalen Antikörpern lassen sich B- und T-Lymphozyten sowie deren Untergruppen quantitativ bestimmen. Die Funktionsfähigkeit des T-Zell-Systems wird gut durch die kutane Testung auf Recall-Antigene wiedergegeben.

Immundefekte prädisponieren in unterschiedlichem Ausmaß zum Auftreten sogenannter opportunistischer Infekte, die einen raschen und aggressiven Verlauf nehmen. Im Falle des AIDS sei deshalb darauf hingewiesen, daß bei Vorliegen bestimmter Verdachtsmomente der Therapiebeginn, z. B. einer vermuteten Pneumocystis-carinii-Pneumonie, nicht bis zur endgültigen Erregersicherung herausgeschoben werden sollte. Gleiches gilt für die symptomatische Mykobakteriose, bei der bereits vor Vorliegen der genaueren Differenzierung eine tuberkulostatische Behandlung begonnen werden sollte.

3. Hämoblastosen/Neoplasien

Sind Infektionskrankheiten und Immundefekte ausgeschlossen oder zumindest unwahrscheinlich, so muß die differentialdiagnostische Strategie (in der Regel gleichzeitig!) unter dem Verdacht auf eine Hämoblastose bzw. Neoplasie erfolgen, da auch diese Erkrankungen vordergründig mit dem Symptom Fieber einhergehen können (Abb. 7).

Unter den **Malignomen** ist besonders das **Hypernephrom** als fiebererzeugend herauszustellen. Febrile Zustände lassen sich aber auch bei Hepatomen, Bronchial- und Pankreaskarzinomen, Sarkomen und Melanomen und interessanterweise auch beim Vorhofmyxom (verifizierbar durch Echokardiographie!) beobachten. Zweifellos ist Fieber bei den genannten Tumoren auf den neoplastischen Prozeß selbst zurückzuführen. Tumoren können aber auch zu obstruktiven Erscheinungen mit Sekundärinfektion führen, wie dies z. B. beim Bronchialkarzinom mit Bronchialobstruktion und poststenotischer Infektion möglich ist.

Auch bei **medullären und extramedullären Hämoblastosen** können febrile Zustände im Vordergrund stehen, bis schließlich durch eine subtile Diagnostik die Fieberursache aufgedeckt wird. Das Diagnostikprogramm umfaßt hämatologische Untersuchungen, Elektrophorese, Elektrolyt- und Enzymanalysen sowie die Ausdifferenzierung eines Sternal- bzw. Beckenkammpunktates. Die medullären und extramedullären Hämoblastosen lassen sich auf diese Weise in der Regel eindeutig diagnostizieren.

Bei Verdacht auf das Vorliegen eines Malignoms ohne Hinweis für ein organbetontes Leitsymptom muß nicht selten eine systematische Neoplasmasuche durchgeführt werden. Die Bestimmung von Tumor-Markern im Serum (α-Fetoprotein, CEA, TPA, CA-19-9, Tennessee-Antigen) kann in einigen Fällen hilfreich sein, wenn auch die eigentliche Bedeutung dieser Marker in der Verlaufskontrolle bestimmter Malignome liegt. Stets sollte eine histologische Verifizierung erfolgen, da auf dieser Grundlage möglicherweise eine Differentialtherapie möglich ist.

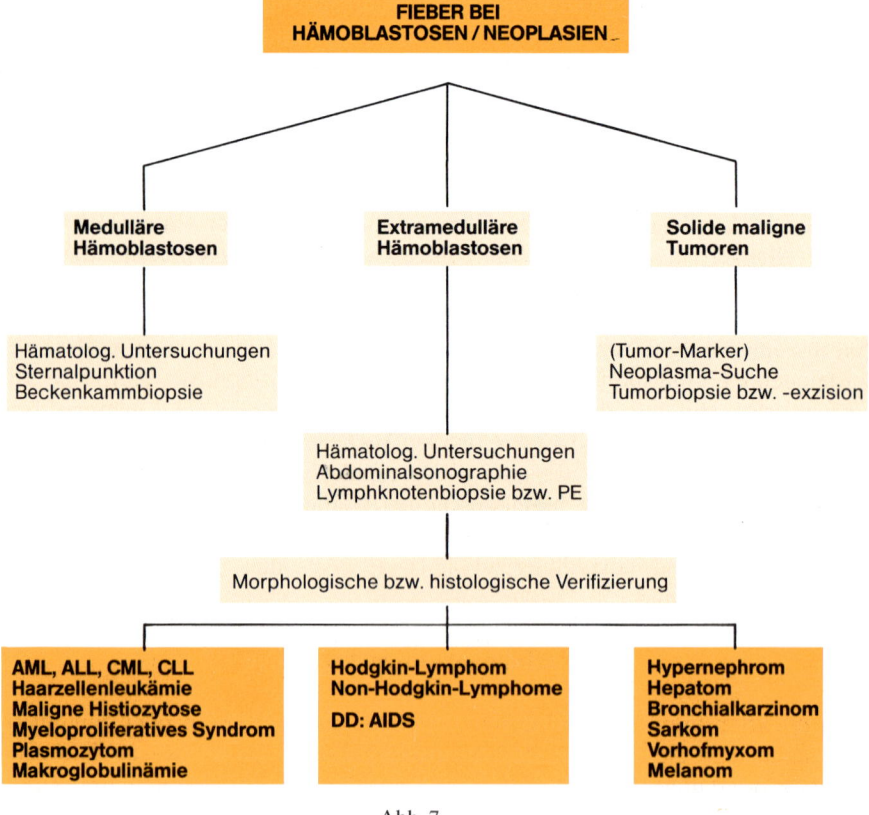

Abb. 7

Tab. 6. **Paraneoplastische Syndrome.**

Allgemeine Syndrome
Fieber, Anämie, Leukozytose, Hämolyse, Thrombozytose, Myopathie, Neuropathie, Thrombophlebitis, Paraproteinämie, Proteinämie, Acanthosis nigricans

Paraneoplastische Endokrinopathien
Ektope Hormonbildung in Tumoren (z. B. Bronchialkarzinom, Hepatom, Pankreaskarzinom)
- ACTH   → Hypokaliämie
- PTH   → Hyperkalzämie
- ADH   → Hyponatriämie
- Erythropoetin → Polyglobulie
- Insulin   → Hypoglykämie
- Glukagon   → Hyperglykämie

Es ist erst seit einigen Jahren bekannt, daß die klinische Diagnose durch Feststellung eines **speziellen paraneoplastischen Syndroms** erleichtert werden kann. Wie aus Tab. 6 hervorgeht, lassen sich allgemeine und spezielle paraneoplastische Syndrome unterscheiden.

Fieber, Anämie, Leukozytose, Hämolyse, Thrombozytose, Myopathie, Neuropathie, Thrombophlebitis, Paraproteinämie, Proteinämie, Acanthosis nigricans werden als allgemeine paraneoplastische Syndrome zusammengefaßt.

Spezielle Syndrome, sogenannte paraneoplastische Endokrinopathien, entwickeln sich bei ektoper Hormonbildung von Tumoren. Eine vermehrte ACTH-Bildung erfolgt nicht selten in kleinzelligen Bronchialkarzinomen mit dem Effekt der bilateralen Nebennierenrindenhyperplasie, gesteigerter Cortisolbildung und Entwicklung einer hypokaliämischen metabolischen Alkalose. Gesteigerte Parathormonbildung mit Entwicklung einer Hyperkalzämie wird ebenfalls bei Bronchialkarzinomen, andererseits aber auch bei Mammakarzinomen beobachtet. Eine inadäquate, überschießende ADH-Sekretion mit Entwicklung einer Hyponatriämie wurde ebenfalls bei Bronchialkarzinomen, andererseits aber auch bei Hepatomen und Pankreaskarzinomen beobachtet. Eine gesteigerte Erythropoetinbildung mit Entwicklung einer Polyglobulie, eine übermäßige Insulinproduktion mit Ausbildung einer Hypoglykämie und eine Glukagonüberproduktion mit Entwicklung einer Hyperglykämie wurden besonders bei Leberneoplasmen beschrieben. Bei Feststellung der beschriebenen paraneoplastischen Endokrinopathien wird somit in erster Linie nach den erwähnten Neoplasmen gefahndet.

Die Neoplasmensuche kann aber andererseits den Einsatz unseres gesamten diagnostischen Repertoires erforderlich machen. Ausgehend von der Röntgenaufnahme der Thoraxorgane mit Tomographie und Bronchoskopie über Abdominalsonographie, Urographie, Rektoskopie, Kontrastmitteleinlauf, Koloskopie, Chole-Cholangiographie, Magen-Duodenal-Passage mit Enteroklysma, Gastroduodenoskopie, endoskopischer retrograder Cholangiopankreatikographie, Angiographie, Lymphographie und Szintigraphie bis hin zur Computertomographie und Kernspintomographie (Tab. 7). Die letztgenannten Methoden

Tab. 7. **Diagnostische Maßnahmen bei Verdacht auf Neoplasma.**

Röntgen: Thorax, Tomographie, Bronchoskopie	Chole-Cholangiographie
Abdominalsonographie	Magen-Duodenal-Passage, Enteroklysma
Urographie	Gastroduodenoskopie, ERCP
Rektoskopie	Angiographie
Kontrastmitteleinlauf, Koloskopie	Computertomographie, NMR

haben die Effektivität unserer diagnostischen Bemühungen zweifellos erhöht. Insbesondere wird dadurch die Notwendigkeit der explorativen Laparotomie stark begrenzt.

4. Kollagenosen

Das kombinierte Auftreten von Fieber und Gelenkbeschwerden ist typischerweise Veranlassung, nach einer Kollagenose zu fahnden. Es ist jedoch zu beachten, daß sich Systemerkrankungen des Bindegewebes ausschließlich oder zumindest überwiegend als unklares Fieber manifestieren können. Relativ häufig ist dies beim **rheumatischen Fieber,** beim **Lupus erythematodes disseminatus visceralis (LED)** und der **Periarteriitis nodosa,** nicht selten aber auch bei der atypisch beginnenden **rheumatoiden Arthritis** der Jugendlichen und

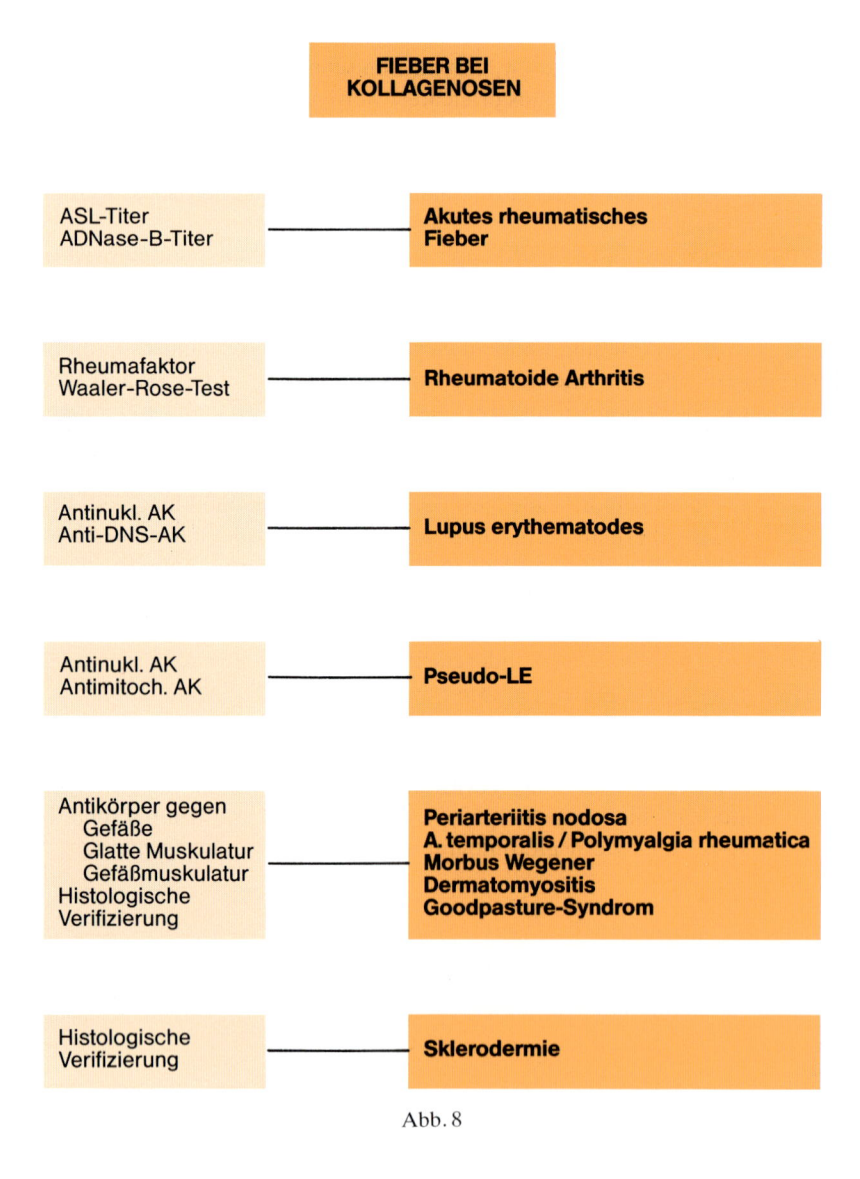

FIEBER BEI KOLLAGENOSEN

ASL-Titer ADNase-B-Titer	**Akutes rheumatisches Fieber**
Rheumafaktor Waaler-Rose-Test	**Rheumatoide Arthritis**
Antinukl. AK Anti-DNS-AK	**Lupus erythematodes**
Antinukl. AK Antimitoch. AK	**Pseudo-LE**

Antikörper gegen
  Gefäße
  Glatte Muskulatur
  Gefäßmuskulatur
Histologische
Verifizierung
	Periarteriitis nodosa
	A. temporalis / Polymyalgia rheumatica
	Morbus Wegener
	Dermatomyositis
	Goodpasture-Syndrom

Histologische Verifizierung	**Sklerodermie**

Abb. 8

der besonders im höheren Lebensalter auftretenden **Arteriitis temporalis** (bzw. Polymyalgia rheumatica) der Fall. Auf eine **Wegenersche Granulomatose** und ein **Goodpasture-Syndrom** weisen respiratorische und renale Symptome hin. **Dermatomyositis** geht mit Fieber und muskulären Symptomen (Schmerzen, Adynamie, erhöhte CPK) einher. Bei **Sklerodermie** wird das klinische Bild durch kutane Symptome beherrscht, Fieber ist in der Regel nicht nachweisbar. Die differentialdiagnostische Zuordnung setzt die Durchführung des in Abb. 8 aufgeführten Untersuchungsprogrammes voraus. Ein rheumatisches Fieber läßt sich durch Nachweis eines erhöhten Antistreptolysin- und/oder ADB-Titers wahrscheinlich machen. Die rheumatoide Arthritis kann durch den Nachweis des Rheumafaktors und/oder eines positiven Waaler-Rose-Testes diagnostiziert werden. Es ist allerdings zu berücksichtigen, daß diese Teste unspezifisch positiv sein können und daß die rheumatoide Arthritis seronegativ verlaufen kann. Hochtitrige antinukleäre Antikörper und Anti-DNS-Antikörper sowie ein positives LE-Zell-Phänomen sind für den LED charakteristisch. Das LE-Zell-Phänomen hat allerdings im Laufe der letzten Jahre an klinischer Validität verloren. Antinukleäre Antikörper mit niedrigem Titer können auch bei anderen Kollagenosen beobachtet werden (Sklerodermie, Periarteriitis nodosa, rheumatoide Arthritis u. a.). Bei Auftreten verschiedener positiver serologischer Teste muß an das sogenannte Sharp-Syndrom (»mixed connective tissue syndrome«) gedacht werden, da es durch das gleichzeitige Vorkommen von Symptomen eines LED, einer Sklerodermie und einer Polymyositis gekennzeichnet ist. Es ist daran zu denken, daß ein dem LED ähnliches klinisches Syndrom (sogenannter Pseudo-LE) medikamentös induziert werden kann (wichtigste auslösende Pharmaka: Hydralazin, Procainamid, Isoniazid, Sulfonamide, Hydantoin, Antikonvulsiva, Phenylbutazon, Tetracycline, Streptomycin, p-Aminosalicylsäure, Griseofulvin). Die Differentialdiagnose zwischen dem echten und dem medikamentös induzierten LED gelingt mit Hilfe des Anti-DNS-Antikörpers, der beim echten LED gefunden wird, beim medikamentös induzierten LED jedoch nicht nachgewiesen werden kann. Es besteht häufig auch insofern ein Unterschied zwischen echtem und Pseudo-LED, als die antinukleären Antikörper beim echten LED hochtitrig sind, während sie beim Pseudo-LED nur relativ geringe Erhöhungen zeigen. Bei einem Teil der Fälle von medikamentös induziertem (Pseudo-)LED lassen sich erhöhte Titer antimitochondrialer Antikörper feststellen. Diese Form des Pseudo-LED wird in den letzten Jahren allerdings kaum noch beobachtet, da das diese Krankheit auslösende Präparat Venopyronum nicht mehr im Handel ist. Die Diagnose Periarteriitis nodosa, Wegenersche Granulomatose, Dermatomyositis, Sklerodermie und Arteriitis temporalis (bzw. Polymyalgia rheumatica) erfolgt durch gezielte Biopsie zum histologischen Nachweis der entsprechenden Veränderungen. Gelegentlich sind wiederholte bioptische Kontrolluntersuchungen erforderlich. Für den Ort der Biopsie kann der palpatorische Nachweis von subkutanen Knötchen im Verlauf der Gefäße, von kleinen nodulären Muskelinfiltrationen und/oder Muskelschmerzen sowie die Feststellung umschriebener EMG-Veränderungen entscheidend sein.

5. Autoimmunkrankheiten

Bei der Differentialdiagnose unklarer febriler Zustände muß auch an verschiedene Erkrankungen gedacht werden, die unter dem Begriff »Autoimmunerkrankungen« subsumiert sind. Angesichts unserer lückenhaften pathogenetischen Kenntnisse, erwiesen sich bei der Klassifizierung in Kollagenosen (4), Autoimmunkrankheiten (5) und Granulomatosen (6) Überschneidungen als unvermeidlich.

Fieber (oft handelt es sich um subfebrile Temperaturen) kann insbesondere bei **chronisch aggressiver Hepatitis, Hashimoto-Thyreoiditis, Postkardiotomiesyndrom, primär biliärer Zir-**

```
         FIEBER BEI
    AUTOIMMUNKRANKHEITEN
```

| Hepatitisantigene* und -antikörper | — | Chronische aggressive Hepatitis |

| Antikörper gegen*
 Schilddrüse
 Myokard
 Mitochondrien
 Nebennierenrinde
 Leuko-, Thrombozyten | — | Hashimoto-Thyreoiditis
 Postkardiotomiesyndrom
 Primär-biliäre Zirrhose
 Morbus Addison
 Leuko-, Thrombopenie |

| Hämolysekriterien
 Coombs-Test | — | Hämolysesyndrom |

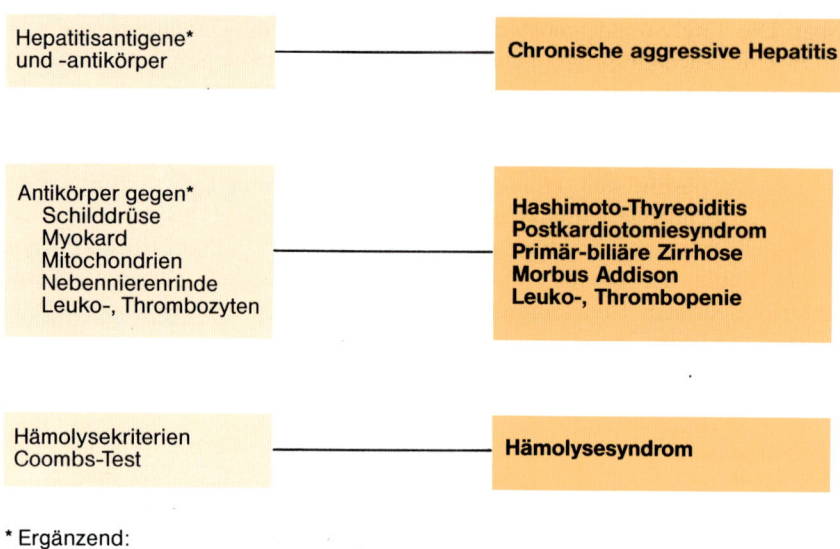

* Ergänzend:
Analyse der Organfunktion und -morphologie

Abb. 9

rhose, **Nebennierenrindeninsuffizienz,** autoimmunisatorisch bedingter **Leuko- und Thrombopenie** sowie **hämolytischem Syndrom** im Vordergrund stehen. Oft wird man allerdings durch zusätzliche Befunde auf diese Krankheiten aufmerksam. Auch **hämolytische Krisen** gehen mit Fieber einher, als Leitsymptom für ihre Erkennung ist aber die Hyperbilirubinämie anzusehen.

Bei **Myasthenia gravis** steht typischerweise eine allgemeine Muskelschwäche im Vordergrund. Fieber ist als Begleitsymptom nur dann zu erwarten, wenn in dem häufig gleichzeitig vorliegenden Thymom regressive Veränderungen ablaufen oder eine begleitende Hyperthyreose vorhanden ist.

Das Untersuchungsprogramm zur Verifizierung von Autoimmunkrankheiten (Abb. 9) beinhaltet die Hepatitis-Antigene und -Antikörper, Antikörper gegen Schilddrüse, Herz- und Skelettmuskulatur, Nebennierenrinde, Kerne und Mitochondrien, Leuko- und Thrombozyten sowie Hämolysekriterien einschließlich Coombs-Test und Immunglobuline. Darüber hinaus muß eine Analyse der Organfunktion und -morphologie erfolgen. Eine Organbiopsie mit histologischer Verifizierung ist insbesondere für die Hashimoto-Thyreoiditis, die chronisch aggressive Hepatitis und die primär-biliäre Zirrhose anzustreben.

6. Granulomatosen

Unklare febrile Zustände können auch bei Granulomatosen vorhanden sein, so daß diese Erkrankungen in unsere differentialdiagnostischen Überlegungen einbezogen werden müssen

(Abb. 10). Dies gilt insbesondere für die **Sarkoidose,** die in ihrer akuten Form vordergründig hochfebril verlaufen kann. Die Diagnose eines **Löfgren-Syndroms** ist bei klassischer Ausprägung leicht. Es besteht aber kein Zweifel, daß eine akute Sarkoidose auch ohne Polyarthropathie, Erythema nodosum und ohne doppelseitige Hiluslymphknotenvergrößerung vorliegen kann. Etwa 25% der Kranken mit Sarkoidose weisen einen Befall der Lunge ohne Hilusbeteiligung auf. Sehr häufig sind Leber und Milz, Gehirn, Herz, Lymphknoten und Muskulatur befallen, so daß ein fieberhaftes Krankheitsbild mit vielerlei verschiedenen, oft diskreten Symptomen vorliegen kann.

Nicht selten ist Fieber auch Leitsymptom der **Enteritis regionalis** (Morbus Crohn). Abdominalbeschwerden können in den Hintergrund treten, Durchfälle fehlen nicht selten. Dagegen werden bei der **Colitis ulcerosa** regelmäßig Diarrhoen beobachtet. Fieber ist hierbei als Begleitsymptom zu werten.

Zur Verifizierung der Diagnose einer Sarkoidose sind Röntgenaufnahmen des Thorax, Elektrokardiogramm, Mantoux- sowie Kveim-Reaktion und schließlich eine bioptische Untersuchung mit histologischem Nachweis von Epitheloidzellen erforderlich. Als bioptische Verfahren kommen Lymphknoten- und/oder Leberbiopsie, Bronchoskopie bzw. Mediastinoskopie oder auch die Exzision von Narbengewebe in Frage.

Grundlage für die Diagnose einer Enteritis regionalis und einer Colitis ulcerosa sind röntgenologische Untersuchungen des Magen-Darm-Traktes, Endoskopie sowie Biopsie und histologischer Nachweis der entsprechenden Veränderungen. Differentialdiagnostisch ist an eine Divertikulose bzw. Divertikulitis bzw. an ein Kolonneoplasma zu denken. Da nicht selten eine Ileitis sacralis vorliegt, sollte auch eine Röntgenuntersuchung der Iliosakralgelenke durchgeführt werden. Differentialdiagnostisch ist dabei ein Morbus Bechterew zu erwägen, der übrigens gelegentlich auch in Kombination mit einer Enteritis regionalis Crohn auftritt. Die Bestimmung des HLA-B27 kann hier zusätzlich differentialdiagnostische Hilfe leisten.

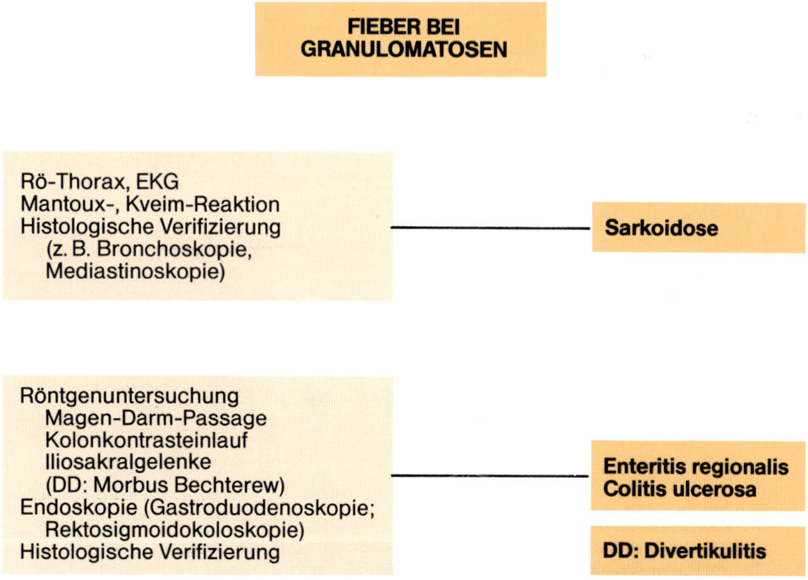

FIEBER BEI GRANULOMATOSEN

Rö-Thorax, EKG
Mantoux-, Kveim-Reaktion
Histologische Verifizierung
 (z. B. Bronchoskopie,
 Mediastinoskopie) —— **Sarkoidose**

Röntgenuntersuchung
 Magen-Darm-Passage
 Kolonkontrasteinlauf
 Iliosakralgelenke
 (DD: Morbus Bechterew)
Endoskopie (Gastroduodenoskopie;
 Rektosigmoidokoloskopie)
Histologische Verifizierung —— **Enteritis regionalis**
Colitis ulcerosa

DD: Divertikulitis

Abb. 10

7. Metabolische Störungen

Unter diesem Begriff sind verschiedene Krankheiten zusammengefaßt, die ebenfalls zu febrilen Zuständen führen können (Abb. 11). Nur selten hat Fieber dabei den Rang eines Leitsymptoms, sofern die übrigen Begleitsymptome beachtet werden. Pathophysiologisch liegt häufig eine Steigerung des Sauerstoffverbrauchs zugrunde. Dies ist bei **Hyperthyreose** und **Phäochromozytom** der Fall. Es muß allerdings betont werden, daß hier auch ausgeprägte vegetative Dysregulationen differentialdiagnostisch in Betracht kommen. Unter der Maske »vegetative« Dysregulationen können sich eine latente Tuberkulose, eine chronische Hepatitis, Mikroembolien der Lunge bei latenter Thrombose, Blei- bzw. Thalliumintoxikationen und eine hepatische Porphyrie verstecken. Bei **Nebennierenrindeninsuffizienz** (bzw. Addison-Krise) und **Hyperkalzämie** bzw. hyperkalzämischer Krise ist pathogenetisch offensichtlich die Dehydratation (Durstfieber) von Bedeutung. Periodische Temperatursteigerungen werden beim familiären Mittelmeerfieber, beim adrenogenitalen Syndrom und bei verschiedenen Malignomen beobachtet. Ätiologisch scheint eine Erhöhung des Ätiocholanolons von Bedeutung zu sein, so daß man diese Zustände auch als **Ätiocholanolon-Fieber** bezeichnet.

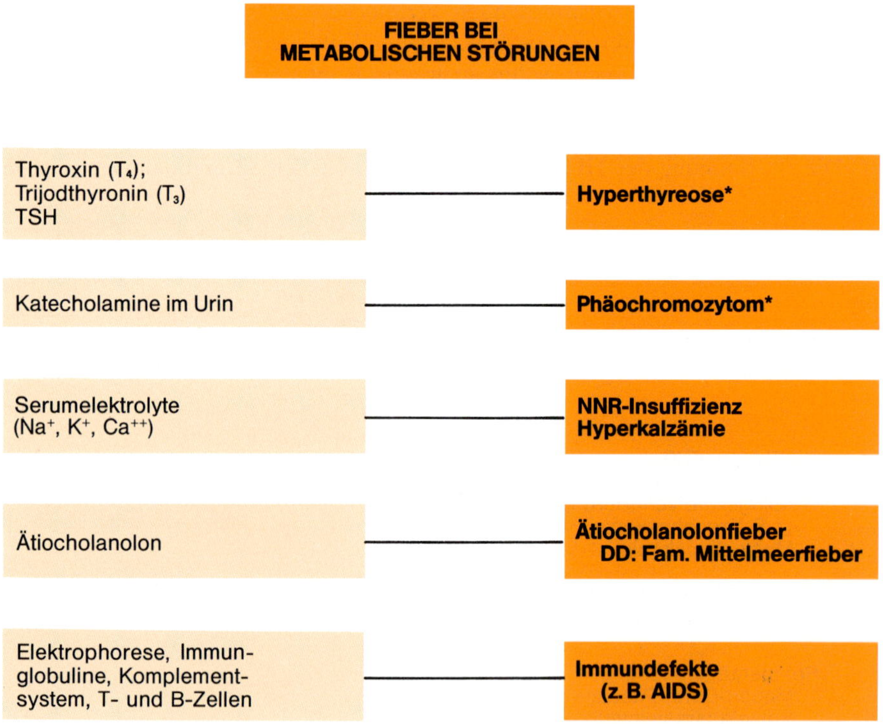

FIEBER BEI METABOLISCHEN STÖRUNGEN

Thyroxin (T₄); Trijodthyronin (T₃) TSH	Hyperthyreose*
Katecholamine im Urin	Phäochromozytom*
Serumelektrolyte (Na⁺, K⁺, Ca⁺⁺)	NNR-Insuffizienz Hyperkalzämie
Ätiocholanolon	Ätiocholanolonfieber DD: Fam. Mittelmeerfieber
Elektrophorese, Immunglobuline, Komplementsystem, T- und B-Zellen	Immundefekte (z. B. AIDS)

* DD-Maske „Vegetative Dysregulation":
Latente Tbc, anikterische Hepatitis, Mikroembolien der Lunge bei latenter Thrombose, Tl- und Pb-Intoxikation, hepatische Porphyrie.

Abb. 11

Das Untersuchungsprogramm (Abb. 11) umfaßt die Analyse der Schilddrüsenfunktion, die Katecholamine im Urin, Serumelektrolyte, Blut- und Urinzucker, Ätiocholanolon, Elektrophorese zur Aufdeckung einer Hypogammaglobulinämie und die verschiedenen Parameter zur Feststellung von Immundefekten. Schließlich können noch das **Nekrosefieber** und **Resorptionsfieber** den metabolischen Störungen zugerechnet werden. Klassisches Beispiel für das Vorliegen eines Nekrosefiebers ist die begleitende Fieberreaktion nach einem Myokardinfarkt oder Lungeninfarkt. Ein Resorptionsfieber kann nach ausgedehnten Hämatomen im Weichteilbereich aber auch bei einem Hämatothorax im weiteren Verlauf auftreten. Nie ist jedoch in diesen Fällen das Fieber erstauftretendes Symptom oder Leitsymptom.

8. Allergische Reaktionen, Drogenfieber

Fieber kann sich auch als Folge einer medikamentösen Behandlung entwickeln. Ätiologisch liegt eine IgE-vermittelte allergische **Hypersensitivitätsreaktion** zugrunde. Als Medikamente kommen Antibiotika (Penicillin einschließlich Derivate, Cephalosporine), Tuberkulostatika (Streptomycin, Isoniazid, Tiosemicarbone), Thyreostatika (Propylthiouracil, Merkaptoimidazol), Antiarrhythmika (Chinidin, Neo-Gilurytmal und andere), Hypotensiva (α-Methyldopa) sowie Schmerz- und Schlafmittel (Phenylbutazon, Barbiturate u.a.) in Frage. Es können verschiedene febrile Reaktionen zustande kommen. Plötzliche Temperaturanstiege bis auf 39–40° C, nicht selten in zeitlicher Koppelung zur Einnahme des betreffenden Medikamentes sind möglich (z.B. nach α-Methyldopa und Isoniazid). Wird nicht an ein Drogenfieber gedacht, so kann bei regelmäßiger Weitergabe des Pharmakons der Eindruck eines septischen Krankheitsbildes mit intermittierendem bzw. remittierendem Fieber entstehen.

Häufiger wird Arzneimittelfieber unterschiedlicher Intensität (Rektaltemperaturen zwischen 37,5° C und 38,5° C) in Begleitung eines urtikariellen oder makulopapulösen Exanthems und einer Bluteosinophilie manifest. Die febrilen drogenallergischen Reaktionen können (bei Vorliegen einer konstitutionellen Disposition) auch mit einem Bronchialasthma, einer allergischen Myokarditis und Arthralgien einhergehen. Darüber hinaus kann es als Folge der medikamentösen Behandlung zu cholestatischer Hepatose, Hepatitis (sogenannter Arzneimittelikterus), allergischer Mononukleose, interstitieller Nephritis und Glomerulonephritis, Hypersensitivitätsangiitis und Pseudo-LE kommen. Stets ist zu prüfen, ob rezidivierende Fieberzustände unter Umständen auf eine drogenbedingte Agranulozytose bzw. Panzytopenie zurückzuführen sind. Nicht jedes in Zusammenhang mit der Einnahme eines Medikamentes auftretende Fieber beruht auf einer Arzneimittelallergie. Arzneimittellösungen können pyrogene Substanzen enthalten, auch wenn dies heute sehr selten ist. Auch die mit Fieber einhergehende Herxheimer-Reaktion ist nicht als Drogenfieber anzusehen, sie entsteht bei rascher Zerstörung von Krankheitserregern durch Antibiotika (Beispiele: Chemotherapie der Lues und des Typhus abdominalis).

Arzneimittelbedingte allergische Reaktionen lassen sich nicht immer vermeiden, ihre Häufigkeit kann aber zweifellos durch eine genaue Medikamentenanamnese reduziert werden. Bei ätiologisch unklarem Fieber muß man an die Möglichkeit eines Drogenfiebers denken und erforderlichenfalls einen therapeutischen Auslaßversuch vornehmen. In der Regel klingt das Drogenfieber einige Tage nach Absetzen der medikamentösen Therapie ab.

9. Ex-juvantibus-Diagnose

Bei Anwendung des dargestellten differentialdiagnostischen Konzeptes ist die Wahrscheinlichkeit, die Ursache des vorliegenden Fiebers aufzudecken, relativ groß. Gelingt es nicht, die Diagnose zu sichern, muß die Therapie unter einer Verdachtsdiagnose durchgeführt werden, deren Erfolg oder Mißerfolg diagnostisch verwertbar ist. Beispiele für Behandlungsversuche, die gewissermaßen »ex juvantibus« zur Erhärtung der Diagnose beitragen, sind Effekte einer kombinierten Behandlung mit Penicillin in hohen Dosen und z. B. Gentamycin bei Verdacht auf bakterielle Endokarditis, die Wirkung einer pharmakodynamischen Glukokortikoidtherapie bei Verdacht auf Kollagenose, die Effektivität einer Heparinbehandlung bei multiplen Mikroembolien der Lunge, bei mit Fieber einhergehenden Beckenvenenthrombosen sowie klinische Besserung unklarer Fieberzustände bei antibiotischer bzw. antituberkulöser Therapie, um nur einige wesentliche Behandlungsprinzipien zu erwähnen. Unter der Verdachtsdiagnose einer spezifischen Erkrankung kann hier im Einzelfall ein therapeutisches Nacheinander erforderlich werden.

Die Differentialdiagnose des Status febrilis wurde im vorstehenden vordergründig aus der Sicht der inneren Medizin dargestellt. Es soll abschließend betont werden, daß der Internist häufig auf die konsiliarische Stellungnahme anderer Fachdisziplinen (Med. Mikrobiologie, Virologie, HNO-Heilkunde, Neurologie, Röntgenologie, Chirurgie und Gynäkologie) angewiesen ist.

Differentialdiagnostisches Spektrum

Infektionskrankheiten
Bakteriell bedingte Erkrankungen (s. Abb. 2 und 4 sowie Tab. 1)
Viruserkrankungen (s. Tab. 2)
Parasitosen (s. Tab. 3)
Mykosen (s. Abb. 2 und Tab. 4)

Immundefekte
Granulozytenfunktionsstörungen
Makrophagenfunktionsstörungen
Selektiver IgA-Mangel
Agammaglobulinämie Bruton
Common Variable Immunodeficiency Syndrome
Aquired Immunodeficiency Syndrome AIDS (HIV-Infektion)
Sekundäre Immundefekte (z. B. bei lymphoproliferativen Erkrankungen,
Viruserkrankungen, therapieinduziert, s. auch Tab. 5)

Hämoblastosen/Neoplasien
AML, ALL, CML, CLL
Haarzell-Leukämie
Maligne Histiozytose
Myeloproliferatives Syndrom
Plasmozytom
Makroglobulinämie
Hodgkin-Lymphom

Non-Hodgkin-Lymphome
Hypernephrom
Hepatom
Bronchialkarzinom
Sarkome
Vorhofmyxom
Melanom

Kollagenosen
Akutes rheumatisches Fieber
Rheumatoide Arthritis
Lupus erythematodes disseminatus (LED)
Pseudo-LE
Periarteriitis nodosa
Arteriitis temporalis
Polymyalgia rheumatica
Morbus Wegener
Dermatomyositis
Goodpasture-Syndrom
Sklerodermie
Sharp-Syndrom

Autoimmunkrankheiten
Chronisch-aggressive Hepatitis
Hashimoto-Thyreoiditis
Postkardiotomiesyndrom
Primär-biliäre Zirrhose
Morbus Addison
Autoimmunleukopenie, -thrombopenie
Hämolysesyndrom

Granulomatosen
Sarkoidose (spez. Löfgren-Syndrom)
Enteritis regionalis
Colitis ulcerosa

Metabolische Störungen
Hyperthyreose
Phäochromozytom
NNR-Insuffizienz
Hyperkalzämie
Ätiocholanolonfieber
Nekrose-/Resorptionsfieber

Allergische Reaktionen
Arzneimittelfieber

Literatur

Bock H E, Kaufmann W, Löhr G W. Pathophysiologie. 3. Aufl. Stuttgart, New York: Thieme 1985.
Brandis H, Pulverer G. Lehrbuch der Medizinischen Mikrobiologie. 6. Aufl. Stuttgart, New York: Fischer 1988.
Braunwald E. Heart Disease. 3rd ed. Philadelphia: W B Saunders 1988.
Gross R, Schölmerich P, Gerok W. Lehrbuch der Inneren Medizin. Stuttgart, New York: Schattauer 1987.
Hornbostel H, Kaufmann W, Siegenthaler W. Innere Medizin in Praxis und Klinik Band I–IV. 3. Aufl. Stuttgart, New York: Thieme 1984.
Jäger H. AIDS und HIV-Infektion. Landsberg, München, Zürich: Ecomed Verlagsgesellschaft 1989.
Kaufmann W. Differentialdiagnostik und Differentialtherapie unklarer Fieberzustände. Med Welt 1989; 40: 1120–5.
Mandell G L, Douglas R G Jr, Bennet E. Principles and Practice of Infectious Diseases. New York: Wiley 1985.
Siegenthaler W. Differentialdiagnose innerer Krankheiten. Stuttgart, New York: Thieme 1988.
Weiner M H. Fever of Unknown Origin. In: Stein J H. Internal Medicine. Boston: Little Brown 1983: 1167.

Anämie

I. MEUTHEN und B. MÖDDER

Definition und Abgrenzung

Unter Anämien werden Erkrankungen mit Verminderung der Erythrozytenzahl, des Hämoglobins und/oder des Hämatokritwertes zusammengefaßt. Von der Erythrozytenmorphologie bzw. der Anfärbbarkeit der Erythrozyten ausgehend werden wir uns in den weiteren differentialdiagnostischen Überlegungen von den in der Klinik gebräuchlichen Bezeichnungen einer hypochromen mikrozytären Anämie, einer normochromen normozytären Anämie und einer hyperchromen makrozytären Anämie leiten lassen. Im klinischen Gebrauch erscheint uns diese Klassifizierung nach wie vor am sinnvollsten, da sie von der einfachen mikroskopischen Betrachtung des peripheren Blutausstriches ausgeht.

Diagnostisches Vorgehen (Abb. 1)

Liegt eine Anämie vor, führt die Kenntnis des mittleren korpuskulären Hämoglobingehaltes (MCH), der mittleren korpuskulären Hämoglobinkonzentration (MCHC) und des mittleren Erythrozytenvolumens (MCV) zu der in Abb. 1 dargestellten Einteilung der Anämien. Bei hypochromen Anämien kann es vorkommen, daß bei gleichzeitiger Verminderung des Hämoglobingehalts des Einzelerythrozyten (MCH) und Verminderung des Erythrozytenvolumens (MCV) die mittlere Hämoglobinkonzentration des Einzelerythrozyten (MCHC) gleichbleibt.

Zur näheren Differentialdiagnose der Anämien erhält man Informationen aus den in Tab. 1–3 dargestellten Veränderungen der Erythrozytenmorphologie und der Anfärbbarkeit der Erythrozyten.

Aus der Retikulozytenzahl im peripheren Blut (Normalwert 5–15‰ der Erythrozytenzahl) können Schlüsse auf das funktionelle Verhalten der Erythropoese gezogen werden. Eine verminderte Retikulozytenzahl ist Ausdruck einer verminderten Erythropoese, eine erhöhte Retikulozytenzahl läßt Schlüsse auf eine Hyperregeneration der Erythropoese zu, wie sie bei hämolytischen Anämien, nach akuten Blutungen oder auch nach entsprechender Therapie von Vitamin-B_{12}- oder Folsäuremangelanämien vorkommt.

Die Wertigkeit einer Knochenmarkuntersuchung ist bei den verschiedenen Anämieformen sehr unterschiedlich. Häufig gelingt es, Anämien bereits durch den klinischen Befund bzw. die Labordiagnostik einschließlich der Mikroskopie des peripheren Blutausstrichs genau einzuordnen, bei allen unklaren Anämien sollte jedoch eine Knochenmarkuntersuchung einschließlich Eisenfärbung erfolgen. Sollen qualitative Veränderungen von Knochenmarkzellen erfaßt werden, ist eine zytologische Knochenmarkuntersuchung nach Sternalpunktion ausreichend, bei allen quantitativen Veränderungen ist die Knochenmarkhistologie nach Beckenkammbiopsie aussagekräftiger. Im klinischen Alltag wird man bei Durchführung einer Beckenkammbiopsie in derselben Sitzung eine Knochenmarkzytologie aus dem Beckenkamm gewinnen, um (soweit möglich) über eine rasche zytologische Vorinformation vor Erhalt des histologischen Knochenmarkbefundes zu verfügen.

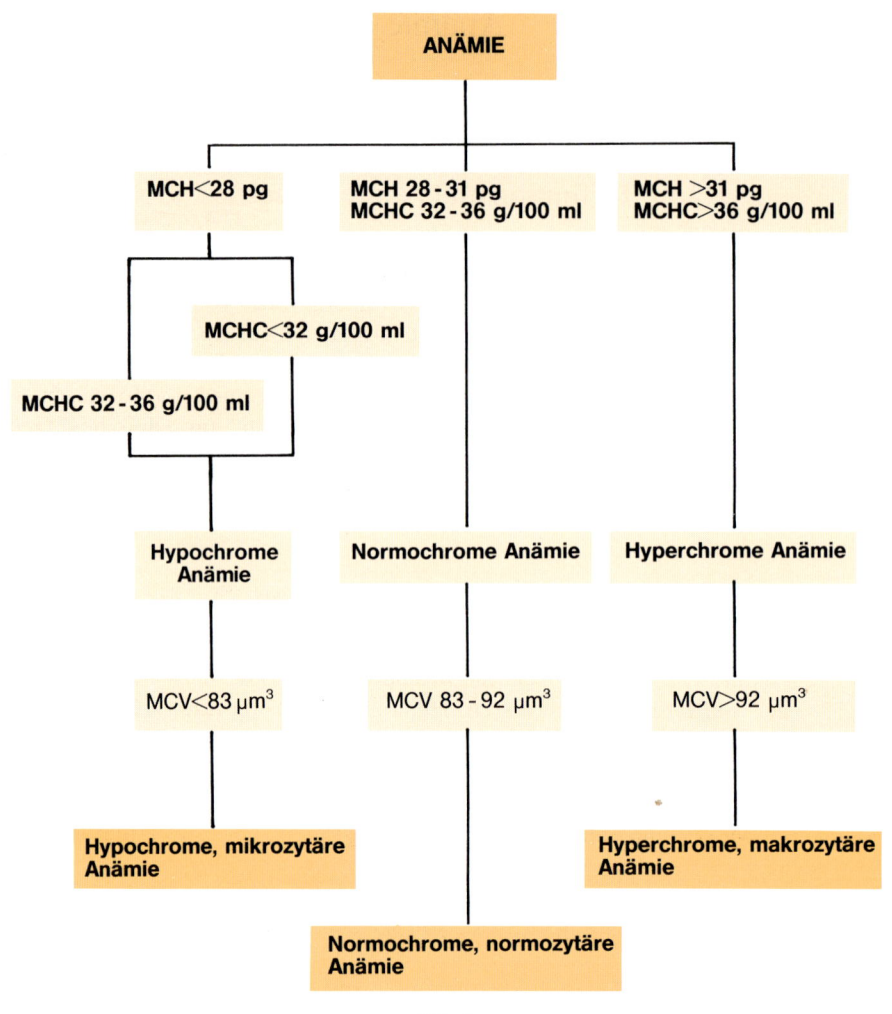

```
                          ANÄMIE
                             |
        ┌────────────────────┼────────────────────┐
   MCH<28 pg          MCH 28-31 pg            MCH >31 pg
                   MCHC 32-36 g/100 ml     MCHC>36 g/100 ml
        │
        ├─── MCHC<32 g/100 ml ───┐
        │                        │
   MCHC 32-36 g/100 ml            │
        │                        │
    Hypochrome           Normochrome Anämie      Hyperchrome Anämie
     Anämie
        │                        │                        │
   MCV<83 µm³            MCV 83-92 µm³            MCV>92 µm³
        │                        │                        │
 Hypochrome, mikrozytäre                         Hyperchrome, makrozytäre
      Anämie                                          Anämie
                                 │
                        Normochrome, normozytäre
                               Anämie
```

Abb. 1

Nuklearmedizinische Untersuchungen mit 51-Chrom-Markierung der Erythrozyten ermöglichen Bestimmungen der Erythrozytenverteilung, der Erythrozytengesamtmasse, der Erythrozytenüberlebenszeit und des Hauptabbauortes der Erythrozyten. Der 59-Eisen-Resorptions-Gesamtkörperretentionstest ist eine äußerst sensible Methode zur Diagnostik einer Eisenmangelanämie bzw. eines latenten oder prälatenten Eisenmangels. Es ist möglich, die Eisenresorption, das Ausmaß und die Lokalisation einer Eisenspeicherung sowie den Ort eines Eisenverlustes zu erfassen. Beide Untersuchungsmethoden sind simultan möglich. Die Indikation zur 51-Chrom-Markierung der Erythrozyten ist beispielsweise im Rahmen hämolytischer Anämien zur Indikationsstellung der Splenektomie gegeben, daneben kann eine ineffektive und extramedulläre Erythropoese nachgewiesen werden. Beide nuklearmedizinischen Methoden sind aufwendig, ihre Interpretation erfolgt anhand klinischer Daten.

Klinische Symptome anämischer Patienten sind überwiegend durch Gewebshypoxie verursacht. Es werden Müdigkeit, Abgeschlagenheit, Belastungs- oder Ruhedyspnoe,

Tab. 1. **Hämatologische Kenngrößen und Normwerte.**

Kenngröße	Berechnung	Normwert
Hämoglobin	–	14–18 g/100 ml (♂) 12–16 g/100 ml (♀)
Erythrozyten	–	4,5–6 Mill./mm³ (♂) 4–5,5 Mill./mm³ (♀)
Hämatokrit	–	40–48% (♂) 38–44% (♀)
Mittleres korpuskuläres Hämoglobin (MCH)	$MCH = \dfrac{Hämoglobin}{Erythrozyten} \times 10$	28–32 pg
Mittlere korpuskuläre Hämoglobinkonzentration (MCHC)	$MCHC = \dfrac{Hämoglobin}{Hämatokrit} \times 10$	32–36 g/100 ml
Mittleres korpuskuläres Volumen (MCV)	$MCV = \dfrac{Hämatokrit}{Erythrozyten} \times 10$	83–93 µm³

Tachypnoe, Kopfschmerzen, eingeschränkte körperliche Belastbarkeit, Tachykardien und Angina pectoris angegeben. Bei der Anamneseerhebung ist auf die Familienanamnese, Berufsanamnese, auf Vorerkrankungen, Eßgewohnheiten, Farbveränderungen des Stuhls oder des Urins, auf eine hämorrhagische Diathese, auf gynäkologische Erkrankungen und neurologische Störungen zu achten.

Tab. 2. **Veränderungen der Erythrozytenmorphologie.**

Bezeichnung	Art der Veränderung	Vorkommen
Anisozytose	Unterschiedliche Größen	Jede Anämieform
Poikilozytose	Unterschiedliche Formen	Jede schwere Anämie
Anulozyten	Ringförmig	Schwere Hypochromie
Makrozyten, Megalozyten	Vergrößert	Vit.-B_{12}-Mangel, Folsäuremangel
Mikrozyten	Verkleinert	Hypochrome Anämie Hämolytische Anämie
Target cells	Schießscheibenförmig	Hypochrome Anämie Nach Splenektomie Thalassämien Hb-C-Krankheit
Sphärozyten	Kugelförmig	Kugelzellanämie
Elliptozyten	Elliptisch	Elliptozytose, andere Anämien
Sichelzellen	Sichelförmig (nach O_2-Abschluß)	Hb-S-Krankheit
Schistozyten	Fragmentiert	Anämie bei Mikroangiopathie Z. n. Herzklappenersatz
Akanthozyten	Pseudopodienartige Zytoplasmaausläufer	Akanthozytose Pyruvatkinasemangel
Stomatozyten	Lippenförmig	Stomatozytose

Tab. 3. **Färberische Erythrozytenanomalien.**

Bezeichnung	Art der Veränderung	Vorkommen
Anisochromie	Unterschiedliche Anfärbung	Jede Anämie
Polychromasie	Teils stärkere Basophilie	Erythropoetische Hyperregeneration
Retikulozyten	Unreife Erythrozyten (normal bis 15‰)	Hämolyse Knochenmarkhyperregeneration
Siderozyten	Basophile Granulation (Eisenfärbung)	Hämolytische Anämie (sideroachrestische Anämie) Bleiintoxikation Z. n. Splenektomie
Basophile Tüpfelung	Punktförmig verteilte basophile Substanz im Zytoplasma	Erythropoetische Hyperregeneration Bleiintoxikation
Howell-Jolly-Körper	Rote Kernreste	Z. n. Splenektomie
Heinz-Innenkörper	Basophile, große Granula	Erythrozytäre Enzymdefekte Toxische Hämolyse
Cabot-Ringe	Rote Ringe	Hyperregeneratorische Erythropoese

Bei der klinischen Untersuchung können eine Blässe der Haut und der Schleimhäute, eine Tachypnoe, eine Tachykardie, die Symptome einer Herzinsuffizienz, funktionelle systolische Herzgeräusche, eine Blutdruckerniedrigung sowie das manchmal über den Halsgefäßen auskultierbare »Nonnensausen« auffallen. Die genannten Symptome sind einer großen Zahl höhergradiger Anämien gemeinsam und können bei leichten Anämien, die häufig einen laborchemischen Zufallsbefund darstellen, völlig fehlen. ST-Strecken-Senkungen im EKG kommen manchmal vor. Auf weitere charakteristische differentialdiagnostische Merkmale wird bei der Besprechung der einzelnen Krankheitsbilder eingegangen.

Hypochrome Anämien (Abb. 2)

Zeigt sich aus den meist routinemäßig veranlaßten Laboruntersuchungen (Erythrozyten, Hämoglobin, Hämatokrit, MCH, MCHC, MCV) eine hypochrome Anämie, so ist zwischen hypochromen Anämien mit echtem Eisenmangel und solchen mit normalem Eisengesamtbestand des Organismus zu differenzieren. Bei den letztgenannten Formen wird Eisen im Körper fehlverteilt bzw. im retikulohistiozytären System abgelagert und steht zur Hämoglobinbildung nicht zur Verfügung. Aus der Bestimmung von Serumeisen, Transferrin bzw. Eisenbindungskapazität und freier Eisenbindungskapazität sowie Ferritin ist die Unterscheidung zwischen hypochromen Anämien mit echtem Eisenmangel und hypochromen Anämien ohne Eisenmangel möglich. Seit der Möglichkeit der Serumferritinbestimmung hat die Transferrinbestimmung bzw. Bestimmung der Eisenbindungskapazität an Bedeutung verloren. Mit Ausnahme der angeborenen und erworbenen Transferrinmangelzustände bzw. Hypotransferrinämien ist die Bestimmung von Serumeisen und Serumferritin zur Differentialdiagnostik der hypochromen Anämien ausreichend (Differentialdiagnose der Transferrinmangelzustände s. S. 61). Bei hypochromen Anämien mit gleichzeitig positiven Hämolysezeichen (LDH-Erhöhung, Retikulozytose, Erniedrigung des Haptoglobins, evtl. Erhöhung des indirekten Serumbilirubins) ist auch bei fehlender ethnischer Disposition eine Hämoglobinanomalie durch die Hämoglobinelektrophorese auszuschließen. Hämolytische Komponenten

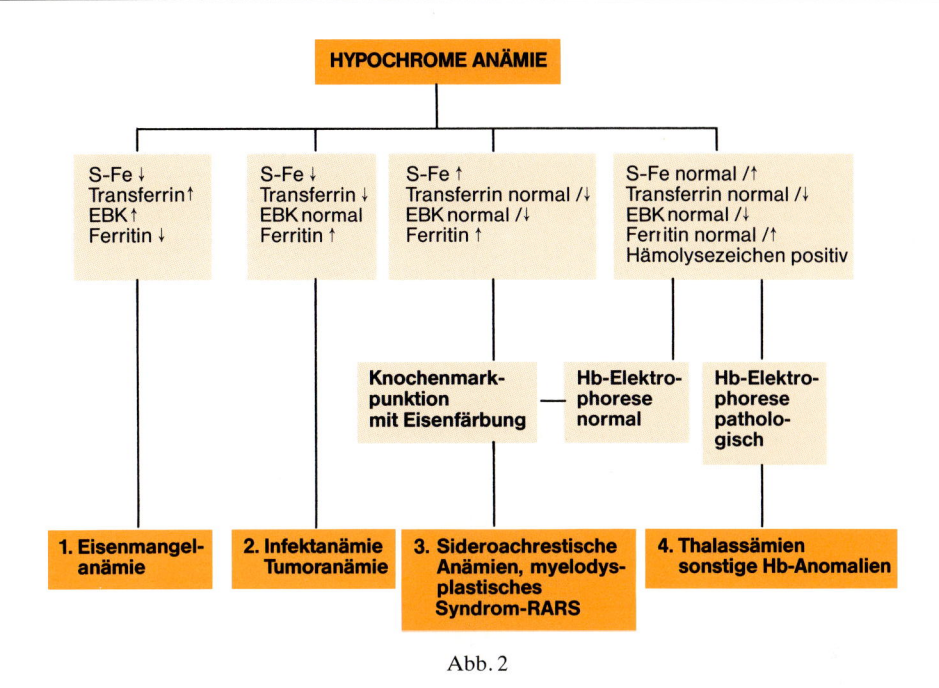

```
                    HYPOCHROME ANÄMIE
    ┌───────────────┬───────────────┬───────────────┐
 S-Fe ↓          S-Fe ↓          S-Fe ↑          S-Fe normal /↑
 Transferrin ↑   Transferrin ↓   Transferrin normal /↓   Transferrin normal /↓
 EBK ↑           EBK normal      EBK normal /↓   EBK normal /↓
 Ferritin ↓      Ferritin ↑      Ferritin ↑      Ferritin normal /↑
                                                 Hämolysezeichen positiv

                                 Knochenmark-    Hb-Elektro-   Hb-Elektro-
                                 punktion        phorese       phorese
                                 mit Eisenfärbung  normal     patholo-
                                                              gisch

 1. Eisenmangel-  2. Infektanämie  3. Sideroachrestische  4. Thalassämien
    anämie           Tumoranämie      Anämien, myelodys-     sonstige Hb-Anomalien
                                      plastisches
                                      Syndrom-RARS
```

Abb. 2

werden auch gelegentlich bei sideroachrestischen Anämien beobachtet. Ihre Diagnose ist durch Knochenmarkuntersuchungen einschließlich Eisenfärbung möglich. Abb. 2 faßt das differentialdiagnostische Vorgehen bei hypochromer Anämie zusammen.

1. Eisenmangelanämien (Abb. 3 und 4)

Eine hypochrome Anämie mit erniedrigtem Serumeisen, erhöhtem Transferrinspiegel bzw. erhöhter Eisenbindungskapazität und erniedrigtem Ferritin ist durch einen Eisenmangel bedingt (Abb. 2). Neben den typischen Anämiesymptomen weisen trophische Störungen der Haut mit Rhagadenbildung an den Mundwinkeln, Brüchigkeit der Nägel, Zungenbrennen durch trophische Störungen der Mundschleimhaut, Wachstumsstörungen der Haare und manchmal eine Dysphagie (Plummer-Vinson-Syndrom) auf einen Eisenmangel hin. Sehr selten sieht man eine atrophische Rhinitis oder das als Pica-Syndrom bezeichnete Essen von Kalk oder Erde.

Der periphere Blutausstrich zeigt hypochrome Erythrozyten, bei starkem Eisenmangel sogenannte Anulozyten sowie eine Anisozytose. Leichte Leukozytosen und/oder Thrombozytosen kommen bei ausgeprägtem Eisenmangel vor. Eine Knochenmarkpunktion ist zur Diagnosestellung praktisch nie erforderlich, führt man die Punktion dennoch durch, wird eine hyperplastische Erythropoese mit Vorherrschen von Normoblasten gefunden. In der Berliner-Blau-Reaktion fehlt im Gegensatz zu hypochromen Anämien mit Eisenfehlverwertung bzw. Eisenfehlverteilung das Knochenmarksspeichereisen.

Vorstufen einer Eisenmangelanämie sind der prälatente und der latente Eisenmangel, bei denen eine Anämie fehlt, Veränderungen des Serumeisens, Transferrins und Ferritins jedoch den Eisenmangelzustand bereits belegen (Abb. 3).

Steht die Diagnose eines Eisenmangels fest, bezieht sich die weitere Differentialdiagnose auf Erkrankungen mit Eisenverlust, auf eine mangelnde Eisenzufuhr, einen erhöhten

EISENMANGELZUSTÄNDE

Prälatenter Eisenmangel
- Serumeisen normal
- Transferrin normal
- Transferrinsättigung normal
- Ferritin erniedrigt
- Keine Anämie

Latenter Eisenmangel
- Serumeisen normal
- Transferrin ansteigend
- Transferrinsättigung erniedrigt
  (freie Eisenbindungskapazität erhöht)
- Ferritin erniedrigt
- Keine Anämie

Manifester Eisenmangel
- Serumeisen erniedrigt
- Transferrin erhöht
- Transferrinsättigung erniedrigt
  (freie Eisenbindungskapazität stark erhöht)
- Ferritin stark erniedrigt
- Hypochrome, mikrozytäre Anämie

Abb. 3

Eisenbedarf und eine Eisenresorptionsstörung (Abb. 4). Bereits aus einer eingehenden Anamnese bezüglich diätetischer Maßnahmen kann eine **verminderte Eisenzufuhr** erfaßt werden. Während des Wachstums, der Laktation, der Gravidität und bei hyperregeneratorischer Blutbildung liegt ein **erhöhter Eisenbedarf** vor. **Eisenresorptionsstörungen** können durch vorausgegangene Operationen im Magen-Darm-Bereich mit Resektion von Magen- oder Darmanteilen, durch Malassimilationssyndrome verschiedenster Genese, durch einen Wurmbefall und selten durch eine Sub- oder Anazidität des Magensaftes verursacht werden. Bei allen genannten Erkrankungen wird der Eisenresorptionstest pathologisch ausfallen. Menstruationsstörungen oder anderweitig verursachte gynäkologische **Blutungen** sind eine häufige Ursache eines Eisenmangels. Eine Hämaturie wird im routinemäßig durchgeführten Urinstatus erfaßt, bezüglich ihrer Differentialdiagnose darf auf das entsprechende Kapitel verwiesen werden. Zu den selteneren Ursachen eines Eisenmangels gehören Erkrankungen der Lungen oder der Atemwege mit Hämoptysen (Goodpasture-Syndrom, idiopathische Lungenhämosiderose, benigne oder maligne Lungentumoren, Lungentuberkulose).

Abgesehen von dem bisher genannten diagnostischen Vorgehen ist bei jedem Eisenmangel wegen der großen Häufigkeit maligner Tumoren mit chronischen Mikroblutungen der Ausschluß eines **Eisenverlustes** obligat. Anamnestische Hinweise auf einen Eisenverlust geben eine Verfärbung des Stuhls (Teerstuhl), eine Verfärbung des Urins durch Hämaturie, Hämoptysen oder Hämoptoe durch Blutung aus den Atemwegen bzw. der Lunge und

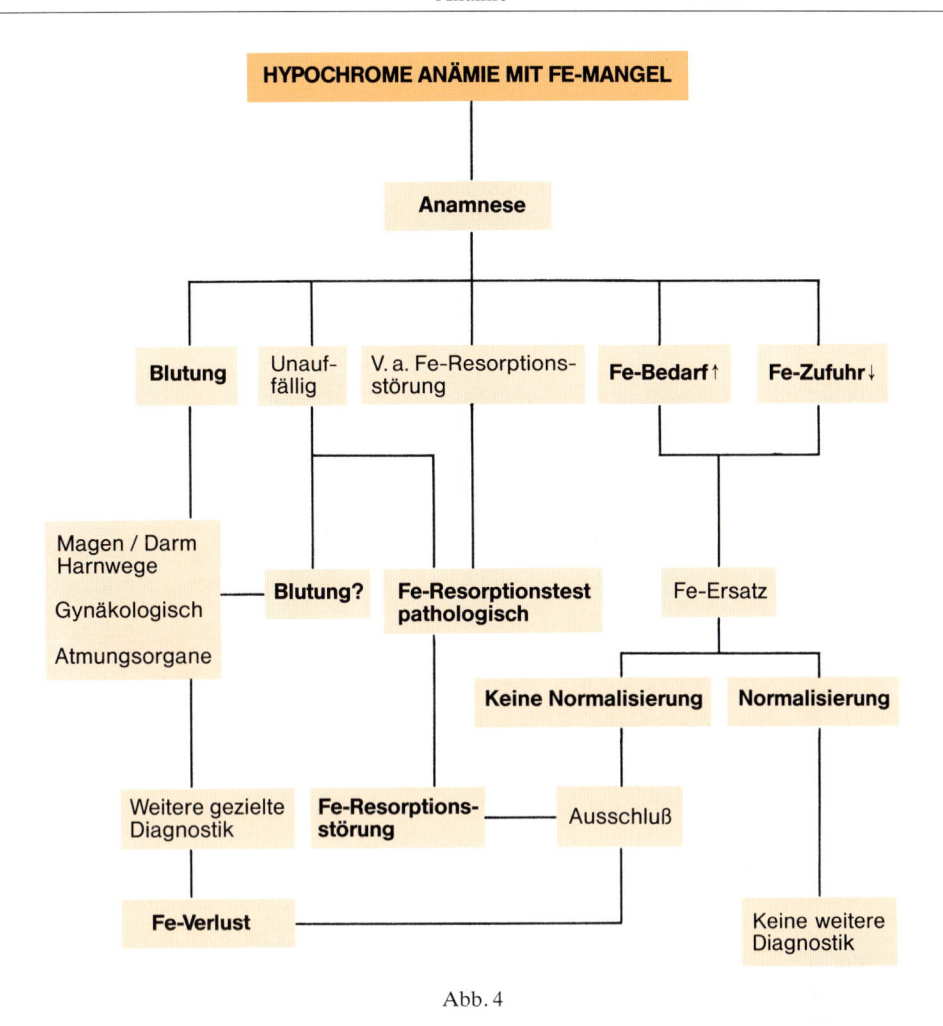

HYPOCHROME ANÄMIE MIT FE-MANGEL

Anamnese

- **Blutung**
  - Magen / Darm
  - Harnwege
  - Gynäkologisch
  - Atmungsorgane
- Unauffällig
- V. a. Fe-Resorptionsstörung
- **Fe-Bedarf ↑**
- **Fe-Zufuhr ↓**

Blutung? — **Fe-Resorptionstest pathologisch**

Fe-Ersatz

Keine Normalisierung — **Normalisierung**

Weitere gezielte Diagnostik — **Fe-Resorptionsstörung** — Ausschluß

Fe-Verlust

Keine weitere Diagnostik

Abb. 4

gynäkologische Blutungen. Wiederholte Untersuchungen auf Blut im Stuhl müssen durchgeführt werden, um bei positivem oder bei negativem Befund und sonst nicht eruierbarer Blutungsquelle eine Röntgendiagnostik des Magen-Darm-Trakts sowie endoskopische Methoden zur Suche der Blutungsquelle einzusetzen. Neben entzündlichen und benignen als auch malignen Tumoren im Magen-Darm-Bereich können beispielsweise auch ein Wurmbefall oder eine Hiatushernie mit Refluxösophagitis zu einem Blutverlust führen.

Zusammenfassend ist auch bei anamnestischen und klinischen Hinweisen auf eine mangelnde Eisenzufuhr, einen erhöhten Eisenbedarf und eine Eisenresorptionsstörung neben einem Eisenresorptionstest der Ausschluß eines abnormen Eisenverlustes obligat. Ein Labor-Screening kann bei allen genannten Erkrankungen wertvolle diagnostische Hinweise geben und eine gezielte weitere Diagnostik leiten, die verschiedenen geplanten diagnostischen Maßnahmen können Hand in Hand gehen. Bei gastroenterologischen Biopsien ist darauf zu achten, daß, ebenso wie beispielsweise durch das Zähneputzen und Zahnfleischblutungen, Blut im Stuhl nachgewiesen werden kann. Auf die Vielzahl der Erkrankungen, die zu einem abnormen Eisenverlust führen können, soll in diesem Kapitel nicht näher eingegangen werden, es darf auf die entsprechenden Beiträge in diesem Buch verwiesen werden.

Es bleibt zu erwähnen, daß eine Kombination von Infekt- oder Tumoranämie mit echter Eisenmangelanämie (z. B. durch Eisenverluste) vorkommt. Ein Eisenmangel in Verbindung mit einem Vitamin-B_{12}- oder Folsäuremangel kann bei Malassimilationssyndromen oder nach Gastrektomie auftreten. Der periphere Blutausstrich wird die typischen Symptome der jeweiligen Anämieform vermissen lassen oder aber Veränderungen sowohl der Erythrozytenmorphologie als auch der Erythrozytenanfärbbarkeit aufweisen.

2. Infekt- und Tumoranämien

Durch eine Abwanderung des Serumeisens in das RHS bei chronischen **Infekten** oder **Tumoren** kommt es zu einer Erniedrigung des Serumeisens bei normalem Gesamteisenkörperbestand. Die Transferrinkonzentration ist häufig erniedrigt, die Eisenbindungskapazität relativ normal. Daneben ist eine Erhöhung des Serumferritins für Tumor- und Infektanämien typisch. Häufig sind Tumor- und Infektanämien polyätiologisch. Die typische Laborkonstellation einer Infekt- und Tumoranämie kann durch gleichzeitigen Eisenmangel, begleitende Hämolyse, Vitamin-B_{12}- oder Folsäuremangel sowie Eiweißmangelzustände maskiert sein.

3. Sideroachrestische Anämien

Bei Vorliegen einer hypochromen Anämie in Verbindung mit erhöhtem Serumeisen, normalem oder erniedrigtem Transferrin und einer starken Erhöhung des Serumferritins muß sich der Verdacht auf eine sideroachrestische Anämie ergeben. Diese Anämien werden auch als sideroblastische Anämien bezeichnet. Sideroblastische Anämien können sowohl hypochrom als auch normo- oder hyperchrom sein, daneben kommt ein dimorphes Blutbild mit makrozytären und mikrozytären Erythrozyten vor. Häufig sieht man eine Panzytopenie. Bei der erworbenen Form der Erkrankung sind positive Hämolysezeichen bekannt. Erhebt sich der klinische Verdacht auf eine sideroachrestische Anämie, ist eine Knochenmarkpunktion mit Eisenfärbung indiziert. Es zeigt sich stets eine ausgeprägte hyperplastische Erythropoese, sehr häufig mit mehr oder weniger ausgeprägter megaloblastärer Komponente. Für die Diagnose beweisend sind Ringsideroblasten mit grob granulärer Eisenspeicherung. Im peripheren Blut können mit der Eisenfärbung manchmal sogenannte Siderozyten nachgewiesen werden.

Die **angeborene sideroachrestische Anämie** wird x-chromosomal vererbt und tritt somit überwiegend beim männlichen Geschlecht auf. Bei autosomalem Erbgang können Frauen ebenfalls schwer erkranken. Anamnestische Hinweise erhält man aus der Familienanamnese. Gelegentlich besteht eine Hepatomegalie, die osmotische Resistenz der Erythrozyten ist erhöht, eine erhöhte Koproporphyrin- und Delta-Aminolävulinsäure-Ausscheidung im Urin sind häufig. Protoporphyrin wird in den Erythrozyten normal gemessen, es findet sich eine intraerythrozytäre Koproporphyrinerhöhung.

Die **erworbene sideroachrestische Anämie** kann idiopathisch oder sekundär im Rahmen anderer Erkrankungen auftreten. Wie erwähnt, sind hämolytische Komponenten häufiger als bei der angeborenen Form. Als Sekundärerkrankung werden sideroblastische Anämien bei Tumoren, hämolytischen Anämien, malignen Hämoblastosen, Perniziosa, Thalassaemia major, chronischem Alkoholismus, Autoimmunerkrankungen und bei der Porphyria cutanea tarda beobachtet.

Medikamentös induziert finden sie sich nach INH, Pyrazinderivaten, Azathioprin, Chloramphenicol und Zykloserin. Idiopathische Formen der erworbenen sideroblastischen

Anämien sind von kongenitalen Formen zunächst durch ihr Manifestationsalter (50.–70. Lebensjahr) abgrenzbar. Als refraktäre Anämie mit Ringsideroblasten (RARS) werden die Erkrankungen den myelodysplastischen Syndromen zugeordnet (FAB-Klassifikation 1982). Im Gegensatz zur refraktären Anämie (RA) weist die RARS mehr als 15% Ringsideroblasten im Knochenmark auf. Die Einordnung der RARS unter die myelodysplastischen Syndrome ist strittig, da sich im Gegensatz zu den anderen myelodysplastischen Syndromen aus dieser Entität selten eine Leukämie entwickelt und ihre Prognose wie die der refraktären Anämie eher günstig zu sehen ist. Die Diagnose einer idiopathischen sideroachrestischen Anämie bzw. einer refraktären Anämie mit Ringsideroblasten wird am besten aus der Knochenmarkzytologie einschließlich Eisenfärbung oder aus der Knochenmarkhistologie gestellt. Im Gegensatz zu den angeborenen sideroachrestischen Anämien weisen erworbene Formen erhöhte Protoporphyrine und leicht erhöhte Koproporphyrine in den Erythrozyten auf, die Delta-Aminolävulinsäure-Ausscheidung im Urin ist ebenfalls erhöht. Weitere differentialdiagnostische Überlegungen richten sich auf die übrigen myelodysplastischen Syndrome und die paroxysmale nächtliche Hämoglobinurie (PNH).

4. Thalassämien und thalassämieähnliche Erkrankungen mit atypischen Hämoglobinen

Thalassämien beruhen auf hereditären quantitativen Synthesestörungen einzelner Globinketten des Hämoglobinmoleküls. Entsprechend den verschiedenen Hämoglobinanomalien werden die Thalassämien nach ihrer Molekularpathologie eingeteilt. Wird eine abnorme physiologischerweise nicht vorkommende Globinkette – ebenfalls im Rahmen einer genetischen Störung – synthetisiert, spricht man von thalassämieähnlichen Erkrankungen mit atypischen Hämoglobinen. Ein homozygoter Erbgang verursacht das klinische Bild einer Thalassaemia major, ein heterozygoter das einer Thalassaemia minor. Von klinischen Gesichtspunkten her wurden noch eine Thalassaemia intermedia und eine Thalassaemia minima abgegrenzt. Der Übergang zwischen den einzelnen Formen ist fließend.

Thalassämien kommen in Europa am häufigsten in den Mittelmeerländern vor, daneben sind sie in Nordafrika, dem Fernen Osten, bei Schwarzafrikanern sowie bei nordamerikanischen Indianern und Schwarzen häufig. Die häufigste Form ist die Beta-Thalassämie.

Thalassaemia major (Cooley-Anämie): Die klinische Symptomatik zeigt das Bild einer chronischen hämolytischen Anämie (Symptomatik s. S. 66). Die Erkrankung beginnt meist in den ersten Lebensmonaten mit ausgeprägter Anämiesymptomatik, Hepatosplenomegalie und häufigen Konstitutionsanomalien (Turmschädel, mongoloides Gesicht, hoher spitzer Gaumen). Die Patienten entwickeln sich retardiert, die meisten Erkrankten versterben noch in der Kindheit.

Die Verdachtsdiagnose wird aus der ausgeprägten hypochromen Anämie mit gleichzeitigen Hämolysezeichen gestellt. Der periphere Blutausstrich zeigt Target-Zellen, eine ausgeprägte Aniso- und Poikilozytose, eine Hypochromie, häufig auch fragmentierte Erythrozyten, eine basophile Tüpfelung und das Auftreten von Normoblasten, evtl. auch von noch unreiferen roten Vorstufen. Die osmotische Resistenz der Erythrozyten ist erhöht, es kann sowohl eine Leukozytose als auch eine Leukozytopenie evtl. mit Thrombopenie vorliegen. Die Diagnose der Thalassämie wird aus der Hämoglobinelektrophorese gestellt. Die häufigste Thalassämie, die Beta-Thalassämie, zeigt eine Vermehrung von HbA_2 bzw. HbF. Die Alpha-Thalassämie weist häufig ein schweres Krankheitsbild auf, da die Globinketten-Synthesestörung alle drei, beim Erwachsenen physiologischerweise vorkommenden Hämoglobine (HbA_1, HbA_2, HbF) betrifft. Der Gamma- und Delta-Thalassämie kommt geringer Krankheitswert zu, da HbA_2 und HbF betroffen werden, die beim Erwachsenen nur einen geringen Teil der Hämoglobinmasse ausmachen. Krankheitswert kann eine kombinierte Delta-Beta-Thalassämie bekommen.

Thalassaemia minor: Die Erkrankung beginnt ebenfalls im Kindesalter, auch hier zeigen sich diskrete Zeichen einer chronischen hämolytischen Anämie. Die Veränderungen der Erythrozytenmorphologie sind weniger ausgeprägt, man findet jedoch häufig Target-Zellen und eine basophile Tüpfelung der Erythrozyten in Verbindung mit einer Hypochromie. Die Diagnose wird aus der Hämoglobinelektrophorese gestellt. Bei der am häufigsten auftretenden Beta-Thalassämie findet sich charakteristischerweise eine Vermehrung von HbA_2. Typischerweise findet sich bei Thalassämien eine Erhöhung der osmotischen Resistenz der Erythrozyten. Die Thalassaemia intermedia wird aufgrund ihrer klinischen Symptomatik zwischen Thalassaemia major und Thalassaemia minor eingeordnet.

Thalassaemia minima: Die Erkrankung äußert sich lediglich durch positive Hämolyseparameter und eine während des ganzen Lebens bestehende Hypochromie der Erythrozyten. Target-Zellen werden ebenso wie eine diskrete Aniso- und Poikilozytose gefunden. Ein eigentlicher Krankheitswert kommt der Diagnose nicht zu.

Auch hier ist die Thalassämie aus der Hämoglobinelektrophorese zu diagnostizieren. Eine Knochenmarkuntersuchung ist im Rahmen der Thalassämien kaum erforderlich. Die Diagnose läßt sich aufgrund der oben genannten Laborparameter stellen.

Thalassämien können in **Verbindung mit anderen Hämoglobinopathien**, z. B. der Sichelzellanämie, auftreten, meist handelt es sich um schwere Krankheitsverläufe. Differentialdiagnostische Schwierigkeiten kann das gleichzeitige Vorliegen einer **Beta-Thalassämie und einer Eisenmangelanämie** bereiten, da der Eisenmangel zu einer Verminderung von HbA_2 führt und die Beta-Thalassämie (HbA_2-Erhöhung) damit nicht mehr diagnostizierbar ist. Erst

Tab. 4. **Physiologische Hämoglobintypen und Einteilung der Thalassämien.**

a) Physiologische Hämoglobine (Typ, Globinketten und Anteil am Gesamthämoglobin).

Erwachsene:	HbA_1	$\alpha_2\,\beta_2$	95–98%
	HbA_2	$\alpha_2\,\delta_2$	1,5–3%
	HbF	$\alpha_2\,\gamma_2$	0,2–0,8%
Neugeborenes:	HbF	$\alpha_2\,\gamma_2$	60–80%
	HbA_1	$\alpha_2\,\beta_2$	20–40%
	HbA_2	$\alpha_2\,\delta_2$	0,2–0,8%

b) Einteilung der Thalassämien nach von Synthesestörung betroffener Globinkette.
α-Thalassämie
β-Thalassämie
γ-Thalassämie
δ-Thalassämie
Außerdem: Thalassämieähnliche Krankheitsbilder mit atypischen Hämoglobintypen (HbH, HbC, HbD, HbE, Hb-Lepore etc.)

c) Erbgang und klinisches Bild der Thalassämien.

Homozygot	Thalassaemia major
	Thalassaemia intermedia
Heterozygot	Thalassaemia minor
	Thalassaemia minima
Doppelt heterozygot	Thalassaemia major
	Thalassaemia intermedia

nach Eisensubstitution ergibt die Hämoglobinelektrophorese den typischen Thalassämiebefund.

Thalassämieähnliche Krankheitsbilder mit atypischen Hämoglobinen: Die Diagnose atypischer Hämoglobine wird durch die Hämoglobinelektrophorese, durch Chromatographie oder die sogenannte »Fingerprint-Methode« gestellt.

Die Hämoglobin-C-Krankheit, die ebenfalls in homo- und heterozygoter Form beobachtet wird, betrifft fast ausschließlich Afrikaner. Sie äußert sich meistens in einer normo-, seltener in einer hypochromen Anämie mit positiven Hämolysezeichen. Die Diagnose wird aus der Hämoglobinelektrophorese gestellt.

Die Hämoglobin-D-Krankheit zeigt ebenfalls entsprechend dem homozygoten oder heterozygoten Erbgang schwere oder leichte klinische Verläufe. Meist besteht nur eine leichte hypochrome Anämie und Mikrozytose mit positiven Hämolysezeichen.

Die Hämoglobin-E-Krankheit weist nur bei der homozygoten Form eine leichte hypochrome Anämie und Mikrozytose mit vielen Target-Zellen auf. Alle atypischen Hämoglobine können in Verbindung mit Thalassämien oder mit einer Sichelzellanämie vorkommen.

Es gibt noch eine Vielzahl von pathologischen Hämoglobinen, auf diese Erkrankungen soll jedoch wegen ihrer Seltenheit hier nicht eingegangen werden, es darf auf die Speziallliteratur verwiesen werden. Tab. 4 zeigt die Einteilung der Thalassämien nach molekularbiologischen, genetischen und klinischen Gesichtspunkten. Daneben sind die physiologischerweise beim Neugeborenen und Erwachsenen vorkommenden Hämoglobintypen wiedergegeben, die griechischen Buchstaben bezeichnen die Globinketten der verschiedenen Hämoglobinmoleküle.

5. Seltene Ursachen einer hypochromen Anämie ohne Eisenmangel

Vitamin-B_6-, Vitamin-B_1-, Laktoflavin-, Vitamin-C-, Nikotinsäureamid- und Eiweißmangel können hypochrome Anämien bedingen. Selten sind Anämien durch **Hyperthyreose** oder **Hypophysenvorderlappeninsuffizienz**. Eine **Bleianämie** ist meist normochrom, selten hypochrom, klinisch weisen ein Bleisaum am Zahnfleisch, ein erhöhter Bleigehalt im Blut und im Urin sowie eine Hämolyse und eine extrem erhöhte Delta-Aminolävulinsäure-Ausscheidung im Urin, häufig auch eine erhöhte Koproporphyrinausscheidung im Stuhl und im Urin auf die Diagnose hin. Im peripheren Blutausstrich sind typischerweise basophil getüpfelte Erythrozyten sichtbar, Jolly-Körperchen kommen vor. Die Patienten klagen über Darmkoliken, Obstipation und weisen häufig neurologische Symptome auf. Die **hereditäre Orotazidurie** ist eine sehr seltene autosomal dominant erbliche Störung des Pyrimidinstoffwechsels, die eine hypo- oder normochrome Anämie mit Leukopenie und megaloblastär transformierter Erythropoese zeigt. Die Diagnose einer **kongenitalen Atransferrinämie** wird bei schwerer hypochromer Anämie mit entsprechender Familienanamnese und einem Serumtransferrin unter 30 mg/dl gestellt. Davon abzugrenzen sind **erworbene Transferrinmangelzustände bzw. Hypotransferrinämien.** Letztere kommen bei Eiweißmangelzuständen verschiedener Genese vor (konsumierende Erkrankungen, exsudative Enteropathie, nephrotisches Syndrom).

Normochrome Anämien (Abb. 5)

Normochrome Anämien weisen eine Verminderung der Erythrozytenzahl bei normalem MCH und normalem MCHC auf. Ist das MCV gleichzeitig normal, spricht man von einer normochromen normozytären Anämie. In der Gruppe der normochromen Anämien sind die zwei großen Krankheitsgruppen der hämolytischen Anämie und der aplastischen Anämien

```
                    NORMOCHROME ANÄMIE
                            │
      ┌─────────────────────┼─────────────────────┐
  Akute Blutung ──── Hämolysezeichen         Hämolysezeichen
                       negativ                   positiv
                    ┌─────┼─────┐
           Leuko- und/oder  Keine chron.   Chron. Hämolyse
           Thrombopenie    Hämolyse bekannt  bekannt

   Blutungsquelle? ──── Knochenmarkhistologie

  1. Akute                                          6. Hämolytische
     Blutungsanämie                                    Anämie

      2. Bizytopenie/              5. KM-Verdrängung,
         Panmyelopathie               KM-Stimulations-
                                      mangel

         3. Aplastische    4. Aplastischer
            Anämie            Schub bei
                              hämolytischer
                              Anämie
```

Abb. 5

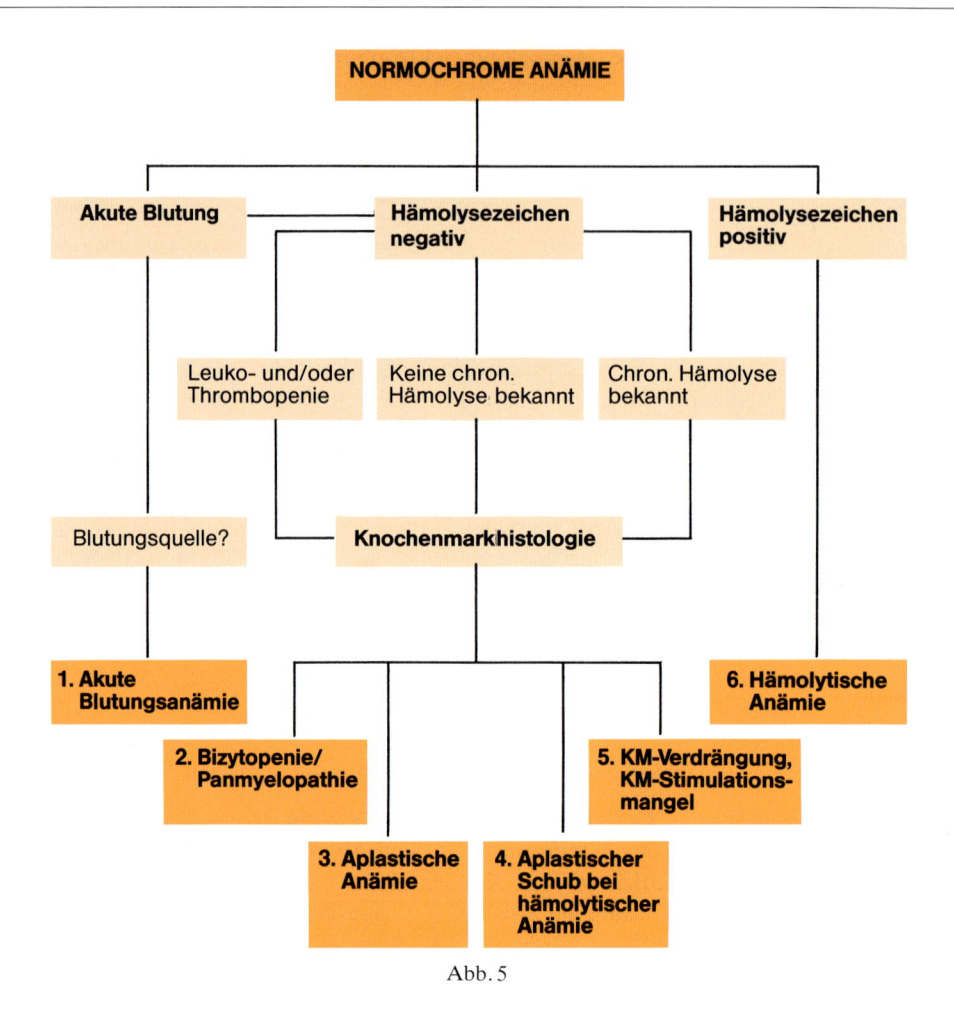

sowie die akute Blutungsanämie zusammengefaßt. Liegt eine normochrome, häufig auch normozytäre Anämie vor, ist zunächst an eine akute Blutung zu denken. Das klinische Bild ist meist eindeutig. Man wird nach Identifikation der Blutungsquelle sofort entsprechende therapeutische Maßnahmen einzuleiten haben. Liegen positive Hämolysezeichen vor (auf die Symptome wird im Rahmen der hämolytischen Anämien näher eingegangen), richtet sich die weitere Diagnostik auf die Vielzahl hämolytischer Anämien. Sind Hämolysezeichen negativ, so muß bei bekannter chronisch-hämolytischer Anämie an einen aplastischen Schub einer chronisch hämolytischen Anämie gedacht werden. Fehlen anamnestische Hinweise auf eine chronische Hämolyse, so ist eine aplastische Anämie durch Knochenmarkbiopsie auszuschließen. Bei gleichzeitig bestehender Leuko- und/oder Thrombozytopenie muß an eine Panmyelopathie oder Bizytopenie im Rahmen einer Knochenmarkschädigung gedacht werden. Daneben muß bei einer normochromen Anämie mit negativen Hämolysezeichen im Rahmen einer Knochenmarkhistologie eine Verdrängung des blutbildenden Parenchyms z. B. im Rahmen maligner hämatologischer oder lymphatischer Systemerkrankungen oder durch eine Knochenmarkmetastasierung solider Tumoren ausgeschlossen werden. Ein toxischer Einfluß auf die Knochenmarktätigkeit liegt beispielsweise im Rahmen einer chronischen Niereninsuffizienz vor. Abb. 5 faßt das differentialdiagnostische Vorgehen zusammen.

1. Akute Blutungsanämie

Das klinische Bild eines akuten Blutverlustes ist meist eindeutig. Im Vordergrund stehen Tachykardie, Hypotonie und Bewußtseinsstörungen bis hin zum hypovolämischen Schock. Auf die Differentialdiagnose der akuten Blutung soll hier nicht näher eingegangen werden.

Im Rahmen der akuten Blutung werden fälschlicherweise zu hohe Erythrozytenzahlen gemessen, der tatsächliche Grad der Anämie ist erst mehrere Tage nach der akuten Blutung (3–5 Tage) zu erfassen, wenn es zum Ersatz des Intravasalvolumens aus dem Extravasalraum gekommen ist. In der Akutphase findet man häufig eine Leukozytose, evtl. auch eine Thrombozytose. Durch Eisenverlust und Entleerung der Eisenspeicher entwickelt sich mehrere Tage nach dem Ereignis schließlich eine hypochrome mikrozytäre, durch einen Eisenmangel bedingte Anämie. Gleichzeitig wird man in der Peripherie ansteigende Retikulozytenzahlen als Hinweis für eine Hyperregeneration des Knochenmarks finden.

2.–5. Aplastische Anämie, Panmyelopathie

Im klinischen Sprachgebrauch werden unter dem Begriff aplastische Anämie die Panmyelopathie, die Bizytopenie und die aplastische Anämie im engeren Sinn (pure red cell anemia) zusammengefaßt.

Klinisch imponiert die aplastische Anämie durch allgemeine Anämiesymptome, wie sie bereits beschrieben wurden. Bei der Panmyelopathie bzw. Bizytopenie kommen zu den Anämiesymptomen die durch Granulozytopenien verursachten entzündlichen Prozesse und die erhöhte Infektionsbereitschaft (Dermatitis, Infekte im Nasen-Rachen-Raum, Gastroenteritis, Pneumonien). Eine Thrombozytopenie verursacht die allgemeine Blutungsneigung. Bei den erworbenen Formen der Panmyelopathie ist der Beginn der Erkrankung meist schleichend, meist führt eine hämorrhagische Diathese oder aber die erhöhte Infektionsanfälligkeit den Patienten zum Arzt. Der Knochenmarkbefund ist uneinheitlich. Es soll im folgenden zwischen Erkrankungen mit Hypozellularität und solchen mit Hyperzellularität des Knochenmarks unterschieden werden (s. Tab. 5).

Panmyelopathien und aplastische Anämien mit Hypozellularität des Knochenmarks: Bei den erworbenen Formen der Erkrankung sind am häufigsten medikamentöse oder toxische Noxen ursächlich. Als Auslöser kann eine Vielzahl von chemischen Substanzen dienen (s. Kapitel »Veränderungen des weißen Blutbildes«, S. 887). Kalkulierbar ist die Knochenmarkschädigung durch ionisierende Strahlen im Rahmen einer Strahlentherapie sowie die durch Zytostatika verursachte Knochenmarkinsuffizienz. Sogenannte idiopathische Fälle dürften ätiologisch sehr uneinheitlich sein, zumindest ein Teil von ihnen ist bei exakter Anamneseerhebung (Berufsanamnese, Exposition gegenüber chemischen Substanzen, Medikamentenanamnese) ätiologisch einzuordnen. Eine mangelnde Stimulation der Knochenmarktätigkeit dürfte Ursache der endokrinbedingten Anämien bei Hypophysenvorderlappeninsuffizienz, Hypothyreose, Gonadeninsuffizienz und Nebennierenrindeninsuffizienz sein. Die Genese der Anämie im Rahmen einer Niereninsuffizienz ist polyätiologisch. Neben einem relativen Erythropoetinmangel leiden sehr viele chronisch niereninsuffiziente Patienten unter einem Eisenmangel. Ein Teil weist eine hämolytische Komponente auf, häufig liegt ein Folsäuremangel vor. Urämietoxine dürften eine zusätzliche Rolle spielen. Schließlich sollen noch chronische Erythroblastopenien des Erwachsenenalters erwähnt werden, die offenbar immunologisch bedingt sind und im Zusammenhang mit einem Thymom vorkom-

Tab. 5. **Einteilung der Panmyelopathie bzw. aplastischen Anämie.**

Panmyelopathie und aplastische Anämie mit Hypozellularität des Knochenmarks (KM)
Erworbene Formen: medikamentös
 toxisch
 infektiös
 ionisierende Strahlen
 idiopathisch
 KM-Metastasierung
 mangelnde Stimulation des KM
 immunologisch (Thymom)
Angeborene Formen: konstitutionelle Panmyelopathien
 Blackfan-Diamond-Anämie
 Fanconi-Anämie
 akute Erythroblastophthise des Kindes

Panmyelopathie und »aplastische« Anämie mit Hyperzellularität des Knochenmarks
Erworbene Formen: Hyperregeneration nach KM-Aplasie
 Hämoblastosen (akute Leukosen u. Erythroleukämien)
 megaloblastäre Anämien
 periphere Hyperdestruktion von Blutzellen
 myelodysplastische Syndrome (MDS)

Angeborene Formen: Kongenitale dyserythropoetische Anämien (Typ I–III)

men. Die Erkrankung kann in Verbindung mit einer Myasthenia gravis vorkommen, sporadisch werden Autoantikörperphänomene gefunden.

Bei allen Patienten mit Verdacht auf Panmyelopathie bzw. aplastische Anämie ist eine histologische Knochenmarkuntersuchung indiziert. Sie ist der Knochenmarkzytologie wegen der besseren Quantifizierbarkeit des blutbildenden Parenchyms vorzuziehen.

Je nach Zeitpunkt der Punktion liegt eine mehr oder weniger ausgeprägte Hypoplasie des blutbildenden Parenchyms mit Ersatz durch Fettmark vor. In fortgeschrittenen Stadien findet man eine Zunahme eisenspeichernder Retikulumzellen. Die Knochenmarkhistologie erlaubt ferner die Abgrenzung einer aplastischen Anämie mit Hypozellularität des Knochenmarks von Erkrankungen mit Knochenmarkfibrosen (Tab. 6).

Tab. 6. **Differentialdiagnostische Untersuchungen bei Knochenmarksfibrose.**

Erkrankung	Untersuchung
1. Akute myeloische Leukämie mit Myelofibrose	Blut- und KM-Zytologie, KM-Histologie, Zyto- und Histochemie, immunologische Zelltypisierung
2. Osteomyelofibrose	KM-Histologie, Zytologie des Blutausstrichs, alkalische Leukozytenphosphatase
3. Akute maligne Myelosklerose (AMM) (Eigenständigkeit der Erkrankung strittig – Verlaufsformen von 1. und 2.?)	KM-Histologie, Zytologie des Blutausstrichs, Zyto- und Histochemie
4. Akute Megakaryoblastenleukämie (FAM M_7)	KM-Histologie, elektronenmikroskopische Diagnostik, Plättchenperoxydase; immunhistologischer Nachweis von Plättchenmembran-Glykoproteinen, Zytochemie, Immunzytologie

Bezüglich der angeborenen Panmyelopathien und aplastischen Anämien darf auf die pädiatrische Literatur verwiesen werden, auf Verdrängung der normalen Hämopoese durch Knochenmarkmetastasierung wurde oben hingewiesen.

Panmyelopathien und aplastische Anämien mit Hyperzellularität des Knochenmarks: Im Rahmen der Regenerationsphase nach Knochenmarkaplasie bzw. -hypoplasie wird eine gesteigerte Zelldichte des Knochenmarks mit linksverschobener Granulo- und Erythropoese beobachtet. Häufig wird das Bild durch einen Zelltyp aus der erythropoetischen und/oder granulopoetischen Reihe beherrscht. Das Blutbild ist meist noch nicht völlig normalisiert.

Die Diagnose einer **Hämoblastose,** wie einer **akuten Leukämie** oder **Erythroleukämie,** ist sowohl aus der Knochenmarkhistologie als auch der Knochenmarkzytologie möglich (s. auch Kap. »Veränderungen des weißen Blutbildes«, S. 887). Häufig weist schon die Morphologie des peripheren Blutausstriches den diagnostischen Weg.

Megaloblastäre Anämien wurden in Tab. 5 lediglich aus morphologischen Gründen in die Tabelle mit aufgenommen, die Erkrankungen werden im entsprechenden Kapitel besprochen.

Eine periphere Hyperdestruktion von Blutzellen kommt bei hämolytischen Anämien, Verbrauchsthrombozytopenien und im Rahmen des sogenannten Hypersplenismus vor. Bei jeder Erkrankung, die mit einer Splenomegalie einhergeht, kann eine erhöhte Zellsequestrierung in der Milz stattfinden, die zu einer normochromen Anämie, Bizytopenie oder Panzytopenie führt und kompensatorisch eine Hyperplasie des blutbildenden Parenchyms im Knochenmark verursacht. Die Diagnosesicherung eines Hypersplenismus ist durch die Bestimmung der Erythrozyten- bzw. Thrombozytenüberlebenszeit und ihres Hauptabbauortes möglich, häufig wird man jedoch um eine Knochenmarkbiopsie zur differentialdiagnostischen Abgrenzung gegen andere aplastische Syndrome nicht herumkommen.

Ein besonderes Problem stellen sogenannte idiopathische Panzytopenien mit hyperplastischem Knochenmark dar. Die Erkrankungen werden unter dem Sammelbegriff der **myelodysplastischen Syndrome** subsumiert (früher gebräuchliche Synonyme der Myelodysplasie sind: Präleukämie, Smoldering leukaemia, Panmyelopathie mit hyperplastischem Knochen-

Tab. 7. **Myelodysplastische Syndrome: FAB-Klassifikation.**

Myelodysplastisches Syndrom (MDS)	Peripheres Blut	Knochenmark
1. Refraktäre Anämie (RA)	Anämie, Retikulozytopenie Blasten <1%	Hyperplastische, reifungsgestörte Erythropoese Blasten <5%
2. Refraktäre Anämie mit Ringsideroblasten (RAS oder RARS)	Wie 1.	Wie 1., jedoch >15% Ringsideroblasten
3. Refraktäre Anämie mit Exzeß von Blasten (RAEB)	Bi- oder Panzytopenie Blasten <5%	Reifungsstörungen aller Zellreihen, Blastenanteil 5–20%
4. Refraktäre Anämie mit Exzeß von Blasten in Transformation (RAEBT)	Wie 3., jedoch >5% Blasten häufig	Wie 3., jedoch 20–30% Blasten Auer-Stäbchen
5. Chronische myelomonozytär Leukämie (CMML)	Monozytose >20% Myelomonozytäre Elemente Blasten <5%	Blasten <5%, Vermehrung monozytärer Vorstufen und myelomonozytärer Zellen

mark, hämatopoetische Dysplasie, dysmyelopoetisches Syndrom und chronisches myelomonozytäres Syndrom). Tab. 7 gibt die Klassifikation der myelodysplastischen Syndrome nach der French-American-British-Cooperative Group (FAB) wieder. Die prognostische Aussagekraft der FAB-Klassifikation insbesondere bezüglich des Übergangs in eine Leukämie ist nicht schlüssig zu beantworten. Insbesondere erscheint die Zuordnung der refraktären Anämie und refraktären Anämie mit Ringsideroblasten zu den myelodysplastischen Syndromen fraglich. Beide zuletzt genannten Erkrankungen können prognostisch günstig verlaufen und sind bezüglich der anderen myelodysplastischen Syndrome nicht zwingend mit dem Übergang in eine akute Leukämie zu assoziieren. Die FAB-Klassifikation beruht auf morphologischen Kriterien des peripheren Blutausstrichs und des Knochenmarks. Die Knochenmarkzytologie und Zytochemie ist dabei der Knochenmarkhistologie bzw. Histochemie mindestens gleichwertig. Chromosomenanomalien sind bei myelodysplastischen Syndromen ausgesprochen häufig (50 bis 80%). Der diagnostische Wert der Knochenmarkkultur, die Wertigkeit von Erythrozytenenzymanomalien, HbF-Vermehrung und Lysozymerhöhung im Serum und Urin läßt sich noch nicht schlüssig beurteilen. Angaben zur Häufigkeit des Übergangs myelodysplastischer Syndrome in akute Leukämien schwanken: refraktäre Anämie 8–20%, refraktäre Anämie mit Ringsideroblasten 4–20%, refraktäre Anämie mit Exzeß von Blasten 11–50%, refraktäre Anämie mit Exzeß von Blasten in Transformation 60–80%, chronische myelomonozytäre Leukämie 13–54% (Tab. 8). Auf die angeborenen dyserythropoetischen Anämien wird hier nicht näher eingegangen, es darf auf die hämatologische und pädiatrische Spezialliteratur verwiesen werden.

Tab. 8. **Inzidenz akuter nichtlymphatischer Leukämien bei Myelodysplasien.**

FAB-Klassifikation	AnLL-Inzidenz (%)
RA	12
RARS	8
RAEB	44
RAEBT	60
CMML	14

6. Hämolytische Anämien

Hämolytische Anämien sind aufgrund ihrer häufig eindrucksvollen klinischen Symptomatik und ganz spezifischer Laborbefunde (Hämolyseparameter) von anderen normochromen und hypochromen Anämien abzugrenzen. Eine hämolytische Anämie wird klinisch erst evident, wenn das Ausmaß der Erythrozytendestruktion die kompensatorische Fähigkeit des Knochenmarks überschreitet.

Chronische Hämolyse: Patienten mit chronisch-hämolytischer Anämie klagen meist über allgemeine Anämiesymptome (s. oben). Ein leichter Ikterus kann durch den erhöhten Anfall von indirektem Bilirubin verursacht werden. Häufig findet man palpatorisch oder sonographisch eine mehr oder weniger stark ausgeprägte Splenomegalie.

Akute Hämolyse: Das dramatische Krankheitsbild einer hämolytischen Krise imponiert durch Übelkeit, Erbrechen, oft starke Bauchschmerzen, ausgeprägtes Krankheitsgefühl, Fieber unterschiedlichen Ausmaßes und Blutdruckabfall. Eine Splenomegalie fehlt in der akuten hämolytischen Krise. Mit einer Latenzzeit von Stunden bis Tagen entwickelt sich ein

Ikterus. Ein akutes Nierenversagen kann bei ausgeprägter Hämoglobinämie bzw. Hämoglobinurie vorkommen.

Chronische Hämolyse mit akuten hämolytischen Krisen: Beide Krankheitsbilder können im Rahmen einer chronisch-hämolytischen Anämie kombiniert auftreten, entsprechend dem Krankheitsverlauf wechselt die klinische Symptomatik zwischen den beiden o. g. Extremen.

Laborchemische Hämolyseparameter: Eine normochrome Anämie, eine Erhöhung von LDH, eine Erniedrigung des Serumhaptoglobins und eine Retikulozytose über 15‰ sind typische Hämolysezeichen. Dazu können eine Vermehrung des indirekten Bilirubins, eine Erhöhung des Urobilinogens, eine Hämoglobinämie, Hämoglobinurie und Erhöhung des Serumeisens kommen. Seltener findet man den Retikulozyten vorgeschaltete unreife erythropoetische Vorstufen im peripheren Ausstrich. Anisozytose, Poikilozytose und Polychromasie der Erythrozyten sind häufig. Auf spezifische Veränderungen der Erythrozytenmorphologie wird bei der Besprechung der einzelnen Krankheitsbilder eingegangen.

Knochenmarkbefunde: Es zeigt sich ein zellreiches Mark mit stark hyperplastischer Erythropoese, die von Normoblasten geprägt wird. Sekundär können durch relativen Vitamin-B_{12}- oder Folsäuremangel megaloblastäre Veränderungen auftreten. Häufig findet man eine Erythrophagozytose durch Retikulumzellen. Granulopoese und Thrombopoese sind im allgemeinen unverändert.

Komplikationen: Aplastische Krisen bei hämolytischen Anämien äußern sich durch raschen Abfall der Erythrozytenzahl mit akuter Verschlechterung des Allgemeinzustandes ohne Nachweis einer akuten hämolytischen Krise. Gleichzeitig kommt es zu einem Retikulozytenabfall. Eine Granulozytopenie und Thrombozytopenie können in der Anfangsphase vorkommen. Das Knochenmark zeigt zum Beginn der aplastischen Krise eine ausgeprägte erythropoetische Hypoplasie oder eine völlige Aplasie der Erythropoese.

Weitere Komplikationen hämolytischer Anämien sind **Gallensteine** durch erhöhten Bilirubinanfall, das oben erwähnte **akute Nierenversagen** durch Hämoglobinurie, **Thrombembolien** und **Milzinfarkt.**

Hereditäre hämolytische Anämien (Abb. 6)

Liegt eine hämolytische Anämie vor und sind anamnestisch Anhaltspunkte für eine familiäre Anämie faßbar, richtet sich die weitere Differentialdiagnose nach der Betrachtung des peripheren Blutausstrichs. Es soll zwischen Anämien mit charakteristischer Erythrozytenmorphologie und solchen ohne spezifische Erythrozytenmerkmale unterschieden werden (Abb. 6).

a) Mit typischer Erythrozytenmorphologie:

1. Hereditäre Sphärozytose (Kugelzellanämie): Die Erstsymptome der Erkrankung treten im ersten bis dritten Lebensjahrzehnt auf. Sie äußern sich durch Anämiesymptome sowie Zeichen der chronischen Hämolyse, sporadisch auch durch hämolytische Krisen. Eine Splenomegalie ist in über 90% vorhanden. Typisch sind Konstitutionsanomalien (Turmschädel, hoher spitzer Gaumen, Augen- und Ohrenanomalien, Polydaktylie, Muskeldystrophien). Die Jugendlichen sind häufig infantil. Als typische Komplikationen treten gehäuft Ulcera cruris auf.

Der Erbgang ist autosomal dominant, heterozygote Träger erkranken, Homozygotie ist mit dem Leben nicht vereinbar. Die weiße Rasse scheint bevorzugt zu erkranken.

Es liegt eine normochrome, mikrozytäre Anämie mit typischen Mikrosphärozyten vor. Die osmotische Resistenz der Erythrozyten ist vermindert. Eine diskrete Leukozytose und Thrombozytose können vorhanden sein. Das Verhalten der Hämolyseparameter ist vom

```
                    HEREDITÄRE HÄMOLYTISCHE ANÄMIEN
                    ┌────────────────┴────────────────┐
          Typische Ery-Morphologie          Keine typische Ery-Morphologie
          ┌─────────┴─────────┐      ┌──────────┬──────────┬──────────┐
    Normochromie      Hypochromie  MET-Hb-   Medikamente   Dermatose
                                   Nachweis  Infekte       Roter Harn
                                             Vegetabilien
                      ┌──────┴──────┐        ┌─────┴─────┐
                  Ausstrich    Hb-Elektro-  Hb-Denatur.-  Ery-Enzyme
                  unter O₂-    phorese      Test          pathologisch
                  Abschluß                  pathologisch

                                                          Porphyrin-
                                                          bestimmung i.U.
                                                          Ery u. Stuhl
                                Heinz-
                                Innenkörper
    1. Kugelzell-              5. Methämo-                6. Porphyrie
       anämie                     globin-
       Elliptozytose              ämie
       Akanthozytose
       Stomatozytose
                    3. Hämoglobino-         8. Atyp. nicht-
                       pathien                 sphärozyt.
                       Thalass-                Hämolyse
                       ämien
              2. Sichelzell-  4. Instabiles  7. Enzymopathische
                 anämie          Hb             Hämolyse
```

Abb. 6

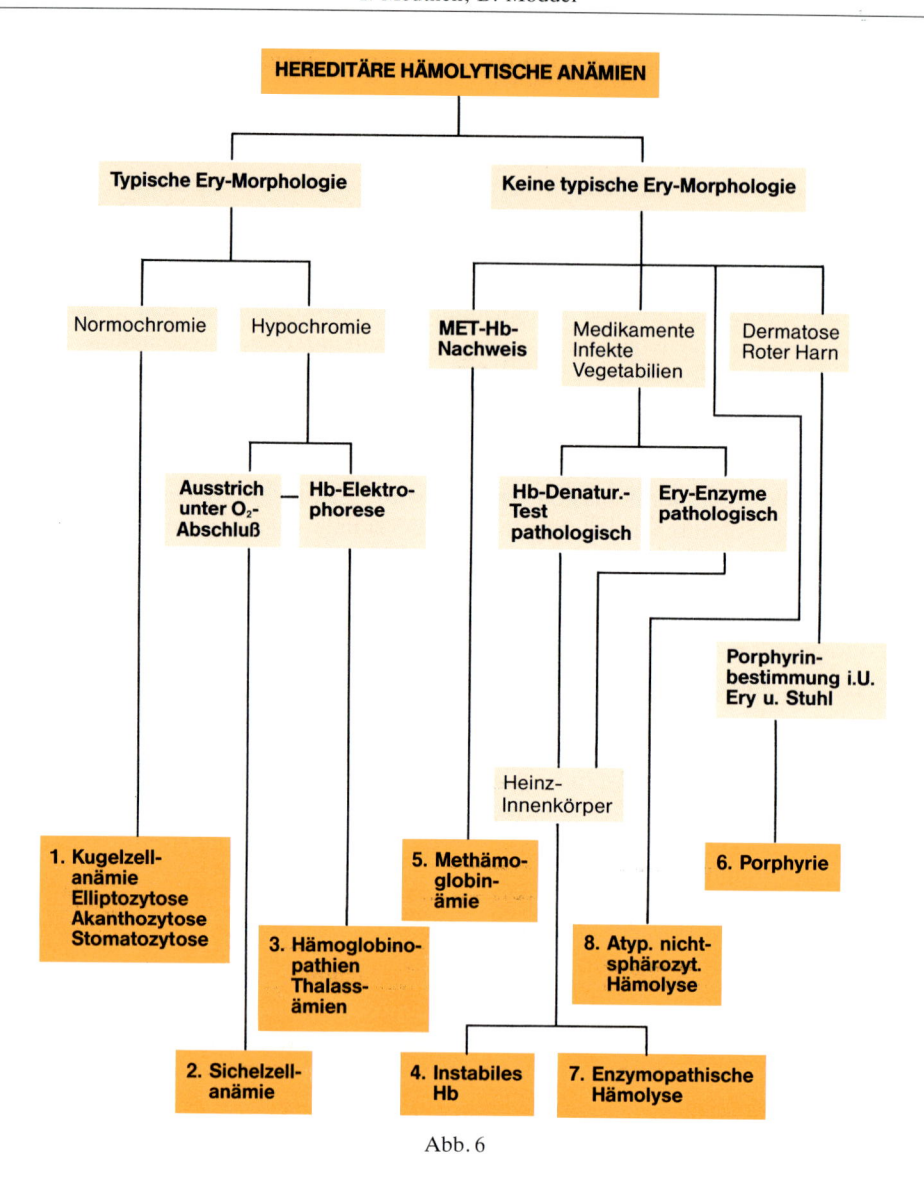

aktuellen Hämolysegrad abhängig. Die Diagnose ist durch die Kombination hämolytische normochrome Anämie, Mikrosphärozytose und verminderte osmotische Resistenz der Erythrozyten möglich. Eine Sensibilisierung der Erythrozyten kann bei der Bestimmung der osmotischen Resistenz durch den sogenannten Inkubationshämolysetest erreicht werden. Eine deutlich verminderte osmotische Resistenz läßt sich nach 24stündiger Blutinkubation bei 37°C darstellen.

Elliptozytose (Ovalozytose): Wie bei der Kugelzellämie liegt bei der Elliptozytose ein autosomal dominant erblicher, korpuskulärer Erythrozytendefekt vor. Die Erythrozyten nehmen eine elliptische Form an. Meist sind heterozygote Erbträger mit Ausnahme diskreter Hämolysezeichen und ohne Anämie krankheitsfrei, daneben kommen selten bei Heterozygotie, häufiger bei Homozygotie ausgeprägte hämolytische Anämien vor. Die Diagnose ist aus der Erythrozytenmorphologie im peripheren Ausstrich möglich, wobei die Zahl der betroffenen Erythrozyten zwischen 20 und 100% schwankt. Das Ausmaß der Hämolyse ist unabhängig von der Elliptozytenzahl.

Eine sogenannte sekundäre Elliptozytose findet sich bei einer Reihe anderer hämatologischer Erkrankungen. Die sekundären Elliptozyten sind breiter und in geringerer Zahl vorhanden als bei der hereditären Elliptozytose. Sekundäre elliptozytäre Erythrozytenanomalien sind bei Thalassaemia minor häufig. Im Gegensatz zur erniedrigten osmotischen Resistenz bei der hereditären Elliptozytose weist die Thalassaemia minor eine erhöhte osmotische Resistenz der Erythrozyten auf. Die Diagnose kann durch die Hämoglobinelektrophorese gesichert werden. Daneben sieht man Elliptozyten auch bei megaloblastären Anämien, Eisenmangelanämien, akuter Blutungsanämie, myeloproliferativen Syndromen, Non-Hodgkin-Lymphomen und bei sogenannten Tumoranämien.

Akanthozytose (A-β-Lipoproteinämie): Die autosomal rezessiv erbliche Krankheit wird durch Fehlen von β-Lipoproteinen verursacht, die Erkrankung tritt bereits im Kindesalter auf. Körperliche Retardierung, neurologische Symptome, Steatorrhö und Retinopathien sind in Verbindung mit der hämolytischen Anämie charakteristisch. Die Diagnose kann aus dem peripheren Blutausstrich gestellt werden. Die Erythrozyten zeigen pseudopodienartige Zytoplasmaausläufer.

Hereditäre Stomatozytose: Die sehr seltene, erbliche Stomatozytose zeigt charakteristischerweise Erythrozyten mit schlitzförmigen, meist den ganzen Erythrozytendurchmesser einnehmenden zentralen Aufhellungen. Es sind über 70% der Erythrozyten betroffen. Das Ausmaß der normochromen hämolytischen Anämie wechselt.

2. Sichelzellanämie (Hämoglobin-S-Krankheit): Die autosomal dominant erbliche Hämoglobinopathie tritt vor allem bei Menschen der schwarzen Rasse (Afrika, Südamerika, Indien, Vorderasien, Kaukasus) auf. Die heterozygote Form hat kaum Krankheitswert, die homozygote Erkrankung beginnt am häufigsten schon im Kindesalter und führt meist innerhalb mehrerer Jahre zum Tode. Meist besteht eine mäßiggradige hypochrome bis normochrome Anämie, Hepatosplenomegalie, Kardiomegalie. Als Komplikationen werden sehr häufig Ulcera cruris und Thrombembolien gesehen, die meist bis zum 30. Lebensjahr zum Tode des Patienten führen. Häufig sind akute hämolytische Krisen. Im Verlauf der Erkrankung kann es zu einer sogenannten Autosplenektomie durch rezidivierende Milzinfarkte kommen. Patienten, die ausschließlich an einer Sichelzellanämie erkrankt sind, weisen nach dem 10. Lebensjahr nur noch in 10% eine Spenomegalie auf. Bei persistierender Splenomegalie ist an eine Kombination von Sichelzellanämie mit anderen hämolytischen Anämien zu denken. Die Diagnose kann aus dem peripheren Blutausstrich gestellt werden, wenn die Erythrozyten mehrere Stunden unter Sauerstoffabschluß im Inkubator gelegen haben. Man sieht dann im Nativpräparat die typische Sichelform der Erythrozyten, deren Ursache im Vorkommen des pathologischen HbS gelegen ist, das unter Sauerstoffabschluß zur Kristallisation neigt. Die Diagnosesicherung einer Sichelzellanämie erfolgt durch Hämoglobin-S-Nachweis in der Hb-Elektrophorese. Bei meist fehlendem HbA findet sich 80 bis 100% HbS. Das restliche Hämoglobin liegt in Form von HbF vor.

3. Die **Thalassämien** und **Hämoglobinopathien** werden im Kapitel über hypochrome Anämien besprochen, da ihr wichtigstes differentialdiagnostisches Merkmal gegenüber den anderen hämolytischen Anämien die gleichzeitig bestehende Hypochromie der Erythrozyten darstellt.

b) Ohne typische Erythrozytenmorphologie:

4. Heinz-Innenkörper-Anämie durch instabile Hämoglobine: Es sind etwa 60 verschiedene, abnorme Hämoglobine bekannt. Die Erkrankung ist autosomal dominant erbbar. Heterozygotie verursacht die Erkrankung, Homozygotie ist wahrscheinlich mit dem Leben nicht vereinbar. Die Krankheitsausprägung ist sehr variabel: Es kann eine chronische schwere Hämolyse bestehen, die bereits im Kindesalter beginnt, andernfalls kann es durch Einnahme von verschiedenen Medikamenten erst zum Auslösen hämolytischer Krisen kommen. Heinz-Innenkörper können in der Nilblau-Sulfatfärbung dargestellt werden. Sie kommen bei Splenektomierten im peripheren Ausstrich vor, sonst sind sie nur nach Denaturierung der Hämoglobine (Isopropanoltest, Hitzedenaturierungstest, PCMB-Präzipitationstest) darstellbar. Da die hämolytischen Krisen durch die gleichen Substanzen auslösbar sind wie bei den Erythrozytenenzymopathien, müssen erythrozytäre Enzymdefekte differentialdiagnostisch in Erwägung gezogen werden. Daneben können Graviditäten und Infekte Hämolysen bei instabilen Hämoglobinen verursachen.

5. Methämoglobinämien: Die sehr seltenen erblichen Methämoglobinämien gehen mit ausgeprägter Zyanose und sekundärer Polyglobulie einher. Die Erkrankungen beruhen auf einem erblichen Enzymdefekt. Das Enzym verhindert normalerweise die Umwandlung von Hämoglobin in Methämoglobin, das für den Sauerstofftransport insuffizient ist. Methämoglobinämien können auf nichterblicher Basis bei Kleinkindern durch Aufnahme nitrithaltiger Substanzen auftreten. Methämoglobin kann spektroskopisch im Blut nachgewiesen werden.

6. Erythropoetische Porphyrien: Normochrome hämolytische Anämien in Verbindung mit Photodermatosen, Skelett- und Knorpeldeformitäten, die bereits im Kindesalter auftreten, werden bei der erythropoetischen Uroporphyrie (Porphyria erythropoetica congenita Günther) gesehen. Eine Rotfärbung des Urins und des Stuhls mit dunklerer Verfärbung bei

Tab. 9. **Substanzen und Erkrankungen, die bei erythrozytären Enzymdefekten Hämolysen verursachen können (speziell bei Glukose-6-Phosphatase-Mangel).**

Chemische Substanzen, Vegetabilien	Erkrankungen
Analgetika	Malaria
Antipyretika	metabolische Azidose
Antimalariamittel	
Sulfonamide	bakterielle Infekte
Nitrofurane	Virushepatitis
Sulfone	alkoholische Hepatitis
PAS	
Anilin	
Naphthalin	
Chloramphenicol	
Methylenblau	
Vitamin K	
Chinidin	
Trinitrotoluol	
Dimercaprol	
Favabohnen (Saubohnen)	
Grüne Bohnen	
(Stachelbeeren?)	
(Johannisbeeren?)	

Stehenlassen im Tageslicht bestätigen die Verdachtsdiagnose einer Porphyrie. Die Erythrozyten fluoreszieren im UV-Licht. Im Urin kann eine erhöhte Porphyrinausscheidung nachgewiesen werden. Die erythropoetische Proto- und Koproporphyrie gehen meist ohne hämatologische Symptome, lediglich mit einer Photodermatose einher.

7. Hämolytische Anämien bei erythrozytären Enzymdefekten: Es liegen hereditäre Enzymdefekte in den Erythrozyten vor, deren häufigste der Glukose-6-Phosphatdehydrogenase-Mangel, der Glutathion-Synthetase- und Glutathion-Reduktase-Mangel sowie der Pyruvatkinasemangel sind. Der Erbgang ist für die einzelnen Formen unterschiedlich. Am häufigsten treten die Enzymdefekte bei Angehörigen der jüdischen Rasse, bei amerikanischen Schwarzen und bei Sarden auf. Klinisch bedeutsam ist das Auftreten einer hämolytischen Krise unter Medikamenteneinnahme, bei Exposition gegen verschiedene Chemikalien und bei Genuß bestimmter Gemüse. Außerhalb der hämolytischen Krisen ist das Blutbild meist normal. Im Rahmen der Hämolysen bzw. mehrere Tage danach kann es zum Auftreten von Heinz-Innenkörpern kommen. Neben den genannten Substanzen können verschiedene Erkrankungen bei erythrozytären Enzymdefekten Hämolysen auslösen. Tab. 9 gibt entsprechende Substanzen und Erkrankungen wieder. Die Diagnose eines erythrozytären Enzymdefektes ist durch erythrozytäre Enzymanalysen zu sichern.

8. Familiäre, nichtsphärozytäre hämolytische Anämien: Die unter diesem Sammelbegriff zusammengefaßten normochromen, normozytären, manchmal auch makrozytären Anämien sind ebenfalls durch verschiedenste erythrozytäre Enzymdefekte verursacht. Die Erkrankungen ähneln klinisch der Sphärozytose, ohne daß Mikrosphärozyten nachzuweisen sind. Die osmotische Resistenz der Erythrozyten ist normal. Eine Heinz-Innenkörper-Bildung fehlt dieser Anämiegruppe. Zumindest ein Teil der Enzymdefekte kann enzymanalytisch nachgewiesen werden, bei dem verbleibenden Rest wird die Diagnose nach Ausschluß sämtlicher anderer Hämolyseursachen gestellt werden können. Zum Nachweis der genannten Erythrozytenenzymdefekte reichen jedoch meist die üblichen Routinemethoden nicht aus.

Nichthereditäre hämolytische Anämien (Abb. 7)

Während hereditäre hämolytische Anämien zumindest teilweise durch die typische Erythrozytenmorphologie die Verdachtsdiagnose einer bestimmten Erkrankung zulassen, ist das bei den nichterblichen hämolytischen Anämien kaum der Fall. Die Diagnostik wird sich in erster Linie auf eine exakte Anamnese einschließlich bekannter präexistenter hämatologischer und nichthämatologischer Erkrankungen sowie auf die laborchemischen Untersuchungen stützen müssen.

1. Exogen toxische Hämolysen: Tab. 10 gibt die wichtigsten Substanzen wieder, die eine toxische Hämolyse verursachen können. Die klinische Symptomatik bezüglich chronischer Hämolyse und akuter hämolytischer Krisen ist von der Applikationsart und der Applikationsdauer abhängig. Bei jedem Verdacht auf eine exogen toxische Hämolyse sind ein erblicher erythrozytärer Enzymdefekt sowie ein instabiles Hämoglobin differentialdiagnostisch in Erwägung zu ziehen, die in Verbindung mit der exogenen Belastung zur Hämolyse prädisponieren. Auf die Diagnostik wurde im vorherigen Abschnitt hingewiesen.

Daneben ist eine exogen verursachte Methämoglobinämie zu bedenken. Tab. 11 gibt die wichtigsten methämoglobinbildenden Substanzen wieder. Wie bereits erwähnt, ist der Methämoglobinnachweis spektroskopisch aus dem Blut möglich. Häufig kommt es durch Methämoglobinbildung zum Auftreten von Heinz-Innenkörpern, die sich gut durch Nilblausulfat- oder Brillant-Cresylblau-Färbung darstellen lassen. Für eine Methämoglobinämie typisch ist die Zyanose. Eine leichte sekundäre Polyglobulie tritt fast ausschließlich bei den seltenen angeborenen Formen auf.

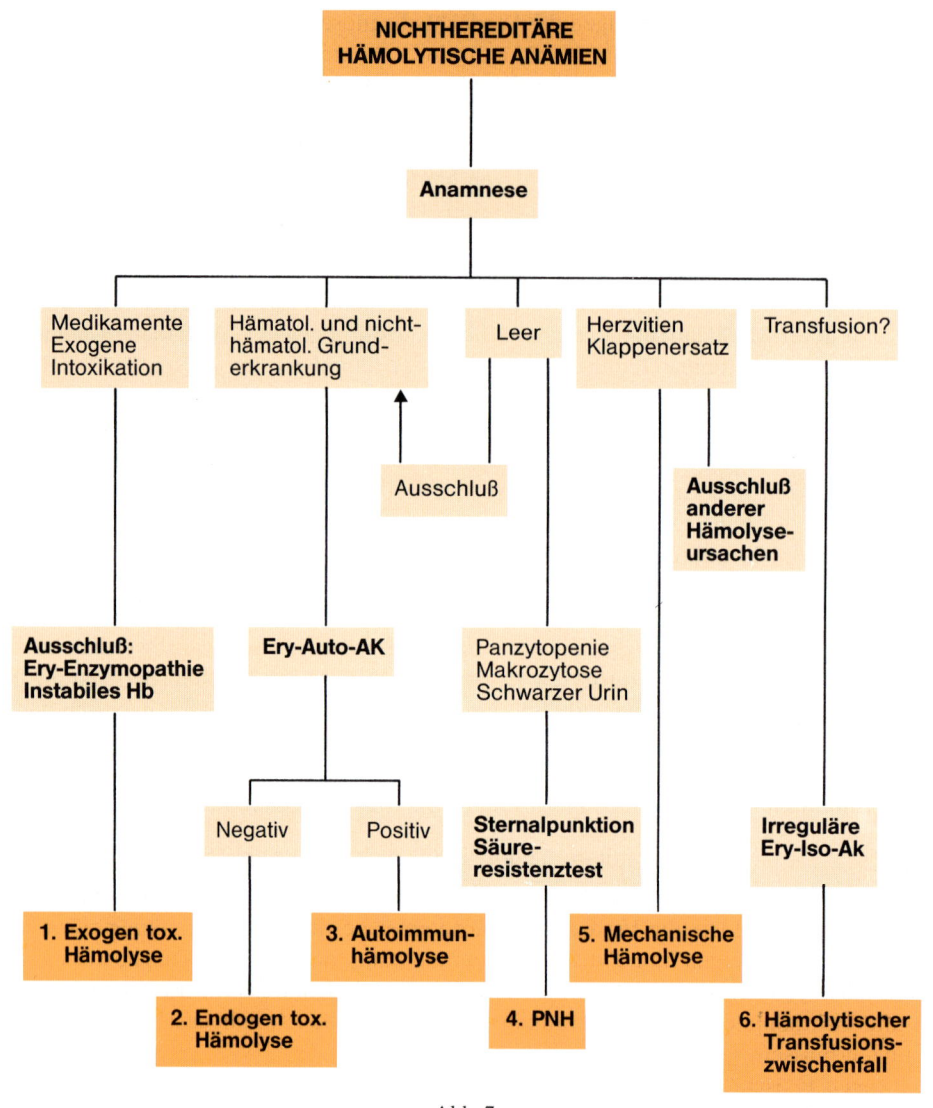

Abb. 7

Die Bleianämie äußert sich bei chronischer Intoxikation durch Müdigkeit, Abgeschlagenheit, Blässe der Haut und Schleimhäute, den typischen Bleisaum am Zahnfleisch, abdominelle Koliken und durch neurologische Symptomatik. Die akute Intoxikation führt zu einer hämolytischen Krise. Im Labor imponieren eine normochrome, selten hypochrome Anämie mit typischer basophiler Tüpfelung der Erythrozyten. Erhöhte Bleispiegel können im Blut und Urin nachgewiesen werden, ferner ist eine meist stark erhöhte Ausscheidung von Delta-Aminolävulinsäure im Urin charakteristisch. Die Bleianämie nimmt insofern innerhalb der nichterblichen hämolytischen Anämien eine Sonderstellung ein, als die basophile Erythrozytentüpfelung ein äußerst charakteristischer Befund ist.

Tab. 10. **Wichtigste Ursachen exogen-toxisch bedingter Hämolysen.**

Spezielle chronische Verbindungen	Sonstige Substanzen
Phenol	Saponine
Phenylhydrazin	Pilzgifte
Benzin	Schlangengifte
Tyrosin	Wurmfarngift
Tyramin	Seifen (Seifenabort)
(Benzol)	Spinnengifte
Resorzin	Skorpiongifte
Toluylendiamin	Bienengifte
Trichloräthylen	Wasser (parenteral)
Atebrin	Sauerstoff
Sulfonamide	Schwermetalle
Conteben	(z. B. Blei, Kupfer)
Phenazetin	
Arsenwasserstoff	
Schwefelwasserstoff	
Nitrose-Gase	
Chlorsalze	
Amylnitrit	
Nitrobenzol	
Phenol	
Lysol	
Pyrogallol	
Anilin	
Kresol	
Chinin	

2. Endogen toxische Hämolysen: Infektiöse Noxen wie Kokkensepsis, Infektionen mit Haemophilus influenzae, Salmonellosen, Koli-Infektionen, Tuberkulose, Cholera, Bartonellose, Malaria, Toxoplasmose, Kala-Azar und Gasbrand können eine Hämolyse auslösen. Erythrozytäre Autoantikörperphänomene sind bei diesen Infektionen praktisch nicht nachzuweisen. Selten sind hämolytische Anämien bei Morbus Pfeiffer. Neben infektiösen Agenzien können meist chronische Nierenerkrankungen mit metabolischer Azidose, Eklampsien, die

Tab. 11. **Methämoglobinbildende Substanzen.**

Acetanilid	Lidocain
Amylnitrit	Naphthalin
Anästhesin	Nitrobenzol
Anastil	Nitrofurantoin
Anilin	Pamaquin
Azulfidine	Phenazetin
Bencocain	Phenazopyridin
Bismut subnitricum	Pribocain
Chinin	Sulfonamide
Diaphenylsulfon	Resorzin
Guajakol	Vitamin-K-Analoge
Kalium chloricum	

sogenannten Kollagenosen, höhergradige, großflächige Verbrennungen und chronische Lebererkrankungen Hämolyseursachen darstellen. Das Zieve-Syndrom ist eine meist passagere Hämolyse in Verbindung mit Fettleber, Hyperlipoproteinämie und Ikterus, das bei chronischem Alkoholismus auftritt. Zu den mikroangiopathischen hämolytischen Erkrankungen gehören das hämolytisch-urämische Syndrom Gasser und die thrombotisch-thrombozytopenische Purpura Moschcowitz. Beide Erkrankungen führen zu akuter, letztgenannte Erkrankung seltener auch zu chronischer Hämolyse, Verbrauchskoagulopathie mit Thrombozytopenie, Leukozytose, akutem Nierenversagen und zu zentralnervösen Störungen bis zum Koma. Die dabei typischerweise auftretenden dreieckigen Erythrozyten (helmet cells) dürften auf eine mechanische Erythrozytenirritation zurückzuführen sein.

3. Autoimmunhämolytische Anämien: Diese sogenannten serogenen hämolytischen Anämien werden durch das Auftreten erythrozytärer Autoantikörper verursacht. Die Erkrankungen werden einerseits nach der Art der faßbaren Autoantikörper eingeteilt, andererseits nach ihrer Genese in idiopathische und sekundäre Autoimmunhämolysen. Die Diagnose der Erkrankungen wird durch den Coombs-Test ermöglicht. Der direkte Coombs-Test weist inkomplette Antikörper an der Erythrozytenmembran nach, durch den indirekten Coombs-Test können freie, im Serum zirkulierende Antikörper bestimmt werden.

Hämolytische Anämien durch inkomplette Wärmeagglutinine: Wärmeautoantikörper können akute hämolytische Krisen oder chronische hämolytische Anämien verursachen. Laborchemisch fallen neben den typischen Hämolysezeichen häufig Leukozytosen und eine extrem beschleunigte BSG auf. Die Diagnose ist an den positiven Coombs-Test gebunden. Sehr kleine, inkomplette erythrozytäre Autoantikörper sind mit dem sogenannten »Super-Coombs-Test« nachweisbar. Chronische symptomatische Formen beobachtet man bei malignen Erkrankungen des lymphatischen Systems (Morbus Hodgkin, Non-Hodgkin-Lymphome), selten bei Morbus Boeck oder bei Tuberkulose, manchmal bei metastasierenden soliden Tumoren, bei Kollagenosen und Leberzirrhosen. Manche Medikamente können einen positiven Coombs-Test mit Autoimmunhämolyse bedingen (Penizillin, Cephalosporine, Tuberkulostatika, Antikonvulsiva und Sedativa, Analgetika und Antiphlogistika, α-Methyldopa, L-Dopa, Chinin, Chinidin, Chlorpropamid). Symptomatische akute Autoimmunhämolysen werden nach Virusinfekten oder im Rahmen des Virusinfektes gesehen.

Autoimmunhämolysen durch Kälteagglutinine: Neben den allgemeinen Hämolysezeichen ist klinisch die Akrozyanose bei kalter Umgebungstemperatur wegweisend. Die chronische Kälteagglutininkrankheit betrifft meistens Patienten mittleren und höheren Alters, die in der kalten Jahreszeit symptomatisch werden. Akute Hämolysen treten während oder nach einem Virusinfekt (atypische Pneumonien) auf. Bei Blutabnahmen in normaler Umgebungstemperatur kommt es zu spontanen Agglutinationen von Erythrozyten, die BSG ist maximal

Tab. 12. **Klassifikation der Autoimmunhämolysen durch Kälteagglutinine.**

Erkrankung	Assoziation zu anderen Krankheiten
Chronisch idiopathische Kälteagglutininkrankheit (monoklonales Kälteagglutinin)	Fraglich: Paraproteinämien, maligne Lymphome?
Chronische sekundäre Kälteagglutininkrankheit (polyklonales oder monoklonales Kälteagglutinin)	Paraproteinämie, maligne Lymphome
Akute passagere Kälteagglutininkrankheit (polyklonales Kälteagglutinin)	Virusinfekte, sog. atypische Virusinfekte

beschleunigt und normalisiert sich erst im Brutschrank. Kälteagglutinine können aus dem Blutserum direkt nachgewiesen werden, der Agglutinationstiter kann abgelesen werden. Niedrige Kälteagglutinintiter kommen auch bei gesunden Probanden vor (unter 1:32 bei 0°C). Bei chronischer Kälteagglutininkrankheit liegt der Kälteagglutinintiter bei 0°C meist zwischen 1:1000 und 1:64000, seltener über 1:1 Mio. Tab. 12 gibt die Einteilung der Kälteagglutininkrankheiten wieder. Verlauf und Prognose der chronischen idiopathischen Kälteagglutininkrankheit sind dubiös, zumindest ein Teil der Erkrankungen dürfte im weiteren Verlauf als chronische sekundäre Kälteagglutininkrankheit umklassifiziert werden bzw. mit Paraproteinämien oder Non-Hodgkin-Lymphomen assoziiert sein. Die Differentialdiagnose der akuten und chronischen Kälteagglutininkrankheiten richtet sich gegen die paroxysmale Kältehämoglobinurie durch Donath-Landsteiner-Antikörper, das Raynaud-Syndrom und gegen paraproteinämisch bedingte Durchblutungsstörungen ohne Nachweis von Kälteagglutininen.

Autoimmunhämolysen durch biphasische Kältehämolysine (paroxysmale Kältehämoglobinurie): Klinisch ist das Auftreten akuter Hämolysen bei Kälteexposition charakteristisch. Erkrankungen im Rahmen einer luetischen Infektion sind heute seltener geworden. Selten tritt die Erkrankung auch im Rahmen verschiedener Virusinfekte auf. Laborchemisch und klinisch imponieren die Zeichen einer akuten Hämolyse. In der hämolytischen Krise kommt es zu einem Abfall der Leukozytenzahl, danach entwickelt sich häufig eine Leukozytose. Biphasische Kältehämolysine können im Donath-Landsteiner-Versuch nachgewiesen werden. Wie bei den anderen Autoimmunhämolysen ist auch hier die Fahndung nach einer entsprechenden Grunderkrankung, die symptomatisch für die Autoimmunhämolyse verantwortlich sein kann, durchzuführen. Tab. 13 zeigt die Genese und den klinischen Verlauf von Erkrankungen durch biphasische Kältehämolysine.

4. Paroxysmale nächtliche Hämoglobinurie (PNH, Marchiafava-Anämie): Klinisch fallen akute hämolytische Schübe, häufig nachts mit dunkel gefärbtem Morgenurin auf. Die typischen Symptome einer hämolytischen Krise sind vorhanden. Komplikationen sind Thrombosen und thrombembolische Ereignisse. Es handelt sich um eine chronische Erkrankung mit schlechter Prognose und meist einer Überlebenszeit von mehreren Jahren. Im Blut zeigt sich eine normochrome, häufig jedoch auch eine hyperchrome makrozytäre Anämie in Verbindung mit Leukozytopenie und Thrombozytopenie. Ausgeprägte Hämolysezeichen fallen auf. Es läßt sich eine Hämoglobinämie und Hämoglobinurie sichern. Ausschlaggebend für die Diagnose ist neben den klinischen Befunden ein positiver Säure-Resistenztest oder Zuckerwassertest. Die Erythrozyten der betroffenen Patienten hämolysieren typischerweise nach entsprechender Inkubation. Das Testergebnis ist nicht pathognomonisch, der Test fällt manchmal auch im Rahmen anderer hämolytischer Anämien positiv aus.

Tab. 13. **Klassifikation der Autoimmunhämolyse durch biphasische Kältehämolyse.**

Erkrankung	Assoziation zu anderen Erkrankungen
Chronische luetische paroxysmale Kältehämoglobinurie	Lues connata, Spätlues
Chronische nichtluetische paroxysmale Kältehämoglobinurie	Unklar (idiopathisch?)
Akute, passagere nichtluetische Autoimmunhämolyse durch Donath-Landsteiner-Hämolyse	Virusinfekte, selten bakterielle Infekte bei Kindern

Tab. 14. Laborchemische Testmöglichkeiten der PNH.

1. Säureresistenztest nach Ham
2. Wärmeresistenztest
3. Zuckerwassertest
4. Thrombintest nach Crosby
5. Kälteantikörper-Hämolysintest
6. Berliner-Blau-Reaktion des Urinsediments (Hämosiderinurie)
7. Acetylcholinesterasegehalt der Erythrozyten (vermindert)
8. Ehrlichscher Fingerversuch
   (Hämolyse nach 30 min Eintauchen des Fingers bei 40 Grad Wassertemperatur)
9. Alkalische Leukozytenphosphatase (vermindert oder fehlend)
10. Hämoglobinämie

Tab. 14 zeigt die Gesamtheit der möglichen laborchemischen Untersuchungen, die in Verbindung mit den klinischen Befunden die Diagnose einer PNH sichern können.

Im Gegensatz zu anderen hämolytischen Anämien wird man bei der Verdachtsdiagnose einer PNH eine Knochenmarkpunktion durchführen; es zeigt sich eine extrem hyperplastische Erythropoese, häufig mit megaloblastären Veränderungen. Granulopoese und Thrombopoese sind unauffällig. Aplastische Krisen im Rahmen der chronischen Hämolyse kommen vor. In den letzten Jahren wurden Verbindungen der PNH zu präleukotischen Syndromen hergestellt. Man muß nunmehr davon ausgehen, daß es sich bei der PNH um ein von den myelodysplastischen Syndromen differentes Krankheitsbild handelt.

5. Mechanische Hämolyse: Bei Patienten mit Herzklappenprothesen und Herzklappenvitien treten manchmal diskrete Hämolysezeichen aus mechanischer Ursache auf. Laborchemisch imponieren die Zeichen einer chronischen Hämolyse, eine Anämie ist selten. Daneben scheint eine Marschhämoglobinurie bzw. eine diskrete Hämolyse bei Sportlern (Langstreckenläufer) ebenfalls mechanischer Ursache zu sein. Auch wenn sich der Verdacht auf eine mechanisch bedingte Hämolyse ergibt, sollten andere Hämolyseursachen immer ausgeschlossen werden.

6. Hämolytischer Transfusionszwischenfall: Sowohl durch Transfusionen von blutgruppenungleichem Blut als auch durch präformierte, irreguläre Isoantikörper (Sensibilisierung durch Fremdblut, Rhesus-Inkompatibilität) können hämolytische Transfusionsreaktionen verursacht werden. Der akute hämolytische Transfusionszwischenfall äußert sich durch Fieber, Bauchschmerzen, Blutdruckabfall bis zum Schock und Hitzewallungen, es können ein akutes Nierenversagen und eine Verbrauchskoagulopathie auftreten. Daneben kennt man chronische Hämolysen bei präformierten, irregulären Antikörpern, die in geringer Zahl vorhanden sind oder sich nur schwach an die Erythrozyten binden. Oft weist nur ein fehlender Effekt der Bluttransfusion auf das Vorhandensein von Antikörpern hin. Die Diagnose der Erkrankungen ist nach Transfusion blutgruppenungleichen Blutes eindeutig, irreguläre Isoantikörper können laborchemisch nachgewiesen werden.

Hyperchrome Anämien (Abb. 8)

Diese Anämiegruppe zeichnet sich durch ein erhöhtes MCH, MCHC und MCV aus. Bereits vom peripheren Blutausstrich her kann sporadisch zwischen megalozytären und makrozytären Anämien unterschieden werden. Megalozyten sind große, hyperchrome, ovale

```
                    HYPERCHROME ANÄMIE
                            │
                    Peripherer Blutausstrich
                    ┌───────┴────────┐
            Megalozytäre         Makrozytäre
            Erythrozyten         Erythrozyten
                 │          ┌────────┴────────┐
    Knochenmarkzytologie   Grunderkrankung nicht   Grunderkrankung bekannt
    Knochenmarkhistologie  bekannt
                                    │                       │
                            Fahndung nach            Leber
                            Grunderkrankung          Nieren
                                                     Pankreas
                                                     Radiatio
                                                     Infektion
                                                     Chron. Entzündungen

    1. Megaloblastäre   2. Makrozytäre          3. Makrozytäre Anämie
       Anämie              Anämie bei              bei nicht-
                           hämatologischer         hämatologischer
                           Erkrankung              Erkrankung
```

Abb. 8

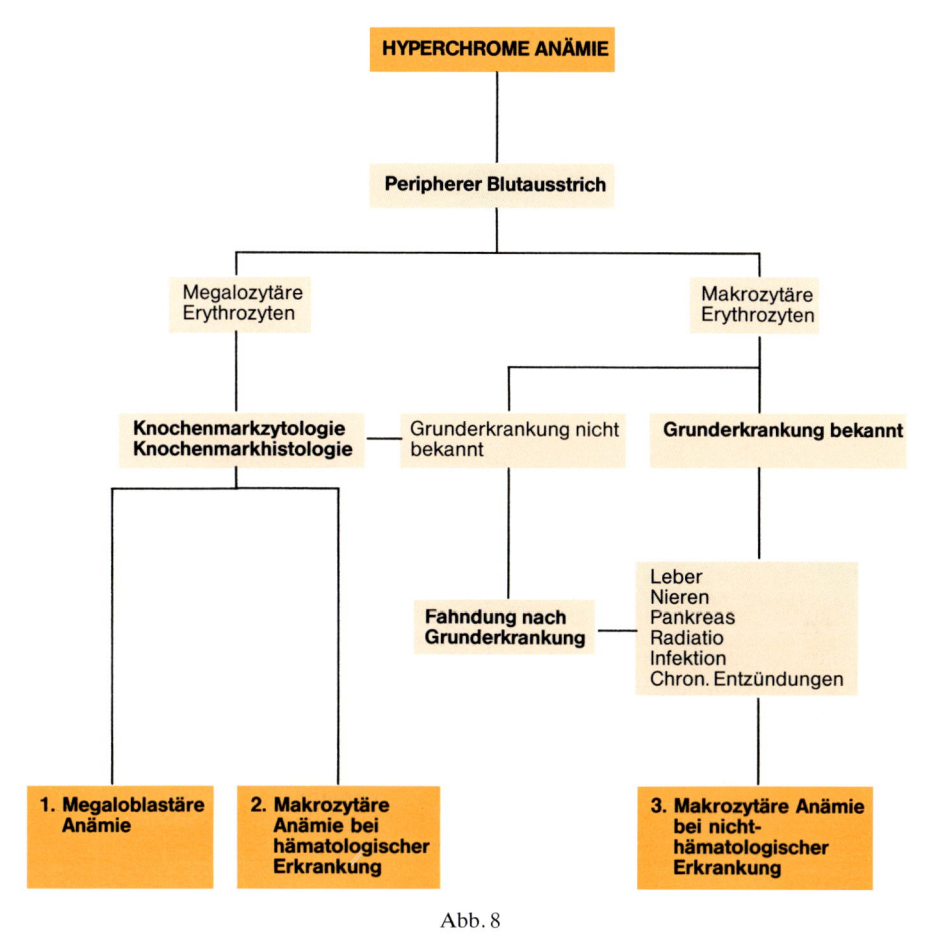

Erythrozyten, die bei Vitamin-B_{12}- und Folsäuremangel unterschiedlichster Genese auftreten und bei den sogenannten makrozytären Anämien fehlen. Makrozytäre Anämien weisen ebenfalls Erythrozyten mit vergrößertem MCV und Hyperchromie auf, lassen jedoch die typische ovale Megalozytenform vermissen.

Erhebliche differentialdiagnostische Bedeutung kommt der Knochenmarkzytologie zu. Die durch Folsäure- und Vitamin-B_{12}-Mangel bedingten Anämien weisen eine megaloblastär transformierte Erythropoese auf. Die Erythropoese ist stark hyperplastisch. Die gehäuft vorkommenden typischen Megaloblasten zeichnen sich durch ihre Größe und das typische dichte, jedoch feinnetzige Chromatingerüst der Kerne aus. Daneben sieht man Veränderungen der Granulo- und Thrombopoese, auf die unten näher eingegangen wird. Makrozytären Anämien fehlen diese typischen Knochenmarkveränderungen.

Die klinischen Symptome hyperchromer makrozytärer Anämien sind sehr heterogen und häufig von der vorliegenden Grunderkrankung abhängig. Gemeinsam ist ihnen lediglich die allgemeine Anämiesymptomatik, die wiederum stark vom Ausmaß der Anämie abhängt. Auf klinische Besonderheiten wird bei der Besprechung der einzelnen Krankheitsbilder eingegangen.

1. Megaloblastäre Anämien (Abb. 9)

Die Erkrankungsgruppe kann durch einen Vitamin-B_{12}- oder Folsäuremangel verursacht werden. Die Diagnose einer megaloblastären Anämie ist aus der Knochenmarkzytologie oder -histologie zu stellen.

Megaloblastäre Anämie durch erhöhten Vitamin-B_{12}- und/oder Folsäurebedarf: Während der Gravidität und Laktationsphase werden sehr selten megaloblastische Anämien beobachtet. Ein erhöhter Vitamin-B_{12}- und/oder Folsäureverbrauch kommt daneben bei überstürzter Zellbildung im Rahmen von Hämoblastosen und seltener bei Tumorerkrankungen vor.

Mangelnde Zufuhr von Vitamin B_{12} und/oder Folsäure: Im Rahmen allgemeiner Mangelernährung mit verminderter Vitamin-B_{12}- und/oder Folsäurezufuhr können megaloblastäre

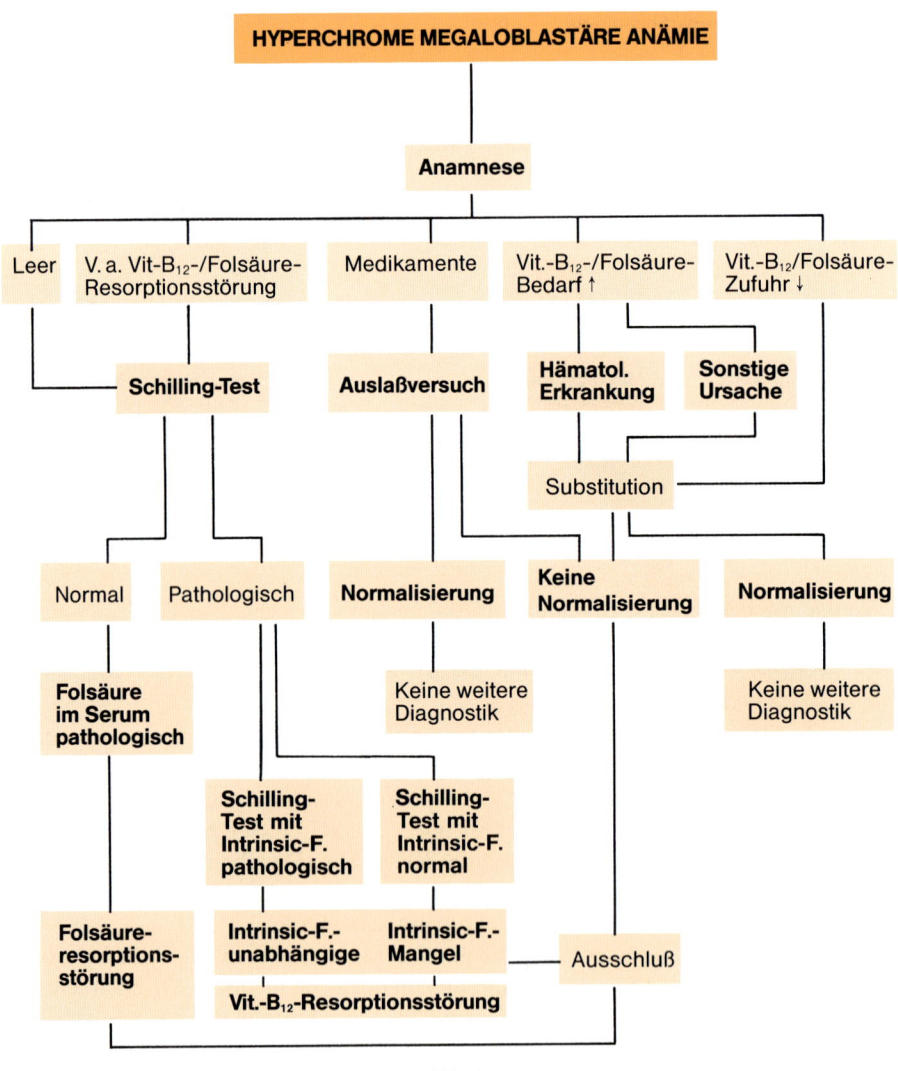

Abb. 9

Anämien auftreten. Früher wurden sie bei ausschließlich mit Ziegenmilch ernährten Kindern gesehen (Ziegenmilchanämie).

Medikamentös induzierte megaloblastäre Anämien: Tab. 15 gibt eine zusammenfassende Übersicht über die wichtigsten Medikamente und Drogen, nach deren Gabe sich eine megaloblastäre Anämie entwickeln kann. Ist anamnestisch eine Medikamenteneinnahme oder ein Alkoholabusus faßbar und kommt es nach einem Auslaßversuch zu einer Normalisierung des Blutbildes, erübrigt sich eine weitere Diagnostik. Bei persistierender Anämie sind Vitamin-B_{12}- und/oder Folsäureresorptionsstörungen auszuschließen (Abb. 9).

Folsäureresorptionsstörungen und Intrinsic-Faktor-unabhängige Vitamin B_{12}-Resorptionsstörungen: Malassimilationssyndrome, wie sie bei Glutenenteropathie, tropischer Sprue, Morbus Crohn, Darmtuberkulose, Amyloidose des Darms, exokriner Pankreasinsuffizienz und nach Ileumresektionen sowie enterokolischer oder gastrokolischer Fistel auftreten, können zu einer megaloblastären Anämie durch Vitamin-B_{12}- und/oder Folsäuremangel führen.

Ein Folsäuremangel im Rahmen einer meist klinisch faßbaren Malassimilation ist durch die Folsäurebestimmung im Serum zu diagnostizieren. Wird ein Vitamin-B_{12}-Mangel vermutet, so ist ein Schilling-Test durchzuführen. Fällt der Schilling-Test pathologisch aus, wird er unter Gabe von Intrinsic-Faktor wiederholt. Persistiert der pathologische Ausfall, liegt eine Intrinsic-Faktor-unabhängige Vitamin-B_{12}-Resorptionsstörung vor. Neben den o. g. Ursachen, die teilweise gleichzeitig für einen Folsäuremangel verantwortlich sein können, muß noch daran gedacht werden, daß ein Fischbandwurmbefall, wie er häufig in Nordeuropa, Italien und Afrika vorkommt, vorliegen könnte. Bei Lokalisation des Parasiten im Jejunum kommt es durch den Eigenverbrauch des Fischbandwurms an Vitamin B_{12} zu einer

Tab. 15. Medikamente, die eine makrozytäre bzw. megaloblastäre Anämie induzieren können.

Interferenzen mit Vitamin-B_{12}-Stoffwechsel:
PAS
Äthanol
Colchizin
Orale Kontrazeptiva (?)

Interferenzen mit Folsäurestoffwechsel
Folsäureantagonisten (Aminopterin, Amethopterin,
 Pyrimethamin, Triampteren, Trimethoprim)
Antikonvulsiva (Hydantoine)
Ovulationshemmer
Barbiturate
Cycloserin
Alkohol, Metformin, Nitrofurantoin (?)

Sonstige Medikamente (Interferenzen mit Purin- und Pyrimidinsynthese)
Cytosin-Arabinosid
Hydroxyurea
5-Fluoruracil
5-Fluordesoxyuridin
6-Mercaptopurin
Azathioprin
Thioguanin

megaloblastären Anämie, die sich nach Abgang des Wurms in tiefere Darmabschnitte spontan normalisieren kann. Die Diagnose erfolgt durch den Nachweis von Wurmeiern im Stuhl. Daneben kann eine Vitamin-B_{12}-Resorptionsstörung durch Besiedlung des Darms mit pathogenen Keimen im Rahmen eines Blind-loop-Syndroms oder bei Dünndarmstrikturen vorkommen.

Vitamin-B_{12}-Resorptionsstörung mit Intrinsic-Faktor-Mangel: Fällt bei vermuteter Vitamin-B_{12}-Resorptionsstörung der Schilling-Test pathologisch aus und normalisiert er sich nach gleichzeitiger Intrinsic-Faktor-Gabe bei der Wiederholung des Schilling-Tests nach 2–3 Tagen, kann von einem Intrinsic-Faktor-Mangel und konsekutiver Vitamin-B_{12}-Resorptionsstörung ausgegangen werden. Die Erkrankung kommt nach totalen Magenresektionen meist 3–10 Jahre postoperativ und sehr selten bei Magenkarzinom oder benignem Magentumor vor. Die häufigste Erkrankung durch Intrinsic-Faktor-Mangel ist die sogenannte perniziöse Anämie.

Perniziöse Anämie (Biermer-Anämie): Die Erkrankung tritt überwiegend im höheren Lebensalter auf, der Krankheitsbeginn ist schleichend. Anamnestische Hinweise ergeben sich durch unspezifische gastrointestinale Beschwerden, Gewichtsabnahme, allgemeine Anämiesymptome und Zungenbrennen. Vereinzelt kommt die Erkrankung im jüngeren Lebensalter vor. Bei ca. ¾ der Patienten werden neurologische Symptome wie Parästhesien an den Extremitäten und Gangstörungen beobachtet. Bei der klinischen Untersuchung fallen häufig ein hellgelbes Hautkolorit und ein leichter Sklerenikterus auf. Die glatte rote Zunge (Hunter-Glossitis) ist durch Vitamin-B_{12}-Mangel-abhängige Epithelproliferationsstörungen bedingt. Störungen der Tiefensensibilität können durch Anlegen einer vibrierenden Stimmgabel an die betroffenen Körperstellen erfaßt werden. Häufig sind Reflexabschwächungen, ataktische Störungen, seltener werden positive Pyramidenzeichen, psychische Veränderungen, neurologisch bedingte Harnblasenentleerungsstörungen und neurologisch bedingte Stuhlunregelmäßigkeiten gesehen. Die Gesamtheit der neurologischen Symptome wird als funikuläre Spinalerkrankung bezeichnet.

Es liegt eine megalozytäre hyperchrome Anämie mit verminderten Retikulozytenzahlen vor. Häufig ist eine diskrete Granulozytopenie mit relativer Lymphozytose und Thrombozytopenie faßbar. Eine deutliche Aniso- und Poikilozytose sowie Polychromasie fallen auf. Die Erythrozyten können basophil getüpfelt sein, oft lassen sich Jolly-Körperchen und Cabot-Ringe nachweisen. Auf die Morphologie der typischen Megalozyten wurde bereits eingegangen. Die Granulozyten können übersegmentierte Kerne aufweisen, eine ausgeprägte perniziöse Anämie kann im peripheren Blutausstrich Riesenstabkernige und sehr selten erythropoetische Vorstufen zeigen. Häufig fällt eine Plättchenanisozytose auf. Das Knochenmark weist eine ausgeprägte Hyperplasie der Erythropoese mit Vorherrschen von megaloblastär transformierten Zellen auf. Die typische lockere feinnetzige Chromatinstruktur der Megaloblasten ist in allen erythropoetischen Zellen sichtbar, die erythropoetischen Zellen fallen durch eine ausgeprägte Plasmabasophilie auf. Innerhalb der Granulopoese sieht man Riesenstabkernige oder Riesenmetamyelozyten. Die Megakaryozyten zeigen eine meist starke Übersegmentierung der Kerne. Etwas unspezifische Laborveränderungen sind die meist stark beschleunigte BSG, die ausgeprägte LDH-Erhöhung, eine Erhöhung des indirekten Bilirubins und des Urobilinogens, sporadisch auch eine Erhöhung des Serumeisens.

Neben den erwähnten Befunden ist für die Diagnose einer Perniziosa eine histaminrefraktäre Achylie zu fordern. Eine Magensaftanalyse und Gastroskopie mit histologischer Beurteilung von Biopsaten sollten durchgeführt werden. Bei perniziöser Anämie sind Antikörper gegen Parietalzellen des Magens in bis zu 95% der Fälle positiv nachweisbar.

Seltene Ursachen einer hyperchromen megaloblastären Anämie: Sehr selten kommen Folsäuremangelanämien durch einen angeborenen Formiminotransferasemangel vor. Die geistig retardierten Kinder zeigen eine stark vermehrte Formiminoglutaminsäureausscheidung im Urin. Bei Kindern ist daneben eine hereditäre Vitamin-B_{12}-Malabsorption mit Proteinurie und ein kongenitaler Transkobalamin-II-Mangel bekannt. Die hereditäre Orotazidurie geht mit einer megaloblastären Knochenmarktransformation, jedoch einer hypochromen Anämie einher. Das Lesch-Nyhan-Syndrom beruht auf einer Purinsynthesestörung. Die megaloblastäre Anämie tritt in den ersten Wochen nach der Geburt in Verbindung mit einer ausgeprägten Hyperurikämie auf.

2. Makrozytäre Anämie bei hämatologischer Erkrankung

Diese Anämieform kommt unter anderem bei primär hämatologischen Systemerkrankungen vor. Zu erwähnen sind akute Leukosen, myeloproliferative Syndrome und maligne Lymphome einschließlich des Plasmozytoms. Daneben wird eine Makrozytose bei aplastischen Anämien und noch häufiger bei Myelodysplasien und paroxysmaler nächtlicher Hämoglobinurie gesehen. Sämtliche erwähnten hämatologischen Krankheitsbilder können in Verbindung mit der klinischen Symptomatik aus dem peripheren Blutausstrich oder aber aus der Knochenmarkszytologie und/oder Knochenmarkshistologie diagnostiziert werden.

3. Makrozytäre Anämie bei nichthämatologischer Erkrankung

Liegt eine hyperchrome makrozytäre Anämie bei nichtbekannter Grunderkrankung vor, wird sich die Differentialdiagnose zunächst gegen den Ausschluß primär hämatologischer Systemerkrankungen richten. Bei negativem Ergebnis wird nach nichthämatologischen Grunderkrankungen zu fahnden sein (s. Abb. 8).

Chronische Lebererkrankungen, wie Leberzirrhosen oder chronisch aktive Hepatitiden, **chronische Nierenerkrankungen, chronisch-entzündliche Prozesse** und **chronische Infekte** können eine makrozytäre Anämie verursachen. Daneben sind ursächlich eine längerdauernde Therapie mit **ionisierenden Strahlen** sowie **Intoxikationen** mit Gold, Arsen oder Benzol als Ursachen makrozytärer Anämien bekannt. In seltenen Fällen kann auch eine Bleianämie (meist normo-, seltener hypochrom) makrozytär und hyperchrom sein.

Differentialdiagnostisches Spektrum

Hypochrome Anämie

Eisenmangelanämie

Infekt-/Tumoranämie

Sideroachrestische Anämie
Angeboren
Erworben/Myelodysplasie

Thalassämien
Thalassaemia major
Thalassaemia minor

Sonstige
Atypische Hämoglobine
Vitaminmangelzustände
Eiweißmangel
Hyperthyreose
Hypophysenvorderlappeninsuffizienz
Bleianämie
Hereditäre Orotazidurie
Atransferrinämie

Normochrome Anämie

Akute Blutungsanämie
Aplastische Anämie/Panmyelopathie
   mit hypozellulärem Knochenmark
   mit hyperzellulärem Knochenmark/Myelodysplasie

Hämolytische Anämie
Hereditäre Formen
   Kugelzellanämie
   Elliptozytose
   Akanthozytose
   Stomatozytose
   Sichelzellanämie
   Heinz-Innenkörper-Anämie durch instabiles Hämoglobin
   Methämoglobinämie
   Hämoglobinopathien/Thalassämien
   Erythropoetische Porphyrien
   Erythrozytäre Enzymdefekte
   Familiäre, nicht sphärozytäre hämolytische Anämien
Nichthereditäre Formen
   Exogen toxische Hämolyse
   Endogen toxische Hämolyse
   Autoimmunhämolytische Anämie
   Paroxysmale nächtliche Hämoglobinurie (PNH)
   Mechanische Hämolyse
   Hämolytischer Transfusionszwischenfall

Aplastische Krise bei hämolytischer Anämie

Hyperchrome Anämie

Megaloblastäre Anämie
Erhöhter Vit.-B_{12}-/Folsäurebedarf
Mangelnde Vit.-B_{12}-/Folsäurezufuhr
Medikamentös induziert
Folsäureresorptionsstörungen
Intrinsic-Faktor-unabhängige Vitamin-B_{12}-Resorptionsstörungen

Intrinsic-Faktor-abhängige Vitamin-B_{12}-Resorptionsstörungen, perniziöse Anämie
Seltene Ursachen

Makrozytäre Anämie bei hämatologischen Erkrankungen
Akute Leukosen
Myeloproliferative Syndrome
Maligne Lymphome/Plasmozytom
Myelodysplasien/Panzytopenie mit hyperplastischem Mark
Aplastische Anämie

Makrozytäre Anämie bei nichthämatologischen Erkrankungen
Chronische Lebererkrankungen
Chronische Nierenerkrankungen
Chronisch entzündliche Prozesse/Infekte
Ionisierende Strahlen
Intoxikationen

Literatur

BEGEMANN H, RASTETTER J. Klinische Hämatologie. 3. Aufl. Stuttgart: Thieme 1986; 215–414.
BUDMIGER H. Die idiopathische Kälteagglutininkrankheit. Schweiz Med Wochenschr 1988; 118: 52–7.
HUNSTEIN W, HO AD. Diagnostik bei Myelodysplasie-Syndrom. Deutsch Med Wochenschr 1987; 2: 60–2.
LAYTON DM, MUFTI GJ. The myelodysplastic syndroms. Br Med J 1988; 6: 324–5.
WINTROBE MM. Clinical Hematology, 8th ed. 1981; 527–987 u. 1011–33.

Polyglobulie

I. MEUTHEN und B. MÖDDER

Definition und Abgrenzung

Polyglobulien zeichnen sich durch eine Vermehrung der Erythrozytenzahl bzw. des Hämatokrits und des Hämoglobins aus.
Normalbereiche:
Männer   Hb 14–18 g/100 ml
         Erythrozyten 4,5–6 Mill./µl
         HKT 40–48%
Frauen   Hb 12–16 g/100 ml
         Erythrozyten 4–5,5 Mill./µl
         HKT 38–44%

Wegen der völlig differenten therapeutischen Konsequenzen haben differentialdiagnostische Überlegungen das Ziel, myeloproliferative Syndrome mit Polyglobulie (Polycythaemia vera, Osteomyelofibrose) von sogenannten sekundären oder symptomatischen Polyglobulien abzugrenzen. Während die myeloproliferativen Syndrome zu den primären hämatologischen Systemerkrankungen gerechnet werden, sind sekundäre Polyglobulien reaktive Blutbildveränderungen bei primär nicht hämatologischen Erkrankungen. Diesen beiden Erkrankungsgruppen steht als dritte die relative Polyglobulie oder Pseudopolyglobulie gegenüber, bei der die Polyglobulie durch eine Verminderung des Plasmavolumens bei jedoch absolut normaler Erythrozytenzahl bedingt ist.

Diagnostisches Vorgehen

Polyglobulie (Abb. 1 und 2)

Ergibt sich aufgrund einer Polyglobulie in Verbindung mit Leuko- und Thrombozytose, Eosinophilie und/oder Basophilie sowie Hepato- und/oder Splenomegalie der Verdacht auf eine Polycythaemia vera oder Osteomyelofibrose, wird der nächste Schritt die Bestimmung der alkalischen Leukozytenphosphatase und die Beckenkammbiopsie sein (Abb. 1). Dadurch läßt sich einerseits der entscheidende Weg zur Differentialdiagnose zwischen myeloproliferativem Syndrom und sekundärer Polyglobulie beschreiten, andererseits kann eine Polycythaemia vera von einer Osteomyelofibrose im polyglobulen Stadium differenziert werden.

Ist ein myeloproliferatives Syndrom ausgeschlossen, weist das weitere differentialdiagnostische Vorgehen in Richtung einer sekundären Polyglobulie (Abb. 2). Als Screening-Untersuchungen werden neben eingehender Anamneseerhebung und klinischer Untersuchung (einschl. neurologischem Status) folgende Untersuchungen empfohlen: großer Laborstatus, Thorax-Röntgenaufnahmen in zwei Ebenen, Lungenfunktionsprobe (einschl. Blutgasanalyse), EKG, Sonographie des Abdomens und evtl. eine i. v. Pyelographie. Mit diesen Maßnahmen ist der Ausschluß der meisten kardiogenen, pulmonalen und nephrogenen Polyglobulien möglich. Weitere invasive diagnostische Schritte bleiben vorbehalten. Zum

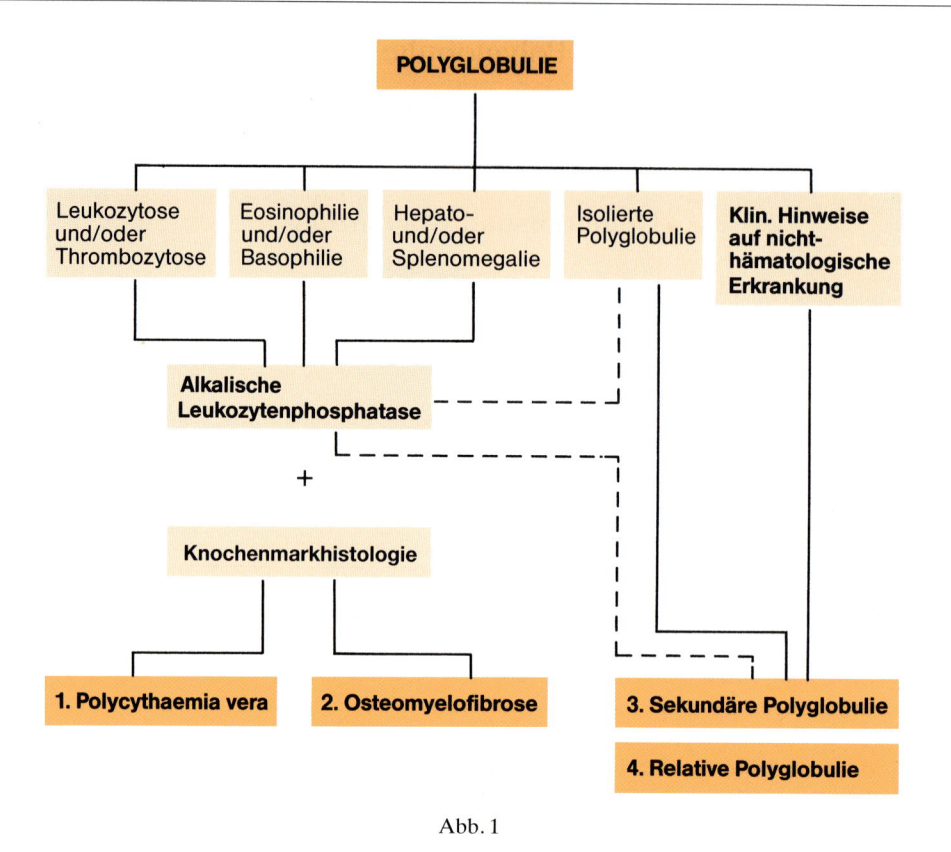

```
                        ┌─────────────────┐
                        │   POLYGLOBULIE  │
                        └────────┬────────┘
                                 │
   ┌──────────┬──────────┬───────┼────────┬──────────┐
   │          │          │       │        │          │
Leukozytose  Eosinophilie  Hepato-  Isolierte  Klin. Hinweise
und/oder     und/oder      und/oder  Polyglobulie  auf nicht-
Thrombozytose Basophilie   Splenomegalie          hämatologische
                                                   Erkrankung
```

Abb. 1: (Flußdiagramm zur Differentialdiagnose der Polyglobulie)

- Alkalische Leukozytenphosphatase
- + Knochenmarkhistologie
- 1. Polycythaemia vera
- 2. Osteomyelofibrose
- 3. Sekundäre Polyglobulie
- 4. Relative Polyglobulie

Ausschluß neurogener Ursachen darf auf neurologische Untersuchungstechniken verwiesen werden.

Schließlich verbleiben endokrine Erkrankungen, deren Verdachtsdiagnose meist anamnestisch und bei der klinischen Untersuchung gestellt werden kann. Die Eosinopenie beim Cushing-Syndrom gibt zusätzliche Hinweise, Hormonanalysen müssen sich anschließen. Chronische Intoxikationen, ein starker Nikotinabusus und ein längerer Höhenaufenthalt sind anamnestisch faßbar. Atypische Hämoglobine und Methämoglobin sind laboranalytisch bestimmbar. An die verbleibenden sekundären Polyglobulien sollte nach Ausschluß der eben besprochenen Ursachen gedacht werden.

1. Polycythaemia rubra vera (Morbus Vaquez-Osler)

Klinische Leitsymptome der Polycythaemia vera sind neben der unterschiedlich ausgeprägten Plethora von Haut und Schleimhäuten (die auch bei sekundären Polyglobulien beobachtet werden kann), die Splenomegalie (in ca. 70%) und die Hepatomegalie (in ca. 50%). Wenn sich Leber- und Milzvergrößerung der Palpation entziehen, ist die Diagnose praktisch immer sonographisch zu sichern. Blutdruckerhöhungen werden gelegentlich beobachtet.

Die subjektiven Symptome der Polycythaemia vera sind eher uncharakteristisch (Schwindel, Schwitzen, Kopfschmerzen, Angina pectoris, Ohrensausen, Konzentrationsschwäche, rasche Ermüdbarkeit, Hautjucken) und differentialdiagnostisch nicht sicher zu verwerten.

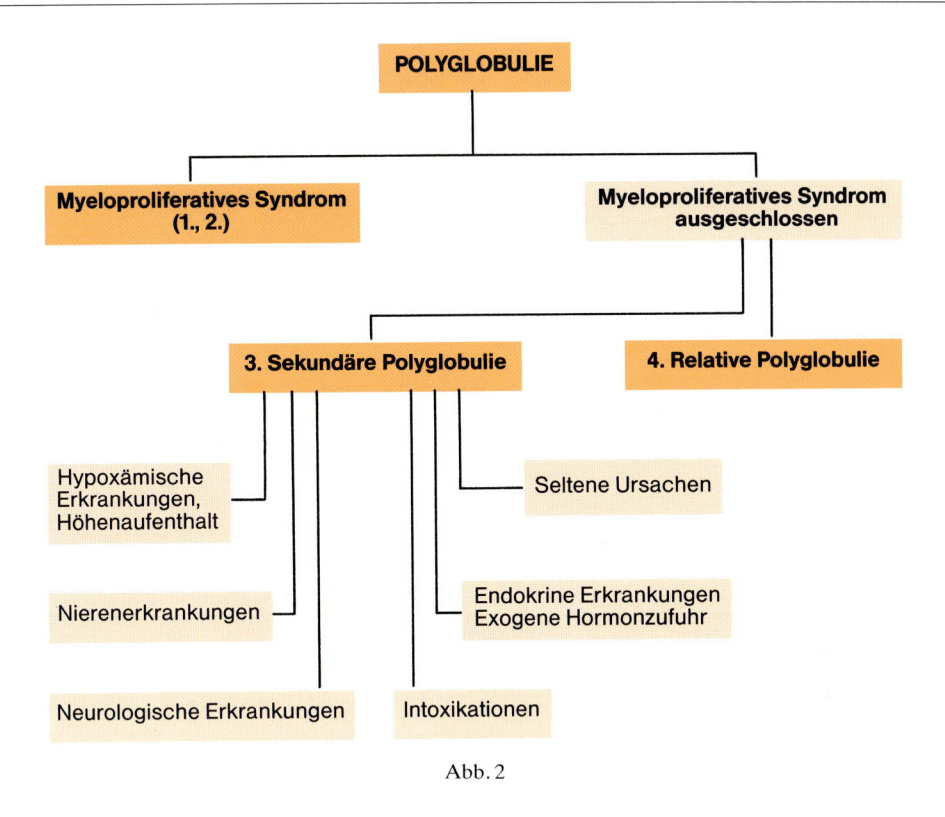

```
                            POLYGLOBULIE
                    ┌───────────┴───────────┐
        Myeloproliferatives Syndrom    Myeloproliferatives Syndrom
              (1., 2.)                      ausgeschlossen
                                    ┌───────────┴───────────┐
                           3. Sekundäre Polyglobulie    4. Relative Polyglobulie
```

- Hypoxämische Erkrankungen, Höhenaufenthalt
- Seltene Ursachen
- Nierenerkrankungen
- Endokrine Erkrankungen, Exogene Hormonzufuhr
- Neurologische Erkrankungen
- Intoxikationen

Abb. 2

Der Krankheitsverlauf kann durch venöse und arterielle Thrombosen bzw. Embolien, Haut- und Schleimhautexulzerationen und selten durch eine gesteigerte Blutungsbereitschaft (paradoxe Blutungsneigung) kompliziert werden.

Das mittlere Erkrankungsalter liegt bei 60 Jahren. Männer erkranken gering häufiger als Frauen (1,2:1). Juden erkranken auffällig häufig, Angehörige der schwarzen Rasse sind äußerst selten betroffen.

Laborbefunde können entscheidend zur klinischen Verdachtsdiagnose einer Polycythaemia vera beitragen und ermöglichen überwiegend die Abgrenzung von sekundären Polyglobulien. Neben der Erythrozytenvermehrung (meist über 7 Mill./µl) sind eine Leukozytose (in ca. 75%), eine Thrombozytose bzw. Thrombozythämie (in ca. 80%), eine Eosino- und/oder Basophilie für eine Polycythaemia vera charakteristisch. Wegen der stärkeren Erythrozytenvermehrung im Verhältnis zur Hämoglobinmenge sind die Erythrozyten häufig hypochrom. Selten können in Anfangsstadien Vorstufen der weißen (bis hin zu den Myelozyten) oder roten Zellreihe im peripheren Blutausstrich gesehen werden. Die Linksverschiebung findet sich meist erst bei extramedullärer Blutbildung größeren Ausmaßes.

Der Index der alkalischen Leukozytenphosphatase (ALP) ist typischerweise meist auf ca. 200 erhöht. Wie aus Tab. 1 ersichtlich, findet sich bei einer großen Anzahl von Erkrankungen ebenfalls eine Erhöhung der alkalischen Leukozytenphosphatase, jedoch ist das Ausmaß der ALP-Erhöhung für die Diagnose einer Polycythaemia vera differentialdiagnostisch zu

Tab. 1. **Differentialdiagnose der pathologischen alkalischen Leukozytenphosphatase (Normalwert: ALP-Index 10–100).**

Erniedrigte oder fehlende Aktivität	Erhöhte Aktivität
Chron. myeloische Leukämie	Polycythaemia vera (meist um 200 und höher)
Marchiafava-Anämie (PNH)	Osteomyelofibrose
Aphosphatasie	essentielle Thrombozythämie
Manchmal bei:	akute Leukosen
Eisenmangelanämie	maligne Lymphome
Sideroachrestische Anämie	Plasmozytom
Hämolysen	solide Tumoren
Osteomyelofibrose	aplastische Anämie
	entzündliche Prozesse
	Gewebsnekrosen
	megaloblastäre Anämie

verwerten. Charakteristisch ist ferner eine stark erniedrigte BSG und eine LDH-Erhöhung. Retikulozytose und Hyperurikämie sind differentialdiagnostisch nicht sicher verwertbar.

Zur Abgrenzung der Polycythaemia vera von einer Osteomyelofibrose im polyglobulen Stadium ist eine histologische Knochenmarkuntersuchung nach Beckenkammbiopsie indiziert. Bei jedem Verdacht auf ein myeloproliferatives Syndrom ist die histologische Knochenmarkdiagnostik der Knochenmarkzytologie vorzuziehen. Neben der besseren Quantifizierbarkeit der Knochenmarkzellsysteme und der Beurteilbarkeit des Knochengewebes selbst bietet sie auch den Vorteil, den Übergang einer Polycythaemia vera in ein anderes myeloproliferatives Syndrom (chronisch-myeloische Leukämie, Osteomyelofibrose), in eine Panmyelopathie oder eine akute Leukose frühzeitig zu erfassen. Tab. 2 zeigt einige knochenmarkhistologische differentialdiagnostische Charakteristika zwischen Polycythaemia vera und Osteomyelofibrose (OMF). Wie bereits erwähnt, kann eine Polycythaemia vera im fortgeschrittenen Stadium in eine Osteomyelofibrose übergehen und eine entsprechende Knochenmarkhistologie aufweisen, andererseits bestehen manchmal im Initialstadium einer

Tab. 2. **Histologische Kriterien (Knochenmarkbiopsie) zur Differentialdiagnose Polycythaemia vera/Osteomyelofibrose.**

Polycythaemia vera	Osteomyelofibrose
Hyperzellularität des KM ~80% hämopoetische Zellen	Fibröse Umwandlung des Knochenmarks
Hyperplastische Erythropoese mit Erythropoeseinseln	Restinseln von hämopoetischen Zellen
Diffus vermehrte Granulopoese	Anfangs gelegentlich zirkumskripte Marknekrosen mit normaler oder hyperplastischer Hämopoese
Megakaryozytenvermehrung	Riesenzellen (Megakaryozyten, Retikulumzellen, Sinusendothelien)
Megakaryozytennekrose	
Riesenmegakaryozyten	
Fehlende Eisenspeicherung in Retikulumzellen	Retikulinfaservermehrung
Retikulinfaservermehrung	Kollagenfaserbildung
Keine Knochenneubildung	Bildung von Osteoidtrabekeln (Knochenneubildung)

Tab. 3. **Kriterien zur Diagnose einer Polycythaemia vera (Polycythaemia-vera-Study-Group).**

Gruppe A	Gruppe B
1. Erythrozyten-Gesamtvolumen: Männer >36 ml/kg Frauen >32 ml/kg	1. Thrombozyten >400000/mm^3
	2. Leukozyten >12000/mm^3 (keine Infektion, kein Fieber)
2. Arterielle O$_2$-Sättigung >92%	3. Alkalische Leukozytenphosphatase >100 (keine Infektion, kein Fieber)
3. Splenomegalie	4. Vit.-B$_{12}$-Bindungskapazität >2200 pg/ml oder Vitamin B$_{12}$ im Serum über 900 pg/ml

Osteomyelofibrose (polyglobules Stadium der OMF) differentialdiagnostische Probleme in der Abgrenzung von einer Polyzythämie.

Nach der Polycythaemia-vera-Study-Group kann die Diagnose einer Polycythaemia vera gestellt werden, wenn drei Kriterien der Gruppe A oder A1 und A2 mit zwei Kriterien der Gruppe B bei einem Patienten beobachtet werden (Tab. 3). Dazu ist anzumerken, daß Patienten mit Polycythaemia vera im Gegensatz zu Patienten mit sekundären Polyglobulien eine erhöhte Vitamin-B$_{12}$-Bindungskapazität aufweisen, möglicherweise durch einen von Granulozyten sezernierten Vitamin-B$_{12}$-Bindungsfaktor bzw. als Ausdruck einer erhöhten Granulozytengesamtmasse. Im klinischen Alltag ist die Bestimmung der Vitamin-B$_{12}$-Bindungskapazität oder von Vitamin B$_{12}$ im Serum zur Diagnose einer Polycythaemia vera nicht notwendig. Dasselbe gilt für die Bestimmung des Erythrozytenvolumens mittels 51-Chrom-Markierung bzw. für die Bestimmung des Plasma- und Blutvolumens mittels jodmarkierten Albumins.

2. Osteomyelofibrose (OMF)

Lediglich das Anfangsstadium einer OMF (polyglobules Stadium) kann differentialdiagnostische Probleme gegenüber einer Polycythaemia vera bieten. Die OMF ist ebenfalls eine Erkrankung des mittleren bis höheren Erwachsenenalters. Neben einer Hepatosplenomegalie kommen im Anfangsstadium Vermehrung der Erythrozytenzahl, der Leukozytenzahl und der Thrombozytenzahl vor. Eosino- und Basophilie können auftreten. Im peripheren Blutausstrich ist eine pathologische Linksverschiebung der Granulozyten bis hin zu den Myeloblasten charakteristisch. Typischerweise treten auch erythropoetische Vorstufen in der Peripherie auf. Wie erwähnt, ist der Index der alkalischen Leukozytenphosphatase normal oder erhöht. Im Verlauf der Erkrankung kommt es zur Ausbildung einer normochromen Anämie und Thrombozytopenie bei persistierender Leukozytose mit pathologischer Linksverschiebung. Auch in den Initialstadien der OMF kann die Diagnose praktisch immer aus der Knochenmarkbiopsie gesichert werden (s. Tab. 2).

3. Sekundäre Polyglobulien

Die klinische Symptomatik einer sekundären Polyglobulie muß sich nicht gravierend von der einer Polycythaemia vera unterscheiden. Häufig erhält man jedoch bereits anamnestisch und klinisch Hinweise auf eine nichthämatologische Grunderkrankung als Ursache der reaktiven Erythrozytenvermehrung. Pathogenetisch liegt diesen Erkrankungen überwiegend eine abnorme Stimulation der Erythropoese durch Erythropoetin oder durch andere die Erythropoese stimulierende Substanzen zugrunde.

Hypoxämische Erkrankungen: Eine chronische Erniedrigung des arteriellen Sauerstoffpartialdrucks führt zu reaktiver Erythrozytenvermehrung. Die häufigste Ursache ist eine chronische Ateminsuffizienz bei chronischen Lungenerkrankungen, beim Zustand nach Lungenresektionen, bei Thoraxdeformitäten, bei Adipositas und beim Pickwick-Syndrom.

Chronische Linksherzinsuffizienz und Herzvitien, vor allem kongenitaler Art bzw. Herzvitien mit Rechts-Links-Shunt bedingen über denselben pathogenetischen Mechanismus eine Polyglobulie. Bei kardialen Erkrankungen wird die sekundäre Polyglobulie häufig zusätzlich durch eine relative Polyglobulie im Rahmen der Ödemneigung verstärkt. Gemeinsame klinische Leitsymptome bei pulmonalen und kardialen Erkrankungen sind Dyspnoe, Zyanose, Trommelschlegelfinger und Uhrglasnägel. Symptome einer Rechtsherzinsuffizienz können dazukommen. Die Diagnosen der genannten Erkrankungen werden durch Lungenfunktions- und Blutgasanalyse gesichert. Thorax-Röntgenaufnahmen in zwei Ebenen sind obligat. Daneben steht das gesamte Spektrum der nichtinvasiven und invasiven kardiologischen Diagnostik zur Verfügung.

Eine chronische Kohlenmonoxidvergiftung, wie sie auch beim starken inhalativen Rauchen vorliegt (hier evtl. mit Leukozytose), kann Ursache einer sekundären Polyglobulie sein. Ein längerer **Aufenthalt in großen Höhen** ab ca. 6 Wochen führt zu reaktiver Erythrozytenvermehrung.

Kongenitale Hämoglobinopathien (Hämoglobin Capetown, Malmö, Rainier usw.) und ein kongenitaler 2,3-Diphospho-Glyzerat-Mangel bedingen eine verminderte Sauerstoffabgabe vom Hämoglobinmolekül an die Gewebe und verursachen auf diesem Wege eine Polyglobulie. Die pathologischen Hämoglobintypen können durch die Hämoglobinelektrophorese identifiziert werden. Die Bestimmung der Erythrozytenenzyme deckt einen Mangel an 2,3-DPG-Mutase oder einen erhöhten ATP-Gehalt der Erythrozyten bei Diphosphoglyzeratmangel auf.

Bei kongenitalen Methämoglobinämien kommen Polyglobulien obligat vor, erworbene Methämoglobinämien zeigen äußerst selten leichte Formen einer Erythrozytose. Methämoglobin kann färberisch im Blutausstrich nachgewiesen werden. Daneben steht die spektroskopische Methämoglobinbestimmung im Blut zur Verfügung. Auch durch Sulfhämoglobinbildung (z. B. durch Phenacetin, Sulfonamide, Trinitrotoluol) können Polyglobulien entstehen.

Nierenerkrankungen: Nierenzysten, Zystennieren, Hydronephrosen, Nierentumoren (vor allem das Nierenzellkarzinom) und Nierenarterienstenosen können Ursachen von sekundären Polyglobulien sein. Die Diagnose wird sonographisch, durch i. v. Pyelographie, Computertomographie, Angiographie bzw. DSA und Isotopennephrographie gesichert. Sogenannte Posttransplantationserythrozytosen wurden nach Nierentransplantation gesehen.

Neurologische Erkrankungen: Unter neurologische Erkrankungen mit reaktiver Polyglobulie fallen Enzephalitiden, Meningitiden, Tumoren am dritten Ventrikel und die Huntington-Chorea. Die neurologische Symptomatik ist wegweisend.

Intoxikationen: Bei Vergiftungen mit Benzol, Kupfer, Blei, Quecksilber, Anilin, Phosphor, Mangan, Arsen und Kobalt können leichte Polyglobulien auftreten.

Endokrine Erkrankungen und exogene Hormonzufuhr: Ein Morbus Cushing und eine langdauernde Kortikosteroidtherapie zählen zu den endokrinen Ursachen einer sekundären Polyglobulie. Im Gegensatz zu einer Polycythaemia vera liegt bei Hyperkortizismus eine Eosinopenie vor. Die Diagnose eines Morbus Cushing bzw. Cushing-Syndroms ist hormonanalytisch und durch radiologische Methoden zu sichern.

Sekundäre Polyglobulien werden bei androgenproduzierenden Tumoren und exogener Androgenzufuhr beobachtet. Der Androgen- und Steroideffekt auf die Erythropoese ist entweder erythropoetinunabhängig oder verstärkt die Erythropoetinwirkung. Selten werden

Polyglobulien im Rahmen einer Hyperthyreose evident. Wegen der gleichzeitigen Vermehrung des Plasmavolumens wird die Erythrozytenvermehrung maskiert.

Seltene Ursachen einer sekundären Polyglobulie: Bei chronischen Magen-Darm-Erkrankungen, insbesondere dem chronischen Ulkusleiden, sowie bei Splenomegalie unterschiedlicher Genese (Milztuberkulose, Milzzysten), kommen Polyglobulien vor. Tumoren der Leber, der Ovarien, der Lungen, des Thymus und des Uterus sowie das Phäochromozytom kommen in Verbindung mit Polyglobulien vor, wobei die Tumoren wahrscheinlich über eine Erythropoetineigenproduktion oder über die Herstellung erythropoetinstimulierender Substanzen die Erythrozytose verursachen. Im Initialstadium von Erythroleukämien und Leukosen wurden Polyglobulien gesehen. Äußerst selten sind sogenannte familiäre Erythrozytosen mit kongenital erhöhter Erythropoetinherstellung und rezessivem Erbgang. Alkoholiker und sogenannte Managertypen zeigen manchmal eine sogenannte Streßerythrozytose.

4. Relative Polyglobulien oder Pseudopolyglobulien

Die Erkrankungen kommen bei Verminderung des Plasmavolumens durch Flüssigkeitsverluste oder Flüssigkeitsverschiebungen vom Intra- in den Extravasalraum vor. Sie sind klinisch meist eindeutig schon aufgrund ihrer Symptomatik von einer Polycythaemia vera und meist auch von sekundären Polyglobulien zu differenzieren. Die klinische Verdachtsdiagnose kann durch Behebung der relativen Polyglobulie nach entsprechender Therapie bestätigt werden. Im klinischen Alltag wird eine Blutvolumenbestimmung zur Diagnosesicherung kaum erforderlich sein.

Sogenannte lokale relative Polyglobulien werden bei Paresen einzelner Extremitäten mit entsprechender Veränderung der Fließeigenschaften des Blutes und bei Kältezyanose beobachtet. Eine differentialdiagnostische Bedeutung innerhalb dieses Kapitels kommt den lokalen Polyglobulien jedoch nicht zu.

Differentialdiagnostisches Spektrum

Primäre Polyglobulien

Myeloproliferative Syndrome
Polycythaemia rubra vera
Osteomyelofibrose (polyglobules Stadium)

Sekundäre Polyglobulien

Hypoxämische Polyglobulien
Chronische Lungenerkrankungen
Z. n. Lungenresektion
Thoraxdeformitäten
Adipositas
Pickwick-Syndrom
Herzinsuffizienz
Herzvitien
Chronische CO-Vergiftung
Höhenaufenthalt

Hämoglobinopathien
Erythrozytenenzymdefekte
Methämoglobinämie
Sulfhämoglobinämie

Renal bedingte Polyglobulien
Nierenzysten
Zystennieren
Nierentumoren
Hydronephrosen
Nierenarterienstenosen

Zentral bedingte Polyglobulien
Enzephalitiden
Meningitiden
ZNS-Tumoren
Huntington-Chorea

Endokrin bedingte Polyglobulien
Morbus Cushing
Cushing-Syndrom
Exogener Hyperkortizismus
Androgenproduzierende Tumoren
Exogene Androgenzufuhr
Hyperthyreose

Sonstige Ursachen
Chronisches Magenulkus
Splenomegalien ohne Vorliegen
eines myeloproliferativen Syndroms
Milzzysten

Lebertumoren
Ovarialtumoren
Lungentumoren
Thymustumoren
Intoxikationen
Uterustumoren
Phäochromozytom
Erythroleukämien
Akute Leukosen
Familiäre Erythrozytose
Streßerythrozytose

Relative Polyglobulie/Pseudopolyglobulie

Literatur

AUGER B, HAUG U, SEIDLER R, HEIMPEL H. Polycythemia vera. A clinical study of 141 patients. Blut 1989; 59: 493–500.
BEGEMANN H, RASTETTER J. Klinische Hämatologie. Stuttgart: Thieme 1986: 421–442.
BRÜCHER H. Knochenmarkzytologie. Stuttgart, New York: Thieme 1986: 179–83, 185–87.
HOFFBRAND A V, PETTIT J E. Clinical Hematology Illustrated. Edinburgh: Churchill Livingstone 1987.
QUEISSER W. Das Knochenmark. Stuttgart: Thieme 1978: 295–351.
QUEISSER W. Idiopathische familiäre Polyglobulie. DMW 1988; 21: 851–856.
WINTROBE MM. Clinical Hematology. 1981; 991–996 u. 1596–1626.
ZANKOVICH R, THIELE F, MÖDDER B, STEINBERG T, SIMON K G, FISCHER R, DIEHL V. Die sogenannte primäre (idiopathische) Osteomyelofibrose/-sklerose (OMF) im Rahmen chronischer myeloproliferativer Erkrankungen. Med Klinik 1988; 19: 617.

Hämorrhagische Diathese

B. Mödder und I. Meuthen

Definition und Abgrenzung

Unter »hämorrhagischer Diathese« versteht man eine pathologische Blutungsneigung, d. h. das Auftreten von spontanen Blutungen (außer der Menstruation) oder solchen ohne adäquates Trauma. Somit beruht eine hämorrhagische Diathese auf einer oder mehreren Störungen des Mechanismus der Gefäßabdichtung. Dem kann zugrunde liegen eine Störung der Gefäße selbst, der plasmatischen Gerinnungsfaktoren, der Thrombozyten oder auch eine kombinierte Erkrankung. Es läßt sich in erster Annäherung daher eine vaskuläre Blutungsneigung von einer plasmatischen und einer thrombozytär bedingten unterscheiden.

Diagnostisches Vorgehen (Abb. 1)

Bereits der **Blutungstyp**, wie er sich bei der Anamnese und Untersuchung des Patienten ergibt, läßt meist Rückschlüsse auf zugrundeliegende Pathomechanismen zu. Dies kann jedoch erschwert sein bei primär oder sekundär kombinierten Störungen. Im allgemeinen verursacht eine thrombozytopenische, thrombozytopathische oder vaskulär bedingte Blutungsneigung eine eher kleinfleckige Blutung in Haut und Schleimhäuten an zahlreichen Stellen (Petechien), eine plasmatische Gerinnungsstörung eher ausgedehnte, tiefreichende Blutungsherde oder Gelenkblutungen, oft auch unilokulär. Jedoch gelingt diese Unterscheidung nicht immer.

Es empfiehlt sich, bei einer hämorrhagischen Diathese die zugrundeliegende Ursache zunächst einer der genannten Gruppen (thrombozytär, vaskulär, plasmatisch oder kombiniert) zuzuordnen. Neben reinen anamnestischen und klinischen Anhaltspunkten hat sich sehr bewährt, als erste Laboruntersuchung zunächst den sogenannten »Gerinnungsstatus« zu erfassen. Er ergibt sich aus einer Kombination relativ einfacher Teste, welche zusammen das gesamte Gerinnungssystem abdecken, so daß bei einer umschriebenen Störung wenigstens ein Test pathologisch ausfällt. Gleichzeitig ist oft aus der vorliegenden Kombination von normal bzw. pathologisch ausfallenden Tests schon eine Einordnung der Gerinnungsstörung in eine der genannten Gruppen möglich. Meist werden die folgenden Untersuchungen durchgeführt: **Thrombozytenzahlbestimmung, Blutungszeit** (am besten nach Ivy), **partielle Thromboplastinzeit, Thromboplastinzeit** (nach Quick), **Thrombinzeit** und **Fibrinogen** quantitativ.

Da die Thrombozyten mit ihren verschiedenen Funktionen an mehreren Orten der Blutstillung wesentlich beteiligt sind und sowohl durch eine stark verminderte Zahl als auch durch verminderte Qualität auffallen können, läßt sich eine thrombozytopenische von einer thrombozytopathischen Blutungsneigung unterscheiden. Verlängerte Blutungszeit und ein positiver Rumpel-Leede-Test lassen insbesondere an eine thrombozytäre Störung denken, seltener kommt eine vaskuläre Blutungsneigung in Frage. Eine plasmatische Gerinnungsstörung und oft auch ein vaskulärer Defekt ergeben dagegen insoweit normale Ergebnisse. Zeigt sich bei den orientierenden Untersuchungen eine wesentlich verminderte Thrombozytenzahl, so muß eine thrombozytopenische Blutung angenommen werden.

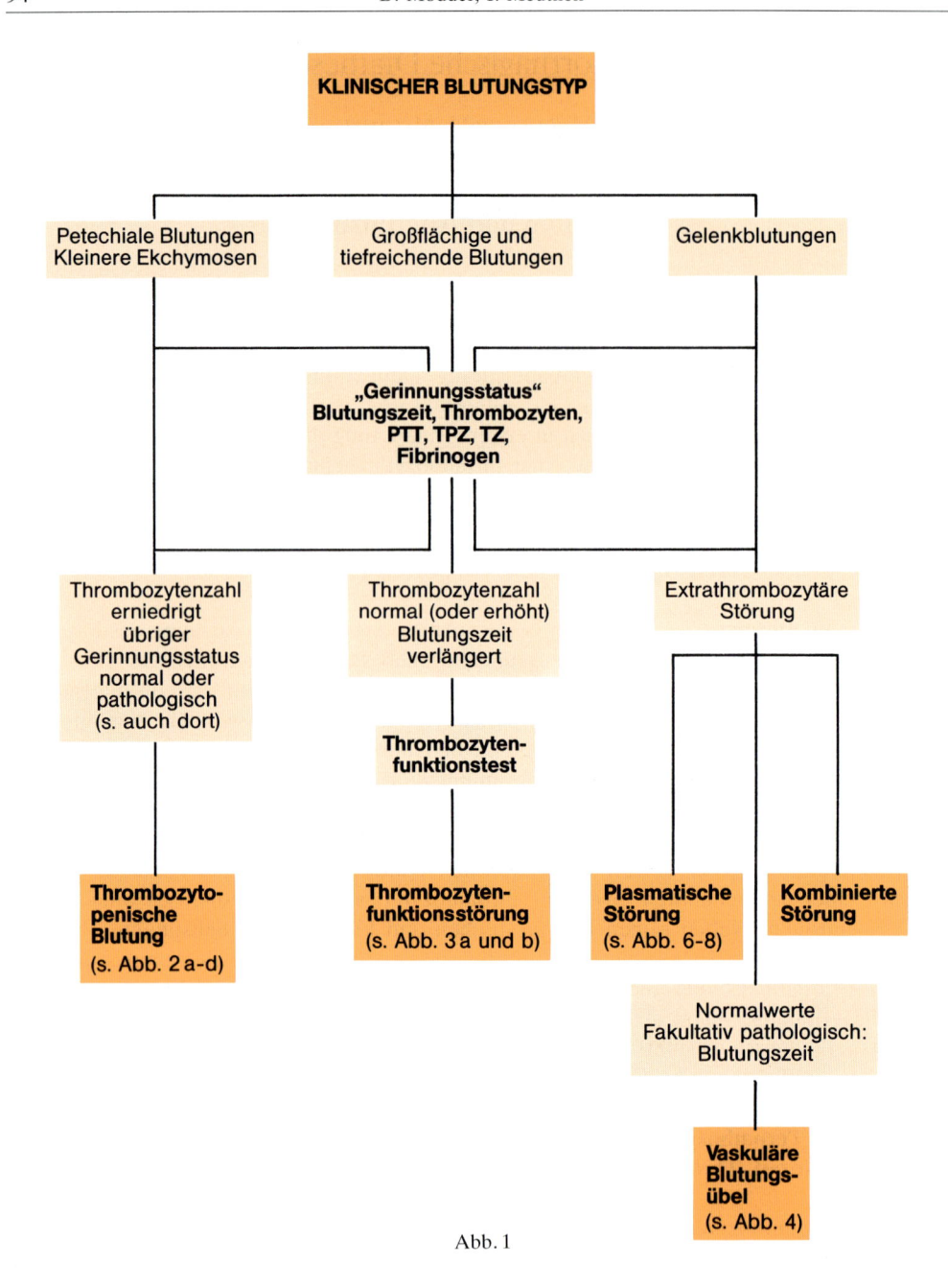

```
                    ┌─────────────────────────┐
                    │  KLINISCHER BLUTUNGSTYP │
                    └─────────────────────────┘
```

Flussdiagramm:

- **KLINISCHER BLUTUNGSTYP** verzweigt in:
  - Petechiale Blutungen / Kleinere Ekchymosen
  - Großflächige und tiefreichende Blutungen
  - Gelenkblutungen

- „Gerinnungsstatus" Blutungszeit, Thrombozyten, PTT, TPZ, TZ, Fibrinogen

  - Thrombozytenzahl erniedrigt, übriger Gerinnungsstatus normal oder pathologisch (s. auch dort) → **Thrombozytopenische Blutung** (s. Abb. 2 a–d)
  - Thrombozytenzahl normal (oder erhöht), Blutungszeit verlängert → Thrombozytenfunktionstest → **Thrombozytenfunktionsstörung** (s. Abb. 3 a und b)
  - Extrathrombozytäre Störung →
    - **Plasmatische Störung** (s. Abb. 6–8)
    - **Kombinierte Störung** → Normalwerte, Fakultativ pathologisch: Blutungszeit → **Vaskuläre Blutungsübel** (s. Abb. 4)

Abb. 1

Thrombozytopenische Blutungen

Unter einer Thrombozytopenie versteht man eine Verminderung der Thrombozytenzahl im Blut unter 150000/mm^3. Im allgemeinen tritt eine wesentliche Störung der Blutstillung erst bei einer Thrombozytenzahl unter 30000/mm^3 auf, wenn nicht noch weitere Faktoren hinzukommen. Bei den im folgenden erwähnten Erkrankungen muß nicht stets eine schwere

Tab. 1. Ursachen einer Thrombozytopenie.

Thrombozytenlebenszeit normal (verminderte Produktion)
Thrombozytenlebenszeit verkürzt (Produktion oft erhöht)
Pathologische Thrombozytenspeicherung bei Splenomegalie (Pooling)
Infektiös bedingte Thrombozytopenien und solche unklarer Genese

Thrombozytopenie mit hämorrhagischer Diathese vorliegen, es werden auch asymptomatische Thrombozytopenien mit abgehandelt.

Erwähnt sei an dieser Stelle das gelegentlich auftretende Phänomen einer erhöhten Aggregationsneigung der Plättchen im EDTA-Blut, wie es üblicherweise zur automatisierten Zählung verwandt wird. Es können falsch-niedrige Thrombozytenwerte bestimmt werden, so daß man von einer Pseudothrombozytopenie sprechen kann.

Grundsätzlich lassen sich 4 Pathomechanismen einer Thrombozytopenie unterscheiden: die verminderte Produktion, der beschleunigte Abbau, eine pathologische Verteilung im Organismus sowie unklare Mechanismen, zum Teil im Zusammenhang mit infektiösen Prozessen. Diese Gruppen sind in Tab. 1 zusammengestellt.

Thrombozytopenien mit meist normaler Thrombozytenlebenszeit (Abb. 2a)

Unter allen Ursachen für Thrombozytopenien sind solche mit beschleunigtem Abbau am häufigsten. Da der beschleunigte Abbau jedoch nicht mit einfacher Methodik nachweisbar ist, wird man bei der praktischen Differentialdiagnostik meist zunächst Ursachen für eine verminderte Plättchenproduktion ausschließen. Hierzu dient neben der Anamnese und evtl. vorhandenen anderen Leitsymptomen die morphologische Untersuchung des Knochenmarkes. Da bei einer Reihe von Erkrankungen, insbesondere solchen infektiöser Natur, der Mechanismus der Thrombozytopenie komplexer, zum Teil auch nicht völlig geklärter Natur ist, siehe auch unter Abschnitt »Infektiös bedingte Thrombozytopenien und solche unklarer Genese« (s. S. 102).

1. Findet sich bei der Knochenmarkuntersuchung eine verminderte Zahl von Megakaryozyten ohne eine neoplastische Vermehrung von hämopoetischen oder markfremden Zellen, so ist ein **toxischer** oder **toxisch-allergischer Mechanismus** die wahrscheinlichste Ursache. Sehr oft liegt neben einer Beeinträchtigung der Thrombozytopoese auch ein Schaden an anderen hämopoetischen Reihen vor. Die in Frage kommenden Mechanismen, besonders Medikamente, sind ausführlicher im Kap. »Veränderungen des weißen Blutbildes«, Abschn. »Leukopenie/Neutropenie« dargestellt (s. S. 891). Nur gelegentlich ist als besondere Arzneimittelnebenwirkung eine isolierte Verminderung der Megakaryozytenpopulation gegeben mit der Folge verminderter Plättchenproduktion. Dies ist nicht so sehr selten nach Therapie mit Chlorothiaziden, verläuft aber meist mit nur milder Thrombozytopenie. Ebenso kann nach Applikation von Diäthylstilboestrol eine Thrombozytopenie durch Megakaryozytenschwund auftreten.
2. Auch bei **Alkoholabusus** ist eine meist milde Thrombozytopenie nicht selten und beruht auf einer Suppression der Plättchenproduktion wie einer beschleunigten Destruktion.
3. Nach Exposition gegenüber **ionisierenden Strahlen** entsprechender Dosis ist mit einer Reduktion der Plättchenbildung zu rechnen, wie auch die übrigen hämopoetischen Leistungen des Knochenmarkes reduziert werden.

```
                    ┌──────────────────────────────┐
                    │ THROMBOZYTOPENIEN MIT MEIST  │
                    │ NORMALER THROMBOZYTENLEBENSZEIT │
                    └──────────────────────────────┘
                                    │
                    ┌──────────────────────────────┐
                    │ Morphologische Knochen-      │
                    │ markuntersuchung             │
                    │ (Verminderte Plättchenproduktion) │
                    └──────────────────────────────┘
```

Flussdiagramm:

- **Verminderte Megakaryozyten**
  - Ohne neoplastische Markinfiltration
    - Anamnese!
      1. Medikamentös-toxisch
      2. Alkoholabusus
      3. Strahlenschaden
- **Normale Megakaryozyten**
  - 6. Mit neoplastischer Markinfiltration (s. Tab. 2)
  - 4. Fortgeschrittene Myelofibrose
  - 5. Hereditäre Thrombozytopenie
- **Vermehrte Megakaryozyten**
  - Ineffektive Thrombozytopoese
    - 7. Perniziöse Anämie
      - Folsäuremangel
      - Marchiafava-Anämie
      - „Präleukämisches Syndrom"

Abb. 2a

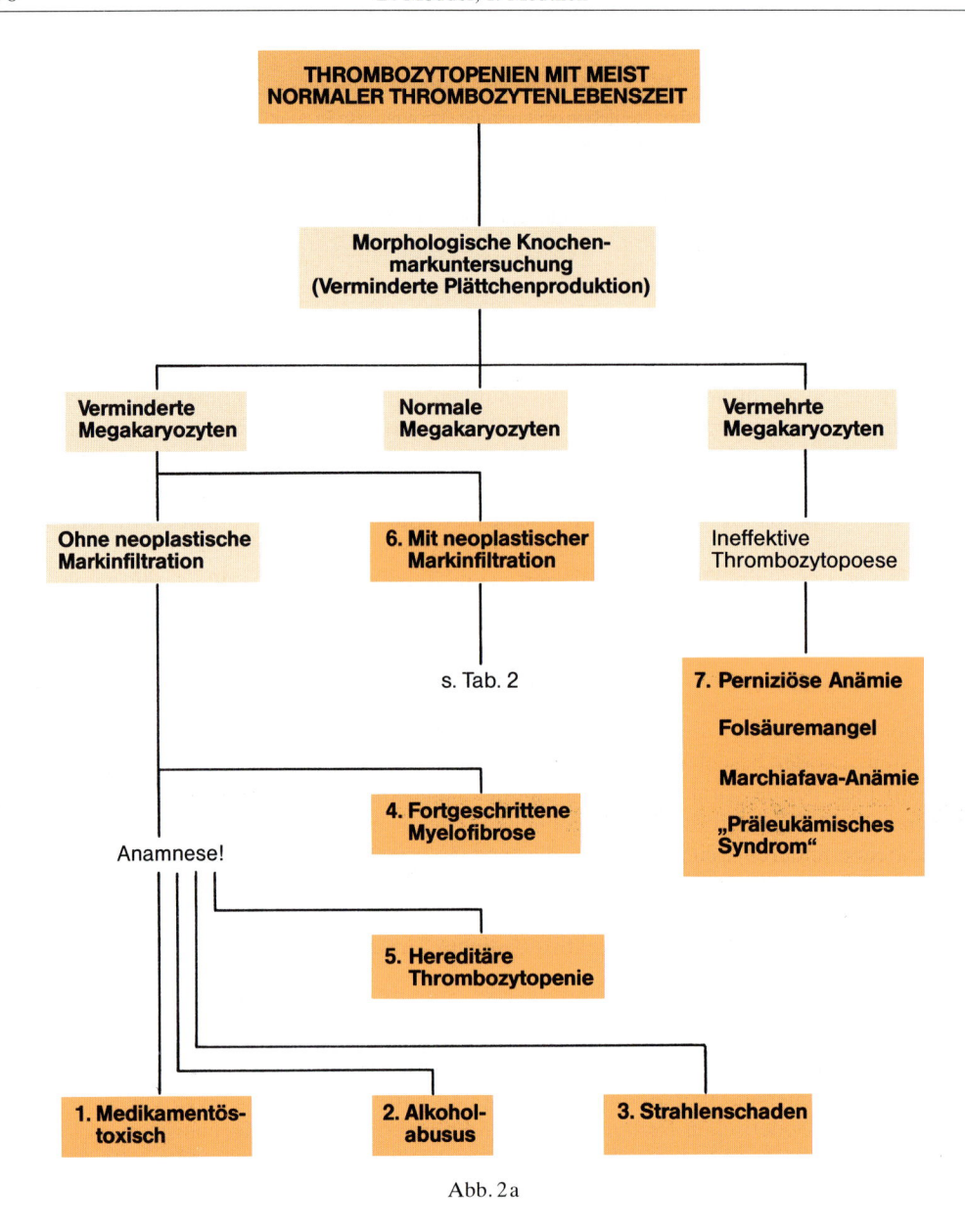

4. Relativ selten führt eine **Osteomyelofibrose** zur Thrombozytopenie. Dies ist gelegentlich im fortgeschrittenen Stadium der Fall, meist besteht eher eine normale oder erhöhte Thrombozytenzahl. Die Osteomyelofibrose wird zu den myeloproliferativen Erkrankungen gezählt und ist mit ihren histologischen Charakteristika (Bindegewebsvermehrung!) nur durch eine Knochenmarkbiopsie zu beweisen.
5. Sehr selten sind eine Reihe **hereditärer Thrombozytopenien** im Rahmen verschiedener Mißbildungen und angeborener Syndrome. Im einzelnen muß hierzu auf Spezialliteratur verwiesen werden. Erwähnt sei nur die hereditäre Hypoplasie der Megakaryozyten als

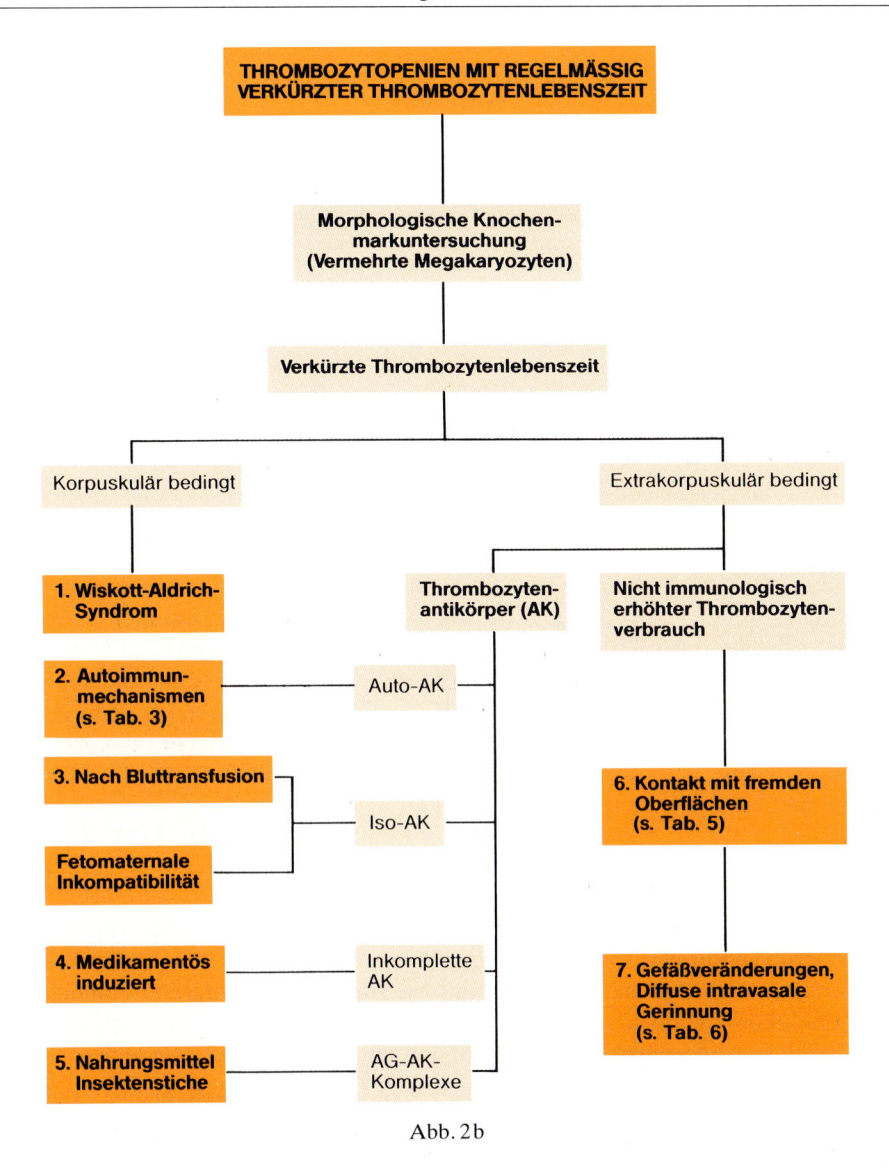

```
┌─────────────────────────────────────┐
│ THROMBOZYTOPENIEN MIT REGELMÄSSIG   │
│ VERKÜRZTER THROMBOZYTENLEBENSZEIT   │
└─────────────────────────────────────┘
                  │
   ┌──────────────────────────────┐
   │ Morphologische Knochen-      │
   │ markuntersuchung             │
   │ (Vermehrte Megakaryozyten)   │
   └──────────────────────────────┘
                  │
       ┌──────────────────────┐
       │ Verkürzte Thrombozyten-│
       │ lebenszeit            │
       └──────────────────────┘
            │              │
   Korpuskulär bedingt   Extrakorpuskulär bedingt
```

- 1. Wiskott-Aldrich-Syndrom
- 2. Autoimmunmechanismen (s. Tab. 3) — Auto-AK
- 3. Nach Bluttransfusion — Iso-AK
- Fetomaternale Inkompatibilität
- 4. Medikamentös induziert — Inkomplette AK
- 5. Nahrungsmittel Insektenstiche — AG-AK-Komplexe
- Thrombozytenantikörper (AK)
- Nicht immunologisch erhöhter Thrombozytenverbrauch
- 6. Kontakt mit fremden Oberflächen (s. Tab. 5)
- 7. Gefäßveränderungen, Diffuse intravasale Gerinnung (s. Tab. 6)

Abb. 2b

isolierte Erscheinung oder auch im Rahmen eines Fanconi-Syndroms. Eine Reihe weiterer erblicher Störungen geht sowohl mit Thrombozytenfunktionsstörungen als auch mit einer Verminderung der Thrombozytenzahl einher (s. S. 104 ff.).

6. Findet sich bei der Knochenmarkuntersuchung eine verminderte Megakaryozytenzahl mit einer **neoplastischen Markinfiltration** durch leukämische oder andere Zellen, so ergibt sich das Grundleiden aus dieser Markinfiltration. Diese Erkrankungen sind in Tab. 2 zusammengefaßt. Mit einer Thrombozytopenie durch Verminderung der Megakaryozyten ist bei diesen Erkrankungen nur bei fortgeschrittenem Knochenmarkbefall zu rechnen. Einige

Tab. 2. **Thrombozytopenien durch neoplastische Markinfiltrationen.**

Akute und chronische Leukosen
Plasmozytom
Morbus Hodgkin (Lymphogranulomatose)
Non-Hodgkin-Lymphome
Karzinose des Knochenmarks
Sarkomatose des Knochenmarks
Histiozytose

Erkrankungen können jedoch auch durch Verkürzung der Thrombozytenlebenszeit auf autoimmunologischem Weg zu Thrombozytopenien führen; s. daher auch den Abschnitt »Thrombozytopenien mit regelmäßig verkürzter Thrombozytenlebenszeit« (unten).

7. Eine weitere Möglichkeit verminderter Plättchenproduktion bei normaler Thrombozytenlebenszeit ist bei der sogenannten **ineffektiven Thrombozytopoese** gegeben. Die Megakaryozytenzahl ist dann vermehrt, aber es kommt nicht zur Produktion von Plättchen. Eine solche Reifungshemmung besteht dann auch bei den anderen hämatologischen Reihen. Dies ist der Fall bei Mangel an Vitamin B_{12} **(perniziöse Anämie)** oder **Folsäuremangel,** also bei megaloblastischer Hämopoese. Die Megakaryozyten weisen eine Hypersegmentierung ihrer Kerne auf, und die zirkulierenden Plättchen sind abnorm groß. Bei einem Teil dieser Patienten besteht möglicherweise zusätzlich ein qualitativer Plättchendefekt. Ähnlich, obgleich nicht völlig aufgeklärt, ist der Mechanismus der Thrombozytopenie bei **paroxysmaler nächtlicher Hämoglobinurie (PNH, Marchiafava-Anämie)** und bei gewissen Formen sogenannter **Myelodysplasien.**

Thrombozytopenien mit regelmäßig verkürzter Thrombozytenlebenszeit (Abb. 2b)

Die normale Thrombozytenlebenszeit beträgt 7–11 Tage. Sie wird nuklearmedizinisch mit 51-Cr-Markierung bestimmt. Eine Verkürzung kann auf einige Tage, Stunden und sogar noch darunter erfolgen. Im Knochenmark sind die Megakaryozyten aufgrund kompensatorisch erhöhter Produktion vermehrt. Ähnlich wie bei Hämolysen können korpuskuläre oder extrakorpuskuläre Abnormitäten einer verkürzten Überlebenszeit zugrunde liegen.

1. Eine hereditäre Erkrankung mit zum Teil schwerer Thrombozytopenie, chronischen Ekzemen und Immundefekten ist das **Wiskott-Aldrich-Syndrom**. Die Thrombozytenlebenszeit ist stark verkürzt, ihre Zahl in der Peripherie vermindert, und die Megakaryozyten sind im Mark kompensatorisch vermehrt. Wegen der schweren Immundefekte und der Blutungsneigung sterben viele Betroffene bereits im Kindesalter. Die Diagnose wird durch die klinische Konstellation gestellt und durch die verkürzte Thrombozytenlebenszeit weiter erhärtet (s. auch Punkt 7, S. 101).

2. Der Nachweis von **Thrombozytenantikörpern** in vitro ist schwierig. Zahlreiche Methoden wurden beschrieben. Die Darstellung von plättchenassoziiertem IgG auf der Thrombozytenoberfläche gelingt bei vielen, aber nicht allen Fällen, in welchen letztlich doch ein **Autoimmunmechanismus** unterstellt werden muß. Dies ist der Fall bei den in Tab. 3 genannten Erkrankungen. Bei einem Teil dieser Krankheitsbilder findet man regelmäßig noch weitere, gegen andere Zellen oder Organe gerichtete Autoantikörper. Die **idiopathische thrombozytopenische Purpura** (ITP) ist eine Diagnose, welche letztlich nur per

Tab. 3. **Immunthrombozytopenien durch Autoantikörper.**
Akute idiopathische thrombozytopenische Purpura (ITP)
Chronische ITP
Evans-Syndrom
Hyperthyreose
Maligne Lymphome
Systemischer Lupus erythematodes
Sharp-Syndrom
Rheumatoide Arthritis

exclusionem gestellt werden kann, nämlich dann, wenn bei typischem klinischen Bild mit generalisierter Purpura, Thrombozytopenie, verkürzter Thrombozytenlebenszeit und (meistens) Vermehrung der Megakaryozyten andere Ursachen für eine Thrombozytopenie mit hämorrhagischer Diathese ausgeschlossen werden können. Ob die juvenile, akut einsetzende und meist bald wieder ausheilende Form eine andere Erkrankung ist als die schleichend-wechselhafte, insgesamt chronische Form der Erwachsenen, erscheint nicht eindeutig. In einer akuten Phase ist das Bild aber jeweils sehr ähnlich. Bei starken Thrombozytopenien ist die ITP wegen der Verblutungsgefahr lebensgefährlich.

Gelegentlich lassen sich sowohl Autoantikörper (Coombs-Test!) gegen Erythrozyten als auch gegen Thrombozyten nachweisen. Klinisch resultiert dann ggf. sowohl eine immunhämolytische Anämie als auch eine Thrombozytopenie. Dieses Bild ist als **Evans-Syndrom** bekannt geworden. Es kann die eine oder die andere Komponente im Vordergrund stehen und die zweite Komponente unter Umständen nur in vitro nachweisbar sein, ohne ausgeprägte klinische Manifestation bzw. im kompensierten Stadium. Auch bei **Hyperthyreose** bzw. Autoimmunthyreoiditis können Immunthrombozytopenien auftreten. Ähnlich wie als Komplikation einer chronischen **Lymphadenose** (CLL), anderer **Non-Hodgkin-Lymphome** und (selten) beim **Morbus Hodgkin** eine autoimmunhämolytische Anämie auftreten kann, können auch Antikörper gegen Thrombozyten erscheinen und unter Umständen zur Thrombozytopenie führen. Dieser Mechanismus ist von einem fortgeschrittenen Krankheitsstadium mit erheblicher Knochenmarkinsuffizienz sowie von einer Zytostatikanebenwirkung zu unterscheiden.

Neben einer Immunthrombozytopenie bestehen noch weitere, meist im Vordergrund stehende Autoimmunphänomene bei dem **systemischen Lupus erythematodes** (SLE oder LED) und dem verwandten **Sharp-Syndrom.** Letzteres wird im angloamerikanischen Sprachbereich »Mixed Connective Tissue Disease« (MCTD) genannt.

Schließlich finden sich selten auch Antikörper gegen Thrombozyten bei der **rheumatoiden Arthritis.** Zur weiteren Diagnostik dieser Erkrankungen s. Kapitel »Gelenk-, Knochen- und Muskelschmerzen« (S. 803).

3. Isoantikörper können **nach Transfusionen** inkompatibler Plättchen auftreten. In einem solchen Fall ist mit raschem Abbau nichtkompatibler Plättchen bei weiteren Transfusionen zu rechnen. Merkwürdigerweise kann es jedoch selten zu einer starken bzw. verstärkten Thrombozytopenie des Empfängers kommen, also auch zum Abbau autologer Plättchen. Dies ist meist bei Frauen mit Geburten in der Anamnese der Fall. Der genaue Mechanismus ist unklar.

Anders ist der Mechanismus der Immunthrombozytopenie beim Neugeborenen, wenn die Mutter durch Isoantigene kindlicher Plättchen immunisiert wurde und ihre Antikörper diaplazentar auf das Kind übertragen wurden. Ebenfalls können Antikörper gegen

Plättchen bei einer unter Umständen nicht diagnostizierten idiopathischen thrombozytopenischen Purpura der Mutter auf das Kind übertragen werden.

4. **Medikamente**, welche im Rahmen eines aplastischen Syndroms zur Thrombozytopenie führen können, werden im Kap. »Veränderungen des weißen Blutbildes«, Abschn. »Leukopenie/Neutropenie« (s. S. 891) diskutiert. Zur selektiven Suppression von Megakaryozyten s. Abschnitt »Thrombozytopenie mit meist normaler Thrombozytenlebenszeit« unter Punkt 1 (S. 95).

Eine Reihe von Medikamenten vermag jedoch Thrombozytenantikörper zu induzieren, möglicherweise durch ihre Wirkung als Haptene. Zum Teil handelt es sich um sehr seltene Vorkommnisse. Siehe hierzu Tab. 4.

Von einer großen Zahl weiterer Arzneimittel ist ein solcher oder ähnlicher Effekt diskutiert worden, ist aber nicht zu sichern. Die Differentialdiagnose zwischen einer idiopathischen thrombozytopenischen Purpura und einer medikamentösen Nebenwirkung ist oft nicht eindeutig zu stellen. Eine Reproduktion einer Thrombozytopenie in vitro mit einer angeschuldigten Substanz kann unter Umständen weiterhelfen. Es können jedoch auch Metabolite der Substanz beteiligt sein, so daß In-vitro-Teste negativ ausfallen. Im Zweifelsfall kann oft nur eine Verdachtsdiagnose gestellt werden.

Tab. 4. **Thrombozytopenie durch medikamentös induzierte Antikörper.**

Acetazolamid	Goldsalze
Antazolin	Hydroxychloroquin
Carbamazepin	Lidocain
Carbromal	Methyldopa
Chlorothiazide	Natriumvalproat
Chlorpropamid	PAS
Desipramin	Rifampicin
Diazepam	Sulfathiazol
Digitoxin	Sulfisoxazol
Diphenylhydantoin	

5. Möglicherweise durch Antigen-Antikörper-Komplexe vermittelte Thrombozytopenien können nach bestimmten **Nahrungsmitteln** (Fisch, Eier u. a.) und nach **Insektenstichen** auftreten.

6. Auch ohne Antikörperphänomene gegen Blutplättchen kann eine Verminderung ihrer Zahl bis zu einer manifesten Blutungsneigung durch peripheren Verbrauch erfolgen. Die Ursachen hierfür sind sehr mannigfaltig. Oft handelt es sich auch um Kombinationsphänomene mit weiteren Störungen der Blutgerinnung. Siehe deshalb auch in den Abschnitten »Vaskuläre Blutungsneigung« (S. 109) und »Plasmatische Gerinnungsstörungen« (S. 113).
Ein **Kontakt mit körperfremden Oberflächen** kann Thrombozyten aktivieren und zu ihrem Verbrauch führen (Tab. 5). Dies ist der Fall bei extrakorporalem Kreislauf (Herz-Lungen-Maschine), wobei aber auch noch andere Gerinnungsstörungen und die notwendige Heparinbehandlung eine zusätzliche Rolle spielen. Auch bei einer Plasmaaustausch-Behandlung mit Blutzellseparatoren ist unter anderem der Verlust an Thrombozyten durch Oberflächenkontakt zu erwähnen. Hinzu kommt der Verlust im entzogenen Blut oder Plasma.
Auch nach Implantation von Herzklappenprothesen aus Kunststoff können Thrombozytopenien vorkommen, woraus aber meist keine hämorrhagische Diathese resultiert.

Tab. 5. Thrombozytopenien durch Kontakt mit fremden Oberflächen.

Extrakorporaler Kreislauf
Herzklappenprothesen
Plasmaaustauschbehandlung

7. Durch **Gefäßveränderungen** mit Änderung der Eigenschaften der inneren Gefäßoberfläche können bei zahlreichen Krankheitsbildern Thrombozytopenien auftreten, welche mit weiteren plasmatischen Gerinnungsstörungen verbunden sind (s. Tab. 6). Hierzu zählt auch die **diffuse intravasale Gerinnung** (s. daher auch in den Abschnitten »Vaskuläre Blutungsneigung«, S. 109, und »Plasmatische Gerinnungsstörungen«, S. 113).

Bei dem **Kasabach-Merritt-Syndrom** besteht ein Riesenhämangiom mit diffuser intravasaler Gerinnung und beschleunigtem Thrombozytenverbrauch.

Außerdem kommen Situationen mit stark erhöhtem Thrombozytenverbrauch vor bei **Eklampsie,** beim **Kaposi-Sarkom,** bei **Transplantatabstoßung** und nach **schweren Verbrennungen.**

Der Mechanismus solcher Thrombozytopenien ist nicht immer völlig aufgeklärt, es sind aber keine Immunthrombozytopenien nachweisbar.

Tab. 6. Thrombozytopenien durch Gefäßveränderungen und diffuse intravasale Gerinnung.

Diffuse intravasale Gerinnung
Mikroangiopathien
Thrombotisch-thrombozytopenische Purpura
Hämolytisch-urämisches Syndrom
Eklampsie
Kasabach-Merritt-Syndrom
Kaposi-Sarkom
Transplantatabstoßung
Schwere Verbrennungen

Thrombozytopenien durch erhöhte Thrombozytenspeicherung bei Splenomegalie (Abb. 2c)

Eine meist nur mäßiggradige Thrombozytopenie ist ein relativ konstantes Begleitsymptom einer **Splenomegalie.** Die Pathogenese der Splenomegalie ist dabei nicht entscheidend. Die schon physiologischerweise erfolgende Speicherung von Blutplättchen in der Milz ist dann erhöht, die Thrombozytenüberlebenszeit normal oder auch etwas verkürzt, die Zahl der Megakaryozyten normal oder erhöht. Im Gegensatz zur irreversiblen Destruktion in der Milz wie bei Immunthrombozytopenien ist zumindest ein Großteil der Plättchen bei pathologischem Pooling mobilisierbar und außerdem trotz peripherer Thrombozytopenie der Gesamtkörperbestand nicht vermindert oder sogar erhöht. Differentialdiagnostisch hinweisend kann sein, daß bei pathologischer Speicherung in der Milz die Zahl großer (jüngerer!) Plättchen geringer ist als bei erhöhtem Umsatz infolge erhöhten Verbrauches bzw. Abbaues bei Immunthrombozytopenien.

1.–5. In Frage kommen Splenomegalien bei **portaler Hypertension,** bei **infektiösen Prozessen,** bei **Neoplasien,** bei **Speicherkrankheiten** und Splenomegalien **unklarer Genese.**

```
ERHÖHTE THROMBOZYTENSPEICHERUNG BEI
       SPLENOMEGALIE (POOLING)
                │
           Splenomegalie
                │
    Erhöhte Thrombozytenspeicherung,
    Verminderte Thrombozytenzahl im Blut
                │
      Gesamtthrombozytenbestand
          normal oder erhöht
```

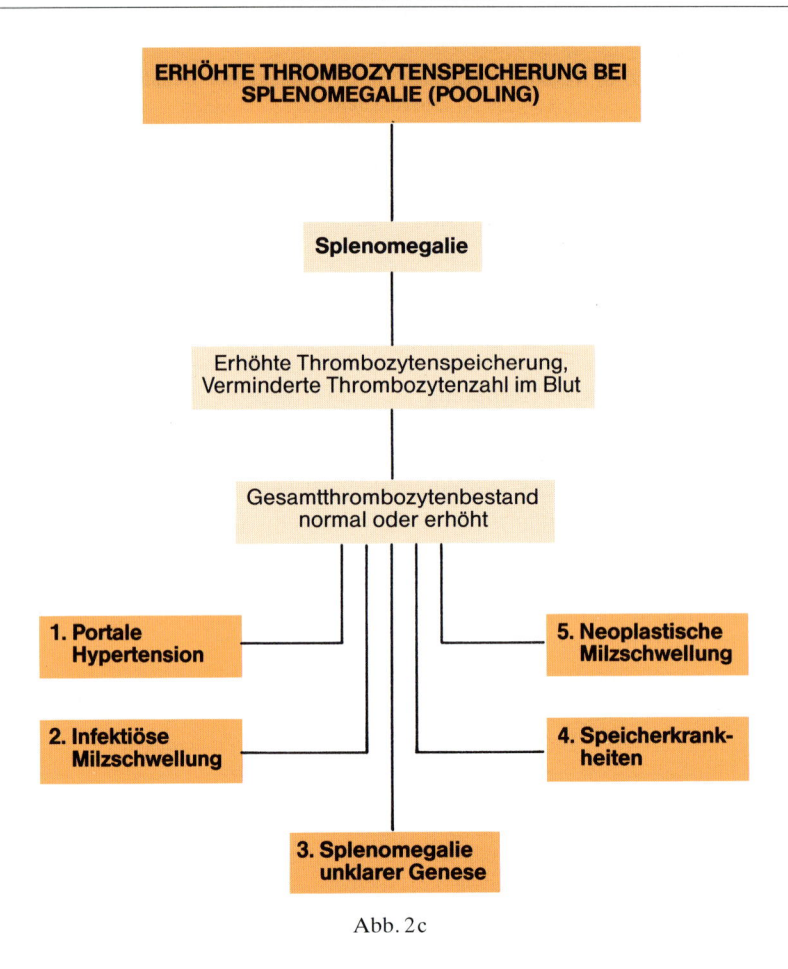

1. Portale Hypertension
2. Infektiöse Milzschwellung
3. Splenomegalie unklarer Genese
4. Speicherkrankheiten
5. Neoplastische Milzschwellung

Abb. 2c

Ob gegebenenfalls weitere Mechanismen der Thrombozytopenieentstehung gleichzeitig vorliegen können, muß in Abhängigkeit der zahlreichen möglichen Grundleiden im Einzelfall geprüft werden. Dies kann z. B. der Fall sein bei gleichzeitiger neoplastischer Markinfiltration, bei diffuser intravasaler Gerinnung oder bei Leberzirrhose und Alkoholabusus. Siehe daher auch die entsprechenden Abschnitte in diesem Kapitel sowie im Kapitel »Splenomegalie« (S. 729).

Infektiös bedingte Thrombozytopenien und Thrombozytopenien unklarer Genese (Abb. 2 d)

1. Zahlreiche **Infekte** können zu meist milden oder mäßiggradigen Thrombozytopenien führen. Als Ursache werden eine direkte Invasion von Megakaryozyten (einige Virusinfekte), toxische Einflüsse (bakterielle Infekte), direkter Befall der Thrombozyten (Malaria) und andere Mechanismen diskutiert. Oft dürften mehrere Mechanismen an der Thrombozytopenieentstehung beteiligt sein, oft ist der Pathomechanismus im einzelnen unklar. In Frage kommende Infekte sind in Tab. 7 angegeben.
2. Sehr selten ist die **zyklische Thrombozytopenie,** welche mit zyklischer Leukopenie und zyklischer Retikulozytenschwankung einhergehen kann. Klinisch bestehen zum Teil

```
                  ┌─────────────────────────────────────┐
                  │ INFEKTIÖS BEDINGTE THROMBOZYTOPENIEN │
                  │    UND SOLCHE UNKLARER GENESE        │
                  └─────────────────────────────────────┘
```

1. Infektiöser Prozeß

s. Tab. 7

Anamnese und Blutbilduntersuchungen

2. Zyklische Thrombozytopenie

Körpertemperatur < 25 °C

3. Thrombozytopenie bei Hypothermie

Harnstoff- und Kreatininbestimmung

4. Urämische Thrombozytopenie

Nach Dekompression

5. Thrombozytopenie bei Taucherkrankheit

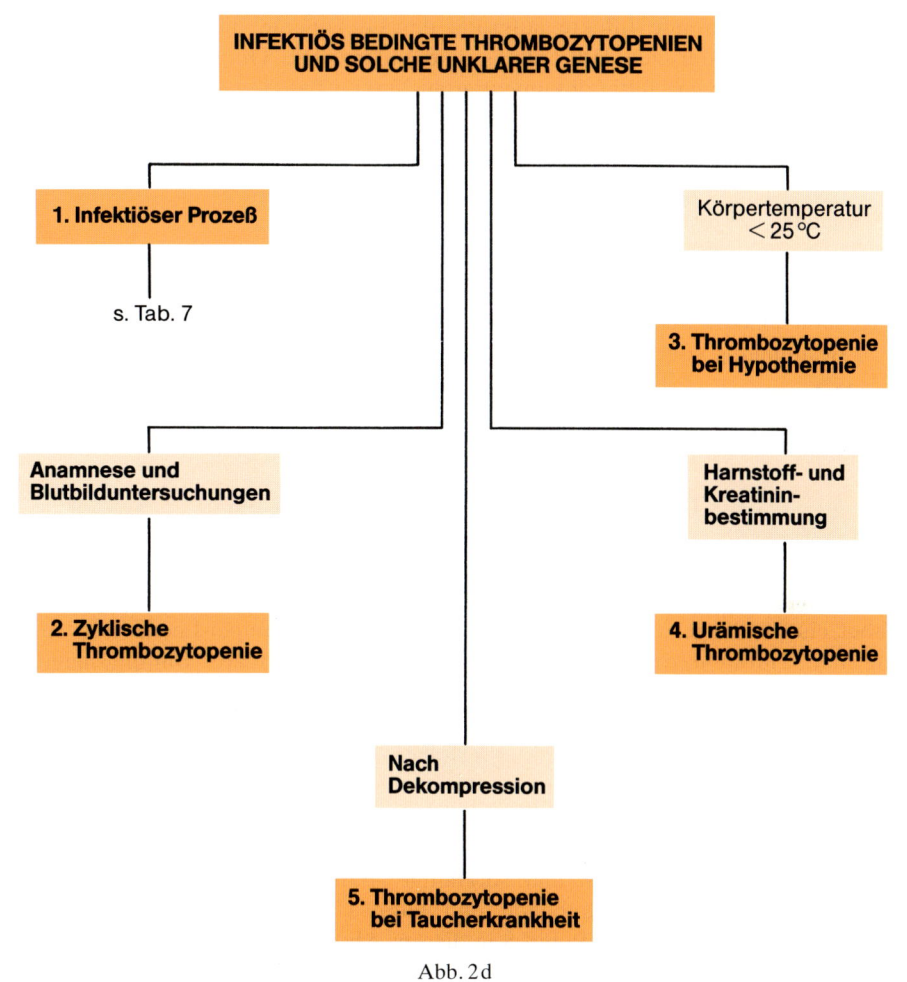

Abb. 2 d

Tab. 7. **Infektiös bedingte Thrombozytopenien.**

Virale Infekte
Masern-Lebendvakzine
Varizellen
Röteln
Infektiöse Mononukleose

Bakterielle Infekte
Septikämien
(Meningokokkensepsis und andere)

Infekte mit Rickettsien

Infekte mit Parasiten
Malaria
Trypanosomiasis
Toxoplasmose
Histoplasmose

zyklisch wiederkehrende Infekte aufgrund der Leukopenie. Die Ätiologie und Pathogenese dieser eigenartigen Erkrankung sind unklar. Die Diagnose stützt sich auf die Anamnese und den sorgfältig dokumentierten Verlauf des Blutbildes.

3. Komplex und im einzelnen nicht völlig klar ist der Mechanismus der Thrombozytopenie bei **Hypothermie**. Eine durch wesentliche Abkühlung eingeleitete erhöhte Plättchenaggregation läßt sich aber nachweisen, mögliche weitere Gerinnungsstörungen müssen ebenfalls in Erwägung gezogen werden.

4. Bei **Urämie** liegt oft sowohl eine Thrombozytenfunktionsstörung (s. dort) als auch eine Thrombozytopenie vor. Der Entstehungsmechanismus für beide Störungen ist noch weitgehend unklar, toxische Einflüsse sind wahrscheinlich. Die Diagnose der Urämie durch Bestimmung von Serumharnstoff und Kreatinin ist einfach.

5. Nach **Dekompression von Tauchern** kann eine Thrombozytopenie auftreten, über deren Mechanismus nichts Genaues bekannt ist. Die Diagnose ergibt sich rasch aus der Anamnese.

Thrombozytenfunktionsstörungen (Abb. 3a, b)

Ergeben sich bei der globalen Prüfung des Gerinnungsstatus (s. S. 93) normale oder erhöhte Thrombozytenzahlen und keine Hinweise für eine plasmatische Gerinnungsstörung, wohl aber eine verlängerte Blutungszeit und ein positiver Rumpel-Leede-Test, so ist eine Störung der Thrombozytenfunktion (evtl. auch eine vaskuläre Blutungsneigung) anzunehmen.

Derartige Störungen können sowohl angeboren als auch erworben sein, so daß mit Hilfe der Anamnese bereits eine Unterteilung erfolgen kann. Gelegentlich kann eine an sich erbliche Störung bei einem bestimmten Individuum neu aufgetreten sein, so daß die Familienanamnese leer ist.

Bei gegebenem klinischen Verdacht auf eine Störung der Thrombozytenfunktion sollte stets neben der Familienanamnese eine sorgfältige Arzneimittelanamnese erhoben werden, da hiermit oft mühsame, zeitraubende und teure Untersuchungen überflüssig werden können. Siehe hierzu auch unter Punkt 8 in diesem Abschnitt.

In Speziallabors sind eine Reihe von Funktionstests durchführbar, welche die Adhäsivität, die Ausbreitungsneigung, die primäre und sekundäre Aggregationsneigung und die thrombozytenabhängige Gerinnselretraktion mit der Thrombelastographie quantifizieren können. Zur endgültigen Klassifikation mancher derartiger Störungen muß daher unter anderem die Stimulierbarkeit der Aggregation in vitro mit Kollagen, Ristocetin, Adrenalin und ADP (Adenosindiphosphat) herangezogen werden.

Verschiedene hereditäre Erkrankungen, welche mit Plättchenfunktionsstörungen einhergehen, sind durch morphologische und/oder funktionelle Besonderheiten gut charakterisiert. Sie sollen im folgenden diskutiert werden. Es lassen sich Erkrankungen mit normaler Thrombozytenzahl von solchen mit gleichzeitig variabel verminderter Plättchenzahl unterscheiden.

1. Eine Reihe von angeborenen Thrombozytenfunktionsstörungen sind jedoch, zum Teil auch aus methodischen Gründen, schwer charakterisierbar. Zum Mechanismus der Funktionseinschränkung der Plättchen ist oft wenig bekannt und die Störung oft ohne schwerwiegenden klinischen Belang. Einige dieser Abnormitäten sind mit verschiedenen angeborenen **Bindegewebserkrankungen** verbunden. Im einzelnen muß auf Spezialliteratur verwiesen werden.

Hämorrhagische Diathese

```
                    THROMBOZYTENFUNKTIONSSTÖRUNG
                                |
                         Gerinnungsstatus
                            (s. Abb. 1)
                    ┌───────────┴───────────┐
          Thrombozyten-              Gelegentlich vaskuläre
          funktionsstörung           Blutungsneigung (s. Abb. 4)
                    |
          ┌─────────┴─────────┐
    Angeborene Störung    Erworbene Störung
       (Anamnese!)           (Anamnese!)
                             (s. Abb. 3b)
          |
    ┌─────┴─────┐                    ┌─────────────┐
Hereditär mit normaler         Hereditär mit verminderter
Thrombozytenzahl               Thrombozytenzahl
          |                           |
          |                    ┌──────┴──────┐
   1. Verschiedene        Vergrößerte    Verkleinerte
   Bindegewebs-           Plättchen      Plättchen
   erkrankungen               |              |
          |                4. Bernard-   7. Wiskott-
          |                Soulier-      Aldrich-
          |                Syndrom       Syndrom
   ┌──────┴──────┐
Verminderte ADP-    Normale ADP-        5. Thrombopathische
Aggregation,        Aggregation bei        Thrombozytopenie
verminderte         höherer Dosierung,
Retraktion          normale Retraktion
   |                                    6. May-Hegglin-
2. Thrombasthenia                          Anomalie
Glanzmann-Naegeli
           ┌──────┴──────┐
      3. „Storage pool   3. „Defective release
          disease"           reaction"
```

Abb. 3 a

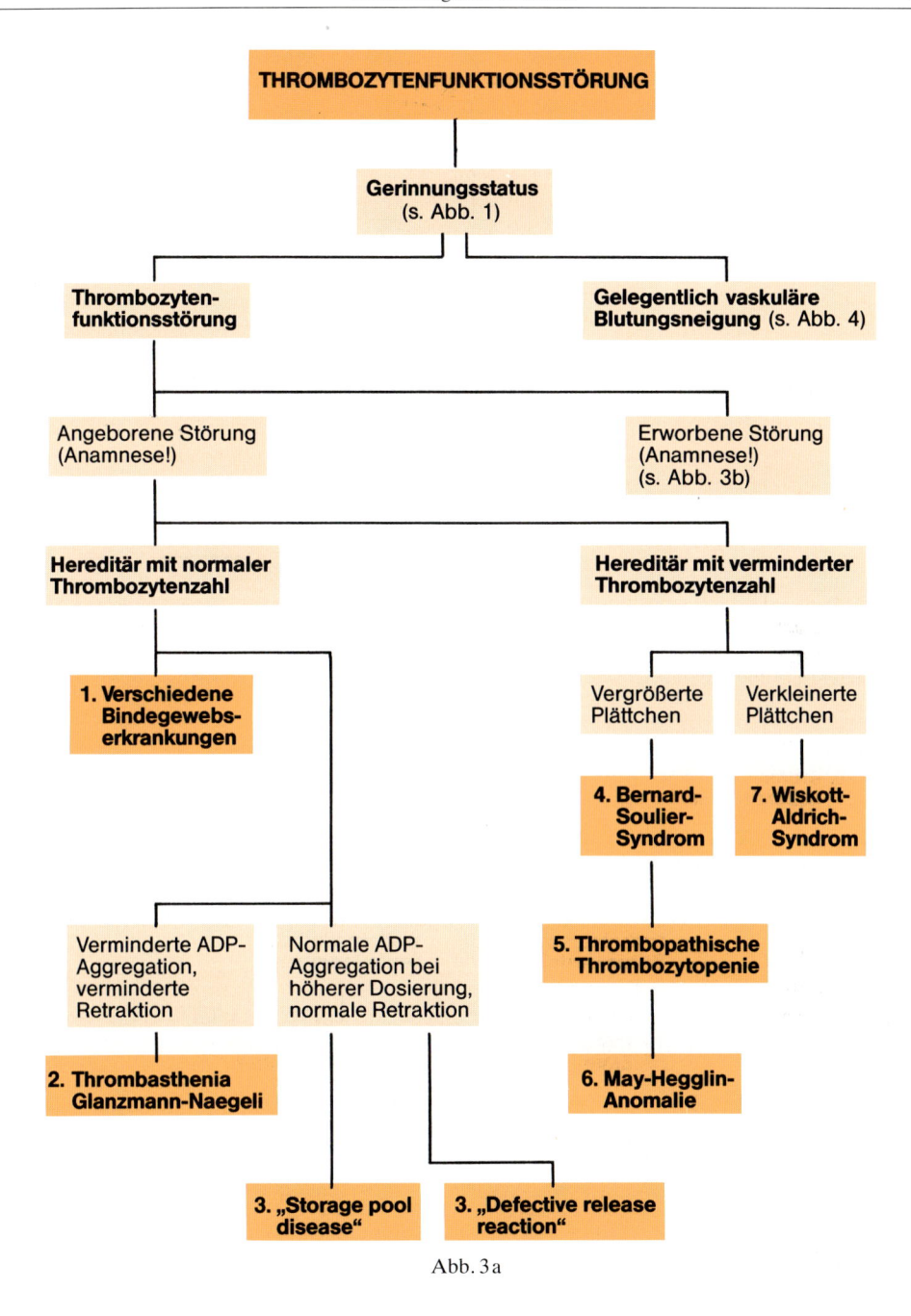

2. Bei der **Thrombasthenia Glanzmann-Naegeli** besteht bei normaler Plättchenzahl eine verminderte ADP-induzierte Aggregation und eine verminderte Gerinnselretraktion, wie durch entsprechende In-vitro-Tests nachweisbar.
3. Davon unterscheiden sich zwei weitere, in jüngerer Zeit beschriebene Störungen, welche als »**Storage Pool Disease**« und »**Defective Release Mechanism**« beschrieben wurden.

```
                    THROMBOZYTENFUNKTIONSSTÖRUNG
                                 |
                         Erworbene Störung
                           (Anamnese!)
            ┌────────────────────┼────────────────────┐
   8. Arzneimittel-                            Zusätzlich weitere
      induziert                                Gerinnungsstörungen
                                                  (s. dort)
                                                      |
      s. Tab. 8                            12. Fibrinspaltprodukte
                                               Diffuse intravasale
                                                   Gerinnung
            |
   Begleitende schwere
   Nieren- und/oder
   Lebererkrankungen
            |                     |
    9. Urämie              Weitere hämatologische
    Leberzirrhose              Erkrankung
                          ┌───────┴────────┐
                  Pathologisches    Weitere Blutbild-
                  Serumprotein      veränderungen

                  10. Paraprotein-  11. Hämoblastosen
                      ämie              „Präleukämisches
                                         Syndrom"
                                         Perniziöse
                                         Anämie
```

Abb. 3 b

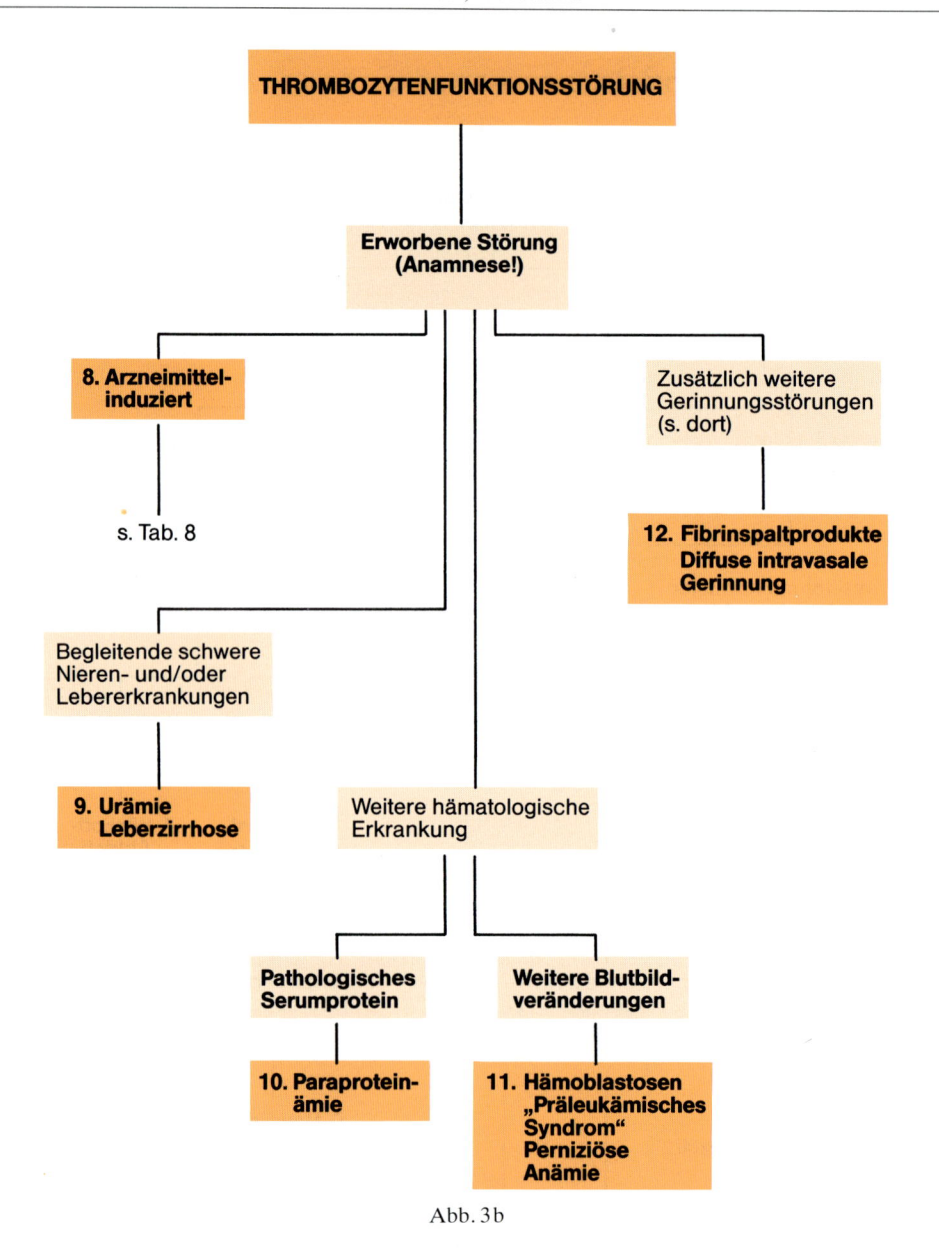

Hierbei bestehen zumindest bei höherer ADP-Dosierung eine normale Aggregation und eine normale Retraktion. Diesen Erkrankungen liegt eine gestörte Speicherung von Nukleotiden (besonders ADP) in den Plättchen (»Storage Pool Disease«) bzw. ein defekter Freisetzungsmechanismus (»Defective Release Mechanism«) zugrunde. Zumindest zum Teil dürften exogene Störungen (z. B. Einnahme von Acetylsalicylsäure) auf ähnlichen Mechanismen beruhen.
4. Eine meist nur mäßiggradige Verminderung der Plättchenzahl mit dem Auftreten von Riesenplättchen bei der mikroskopischen Ausstrichuntersuchung und gleichzeitiger

Funktionsminderung kennzeichnet einige erbliche Varianten. Eine unter Umständen erhebliche Blutungsneigung resultiert aus diesen Störungen beim seltenen **Bernard-Soulier-Syndrom**, bei welchem alle Plättchen als Riesenformen vorliegen. Funktionell reagieren diese atypischen Formen auf ADP normal, nicht hingegen auf Ristocetin. Die Erkrankung wird autosomal rezessiv vererbt.

5. Dem oben genannten Syndrom sehr weitgehend entsprechend stellt sich, allerdings mit autosomal dominantem Erbgang, die **thrombopathische Thrombozytopenie** dar. Auch hier besteht neben mäßiger Thrombozytopenie eine Störung der Freisetzung intrathrombozytär gespeicherter Substanzen.
6. Klinisch nicht unbedingt schwerwiegend ist die **May-Hegglin-Anomalie,** eine polyphyle (mehrere Zellreihen betreffende) Reifungsstörung. Neben Riesenplättchen in verminderter Zahl und eingeschränkter Funktion bestehen Anomalien bei Neutrophilen, Eosinophilen, Basophilen und Monozyten mit typischen zytoplasmatischen Einschlußkörperchen. Die Anomalie ist dominant erblich und selten.
7. Im Gegensatz zu den genannten Erbkrankheiten mit Riesenplättchen sind beim **Wiskott-Aldrich-Syndrom** die Plättchen auffallend klein und funktionell minderwertig. Eine zusätzliche erhebliche Infektanfälligkeit und Hautekzeme kennzeichnen das von schweren Blutungen geprägte klinische Bild. Die erbliche Erkrankung ist selten und manifestiert sich schon im Säuglingsalter (s. auch unter Punkt 1, S. 98).
8. Eine große Zahl von **Medikamenten** kann bereits bei therapeutischer Dosierung die Thrombozytenfunktion hemmen. In den meisten Fällen ist dies ohne Bedeutung, jedoch kann insbesondere bei jeder zusätzlichen Einschränkung des Gerinnungspotentials ein sonst unbemerkt gebliebener Einfluß von Medikamenten dann zu einer manifesten Blutung oder – bei Operationen oder Traumen – zu einer Blutungsverstärkung führen. Die Blutungszeit muß aber nicht stets verlängert und der Rumpel-Leede-Test nicht immer

Tab. 8. **Substanzen mit thrombozytenhemmendem Effekt.**

Entzündungshemmende Substanzen	*Sympathikolytika*
Acetylsalicylsäure (ASS)	Dihydroergotamin (α-Rezeptorenblocker mit ISA)
Ibuprofen	Phentolamin
Indomethazin	Propranolol
Phenylbutazon	
Sulfinpyrazon	*Verschiedenes*
Sulindac	Alkohol
	Amantadin
Antidepressiva	Anästhetika (lokale und allgemeine)
Amitriptylin	Chloroquin
Chlorpromazin	Clofibrat
Cyproheptadin	Dextran
Imipramin	Diphenhydramin
Promethazin	Dipyridamol
Reserpin	Glidazid
	Heparin (?)
Antibiotika, Chemotherapeutika	Papaverin
Ampicillin	Tolbutamid
Carbenicillin	
Einige Cephalosporine	
Nitrofurantoin	
Penicillin G	
Ticarcillin	

positiv sein. Andererseits sind einige dieser Substanzen therapeutisch als Thrombozytenaggregationshemmer nutzbar. Weitaus am häufigsten wird Acetylsalicylsäure (ASS) eingenommen, wobei zu bedenken ist, daß diese Substanz in zahlreichen Kombinationspräparaten enthalten ist und die Zufuhr von ASS somit auch dem verschreibenden Arzt unter Umständen nicht bewußt wird. Bei einer anamnestischen Abklärung einer unklaren Blutung ist daher auch dieser Aspekt zu berücksichtigen.

Der Mechanismus der ASS-Wirkung auf Thrombozyten besteht unter anderem in einer Hemmung der Freisetzung von ADP und somit einer Verringerung der Aggregationsfähigkeit. Diese Wirkung ist am einzelnen Plättchen irreversibel, so daß der Effekt einer einmaligen Zufuhr von ASS in dieser Hinsicht der Lebensdauer der Plättchen entspricht. Als Thrombozytenaggregationshemmer werden außerdem therapeutisch genutzt Sulfinpyrazon und Dipyridamol. Tab. 8 gibt eine Übersicht über die wichtigsten Substanzen mit plättchenhemmenden Einflüssen.

9. Neben einer Beeinträchtigung der plasmatischen Gerinnungsfaktoren und einer Verminderung der Plättchenzahl kann bei einigen Stoffwechselstörungen auch eine Einschränkung der Thrombozytenfunktion eintreten. Dies ist klinisch bedeutsam besonders bei **Urämie** und bei **Leberzirrhose**, selten bei einigen Stoffwechselerkrankungen. Die Diagnostik ist vom Grundleiden abhängig und im Falle der Urämie durch Bestimmung von Harnstoff und Kreatinin im Serum leicht zu stellen. Ausreichende Dialyse kann die gelegentlich ausgeprägte Blutungsneigung bessern. Sehr komplex ist die Pathogenese der hämorrhagischen Störung bei Leberzirrhose (s. daher auch im Abschnitt »Plastische Gerinnungsstörung« in diesem Kapitel, S. 113, und im Kapitel »Splenomegalie«, S. 729).

10. Bei einer Reihe von hämatologischen Erkrankungen kann neben der Zahl auch die Funktion der Plättchen beeinträchtigt sein. Dies ist insbesondere bei Vorliegen von **Paraproteinen** der Fall und kann auch ohne zusätzliche Thrombozytopenie zur sogenannten Purpura paraproteinaemica führen. Die Diagnose ist durch eine Serumelektrophorese bzw. Immunelektrophorese leicht zu stellen. IgM-Paraproteine führen am häufigsten zu dieser Komplikation (s. auch Kapitel »Pathologische Elektrophorese«, S. 935). Im Einzelfall ist zu prüfen, ob noch weitere Gerinnungsstörungen das klinische Bild komplizieren.

11. Aufgrund evtl. Veränderungen des peripheren Blutbildes (s. S. 887), bei unklaren Fällen unter Einschluß einer Knochenmarkdiagnostik, muß bei einer unklaren hämorrhagischen Diathese an das Vorliegen schwerwiegender **hämatologischer Erkrankungen** gedacht werden. Hierzu zählen die sogenannte **Myelodysplasie, akute und chronische Leukosen,** insbesondere **myeloproliferative Erkrankungen,** und die **perniziöse Anämie.** Zusätzlich zur gestörten Plättchenaggregation ist oft eine Thrombozytopenie, aber nicht selten auch noch eine plasmatische Gerinnungsstörung, gelegentlich eine diffuse intravasale Gerinnung gegeben. Die bei derartigen Erkrankungen vorliegenden Störungen der Gerinnung sind also zum Teil außerordentlich komplex. Dies mag erklären, daß die Bestimmung der Thrombozytenzahl allein über die Blutungsneigung bei diesen Erkrankungen nur beschränkt Aussage gibt.

Im Rahmen myeloproliferativer Syndrome kann es auch zu einer hämorrhagischen Diathese bei zum Teil stark erhöhten Thrombozytenzahlen kommen. Der zugrundeliegende Mechanismus ist nicht völlig geklärt, zum Teil kann offenbar eine stark eingeschränkte Thrombozytenfunktion vorliegen, zum Teil kann es auch bei erhöhter Thrombozytenmasse zu gesteigerten Aggregationsvorgängen mit Mikrothromben und Blutungen kommen. Näheres zu diesen Erkrankungen s. S. 749 ff.

VASKULÄRE BLUTUNGSNEIGUNG
s. auch „klinischer Blutungstyp" (Abb. 1)
(meist petechiale Blutungen [Purpura])

Normal: Thrombozytenzahl und -funktion, Gerinnungsteste
Fakultativ pathologisch: Rumpel-Leede-Test, Blutungszeit nach Ivy

- Verdachtsweise autoimmunvermittelt
  - 1. Purpura rheumatica (Schönlein-Henoch)
  - 2. Purpura fulminans
  - 3. Medikamentös induziert (s. Tab. 9)
- 4. Bei begleitendem Infekt (s. Tab. 10)
- Begleitende Proteinanomalien
  - 9. Paraproteinämie, Kryoglobulinämie, Hyperglobulinämie, Amyloidose
- 10. Verschiedene Purpuraformen (s. Tab. 12)
- Hereditäre Gefäßabnormitäten
  - Herdförmig
    - 5. Morbus Osler
    - 6. Pachymeningiosis haemorrhagica interna
  - Diffus-generalisiert
    - 7. Hereditäre Bindegewebsanomalien (s. Tab. 11)
- Erworbene Gefäß- und Bindegewebsschäden
  - 8. Purpura senilis, Kortikosteroid-Purpura, Skorbut

Abb. 4

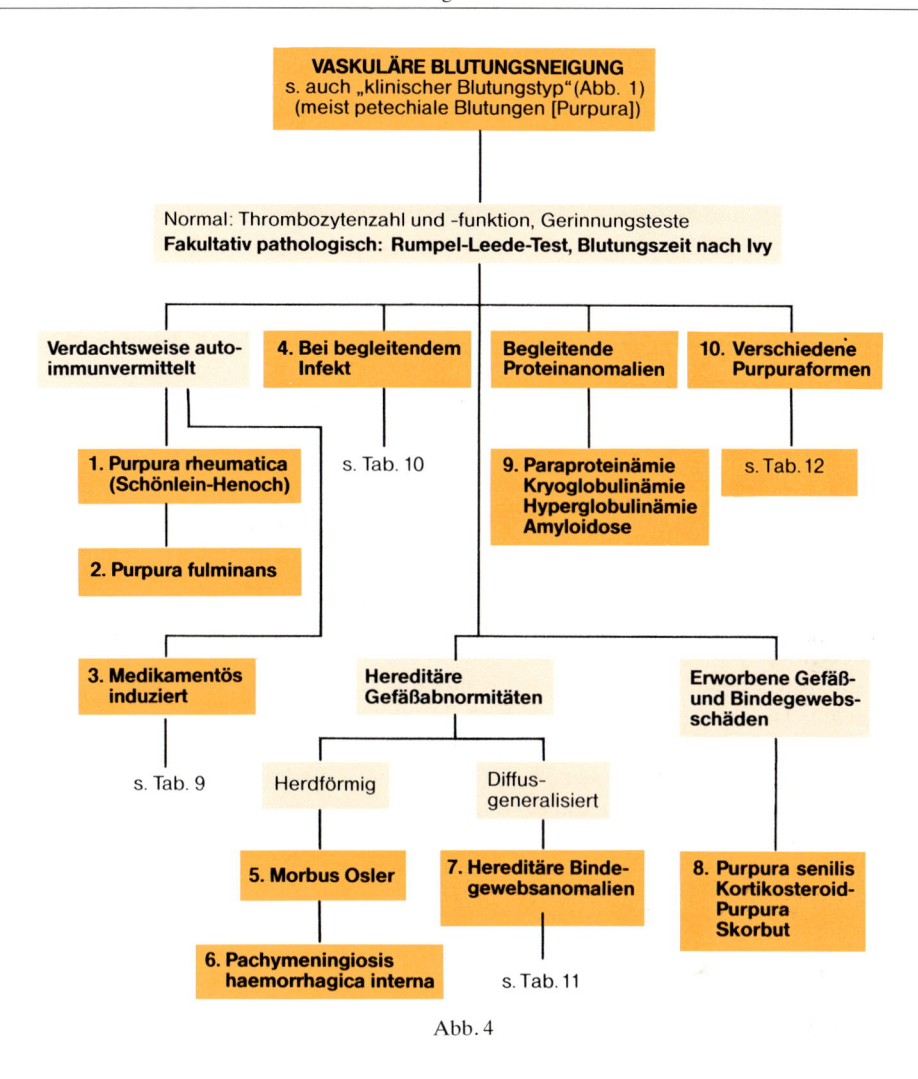

12. Unabhängig von der Entstehung können schwerwiegende Störungen des plasmatischen Gerinnungssystems sekundär auch zu Störungen der Thrombozytenfunktion führen. Dies ist der Fall bei vermehrtem Auftreten von **Fibrinogen-** bzw. **Fibrinspaltprodukten** und **diffuser intravasaler Gerinnung.** Zur Diagnose ist neben speziellen Testen der Thrombozytenaggregation eine Untersuchung der plasmatischen Gerinnungssituation (s. S. 113) erforderlich.

Vaskuläre Blutungsneigung (Abb. 4)

Unter vaskulärer Blutungsneigung versteht man Störungen, welche aufgrund primärer Abnormitäten der Gefäßwand und ihres Bindegewebes zu Blutungen führen. Thrombozytenzahl und Thrombozytenfunktion sowie der Gerinnungsablauf sind dabei normal, sofern nicht weitere Störungen hinzukommen. Leider gibt es keine spezifischen klinischen Untersuchungsmethoden für vaskuläre Blutungsübel, so daß die Diagnose aufgrund des klinischen Bildes und durch Ausschluß anderer Blutungsmechanismen eher indirekt zustande kommt. Schließlich sind die pathophysiologischen Kenntnisse auf diesem Sektor noch sehr lückenhaft.

Ergeben sich bei einer Blutungsneigung, insbesondere, wenn es sich um eine Purpura, d. h. multiple kleinfleckige Blutungen, handelt, bei der orientierenden Untersuchung eine normale Thrombozytenzahl und normale Gerinnungsteste (partielle Thromboplastinzeit [PTT], Thromboplastinzeit [TPZ]), so kann die vorläufige Diagnose einer vaskulären Blutungsneigung gestellt werden (s. auch Abb. 1). Fakultativ können dabei pathologisch ausfallen die Blutungszeit (am besten nach Ivy) und der Rumpel-Leede-Test bei der Prüfung der Kapillarresistenz. Beide Teste fallen jedoch auch bei stärkergradigen Thrombozytopenien sowie unter Umständen bei Thrombozytenfunktionsstörungen pathologisch aus, sind somit nicht spezifisch. Der weitere differentialdiagnostische Weg orientiert sich vorwiegend an weiteren klinischen Symptomen bzw. auslösenden Grundleiden.

Verdachtsweise durch Autoimmunmechanismen bedingt sind einige, durch das klinische Gesamtbild charakterisierte Purpuraformen letztlich unklarer Ätiologie sowie die gelegentlich nach einer Reihe von Medikamenten auftretenden Purpuraformen.

1. Vorwiegend Kinder oder jüngere Erwachsene betrifft die **Purpura rheumatica (Schönlein-Henoch).** Bei einem Teil der Fälle besteht ein möglicher Zusammenhang mit einem vorausgegangenen Infekt. Neben einer oft symmetrischen Purpura sowie anderen Hauterscheinungen wie Urtikaria, Erythem und unter Umständen Nekrosen, besteht eine Vielzahl von Allgemeinsymptomen: Kopfschmerz, Fieber, Leibschmerzen, Gelenkschmerzen, Übelkeit und Erbrechen. Die Purpura kann auch das Intestinum betreffen. Beweisende Laborbefunde gibt es nicht.

2. Ist der Beginn ähnlich wie bei der Purpura rheumatica, aber sehr schlagartig, spricht man von einer **Purpura fulminans.** Dabei treten auch noch Gerinnungsstörungen im eigentlichen Sinne sowie Gangrän und eine schwerste Beeinträchtigung des Allgemeinzustandes auf. Wahrscheinlich ist oft für den letalen Ausgang eine diffuse intravasale Gerinnung verantwortlich. Ein entsprechender Mechanismus liegt beim Waterhouse-Friderichsen-Syndrom vor (s. Tab. 16, S. 123).

3. Einige **Medikamente** können in seltenen Fällen wahrscheinlich durch Induktion eines Autoimmunmechanismus eine vaskuläre Purpura auch bei Fehlen einer Thrombopenie auslösen. In Frage kommende Medikamente bzw. Medikamentengruppen sind in Tab. 9 angegeben. Eine Thrombozytenfunktionsstörung kann, aber muß nicht gleichzeitig vorhanden sein. Die Erscheinungen sind meist leicht und reversibel. Bei Cumarinen bzw. Cumarinderivaten kann jedoch ein schwerer Verlauf bis zu hämorrhagischen Nekrosen der Haut beobachtet werden.

4. Bei einer Reihe von **Infektionen** durch verschiedenste Erreger kann eine Purpura beobachtet werden, welche bei normaler Thrombozytenzahl und unauffälligen Gerin-

Tab. 9. **Medikamente, die eine vaskulär-allergische Purpura induzieren können.**

Acetylsalicylsäure	Jodide
Atropin	Penicilline
Belladonna	Phenacetine
Barbiturate	Sulfonamide
Chinin	
Cumarine	

Tab. 10. Vaskulär-allergische Purpura bei Infektionen.

Bakterien/Spirochäten
Diphtherie
Bakterielle Endokarditis
Leptospirosen
Lues
Bakterielle Meningitis
Miliartuberkulose
Scharlach
Sepsis

Viren
Influenza
Masern
Pocken
Varizellen

Rickettsien
Rocky Mountain Spotted Fever

Protozoen
Malaria
Toxoplasmose

nungstesten offenbar durch einen toxisch-allergischen Kapillarschaden bedingt ist. Es kommen Infektionen durch Bakterien, Viren, Rickettsien und Protozoen in Frage. Diese Erkrankungen sind in Tab. 10 angegeben. Stets sollte jedoch geprüft werden, ob nicht (ggf. zusätzlich) eine thrombozytäre Ursache und/oder eine plasmatische Gerinnungsstörung vorliegt. Bei der bakteriellen Endokarditis werden Hautblutungen zumindest z. T. auch durch infizierte Mikroembolien ausgelöst.
5. Bei einigen hereditären Erkrankungen kann aufgrund von Fehlbildungen von Gefäßen oder Bindegewebsabnormitäten eine hämorrhagische Diathese resultieren. Auch hier sind die Thrombozyten und die Gerinnungsabläufe normal. Es lassen sich herdförmige Gefäßmißbildungen von diffus-generalisierten Gewebsabnormitäten unterscheiden.
Unter den hereditären Abnormitäten mit vaskulärer Blutungsneigung ist die **hereditäre hämorrhagische Teleangiektasie (Morbus Osler)** die häufigste. Umschriebene kleine Teleangiektasien an Haut und Schleimhäuten kennzeichnen diese autosomal dominante Erbkrankheit. Im Gegensatz zu einer Petechie ist eine solche flach-knötchenförmige Teleangiektasie unter dem Glasspatel wegdrückbar, muß aber von verzweigten Spider-Naevi bei Leberkrankheiten unterschieden werden. Bei intestinalem Befall kann eine Blutung aus einem solchen Herd schwer lokalisierbar sein. Blutungen aus den Herden der Haut sind seltener als aus den Schleimhäuten. Eine »unklare Anämie« mit Eisenmangel kann resultieren. Die Blutungsneigung dieser Veränderungen nimmt mit dem Alter eher zu. Die Diagnose ist durch die Familienanamnese und durch das gezielte Suchen nach Teleangiektasien zu stellen. Einige Familienmitglieder können bei geringem Befall aber auch symptomfrei sein.
6. Bei der **Pachymeningiosis haemorrhagica interna** kommt es rezidivierend und vorwiegend bei älteren Menschen zu Blutungen in und unter die harte Hirnhaut, deren Mechanismen nicht geklärt sind. Diese Blutungsneigung besteht nur lokal, ein gefäßabhängiger Prozeß ist wahrscheinlich.

Tab. 11. Generalisierte hereditäre Gefäß-Bindegewebs-mißbildungen mit möglicher hämorrhagischer Diathese.
Ehlers-Danlos-Syndrom
Osteogenesis imperfecta
Pseudoxanthoma elasticum
Marfan-Syndrom

7. Einige angeborene **Bindegewebsanomalien** diffuser Art können mit einer hämorrhagischen Diathese verbunden sein. Meist stehen jedoch andere klinische Zeichen als Blutungen im Vordergrund. Diese Erkrankungen sind in Tab. 11 angegeben.
8. Auf dem Boden von erworbenen Gefäßschädigungen können Purpurablutungen auftreten. Am häufigsten ist dies der Fall bei der **Purpura senilis**. Es bestehen kleine Hautblutungen, am häufigsten an Unterarm und Hand älterer Menschen, welche zumindest zum Teil auf Mikrotraumen zurückgehen, aber recht harmlos sind. Eine hochdosierte Therapie mit Corticosteroiden wie auch ein endogen bedingtes Cushing-Syndrom können mit purpuraförmigen Blutungen einhergehen, welche der senilen Purpura ähnlich sehen.
   Eine besondere Neigung zu Zahnfleisch- und perifollikulären Hautblutungen besteht beim **Skorbut**. Diese Vitamin-C-Mangelkrankheit spricht zumindest in frühen, nicht weiter komplizierten Stadien prompt auf Vitamin-C-Gaben an, während dies bei den anderen in diesem Kapitel besprochenen erworbenen Gefäßschädigungen nicht der Fall ist.
9. Auf nicht exakt bekanntem Wege kann es bei Vorliegen bestimmter Eiweißveränderungen zu purpuraartigen Blutungen kommen, dies besonders bei Erscheinen von **Paraproteinen** und **Kryoglobulinen** im Blut. Jedoch muß im Einzelfall geprüft werden, ob nicht noch thrombozytäre Störungen und/oder Abweichungen von, bzw. Interferenzen mit plasmatischen Gerinnungsfaktoren bestehen. Auch bei **polyklonaler Immunglobulinvermehrung** kann es zu purpuraartigen Hautblutungen kommen. Möglicherweise spielen dabei auch Autoimmunvorgänge eine Rolle. Ein Teil dieser Patienten soll später ein Sjögren-Syndrom entwickeln. Schließlich kann auch bei **Amyloidose** eine Purpura beobachtet werden.
10. Schließlich gibt es noch **verschiedene Purpuraformen,** teils ohne eigenen Krankheitswert, teils mit bestimmten Begleiterkrankungen zusammen auftretend. Bei sonst gesunden Personen, zumeist Frauen, kann eine Purpura meist geringen Ausmaßes beobachtet werden, welche fast stets an den unteren Extremitäten lokalisiert ist. Eine Exazerbation während der Menstruationsphase ist möglich.
    Eine Purpura oder kleine Ekchymosen können, ähnlich wie beim Rumpel-Leede-Versuch, auch durch länger anhaltenden intrakapillären Druck entstehen. Dies kann z. B. bei anhaltendem Husten, Pressen oder Krampfzuständen auftreten. Differentialdiagnostisch muß an das gleichzeitige Vorliegen einer echten hämorrhagischen Diathese gedacht werden.
    Entsprechendes gilt für artifizielle Blutungen bei neurotischen oder psychotischen Patienten einschließlich der bewußten, aber verleugneten Einnahme von Medikamenten, welche die Gerinnung oder die Thrombozytenfunktion beeinflussen können.
    Einige Erkrankungen, welche nur gelegentlich mit einer Purpura einhergehen, sind in Tab. 12 genannt. Der Mechanismus ist unklar, zum Teil wohl allergisch bedingt.

Tab. 12. **Verschiedene Purpuraformen. A: Ohne eigenständigen Krankheitswert, B: Erkrankungen mit nur gelegentlich begleitender Purpura.**

A	B
Purpura simplex	Akute Glomerulonephritis
Mechanische Purpura	Rheumatoide Arthritis
Artifizielle Purpura	Akutes rheumatisches Fieber
	Hämochromatose
	Myxödem

Plasmatische Gerinnungsstörungen (Koagulopathien)

Unter einer Koagulopathie versteht man eine Störung der Blutgerinnung, welche nicht primär durch vaskuläre oder thrombozytäre Dysfunktionen bedingt ist, sondern von plasmatischen Gerinnungsfaktoren abhängt. Da die Erblichkeit in einem gegebenen Fall, u. a. wegen der Möglichkeit einer neuaufgetretenen Mutation mit der Folge einer Koagulopathie, nicht immer sicher erkennbar ist, sei auch auf Abschnitt »Differenzierung bei Verdacht auf erworbene Koagulopathie« (S. 120) verwiesen. Letztlich laufen alle diese Koagulopathien auf eine verzögerte, verminderte oder fehlende Bildung von Fibrin bzw. auf eine vorzeitige Lösung des Fibringerinnsels hinaus. Da zahlreiche Faktoren an der Gerinnung beteiligt sind, wird man im Falle einer Störung durch verschiedene Teste zunächst eine Zuordnung zu den verschiedenen Teilen der Gerinnungskaskade versuchen. In einem Teil der Fälle ergeben sich aber nicht nur Veränderungen an Einzelfaktoren oder Gruppen allein, sondern auf mehreren Ebenen, z. T. mit Einbeziehung auch thrombozytärer und vaskulärer Faktoren. Zu den Hinweisen, welche sich aus dem klinischen Blutungstyp ergeben, s. Abb. 1.

Zum besseren Verständnis der folgenden Schritte ist ein **vereinfachtes Gerinnungsschema** (Abb. 5) mit den Faktoren des »Intrinsic-System«, des »Extrinsic-System« und des gemeinsamen Weges im Gerinnungsablauf angegeben, dazu die Bereiche, welche durch die wichtigsten Gerinnungsteste erfaßt werden. Innerhalb dieser Testbereiche können jedoch Veränderungen an einzelnen Faktoren stärker oder schwächer zur Geltung kommen.

Bis auf die Ausnahme besonders schwerer oder kombinierter Hämostasestörungen ist bei plasmatischen Gerinnungsstörungen ein normaler Ausfall der Blutungszeit, der Thrombozytenzahl und des Rumpel-Leede-Testes gegeben. Die Thromboplastinzeit erfaßt die Faktoren des sog. »Extrinsic-Systems«, die partielle Thromboplastinzeit die des sog. »Intrinsic-Systems«. Da bei Zugabe von komplettem Thromboplastin (Bestimmung der TPZ) oder von partiellem Thromboplastin (Bestimmung der PTT) zum Plasma jeweils Prothrombin und Fibrinogen als Substrate für die folgenden Schritte bis zur Fibrinbildung benötigt werden, können hochgradige Mangelzustände dieser Substrate auch TPZ und PTT pathologisch werden lassen. Schließlich können TPZ und PTT auch dann pathologisch ausfallen, wenn die Umwandlung von Fibrinogen in Fibrin durch Antithrombine (z. B. Heparin) gehemmt wird.

Nachweis einer plasmatischen Gerinnungsstörung (Abb. 6)

1. und 2. Sind die **Thromboplastinzeit** (nach Quick, ausgedrückt in Prozent der Norm) sowie die **partielle Thromboplastinzeit** normal, so besteht kein Anhalt für eine eigentliche Koagulopathie. Eine hämorrhagische Diathese müßte dann entweder thrombozytär oder vaskulär erklärt werden (s. entsprechende Abschnitte in diesem Kap., S. 94 ff., S. 104 ff. u. S. 109).

VEREINFACHTES GERINNUNGSSCHEMA

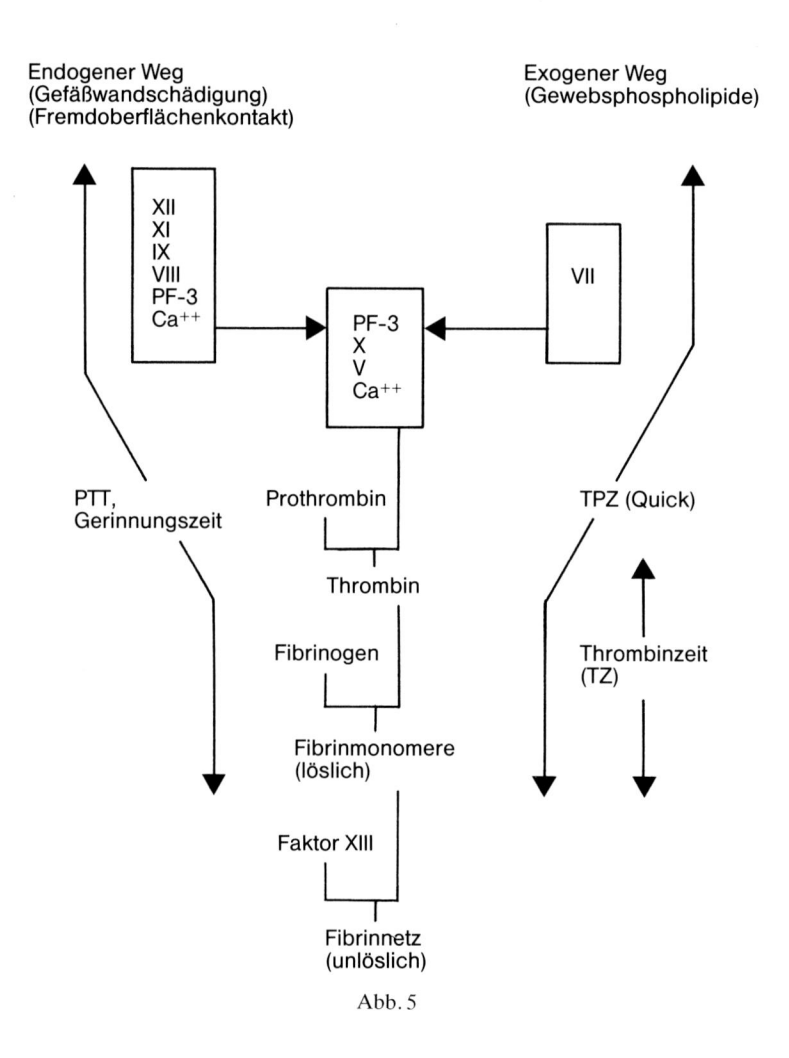

Endogener Weg
(Gefäßwandschädigung)
(Fremdoberflächenkontakt)

Exogener Weg
(Gewebsphospholipide)

XII
XI
IX
VIII
PF-3
Ca++

VII

PF-3
X
V
Ca++

PTT,
Gerinnungszeit

Prothrombin

TPZ (Quick)

Thrombin

Fibrinogen

Thrombinzeit
(TZ)

Fibrinmonomere
(löslich)

Faktor XIII

Fibrinnetz
(unlöslich)

Abb. 5

3. In seltenen Fällen können alle Gerinnungsteste bei bestehender hämorrhagischer Diathese normal ausfallen, s. hierzu unter 14., S. 119.

4. und 5. Ergibt sich bei einer hämorrhagischen Diathese eine normale Thrombozytenzahl, aber ein pathologischer Ausfall der Thromboplastinzeit (TPZ nach Quick) und/oder der partiellen Thromboplastinzeit (PTT), so läßt sich schon eine eigentliche Gerinnungsstörung durch diese relativ einfache Testkombination annehmen.

Die Bestimmung der **partiellen Thromboplastinzeit** (PTT) hat als Gruppentest für das Intrinsic-System und seine Inhibitoren weite Verbreitung gefunden, weil dieser Test sehr sensibel ist und im Gegensatz zu einigen anderen in etwa vergleichbaren Methoden von der Thrombozytenzahl und Thrombozytenfunktion unabhängig ist. Es gehen dabei die Aktivitäten der Faktoren XII, XI, IX, VIII, X und V (nach dem klassischen Gerinnungsschema in dieser Reihenfolge der Aktivierung) sowie bei ausgeprägtem Mangel noch die Substrate

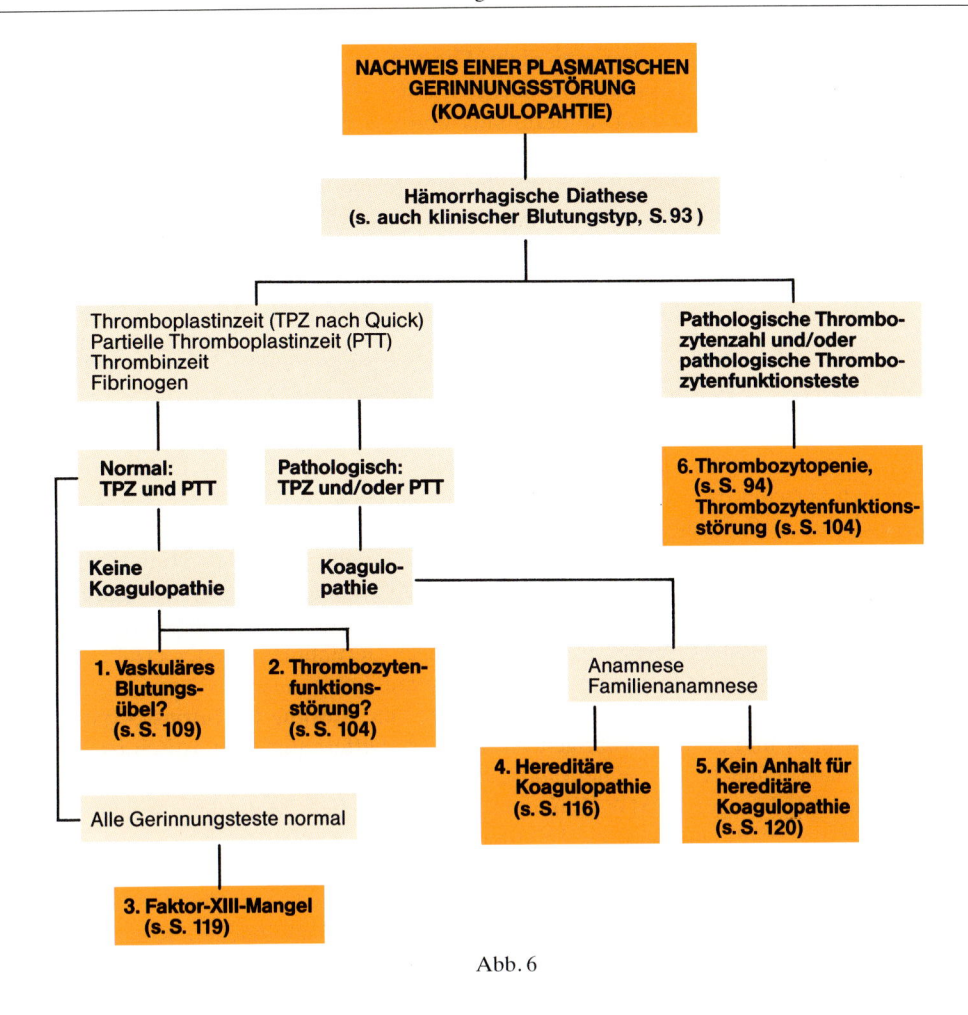

```
┌─────────────────────────────────┐
│ NACHWEIS EINER PLASMATISCHEN    │
│       GERINNUNGSSTÖRUNG         │
│         (KOAGULOPAHTIE)         │
└─────────────────────────────────┘
                │
┌─────────────────────────────────┐
│      Hämorrhagische Diathese    │
│  (s. auch klinischer Blutungstyp, S. 93) │
└─────────────────────────────────┘
```

- Thromboplastinzeit (TPZ nach Quick)
- Partielle Thromboplastinzeit (PTT)
- Thrombinzeit
- Fibrinogen

— Pathologische Thrombozytenzahl und/oder pathologische Thrombozytenfunktionsteste

Normal: TPZ und PTT — **Keine Koagulopathie**

Pathologisch: TPZ und/oder PTT — **Koagulopathie**

6. Thrombozytopenie, (s. S. 94) **Thrombozytenfunktionsstörung** (s. S. 104)

1. **Vaskuläres Blutungsübel?** (s. S. 109)
2. **Thrombozytenfunktionsstörung?** (s. S. 104)

Anamnese / Familienanamnese

4. **Hereditäre Koagulopathie** (s. S. 116)
5. **Kein Anhalt für hereditäre Koagulopathie** (s. S. 120)

Alle Gerinnungsteste normal

3. **Faktor-XIII-Mangel** (s. S. 119)

Abb. 6

Prothrombin (Faktor II) und Fibrinogen (Faktor I) mit ein. Wegen seiner Sensibilität im Intrinsic-System wird dieser Test am häufigsten als Suchtest zur Erfassung von Hämophilien, besonders Mangel an Faktor VIII, IX, XI und XII verwandt.

Die Bestimmung der **Thromboplastinzeit** (TPZ) oder **Prothrombinzeit** (PTZ) dient vornehmlich der Erfassung der Aktivitäten der Faktoren VII, X und V des Extrinsic-Systems bzw. des gemeinsamen Gerinnungsweges sowie ebenfalls der Substrate Prothrombin (Faktor II) und Fibrinogen (Faktor I). Die besondere Bedeutung liegt in der weitgehenden Erfassung der Faktoren des sog. Prothrombinkomplexes (Ausnahme: Faktor IX). Hierzu gehören die Faktoren II, VII, IX und X, welche Vitamin-K-abhängig synthetisiert werden. Vitamin-K-Antagonisten, wie Cumarin und Indandionderivate, führen über eine Verminderung der abhängigen Faktoren zu einem verminderten Gerinnungspotential. Das Ausmaß dieser Hemmung ist durch die TPZ (nach Quick) gut faßbar, so daß dieser Test besonders zur Erfassung der Effektivität von Vitamin-K-Antagonisten verwandt wird. Mangelzustände beteiligter Faktoren aus anderer Ursache werden natürlich ebenfalls mit in die Bestimmung eingehen.

Die Familienanamnese kann, aber muß nicht, Hinweise auf eine hereditäre Koagulopathie geben. Wird an eine solche Erkrankung gedacht, s. unter »Differenzierung bei Verdacht auf hereditäre Koagulopathie« (unten), anderenfalls unter »Differenzierung bei Verdacht auf erworbene Koagulopathie« (s. S. 120).

6. Ergibt sich eine pathologische Thrombozytenzahl (erniedrigt oder erhöht) und fehlen Hinweise auf eine eigentliche Koagulopathie, muß – wie auch bei normaler Thrombozytenzahl und bestehender Blutungsneigung – an eine thrombozytäre Störung gedacht werden (s. unter »Thrombozytopenien«, S. 94 ff., und »Thrombozytenfunktionsstörungen«, S. 104).

Differenzierung bei Verdacht auf hereditäre Koagulopathie (Abb. 7)

In äußerst seltenen Fällen können hereditäre plasmatische Gerinnungsstörungen auftreten, welche sich in die folgenden Krankheitsbilder nicht klar einordnen lassen. Dann ist an hier nicht erwähnte, nur von Einzelbeschreibungen bekannt gewordene Defekte oder an Kombinationen verschiedener Faktormangelzustände zu denken.

Haben sich bei der Abklärung einer hämorrhagischen Diathese nach dem klinischen Blutungstyp (s. Abb. 1) sowie nach Ziffer 4. und 5. des vorigen Abschnitts Hinweise auf das Bestehen einer Koagulopathie ergeben (pathologische PTT und/oder TPZ), so empfiehlt sich zunächst die Bestimmung der Thrombinzeit. Das vereinfachte Gerinnungsschema veranschaulicht, daß dieser Test Störungen im letzten Teil des Gerinnungsablaufes erfaßt. Fällt er normal aus, muß die Störung früher im Gerinnungsablauf gelegen sein.

Bei normaler TPZ weist eine verlängerte PTT auf eine **Störung im Intrinsic-System** hin (Näheres s. Ziffer 4. und 5. des vorherigen Abschnitts). Differentialdiagnostisch ist dann zu denken an: Hämophilie A, v. Willebrandsche Erkrankung, Hämophilie B, Faktor-XI-Mangel, Faktor-XII-Mangel, HMW-Kininogen-Mangel (»High Molecular Weight Kininogen«). Letzterer verläuft klinisch ohne hämorrhagische Diathese.

1. Die häufigste aller hereditären Gerinnungskrankheiten ist die **Hämophilie A.** Mehrere Subtypen sind unterscheidbar, entsprechend echten Mangelzuständen an Faktor VIII oder Störungen an unterschiedlichen Molekülteilen mit funktionellen Konsequenzen. Der klassische Erbgang ist X-chromosomal-rezessiv, aber auch andere Varianten sind möglich. Wichtig ist das relativ häufige Auftreten spontaner, neuer Mutationen und somit leerer Familienanamnese. Der klinische Schweregrad kann außerordentlich unterschiedlich sein. Leichte bis mittelgradige Mangelzustände verlaufen meist subklinisch. Die besondere Blutungsneigung ist in leichteren Fällen auf Traumen beschränkt, in schwereren Fällen tritt sie spontan auf. Gelenke, Subkutis, Muskulatur und Schleimhäute sind oft betroffen. Blutungsherde können als Pseudotumoren imponieren (z. B. retroperitoneal), Leistenbruch und Appendizitis können vorgetäuscht werden. Eine Purpura ist keine typische Hämophilieblutung. Die Blutungszeit und der Rumpel-Leede-Test sind meist normal, die Gerinnungszeit ist nur in schweren Fällen verlängert, dazu nicht sehr gut reproduzierbar. Thrombozytenzahl und -funktion sind primär unauffällig. Verläßlichster Suchtest ist die PTT (partielle Thromboplastinzeit). Sie wird in der Regel bei einer Verminderung von Faktor VIII unter 25–20% pathologisch. Die endgültige Diagnosesicherung erfolgt durch Einzelfaktorbestimmung in einem geübten Speziallabor mit Hilfe eines bekannten Faktor-VIII-Mangel-Plasmas. Differentialdiagnostisch kommen die Erkrankungen unter Ziffer 2 bis 4 sowie kombinierte Faktorenmangelzustände in Frage. Zum Auftreten von Faktor-VIII-Hemmkörpern (Hemmkörper-Hämophilie) s. S. 126.

2. Der Hämophilie A in vielerlei Hinsicht ähnlich ist die sog. **v.-Willebrand-Krankheit.** Die Blutungszeit ist im Gegensatz zur Hämophilie A meist verlängert, die PTT variabel

Hämorrhagische Diathese

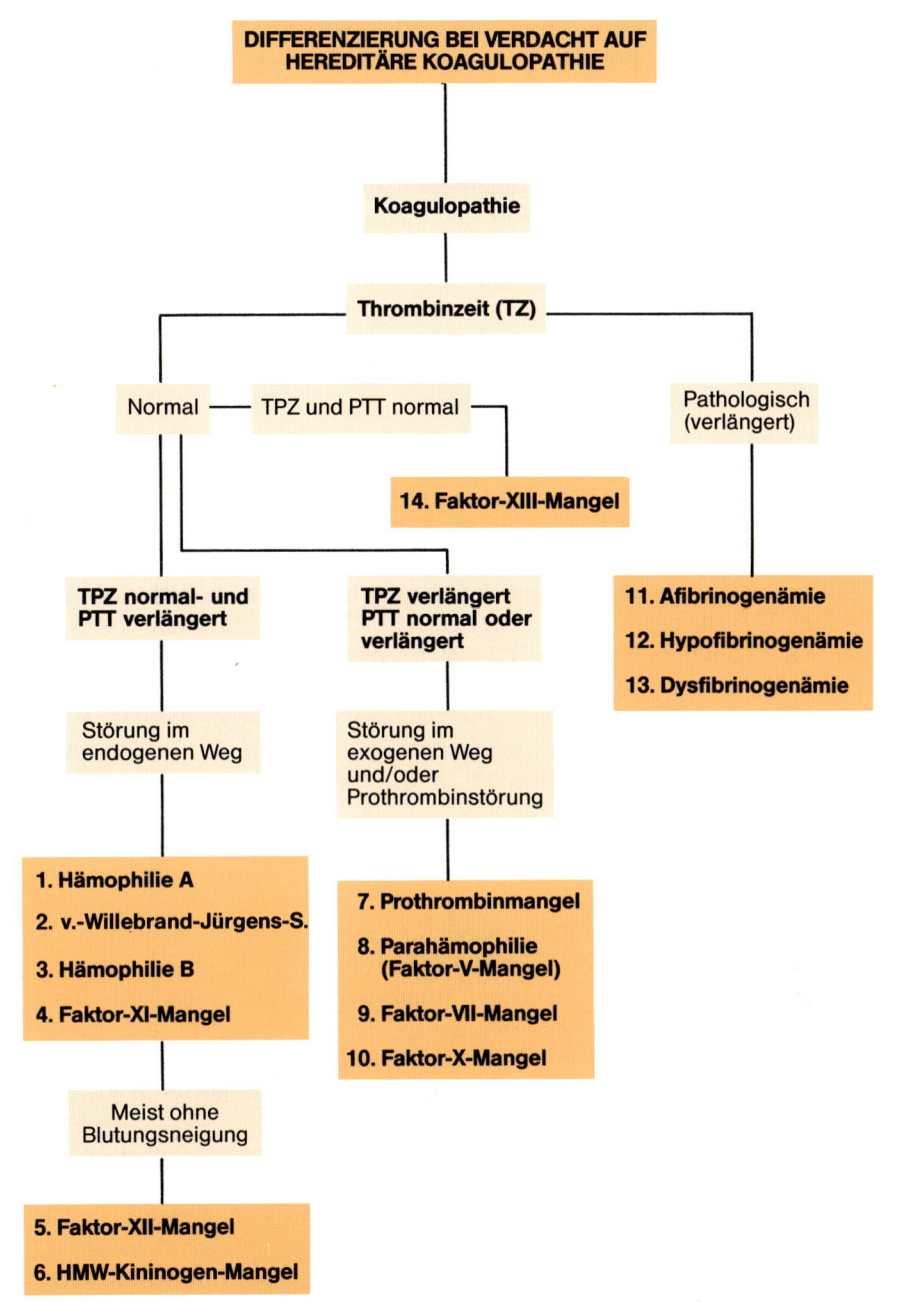

DIFFERENZIERUNG BEI VERDACHT AUF HEREDITÄRE KOAGULOPATHIE

Koagulopathie
│
Thrombinzeit (TZ)
├── Normal ── TPZ und PTT normal
│   └── **14. Faktor-XIII-Mangel**
└── Pathologisch (verlängert)
    - **11. Afibrinogenämie**
    - **12. Hypofibrinogenämie**
    - **13. Dysfibrinogenämie**

TPZ normal- und PTT verlängert
Störung im endogenen Weg

1. **Hämophilie A**
2. **v.-Willebrand-Jürgens-S.**
3. **Hämophilie B**
4. **Faktor-XI-Mangel**

Meist ohne Blutungsneigung

5. **Faktor-XII-Mangel**
6. **HMW-Kininogen-Mangel**

TPZ verlängert PTT normal oder verlängert
Störung im exogenen Weg und/oder Prothrombinstörung

7. **Prothrombinmangel**
8. **Parahämophilie (Faktor-V-Mangel)**
9. **Faktor-VII-Mangel**
10. **Faktor-X-Mangel**

Abb. 7

normal bis verlängert. Ein mäßiger Faktor-VIII-Mangel ist nachzuweisen. Jedoch liegt der Defekt offenbar an einem anderen Molekülteil dieses Faktors als bei der Hämophilie A. Dieser Unterschied ist auch von Bedeutung für eine Thrombozytenfunktionsstörung bei v.-Willebrand-Patienten, da ein Teil des Faktors VIII auch für eine normale Plättchenfunktion wichtig ist. Dies kann eine Reihe von Unterschieden zur Hämophilie A erklären, so auch die verlängerte Blutungszeit (verminderte Plättchenaggregation). Auch in vitro ist meist eine verminderte Ristocetin-induzierte Plättchenaggregation nachzuweisen. Nach Substitution mit normalem Faktor VIII erfolgt eine Normalisierung auch der Thrombozytenfunktion. Erhebliche Variationen im klinischen Verlauf und im meist, aber nicht immer, autosomal dominanten Erbgang mit inkompletter Penetranz, lassen mehrere nahe verwandte Erkrankungen im Oberbegriff »v.-Willebrand-Krankheit« vermuten. Die klinische Symptomatik ist ähnlich, aber bei aller Variabilität im Durchschnitt milder als bei der Hämophilie A.

Zur Diagnosestellung, welche nicht zuletzt wegen zeitlicher Variabilität einzelner Befunde bei ein und demselben Patienten schwierig sein kann, werden insbesondere benutzt: Familienanamnese, PTT und Blutungszeit (s. oben), ein Radioimmunoassay zur Bestimmung des »Faktor-VIII-ag«-Anteils und die Ristocetin-induzierte Plättchenaggregation.

3. Wesentlich seltener als die Hämophilie A ist die **Hämophilie B.** Offenbar gibt es auch hier etliche Varianten, so daß nicht stets ein reiner Mangel, sondern auch Molekülveränderungen mit Funktionsdefekten vorkommen. Spontanmutationen mit Neuauftreten der Erkrankung, also eine leere Familienanamnese, sind seltener als bei Hämophilie A. Der Erbgang ist X-chromosomal-rezessiv, die klinische Symptomatologie der Hämophilie A ganz ähnlich, aber die schweren Verlaufsformen sind seltener. Der diagnostische Weg ist zunächst identisch (s. unter Ziffer 1), die endgültige Differenzierung von Hämophilie A und B erfolgt durch die Einzelfaktorbestimmung oder durch den Thromboplastin-Generationstest in einem Speziallabor. Bei einer bestimmten Variante der Hämophilie B können einige Modifikationen der TPZ zusätzlich zur PTT pathologisch ausfallen (sog. »Hämophilie Bm«).

4. Ein **Faktor-XI-Mangel** (Plasmathromboplastin-Antecedent, PTA) kommt in homozygoter und heterozygoter Form bei autosomal-rezessivem Erbgang vor. Der klinische Verlauf ist im allgemeinen milder mit atypischen Blutungen gewöhnlich nur nach Traumen und Operationen. Der diagnostische Weg entspricht zunächst dem der Hämophilie A (s. Ziffer 1). Gerinnungszeit und PTT sind verlängert, zumindest bei den homozygot Kranken. Die endgültige Zuordnung erfolgt durch Faktor-XI-Bestimmung in einem Speziallabor.

5. Eine Verlängerung der PTT kann schließlich auch auf einen **Mangel an Faktor XII** (Hagemann-Faktor) zurückgehen, jedoch ist damit in der Regel keine oder keine wesentliche Blutungsneigung verbunden. Im typischen Fall besteht ein autosomal-rezessiver Erbgang.

6. Klinisch ohne erkennbare Bedeutung ist ein **Mangel an HMW-Kininogen** (»High Molecular Weight Kininogen«), jedoch sind in vitro die Gerinnungszeit und die PTT verlängert. Diese Anomalie ist erblich und sehr selten.

Eine Reihe weiterer Erkrankungen ist durch einen **Mangel an Faktoren des Extrinsic-Systems** bzw. des gemeinsamen Weges im Gerinnungsablauf (s. Abb. 5) gekennzeichnet. Dabei ist die TPZ, z. T. aber auch die PTT, pathologisch verlängert.

7. Äußerst selten ist ein angeborener **Mangel an Faktor II** (Prothrombin). Da meist ein funktionell minderwertiges Molekül vorliegt, z. T. in erhöhter Konzentration, besteht

somit eher eine »Dysprothrombinämie«. In variabler Weise sind PTT, TPZ und Gerinnungszeit pathologisch. Die exakte Abklärung kann durch Bestimmung des wirksamen Prothrombins erreicht werden. Klinisch besteht meist nur eine posttraumatische Blutungsneigung.

8. Sehr selten ist auch die sog. »**Parahämophilie**« (Proakzelerin- bzw. **Faktor-V-Mangel**). Die Erkrankung wird autosomal-rezessiv vererbt, verläuft klinisch meist mild, aber sehr variabel. Verlängert sind PTT und TPZ, die endgültige Klärung kann durch spezifische Bestimmung von Faktor V erfolgen.
9. Autosomal-rezessiv vererbt wird der seltene **Mangel an Prokonvertin** (Faktor VII). Bei Homozygoten kann die Erkrankung schwer verlaufen. Bei Umgehung des Extrinsic-Systems finden sich normale Gerinnungsteste, also z. B. eine normale PTT. Die TPZ dagegen ist verlängert. Die Bestätigung des Faktor-VII-Mangels erfolgt mit Hilfe eines bekannten Mangel-Plasmas.
10. Dem Faktor-VII-Mangel klinisch und genetisch ähnlich ist ein **Faktor-X-Mangel** (Stuart-Prower-Faktor). Es besteht bei In-vitro-Testen zwischen verschiedenen Patienten offenbar eine erhebliche Variabilität. Konstant verlängert sind bei der sehr seltenen Erkrankung PTT, TPZ und Gerinnungszeit. Die exakte Abklärung ist sehr diffizil.

Findet sich bei einer hereditären plasmatischen Gerinnungsstörung eine verlängerte Thrombinzeit, kommen differentialdiagnostisch Fibrinogenmangelzustände und/oder Dysfibrinogenämien in Betracht. Die PTT und TPZ können ebenfalls verlängert sein.

11. Eine **hereditäre Afibrinogenämie** (Faktor-I-Mangel) wird autosomal-rezessiv vererbt. Fibrinogen ist bei dieser Erkrankung im Plasma nicht nachweisbar. Klinisch kommt es oft schon nach der Geburt zu Nabelschnurblutungen. Neben einer hämorrhagischen Diathese, welche aber selten Gelenkblutungen zeigt, bestehen auch Wundheilungsstörungen und eine Plättchendysfunktion. Letzteres weist auf die Mitwirkung von Fibrinogen bei der normalen Plättchenfunktion hin. Die PTT, TPZ und TZ sind sehr stark verlängert, oft ist das Blut ungerinnbar. Als Zeichen des Fehlens von Fibrinogen ist die BSG gleich Null oder nahezu Null.
12. Eine **hereditäre Hypofibrinogenämie** verursacht selten Blutungen. Der Erbgang ist unterschiedlich. Kennzeichnend ist für diese Erkrankung ein stark erniedrigtes Fibrinogen im Plasma (s. auch Ziffer 11).
13. Eine **hereditäre Dysfibrinogenämie** kommt in zahlreichen Varianten vor, welche nach den Städten der Erstdiagnose benannt sind. Der Erbgang ist autosomal mit inkompletter Dominanz. Das Fibrinogenmolekül zeigt unterschiedliche Defekte, welche zu einer Störung der Reaktion mit Thrombin und/oder zur Störung der Polymerisation oder Vernetzung von Fibrinmonomeren führen. Kombinationen mit anderen Faktormangelzuständen sind möglich. Betroffene zeigen keine oder nur eine milde hämorrhagische Diathese, Wundheilungsstörungen und z. T. (bei beschleunigter Fibrinpolymerisation) eine thromboembolische Diathese. Laboruntersuchungen zeigen eine stark verlängerte Thrombinzeit, z. T. auch verlängerte TPZ. Die PTT und die Gerinnungszeit sind meist normal. Quantitative Bestimmungen von Fibrinogen mit chemischen und immunologischen Methoden ergeben meist Normalwerte (nur qualitativ defektes Molekül!). Methoden auf der Basis der Thrombinzeit zur Bestimmung von Fibrinogen ergeben dagegen verminderte Werte.
14. Zur vollständigen und endgültigen Blutstillung gehört eine Fibrinvernetzung, zu welcher der **Faktor XIII** notwendig ist. Bei Mangelzuständen dieses Faktors, welche autosomal-rezessiv erblich vorkommen, treten schwere Blutungen nur selten auf. Es sind jedoch Blutungen im Zentralnervensystem offenbar häufiger als bei anderen hereditären

Koagulopathien. Ähnlich wie bei Dysfibrinogenämien kommt es auch zu Wundheilungs- und Narbenbildungsstörungen. Im Gegensatz zu allen vorerwähnten Faktormangelzuständen sind alle Gerinnungsteste normal. Da es aber zu keiner vollständigen Vernetzung des Fibrins kommt, ist eine Löslichkeit der Gerinnsel in 5-M-Harnstoff-Lösung gegeben.

Differenzierung bei Verdacht auf erworbene Koagulopathie (Abb. 8)

Ergeben sich bei einem Patienten Hinweise auf eine hereditäre Gerinnungsstörung (Familienanamnese!), s. entsprechenden Abschnitt, S. 116. Ist dies nicht der Fall, muß verdachtsweise eine erworbene Gerinnungsstörung angenommen werden, u. U. auch schon im Neugeborenenalter (s. aber auch Ziffer 1). Bis auf wenige Ausnahmen ätiologisch gänzlich unklarer Koagulopathien ist bei erworbenen Formen meist ein Grundleiden faßbar, welches auf allerdings oft nicht völlig geklärtem pathophysiologischem Weg zu einer Blutungsneigung führt.

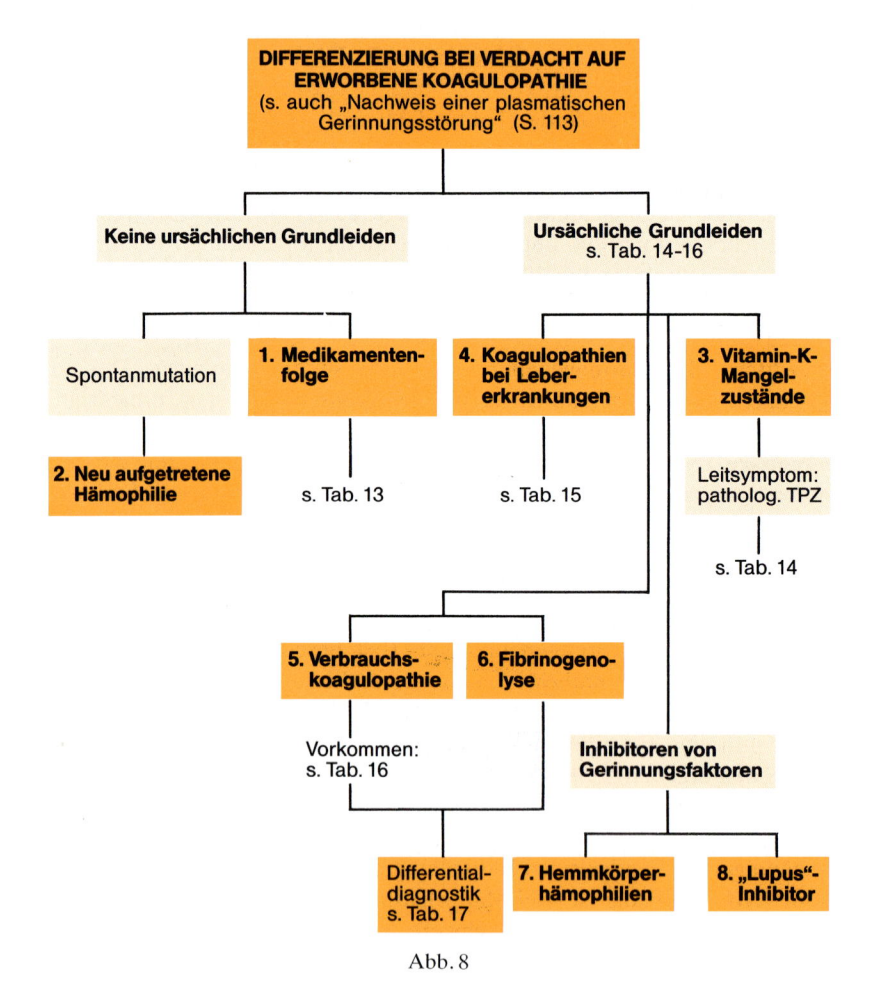

Finden sich weder Grundleiden, die zu Gerinnungsstörungen führen können, noch hereditäre Koagulopathien in der Anamnese, muß in einigen Fällen an eine Medikamenten-

Abb. 8

Tab. 13. Medikamentös induzierte Gerinnungsstörungen
(s. auch Tab. 14).

Cumarinderivate, Indandionderivate
Breitspektrumantibiotika
Sulfonamide
Cephalosporine, bes. Cefamandol u. Latamoxef
Mithramycin
Tetrazykline
L-Asparaginase
Adriamycin (Doxorubicin)
Daunomycin
Cholestyramin

wirkung, in anderen Fällen an die Möglichkeit des Neuauftretens einer Koagulopathie durch spontane Mutation gedacht werden.

1. Eine Therapie (auch akzidentell oder suizidal!) mit **Cumarin- oder Indandionderivaten** führt zu einem »inneren Vitamin-K-Mangel«. Die Folgen für die Gerinnung werden mit den anderen Vitamin-K-Mangelzuständen erläutert (s. Ziffer 3 sowie Tab. 13 und 14). Eine Reihe weiterer Medikamente kann regelmäßig oder auch nur als seltene Nebenwirkung zu Koagulationsstörungen führen. Diese Medikamente werden in Tab. 13 angeführt, die Reihenfolge zeigt in etwa die abfallende Häufigkeit dieser Nebenwirkung.

Die **Mithramycinwirkung** auf die Gerinnung ist komplex und abhängig von Dosis und Dauer der Therapie. Es werden die Faktoren VII, X und V vermindert gefunden, also das Extrinsic-System und der gemeinsame Gerinnungsweg beeinträchtigt. Folglich ist besonders die Thromboplastinzeit verlängert. Außerdem kann es zur Fibrinolyse (s. dort) und zur Thrombozytopenie und Plättchenfunktionsstörung kommen.

L-Asparaginase führt zur Hypofibrinogenämie, aber auch zu einem Mangel anderer Gerinnungsfaktoren.

Tab. 14. Vitamin-K-Mangelzustände.

Therapie mit Vitamin-K-Antagonisten
Cumarinderivate
Indandionderivate
Cephalosporine (s. auch Tab. 13)

Vitamin-K-Mangel der Neugeborenen

Mangelnde orale Vitamin-K-Zufuhr (K-Mangel)
Diätfehler
Komplette parenterale Ernährung

Mangel an intestinalem Vitamin K
Komplette biliäre Obstruktion
Malabsorption (Sprue, Zöliakie, Colitis ulcerosa, Enteritis regionalis, intestinale Fisteln, Steatorrhoe)
Reduktion der Darmflora durch Breitspektrumantibiotika und Sulfonamide
Akute starke Gastrointestinalblutung (Diarrhö und Bakterizidie des Bluts)
Cholestyramin-Therapie

Cephalosporine können, besonders bei hohen Dosen, zu einer Verminderung der Fibrinpolymerisation führen. Auch ist, ebenso wie bei Tetracyclinen, eine Beeinträchtigung der Plättchenfunktion möglich. Schließlich können einige Cephalosporine zu einer Beeinträchtigung des Prothrombinkomplexes führen.

Adriamycin und **Daunomycin** können über eine Aktivierung des fibrinolytischen Systems in den Gerinnungsprozeß eingreifen.

2. Auch wenn eine Familienanamnese unergiebig ist, muß an eine hereditäre Koagulopathie gedacht werden, da sie durch Spontanmutation neu auftreten kann. Dies ist besonders bei der **Hämophilie A,** seltener bei der **Hämophilie B** der Fall. Der Abklärungsweg entspricht in solchen Verdachtsfällen dem »Nachweis einer plasmatischen Gerinnungsstörung« und der »Differenzierung bei Verdacht auf hereditäre Koagulopathie« (s. S. 113 u. 116).

Eine große Zahl von außerordentlich unterschiedlichen Grundleiden kann auf verschiedenste Art und Weise zu Störungen im Gerinnungssystem führen, wobei oft auch noch die Thrombozyten und das Gefäßsystem mit einbezogen sind. Hieraus resultiert eine außerordentliche Fülle von möglichen Beeinträchtigungen der Blutstillung. Beim differentialdiagnostischen Vorgehen empfiehlt sich daher, zunächst von einem bekannten Grundleiden auszugehen oder nach einer zugrundeliegenden Erkrankung zu suchen. Hierzu siehe insbesondere die Tab. 14, 15 und 16.

3. Relativ leicht faßbar sind die **Vitamin-K-Mangelzustände,** welche über eine verminderte Produktion der Faktoren II (Prothrombin), VII, IX und X zu einer Beeinträchtigung der Gerinnungsfähigkeit führen. Drei der vier erwähnten Faktoren (II, VII, X) gehen mit in

Tab. 15. Hämostasestörungen bei Leberinsuffizienz.

Thrombozytopenie (s. dort)
Hypersplenismus bei portaler Hypertension
Chronischer Alkoholabusus
Folsäuremangel
Verbrauchskoagulopathie

Thrombozytenfunktionsstörung (s. dort)
Chronischer Alkoholabusus
Fibrindegradationsprodukte
Azotämie

Gerinnungsfaktorenmangel (verminderte Produktion)
Fibrinogen (Faktor I)
Prothrombin (Faktor II)
Faktor V, VII, IX, X, XI, XIII
Antiplasmin

Qualitativ abnorme Gerinnungsfaktoren
Fibrinogen
Faktor VII, VIII, IX, X

Verminderte hepatische Clearance
Fibrinmonomere
Fibrinspaltprodukte
Aktivierte Gerinnungsfaktoren (IXa, Xa, XIa)
Plasminogenaktivatoren

Erhöhter Verbrauch von Gerinnungsfaktoren
Diffuse intravasale Gerinnung
Fibrinolyse
Fibrinogenolyse

Tab. 16. **Ursachen einer Verbrauchskoagulopathie.**

Bakterielle Infektionen
Meningokokkensepsis (Endotoxine!)
Sepsis durch gramnegative Erreger
Andere schwere bakterielle Infektionen

Virale Infekte
Herpes, Hepatitis, Zytomegalie, Varizellen, Röteln

Mykotische Infekte
Histoplasmose, Aspergillose

Protozoeninfekte
Malaria, Kala-Azar, Trypanosomiasis

Geburtshilfliche Komplikationen
Vorzeitige Plazentalösung, septischer Abort, Fruchtwasserembolie, Chorioamnionitis, intrauteriner Fruchttod, Bauchhöhlenschwangerschaft

Neoplasmen
besonders bei Karzinomen von: Prostata, Pankreas, Lunge, Mamma, Ovar
Andere maligne metastasierende Tumoren
Akute Leukämien (bes. promyelozytäre L.)

Hämatologische Erkrankungen
Intravaskuläre Hämolyse (auch Transfusionszwischenfälle), Marchiafava-Anämie, Sichelzellenanämie, hämolytisch-urämisches Syndrom (Gasser), umfangreiche Süßwasseraspiration (Hamolyse!)

Schwere Gewebstraumatisierung
Große Operationen, bes. mit extrakorporalem Kreislauf, akute Pankreatitis, erhebliche Traumen, Verbrennungen, Fettembolien, Herzinfarkt, Schädeltrauma

Gefäßerkrankungen
Größere Aneurysmen, Kasabach-Merritt-Syndrom (Riesenhämangiom), große Gefäßprothesen, zyanotische angeborene Herzvitien, akute Vaskulitis

Kollagenosen/Autoimmunerkrankungen
Lupus erythematodes disseminatus, Glomerulonephritis, Polyarthritis

Sonstiges
Verschiedene Schockformen, Anaphylaxie, Hypothermie, Giftschlangenbisse, akute und chronische Lebererkrankungen, Transplantatabstoßung, Graft-versus-host-Reaktion, Purpura fulminans, Amyloidose, diabetische Azidose, Laktatazidose, Zustand nach Kreislaufstillstand, Hitzschlag

die Bestimmung der Thromboplastinzeit ein, so daß diese sich besonders gut zur Erfassung dieser Zustände eignet. Bei einem artifiziellen Mangel (z. B. Cumarintherapie) ist daher die TPZ-Bestimmung zur Verlaufskontrolle weit verbreitet. Für andersartige Vitamin-K-Mangelzustände (s. Tab. 14) ist eine verlängerte TPZ ebenfalls Leitbefund.

Neugeborene können als Folge ihrer Leberunreife einerseits und aufgrund eines transitorischen Vitamin-K-Mangels andererseits eine Erniedrigung der Vitamin-K-abhängigen Gerinnungsfaktoren aufweisen. Im Erwachsenenalter sind Vitamin-K-Mangelzustände durch insuffiziente Diät möglich.

Vitamin K wird auch durch Darmbakterien synthetisiert (Vitamin K_2). Zur Resorption ist Galle notwendig. Somit kann es bei **Fehlen von Galle** durch biliäre Obstruktion, wenn diese vollständig ist, aber auch durch zahlreiche schwere Darmerkrankungen zu einem Vitamin-K-Mangel kommen. Auch eine erhebliche quantitative Reduktion der Darmflora kann gleiches bewirken (s. Tab. 14). Ein Anstieg der Thromboplastinzeit kann kurz nach einer starken gastrointestinalen Blutung auftreten (Quick-Wert-Abfall!).

Cholestyramin kann bei längerer Anwendung durch Bindung von Gallensäuren ebenfalls zu einer verminderten Vitamin-K-Resorption führen.

Bei unklar bleibenden Fällen kann eine parenterale Vitamin-K-Zufuhr als therapeutischer Test u. U. von differentialdiagnostischem Wert sein (Koller-Test). Große Dosen Vitamin K können jedoch die TPZ paradoxerweise verlängern.

4. Leberleiden können auf vielfältige Weise die Hämostase beeinflussen (s. Tab. 15). Mit Ausnahme von Faktor VIII können alle plasmatischen Gerinnungsfaktoren vermindert sein. Eine Leberinsuffizienz führt besonders zu einer Verminderung der Faktoren des Prothrombinkomplexes (II, VII, IX, X) sowie der Faktoren V, XI und XIII. Eine Fibrinogenverminderung (Faktor I) kann sowohl Folge einer verminderten Produktion als auch eines erhöhten Verbrauches (Verbrauchskoagulopathie) sein. Eine erworbene Dysfibrinogenämie führt bei vielen schweren Lebererkrankungen zu einer verlängerten Thrombinzeit, obgleich rein quantitativ normale Fibrinogen-Plasmaspiegel vorliegen können.

   Eine Fibrinolyse und Fibrinogenolyse (s. unten) können ebenso wie eine diffuse intravasale Gerinnung (DIC, s. unten) zu einer Blutungsneigung beitragen. Die Ursachen für diese Komplikation sind nicht immer klärbar. Es ist anzunehmen, daß ein verminderter Abbau von Plasminogenaktivatoren über einen erhöhten Plasminspiegel und einen verminderten Antiplasminspiegel einerseits sowie eine verminderte Clearance von aktivierten Gerinnungsfaktoren andererseits zu diesen Komplikationen führen können. Schließlich können Zahl und Funktion der Thrombozyten beeinträchtigt sein (s. S. 94 ff.). Tab. 15 faßt die Störungen der Blutstillung bei Leberparenchymerkrankungen (besonders bei Leberzirrhose) zusammen.

   Aus diesen Daten ergibt sich, daß insbesondere bei Leberzirrhose die Plättchenzahl normal bis erniedrigt, die partielle Thromboplastinzeit, die Thromboplastinzeit (nach Quick) und die Thrombinzeit meist verlängert sind. Blutungs- und Gerinnungszeit sind normal bis verlängert, alle Gerinnungsfaktoren eher erniedrigt mit Ausnahme von Faktor VIII.

5. Eine **Verbrauchskoagulopathie** (diffuse intravasale Gerinnung, DIC) ist eine erworbene Gerinnungsstörung, welche in leichter und chronischer Form ohne erkennbare klinische Symptomatik, in akuter und schwerer Form hochdramatisch verlaufen kann. Sie kann auch gefolgt sein von einer Fibrinolyse/Fibrinogenolyse (s. Ziffer 6). Zahlreiche Grundleiden können auslösend in Frage kommen, sie werden in Tab. 16 aufgeführt.

   Es kommt bei einer Verbrauchskoagulopathie zu einer Initiierung des Gerinnungsvorganges über die normalerweise ablaufenden Reaktionen hinaus mit einem mehr oder weniger deutlichen Überschreiten der die Gerinnungsabläufe hemmenden Prozesse. Die initialen Schritte sind im Einzelfall oft nicht klar eruierbar, jedoch können Thrombozyten sowie das extrinsische und das intrinsische System schon primär beteiligt sein. Es kommt dann zu vermehrter Thrombinbildung mit der Folge der Fibrinbildung im Blut, zu einem Plättchenverbrauch und zur Aktivierung des fibrinolytischen Systems mit Freisetzung von Fibrinogenspaltprodukten (»Fibrinogen degradation products«, FDP). Ein beschleunigter Umsatz von Gerinnungsfaktoren führt dann zum Abfall ihrer Plasmakonzentration, entsprechend bei den Plättchen.

   Der Ausgang einer Verbrauchskoagulopathie wird bestimmt vom Gleichgewicht oder der Dekompensation des koagulatorischen bzw. fibrinolytischen Systems, wobei Effekte, welche durch das auslösende Grundleiden entstehen, noch eine vielfältige Rolle spielen können.

Eine Lyse von intravasalem Fibrin ist eine Kompensation einer überschießenden Gerinnung. Es kann jedoch zu einer Lyse von Fibrinogen durch freies Plasmin kommen, so daß Fibrinolyse und Fibrinogenolyse unterschieden werden müssen. Letzteres ist immer eine wesentliche zusätzliche Komplikation. Die entstehenden Fibrinogenspaltprodukte verschlechtern die Gerinnungssituation durch Einwirkung an zahlreichen Stellen des Gerinnungssystems, u. a. auch an den Thrombozyten. Außerdem hemmen sie das retikuloendotheliale System bei der Clearance zahlreicher, die Gerinnung initiierender Substanzen und aktivierter Gerinnungsfaktoren, so daß ein Circulus vitiosus entstehen kann.

Es ist aber auch möglich, daß das Gerinnungssystem auf einem weniger beschleunigten Niveau im Gleichgewicht bleibt, so daß eine chronische Verbrauchskoagulopathie besteht. Das klinische Bild ist dann ganz vom Ausmaß der Veränderungen und der Frage des Gleichgewichtes abhängig.

Klinisch stumme Verlaufsformen sind mit allen Übergängen bis zu massiven generalisierten Blutungen und gleichzeitigen Mikrothrombosierungen in zahlreichen Organen möglich. Bei schweren Verläufen treten oft Schocksituationen hinzu und häufig eine erhebliche Beeinträchtigung der Funktion von Niere, Lunge, Leber und Zentralnervensystem.

Labordiagnostisch finden sich die in Tab. 17 angegebenen Befunde. Die wichtigsten Parameter sind Thrombozytenzahl, Fibrinogen, PTT, TPZ, TZ und Fibrinogenspaltprodukte. Bei unklaren Fällen sollten die Parameter unter besonderer Beachtung ihres Verlaufes ggf. mehrfach kurzfristig erneut bestimmt werden.

Differentialdiagnostisch sind von der Verbrauchskoagulopathie insbesondere eine Fibrinogenolyse und Gerinnungsstörungen bei Lebererkrankungen abzugrenzen (s. Ziffer 4 und Tab. 17). Es können aber auch Kombinationen dieser Störungen auftreten. Koagulopathien bei Lebererkrankungen sind häufig, Fibrinogenolysen selten.

Bei jeder Blutentnahme muß sorgfältig eine Beimischung von Heparin (z. B. Zufuhr durch gleichen Katheter oder Katheterspülung mit Heparin) vermieden werden, da eine Reihe von Laborergebnissen sonst fälschlich eine Verbrauchskoagulopathie vortäuschen können. Die Blutentnahme erfolgt am besten nicht aus einem Katheter (Kontaktaktivierung!), sondern direkt mittels Nadel aus einer Vene. Statt der Thrombinzeit kann ggf. auch die vom Heparin unabhängige Reptilasezeit bestimmt werden.

6. Eine **Fibrinolyse** ist eine adäquate Reaktion auf eine intravasale Fibrinbildung. Sie ist somit ein kompensatorisches Geschehen bei einer diffusen intravasalen Gerinnung (DIC

Tab. 17. **Labordiagnostische Befunde bei Verbrauchskoagulopathie und Fibrinogenolyse.**

	Verbrauchskoagulopathie	Fibrinogenolyse
Thrombozyten	vermindert	meist normal
Erythrozyten	Schistozyten!	keine Schistozyten
Blutungszeit	oft verlängert	oft verlängert
Gerinnungszeit	verlängert	verlängert
Thromboplastinzeit	verlängert	oft verlängert
Partielle Thromboplastinzeit	variabel	variabel verlängert
Thrombinzeit	verlängert	verlängert
Fibrinogen	vermindert	variabel vermindert
Euglobulin-Lyse-Zeit	meist normal	verkürzt
Fibrinogenspaltprodukte	erhöht	erhöht
Antithrombin III	vermindert	normal

oder Verbrauchskoagulopathie). Demgegenüber ist eine **Fibrinogenolyse** ein pathologisches Geschehen, bei welchem allerdings der Mechanismus der Auslösung oft unklar bleibt. Sie kann auch im weiteren Verlauf einer DIC auftreten. Am häufigsten wird diese seltene Gerinnungsstörung noch bei schweren Lebererkrankungen beobachtet, aber auch bei metastasierenden Tumoren, nach schweren Operationen, besonders an Lunge und Leber, bei akuten und chronischen Leukosen sowie Lymphomen. Soweit bekannt, ist der auslösende Mechanismus für eine Fibrinogenolyse oft dem der Verbrauchskoagulopathie (DIC) ähnlich. Eine Überschreitung der Antiplasminkapazität des Plasmas läßt Plasmin auftreten, welches Fibrinogen spaltet, wenn es in freier Form im Blut erscheint. Das klinische Bild ähnelt sehr dem der Verbrauchskoagulopathie (s. Ziffer 5). Zur Differentialdiagnose s. Tab. 17.

Bei einer Reihe von sehr unterschiedlichen Erkrankungen können Antikörper vom IgG- oder IgM-Typ gegen einzelne Gerinnungsfaktoren auftreten (s. Ziffer 7 und 8). Am häufigsten ist dies der Fall bei Faktor-VIII-Antikörpern.

7. Komplizierend kann bei Hämophilie A (s. hereditäre Koagulopathien, S. 116), seltener bei Hämophilie B, ein **Antikörper gegen Faktor VIII bzw. Faktor IX** auftreten. Die Pathogenese im einzelnen ist unklar, jedoch wirkt eine weitere Substitution mit dem entsprechenden Faktor verschlimmernd im Sinne eines Booster-Effektes. Selten kann ein Faktor-VIII-Antikörper bei rheumatoider Arthritis, bei systemischem Lupus erythematodes oder bei ulzerierender Kolitis beobachtet werden. Der klinische Blutungstyp entspricht dem der Hämophilie A. Der genaue Nachweis beruht auf dem Fehlen von Faktor VIII (bzw. Faktor IX) und der Inaktivierung vom normalen Faktor VIII (bzw. Faktor IX) durch das Plasma des Patienten.

   Inhibitoren der Gerinnungsfaktoren V, VII, XI, XII, XIII und Fibrinogen sind vereinzelt beschrieben worden.

8. Primär beim systemischen Lupus erythematodes, später auch vereinzelt bei anderen Erkrankungen, wurde ein »**Lupus-Inhibitor**« genannter Faktor beschrieben, welcher ein Immunglobulin darstellt. Die PTT ist dabei verlängert. Mischungsexperimente mit Normalplasma zeigen eine Soforthemmung, welche sich von der verzögerten Hemmung bei Faktor-VIII-Antikörpern unterscheidet. Ein Lupus-Inhibitor führt gewöhnlich aber nicht zu Blutungen.

Differentialdiagnostisches Spektrum

Thrombozytopenien mit meist normaler Thrombozytenlebenszeit
Medikamentös-toxisch
Alkoholabusus
Strahlenschaden
Fortgeschrittene Myelofibrose
Hereditäre Thrombozytopenie
Neoplastische Markinfiltration
Perniziöse Anämie
Folsäuremangel
Marchiafava-Anämie
Myelodysplasie

Thrombozytopenien mit regelmäßig verkürzter Thrombozytenlebenszeit
Wiskott-Aldrich-Syndrom
Immunthrombozytopenien durch Autoantikörper (s. Tab. 3)
Nach Bluttransfusion (Iso-AK)
Fetomaternale Inkompatibilität (Iso-AK)
Medikamentös induziert (Inkomplette AK)
Nahrungsmittel, Insektenstiche (AG-AK-Komplexe)
Kontakt mit fremden Oberflächen (s. Tab. 5)
Gefäßveränderungen, diffuse intravasale Gerinnung (s. Tab. 6)

Erhöhte Thrombozytenspeicherung bei Splenomegalie (Pooling)
Portale Hypertension
Infektiöse Milzschwellung
Splenomegalie unklarer Genese
Speicherkrankheiten
Neoplastische Milzschwellung

Infektiös bedingte Thrombozytopenien und solche unklarer Genese
Infektiöse Prozesse (s. Tab. 7)
Zyklische Thrombozytopenie
Thrombozytopenie bei Hypothermie
Urämische Thrombozytopenie
Thrombozytopenie bei Taucherkrankheit

Thrombozytenfunktionsstörung
Verschiedene angeborene Bindegewebserkrankungen
Thrombasthenia Glanzmann-Naegeli
Storage pool disease
Defective release reaction
Bernard-Soulier-Syndrom
Thrombopathische Thrombozytopenie
May-Hegglin-Anomalie
Wiskott-Aldrich-Syndrom
Arzneimittelinduzierte Funktionsstörung
Urämie, Leberzirrhose
Paraproteinämie
Hämoblastosen, Myelodysplasien, Perniziöse Anämie
Fibrinspaltprodukte, diffuse intravasale Gerinnung

Vaskuläre Blutungsneigung
Purpura rheumatica (Schönlein-Henoch)
Purpura fulminans
Medikamentös induziert
Bei begleitendem Infekt
Morbus Osler
Pachymeningiosis haemorrhagica interna
Hereditäre Bindegewebsanomalien (s. Tab. 11)
Purpura senilis

Kortikosteroid-Purpura
Skorbut
Paraproteinämie
Kryoglobulinämie
Hyperglobulinämie
Amyloidose
Verschiedene Purpuraformen (s. Tab. 12)

Differenzierung bei Verdacht auf hereditäre Koagulopathie
Hämophilie A
v.-Willebrand-Jürgens-Syndrom
Hämophilie B
Faktor-XI-Mangel
Faktor-XII-Mangel
HMW-Kininogen-Mangel
Prothrombinmangel
Parahämophilie (Faktor-V-Mangel)
Faktor-VII-Mangel
Faktor-X-Mangel
Afibrinogenämie
Hypofibrinogenämie
Dysfibrinogenämie
Faktor-XII-Mangel

Differenzierung bei Verdacht auf erworbene Koagulopathie
Medikamentenfolge
Neu manifestierte Hämophilie
Vitamin-K-Mangelzustand
Koagulopathie bei Lebererkrankung
Verbrauchskoagulopathie
Fibrinogenolyse
Hemmkörperhämophilie
Lupus-Inhibitor

Literatur

BARTELS M, POLIWODA H. Gerinnungsanalysen. 3. Aufl. Stuttgart: Thieme 1987.
BEGEMANN H, RASTETTER J. Klinische Hämatologie. 3. Aufl. Stuttgart: Thieme 1986.
GROSS R, SCHMIDT C G. Klinische Onkologie. Stuttgart: Thieme 1985.
WINTROBE M M, LEE G R, BOGGS D R, BITHELL T C, FOERSTER J, ATHENS J W, LUKENS J N. Clinical Hematology. 8th ed. Philadelphia: Lea and Febiger 1981.

Ödeme

S. Degenhardt

Definition und Abgrenzung

Ödeme sind durch die Einlagerung von Flüssigkeit in den interstitiellen (d. h. extrazellulären und extravasalen) Raum verursachte Gewebsschwellungen. Typisches klinisches Zeichen ist die Dellenbildung nach Fingerdruck. Transsudate in die serösen Körperhöhlen (Aszites, Pleuraerguß und Perikarderguß) können als Sonderformen des Ödems betrachtet werden. Unter Hydrops wird die Flüssigkeitsansammlung in den vorgebildeten Körperhöhlen – entweder nur dort lokalisiert oder im Rahmen einer allgemeinen Wassersucht – verstanden. Ausgedehnte Wassereinlagerungen in die Gewebsspalten der Haut heißen Anasarka. Der Begriff Elephantiasis beschreibt die massive chronische, grotesk anmutende ödematöse Verformung einer Extremität. Auf die Ödeme innerer Organe (Hirnödem, Lungenödem, Glottisödem) wird an anderer Stelle eingegangen.

Pathogenetisch beruhen Ödeme auf einem dynamischen Ungleichgewicht des Flüssigkeitsaustauschs zwischen dem intravasalen und dem interstitiellen (extravasalen) Teil des Extrazellulärraums. Motor des Flüssigkeitsaustauschs zwischen Gefäßsystem und Interstitium sind die **Starlingschen Kräfte:** Der hydrostatische Druck im Gefäßsystem und der onkotische Druck im Interstitium wirken als auswärts gerichtete Kräfte. Der von den Plasmaproteinen ausgeübte onkotische Druck und der hydrostatische Gewebsdruck bewirken den Einwärtsstrom interstitieller Flüssigkeit in das Gefäßsystem. Am arteriolären Schenkel des Kapillar-

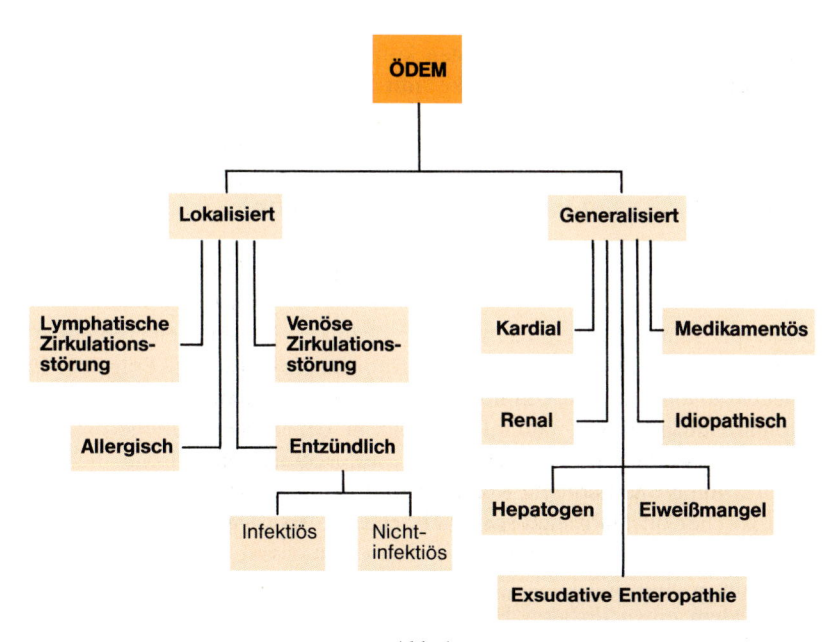

Abb. 1

betts sorgt der auswärts gerichtete Gradient für einen ständigen Abstrom intravasaler Flüssigkeit in das Interstitium. Diese Flüssigkeit wird vom lymphatischen System drainiert und dem Gefäßsystem wieder zugeführt. Störungen der selektiven Undurchlässigkeit des Kapillarendothels für Plasmaproteine begünstigen die Ödementstehung durch die Nivellierung des onkotischen Druckgradienten.

Die Verschiebung von Flüssigkeit in das Interstitium vermindert das zirkulierende Plasmavolumen. Dies äußert sich in einem verringerten zentralvenösen Druck und einer verminderten Füllung des rechten Vorhofs. Infolge verminderter Vorhofdehnung nimmt die Sekretion des atrialen natriuretischen Faktors ab. Parallel hierzu sinkt die Impulsrate vagaler Afferenzen und erlaubt so eine Zunahme des Sympathikotonus mit gesteigerter Renin- und Vasopressinsekretion. Das Resultat ist eine renale Kochsalz- und Wasserretention, die so lange anhält, wie ein zentralvenöses Volumendefizit registriert wird. Eine direkte Stimulation der renalen Reninsekretion kommt hinzu, wenn die in den Vasa afferentia des juxtaglomerulären Apparats der Nieren lokalisierten Barorezeptoren einen inadäquaten Perfusionsdruck (bei Herzinsuffizienz, Vasodilatatorentherapie, intravasalem Volumenmangel mit Blutdruckabfall) registrieren. Gelingt durch diese Kompensationsvorgänge keine Stabilisierung des zirkulierenden Blutvolumens, entwickelt sich eine zunehmende Salz- und Wasserretention mit Ödembildung. Andererseits ist oft eine primäre Störung der renalen Salz- und Wasserausscheidung die Ursache von Ödemen. Ödeme sind als Symptom unspezifisch. Eine Vielzahl von Grundstörungen kann einzeln und in Kombination zu Ödemen führen, die wichtigsten davon werden in Abb. 1 wiedergegeben.

Abzugrenzen von Ödemen im eigentlichen Sinne sind alle Hautschwellungen, denen keine Flüssigkeitsansammlung zugrunde liegt: Das **Myxödem** beruht auf einer abnormen Einlagerung von Mukopolysacchariden im Interzellularraum. Weder das generalisierte blaßteigige Myxödem bei Hypothyreose noch das seltenere großflächige, derbteigige und manchmal infiltrativ gerötete umschriebene prätibiale Myxödem bei Morbus Basedow zeigen das klassische Kriterium der Verschieblichkeit. Das **Lipödem** ist eine häufige Variante der Fettsucht bei Frauen, bei der ein schlanker Oberkörper abwärts der Gürtellinie mit ausgedehnten subkutanen Fettansammlungen kontrastiert. Die symmetrischen Veränderungen beziehen Fußrücken und Fußgelenke mit ein, sind druckempfindlich, aber nicht wegdrückbar und von typisch sulziger Konsistenz.

Diagnostisches Vorgehen

Lokalisierte Ödeme (Abb. 2)

Bei lokalisierten, räumlich begrenzten Ödemen kann es sich einerseits um das Anfangsstadium einer generalisierten Ödemkrankheit, andererseits um die direkte Folge der Einwirkung unterschiedlicher Noxen handeln. Unmittelbare Gewebsschädigungen (und damit Schädigungen des Kapillarendothels) mit Ödemfolge sind in der Regel asymmetrisch und bieten aufgrund der spezifischen Anamnese selten differentialdiagnostische Schwierigkeiten. Rötung, Überwärmung und Schmerz finden sich beim lokal entzündlichen Ödem bakterieller, chemisch-toxischer oder physikalischer Ursache (2). Es ist wie das allergische Ödem (1) vorwiegend äußerlich lokalisiert, durch akutes Einsetzen charakterisiert und nicht verschieblich. Tab. 1 gibt die wichtigsten Ursachen allergischer Ödeme wieder.

Betrifft das Ödem einen distalen Extremitätenabschnitt oder eine gesamte Extremität, muß nach einer **venösen oder lymphatischen Abflußhinderung** gesucht werden. Das

Ödeme

```
                        ┌─────────────────────────┐
                        │   LOKALISIERTES ÖDEM    │
                        └─────────────────────────┘
                                    │
                        ┌───────────┴───────────┐
                      Akut                   Chronisch
                        │                       │
                ┌───────┴───────┐               │
            Exogene       Keine exogene         │
            Noxe          Noxe                  │
                │              │                │
        ┌───────┤              └────────┬───────┼─────────────┐
    Allergen-   Trauma             Zyanose    Varikosis   Z. n. lokaler OP
    exposition  Verbrennung  ----  Schwellung Z. n. venöser - Radiatio
                etc.                          Thrombose   - Filariasis
                │
                └── Lokalinfekt
                                           Doppler-Sono    Lymphographie
                                           Phlebographie

    1. Allergisches   2. Entzündliches   3. Akute/chron. venöse   4. Lymphödem
       Ödem              Ödem               Zirkulationsstörung
                         Infektiös/nicht
                         infektiös
```

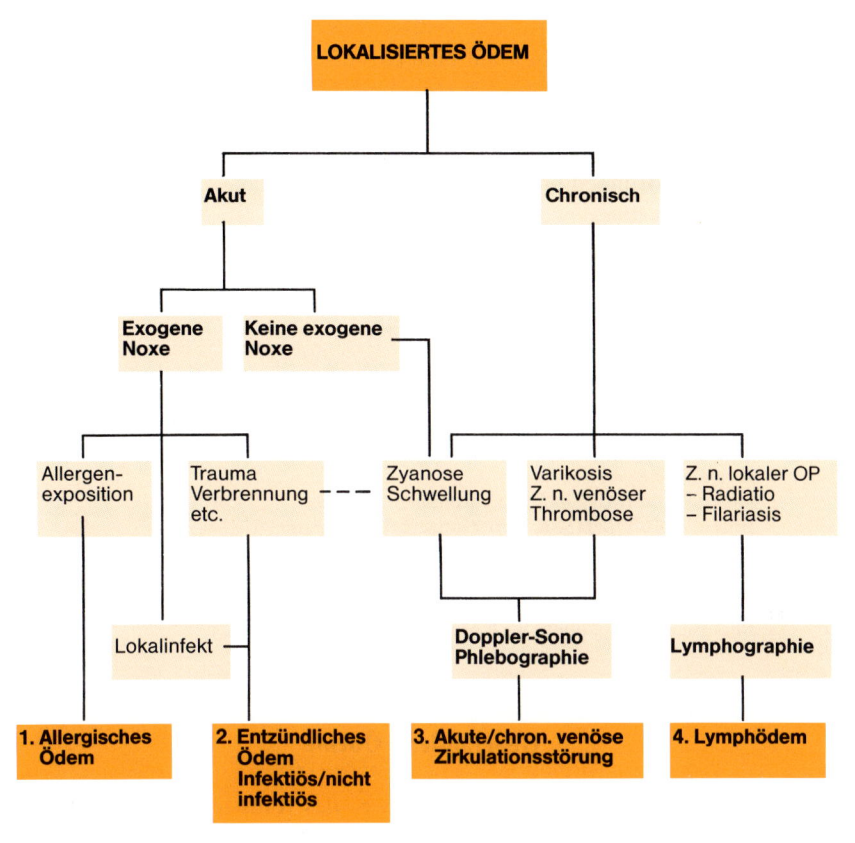

Abb. 2

Tab. 1. **Allergische Ödeme (modifiziert nach K. F. AUSTEN. In: Harrison's Principles of Internal Medicine. 11th ed. McGraw-Hill, New York 1987).**

IgE-abhängig
Atopische Diathese
Allergie auf spezifische Antigene
(Pollen, Nahrungsmittel, Medikamente [z. B. Dextran, Penicillin], Pilze, Würmer, Pflanzen, Metalldämpfe)
Physikalisch ausgelöst durch: Kälte, Sonnenbestrahlung, Vibration

Komplementvermittelt
Angioneurotisches Ödem (C_1-Esterase-Inhibitor-Mangel, autosomal dominant)
Erworben bei lymphoproliferativen Erkrankungen
Nekrotisierende Vaskulitis
Serumkrankheit
Reaktion auf Blutprodukte

Nichtimmunologische Urtikaria
Direkte Histaminliberatoren: Opiate, Antibiotika, Curare, D-Tubocurarin, Röntgenkontrastmittel, Dextrane
Substanzen, die (wahrscheinlich) in den Arachidonsäurestoffwechsel eingreifen: nichtsteroidale Antiphlogistika, Azofarbstoffe, Benzoate

Vorliegen einer Zyanose spricht für eine venöse Zirkulationsstörung. Hyperpigmentation, Induration und Ulcera crurum weisen auf eine chronische Stauung bei postthrombotischem Syndrom und chronisch venöser Insuffizienz hin (3). Indurierte Ödeme (»Fibrödem«) entstehen durch Bindegewebsvermehrung auf dem Boden chronischer Lymphabflußstörungen (4). Während venöse Ödeme die Zehen in der Regel aussparen, sind diese bei lymphatischen Abflußstörungen meistens miteinbezogen. Tab. 2 stellt die häufigsten Ursachen des Lymphödems dar.

Tab. 2. **Lymphödem.**

Primäres Lymphödem
Angeboren: Nonne-Milroysche Krankheit
Familiär mit späterer Manifestation: Maladie du Meige
Idiopathisch (nicht familiär)

Sekundäres Lymphödem
Infektiös: nach Erysipel, bei chronischer Filariasis
Traumatisch: Operation, Verletzungen, Verbrennungen
Thrombotisch: begleitend bei Venenthrombosen
Maligne: lymphoproliferative Erkrankung, maligne Tumoraussaat
Obstruktiv: Morbus Ormond, Kompression durch Tumoren
Allergisch: Lymphödem nach Medikamenten oder Pollenexposition

Generalisierte Ödeme

Erkrankungen, die zu allgemeinen Störungen des Flüssigkeitsaustausches zwischen Kapillarsystem, Gewebe und Lymphsystem führen, verursachen generalisierte Ödeme. Unter der Wirkung der Schwerkraft hängt die Ödemverteilung von der jeweils längerzeitig eingenommenen Körperhaltung ab. In lockeren Geweben mit niedrigem Gewebsdruck (periorbital, an Hand- und Fußrücken, Skrotum und Vulva) ist die Flüssigkeitseinlagerung erleichtert. Krankheitsspezifische Faktoren schaffen unterschiedliche Ödemmuster: z. B. Pleuraerguß bei Herzinsuffizienz, Aszites bei Leberzirrhose, betont periorbitale Schwellungen bei nephrotischem Syndrom. Im septischen und auch im anaphylaktischen Schock entstehen akut schwerste generalisierte Gefäßschädigungen mit Multiorganversagen und Ödematose bei notwendiger ausgiebiger Flüssigkeitssubstitution.

Erst nach einer Gewichtszunahme von mehreren Kilogramm wird eine Flüssigkeitsretention als Ödem sichtbar und führt den Patienten zum Arzt. Erste diskrete Zeichen eines generalisierten Ödems können sein: ein zu eng werdender Fingerring, abends zu eng werdende Schuhe oder die nach der Auskultation des Herzens in der Haut stehenbleibende Kontur des Stethoskopansatzes.

Der aus Anamnese und körperlicher Untersuchung gewonnene Eindruck vom Ödemkranken muß durch Laboruntersuchungen und apparative Methoden objektiviert werden (Abb. 3). Da die Ödementstehung von der Balance mehrerer Faktoren abhängt und bei einer Vielzahl von Krankheiten beobachtet wird, die einzeln oder erst im Zusammenwirken zum Ödem führen, sind einige Untersuchungen obligat: Gesamteiweiß, Elektrophorese, Natrium, Kalium, Harnstoff, Kreatinin, Cholinesterase; Blutbild, BSG, Prothrombinzeit, Urinstatus; Sonographie des Abdomens, EKG, Röntgen-Thorax in zwei Ebenen mit Ösphagusbreischluck oder Echokardiographie.

Ödeme

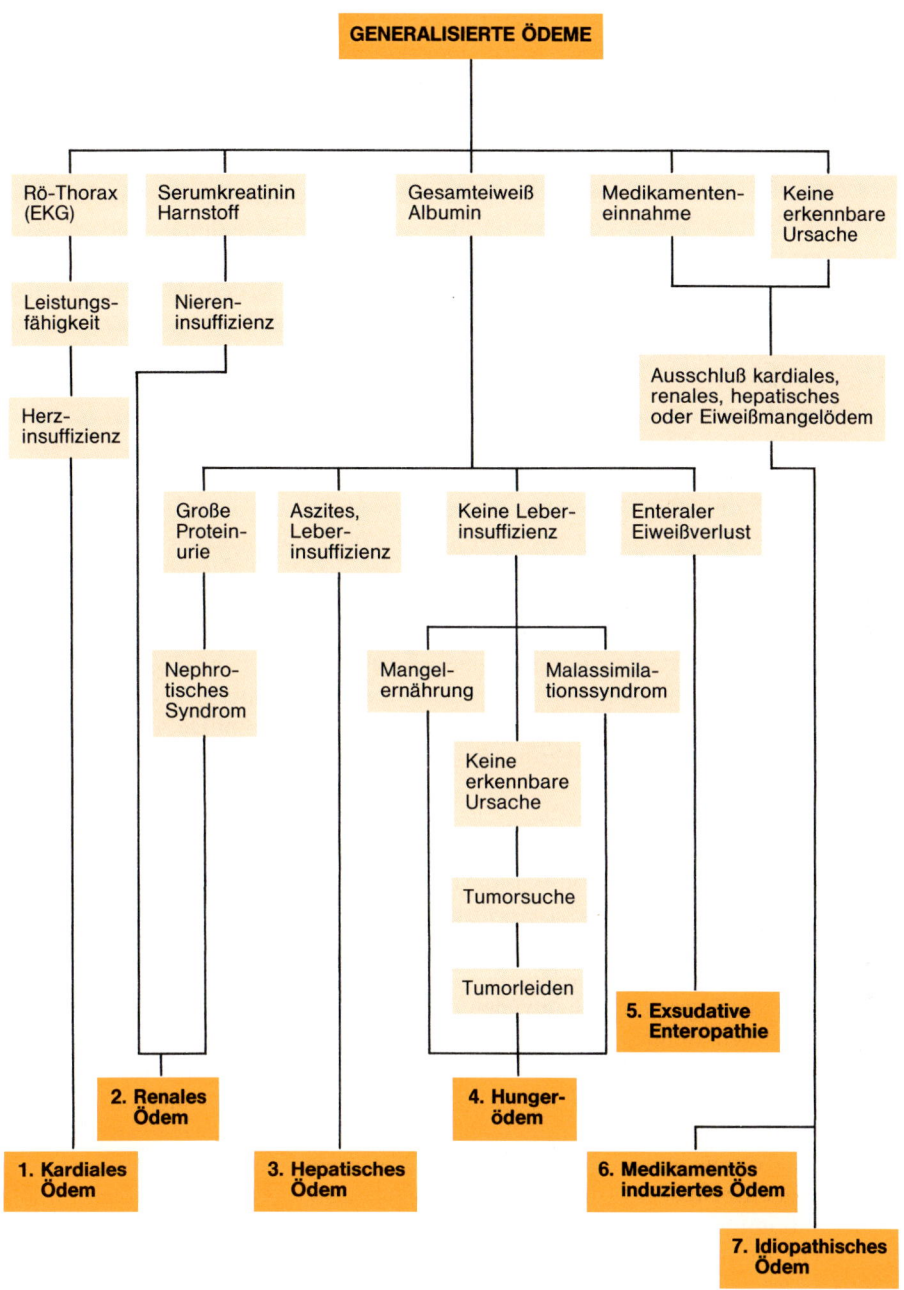

```
                    GENERALISIERTE ÖDEME
                            │
    ┌──────────┬────────────┼────────────┬──────────┐
 Rö-Thorax  Serumkreatinin  Gesamteiweiß  Medikamenten-  Keine
 (EKG)      Harnstoff       Albumin       einnahme       erkennbare
                                                         Ursache
    │          │                              │
 Leistungs- Nieren-                    Ausschluß kardiales,
 fähigkeit  insuffizienz               renales, hepatisches
    │          │                       oder Eiweißmangelödem
 Herz-
 insuffizienz
```

- **Große Proteinurie** → Nephrotisches Syndrom
- **Aszites, Leberinsuffizienz**
- **Keine Leberinsuffizienz** → Mangelernährung / Malassimilationssyndrom → Keine erkennbare Ursache → Tumorsuche → Tumorleiden
- **Enteraler Eiweißverlust**

1. **Kardiales Ödem**
2. **Renales Ödem**
3. **Hepatisches Ödem**
4. **Hungerödem**
5. **Exsudative Enteropathie**
6. **Medikamentös induziertes Ödem**
7. **Idiopathisches Ödem**

Abb. 3

1. Kardiale Ödeme

Anstrengungs- und Ruhedyspnoe, Nykturie, Schlaf mit erhöhtem Oberkörper, Herzrhythmusstörungen, allgemeine Leistungsminderung, abdominelles Völlegefühl und Inappetenz sind anamnestische Hinweise auf eine **Herzinsuffizienz.** Die körperliche Untersuchung des Ödemkranken zeigt: Dyspnoe, Lippenzyanose, blasse, kühle Extremitäten, feuchte basale Rasselgeräusche über den Lungen, evtl. einen Pleuraerguß. Meistens vorhanden sind eine Tachykardie, evtl. mit auskultatorischem Nachweis eines Galopprhythmus, Linksverlagerung und Verbreiterung des Herzspitzenstoßes und eine Linksverbreiterung der Herzdämpfung.

Der Füllungszustand der Jugularvenen und die Höhe über dem Herzen, bei der die Handrückenvenen kollabieren, zeigen den venösen Füllungsdruck an. Eine verstärkte Venenfüllung mit gleichzeitig druckschmerzhaft vergrößerter, bei relativer Trikuspidalinsuffizienz systolisch pulsierender Leber und Auslösbarkeit des hepatojugulären Refluxes finden sich bei **Rechtsherzinsuffizienz.** Vitiumtypische Geräuschbefunde, Perikardreiben und Rhythmusstörungen veranlassen eine eingehende kardiologische Diagnostik.

Das EKG deckt Rhythmusstörungen, Verlust funktionsfähigen Myokards durch zurückliegende Infarkte, Aneurysmen, obstruktive und dilatative Kardiomyopathien auf oder zeigt bei arterieller Hypertonie und Herzvitien eine Druck- und/oder Volumenbelastung an. Die akute und chronische Rechtsherzdekompensation kann oft an einer Rechtsdrehung der elektrischen Herzachse, einem P-pulmonale und bis V_6 durchgehenden S-Zacken in den Brustwandableitungen erkannt werden. Mit der Rechtsherzinsuffizienz klinisch verwechselt werden die chronische venöse Einflußstauung infolge Trikuspidalstenose, der Perikarderguß, das Panzerherz, ein Mediastinaltumor oder eine Vena-cava-superior-Thrombose mit Einflußstauung. Gesichtsödeme sind auch bei diesen Erkrankungen häufig, eine definitive Abgrenzung gelingt mit bildgebenden Verfahren: Echokardiographie, konventionelle Röntgendiagnostik, evtl. CT oder Kernspintomographie.

Die Verdachtsdiagnose Herzinsuffizienz wird durch eine typische Herzvergrößerung im Röntgenbild bestätigt. Bei der **Linksherzinsuffizienz** liegen typischerweise eine Vergrößerung des linken Vorhofs, eine 1:1 Perfusionsumverteilung zu den Oberfeldgefäßen und eine interstitielle Lungenstauung vor. Bei **Rechtsherzinsuffizienz** kann eine Vergrößerung der sternokardialen Kontaktfläche und in ausgeprägten Fällen eine Verbreiterung der Hohlvenen gesehen werden.

Nach der Echokardiographie, die in vielen Fällen schon eine definitive Diagnose erlaubt, kommen zur weiteren differentialdiagnostischen Klärung – therapeutische Konsequenzen vorausgesetzt – die Katheterisierung des rechten und linken Herzens mit der Messung von Drucken, Sauerstoffsättigungen und Kreislaufzeiten und eine Darstellung der Koronararterien in Betracht. Die häufigsten Krankheitsbilder, die zu einer chronischen Herzinsuffizienz führen, sind Hypertonus, ischämische und dilatative Kardiomyopathien und Herzvitien.

Bei erheblicher Rechtsherzinsuffizienz mit Stauung treten Leberfunktionsstörungen mit Anstieg von Transaminasen, direktem und indirektem Bilirubin und der alkalischen Phosphatase auf. Nach langjähriger chronischer Stauung entwickeln sich eine bindegewebige Fibrose und schließlich eine Zirrhose mit Leberinsuffizienz.

2. Ödeme bei Nierenerkrankungen

Besonders ausgeprägte Lid- und Gesichtsödeme sind obligat bei hypalbuminämischen Ödemen und gleichzeitiger Gefäßwandschädigung, sehr häufig bei renalen Ödemen. Ein milchkaffeefarbenes Hautkolorit weist auf eine Retention harnpflichtiger Substanzen bei fortgeschrittener **Niereninsuffizienz** hin. Die unzureichende Flüssigkeitsausscheidung durch die Nieren führt zu Hypervolämie und Hypertonie mit Linksherzbelastung. Bei Überwässerung geraten die Patienten schnell in ein bedrohliches Lungenödem. Zusätzlich kann ein (urämischer) Perikarderguß die Pumpfunktion mechanisch beeinträchtigen.

Hämaturie (evtl. mit Erythrozytenzylindern), Proteinurie und Hypertonie (nicht obligat) sind Zeichen einer **akuten Glomerulonephritis.** Flüssigkeitsretention und allgemeine Kapillarschädigung führen zum Ödem. Infolge Verminderung der intakten Glomerulumfläche werden Harnstoff und Kreatinin retiniert. Die Nieren stellen sich sonographisch groß dar. Mittels Clearanceuntersuchungen kann die Störung quantifiziert und durch SDS-Urineiweißelektrophorese exakter charakterisiert werden. Eine Nierenbiopsie ist bei der unkomplizierten postinfektiösen Glomerulonephritis zunächst nicht erforderlich. Bei atypischen und rapid progressiven Verläufen dagegen ist ein abwartendes Verhalten wegen der möglichen therapeutischen Konsequenzen nicht zu rechtfertigen.

Tab. 3 gibt eine Übersicht über Erkrankungen, die zu renalen Ödemen führen können.

Alle unter den Ziffern 1–6 aufgeführten Erkrankungen können mit einem **nephrotischen Syndrom** einhergehen. Hypalbuminämie und Proteinurie von mehr als 5 g/24 Std. (bei schon stark erniedrigtem Serumalbumin: mehr als 3 g/24 Std.) beweisen ein nephrotisches Syndrom. Begleitend findet sich eine Hypercholesterinämie; in der Serumeiweißelektrophorese sind α_1- und γ-Globuline absolut vermindert, α_2- und β-Globuline normal oder erhöht. Die Art der Proteinurie (tubulär, glomerulär) kann durch mikroelektrophoretische Auftrennung der mit dem Urin verlorenen Plasmaproteine differenziert werden. Zur exakten pathologisch-anatomischen Einordnung des Schädigungstyps ist die lichtmikroskopische, immunhistologi-

---

Tab. 3. **Renales Ödem.**

1. Akute Glomerulonephritis
Poststreptokokkenglomerulonephritis
Akute, nicht streptokokkenbedingte Glomerulonephritis
Glomerulonephritis bei Endocarditis lenta
Rapid progressive Glomerulonephritis
Goodpasture-Syndrom
Hämolytisch-urämisches Syndrom

2. Stoffwechsel- und Systemerkrankungen
Diabetische Glomerulosklerose
Amyloidose
SLE, Panarteriitis nodosa, Wegenersche Granulomatose, Sklerodermie,
Purpura Schönlein-Henoch
Maligne Lymphome, Plasmozytom
EPH-Gestose

3. Intoxikationen
Schwermetalle
Medikamente

4. Infektionen
Malaria, Syphilis, Tuberkulose, Leptospirose, Hepatitis

5. Zirkulationsstörungen
Nierenvenenthrombose

6. Allergische Schädigung
Serumkrankheit
Pollen und andere Allergene

7. Chronische Niereninsuffizienz

sche und elektronenmikroskopische Aufarbeitung eines Nierenbiopsiezylinders unumgänglich. Die Indikation zur Nierenbiopsie ist jedoch vom klinischen Gesamtbild und den zu erwartenden therapeutischen Konsequenzen abhängig zu machen (vgl. Kap. Proteinurie).

Eine mäßige Proteinurie und Erythrozyturie evtl. mit diskretem Anstieg der Retentionswerte können auch bei Rechtsherzinsuffizienz mit Stauung beobachtet werden.

3. Hepatische Ödeme

Ödeme bei Lebererkrankungen entstehen aus der Kombination von verminderter Albuminsyntheseleistung der Leber (normal 0,2–0,4 g/kg/24 h) und erhöhtem Druck im Pfortadersystem. Meteorismus kündigt in der Regel das Auftreten der ersten Ödemmanifestation als Aszites an. Das Beispiel der isolierten Pfortaderthrombose (z. B. bei Polycythaemia vera) ohne Aszites zeigt, wie entscheidend die Hypalbuminämie als Manifestationsfaktor für die Ödementstehung ist. Geben Alkoholiker den Alkoholkonsum auf und erhalten eine eiweißreiche Ernährung, kann ein Aszites sich vollständig zurückbilden.

Anamnestisch weisen Episoden mit Gelbsucht und Alkoholabusus in der Vorgeschichte auf Lebererkrankungen hin. Regelmäßig finden sich Leber-Hautzeichen (Palmarerythem, Spider-Naevi, Dupuytren-Kontraktur), in fortgeschrittenen Fällen auch ein Foetor hepaticus. Bei **Aszites** nimmt der Bauchumfang meßbar zu, perkutorisch ist der Nachweis freier Flüssigkeit in Knie-Ellenbogenlage, palpatorisch die Auslösung einer anschwappenden Flüssigkeitswelle möglich. Der Nachweis auch kleinerer Flüssigkeitsmengen gelingt sonographisch. Ikterus und voluminöser Bauch mit Aszites sind typisch für die **dekompensierte Leberzirrhose** wie auch für den akuten und chronischen **Lebervenenstau (Budd-Chiari-Syndrom, venookklusives Syndrom).** Bei fortgeschrittener Leberzirrhose wird ein Caput medusae (als Kollateralen von der Nabelgegend zum Xiphoid und den Rippenbögen ziehende wiedereröffnete Hautvenen) selten vermißt.

Tab. 4. Differentialdiagnose des hepatischen Ödems.

Akute Leberinsuffizienz
Hepatitis, A, B, Non-A-Non-B
Gelbfieber, Marburg-Virus
Intoxikationen: Phosphor, CCl_4, Knollenblätterpilz, Arzneimittel,
  Anästhetika, Alkohol
Reye-Syndrom
Schwangerschaft (Hepatitis, Fettleber, Tetrazykline)
Cholangitis
Leberinfarkt
Karzinomatöse Durchsetzung
Stoffwechselstörungen (s. unten)

Akuter Lebervenenverschluß (Budd-Chiari-Syndrom)

Leberzirrhosen
Alle unter »akute Leberinsuffizienz« aufgeführten Erkrankungen
Primär biliäre Zirrhose
Sekundär biliäre Zirrhose
Kardiale Zirrhose bei chronischer Rechtsherzinsuffizienz oder Panzerherz
Stoffwechselstörungen, z. B. Hämochromatose, Morbus Wilson,
Galaktosämie, Mukoviszidose, α_1-Antitrypsin-Mangel u. v. a.

Hat der Patient auch massive Beinödeme entwickelt, stützt die Beobachtung einer nicht vermehrten Halsvenenfüllung und eine fehlende Auslösbarkeit des hepatojugulären Refluxes die Diagnose von primär hepatischen Ödemen.

Die Hypalbuminämie infolge dekompensierter Leberzirrhose oder -insuffizienz geht einher mit einer Verminderung der Prothrombinzeit und der Cholinesterase als weiteren Parametern der Lebersyntheseleistung. Hinweise auf einen noch floriden Leberprozeß ergeben Bestimmungen der GOT, GPT und GLDH. Erhöhung der γ-GT, der alkalischen Phosphatase und der Leuzinaminopeptidase (LAP) weisen auf eine cholestatische Komponente hin. Die sonographische Beurteilung von Leberparenchym und Gefäßen leistet wesentliches in der Differentialdiagnose von Leberzirrhose, Budd-Chiari-Syndrom, Fettleber, Lebertumoren und Metastasenleber, Pfortaderthrombose, intra- oder extrahepatischer Cholestase. Bei vertretbarem Blutungsrisiko ist in differentialdiagnostisch unklaren Fällen

Tab. 5. **Überwiegende Aszitesursachen nach Befunden im Aszitespunktat.**

Eiweißarmer Aszites
(<2,5 g/dl, spez. Gewicht <1.016, Rivalta-Probe negativ: Transsudat)
 Leberzirrhose
 V.-cava-inferior-Obstruktion
 Rechtsherzinsuffizienz
 Nephrotisches Syndrom
 Meigs-Syndrom
 Maligne Tumoren

Eiweißreicher Aszites
(>2,5 g/dl, spez. Gewicht >1.016, Rivalta-Probe positiv: Exsudat)
 Peritonitis
 Peritonealkarzinose
 Pankreaserkrankungen (Amylase ↑)
 Budd-Chiari-Syndrom
 Maligne Tumoren
 Kollagenosen (z. B. Lupus erythematodes disseminatus)

Hämorrhagischer Aszites
(>10000 Ery/mm^3)
 Peritonealkarzinose
 Ovarialkarzinom, hepatozelluläres Karzinom
 Tuberkulöse Peritonitis
 Pankreatitis (Amylase ↑)
 Hämoperitoneum nach Trauma

Zellreicher Aszites
Granulozyten >1000/mm^3: eitrige Peritonitis (Bakteriennachweis)
Lymphozyten >70%: tuberkulöse Peritonitis (Kultur und Tierversuch)
Maligne Zellen: Peritonealkarzinose, maligne Tumoren

Chylöser Aszites
Obstruktion des Lymphabflusses (maligne Tumoren, Tbc, Lymphome, Filariasis)

Muzinöser Aszites
Pseudomyxoma peritonei

Maligner Aszites
Cholesterin >46 mg/dl
Fibronectin >50 µg/dl

die Laparoskopie mit Leberbiopsie oder die Gewinnung einer Leberpunktionshistologie unter sonographischer oder laparoskopischer Sicht anzustreben.

Grunderkrankungen, die zu hepatischen Ödemen führen, sind in Tab. 4 aufgeführt.

Eine diagnostische Aszitespunktion ist bei ungeklärter Aszitesursache oder nicht geklärter Asziteszunahme indiziert. Die Punktatflüssigkeit soll in jedem Fall nach Aussehen, laborchemisch, zytologisch und bakteriologisch beurteilt werden. Aszitesursachen nach Befunden im Aszitespunktat sind in Tab. 5 zusammengestellt.

4. Hungerödeme

Die Albuminsyntheseleistung der Leber wird durch den onkotischen Druck im Plasma reguliert und kann bei Eiweißverlust (nephrotisches Syndrom, exsudative Enteropathie) auf das Doppelte gesteigert werden. Die normale und gesteigerte Albuminsynthese ist von einer intakten Leberfunktion und einem genügenden Aminosäuren- und Energieangebot abhängig. Diätetischer Eiweißmangel vermindert die hepatische Albuminsynthese unverzüglich um 50%. Serumalbuminspiegel unter 2,5 g/dl werden als ödemauslösend betrachtet.

Bei abgemagerten Ödempatienten ist nach Hungerperioden, nahezu ausschließlicher Kohlenhydraternährung (**Kwashiorkor,** Mehlnährschäden) und Anorexia mentalis zu forschen. Schwere katabole Erkrankungen wie maligne Tumoren, chronische Entzündungen, Hyperthyreosen, aber auch extrem vermehrte Herzarbeit und/oder Atemarbeit bei kardiopulmonalen Erkrankungen stellen weitere wichtige Ursachen der Kachexie dar. Einzelne Fälle von autosomal-rezessiv vererbter Analbuminämie ohne Ödeme lehren aber, daß Eiweißmangelödeme nicht nur vom absoluten Albuminmangel abhängen, sondern daß zusätzliche, z. B. endokrine Faktoren eine Rolle spielen müssen.

5. Exsudative Enteropathie

Nach Ausschluß renaler, hepatischer und diätetischer Ursachen einer Hypalbuminämie sollte stets eine eiweißverlierende Darmerkrankung erwogen werden (Tab. 6). Unter normalen Umständen gelangen die aus dem Abbau der in den Darm übergetretenen Albumine stammenden Aminosäuren über den enterohepatischen Kreislauf via Pfortader teilweise wieder in die Leber. Der physiologische Eiweißverlust beträgt bis zu 5 g täglich. Bei Störungen der Mukosaschranke durch Entzündungen, Allergien, adenomatöse Polypen (besonders villöse Adenome) und maligne Darmtumoren übersteigt der enterale Albuminverlust die Kapazität des enterohepatischen Kreislaufs der Albumine und die Syntheseleistung der Leber. Es resultiert eine Hypalbuminämie. Gammaglobuline, Coeruloplasmin und Transferrin sind gleichzeitig vermindert.

Intestinale Lymphabflußstörungen führen zu Stauung und Dilatation der Lymphgefäße mit vermehrter Transsudation von Eiweiß. Durch die Ruptur von Lymphgefäßen bilden sich Chylus-Darm-Fisteln.

Der Nachweis einer exsudativen Enteropathie wurde früher nach intravenöser Gabe von ^{51}Cr-Albumin oder ^{131}J-PVP (Gordontest) durch Messung der Radioaktivität im über vier Tage gesammelten Stuhl geführt (normal unter 1%, Kontamination mit Urin ausschließen). Eleganter und ohne Strahlenbelastung durchführbar ist die Erfassung der α_1-Antitrypsin-Clearance. Benötigt werden eine einmalige Serumbestimmung und die Bestimmung des α_1-Antitrypsins im über 24 Stunden gesammelten Stuhl.

Wenn gastrointestinale Beschwerden bestehen, geht die gastroenterologische Diagnostik oft der Quantifizierung des enteralen Eiweißverlusts voraus. Die erhöhte α_1-Antitrypsin-

Tab. 6. Differentialdiagnose des enteralen Eiweißverlustes.

Primär
Intestinale Lymphangiektasie

Sekundär
Lymphabflußstörung
Tuberkulose
Maligne Lymphome
Morbus Whipple
Sklerodermie
Rechtsherzinsuffizienz mit extremer Stauung

Maldigestion, Malabsorption
Chylus-Darm-Fisteln
Gastrokolische Fistel
Postgastrektomiesyndrom
Atrophische Gastritis
Exokrine Pankreasinsuffizienz

Allergische Darmerkrankungen
Zöliakie
Allergische Gastroenteropathien
Agammaglobulinämie, IgA-Mangelsyndrom

Hyperplasien und Tumoren
Polyadenomatose und Polyposis intestini
Morbus Ménétrier
Zollinger-Ellison-Syndrom
Hypertrophe hypersekretorische exsudative Gastropathie
Magen- und Darmkarzinome bzw. -sarkome

Entzündliche Darmerkrankungen
Akute und chronische Gastroenteritis
Morbus Crohn
Colitis ulcerosa

Nephrotisches Syndrom

Clearance beweist dann die Ursächlichkeit der bekannten Darmerkrankung für die begleitenden Ödeme.

Der Nachweis eines enteralen Eiweißverlusts erfordert weitere gastroenterologische Klärung (Endoskopie, Röntgen-MDP, evtl. Enteroklysma, Resorptionsstudien). Eine primäre intestinale Lymphangiektasie ist oft erst durch die typische Histologie einer Dünndarmbiopsie zu beweisen.

Eine exsudative Enteropathie tritt auch bei ausgeprägter abdomineller Venenstauung und begleitend im Rahmen der generalisierten Gefäßwandschädigung im Rahmen des nephrotischen Syndroms auf.

6. Medikamentös induzierte Ödeme

Bei jedem Ödempatienten ist eine exakte Medikamentenanamnese unerläßlich. Allergische Reaktionen mit urtikarieller Quaddelbildung bis hin zu generalisierten Ödemen können nach nahezu allen denkbaren Medikamenten wie auch bei anderen allergischen Dispositionen (z. B. Nahrungsmittelallergien) auftreten. In Tab. 7 sind Medikamente zusammengestellt, die durch ihre spezifischen pharmakodynamischen Eigenschaften ödemauslösend oder begünstigend wirken. Auch die Infusion großer, die Ausscheidungskapazität der Nieren übersteigen-

Tab. 7. Medikamentenanamnese: ödemauslösende oder begünstigende Substanzen.

Mineralokortikoide
Carbenoxolon
Lakritze
Glukokortikoide
Östrogene
Hochdosierte Gestagene
Sympatholytika: Rauwolfia, α-Methyldopa, Guanethidin
Vasodilatatoren: Hydralazin, Minoxidil, Prazosin, Nifedipin, Nitrendipin
Antiphlogistika: Indometacin, Phenylbutazon
Vitamin A, Retinoide (Lebertran, Aknetherapie)
Phenothiazine
Diuretika und Laxantien (nach Absetzen)
DDAVP
Amantadin in der Behandlung des M. Parkinson (Fußrückenödeme)

der Flüssigkeitsmengen, z. B. zur forcierten Diurese bei Intoxikationen oder Zytostatikagabe, kann generalisierte Ödeme provozieren. Bevor die Diagnose eines medikamentös induzierten Ödems gestellt wird, sollen alle vorher genannten sonstigen Ödemursachen bedacht worden sein.

7. Idiopathische Ödeme

Frauen zwischen 15 und 45 Jahren können an sogenannten idiopathischen Ödemen leiden. Wie bei medikamentös induzierten Ödemen müssen sämtliche in Frage kommenden übrigen Ödemursachen ausgeschlossen sein. Typische Laborbefunde fehlen. Die Ödeme bestehen kontinuierlich oder entwickeln sich (meistens) phasenhaft. Hauptlokalisationen sind Unterschenkel, Gesicht, Handrücken und Unterarme. Bestehen zeitliche Beziehungen zur Ovulation oder Menstruation, wird von zyklischen Ödemen gesprochen, wobei die prämenstruelle Form am häufigsten ist. Tägliche Gewichtszunahmen von 2–3 kg unter orthostatischer Belastung im Laufe mehrerer Tage kommen vor. Bei Bettruhe wird eine Rückbildung beobachtet. Die betroffenen Frauen sind in der Mehrzahl adipös. Depressive Stimmungslage und psychische Auffälligkeiten werden berichtet. Als Ödemursache angeschuldigt wird eine unter Östrogeneinfluß erhöhte Kapillarpermeabilität und Natriumretention bei gleichzeitiger Verminderung des natriuretischen Progesterons. Überlappungen mit medikamentös induzierten Ödemen bestehen häufig. Betroffene Patientinnen nehmen oft Diuretika und/oder Laxantien mit der Folge von Hypokaliämie, Hypomagnesiämie, Muskelschwäche und Krämpfen ein. Nach Absetzen der genannten Medikamente treten die Ödeme verstärkt auf **(hypokaliämische Ödeme mit sekundärem Aldosteronismus).** Der zyklische Verlauf idiopathischer Ödeme wird durch die Diuretikaeinnahme oft verschleiert.

8. Ödeme bei endokrinen Erkrankungen

Ödeme in Verbindung mit Stammfettsucht, rot-blauen Striae, Adynamie, hypokaliämischer Hypertonie, depressiver Persönlichkeitsveränderung und meist leichtem Diabetes mellitus machen ein **Cushing-Syndrom** wahrscheinlich. Die Diagnose wird mit dem Dexamethasonhemmtest gesichert.

Zu einer Retention großer Mengen freien Wassers mit Ödembildung kommt es beim **Syndrom der inappropriaten ADH-Sekretion (SiADH, Schwartz-Bartter-Syndrom)** und bei überdosierter exogener Substitution von DDAVP und anderen Vasopressinderivaten zur Behandlung des Diabetes insipidus. Ursächliche endogene Störungen sind endokrin aktive Tumoren (besonders Bronchialkarzinome), entzündliche Lungenerkrankungen, Stimulation der Neurohypophyse durch benachbarte Prozesse (z. B. Sarkoidose) oder Medikamente: Chlorpropamid, Thiaziddiuretika, Zytostatika, Carbamazepin, Antidepressiva, Nikotin, Clofibrat und Propafenon. Laborchemisch charakteristisch sind Hyponatriämie, die Ausscheidung eines hyperosmolaren Harns und der im Verhältnis zur Plasmaosmolalität inadäquat hohe ADH-Plasmaspiegel (s. auch Differentialdiagnose der Hyponatriämie, S. 975).

9. Ödeme in der Schwangerschaft

Die endokrine Umstellung in der Schwangerschaft und die Kompression der Vena cava inferior durch den sich vergrößernden Uterus disponieren die Schwangere zu Ödemen.

Liegen neben Ödemen eine Hypertonie und eine Proteinurie (>300 mg bis 10 g/24 Std.) vor, handelt es sich um eine Präeklampsie oder **EPH-Gestose.** Bevorzugt erkranken hieran Frauen mit vorbestehender Nierenerkrankung oder Hypertonus. Die Symptomatik beginnt meist nach der 32. Schwangerschaftswoche, kann jedoch auch vorher oder bis 7 Tage nach der Geburt auftreten. Die Patientinnen klagen über Kopfschmerzen, epigastrische Beschwerden und Sehstörungen. Da der Blutdruck während der Gravidität normalerweise abfällt, gelten Blutdruckwerte über 125/75 mmHg, besonders bei steigender Tendenz, schon als suspekt. Beim zusätzlichen Auftreten von Krämpfen und Koma handelt es sich um eine **Eklampsie.**

Differentialdiagnostisches Spektrum

Lokalisierte Ödeme
Unmittelbare Gewebsschädigung
Allergisch
Venöses Abflußhindernis
Lymphatisches Abflußhindernis

Generalisierte Ödeme
Kardial
Renal
Hepatisch
Hungerödeme
Gastrointestinal (exsudative Enteropathie)
Medikamentös induziert
Idiopathisch
Endokrin
Ödeme in der Schwangerschaft

Literatur

Braunwald E. Edema. In: Harrison's Principles of Internal Medicine. 11th ed. New York: McGraw-Hill 1987, 153–8.
Brenner B M, Stein J H. Nephrotic syndrome. In: Contemporary Issues in Nephrology. Vol 9. New York: Churchill Livingstone 1982.
Epstein M. The sodium retention of cirrhosis: a reappraisal. Hepatology 1986; 6: 312.
Florent C et al. Intestinal clearance of α_1-antitrypsin: A sensitive method for the detection of protein-losing enteropathy. Gastroenterology 1981; 81: 777.
Gozansky D M, Herman R H. Water and sodium retention in the fasted and refed human. Am J Clin Nutrition 1971; 24: 869–71.
Greenberger J J, Isselbacher K J. Disorders of absorption. In: Harrison's Principles of Internal Medicine, 11th ed. New York: McGraw-Hill 1987, 1260–76.
Harris P. Role of arterial pressure in the oedema of heart disease. Lancet 1988; i: 1036–8.
Merrill A J. Edema and decreased renal blood flow in patients with chronic congestive heart failure: evidence of "forward failure" as primary cause of edema: J Clin Invest 1986; 25: 389–400.
Middeke M. Ungeklärte Ödeme bei Frauen. Klin Wochenschr 1986; 65: 1160–3.
Pelosi A J, Sykes R A, Lough J R M, Muir W J, Dunnigan M G. A psychiatric study of idiopathic oedema. Lancet 1986; ii: 999–1002.
Starling E H. On the absorption of fluids from the connective tissue spaces. J Physiol (London) 1986; 19: 312–26.

Exantheme

G. Peters

Definition und Abgrenzung

Unter einem Exanthem versteht man die Aussaat oder disseminierte Verteilung von Effloreszenzen über die Haut. Diese sind meist gleichförmig, können jedoch auch unterschiedlich aussehen oder verschiedene Stadien zeigen. Den Ausschlag der Schleimhäute bezeichnet man als Enanthem. Der Ausschlag ist flüchtig, d. h., er hat einen Bestand von einigen Tagen oder Wochen. Normalerweise ist mit dem Begriff Exanthem die infektiöse Ätiologie definitionsgemäß verknüpft. Bei nichtinfektiöser Genese spricht man nicht von Exanthem, sondern von Effloreszenzen mit exanthematischer Ausbreitung.

Das Hauptgewicht liegt demgemäß auf der Besprechung der Exantheme mit infektiöser Genese. Weiterhin werden internistische Erkrankungen berücksichtigt, die mit exanthematischen Hauterscheinungen einhergehen können, ohne daß eine Infektion vorliegt. Primär dermatologische Erkrankungen werden nur kurz genannt, aber nicht besprochen. Sie müssen jedoch in die Differentialdiagnostik einbezogen werden, insbesondere wenn Exantheme anderer Ursachen ausgeschlossen sind. Eine dermatologische Konsiliaruntersuchung ist in diesen Fällen erforderlich.

Diagnostisches Vorgehen

Die Differentialdiagnose des Exanthems wird zweckmäßigerweise durch die Morphologie geleitet. Praktisch bewährt hat sich die deskriptive Unterteilung in makulopapulöse Exantheme und vesikuläre Exantheme. Zu berücksichtigen ist hierbei jedoch, daß bei bestimmten Erkrankungen das Exanthem in seiner Morphe mehrere Stadien durchlaufen kann, d. h., es kann makulös beginnen und dann pustulös enden. Zu berücksichtigen ist weiterhin, daß Exantheme nur bei relativ wenigen Erkrankungen das Leitsymptom darstellen und teilweise auch nur fakultativ auftreten.

Makulopapulöse Exantheme (Abb. 1)

Makulopapulöse Exantheme treten bei infektiösen, allergischen und malignen Erkrankungen auf sowie bei Dermatosen. Morphologie, Verteilungsmuster und Zeitpunkt des Auftretens können sehr verschiedenartig sein. Dadurch können erste Hinweise zur Differentialdiagnose gewonnen werden.

Infektiöse Exantheme

(Differentialdiagnostische Schnellorientierung über wichtige und häufige Erkrankungen s. Tab. 1.)

1. Viruserkrankungen (Tab. 2)

Masern (Masernvirus): Masern sind eine akute hochinfektiöse Viruskrankheit mit typischem Verlauf: Nach einer Inkubationszeit von ca. 8 bis 12 Tagen kommt es im

MAKULOPAPULÖSE EXANTHEME

„Infektiöse" Exantheme

1. Viruserkrankungen
2. Bakteriell bedingte Erkrankungen
3. Parasitosen

Allergische Exantheme

4. Urtikaria
5. Arzneimittelallergie
6. Bindegewebserkrankungen (RF, Kollagenosen)
7. Erythema nodosum/ Erythema exsudativum multiforme
8. Akrodynie

Paraneoplastische Exantheme

9. Lymphadenosen/ Solide Tumoren

Dermatosen

10. Lichen ruber
11. Psoriasis/ Parapsoriasis
12. Neurodermitis constitutionalis („endogenes Ekzem")

Abb. 1

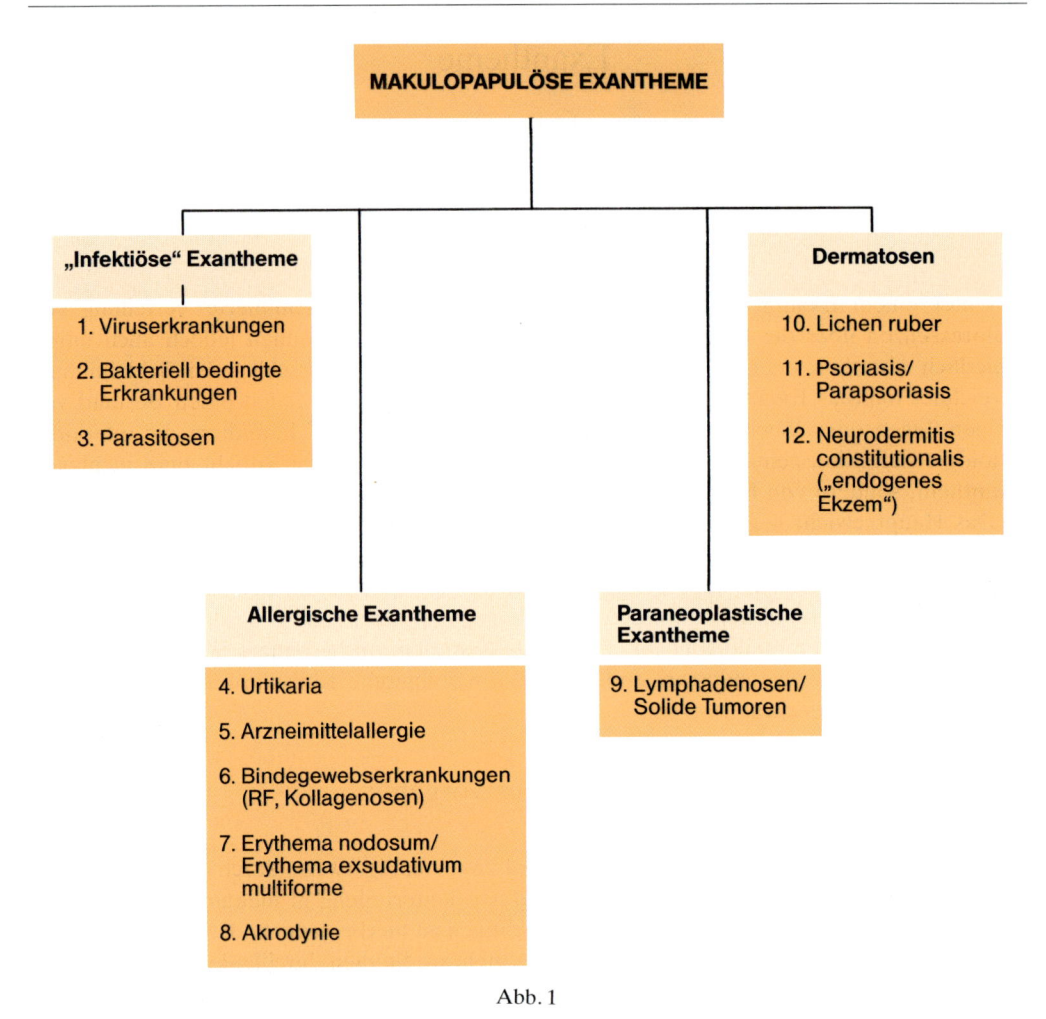

Prodromalstadium zu Fieber zwischen 38 und 40° C sowie zum Auftreten einer Konjunktivitis, einer Rhinitis und einer Tracheobronchitis. Die Patienten sind unruhig, mißlaunig und appetitlos. Wegen der zum Teil massiven Konjunktivitis besteht eine deutliche Lichtscheu. Bereits im Prodromalstadium tritt ein großflächiges Enanthem des weichen Gaumens auf. Am Ende des Prodromalstadiums finden sich dann die typischen Koplikschen Flecke, kleine weiße kalkspritzerartige Flecken an der Wangenschleimhaut und am harten Gaumen. Nach 3 bis 5 Tagen klingt das Fieber etwas ab, steigt dann aber wieder an, gleichzeitig mit dem Ausbruch des typischen Masernexanthems. Die ersten Exanthemflecke treten hinter den Ohren, an den Nackenhaargrenzen und hinteren Wangenpartien auf. Innerhalb des ersten Tages kommt es zu einer Ausbreitung auf Gesicht, Hals, Oberkörper und Oberarme. Vom zweiten Tage an werden die restlichen Körperteile befallen. Die einzelne Effloreszenz beginnt zunächst als schwach sichtbare hellrote Makula, die dann zunehmend papulös wird. Der Durchmesser der einzelnen Effloreszenz liegt zwischen 2 und 5 mm. Die Stärke des Exanthems geht parallel mit der Schwere der Erkrankung, d. h., in leichten Fällen kann das Exanthem nur schwach entwickelt sein, während es bei schweren Fällen dicht und

Tab. 1. **Differentialdiagnose wichtiger Infektionskrankheiten mit generalisiertem makulopapulösem Exanthem.**

	Masern	Röteln	Scharlach	Toxic Shock Syndrome
Exanthem a) Morphologie	a) Großfleckig konfluierend	a) Kleinfleckig, nur im Gesicht konfluierend	a) Sehr kleinfleckig Schmetterlings-erythem im Gesicht periorale Blässe	a) Sehr kleinfleckig
b) Lokalisation	b) Beginn hinter den Ohren u. an der Haar-Nacken-Grenze Ausbreitung vom Kopf → Füße	b) Beginn im Gesicht Ausbreitung über Stamm → Extremitäten	b) Achsel, Leiste, Lendengegend, Innenseite v. Armen u. Oberschenkeln	b) Bevorzugt Stamm u. Extremitäten, weniger Hals u. Gesicht
Klinische Zusatz-symptomatik	Konjunktivitis mit Lichtscheu hohes Fieber, Enanthem d. weichen Gaumens mit Koplikschen Flecken gedunsenes Gesicht schweres Krankheitsgefühl	Generalisierte Lymphadenopathie (nuchal + zervikal!) nur mäßiges Fieber	Angina tonsillaris hohes Fieber Erdbeerzunge → »Himbeerzunge« *fein*lamelläre bis groblamelläre Schuppung	*Obligat:* Fieber (≥39° C) Hypotonie (90 mmHg syst.) *grob*lamelläre Schuppung (Handteller u. Fußsohle) Multiorganerkrankung (mindestens 2 weitere Organe betroffen)
Blutbild	Granulozytopenie Lymphozytopenie starke Linksverschiebung	Granulozytopenie rel. Lymphozytose Plasmazellen ↑↑ Basophile ↑↑	Granulozytose Linksverschiebung	Granulozytose Linksverschiebung
Mikrobiologisch-serologische Befunde	Masern-Hämagglutinationshemmtest → 4facher Titeranstieg in 2 Serumproben IgM-ELISA +	Röteln-Hämagglutinationshemmtest → 4facher Titeranstieg in 2 Serumproben IgM-ELISA +	Hämolysierende Streptokokken der serol. Gruppe A im Rachenabstrich ASL-Titer ↑↑↑ ADB-Titer ↑	Kultureller Nachweis von S. aureus mit TSST-1-Bildungsfähigkeit

Tab. 2. **Viruserkrankungen mit makulopapulösem Exanthem.**

Masern
Röteln
Exanthema subitum
Erythema infectiosum
Mononukleose
Adenovirusinfektionen
Coxsackie-Virus-Infektionen
Echo-Virus-Infektionen
Togavirusinfektionen
Hämorrhagisches Fieber
HIV-1-Infektion
    (Frühstadium, Stadium I nach CDC)

konfluierend ist. Die entzündlichen Erscheinungen an den Schleimhäuten von Augen, Nase, Mundhöhle und Atemwegen finden ihren Höhepunkt parallel zur völligen Ausbreitung des Masernexanthems. In der gleichen Reihenfolge, wie das Exanthem aufgetreten ist, blaßt es auch ab, teilweise einhergehend mit einer diskreten feinlamellären Schuppung. Sehr ernstzunehmende Komplikationen bei Masern sind Pneumonie, Myokarditis und Enzephalitis, bei Kindern zusätzlich noch Masernkrupp und Otitis media. Die Diagnose stützt sich auf die charakteristische klinische Symptomatik. Zusätzlich hilfreich sein kann das Blutbild, in dem sich Granulozytopenie und Lymphozytopenie mit starker Linksverschiebung zeigen.

Eine ganze Reihe von anderen Erkrankungen können ein morbilliformes Exanthem zeigen, wie andere Viruserkrankungen (Exanthema subitum, Coxsackie-, Echo- und Adeno-Virus-Infektionen) und allergische Erkrankungen (Arzneimittelexantheme). Hier fehlen jedoch immer die charakteristischen Zusatzsymptome. Atypische Masernverläufe mit mitigierten Exanthemen treten bei geimpften Patienten auf. Hier kann die Differentialdiagnose z. B. zu Röteln schwierig werden. Beweisend ist die serologische Untersuchung (Hämagglutinationshemmtest), bei der ein mindestens 4facher Titeranstieg bei zwei Serumproben im Abstand von 8–14 Tagen gefunden wird bzw. ein positiver IgM-ELISA.

Röteln (Rubeola-Virus): Röteln sind eine exanthematische Infektionskrankheit mit Lymphadenopathie und folgender lebenslanger Immunität, die überwiegend Kinder und jugendliche Erwachsene befällt. Nach einer Inkubationszeit zwischen 14 und 24 Tagen kann es beim Erwachsenen zu diskreten katarrhalischen Erscheinungen als Ausdruck des Prodromalstadiums kommen. Bei Kindern fehlen diese normalerweise gänzlich. Gleichzeitig kann ein kleinfleckiges Enanthem im Bereich des weichen Gaumens auftreten, jedoch immer ohne Kopliksche Flecken. Die Körpertemperatur ist überwiegend nur mäßig zwischen 38 und 38,5° C erhöht. Vor Auftreten des Exanthems kommt es zur diagnostisch sehr wichtigen generalisierten Lymphadenopathie. Besonders auffällig ist die symmetrische Schwellung der nuchalen und zervikalen Lymphknoten, teilweise sichtbar am Abstehen der Ohrläppchen. Das kleinfleckige Exanthem tritt zuerst im Gesicht auf und breitet sich dann über Stamm und Extremitäten aus. Im Gesicht kann es konfluieren (wie bei Scharlach, aber ohne Aussparung der Mundpartie). Auftreten des Exanthems sowie Ausbreitung und Abklingen verlaufen sehr viel schneller als bei Masern. Komplikationen sind sehr selten. Bei jungen Frauen können arthritische und myalgische Beschwerden auftreten. Extrem selten sind Enzephalitis oder Enzephalomyelitis. Beschrieben wurden auch thrombozytopenische Purpura, Hämaturie und Myokarditis. Von erheblicher Bedeutung ist das Auftreten von Röteln in der Schwangerschaft wegen der dadurch möglichen Embryopathie. Deshalb wird heute die serologische Bestätigung der Diagnose Röteln gefordert. Neben dem typischen Exanthemverlauf und der Exanthemmorphologie stützt sich die Diagnose Röteln auf die charakteristische Lymphadenopathie sowie auf das Differentialblutbild, in dem bei einer Granulozytopenie eine relative Lymphozytose vorliegt mit gehäuftem Auftreten von sogenannten Türk-Reizformen, Plasmazellen und großen basophilen Lymphozyten. Charakteristisch ist auch das überwiegend fehlende »richtige« Krankheitsgefühl. Serologisch muß im Vergleich zweier Serumproben im Abstand von 8–14 Tagen ein mindestens 4facher Titeranstieg im Hämagglutinationshemmtest gefunden werden. Titer ab 1:32 bedeuten sichere Immunität und damit für Frauen Sicherheit vor einer Embryopathie bei einer Schwangerschaft. Frische Infektionen können auch durch den Nachweis von Röteln-spezifischen IgM-Antikörpern in nur einer Serumprobe gesichert werden.

Exanthema subitum: Das Exanthema subitum (Dreitagefieber-Exanthem) ist eine noch nicht endgültig definierte Viruserkrankung. Neuere Ergebnisse sprechen dafür, daß es sich bei dem Erreger um das Humane Herpes-Virus Typ 6 (HHV 6) handeln könnte. Die

Erkrankung betrifft nahezu ausschließlich Säuglinge und Kleinkinder bis zu zwei Jahren. Bei unbeeinträchtigtem Allgemeinbefinden kommt es zum Auftreten von Fieber zwischen 39 und 40° C, teilweise in Form einer drei- bis viertägigen Kontinua. Mit der kritischen Entfieberung tritt das vorwiegend auf den Stamm beschränkte makulopapulöse Exanthem auf, das auch konfluieren kann. Wenige Stunden nach Auftreten der ersten Effloreszenzen hat das Exanthem seinen Höhepunkt erreicht, es ist genauso schnell nach ein bis zwei Tagen wieder völlig abgeblaßt. Im Blutbild zeigt sich eine Leukopenie mit massiver relativer Lymphozytose.

Erythema infectiosum (Ringelröteln): Das epidemisch vor allem in den Frühjahrs- und warmen Sommermonaten auftretende Erythema infectiosum bevorzugt altersmäßig Klein- und Schulkinder. Säuglinge, aber auch Jugendliche oder Erwachsene sind nur ganz selten betroffen. Prodromalerscheinungen sind selten und uncharakteristisch. Die exanthematischen Erscheinungen sind ganz typisch und eindeutig differentialdiagnostisch abgrenzbar: Zuerst zeigt sich ein schmetterlingsförmiges Erythem im Gesicht, dann ein zunächst makulopapulöses, später durch zentrifugale Ausbreitung bei zentraler Abheilung ring- oder girlandenförmiges Exanthem an den Streckseiten der Extremitäten. Der Stamm bleibt nahezu immer ausgespart. Die Effloreszenzen sind zunächst rot, später zyanotisch-livide. Ebenfalls sehr charakteristisch ist das wiederholte Verschwinden des Exanthems und sein erneutes Auftreten einige Stunden oder Tage später. Häufig wird es von Pruritus begleitet. Die Patienten haben normalerweise kein Fieber und kein allgemeines Krankheitsgefühl. Das Blutbild bleibt bis auf eine gelegentliche Eosinophilie uncharakteristisch.

Weitere Viruserkrankungen: Neben den oben beschriebenen Viruserkrankungen, bei denen das Exanthem obligat und Leitsymptom ist, kommen makulopapulöse Exantheme bei einer Reihe weiterer Viruserkrankungen vor; hierbei sind sie jedoch meistens nicht obligat und nie Leitsymptom:

Die **Infektiöse Mononukleose (Pfeiffersches Drüsenfieber)** ist eine hochinfektiöse fieberhafte Infektionskrankheit, die ätiologisch mit dem Epstein-Barr-Virus in Zusammenhang gebracht wird. Die Klinik geht einher mit einem allgemeinen Krankheitsgefühl, Kopfschmerzen, Appetitlosigkeit, Müdigkeit, Unwohlsein und mäßig hohem Fieber. Gleichzeitig oder wenige Tage später treten charakteristische Lymphknotenschwellungen lokalisiert oder generalisiert vor allem im Halsbereich auf. Die Erkrankung betrifft vorwiegend Kinder und jugendliche Erwachsene. Eine Angina mit pseudomembranartigen Belägen ist ein weiteres typisches Symptom. Im Krankheitsverlauf können zum Teil sehr unterschiedliche Exantheme auftreten: rubeoliforme, skarlatiniforme, morbilliforme, urtikarielle oder roseoliforme Exantheme, wobei der Stamm bevorzugt befallen wird. Es besteht kein Juckreiz. Richtungweisend ist das typische Blutbild, in dem sich bei einer Leukozytose eine typische Vermehrung der mononukleären Zellen zeigt. Es treten atypische, lymphoide und monozytoide Zellen auf. Die Zahl dieser mononukleären Zellen kann zwischen 60 und 90% im Differentialblutbild ausmachen. Serologisch läßt sich die Diagnose bestätigen durch den Nachweis von heterophilen Antikörpern gegen Pferdeerythrozyten (Mono-Schnelltest) und Hammelerythrozyten (Hanganutziu-Deicher). Beweisend ist eine Erhöhung der Epstein-Barr-Virus-spezifischen IgM-Antikörper (Immunfluoreszenz).

Rubeoliforme Exantheme können als Begleiterscheinungen bei **Adenovirusinfektionen** auftreten. Das klinische Bild wird hier jedoch geprägt durch leichtere Verläufe im Sinne einer akuten Erkältungskrankheit, Pharyngitis, Konjunktivitis und Pneumonie. Falls erforderlich, kann die Diagnose serologisch abgesichert werden durch den Nachweis von Antikörpern gegen Adenoviren (KBR, Titeranstieg in zwei zeitlich getrennten Serumproben).

Bei Infektionen mit dem **Adenovirus Typ 12** sowie mit einem Erreger der **Coxsackie-Virus-Gruppe** kann es zum Krankheitsbild der sogenannten infektiösen Lymphozytose kommen, bei der klinisch Infektionszeichen der oberen Luftwege und Fieber charakteristisch sind. Hierbei kann initial ein wenige Tage dauerndes morbilliformes, skarlatiniformes oder rubeoliformes Exanthem auftreten.

Das Leitsymptom ist eine Leukozytose von 20000 bis 40000 Zellen bei Vorherrschen von ausgereiften Lymphozyten (50 bis 90%) im Differentialblutbild.

Makulopapulöse Exantheme vielgestaltiger Morphologie können auftreten bei **Coxsackie-A- und -B-Virus-Infektionen,** vorwiegend bei den **Virustypen A9 und 23** und **B1, 3 und 5.** Im Vordergrund stehen aber immer katarrhalische Symptome und »Herp-Angina« bei Coxsackie-A-Virus-Infektionen sowie Symptome der Myositis, Myokarditis und Perikarditis bei Coxsackie-B-Virus-Infektionen. Zur Diagnose führen organentsprechende Symptome sowie spezifische serologische Untersuchungen.

Sehr häufig treten Exantheme bei **Echo-Virus-Infektionen** (Entero-Viren) auf. Die Morphologie kann sehr unterschiedlich sein. Zum Teil werden die makulösen Effloreszenzen auch hämorrhagisch. Dominierend sind hierbei die **Echo-Virus-Typen 9 und 16.** Beide Virustypen treten epidemieartig auf. Weiterhin können Gastroenteritis, aseptische Meningitis und Entzündung der oberen Luftwege das klinische Bild bestimmen. Bei Vorliegen einer solchen Konstellation sollte serologisch nach Echo-Virus-Antikörpern gesucht werden.

Beim **Gianotti-Crosti-Syndrom** schießen plötzlich eng beieinander stehende rötliche Papeln ausschließlich im Gesicht und an den Extremitäten auf. Meistens bestehen gleichzeitig Fieber, Schwellung der Achsel- und Leistenlymphknoten, Angina und Rhinopharyngitis sowie laborchemische Zeichen einer Hepatopathie. Heute wird das Syndrom als extrahepatische Manifestation einer Hepatitis-B-Virus-Infektion (HbS-Ag+) angesehen, die wohl ausschließlich Kinder betrifft.

Hingewiesen sei noch auf einige, insbesondere im afrikanischen Raum auftretende Viruserkrankungen, bei denen es zum Auftreten eines hämorrhagischen Exanthems kommt. Hierzu gehören das **Hämorrhagische Fieber,** hervorgerufen durch **Marburg-Virus** und **Ebola-Virus** (= Filo-Viren), sowie das **Lassa-Fieber (Lassa-Virus).** Bei allen drei Erkrankungen ist das hämorrhagische Exanthem Ausdruck einer massiven Allgemeinerkrankung und wird hervorgerufen durch Blutungen infolge einer Verbrauchskoagulopathie verbunden mit hämorrhagischer Diathese. Im Vordergrund stehen gleichzeitig schwerste Beeinträchtigungen anderer Organe.

2. Bakteriell bedingte Erkrankungen (Tab. 3)

Scharlach: Scharlach wird hervorgerufen durch **hämolysierende Streptokokken der serologischen Gruppe A (Streptococcus pyogenes).** Nach einer kurzen Inkubationszeit von etwa 2 bis 4 Tagen kommt es plötzlich zu Fieber, Erbrechen, Halsschmerzen und Kopfschmerzen. Das Fieber erreicht am zweiten Tag seinen Gipfel und fällt dann innerhalb von im Mittel 4 Tagen lytisch zur Norm ab. Ein obligates Krankheitszeichen ist die Angina tonsillaris, wobei sämtliche Formen von der Angina catarrhalis über die Angina follicularis bis zur Angina lacunaris vorkommen können. Gaumenbögen und Uvula sind charakteristischerweise düster rot gefärbt. Die zunächst weißlich belegte Zunge wird vom 3. Krankheitstag an zur »Erdbeer«-Zunge (Hervortreten der roten Papillen bei weißem Grund), die dann übergeht zur »Himbeer«-Zunge, bei der die gesamte Zunge hochrot (Papillenhypertrophie) ist. Im Gesicht zeigt sich eine schmetterlingsförmig über Nase und Wangen ziehende Rötung bei Freilassen der Region um den Mund (periorale Blässe). Innerhalb von einem halben Tag bis zu zwei Tagen kommt es zum Auftreten des typischen sehr kleinfleckigen Scharlach-

Tab. 3. Bakteriell bedingte Erkrankungen mit makulopapulösem Exanthem.

Scharlach
Erysipel
Erysipeloid
Toxic Shock Syndrome (TSS)
Lues II, Frambösie, Pinta
Typhus, Paratyphus A, B, C
Leptospirose (Morbus Weil)
Rotz
Lyme-Borreliose
Felinose
Meningokokken-Meningitis/-Sepsis
Rickettsiosen (Fleckfieber, murines Fleckfieber, Rocky Mountain spotted fever)

Exanthems. Prädilektionsstellen sind Achselhöhlen, Leistenbeugen, seitliche Lendengegend und Innenseite von Armen und Oberschenkeln. Das niemals konfluierende Exanthem ist sehr flüchtig und wird deshalb häufig übersehen. Das Exanthem ist höchstens zwei bis drei Tage sichtbar. Auf Fingerdruck verschwinden die papulösen, stecknadelkopfgroßen Effloreszenzen. Ab der zweiten Krankheitswoche beginnt eine feinlamelläre Schuppung, zuerst im Gesicht und dann im Rumpfbereich. An Händen und Füßen, manchmal auch am Ohr, kann es zu einer groblamellären Schuppung kommen. Bei einer früh einsetzenden Penicillin-Therapie kann die Schuppung jedoch ausbleiben. Beim Wundscharlach (Eintrittspforte nicht im Rachenraum) entwickelt sich das Exanthem von der Wunde aus. Die Angina kann hierbei nur sehr gering ausgeprägt sein, tritt aber auf jeden Fall später auf. Schwere toxische (Haut- und Schleimhautblutungen, Myokarditis etc.) sowie septische Verlaufsformen mit Schleimhaut-, Lymphknoten- und Tonsillennekrosen sind sehr selten. Frühzeitig auftretende toxische bzw. septische Komplikationen sind Lymphadenitis und Otitis media. Zu den Spätkomplikationen gehören die allergisch-hyperergischen Reaktionen mit rheumatischem Fieber (Karditis, Polyarthritis und Chorea minor) und akuter diffuser Glomerulonephritis. Im Blutbild findet sich eine zum Teil massive Leukozytose mit Linksverschiebung. Antistreptolysin- und Anti-DNA'se-B-Titer sind meistens erhöht. Die Diagnose sollte kulturell durch den Nachweis von hämolysierenden Streptokokken der serologischen Gruppe A im Nasen-Rachen-Abstrich (oder Wundabstrich) gesichert werden. Durch Klinik- und Laborbefunde sind andere Infektionskrankheiten mit makulopapulösem Exanthem eindeutig abgrenzbar. Schwierig kann die Differentialdiagnose eines skarlatiniformen Arzneimittelexanthems sein, bei dem jedoch meistens Juckreiz vorhanden ist, der beim Scharlach immer fehlt. Nach einer Scharlachinfektion kommt es zur Ausbildung einer antitoxischen Immunität gegen die erythrogenen Toxine der Streptokokken. Eine Zweiterkrankung führt deshalb »nur« zur Streptokokken-Angina, die aber so verlaufen kann wie Scharlach ohne Exanthem.

Erysipel: Hämolysierende Streptokokken der serologischen Gruppe A sind ebenfalls verantwortlich für das Erysipel. Die Streptokokken dringen überwiegend nach Mikrotraumen in die Haut und ihre Lymphbahnen ein. Nach einer kurzen Inkubationszeit kommt es zu einem steilen Fieberanstieg und Auftreten eines umschriebenen Erythems, das von der Eintrittspforte der Haut seinen Ausgang nimmt. Die Rötung ist scharf umschrieben und zackig und läuft teilweise zungen- oder sternförmig in das gesunde Hautgewebe aus. Der befallene Hautbereich ist zusätzlich glänzend und geschwollen. Prädilektionsstellen sind Unterschenkel, Nabel, Kopf und Perianalgegend. Im Blutbild zeigt sich eine massive Leukozytose mit Linksverschiebung. Antistreptolysin- und vor allem Anti-DNA'se-B-Titer sind meistens stark erhöht.

Differentialdiagnostisch abzugrenzen ist das selten auftretende **Erysipeloid (Schweinerotlauf)**, hervorgerufen durch **Erysipelothrix rhusiopathiae.** Erreger und Erkrankung kommen nahezu ausschließlich bei Tieren vor (Schweine, Pferde, Rinder, aber auch Wild, Geflügel und Fische). Gefährdet sind Menschen mit entsprechender beruflicher Exposition. Nach einer kurzen Inkubationszeit kommt es am Infektionsort, bevorzugt an den Händen, zu einer quaddelartigen Schwellung mit umgebender blau-rötlicher Verfärbung. Zusätzlich bestehen Juckreiz und Schmerzen. Allgemeinerscheinungen und Fieber sind selten. Gelegentlich kann eine Arthritis auftreten. Eine septische Verlaufsform mit Fieber, Schüttelfrost und Endokarditis ist selten, verläuft dann aber dramatisch. Die Diagnosesicherung kann durch die Anzüchtung des Erregers aus der (Biß-)Wunde gelingen.

»Toxic Shock Syndrome« (TSS): Das TSS ist eine akute schwere Multiorganerkrankung, die überwiegend bei Frauen während der Menstruation (menstruelles TSS) auftritt, aber auch nach Wundinfektionen, Sepsis und Endokarditis (nichtmenstruelles TSS) vorkommen kann. Ätiopathogenetisch handelt es sich um eine Toxin-vermittelte Staphylococcus-aureus-Erkrankung. Die überwiegende Anzahl der bei diesem Syndrom isolierten Staphylococcus-aureus-Stämme produziert das Toxic-Shock-Syndrome-Toxin 1 (TSST-1). Obligate Symptome dieses toxischen Krankheitsbildes sind Fieber von 39° C oder höher, Hypotonie unter 90 mmHg systolisch bis hin zum Kreislaufschock und ein skarlatiniformes Exanthem mit Desquamation in der Rekonvaleszenzphase. Obligat sind auch Zeichen der Schädigung mindestens zweier weiterer Organsysteme wie Thrombopenie, Anstieg der Retentionswerte, Niereninsuffizienz, Anstieg von Transaminasen, Bilirubin und alkalischer Phosphatase, Erbrechen, Durchfall, organisches Psychosyndrom, Angina usw. Das kleinfleckige, scharlachähnliche Exanthem, das bis zur Erythrodermie konfluieren kann, tritt innerhalb 12–48 Stunden nach Beginn der ersten Symptome auf. Prädilektionsstellen sind Schultergürtel, Stamm und Extremitäten, vor allem Palmar- und Plantarflächen von Händen bzw. Füßen. Kopf und Hals bleiben meistens frei. In der Abheilphase bis etwa zum 12. Krankheitstag kommt es zur charakteristischen groblamellösen Schuppung in den Exanthembereichen, besonders ausgeprägt an Händen und Füßen. Bei etwa einem Drittel der betroffenen Patienten entwickelt sich zwischen dem 9. und 13. Krankheitstag ein flüchtiges, stark juckendes, makulopapulöses Folgeexanthem am ganzen Körper. In der späten Rekonvaleszenzphase kann es noch bis zu etwa 70 Tagen nach Krankheitsbeginn zum Haar- und Nägelverlust kommen. Wichtig für die Sicherung der Diagnose ist der kulturelle Nachweis von Staphylococcus aureus mit der Fähigkeit zur Bildung von TSST-1. Die serologische Untersuchung auf TSST-1-Antikörper kann wesentlich zur Diagnosesicherung beitragen. Kein oder ein niedriger Antikörpertiter ist verdächtig, ein folgender signifikanter Titeranstieg beweisend. Die Antikörperuntersuchung sollte in jedem Fall auch deshalb durchgeführt werden, um Kenntnis über die Disposition zu Rezidiven zu haben.

Lues II: Die Syphilis ist eine durch Treponema pallidum hervorgerufene komplexe Infektionskrankheit, die bei vollem Verlauf in drei Stadien abläuft. Der Erreger wird überwiegend durch Geschlechtsverkehr übertragen. 2 bis 5 Wochen nach der Ansteckung kommt es zum Primäraffekt als Beginn des Primärstadiums (Lues I). Dieser Primäraffekt befindet sich in etwa 90% der Fälle im Bereich der Genitalgegend. Kennzeichen sind das etwa pfennigstückgroße Ulcus durum mit begleitender Schwellung und Induration der regionären Lymphknoten. Nach 4 bis 6 Wochen verschwindet der Primäraffekt spontan auch ohne

Behandlung. Danach beginnt das Sekundärstadium (Lues II). Dieses Stadium kann sich über mehrere Jahre erstrecken, wobei die Infektion latent weiterläuft. Im Vordergrund stehen hier als klassische Symptome die generalisierte Lymphknotenschwellung sowie das vielgestaltige überwiegend nicht juckende makulopapulöse selten papulopustulöse Exanthem. An Stellen starker Schweißbildung bilden sich zusätzlich wuchernde nässende Papeln aus (Condylomata lata). Weitere Symptome sind Enantheme der Mund- und Rachenschleimhaut, eine spezifische Angina sowie die Alopecia syphilitica, ein kleinfleckiger diffuser Haarausfall. Im Tertiärstadium (Lues III) kommt es zum Auftreten von kutanen Syphiliden (kutane, braunrote Knoten) und subkutan gelegenen Gummata. Weitere Erscheinungen des Tertiärstadiums sind die kardiovaskuläre Syphilis und Neurosyphilis. Spezielle Manifestationen sind Tabes dorsalis und progressive Paralyse. Heutzutage gelangt eine Lues selten bis in das zweite Stadium. Aufgrund der schon typischen klinischen Symptome läßt sich die Diagnose leicht stellen. Beweisend ist die Lues-Serologie: Mit dem Treponema-pallidum-Hämagglutinationstest (TPHA) und dem Fluoreszenz-Treponema-Antikörpertest (FTA) lassen sich spezifische Antikörper gegen Treponema-pallidum-Antigene feststellen. Der gleichzeitig durchgeführte Mikroflockungstest (VDRL) gibt Auskunft über die Aktivitätslage der Erkrankung. In Zweifelsfällen können mit Spezialverfahren spezifische IgM-Antikörper nachgewiesen werden (19-S-IgM-FTA-abs-Test).

Differentialdiagnostisch von Bedeutung sind die **Frambösie (Treponema pertenuae)**, eine chronische, nichtvenerische Infektionskrankheit tropischer Länder, und die **Pinta (Treponema carateum)**, eine überwiegend in Zentral- und Südamerika verbreitete endemische Hautkrankheit.

Bei der **Frambösie** kommt es an der Eintrittspforte der Erreger an der Haut zu einer sogenannten Muttereffloreszenz, die fast immer extragenital liegt. Noch während des Rückganges der Primäreffloreszenz beginnt die exanthematische Aussaat von papillomartigen Hautgebilden. Im folgenden Spätstadium erlangen die Hautveränderungen destruktiven Charakter und können auf Schleimhäute übergehen. Typisch ist eine Hyperkeratose der Fußsohlen und Handflächen. Gummatöse Prozesse können zu Knochen- und Gelenkveränderungen führen. Beteiligung von inneren Organen und ZNS sowie konnatale Infektionen kommen bei der Frambösie nicht vor. Die Sicherung der Diagnose gelingt durch den mikroskopischen Nachweis von Treponemen in der Läsion des Frühstadiums. Die Lues-Serologie reagiert kreuzpositiv und ist deshalb differentialdiagnostisch nicht verwertbar.

Bei der **Pinta** kommt es nach einer Inkubationszeit von 1 bis 3 Wochen zu einer rot bis bräunlichen Primärläsion an einer exponierten Körperstelle, wo die Eintrittspforte liegt. Einige Monate später folgt die exanthematische Aussaat oberflächlich gelegener flacher erythematöser, teilweise pigmentierter Herde (Pintide). Charakteristisch ist die im weiteren Verlauf auftretende blaue, später weißliche Verfärbung. Im nach mehreren Jahren einsetzenden Spätstadium kommt es zu Vitiligo-ähnlichen Depigmentierungen, teilweise auch zu Hyperkeratosen der Handflächen und Fußsohlen. Erkrankungen von ZNS, Gefäßen und inneren Organen kommen nicht vor. Die Diagnose wird gesichert durch den Nachweis von Treponemen aus Hautläsionen und in Punktaten aus oberflächlichen Lymphknoten. Die Lues-Serologie ist positiv.

Typhus und Paratyphus: Bei der systemisch-zyklischen Verlaufsform von **Typhus** und **Paratyphus (Salmonella typhi/Salmonella paratyphi A, B, C)** kommt es in etwa der Hälfte der Fälle zum Auftreten eines Exanthems vorwiegend im Bauchhautbereich, bestehend aus den sogenannten Roseolen. Roseolen sind blaß-rosa gefärbte makulopapulöse Effloreszenzen mit einem Durchmesser von 2–4 mm. Auf Druck kommt es zu einer deutlichen Abblassung. Ihr Auftreten ist pathognomonisch für Typhus oder Paratyphus. Die Roseolen des Paratyphus sind etwas größer und meistens auch zahlreicher als bei Typhus. Beweisend für die Diagnose ist der Nachweis von Salmonella typhi bzw. paratyphi aus dem Blut ungefähr ab Ende der ersten Krankheitswoche, später dann auch im Stuhl sowie der Nachweis von Antikörpern im Serum mit der Widal-Reaktion ab Ende der zweiten bzw. Anfang der dritten Krankheitswoche.

Weitere bakterielle Infektionen: Bei der Leptospirose **Morbus Weil (Leptospira icterohaemorrhagiae)** kann es gegen Ende der ersten Krankheitswoche fakultativ zum Auftreten eines flüchtigen Exanthems, beschränkt auf Rumpf und Oberschenkel, kommen. Dieses Exanthem hat jedoch nur den Rang eines Begleitsymptoms. Richtungweisend für die klinische Diagnose ist der typische zweiphasige Krankheitsverlauf: plötzlicher Beginn aus völligem Wohlbefinden mit hohem Fieber, Schüttelfrost, Myalgien und Meningismuszeichen. Die zweite Phase ist charakterisiert durch den Organbefall mit Ikterus, Nephritis und großflächigen Haut- und Schleimhautblutungen. Beweisend für die Diagnose sind serologische Untersuchungen (KBR, Agglutinations-Lysis-Reaktion).

Polymorphe Enantheme und Exantheme können bei der thorakalen und abdominellen Verlaufsform der **Tularämie (Francisella tularensis)** im Primärstadium oder im selteneren Generalisationsstadium auftreten. Als granulomatöse Entzündung ist die Tularämie histologisch der Tbc verwandt. Die Diagnosesicherung kann histologisch, durch Erregerkultur, Serologie und Intrakutantest erfolgen.

Bei der akut septischen Verlaufsform des **Rotz (Pseudomonas mallei)** kommt es zu einer geschwürigen Primärläsion an der Eintrittspforte mit gleichzeitigem hohem Fieber. Etwa zwischen 6. und 12. Krankheitstag kann ein makulopapulöses Exanthem auftreten mit Übergang in konfluierende Pusteln und Geschwüre. Verbunden damit ist ein erneuter Fieberschub. Darunter kommt es zur metastatischen Absiedlung in Muskulatur, Gelenke und innere Organe. Die Krankheit führt häufig unter den Zeichen einer schweren septischen Allgemeininfektion zum Tode. Zur Sicherung der Diagnose ist die Anamnese mit Kontakt zu erkrankten Einhufern, eventuell auch anderen Haustieren, wichtig. Der kulturelle Nachweis gelingt durch die Anzüchtung des Erregers aus verschiedenen Körpersekreten und Eiter. Von praktischer Bedeutung ist auch der Tierversuch mit männlichen Meerschweinchen, denen intraperitoneal Untersuchungsmaterial (Eiter) gespritzt wird.

Die **Lyme-Borreliose** ist eine durch Borrelia burgdorferi verursachte Spirochätenerkrankung, die durch Zeckenbiß (in Europa: Ixodes ricinus) übertragen wird. Charakteristisch und geradezu pathognomonisch ist das Auftreten des Erythema chronicum migrans, eine von der Zeckenbißstelle ausgehende, in die Umgebung abwandernde Rötung, die im weiteren Verlauf durch zentrale Abblassung Ringform annimmt und die sich Tage bis Wochen nach dem Zeckenbiß entwickelt. Dabei kann es bei einer Effloreszenz bleiben, es können jedoch auch an anderen Stellen weitere Effloreszenzen auftreten. Im Sinne eines Infektionssyndroms können bei einem Teil der Patienten in der Folge weitere Organsysteme betroffen sein. Hierzu gehören vor allen Dingen neurologische Erkrankungen wie die Meningo-Polyneuritis Guprin-Bujadoux-Bannwarth, Enzephalomyelitis, Meningitis, Paresen und Multiple-Sklerose-ähnliche Syndrome. Häufig kann sich später als Folgeerkrankung eine Arthritis entwickeln, wobei überwiegend Knie-, Schulter-, Ellbogen-, Hand- und Hüftgelenke betroffen sind. Die Spirochäte kann kulturell in der Zeckenbißstelle nachgewiesen werden. Sinnvoller und sicherer ist jedoch der serologische Nachweis von spezifischen Antikörpern (Immunfluoreszenztest, ELISA).

»Rash«-artige makulopapulöse Exantheme können bei der **Felinose (Katzenkratzkrankheit)** zusammen mit flüchtigem Fieber auftreten. Die Ätiologie dieser Erkrankung ist noch nicht völlig geklärt. Nach neuesten Literaturberichten konnten aus den Biß-/Kratzstellen bisher nicht beschriebene pleomorphe gramnegative Stäbchenbakterien isoliert und angezüchtet werden. Zur Diagnose dieser sehr seltenen Erkrankung führen die typische Anamnese, der sichtbare Lokalbefund mit Kratzeffekt und die begleitende Lymphknotenreaktion.

Im Rahmen einer **Meningokokkenmeningitis** und/oder **Meningokokkensepsis** kann es zum Auftreten eines morbilliformen Exanthems mit petechialen Blutungen vorwiegend an Rumpf und Extremitäten kommen. Dieses Exanthem hat jedoch keine besondere diagnostische Wertigkeit, da andere, septische und meningitische Symptome im Vordergrund stehen.

Rickettsiosen (Erkrankungen durch obligat intrazelluläre Mikroorganismen = **Rickettsien**) stellen eine weitere wichtige Krankheitsgruppe dar, bei der Exantheme obligat auftreten. Sämtliche Erkrankungen kommen jedoch bei uns sehr selten vor (Touristik-Medizin). Beim epidemischen **Fleckfieber (Rickettsia prowazeki)** kommt es nach einer Inkubationszeit von etwa 10 bis 14 Tagen zum plötzlichen Auftreten von Fieber, Schüttelfrost, Kopf- und Gliederschmerzen. Nach etwa 4 bis 7 Tagen erscheint das makulöse Exanthem, das sich vom Stamm rasch auf die Extremitäten weiter ausbreitet, wobei Gesicht, Kopfhaut, Hand- und Fußsohlen ausgespart bleiben. Diese Effloreszenzen können sich petechial verändern. Gleichzeitig mit dem Exanthem tritt eine zerebrale Symptomatik (Stupor, Somnolenz) auf. Serologisch zeigt sich eine positive Weil-Felix-Reaktion. Die Bestätigung der Diagnose liefert die Rickettsien-KBR.

Klinisch ähnlich, aber weniger schwer als das epidemische Fleckfieber, verläuft das **murine Fleckfieber (Rickettsia typhi)**, das endemisch auftritt. Die Diagnose wird serologisch durch die Weil-Felix-Reaktion und die Rickettsien-KBR gesichert.

Das »**Rocky Mountain spotted fever« (Rickettsia rickettsii)** führt zu ähnlichen klinischen Symptomen wie das Fleckfieber; differentialdiagnostisch ist wichtig, daß das Exanthem an den Extremitäten beginnt. Serologischer Nachweis wiederum durch eine positive Weil-Felix-Reaktion und die Rickettsien-KBR.

Eine weitere Unterscheidung der genannten Fleckfiebererkrankungen ergibt sich durch die Verschiedenartigkeit des Vektors. Das Fleckfieber wird durch Läuse übertragen, das murine Fleckfieber durch Rattenflöhe und das »Rocky Mountain spotted fever« durch Zecken.

3. Parasitosen

Bei der **Toxoplasmose (Protozoen-Infektion, Toxoplasma gondii)** können gelegentlich makulopapulöse Exantheme auftreten, die keine besondere lokale Verteilung haben. Entscheidend für die klinische Diagnose sind jedoch subfebrile Temperaturen mit einer Lymphknotenschwellung vorwiegend im Zervikofazialbereich bei fehlender Angina. Die Erkrankung verläuft überwiegend harmlos. Bedeutsam sind nur die in der Schwangerschaft auftretende Toxoplasmose wegen der möglichen Gefährdung der Frucht und die ZNS-Toxoplasmose bei AIDS-Patienten. Serologisch wird die Diagnose gesichert durch Komplementbindungsreaktion, Immunfluoreszenz-Test oder Sabin-Feldmann-Test und moderne IgM-Nachweisverfahren.

Bei einer Reihe von **Helminthen-Infektionen** kann es im Rahmen einer immunpathogenetischen Reaktion vom Serumkrankheitstyp zum Auftreten von makulopapulösen Exanthemen verschiedenster Morphologie kommen. Charakteristischerweise sind diese Exantheme fast immer von einem mehr oder weniger starken Pruritus begleitet. Zu nennen sind hier Askariasis, Trichinose, Echinokokkose sowie Befall mit Fasciola hepatica (großer Leberegel) oder Schweine- und Rinderbandwurm. Auch bei Insektenstichen können derartige immunpathogenetisch bedingte Exantheme auftreten.

Allergische Exantheme

4. Urtikaria

Die **Urtikaria** ist eine allergische Erkrankung, die überwiegend die Haut betrifft und meistens spontan ausheilt. Die Hautmanifestation besteht in einer monomorphen Sonderform des makulopapulösen Exanthems. Das Exanthem weist einen einzigen Effloreszenztyp auf, nämlich die Quaddel. Die Quaddel ist eine scharf begrenzte, flüchtige, spurenlos abheilende Schwellung, die stecknadelkopf- bis handtellergroß sein kann. Sie beruht auf einer Flüssigkeitsansammlung im oberen Korium, bedingt durch eine umschriebene Permeabilitätssteigerung der kleinsten Blutgefäße. Die Epidermis ist nicht beteiligt. Wenn der Prozeß weiter in das subkutane Fettgewebe reicht, kommt es zu einem Quincke-Ödem. Das urtikarielle Exanthem tritt überwiegend generalisiert auf, wobei der Stamm bevorzugt wird. Ausnahmen sind lediglich lokalisiert beginnende und bleibende Exantheme als chemische und physikalische Kontakturtikaria. Charakteristisches Merkmal ist die starke Flüchtigkeit der Effloreszenzen. Die Bestanddauer einer Quaddel geht nicht über Stunden hinaus.

In schweren Urtikariafällen kann es zur Mitbeteiligung der Schleimhäute und der inneren Organe sowie zu Allgemeinerscheinungen im Sinne eines anaphylaktischen Schocks kommen.

Pathogenetisch unterteilt man die Urtikaria in vier Gruppen: 1. **Urtikaria vom anaphylaktischen Typ** (z.B. Quallen-, Pollen-, Bienenstich-, Penicillin-Urtikaria), 2. **physikalische Urtikaria** (Licht-, Kälte- und cholinergische Wärme-Urtikaria), 3. **Urtikaria** vom **anaphylaktoiden Typ** (bei Lymphogranulomatose und nach Transfusionen) und 4. **hereditäre Urtikaria,** bei der Histaminfreisetzung und deshalb Juckreiz fehlen.

Die Ätiologie ist sehr vielgestaltig. Arzneimittel, Nahrungsmittel, Parasitenantigene, möglicherweise bakterielle Antigene, physikalische Einwirkungen und psychogene Faktoren können zum Auftreten eines urtikariellen Exanthems führen. Zur Ätiodiagnose sollte der Patient einer dermatologischen Untersuchung zugeführt werden. Die hier verwandten Nachweismethoden sind der Eliminierungs- bzw. Expositionsversuch, der Prausnitz-Küstner-Test, der Intrakutantest und der spezifische IgE-RAST-Test.

5. Arzneimittelallergie

Sensibilisierungen gegen Arzneimittel können zum Krankheitsbild der **Arzneimittelallergie** führen, wobei verschiedene Krankheitserscheinungen auftreten können. Dabei treten die Reaktionen erst nach einer entsprechenden Sensibilisierungszeit auf. Lediglich kreuzreagierende Arzneimittel können eine sofortige Reaktion hervorrufen. Vollantigene Arzneimittel sind heterologe Seren, Impfstoffe, Hormonpräparate, Enzyme und Dextrane. Dagegen haben Antibiotika, Zytostatika, Schlafmittel und Schmerzmittel überwiegend Hapten-Charakter. Die klinische Ausdrucksform einer Arzneimittelallergie kann in einem anaphylaktischen Schock, einem Asthmaanfall, einer akuten Agranulozytose, einer Kontaktdermatitis, einem Serumkrankheitssyndrom oder einem Exanthem bestehen. Die auftretenden Exantheme haben urtikariellen oder makulopapulösen Charakter. Im Serumkrankheitssyndrom treten derartige exanthematische Erscheinungen gleichzeitig mit Fieber, Arthralgien, Lymphknotenschwellung und Leukopenie auf. Morphologie und Ausbreitung der makulopapulösen Exantheme sind sehr vielgestaltig. Sie können bis zum generalisierten Erythem gehen, das unter Schuppung abheilt. Abzutrennen davon ist das sogenannte fixe Arzneimittelexanthem mit grau-rötlichen ödematösen Plaques, die nach Abheilung eine Pigmentierung zurücklassen. Die Diagnose eines Arzneimittelexanthems ist schwierig und läßt sich oft nur durch den

Ausschluß aller anderen möglichen Ursachen erreichen. Entscheidend ist eine genaue Medikamentenanamnese.

6. Bindegewebserkrankungen

Beim **rheumatischen Fieber** kann es zum Auftreten des **Erythema nodosum** (s. unten) und des **Erythema anulare rheumaticum** kommen. Dabei handelt es sich um rosarote teilweise anuläre Flecken mit bevorzugter Lokalisation am Stamm und hier besonders periumbilikal. Das Auftreten dieser Hauterscheinung ist jedoch nur fakultativ.

Beim **Lupus erythematodes disseminatus** kommt es zum Auftreten von erythematösen Exanthemen. Charakteristisch ist das schmetterlingsförmige Erythem der Gesichtshaut. Fakultativ kann auch ein makulöses diskoides generalisiertes Exanthem auftreten.

Bei der **Dermatomyositis** zeigen sich ein periorales Erythem und makulöse konfluierende Erytheme an der Streckseite der großen Gelenke und der Fingergelenke.

Außer beim Lupus erythematodes spielen bei Bindegewebserkrankungen exanthematische Hauterscheinungen für die klinische Diagnosestellung keine Rolle.

7. Erythema nodosum und Erythema exsudativum multiforme

Unter dem **Erythema nodosum** versteht man eine Ansammlung von subkutan gelegenen Knoten von Erbs- bis Kirschgröße. Sie überragen selten die Haut, an der sie nur als kaum sichtbare Rötung imponieren. Bevorzugte Lokalisation sind die Streckseiten der Unterschenkel, selten die Streckseiten der Arme. Sie sind bei Berührung schmerzhaft und fühlen sich heiß und derb an. Erythema-nodosum-Knoten bilden sich ausnahmslos ohne Narben zurück. Ein Erythema-nodosum-Schub ist meistens von Allgemeinerscheinungen begleitet, die von leichtem Krankheitsgefühl bis hin zu Fieber und Gelenkschmerzen reichen. Das Erythema nodosum ist Ausdruck einer pathologischen Immunreaktion und kann auf das Vorliegen verschiedenartigster Erkrankungen hinweisen: Tuberkulose, Lepra, Morbus Boeck, rheumatisches Fieber, Yersiniose, Felinose, Kokzidioidomykose, Colitis ulcerosa, Behçet-Syndrom. Auch als Reaktion auf Medikamente (Sulfonamide, Jod, Penicillin, orale Kontrazeptiva) kann ein Erythema nodosum auftreten.

Wohl verwandt mit dem Erythema nodosum ist das **Erythema exsudativum multiforme.** Variationsbreite der Effloreszenzen und Schwere des Krankheitsverlaufes sind jedoch wesentlich größer. Bei der leichten Form der Erkrankung zeigt sich eine ganz typische Effloreszenzmorphologie: Durch eine Mischung aus Fleck und Papel in konzentrischer Anordnung erhält die Effloreszenz ein kokarden- oder schießscheibenförmiges Aussehen. Bevorzugte Lokalisation sind Handteller, Handrücken, Füße, manchmal auch das Gesicht. Das Allgemeinbefinden ist wenig gestört. Bei der schwereren Verlaufsform ist ein makulopapulöses teilweise sogar bläschenförmiges Exanthem vorherrschend, während die typische Kokardenmorphologie fehlen kann. Bevorzugte Lokalisation sind wieder die Streckseiten der Unterarme und Unterschenkel sowie Hände und Füße, jedoch kann auch der ganze Körper befallen sein. Charakteristisch ist, daß bei schwerem Verlauf auch bläschenförmige Enantheme an den Schleimhäuten von Mundhöhle, Genitalien und After sowie der umgebenden Hautbereiche auftreten (pluriorifizielle Ektodermatose). Das generalisierte Vollbild der Erkrankung wird als **Stevens-Johnson-Syndrom** bezeichnet. Komplizierend wirken Superinfektionen. Die Ätiopathogenese ist noch unklar. Diskutiert wird ein Zusammenhang mit Infektionskrankheiten (Streptokokken, Staphylokokken, Mykoplasmen, Herpesviren) sowie mit bestimmten Medikamenten (z. B. Penicilline, Sulfonamide).

8. Akrodynie (Morbus Selter-Swift-Feer)

Das Krankheitsbild der **Akrodynie** ist Folge einer chronischen Quecksilbervergiftung. Bei dieser Erkrankung treten klein-papulöse Exantheme an Rumpf und Extremitäten auf, begleitet von einer blaurötlichen Färbung und Schwellung von Händen und Füßen. An der Haut können Ulzerationen und Eiterungen auftreten, ebenfalls an den Schleimhäuten (insbesondere Mund). Weitere wichtige Symptome sind starkes Schwitzen, Tachykardie, arterielle Hypertonie und Muskelschwäche. Besonders charakteristisch sind die in die Extremitäten einschießenden stechenden Schmerzen. In leichteren Fällen können lediglich die typischen Hautveränderungen vorhanden sein. Die Sicherung der Diagnose gelingt durch die Bestimmung des Quecksilberspiegels in Urin und Serum.

Paraneoplastische Exantheme

9. Lymphadenosen und solide Tumoren

Paraneoplastische Exantheme werden beschrieben für Lymphadenosen sowie einige solide Tumoren (Bronchial-, Magen-Darm- und Prostatakarzinom). Die Morphologie ist unterschiedlich. Häufig zeigt die Lokalisation der Effloreszenzen die segmentale Zugehörigkeit zum Ausgangstumor an (z. B. am oberen Stamm bei Bronchialkarzinom, am Unterbauch und in der Leistengegend bei Prostatakarzinom).

Dermatosen

In die Differentialdiagnose des makulopapulösen Exanthems müssen einige wichtige Hautkrankheiten einbezogen werden, die ein makulöses oder papulöses Bild bieten. Bei Ausschluß anderer Genese und bei Vorliegen von charakteristischen Symptomen sollten diese Patienten früh einer dermatologischen Konsiliaruntersuchung zugeführt werden.

10. Lichen ruber planus

Der **Lichen ruber** hat hinsichtlich Morphologie der Einzel-Effloreszenz und der Ausbreitungsart eine sehr große Variationsbreite. Schwere erythrodermische Verläufe mit massiven Keratosen kommen vor. Die Einzeleffloreszenz ist eine flache polygonale Papel, die intensiv violett-rot gefärbt ist. Die Papel kann hyperkeratotisch in Form eines weißen, meist schlierigen nicht abstreifbaren Belags verändert sein. Normalerweise sind die Effloreszenzen stark juckend. Bevorzugte Lokalisation sind Beugeseiten von Armen, Handgelenke und Oberschenkelinnenseiten. Weiter befallen sein können auch Halsbereich, Kreuzbeinregion und Schleimhäute. Charakteristisch ist der isomorphe Reizeffekt, das heißt nach einer äußerlichen Reizung der Haut entstehen an dieser Stelle neue gleichartige Effloreszenzen.

11. Psoriasis

Die Schuppenflechte gehört zu den häufigsten dermatologischen Erkrankungen und macht unbehandelt bei typischem Verlauf keine besonderen differentialdiagnostischen Probleme. Schwierig kann die Differentialdiagnose insbesondere zu den infektiösen Exanthemen werden, wenn eine generalisierte exanthematische Aussaat der Psoriasispapeln besteht. Die Psoriasis-Primäreffloreszenz besteht aus einer rund-ovalen flachen hellroten Papel. Die Papel ist von einer deckelartigen Schuppe bedeckt, die jedoch die äußere Peripherie freiläßt. Dieses »Phänomen des zu kleinen Deckels« ist ein wichtiges diagnostisches Zeichen. Bei leichtem

Kratzen wird die Schuppe weißer, bei stärkerem Kratzen läßt sie sich völlig ablösen, so daß die Papel freiliegt. Bei gewaltsamem Ankratzen der Papel zeigen sich punkt- oder siebförmige Bluttropfen durch Eröffnung der Papillargefäße. Weiterhin charakteristisch ist die Lokalisation an Ellbogen, Kniescheiben, behaartem Kopf, intertriginösen Stellen und in der Kreuzbeinregion. Juckreiz ist normalerweise immer vorhanden, besonders quälend bei erythrodermatischer Ausbreitung.

Eine Parapsoriasis-Form, die Pityriasis lichenoides chronica, gleicht klinisch am ehesten einer exanthematischen Psoriasis. Es zeigen sich linsenförmige flache Papeln mit ebenfalls zu kleinen Schuppen. Nach längerer Dauer werden die zunächst roten Papeln braun. Charakteristisch ist auch der Verlauf in Schüben. Die Ätiologie ist bisher unbekannt.

12. Neurodermitis constitutionalis (Endogenes Ekzem)

Die Neurodermitis constitutionalis ist eine Erkrankung, die vor allem das Klein- und Schulkindalter betrifft. Es gibt jedoch auch eine Form, die im Erwachsenenalter auftritt. Ein kombiniertes Auftreten mit einem allergischen sinubronchialen Syndrom sowie Asthma bronchiale ist häufig. Bei nicht generalisiertem Befall sind bevorzugte Effloreszenzlokalisationen die Flexuren von Gliedmaßen und das Gesicht. An den befallenen Hautbereichen zeigt sich eine Hautverdickung mit mehr oder minder starker erythematöser Infiltration und kleieartiger Schuppung. Es imponiert ferner die starke Lichenifikation. Nach Kratzen können durch Sekundärinfektion pustulöse Bilder entstehen.

Vesikuläre Exantheme (Abb. 2)

»Infektiöse« Exantheme

(Differentialdiagnostische Schnellorientierung über wichtige und häufige Erkrankungen s. Tab. 4.)

VESIKULÄRE EXANTHEME

„Infektiöse" Exantheme
1. Viruserkrankungen
2. Bakteriell bedingte Erkrankungen

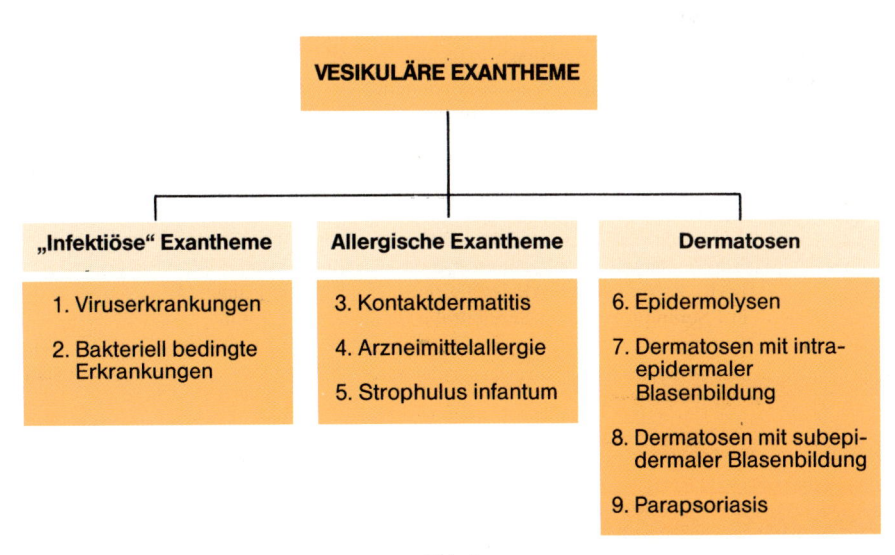

Allergische Exantheme
3. Kontaktdermatitis
4. Arzneimittelallergie
5. Strophulus infantum

Dermatosen
6. Epidermolysen
7. Dermatosen mit intraepidermaler Blasenbildung
8. Dermatosen mit subepidermaler Blasenbildung
9. Parapsoriasis

Abb. 2

Tab. 4. **Differentialdiagnose wichtiger Infektionskrankheiten mit vesikulärem Exanthem.**

	Varizellen	Zoster	Herpes simplex	Staphylococcal Scalded Skin Syndrome
Exanthem a) Morphologie	a) Mehrkammerige Bläschen sämtliche Effloreszenzstadien (Bläschen → Pusteln → Krusten) gleichzeitig vorhanden	a) Mehrkammerige Bläschen sämtliche Effloreszenzstadien (Bläschen → Pusteln → Krusten) gleichzeitig vorhanden	a) Aus roten Papeln aufschießende, oberflächliche, einkammerige Bläschen, in Gruppen eng zusammenstehend	a) Erythrodermie mit großflächigen Blasen (Nikolski-positiv)
b) Lokalisation	b) *Rumpf*, Gesicht, *behaarter Kopf* (Hände u. Füße meistens frei)	b) Segmentaler (sensibler Nerv) Befall, *Rumpf, Gesicht* (bei immunsupprimierten Patienten generalisierter Befall möglich)	b) bevorzugt Lippen, Nasenfalten, Wangen, Kreuzbeinregion, Genitale (generalisierter Befall bei immunsupprimierten Patienten)	b) gesamter Hautbereich (generalisiertes SSSS) oder umschriebenes Hautareal (lokalisiertes SSSS)
Klinische Zusatzsymptomatik	Häufig Pyodermie durch bakterielle Superinfektionen Enanthem (Mundhöhle) → schmerzhafte, aphthenartige Erosionen gutes Allgemeinbefinden (Ausnahme: Immunsuppression)	Vor Exanthemausbruch segmental begrenzte neurale Schmerzsymptomatik bei immunsupprimierten Patienten schweres Krankheitsbild mit hämorrhagischem oder gangränösem Verlauf	Überwiegend Rezidive bei lokalem Befall Juckreiz u. leichte Schmerzhaftigkeit ohne starke Beeinträchtigung d. Allgemeinbefindens bei immunsupprimierten Patienten generalisierte Form (»Herpes-Sepsis«)	Plötzlicher Beginn mit perioraler Rötung u. Krustenbildung, nach 1–2 Tagen generalisierte Erythrodermie, Hochtoxisches Krankheitsbild mit Fieber, überwiegend Kinder oder jugendliche Erwachsene betroffen
Mikrobiologisch-serologische Befunde	Virusisolierung aus Bläscheninhalt VZV-Komplementbindungsreaktion/-Enzymimmuntest → Titeranstieg in 2 Serumproben, VZV-Immunfluoreszenztest/-Enzymimmuntest, IgM-AK-Nachweis in 1 Serumprobe	Virusisolierung aus Bläscheninhalt VZV-Komplementbindungsreaktion/-Enzymimmuntest → Titeranstieg in 2 Serumproben, VZV-Immunfluoreszenztest/-Enzymimmuntest, IgM-AK-Nachweis in 1 Serumprobe	Elektronenmikroskopischer Nachweis aus Bläscheninhalt Virusisolierung mit Zellkultur aus Schleimhautabstrich, Bläscheninhalt, Liquor u. Bioptaten, HSV-IgM-Enzymimmuntest in 1 Serumprobe (auch bei Rezidiven)	Kultureller Nachweis von S. aureus mit Exfoliativtoxin (A oder B)-Bildungsfähigkeit aus Abstrichen und evtl. Blut

1. Viruserkrankungen (Tab. 5)

Varizellen (Windpocken) und Zoster (Gürtelrose): Beide Erkrankungen werden durch das Varizella-Zoster-Virus (VZV) verursacht.

Varizellen sind eine weltweite, akut auftretende hochkontagiöse Viruskrankheit, die vor allem im Kindesalter auftritt. Am häufigsten sind Kinder zwischen dem 2. und 8. Lebensjahr befallen. Nach einer Inkubationszeit von 2 bis 4 Wochen können vor Ausbruch des Exanthems uncharakteristische Allgemeinsymptome mit Fieber auftreten, bei Erwachsenen zusätzlich Glieder- und Kreuzschmerzen. Bei Kindern fehlt überwiegend ein Vorstadium. Es entwickelt sich aber manchmal ein flüchtiges Vorexanthem (Rash, skarlatiniform oder morbilliform). Danach kommt es zum plötzlichen Auftreten des typischen Exanthems, wobei innerhalb weniger Stunden aus Rubeola-artigen Flecken Papeln werden, die sich dann zu intraepidermalen Bläschen umformen. Die Bläschen liegen oberflächlich, werden von einem roten Hof umgeben und sind mehrkammerig. Zusätzlich besteht teilweise starker Juckreiz. In den ersten Krankheitstagen kann es zu Neueruptionen kommen, so daß sämtliche Stadien des Exanthems einschließlich der abschließenden Krustenbildung gleichzeitig nachweisbar sind. Lokalisationsmäßig wird der Rumpf bevorzugt, Hände und Füße sind meistens frei, dagegen finden sich Effloreszenzen im Gesicht und im Bereich des behaarten Kopfes. Varizella-Blasen können auch auf den Schleimhäuten auftreten, vor allem in der Mundhöhle, im Nasen-Rachen-Raum, sogar an der Kehlkopfschleimhaut sowie manchmal auch an der Konjunktival- und Genitalschleimhaut. Die Schleimhauteffloreszenzen verändern sich schnell und erscheinen dann als schmerzhafte Aphthen. Charakteristischerweise ist das Allgemeinbefinden gut. Schwere Verläufe mit auch beeinträchtigtem Allgemeinbefinden kommen vor bei Kindern mit primärer (Hämoblastosen, Neoplasmen) und sekundärer Immundepression (immunsuppressive Therapie, zytostatische Therapie). Komplikationen sind selten, am häufigsten Pyodermien als Ausdruck einer bakteriellen Superinfektion. Seltene Nebenfolgen sind hämorrhagische Nephritis, interstitielle Pneumonie und neurologische Komplikationen. Die Diagnose wird klinisch durch Lokalisation, Polymorphie und Mehrkammerigkeit der Effloreszenzen bei fehlender Beeinträchtigung des Allgemeinbefindens gestellt. Das Blutbild bleibt uncharakteristisch. In Zweifelsfällen kann eine serologische Untersuchung durchgeführt werden. Differentialdiagnostisch wichtig ist die Abgrenzung bei Kindern zum Strophulus infantum (s. dort) und zu den Pocken.

Tab. 5. **Viruserkrankungen mit vesikulärem Exanthem.**

Varizellen
Zoster
Herpes simplex
Pocken, Alastrim, Vaccinia, Kuhpocken, Orf
Coxsackie-Virus-Infektionen
Stomatitis epidemica

Der **Zoster** tritt überwiegend bei Erwachsenen nach durchgemachter Varizellenerkrankung auf, wenn nur noch eine Teilimmunität besteht oder aus anderen Gründen (Immunsuppression) keine ausreichende aktuelle Immunität vorhanden ist. Die primäre Läsion durch das neurotrope und dermatotrope Virus wird in den Spinalganglien und Kopfganglien verursacht. Das vesikuläre, Varizellen-gleiche Zoster-Exanthem tritt deshalb meistens einseitig auf und ist auf die Hautgebiete beschränkt, die durch sensible Fasern des entsprechenden nervalen Segmentes versorgt werden. Zum Teil starke lokale Schmerzen gehen dem Auftreten des Exanthems voraus. Manchmal treten Sensibilitätsstörungen und/ oder flüchtige Paresen auf. Bevorzugte Lokalisation sind Rumpf, Extremitäten und Gesicht. Besondere Verlaufsformen sind der Zoster ophthalmicus bzw. oticus und der generalisierte Zoster. Parallel mit der Zunahme von Patienten mit Immunsuppression ist mit einer größeren Häufigkeit eines generalisierten Zosters zu rechnen. Bei diesen Patienten kann es auch zu einer hämorrhagischen und gangränösen Verlaufsform mit schwerstem Krankheitsbild kommen. Die klinische Diagnose macht normalerweise keine Schwierigkeiten, sie kann jedoch durch den VZV-IgM Antikörpernachweis abgesichert werden.

Herpes simplex (Herpes-simplex-Virus): Das Krankheitsbild des Herpes simplex wird durch die HSV-Viren I und II verursacht. Nach einer Primäraffektion kann es im weiteren Leben durch auftretende endogene Rekurrenz immer wieder zu einer Reaktivierung des Krankheitsbildes kommen. Bei der Infektion vom orofazialen Typ kommt es zum Auftreten der Bläschen im Bereich der Mundschleimhaut und der Lippen, das resultierende Krankheitsbild ist die Gingivostomatitis. Das vesikuläre Herpes-Exanthem kann jedoch auch generalisierter auftreten und betrifft dann neben Mundschleimhaut und Lippen, auch Binde- und Hornhaut sowie die Haut im Gesichtsbereich und Schultergürtel. Durch das HSV-Virus Typ II kommt es zum Befall der Genitalschleimhaut und der Haut des unteren Stammes. An den jeweiligen Eruptionsstellen ist die Haut zunächst gerötet, dann treten dichtstehende gruppierte oberflächliche bis linsengroße Bläschen auf, deren Inhalt durch Leukozyteninfiltration sich rasch trübt. An subjektiven Beschwerden bestehen dabei Juckreiz, Brennen und teilweise Allgemeinbeschwerden. Nach etwa einer Woche trocknen die Bläschen aus und hinterlassen Krusten. Die regionären Lymphknoten können anschwellen und druckschmerzhaft sein. Generalisierte Herpes-simplex-Exantheme treten vor allen Dingen auf bei intrapartal infizierten Neugeborenen (»Herpes-Sepsis«) und Patienten mit reduzierter Immunlage. Die Diagnose kann durch den Virusnachweis aus Bläscheninhalt abgesichert werden. Weiterhin besteht die Möglichkeit serologischer Untersuchungen: Titeranstieg in zwei zeitlich getrennten Serumproben oder Nachweis von spezifischen IgM-Antikörpern in einer Serumprobe. Dabei besteht Kreuzreaktivität zwischen HSV I und HSV II.

Coxsackie-Virus-Infektionen: Im Rahmen einer durch das Coxsackie-Virus A 16 hervorgerufenen Angina mit einem bläschenförmigen Enanthem im Mund-Rachen-Bereich kann es außerdem zur Bläschenbildung an Händen und Füßen kommen. Dieses Krankheitsbild wird als »Hand-foot-mouth-disease« bezeichnet. Auch bei Coxsackie-Virus-Infektionen mit Typen A 4, 5, 9 und 10 können bläschenförmige Exantheme auftreten. Sie haben jedoch nie Charakter eines Leitsymptoms. Das gleiche gilt für Infektionen mit dem **Entero-Virus Typ 71.**

Stomatitis epidemica (Maul-und-Klauen-Seuche-Virus): Diese Erkrankung ist sehr häufig bei Nutztieren insbesondere bei Schweinen. Die Übertragung (durch direkte Inokulation) auf den Menschen ist äußerst selten. Es kommt zunächst zu einem fieberhaften Vorstadium, dann tritt im Bereich der Eintrittspforte eine primäre Aphthe auf. Danach kommt es zum Auftreten von sekundären Effloreszenzen, die bläschenförmig sind, im Bereich von Mund-Nasen-Eingang und Händen, seltener auch an Konjunktiven und Genitale. Die befallenen Bereiche sind sehr schmerzhaft. Die regionären Lymphknoten sind geschwollen. Häufig zeigt sich eine begleitende gastroenteritische Symptomatik. Differentialdiagnostisch abzugrenzen ist das Stevens-Johnson-Syndrom (plurirofizielle Ektodermatose). Die Diagnose kann serologisch gesichert werden.

2. Bakteriell bedingte Erkrankungen (Tab. 6)

Staphylococcal Scalded Skin Syndrome (SSSS): Das SSSS kann in generalisierter und lokalisierter Form auftreten. Die generalisierte Form des SSSS tritt vorwiegend bei Säuglingen (Morbus Ritter von Rittershain) und Kleinkindern auf. Die Krankheit tritt abrupt mit generalisiertem Erythem (= erythematöses Stadium) und Fieber auf. Nach wenigen Stunden kommt es zur großflächigen Epidermolyse mit Blasenbildung (= epidermolytisches Stadium). In dieser Phase ist das Nikolski-Zeichen in allen Hautbereichen positiv. Klinisch imponiert das Bild der »verbrühten Haut«, die einer Verbrennung vom Stadium I bis IIa ähnlich ist. Nach Ablösung der oberen Epidermisschicht verkrusten die befallenen Hautareale und unter den Krusten erscheinen die neugebildeten oberen Epidermisanteile (= regeneratives Stadium). Zugrunde liegt eine intraepidermale Spaltbildung mit Ödembildung zwischen unterem Stratum spinosum und oberem Stratum granulosum als Folge der Zelldesintegration. Pathogenetisch verantwortlich sind das Exfoliativtoxin A und B, die von manchen Staphylococcus-aureus-Stämmen gebildet werden. Der S.-aureus-Infektionsherd kann dabei klinisch inapparent sein. Das gebildete Exfoliativtoxin gelangt in die Blutbahn und führt bei nicht vorhandenem protektiven Antikörpertiter zum generalisierten Syndrom. Die Erkrankung verläuft überwiegend gutartig. Wenn Komplikationen auftreten, sind sie bedingt durch Flüssigkeits- und Elektrolytverlust mit folgender Volumenmangelsymptomatik bis hin zum Schock. Dagegen hat das neuerdings bei immunsupprimierten Erwachsenen beschriebene generalisierte SSSS eine Letalität bis zu 50%. Bei der (nur) lokalisierten Verlaufsform des SSSS (bullöse Impetigo, Pemphigus neonatorum) kommt es zur lokal begrenzten Epidermolyse. Verantwortlich hierfür ist eine nur lokal begrenzte Toxinproduktion und/oder die Verhinderung der Toxingeneralisation durch schon vorhandene spezifische Antikörper. Bei diesen Fällen kann überwiegend der Toxin-produzierende S.-aureus-Stamm aus den Blasen gezüchtet werden. Differentialdiagnostisch abzugrenzen ist das SSSS vor allem gegenüber der schwersten Form des Arzneimittelexanthems, dem Lyell-Syndrom. Die sichere Abgrenzung ergibt sich durch die Hauthistologie: im Gegensatz zum SSSS ist die Spaltbildung hier subepidermal. Die mikrobiologische Diagnose des SSSS ist durch den Nachweis von S. aureus mit Exfoliativtoxin-Bildungsfähigkeit möglich.

Tab. 6. Bakteriell bedingte Erkrankungen mit vesikulärem Exanthem.

Staphylococcal Scalded Skin Syndrome (SSSS)
a) generalisiert (z.B. Morbus Ritter von Rittershain)
b) lokalisiert (z.B. Pemphigus neonatorum)
Pemphigus syphiliticus

Pemphigus syphiliticus: Bei Neugeborenen mit Lues connata imponiert der **Pemphigus syphiliticus,** eine massive Blasenbildung, bevorzugt an Handtellern und Fußsohlen. Durch Lues-Serologie kann die Diagnose gesichert werden.

Allergische Exantheme

3. Kontaktdermatitis

Die Kontaktdermatitis stellt eine besondere Manifestation der Allergie vom verzögerten Typ dar. Nach entsprechender Sensibilisierung kommt es nach wiederholtem Kontakt mit dem Allergen zu einer umschriebenen Hautreaktion, die mit Rötung und Schwellung beginnt und dann im weiteren Verlauf in Knötchen und Bläschen übergehen kann. Alle Stadien können nebeneinander bestehen. Bei starker entzündlicher Exsudation oder nach Kratzen und Bläschenzerstörung können die befallenen Hautteile nässen und später verkrusten. Immer besteht ausgesprochener Juckreiz. Bei weiterer Allergenzufuhr kann dieses Ekzem in ein chronisches Ekzem übergehen. Als häufige Kontaktallergene kommen in Frage: Metalle und ihre Verbindungen, Arznei- und Desinfektionsmittel, Gummi und Kunststoffe, Kosmetika, Farbstoffe, pflanzliche Produkte. Ätiopathogenetisch davon abzugrenzen sind ähnliche Bilder, die jedoch durch direkte toxische Wirkung entstehen.

4. Arzneimittelallergie

Eine besondere Form des Arzneimittelexanthems stellt das **Lyell-Syndrom (Epidermolysis necroticans)** dar. Hierbei kommt es zur Bildung von großen Blasen, die Epidermis kann sich in großen Fetzen von der Unterhaut abheben, so daß der Eindruck einer Verbrennung zweiten Grades entsteht. Meist sind auch die Schleimhäute in der Nähe von Körperöffnungen mitbeteiligt. Durch begleitende Wasser-, Plasma- und Elektrolytverluste sowie möglicherweise auftretende Infektionen ist das Allgemeinbefinden der Patienten erheblich beeinträchtigt. Es handelt sich um ein allgemein hochtoxisches Krankheitsbild mit schlechter Prognose. Von manchen Autoren wird das Lyell-Syndrom als schwerste Variante des Erythema exsudativum multiforme betrachtet. Die klinische Diagnose ist meist eindeutig zu stellen, fehlender Nachweis von Staphylococcus aureus sowie positives Nikolski-Phänomen können die Diagnose erhärten. Beweisend ist die Histologie (subepidermale Spaltbildung).

5. Strophulus infantum

Diese Erkrankung ist eine besondere Form des urtikariellen Exanthems bei Kleinkindern. Man findet eine exanthematische Aussaat von hirse- bis linsengroßen wachsartigen Knötchen, die von einem kleinen erythematösen Hof umgeben sind und oft schubweise auftreten. Niemals sind behaarter Kopf, Gesicht und Handteller befallen. Es besteht überwiegend starker Juckreiz. Bei Kleinkindern kann die Differentialdiagnose zu diskreten Varizellen schwierig sein.

Dermatosen (Tab. 7)

Eine Reihe von Dermatosen geht mit der exanthematischen, teils lokal begrenzten Aussaat von Blasen einher. Dabei sind die auftretenden Effloreszenzen überwiegend großblasig, sie spielen deshalb für die Differentialdiagnose der vorbesprochenen typischen klein-vesikulären Exantheme bei Virusinfektionen keine Rolle. Auch die Abgrenzung zu den staphylokokkenbedingten groß-vesikulären Exanthemen gelingt wegen der massiven anderweitigen Infektionssymptomatik leicht. Eine frühe dermatologische Konsiliaruntersuchung ist deshalb immer angezeigt.

Tab. 7. **Dermatosen mit vesikulärem Exanthem.**

Epidermolysis bullosa simplex
Epidermolysis bullosa hereditaria dystrophica
Epidermolysis bullosa hereditaria polydysplastica
Porphyria cutanea tarda
Pemphigus-Gruppe
Bullöses Pemphigoid
Dermatitis herpetiformis Duhring
Pityriasis lichenoides et varioliformis

6. Epidermolysen

Bei der **Epidermolysis bullosa simplex** kommt es ohne sonstige Krankheitszeichen zum Auftreten von Blasen an exponierten Gliedmaßen, insbesondere Handtellern und Fußsohlen, die wenige Stunden nach mechanischen Traumen entstehen. Bei Kleinkindern kann das Krankheitsbild schwerer sein.

Bei der **Epidermolysis bullosa hereditaria dystrophica** treten nicht nur Blasen an prominenten exponierten Körperstellen auf, sondern es entstehen im weiteren Verlauf Atrophien, Verhärtungen, Narben, Keloide usw. Der Verlauf, insbesondere die Abheilung, ist wesentlich langsamer.

Die rezessiv vererbte **Epidermolysis bullosa hereditaria polydysplastica** ist die schwerste Verlaufsform einer Epidermolyse. Da ein hohes Alter nicht erreicht wird, begegnet man der Erkrankung nur im Kindesalter.

Vesikulär bullöse Hauterscheinungen können auch bei der **Porphyria cutanea tarda** auftreten.

7. Dermatosen mit intraepidermaler Blasenbildung

In die **Pemphigus-Gruppe** fallen mehrere Hauterkrankungen, die mit Blasenbildung einhergehen. Die in der Größe stark schwankenden, teilweise prall gespannten mit Inhalt gefüllten Blasen stehen im gesunden Hautbereich und werden von keinem Hof oder anderen Effloreszenzen umgeben. Sämtliche Partien der Haut, teilweise auch Schleimhäute, können befallen werden. Das Nikolski-Zeichen ist positiv. Bei manchen Pemphigus-Formen können flächenhaft ausgedehnte Blasen auftreten, die als Erythrodermie imponieren. Zusätzlich kann eine Schuppung hinzukommen.

8. Dermatosen mit subepidermaler Blasenbildung

Beim **bullösen Pemphigoid** treten große gespannte Blasen auf, zusätzlich begleitet von Erythem und ödematösen Infiltrationen der Haut. Schleimhäute sind selten befallen. Der Sitz der Blasen ist im Gegensatz zu den vorhergenannten Dermatosen streng subepidermal.

Bei der **Dermatitis herpetiformis Duhring** treten gleichzeitig Flecken, Quaddeln, Bläschen sowie Krusten auf. Diese sind überwiegend gruppenförmig und symmetrisch angeordnet. Bevorzugte Lokalisation ist der Stamm, weniger die Gliedmaßen. Die Blasen sind klein und treten nur phasen- oder schubweise auf. Männer sind häufiger befallen als Frauen. Gleichzeitig besteht ein starker Juckreiz. Im Blutbild zeigt sich eine Eosinophilie.

9. Parapsoriasis

Bei einer Sonderform der Parapsoriasis, der **Pityriasis lichenoides et varioliformis,** kommt es zu einer exanthematischen Aussaat von linsengroßen Schuppenpapeln, die teilweise hämorrhagische Bläschen tragen können. Im weiteren Verlauf können sie in eine zentrale Nekrose übergehen. Dieses Exanthem muß differentialdiagnostisch gegen hämorrhagische Varizellen und Variola abgegrenzt werden.

Differentialdiagnostisches Spektrum

Makulopapulöse Exantheme

Viruserkrankungen
Masern
Röteln
Exanthema subitum
Erythema infectiosum
Mononukleose
Adenovirusinfektionen
Coxsackie-Virus-Infektionen
Echo-Virus-Infektionen
Togavirusinfektionen
Hämorrhagisches Fieber
HIV-1-Infektionen (Frühstadium , Stadium I nach CDC)

Bakterielle Erkrankungen
Scharlach
Erysipel
Erysipeloid
Toxic Shock Syndrome (TSS)
Lues II, Frambösie, Pinta
Typhus, Paratyphus A, B, C
Leptospirose (Morbus Weil)
Rotz
Lyme-Borreliose
Felinose
Meningokokkenmeningitis/-sepsis
Rickettsiosen (Fleckfieber, murines Fleckfieber, Rocky Mountain spotted fever)

Parasitosen
Toxoplasmose
Askariasis
Trichinose
Echinokokkose
Fasciola-hepatica-Befall

Sonstige Erkrankungen
Urtikaria
Arzneimittelallergie
Bindegewebserkrankungen
    Rheumatisches Fieber
    Lupus erythematodes disseminatus
    Dermatomyositis
Erythema nodosum
Erythema exsudativum multiforme (Stevens-Johnson-Syndrom)
Akrodynie (Morbus Selter-Swift-Feer)

Paraneoplasien (bei Lymphadenosen, soliden Tumoren)
Lichen ruber
Psoriasis
Neurodermitis constitutionalis (»Endogenes Ekzem«)

Vesikuläre Exantheme

Viruserkrankungen
Varizellen
Zoster
Herpes simplex
Pocken, Alastrim, Vaccinia, Kuhpocken, Orf
Coxsackie-Virus-Infektionen
Stomatitis epidemica

Bakterielle Erkrankungen
Staphylococcal Scalded Skin Syndrome (SSSS)
   generalisiert (z. B. Morbus Ritter von Rittershain)
   lokalisiert (z. B. Pemphigus neonatorum)
Pemphigus syphiliticus

Sonstige Erkrankungen
Kontaktdermatitis
Arzneimittelallergie (Lyell-Syndrom)
Strophulus infantum
Epidermolysen
   Epidermolysis bullosa simplex
   Epidermolysis bullosa hereditaria dystrophica
   Epidermolysis bullosa hereditaria polydysplastica
   Porphyria cutanea tarda
Pemphigusgruppe
Bullöses Pemphigoid
Dermatitis herpetiformis Duhring
Pityriasis lichenoides et varioliformis

Literatur

BACHMANN K D, EWERBECK H, JOPPICH G, KLEINHAUER E, ROSSE E, STALDER G R (Hrsg). Pädiatrie in Praxis und Klinik, Bd. II. 2. Aufl. Stuttgart: Fischer-Thieme 1989.
BRANDIS H, PULVERER G (Hrsg). Lehrbuch der Medizinischen Mikrobiologie. 6. Aufl. Stuttgart: Fischer 1988.
HARRISON T R. Principles of Internal Medicine. 11th ed. Ed.: ISSELBACHER K Y, ADAMS R D, BRANNWALD E, PETERSDORF R G, WILSON J D. New York: McGraw-Hill 1987.
HOEPRICH P D (ed). Infectious Diseases. 3rd ed. Philadelphia: Harper & Row 1983.
LENNETTE E H, BALOWS A, HAUSLER JR W J, SHADOMY H J (eds). Manual of Clinical Microbiology. 4th ed. Washington: American Society for Microbiology 1985.
MANDELL G L, DOUGLAS JR R G, BENNETT J E (eds). Principles and Practice of Infectious Diseases. 3rd ed. New York: Wiley 1990.
REMINGTON J S, KLEIN J O (eds). Infectious Diseases of the Fetus and the Newborn Infant. 2nd ed. Philadelphia: W B Saunders 1983.
STEIGLEDER G K. Dermatologie und Venerologie. 5. Aufl. Stuttgart: Thieme 1987.

Pigmentanomalien

D. KAULEN

Definition und Abgrenzung

Pigmentanomalien sind Folge einer vermehrten oder verminderten bzw. fehlenden Einlagerung endogener oder exogener Farbstoffe in die Haut. Die normale Hautfarbe ist bedingt durch die Dicke und Beschaffenheit von Kutis und Epidermis, den Grad der Durchblutung, die Hämoglobinkonzentration des Blutes, die Anwesenheit von Karotin und insbesondere den Gehalt an **Melanin.** Dieses wichtige körpereigene Pigment wird in den Melanozyten aus Tyrosin synthetisiert, in Melanosomen gespeichert und an die Keratinozyten abgegeben. Variationen in der Hautfarbe zwischen einzelnen Personen und Rassen sind nicht durch Unterschiede in der Anzahl der Melanozyten, sondern durch Menge, Größe, Melaningehalt und Aggregationsverhalten der Melanosomen verursacht. Die Melaninsynthese wird beeinflußt durch genetische und hormonelle Faktoren, ultraviolettes Licht und bestimmte chemische Substanzen (Psoralene). Ob MSH, ACTH, β-Lipotropin oder ein Fragment der gemeinsamen Vorstufe Proopiomelanocortin hauptsächlich für die Regulation der Melanozytenaktivität beim Menschen verantwortlich ist, konnte bisher nicht sicher entschieden werden; für ACTH und Teile des ACTH-Moleküls ist ein Melanozyten-stimulierender Effekt nachgewiesen.

Eine verminderte Melanozytenzahl oder eine Störung der Melaninsynthese führt zu einer generalisierten oder umschriebenen Hypomelanose, eine verstärkte Bildung oder ein verzögerter Abbau bzw. Abtransport des Melanins (z. B. durch Medikamente verursacht) zu einer Hypermelanose. Sind das gesamte Integument oder große Teile von der verstärkten Pigmentierung erfaßt, spricht man von einer Melanodermie. Pigmentverschiebungen, die sekundär bei oder nach einer Hauterkrankung auftreten oder durch chemische oder physikalische Faktoren verursacht sind, werden Leukoderm bzw. Melanoderm genannt. Als Pseudoleukoderm bezeichnet man bei manchen Dermatosen umschriebene Hautstellen, die infolge Abdeckung (z. B. bei der Psoriasis durch verstärkte Schuppenbildung) nur vermindert pigmentieren.

Auch sonstige endogene Pigmente wie Hämosiderin, Gallenfarbstoffe u.a. sowie exogene Substanzen, z. B. Tusche, Zinnober, Schmutz-, Pulver-, Kohlepartikel und Metallverbindungen, letztere extern oder intern appliziert, können Hyperpigmentationen der Haut hervorrufen.

Diagnostisches Vorgehen

Zahlreiche, insbesondere dermatologische Krankheitsbilder gehen mit Pigmentverschiebungen einher, die in vielen Fällen jedoch uncharakteristisch und für die Diagnosestellung wenig hilfreich sind. Im Rahmen dieses Kapitels wird angesichts der Vielzahl lediglich auf einige, für den Internisten wichtige Erkrankungen eingegangen, bei denen die Hyper- oder Hypopigmentation pathognomonisch und oft differentialdiagnostisch richtungweisend sein kann. Für das praktische Vorgehen erweist sich eine Einteilung in Hypo- und Hyperpigmentationen nach ätiologischen und topographischen Gesichtspunkten als hilfreich (Abb. 1).

```
                    PIGMENTANOMALIEN
                           |
        ┌──────────────────┴──────────────────┐
1. Hypo-/Depigmentationen          2. Hyperpigmentationen
   (Hypo-/Amelanosen)
        |                                     |
   ┌────┴────┐                          ┌─────┴─────┐
generalisiert umschrieben          generalisiert  umschrieben
   |              |                     |              |
┌──┴──┐        ┌──┴──┐                  |         ┌────┴────┐
angeboren erworben angeboren erworben   |      durch        nicht
                                        |      Melanin      durch Melanin
                                        |      bedingt      bedingt
                                        |      (Hypermelanosen)
                                   ┌────┴────┐
                                durch     nicht
                                Melanin   durch Melanin
                                bedingt   bedingt
                                (Hypermelanosen)
```

Abb. 1

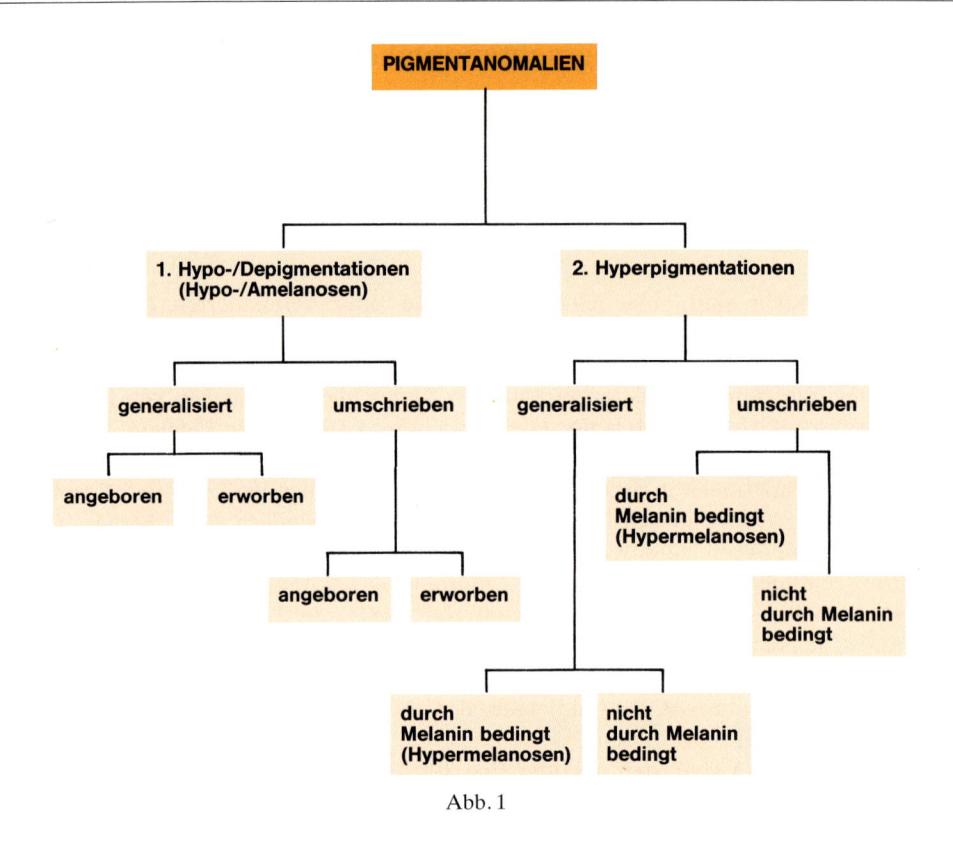

1. Hypopigmentationen

Generalisiert, diffus

Der **Albinismus** ist eine angeborene Hypo- oder Amelanose des gesamten Integumentes, der Haare, der Iris und der Chorioidea, verbunden mit Lichtscheu, rötlichen Pupillen und Nystagmus. Oligophrenie, Aniridie und eine familiäre juvenile Makuladegeneration können vorkommen. Bei der umschriebenen Form des Albinismus finden sich fleckförmige Stellen mit fehlender Pigmentierung. Ursächlich handelt es sich um eine gestörte Melanosomenbildung. Die erhöhte Empfindlichkeit gegenüber Sonnenlicht prädisponiert zu aktinischen Keratosen und Neoplasien der Haut.

Die autosomal rezessiv vererbliche **Phenylketonurie** beruht auf einer Blockierung der Tyrosinsynthese aus Phenylalanin infolge eines Mangels an Phenylalaninhydroxylase. Neben verminderter Pigmentierung von Haut, Haaren und Iris kommt es zu Oligophrenie und zum Auftreten epileptischer Anfälle. Erhöhte Phenylalaninplasmakonzentrationen und der Nachweis von Phenylessigsäure im Urin bestätigen die Diagnose.

Die genannten Hypomelanosen sind angeboren und werden im Kindesalter diagnostiziert.

Eine erworbene generalisierte Hypopigmentation findet sich bei der **Hypophysenvorderlappeninsuffizienz (Panhypopituitarismus, Morbus Simmonds)** mit einer typisch wachsfarbenen, alabasterweißen Blässe der Haut, die durch den Ausfall des melanozytenstimulierenden Hormons bedingt ist. Ursachen sind Hypophysentumoren, die postpartale ischämische

Nekrose (Sheehan-Syndrom), Granulomatosen, Entzündungen u.a. Das Krankheitsbild ist charakterisiert durch das Fehlen hypophysärer Effektorhormone (Somatotropin, Prolaktin) und glandotroper Hormone (ACTH, TSH, LH, FSH) mit sekundärer Insuffizienz der peripheren Drüsen. Die Symptomatik ist Folge des vielfachen Hormondefizites und äußert sich in Form von Schwäche, Adynamie, Hypotonie, sekundärer Amenorrhoe, Impotenz, Libidoverlust, Ausfall der Sekundärbehaarung und der lateralen Augenbrauen, Müdigkeit, Kälteempfindlichkeit, Neigung zu Hypoglykämien und Pigmentverlust der Haut und der Mamillen. Ein fehlender Anstieg der hypophysären Hormone im Serum nach Stimulation durch synthetische hypothalamische Releasing-Hormone oder in der Insulin-induzierten Hypoglykämie bei erhaltener Stimulierbarkeit der peripheren Drüsen durch synthetische Hypophysenhormone sichern die Diagnose der HVL-Insuffizienz. Ophthalmologische, neurologische und radiologische Untersuchungen können z.B. bei Hypophysentumoren weitere wichtige Hinweise liefern (bitemporale Hemianopsie, Hirndruckzeichen, Excavatio sellae etc.).

Lokalisiert, umschrieben

Zahlreiche weiße Flecken von typisch blattförmiger Gestalt, vorwiegend am Stamm und am Gesäß, treten kongenital auf bei der autosomal dominant vererbten **tuberösen Sklerose (Morbus Bourneville-Pringle),** die zu den Phakomatosen gehört. Es können bis zu 100 solcher amelanotischen Bezirke vorhanden sein, die in der Größe zwischen 1 und 3 cm variieren. Klassischerweise entwickeln sich in den ersten Jahren nach der Geburt Angiofibrome im Gesicht (Adenoma sebaceum), geistige Retardierung und epileptische Anfälle. Weitere fakultative Symptome sind subunguale Fibrome, orale Papillome, zerebrale Kalzifikationen, renale Hamartome, Rhabdomyome des Herzens, retinale Tumoren, Vitiligo und Café-au-lait-Flecken der Haut. Mehr als drei der beschriebenen weißen Flecken, die oft nur mit dem Wood-Licht sichtbar sind, verbunden mit unklaren epileptischen Anfällen und geistiger Retardierung, sind verdächtig auf das Vorliegen der Erkrankung und sollten zu einer zerebralen CT-Untersuchung auch der Eltern und Geschwister Anlaß geben.

Umschriebene fleckige, selten generalisierte Depigmentationen sind pathognomonisch für die **Vitiligo,** eine erworbene, teils familiäre Störung des Melaninstoffwechsels in den betroffenen Hautbezirken. Als Ursache werden eine Autoimmunpathogenese oder neuro-

Tab. 1. **Erkrankungen, die häufig mit einer Vitiligo vergesellschaftet sind.**
Diabetes mellitus
Morbus Addison
Hypo- und Hyperthyreose, Hashimoto-Thyreoiditis
Hypoparathyreoidismus
Perniziöse Anämie, autoimmunhämolytische Anämie
Chronische Thrombozytopenie
Dysgammaglobulinämie
Sklerodermie
Rheumatoide Arthritis
Myasthenia gravis
Down-Syndrom
Lymphoproliferative Erkrankungen
Malignes Melanom
Magenkarzinom

humorale Mechanismen diskutiert. Typisch ist die wechselnde Lokalisation der meist konfluierenden Veränderungen, wobei die umgebende Haut zu übermäßiger Pigmentierung neigt. Manchmal kommt es zu spontanen Repigmentationen. Die Vitiligo kann mit zahlreichen anderen Erkrankungen vergesellschaftet sein (s. Tab. 1). Nach entsprechenden Hinweisen für die genannten Krankheitsbilder sollte daher immer gefahndet werden.

2. Hyperpigmentationen

Generalisiert, diffus

Eine diffuse Braunfärbung der gesamten Haut ist charakteristisch für die **primäre Nebennierenrindeninsuffizienz (Morbus Addison).** Durch das Fehlen der Glukokortikoide kommt es im Rahmen des negativen Feedback zu einer gesteigerten hypophysären Sekretion von ACTH, dessen Melanozyten-stimulierende Wirkung für die Hypermelanose verantwortlich ist. Diese geht meist den übrigen Symptomen der Erkrankung voraus und ist verstärkt an licht- und druckexponierten Stellen, in Hautfalten, Handlinien, an den Mamillen und im Bereich von Narben. Fleckige Pigmentierungen finden sich an der Mundschleimhaut, an den Lippen (DD: Peutz-Jeghers-Syndrom), im Bereich des Genitale und an der Analschleimhaut. Unter der üblichen Substitutionstherapie kommt es nicht immer zur Einstellung physiologischer ACTH-Konzentrationen und somit nicht zum vollständigen Verschwinden der übermäßigen Hautbräunung. Allgemeinsymptome des Morbus Addison sind als Zeichen des Kortikosteroidmangels Adynamie, verstärkte, im Verlauf des Tages zunehmende Müdigkeit, Hypotonie, Gewichtsabnahme, Exsikkose, Diarrhoen, Erbrechen und Neigung zu Hypoglykämien. Im fortgeschrittenen Krankheitsstadium können infolge der Hyperkaliämie Muskelkrämpfe und Paresen und bei Frauen durch Ausfall der Androgene ein Verlust der Sekundärbehaarung sowie psychosexuelle Störungen mit Zyklusanomalien und mangelnder Libido auftreten. Eine Vitiligo (s. o.) findet sich in bis zu 10% der Fälle. Während allgemeine Laborparameter (Elektrolyte, Blutzucker, Blutbild u. a.) nur hinweisenden Charakter haben, wird die Diagnose durch den ACTH-Stimulationstest gesichert. Bei Normalpersonen kommt es eine Stunde nach intravenöser Gabe von 25 IE Synacthen zu einem Anstieg des Cortisols im Serum auf das 2- bis 3fache des normalen Basalwertes; bei Patienten mit Morbus Addison ist die basale Cortisolserumkonzentration deutlich erniedrigt und durch exogenes ACTH nicht stimulierbar. Das Testergebnis ist jedoch nicht verwertbar, wenn aus anderen Gründen eine längere Steroidtherapie vorausging, die dann natürlich auch die übrige Symptomatik der Erkrankung verdeckt. Auch bei länger bestehender sekundärer Nebennierenrindeninsuffizienz bleibt infolge einer beidseitigen Nebennierenrindenatrophie ein Cortisolanstieg im oben beschriebenen ACTH-Kurztest aus. Nach mehrtägiger Applikation von ACTH-Depotpräparaten kommt es jedoch zu einer Regeneration der Nebennierenrinde, und das Cortisol im Serum steigt, wie bei Gesunden, deutlich an. Zusätzlich kann die Diagnose durch Messung der ACTH-Konzentration gesichert werden, welche beim Morbus Addison deutlich erhöht ist (bis zu 1500 pg/ml; Normalbereich bis 80 pg/ml). Die Messung der Urinsteroide ist heute aufgrund der zuverlässigeren radioimmunologischen Bestimmung im Serum nur noch von untergeordneter Bedeutung (Abb. 2). In ca. 30% der Fälle ist der Morbus Addison tuberkulöser Genese (evtl. Nebennierenverkalkungen auf der Abdomenübersichtsaufnahme, positive Tuberkulinreaktion), bei mehr als 50% der Erkrankungen wird eine Autoimmunpathogenese diskutiert. So können bei ungefähr 25 bis 30% der Patienten mikrosomale und mitochondriale Autoantikörper gegen Nebennierenrindengewebe nachgewiesen werden. Oft sind zusätzlich noch Antikörper gegen Schilddrüse, Gonaden, Magenschleimhaut und

Intrinsicfaktor vorhanden (Schmidt-Syndrom = primäre Nebennierenrindeninsuffizienz, primäre Hypothyreose, evtl. Diabetes mellitus).

Patienten, die wegen eines **zentralen Cushing-Syndroms** bilateral adrenalektomiert wurden, zeigen eine diffuse Hyperpigmentation der Haut, die prinzipiell auf dem gleichen Mechanismus beruht wie beim Morbus Addison. In ca. 5% der Fälle entwickelt sich ein **kortikotropes Adenom der Hypophyse (Nelson-Tumor),** welches zu einer exzessiven ACTH-Sekretion (bis über 20000 pg/ml) mit tief dunkelbrauner Hautfarbe führt. Bei suprasellärem Wachstum treten Sehstörungen auf. Das diagnostische Vorgehen ist gleich dem bei anderen endokrin nicht aktiven Hypophysentumoren (s. HVL-Insuffizienz). Als weitere Ursache einer diffusen Melanose kann eine **ektope paraneoplastische ACTH-Produktion,** besonders in Lungenkarzinomen und abdominellen Tumoren, in Frage kommen. Zur Lokalisationsdiagnostik dient neben radiologischen Untersuchungen die etagenweise Katheterblutentnahme zur ACTH-Bestimmung.

Geringer ausgeprägte, teilweise umschriebene Hyperpigmentationen kommen aber auch allgemein bei **Unterernährung, Tumorkachexie** und **chronisch zehrenden Erkrankungen** vor.

Eine diffuse Melanose, vorwiegend an belichteten Hautpartien, und ein oft unerträglicher Pruritus, meist lange vor Auftreten eines Ikterus, sind Leitsymptome der **primär biliären Zirrhose,** welche Frauen häufiger befällt als Männer. In hohem Prozentsatz sind antimito-

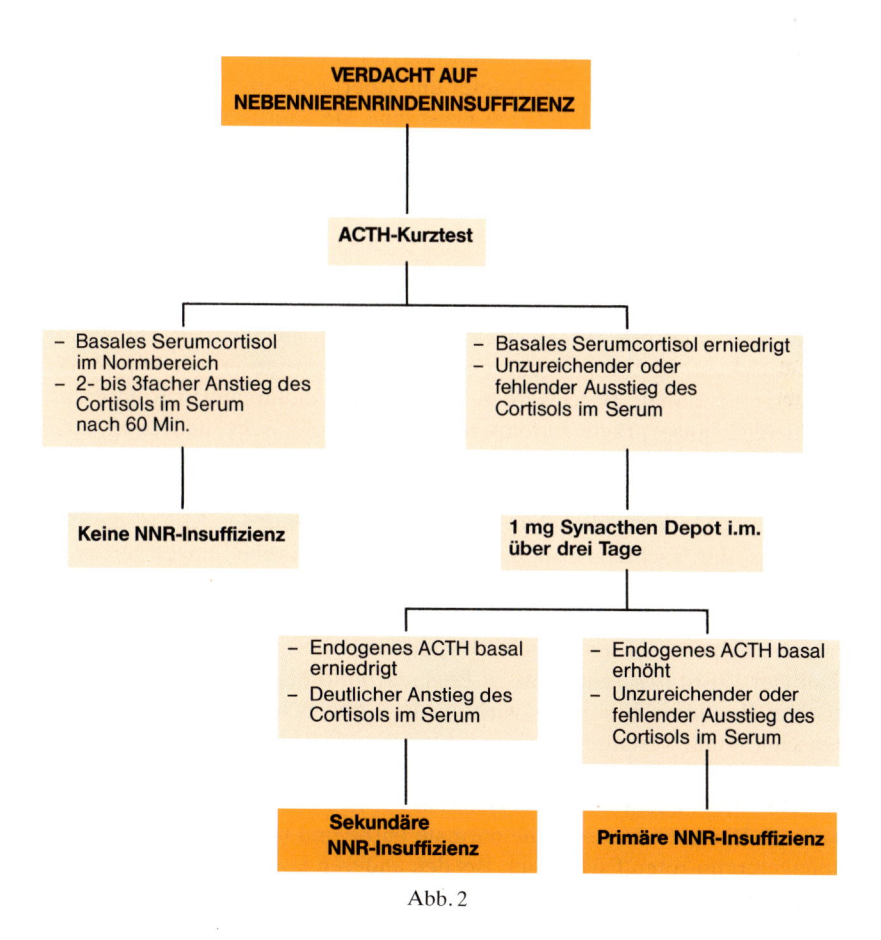

Abb. 2

chondriale Antikörper im Serum nachweisbar. Auch andere Formen der **chronischen Leberinsuffizienz** zeigen eine Braunfärbung des Integumentes, möglicherweise als Folge erhöhter Tyrosinspiegel im Blut.

Die Kombination eines kontinuierlichen Pruritus mit Hyperpigmentationen der Haut findet sich auch gelegentlich bei der **Lymphogranulomatose.**

Metastasierende Melanome oder **Melanosarkome** führen zu einer diffus schwarz-braunen Hautfarbe mit Melanogenurie, während der umschriebene Primärtumor selbst häufig als bläulich durchschimmernder Fleck imponiert.

Eine fahlgraue bis braune Hautfarbe unter Betonung des Gesichtes und der Hände mit zusätzlichen Schleimhautpigmentationen kennzeichnet die **Hämochromatose,** eine primär familiäre oder sekundär erworbene Störung des Eisenstoffwechsels, die bei Männern häufiger auftritt als bei Frauen. Der äußere Aspekt gleicht dem bei Morbus Addison. Von der Eisenüberladung betroffen sind die Leber (Leberzirrhose), das Pankreas (Diabetes mellitus, »Bronze-Diabetes«), das Herz (Myokardose) und die Testes (Hypogonadismus bei Hodenatrophie). Die Hautverfärbung resultiert aus der Ablagerung von Hämosiderin und Melanin. Zur sicheren Diagnose gelangt man durch Haut- und Leberbiopsie.

Die **hepatolentikuläre Degeneration (Morbus Wilson)** zeigt eine diffuse Hyperpigmentation, besonders der unteren Extremitäten, mit leicht grünlichem Einschlag im Gesicht. Es handelt sich um eine Störung des Kupfermetabolismus mit charakteristischer neurologischer Symptomatik infolge Basalgangliendegeneration und Leberzirrhose durch Kupfereinlagerung. Pathognomonisch ist der grünlich-braune Kayser-Fleischer-Kornealring, der oft nur mit der Spaltlampe zu erkennen ist. Freies Kupfer und Coeruloplasmin im Serum sind erniedrigt.

Bei Patienten mit **Porphyrie** findet sich meist eine Melanose der Haut mit Betonung der lichtexponierten Areale (Ausnahme: akute intermittierende Porphyrie). Als Porphyrien wird eine Gruppe von überwiegend hereditären Krankheiten mit Störung des Hämstoffwechsels im Sinne einer partiellen Blockierung der Hämsynthese bezeichnet. Man unterscheidet erythropoetische und hepatische Formen, die je nach Art des Enzymdefektes und des Musters der Hämvorstufen in Blut, Gewebe, Stuhl und Urin (Tab. 2) sowie nach klinischer Symptomatik nochmals in verschiedene Typen unterteilt werden. Am häufigsten sind bei uns die Porphyria cutanea tarda (PCT), welche meist mit chronischen Hepatopathien und typischen Hauterscheinungen einhergeht, und die akute intermittierende Porphyrie (AIP), die mehr durch gastrointestinale Beschwerden mit heftigen abdominellen Koliken sowie durch eine unterschiedlich ausgeprägte kardiovaskuläre, neurologische und psychiatrische Symptomatik gekennzeichnet ist. Die PCT befällt öfter Männer als Frauen, das Umgekehrte gilt für die AIP. Die seltene Porphyria variegata läßt sich als eine Mischform aus PCT und AIP auffassen. Wichtiges Merkmal aller Porphyrien, mit Ausnahme der AIP, ist die Photosensibilität, welche aus der Lichtabsorption durch die im Gewebe eingelagerten Porphyrine resultiert und zu einer Photodermatose führt. Es kommt zur Bildung von Erythemen, Ödemen, Blasen, Erosionen und Ulzerationen. Nach Ausheilung bilden sich Narben, Hyperkeratosen, Hypertrichosen und eine Hyperpigmentierung, jedoch auch depigmentierte Bezirke. Heftiger Pruritus ist ein häufiges Begleitsymptom. Eine gezielte Anamnese ist bei der hepatischen Porphyrie besonders wichtig, da – obgleich die Krankheit erblich ist und selten lebenslang latent verlaufen kann – zahlreiche Medikamente, chemische Substanzen, Alkoholkonsum, Hunger sowie auch Infektionen und verschiedene systemische Erkrankungen als Auslöser eines akuten Anfalls in Betracht kommen können. Bei der AIP hat der Urin unmittelbar nach Blasenentleerung eine normale Farbe und nimmt nach längerem Stehenlassen einen dunkelbraun-roten Farbton an. Bei den anderen Formen der hepatischen Porphyrie und bei der kongenitalen erythropoetischen Porphyrie (Morbus Günther) ist der Urin rot-

Tab. 2. **Einteilung der Porphyrien.**

	Erythropoetische Porphyrien		Hepatische Porphyrien				Sekundäre Porphyrien		
	Porphyria erythropoetica congenita	Protoporphyria erythrohepatica	Porphyria acuta intermittens	Hereditäre Koproporphyrie	Porphyria variegata	Porphyria cutanea tarda	Sekundäre hepatische Porphyrie	Hexachlorbenzol-Porphyrie	Bleiintoxikation
Erbgang	autosomal rezessiv	autosomal dominant	autosomal dominant	autosomal dominant	autosomal dominant	autosomal dominant (?)	–	–	–
Enzymdefekt	Uroporphyrinogen-I-Synthase/ Uroporphyrinogen-III-Cosynthase (?)	Ferrochelatase	Uroporphyrinogen-I-Synthase	Koproporphyrinogen-III-Oxidase	Proto-Porphyrinogen-Oxidase-Komplex (?)	Uroporphyrinogen-Decarboxylase	?	Uroporphyrinogen-Decarboxylase	Porphobilinogen-Synthase (?) Ferrochelatase?
Labor-chem. Befunde:									
– Erythrozyten	Uro +++ Kopro ++ Proto +	Uro (+) Kopro + Proto +++	–	–	–	–	–	–	Proto Kopro
– Urin	Uro +++ Kopro ++	Kopro (+)	ALA +++ * PBG +++ * Uro ++ Kopro +	ALA + * PBG + * Uro (+) * Kopro ++ *	ALA ++ * PBG ++ * Uro + * Kopro (+)	Uro +++ * Kopro + *	Kopro	Uro Kopro	ALA Kopro
– Stuhl	Uro (+) Kopro + Proto +	Kopro (+) Proto ++	Kopro (+)	Kopro +++ Proto +	Kopro ++ Proto ++	Kopro (+)	–	–	–
Photosensibilität	+++	++	∅	∅ –+	+	+	∅	+	∅

Uro = Uroporphyrin; Kopro = Koproporphyrin; Proto = Protoporphyrin; ALA = δ-Aminolävulinsäure; PBG = Porphobilinogen; * = deutlich erhöht im akuten Anfall

braun bis kräftig rot gefärbt. Besteht der Verdacht auf Vorliegen einer Porphyrie, eignet sich als Screening-Methode der Schwartz-Watson-Test, womit eine erhöhte Porphobilinogen-Ausscheidung im Harn nachgewiesen werden kann. Durch die Bestimmung von δ-Aminolävulinsäure, Porphobilinogen und Gesamt-Porphyrinen im Urin werden bereits die meisten Porphyrieformen erfaßt. Zur weiteren Differenzierung ist eine genaue Untersuchung des Porphyrinmusters erforderlich (Tab. 2). Von den primären Porphyrien sind die sekundären Formen abzugrenzen, die einerseits bei chronischen Lebererkrankungen oder auch bei Anämien vorkommen, andererseits als toxische Porphyrien nach Hexachlorbenzol- oder Bleiintoxikation auftreten.

Die diffuse Gelbfärbung mit Einbeziehung der Skleren beim **Ikterus** (s. dort) ist Folge der Bilirubineinlagerung. Auch bei **hämolytischen Anämien** hat die Haut oft einen gelblichen Ton. Das schmutzig grau-gelblich-braune Hautkolorit, wie man es typischerweise bei **chronischer Niereninsuffizienz** findet, resultiert aus der Kombination von Anämie und Pigmentablagerung (Melanin, Urochrome). Gelegentlich zeigt auch die **systemische Sklerodermie** eine Braunpigmentierung vom Addison-Typ, deren Ursache unbekannt ist.

Lokalisiert, umschrieben

Braune, relativ scharf begrenzte Flecken im Bereich des Gesichtes, vorwiegend auf der Stirn, an den Wangen und an den Oberlippen, charakterisieren das **Chloasma,** welches nicht selten in der Schwangerschaft (Chloasma uterinum) und in der Menopause, jedoch auch bei ovarieller Dysfunktion und anderen endokrinen Erkrankungen auftritt. Es findet sich heute gehäuft bei jungen Frauen, die hormonelle Kontrazeptiva einnehmen, nach deren Absetzen es dann erst im Verlauf von Jahren zum Abklingen der Pigmentationen kommt. Auch andere Medikamente verursachen chloasmaartige Veränderungen, wie z. B. Phenacetin (direkt und im Rahmen der chronisch interstitiellen Nephritis), Hydantoine und Phenothiazine. Außerdem kommt ein Chloasma in seltenen Fällen auch ohne erkennbare Ursache bei Frauen und Männern vor.

Bei der **Basedow-Hyperthyreose** sieht man gelegentlich ausgeprägte umschriebene Pigmentverschiebungen einerseits mit vermehrter Pigmentierung, andererseits mit vitiligoartigen depigmentierten Bezirken.

Zahlreiche blaß-braune Makulae, sog. Café-au-lait-Flecken, vorwiegend am Stamm und an den Extremitäten, sind typisch für die hereditäre **Neurofibromatose (Morbus von Recklinghausen).** Die Flecken sind rund oder oval und haben eine Größe zwischen 1,5 und 15 cm. Sind mehr als 5 mit einem Durchmesser über 1,5 cm vorhanden, kann die Diagnose gestellt werden. Oft ist die gesamte Haut bronzeartig getönt mit zahlreichen kleinen Pigmentflecken in den Achselhöhlen. Charakteristisch sind kutane und subkutane Neurofibrome, die mehr als Faustgröße erreichen und das gesamte Integument bedecken können. Häufig bestehen zusätzlich endokrine Störungen, Knochenveränderungen und neurologische Symptome. Café-au-lait-Flecken, meist einseitig im Bereich des Gesäßes und des Halses lokalisiert, findet man auch beim **Albright-Syndrom.** Im Gegensatz zur Neurofibromatose liegt die Anzahl jedoch meist unter 5. Weitere Symptome der Erkrankung sind eine polyostotische fibröse Dysplasie der langen Röhrenknochen und eine Pubertas praecox, überwiegend beim weiblichen Geschlecht.

Gutartige hypermelanotische Flecken, vorwiegend an den lichtexponierten Stellen der Haut, z. B. am Handrücken, werden als **senile Lentigines** bezeichnet. Sie sind scharf begrenzt, variieren in der Farbintensität und treten meist bei älteren Menschen, zusammen mit depigmentierten Bezirken und aktinischen Veränderungen, auf.

Tab. 3a. **Ursachen für Hypo- und Depigmentationen.**
Chemische Faktoren   Phenole, Katechole, Thioverbindungen   Hydrochinon-Verbindungen, Arsen-Verbindungen
Physikalische Faktoren   Trauma, Narben   Hitze, Verbrennungen   UV-Strahlen, Röntgenstrahlen, ionisierende Strahlen
Medikamente   Chloroquin, Kortikosteroide (lokal), Adrenalin (lokal)
Dermatosen   Psoriasis, Syphilis II, Herpes zoster, endogenes Ekzem, Pityriasis versicolor (alba-Typ)   u. a.

Umschriebene braun-blaue Pigmentationen an den Lippen und an der Mundschleimhaut, oft auch an anderen Hautpartien, sind charakteristisch für das **Peutz-Jeghers-Syndrom,** eine hereditäre Erkrankung mit intestinaler Polyposis, die den Präkanzerosen zuzurechnen ist. Differentialdiagnostisch muß besonders der Morbus Addison abgegrenzt werden. Auch beim seltenen **Cronkhite-Canada-Syndrom** findet sich eine intestinale Polyposis mit Pigmentflecken an den Fingern.

Ein gelb-braunes makulo-papulöses Exanthem, verbunden mit generalisiertem Pruritus, Flush-Symptomatik, Urtikaria, Nausea und gelegentlich Synkopen oder Schock, prägen das Bild der **Urticaria pigmentosa** im Rahmen des **Mastozytosesyndroms.** Die Veränderungen treten gewöhnlich in der Kindheit auf und können nach Jahren spontan verschwinden. Die Ausscheidung freien Histamins im Urin ist erhöht.

Symmetrisch verteilte grau-braune bis schwarze, samtartige Hautveränderungen, die vorwiegend in den Axillae und in den Körperfalten, aber auch im Gesicht, am Hals und im Genitalbereich auftreten, kennzeichnen die **Acanthosis nigricans.** Während diese Verände-

Tab. 3b. **Ursachen für Hyperpigmentationen.**
Chemische Faktoren   Gold (Chrysiasis), Silber (Argyrie), Quecksilber, Blei, Arsen, Wismut   Kohle, Teer, Anthrazen, Phenolphthalein, Pikrinsäure   Mineralöle, Fette, Salben, Cremes, Parfums   Furokumarine (Psoralene)
Physikalische Faktoren   Druck, Kratzen, Reiben, Trauma, Narben   Hitze, Verbrennung, Verätzung   Wärmestrahlen, UV-Licht, Röntgenstrahlen, ionisierende Strahlen
Medikamente   Phenothiazine, Hydantoine, Resochin, Phenacetin, Pyrazolon, Minocyclin, Amiodarone, Barbiturate   Cyclophosphamid, Fluouracil, Actinomycin, Bleomycin, Procarbazin, Busulfan   Hormonelle Kontrazeptiva, ACTH   Cignolin, jodhaltige Medikamente
Dermatosen   Lichen ruber planus, Psoriasis, Neurodermitis constitutionalis, Kontaktekzem, Herpes zoster, Dermatitis herpetiformis, Exantheme, Pityriasis versicolor, Pedikulosen   Melanodermatitis toxica, Photodermatitis, Xeroderma pigmentosum, Melanosis Riehl   u. a.

rungen im jugendlichen Alter meist harmlos sind, kommen sie im Erwachsenenalter oft als paraneoplastisches Symptom bei Malignomen, besonders Karzinomen des Magen-Darm-Traktes, der Lunge und der Mammae vor. Darüber hinaus werden sie oft auch bei Obesitas und endokrinen Erkrankungen (Akromegalie, Cushing-Syndrom, Hypophysentumoren, Nebenniereninsuffizienz u. a.) gesehen.

Braune Pigmentierungen, vorwiegend im Bereich der unteren Extremitäten, sind häufig bedingt durch Hämosiderinaustritt ins Bindegewebe und Stimulation der Melaninsynthese infolge chronisch-venöser Insuffizienz, z. B. bei postthrombotischem Syndrom, oder als Folge hämorrhagischer Diathesen. Auch Medikamente können derartige Veränderungen hervorrufen (Pigmentpurpura).

Die Tab. 3a und 3b geben eine Übersicht über chemische und physikalische Faktoren, Medikamente und Dermatosen, welche Pigmentverschiebungen verursachen können.

Differentialdiagnostisches Spektrum

Hypo-/Depigmentationen (Hypomelanosen)

Angeboren

Generalisiert
    Okulokutaner Albinismus
    Okulokutaner Albinoidismus
    Phenylketonurie
    Homozystinurie
    Histidinämie

Umschrieben
    Okulärer Albinismus
    Piebaldismus
    Waardenburg-Syndrom
    Tuberöse Sklerose

Erworben

Generalisiert
    HVL-Insuffizienz

Umschrieben
    Nävi
    Vitiligo
    Hypothyreose, Hyperthyreose
    Primäre Nebennierenrinden-Insuffizienz (Morbus Addison)
    Diabetes mellitus
    Sarkoidose
    Sklerodermie
    Perniziöse Anämie
    Leukoderm und Pseudoleukoderm bei und nach Dermatosen (s. Tab. 3a)
    Leukoderm bei nervösen Ausfallerscheinungen (Lepra, Syringomyelie)
    Leukoderm durch chemische oder physikalische Faktoren (s. Tab. 3a)
    Medikamente (s. Tab. 3a)

Hyperpigmentationen

Durch Melanin bedingt (Hypermelanosen)

Generalisiert
    Primäre Nebennierenrinden-Insuffizienz (Morbus Addison)
    Zustand nach bilateraler Adrenalektomie, Nelson-Tumor
    Ektope MSH-/ACTH-Produktion in Neoplasmen (Lungen-, Pankreastumoren)
    Virilisierende adrenale Tumoren
    Phäochromozytom
    Diabetes mellitus
    Pellagra, Skorbut
    Vitamin-A-Mangel, Vitamin-B_{12}-Mangel
    Sprue
    Morbus Whipple
    Colitis ulcerosa
    Schwere Anämien
    Primär biliäre Zirrhose
    Chronische Leberinsuffizienz
    Chronische Niereninsuffizienz
    Systemische Sklerodermie
    Lupus erythematodes
    Dermatomyositis
    Amyloidose
    Morbus Niemann-Pick
    Morbus Gaucher
    Lymphogranulomatose (Morbus Hodgkin)
    Metastasierendes Melanom/Melanosarkom
    Erkrankungen des ZNS
    Malaria
    Syphilis
    Tuberkulose
    Endocarditis lenta
    Melanodermie bei und nach Dermatosen (s. Tab. 3b)
    Melanodermie durch chemische oder physikalische Faktoren (s. Tab. 3b)
    Medikamente (s. Tab. 3b)

Umschrieben
    Epheliden
    Nävi
    Senile Lentigo
    Acanthosis nigricans
    Urticaria pigmentosa, Mastozytose
    Malignes Melanom
    Neurofibromatose
    Albright-Syndrom
    Fanconi-Syndrom
    Chloasma bei Gravidität, Störungen der Ovarialfunktion, Einnahme hormoneller
        Kontrazeptiva, idiopathisch

Hyperthyreose
Unterernährung, (Tumor-)Kachexie
Sprue
Pellagra
Vitamin-B_{12}-Mangel
Peutz-Jeghers-Syndrom
Cronkhite-Canada-Syndrom
Biliäre Zirrhose
Chronisch interstitielle Nephritis
Sklerodermie
Amyloidose
Morbus Niemann-Pick
Morbus Gaucher
Neurale Ursachen (z. B. Nervenkompression durch Tumoren)
Melanoderm bei und nach Dermatosen (s. Tab. 3b)
Melanoderm durch chemische oder physikalische Faktoren (s. Tab. 3b)
Medikamente (s. Tab. 3b)

Nicht durch Melanin bedingt

Generalisiert
  Hämochromatose
  Porphyrie
  Hepatolentikuläre Degeneration
    (Morbus Wilson)
  Chronische Niereninsuffizienz
  Ikterus
  Karotinämie
  Chemische oder physikalische Faktoren
    (s. Tab. 3b)
  Medikamente (s. Tab. 3b)

Umschrieben
  Alkaptonurie (Ochronose)
  Purpura pigmentosa progressiva
  Hämorrhagische Erkrankungen
  Stauungsdermatose bei Status varicosus
    und postthrombotischem Syndrom
  Chemische oder physikalische Faktoren
    (z. B. Kosmetika) (s. Tab. 3b)
  Medikamente (s. Tab. 3b)

Literatur

Arnold H L et al. (eds). Andrew's Diseases of the Skin. Clinical Dermatology. 8th ed. Philadelphia: W B Saunders 1982.
Bolognia J, Braverman I M. Skin manifestations of internal disease. In: Wilson J D et al. (eds). Harrison's Principles of Internal Medicine. 12th ed. New York: McGraw-Hill 1991.
Goudie R B et al. Genetic and developmental aspects of pathological pigmentation patterns. Curr Top Pathol 1985; 74: 103.
Mosher D B et al. Abnormalities of pigmentation. In: Fitzpatrick T B et al. (eds). Dermatology in General Medicine. 3d ed. New York: McGraw-Hill 1987.
Nordlund J J. The pigmentary system: new interpretations of old data. J Dermatol (Tokyo) 1985; 12: 105.
Rook A et al. (eds). Textbook of Dermatology. 4th ed. Oxford: Blackwell Scientific Publications 1986.
Wilson J D, Foster D W (eds). Williams Textbook of Endocrinology. 7th ed. Philadelphia: W B Saunders 1985.

Adipositas

W. WINKELMANN

Definition und Abgrenzung

Adipositas, Obesitas, Fettsucht, Fettleibigkeit sind synonyme klinische Begriffe für einen pathologischen Zustand, der durch Akkumulation von Fettgewebe zu einer Beeinträchtigung optimaler Körperfunktionen führt und das Risiko einer verminderten Lebenserwartung beinhaltet. Demgegenüber kennzeichnet der Begriff Übergewicht meistens nur das quantitative Überschreiten des definierten Normgewichtes. Danach gibt es übergewichtige Menschen mit einem normalen bzw. subnormalen Fettgewebsanteil wie z. B. Athleten mit kräftig entwickelter Muskulatur oder Patienten mit hydropischen Ödemen. Andererseits kann bei Adipositas der Fettgewebsanteil dadurch überschätzt werden, daß gleichzeitig die fettfreie Körpermasse erheblich vergrößert ist. Die exakte Bestimmung der Fettgewebsmasse eines Organismus ist möglich mit Hilfe aufwendiger Methoden wie Bestimmung des Gesamtkörperwassers mittels K-Isotopen, Messung des spezifischen Gewichts des Organismus oder komplizierte Massenbestimmung in einem definierten Gasraum. Zur indirekten Bestimmung der Körperfettmasse dient die Messung der Dicke der subkutanen Fettschicht mit dem Caliper. In der klinischen Routine sind diese direkten und indirekten Verfahren zur Bestimmung der Fettgewebsmasse jedoch ungeeignet, und man beschränkt sich im allgemeinen auf die Verwendung der einfachen anthropometrischen Parameter Körperlänge und Körpergewicht. Davon ausgehend sind verschiedene Index-Systeme eingeführt worden, von denen der Broca-Index am verbreitetsten ist. Dabei wird das Normalgewicht (NG) in kg mit Hilfe der Formel

♂ $NG = KL - 100$
♀ $NG = 0{,}9 \times (KL - 100)$

berechnet, wobei KL die Körperlänge in cm angibt. Der Broca-Index ist definiert als

$$\text{Broca-Index} = \frac{KG}{NG}.$$

Gebräuchlicher ist die Angabe des Relativgewichts nach Broca in Prozent

$$\text{Relativgewicht} = \frac{KG \times 100}{NG} - 100 \,[\%].$$

Die Problematik bei der Anwendung derartiger Indices als quantitatives Maß des Übergewichts besteht in der Definition der Norm. Trotz erheblicher Bedenken hat sich auch die Definition und Quantifizierung der Fettsucht unter Berücksichtigung des sogenannten Idealgewichts amerikanischer Lebensversicherungsgesellschaften durchgesetzt, das definiert ist als dasjenige Körpergewicht, welches unabhängig von Alter, Größe und Geschlecht mit der größten Lebenserwartung assoziiert ist. Danach gilt als Fettsucht ein Überschreiten des Idealgewichts um mindestens 20%; die Übergewichtigkeit wird in Prozent des Idealgewichts angegeben.

Aufgrund der unterschiedlichen Verteilung des subkutanen Fettgewebes werden eine gynoide und eine androide Form der Fettsucht unterschieden. Beim gynoiden Typ, der sich besonders bei Frauen entwickelt, betrifft die Fettgewebsvermehrung vorzugsweise die untere Körperhälfte. Stark ausgeprägt ist diese Form als sogenannte Reithosen-Adipositas, die bis zur Gürtellinie reicht, während Oberkörper, Arme und Gesicht relativ schlank sind. Beim androiden Typ, der vorwiegend bei Männern auftritt, betrifft die Fettgewebsvermehrung überwiegend die obere Körperhälfte. Häufig entwickeln sich jedoch geschlechtsunabhängige Mischformen.

Mit Hilfe der Größenmessung von Fettzellen sowie der Berechnung der Fettzellzahl ergaben sich Hinweise darauf, daß die Zunahme der Fettzellzahl normalerweise auf Lebensabschnitte während der Kindheit beschränkt ist. Danach läßt sich die Adipositas in einen hyperplastischen und einen hypertrophen Typ unterteilen. Die mit vermehrter Fettzellzahl einhergehende hyperplastische Form entspricht einer lebenslangen Fettsucht, die bereits in der Kindheit beginnt. Die Adipositas betrifft gleichermaßen Stamm und Extremitäten. Der hypertrophe Typ der Adipositas ist demgegenüber durch ein vergrößertes Fettzellvolumen charakterisiert; er tritt häufig erst zwischen dem 20. und 40. Lebensjahr auf und betrifft bevorzugt den Rumpf. Diese häufigste Form der Adipositas entwickelt sich oft im Zusammenhang mit Veränderungen der Lebensgewohnheiten wie verminderte körperliche Aktivität und vermehrte Kalorienzufuhr.

Diagnostisches Vorgehen

1. Adipositas simplex

In Abb. 1 sind unterschiedliche Formen der Adipositas zusammengestellt. Die weitaus häufigste Form ist mit 95–99,5% aller Fälle die einfache Fettsucht, Adipositas simplex bzw. konstitutionell-alimentäre Adipositas.

2. Endokrine Adipositas

Zu den endokrinen Formen der Adipositas gehört im wesentlichen das **Cushing-Syndrom** (s. u.). Die übrigen endokrinen Erkrankungen führen nur selten zu einer Adipositas. So kann sich bei einer **Hypothyreose** eine Übergewichtigkeit entwickeln. Die Unterfunktion der Ovarien (Klimakterium, Zustand nach Kastration) spielt gelegentlich als prädisponierender Faktor bei der Entwicklung der Adipositas eine Rolle. Bei Männern mit primärem oder sekundärem **Hypogonadismus** kann sich eine Adipositas mit eunuchoider Fettverteilung entwickeln, d.h. mit besonders vermehrtem Fettgewebe an Abdomen, Becken und Oberschenkeln. Beim **Stein-Leventhal-Syndrom** infolge polyzystischer Ovarien besteht eine Tendenz zur Adipositas. Bei Patienten mit einem hormonell aktiven **Inselzelladenom** ist die Adipositas häufig; zur Vermeidung von Hypoglykämien nehmen die Patienten vermehrt kohlenhydrat- und kalorienreiche Mahlzeiten zu sich. Das Morgagni-Morel-Syndrom bzw. das Achard-Thiers-Syndrom gelten nicht mehr als spezielle Syndrome, die mit Adipositas einhergehen. Es handelt sich dabei wahrscheinlich überwiegend um zufälliges Zusammentreffen von Adipositas, Hirsutismus, Diabetes mellitus und Hyperostosis frontalis interna.

3. Hypothalamische Adipositas

Die hypothalamisch bedingte Adipositas ist ein sehr seltenes, klar definiertes Krankheitsbild, das durch einen raumfordernden Prozeß im Bereich des Hypothalamus ausgelöst wird. Im Nucleus ventrolateralis ist ein sogenanntes Appetitzentrum und im Nucleus ventromedialis ein sogenanntes Sättigungszentrum lokalisiert. Infolge Läsionen in diesem Bereich durch einen Tumor entwickeln die Patienten eine ausgeprägte, organisch bedingte Hyperphagie mit nachfolgender Adipositas. Kombiniert damit können weitere hypothalamische Störungen, wie z. B. ausgeprägte Schlafsucht, auftreten. Die Verdachtsdiagnose wird aufgrund der Anamnese und der Klinik gestellt, die Diagnose wird gesichert durch neuroradiologische Untersuchungen.

4. Kindliche Adipositas

Im Kindesalter tritt sehr selten die erstmals von Fröhlich beschriebene **Dystrophia adiposogenitalis** auf, die pathogenetisch auch der hypothalamischen Fettsuchtsform zugeordnet werden muß. Klinische Leitsymptome sind neben der Adipositas Minderwuchs, Pubertas tarda bzw. Hypogonadismus und psychische Auffälligkeiten. Die Verdachtsdiagnose Fröhlich-Syndrom wird zu häufig gestellt; der überwiegenden Mehrzahl der Fälle liegt lediglich eine Adipositas simplex mit Pubertas tarda zugrunde.

Darüber hinaus sind im Kindesalter zwei weitere Syndrome mit Adipositas bekannt. Das **Prader-Labhart-Willi-Syndrom** ist charakterisiert durch Muskelhypotonie im Säuglings- und Kleinkindalter, Adipositas (beginnend im 2.–3. Lebensjahr), Minderwuchs mit Akromikrie,

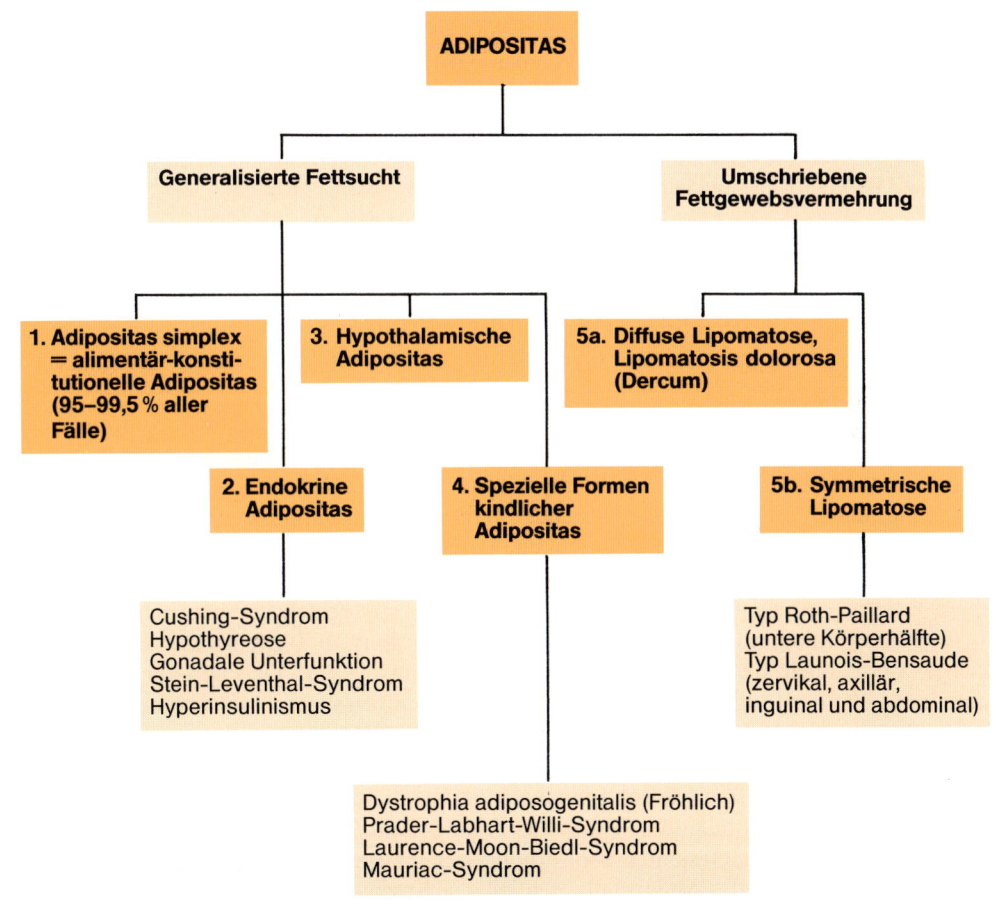

Abb. 1

Hypogonadismus und Hypogenitalismus, geistige Retardierung und einen meist erst nach dem 10. Lebensjahr auftretenden Typ-II-Diabetes-mellitus (synonyme Bezeichnungen: myatoner Diabetes, »Mehlsack-Zwerge«). Leitsymptome des **Laurence-Moon-Biedl-Syndroms,** das autosomal-rezessiv vererbt wird, sind neben der Adipositas Oligophrenie, Innenohrschwerhörigkeit, Retinitis pigmentosa, Poly- oder Syndaktylie, Genitalhypoplasie und Minderwuchs. Die Diagnosen können aufgrund der Anamnese und des klinischen Befundes gestellt werden.

Das heute nur noch sehr selten beobachtete **Mauriac-Syndrom** kann sich bei langfristig unzureichend behandeltem Typ-I-Diabetes entwickeln und ist durch Hepatomegalie, Minderwuchs und Stammfettsucht charakterisiert.

5. Lipomatose

Abzugrenzen von der generalisierten Form der Fettsucht sind als Krankheiten mit umschriebener Fettgewebsvermehrung die Lipomatosen, die durch multiple Lipome bedingt sind. Die Diagnose wird aufgrund des klinischen Befundes gestellt und kann gegebenenfalls durch Probeexzision und histologische Untersuchung gesichert werden. Bei der Sonderform der **Lipomatosis dolorosa** (Dercum) sind die Lipome sehr schmerzhaft.

Die Lipomatose mit subkutanen Lipomen kann extreme Ausmaße annehmen und diffus am Stamm und an den Extremitäten auftreten. Auch intestinale Lipohyperplasien sind bekannt. Sehr selten sind symmetrische Formen der Lipomatose: Lokalisation an Gürtellinie und Extremitäten **(Lipomatosis Typ Roth-Paillard)** sowie vorwiegend zervikale, axilläre, inguinale und abdominelle Lokalisation **(Lipomatosis Typ Launois-Bensaude).** Die letztgenannte Form wird vorwiegend bei Alkoholkranken manifest, geht mit androider Fettsucht einher und ist identisch mit dem sogenannten Madelungschen Fetthals.

6. Differentialdiagnose des Cushing-Syndroms

Praktisch bedeutsam ist vor allem die Differentialdiagnose zwischen einfacher Adipositas und Cushing-Syndrom. Die übrigen Formen der generalisierten Adipositas lassen sich durch charakteristische Leitsymptome des Grundleidens im allgemeinen aufgrund der klinischen Untersuchung abgrenzen.

Beim Cushing-Syndrom sind stammbetonte Adipositas mit relativ dünnen Extremitäten, Facies lunata mit Gesichtsplethora, dünne atrophische Haut mit charakteristischen breiten lividen Striae cutaneae distensae, Ekchymosen und vermehrte Aknebildung, arterielle Hypertonie und Muskelschwäche führende klinische Leitsymptome, die bei klassischer Ausprägung die klinische Diagnose erlauben. Oftmals sind jedoch beim Cushing-Syndrom nur einzelne charakteristische Symptome ausgebildet. Andererseits wird bei einfacher Adipositas gelegentlich auch eine stammbetonte Fettgewebsvermehrung beobachtet, und der oft als pathognomonisch für das Cushing-Syndrom gewertete Büffelnacken kann sich in gleicher Weise auch bei der einfachen Adipositas entwickeln. Die Differentialdiagnose gelingt mit Hilfe der radioimmunologischen Bestimmung von Cortisol im Serum bzw. im 24-Stunden-Urin sowie des Plasma-ACTH. Erhöhte Cortisolserumkonzentrationen können bei normaler Nebennierenrinden(NNR)-Funktion durch exogene Streßfaktoren (z. B. im Rahmen der Blutentnahme) sowie durch Einnahme östrogenhaltiger Pharmaka mit konsekutiver Erhöhung des Cortisol-bindenden Globulins bedingt sein. Im letztgenannten Fall ist das üblicherweise gemessene Gesamtcortisol erhöht, der im Speichel meßbare freie Anteil des Cortisols jedoch normal. Andernfalls schließt sich zur Differentialdiagnose zwischen Cushing-Syndrom und Adipositas an die Bestimmung eines erhöhten Serumcortisols eine

Wiederholung der Untersuchung nach Dexamethasongabe an. Alternativ kann das freie Cortisol im 24-Stunden-Urin unter Basalbedingungen bestimmt werden. Dieses Verfahren ist jedoch durch mögliche Urinsammelfehler belastet. Erhöhtes Serumcortisol im Dexamethason-Hemmtest und/oder erhöhtes freies Cortisol im 24-Stunden-Urin unter Basalbedingungen sprechen für das Vorliegen eines Cushing-Syndroms.

Abb. 2 zeigt das differentialdiagnostische Vorgehen zur Abgrenzung der einzelnen Formen des Cushing-Syndroms. Beim NNR-Tumor (hormonaktives Adenom oder Karzinom) führt der Hyperkortisolismus zu einer Hemmung der endogenen ACTH-Sekretion mit konsekutiver Atrophie der kontralateralen NNR. Dem ACTH-abhängigen zentralen Cushing-Syndrom mit bilateraler NNR-Hyperplasie liegt zu etwa 80% ein Adenom und zwar überwiegend ein Mikroadenom des Hypophysenvorderlappens (HVL) zugrunde, das nicht immer neuroradiologisch nachweisbar ist. In den übrigen Fällen wird eine primär hypothalamische Überfunktion diskutiert. Die häufigste Ursache einer ektopischen ACTH-Sekretion mit Cushing-Syndrom und bilateraler NNR-Hyperplasie ist das kleinzellige Bronchialkarzinom. Hierbei stehen die klinischen Symptome der Karzinomerkrankung im Vordergrund, die klinische Symptomatik des Cushing-Syndroms kann sich deshalb nicht in allen Fällen entwickeln. Charakteristisch sind jedoch häufig eine vermehrte Braunpigmentation der Haut infolge stark

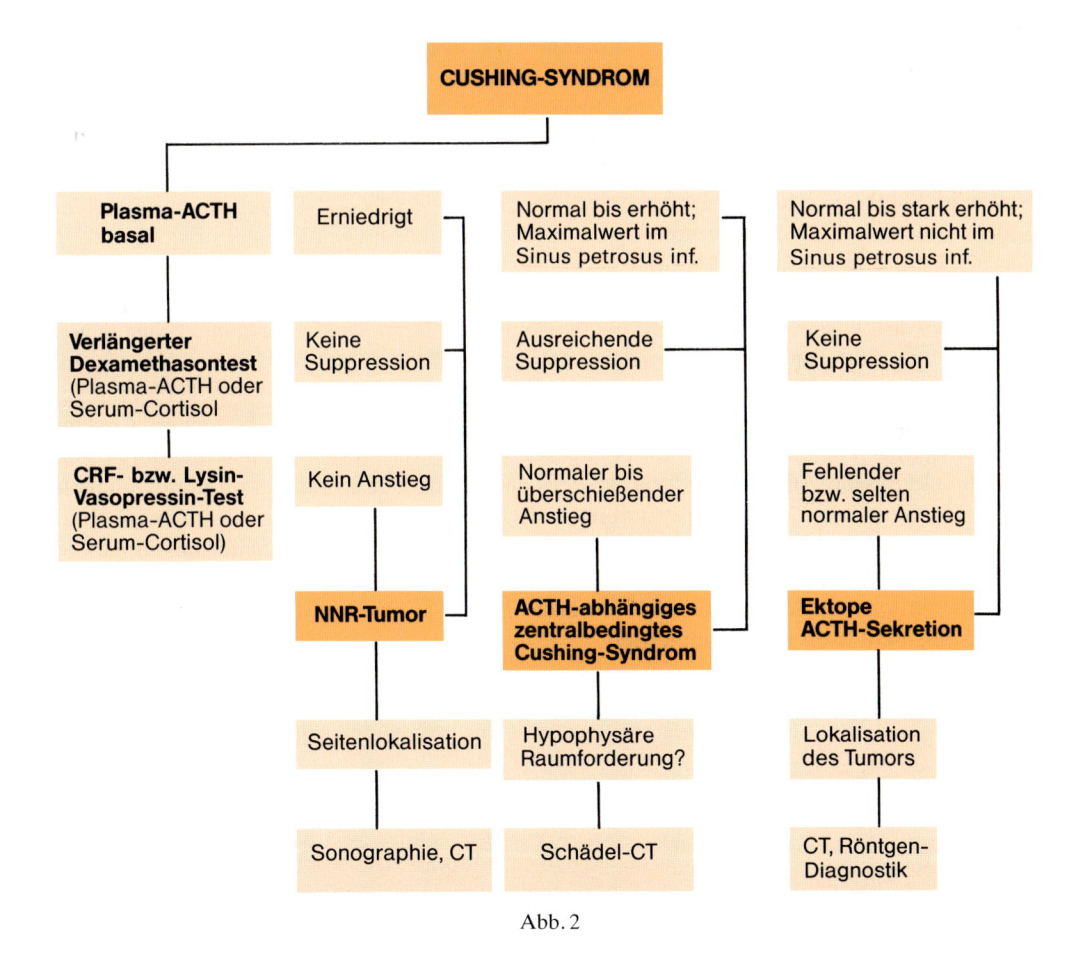

Abb. 2

erhöhter ACTH-Plasmakonzentrationen und außerdem eine Hypokaliämie bzw. eine hypokaliämische Alkalose infolge des ausgeprägten Hyperkortisolismus.

Erniedrigtes basales Plasma-ACTH weist sehr stark auf einen NNR-Tumor hin. Die Diagnose wird zusätzlich gesichert durch den pathologischen Ausfall des verlängerten Dexamethason-Hemmtests, bei dem eine Suppression von Plasma-ACTH und/oder Serumcortisol auch nach 8 mg Dexamethason an mehreren aufeinanderfolgenden Tagen ausbleibt, sowie durch einen pathologischen CRF- bzw. Lysin-Vasopressin-Test mit fehlendem Anstieg von ACTH und/oder Cortisol. CRF (»corticotrophin releasing factor«) ist ein Polypeptid mit einer Sequenz von 41 Aminosäuren. Es handelt sich um das Hypothalamushormon, das direkt die ACTH-Sekretion stimuliert, während Lysin-Vasopressin nur in pharmakologischer Dosierung CRF-ähnliche Wirkungen hat. Bei soweit gesichertem NNR-Tumor erfolgt anschließend die Seitenlokalisation mittels Sonographie bzw. abdominellem Computertomogramm (CT). Diese Verfahren haben die mit einer sehr hohen Strahlenbelastung verbundene szintigraphische Lokalisationsdiagnostik ersetzt. Präoperativ ist eine Angiographie indiziert. Große Tumoren sowie atypische Gefäßverläufe sprechen für das Vorliegen eines Karzinoms, das außerdem eine stärker erhöhte Sekretion adrenaler Androgene aufweist (DHEA, Testosteron).

Das basale Plasma-ACTH ist beim zentral bedingten Cushing-Syndrom noch normal bzw. mäßig erhöht, bei ektopischer ACTH-Sekretion dagegen im allgemeinen stärker erhöht. Es sind jedoch auch Fälle mit nur leicht erhöhtem ACTH beschrieben worden, die sich schwierig vom zentral bedingten ACTH-abhängigen Cushing-Syndrom abgrenzen lassen, besonders wenn radiologisch noch kein Tumor nachzuweisen ist. Als hilfreich hat sich in diesen Fällen die etagenweise Blutentnahme zur ACTH-Bestimmung in der V. cava und der V. jugularis erwiesen. Beim zentral bedingten Cushing-Syndrom wird die höchste ACTH-Plasmakonzentration im Sinus petrosus inferior gemessen, bei ektopischer ACTH-Sekretion im Bereich des Zuflusses des betreffenden hormonaktiven Tumors. Ein ausreichender Suppressionseffekt im verlängerten Dexamethason-Hemmtest spricht im allgemeinen für das Vorliegen eines zentral ausgelösten ACTH-abhängigen Cushing-Syndroms, da sich bei ektopischer ACTH-Sekretion das Plasma-ACTH in der überwiegenden Mehrzahl der Fälle nicht ausreichend supprimieren läßt. Ein überschießender Anstieg von Plasma-ACTH bzw. Serumcortisol im CRF- bzw. Lysin-Vasopressin-Test spricht für ein zentral bedingtes ACTH-abhängiges Cushing-Syndrom. Ein normaler Anstieg kann sowohl beim zentral bedingten Cushing-Syndrom als auch bei ektopischer ACTH-Sekretion auftreten, während ein fehlender Anstieg auf eine ektopische ACTH-Sekretion hinweist. Mit Hilfe der Kombination dieser Untersuchungsverfahren ist eine Differenzierung zwischen diesen beiden Formen des Cushing-Syndroms möglich. Bei Nachweis eines zentral bedingten Cushing-Syndroms folgt eine ausführliche neuro-radiologische Schädeldiagnostik, um ein Hypophysenadenom nachzuweisen. Bei ektopischer ACTH-Sekretion wird die Lokalisationsdiagnostik des hormonaktiven Tumors angeschlossen bzw. komplettiert.

Differentialdiagnostisches Spektrum

Adipositas simplex oder alimentär-konstitutionelle Adipositas

Endokrine Adipositas
Cushing-Syndrom
Hypothyreose
Gonadale Unterfunktion
Stein-Leventhal-Syndrom
Hyperinsulinismus

Hypothalamische Adipositas

Kindliche Adipositas
Dystrophia adiposogenitalis (Fröhlich)
Prader-Labhart-Willi-Syndrom
Laurence-Moon-Biedl-Syndrom
Mauriac-Syndrom

Diffuse Lipomatose, Lipomatosis dolorosa (Dercum)

Symmetrische Lipomatose
Typ Roth-Paillard
Typ Launois-Bensaude

Literatur

Bock H E, Kaufmann W, Löhr G W (Hrsg). Pathophysiologie. Stuttgart, New York: Thieme 1985.
Braunwald E, Isselbacher K J, Petersdorf R G, Wilson J D, Martin J B, Faucy A S (eds). Harrison's Principles of Internal Medicine. 11th ed. Auckland, Bogota, Sydney, Tokio: McGraw-Hill 1988.
Hesch R D (Hrsg). Endokrinologie, Teil A und B. München, Wien, Baltimore: Urban & Schwarzenberg 1989.
Hornbostel H, Kaufmann W, Siegenthaler W (Hrsg). Innere Medizin in Praxis und Klinik. Band I–IV, 3. Aufl. Stuttgart, New York: Thieme 1986.
Siegenthaler W, Kaufmann W, Hornbostel H, Waller H D (Hrsg). Lehrbuch der Inneren Medizin. 2. Aufl. Stuttgart, New York: Thieme 1987.

Gewichtsverlust und Magersucht

W. Winkelmann und G. Ollenschläger

Definition und Abgrenzung

Untergewicht liegt vor, wenn das Sollgewicht um mindestens 10% unterschritten wird. Diesem Zustand muß nicht unbedingt ein Krankheitswert zukommen, er kann konstitutionell bedingt sein. Als Folge eines ungewollten Gewichtsverlustes ist Mangelernährung jedoch immer als pathologisch anzusehen. Die Unterschreitung des Sollgewichtes um mehr als 20% sowie ungewollter Gewichtsverlust von mehr als 10% des Ausgangsgewichtes innerhalb von 3 Monaten gelten als therapiebedürftig. Ein Untergewicht von mehr als 50% ist lebensgefährlich. Gewichtsverlust ist bei Fehlen von Ödembildung das typische Zeichen einer inadäquaten Ernährung, wobei zwischen genereller Unterernährung und spezifischer Mangelernährung (Fehlen einzelner oder mehrerer essentieller Nährsubstrate) differenziert wird.

Diagnostisches Vorgehen (Abb. 1)

Anamnese und klinische Befunde

Gewichtsverlust tritt bei einer Vielzahl von Erkrankungen als unspezifische Begleiterscheinung auf. Diagnostisch richtungweisend als Leitsymptom ist der Gewichtsverlust jedoch nur in Ausnahmefällen (Anorexia nervosa, konsumierende Erkrankungen); bei den meisten Formen der Malnutrition stehen die Symptome des Grundleidens im Vordergrund.

Infolge der hohen Adipositasinzidenz (ca. 50% der Bevölkerung) findet man ausgeprägte Unterernährung (Kachexie) im hiesigen Krankengut nur bei einzelnen Krankheitsbildern. Weit häufiger muß der Verdacht auf isolierte Nährstoffdefizite bei noch Übergewichtigen als Folge von reduzierter Substratzufuhr oder beeinträchtigter Nährstoffverwertung geäußert werden. Wegen des unterschiedlichen therapeutischen Ansatzes ist vor allem die Differentialdiagnose zwischen unzureichender Nahrungsaufnahme (s. Abb. 2) und beeinträchtigter Nährstoffverwertung (s. Abb. 3) praktisch bedeutsam.

Man unterscheidet zwei Erscheinungsbilder der manifesten Unterernährung: **Protein-Kalorien-Mangel (Marasmus)** und den **isolierten Proteinmangel bei Bestand der Fettdepots (Kwashiorkor)**. Beim marastischen Patienten sind Fettdepots, Muskelmasse und Plasmaproteine verringert, der Patient ist augenscheinlich unterernährt (kachektisch). Bei Proteinmangelernährung kommt es zur Minderung von Muskelmasse und Funktionsproteinen; der Kranke ist im allgemeinen adipös. In Abhängigkeit vom Ausmaß der Mangelernährung werden Organfunktionen in unterschiedlichem Ausmaß beeinträchtigt. Entsprechend muß man bei zahlreichen unspezifischen Symptomen an das Vorliegen einer generellen oder isolierten Mangelernährung denken. Hierzu gehören u.a. die Abnahme der körperlichen und geistigen Leistungsfähigkeit, Kälteempfindlichkeit, vermehrte Infektneigung. Zu Störungen der Kreislaufregulation, Schwindel, orthostatischen Kollapszuständen kommt es bei Minderung des Plasmavolumens und Muskelatrophie. Reduzierte Protein- und Hormonsynthese kann Ödembildung, Amenorrhö, Libido- und Potenzverlust zur Folge haben. Isolierte Mangelzustände führen zu typischen Symptomen: z.B. Dermatopathien, Nachtblindheit,

```
                    ┌─────────────────────────────┐
                    │ DIAGNOSTIK BEI VERDACHT     │
                    │    AUF MALNUTRITION         │
                    └──────────────┬──────────────┘
                                   │
                    ┌──────────────┴──────────────┐
                    │ Gewichtsverlust (>5%/3 Monate)│
                    │        und/oder              │
                    │ Körpergewicht <90% Broca-Gewicht│
                    └──────────────┬──────────────┘
```

Abb. 1 — Diagnostik bei Verdacht auf Malnutrition

- Gewichtsverlust (>5 % / 3 Monate) und/oder Körpergewicht <90 % Broca-Gewicht
  - **Ja** → (weiter unten)
  - **Nein** → Nachweis von unzureichender Nahrungsaufnahme (Ernährungsprotokoll)
    - Ja → s. Abb. 2
    - Nein → Nachweis beeinträchtigter Nährstoffverwertung
      - Ja → s. Abb. 3
      - Nein → Konstitutionelles Untergewicht (Asthenie)

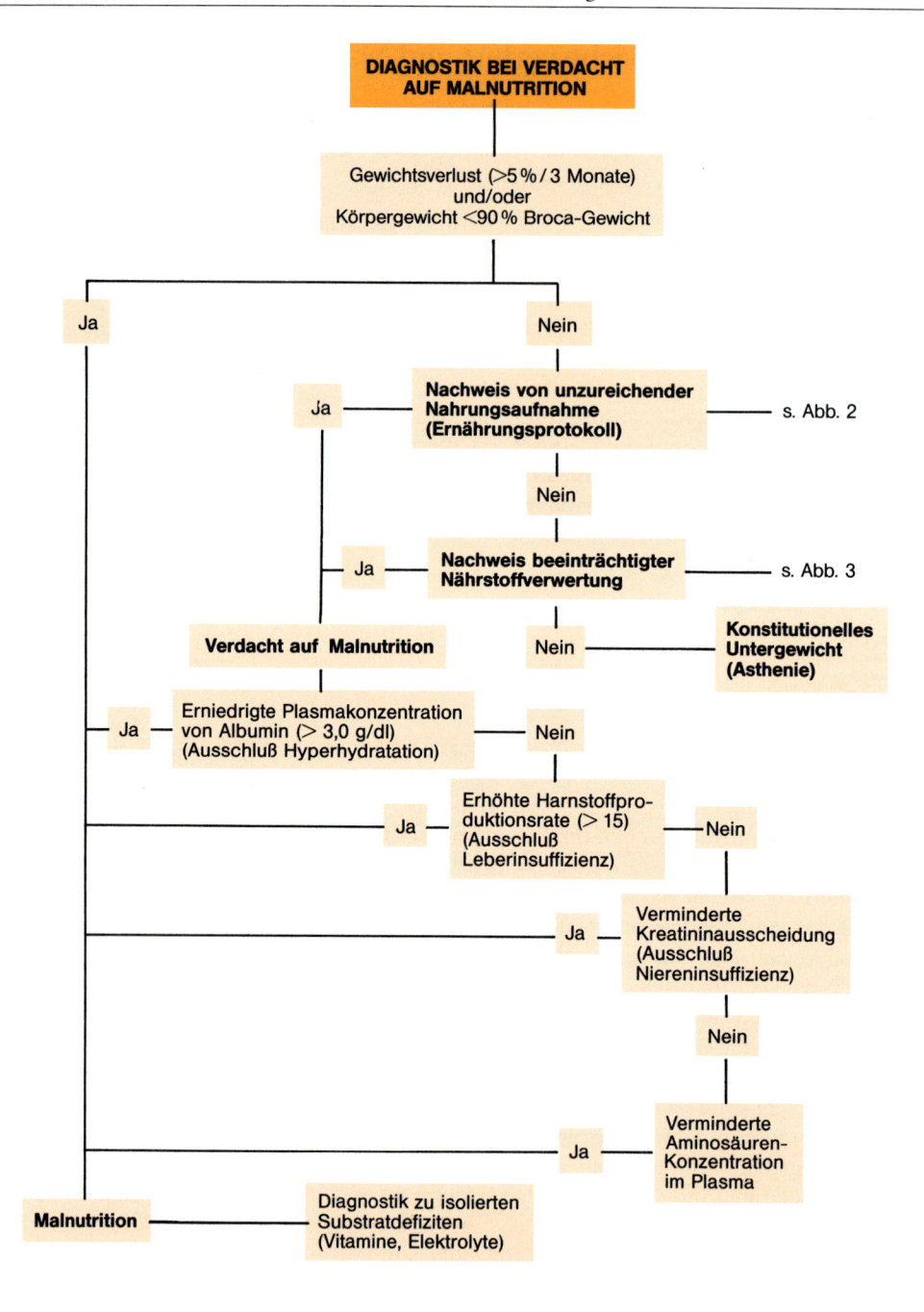

Verdacht auf Malnutrition

- Erniedrigte Plasmakonzentration von Albumin (> 3,0 g/dl) (Ausschluß Hyperhydratation)
  - Ja → Malnutrition
  - Nein → Erhöhte Harnstoffproduktionsrate (> 15) (Ausschluß Leberinsuffizienz)
    - Ja → Malnutrition
    - Nein → Verminderte Kreatininausscheidung (Ausschluß Niereninsuffizienz)
      - Ja → Malnutrition
      - Nein → Verminderte Aminosäuren-Konzentration im Plasma
        - Ja → Malnutrition

Malnutrition — Diagnostik zu isolierten Substratdefiziten (Vitamine, Elektrolyte)

Abb. 1

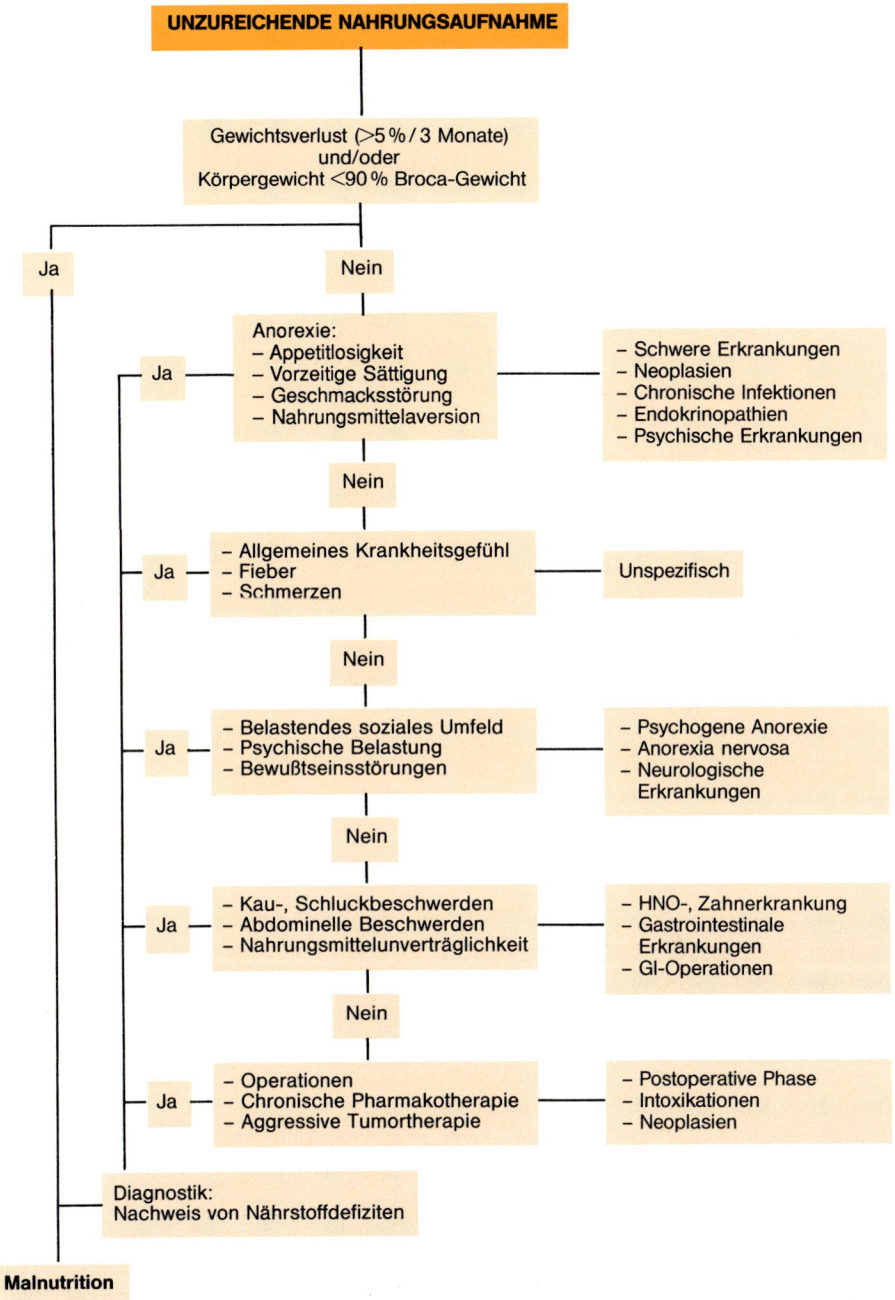

Gewichtsverlust und Magersucht

```
UNZUREICHENDE NAHRUNGSAUFNAHME
                │
                ▼
    Gewichtsverlust (>5 % / 3 Monate)
              und/oder
    Körpergewicht <90 % Broca-Gewicht
```

- **Ja** → (führt zu Malnutrition)
- **Nein** ↓

Anorexie:
- Appetitlosigkeit
- Vorzeitige Sättigung
- Geschmacksstörung
- Nahrungsmittelaversion

→ **Ja:**
- Schwere Erkrankungen
- Neoplasien
- Chronische Infektionen
- Endokrinopathien
- Psychische Erkrankungen

Nein ↓

- Allgemeines Krankheitsgefühl
- Fieber
- Schmerzen

→ **Ja:** Unspezifisch

Nein ↓

- Belastendes soziales Umfeld
- Psychische Belastung
- Bewußtseinsstörungen

→ **Ja:**
- Psychogene Anorexie
- Anorexia nervosa
- Neurologische Erkrankungen

Nein ↓

- Kau-, Schluckbeschwerden
- Abdominelle Beschwerden
- Nahrungsmittelunverträglichkeit

→ **Ja:**
- HNO-, Zahnerkrankung
- Gastrointestinale Erkrankungen
- GI-Operationen

Nein ↓

- Operationen
- Chronische Pharmakotherapie
- Aggressive Tumortherapie

→ **Ja:**
- Postoperative Phase
- Intoxikationen
- Neoplasien

Diagnostik: Nachweis von Nährstoffdefiziten

Malnutrition

Abb. 2   Abb. K10-2

Blutungsneigung bei Vitaminmangel; Anämie, Muskelkrämpfe, Salzhunger, Herzrhythmusstörungen, Obstipation bei Elektrolytdefiziten.

Gewichtsverlust und Mangelernährung können primär (als Folge von unzureichender Nährstoffzufuhr) auftreten (Abb. 2) oder sekundär bei Beeinträchtigung von Nährstoffabsorption oder -metabolismus (Abb. 3).

Anthropometrische Befunde

Zur Charakterisierung des Ernährungszustandes werden Meßgrößen wie das Körpergewicht, Fettfaltendichte (anthropometrische Parameter) und spezielle biochemische Kenngrößen herangezogen. Die regelmäßige Verlaufskontrolle des Körpergewichtes unter standardisierten Bedingungen (Bekleidung, Tageszeit) ist Voraussetzung für die korrekte Einschätzung eines Ernährungsdefizits. Ungewollter Gewichtsverlust von mehr als 5% des Ausgangsgewichtes in 3 Monaten (>10% in 6 Monaten) macht eine inadäquate Ernährung wahrscheinlich. Gewichtskonstanz oder -zunahme schließen eine Malnutrition jedoch nicht aus (z. B. bei Ödembildung).

Anhand von Referenzwerten wird das individuelle Körpergewicht beurteilt. Am häufigsten angewandt werden das Normgewicht nach Broca sowie der Körpermassenindex (Body Mass Index, BMI)

$$BMI = \frac{Körpergewicht\ (kg)}{[Körperlänge\ (m)]^2}$$

Die BMI-Norm beträgt für Männer (>18 Jahre) 20–25, für Frauen 19–24. Die Bestimmung des Armmuskelumfangs (OAMU) ermöglicht eine grobe Abschätzung der Muskelmasse, die Trizepshautfaltendicke (THF) korreliert mit der Fettmasse des Körpers. Diese Methoden sind nur eingeschränkt zu empfehlen, da sich nur unter exaktester Standardisierung korrekte Ergebnisse erheben lassen.

Laborbefunde

Unterernährung entwickelt sich in 3 Stadien. Zahlreiche essentielle Substrate sind beim Normalernährten gespeichert, z. B. Stickstoff in Form von Muskelprotein und Plasmaproteinen, Eisen und Vitamin B_{12}, A, D in der Leber. Bei inadäquater Zufuhr halten diese Substratreserven zunächst die normalen Blutkonzentrationen aufrecht: Stadium I der Malnutrition. Im Stadium II sind die Blutkonzentrationen von Nährstoffen oder Nährstoffmetaboliten erniedrigt, ohne daß der Patient symptomatisch wird. Im Stadium III treten die beschriebenen Symptome der Mangelernährung auf.

Da insbesondere die Minderung der Proteinreserven den Krankheitswert der Mangelernährung ausmacht, gebührt der Charakterisierung des Proteinstoffwechsels besondere Aufmerksamkeit.

Ein Stufenplan zur Diagnostik des Proteinmangels ist in Abb. 1 vorgeschlagen. Der Bestand an labilen Proteinen wird anhand der Plasmakonzentrationen von kurzlebigen Proteinen (Albumin, Präalbumin, Cholinesterase) beurteilt. Zu beachten ist, daß diese Kenngrößen in pathologischen Situationen unabhängig vom Ernährungszustand vermindert sein können. Verlaufskontrollen sind deshalb unumgänglich. Weitere Kenngrößen des Eiweißstoffwechsels, welche in jedem Labor bestimmt werden können, sind die Harnstoffproduktionsrate (HPR) und der Kreatininindex (KI). Die HPR ermöglicht die Quantifizierung von Störungen der anabolen Proteinverwertung im Stadium I der Malnutrition, wenn die Plasmaproteinkonzentrationen noch normal sind. Die HPR ist eng mit der Stickstoffbi-

Gewichtsverlust und Magersucht

BEEINTRÄCHTIGTE NÄHRSTOFFVERWERTUNG

↓

Gewichtsverlust (>5 % / 3 Monate) und/oder Körpergewicht <90 % Broca-Gewicht — **Ja** → (Malnutrition)

Nein ↓

Zeichen verminderter Anabolie — **Ja** →
- Leberinsuffizienz
- Insulinmangel
- HVL-Insuffizienz

Nein ↓

Zeichen vermehrter Katabolie — **Ja** →
- Chronische schwere Infektion
- Postaggressionssyndrom
- Tumor, Tumortherapie
- Akutes Nierenversagen
- Hyperkortisolismus
- Hyperthyreose
- Phäochromozytom

Nein ↓

Chronische Diarrhöen und/oder Fettstühle

Ja ↓

Malabsorption, infolge — **Ja** →
- Läsionen der Dünndarmmukosa
- Mukosaatrophie
- Kardiovaskuläre Erkrankungen

→
- Resektion
- Ileitis, Infektionen
- Tumor, Tumortherapie
- Glutenenteropathie
- Langzeit TPE
- Rechtsherzinsuffizienz
- Portale Hypertension
- Mesenteriale Vaskulopathie

Nein ↓

Maldigestion, infolge — **Ja** →
- Reservoirverlust
- Exokriner Pankreasinsuffizienz
- Gallensäurenmangel
- Enzymopathien
- Bakterieller Kontamination

→
- Gastrektomie
- Chronische Pankreatitis
- Cholostase, Ileitis
- Glucosidasemangel
- Blindsack-Syndrom

Nein ↓

Motilitätsstörung, infolge — **Ja** →
- Neuropathien
- Myopathien
- Obstruktionen, Resektionen

→
- Diabetes mellitus
- Sklerodermie
- Tumoren

↓

Diagnostik: Nachweis von Nährstoffdefiziten

Malnutrition

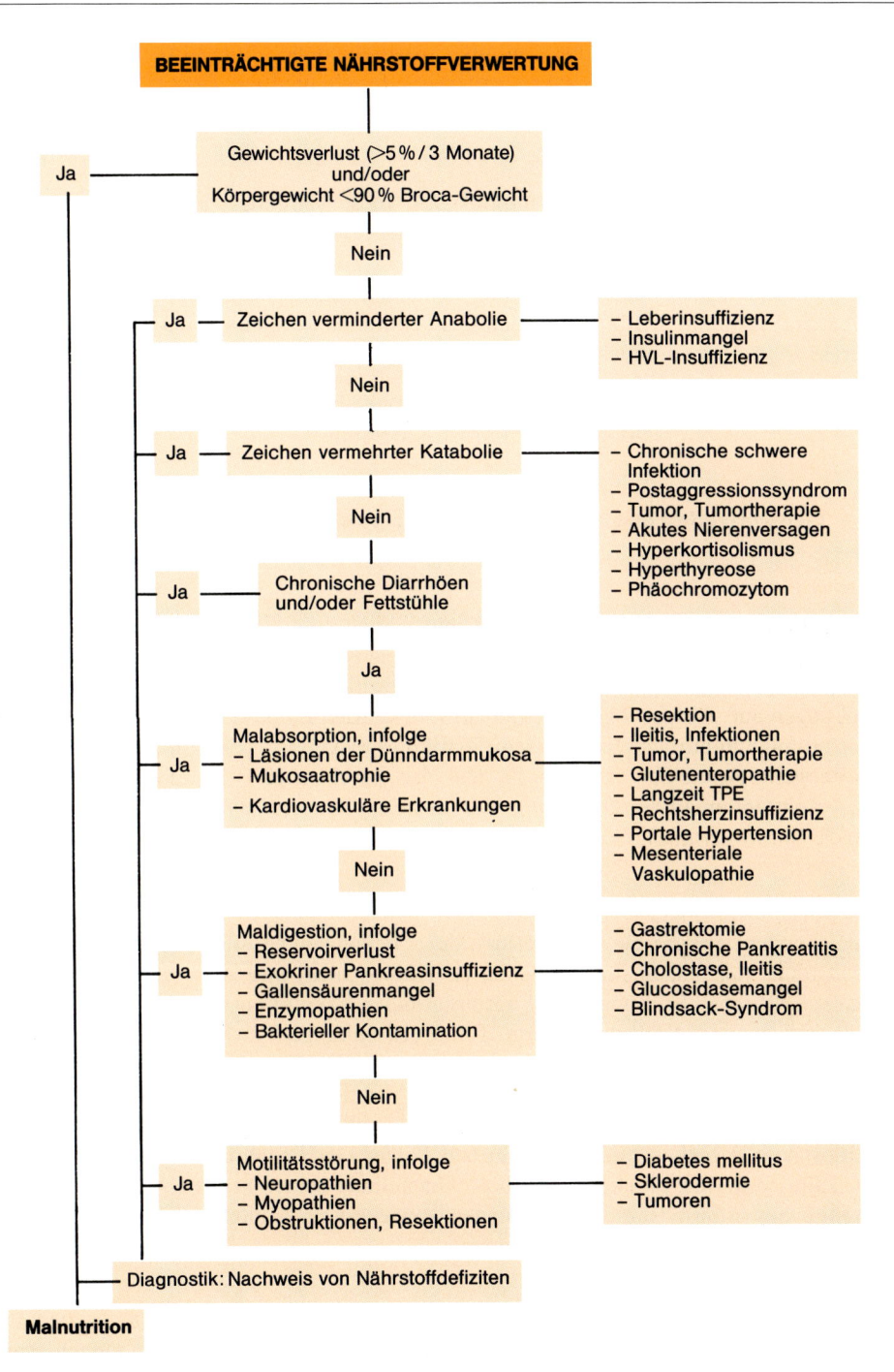

Abb. 3

lanz (zugeführte Stickstoffmenge minus ausgeschiedene Stickstoffmenge) korreliert, Nieren- und Leberfunktionsstörungen erbringen falsch niedrige Ergebnisse. Normal sind Werte unter 15.

$$\text{HPR (g/24 Std)} = \text{Harnstoff im Urin (g/24 Std)} + [(\text{HstiS}_{t24} - \text{HstiS}_{t0}) \times 0{,}06 \times \text{KG} \times \text{F}]$$

$\text{HstiS}_{t24\ (t0)}$: Harnstoff im Serum (mmol/l) am Ende (Anfang) der Urinsammelperiode; KG: Körpergewicht (kg); F: bei Männern 0,60, bei Frauen 0,55.

Der Kreatininindex charakterisiert das Ausmaß eines Abbaus der Muskulatur, da die tägliche Ausscheidung von Kreatinin in den Urin bei normaler Nierenfunktion primär von der Muskelmasse bestimmt wird. Die optimale Kreatininausscheidung (mg/24 Std) beträgt für Männer 23 mg/kg Brocagewicht, für Frauen 18 mg/kg. Der KI errechnet sich wie folgt:

$$\text{KI (\% Standard)} = \frac{\text{gemessene Kreatininausscheidung}}{\text{optim. Kreatininausscheidung}} \times 100.$$

Gewichtsverlust und Mangelernährung bei inadäquater Nahrungsaufnahme

Anorexie

Verminderte oder unzureichende Nahrungsaufnahme ist wahrscheinlich die häufigste Ursache der Mangelernährung (s. Abb. 2). Anorexie ist nicht nur typisch für konsumierende Erkrankungen und Anorexia nervosa, sie tritt unspezifisch bei nahezu allen schwerwiegenden Erkrankungen auf. Als pathogenetische Faktoren werden Funktionsänderungen des Hungerzentrums infolge humoraler Imbalanzen (Zytokine) diskutiert. Hiervon zu unterscheiden ist die psychogene Anorexie, die z. B. im Rahmen psychischer Belastungen (Depressionen, soziale Vereinsamung in der Geriatrie) oder als konditionierte Aversion (bei Schmerzzuständen, nach Tumortherapie) auftritt.

Konsumierende Erkrankungen

Schleichender unklarer Gewichtsverlust, der – bei genauer Befragung des Patienten – mit dem Auftreten von Allgemeinsymptomen (Leistungsknick) und Anorexie einhergeht, kann ein charakteristisches Frühsymptom konsumierender Erkrankungen sein. Der Leistungsabfall läßt sich in den Frühstadien von Tumorerkrankungen nicht mit dem Ausmaß der Malnutrition erklären, wie z. B. bei Anorexia nervosa. Die Empfänglichkeit für Anorexie ist individuell recht unterschiedlich, sie wird deutlich von der psychischen Verfassung beeinflußt.

Neben dem Tumor selbst haben aggressive onkologische Therapiestrategien häufig Appetitlosigkeit, Übelkeit und Erbrechen zur Folge. Der Ernährungszustand des Tumorpatienten kann weiterhin durch die katabole Umstellung seines Stoffwechsels zugunsten der Versorgung des Tumors mit Nährsubstraten sowie durch Tumorbefall der die Nährstoffe verwertenden Organe beeinträchtigt werden.

Anorexia nervosa

Die Ursache der Magersucht ist psychogen, betroffen sind vorwiegend Mädchen in der Pubertät (90%) und junge Frauen, selten Männer. Typisch ist der hochgradige Gewichtsverlust. Häufig handelt es sich dabei um eine ausgeprägte, lebensbedrohliche Kachexie mit Eiweißmangelödem und Dehydratation. Für die Diagnose richtungweisend sind die Diskrepanz zwischen Eigen- und Fremdanamnese bezüglich der Nahrungsaufnahme, der Kontrast zwischen Ernährungszustand und demonstrativer Aktivität sowie ein abnormes Eßverhalten mit demonstrativer Nahrungsaufnahme und heimlichem Erbrechen. Häufig kommt es zu chronischem Mißbrauch von Laxanzien und Diuretika.

Bei der Diagnose Anorexia nervosa handelt es sich um eine Ausschlußdiagnose. Vorrangig erforderlich ist es, konsumierende Erkrankungen, Drogenabhängigkeit und chronisch entzündliche Darmerkrankungen auszuschließen. Charakteristische Laborbefunde sind: Hypokaliämie (Laxanzien), Hypalbuminämie, Anämie, Neigung zur Hypoglykämie.

Alkoholkrankheit

Alkoholabhängigkeit kann, wie alle Intoxikationen, über verschiedene Mechanismen Malnutrition hervorrufen, z. B. durch Bewußtseinsänderung, Anorexie, Übelkeit, Erbrechen, Diarrhöen, Pankreatitis, Leberfunktionsstörungen.

Von besonderer Bedeutung ist, daß der Abhängige die normale Nahrungsaufnahme zugunsten der Droge reduziert: Hieraus entstehen isolierte Defizite sowie generelle Malnutrition. Klinisch relevant sind vor allem Vitamindefizite, da z. T. zur Verstoffwechselung des Alkohols ein erhöhter Bedarf besteht: Vitaminmangelsyndrome, z. B. Wernicke-Enzephalopathie, Beriberi (Thiamindefizit), Pellagra (Niazindefizit).

Weitere Intoxikationen, welche zu Gewichtsverlust führen, sind z. B. chronische Blei-, Quecksilber- und Arsenvergiftungen. Die Diagnosen werden in Zusammenhang mit der übrigen klinischen Symptomatik gestellt.

Arzneimittelnebenwirkungen

Eine Vielzahl von Pharmaka ist in der Lage, Anorexie und Übelkeit hervorzurufen. Besonders bei chronischer Medikamenteneinnahme sollte deshalb an die Pharmakotherapie als Ursache einer unklaren Anorexie gedacht werden. Folgende Pharmaka führen häufiger zum ANE-Syndrom (Anorexie, Nausea, Emesis): Zytostatika, Immunsuppressiva, Chemotherapeutika, Antibiotika, Antimykotika, Digitalisglykoside, Analgetika, Antirheumatika, Antiphlogistika, Antikonzeptiva, Östrogene, Antiöstrogene, Gestagene, Oxytocin, Prostaglandine, Dopaminergika, Serotoninantagonisten, Thymoleptika, Neuroleptika, Weckamine, Sympathikomometika, Theophyllin, Parasympathikomimetika, Sympatholytika, Eisenpräparate.

Gewichtsverlust und Mangelernährung als Folge beeinträchtigter Nährstoffverwertung

Die inadäquate Verwertung der Nährsubstrate ist ein weiterer Grund für Gewichtsverlust und Mangelernährung. Sie tritt am häufigsten als Folge gastrointestinaler Funktionsstörungen auf. Leitsymptome sind chronische Diarrhöen (s. dort) und postprandiale abdominelle Beschwerden, welche immer an Malassimilationszustände denken lassen müssen.

Schwieriger zu diagnostizieren sind Störungen des Intermediärstoffwechsels, welche die anabole Verwertung der Nährstoffe beeinträchtigen oder mit vermehrtem energetischen Verbrauch (Katabolie) einhergehen. Beispiele sind der schlecht eingestellte Diabetes mellitus für generalisierte verminderte Anabolie und Leberinsuffizienz für die beeinträchtigte Synthese von Plasmaproteinen, Gerinnungsfaktoren und Enzymen. Erhöhter Stoffwechselumsatz mit Abbau der Proteinreserven ist bei florider Hyperthyreose, chronischen Infekten, bei akutem Nierenversagen sowie bei Hypercortisolismus zu erwarten (s. Abb. 3).

Differentialdiagnostisches Spektrum

Gewichtsverlust und Mangelernährung bei inadäquater Nahrungsaufnahme
Anorexie, Anorexia nervosa
Konsumierende Erkrankungen
Alkoholkrankheit, chronische Intoxikationen
Arzneimittelnebenwirkungen

Gewichtsverlust und Mangelernährung bei pathologischer Nährstoffverwertung
Gastrointestinale Funktionsstörungen
Insulinmangel
Leberinsuffizienz
Chronische Infekte
Akutes Nierenversagen
Hyperthyreose
Hypercortisolismus

Literatur

Bock H E, Kaufmann W, Löhr G W (Hrsg). Pathophysiologie. Stuttgart, New York: Thieme 1985.
Braunwald E, Isselbacher K J, Petersdorf R G, Wilson J D, Martin J B, Faucy A S (eds). Harrison's Principles of Internal Medicine. Auckland, Bogota, Sydney, Tokio: MacGraw-Hill 1988.
Hornbostel H, Kaufmann W, Siegenthaler W (Hrsg). Innere Medizin in Praxis und Klinik. Band I–IV, 3. Aufl., Stuttgart, New York: Thieme 1986.
Ollenschläger G, Jansen S. Besonderheiten der Substratverwertung bei onkologischen Erkrankungen. Infusionstherapie 1988; 15: 118–123.
Roth E, Ollenschläger G, Hackl J M. Grundlagen und Technik der Infusionstherapie und klinischen Ernährung. In: Reissigl H (Hrsg). Handbuch der Infusionstherapie und klinischen Ernährung. Bd. II, Basel, München: Karger 1985.

Pruritus

D. KAULEN

Definition und Abgrenzung

Pruritus wird verursacht durch unphysiologische Stimulation taktiler Nerven und kann umschrieben werden als eine unangenehme Empfindung im Bereich der Haut, welche den Drang verursacht, sich zu kratzen oder zu reiben. Schon diese wenig exakte Definition zeigt, daß es sich um ein subjektives Symptom handelt, welches mit objektiven Parametern nicht zu erfassen ist. So gibt es weder brauchbare Tiermodelle noch meßbare elektrophysiologische oder biochemische Vorgänge, die eine genauere Charakterisierung ermöglichen.

Wenn auch über die gleichen Nervenfasern vermittelt wie die Schmerzwahrnehmung, so ist der Pruritus jedoch nicht lediglich eine milde Form des Schmerzes, sondern beide Empfindungen haben ihren eigenen spezifischen Charakter und ihre volle Intensitätsbreite. Anders als beim Symptom Schmerz ist eine Differenzierung nach der Art des Juckreizes, z. B. bei Lebererkrankungen im Vergleich zu malignen Lymphomen, nicht möglich, d. h., es gibt keinen für die unterschiedlichen Ursachen jeweils typischen Juckreiz.

Verschiedene Stimuli wie chemische, elektrische, mechanische oder thermische Irritationen, aber auch Berührung, Temperaturänderungen und emotionale Belastungen können Pruritus hervorrufen. Es konnte gezeigt werden, daß unter bestimmten Bedingungen unterschiedliche Substanzen freigesetzt werden und als Chemomediatoren Juckreiz auslösen, z. B. Histamin bei allergischen Prozessen oder Endopeptidasen bei Verletzungen der Haut. Bei erhöhter Körpertemperatur, Vasodilatation, verminderter Hydratation der Haut, psychischem Streß und in der Nacht ist die Reizschwelle herabgesetzt.

Pruritus tritt im Bereich des gesamten Integumentes und der Konjunktiven der Augenlider auf, wobei es große interindividuelle und regionale Variationen gibt. Besonders empfindlich sind der Perianal- und Genitalbereich, die Augenlider, der äußere Gehörgang und die Nasenlöcher. Grundsätzlich ist ein gelegentlich Tic-artig auftretender, umschriebener physiologischer Juckreiz von einem pathologischen Pruritus zu unterscheiden. Dieser kann einen mehr prickelnd-stechenden Charakter haben oder mit solch unerträglicher Intensität auftreten, daß zwanghaftes Kratzen zu blutigen Exkoriationen führt, bis der Schmerz den Juckreiz ablöst. Pruritus kommt kontinuierlich, episodisch und paroxysmal vor, wobei psychische Belastungen wie Angst, Streß oder Depressionen als Auslöser oder Verstärker wirken können.

Diagnostisches Vorgehen

Für das differentialdiagnostische Vorgehen ist die Feststellung, ob sichtbare Hautveränderungen vorhanden sind (Pruritus cum materia), besonders wichtig. Ebenso nützlich ist auch die Unterscheidung eines lokalisierten von einem generalisierten Pruritus (Abb. 1).

Zahlreiche Dermatosen mit typischen Effloreszenzen sind durch meist umschriebenen Juckreiz geprägt. Zum anderen kann generalisierter Pruritus ohne erkennbare Hautbeteiligung (Pruritus sine materia), soweit man von Kratzeffekten absieht, Folge oder Begleitsymptom systemischer Erkrankungen sein. Da es sich, wie bereits ausgeführt, um ein rein

PRURITUS

Anamnese und klinischer Befund

Sichtbare Hautefffloreszenzen

1. Dermatosen
- Entzündlich
- Infektiös
- Parasitär
- Neoplastisch
- Sonstige

Dermatologische Diagnostik

Keine sichtbaren Hauteffloreszenzen

Generalisiert

2. Verschiedene Ursachen
- Trockene Haut (Xerosis)
- Seniler Pruritus
- Hormonelle Faktoren
- Berufliche Noxen
- Medikamentenallergie
- Hypovitaminosen, Verdauungsstörungen

Ausschluß durch gezielte Anamnese

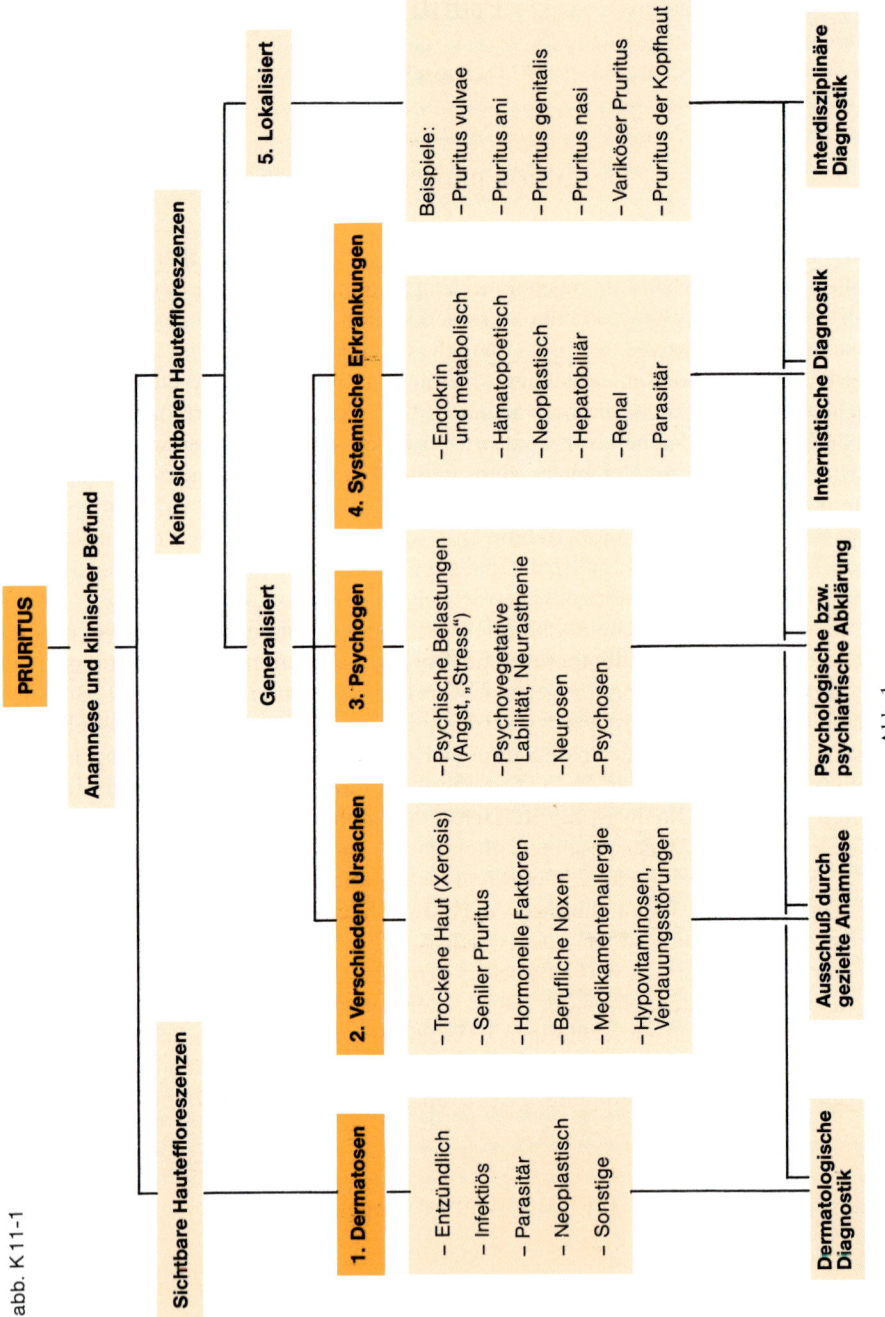

3. Psychogen
- Psychische Belastungen (Angst, „Stress")
- Psychovegetative Labilität, Neurasthenie
- Neurosen
- Psychosen

Psychologische bzw. psychiatrische Abklärung

4. Systemische Erkrankungen
- Endokrin und metabolisch
- Hämatopoetisch
- Neoplastisch
- Hepatobiliär
- Renal
- Parasitär

Internistische Diagnostik

5. Lokalisiert

Beispiele:
- Pruritus vulvae
- Pruritus ani
- Pruritus genitalis
- Pruritus nasi
- Variköser Pruritus
- Pruritus der Kopfhaut

Interdisziplinäre Diagnostik

abb. K 11-1

Abb. 1

subjektives Symptom handelt, ist verständlich, daß einer sorgfältigen Anamnese und gründlichen klinischen Untersuchung große Bedeutung zukommt.

1. Dermatosen

Am Anfang steht die subtile Suche nach pathologischen Hautveränderungen in Form charakteristischer Effloreszenzen, bei deren Vorliegen die weitere Abklärung von seiten des dermatologischen Fachgebietes erfolgt.

2. Verschiedene Ursachen

Ergibt sich kein Anhalt für eine Dermatose, sollten zunächst durch gezielte Anamnese verschiedene andere mögliche Ursachen ausgeschlossen werden.

Trockene Haut als Folge äußerer Einflüsse wie Kälte, geringe Luftfeuchtigkeit, häufiges Waschen mit Seife etc. ohne eine sonstige Erkrankung führt oft, insbesondere bei älteren Menschen, zu Juckreiz, welcher nach ausreichender Hydratation und Einfettung der Haut rasch verschwindet. Andererseits leiden sonst völlig gesunde Patienten, meist jenseits des 60. Lebensjahres, häufig an generalisiertem Pruritus, ohne daß psychische Faktoren oder eine Austrocknung der Haut ursächlich in Frage kommen. Dieser als **seniler Pruritus** bezeichnete Juckreiz verstärkt sich gewöhnlich beim abendlichen Auskleiden und beginnt meist lokalisiert, um sich dann auf den ganzen Körper auszubreiten.

Hormonelle Veränderungen in der Pubertät, im Senium, in der Schwangerschaft sowie während der Menstruation können für einen generalisierten oder lokalisierten Juckreiz verantwortlich sein. Der häufige **Pruritus gravidarum** im Rahmen einer intrahepatischen Cholestase ist Folge einer wahrscheinlich östrogenbedingten Retention von Gallensäuren.

Auch **berufliche Noxen,** wie der Umgang mit Metallstaub, Glaswolle, Getreidegrannen u. a., welche in die Haut eindringen, vermögen durch mechanische Irritation einen Juckreiz ohne sichtbare krankhafte Hautveränderungen auszulösen.

Des weiteren kommt eine **Medikamentenallergie,** meist in Verbindung mit urtikariellen Hautexanthemen, jedoch auch ohne sichtbare kutane Symptome, als Ursache für Juckreiz in Frage. Als Beispiele seien Acetylsalicylsäure, Pyrazolone, Amphetamine, Sulfonamide, Antibiotika, Chinin und Opiate erwähnt. Auch Alkohol, Koffein und Nikotin kommen als auslösendes Agens in Betracht.

Schließlich können **Hypovitaminosen** als Folge von Mangelernährung oder einseitiger Ernährung, wie auch allgemein **Verdauungsstörungen,** z. B. bei chronisch-atrophischer Gastritis, Juckreiz hervorrufen.

3. Psychogener Pruritus

Bei fehlenden Hinweisen für eine der obengenannten Ursachen muß man an einen **psychogenen Pruritus** denken, der wegen seiner Häufigkeit von besonderer Bedeutung ist. Er ist oft begleitet von anderen sensiblen oder sensorischen Mißempfindungen, z. B. bitterem Geschmack im Mund oder Zungenbrennen.

Zeitlich begrenzte Phasen psychischer Belastungen, wie Streß oder Angst, können mit vorübergehendem Juckreiz verbunden sein; kontinuierlich kommt Pruritus vor bei psychovegetativer Labilität und Neurasthenie, bei Neurosen und bei Psychosen, insbesondere beim Zoonosenwahn und bei Depressionen.

Während einerseits emotionale Belastungen Pruritus jeglicher Ursache verstärken können, wirkt der juckreizgeplagte Patient oft depressiv, ängstlich und gequält. Man muß sich daher besonders hüten, Ursache und Wirkung zu vertauschen. Ein verwertbares Unterscheidungskriterium zur Abgrenzung gegenüber einem Pruritus anderer Genese ist die Beobachtung, daß psychogener Pruritus, wie auch der oben erwähnte senile Pruritus, fast nie zu einem Schlafdefizit führt.

Bei Verdacht auf psychogenen Pruritus mit dauerhaftem Auftreten und eindeutigem Krankheitswert sollte eine psychologische bzw. psychiatrische Abklärung erfolgen und gegebenenfalls eine Psychotherapie eingeleitet werden.

4. Systemische Erkrankungen

Neben den bisher angeführten Schritten zur Abklärung eines pathologischen Juckreizes muß in jedem Fall gleichzeitig die Suche nach einer möglicherweise vorliegenden systemischen Erkrankung erfolgen. Nach unterschiedlichen Literaturangaben kann generalisierter Juckreiz als Begleitsymptom bei 10–50% aller internistischen Krankheitsbilder auftreten. Oft ist er das einzige Symptom und häufig tritt er Jahre vor Diagnosestellung der zugrundeliegenden Krankheit auf.

Zusätzlich zur Erhebung klinisch-anamnestischer Befunde sollten die folgenden laborchemischen Untersuchungen als Screening durchgeführt werden: Blutsenkung, Blutbild, Blutzuckerbestimmung, Leber-, Nieren- und Schilddrüsenfunktionsanalysen, Urinstatus und Stuhluntersuchung auf Wurmeier und okkultes Blut. Außerdem sollte eine Thoraxübersichtsaufnahme angefertigt werden.

Endokrinopathien und Stoffwechselerkrankungen

Verschiedene Endokrinopathien und Stoffwechselstörungen können Ursache eines unangenehmen Juckreizes sein. Oft tritt er als Frühsymptom beim manifesten **Diabetes mellitus,** aber auch schon bei pathologischer Glukosetoleranz auf. Häufig kommt es hierbei zu lokalisiertem Pruritus, insbesondere im Bereich der Anogenitalregion. Verantwortlich ist vorwiegend die Austrocknung der Haut infolge einer verminderten Oberflächenlipidschicht und einer herabgesetzten Feuchtigkeitskapazität des Stratum corneum mit Ausbildung von Fissuren und Schuppen. Während bei der **Hyperthyreose,** die gelegentlich mit Pruritus einhergeht, wahrscheinlich eine Vasodilatation auslösender Faktor ist, kommt bei **Hypothyreose** in erster Linie die trockene Haut ursächlich in Betracht. Im Rahmen des **Karzinoidsyndroms** führt möglicherweise die gefäßerweiternde Wirkung des Serotonins zu Juckreiz, welcher dabei besonders die Fußsohlen und die Handflächen betrifft. Der Nachweis einer erhöhten Hydroxy-Indolessigsäure-Ausscheidung im Urin bestätigt die Diagnose dieser relativ seltenen Erkrankung, die im fortgeschrittenen Stadium zu einer Endokardfibrose des rechten Herzens führen kann. Bei der ebenfalls seltenen **Mastozytose** bzw. der **Urticaria pigmentosa** entsteht der Juckreiz durch die Histaminfreisetzung infolge der Mastzelldegranulation. Entsprechend finden sich erhöhte Histaminkonzentrationen im Serum und im Urin. Schließlich können eine **Hyperurikämie** mit Ablagerung von Harnsäurekristallen in der Haut oder verschiedene Formen der **Porphyrie,** wobei es zur Einlagerung von Porphyrinmetaboliten ins Gewebe kommt, Ursache für einen generalisierten Pruritus sein.

Hämatopoetische Systemerkrankungen

Bei zahlreichen Erkrankungen des hämopoetischen Systems kann mehr oder minder ausgeprägter Juckreiz auftreten. Für die **Lymphogranulomatose** ist kontinuierlicher Pruritus, welcher häufig von heftigem Brennen begleitet wird, ein wichtiges diagnostisches Kriterium. Er findet sich in bis zu einem Viertel aller Fälle. Auch andere maligne **Non-Hodgkin-Lymphome, Leukämien,** insbesondere die chronisch-lymphatische Leukämie, und das **multiple Myelom** können mit Juckreiz einhergehen. Dieser ist bei der Leukämie tendentiell weniger heftig als beim Hodgkin-Lymphom und wird zu leukämischen Hautinfiltraten in Beziehung gebracht. Lymphogranulomatose und andere maligne Lymphome zeigen gelegentlich auch juckende Exantheme; ein Erythroderm ist manchmal Manifestation des zugrundeliegenden spezifischen Lymphoms. Bei der **Polycythaemia vera** tritt Juckreiz oft nach einer heißen Dusche auf. Der gelegentlich eine **Eisenmangelanämie** begleitende Pruritus verschwindet innerhalb von Stunden nach intravenöser Eisenapplikation, was zeigt, daß lediglich die Hypoferriämie, nicht aber die Anämie, als kausaler Faktor anzusehen ist. In allen Fällen aber ist der pathogenetische Zusammenhang zwischen der hämatologischen Grunderkrankung und dem Symptom Pruritus weitgehend ungeklärt.

Neoplasien

Selten kommt Pruritus als paraneoplastisches Symptom vor, in erster Linie bei **abdominellen Karzinomen.** Oft geht er in diesen Fällen der Diagnosestellung des Malignoms um Jahre voraus und beginnt gewöhnlich an den unteren Extremitäten, um dann zum Schultergürtel, zu den oberen Extremitäten und zum Kopf aufzusteigen. Bei klinisch-anamnestischen und allgemeinen laborchemischen Hinweisen für das Vorliegen eines Neoplasmas ist eine ausführliche Tumorsuche (s. Kap. »Status febrilis«) unerläßlich.

Hepatobiliäre Erkrankungen

Bei hepatobiliären Erkrankungen ist meist generalisierter Juckreiz ein häufiges und oft führendes Symptom. Vorübergehend oder kontinuierlich und mit unterschiedlicher Intensität kommt er vor bei allen Formen der **Leberzirrhose,** insbesondere bei der primär biliären Zirrhose, bei Hepatitis, bei obstruktiven Gallenwegserkrankungen und bei der cholostatischen Hepatose. Nicht selten manifestiert er sich Monate, manchmal Jahre vor Auftreten eines Ikterus, z. B. bei biliärer Zirrhose, bei der sich sehr oft eine diffuse Hyperpigmentation der Haut findet und in hohem Prozentsatz antimitochondriale Antikörper nachweisbar sind. Andererseits gehen **obstruktive Gallenwegserkrankungen** gelegentlich mit deutlichem Ikterus ohne Juckreiz einher. Als ätiologischer Faktor ist wahrscheinlich die erhöhte Konzentration von Gallebestandteilen, insbesondere Gallensäuren im Serum, anzusehen, welche direkt oder indirekt eine Irritation kutaner Nervenfasern bewirken. Dagegen kann ein lange bestehender Pruritus bei zunehmender Leberparenchymzerstörung und Versagen der hepatozellulären Funktion trotz weiterhin erhöhter Gallensäurekonzentrationen im Serum spontan verschwinden. Der genaue pathogenetische Mechanismus des hepatisch bedingten Pruritus ist noch unklar. Auch bei der **intrahepatischen Cholostase,** z. B. im Rahmen einer Schwangerschaft oder infolge Einnahme bestimmter Medikamente (orale Kontrazeptiva, Phenothiazine, Nitrofurantoin, PAS u. a.) kann es zu einer Retention von Gallensäuren bis zum 30fachen der normalen Konzentration kommen. Die Intensität des Juckreizes korreliert nicht mit der Schwere des Ikterus als Folge der Hyperbilirubinämie, und es ist so verständlich, daß ein hämolytischer Ikterus keinen Juckreiz verursacht. Bei der **Hepatitis** betrifft der Pruritus manchmal nur die unteren Extremitäten und tritt gelegentlich erst in der späten ikterischen Phase auf. Die Virushepatitis ist bei Erwachsenen wesentlich häufiger von Juckreiz begleitet als bei Kindern.

Renale Erkrankungen

Ein oft unerträglicher, generalisierter Juckreiz findet sich sehr häufig als beherrschendes Symptom bei Patienten mit präurämischen und urämischen Zuständen im Rahmen einer **chronischen Niereninsuffizienz.** Der pathogenetische Faktor ist unbekannt, wahrscheinlich spielen die Atrophie der Haut und die Retention von Natriumchlorid und harnpflichtigen Substanzen, also die Urämie selbst, die entscheidende Rolle. Daneben muß natürlich immer auch an eine Allergie gegen eines der oft zahlreich verabfolgten Medikamente gedacht werden. Die Bedeutung der individuellen Konstitution wird durch die Tatsache unterstrichen, daß manche Patienten unter oder nach Hämodialyse eine Linderung, andere eine Intensivierung des Juckreizes verspüren, während bei einigen Patienten der Juckreiz erst nach Einleitung einer Dialysebehandlung auftritt; ein bislang noch nicht geklärtes Phänomen. Interessant ist auch die Beobachtung, daß eine Parathyreoidektomie zur Beseitigung des sekundären Hyperparathyreoidismus in einzelnen Fällen zu einem wenn auch teilweise nur vorübergehenden Verschwinden des Pruritus geführt hat.

Parasitosen

Verschiedene **Exo- und Endoparasiten** verursachen meist einen lokalisierten, oft aber auch generalisierten Juckreiz. Die äußeren Zeichen einer Pedikulose oder Skabies können dabei so versteckt sein, daß sie auch einer gründlichen Untersuchung entgehen, oder sie fehlen völlig. In diesen Fällen bestätigt gelegentlich nur der Erfolg einer probatorischen Therapie die Diagnose, ein Vorgehen, welches angesichts der Skabies-Häufigkeit manchmal gerechtfertigt erscheint. Meistens finden sich jedoch typische Hautefloreszenzen bzw. es gelingt, die Parasiten selbst nachzuweisen. Eine Eosinophilie, eventuell in Kombination mit einer mäßigen Anämie, läßt u. a. an eine Wurmerkrankung denken. Dabei ist der Pruritus oft von urtikariellen Exanthemen begleitet. Der Eier- oder Parasitennachweis im Stuhl oder mit Hilfe eines Klebefilms bestätigt den Verdacht. In seltenen Fällen gelingt der Erregernachweis nur durch Biopsie.

5. Lokalisierter Pruritus

Alle genannten Ursachen eines generalisierten Pruritus können auch für einen umschriebenen Juckreiz mit oder ohne sichtbare Hautveränderungen verantwortlich sein, wobei einige der genannten Allgemeinerkrankungen zu lokalisiertem Juckreiz prädisponieren (z. B. Diabetes mellitus, Vermikulosen, Neurodermitis).

Wenn typische Effloreszenzen vorhanden sind, kommt als Ursache meist eine definierte Dermatose in Betracht. Darüber hinaus kann die Ätiologie eines lokalisierten Pruritus jedoch äußerst vielfältig sein und ein mehrgleisiges diagnostisches Vorgehen erforderlich machen, um dermatologische, internistische, gynäkologische, urologische, HNO-ärztliche und psychische Erkrankungen auszuschließen. Genaue Inspektion, Palpation, digitale Untersuchung, Kolposkopie, Proktoskopie und Abstrichuntersuchung werden in vielen Fällen wichtige Hinweise für die Diagnose erbringen. In Tab. 1 sind mögliche Ursachen für einige häufige Formen von lokalisiertem Juckreiz zusammengefaßt.

Tab. 1. Ursachen für einen lokalisierten Pruritus mit und ohne sichtbare Hautveränderungen.

P. vulvae	P. ani	P. genitalis	P. nasi	Variköser P.	P. der Kopfhaut
– Zervizitis, Vulvitis, Kolpitis, Fisteln, Fluor – Urininkontinenz, Uterusprolaps – Karzinome, Myome, Adnextumoren – Eingeweidewürmer, Trichomonaden – Leukoplakie, Kraurosis vulvae, extramammärer Paget – Hormonelle Faktoren (Klimakterium, Senium, Gravidität, Menses) – Kontaktallergie – Medikamente (z. B. Kontrazeptiva) – Medikamente (z. B. Tamoxifen), Alkoholgenuß – Psychosexuelle Störungen, psychische Ursachen – Systemische Erkrankungen (z. B. Diabetes mellitus, Leukämie, Neurodermitis)	– Proktitis, Enteritis, Kolitis – Prostatitis, Prostatahypertrophie (bei Männern) – Gonorrhoe – Extramammärer Paget (bei Frauen) – Hämorrhoiden, Fissuren, Marisken, Fisteln, Polypen – Eingeweidewürmer, Parasiten – Verdauungsstörungen, chronische Obstipation – Kontaktallergie – Medikamente (z. B. Antibiotika) – Psychische Ursachen – Systemische Erkrankungen	– Balanitis, Urethritis, Prostatitis, Gonorrhoe – Phimose, Varikozelen – Kontaktallergie – Psychosexuelle Störungen, psychische Ursachen – Systemische Erkrankungen	– NNH-Affektionen – ZNS-Tumoren – Eingeweidewürmer (bei Kindern)	– Varizen – Postphlebitische Zustände – Blutstauung	– Seborrhoe, Sebostase – Pedikulose – Systemische Erkrankungen

Angesichts der Vielzahl von Krankheitsbildern, in deren Rahmen Pruritus als Begleitsymptom auftreten kann, ist verständlich, daß im vorliegenden Kapitel lediglich eine orientierende Übersicht ohne Anspruch auf Vollständigkeit gegeben werden konnte. Hierbei wurde insbesondere auf die möglichen internistischen Ursachen näher eingegangen. Wie jedoch schon oben erwähnt, ist in den meisten Fällen eine Zusammenarbeit verschiedener Fachdisziplinen erforderlich, um die Ätiologie eines unangenehmen, für den Patienten oft unerträglichen Juckreizes zu klären.

Differentialdiagnostisches Spektrum

Pruritus mit sichtbaren Hautveränderungen bei Dermatosen

Entzündlich
Dermatitis herpetiformis Duhring
Lichen ruber planus
Bullöses Pemphigoid
Psoriasis
Erythema exsudativum multiforme
Urtikaria
Quincke-Ödem
Endogenes Ekzem
Kontaktekzem
Polymorphe Lichtdermatosen
Arzneimittelexanthem

Infektiös
Impetigo
Follikulitis
Erythrasma
Herpes simplex
Varizellen
Mykosen

Parasitär
Pedikulose
Skabies
Insektenstich

Neoplastisch
Mycosis fungoides

Sonstige
Xerosis
Lichen sclerosus et atrophicus
Urticaria pigmentosa
Sonnenbrand

Pruritus ohne sichtbare Hautveränderungen

Generalisierter Pruritus bei systemischen Erkrankungen
Endokrine und metabolische Erkrankungen
    Diabetes mellitus
    Diabetes insipidus
    Hyperthyreose
    Hypothyreose
    Karzinoid
    Hyperurikämie
    Porphyrie
    Mastozytose
Hämatopoetische Erkrankungen
    Lymphogranulomatose (Hodgkin-Lymphom)
    Maligne Non-Hodgkin-Lymphome
    Leukämien
    Multiples Myelom (Plasmozytom)
    Polycythaemia vera
    Eisenmangelanämie
Neoplasien
    Karzinome
    Sarkome
    ZNS-Tumoren
    Mycosis fungoides
Hepatobiliäre Erkrankungen
    Leberzirrhose
    Hepatitis
    Gallenwegsobstruktion
    Intrahepatische Cholostase
Renale Erkrankungen
    Chronische Niereninsuffizienz
    Chronische Glomerulonephritis
    Chronische Pyelonephritis
Parasitosen
    Pedikulose
    Skabies
    Trichiuriasis
    Oxyuriasis
    Askariasis
    Ankylostomiasis
    Trichinose
    Zystizerkose
    Onchozerkose
    Echinokokkose

Lokalisierter Pruritus
s. Tab. 1

Literatur

Arnold H L et al. (eds). Andrew's Diseases of the Skin. Clinical Dermatology. 8th ed. Philadelphia: W B Saunders 1982.
Bernhard J D. Clinical aspects of pruritus. In: Fitzpatrick T B et al. (eds). Dermatology in General Medicine. 3d ed. New York: McGraw-Hill 1987.
Gloor M. Pruritus sine materia. Therapiewoche 1984; 34: 1614.
Greaves M. Pathophysiology of pruritus. In: Fitzpatrick T B, et al. (eds). Dermatology in General Medicine. 3d ed. New York: McGraw-Hill 1987.
Herndon J H. Itching: The pathophysiology of pruritus. Int J Dermatol 1975; 14: 465.
Lorette G, Vaillant L. Pruritus. Current concepts in pathogenesis and treatment. Drugs 1990; 39: 218.
Marghescu S. Pruritus. In: Bock H E, Gerok W, Hartmann F (Hrsg). Klinik der Gegenwart. Handbuch der praktischen Medizin. Bd IX. München: Urban & Schwarzenberg 1980, S. E699–E715.

Lymphknotenschwellung

I. Meuthen, M. Schrappe-Bächer und B. Mödder

Definition und Abgrenzung

Normal große Lymphknoten sind nicht palpabel und sonographisch nicht darzustellen. Unter besonders günstigen Untersuchungsbedingungen lassen sie sich im Computertomogramm nachweisen, lymphographisch ist ihre Darstellung möglich. Liegt eine Schwellung im Bereich einer oder mehrerer Lymphknotenstationen vor, so gilt es zunächst, Lymphknotenvergrößerungen von tumorösen Veränderungen bzw. Schwellungen der den Lymphknoten benachbarten Strukturen abzugrenzen. Lymphknotenschwellungen selbst sind ein äußerst vielseitiges Symptom benigner als auch maligner Erkrankungen. Sie können das einzige Krankheitssymptom darstellen oder aber Begleiterscheinung eines anderen Leitsymptoms sein.

Diagnostisches Vorgehen (Abb. 1)

Liegt eine Lymphknotenschwellung vor, so haben differentialdiagnostische Überlegungen stets davon auszugehen, eine maligne Lymphknotenerkrankung auszuschließen. Somit stellt sich bei jeder Lymphknotenvergrößerung die Frage, ob der Lymphknoten exstirpiert werden muß oder nicht. Im folgenden sollen zunächst anamnestische Hinweise und differentialdiagnostische Hinweise bei der körperlichen Untersuchung besprochen werden, durch die der Verdacht in Richtung entzündlicher oder maligner Lymphknotenschwellung gerichtet wird.

Anamnese

Ein akuter Krankheitsbeginn ist bei bakteriellen oder viralen Infekten sowie Hämoblastosen charakteristisch. Lymphknotenmetastasen, maligne Lymphome, Tuberkulose, Sarkoidose und Aktinomykose verlaufen eher schleichend. Die Berufsanamnese kann differentialdiagnostische Hinweise in Richtung Aktinomykose, Morbus Bang, Tularämie, Katzenkratzkrankheit oder Toxoplasmose geben. Allgemeinsymptome wie Fieber, Exanthem, Halsschmerzen und Husten sprechen eher für eine entzündliche bzw. infektiöse Genese der Lymphknotenschwellungen. Während man bei viralen und bakteriellen Infekten meist einen kontinuierlichen Fiebertyp findet, zeigen Tuberkulose, Toxoplasmose, Katzenkratzkrankheit, Hämoblastosen und solide Tumoren eher subfebrile Temperaturen. Bei Morbus Hodgkin wird sowohl eine Kontinua als auch ein sogenanntes Pel-Ebstein-Fieber gesehen. Letztgenannter Fiebertyp wird auch bei Morbus Bang beobachtet. Ein remittierender Fiebertyp findet sich bei Sepsis, jedoch auch bei malignen Lymphomen. Krankheitsspezifische Symptome bei pcP, Kollagenosen, Felty-Syndrom, Still-Syndrom, Sjögren-Syndrom, Morbus Boeck und Morbus Crohn können den diagnostischen Weg bei gleichzeitiger Lymphknotenschwellung leiten.

Bei Patienten mit Lymphknotenvergrößerungen ist immer nach der sogenannten B-Symptomatik zu fragen, worunter man eine Gewichtsabnahme über 10% des Körpergewichtes im letzten halben Jahr, Nachtschweiß und Fieber über 38° C zusammenfaßt. Beim

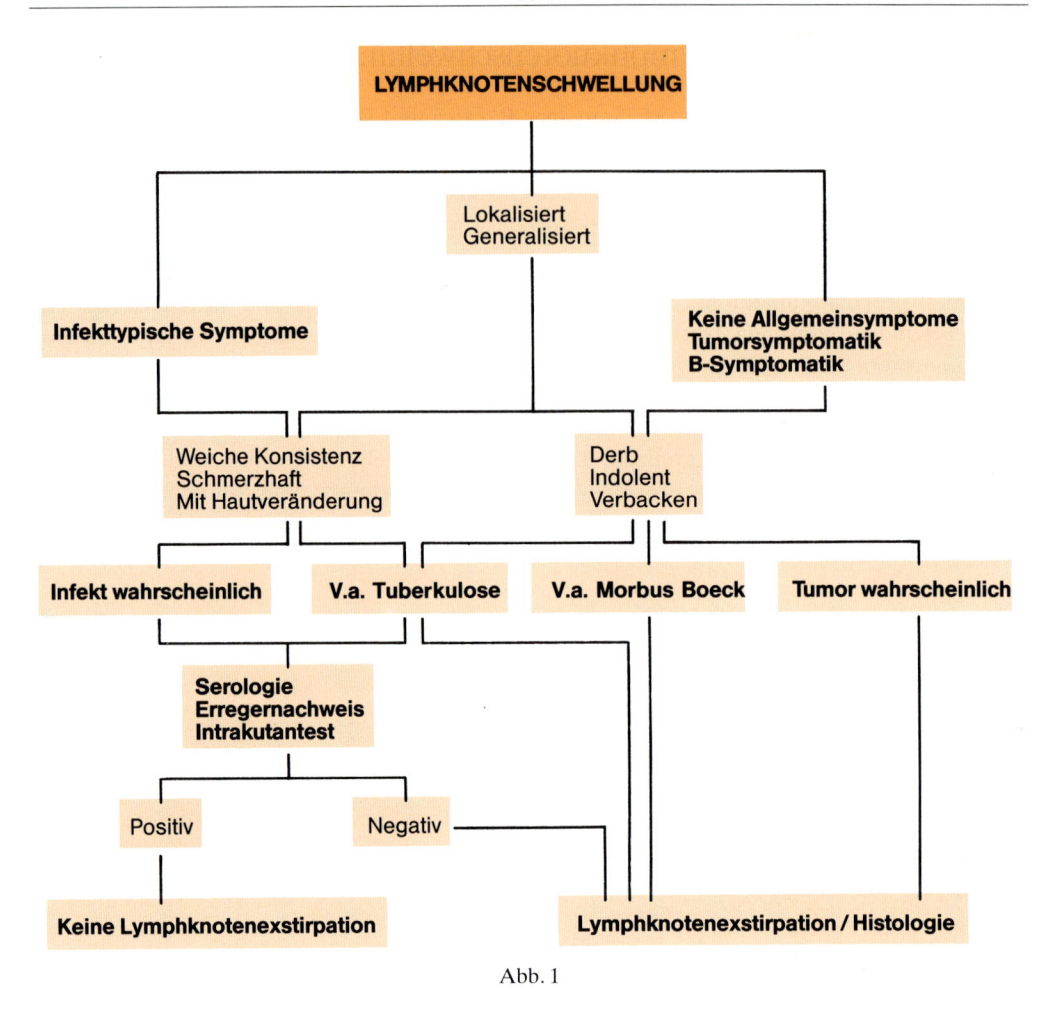

```
                    LYMPHKNOTENSCHWELLUNG
                              │
                         Lokalisiert
                         Generalisiert
            ┌─────────────────┴─────────────────┐
   Infekttypische Symptome          Keine Allgemeinsymptome
                                    Tumorsymptomatik
                                    B-Symptomatik
       ┌──────┴──────┐               ┌──────┴──────┐
   Weiche Konsistenz              Derb
   Schmerzhaft                    Indolent
   Mit Hautveränderung            Verbacken
    │           │                  │            │
 Infekt    V.a. Tuberkulose   V.a. Morbus Boeck   Tumor wahrscheinlich
 wahrscheinlich
              │
         Serologie
         Erregernachweis
         Intrakutantest
        ┌────┴────┐
     Positiv   Negativ
        │         │
  Keine         Lymphknotenexstirpation / Histologie
  Lymphknotenexstirpation
```

Abb. 1

Vorliegen eines malignen Lymphoms werden Patienten mit solcher Symptomatik der prognostisch schlechteren B-Gruppe zugeordnet und einer zweiten Patientengruppe ohne solche Symptome (A) gegenübergestellt.

Körperliche Untersuchung

Die Lokalisation vergrößerter Lymphknoten ist sowohl bei malignen Prozessen als auch bei entzündlichen Lymphknotenschwellungen differentialdiagnostisch unzuverlässig, auf Prädilektionsstellen von Lymphknotenschwellungen soll im folgenden, bei der Besprechung der einzelnen Krankheitsbilder, näher eingegangen werden. Auf die Konsistenz vergrößerter Lymphknoten ist zu achten.

Entzündliche Lymphknotenvergrößerungen sind eher weich, schmerzhaft und druckempfindlich, Hautveränderungen und Fistelbildungen in der Umgebung des vergrößerten Lymphknotens kommen vor. Die Lymphknoten sind meist gut gegen die Umgebung verschieblich und können fluktuieren. Ausnahmen bilden Lymphknotenvergrößerungen bei Autoimmunerkrankungen, Sarkoidose, Tuberkulose, Morbus Crohn, sogenannten Speicherkrankheiten und Lymphadenopathie-Syndrom (LAS) bei HIV-Infektion. Hier sind vergrößerte Lymphknoten häufig schmerzlos, manchmal derb, jedoch nicht verbacken. Maligne Lymphknotenerkrankungen, insbesondere Lymphknotenmetastasen solider Tumoren und der Castleman-Tumor zeichnen sich fast immer durch mittelharte bis derbe, teilweise mit der Umgebung verbackene Lymphome ohne begleitende Hautveränderungen aus. Die Lymphknoten selbst sind indolent, Schmerzen können jedoch durch lokale Verdrängungserscheinungen entstehen.

Hepato- und/oder Splenomegalie kommen in erster Linie bei malignen Lymphomen, Hämoblastosen und Speicherkrankheiten vor, können jedoch auch bei Infektionen und nichtinfektiösen entzündlichen Lymphknotenschwellungen beobachtet werden. Ein Ikterus kann durch einen Leberbefall bei malignen Lymphomen, eine Lebermetastasierung, eine hämolytische Anämie, durch Lymphknotenvergrößerungen am Leberhilus, aber auch durch Hepatitiden unterschiedlichster Genese verursacht werden.

Zusammenfassend sind somit sowohl anamnestische als auch bei der klinischen Untersuchung erhaltene Anhaltspunkte zur Genese der Lymphknotenschwellung als eher unzuverlässig anzusehen, sie können jedoch in der Gesamtschau der Befunde Leitfäden für das immer erforderliche weitere differentialdiagnostische Vorgehen darstellen.

Verdacht auf infektiöse Lymphknotenschwellung

Erhebt sich aus Anamnese und klinischer Untersuchung der Verdacht auf eine infektiöse Lymphknotenschwellung, so sind zunächst ein Erregernachweis und serologische Untersuchungen zur Identifikation des krankheitsauslösenden Agens indiziert. Bei einzelnen Krankheitsbildern können Intrakutantests weiterhelfen. Ist die Diagnose durch die genannten Maßnahmen zu sichern, kann im allgemeinen auf eine Lymphknotenexstirpation verzichtet werden, bei negativem Ausfall wird man nicht umhin können, die Diagnose histologisch zu sichern. Ausnahmen stellen Erkrankungen wie z. B. die Lymphknotentuberkulose dar, bei der eine Lymphknotenprobeexzision auf alle Fälle zur histologischen Diagnosesicherung und zum Erregernachweis gerechtfertigt ist.

Verdacht auf entzündliche Lymphknotenschwellungen nichtinfektiöser Genese

Ergibt sich aufgrund der klinischen Befunde der Verdacht auf eine Sarkoidose, so besteht die Indikation zur Lymphknotenexstirpation, wenn die Diagnose nicht durch weniger invasive bioptische Methoden zu sichern ist. Eine ähnliche Situation kann sich bei Lymphknotenschwellungen im Rahmen von Autoimmunerkrankungen ergeben, wenn es gilt, die im Rahmen dieser Erkrankungen häufiger zu beobachtenden malignen Lymphome von Lymphknotenschwellungen im Rahmen der Grunderkrankung abzugrenzen.

Verdacht auf maligne Lymphknotenschwellung

Zusätzliche differentialdiagnostische Hinweise zur Anamnese und zum klinischen Befund erhält man bei malignen Prozessen häufig durch eingehende Labordiagnostik. Eine starke BSG-Beschleunigung, eine pathologische Serumeiweißelektrophorese, ein pathologischer Kupfer-Eisen-Quotient, Blutbildveränderungen, LDH-Erhöhungen, Erhöhung des Haptoglobins sowie unter Umständen Veränderungen der Leberenzyme werden bei Malignomen häufiger als bei infektiös bedingten Lymphknotenschwellungen gesehen. Besteht klinisch der Verdacht auf einen malignen Lymphknotenprozeß, muß sich eine histologische Lymphknotenuntersuchung anschließen.

Die Rolle der Lymphknotenzytologie

Die Lymphknotenzytologie nach Feinnadelsaugbiopsie kann im Rahmen entzündlicher Lymphknotenschwellungen die Differentialdiagnose zwischen akuter eitriger Lymphadenitis und der großen Gruppe der epitheloidzelligen Lymphadenitiden ermöglichen. Ein zytologisch positiver Tumorzellnachweis kann als Beweis einer malignen Lymphknotenerkrankung gelten, bei fehlendem Tumorzellnachweis ist ein maligner Prozeß nicht sicher auszuschließen. Eine alleinige zytologische Untersuchung des Lymphknotenpunktats ist bei malignen Lymphomen im allgemeinen nicht zulässig, da weder die differentialdiagnostisch entscheidende Subklassifikation des Morbus Hodgkin noch der Non-Hodgkin-Lymphome ermöglicht werden. Der zytologisch positive Nachweis von malignen ortsfremden Zellelementen im Lymphknoten kann zur Diagnose einer Lymphknotenmetastase ausreichen, eine Artdiagnose des Primärtumors und somit eine gezielte Primärtumorsuche sind nur in Ausnahmefällen möglich. So sind z. B. Metastasen eines verschleimenden Adenokarzinoms oder verhornenden Plattenepithelkarzinoms zytologisch bereits charakteristisch. Die sogenannten Speicherkrankheiten können zytologisch mit hoher Wahrscheinlichkeit diagnostiziert werden.

Bei Lymphknotenschwellungen im Rahmen maligner Hämoblastosen, wie akuten nichtlymphatischen Leukämien und myeloproliferativen Syndromen, kann sich eine Lymphknotenexstirpation erübrigen und die Lymphknotenzytologie ausreichen, wenn die Diagnose durch Veränderungen des peripheren Blutbildes oder durch den Knochenmarkbefund zu sichern ist. Daneben muß die für den Patienten nicht belastende Zytologie genügen, wenn sich voraussichtlich aus der histologischen Aufarbeitung des exstirpierten Lymphknotens keine therapeutischen Konsequenzen ableiten. Eine absolute Kontraindikation gegen die Lymphknotenpunktion stellt eine vermutete Lymphknotenmetastase eines malignen Melanoms dar. Als relative Kontraindikation gilt eine tuberkulöse Lymphadenitis.

Benigne Lymphknotenschwellungen (Abb. 2)

Wie bereits erwähnt, können auch benigne Lymphknotenschwellungen, wenn die konservative Diagnostik nicht ausreicht, zu einer Lymphknotenprobeexzision und histologischen Untersuchung zwingen. Entsprechend Abb. 2 soll zwischen infektiösen und nichtinfektiösen benignen Lymphknotenschwellungen unterschieden werden. Tab. 1 gibt eine Auflistung der häufigsten Ursachen benigner lokalisierter und generalisierter Lymphknotenschwellungen wieder.

1. Sarkoidose (Morbus Boeck)

Schmerzlose lokalisierte oder generalisierte Lymphome (in insgesamt ca. 70%) treten bei Sarkoidose auf. Am häufigsten betroffen sind zervikale und axilläre, seltener kubitale Lymphknotenstationen. Es liegt eine epitheloidzellige Lymphadenitis vor, wobei im Gegensatz zur Tuberkulose Einschmelzungen kaum vorkommen, Langhanssche Riesenzellen fehlen. Der röntgenologische Hilusbefund (polyzyklische Hilusvergrößerung), eine evtl. Lungenbeteiligung oder Beteiligung anderer Organe sowie die erst in hoher Konzentration positive Tuberkulinhautreaktion bieten diagnostische Hilfe. Eine histologische Diagnosesicherung des Morbus Boeck ist immer anzustreben, dabei stehen neben der peripheren

```
                    BENIGNE LYMPHKNOTENSCHWELLUNG
                    ┌──────────────────┴──────────────────┐
            Nichtinfektiöse Genese                 Infektiöse Genese

  1. Morbus Boeck          6. Castleman-Tumor    7. Virusinfekt

  2. Autoimmun-            5. Speicherkrankheit  8. Bakterieller      10. Pilzinfekt
     erkrankung                                     Infekt

  3. Allergische           4. LK bei Tumorpatient                9. Parasitose
     Reaktion                 ohne Metastasennachweis
```

Abb. 2

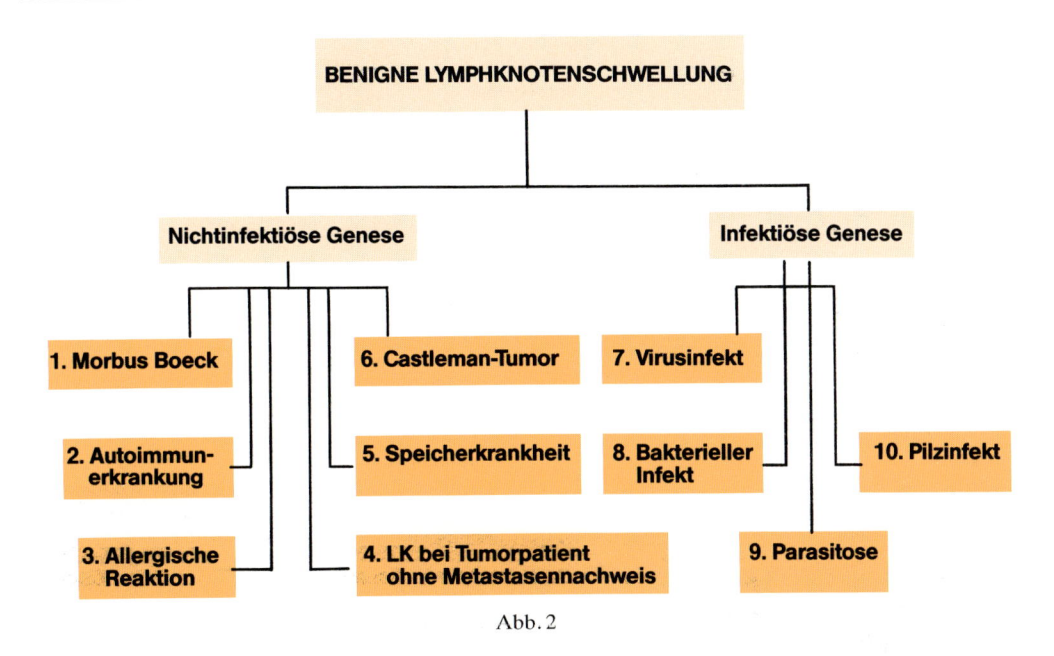

Lymphknotenprobeexzision die transbronchiale Biopsie der Lunge, die Skalenusbiopsie, die Mediastinoskopie, die Narbenbiopsie oder auch die Leberbiopsie zur Verfügung. Häufig findet sich bei Sarkoidose eine erhöhte Angiotensin-Converting-Enzyme-(ACE-)Konzentration im Serum, in der bronchoalveolären Lavage ist das Verhältnis von T4:T8-Lymphozyten zugunsten ersterer verschoben. Eine Echokardiographie mit der Frage nach kardialer Beteiligung bei Sarkoidose gehört heute zu den obligaten diagnostischen Maßnahmen.

2. Autoimmunerkrankungen

Lymphknotenschwellungen kommen im Rahmen dieser Erkrankungen selten vor, manchmal sieht man gleichzeitig eine Splenomegalie. Das Still-Chauffard-Syndrom bietet als Leitsymptome Fieber, die Polyarthritis, die Splenomegalie und Lymphknotenschwellung, häufig besteht eine Polyserositis. In 70–80% des Felty-Syndroms fällt eine generalisierte Lymphknotenschwellung auf, daneben besteht eine Splenomegalie mit Hyperspleniesyndrom und Polyarthritis. Selten sind kleinere Lymphknotenschwellungen bei rheumatoider Arthritis (rA) und im Rahmen von Kollagenosen. Beim hypereosinophilen Syndrom, das mit der Endocarditis fibroplastica Löffler in Zusammenhang steht, wurden Lymphknotenschwellungen beschrieben, eine Splenomegalie kommt vor. Es besteht eine positive Koinzidenz zwischen dem Sjögren-Syndrom und dem Auftreten maligner Non-Hodgkin-Lymphome.

3. Allergische Reaktionen

Bei hochgradigen allergischen Reaktionen mit Eosinophilie treten Lymphknotenschwellungen manchmal im Verein mit Splenomegalie auf. Nach langjähriger Hydantointherapie oder nach Behandlung mit PAS kommen Lymphknotenschwellungen vor. Differentialdiagnostisches Kriterium ist der Rückgang der Lymphome nach Absetzen der Medikamente. Nach Hydantointherapie wurde der Übergang in ein malignes Lymphom beschrieben.

Tab. 1. **Erkrankungen, die häufig mit entzündlichen oder reaktiven Lymphknotenschwellungen einhergehen.**

Lokalisierte Lymphknotenschwellung
Akute und chronische Fokalinfekte mit regionärer
 LK-Schwellung
Impfungen
Katzenkratzkrankheit
Tularämie
Tuberkulose
Aktinomykose
Histoplasmose
Blastomykose
Yersiniose
Lues
Lymphogranuloma inguinale
Lepra
Morbus Boeck
Fremdkörperreaktionen
(Castleman-Tumor)

Generalisierte Lymphknotenschwellung oder mehrere Lymphknotenstationen betreffend
Viral bedingt:
 Virushepatitis
 Lymphocytosis acuta infectiosa
 Röteln
 Masern
 Mumps
 Varizellen
 Roseola infantum
 Influenza
 Adenovirusinfekte
 Infektiöse Mononukleose
 Zytomegalie
 HIV-1- u. HIV-2-Infektionen
Bakteriell bedingt:
 Tuberkulose
 Lues
 Salmonellose
 Diphtherie

Bakteriell bedingt:
 Tularämie
 Listeriose
 Brucellose
 Lymphogranuloma inguinale
 Rickettsiosen
 Bakterielle Sepsis
Parasitär bedingt:
 Leishmaniosen (Kala-Azar)
 Schistosomiasis
 Malaria
 Toxoplasmose
 Trypanosomiasis
Autoimmunologisch bedingt:
 Kollagenosen einschließlich Sjögren-Syndrom
 rA
 Still-Syndrom
 Felty-Syndrom
Allergisch bedingt:
 PAS
 Hydantoin
 Perchlorat
 Chronisches Ekzem
 Serumkrankheit
Sonstige Ursachen:
 Morbus Boeck
 Morbus Crohn
 Endocarditis fibroplastica Löffler
 sog. Status thymolymphaticus
 LK-Schwellung bei Tumorpatienten
  ohne Metastasennachweis
 Speicherkrankheiten (Morbus Gaucher,
  Morbus Niemann-Pick,
  Morbus Hand-Schüller-Christian)
 Hyperthyreose

4. Lymphknotenschwellungen bei Tumorpatienten ohne Metastasennachweis

Als reaktives Phänomen kommen Lymphknotenschwellungen bei Tumorpatienten auch ohne metastatischen Lymphknotenbefall vor, sie weisen histologisch eine Sinushistiozytose auf. Um eine Lymphknotenmetastase nicht zu übersehen, wird eine Lymphknotenexstirpation nicht zu umgehen sein.

5. Speicherkrankheiten

Der Morbus Gaucher hat als Leitsymptom die Splenomegalie bzw. das Hyperspleniesyndrom. Gaucherzellen können in Knochenmark, Lymphknoten und Milzpunktat nachgewiesen werden, es handelt sich dabei um eine Zerebrosidspeicherkrankheit. Der Morbus Niemann-Pick zeigt eine Phosphatidspeicherung, es handelt sich hierbei um eine pädiatrische Erkrankung.

Der Morbus Hand-Schüller-Christian ist ebenfalls überwiegend eine Erkrankung des Kindes- und Jugendalters, die Leitsymptome sind Knochendefekte (Landkartenschädel) und Splenomegalie. Ein Diabetes insipidus durch Hypophysendestruktion und ein Exophthalmus sind im Rahmen der Erkrankung bekannt. Differentialdiagnostisches Kriterium aller drei erwähnten Erkrankungen ist der zytologische oder histologische Nachweis von großvolumigen Speicherzellen in Milz, Lymphknoten, Leber und Knochen. Der Morbus Hand-Schüller-Christian, das eosinophile Granulom und der Morbus Abt-Letterer-Siewe werden unter dem Sammelbegriff Histiocytosis X subsumiert.

6. Castleman-Tumor

Benigne, vor allem hilär, paratracheal und retroperitoneal auftretende Lymphknotenschwellungen, die histologisch definiert sind, werden als Castleman-Tumor bezeichnet. Es handelt sich um benigne Lymphknotentumoren oder reaktive Lymphknotenhyperplasien unbekannter Ätiologie. Das Haupterkrankungsalter liegt zwischen dem 30. und 40. Lebensjahr, Beschwerden können durch lokale Verdrängungserscheinungen auftreten. Histologisch ist der angiofollikuläre Typ (90%) vom plasmazellulären Typ (10%) des Castleman-Tumors zu unterscheiden. Während der angiofollikuläre Castleman-Tumor wie beschrieben lokal verdrängend wächst, äußert sich der plasmazelluläre Typ als Systemerkrankung mit Fieber, Müdigkeit, Abgeschlagenheit, Anämie, Erhöhung der γ-Globuline und Hypalbuminämie. Das Haupterkrankungsalter liegt zwischen dem 20. und 40. Lebensjahr.

7. Differentialdiagnostisch bedeutsame Virusinfekte

Infektiöse Mononukleose (Pfeiffersches Drüsenfieber)

Der Erreger der infektiösen Mononukleose ist das Epstein-Barr-Virus. Es sind überwiegend jugendliche Patienten betroffen (Kuß-Fieber, Studentenfieber), die über gleichzeitige Halsschmerzen und Fieber klagen. In drei Viertel der Fälle ist ein Milztumor vorhanden, seltener kommt eine Hepatomegalie bzw. Hepatitis, Nephritis, Myokarditis, Meningitis oder Enzephalitis vor.

Oft kann man Exantheme, Enantheme, eine Konjunktivitis, Gesichts- oder Lidödeme beobachten. Erhebt sich der Verdacht auf eine infektiöse Mononukleose, sollte neben den serologischen Untersuchungen (Paul-Bunnell-Test, Hanganutziu-Deicher-Reaktion) der periphere Blutausstrich untersucht werden. Fast immer findet sich eine Leukozytose, selten eine Leukozytopenie. Charakteristisch ist das Auftreten von sogenannten lymphomonozytären Zellen (lymphatische Reizformen, Virozyten), teils mit Plasmavakuolen (fenestrated forms). Gelenk- und Gliederschmerzen werden angegeben, charakteristischerweise ist eine Angina vorhanden, teilweise findet sich eine bakteriell superinfizierte Tonsillitis. Häufig werden Autoimmunphänomene wie eine positive Rheumaserologie, der positive Nachweis von Kälteagglutininen oder sonstige Autoantikörper gesehen. Die Diagnose kann, wie erwähnt, durch serologische Methoden in Verbindung mit Klinik und charakteristischem peripheren Blutausstrich gestellt werden, eine Lymphknotenexstirpation ist praktisch nicht erforderlich. Zytologisch zeigt der Lymphknoten eine epitheloidzellige Lymphadenitis mit zahlreichen lymphomonozytären Zellen.

Zytomegalie

Bei schwerem Verlauf kann die Zytomegalie mit einer epitheloidzelligen Lymphadenitis einhergehen. Das Zytomegalievirus kann nahezu jedes Organ befallen, neben einem

Tab. 2. Walter-Reed-Klassifikation der HIV-1-Infektion (HIV-1-Seropositivität vorausgesetzt).

WR 1: T4 >400/mm^3; asymptomatisch
WR 2: T4 >400/mm^3; generalisierte Lymphadenopathie
WR 3: T4 <400/mm^3; generalisierte Lymphadenopathie
WR 4: T4 <400/mm^3; partielle Hautanergie
WR 5: T4 <400/mm^3; Hautanergie und/oder orale Kandidiose
WR 6: Opportunistische Infektionen

Suffixe:
B = Allgemeinsymptome
T = Thrombopenie
C = Neurologischer Befall
K = Kaposi-Sarkom (!)
N = Malignes Non-Hodgkin-Lymphom (!)

mononukleoseähnlichen Krankheitsbild können Hepatitis, interstitielle Pneumonie, Enzephalitis, Splenomegalie und Nephritis auftreten. Die meisten Infektionen verlaufen inapparent, im Erwachsenenalter sind vor allem immungeschwächte Patienten betroffen. Im peripheren Blutausstrich können ebenfalls lymphomonozytäre Zellen auftreten, die Diagnose wird serologisch und evtl. durch Virusisolierung gesichert.

Human Immunodeficiency Virus (HIV)

Das Human Immunodeficiency Virus, von dem bislang zwei menschenpathogene Formen (HIV 1 und 2) bekannt sind, ist durch Blutbestandteile bei sexuellen Kontakten, bei intravenösem Drogengebrauch und bei der Gabe von Blutprodukten aus therapeutischer Absicht (Erythrozyten-, Thrombozyten-, Faktor-VIII-Konzentrate) übertragbar. Es führt zu einem vielseitigen Krankheitsbild, das durch einen Immundefekt und neurologische Störungen charakterisiert ist. Ursächlich liegt dieser Erkrankung eine Infektion von T4-Helfer-Lymphozyten, Makrophagen und neurogenen Zellen zugrunde. Man nimmt anhand der Klinik, der absoluten Zahl der T4-Helferzellen und dem Grad der kutanen Anergie eine Stadieneinteilung nach der Klassifikation des Walter-Reed-Army-Hospital (s. Tab. 2) oder des Center of Disease Control (CDC) (s. Tab. 3) vor, wobei eine zwangsläufige Reihenfolge der zu durchlaufenden Stadien nicht gegeben ist. Im dennoch typischen

Tab. 3. CDC-Klassifikation der HIV-1-Infektion (1986).

Stadium I:	Akute mononukleoseähnliche Infektion	
Stadium II:	Asymptomatisches Stadium (HIV-1-seropositiv)	
Stadium III:	Generalisierte Lymphadenopathie	
Stadium IV:	A:	Konstitutionelle Symptome
	B:	Neurologischer Befall
	C1:	Opportunistische Infektionen
	C2:	Orale Kandidiose, Tuberkulose etc.
	D:	Tumoren (Kaposi-Sarkom, hochmaligne Non-Hodgkin-Lymphome)
	E:	z. B. interstitielle lymphoide Pneumonitis, Psoriasis u. a.

In Stadium I–III wird A für normale und B für pathologische Laborwerte (Anämie, Thrombopenie) angefügt.

progredienten Verlauf kommt es nach einem akuten Mononukleose-ähnlichen Krankheitsbild einige Wochen nach der Infektion (CDC I) zu einem asymptomatischen Intervall unterschiedlicher Länge (CDC II) und einem durch eine generalisierte Lymphadenopathie gekennzeichneten Stadium (CDC III). Dieses sog. Lymphadenopathie-Syndrom ist gegeben bei Vorliegen von Lymphknotenschwellungen (mehr als 1 cm im Durchmesser) an mehr als 2 extrainguinalen Lymphknotenregionen über einen längeren Zeitraum als drei Monate. Die Konsistenz der Lymphknoten ist weich, sie nehmen meist im Verlauf an Größe ab, an Konsistenz jedoch zu. Zu beachten ist das häufige Auftreten von malignen Non-Hodgkin-Lymphomen, die zum Bild des voll ausgeprägten Acquired Immunodeficiency Syndrome (AIDS) gehören.

Eine Akzeleration des Krankheitsbildes wird eingeleitet durch das Auftreten von Allgemeinsymptomen wie Fieber, Nachtschweiß, Gewichtsabnahme, Durchfall und Abgeschlagenheit, die unter dem Begriff des AIDS-Related Complex (ARC) und in der CDC-Klassifikation als Stadium IVA zusammengefaßt werden. Das ARC geht (im typischen Verlauf) in das Endstadium des AIDS über, das durch opportunistische Infektionen und Tumoren definiert wird (s. Tab. 3). Weitere Symptome, die einen Übergang in AIDS ankündigen, sind die orale Kandidose, die Haarleukoplakie des Mundraumes und perianale Herpes-simplex-Ulzera.

Die Stadieneinteilungen der HIV-Infektion unterliegen einem stetigen Wandel; in der neuesten Definition der CDC von 1987 (s. Tab. 4) sind der neurologische Befall und bestimmte ARC-Symptome in die Definition des AIDS mit einbezogen, obwohl ersterer

Tab. 4. **Revision der AIDS-Definition der CDC (1987). Die Änderungen im Vergleich zur Definition von 1986 bestehen vor allem in der Einbeziehung von »Indicator diseases«, die zur Diagnose AIDS Anlaß geben, auch bei aus technischen Gründen nicht durchführbaren oder unklaren Befunden in der HIV-Serologie, weiterhin in der Einführung detaillierter Diagnosekriterien der opportunistischen Infektionen. Es soll hier nur eine Aufzählung der opportunistischen Erkrankungen vorgenommen werden, ohne auf diese Gesichtspunkte im einzelnen einzugehen.**

1. Pneumocystis-carinii-Pneumonie
2. Candidiasis des Ösophagus, der Trachea, der Bronchien oder der Lunge
3. Extrapulmonale Kryptokokkose
4. Cryptosporidiose (Diarrhö >1 Monat)
5. Zytomegalievirusinfektion (außer Leber, Milz oder Lymphknoten)
6. Herpes-simplex-Virus-Infektion (Mukokutane Ulzera, Bronchitis, Pneumonitis, Ösophagitis)
7. Zerebrale Toxoplasmose
8. Atypische Mykobakteriose
9. Extrapulmonale Tuberkulose
10. Rezidivierende Salmonellensepsis
11. Disseminierte Kokzidioidomykose
12. Disseminierte Histoplasmose
13. Isosporiasis (Diarrhö >1 Monat)
14. Progressive multifokale Leukoenzephalopathie
15. Lymphoide interstitielle Pneumonitis
16. Kaposi-Sarkom
17. Non-Hodgkin-Lymphome (hochmaligne, B-Zell-Typ oder unklassifizierbar)
18. Non-Hodgkin-Lymphome des Gehirns
19. HIV-Enzephalopathie
20. Wasting-Syndrome [Gewichtsverlust >10% oder: Diarrhö (>1 Monat) oder Abgeschlagenheit und Fieber (>1 Monat)]

nicht mit der fortschreitenden Immundefizienz parallel geht und das ARC als fortgeschrittenes Stadium der primären HIV-Infektion nicht durch opportunistische Zweiterkrankungen charakterisiert ist.

Differentialdiagnostisch von hoher Bedeutung sind Symptome wie Kopfschmerz (zerebrale Toxoplasmose), hämorrhagische Diathese (HIV-assoziierte Thrombopenie), Husten, Fieber und Luftnot (Pneumocystis-carinii-Pneumonie), Sehstörungen (Zytomegalieretinitis) und Durchfall (Zytomegalie, Kryptosporidiose, Isospora belli, Mykobakteriose des Darmes), da hier eine effiziente Diagnostik mit frühzeitigem Therapiebeginn die Prognose entscheidend beeinflussen kann.

8. Differentialdiagnostisch bedeutsame bakterielle Infekte

Lokale Verletzungen mit Superinfektionen oder Fokalinfekte (Tonsillen, Zähne, Genitale usw.) können regionäre, meist weiche, druckschmerzhafte Lymphknotenschwellungen verursachen. Häufig ist ein lymphangiitischer Strang zu sehen, die Eintrittspforte des Erregers sollte eruiert werden. Die häufigsten Erreger sind Streptokokken und Staphylokokken mit ihren verschiedenen Subspezies.

Katzenkratzkrankheit

Der Erreger (Pasteurella multocida) wird durch lokale Kratzverletzungen oder Bißverletzungen inokuliert. Es kommt zu lokalen Lymphknotenschwellungen, die äußerst selten einschmelzen, zytologisch liegt eine epitheloidzellige Lymphadenitis vor. Ab dem 2. Monat wird die Komplementbindungsreaktion positiv.

Tularämie

Der Erreger (Francisella tularensis) wird von Tieren auf den Menschen übertragen (Berufsanamnese!). Man unterscheidet eine kutanoglanduläre, eine okuloglanduläre, eine oralglanduläre, eine thorakale, eine abdominelle und eine generalisierte Form der Erkrankung. Es liegt eine epitheloidzellige Lymphadenitis vor. Serologisch gelingt die Diagnose ab der zweiten Krankheitswoche, zum selben Zeitpunkt wird der Intrakutantest positiv. Der Erreger kann in Geweben und Gewebssäften nachgewiesen werden. Vergrößerte Lymphknoten sind am häufigsten zervikal lokalisiert.

Lymphknotentuberkulose

Lymphknotenschwellungen treten überwiegend am Hals oder supraklavikulär auf. Im Rahmen einer Miliartuberkulose können generalisierte Lymphknotenschwellungen beobachtet werden. Die Halslymphknotentuberkulose manifestiert sich entweder als oraler Primärkomplex oder als tertiärer Organ- bzw. Lymphknotenbefall. Blaurote Hautveränderungen über dem betroffenen Lymphknoten, eine kutane Fistelbildung, der meist in niedrigen Titern hoch positive Tuberkulintest und weitere Organmanifestationen der Tuberkulose weisen den diagnostischen Weg. Insgesamt ist die Lymphknotentuberkulose nach Ausrottung des Typs bovinus des Tuberkelbakteriums seltener geworden. Wegen der Gefahr einer Fistelbildung liegt eine relative Kontraindikation gegen die Feinnadelsaugbiopsie des Lymphknotens vor. Bei Verdacht auf tuberkulöse Lymphadenitis ist, wenn der sonstige Erregernachweis versagt, die Lymphknotenexstirpation mit bakteriologischer und histologischer Aufarbeitung indiziert. Histologisch und zytologisch ist das Auftreten von Epitheloid- und Langhanszellen charakteristisch, es kann eine verkäsende oder produktive Form der epitheloidzelligen Lymphadenitis vorliegen.

Lues

Im Stadium I kommt es zu inguinaler und femoraler Lymphknotenschwellung. Der Nachweis des Primäraffektes und die serologischen Untersuchungen führen zur Diagnose. Im Stadium II und III kommen generalisierte Lymphknotenschwellungen vor. Die Lues-Serologie umfaßt folgende Tests: TPHA, FTA-IgG und VDRL. In Abhängigkeit vom Ausfall der genannten serologischen Parameter wird die Serologie durch den FTA-IgM ergänzt.

Aktinomykose

Im Rahmen des primär chronischen Verlaufes der Aktinomykose kommen, wie bei der tuberkulösen Lymphadenitis, häufig perkutane Fistelbildungen und Hautveränderungen über den betroffenen Lymphknoten vor. Betroffen sind typischerweise Hals, Lungen, Abdomen und Gesicht. Der Erreger kann im betroffenen Gewebe oder im Sekret nachgewiesen werden.

Lymphogranuloma inguinale

Die Infektion ist durch Chlamydien bedingt und verursacht eine ein- oder beidseitige inguinale Lymphknotenschwellung, meist mit begleitenden derben blauroten Hautveränderungen, Einschmelzungen kommen vor. Die KBR auf Lymphogranuloma, häufig auch auf Ornithose sind positiv, der Freische Intrakutantest steht zur Verfügung.

9. Parasitäre Erkrankungen

Toxoplasmose

Die toxoplasmotische Lymphadenitis ist identisch mit der sogenannten epitheloidzelligen Lymphadenitis Pieringer-Kuschinka. Es sind meist jüngere Patienten betroffen, der Erreger ist Toxoplasma gondii, ein Protozoon. Die meisten Infekte verlaufen inapparent. Es können sowohl lokalisierte als auch generalisierte Lymphknotenschwellungen auftreten. Pharyngitis und Fieber sind häufig. Die generalisierte Form kann zu einem schweren Krankheitsbild mit Befall verschiedener Organe führen. Der Erregernachweis gelingt aus dem befallenen Gewebe. Serologisch kann die Diagnose durch Komplementbindungsreaktionen und Immunfluoreszenz gesichert werden (erwähnenswert ist, daß Toxoplasmose-IgM-Titer bis zu einem Jahr persistieren können). Auch hier treten lymphomonozytäre Zellen im peripheren Blutausstrich auf.

10. Pilzinfekte

Wie bei lokalen bakteriellen Infekten können auch lokale Pilzinfekte zu regionären Lymphknotenschwellungen führen. Erwähnenswert ist daneben die Histoplasmose, die überwiegend zu Hiluslymphknotenvergrößerungen führt. Die Diagnose wird durch Erregernachweis aus der Gewebskultur gesichert. Serologische Reaktionen sind häufig falsch positiv oder falsch negativ. Am zuverlässigsten ist die Komplementfixationsreaktion, aber auch bei ihr sind Kreuzreaktionen mit der Blastomykose möglich. Die südamerikanische Form der Blastomykose kann eitrige Lymphadenitiden mit Fistelbildungen zeigen. Der Erregernachweis gelingt aus dem Sputum, dem Urin oder dem Eiter.

Maligne Lymphknotenschwellungen (Abb. 3)

Bei klinischem Verdacht auf eine maligne Lymphknotenschwellung ist die Lymphknotenexstirpation und histologische Untersuchung absolut indiziert, wobei nichtlymphatische

```
                    MALIGNE LYMPHKNOTENSCHWELLUNG
                                    |
                ┌───────────────────┴───────────────────┐
         Malignes Lymphom                          Hämoblastose
                |                                       |
          ┌─────┴─────┐                    Blutausstrich
     Aleukämisch  Leukämisch               Knochenmarkdiagnostik
                                           Histo-/Zytochemie
                                           Immunologische Zelltypisierung

                    4. Akute Leukose                          7. Metastase

    1. M. Hodgkin    3. NHL          5. Plasmozytom
                     B-Zell-Typ
                     T-Zell-Typ
                     Nicht
                     klassifizierbar
                                      6. Myeloproliferatives
        2. Maligne                       Syndrom
           Histiozytose
```

Abb. 3

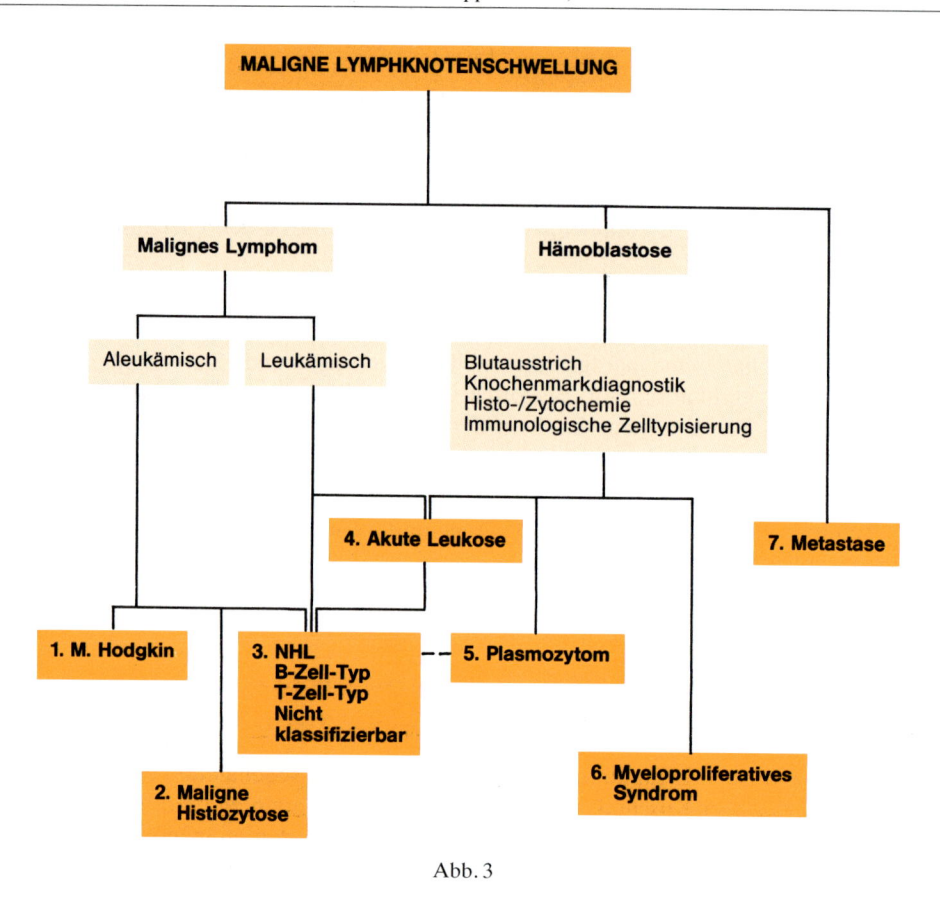

Hämoblastosen (akute Leukämien, myeloproliferative Syndrome), deren Diagnose aus peripherem Blut und Knochenmark möglich ist, die Ausnahme bilden. Die Histologie ermöglicht die Differentialdiagnose zwischen malignem Lymphom und Metastase eines soliden Tumors. Auf die Rolle der Lymphknotenzytologie wurde oben eingegangen.

1. Morbus Hodgkin (Lymphogranulomatose)

Der Morbus Hodgkin macht ca. 1% aller malignen Erkrankungen aus. In den USA sind 17% aller Malignompatienten zwischen dem 15. und 24. Lebensjahr davon betroffen. Am häufigsten erkranken Patienten zwischen dem 20. und 40. Lebensjahr, der Gipfel liegt zwischen dem 15. und 34. Lebensjahr, ein zweiter, etwas höherer Gipfel wird nach dem 50. Lebensjahr beobachtet. Männer erkranken im Verhältnis von 2:1 häufiger als Frauen. Der Verlauf ist häufig über Monate und Jahre langsam progredient, selten wird ein akuter Beginn beschrieben. Leitsymptom ist die derbe indolente Lymphknotenschwellung. Die Erkrankung kann sämtliche Lymphknotenstationen betreffen, wobei in ca. 50% Halslymphknoten befallen sind. Nach RYE unterscheidet man vier Stadien der Erkrankung (Tab. 5).

Die Patienten klagen über Fieber (ca. 80%), Abgeschlagenheit, Gewichtsverlust, Nachtschweiß und Hautjucken. Pathognomonisch ist der (allerdings seltene) Alkoholschmerz. Patienten mit B-Symptomatik (s. oben) werden von solchen ohne entsprechende Symptome

Tab. 5. **Stadieneinteilung des Morbus Hodgkin.**

Stadium I
Befall einer Lymphknotenregion (I) oder Befall eines extralymphatischen Organs (I_E)

Stadium II
Befall mehrerer Lymphknotenregionen auf einer Seite des Zwerchfells (II) oder Befall eines extralymphatischen Organs und Lymphknotenbefall auf der gleichen Seite des Zwerchfells (II_E). Wenn der Krankheitsprozeß infradiaphragmal lokalisiert ist, liegt bei gleichzeitigem Milzbefall ein Stadium II_S vor.

Stadium III
Lymphknotenbefall supra- und infradiaphragmal (III). Gleichzeitiger Milzbefall (III_S) oder lokalisierter Befall eines extralymphatischen Organs (III_E) oder beides (III_{SE}).

Stadium IV
Diffuser oder disseminierter Befall extralymphatischer Organe mit oder ohne Lymphknotenbefall. Ein Leberbefall wird zum Stadium IV gezählt.

(A) abgegrenzt. Der für die Lymphogranulomatose typische Fiebertyp ist das Pel-Ebstein-Fieber, das wellenförmige Fieberverläufe mit einer Periodik von 3–20 Tagen aufweist. Daneben kommen jedoch sämtliche anderen Fiebertypen bei Morbus Hodgkin vor. Eine Splenomegalie sieht man in ca. 60%, eine Hepatomegalie in 50% der Fälle. 25–30% der Patienten zeigen einen Skelettbefall, häufig mit Knochenschmerzen. In je 20% ist eine Hautbeteiligung oder Lungenbeteiligung bzw. Pleurabeteiligung zu sehen. Das zentrale Nervensystem ist in 12% der Fälle, häufig in Verbindung mit Kopfschmerzen, meningitischen Symptomen oder neurologischen Ausfällen mitbeteiligt. Daneben können in selteneren Fällen sämtliche anderen Organsysteme in die Lymphogranulomatose involviert sein.

Charakteristische Laborveränderungen sind eine stark beschleunigte BSG, eine mäßige Leukozytose und Lymphopenie (in 62%), eine Eosinophilie (in ca. 30%) sowie eine Monozytose. Patienten mit sehr stark beschleunigter BSG (>80 in der ersten Stunde) werden ebenso wie solche mit großer Tumormasse einer prognostisch schlechteren Gruppe zugeordnet. Des weiteren gelten als prognostisch ungünstige Kriterien: Erhöhung der alkalischen Phosphatase, extranodaler Organbefall sowie Befall von mehr als drei Lymphknotenregionen. Häufig bestehen eine hypochrome Anämie, Erniedrigung des Serumeisens, Erhöhung des Serumkupfers, LDH und Haptoglobinerhöhung. Im Anfangsstadium sind die Immunglobuline erhöht, in fortgeschrittenen Stadien sind die γ-Globuline, insbesondere IgM, erniedrigt. IgE-Erhöhungen kommen vor. Für den bei Morbus Hodgkin häufig negativen Mendel-Mantoux-Test ist ein funktioneller T-Lymphozyten-Defekt verantwortlich. Die In-vitro-Stimulierbarkeit der B-Lymphozyten ist ebenfalls herabgesetzt.

Tab. 6. **Histologische Klassifizierung des Morbus Hodgkin (nach LENNERT).**

	Häufigkeit (%)	5-Jahres-Überlebensrate (%)
1. Lymphozytenreiche Form	10	85
2. Noduläre Sklerose	45	60
3. Mischtyp	30	40
4. Lymphozytenarme Form	15	30

Tab. 7. **Histologische Klassifikation des Morbus Hodgkin (nach LENNERT).**

1. Lymphozytenreicher Typ
   Noduläres Paragranulom
   Diffuses Paragranulom
   Lymphozytenreiche Form
   Partieller Lymphknotenbefall
2. Noduläre Sklerose
3. Mischtyp
4. Lymphozytenarmer Typ
   Retikulumzellreich
   Diffuse Fibrose
   Hodgkin-Sarkom
5. Xanthomatöser Typ
6. Epitheloidzelliger Typ

Nach Lymphknotenexstirpation erfolgt die als Grading bezeichnete histologische Subklassifikation der Erkrankung nach LENNERT (Tab. 6 und 7). Histologisches und zytologisches Kriterium der Hodgkin-Diagnose ist das Vorkommen von Hodgkin-Zellen und Reed-Sternberg-Zellen neben einem bunten lymphatischen Gewebe mit Nachweis von Neutrophilen, Monozyten, Epitheloidzellen und Eosinophilen. Die histologische Differentialdiagnose bezieht die Non-Hodgkin-Lymphome, das Thymom, das lymphoepitheliale Karzinom und die undifferenzierte Lymphknotenmetastase mit ein. Daneben ist die Abgrenzung von reaktiven und entzündlichen Lymphknotenveränderungen wie bei Toxoplasmose, Lues I, Sarkoidose, Mononukleose, Sjögren-Syndrom, Brucellose und medikamentös-induzierter Lymphadenopathie erforderlich.

Der Festlegung des histologischen Typs der Lymphogranulomatose schließt sich das Staging an (s. Abb. 4).

2. Maligne Histiozytose

Die maligne Histiozytose ist eine seltene Erkrankung (etwa 200 beschriebene Fälle). Es handelt sich um eine hochmaligne Erkrankung des Monozyten-Makrophagen-Systems, die bevorzugt um das 40. Lebensjahr auftritt. Synonyme der Erkrankung sind: maligne Retikulose, histiozytäre Retikulose und maligne Retikulohistiozytose. Ihre Ätiologie ist unbekannt, Männer erkranken häufiger als Frauen, die Überlebenszeit ist im allgemeinen unter einem Jahr gelegen.

Klinisch äußert sich die Erkrankung in 75% durch generalisierte Lymphadenopathie und häufigen Befall extralymphatischer Organe. Leber und Milz sind in 60% der Fälle befallen, häufig besteht eine massive Splenomegalie. Eine Lungenbeteiligung besteht in etwa 30%. Die Haut ist in unter 10% der Fälle betroffen, das Zentralnervensystem in etwa 5%. Seltene Manifestationsorte sind der Gastrointestinaltrakt, das Herz, die Niere, das Skelettsystem und die Muskulatur. Die Angaben über einen Knochenmarkbefall variieren. 90% der Patienten weisen eine B-Symptomatik auf.

Laborchemisch imponieren häufig neben den allgemeinen Tumorzeichen eine Anämie sowie Leukozyto- und Thrombozytopenie, die unabhängig vom Ausmaß des Knochenmarkbefalls auftreten. Prognostische und evtl. therapeutische Konsequenzen leiten sich aus der Stadieneinteilung der malignen Histiozytose nach LAHEY ab (s. Tab. 8). Die Prognose des Patienten verschlechtert sich mit zunehmender Zahl der erreichten Punkte nach LAHEY, die

Tab. 8. **Stadieneinteilung der malignen Histiozytose nach Lahey.**

Organbefall	Klinische Befunde	Punktezuordnung
Leber	Gesamteiweiß <5,5 g/dl	1
	Albumin <3 g/dl	1
	Gesamtbilirubin >1,5 mg/dl	1
	PTT und/oder TZ erhöht	1
Blut	Hb <10 g/dl	1
	Leukozyten <4000/mm^3	1
	Thrombozyten <100000/mm	1
	Granulozyten <1500/mm^3	1
	Vital gefährdende oder zerebrale Blutung	1
Lunge	Husten, Zyanose, Dyspnoe	1
	Respiratorische Partialinsuffizienz (PO$_2$ <80 mm Hg)	1
	Pathologischer Thorax-Rö-Befund durch maligne Histiozytose	1
Maximal erreichbare Punktezahl		12 Punkte

Aggressivität der therapeutischen Maßnahmen wird sich ebenso mit zunehmender Punktezahl erhöhen. Die Diagnose der malignen Histiozytose ist histologisch, zytochemisch, immunologisch und elektronenmikroskopisch zu stellen; erwähnenswert ist, daß die Histologie häufig den Ki-1-positiven großzelligen T-Zell-Lymphomen nahe kommt. Die Differentialdiagnose richtet sich histologisch gegen die Histiocytosis X, gegen histiozytische Non-Hodgkin-Lymphome, gegen die akute Monozytenleukämie, die akute myelomonozytäre Leukämie und gegen die chronische myelomonozytäre Leukämie.

3. Non-Hodgkin-Lymphome (NHL)

Non-Hodgkin-Lymphome stellen eine äußerst heterogene Krankheitsgruppe dar. Unter dem Begriff werden alle primären malignen Lymphknotenerkrankungen mit Ausnahme des Morbus Hodgkin und der übrigen in diesem Kapitel besprochenen Erkrankungen zusammengefaßt. Alle Altersgruppen können betroffen sein, der Erkrankungsgipfel liegt im mittleren bis höheren Lebensalter. Sämtliche Lymphknotenregionen können betroffen sein. In 72% der Fälle ist die Erkrankung bei Diagnosestellung generalisiert. Bei den hochgradig malignen Non-Hodgkin-Lymphomen sind lokalisierte Krankheitsstadien häufiger, die niedriggradig malignen NHL befinden sich zum Diagnosezeitpunkt häufig im Stadium IV. Die Stadieneinteilung einschließlich der A/B-Gruppierung erfolgt nach der modifizierten Ann-Arbor-Klassifikation, wobei zwischen primär-nodalem Befall und primär-extranodalem Befall differenziert wird (s. Tab. 9). Bei der körperlichen Untersuchung sollte neben den üblichen Lymphknotenstationen auch femoral, kubital und popliteal nach vergrößerten Lymphknoten gesucht werden. Die Milz ist in 50% der Fälle miterkrankt, ein Leber- und Knochenmarkbefall findet sich in 40%, ein Befall extranodaler Organe in insgesamt 50%. Die wichtigsten extralymphatischen Manifestationen betreffen das Knochenmark, den Gastrointestinaltrakt, die Haut, die Nasennebenhöhlen, die Schilddrüse, die Lunge und die Pleura. Eine Beteiligung des Waldeyerschen Rachenrings zählt zu den nodalen Manifestationen.

Die Laborveränderungen entsprechen denen bei Lymphogranulomatose, wobei eine Leukozytose und Lymphopenie seltener sind und eine Eosinophilie kaum vorkommt.

Tab. 9. **Stadieneinteilung der Non-Hodgkin-Lymphome (modifizierte Ann-Arbor-Klassifikation).**

Primär nodaler Befall	Stadium	Primär extranodaler Befall
Befall einer Lymphknotenregion	I	Lokalisierter Befall eines extralymphatischen Organs oder Gewebes (I_E)
Befall von zwei benachbarten LK-Regionen ober- und unterhalb des Zwerchfells (II_1) oder einer LK-Region mit lokalisiertem Übergang auf ein benachbartes Organ oder Gewebe (II_{1E})	II_1	Lokalisierter Befall eines extralymphatischen Organs einschließlich der regionären LK oder eines weiteren benachbarten extralymphatischen Organs ober- oder unterhalb des Zwerchfells (II_{1E})
Befall von zwei nicht benachbarten oder mehr als zwei benachbarten LK-Regionen ober- oder unterhalb des Zwerchfells (II_2), einschließlich eines lokalisierten Befalls eines extralymphatischen Organs (II_{2E})	II_2	Lokalisierter Befall eines extralymphatischen Organs und LK-Befall über die regionären LK hinaus und/oder lokalisierter Befall eines weiteren Organs (II_{2E})
Befall von LK-Regionen ober- und unterhalb des Zwerchfells (III) einschließlich eines lokalisierten Befalls eines extralymphatischen Organs oder Gewebes (III_E) oder eines Milzbefalls (III_S) oder von beidem (III_{ES})	III	Lokalisierter Befall eines extralymphatischen Organs und LK-Befall ober- und unterhalb des Zwerchfells einschließlich eines weiteren lokalisierten Befalls eines extralymphatischen Organs oder Gewebes (III_E) oder Milzbefall oder beidem (III_{ES})
LK-Befall mit diffusem oder disseminiertem Befall extralymphatischer Organe oder Gewebe	IV	Diffuser oder disseminierter Organbefall mit oder ohne LK-Befall

Paraproteinämien und hämolytische Anämien sowie Laborveränderungen, die auf einen Organbefall hinweisen, sind häufiger. Zytologische Veränderungen des Urinstatus weisen auf eine Nierenbeteiligung oder Harnwegsbeteiligung hin. CPK-, Aldolase- und LDH-Erhöhungen können bei Beteiligung der Skelettmuskulatur gefunden werden, leukämische Verlaufsformen, insbesondere die der hochgradig malignen NHL, weisen enge Beziehungen zu den akuten lymphatischen Leukämien auf. Das leukämisch verlaufende, lymphozytische NHL ist mit der CLL identisch. Das Sezary-Syndrom ist die leukämische Variante der Mycosis fungoides.

Die Lymphknotenexstirpation bzw. bei primär extranodalem Befall die Organbiopsie und histologische Begutachtung zur weiteren Subklassifikation der NHL ist obligat. Im deutschsprachigen Raum werden die NHL üblicherweise nach der Kiel-Klassifikation histologisch definiert. Daneben existieren Klassifikationen nach RAPPAPORT, nach LUKES und COLLINS sowie die Klassifikation der Working-Formulation. Die Kiel-Klassifikation teilt die Non-Hodgkin-Lymphome in niedriggradig und hochgradig maligne Tumoren ein (Tab. 10).

Aus der Dignität der verschiedenen NHL leiten sich unmittelbare therapeutische Konsequenzen ab. Seitdem die Möglichkeit besteht, Tumorzellen maligner Lymphome immunhistologisch und immunzytologisch mittels monoklonaler Antikörper (Moab) zu differenzieren, werden B-Zell-NHL von T-Zell-NHL unterschieden. In die 1981 von LENNERT gestellte Kiel-Klassifikation gehen noch beide Entitäten ein. 1987 wurde ebenfalls von der Kieler Lymphomgruppe eine getrennte Klassifikation der T-Zell-Lymphome erstellt, die die Tumoren in präthymische bzw. thymische und periphere T-Zell-Lymphome einteilt (s. Tab. 11). Auch innerhalb der T-Zell-Lymphome werden niedriggradige von hochgradig malignen Tumoren unterschieden.

Tab. 10. **Kiel-Klassifikation der NHL (1988).**

Dignität	B-Zell-NHL	T-Zell-NHL

Niedrige Malignität	Lymphozytisch
	Chronisch lymphozytisch
	Prolymphozytenleukämie
	Haarzell-Leukämie
	
	Lymphoplasmozytisch/zytoid
	(LP-Immunozytom)
	Plasmozytisch
	Zentroblastisch/zentrozytisch
	  follikulär positiv/negativ diffus
	  diffus
	Zentrozytisch
		Lymphozytisch
		Chronisch lymphozytisch
		Prolymphozytenleukämie
		Kleinzellig cerebriform
		Mycosis fungoides
		Sézary-Syndrome
		Lymphoepitheloid
		(= Lennert-Lymphom)
		Angioimmunoblastisch
		(AILD, LgX)
		T-Zonen-Lymphom
		
		Pleomorph kleinzellig
		(HTLV positiv/negativ)

Hohe Malignität	Zentroblastisch Immunoblastisch Großzellig anaplastisch (Ki 1 positiv) Burkitt-Lymphom Lymphoblastisch	Zentroblastisch (HTLV positiv/negativ) Immunoblastisch (HTLV positiv/negativ) Großzellig anaplastisch (Ki 1 positiv) Lymphoblastisch

Die Lymphknotenexstirpation mit Lymphknotenhistologie, Histochemie und Immunhistologie, evtl. kombiniert mit Zytologie, Zytochemie und Immunzytologie, muß bei jedem nodalen NHL gefordert werden, bei primär extranodalen NHL ohne gleichzeitigen Lymphknotenbefall sind Organbiopsien mit entsprechender histologischer Diagnostik obligat. Die Subklassifikation der NHL durch alleinige Lymphknotenzytologie ist nicht zulässig.

Tab. 11. **Klassifikation der T-Zell-Lymphome.**

A. Präthymische und thymische Lymphome/Leukämien = lymphoblastisch
B. Periphere T-Zell-Lymphome/Leukämie
  1. Niedrige Malignität
    CLL und Prolymphozytenleukämie
    Small-cerebriform (Mycosis fungoides, Sezary-Syndrom)
    Lymphoepitheloid (Lennert's Lymphom)
    Angioimmunoblastisch (AIL, AILD, LgX)
    T-Zonen-Lymphom
    Pleomorphes, kleinzelliges Lymphom (HTLV-I negativ/positiv)
  2. Hohe Malignität
    Pleomorphes, mittel- und großzelliges Lymphom (HTLV-I negativ/positiv)
    Immunoblastisch (HTLV-I negativ/positiv)
    Anaplastisch, großzellig (Ki 1 positiv)
  3. Unklassifizierbar
    Niedriggradig maligne
    Hochgradig maligne
    Intermediäre Malignität

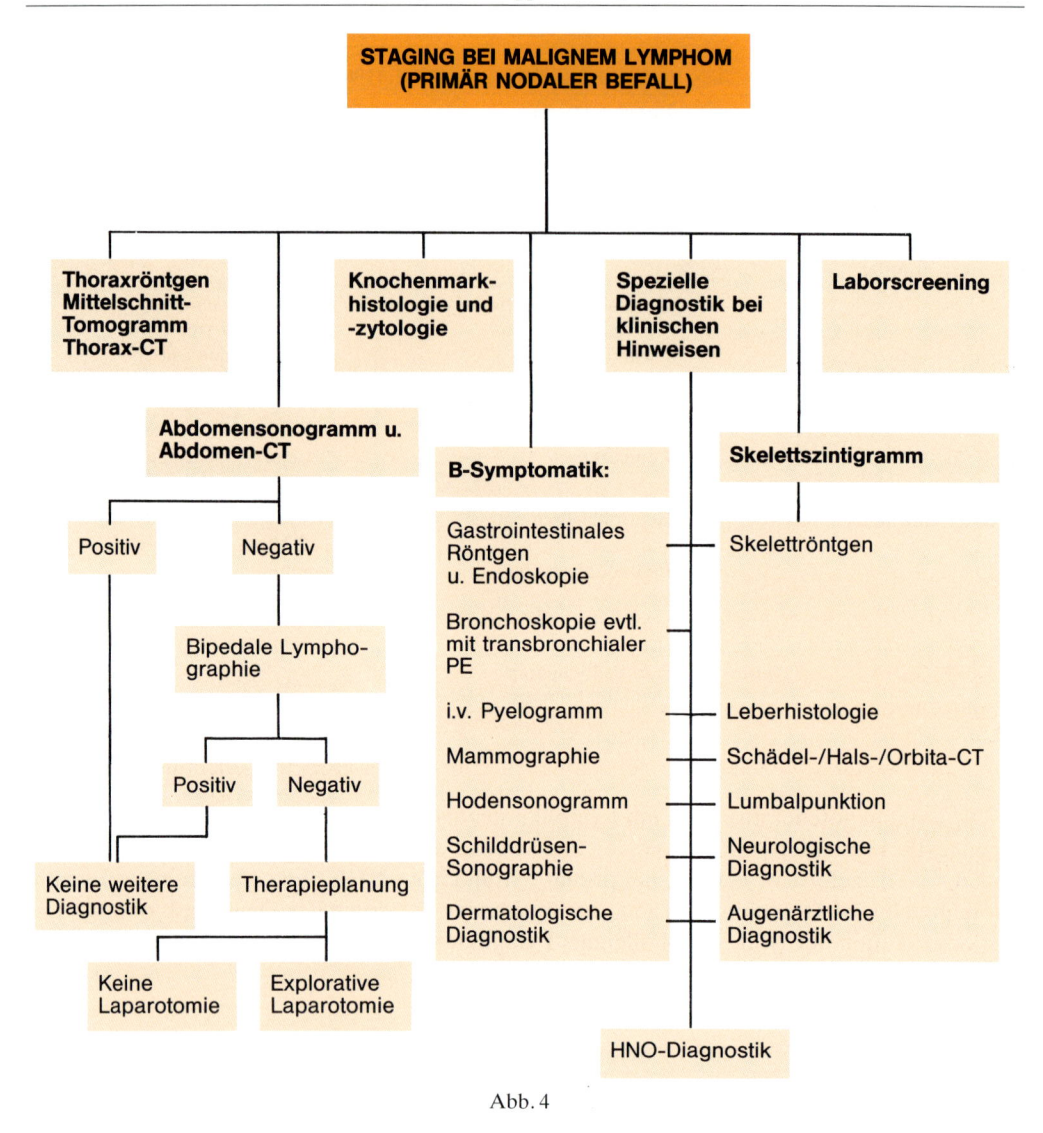

```
                    ┌─────────────────────────────────┐
                    │   STAGING BEI MALIGNEM LYMPHOM  │
                    │     (PRIMÄR NODALER BEFALL)     │
                    └─────────────────────────────────┘
```

| Thoraxröntgen Mittelschnitt-Tomogramm Thorax-CT | Knochenmark-histologie und -zytologie | Spezielle Diagnostik bei klinischen Hinweisen | Laborscreening |

Abdomensonogramm u. Abdomen-CT

- Positiv
- Negativ → Bipedale Lymphographie
  - Positiv → Keine weitere Diagnostik
  - Negativ → Therapieplanung
    - Keine Laparotomie
    - Explorative Laparotomie

B-Symptomatik:
- Gastrointestinales Röntgen u. Endoskopie
- Bronchoskopie evtl. mit transbronchialer PE
- i.v. Pyelogramm
- Mammographie
- Hodensonogramm
- Schilddrüsen-Sonographie
- Dermatologische Diagnostik
- HNO-Diagnostik

Skelettszintigramm
- Skelettröntgen
- Leberhistologie
- Schädel-/Hals-/Orbita-CT
- Lumbalpunktion
- Neurologische Diagnostik
- Augenärztliche Diagnostik

Abb. 4

4. Staging-Diagnostik bei malignen Lymphomen (Abb. 4)

Es wird ein pathologisches von einem klinischen Staging unterschieden (PS, CS). Unter pathologischem Staging versteht man die histologische und zytologische Knochenmarkuntersuchung, die chirurgische Biopsie, die histologische Leberuntersuchung und die explorative Laparotomie. Chirurgische Eingriffe, die ein therapeutisches Ziel verfolgen (z. B. bei der Behinderung von Organfunktionen durch riesige Lymphompakete), sind nicht der explorativen Laparotomie zuzurechnen.

Morbus Hodgkin (Lymphogranulomatose): Aus Anamnese und klinischer Untersuchung werden Patienten mit sogenannter B-Symptomatik von solchen ohne entsprechende Symptomatik unterschieden, letztgenannte sind der prognostisch günstigeren Gruppe A zuzuordnen. Des weiteren empfehlen wir folgende Untersuchungen: Thoraxröntgenuntersuchung und Mittelschnitt-Tomogramm sowie Computertomogramm des Thorax zum Ausschluß eines Mediastinal- und/oder Hiluslymphknotenbefalls sowie einer Lungenbeteiligung. Im Rahmen einer Beckenkammbiopsie aus der Spina iliaca posterior superior kann im Anschluß an die Gewinnung einer Knochenmarkhistologie in derselben Sitzung ein Knochenmarkaspirat zur zytologischen Untersuchung gewonnen werden. Es empfiehlt sich ein großer Laborstatus, der sämtliche oben genannten erkrankungstypischen Parameter erfassen sollte, einschließlich derer, die eine schlechtere Prognose der Lymphogranulomatose implizieren. Eine Skelettszintigraphie gehört heute zu den obligaten Maßnahmen eines Staging. Ebenso muß neben dem Sonogramm des Abdomens eine Computertomographie des Abdomens veranlaßt werden; ist dadurch eine intraabdominelle Manifestation der Lymphogranulomatose nachweisbar, kann auf eine bipedale Lymphographie im allgemeinen verzichtet werden. Von einigen Autoren wird die bipedale Lymphographie jedoch zu den zwingenden diagnostischen Staging-Maßnahmen gerechnet. Bei negativem Ausfall der Lymphographie wird es von der Art der geplanten Therapie abhängen, ob man sich zu einer explorativen Laparotomie entschließt oder nicht. Bei alleinigem intraabdominellem Lymphknotenbefall wird man zur Erzwingung einer histologischen Diagnose auf ein chirurgisches Intervenieren bestehen müssen, eine ähnliche Situation ergibt sich bei alleinigem Hilus- und/oder Mediastinallymphknotenbefall, in diesen Situationen wird die Mediastinoskopie und evtl. die Thorakotomie weiterhelfen. Abb. 4 gibt die darüber hinausgehenden diagnostischen Maßnahmen bei speziellen klinischen Hinweisen wieder.

Non-Hodgkin-Lymphome: Die diagnostischen Strategien bei primär-nodalen Non-Hodgkin-Lymphomen unterscheiden sich grundsätzlich von primär-extranodalen NHL. Die Diagnostik bei primär-nodalem Befall entspricht weitgehend der eines Morbus Hodgkin, wobei der »speziellen Diagnostik bei klinischen Hinweisen« größere Bedeutung zukommt. Wir empfehlen bei allen Patienten eine HNO-ärztliche Untersuchung, bei massivem intraabdominellem Lymphknotenbefall ein i.v. Pyelogramm und eine urologische Untersuchung sowie bei lymphoblastischem NHL eine laborchemische und zytologische Liquordiagnostik. Ist durch die übrige obligate Staging-Diagnostik bei primär-nodalem NHL ein Stadium IV unwahrscheinlich geworden, raten wir zu einer histologischen Leberuntersuchung. Von einigen Autoren wird eine bilaterale Beckenkammbiopsie wegen der größeren Treffsicherheit favorisiert. Der explorativen Laparotomie kommt gegenüber der Lymphogranulomatose eine deutlich geringere Bedeutung zu, da NHL bei Diagnosestellung häufiger in fortgeschrittenen Stadien gefunden werden und somit ein aggressiveres therapeutisches Vorgehen verlangen. Neben der in Abb. 4 zusammengefaßten Diagnostik bei malignem Lymphom mit primär-nodalem Befall werden bei primär-extranodalen NHL darüber hinaus weitere diagnostische Maßnahmen erforderlich, die Tab. 12 wiedergibt. Die diagnostischen Maßnahmen richten sich dabei jeweils nach dem primär befallenen Organ bzw. nach dem erfahrungsgemäß häufigen Begleitbefallmuster.

5. Akute Leukosen

Bei akuten, nichtlymphatischen Leukämien (AML, AUL) sind Lymphknotenschwellungen selten. Sie kommen häufiger bei akuten lymphatischen Leukämien (ALL) im jugendlichen Alter vor. Die Lymphknotenschwellung ist meist ein Sekundärproblem. Die Diagnose der akuten Leukämien ist aus dem peripheren Blutausstrich, aus der Knochenmarkzytologie und Histologie aus zyto- und histochemischen sowie immunologischen Untersuchungen verifiziert. Auf die Beziehung der ALL und AUL zu den hochmalignen lymphoblastischen und hochmalignen unklassifizierbaren NHL mit und ohne leukämischen Verlauf wurde hingewiesen.

Tab. 12. **Spezielle Diagnostik bei primär extranodalen NHL.**

NHL des Gastrointestinaltraktes (~30%)
MDP + Colon-KE
Endoskopie
Laparotomie mit LK-PE der regionären und juxtaregionären LK, Leber-PE, Splenektomie bei Milzbefall (durch bildgebende Verfahren diagnostiziert)
HNO-Diagnostik

NHL des HNO-Bereiches (~30%)
MDP + Endoskopie
CT Schädel + Hals

NHL des Hodens (~5%)
Sonographie kontralateraler Hoden
i. v. Pyelogramm
Bipedale Lymphographie
CT Schädel

NHL der Mamma (~5%)
Mammographie

NHL der Orbita und Augen (~5%)
Augenärztliche Diagnostik
Sonographie der Orbitae
CT Schädel und Orbitae
Liquordiagnostik

NHL des Knochens (~5%)
Tomographie des befallenen Knochens
CT des Knochens und der benachbarten LK-Regionen

NHL der Schilddrüse (~5%)
Schilddrüsenfunktion
Schilddrüsenantikörper

NHL des ZNS (~5%)
CT des Schädels und Rückenmarks
Liquordiagnostik
Immundiagnostik, Immunelektrophorese, Zytologie
Augenärztliche Diagnostik
Neurologische Diagnostik

NHL der Haut (~5%)
Dermatologische Diagnostik

6. Plasmozytom

Ein extramedulläres Plasmozytom mit oder ohne Paraproteinämie und ohne Knochenmarkinfiltration kann zur Abgrenzung gegenüber anderen malignen Lymphknotenerkrankungen bzw. Metastasen eine Lymphknotenexstirpation erzwingen. Insgesamt ist ein isolierter Lymphknotenbefall bei Plasmozytom selten. Meist sind Patienten höheren Alters betroffen.

7. Myeloproliferatives Syndrom

Lymphknotenschwellungen bei myeloproliferativen Erkrankungen (Polycythaemia vera, Osteomyelofibrose, CML) sind selten. Die Diagnosen werden aus peripherem Blutausstrich, Zytochemie und Knochenmarkhistologie gesichert. Lediglich im Blastenschub einer CML sind Lymphknoteninfiltrationen häufiger, auch hier ist die Diagnose aus den genannten Untersuchungen zu stellen. Die Lymphknotenzytologie kann bei den erwähnten Krankheitsbildern wertvolle Dienste leisten. Es fällt nicht schwer, ortsfremdes blutbildendes Parenchym zytologisch zu erkennen. Da Sekundärtumoren im Rahmen maligner hämatologischer Systemerkrankungen häufiger sind, sollte man mit der histologischen Lymphknotenuntersuchung nicht zurückhalten.

8. Metastasen maligner Tumoren

Hochgradig derbe, indolente, mit der Umgebung verbackene, fast immer lokalisierte Lymphknoten weisen auf Metastasen hin. Häufig sind solche Lymphome im Drainagegebiet des Primärtumors zu finden, solitäre Lymphknotenschwellungen weitab vom Sitz des Tumors kommen jedoch auch vor. Allgemeinsymptome können völlig fehlen, andererseits können allgemeine Tumorsymptome und eine entsprechende Laborkonstellation auf ein malignes Leiden hinweisen. Die Verdachtsdiagnose einer Lymphknotenmetastase erfordert die histologische Aufarbeitung des Lymphknotens zur nachfolgenden gezielten Tumorsuche (zur Rolle der Lymphknotenzytologie s. oben). Der Verdacht auf ein malignes Melanom mit Lymphknotenmetastasen stellt eine absolute Kontraindikation zur Feinnadelsaugbiopsie des Lymphknotens dar (Impfmetastasen!).

Ein spezielles diagnostisches und therapeutisches Problem stellen Patienten in schlechtem Allgemeinzustand mit oft multiplen Lymphknotenmetastasen dar, bei denen der Primärtumor mit den üblichen Untersuchungsmethoden nicht gefunden werden kann. Hier wird man sich unter Umständen, beispielsweise bei rascher Wachstumstendenz der Lymphome, auch bei unbekanntem Primärtumor, zu raschem therapeutischen Eingreifen entschließen müssen.

Differentialdiagnostisches Spektrum

Autoimmunerkrankungen
Still-Chauffard-Syndrom
Felty-Syndrom
pcP = rA
Kollagenosen/Sjögren-Syndrom
Hypereosinophiles Syndrom

Allergische Reaktionen
Medikamenteninduziert
Sonstige allergische Erkrankungen

Speicherkrankheiten
M. Gaucher
M. Niemann-Pick

Histiocytosis X
M. Hand-Schüller-Christian
Eosinophiles Granulom
M. Abt-Letterer-Siwe

Virusinfekte
Infektiöse Mononukleose
Zytomegalie
HIV-Infektionen

Bakterielle Infektionen
Katzenkratzkrankheit
Tularämie
Tuberkulose
Lues
Aktinomykose
Lymphogranuloma inguinale

Parasitäre Erkrankungen
Toxoplasmose

Pilzinfekte
Histoplasmose
Blastomykose

Maligne Lymphknotenschwellung
Lymphogranulomatose (M. Hodgkin)
Maligne Histiozytose
Non-Hodgkin-Lymphome
Akute Leukämien
Plasmozytom
Myeloproliferative Syndrome
Lymphknotenmetastasen maligner Tumoren

Sonstige
Benigne Lymphknotenschwellung (s. Tab. 1)
Castleman-Tumor
Sarkoidose
Bei Tumorpatienten ohne Nachweis von Lymphknotenmetastasen

Literatur

BEGEMANN R, RASTETTER I. Klinische Hämatologie. Stuttgart: Thieme 1986, 592–754.

Centers for Disease control. Classification System for Human T-Lymphotropic Virus Type III/Lymphadenopathy-Associated Virus Infections. MMWR 1986; 35: 334–9.

Centers for Disease Control. Revision of the CDC Surveillance Case Definition for Acquired Immunodeficiency Syndrome. MMWR 1987; 36 (Suppl): 1S–15S.

FISCHER R. Aktuelle Fragen zur Histopathologie und Klassifikation der Non-Hodgkin-Lymphome. Internist 1986; 8: 473ff.

GÖRG C et al. Maligne Histozytose. DMW 1986; 38: 1450ff.

LEHMANN D, SEEL R. Paravesicale angiofollikuläre Lymphknotenhyperplasie. Urologe A 1986; 25: 228–31.

REDFIELD R R, WRIGHT D C, TRAMONT E C. The Walter Reed Classification in the Follow-Up of HIV Infection. N Engl J Med 1986; 315: 1355–6.

RICHTER H J, et al. Die Pathologie der malignen Lymphome. Kampf dem Krebs 1988; 24: 75ff.

SUCHI A, LENNERT K, et al. Histopathology and immunhistochemistry of peripheral T-cell-Lymphomas: a proposal for their classification. J Clin Path 1987; 40: 995–1015.

WEH H J, et al. Untersuchungen zur Stadieneinteilung des M. Hodgkin und der Non-Hodgkin-Lymphome. Kampf dem Krebs 1988; 24: 101ff.

WINTROBE M. Clinical Hematology. 8th ed, 1981, S. 1273–1282, 1363–1378, 1648–1715, 1340–1349.

Symptome in der Kopf-Hals-Region

Kopf- und Gesichtsschmerzen

H. Bewermeyer

Definition und Abgrenzung

Kopf- und Gesichtsschmerzen treten als eigenständige Syndrome oder als Symptome von benachbarten und fernliegenden Krankheitsherden sowie bei Allgemeinerkrankungen auf. Sie stellen ein häufiges diagnostisches und therapeutisches Problem dar, denn mehr als die Hälfte aller Erwachsenen klagt innerhalb eines Kalenderjahres über so starke Beschwerden, daß Schmerzmittel eingesetzt werden. Als somatopsychisches Phänomen entziehen sich Schmerzen dem direkten Nachweis und werden allein subjektiv wahrgenommen. Kopfschmerzen stören die Befindlichkeit intensiv und nachhaltig und sind häufig psychogen verursacht oder affektiv-emotionell mitbedingt. Während das Gehirn selbst nicht schmerzempfindlich ist, reagieren in allen umgebenden Geweben chemosensible, markhaltige und marklose Nervenfasern auf mechanische und chemische Reize. Mechanische Läsionen entstehen nicht nur exogen durch Traumen und durch thermische Einflüsse, sondern auch durch raumfordernde Prozesse innerhalb des Schädels sowie durch Druck- und Zugwirkung an Gefäßen. Biochemische Mediatoren, die im Bereich peripherer Nervenendigungen Schmerzen erzeugen, sind 5-Hydroxytryptamin, Histamin und Bradykinin; von Bedeutung bei der Schmerzentstehung, Schmerzverstärkung und Schmerzwahrnehmung sind ferner die Endorphine und die Prostaglandine. Bei einzelnen Schmerzsyndromen weisen bestimmte Stoffwechselprodukte kennzeichnende Schwankungen auf (z. B. Serotonin bei Migräneanfällen). So erweitern physiologisch-biochemische Modellvorstellungen die Kenntnisse über den Schmerzmechanismus.

Wenn sich ein Patient mit Kopf- oder Gesichtsschmerzen vorstellt, empfiehlt sich ein systematisch-praktisches Vorgehen, um zur richtigen Diagnose zu gelangen.

Diagnostisches Vorgehen

Die differentialdiagnostische Abgrenzung von Kopf- und Gesichtsschmerzen ist schwierig, da der Schmerz hier ein mehrdeutiges Symptom und sogar eine relativ unwichtige Nebenerscheinung vieler und sehr verschiedenartiger Grunderkrankungen sein kann. Patienten mit vasomotorischen Kopfschmerzen, idiopathischen Gesichtsneuralgien und psychogenen Kopf- und Gesichtsschmerzen weisen in der Regel einen normalen körperlichen Untersuchungsbefund auf, auch laborchemische und apparative Zusatzuntersuchungen liefern in diesen Fällen keine diagnostisch weiterführenden Ergebnisse. Daher ist es von Vorteil, Kopf- und Gesichtsschmerzen zunächst nach ihrer speziellen Phänomenologie zu erfassen, ehe man eine ätiologische Zuordnung vornimmt.

Die allgemeine Anamnese sowie Angaben des Patienten zu Schmerzlokalisation, zeitlichem Ablauf der Beschwerden, schmerzauslösenden Faktoren, Schmerzcharakter und Begleitsymptomatik sind geeignet, die Diagnose näher einzugrenzen.

Zwecks systematischer Exploration des Patienten kann ein Fragebogen herangezogen werden (Tab. 1).

Tab. 1. Kopfschmerzbogen.

Name   Alter   Datum
                                                Beruf

Familienanamnese:
Nervenkrankheiten, Zephalgien

Persönliche Anamnese:
Traumata von Kopf und HWS; Anfälle; Meningitis; ORL-, Augen-, Zahn-Affektionen; Hypertonie, Hypotonie; Stoffwechselkrankheiten; vegetative Beschwerden (Schlaf, Verdauung, Orthostase); Genußmittel, Medikamente, Suchtmittel; Angst, Nervosität, Überlastung, Erschöpfung, Depression; Lebensumstände, Tagesablauf, Beschreibung des Arbeitsplatzes

Zeitlicher Ablauf der Kopfschmerzen:
Seit welchem Alter, seit wann vermehrt? Tageszeitliche Bindung? Dauer und Verlaufsmuster der Schmerzattacken; Frequenz und Intervalle; Periodik

Lokalisation:
Diffus, halbseitig, eng umgrenzt,
konstanter Schmerzort, wechselnde Lokalisation

Charakter und Intensität:
Dumpf, stechend, blitzartig zuckend, pulsierend, tief, oberflächlich,
erträglich, Allgemeinbefinden durch Schmerzen reduziert

Auslösende Faktoren:
Orthostase, Kopfhaltung,
Husten, Pressen,
Speisen, Getränke,
Medikamente,
Licht- und Wettereinflüsse, Umwelteinflüsse,
Menses,
psychische Einflüsse

Schmerzlindernde Faktoren:
Ausschaltung von Außenreizen (Abdunkeln, Ruhe, Milieuwechsel),
Liegen,
Kaffeegenuß

Subjektive Begleitsymptome:
Lichtscheu, Flimmern, weitere sensorische Reizerscheinungen, Parästhesien,
Schwindel, Ohrensausen, Übelkeit, Erbrechen, Herzklopfen, Ohnmacht, psychische Sensationen

Objektive Begleitsymptome:
Gesichtsrötung, Rötung der Konjunktiven,
Nasenlaufen, Tränen, Schwitzen, vermehrte Miktion,
veränderter Blutdruck,
neurologische Ausfälle,
Bewußtseinsstörung

Bisherige Behandlung:
Medikamente (Dosis, Therapiedauer, Erfolg),
sonstige Therapieversuche

Ergebnisse bisheriger fachärztlicher Zusatzuntersuchungen

Ergebnisse bisheriger apparativer Untersuchungen

Diagnostik bei Kopfschmerzen mit bedrohlicher Symptomatik

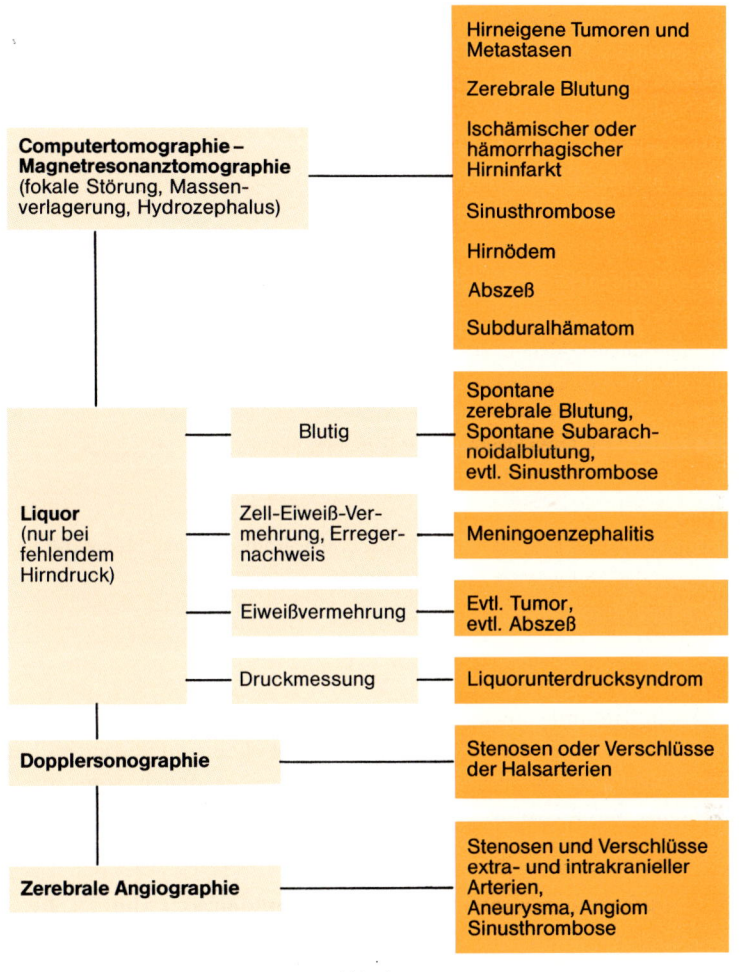

Computertomographie – Magnetresonanztomographie (fokale Störung, Massenverlagerung, Hydrozephalus)
- Hirneigene Tumoren und Metastasen
- Zerebrale Blutung
- Ischämischer oder hämorrhagischer Hirninfarkt
- Sinusthrombose
- Hirnödem
- Abszeß
- Subduralhämatom

Liquor (nur bei fehlendem Hirndruck)
- Blutig — Spontane zerebrale Blutung, Spontane Subarachnoidalblutung, evtl. Sinusthrombose
- Zell-Eiweiß-Vermehrung, Erregernachweis — Meningoenzephalitis
- Eiweißvermehrung — Evtl. Tumor, evtl. Abszeß
- Druckmessung — Liquorunterdrucksyndrom

Dopplersonographie — Stenosen oder Verschlüsse der Halsarterien

Zerebrale Angiographie — Stenosen und Verschlüsse extra- und intrakranieller Arterien, Aneurysma, Angiom Sinusthrombose

Abb. 1a

Nach Erhebung des psychischen, internistischen und neurologischen Befundes (Tab. 2) sowie Einbeziehung bereits vorliegender Zusatzbefunde können die Kopf- oder Gesichtsschmerzen eines Patienten einer Syndromgruppe zugeordnet werden.

Bedrohlichkeit von Kopfschmerzen sowie Lokalisation und zeitlicher Ablauf von Kopf- und Gesichtsschmerzen sollen dabei zu übergeordneten Kriterien erhoben werden, die eine Einteilung aller Schmerzsyndrome in verschiedene Gruppen zulassen (Tab. 3). Eine weitere differentialdiagnostische Abgrenzung erfolgt dann innerhalb der aufgesuchten Gruppe anhand von fachspezifischen, apparativen und laborchemischen Befunden.

Anamnestische Merkmale, zeitlicher Ablauf, Lokalisation und Charakter der Kopf- und Gesichtsschmerzen, schmerzauslösende Faktoren, subjektive und objektive Begleitsym-

Tab. 2. Untersuchung des Kopfschmerzpatienten.

Vigilanz, Orientierung, Gesprächskontakt (Bewußtseinsstörung, psychoorganisches Syndrom, Depression, neurotische Störung, Realprobleme)

Allgemeinsymptome (Exanthem, Anämie, Dyspnoe, Einflußstauung, Ödeme, Lymphknotenschwellungen, Hyperhidrosis, Tremor, trophische Hautstörungen, alkoholischer Fötor, Nikotinspuren)

Gesicht, Rachen, behaarter Kopf (Dolenz der NNH und NAP, Zahnstatus, Kauakt, Zahnprothese, Entzündung, Narben, Knochendefekte)

Halswirbelsäule, Nackenmuskulatur (Beweglichkeit, Verspannungen)

Thoraxorgane (Herzgeräusche, Arrhythmie, Herzverbreiterung, Emphysem, Lungenstauung)

Halsarterien und A. temporalis (Strömungsgeräusche, Verhärtung, Verschluß)

Blutdruck (Hypertonie, Hypotonie, Seitendifferenz)

Augenhintergrund (hypertensive Retinopathie, Stauungspapille)

Visus (Brille, Visusminderung)

Gesichtsfeld (Defekte, Hemianopsie)

Tonus der Nackenmuskulatur (Meningismus, Kernig-Lasèguesches Zeichen)

Okulopupillomotorik (Nystagmus, Diplopie, Strabismus, Augenmuskelparesen, Anisokorie, Störung der Pupillenreaktionen)

N. trigeminus (Kornealreflex, Gesichtssensibilität, Kaumuskulatur)

N. facialis (Paresen)

Hören (Hypakusis)

Reflexe (Seitendifferenz von Eigen- und Bauchhautreflexen, Reflexverluste, Babinski-Reflex)

Grobe Kraft (Paresen der Extremitäten)

Diadochokinese, Finger-Nase-Versuch, Gang, Romberg-Versuch (Ataxie)

---

ptome, neurologische Befunde sowie Zusatzbefunde werden in den Abbildungen aufgeführt. Wichtige und in Einzelfällen pathognomonische Kennzeichen sind besonders hervorgehoben.

Nach diesem schrittweisen Vorgehen wird es meist möglich sein, die zutreffenden Diagnosen zu finden, deren Synonyma gleichfalls aufgeführt werden.

Kopfschmerzen mit bedrohlicher Symptomatik (Abb. 1a, b)

Warnsymptome, die eine dringliche diagnostische Klärung verlangen, sind abruptes erstmaliges Auftreten heftiger Kopfschmerzen, therapieresistenter und zunehmender Dauer-

Tab. 3. Einteilung der Kopf- und Gesichtsschmerzen nach ihrem klinischen Erscheinungsbild.

Diffuse Kopfschmerzen mit bedrohlicher Symptomatik: Bewußtseinsstörung, Meningismus, vegetative Entgleisung, Hirndruckzeichen, epileptische Anfälle, neurologische Herdzeichen (Abb. 1a, b)
Rezidivierende stunden- bis tagelange Kopfschmerzen (Abb. 2, Tab. 4)
Exogen bedingte subakute stundenlange diffuse Kopfschmerzen (Abb. 3, Tab. 5).
Diffuse Dauerkopfschmerzen (Abb. 4, Tab. 6)
Okzipitale Kopfschmerzen (Abb. 5)
Rezidivierende Attacken heftiger Gesichtsschmerzen (Abb. 6)
Länger anhaltende Gesichtsschmerzen (Abb. 7a–g, Tab. 7)

Tab. 4. Differentialdiagnose: vasomotorischer Kopfschmerz (I) – psychogener Kopfschmerz (II) – Migräne (III). Zwischen vasomotorischem Kopfschmerz und psychogenem Kopfschmerz kommen fließende Übergänge vor.

Anamnese	Lokalisation	Charakter u. Intensität	Subjektive Begleitsymptome	Objektive Begleitsymptome	Neurolog. Befund	Weitere Befunde	Diagnose
I. Ab 15.–20. Lebensj., meist schon morgens, psychische Belastung	Diffus, frontaltemporal	Drückend, dumpf, auch pulsierend	Schwindel, Übelkeit, berührungsempfindliche Kopfhaut, Angst	Hypotonie, orthostat. Beschwerden, vegetative Stigmata	Normal	Evtl. Steilstellung d. HWS, Verspannung d. Nackenmuskeln	Vasomotorischer Kopfschmerz, Cephalaea vasomotorica, habitueller Kopfschmerz
II. Streß, Realprobleme, Angst, neurotische Konflikte, Depression	Diffus, frontaltemporal	Drückend, dumpf, auch pulsierend	Schwindel, Übelkeit, berührungsempfindliche Kopfhaut, Angst	Hypotonie, orthostat. Beschwerden, vegetative Stigmata	Normal	Evtl. Steilstellung d. HWS, Verspannung d. Nackenmuskeln	Spannungskopfschmerz, Muskelkontraktionsschmerz, psychosomatischer Kopfschmerz, psychogener Kopfschmerz
III. Familiär gehäuft, über 1–2 Std. zunehmend, Menses, Ovulationshemmer, Streß	Halbseitig, auch bds., frontookzipital	Pulsierend, hämmernd, dumpfdrückend	Lichtscheu, Lärmscheu, Übelkeit, Schwindel, Verstimmung, Benommenheit	Gesichtsblässe, Erbrechen	Normal	Evtl. variable patholog. EEG-Veränderungen, psychisch: gespannt, leistungsorientiert	Migräne, einfache Migräne

Diffuse Kopfschmerzen mit bedrohlicher Symptomatik
(Bewußtseinsstörung, Meningismus, vegetative Entgleisung, Hirndruckzeichen, epileptische Anfälle, neurologische Herdzeichen)

Anamnese	Begleitsymptome
Schlagartige, heftigste KS	Meningismus, evtl. Bewußtseinsstör., neurolog. Herdzeichen
Stunden bis Tage anhaltende KS	Meningismus, Bewußtseinsstör., Fieber
	Benommenheit, Verwirrtheit, vegetat. Stör., evtl. neurolog. Herdzeichen
	Neurolog. Herdzeichen, Bewußtseinsstör.
	Progediente Bewußtseinsstör., neurolog. Herdzeichen, Hirndruckzeichen
	Neurolog. Herdzeichen, epilept. Anfälle, Bewußtseinsstör., Hirndruckzeichen
Nach Insolation (besonders bei Kindern)	Exanthem, vegetative Stör., evtl. Meningismus, Bewußtseinsstör., epilept. Anfälle
Nach Lumbalpunktion, Hirntrauma, Meningoenzephalitis, Kraniotomie, Ventrikeldrainage	Vegetat. Stör., Meningismus, evtl. Bewußtseinsstör., epilept. Anfälle, Fieber, Hirndruckz., neurolog. Herdz.
Dauerkopfschmerz	Organ.Psycho-S., Bewußtseinsstör., neurolog. Herdz., vegetativ. Stör., epilept. Anfälle, Hirndruckz.

Abb. 1b

Diagnostik	Diagnose
Blutiger Liquor, CT/MRT, Blut im Subarachnoidalraum, evtl. Hämatom, Angiographie: Aneurysma, evtl. arteriovenöses Angiom	Spontane Subarachnoidalblutung
Im Liquor Zell-, Eiweißvermehrung, evtl. Erregernachweis	Meningitis, Meningoenzephalitis
Hypertensive Krise, im Liquor Erythrozyten, CT/MRT evtl. Hirnsubstanzdefekte, hypodense Areale, Ödem	Hypertensive Enzephalopathie
Dopplersonographie u. Angiographie: Stenosen oder Verschlüsse hirnversorgender Arterien, CT/MRT, ischämische oder hämorrhagische Hirninfarkte	Hirninfarkte bei Stenosen oder Verschlüssen großer Halsarterien
Evtl. blutiger Liquor, CT/MRT: Enzephalorrhagie oder Blutung in Tumor (z.B. Metastase, Glioblastom)	Intrazerebrale Blutung
Liquor meist xanthochrom oder blutig, CT/MRT: Sinus- und Venenthrombosen, hämorrhag. Infarkte, Angiographie: Venen- und Sinusverschlüsse	Zerebrale Venen- und Sinusthrombose
Liquor mit erhöhtem Druck und Zell-, Eiweißvermehrung, CT/MRT, Hirnödem	Insolation, Sonnenstich
Liquorunterdruck, Liquoreiweiß erhöht, evtl. patholog. CT/MRT-Befund	Liquorunterdruck-Syndrom, „low pressure headache", akute Pseudomeningitis, Aliquorrhoe
CT/MRT: fokale Störungen Massenverlagerung, Hydrozephalus	Intrakranieller raumfordernder Prozeß (hirneigener Tumor, Metastase, Subduralhämatom, Abszeß u.a.) KS bei Hypoglykämie (s. Abb. 2) KS bei Urämie (s. Abb. 4)

schmerz, umschriebene und konstante Schmerzlokalisation, Wesensänderung, Bewußtseinsstörung, Erbrechen, epileptische Anfälle, Stauungspapillen und neurologische Herdzeichen.

In diesen Fällen wird man nicht zögern, aufwendigere Methoden einzusetzen, um die Diagnose zu sichern; evtl. werden die Computertomographie (CT) und Magnetresonanztomographie (MRT) die primären diagnostischen Maßnahmen sein müssen (Abb. 1a).

Rezidivierende stunden- bis tagelange Kopfschmerzen (Abb. 2)

Die wichtigsten Syndrome dieser Untergruppe sind die Migräne, der vasomotorische und der psychogene Kopfschmerz. Eine differentialdiagnostische Abgrenzung dieser drei Schmerztypen soll durch Tab. 4 erleichtert werden. Allerdings ist die Unterscheidung von vasomotorischen und psychogenen Kopfschmerzen nicht immer einfach, da vielfache Überschneidungen möglich sind. Die Bezeichnungen vasomotorischer Kopfschmerz, Cephalaea vasomotorica, habitueller oder funktioneller Kopfschmerz, Spannungskopfschmerz, Muskelkontraktionsschmerz, psychosomatischer oder psychogener Kopfschmerz werden zudem vielfach sogar synonym für beide Formen gebraucht und bezeichnen den »gewöhnlichen« Kopfschmerz. Migräne kann durch Ovulationshemmer ausgelöst oder verstärkt werden. Von ihren Unterformen ist die ophthalmische Migräne am häufigsten, die aufgrund optischer Reizerscheinungen leicht zu diagnostizieren ist. Wenn bei Migränepatienten ein EEG-Fokus persistiert oder neurologische Herdzeichen bestehen bleiben, ist eine computer- oder magnetresonanztomographische Untersuchung indiziert.

Ein niedriger Glukosespiegel im Serum weist auf einen Hungerkopfschmerz hin. Kopfschmerzen durch Hypotonie liegen bei entsprechender Vorgeschichte (Kollapserscheinun-

Tab. 5. **Alimentär, medikamentös, toxisch und physikalisch bedingte Kopfschmerzen.**

Alimentär bedingte Kopfschmerzen
Alkohol, Tyramin (z. B. Käse und Rotwein), Dopamin (z. B. Bohnen, Käse), Phenyläthylamin (Rotwein, Schokolade, Käse), Glutaminsäure-Mononatriumsalz (in Sojasoßen, Chinarestaurant-Krankheit), Cola, Kochsalz, Eiscremekopfschmerz, »hot-dog headache«

Medikamentös bedingte Kopfschmerzen
Phenacetin, Paracetamol, Barbiturate, Ergotamin, Brompräparate, Nitropräparate, Nifedipin, Hydralazin,
Kontrazeptiva (Östrogene),
Monoaminooxydasehemmer,
Hydantoin, Carbamazepin,
Isoniazid, Nitrofurantoin,
Chloroquin,
Vit.-A- und Vit.-D-Überdosierung

Kopfschmerzen bei Entzug von Medikamenten u. a. Stoffen
Coffein, Ergotamin, Amphetamin, Methysergid

Toxisch bedingte Kopfschmerzen
Kohlenmonoxyd, Nikotin,
Blei, Brom, Arsen, Quecksilber,
Farben, Lacke, Benzole, organische Lösungsmittel, Tetrachlorkohlenstoff, Acetanilid,
Schwefelwasserstoff,
Insektizide

Physikalisch bedingte Kopfschmerzen
Schalleinwirkung, Insolation (Sonnenstich), Höhenkrankheit, ionisierende Strahlen (Strahlenkater)

Tab. 6. Chronische internistische Krankheiten als Ursache von Dauerkopfschmerzen.

Fieberhafte Erkrankungen, Infektionskrankheiten
Herzinsuffizienz, arterielle Hypertonie
pulmonale Erkrankungen mit Hyperkapnie
Anämien, Polycythaemia vera u. a. hämatologische Krankheiten
Morbus Addison, Cushing-Syndrom
Niereninsuffizienz
Hyponatriämie

gen), bei niedrigem Blutdruck und nachgewiesener orthostatischer Fehlregulation vor. Auf eine arterielle Hypertonie können Kopfschmerzen zurückgeführt werden, wenn sie schon morgens in Erscheinung treten, hohe diastolische und systolische Drucke gemessen werden und die Beschwerden nach Blutdrucksenkung aufhören.

Exogen bedingte subakute stundenlange diffuse Kopfschmerzen

Kopfschmerzen dieser Verlaufsform haben vorwiegend akzidentelle Ursachen. In Abb. 3 sind Noxen angeführt, die zum großen Teil alltäglich vorkommen und potentiell Kopfschmer-

Tab. 7. Ursachen symptomatischer Gesichtsschmerzen.

Symptomatische Trigeminusneuralgien

Nach Trauma: Frakturen, Wunden, perineurale und periostale Hämatome, Radikaloperationen der Nasennebenhöhlen, neurochirurgische Operationen (evtl. Anaesthesia dolorosa), Narben.

Bei vaskulären Prozessen: infraklinoidale Karotisaneurysmen, Kavernosussyndrome, Thalamusinfarkte.

Entzündungen: Pyramidenspitzensyndrom nach Gradenigo, florider Herpes zoster, später Zosterneuralgie, basale Meningitiden (Meningitis tuberculosa), Arachnitis der hinteren Schädelgrube.

Basale meningeale Prozesse: Meningosis carcinomatosa, sarcomatosa, leucaemica.

Tumoren: Akustikus- und Trigeminusneurinom, Meningeome, Cholesteatom, Dermoidzysten, Malignome des Nasen-Rachen-Raumes, Karzinome im Schädelbasisbereich.

Systemische neurologische Erkrankungen: Enzephalomyelitis disseminata, Syringobulbie.

Vergiftungen: Trichloräthylen.

Raeder-Syndrom, paratrigeminale Lähmung

Gesichts- und Kopfschmerzen bei otorhinolaryngologischen Erkrankungen

Akute Rhinitis, akute und chronische Sinusitis, Unterdruck in den Nebenhöhlen, akute und chronische Otitis, Syndrom des Processus styloideus.

Gesichts- und Kopfschmerzen bei Erkrankungen der Zähne und des Kiefergelenkes

Akute und chronische Pulpitis, Periodontitis, retinierte Zähne, Arthrosis deformans des Kiefergelenkes, Mandibulargelenksneuralgie (myofaziales Syndrom, Costen-Syndrom)

Gesichts- und Kopfschmerzen bei ophthalmologischen Erkrankungen

Asthenopie, akutes Glaukom, Conjunctivitis photoelectrica, akute Dakryozystitis und Dakryoadenitis, Hordeolum, Lidabszeß, Orbitalphlegmone, akute Iridozyklitis.

Rezidivierende stunden- bis tagelange Kopfschmerzen	
Anamnese	**Begleitsymptome**
Diabetes mell. (Insulin, orale Antidiabetika), evtl. Magenop., Lebererkrankung; KS episodisch nach Nahrungskarenz oder postprandial	Hungergefühl, Schwitzen, Tachykardie, Unruhe, organ. Psycho-S., Bewußtseinsstör., evtl. neurolog. Herdzeichen
Hypertonie und Folgekrankheiten, KS häufig früh morgens	Schwindel, Ohrensausen, Angst, Angina pectoris, Sehstörungen, evtl. organ. Psycho-S., neurolog. Herdzeichen
Evtl. Ohnmachten, Rekonvaleszenz nach Infektionskrankheiten oder Schädelhirntrauma, häufig nach Aufstehen und längerem Stehen, vorwiegend Jugendliche betroffen	Schwindel, Ohrensausen, Schwarzwerden vor Augen, Herzklopfen, Lufthunger, Blässe, Tachykardie
Familiär und bei Frauen gehäuft, über 1–2 Std. progrediente KS, evtl. zeitliche Bindung an Menses oder psychische Belastung (s. Tab. 4)	Halbseitige, auch beidseitige KS, pulsierend-drückend, Licht- und Lärmscheu, Schwindel, Erbrechen, Blässe
Evtl. präexistente Migräne, <u>Einnahme von Ovulationshemmern</u>	Meist wie bei einfacher Migräne
Wie bei einfacher Migräne	Wie bei einfacher Migräne, ferner: <u>Flimmern, Visusbehinderung, Dysopsie</u> (Flecken, Muster)
Wie bei einfacher Migräne	Wie bei einfacher Migräne
Wie bei einfacher Migräne, vorwiegend junge Frauen und ältere Erwachsene betroffen	Wie bei einfacher und ophthalmischer Migräne, <u>jedoch okzipitale KS</u>, ferner Parästhesien, Hörstörungen, Tinnitus
Ab. 15.–20. Lebensjahr, meist schon morgens (s. Tab. 4)	Diffuse KS, drückend-dumpf, Schwindel, Übelkeit, Berührungsempfindlichkeit der Kopfhaut
Stress, neurotische Konflikte, Depression (s. Tab. 4)	Wie bei vasomotor. KS

Abb. 2

Kopf- und Gesichtsschmerzen

* Der vasomotorische KS weist fließende Übergänge zum psychogenen Kopfschmerz auf.

Diagnostik	Diagnose
Hypoglykämie	KS bei Hypoglykämie, Hungerkopfschmerz
Erhöhter Blutdruck, Blutdruckschwankungen, evtl. hypertensive Retinopathie, kardiale und renale Insuffizienz	KS bei Hypertonie
Niedriger Blutdruck, orthostatische Dysregulation	KS bei Hypotonie
Neurolog. Befund normal, psychisch meist gespannt und leistungsorientiert, evtl. variable patholog. EEG-Veränderungen	Migräne, einfache Migräne
Meist wie bei einfacher Migräne	Migräne nach Einnahme von Ovulationshemmern
Wie bei einfacher Migräne, evtl. Skotome, Hemianopsie, evtl. patholog. CT/MRT-Befund	Ophthalmische Migräne, klassische Migräne
Wie bei einfacher Migräne, ferner evtl. Dysphasie, sensible und motorische Hemi- und Tetra-S., evtl. patholog. CT/MRT-Befund	Migraine accompagnée, fokale M., „complicated migraine" (selten), Unterform: familiäre hemiplegische M.
Wie bei einfacher Migräne, ferner evtl. Dysarthrie, Ataxie, evtl. pathologisch: Rö.-Aufn. d. HWS, Dopplersonographie, CT/MRT, Angiographie, HNO-Befunde	Migräne des Basilarisgebietes, basiliäre M. (seltener)
Neurolog. Befund normal, Hypotonie, orthostat. Beschwerden, vegetative Stör., evtl. Verspannung der Nackenmuskeln und der HWS	Vasomotorischer KS, Cephalaea vasomotorica, habitueller KS*
Wie bei vasomotor. KS	Spannungs-KS, Muskelkontraktionsschmerz, psychosomatischer KS, psychogener KS

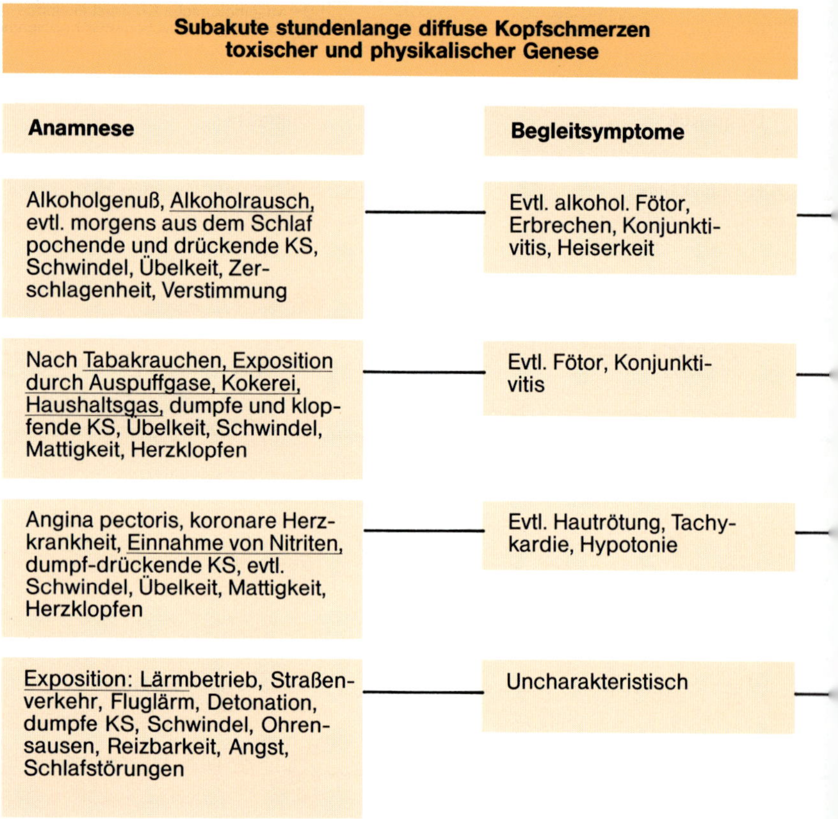

Subakute stundenlange diffuse Kopfschmerzen toxischer und physikalischer Genese	
Anamnese	**Begleitsymptome**
Alkoholgenuß, Alkoholrausch, evtl. morgens aus dem Schlaf pochende und drückende KS, Schwindel, Übelkeit, Zerschlagenheit, Verstimmung	Evtl. alkohol. Fötor, Erbrechen, Konjunktivitis, Heiserkeit
Nach Tabakrauchen, Exposition durch Auspuffgase, Kokerei, Haushaltsgas, dumpfe und klopfende KS, Übelkeit, Schwindel, Mattigkeit, Herzklopfen	Evtl. Fötor, Konjunktivitis
Angina pectoris, koronare Herzkrankheit, Einnahme von Nitriten, dumpf-drückende KS, evtl. Schwindel, Übelkeit, Mattigkeit, Herzklopfen	Evtl. Hautrötung, Tachykardie, Hypotonie
Exposition: Lärmbetrieb, Straßenverkehr, Fluglärm, Detonation, dumpfe KS, Schwindel, Ohrensausen, Reizbarkeit, Angst, Schlafstörungen	Uncharakteristisch

Abb. 3

zen auslösen. Unter den medikamentös induzierten Kopfschmerzen ist der Nitritkopfschmerz relativ häufig.

Tab. 5 zählt eine größere Anzahl von Noxen auf, die stundenlange diffuse Kopfschmerzen zur Folge haben können. Einige alimentär bedingte Kopfschmerzsyndrome haben bestimmte Bezeichnungen erhalten (Chinarestaurant-Krankheit, Eiscreme-Kopfschmerz, »hot-dog headache«).

Diffuse Dauerkopfschmerzen

Diffuse Dauerkopfschmerzen (Abb. 4) bestehen bei langwierigen Krankheitsprozessen (Arteriitis temporalis), chronischen endogenen (Urämie) und exogenen (Bleiintoxikation, Medikamentenabusus) Intoxikationen und nach Schädel-Hirn-Traumen; ein bedeutender Anteil ist psychischer Genese (depressives Syndrom). Wenn posttraumatische Kopfschmerzen länger als 6 Monate anhalten, muß an eine psychogene Fixierung und an einen

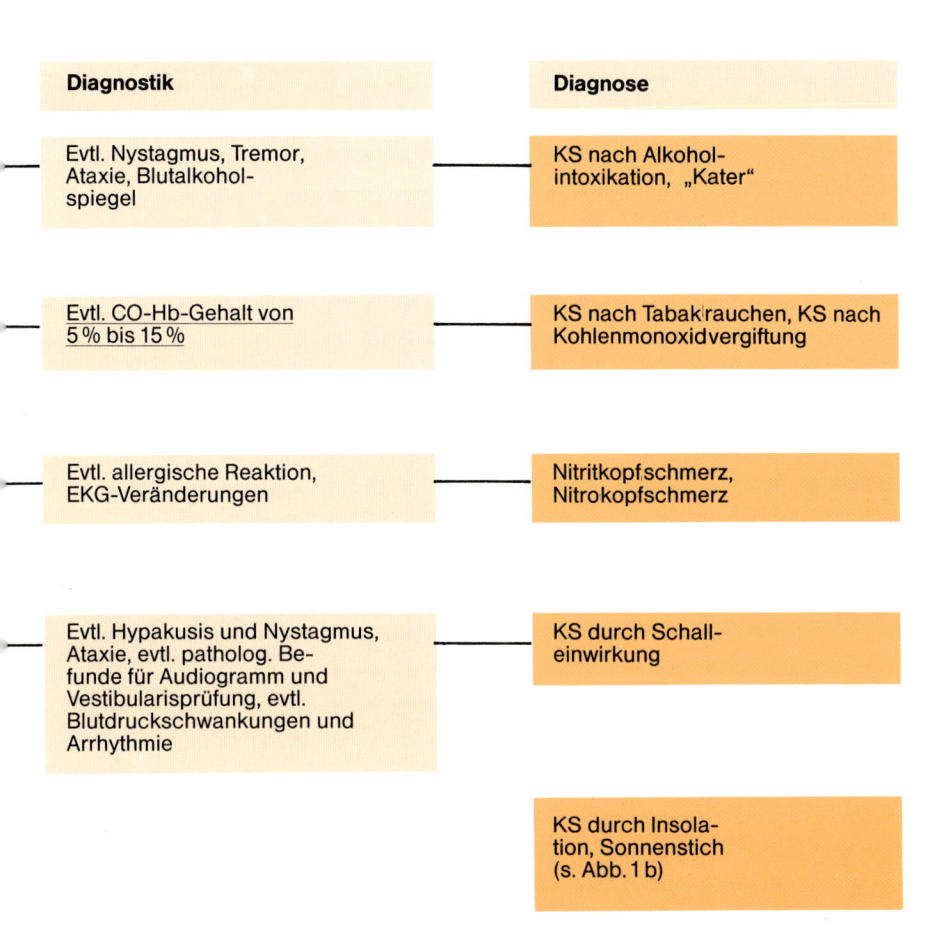

Diagnostik	Diagnose
Evtl. Nystagmus, Tremor, Ataxie, Blutalkoholspiegel	KS nach Alkoholintoxikation, „Kater"
Evtl. CO-Hb-Gehalt von 5 % bis 15 %	KS nach Tabakrauchen, KS nach Kohlenmonoxidvergiftung
Evtl. allergische Reaktion, EKG-Veränderungen	Nitritkopfschmerz, Nitrokopfschmerz
Evtl. Hypakusis und Nystagmus, Ataxie, evtl. patholog. Befunde für Audiogramm und Vestibularisprüfung, evtl. Blutdruckschwankungen und Arrhythmie	KS durch Schalleinwirkung
	KS durch Insolation, Sonnenstich (s. Abb. 1 b)

Schmerzmittelabusus gedacht werden. Der Analgetikaabusus hat unter den Ursachen chronischer Kopfschmerzen zunehmendes Gewicht erlangt; u. a. ist der Mißbrauch von Phenacetin, Paracetamol, Barbituraten und Ergotamin anzuschuldigen. Oft liegt ein polyvalenter Abusus von Medikamenten, Alkohol und Nikotin vor. Kurzfristige Abstinenz läßt die Beschwerden zunächst exazerbieren.

Eine Anzahl häufiger chronischer internistischer Erkrankungen (Tab. 6) kann mit chronischen Kopfschmerzen einhergehen, die in diesen Fällen ein relativ nebensächliches Symptom darstellen.

Okzipidale Kopfschmerzen

Diese werden durch Schleudertraumen und degenerative Veränderungen der Halswirbelsäule verursacht; auch die Migräne des Basilarisgebietes muß hier angeführt werden (Abb. 5).

Diffuse Dauerkopfschmerzen

Anamnese	Begleitsymptome
Evtl. Vasomotorische KS oder Migräne, <u>Abusus</u> von Phenacetin, Paracetamol, Barbituraten, Ergotamin u. a., häufig polyvalenter Abusus, schon morgens drückende KS, anfallsweise exazerbierend, bei Karenz evtl. Verstärkung, Müdigkeit, Leistungsabfall, Mißmut, Schwindel, Schlafstörung	Evtl. Hyperhidrosis, Tremor, andere vegetative Störungen
<u>Bleiexposition</u> (Benzin, Mennige, Bleiweiß, Chromgelb, Lötzinn, Akkumulatoren, Glasuren), dumpfe KS, Schwindel, Übelkeit, Inappetenz, Mattigkeit, Obstipation, Koliken, Parästhesien	Evtl. vegetative Stör.
<u>Evtl. bekannte Nierenkrh.</u>, drückende KS, Übelkeit, Schwindel, Müdigkeit, Durst, Verstimmung, Hautjucken	Evtl. Erbrechen, tetanische Anfälle, Myoklonien, epileptische Anfälle, Stauungspapillen
Ältere Pat., evtl. generalisierte Gefäßkrankheit, abendliche und nächtliche Exazerbation bohrender und stechender temporaler ein- oder beidseitiger KS, Gewichtsverlust, Muskelschmerzen, Schmerzen beim Kauen, Visusminderung, vorwiegend Frauen (4:1) betroffen	Uncharakteristisch
Exposition-Risikogruppe, Fieber, Diarrhoe, Gewichtsverlust, Leistungsabfall, Wesensänderung, Anfälle	Evtl. Lymphadenopathie, Exanthem, Demenz, psycho-organische Störungen-Psychose, periphere Neuropathie, neurologische Herdstörungen, Meningoenzephalitis
<u>Schädel-Hirn-Trauma</u>, dumpfe, stechende und pulsierende KS, Zunahme bei Husten, Bücken, nach Alkoholgenuß und <u>Sonnenexposition</u>, Schwindel, Ermüdbarkeit, Konzentrationsschwäche, emotionelle Störungen	Uncharakteristisch
Evtl. früher <u>depressive Phasen</u>, Involutionsalter, vor allem <u>morgens KS</u>, Druck- und Schweregefühl, <u>Traurigkeit, Angst</u>, Schlafstör., Gewichtsverlust	Evtl. vegetative Stör., Unruhe oder Antriebsverlust

Abb. 4

Diagnostik	Diagnose
Evtl. Benommenheit, psychoorgan. S., Nystagmus, Dysarthrie, Ataxie, patholog. EEG, toxische Substanzen in Urin und Serum	Analgetika-KS
Evtl. graugelbe Haut, dunkler Saum der Gingiva, Polyneuropathie (Paresen der Finger- und Handextensoren), erhöhter Blutbleigehalt, basophil getüpfelte Erythrozyten, Delta-Aminolävulins. und Koproporphyrin III im Urin vermehrt	KS bei chron. Bleiintoxikation
Evtl. psychoorgan. S., Somnolenz, Dysarthrie, „flapping"-Tremor, Polyneuropathie, Meningismus, harnpflichtige Substanzen erhöht	KS bei Urämie
A. temporalis verdickt und dolent, Puls hier kaum tastbar, evtl. retinale Gefäßverschlüsse, neurolog. Herdz., Polyneuropathie, hohe Senkung, Leukozytose, Anämie, Dysproteinämie, Stenosen der Aortenbogenarterien, Gefäßbiopsie: Riesenzellenarteriitis	KS bei Arteriitis temporalis, Arteriitis cranialis
HIV-Serologie, Laborstatus, Liquor cer., CT/MRT: evtl. fokale Störungen-Atrophie	KS bei HIV-Infektion
Evtl. psychoorgan. S., depressives S., orthostatische Dysregulation, neurolog. Herdz., patholog. EEG, Rö.-Befunde und CT/MRT	Posttraumatische KS (bei längerer Dauer: psychogene Fixierung? Medikamentenabusus?)
Depressives Syndrom	KS bei Depression

Okzipitale Kopfschmerzen	
Anamnese	**Begleitsymptome**
Auffahrunfall, Schleudertrauma der HWS, dauernde ziehende und drückende KS, in Nacken und Arme ausstrahlend, Schwindel, Erschöpfbarkeit, Depression, Schlafstörungen	Uncharakteristisch
Ältere Pat., evtl. bekannte Spondylarthrosis deformans und Osteoporose, HWS-Trauma, Std.-Tage dauernde auch nächtliche ziehende und reißende KS, nach vorn ausstrahlend, Schwindel, Ohrensausen, Schmerzen und Parästhesien an Schultern und Armen, Zunahme nach länger fixierter Kopfhaltung, bestimmten Bewegungen und Bettruhe	Uncharakteristisch

Abb. 5

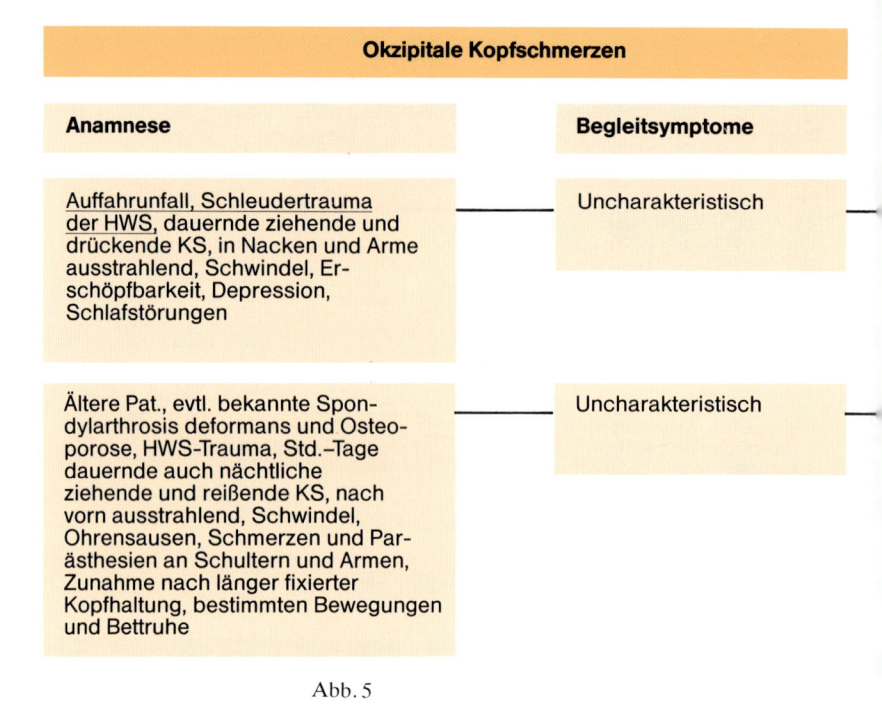

Rezidivierende Attacken heftiger Gesichtsschmerzen

Bei diesen Syndromen handelt es sich, von ausnahmsweise vorkommenden symptomatischen Formen abgesehen, um idiopathische Gesichtsneuralgien, die weder pathognomonische neurologische Ausfallserscheinungen noch kennzeichnende apparative Zusatzbefunde aufweisen. Man kann auch nicht damit rechnen, daß während der Untersuchung des Patienten gerade ein Anfall abläuft. Infolgedessen muß exakt nach Anfallsablauf, Lokalisation der Schmerzen, auslösenden Momenten sowie nach subjektiven und objektiven Begleitsymptomen, d. h. vor allem vegetativen Reizerscheinungen, gefragt werden, bevor man die Diagnose stellt (Abb. 6).

Am häufigsten sind in dieser Gruppe die idiopathische Trigeminusneuralgie und die Erythroprosopalgie, alle übrigen idiopathischen Gesichtsneuralgien sind dagegen selten oder sogar Raritäten.

Länger anhaltende Gesichtsschmerzen

Symptomatische Trigeminusneuralgien entwickeln sich nach Verletzungen, Operationen, Entzündungen, bei Tumoren des Gesichtsbereiches und bei einer Vielzahl andersartiger Krankheitsprozesse. Es resultieren häufig Narben, sensible und evtl. motorische Störungen des N. trigeminus und weiterer Hirnnerven. Röntgenaufnahmen weisen u. U. auf eine stattgehabte oder akute Läsion des Gesichtsschädels und der Schädelbasis hin. Weiterhin sind Zosterinfektion, Augenleiden, otorhinolaryngologische Krankheiten, Zahn- und Kiefer-

Diagnostik	Diagnose
Dolenz und Verspannung der Nackenmuskeln, schmerzhafte Bewegungseinschränkung der HWS, Rö.: Steilstellung und evtl. Spondylose der HWS, nach Monaten evtl. verstärkte degenerative Veränderungen	KS nach Schleudertrauma der Halswirbelsäule
Dolenz von Subokzipitalpunkten, HWS und Nackenmuskeln, Fehlhaltung von HWS und BWS, evtl. radikuläre Ausfälle (C4–Th1), Bewegungseinschränkung der HWS, Rö.: Spondylarthrose und evtl. Osteoporose der HWS	KS bei zervikaler Spondylarthrose, „Migraine cervicale"
	Migräne des Basilarisgebietes (s. Abb. 2)

krankheiten und schließlich auch psychische Störungen als Ursache anhaltender und meist symptomatischer Gesichtsschmerzen in Betracht zu ziehen (Tab. 7, Abb. 7a–g).

Rezidivierende Attacken heftiger Gesichtsschmerzen	
Anamese	**Begleitsymptome**
Tagsüber sekundenlange, salvenförmig-rezidivierende, scharfschneidende GS, immer gleiche Seite, 2. oder 2. und 3. Trigeminusast, Triggermechanismus (Kälte, taktile Reize, Kauen, Sprechen), vorwiegend ältere Frauen betroffen	Evtl. Tic-artiges Grimassieren, u. U. auch Hautrötung, Tränen, Speichelfluß
Nachts oft mehrere Attacken von 10 Min. bis 2 Std., dumpf-bohrend, brennend, pulsierend, einseitig, immer gleichseitig an Auge und Schläfe, verstopfte Nase, Auslösung evtl. durch Alkohol, Nitroglycerin, Wärme, überwiegend Männer betroffen (6:1)	Haut und Konjunktiva gerötet, Tränen, Rhinorrhoe, Gesichtsschwitzen
Evtl Trauma, Brillenträger, mehrmals tgl. über Min.–Std. blitzartig-stechende GS, einseitig, innerer Augenwinkel, Augapfel, Nasenwurzel, evtl. Triggermechanismus (lokaler Druck, Kauen, Hitze), Hyperästhesie und verstopfte Nase, Schwitzen	Rötung, Konjunktivitis, Tränen, Rhinitis, evtl Keratitis und Iritis
Gelegentl. Rhinitis und Sinusitis, vorwiegend Frauen in der Menopause betroffen, 1–4 Anfälle von 10–30 Min. pro Tag, brennend-kribbelnd, einseitig, innerer Augenwinkel, Nasenwurzel, Orbita, Naseninneres, Lichtscheu, Schwindel, Tinnitus, verstopfte Nase, Geschmacksstör., Parästhesien	Niesen, Tränen, Rhinorrhoe, Rötung von Haut und Konjunktiva
Evtl. Zoster oticus, Karies, Ulzera im Nasopharynx., sek.–min.lange schneidend-brennende GS an Gehörgang, Gaumendach und Oberkiefer, evtl. Triggerpunkt am Tragus, evtl. Parästhesien, Geschmacksstör.	Evtl. Stör. der Speichelsekretion
Evtl. Parotiserkrankung, mehrmals tgl. minutenlange brennend-stechende präaurikuläre GS an Wange und Schläfe, Provokation durch Kauen sowie heiße und stark gewürzte Speisen, Hitzegefühl und lokale Hyperästhesie, „Geschmacksschwitzen"	Hautrötung, lokale Hyperhidrosis, Tränen
Meist Männer ab 40. Lebensjahr betroffen, mehrmals tgl. über Sek. bis Min. reißend-schneidende Schmerzen, einseitig, Zungengrund, Tonsillenloge, zum Ohr strahlend, Auslösung durch Schlucken, Sprechen, heiße und kalte Speisen, Husten, Triggerpunkt: Tonsillenloge, Parästhesien, Geschmacksstör., Schlundkrämpfe	Evtl. Grimassieren, Schreien, Schlucken, Niesen, Gähnen

Diagnostik	Diagnose
Normaler neurolog. Befund	Idiopathische Trigeminusneuralgie, Tic douloureux
Evtl. Miosis und Ptosis, Sinusbradykardie, im Anfall erhöhter Augeninnendruck	Erythroprosopalgie, Bing-Horton-S., Cluster-KS, Histamin-KS
Normaler neurolog. Befund, evtl. Sinusitis ethmoidalis und sphenoidalis	Nasoziliarisneuralgie, Charlin-S., Neuralgie des Ganglion ciliare (selten)
Normaler neurolog. Befund, evtl. Sinusitis, Rhinitis, Septumdeviation	Sluder-Neuralgie, Neuralgie des Ganglion pterygopalatinum (selten)
Gelegentl. periphere Fazialisparese, evtl. Hypogeusie, Bläschen u. Narben durch Zoster oticus, Karies, Ulzerationen im Pharynx	Neuralgie des Ganglion geniculi, Intermediusneuralgie, Hunt-Neuralgie, Fazialisneuralgie (sehr selten)
Normaler neurolog. Befund, evtl. Residuen einer abgelaufenen Parotiserkrankung	Neuralgie des N. auriculotemporalis, auriculotemporales Syndrom (selten)
Normaler neurolog. Befund, evtl. hypersensitives Karotissinus-S., Bradykardie, bei symptomat. Form: Neoplasma, Abszeß, Zahnprozeß, Narben im Pharynx	Glossopharyngeusneuralgie (selten)

Abb. 6

Länger anhaltende, meist symptomatische Gesichtsschmerzen verschiedenartiger Genese	
Anamnese	**Begleitsymptome**
Weichteilverletzung, Fraktur, Op., Entzündung, Neoplasma u. a., wechselnd starker Dauerschmerz, auch Attacken, bohrend, stechend, drückend, Trigeminusgebiet, evtl. mehrere Äste betroffen, auch bds., seltener Triggerpunkte, evtl. Parästhesien	Uncharakteristisch
Evtl. Trauma, Zahnextraktion, Zahnprothesenträger, mittleres Lebensalter, mehr Frauen betroffen (3:1), GS über Wochen und Jahre, auch abends und nachts, bohrend, ziehend, brennend, halbseitig oder diffus, unteres Gesicht, Mundhöhle, evtl. bei Erschöpfung u. psych. Belastung, Schlafstörungen	Evtl. Rötung, Schwitzen, Tränen
Evtl. Migräne, Virusinfekt, einmaliger Anfall von 1–2 Wochen Dauer, selten über Monate, dumpfe, ziehende, pulsierende GS, immer dieselbe Seite, seitl. Hals, unteres Gesicht, lokale Zug- u. Druckwirkung	Druckdolenz der Karotisgabel, hier Ödem, deutl. Pulsation der Karotis, evtl. Tränen u. Rachenrötung
Evtl. tumoröser, entzündl. oder vaskulärer Prozeß, Trauma, kontinuierlich progrediente, bohrende, einseitige supraorbitale u. orbitale GS, Übelkeit, Schwindel, Parästhesien, Diplopie	Evtl. Erbrechen, konjunktivale Injektion

Abb. 7a

Diagnostik	Diagnose
Evtl. sensible u. motorische Stör. des N.trigeminus, evtl. patholog. Zusatzbefunde	Symptomatische Trigeminusneuralgie
Vegetative Störungen, Neurose, Depression, evtl. patholog. Zusatzbefunde	Atypischer Gesichtsschmerz, sympathische Gesichtsneuralgie
Evtl. Dilatation u. Verlagerung der Karotisbifurkation, hypersensitiver Karotissinus-Reflex	Karotidynie (sehr selten)
Evtl. Miosis u. Ptosis, sensible Stör. des N. ophthalmicus, Kaumuskelparesen, Augenmuskelparesen, Hirndruckz., Prozesse der mittleren Schädelgrube (Tumor, Trauma, entzündl., vaskulär)	Raeder-Syndrom, paratrigeminale Lähmung (rezidiv. migränöser Typ, der Erythroprosopalgie zuzuordnen) (sehr selten)

Länger anhaltende Gesichtsschmerzen bei Augenkrankheiten	
Anamnese	**Begleitsymptome**
Meist ältere Pat., familiäre Disposition, Hyperopie, über Std. progrediente dumpfe und berstende GS am Auge, meist halbseitig, evtl. Auslösung durch psychophysisches Trauma, Mydriatika, Alkohol, Kaffee, Nebelsehen, farbige Ringe um Lichtquellen, Übelkeit, Lichtscheu, Sehschwäche	Erbrechen, ziliare Injektion, Kornea trüb, Lidschwellung
Exposition: Sonnenlicht, Hochgebirge, Höhensonne, Schweißen, zunehmende stechende und brennende Schmerzen beider Augen, Lichtscheu, Lidkrampf	Konjunktivitis, Tränen, Chemosis, Blepharospasmus
Nach längerer Naharbeit und bei Kunstlicht, im Tagesverlauf zunehmende dumpfe und brennende frontoorbitale GS, Übelkeit, Spannungsgefühl, Verschwommensehen	Evtl. Tränen, Erbrechen

Abb. 7b

Länger anhaltende Gesichtsschmerzen bei Hals-Nasen-Ohren-Krankheiten	
Anamnese	**Begleitsymptome**
Frühere NNH-Entzündungen, Schnupfen, ab morgens und besonders mittags dumpfe Schmerzen über Stirn, Orbita und Oberkiefer, vorwiegend im Bereich des 1. und 2. Trigeminusastes, Verstärkung durch Husten, Erschütterung, langes Liegen und Stehen	Fieber, Nasenfluß, Schwellung der Oberlider
Evtl. Schnupfen, Angina, Infektionskrankheiten, NNH-Entzündung, chron. Mittelohrentzündung, progrediente reißende, bohrende und klopfende Schmerzen an Ohr und Mastoid, Ohrensausen, Schwerhörigkeit	Evtl. Fieber, Rhinitis, Angina

Abb. 7c

Diagnostik	Diagnose
Bulbus hart, Augeninnendruck erhöht, Visusminderung, Pupille weit, entrundet und reaktionslos	Akutes Glaukom
Konjunktivale Injektion, evtl. Keratitis superficialis	Conjunctivitis photoelectrica, Ophthalmia electrica
Hyperopie, Presbyopie, Astigmatismus, latentes Schielen	GS bei Refraktionsanomalien und Asthenopie

Diagnostik	Diagnose
Dolenz der NNH und der NAP des 1. und 2. Trigeminusastes, eitrige Rhinitis, evtl. Polypen, entzündl. Schleimhautveränderungen, Spiegel und Verschattung der NNH	Akute Sinusitis, seltener chron. Sinusitis
Rötung und Vorwölbung des Trommelfells, Mastoid druckdolent, Schalleitungsstörung, erhöhte Blutsenkung, Leukozytose, evtl. patholog. Rö.-Befund der Mastoidzellen	Akute Mittelohrentzündung

Länger anhaltende Gesichtsschmerzen bei Zahn- und Kieferkrankheiten	
Anamnese	**Begleitsymptome**
Karies, konservative Zahnbehandlung, Trauma, progrediente, evtl. nächtl. exazerbierende stechende und klopfende einseitige GS, Zunahme durch heiße und kalte Speisen, Kauen, Erschütterungen, Liegen	Lokale Schwellung, Rötung, Druckdolenz, evtl. Lymphknotenvergrößerung
Zahnverlust, mangelhafte Zahnbehandlung, Krankheiten des Kiefergelenkes und der Kaumuskulatur, chron. exazerbierende einseitige dumpfe und reißende präaurikuläre Schmerzen, evtl. Verstärkung durch Kauen und Sprechen, Schlundbrennen	Evtl. Trismus der Kaumuskeln, Hautrötung, Tränen

Abb. 7d

Gesichtsschmerzen bei Zosterinfektion	
Anamnese	**Begleitsymptome**
Evtl. Neoplasma, progrediente reißende und brennende Schmerzen, meist einseitig im Bereich des 1. Trigeminusastes, Lichtscheu, Tränen	Fieber, Bläschen im Gebiet des 1. Trigeminusastes, Tränen, Lidschwellung, rotes Auge
Abgelaufene Zosterinfektion, nach Intervall stechender und brennender Dauerschmerz mit Tic-artigen Exazerbationen im Trigeminusgebiet, meist 1. Ast betroffen, evtl. Triggermechanismus, lokale Hyperpathie	Evtl. trophische Hautstör. und Narben

Abb. 7e

Diagnostik	Diagnose
Karies, Rö.: pathologischer Zahnstatus	Pulpitis
Bißanomalie, Rückwärtsverlagerung des Processus condylaris mandibulae	Costen-Syndrom, Mandibulargelenksneuralgie, myofaziales Syndrom

Diagnostik	Diagnose
Evtl. sensible Störung des N. trigeminus, einseitige Mydriasis und Pupillenstarre, Augenmuskelparesen, Konjunktivitis, Keratitis, Iritis, Liquor cer.: geringe Zell- und Eiweißvermehrung	Zoster ophthalmicus
Evtl. sensible Stör. des N. trigeminus	Zosterneuralgie

Gesichtsschmerzen bei Läsion des N. trigeminus

Anamnese	Begleitsymptome	Diagnostik	Diagnose
Op. (z. B. wegen idiopath. Trigeminusneuralgie), entzündl. oder traumatische Läsion des N. trigeminus, dauernder und phasisch exazerbierender brennender Schmerz, Kältegefühl, Gefühllosigkeit	Uncharakteristisch	Hyp- bis Anästhesie im Trigeminusgebiet, evtl. Narben, weitere neurolog. Stör. und Keratitis neuroparalytica	Anaesthesia dolorosa (selten)

Abb. 7f

Psychogener Gesichtsschmerz

Anamnese	Symptomatik	Diagnostik	Diagnose
Frauen bevorzugt betroffen (3:1), Trauma, Zahnextraktionen, Zahnprothesenträger, Dauer über Wochen- Monate, Schmerzen oft abends und nachts, halbseitig oder diffus im unteren Gesicht und der Mundhöhle, Verstärkung durch Erschöpfung, thermische Reize und emotionelle Faktoren, Brennen und Hitzegefühl	Rötung, Tränen, Schwitzen	Vegetative Störungen, Neurose, Depression	Atypischer Gesichtsschmerz, sympathische Gesichtsneuralgie

Abb. 7g

Differentialdiagnostisches Spektrum

(verkürzt und modifiziert nach OLESEN, 1989)

Migräne
Ohne Aura (Aura = fokale neurologische Symptome)
Mit Aura (typische, akute oder prolongierte Aura, Aura ohne KS, familiäre hemiplegische Migräne, Basilaris-Migräne)
Ophthalmoplegische Migräne
Retinale Migräne
Kindliche Migräne (evtl. auch in Form von paroxysmalem Schwindel oder alternierender Hemiplegie)
Migränekomplikationen (Status migraenosus, migränöser Hirninfarkt)

Spannungskopfschmerz
Episodisch, mit oder ohne Schmerzempfindlichkeit der perikranialen Muskeln
Chronisch, mit oder ohne Schmerzempfindlichkeit der perikranialen Muskeln

Episodischer und chronischer Clusterkopfschmerz und chronische paroxysmale Hemikranie

Kopfschmerz ohne begleitende strukturelle Läsion
Stechender KS
KS durch äußeren Druck
Kältebedingter KS (äußere Kälteexposition, Einnahme eines Kältestimulans)
Husten-KS
KS durch körperliche Anstrengung
KS bei sexueller Aktivität

Kopfschmerz nach Schädeltrauma
Akuter posttraumatischer KS
Chronischer posttraumatischer KS

Kopfschmerz bei Gefäßstörungen
Ischämische Hirninsulte (TIA und thromboembolische Hirninfarkte)
Intrakranielles Hämatom (intrazerebral, subdural, epidural)
Subarachnoidalblutung
Nicht rupturierte Gefäßanomalie (Aneurysma, arteriovenöses Angiom)
Arteriitis (Riesenzellenarteriitis u. a.)
Dissektion von A. carotis oder A. vertebralis
Idiopathische Karotidynie
Nach Endarteriektomie
Hirnvenen- und Sinusthrombose
Arterielle Hypertonie (akuter Blutdruckanstieg, Phäochromozytom, maligner Hochdruck, Eklampsie)

Kopfschmerz bei nichtvaskulären intrakraniellen Störungen
Liquordrucksteigerung
Liquorunterdruck (postpunktionell, Liquorfistel)
Intrakranielle Infektionen (Meningitis, Enzephalitis, Hirnabszeß u. a.)
Sarkoidose u. a. Granulomatosen
Nach intrathekaler Injektion
Intrakranielle Tumoren

Kopfschmerz durch Einwirkung von Substanzen oder deren Entzug
Bei akuter Substanzwirkung (Nitrat oder Nitrit, Natriumglutamat, Kohlenoxid, Alkohol u. a.)
Bei chronischer Substanzwirkung (Ergotamin, Analgetika u. a.)
Bei Entzug nach akutem Substanzgebrauch (Alkohol u. a.)
Bei Entzug nach chronischem Substanzgebrauch (Ergotamin, Koffein, Narkotika u. a.)
Bei Substanzgebrauch ohne gesicherten Wirkmechanismus (hormonelle Kontrazeptiva, Östrogene u. a.)

Kopfschmerz bei nicht primär den Kopfbereich betreffenden fokalen und systemischen Infektionen (virale, bakterielle u. a.)

Kopfschmerz bei Stoffwechselstörungen
Hypoxie (Höhen-KS, hypoxischer KS, Schlaf-Apnoe-KS)
Hyperkapnie
Hypoglykämie
Dialyse u. a.

Kopfschmerz oder Gesichtsschmerz bei Erkrankungen des Schädels sowie von Hals, Augen, Ohren, Nase, Nebenhöhlen, Zähnen, Mund oder anderen Gesichts- oder Kopfstrukturen
Schädelknochen
Hals (HWS u. a.)
Augen (Glaukom, Brechungsfehler, Strabismus)
Ohren
Nase und Nebenhöhlen (Sinusitis u. a.)
Zähne, Kiefer und benachbarte Strukturen
Kiefergelenk

Kopf- und Gesichtsneuralgien, Schmerz bei Affektion von Nervenstämmen und Deafferenzierungsschmerzen
Kompression oder Distorsion von Hirnnerven oder der 2. oder 3. Zervikalwurzel
Demyelinisierende Erkrankungen (retrobulbäre Opticusneuritis u. a.)
Diabetische Neuropathie
Herpes zoster und postherpetische Neuralgie
Tolosa-Hunt-Syndrom
Nacken-Zungen-Syndrom
Idiopathische Trigeminusneuralgie
Symptomatische Trigeminusneuralgie (durch Wurzelkompression oder zentrale Läsion)
Glossopharyngeusneuralgie
N.-intermedius-Neuralgie
Laryngicus-superior-Neuralgie
Okzipitalneuralgie
Anaesthesia dolorosa
Thalamusschmerz u. a.

Nichtklassifizierbarer Kopfschmerz

Literatur

BRANDT T, DICHGANS J, DIENER H C (Hrsg). Therapie und Verlauf neurologischer Erkrankungen. Stuttgart: Kohlhammer 1988.
HEYCK H. Der Kopfschmerz Stuttgart, New York: Thieme 1982.
OLESEN J. Klassifikation und diagnostische Kriterien für Kopfschmerzerkrankungen, Kopfneuralgien und Gesichtsschmerz. Nervenheilkunde 8, 161–203, 1989. [International Headache Society (IHS). Cephalagia 8, Suppl. 7, 1988].
SOYKA D. Kopfschmerz. Weinheim, Deerfield Beach, Basel: Edition Medizin 1984.
VINKEN P J, BRUYN G W, KLAWANS H L, CLIFFORD ROSE F (eds). Headache. In: Handbook of Clinical Neurology. Vol 48. Amsterdam, New York: Elsevier 1986.

Sehstörungen

H. KILP

Definition und Abgrenzung

Als Sehstörung bezeichnen wir alle Abweichungen von der normalen optischen Wahrnehmung und Informationsverarbeitung, gleichgültig, ob sie dem Patienten bewußt werden oder nicht. Im Rahmen dieses Kapitels wird vorwiegend auf die akut eintretenden Veränderungen eingegangen, die mit einfachen Untersuchungsmethoden diagnostiziert werden können. Als Untersuchungsgeräte werden Leseproben, Farbtafeln, eine fokale Beleuchtung (z. B. fokussierte Taschenlampe) und ein Augenspiegel empfohlen.

Die Voraussetzungen für eine ungestörte optische Wahrnehmung sind
1. ein intakter optischer Apparat mit klaren brechenden Medien und geometrisch abgestimmten Brechungsverhältnissen der einzelnen Anteile Hornhaut, Linse und Glaskörper. Die aktive Brechkraftänderung der Linse (Akkommodation) muß altersentsprechend ausgebildet sein. Abweichungen dieser Parameter bedingen die Refraktionsanomalien Hyperopie (Über- oder Weitsichtigkeit), Myopie (Kurzsichtigkeit), Astigmatismus (Stabsichtigkeit) und Presbyopie (Alterssichtigkeit).
2. normal ausgebildete Rezeptoren mit Hilfsstrukturen (Netzhaut, Pigmentepithel, Chorioidea) und Leitungs- und Verarbeitungsapparate (Sehnerv, Sehstrahlung, Sehrinde, Steuerungssysteme zur Pupillomotorik und Bulbusmotilität). Bei Entwicklungsstörungen oder erworbenen Schädigungen resultieren Reduzierung des zentralen Auflösungsvermögens, Gesichtsfelddefekte, Störungen der Adaptation und Störung des Binokularsehens (Abb. 1).
3. gebahnte Wahrnehmungsstrukturen. Bei angeborenen und erworbenen Defekten ist die gnostische Aufnahme und Verarbeitung visueller Eindrücke gestört.

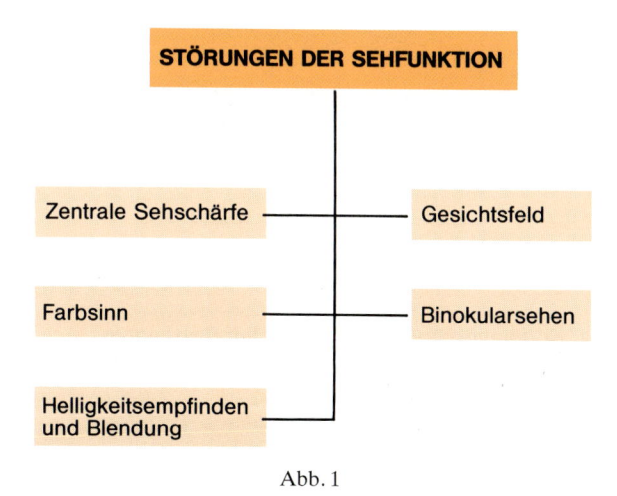

Abb. 1

Diagnostisches Vorgehen

Eine komplette Abhandlung aller ophthalmologischen Differentialdiagnosen würde einem umfassenden Lehrbuch der Augenheilkunde entsprechen. Eine Beschränkung auf die wichtigsten Informationen mit kurzem Hinweis auf Sonderfälle scheint in diesem Rahmen notwendig. Besonders kurz gefaßt wurde die Beschreibung älterer und chronischer Erkrankungen, um Raum für aktuelle Befunde mit akuter Bedeutung für die Diagnostik zu schaffen. Ophthalmologische Untersuchungen zur Abklärung differenzierter Krankheitsbilder werden unumgänglich sein. Aus diesem Grunde fehlen in den Diagrammen weitgehendst die Hinweise auf ein- oder ausschließende Zusatzuntersuchungen.

Störungen der zentralen Sehschärfe

Die zentrale Sehschärfe (Abb. 2 und 3) wird geprüft mit Leseproben sowohl in der Ferne (üblich ca. 5 Meter) als auch in der Nähe (üblicher Leseabstand ca. 40 cm).

Allmähliche Sehverschlechterungen (Abb. 2) treten altersbedingt oder bei chronischen Erkrankungen des Sehorgans durch organspezifische oder allgemeine Erkrankungen auf. Eine Differenzierung ist meistens in Zusammenarbeit mit den einzelnen Fachdisziplinen möglich.

Unabhängig von der Entfernung auftretende Sehstörungen sind bedingt durch fixierte Veränderungen im optischen, perzeptiven und gnostischen Bereich.

Trübungen in den brechenden Medien stellen die Hauptursache dar. Während **Hornhauttrübungen** (1.) stärkerer Ausprägung und fortgeschrittene **Linsentrübungen** (2.) mit fokaler Beleuchtung erkannt werden können, lassen sich die **Verdichtungen im Glaskörper** (3.) und zarte Opazitäten der Hornhaut und Linse mit dem Augenspiegel im direkten oder regredienten Licht nachweisen. Eine genauere Analyse erlaubt die Untersuchung an der Spaltlampe mit der Möglichkeit der Betrachtung im optischen Schnitt mit Binokularmikroskopvergrößerungen von 5- bis 30fach. **Gesichtsfeldausfälle** (4.), die den zentralen Bereich einbeziehen, können sowohl von der Retina, vom Leitungssystem als auch von Informationsverarbeitungszentren ausgehen. Grobe Veränderungen kann man im Konfrontationstest erkennen, zur exakten Analyse ist eine Perimetrie unumgänglich.

**STÖRUNG DER ZENTRALEN SEHSCHÄRFE I
ALLMÄHLICH EINTRETEND**

- Entfernungsunabhängig
  1. Hornhauttrübung
  2. Linsentrübung
  3. Glaskörpertrübung
  4. Fortschreitender Gesichtsfeldverfall

- Entfernungsabhängig
  - 5a. Presbyopie
  - 5b. Myopisierung

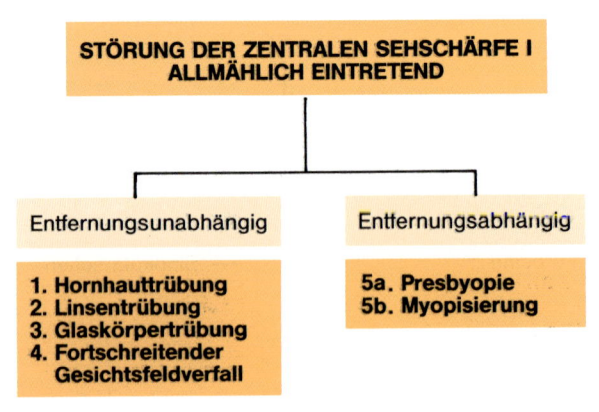

Abb. 2

STÖRUNG DER ZENTRALEN SEHSCHÄRFE II
AKUTE VERSCHLECHTERUNG

Entfernungsunabhängig

Einseitig

Plötzlich

6. Zentralarterienverschluß
7. Astarterienverschluß
8. Traumatische Optikusschädigung
9. Netzhautablösung, Blutungen, Glaskörperblutungen
10. (Skotome bei Migräne, Hypotonie)
11. Plötzlich bemerkte alte Sehschwäche

Langsam

12. Zentral- und Astvenenthrombose
13. Arterielle und venöse Gefäßprozesse
14. Retinitis centralis serosa
15. „Senile" Makulopathie
16. Entzündliche und degenerative Hornhautveränderungen
17. Akuter Glaukomanfall
18. Iridozyklitis
19. Orbitalphlegmone
20. Panophthalmie
21. Sinuscavernosus-Thrombose

Beidseitig

22. Apoplektischer Insult (mit Gesichtsfeldausfall)
23. Psychische Einflüsse

Entfernungsabhängig

Einseitig

28. Refraktionsänderung (Trauma)
29. Akkommodationsänderung (Trauma, lokale Medikation)

Beidseitig

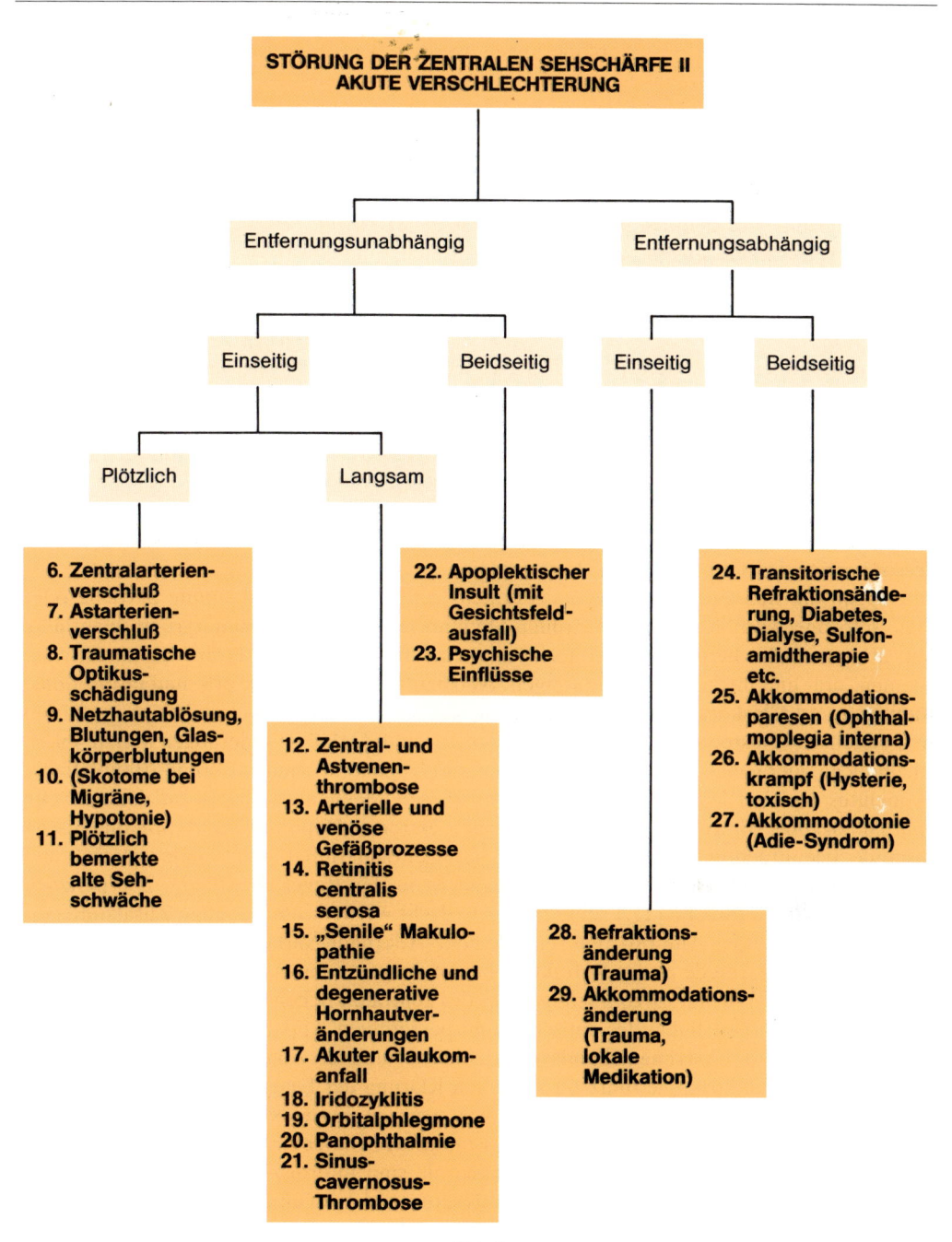

24. Transitorische Refraktionsänderung, Diabetes, Dialyse, Sulfonamidtherapie etc.
25. Akkommodationsparesen (Ophthalmoplegia interna)
26. Akkommodationskrampf (Hysterie, toxisch)
27. Akkommodotonie (Adie-Syndrom)

Abb. 3

Entfernungsabhängige Visusveränderungen werden hervorgerufen durch **altersbedingte** (5a), gelegentlich durch einen reduzierten Allgemeinzustand forcierte, Minderung der Akkommodationsfähigkeit oder Paresen und Spasmen der beteiligten Muskeln. Stoffwechselveränderungen rufen in Ausnahmefällen Brechkraftveränderungen des optischen Apparates, besonders der Linse, hervor. Einlagerungen von optisch dichteren Substanzen in die Linse oder Quellung durch vermehrte Wasseraufnahme bedingen eine **Myopisierung** (5b). Eine Hyperopisierung wird deutlich seltener gefunden.

Akute Verschlechterungen (Abb. 3) der zentralen Sehschärfe: Reduzierung des Visus innerhalb von Minuten bis zu wenigen Tagen. Für den Untersucher und den Patienten wird die einseitige Störung durch den Seitenvergleich offenbar; beidseitiges Auftreten stört die Orientierung.

Die *entfernungsunabhängigen, einseitigen, akuten Erkrankungen* sind vorwiegend im Bereich der Retina oder des Optikus lokalisiert. Der **Zentralarterienverschluß** (6.) führt praktisch zum sofortigen Erlöschen der Funktion, während beim **Astarterienverschluß** (7.) die zentrale Funktion langsam verfallen kann bei sofortigem Gesichtsfeldausfall im Versorgungsgebiet der Arterie. Ophthalmoskopisch ist der Gefäßverschluß in vielen Fällen direkt erkennbar mit stehender peripherer Blutsäule. Durch ein Ödem ist die Netzhaut weiß-grau verfärbt mit Aussparung des makularen Bereiches (kirschroter Fleck). Quetschungen und Abscherungen des Optikus durch **Traumen** (8.) mit direkter oder indirekter Einwirkung vorwiegend auf den Bereich des Canalis opticus rufen je nach Ausdehnung partielle oder totale sofortige Ausfälle hervor. Im frühen Stadium kann der Augenhintergrund unauffällig sein, aber auch Zeichen einer stumpfen Gewalteinwirkung zeigen in Form von Berlinschen Ödemen, prä- und intraretinalen Blutungen. **Netzhautablösungen** (9.), prä- und intraretinale **Blutungen** und **Glaskörperblutungen,** wenn sie den hinteren Augenpol einbeziehen, führen zu graduellen Visusreduktionen. Neben Traumen sind Gefäßveränderungen durch lokalentzündliche oder generalisierte Erkrankungen und Degenerationen auslösend. Beim Diabetes mellitus und bei hypertonen Krisen ist an diesen Mechanismus z. B. zu denken. Die Ophthalmoskopie führt zur Klärung. **Migräne,** extreme **Hypotonie** und präkollaptische Zustände beeinträchtigen das Sehvermögen gelegentlich durch wechselnde relative und absolute Skotome (10.). Der Augenhintergrund ist in der Regel unauffällig. Die **plötzlich bemerkte alte Sehschwäche** (11.) sollte immer bedacht werden, um unnötige Zusatzuntersuchungen zu vermeiden. Alte reizfreie zentrale Netz-Aderhaut-Narben, exzentrische Fixation und größere Unterschiede in der Refraktion beider Augen können deutliche Hinweise sein.

Langsam fortschreitende Beeinträchtigungen des zentralen Sehens (Stunden bis zu einigen Tagen) können in allen Teilen des optischen und perzeptiven Apparates lokalisiert sein. Die **Zentralvenen-** und die **Astvenenthrombose** (12.) führen langsam zum Visus- und Gesichtsfeldverfall. Die Ophthalmoskopie führt zur schnellen Klärung der Diagnose. Generalisierte und lokale **Gefäßprozesse** (13.) des arteriellen wie venösen Systems (z. B. Morbus Horton, Periphlebitis) üben direkten und indirekten Einfluß auf die zentralen Netzhautfunktionen aus. Neben Funktionsproben und Ophthalmoskopie sind interdisziplinäre Untersuchungen zur Abklärung notwendig. Die **Retinitis centralis scrosa** (14.) mit einer Funktionsbeeinträchtigung durch ein Ödem im zentralen Netzhautbereich durch einen Flüssigkeitsaustritt im Kapillarsystem ist ätiologisch ungeklärt. Fokale Geschehen werden diskutiert. Die Ophthalmoskopie und Fluoreszenzangiographie führen zur Diagnose. Der »**senilen**« **Makulopathie** (15.) in ihrer »trockenen« und »feuchten« Form werden vorwiegend Perfusionsstörungen im Chorioidalkreislauf zugrunde gelegt. Die Abgrenzung zu anderen Krankheitsbildern erfolgt durch Ophthalmoskopie und Fluoreszenzangiographie. **Entzündliche und akut degenerative Prozesse der Hornhaut** (16.) beeinträchtigen die optischen Funktionen, wenn sie im Zentrum lokalisiert sind oder es sekundär mit einbeziehen. Ohne entzündliche Reaktion kann der akute Keratokonus zur schnellen Visusreduktion führen, ebenso wie die akute Endothel-Epitheldekompensation. Der **akute Glaukomanfall** (17.) beeinträchtigt die optische Funktion der Hornhaut durch ein massives Ödem, begleitet in der Regel von Schmerzen, die nicht nur auf das Auge bezogen werden. Induzierte abdominale und kardiale Beschwerden können das Krankheitsbild verschleiern. Da überwiegend eine einseitige Manifestation auftritt, ist die palpatorische Überprüfung des Augeninnendruckes im Seitenvergleich richtungweisend. **Akute entzündliche Reaktionen** (18.) der Iris, des Ziliarkörpers und der Uvea können durch Trübungen im Kammerwasser und Glaskörper zu Störungen führen. Häufig sind Allgemeinerkrankungen auslösend. Deutliche Entzündungszeichen am äußeren Auge sind nur bei der Iritis und Iridozyklitis typisch. Die **Orbitalphlegmone** (19.) imponiert mit akuten Entzündungszeichen im gesamten Orbitabereich. Der Bulbus ist häufig von den Reaktionen ausgespart. Interdisziplinäre Untersuchungen (z. B. HNO) sind zur Abklärung notwendig. Die **Panophthalmie** (20.) als solitärer oder metastatischer Prozeß bezieht alle Augengewebe in das Geschehen mit ein. Eine fachübergreifende Diagnostik ist notwendig. Als seltenere Auslösung zentraler Visusdefekte kann die **Sinus-cavernosus-Thrombose** (21.) fungieren. Nur eine gezielte Gefäßdiagnostik führt zur Abklärung.

Beidseitige Störungen treten selten auf. Der **apoplektische Insult** (22.) vorwiegend im Bereich der Sehrinde führt zum beidseitigen Visusverlust. Bei disponierten Patienten ohne erkennbare sonstige krankhafte Veränderungen ist auch an eine **psychisch bedingte Funktionseinbuße** (23.) zu denken. Wechselnde Leistungen bei den Funktionsproben und eine Diskrepanz zwischen objektiv gefundenen Funktionen (Simulationsproben, objektive Visusbestimmung) und subjektiven Angaben sind richtungweisend.

Entfernungsabhängige Beeinträchtigungen der Sehschärfe sind immer durch den optischen Apparat des Auges und seine Hilfsorgane bedingt.

Beidseitige Störungen sind in der Regel systemisch bedingt. Die **transitorische Refraktionsänderung** (24.) wird vorwiegend durch Brechkraftänderungen der Linse bestimmt. Änderungen der osmotischen Verhältnisse im vaskulären System und im Bereich des abgeschlossenen okulären Apparates sind auslösend (z. B. bei Diabetes mellitus, vor und nach Dialyse, bei Sulfonamidtherapie). Beidseitige **Akkommodationsparesen** (25.) sind die Folge einer Ophthalmoplegia interna. Medikamente (z. B. Atropin, Scopolamin, Tuberkulostatika) und Bakterientoxine (z. B. bei Botulismus, Diphtherie) sowie zerebrale Erkrankungen, die das Kerngebiet beeinflussen, sind verursachend. Bei optimaler Fernkorrektur ist die Sehleistung in der Nähe gestört, gleichzeitig bestehen oft Beeinträchtigungen der Pupillomotorik. Der **Akkommodationskrampf** (26.) verschlechtert den Fernvisus bei guter Nahsehschärfe in einem begrenzten Entfernungsbereich. Die häufigste Ursache ist eine psychogene Reaktion, während zerebrale organische Schädigungen und Pharmakawirkungen (z. B. Parasympathikomimetika) selten sind. Eine Ausnahme bildet die lokale antiglaukomatöse Medikation mit Parasympathikomimetika. Eine extreme Miosis kann ein wichtiger Hinweis sein. Das Adie-Syndrom kann zur seltenen **Akkommodotonie** (27.) führen, bei der der Wechsel von Fern- auf Nahsehen und umgekehrt stark verlangsamt ist.

Einseitige entfernungsabhängige Visusstörungen können hervorgerufen werden durch **Refraktionsänderungen** (28.) bei Veränderungen der Hornhauttopographie (traumatisch oder Dekompensation bei degenerativen Veränderungen) und Verlagerungen (durch traumatische Schädigung der Zonulafasern) oder Formveränderung der Augenlinse. Direkte **Traumen** (29.), lokale Medikation und organische Veränderungen mit Wirkung auf das sympathische und parasympathische System können einseitig die Akkommodation beeinträchtigen. Die Störung des Binokularsehens ist für den Patienten das auffälligste Symptom.

Störungen des Gesichtsfeldes

Störungen des Gesichtsfeldes (Abb. 4 und 5) werden vom Patienten meist nur bei plötzlichem Auftreten, großer Ausdehnung oder zentraler Lokalisation bemerkt. Der Konfrontationstest ist nur eine unvollkommene, orientierende Prüfung. Die Perimetrie an geeigneten Geräten ist unumgänglich. Sog. *positive Skotome* mit der Wahrnehmung eines dunklen, gelegentlich auch farbig erscheinenden Bereiches treten auf bei frischen **Blutungen,** entzündlichen und degenerativen Veränderungen im Bereich der Retina, Chorioidea und des präretinalen Glaskörpers (1.). Sog. *negative Skotome* stellen sich als Defekte dar ohne subjektive Wahrnehmung in diesem Bereich. Die Ursache ist entweder im Bereich der **Sehbahn** (2.) zu suchen (z. B. Retrobulbärneuritis), oder es liegen ältere Defekte im **Rezeptorenbereich** (3.) zugrunde (z. B. ältere Makuladegeneration, zentrale Narben nach Chorioretinitis).

Zentralskotome beeinträchtigen den Visus extrem und werden so vom Patienten frühzeitig bemerkt. Bei der **Retinitis centralis serosa** (4.) ist die Ätiologie nicht geklärt. Ein Fokusgeschehen im Organismus wird diskutiert, aber selten gefunden. Diffuse oder

GESICHTSFELDSTÖRUNGEN I

Positives Skotom

1. Frische retinale und präretinale Veränderungen (Blutungen, entzündliche Veränderungen)

Zentralskotom

4. Retinitis centralis serosa
5. Senile Makulopathie
6. Neuritis retrobulbaris
7. Intoxikation
8. Akute Chorioretinitis

Exzentrische Einschränkungen

12. Akute oder chron. Netzhautprozesse
13. Aderhautprozesse
14. Optikusschädigungen
15. Arterien- und Venenastverschlüsse
16. Glaukom
17. Refraktionsanomalien

Negatives Skotom

2. Veränderungen im Leitungs- und Wahrnehmungssystem
3. Ältere Veränderungen im Rezeptorenbereich

Konzentrische Einschränkung

9. Tapetoretinale Degenerationen
10. Toxische Schädigungen
11. Psychische Defekte

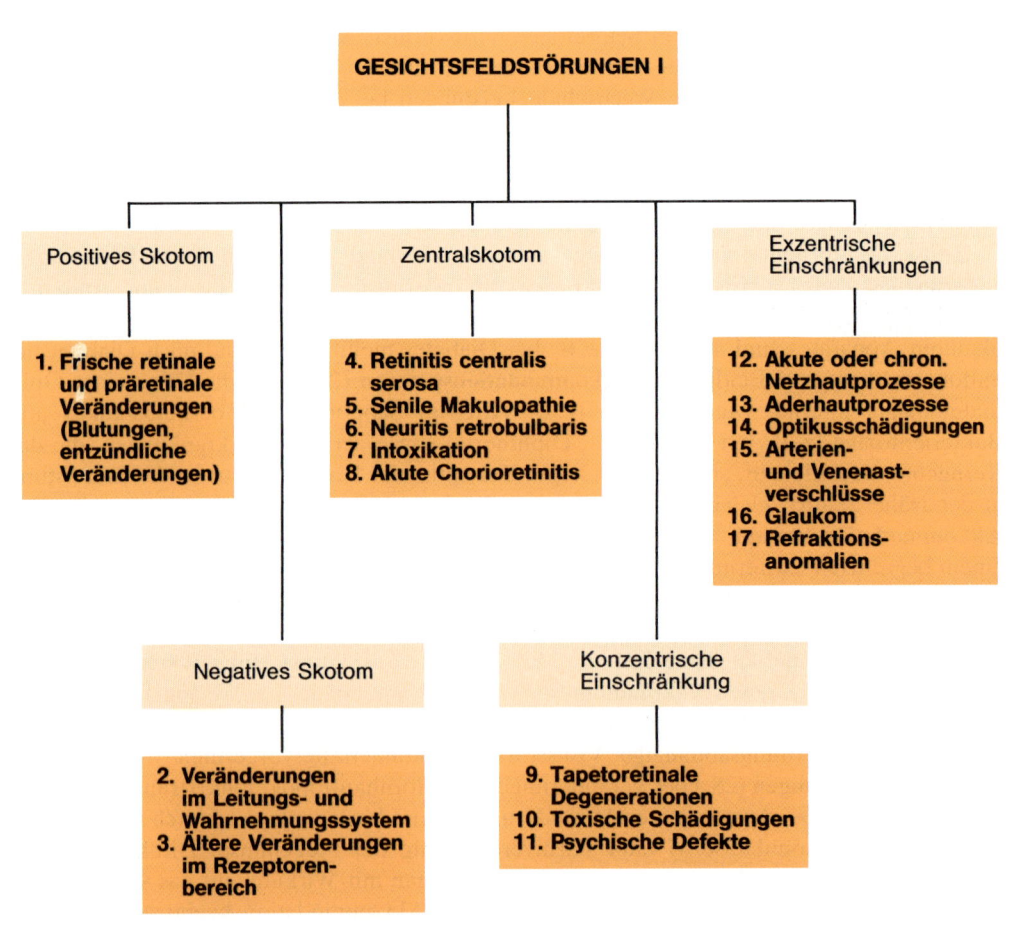

Abb. 4

GESICHTSFELDSTÖRUNGEN II

Heteronyme Hemi- und Quadrantenanopsie

18. Mechanische Chiasmaschädigung
19. Entzündliche Veränderungen im Bereiche des Sehnerven
20. Intoxikation
21. Migräne

Superiore und inferiore Hemianopsien

24. Große, rezidivierende Blutverluste
25. Lokale Blutungen
26. Traumen

Homonyme Hemi- und Quadrantenanopsie

22. Traktusläsionen (Schädelbasistraumen, Aneurysmen, Entzündungen, lokale Hämatome, Thrombosen)
23. Läsionen der Sehstrahlung (Insulte, Tumoren, Aneurysmen, Intoxikation, Traumen)

Unspezifische Störungen

Flimmerskotome

27. Hypotonie
28. Kollaps
29. Migräne
30. Beginnende Amotio
31. Akute Glaskörperabhebung

Photopsien

32. Beginnende Amotio
33. Chorioretinitis
34. Stumpfe Traumen

Abb. 5

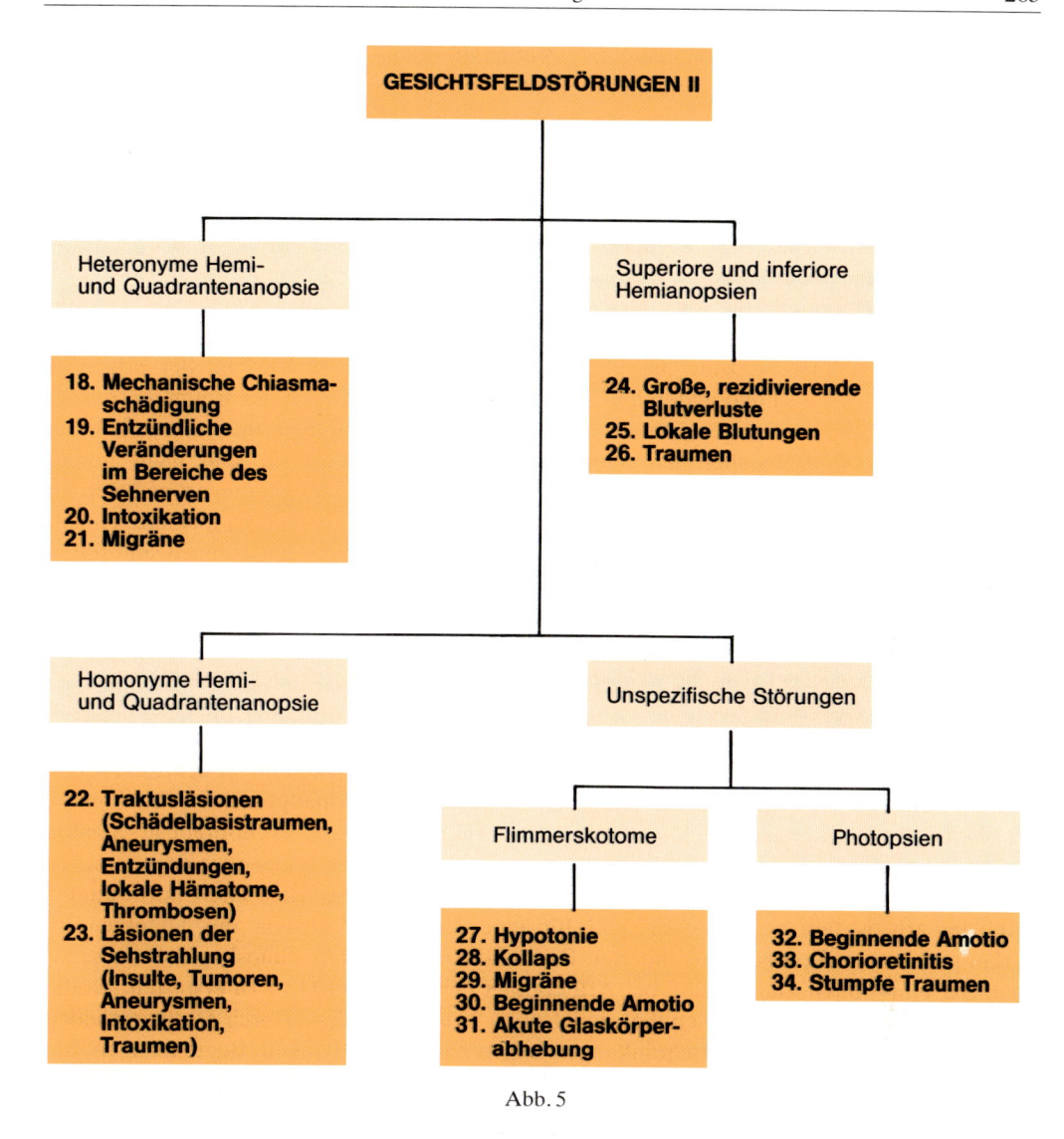

punktuelle Leckagen im Kapillarbereich verursachen ein Ödem im makularen Gebiet mit Verzerrungen im zentralen Bild und relativen Skotomen. Die Ophthalmoskopie ergibt den Hinweis, zur endgültigen Klärung wird die Fluoreszenzangiographie herangezogen. Bei der **senilen Makulopathie** (5.) ist eine sog. feuchte und trockene Erscheinungsform zu unterscheiden. Sklerosierende Prozesse in der Choriokapillaris mit Veränderungen der Pigmentepithelschicht sind charakteristisch. Übergänge der trockenen Form zur feuchten mit deutlichen Extravasaten sind fließend. Bei typischer Ausprägung ist die Ophthalmoskopie zur Diagnostik ausreichend, Grenzfälle werden durch die Fluoreszenzangiographie analysiert. Die **Neuritis retrobulbaris** (6.) erzeugt ein Zentralskotom ohne sichtbare morphologische Veränderungen am Augenhintergrund. Neben dem Funktionsausfall wird oft ein Bulbusbewegungsschmerz angegeben, anamnestisch ist häufig ein vorangegangener Infekt eruierbar. Eine neurologische Diagnostik ist immer angezeigt.

Intoxikationen (7.) (z. B. Blei, Thallium, Kohlenmonoxid, Schwefelkohlenstoff) können ebenfalls ohne morphologische Veränderungen des Fundus einhergehen, bedingen aber nicht selten deutliche Gefäß- und Gewebsveränderungen. Die direkte toxische Wirkung bei der sog. Tabak-Alkohol-Amblyopie ist umstritten. **Akute Chorioretinitiden** (8.) im Bereich des hinteren Augenpoles zeigen alle Zeichen einer akuten Gewebsschädigung, häufig mit Einbeziehung des benachbarten Glaskörpers. Zur Abklärung sollte unbedingt ein Erregernachweis versucht werden.

Konzentrische Einschränkungen des Gesichtsfeldes bemerkt der Patient in der Regel erst bei stärkerer Ausprägung, die seine Orientierung im Raum erschwert. Beginnende Ausfälle dieser Art sind somit nur durch die Perimetrie zu erkennen. **Tapetoretinale Degenerationen** (9.) führen normalerweise zum langsamen Verfall des Gesichtsfeldes. Bei der erblichen Retinopathia pigmentosa und anderen vorwiegend den Zapfenapparat der Retina betreffenden Erkrankungen ist ein gestörtes Dämmerungs- und Nachtsehen im frühen Stadium anzutreffen. Die funktionellen und morphologischen Veränderungen sind nicht immer typisch, so daß elektrophysiologische Untersuchungen zur Abklärung herangezogen werden müssen (ERG, EOG). Bei **Intoxikationen** (10.) ist an Chloroquin, Chinin, Optochinin, Arsen, Phenothiazine und Salizylate zu denken. Wirkstofftypische Fundusveränderungen sind selten zu finden. Es sollte immer eine elektrophysiologische Untersuchung veranlaßt werden. Im Gegensatz zu den vorbeschriebenen Erkrankungen ist die Orientierung im Raum bei **psychischen (Hysterie) Ursachen** (11.) der Gesichtsfeldeinschränkung erhalten. Die Perimetrie erbringt in der Regel typische wechselnde Ergebnisse (spiraliges Gesichtsfeld).

Exzentrische Gesichtsfeldausfälle treten direkt am Schädigungsort auf oder gemäß dem Verlauf der geschädigten Nervenfasern. Besonders langsam fortschreitende Prozesse werden vom Patienten bei Einseitigkeit oder nichtüberlappender Beidseitigkeit im Gesichtsfeld selten und nur sehr spät wahrgenommen. **Akute und chronische Netzhautprozesse** (12.) können sowohl durch topographische Veränderungen (Amotio retinae, Amotio chorioideae, Staphylome, exzessive oder progressive Myopie) als auch durch entzündliches oder degeneratives Geschehen (Retinitiden, lokale Degenerationen) hervorgerufen werden. Die Chorioretinitis juxtapapillaris ist ein typisches Beispiel für eine Nervenfaserstörung mit Defekten im Verlaufsgebiet. In Kombination mit der Perimetrie ist die Ophthalmoskopie beweisend. Ähnliche Funktionsstörungen sind bei **Affektionen der Aderhaut** (13.) zu erwarten, da die benachbarten Gewebe Pigmentepithel und Retina irritiert werden. Durch **Optikusschäden** (14.) bedingte exzentrische Einschränkungen haben häufig sehr typische Begrenzungen, die sich je nach der Lokalisation an einzelne Quadranten des Gesichtsfeldes halten. Der Fundus ist in der Regel unauffällig. Neben dem typischen ophthalmoskopischen Bild der **Gefäßverschlüsse** (15.) im venösen und arteriellen Bereich finden sich die Gesichtsfelddefekte entsprechend dem Versorgungsgebiet. Alle Formen des **Glaukoms** (16.) können im fortgeschrittenen Stadium exzentrische Gesichtsfeldausfälle hervorrufen. Besonders im Verlauf ist die Entwicklung der Defekte in der Regel typisch. Augeninnendruckmessungen, Perimetrie und der Papillenbefund geben die notwendigen diagnostischen Hinweise. Bei höheren **Refraktionsanomalien** (17.) ist bei der Gesichtsfeldprüfung an ein sog. Refraktionsskotom zu denken. Auch können bei höheren Brillenwerten mit der Korrektur durchgeführte Prüfungen periphere Einschränkungen zeigen (z. B. Ringskotom bei hoher Plus-Korrektur).

Heteronyme Hemi- und Quadrantenanopsien (Abb. 5) sind vorwiegend Schädigungen im Bereich des Chiasma opticum. Die subjektive Störung des Patienten ist relativ gering, da das Partnerauge Defekte im Gesichtsfeld abdeckt. Die **mechanischen Alterationen des Chiasmas** (18.) durch raumfordernde Prozesse (Sella) sind die überwiegende Ursache der Funktionseinbuße. Je nach Schädigungsort treten charakteristische Störungen auf. Neurologische und radiologische Untersuchungen bringen in den meisten Fällen die Klärung. Chiasmanahe **entzündliche Veränderungen** (19.) können diagnostische Probleme bereiten. Partielle Ausfälle bei **Intoxikationen** (20.), besonders wenn sie nur den zentralen Anteil des Gesichtsfeldes betreffen, bedürfen aufwendiger interdisziplinärer Diagnostik. Flüchtige Skotome der beschriebenen Art können auch bei der **Migräne** (21.) auftreten.

Homonyme Hemi- und Quadrantenanopsien sind im Traktus und in der Sehstrahlung lokalisiert. Die Kongruenz mit den exakten Halbseiten- und Quadrantengrenzen ist nicht sehr scharf. Die Ausfälle werden vom Patienten frühzeitig an Orientierungs- und Lesestörungen bemerkt. **Traktusläsionen** (22.) lassen sich ophthalmologisch selten von **Schädigungen der Sehstrahlung** (23.) abgrenzen. Ursächlich sind Schädelbasistraumen, Aneurysmata, entzündliche Veränderungen im Verlauf des Traktus, lokale Hämatome, Embolien und Thrombosen.

Superiore und inferiore Hemianopsien sind extrem selten. Da das obere Gesichtsfeld weniger notwendig für die Orientierung des Patienten ist, sind auch bei Ausfällen die Angaben hierzu spärlich. Die häufigste Ursache dieses Ausfalls sind große, rezidivierende **allgemeine Blutungen** (24.). Die Anamnese gibt hier vorwiegend den klärenden Hinweis. **Lokale Blutungen** (25.) unterschiedlichster Genese vorwiegend im Calcarina-Bereich rufen selten diese Störungen hervor. Zu den Raritäten zählen die **Traumen** (26.), die beiderseits die Calcarina-Region betreffen.

Zu den unspezifischen Störungen im Gesichtsfeld führen vorwiegend zeitlich begrenzte und örtlich wechselnde Erscheinungen, die in der Regel nur relative Skotome bedingen, teilweise durch Überlagerung von unspezifischen optischen Eindrücken. **Flimmerskotome** wechseln in schneller Folge die Intensität und den Ort oder die Ausdehnung. Die subjektive Störung ist abhängig von der Lokalisation und von der Sensibilität des Patienten. **Hypotone Zustände** (27.) können nicht nur zu Skotomen wechselnder Ausprägung führen, sondern gleichzeitig zu stark störenden Lichterscheinungen in Form von hellen Linien oder Blitzen im parazentralen Gesichtsfeld. Morphologische Veränderungen lassen sich in der Regel nicht nachweisen. Neben internistischen Befunden ist die Anamnese hinweisend. Bei **kollaptischen Zuständen** (28.) steht eine allgemeine Verdunkelung des Gesichtsfeldes im Vordergrund. Wegen der speziellen Situation lassen sich lokalisierende Funktionskontrollen nicht durchführen. Neben den beschriebenen fixierten Gesichtsfeldausfällen kommt es bei der **Migräne** (29.) auch zu wechselnden Ausfällen. Zwischen funktionellen und flüchtigen organischen Störungen kann bei der kurzzeitigen Manifestation nicht unterschieden werden. Die beginnende **Amotio retinae** (30.) kann zu streng lokalisierten wechselnden absoluten und relativen Skotomen führen. Zusätzlich zur normalen Ophthalmoskopie ist eine Funduskontaktglasuntersuchung notwendig. Wechselnde und unterschiedlich intensive unspezifische optische Sensationen ruft die besonders im Alter oder bei hoher Myopie auftretende hintere **Glaskörperabhebung** (31.) hervor. Eine Funduskontaktglasuntersuchung ist zur Diagnosestellung unumgänglich. **Photopsien** sind Lichterscheinungen, die durch inadäquate Reize auf die Netzhaut ausgelöst werden. Die normale Wahrnehmung ist mehr oder weniger stark überlagert. Bei der **beginnenden Amotio** (32.) ist die Traktion des Glaskörpers an der Netzhaut oder die frische Foramenbildung auslösend für die streng lokalisierten Lichtblitze. Gleichzeitig kann es zum Auftreten von ausgeprägten präretinalen Glaskörpertrübungen kommen, die dem Patienten als »Mouches volantes« imponieren. Eine Funduskontaktglasuntersuchung ist unumgänglich. Ebenfalls können beginnende entzündliche Veränderungen wie die **Chorioretinitis** (33.) zu den unspezifischen Sensationen führen. **Stumpfe Traumen** (34.) lösen Photopsien durch Bulbusdeformierung oder Glaskörperzug durch Trägheitskräfte aus, die nur kurz anhalten, wenn keine organischen Schäden verursacht wurden.

Farbsinnstörungen

Farbsinnstörungen (Abb. 6) werden hervorgerufen durch selektive Beeinträchtigung der unterschiedlichen Rezeptoren für einzelne Spektralbereiche. Die Diagnose wird durch Prüfung mit speziellen Farbtafeln (z. B. pseudoisochromatische Tafeln nach Velhagen oder Ishihara), dem Test nach Farnsworth oder dem Anomaloskop nach Nagel gestellt. Subjektive Angaben des Patienten sind nur bei akuten Veränderungen richtungweisend.

Das Farbigsehen (Chromatopsie) ist im strengen Sinne keine Farbsinnstörung, da der subjektive Seheindruck verändert ist. **Intoxikationen** (1.) sind vorwiegend für die Erscheinungen verantwortlich. Für das Blausehen wirken Digitalisüberdosierung und -unverträglichkeit,

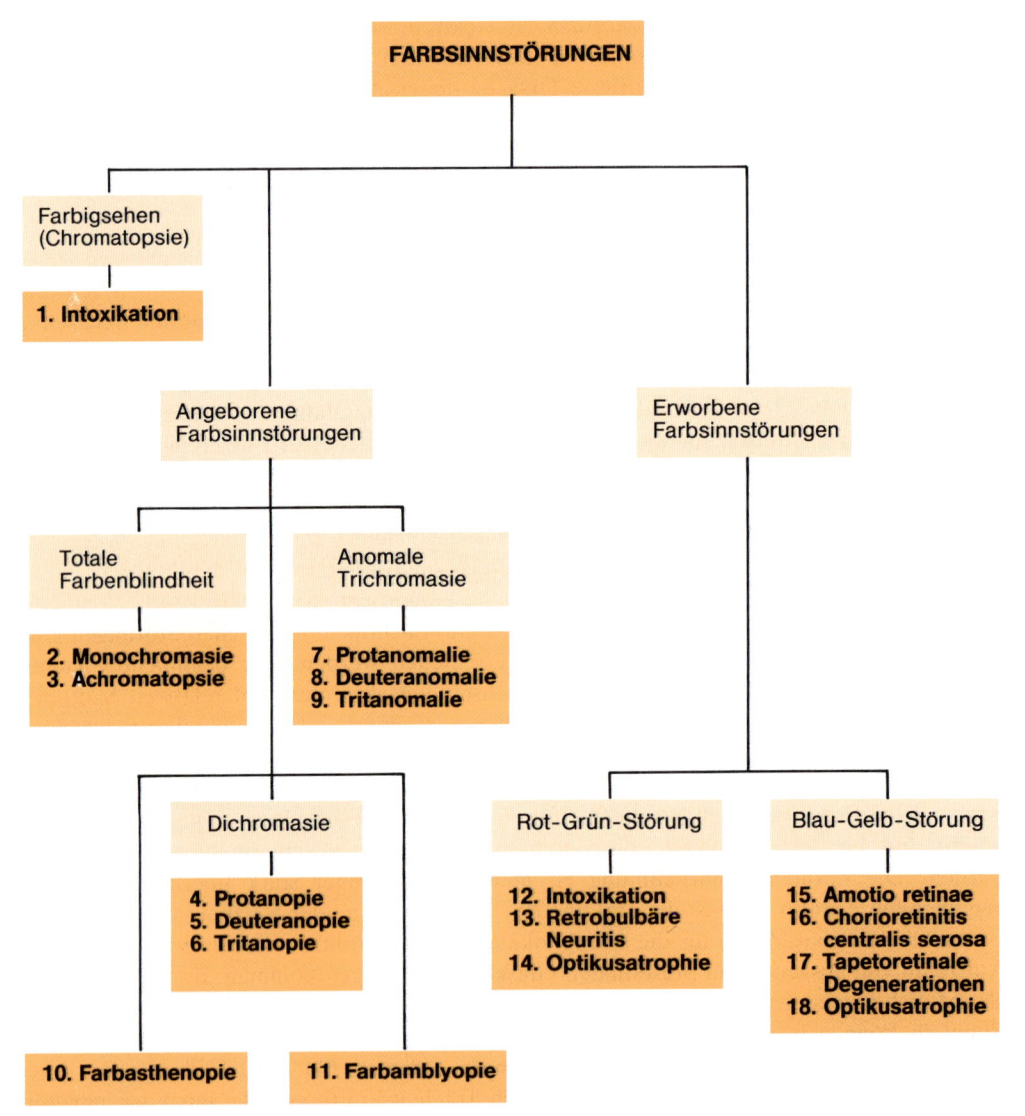

Abb. 6

Mescalin, Atebrin, Pilzvergiftungen und Kohlenmonoxidvergiftungen auslösend. Nach Kataraktextraktionen ergeben sich für einige Zeit ähnliche Erscheinungen, da der blaue Anteil des Spektrums vorher von der Linse verstärkt absorbiert wurde. Grünsehen kann durch Barbiturate ausgelöst werden, aber auch durch Digitalis. Gelbsehen wird hervorgerufen durch Wirkung von Chromsäureverbindungen, Pikrinsäure, DDT, Salizylate, Phenazetin, Barbiturate, Sulfonamide, Streptomycin und Digitalis. Jod, Solanin und Tabak können Rotsehen bedingen. Häufiger sind hierfür jedoch physikalische Mechanismen die Grundlage, wie verstärkter Lichteinfall bei heller Umgebung (Schneelandschaft), Pupillenveränderungen (Kolobome, Mydriasis) oder Filterwirkung bei diffusen Blutungen im Glaskörperraum.

Angeborene Farbsinnstörungen gliedern sich auf in Untergruppen, die sich auf den Grad der Störung beziehen. Die **totale Farbenblindheit** gestattet dem Patienten nur ein Erkennen von Schwarz-Weiß-Unterschieden. Bei der **Monochromasie** (2.) ist das zentrale Sehvermögen erhalten, die Zapfen können nur keine spektralen Unterschiede erkennen. Im Gegensatz dazu ist bei der **Achromatopsie** (3.) der Zapfenapparat völlig funktionslos. Hierdurch wird die zentrale Sehschärfe stark reduziert, es besteht ein Zentralskotom und Lichtscheu (Photophobie) durch den Fortfall der hemmenden Funktion der Zapfen auf die Stäbchen. **Dichromasien** liegt eine Anopie einer der drei Zapfenarten zugrunde. Da sich die spektralen Empfindlichkeiten überschneiden, kommt es durch geringe Verkürzungen des Spektrums lediglich zu Intensitätsminderungen in der Empfindung. Bei der **Protanopie** (4.) ist die Empfindung für den langwelligen Teil des Spektrums stark reduziert (Rot). **Deuteranopien** (5.) reduzieren die Empfindlichkeit im mittleren Bereich des Spektrums. Da die Überschneidung der Empfindlichkeitsbereiche der Zapfen im kurzwelligen Bereich geringer ist, kommt es bei der **Tritanopie** (6.) zu einer deutlichen Verkürzung des sichtbaren Spektrums (Blau).

Die **anomalen Trichromasien** beinhalten graduelle Reduzierungen der Empfindlichkeit der einzelnen Zapfenelemente. Es können **Protanomalien** (7.) mit vorwiegenden Störungen im roten Bereich von **Deuteranomalien** (8.) mit Reduktion des Grünen und **Tritanomalien** (9.) mit Gelb-Blau-Schwächen unterschieden werden.

Die erworbenen Farbsinnstörungen gestatten in der Regel eine genaue Abgrenzung zu den drei Farbbereichen nicht, die Grenzen sind eher fließend. Es kommt fast immer zur Kombination mit anderen optischen Funktionsstörungen (z. B. Visusreduktion, Gesichtsfeldausfall). **Rot-Grün-Störungen** findet man häufig bei **Intoxikationen** (12.) mit Thallium und der Tabak-Alkohol-Amblyopie, bei der **Retrobulbärneuritis** (13.) und bestimmten Formen der **Optikusatrophie** (14.). Zur Differenzierung sind internistische, neurologische und elektrophysiologische Zusatzuntersuchungen notwendig. **Blau-Gelb-Störungen** werden bevorzugt ausgelöst durch die **Amotio retinae** (15.), die **tapetoretinale Degeneration** (17.), die **erbliche Optikusatrophie** (18.) und die **Chorioretinitis centralis serosa** (16.). Zur Diagnosefindung muß die Ophthalmoskopie ergänzt werden durch die Perimetrie, das ERG, das EOG und die Fluoreszenzangiographie.

Störungen des Helligkeitsempfindens und Blendung (Abb. 7)

Der physiologischen Blendung liegen Organveränderungen zugrunde, die die optische Abbildung stören oder das Rezeptorenfeld betreffen. Durch **Trübungen der brechenden Medien** (1.) Hornhaut, Linse und Glaskörper wird Streulicht erzeugt, das zu unangenehmen Blendungserscheinungen führen kann. Die Beeinträchtigungen sind sehr stark von der Umgebungshelligkeit abhängig. Eine Quantifizierung ist nur in engen Bereichen möglich. Ist die **Pupillomotorik** (2.) gestört, so kann eine schnelle Adaptation an wechselnde Beleuch-

```
                    ┌─────────────────────────────────┐
                    │  STÖRUNG DES HELLIGKEITSEMPFINDENS │
                    │         UND BLENDUNG             │
                    └─────────────────────────────────┘
```

Physiologische Blendung	Psychologische Blendung	Nachtblindheit (Hemeralopie)	Tagesblindheit (Nyktalopie)
1. Trübung der brechenden Medien 2. Pupillenstörungen 3. Totale Farbenblindheit	4. Zerebrale Affektionen 5. Trigeminusneuralgien, Neurasthenie, Migräne	6. Angeboren 7. Fortschreitende Gesichtsfeldausfälle 8. Mangelhemeralopie	9. Absolute Farbenblindheit 10. Albinismus

Abb. 7

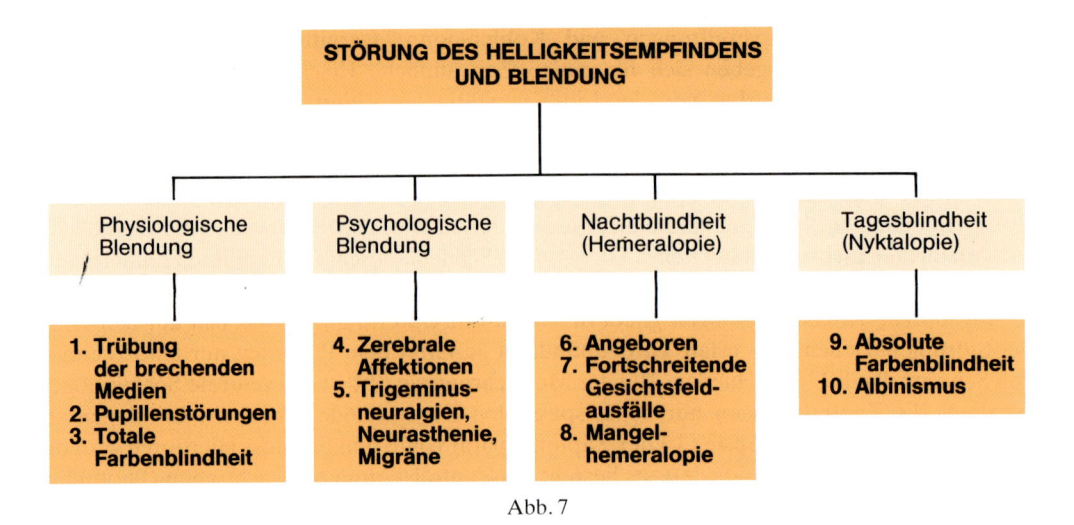

tungsbedingungen nicht stattfinden. Die Mydriasis ist besonders bei Einseitigkeit im binokularen Sehakt stark beeinträchtigend, während die Miosis weniger unangenehm empfunden wird. Die Prüfung der Lichtreaktion und Beobachtung von Seitendifferenzen (Anisokorie) geben die Hinweise zur Diagnose. Bei der **totalen Farbenblindheit** (3.) fehlt der hemmende Einfluß der Zapfen auf den Stäbchenapparat.

Bei der psychologischen Blendung kann ein okulärer pathologischer Organbefund nicht gefunden werden. Schädeltraumen, Meningitiden, Hirntumoren und Subarachnoidalblutungen können zum veränderten Helligkeitsempfinden führen (4.). Auch **Trigeminusneuralgien, Neurasthenien und die Migräne** (5.) verursachen Blendungsempfinden ohne veränderten Organbefund.

Die Nachtblindheit (Hemeralopie) ist gekennzeichnet durch eine Schädigung im Stäbchenbereich. Die zentrale Sehschärfe bei Tageslicht ist normalerweise erhalten. Die Ursache können **angeborene Defekte** (6.) sein, die eine Minderwertigkeit der Stäbchen bedingen oder einen fortschreitenden Verfall verursachen (z. B. die Retinopathia pigmentosa). **Fortschreitende Gesichtsfelddefekte** (7.) beim Glaukom, bei der progressiven Myopie oder bei tapetoretinalen Degenerationen führen zum Funktionsverlust in der Dämmerung und Dunkelheit. Als **Mangelhemeralopie** (8.) wird die durch Vitamin-A-Mangel herbeigeführte Funktionseinbuße bezeichnet.

Tagesblindheit (Nyktalopie) ist quasi eine extreme Form der Lichtempfindlichkeit und Blendung, die ein Sehen bei normaler Beleuchtung fast unmöglich macht. Die **absolute Farbenblindheit** (9.) wurde schon als Ursache für extreme Blendung erwähnt. Beim **Albinismus** (10.) fehlt die Blendenwirkung der Pupille bei nichtwirksamem Pigmentblatt und der Lichtschutz der Retina durch das Pigmentepithel. Letzteres dämpft den Lichteinfall durch die Sklera und separiert die einzelnen Rezeptoren bei höherer Beleuchtungsstärke.

Störungen des Binokularsehens (Abb. 8)

Störungen des Binokularsehens behindern die stereoskopischen Leistungen. Tiefenlokalisation ist bei bekannten Objekten durch Erfahrung jedoch möglich. Die Ursachen sind

```
STÖRUNGEN DES BINOKULARSEHENS
         |
   ┌─────┴─────┐
Fixierter Befund    Akute Veränderung
   |                    |
1. Schielstellung   2. Dekompensierte Phorie
   ohne Doppelbilder 3. Paresen
                    4. „Blow out"-Fraktur
```

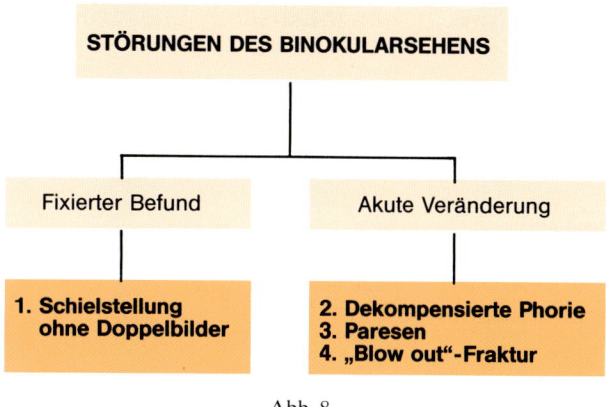

Abb. 8

muskulär-, mechanisch- oder innervationsbedingte Abweichungen der Sehachsen zueinander.

Fixierte Befunde ergeben für den Patienten in der Regel keine subjektiven Störungen außer den erwähnten Einschränkungen. Bei der **Schielstellung** (1.) ohne Doppelbilder liegt meist eine kongenitale oder frühkindliche Abweichung vor. Auch erworbene Störungen werden nach längerer Zeit durch Sekundärveränderungen (z. B. Hemmungsskotom) für den Patienten unauffällig. Häufig liegt eine Minderfunktion des abweichenden Auges vor (z. B. Amblyopie oder größere Refraktionsanomalie). Man unterscheidet horizontale, vertikale und rotatorische Abweichungen. Kombinationen sind möglich.

Die akuten Veränderungen imponieren für den Patienten in Doppelbildern, die nicht nur unangenehm sind, sondern auch die Orientierung stören können. Bei ständiger Schielstellung, besonders bei konstantem Winkel, erfolgt eine Gewöhnung relativ rasch. Gelegentlich wird eine Zwangshaltung eingenommen, um in einen Blickfeldbereich zu gelangen, in dem binokulares Einfachsehen möglich ist. Bei **dekompensierten Phorien** (2.) kann ein bestehendes Muskel- oder Innervations-Ungleichgewicht durch Fusionsreize nicht mehr ausgeglichen werden. Die Unterscheidung zwischen dauernder und zeitweiser Dekompensation ist durch die Anamnese und längere Beobachtung möglich. **Paresen einzelner Muskeln** (3.) oder Muskelgruppen werden hervorgerufen durch Traumen, entzündliche Affektionen, Innervationsstörungen oder periphere und/oder zentrale Durchblutungsstörungen. Der anfänglich wechselnde Schielwinkel kann sich nach längerem Bestehen stabilisieren. Die **»Blow out«-Fraktur** (4.) entsteht bei stumpfen Traumen (typisch: Schneeball, Faustschlag), die durch Erhöhung des Druckes in der Orbita eine Fraktur der knöchernen Begrenzung mit Inkarzeration von Weichteilen hervorrufen. Am häufigsten ist die untere Orbitawand betroffen mit Einklemmung des M. rectus inferior. Typisch bei dieser mechanischen Behinderung der Bulbusbeweglichkeit ist der blickrichtungsabhängige Schielwinkel (z. B. beim Blick nach oben Tieferstand, beim Blick nach unten Höherstand).

Differentialdiagnostisches Spektrum

Beeinträchtigung der zentralen Sehschärfe
Akkommodationskrampf
Akkommodationsparesen
Akkommodotonie
Akkommodationsänderung
Akuter Glaukomanfall
Apoplektischer Insult (mit Gesichtsfeldausfall)
Arterielle und venöse Gefäßprozesse
Astarterienverschluß
Entzündliche und degenerative Hornhautveränderungen
Fortschreitender Gesichtsfeldverfall
Glaskörpertrübungen
Hornhauttrübungen
Iridocyclitis
Linsentrübungen
Migräne, Hypotonie
Myopisierung
Netzhautablösungen, Blutungen, Glaskörperblutungen
Orbitalphlegmone
Panophthalmie
Presbyopie
Psychische Einflüsse
Refraktionsänderung
Retinitis centralis serosa
Senile Makulopathie
Sinus-cavernosus-Thrombose
Transitorische Refraktionsänderung
Traumatische Optikusschädigung
Zentral- und Astvenenthrombose
Zentralarterienverschluß

Störungen des Gesichtsfeldes
Aderhautprozesse
Akute Chorioretinitis
Akute oder chron. Netzhautprozesse
Amotio
Aneurysmen
Arterien- und Venen-Astverschlüsse
Blutungen
Chiasmaschädigung
Chorioretinitis
Enzündungen
Glaskörperabhebung
Glaukom
Hämatome

Heteronyme Hemi- und Quadrantenanopsie
Homonyme Hemianopsie
Hypotonie
Insulte
Intoxikation
Läsionen der Sehstrahlung
Migräne
Neuritis nervi optici
Neuritis retrobulbaris
Optikusschädigungen
Photopsien
Präkollaps
Psychische Defekte
Refraktionsanomalien
Retinale und praeretinale Veränderungen
Retinitis centralis serosa
Schädelbasistraumen
Senile Makulopathie
Tapetoretinale Degenerationen
Thrombosen
Toxische Schädigungen
Traktusläsionen
Traumen
Tumoren
Veränderungen im Leitungs- und Wahrnehmungssystem
Veränderungen im Rezeptorenbereich

Farbsinnstörungen
Achromatopsie
Amotio retinae
Anomale Trichromasie
Chorioretinitis centralis serosa
Chromatopsie
Deuteranomalie
Deuteranopie
Dichromasie
Farbamblyopie
Farbasthenopie
Farbenblindheit
Intoxikation
Monochromasie
Optikusatrophie
Protanomalie
Protanopie
Retrobulbäre Neuritis
Tapetoretinale Degenerationen
Tritanopie

Störungen des Helligkeitsempfindens und Blendung
Albinismus
Zerebrale Affektionen
Farbenblindheit
Gesichtsfeldausfälle
Mangelhemeralopie
Migräne
Nachtblindheit (Hemeralopie)
Neurasthenie
Pupillenstörungen
Tagesblindheit (Nyktalopie)
Trigeminusneuralgien
Trübung der brechenden Medien

Störungen des Binokularsehens
Fixierter Strabismus
Dekompensierte Phorie
Paresen
»Blow out«-Fraktur

Literatur

AXENFELD TH, PAU H. Lehrbuch und Atlas der Augenheilkunde, 12. Aufl. Stuttgart: Fischer 1973.
FRANCOIS J, HOLLWICH F. Augenheilkunde in Klinik und Praxis, Bd. 1–3, Stuttgart: Thieme 1977.
KANSKI J J, SPITZNAS M. Lehrbuch der klinischen Ophthalmologie. Stuttgart: Thieme 1987.
SACHSENWEGER R. Neuroophthalmologie. Stuttgart: Thieme 1975.
VELHAGEN K. Der Augenarzt. Leipzig: Thieme 1972.

Sprach- und Sprechstörungen

J.-N. Petrovici

Definition und Abgrenzung

Die Sprache ist ein zwischenmenschliches Verständigungsmittel, das sich verschiedener Sinneswege bedienen kann (Leischner). Diese Verständigung kann daher sowohl durch akustische als auch durch optische Sinnestätigkeit vermittelt werden. Die Lautsprache besteht aus gegliederten Lautgebilden, die als hörbare Zeichen sinnvoll zum Ausdruck und zur Darstellung von Gedanken, Gefühlen, Willensregungen dienen. Die Schriftsprache bedient sich eines graphischen Zeichensystems als Kommunikationsmittel, das sprachliche Mitteilungen aus der Hörbarkeit in die Sichtbarkeit umsetzt.

Die Sprache setzt ein Symbolverständnis voraus; sie ist eine Grundlage des Menschseins und steht in enger Wechselwirkung mit dem Denken.

Der Sprecher bedient sich dabei seines individuellen Anteils am überkommenen Sprachbesitz einer Sprachgemeinschaft und verwendet die Sprache nach verbindlichen Regeln. Der Angeredete versteht eine Äußerung, indem er die gehörte Sprache dekodiert, d.h., sprachliche Strukturen aus Lautketten in Vorstellungen umsetzt.

Obwohl die Sprache ein einheitliches Phänomen darstellt, kann man neurophysiologisch Vorgänge mit verschiedener Bedeutung für Sprachproduktion und Sprachverständnis auf verschiedenen neuroanatomischen Ebenen unterscheiden (Tab. 1):

Tab. 1. **Zerebrale und neuromuskuläre Grundlagen der Sprache.**

	Anatomische Strukturen	Funktionen	Störungen
Begriffsverarbeitung, -speicherung und -abrufung sowie Entschlüsselung dargebotener Sprachsymbole (kategoriale Stufe)	Großhirnhemisphären mit Schwerpunkt in den kortikalen »Spracharealen« (Broca, Wernicke) der dominanten Hemisphäre und deren Verbindungen	Sprachproduktion und -verständnis	Aphasien
Anbahnungsmechanismen (dynamische Stufe)	Formatio reticularis, Basalganglien (Thalamus), Limbisches System, Stirnlappen, Supplementär motorische Region	Motorische Steuerung der Sprache, Beibehalten des Redeflusses und des Wortklanges, Kontrolle der Artikulation, Motorisches Schema des Wortes	Störungen des Sprachantriebs
Motorische Verwirklichung der Sprache (elementare Stufe)	Motorische Hirnrinde, Stammganglien, Hirnstamm, Kleinhirn, Kaudale Hirnnerven Sprechmuskulatur (Sprechapparat)	Sprechmotorik: Phonation und Artikulation	Dysarthrien

1. Auf der höchsten Ebene (kategoriale Stufe) findet die Begriffsverarbeitung, -speicherung und -abrufung sowie die Entschlüsselung (Dekodierung) dargebotener Sprachsymbole statt. Diese Vorgänge spielen sich in den Großhirnhemisphären ab, wobei die sog. kortikalen »Sprachareale« (Broca- und Wernicke-Regionen) in der dominanten Hirnhälfte und deren Verbindungen Schwerpunkte oder Zonen maximaler Dichte in einer statistischen Verteilung darstellen. Funktionseinbußen auf dieser Ebene rufen **aphasische Sprachstörungen** hervor.
2. Um eine sprachliche Äußerung in Gang zu leiten, braucht man einen Antrieb, d.h., die jedem Verhalten zugrundeliegende, ungerichtete Kraft, welche die allgemeine Voraussetzung für Denken, Fühlen und Handeln darstellt. Es handelt sich um jenes dynamische Moment, das in alle motorischen, sensorischen und assoziativen, für die Sprache notwendigen Leistungen einfließt und diese erst ermöglicht. Dafür sorgen Anbahnungsvorgänge für die motorische Steuerung der Sprache, das Beibehalten des Redeflusses und des Wortklanges, das motorische Schema des Wortes, die Kontrolle der Artikulation. Das anatomische Substrat dieser komplexen Funktion dehnt sich von der aufsteigenden Formatio reticularis (Wachheit), über den ventrolateralen Thalamus und Pulvinar, Striatum und kortikostriatale Projektionen bis in die supplementär-motorische Region aus. Läsionen dieser Strukturen können zu einer **Sprachhemmung** oder **Sprachantriebsminderung** bis zum Mutismus führen.
3. Schließlich spielt sich die motorische Verwirklichung der Sprache, Phonation und Artikulation, im neuromuskulären System des Sprechapparates ab. Dazu trägt eine Reihe von Formationen von der motorischen Hirnrinde, den Stammganglien, dem Kleinhirn und dem Hirnstamm bis zu den kaudalen Hirnnerven und der Sprechmuskulatur bei. **Dysarthrien** und **Dysphonien** sind Störungen des Sprechens, hervorgerufen durch Lähmungen oder Koordinationsstörungen der Muskulatur des Sprechapparates.

Diagnostisches Vorgehen

Von den neuralen Grundlagen der Sprache ausgehend, werden hier aus neurologischem Gesichtspunkt die 3 großen oben genannten Gruppen von Sprach- und Sprechstörungen behandelt. Man unterscheidet dabei paroxysmale von permanenten Störungen. Daneben gibt es eine Reihe von Sprach- und Sprechstörungen, die allgemeinmedizinisch bei der Differentialdiagnose berücksichtigt werden müssen. Hierzu die wichtigsten Beispiele:

Schlafsprache: Es gibt **Sprachstörungen, die beim Einschlafen** oder **während des Schlafs** bei Normalpersonen auftreten. Diese ähneln einer aphasischen Sprache. Es handelt sich um sinnlose Äußerungen, semantischen Jargon und Paraphasien. Bei der Schlafsprache – mit den Charakteristika der semantischen Paraphasie und des semantischen Jargons – kommt es selten zur Selbstkorrektur, genauso wie man es bei den entsprechenden aphasischen Zuständen findet. Wortbetonung, prosodischer Gehalt und affektive Qualität der Sprache sind kaum gestört. Sprachäußerungen treten häufiger außerhalb der REM-Phasen als innerhalb derselben auf.

Psychogene Sprachstörungen: Veränderungen oder vorübergehender Verlust der Sprache können durch affektive Erlebnisse oder als Teil einer Neurose auftreten. Dabei sind die der Sprache dienenden organischen Strukturen völlig intakt. Hauptsächlich werden ein Stottern, ein Stammeln, seltener ein Mutismus beobachtet. Diese Störungen lassen sich durch gezielte Psychotherapie beseitigen.

Im Rahmen einer Psychose können inhaltliche und grammatikalische Struktur der sprachlichen Äußerungen in einer für den Gesunden unverständlichen und uneinfühlbaren Weise verändert werden. Wenn bei einem Schizophrenen die Störung des sprachlichen Ausdrucks im Vordergrund steht, wird von einer **Schizophasie** ausgegangen. Die schizophasische Äußerung erscheint bizarr, leer, pathetisch oder umständlich; sie ist schwer verständlich und oft agrammatisch. Verbigeration und Wortneubildungen kommen häufig vor. Der sprachliche Ausdruck zeigt manchmal einen besonders geschraubten Stil. Bei schwerem Sprachzerfall taucht Wortsalat auf.

Ein ungehemmter Redefluß **(Logorrhoe)** ist eine typische Erscheinung bei **Manie** sowie bei **ängstlich-erregten Psychosen.** Manchmal wird immer wieder über dasselbe Thema gesprochen; meistens ist der Gedankengang ungeordnet, und das Thema wechselt ständig. Dabei kann sich der Redefluß so verstärken, daß der Betreffende heiser oder sprechunfähig (aphonisch) wird.

Diffuse Hirnschädigung: Benennungsstörungen treten bei bestimmten Patienten mit **diffuser Hirnschädigung (Demenz), Benommenheit oder Verwirrtheit** auf. Dabei kommt es zu einem Versagen beim Benennen einfacher Gegenstände. Anders als bei der aphasischen Anomie haben Patienten mit dementiellen Benennungsstörungen im allgemeinen eine normale Spontansprache. Bei einigen Patienten können Beziehungen zur Anosognosie oder zum Korsakow-Syndrom mit konfabulatorischen Tendenzen bestehen.

Die Sprachentwicklungsbehinderung ist eine Entwicklungsstörung der Sprache, welche durch einen Hirnschaden bedingt ist, der vor Abschluß der Sprachentwicklung eingetreten ist. Solche Hirnschäden können vor der Geburt (Schädel-Hirn-Mißbildungen, Phakomatosen, Chromosomenanomalien, Embryopathien, Toxoplasmose), während der Geburt und um die Geburt herum (Asphyxie, Nabelschnurumschlingungen, Frühgeburt, Eklampsie der Mutter) oder nach der Geburt (Enzephalitiden, Stoffwechselstörungen, degenerative Erkrankungen) auftreten. Hirnpathologisch finden sich vor allem Störungen der expressiven Sprache, Störungen der Satzbildung bis zur Unfähigkeit, einzelne Wörter und Laute auszusprechen, Schwierigkeiten im Nachsprechen mit Wortverstümmelungen und ein beschränkter Wortschatz. Es können auch Störungen des Sprachverständnisses, besonders des Satzverständnisses, vorkommen.

Von großer klinischer Wichtigkeit ist, daß diese Entwicklungsstörungen in der Regel mit Erlernungserschwerungen des Schreibens, Lesens und Rechnens einhergehen. Neurologisch wird man verschiedene Ausfälle finden können: Hyperkinesien, Ataxien, Hypotonien, Paresen, Pyramidenbahnzeichen, Reflexanomalien. Sehr bedeutungsvoll ist auch, daß durch den frühkindlichen Hirnschaden auch allgemeine psychische Ausfallserscheinungen eintreten. Hingegen liegt bei einer **Sprachentwicklungsverzögerung** kein frühkindlicher Hirnschaden vor. Bei diesen Kindern ist der Verlauf der Sprachentwicklung an sich normal, aber sehr verlangsamt.

Zu den konstitutionellen Störungen des Sprechens muß man vor allem das Stottern, eine krampfartige Koordinationsstörung der Sprechmuskulatur, rechnen. Diese Störung wirkt sich zwar im Sprachapparat aus, hat aber keine einheitliche Verursachung. In etwa einer Hälfte der Fälle spielen Erbfaktoren eine Rolle; viele Stotterer sind umgelernte Linkshänder. Häufig ist das Stottern psychogen bedingt.

Mißbildungen oder Erkrankungen im Bereich des Sprechapparates: Störungen des Sprechens, die durch Mißbildungen oder Erkrankungen im Bereich des Sprechapparates bedingt sind, gehören zu den **Dyslalien** (Stammeln). Dazu sind Sprechstörungen durch Lippen-Gaumen-Spalten, Gebißanomalien, Zungen- und Kehlkopferkrankungen zu rechnen. Die Dyslalien gehören in den Bereich der HNO-Heilkunde bzw. der Phoniatrie.

Paroxysmale Sprachstörungen

Paroxysmale Sprachstörungen können bei Epilepsiepatienten isoliert entweder als Anfallsaura oder als Anfallsäquivalent auftreten und werden gewöhnlich vom Patienten später erinnert. Sie können auch solchen Anfällen folgen.

Plötzlich einsetzende, aber vorübergehende aphasische Störungen nennt man **paroxysmale Aphasien**. Sie sind meist expressiver Art. Die Patienten sprechen dabei nach eigenen Angaben oder der Beschreibung zufolge verstümmelt oder jargonartig. Sie können keine Sätze bilden, es können Paraphasien auftreten, oder der Patient kann überhaupt nicht mehr sprechen. Eine solche Erscheinung ist fest an einen Anfallsfokus in der sprachdominanten Hirnhemisphäre gebunden und stellt eine dringende Indikation zur Einleitung diagnostischer Maßnahmen dar (EEG, zerebrales CT, Angiographie), um die genauen Ursachen (Tumor, Gefäßmißbildung) rechtzeitig feststellen zu können. Differentialdiagnostisch muß man auch an Migräneäquivalente (»Migraine accompagnée«) oder an eine transitorische ischämische Attacke im Versorgungsgebiet der A. cerebri media auf der linken Seite denken.

Viel häufiger trifft man bei Anfällen jedoch eine **Sprachblockierung** (»arrest of speech«) an. Mehrere Autoren haben über paroxysmale Sprachblockierung mit imperativen Wortiterationen (Palilalie) berichtet, die im Verlauf epileptischer Anfälle auftraten, wenn sich der auslösende Herd im Bereich der supplementär-motorischen Region befand. Die Sprachblockierung kann sowohl als alleinstehendes Symptom als auch im Zusammenhang mit einem fokalen Krampfanfall auftreten. Selten wird eine totale Sprechhemmung (paroxysmaler Mutismus) beobachtet; häufiger wird das Sprechen blockiert, weil der Patient dem unwiderstehlichen Drang unterliegt, gleiche Laute, Silben oder Worte, dem eigenen Willen entgegen, zu wiederholen. Bei den meisten Patienten wurden mantelkantennah, präzentral gelegene Hirntumoren (z. B. Falxmeningiome) diagnostiziert. Aber auch bei ischämischen Läsionen im Versorgungsgebiet der A. cerebri anterior können solche Sprachstörungen auftreten.

Neben aphasischem und blockiertem Sprechen kann man während epileptischer Anfälle auch **Sprachautomatismen** beobachten. Der Betreffende muß plötzlich einige Sätze sprechen oder wiederholen oder mitten im Satz einige Worte wiederholen, ohne den Vorgang willensmäßig beeinflussen zu können. Dabei ist das Bewußtsein und die Erkenntnis für die Fremdartigkeit des Verhaltens voll erhalten. Solche Störungen können ihren Ursprung in beiden Hemisphären haben, häufiger vielleicht in der rechten, wenn die Sprachautomatismen keine aphasische Färbung haben.

Permanente Sprachstörungen

Als permanente Sprach- und Sprechstörungen werden hier die Aphasien, die Störungen des Sprachantriebs und die Dysarthrien behandelt.

Aphasien

Aphasie ist eine zentrale Störung der höheren zerebralen integrativen Funktionen, die mit Verlust der Fähigkeit, Begriffe in Worte oder Schriftbilder umzusetzen oder Gesprochenes und Geschriebenes begrifflich aufzunehmen, einhergeht. Die aphasischen Störungen erstrecken sich somit auf alle expressiven und rezeptiven sprachlichen Modalitäten, auf Sprechen und Verstehen, Schreiben und Lesen. Bei den aphasischen Sprachstörungen ist in der Regel die Sprechmotorik ungestört; sie sind durch ihre sprachsystematischen Charakteristika klar von Dysarthrien abzugrenzen. Der aphasische Patient kann die Sprache nicht mehr als Symbol für Dinge der Umwelt oder für Denkvorgänge verwenden.

Die Erkennung und Unterscheidung aphasischer Patienten von Gesunden oder hirnorganisch Kranken ohne Aphasie werden mit einer ziemlich hohen Treffsicherheit und Trennschärfe durch Verwendung des Token-Tests erzielt. Obwohl er sich nur an das Sprachverständnis wendet, versagen auch Patienten mit motorischer oder amnestischer Aphasie. Für die Unterscheidung zwischen verschiedenen Aphasieformen sowie für die Erfassung der aphasischen Störungen in den einzelnen sprachlichen Modalitäten hat sich für die deutschsprachige Population der Aachener Aphasietest bewährt.

Differential- und Lokalisationsdiagnose der Aphasieformen (Tab. 2)

Je nach Ausprägung und Kombination von einzelnen Symptomen lassen sich in der Gesamtheit der aphasischen Sprachstörungen verschiedene Syndrome abgrenzen. Den unterschiedlichen aphasischen Syndromen entspricht eine differentielle Lokalisation der Läsion in der sprachdominanten Hemisphäre. Die Einteilung der Aphasiearten wird hier nach POECK u. Mitarb. (1975) wiedergegeben.

Amnestische Aphasie:
Sprachliche Leitsymptome: Wortfindungsstörungen bei gut erhaltenem Sprachfluß und überwiegend intaktem Satzbau. Semantische Paraphasien mit geringer bedeutungsmäßiger Abweichung vom Zielwort, Sprachverständnis nur geringfügig gestört, gute Kommunikationsfähigkeit.

Tab. 2. **Die wichtigsten Aphasietypen.**

Störungsbereich	Amnestische Aphasie	Broca-Aphasie	Wernicke-Aphasie	Globale Aphasie
Spontansprache	Meist flüssig	Spärlich, Agrammatismus	Erhaltener Sprachfluß, Paragrammatismus	Meist völlig aufgehoben, Automatismen
Sprachmelodie und -rhythmus (Prosodie)	Intakt	Stark gestört, abgehackt	Intakt	Gestört
Benennen	Selektiv gestört, Ersatzstrategien	Gestört durch schlechten Sprachantrieb	Gestört	Sehr stark gestört
Sprachverständnis	Geringfügig gestört	Mäßig beeinträchtigt	Grob gestört bis Worttaubheit	Stark gestört
Paraphasien	Wenig semantische und phonematische	Phonematische	Reichlich semantische und phonematische	Phonematische, Neologismen
Artikulation	Intakt	Dysarthrie	Intakt	Schlecht
Kommunikationsfähigkeit	Minimale Schwierigkeiten beim Sprechen	Stark eingeschränkt durch expressive Sprachstörung	Stark eingeschränkt, insbesondere durch rezeptive Störungen	Stark gestört, nahezu unmöglich
Lokalisation	Temporo-parietale Region, Gyrus angularis	Fuß der 3. Stirnwindung, Marklager des Stirnhirns	Hinterer Bereich des Gyrus temporalis superior	Gesamte Sprachregion

Lokalisation: Die Läsionen liegen vorwiegend postzentral, in der temporoparietalen Region, Gyrus angularis.

Differentialdiagnose: Es gibt Patienten mit amnestischer Aphasie, die eine sehr geringe Sprachproduktion haben und bei denen die Abgrenzung zur Broca-Aphasie notwendig ist. Bei der amnestischen Aphasie ist die Satzbildung intakt, und ein Agrammatismus mit dem Fehlen von Funktionswörtern kommt bei diesen Patienten nicht vor. Gegenüber der Wernicke-Aphasie ist die amnestische Aphasie an dem Fehlen von Sprachverständnisstörungen und des Paragrammatismus zu erkennen.

Broca-Aphasie (Synonyme: motorische Aphasie, expressive Aphasie):

Sprachliche Leitsymptome: Meist erheblich verlangsamter Sprachfluß bei schlechter Artikulation und gestörter Prosodie (Sprachmelodie). Reichlich phonematische Paraphasien, Agrammatismus (Telegrammstil). Sprachverständnis wenig beeinträchtigt. Kommunikationsfähigkeit vorwiegend aufgrund der expressiven Sprachstörung eingeschränkt.

Lokalisation: Fuß der dritten Stirnwindung der dominanten Hirnhälfte sowie Marklager des Stirnhirns, meist mit Übergreifen auf die Insel (Versorgungsgebiet der A. praerolandica).

Differentialdiagnose: Eine schwere Broca-Aphasie läßt sich von der globalen Aphasie durch das gut erhaltene Sprachverständnis unterscheiden. Gegenüber der amnestischen Aphasie ist bei der motorischen Aphasie die Spontansprache durch die Störung der Satzbildung gekennzeichnet und die Wortfindung nicht besonders gestört. Die wichtigste Unterscheidung ist zu treffen gegen die kortikale Dysarthrie. Bei der Dysarthrie ist das Sprechen zwar verlangsamt, es besteht eine schlechte Artikulation, das Sprachsystem ist aber intakt, es bestehen keine Benennungsstörungen, kein Agrammatismus.

Wernicke-Aphasie (Synonyme: sensorische Aphasie, rezeptive Aphasie):

Sprachliche Leitsymptome: Sprachverständnis erheblich gestört bis Worttaubheit, gut erhaltener Redefluß, gelegentlich mit gesteigertem Sprechantrieb. Spontansprache mit vielen phonematischen und/oder semantischen Paraphasien und Wortneubildungen bis Jargonaphasie (Kauderwelsch). Hochgradige Unordnung im grammatikalischen Aufbau von Sätzen (Paragrammatismus), die dadurch unverständlich werden. Schreiben und Lesen ebenfalls gestört. Kommunikationsfähigkeit stark eingeschränkt.

Lokalisation: Mittlerer Anteil des Temporallappens, immer mit Einbeziehung der ersten Temporalwindung (Versorgungsgebiet der A. temporalis posterior).

Differentialdiagnose: Patienten mit sensorischer Aphasie werden oft als verwirrt in die Klinik eingewiesen. Durch die massive Häufung von Paraphasien, die grob vom Zielwort abweichen, sowie von syntaktischen Vorstößen läßt sich jedoch die Wernicke-Aphasie erkennen. Wie im Falle der sensorischen Aphasie verstehen auch die Patienten mit einer Leitungsaphasie die gesprochene Sprache nicht und können demgemäß auch nicht nachsprechen und nach Diktat schreiben; ihre Spontansprache, wie auch Lautlesen und Spontanschreiben bleiben ungestört.

Globale Aphasie (Synonym: totale Aphasie):

Sprachliche Leitsymptome: Schwerste und häufigste Form der Aphasie. Alle Modalitäten der Sprache sind bei ihr schwer gestört. In der Spontansprache ist es dem Patienten nicht möglich, sich verständlich zu machen. Stockender Sprachfluß und meist schlechte Artikulation. Die Wortfindung ist meist ganz unmöglich, häufig Sprachautomatismen. Das Sprachverständnis sowie Schreiben und Lesen sind hochgradig gestört. Die sprachliche Kommunikation ist nahezu unmöglich.

Lokalisation: Läsion der gesamten Sprachregion in der dominanten Hemisphäre von ihren frontalen bis zu ihren temporoparietalen Anteilen (Versorgungsgebiet der A. cerebri media).

Differentialdiagnose: Durch die Schwere und Ausprägung der Störungen leicht gegen andere Aphasieformen abzugrenzen. Die Unterscheidung von Mutismus bei psychiatrischen Krankheiten ist vor allem nach außersprachlichen Kriterien möglich. Das Verhalten beim Mutismus ist in der Regel durch generelle Ablehnung gekennzeichnet, außerdem haben diese Patienten keine rechtsseitige Hemiparese wie die meisten Patienten mit globaler Aphasie.

Ätiologische Diagnose der Aphasien

Für den Verlauf und die Prognose der Aphasien ist die Ätiologie von erheblicher Bedeutung.

Hirngefäßerkrankungen machen den weit überwiegenden Anteil (75%–80%) der Aphasien aus. Die oben beschriebenen Aphasieformen sind Gefäßsyndrome, am meisten infolge von Hirninfarkten im Versorgungsgebiet der A. cerebri media und ihrer kortikalen Äste auf der sprachdominanten Hirnhemisphäre. Das bedeutet, daß die meisten Patienten mit linksseitigen Gefäßinsulten aphasisch sind. Als wichtige Begleitsymptome werden im Falle einer Broca-Aphasie eine brachiofazial betonte Hemiparese, einer Wernicke-Aphasie eine homonyme Hemianopsie, einer globalen Aphasie eine schwere, durchgehende Hemiparese, eine bukkofaziale Apraxie und auch eine Hemianopsie angetroffen. Nach akutem Beginn ist der Verlauf meist regredient. Die Diagnose wird aufgrund der Anamnese, des klinischen Bildes und der apparativen Untersuchungen (Doppler-Sonographie, CT, MRT, Angiographie) gestellt. Eine Aphasie, begleitet von anderen fokalen zerebralen Ausfällen, kann allerdings in einer geringen Zahl als Komplikation einer Karotisangiographie auftreten.

Hirnverletzungen: Bei den gedeckten Schädel-Hirn-Traumen können kortikale Prellungsherde auftreten, die bei einer linksseitigen, temporoparietalen Lokalisation eine Aphasie hervorrufen. Die Prognose ist in der Regel günstig. Schlechtere Prognosen haben die offenen Gehirnverletzungen (z. B. Kriegsverletzungen), die zu einer Daueraphasie führen können.

Raumfordernde Prozesse: Die Aphasie ist ein häufiges Symptom bei Temporallappentumoren der sprachdominanten Hemisphäre. Der Verlauf ist charakteristisch. Zunächst werden Wortfindungsstörungen, vergesellschaftet mit einer verbalen Unaufmerksamkeit, festgestellt. In der ersten Phase finden sich gewöhnlich Verlaufsschwankungen, partielle Rückbildungen und Verschlechterungen. Neben den rezeptiven Phänomenen treten später auch expressive Störungen als gemischte Aphasie auf. Diese Störungen bilden sich infolge der Entwässerungstherapie zur Bekämpfung des Begleitödems zum Teil wieder zurück; sie können sich aber nach Durchführung einer Hirnangiographie wieder verschlechtern. Durch den operativen Eingriff entsteht fast immer eine schwere Aphasie, deren Verlauf von der Sorgfalt des Operateurs und der Tumordignität bedingt ist. Die Diagnose wird durch Zusatzuntersuchungen (CT, MRT, Angiographie) gesichert.

Bei hirnatrophischen Prozessen, vor allem bei der Pickschen Krankheit, werden Sprachstörungen beobachtet, die mit Wortfindungsstörungen anfangen und zur Spracharmut bis zum Mutismus führen.

Enzephalitis: Seltenere Ursachen einer Aphasie sind die **Enzephalitiden,** z. B. die progressive Paralyse.

Störungen des Sprachantriebs, insbesondere Sprachantriebsminderung
(Synonyme: Sprachhemmung, Sprachaspontaneität)

Eine solche Störung kann bei Läsionen verschiedener Hirnstrukturen, die bei der Aufrechterhaltung der Wachheit und des Antriebs beteiligt sind, auftreten: Formatio reticularis, Thalamus, limbisches System, Stirnlappen. Eine Antriebsminderung bezieht sich in der Regel nicht nur auf die Sprache, sondern auch auf die Gesamtbewegungen und auf das Denken. Die zugrundeliegenden Läsionen können fokal oder diffus sein, sie befallen wichtige Funktionskreise ausgedehnter Regulationsmechanismen.

a) Infolge **Läsionen der Formatio reticularis** im Mittelzwischenhirnbereich (Durchblutungsstörungen, Mißbildungen, Hydrozephalus, zystische Tumoren, Meningoenzephalitiden) kann das klinische Bild des akinetischen Mutismus auftreten. Obwohl keine Paresen vorliegen, ist der Patient nicht in der Lage, irgendwelche Bewegung auszuführen oder zu sprechen. Diese Störung tritt aufgrund einer fehlenden unspezifischen Aktivierung der Großhirnhemisphären bei relativ intakten Efferenzen auf und ist von einem Locked-in-Syndrom bei bilateralen Läsionen der absteigenden Bahnen im Ponsbereich zu differenzieren.

b) Antriebsstörungen bei **dienzephalen Läsionen** zeigen oft rhythmische Schwankungen. Eine Abnahme des Sprachvolumens, Hypoprosodie, Sprachblockierung sowie Minderung des assoziativen Redeflusses werden nach stereotaktischen Eingriffen im ventrolateralen Thalamus bei Parkinson-Patienten beobachtet. Besonders schwer sind diese Störungen bei bilateralen Operationen.

c) Bei Tumoren, bei Infarkten, traumatischen **Schädigungen** oder operativen Eingriffen mit Beteiligung **des limbischen Systems** (Gyrus cinguli, medialer Temporallappen) nivellieren sich die Reaktionen der Patienten, sie werden teilnahmslos, aspontan, das Sprechen monoton und inhaltlich verarmt.

d) Antriebsmangel, affektive Teilnahmslosigkeit bis Negativismus und Akinesie werden nach **Stirnhirnläsionen** beobachtet. Dabei ist die Herabsetzung der Sprachproduktion bis zu einem mutistischen Verhalten sehr eindrucksvoll. Ein solches Frontalsyndrom wird bei Tumoren, vor allem bei sog. Schmetterlingsgliomen, bei beidseitigen Stirnhirnverletzungen, bei Hirnatrophien angetroffen.

e) Im Falle einer **Läsion der supplementär-motorischen Region** treten vor allem paroxysmale Sprechstörungen (Sprachblockierung) auf (s. S. 278).

Dysarthrien

Dysarthrien sind Störungen des artikulierten Sprechens, verursacht durch organische Läsionen im neuromuskulären System des Sprechapparates. Der höchste Grad einer Dysarthrie ist die Anarthrie, die vollständige Unfähigkeit zu sprechen. Die Dysarthrie ist von einer Aphasie abzugrenzen (s. Definition der Aphasie), dysarthrische Störungen können aber eine Aphasie (z. B. eine Broca-Aphasie) begleiten.

Eine Dysarthrie kann bei Läsionen auf verschiedenen Ebenen auftreten: Hirnrinde, Hirnschenkel, Basalganglien, Kleinhirn, Pyramidenbahnen (supranukleär), kaudale Hirnnervenkerne in Medulla oblongata (nukleär), motorische Hirnnerven, neuromuskuläre Übertragung. Bei ausgedehnten Prozessen oder bei diffusen zerebralen Erkrankungen kann die Dysarthrie auch gleichzeitig von mehreren Stellen aus verursacht werden.

Differentialdiagnose der Dysarthrien

Die Hemisphärendysarthrie kommt durch eine Läsion im motorischen Kortex zustande. Es handelt sich um eine apraktische Dysarthrie sonst intakter Elementarbeweglichkeit der einzelnen Muskeln bei der Artikulation. Die Sprechweise ist verwaschen, vor allem bereitet die Artikulation von Konsonantenfolgen Schwierigkeiten, der Sprechrhythmus ist gestört. Die kortikale Dysarthrie kann mit einer bukkofazialen Apraxie oder mit einer Broca-Aphasie vergesellschaftet sein. Ätiologisch kommen Hirninfarkte, Tumoren, entzündliche Prozesse oder zerebrale Hämatome in Frage.

Eine Sonderform stellt die **frontale Dysarthrie** (Sprechantriebsminderung, Hypoprosodie) dar (s. S. 276).

Pseudobulbärparalyse (beidseitige, supranukleäre Läsion der kortikonukleären Bahnen): Die Sprache wirkt verwaschen, bebend und unsicher, außerdem treten oft Schluckstörungen auf. Als Ausdruck einer Läsion der benachbarten kortikospinalen Verbindungen kommt es häufig zu beidseitigen spastischen Paresen. Charakteristisch ist auch das Auftreten einer Affektinkontinenz mit pathologischem Lachen und Weinen. Das Syndrom ist am häufigsten die Folge einer Hirnarteriosklerose oder -hyalinose (bei Hypertonus) mit multiplen beidseitigen Malazien im Marklager der Hirnhemisphären oder in Hirnschenkeln.

Das Syndrom der Bulbärparalyse entwickelt sich, wenn die motorischen Hirnnervenkerne der Medulla oblongata ausfallen (amyotrophe Lateralsklerose, progressive Bulbärparalyse, Poliomyelitis, Gefäßprozesse, Syringobulbie). Die Sprechweise ist schleppend und mühsam, die Artikulation besonders für Labiale (b, p) und Linguale (r, l) erschwert. Die Stimme wird leiser und bekommt durch Gaumensegelparese einen näselnden, bei Stimmbandlähmung einen heiseren Klang. Bei fortschreitender Lähmung geht diese »bulbäre Sprache« in eine Anarthrie über. Gleichzeitig werden Kauen und Schlucken sowie Atembewegungen erschwert.

Die Erscheinungen bei Lähmungen der kaudalen Hirnnerven unterscheiden sich von einer Bulbärparalyse meist nicht. Oft können jedoch isolierte Störungen in Erscheinung treten: Die Kehlkopflähmung zeigt sich durch Heiserkeit und Aphonie, die Gaumensegelschwäche durch offenes Näseln, die Zungenlähmung durch Störung der Zungenlaute (l, r). Ursachen: Prozesse der Schädelbasis in der hinteren Schädelgrube, Polyneuropathien, Mediastinaltumoren (Rekurrenslähmungen).

Ähnliche Symptome trifft man auch bei Störungen der neuromuskulären Übertragung, z. B. bei der **Myasthenie.**

Von den Erkrankungen des extrapyramidalen Systems sind hier die Sprechstörungen bei Parkinson-Syndrom zu erwähnen. Die Veränderungen des Sprechens betreffen sowohl die Lautgebung als auch den Sprachablauf. Die Stimme ist schwach, es zeigen sich eine Monotonie und eine Monorhythmie der Rede. Außerdem kommt es zu einem vielmaligen Wiederholen von Wörtern und Satzteilen. Man bezeichnet diese Störung als Palilalie. Durch die Propulsionstendenz kommt es zu einer immer schneller werdenden Sprache, bis diese in einem leisen Gemurmel endet (Tachyphemie).

Bei **Chorea** und **Athetose** liegt einerseits eine Mikrophonie, andererseits eine Tachylalie vor. Ähnliche Symptome werden auch bei **dystonen Syndromen** beobachtet.

Zerebellare Koordinationsstörung des Sprechens: Im Vordergrund stehen Störungen des Sprechrhythmus. Die Stimme ist rauh, gepreßt und gequetscht; das Sprechen abgehackt, skandierend oder gedehnt, mit wechselndem Tempo zwischen verlangsamt und überstürzt, mit schlechter Verteilung der Lautstärke und falscher Betonung. Zerebellare Sprechstörungen werden bei zahlreichen Erkrankungen beobachtet: akute und chronische Intoxikationen

(Alkohol, Hydantoin), degenerative Atrophien des Kleinhirnsystems, zerebellare Gefäßprozesse, Tumoren der hinteren Schädelgrube, Verletzungsfolge, Encephalomyelitis disseminata.

Differentialdiagnostisches Spektrum

Hemisphärendysarthrie (apraktische Dysarthrie)
Klinische Erscheinungen
    Verwaschene Sprache
    Schwierigkeiten bei Artikulation von Konsonantenfolgen
    Störung des Sprechrhyhtmus
    Bukkofaziale Apraxie oder Broca-Aphasie
Häufige Ursachen
    Hirninfarkte
    Hirntumoren
    Entzündliche Prozesse
    Zerebrale Hämatome

Pseudobulbärparalyse
Klinische Erscheinungen
    Sprache verwaschen, bebend und unsicher
    Schluckstörungen
    Affektinkontinenz
Häufige Ursachen
    Multiinfarktsyndrom
    Bilaterale Prozesse im Basalganglienbereich

Bulbärparalyse
Klinische Erscheinungen
    Sprechen schleppend und mühsam
    Artikulation für Labiale und Linguale erschwert
    Stimme leise, näselnd, heiser
    Schluckstörungen
Häufige Ursachen
    Amyotrophe Lateralsklerose
    Progressive Bulbärparalyse
    Syringobulbie
    Gefäßprozesse der Oblongata
    Diphterie

Lähmungen der kaudalen Hirnnerven
und

Störung der neuromuskulären Übertragung
Klinische Erscheinungen
    Wie bei Bulbärparalyse, evtl. auch isolierte Störungen
    Bei **Myasthenie** andere charakteristische Krankheitserscheinungen

Häufige Ursachen
    Prozesse der Schädelbasis in der hinteren Schädelgrube
    Polyneuropathien
    Verletzungen

Extrapyramidale Syndrome

M. Parkinson
Klinische Erscheinungen
    Stimme schwach, Sprechen monoton, monorhythmisch
    Palilalie
    Tachyphemie
Häufige Ursachen
    Entsprechende Grundkrankheit des extrapyramidalen Systems

Corea

und

Athetose
Klinische Erscheinungen
    Mikrophonie oder
    Tachylalie
Häufige Ursachen
    Entsprechende Grundkrankheiten des extrapyramidalen Systems

Zerebellare Koordinationsstörungen
Klinische Erscheinungen
    Stimme rauh, gepreßt, gequetscht
    Sprechen skandierend, gedehnt, mit wechselndem Tempo
Häufige Ursachen
    Intoxikationen (Alkohol, Phenytoin)
    Kleinhirnatrophien
    Zerebellare Gefäßprozesse
    Encephalomyelitis disseminata

Literatur

AJURIAGUERRA J DE, HÉCAEN H. Le Cortex Cérébral. Etude neuropsychopathologique. Paris: Masson 1960.
BAY E. Die corticale Dysarthrie und ihre Beziehungen zur sog. motorischen Aphasie. Dtsch Z Nervenheilkd 1957; 176: 553–94.
BERLIT P. Dysarthrien bei neurologischen Erkrankungen. Nervenarzt 1987; 58: 272–8.
BROWN J W. Aphasia, Apraxia and Agnosia. Springfeld, Ill: Thomas 1972.
DARBYX J K. Speech and Language Evaluation in Neurology. Orlando: Grune & Stratton 1985.
HÉCAEN H, ANGELERGUES R. Pathologie du Language. Paris: Larousse 1965.
JÖRG J, WILHELM H H. Praxis neurologischer Sprach- und Sprechstörungen. Stuttgart, New York: G. Fischer 1985.
LEISCHNER A. Aphasien und Sprachentwicklungsstörungen. Stuttgart: Thieme 1979.
PETROVICI J N. Speech disturbances following stereotaxic surgery in ventrolateral thalamus. Neurosurg Review 1980; 3: 189–95.
PETROVICI J N. Sprachstörungen bei Tumoren der supplementär-motorischen Region. Zbl f Neurochirurgie 1983; 44: 97–104.
POECK K. Klinische Neuropsychologie. Stuttgart: Thieme 1982.

Hemiparese

J.-N. Petrovici

Definition und Abgrenzung

Bei einer Hemiparese handelt es sich um eine Minderung bzw. einen Verlust (Hemiplegie) der Willkürmotorik für eine Körperhälfte (Halbseitenlähmung). Das Syndrom weist auf eine einseitige Schädigung der Pyramidenbahn hin an einer Stelle zwischen dem Gyrus praecentralis und dem Rückenmark. Betroffen sind dabei vorwiegend die Extremitäten-, Gesichts- und Zungenmuskulatur der Gegenseite. Nach plötzlich auftretenden Läsionen bleibt der Muskeltonus oft für Stunden oder einige Tage herabgesetzt, bis sich schließlich infolge der Reflextätigkeit des Rückenmarks eine Spastik entwickelt. Diese führt dann oft auf der Lähmungsseite zur typischen Haltungsanomalie: Der Arm steht adduziert in Flexionskontraktur, die Hand volarflektiert, während das Bein eine Extensionskontraktur zeigt.

Nicht jede Halbseitensymptomatik stellt eine Hemiparese dar. Eine Hemiparese darf nicht mit einer Hemiataxie, mit einer Hemihypästhesie oder mit einem Hemiparkinsonismus verwechselt werden. Die genaue Syndromanalyse wird aber im allgemeinen vor einem solchen Irrtum bewahren (Abb. 1). Allerdings kann eine Hemiparese mit einem von diesen Syndromen vergesellschaftet auftreten. Besondere differentialdiagnostische Schwierigkeiten können gegenüber einer »psychogenen Lähmung« auftauchen (meist bei unerfahrenen Untersuchern). Die genaue Kenntnis der Symptomatik (Reflexanomalien, Tonusänderung, Synkinesen) und zugleich eine hinreichend entwickelte Beobachtungsgabe für den menschlichen Ausdruck schützen vor einer solchen Verwechslung.

Diagnostisches Vorgehen

Diagnose einer Hemiparese bei einem bewußtlosen Patienten

Es ist sehr wichtig, eine Halbseitenlähmung, wenn vorhanden, bei einem komatösen Patienten nachweisen zu können und demzufolge die differentialdiagnostischen Maßnahmen auf der Suche nach einer zerebralen Ursache einzuschränken. Folgende Zeichen einer akuten Hemiparese kann man auch ohne Mitarbeit des Patienten feststellen:

1. Das Gesicht ist asymmetrisch. Auf der betroffenen Seite hängt der Mundwinkel herab, die Wange ist schlaffer, bei der Ausatmung werden Speichelbläschen durch den leicht geöffneten Mundwinkel geblasen. Beim Druck auf die Austrittspunkte des N. trigeminus oder auf die Augäpfel kommt es zu einem asymmetrischen Grimassieren. Das passiv gehobene Oberlid sinkt auf der betroffenen Seite langsamer ab.
2. Die gelähmten Gliedmaßen sind schwerer und fallen rascher und schlaffer auf die Unterlage zurück, nachdem man sie angehoben hat. Das Bein ist nach außen rotiert (DD: Oberschenkelhalsfraktur!). Die spontanen oder die durch Schmerzreize reflektorisch ausgelösten Bewegungen sind auf der gelähmten Seite weniger ausgeprägt oder fallen vollkommen aus.
3. Ein einseitiges Babinski-Phänomen ist ein wertvolles Zeichen einer gegenseitigen Schädigung der Pyramidenbahn.

```
                    ┌─────────────────────────┐
                    │  HALBSEITENSYMPTOMATIK  │
                    └─────────────────────────┘
```

Hemiparkinsonismus

Plastische Tonuserhöhung (Rigor), Bewegungsarmut (Bradykinesie), jedoch keine Parese, evtl. Schütteltremor Symptomatik auf einer Körperhälfte stärker oder nur auf dieser ausgeprägt, vor allem im Beginn der Erkrankung

Hemihypästhesie

Halbseitige Gefühlsminderung bis -losigkeit, dabei manchmal sensible Ataxie auf dem Boden gestörter Tiefensensibilität

Hemiparese

Minderung (bzw. Verlust) der Willkürmotorik für eine Körperhälfte Spastische Tonuserhöhung, Gesteigerte MER, Babinski-Reflex

Hemiataxie

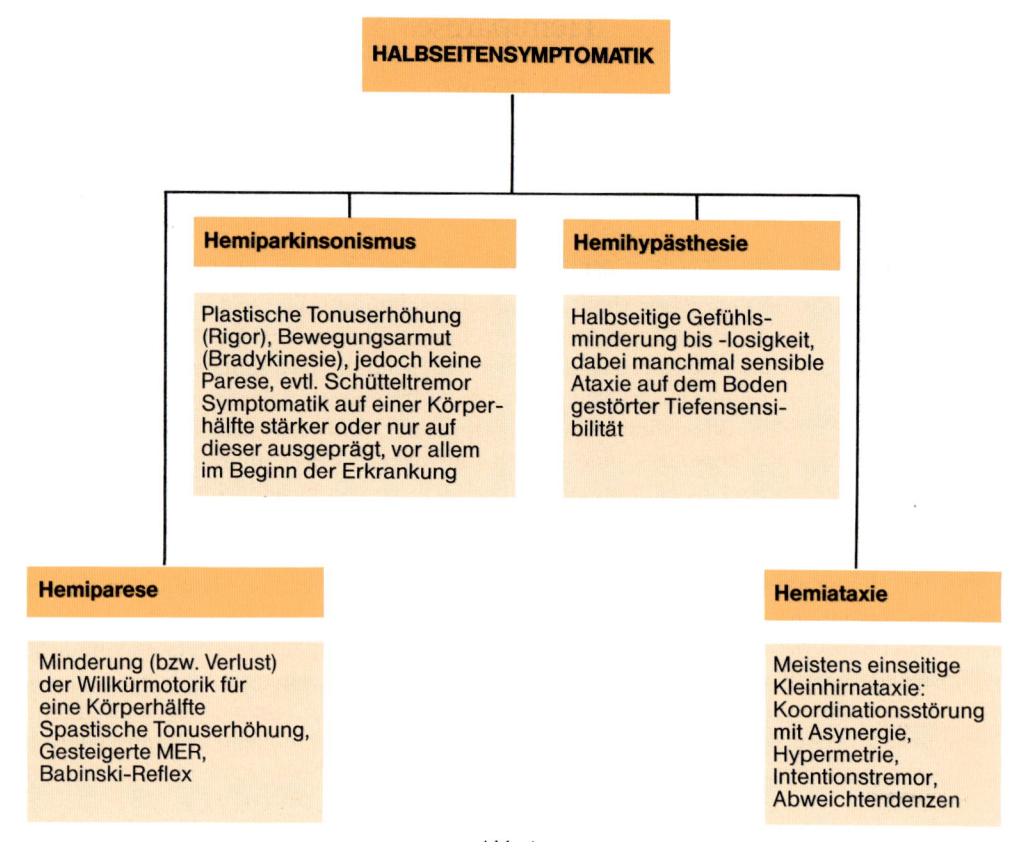

Meistens einseitige Kleinhirnataxie: Koordinationsstörung mit Asynergie, Hypermetrie, Intentionstremor, Abweichtendenzen

Abb. 1

Topische Diagnose einer Hemiparese

Der Ort der Läsion im zentralen Nervensystem zwischen der Großhirnrinde und dem Rückenmark, die einer Hemiparese zugrunde liegt, ergibt sich aus der Verteilung der Lähmungen an den Extremitäten und aus den für jede Ebene charakteristischen Begleitsymptomen (Tab. 1):

Kortikale Paresen

Entsprechend der auseinandergezogenen Anordnung der somatotopischen Repräsentation im Gyrus praecentralis (Area 4 nach BRODMANN) führen kleine Herde im Bereich der Hirnrinde zu Lähmungen, die sich meist auf eine Extremität oder sogar auf einzelne Gliedmaßenabschnitte beschränken. Schädigungen der obersten Anteile des Gyrus praecentralis und des Lobulus paracentralis (Versorgungsgebiet der A. cerebri anterior) führen zu Paresen am kontralateralen Bein bzw. zu einer beinbetonten Hemiparese (Mantelkantensyndrom). Liegt die Läsion in den unteren Anteilen des Gyrus praecentralis (Versorgungsgebiet der A. cerebri media), so ist die Hemiparese am kontralateralen Arm sowie am Gesicht betont. Das Eintreten der Lähmungen kann von Jackson-Anfällen begleitet werden. Im akuten Zustand sind die Paresen schlaff mit später Reflexbetonung, aber ohne wesentliche

Tab. 1. **Topische Diagnose einer Hemiparese.**

Lokalisation	Symptomatik
Großhirnrinde	Meistens Monoparesen, Beginn manchmal mit fokalen Anfällen Begleitsymptome: Kopf- und Blickwendung zur Herdseite, dysphasische Störungen (in der sprachdominanten Hemisphäre)
Innere Kapsel	Durchgehende Hemiparalyse mit spastischer Tonuserhöhung Mögliche Begleitsymptome: Hemihypästhesie, Hemianopsie
Hirnstamm	Gekreuzte Symptomenkomplexe
Mittelhirn	Weber-Syndrom Ipsilateral: Okulomotoriusparese Kontralateral: Hemiparese, evtl. Hemiataxie
Brücke	Millard-Gubler-Syndrom Ipsilateral: periphere Fazialis- und Abduzensparese Evtl. horizonale Blickparese Kontralateral: Hemiparese ohne Gesichtsbeteiligung
Medulla oblongata	Jackson-Syndrom Ipsilateral: Hypoglossusparese Kontralateral: Hemiparese und Hemihypästhesie
Halsmark	Brown-Séquard-Syndrom Ipsilateral: Hemiparese und Störung der Tiefensensibilität Kontralateral: dissoziierte Sensibilitätsstörung (Schmerz und Temperatur)

Spastik. Besonders die Feinmotorik der distalen Anteile der Extremitäten ist anhaltend behindert. Sind Area 4 und 6 (prämotorische Felder) gemeinsam betroffen, so tritt eine spastische Parese auf oder es entwickelt sich nach kurzer Zeit eine Spastizität.

Beim Ausfall der benachbarten Area 8 kommt es zu einer Kopf- und Blickwendung zur Herdseite. Dehnt sich der Herd zum Gyrus postcentralis aus, so treten auch Sensibilitätsstörungen, insbesondere diskriminative und stereognostische Störungen auf.

Bei Schädigungen der Pars opercularis der dritten Stirnwindung der sprachdominanten Hemisphäre wird die Sprache dysarthrisch oder auch motorisch aphasisch.

Kapsuläre Hemiparese

In der inneren Kapsel können alle eng benachbart verlaufende Pyramidenbahnen (Tractus corticospinalis und corticonuclearis) für eine Körperhälfte durch einen umschriebenen Herd geschädigt werden. Eine derartige Läsion verursacht eine Hemiparalyse der kontralateralen Körperhälfte mit Beteiligung der Gesichtsmuskulatur. In den gelähmten Muskelgruppen entwickelt sich eine spastische Tonuserhöhung, die dem »Wernicke-Mannschen Prädilektionstyp« entspricht: Beugekontraktur der oberen Extremität und Streckspastik des Beines mit einem Gangbild nach der Art der Zirkumduktion.

Ausgedehnte Herde im Bereich der Capsula interna, wie sie häufig anzutreffen sind, beeinträchtigen neben den motorischen Bahnen zugleich die sensiblen Projektionsbahnen sowie die Sehstrahlung. Dann entwickelt sich ein Syndrom, in dem die kontralaterale spastische Hemiparese von einer Hemihypästhesie und einer Hemianopsie begleitet ist.

Syndrome von seiten des Hirnstammes

Für die Lokalisationsdiagnose von Hirnstammläsionen haben typische gekreuzte Symptomenkomplexe große Bedeutung. Dabei treten jeweils auf der Herdseite Hirnnervenausfälle, auf der Gegenseite zentrale Paresen, gelegentlich mit Sensibilitätsstörungen am Rumpf und an den Extremitäten auf. Das führende Symptom für die Lokalisationsdiagnose sind die Hirnnervenlähmungen. Aus den zahlreichen Syndromen, die nach umschriebenen Herden im Bereich des Mittelhirns, der Brücke und der Medulla oblongata auftreten können, sollen hier nur einige für die klinische Diagnose wichtige Formen eingehender beschrieben werden. **Mittelhirn:** Hemiplegia alternans oculomotoria (WEBER). Okulomotoriuslähmung auf der Seite des Herdes und eine kontralaterale Hemiparese. Das Syndrom weist auf einen Herd im Mittelhirnfuß hin. **Brücke:** Hemiplegia alternans facialis (MILLARD-GUBLER). Periphere Fazialislähmung, manchmal auch Abduzensparese, auf der Herdseite und eine Hemiparese ohne Gesichtsbeteiligung auf der Gegenseite. Die Läsion liegt ventral in der kaudalen Brücke. **Medulla oblongata:** Hemiplegia alternans hypoglossica (JACKSON). Eine zum Herd gleichseitige nukleäre (atrophische) Lähmung einer Zungenhälfte wird von einer kontralateralen spastischen Parese und Hypästhesie der Extremitäten begleitet. Die Läsion liegt paramedian zwischen den Oliven, unmittelbar oberhalb der Pyramidenbahnkreuzung.

Syndrom bei Halsmarkläsion

Bei einer Halbseitenschädigung des oberen Halsmarks (oberhalb C_5) tritt eine sogenannte spinale Hemiplegie (zervikales Brown-Séquard-Syndrom) auf: Auf der betroffenen Seite führt die Unterbrechung der motorischen Bahnen zu einer ipsilateralen spastischen Parese der Extremitäten. Als Folge der Unterbrechung der (ungekreuzten) Hinterstrangbahnen ist ipsilateral die Berührungs- und Tiefensensibilität beeinträchtigt. Auf der kontralateralen Seite führt die Durchtrennung der im Vorderseitenstrang gelegenen gekreuzten spinothalamischen Fasern zu einer Verminderung der kutanen Sensibilität für Schmerz und Temperatur.

Ätiologische Diagnose einer Hemiparese

Mehr oder weniger ausgeprägte Hemiparesen treten oft als Hauptsymptom bei zerebralen Gefäßprozessen, bei Hirntumoren oder als Folgen verschiedener frühkindlicher Hirnschädigungen auf. Auch Hirnverletzungen und Enzephalitiden können gleiche Symptome verursachen. Im Verlauf der Entmarkungsprozesse oder bei metabolischen Störungen kommt es hingegen nur ausnahmsweise zu einer isolierten spastischen Monoparese oder Hemiparese.

Für die ätiologische Diagnose (Abb. 2–4) sind einige klinische Hinweise von Bedeutung: Anamnese (Grunderkrankungen), Beginn der Hemiparese akut oder progredient, Verlauf mit reversibler oder persistierender Symptomatik, Begleitsymptome (z. B. Krampfanfälle, Bewußtseinsstörung). Die endgültige Entscheidung über die Ätiologie wird dann nach Zusatzuntersuchungen getroffen. Hierfür werden routinemäßig Liquoruntersuchung, Elektroenzephalographie, Doppler-Sonographie, statische und dynamische Hirnszintigraphie sowie die kraniale Computertomographie durchgeführt. Die zerebrale Angiographie wird bei strikter Indikation eingesetzt, sie ist jedoch oft für die Diagnose unentbehrlich. Sonstige Zusatzuntersuchungen, wie z. B. Hirndurchblutungsmessung (rCBF, SPECT) oder Positronenemissionstomographie (PET), werden bei bestimmten Fragestellungen durchgeführt; sie geben insbesondere Hinweise auf die Pathogenese der vorliegenden Symptomatik. Auch die Kernspintomographie (MRT) steht uns jetzt zur Verfügung. Aber auch die zusätzliche

AKUTE HEMIPARESE

- **1. Mit schneller Reversibilität** (flüchtige Symptomatik)
  - **TIA** (Gefäßstenose, Embolie) — Doppler-Sonographie, Dyn. Hirnszintigraphie, Angiographie, rCBF, SPECT

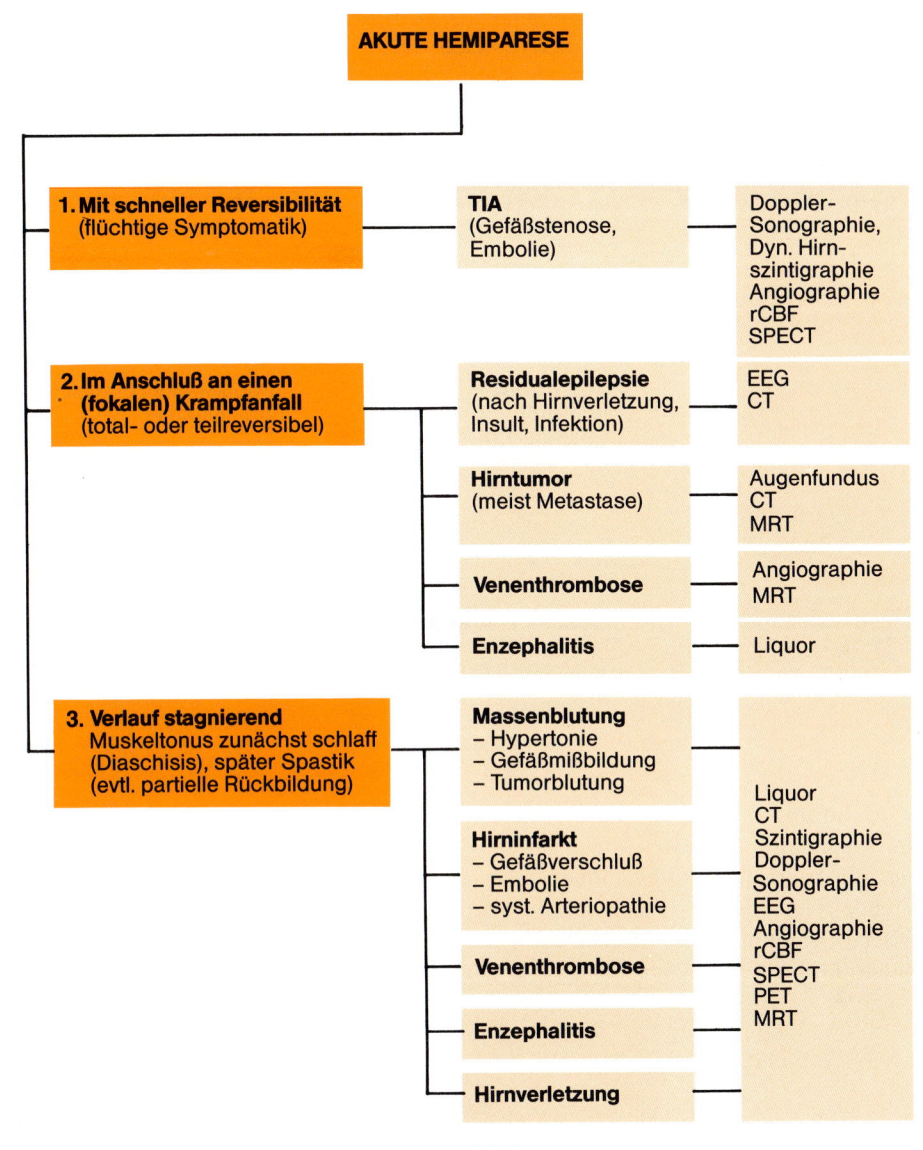

- **2. Im Anschluß an einen (fokalen) Krampfanfall** (total- oder teilreversibel)
  - **Residualepilepsie** (nach Hirnverletzung, Insult, Infektion) — EEG, CT
  - **Hirntumor** (meist Metastase) — Augenfundus, CT, MRT
  - **Venenthrombose** — Angiographie, MRT
  - **Enzephalitis** — Liquor

- **3. Verlauf stagnierend** Muskeltonus zunächst schlaff (Diaschisis), später Spastik (evtl. partielle Rückbildung)
  - **Massenblutung**
    - Hypertonie
    - Gefäßmißbildung
    - Tumorblutung
  - **Hirninfarkt**
    - Gefäßverschluß
    - Embolie
    - syst. Arteriopathie
  - **Venenthrombose**
  - **Enzephalitis**
  - **Hirnverletzung**

  — Liquor, CT, Szintigraphie, Doppler-Sonographie, EEG, Angiographie, rCBF, SPECT, PET, MRT

Abb. 2

Untersuchung extrazerebraler Organe kann für die Ätiologie einer Hemiparese entscheidend sein: So kann z. B. die Feststellung eines Bronchialkarzinoms auf eine Hirnmetastase hinweisen.

Akut aufgetretene Hemiparese

1. Flüchtige Hemiparese

Bildet sich die fokale zerebrale Symptomatik, in unserem Falle die Hemiparese, innerhalb von 24 h vollständig zurück, so wird meist eine **transitorische ischämische Attacke** (TIA) angenommen, d. h. eine umschriebene, flüchtige Minderdurchblutung des Gehirns, Hämo-

PROGREDIENTE HEMIPARESE

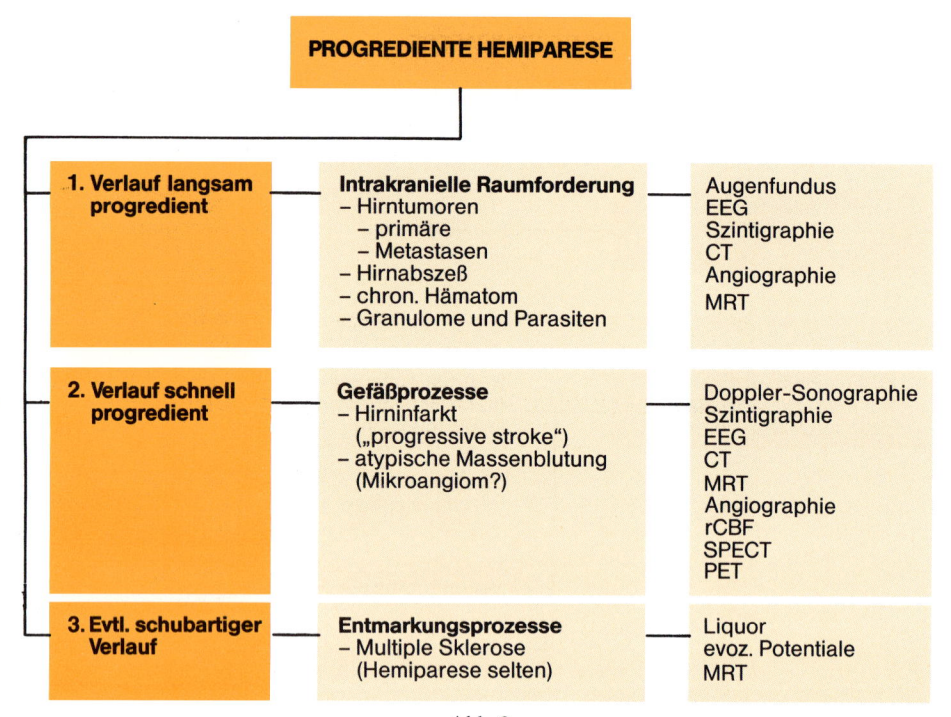

1. Verlauf langsam progredient — **Intrakranielle Raumforderung**
– Hirntumoren
 – primäre
 – Metastasen
– Hirnabszeß
– chron. Hämatom
– Granulome und Parasiten
— Augenfundus
EEG
Szintigraphie
CT
Angiographie
MRT

2. Verlauf schnell progredient — **Gefäßprozesse**
– Hirninfarkt
 („progressive stroke")
– atypische Massenblutung
 (Mikroangiom?)
— Doppler-Sonographie
Szintigraphie
EEG
CT
MRT
Angiographie
rCBF
SPECT
PET

3. Evtl. schubartiger Verlauf — **Entmarkungsprozesse**
– Multiple Sklerose
 (Hemiparese selten)
— Liquor
evoz. Potentiale
MRT

Abb. 3

dynamische Störungen bei Stenosen oder auch bei Verschlüssen (reversibles Versagen der Kollateralversorgung) der extra- oder intrakraniellen Hirnarterien oder Mikroembolien, ausgehend von arteriosklerotischen Plaques, sollen besonders häufig für einmalige oder auch rezidivierende TIAs verantwortlich sein. Da sich herausgestellt hat, daß sich eine fokale neurologische Symptomatik auch noch nach der für die transitorische ischämische Attacke zugebilligten Grenze von 24 h restlos zurückbilden kann, wurde im angelsächsischen

CHRONISCHE HEMIPARESE

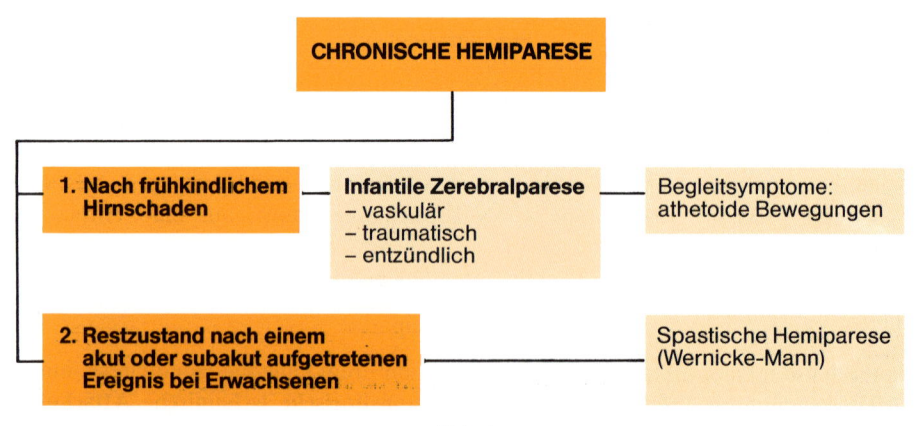

1. Nach frühkindlichem Hirnschaden — **Infantile Zerebralparese**
– vaskulär
– traumatisch
– entzündlich
— Begleitsymptome:
athetoide Bewegungen

2. Restzustand nach einem akut oder subakut aufgetretenen Ereignis bei Erwachsenen — Spastische Hemiparese
(Wernicke-Mann)

Abb. 4

Schrifttum der Begriff des »prolonged reversible ischemic neurological deficit« (PRIND), des prolongierten reversiblen ischämischen Insultes geprägt.

In solchen Fällen kann die Doppler-Sonographie auf eine Gefäßstenose oder auf eine ulzerierende arteriosklerotische Plaque (B-Scan-Verfahren) an den Halsarterien hinweisen. Das dynamische Hirnszintigramm zeigt evtl. eine einseitige Verzögerung des Auftretens der Isotopenaktivität, während die Angiographie weitere Schlüsse über den morphologischen Zustand der Hals- und Hirnarterien bietet. Hingegen sieht man im Computertomogramm meist keine substantiellen Defekte. Daß die transitorischen ischämischen Attacken immer auf solchen Gefäßprozessen beruhen, ist keineswegs erwiesen. So dürften auch kleine Blutungen oder fokale Ischämien im Rahmen hypertoner Krisen das klinische Bild einer TIA nachahmen können.

2. Hemiparese nach einem Krampfanfall

Tritt eine flüchtige Hemiparese im Anschluß an einen fokalen oder auch generalisierten Krampfanfall auf (postparoxysmale Hemiparese), so handelt es sich um eine symptomatische Epilepsie. Entweder liegt eine Residualepilepsie (sog. Narbenepilepsie) nach Hirnverletzung, nach einer Entzündung (postenzephalitisch), nach einem Gefäßprozeß oder nach einem frühkindlichen Hirnschaden vor, oder es handelt sich um eine symptomatische Epilepsie bei Hirntumoren, bei zerebraler Venenthrombose, Gefäßmißbildung, Parasitose oder bei akuter Enzephalitis. Im Falle einer Residualepilepsie bildet sich die Hemiparese innerhalb von Minuten oder Stunden vollständig zurück; wenn eine Hemiparese bereits als Restzustand vorliegt, kommt es postparoxysmal zu einer vorübergehenden Verschlechterung. Bei einer **intrakraniellen Raumforderung** ist die nach dem Anfall aufgetretene Hemiparese oft nur teilreversibel und zeigt nach einem variablen Intervall, in Zusammenhang mit dem Tumorwachstum, eine progrediente Zunahme ihrer Ausprägung. Bei kortikalen Venenthrombosen, Parasitosen oder auch Hirnmetastasen können solche Episoden abwechselnd – mal links, mal rechts – in Erscheinung treten.

Für die ätiologische Abklärung sind die Computertomographie und die Kernspintomographie an erster Stelle zu nennen. Aber auch die zerebrale Angiographie ist in manchen Fällen (Gefäßmißbildung, Venenthrombose) unentbehrlich.

3. Stagnierende Hemiparese

Eine sich plötzlich entwickelnde, meist stark ausgeprägte Hemiparese (Hemiplegie), zunächst ohne Besserungstendenz, oft von einer Bewußtseinstrübung bis Bewußtseinsverlust begleitet, stellt das Bild einer Apoplexie dar, wobei der Schluß auf einen zerebralen Gefäßprozeß (»completed stroke«) naheliegt. Die Hemiparese ist anfangs noch schlaff, und auch die Muskeleigenreflexe können in den ersten Stunden abgeschwächt sein (Diaschisis). Viele Kranke haben eine Déviation conjuguée des Kopfes und der Bulbi (Kopf- und Blickwendung), wobei in der Regel der Herd angeblickt wird.

Dieses Bild entspricht vor allem der **zerebralen Massenblutung.** Reicht die Blutung an die liquorführenden Räume heran, wie es meist der Fall ist, findet sich dann im Liquor eine massive Blutbeimengung. Im CT sieht man, auch ohne Kontrastmittelgabe, eine umschriebene Hyperdensität. Für die Diagnose einer **hypertonischen Massenblutung** entscheidend sind die Anamnese (fast immer schwere arterielle Hypertonie), der Befund am Augenhintergrund (Fundus hypertonicus), eine Linkshypertrophie oder -insuffizienz des Herzens, häufig schwere Bewußtseinsstörung (oft Koma). Der Verlauf ist meist tödlich, sonst bleiben schwere Restsymptome zurück.

Zu ähnlichen klinischen Bildern führen oft **intrazerebrale Blutungen** anderer Herkunft, vor allem **aus einem Aneurysma** oder **einem Angiom**. Die genaue Diagnose wird oft nur mit Hilfe der Angiographie gestellt.

Eine plötzliche Halbseitenlähmung nach einer **Tumorblutung** wird vor allem bei älteren Menschen oft mit einem Gefäßprozeß verwechselt. Durch eine lückenlose Anamnese stellt sich jedoch heraus, daß schon vor dem akuten Ereignis starke Kopfschmerzen bestanden hatten, manchmal auch eine latente Halbseitensymptomatik oder eine zunehmende Interessenlosigkeit. Eine Stauungspapille am Augenhintergrund – nicht immer leicht von einer hypertensiven Retinopathie zu differenzieren – spricht eher für eine Raumforderung. In die gleiche Richtung weisen bereits früher aufgetretene hirnorganische Anfälle. Auch hier sind die apparativen diagnostischen Maßnahmen (CT, MRT, Angiographie) von ausschlaggebender Bedeutung.

Wenn der Patient mit einer zerebralen Massenblutung zusammenbricht und sich eine Schädelverletzung zuzieht, kann eine Hirnkontusion bzw. ein **traumatisches intrazerebrales Hämatom** vermutet werden, und die Differentialdiagnose mit einer primären (nichttraumatischen) Blutung bereitet oft unüberwindliche Schwierigkeiten.

Bei einem schweren ischämischen **Hirninsult** mit **Hirninfarkt** setzen die klinischen Symptome schlagartig, in einem Drittel der Fälle mit einer initialen Bewußtlosigkeit ein. Transitorische ischämische Attacken im selben Gefäßgebiet oder eine Amaurosis fugax können Prodrome einer arteriosklerotischen Enzephalomalazie sein. Der Insult kann aber auch ohne charakteristische Vorboten auftreten **(Hirnembolie)**. Die neurologischen Symptome (Hemiparese und Begleitsymptome) ergeben sich aus der von der verschlossenen Arterie versorgten Hirnregion (s. topische Diagnose). Internistisch findet man in der Hälfte der Fälle pathologische Befunde: Hypertonus, Herzinsuffizienz, Herzrhythmusstörungen, Herzvitien, periphere arterielle Verschlußkrankheit. Ein Herzklappenfehler, vor allem bei einem jungen Patienten, spricht eher für eine Embolie. Ein Herzinfarkt oder ein Vorhofflimmern weist nicht zwingend auf ein embolisches Geschehen hin, da solche kardialen Prozesse auch wichtige pathogenetische Momente bei der Entstehung eines Hirninfarktes bei arteriosklerotischem Gefäßverschluß darstellen. Hier sind anamnestisch noch sogenannte Risikofaktoren nachweisbar. Bei Auskultation der Halsarterien hört man oft Stenosegeräusche.

Die Doppler-Sonographie kann Stenosen bzw. Verschlüsse der Halsarterien nachweisen.

Der Liquor ist meist klar. Eine leichte Blutbeimengung wird bei hämorrhagischen Infarkten angetroffen. Computertomographisch gelingt der Nachweis einer Malazie mitunter nach Stunden, meist jedoch erst nach 3–4 Tagen (hypodenses Areal). Dadurch wird auch die Differentialdiagnose zu einer Massenblutung entschieden.

Im Angiogramm sieht man Arterienwandunregelmäßigkeiten, Stenosen oder Verschlüsse (arteriosklerotische Malazie), es kann jedoch unauffällig sein (Verschluß einer kleinen zentralen Arterie, Embolie nach Rekanalisation durch Aussplitterung des Embolus).

Weitere diagnostische und pathophysiologische Hinweise bietet die Hirnszintigraphie (asymmetrische Füllung bei der dynamischen oder pathologischen Anreicherung in einem Gefäßareal bei der statischen Szintigraphie) sowie die SPECT-Untersuchung (diffuse oder lokale Minderperfusion). Neue Erkenntnisse wurden durch die Anwendung der Positronenemissionstomographie (PET) gewonnen. So zeigt diese Untersuchungsmethode nicht nur einen erwarteten Hypometabolismus im ischämischen Gebiet, sondern auch in anderen Arealen (z. B. im kontralateralen Kleinhirn), mit denen die lädierte Region funktionelle Verbindungen hat (transsynaptische Aktivitätsminderung, neuronale Reperkussion).

Progrediente Hemiparese

1. Langsam progrediente Hemiparese

Eine langsam progrediente Entstehung einer Hemiparese ist charakteristisch für intrakranielle Raumforderungen. Das Intervall von der ersten Manifestation bis zur ersten neurologischen Untersuchung kann variieren, je nach Art der Raumforderung: kürzer bei Glioblastomen oder Hirnabszessen, länger bei semibenignen Gliomen (z. B. Oligodendrogliome) oder Meningiomen. Begleiterscheinungen wie fokale oder generalisierte Krampfanfälle oder Hirndruckzeichen haben einen besonderen diagnostischen Wert.

Die Zusatzuntersuchungen, vor allem die Computertomographie und die Kernspintomographie, geben Aufschluß nicht nur für das Vorliegen einer Raumforderung, sondern auch für die Artdiagnose.

2. Schnell progrediente Hemiparese

Eine progrediente Hemiparese innerhalb von Stunden oder wenigen Tagen kann auch bei einem ischämischen Gefäßprozeß (»progressive stroke«) auftreten, stellt jedoch eine seltenere Möglichkeit dar. Für die Diagnose gelten die Kriterien der arteriosklerotischen Enzephalomalazie (Anamnese, internistischer Befund, Zusatzuntersuchungen). Eine **atypische Massenblutung** (sog. »spontanes zerebrales Hämatom«) kann nach einem unspezifischen Beginn (Kopfschmerz, flüchtige neurologische Ausfälle) und nach einem kurzen freien Intervall eine Progredienz der fokalen Symptomatik zeigen.

In beiden Fällen ist durch Anwendung instrumenteller Zusatzuntersuchungen ein Hirntumor mit schnellem Wachstum auszuschließen.

3. Schubartig progrediente Hemiparese

Bei **Entmarkungsprozessen**, wie etwa multipler Sklerose, kann sich eine progrediente Hemiparese, evtl. mit schubartigem Verlauf, entwickeln. Dennoch ist diese Möglichkeit selten. Neben dem klinischen Bild und nach Ausschluß anderer Ursachen durch apparative Untersuchungen sprechen für eine multiple Sklerose ein erhöhter IgG-Index im Liquor sowie charakteristische Veränderungen der visuellen evozierten Potentiale.

Chronische Hemiparese

1. Hemiparese nach frühkindlichem Hirnschaden

Eine chronische, seit Jahren bestehende Hemiparese kann unter Umständen die Frage einer retrospektiven ätiologischen Diagnose stellen. Eine sog. **infantile Zerebralparese** (typischer Aspekt: athetoide Bewegungsstörungen begleiten die spastische Hemiparese) wird oft unter dem Dachbegriff »Zustand nach frühkindlichem Hirnschaden« aufgefaßt. Die genaue Ätiologie – vaskulär, traumatisch, entzündlich – des perinatal oder im frühen Kindesalter entstandenen Geschehens kann in den meisten Fällen nur vermutet werden.

2. Hemiparese als Restzustand eines Ereignisses beim Erwachsenen

Stellt eine chronische Hemiparese einen Restzustand nach einem akut oder subakut aufgetretenen Ereignis bei Erwachsenen dar, so sind die anamnestischen Angaben sowie die fremdanamnestischen Informationen (hier auch alte ärztliche Berichte) von besonderer Bedeutung.

Differentialdiagnostisches Spektrum

Akuter Verlauf
  TIA
  Residualepilepsie
  Hirntumor
  Venenthrombose
  Enzephalitis
  Massenblutung
  Hirninfarkt
  Hirnverletzung

Progredienter Verlauf
  Hirntumoren
  Hirnabszeß
  Chronische Anämie
  Hirninfarkt
  Multiple Sklerose
  Granulome

Chronischer Verlauf
  Infantile Zerebralparese
  Spastische Hemiparese

Literatur

Bodechtel G. Differentialdiagnose neurologischer Krankheitsbilder. Stuttgart: Thieme 1974.
Déjerine J. Sémiologie des Affections du Système Nerveux. Paris: Masson 1914.
Fradis A, Petrovici J N. The Alternate Asphygmo-Pyramidal Syndrome. Psychiatria et Neurologia (Basel) 1962; 144: 137–55.
Haymaker W. Bing's Local Diagnosis in Neurological Diseases. Saint Louis: Mosby 1969.
Levy-Valensi H. Diagnostic Neurologique. Paris: Doin 1931.
Patten J. Neurological Differential Diagnosis. London: Harold Starke 1979.
Purves-Stewart J. The Diagnostic of Nervous Diseases. London: Arnold 1931.
Scheid W. Lehrbuch der Neurologie. Stuttgart: Thieme 1983.

Synkope und Schwindel

J. Grötz und V. Hossmann

Definition und Abgrenzung

Eine Synkope ist ein Sekunden bis Minuten dauernder Zustand von plötzlich eingetretener Bewußtlosigkeit. In dem hier vorgegebenen Rahmen ist der Schwindel zunächst so lange als Vorbote einer Synkope aufzufassen, bis dies durch die Diagnosefindung bestätigt oder widerlegt werden kann.

Diagnostisches Vorgehen

Bei durch Herzrhythmusstörungen ausgelösten Synkopen wird auch von **Morgagni-Adams-Stokes-Anfällen** gesprochen. Eine zerebrale Ischämie führt in 10 bis 15 sec zur Bewußtlosigkeit und in 20 bis 40 sec zu Krämpfen. Morgagni-Adams-Stokes-Anfälle können sowohl durch eine Asystolie als auch durch eine extreme Frequenzbeschleunigung herbeigeführt werden, hyperdyname und adyname Phasen können im Wechsel auftreten. Da in Abhängigkeit von der auslösenden Ursache eine Synkope als Vorbote des plötzlichen Herztodes gewertet werden muß, kommt ihrer genauen diagnostischen Abklärung besondere Bedeutung zu. Ist eine Synkope kombiniert mit fokalen neurologischen Ausfällen, so wird je nach zeitlichem Verlauf der Symptome von einer transitorisch-ischämischen Attacke, einem PRIND (»Prolonged Ischemic Neurological Deficit«) oder einem ischämischen Hirninfarkt gesprochen. Bei der Anamneseerhebung sollten folgende Punkte speziell berücksichtigt werden:

1. Vorbestehende Pharmakotherapie,
2. Symptomauslösung durch körperliche Aktivität (wie etwa bei Aortenstenose), durch Aktivität nur bestimmter Extremitäten (wie etwa beim Subclavian-steal-Syndrom), Positionsänderungen des Körpers (orthostatische Fehlregulation) oder des Kopfes (Karotissinussyndrom) oder durch spezielle Tätigkeiten (wie etwa beim Husten oder bei der Miktion).
3. Zur Eingrenzung des symptomauslösenden Organsystems ist weiterhin die Beachtung von zusätzlichen Leitsymptomen wie Thoraxschmerz, Dyspnoe, Zyanose oder neurologischen Symptomen notwendig. Schwierigkeiten für die Diagnosefindung ergeben sich häufig daraus, daß die Schilderung der präsynkopalen Symptome durch den Patienten nicht präzise genug ist und für das Verhalten des Patienten während der Synkope fremdanamnestische Angaben notwendig sind. Zudem kann der Patient zum Zeitpunkt der Untersuchung subjektiv beschwerdefrei sein und auch bei der körperlichen Untersuchung keine richtungsweisenden Befunde zeigen. An erster Stelle im Rahmen der Diagnostik steht somit das Ziel, den Patienten während einer synkopalen Attacke untersuchen zu können, was häufig zu einer sicheren Diagnose führt oder aber bestimmte Diagnosegruppen sicher ausschließt. Ergibt sich diese Möglichkeit nicht, so kann versucht werden, ein entsprechendes Ereignis zu provozieren, wie dies etwa bei der Auslösung einer Synkope durch einen hyperaktiven Karotissinusreflex, von Krampfpotentialen im EEG durch Schlafentzug oder Flickerlicht oder bei der Auslösung einer ventrikulären Tachykardie durch programmierte

ventrikuläre Stimulation routinemäßig genutzt wird. Da eine Kombination mehrerer auslösender Ursachen häufig ist, können jedoch auch diese Maßnahmen nur Teil einer breit angelegten, mehrere Organsysteme berücksichtigenden und naturgemäß nicht speziell auf eine Diagnose ausgerichteten diagnostischen Strategie sein. Trotzdem hat sich gezeigt, daß auch bei Einsatz aller diagnostischen Möglichkeiten ein nicht geringer Teil der Synkopen hinsichtlich ihres Entstehungsmechanismus nicht sicher aufgeklärt werden kann. Schwindelanfälle werden häufig über denselben Pathomechanismus wie die Synkopen ausgelöst. Hiervon ist der vestibuläre Schwindel getrennt zu sehen, da er keine eigentliche Beziehung zur Synkope aufweist. Allerdings finden sich Übergänge: So kann bei der vestibulären oder vertiginösen Aura ein uncharakteristischer Drehschwindel als einziges Symptom auftreten, dem in der Regel jedoch ein epileptischer Anfall folgt.

Synkope/Schwindel bei abnormer Herzschlagfolge (Abb. 1)

Bei **Herzrhythmusstörungen** treten Synkopen zumeist plötzlich und ohne Prodromalerscheinungen auf, wie bereits beim Adams-Stokes-Anfall beschrieben. Eine Schwindelsymptomatik kann vorausgehen, wenn kein kompletter Zirkulationsstillstand vorliegt, wie z. B. bei der Kammertachykardie oder gelegentlich bei Kammerflattern, das dann spontan sistiert. Supraventrikuläre Tachykardien führen häufiger zu Schwindelanfällen, nur im Ausnahmefall zu Synkopen. Auf die Bedeutung von Herzrhythmusstörungen als manifestationsfördernder Faktor für andere Erkrankungen wurde bereits in der Einleitung hingewiesen.

Die Herzrhythmusstörungen stellen den ätiologisch bedeutsamsten Teil im Ursachenspektrum der Synkopen dar. Man kann davon ausgehen, daß von den Synkopen, deren Ätiologie

```
                    SYNKOPE / SCHWINDEL
                            |
                Bei abnormer Herzschlagfolge
                      /            \
            Bradykarde Störung   Tachykarde Störung
                    |                    |
        1. Bradyarrhythmia absoluta   2. Paroxysmale supraventrikuläre
           Sinusknotensyndrom            Tachykardie
           AV-Blockierungen              Präexzitationssyndrom
           Schrittmacherfunktionsstörung Vorhofflattern
                                         Tachyarrhythmie
                                         Ventrikuläre Extrasystolen
                                         Ventrikuläre Tachykardie
                                         Kammerflattern
                                         Kammerflimmern
                                         Schrittmacherbedingte Störungen
```

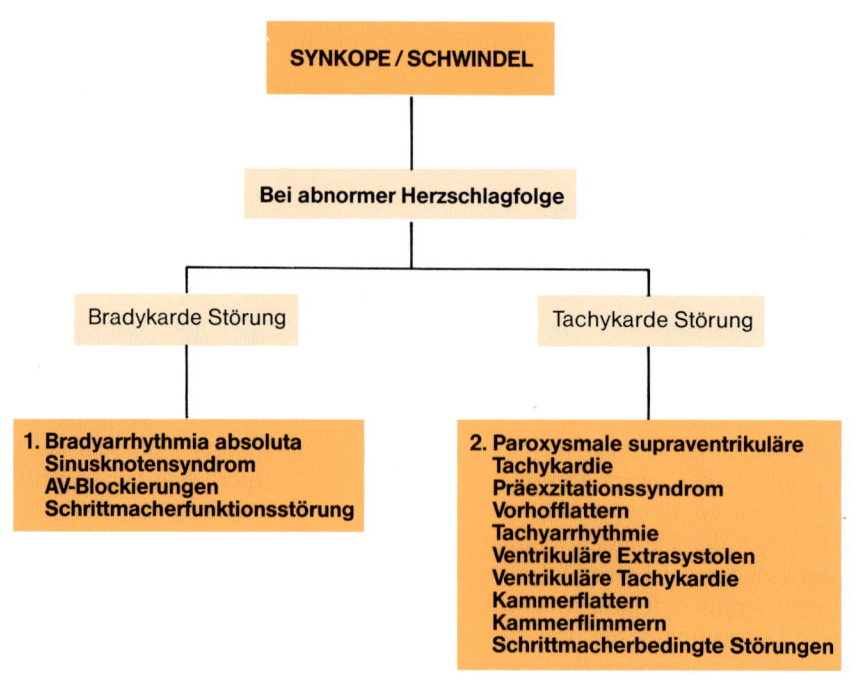

Abb. 1

aufgedeckt werden kann, ca. 50% eine kardiovaskuläre Ursache haben; hierunter stehen Herzrhythmusstörungen ganz im Vordergrund. Eine intensive Abklärung ist von besonderer Wichtigkeit, weil bei den hiervon betroffenen Patienten häufig und in relativ kurzer Frist tödliche Komplikationen auftreten. Auch bei jeder Synkope, die nicht eindeutig einer anderen Erkrankung zugeordnet werden kann, ist eine eingehende kardiologische Untersuchung notwendig. Dies ergibt sich aus der Tatsache, daß gerade Synkopen aufgrund von Herzrhythmusstörungen häufig ohne Prodromalerscheinungen auftreten.

Die Grundlage der Diagnostik von Herzrhythmusstörungen stellt neben der Auskultation das Ruhe-EKG dar. Da hierdurch nur ein kleiner Teil der Herzrhythmusstörungen aufgedeckt wird, sind häufig weitere Untersuchungsverfahren anzuwenden.

1. Bradykarde Herzrhythmusstörungen

Bradykarde Herzrhythmusstörungen, namentlich die **Bradyarrhythmia absoluta** und **AV-Blockierungen,** sind häufig bereits im Ruhe-EKG zu erfassen. Liegt eine dieser Störungen vor, jedoch nicht in einem solchen Ausmaß, daß Symptome wie Schwindel oder Synkope hierdurch erklärbar sind, kann ein Langzeit-EKG mit 24-Stunden-Registrierung intermittierende Verstärkungen der zugrundeliegenden Störung, die dann zur Symptomatik führt, aufdecken. Eine Zunahme des Blockierungsgrads am AV-Knoten ist, da dieser vegetativen Einflüssen stark unterliegt, jederzeit möglich; ihre Diagnose ist für die einzuschlagende Therapie von größter Bedeutung.

Schwieriger zu diagnostizieren ist häufig das **Sinusknotensyndrom.** Da es häufig nur zu vorübergehend auftretenden elektrokardiographisch faßbaren Störungen führt, ist hier eine intensive Diagnostik notwendig. Die elektrokardiographischen Bilder, unter denen ein Sinusknotensyndrom auftreten kann, umfassen:
1. die persistierende Sinusbradykardie,
2. sinuatriale Blockierungen und Sinusknotenstillstand mit oder ohne Auftreten eines Ersatzrhythmus,
3. intermittierend auftretende tachykarde Vorhofrhythmusstörungen (supraventrikuläre Tachykardien, Vorhofflattern, Vorhofflimmern) bei bradykarder Sinusknotenfrequenz.

Das Langzeit-EKG mit 24stündiger Registrierung kann, unter Umständen erst bei wiederholter Durchführung, derartige Störungen erkennen lassen. Nicht selten ist die Sinusknotenfunktion nicht derartig gestört, daß sie mit diesen diagnostischen Maßnahmen ohne weiteres erkennbar ist. In diesem Falle führt die intrakardiale Stimulation zur Bestimmung der sinuatrialen Leitungszeit und der Sinusknotenerholungszeit weiter. Die Untersuchung kann ergänzt werden, indem man zur Ausschaltung vegetativer Einflüsse pharmakologisch eine totale autonome Blockade erzeugt und die Untersuchung unter dieser Bedingung wiederholt. Stehen die Möglichkeiten der invasiven Diagnostik nicht zur Verfügung, kann der Atropintest einen Hinweis auf eine Störung der Sinusknotenfunktion geben, wenngleich ein normaler Atropintest eine pathologische Sinusknotenfunktion nicht ausschließt. Auf Gabe von 1–2 mg Atropin i. v. soll physiologischerweise ein Frequenzanstieg von mindestens 30% erfolgen.

2. Tachykarde Herzrhythmusstörungen

Tachyarrhythmien bei Vorhofflimmern oder -flattern können gleichermaßen permanent wie auch paroxysmal auftreten. Die Diagnose stützt sich hierbei ebenfalls auf EKG und Langzeit-EKG. Ebenso wie bei paroxysmalen supraventrikulären Tachykardien sind Vorhofflimmern und -flattern durch intrakardiale Stimulationsverfahren auslösbar. Diese Verfahren dienen zum einen der Diagnostik anderweitig nicht erfaßbarer Störungen, zum anderen können hierdurch Auslösemechanismen, besonders bei Vorhandensein eines Präexzitationssyndroms, das sich unter Umständen im Oberflächen-EKG nicht manifestiert, aufgedeckt werden.

Von größter Bedeutung im Zusammenhang mit der Problematik der Synkope ist die Aufdeckung ventrikulärer Rhythmusstörungen, zu deren Diagnostik wegen der erheblichen prognostischen Konsequenzen alle verfügbaren Mittel einzusetzen sind. Gerade die komplexesten und bedrohlichsten Störungen, nämlich ventrikuläre Tachykardien, Kammerflattern und Kammerflimmern, treten nicht selten in größeren Zeitabständen intermittierend auf, so daß zu ihrer Entdeckung fast immer eine langzeitelektrokardiographische Registrierung erforderlich ist. Hierbei wird der weitaus größte Teil dieser Störungen bei 24stündiger Registrierung erfaßt, die diagnostische Wertigkeit der Untersuchung kann aber durch bis zu zweimalige Wiederholung noch deutlich gesteigert werden. Die Belastungselektrokardiographie stellt in diesem Zusammenhang eine ergänzende, aber diagnostisch nicht aussagekräftigere Methode dar. Bei Verdacht auf höhergradige komplexe ventrikuläre Herzrhythmusstörungen ist, nicht zuletzt auch im Hinblick auf die spätere Therapiekontrolle, eine intrakardiale Stimulation im Ventrikel mit Abgabe programmierter gekoppelter Einzel- und Mehrfachstimuli durchzuführen, um hierdurch eine ventrikuläre Tachykardie auszulösen.

Eine zusätzliche nichtinvasive Methode besteht in der Registrierung ventrikulärer Spätpotentiale mit Hilfe einer speziellen Aufnahmetechnik aus dem Oberflächen-EKG. Die Wertigkeit dieser Methode kann zum gegenwärtigen Zeitpunkt noch nicht endgültig beurteilt werden.

Die Einteilung des Schweregrades der ventrikulären Extrasystolen basiert auf der Einteilung nach Lown, die die Resultate der 24-Stunden-EKG-Registrierung klassifiziert (s. Kap.»Herzrhythmusstörungen«).

Arrhythmien, die durch Funktionsstörung eines Herzschrittmachers bedingt sind, oder die durch spezifische Gegebenheiten besonderer Schrittmachersysteme mit verursacht werden, können häufig aus dem Oberflächen-EKG erkannt werden. Treten bei Patienten mit Schrittmachern bradykarde Herzrhythmusstörungen auf, sind die verschiedenen Möglichkeiten technischer und physiologischer Defekte (z. B. Batterieerschöpfung, Elektrodenbruch oder Dislokation, Erhöhung der Reizschwelle) zu überprüfen. Bei Patienten mit bifokalen Schrittmachersystemen kann es dann zu tachykarden Herzrhythmusstörungen kommen, wenn bei tachykarder Vorhofaktion ventrikuläre Herzaktionen mit hoher Frequenz getriggert werden, oder wenn sich unter Einbeziehung des Schrittmachersystems ein Reentry-Kreis ausbildet. Zur Beurteilung und Analyse schrittmacherassoziierter Herzrhythmusstörungen ist die genaue Kenntnis des verwendeten Schrittmachersystems notwendig. Die oben genannten Untersuchungen sind auch im Rahmen der Synkopenabklärung durchzuführen, sofern andere Ursachen einer Synkope nicht gefunden werden. Bei Diagnostik derartiger Rhythmusstörungen sind ätiologisch weiterführende Untersuchungen zu veranlassen (s. Kap.»Herzrhythmusstörungen«).

Synkope/Schwindel bei Dyspnoe (Abb. 2)

1. Akute Dyspnoe

Synkopen im Rahmen einer **Lungenembolie** sind ein relativ seltenes Ereignis. Die Diagnose ergibt sich aus der übrigen Symptomatik (s. Kap.»Thoraxschmerz«).

Beim **Hyperventilationssyndrom** ist die Diagnose aus den anamnestischen Angaben subjektiv empfundener Atemnot, Lufthunger, Parästhesien, die meist perioral und an den

```
          SYNKOPE / SCHWINDEL
                   |
              Bei Dyspnoe
             /            \
          Akut          Chronisch
           |                |
  1. Lungenembolie    2. Schwere Herzinsuffizienz
  Hyperventilationssyndrom  Valvuläre Herzerkrankungen
                            Pulmonale Hypertonie
                            Chronische Lungenerkrankung
                            Zyanotische Herzvitien
                            Pickwick-Syndrom
```

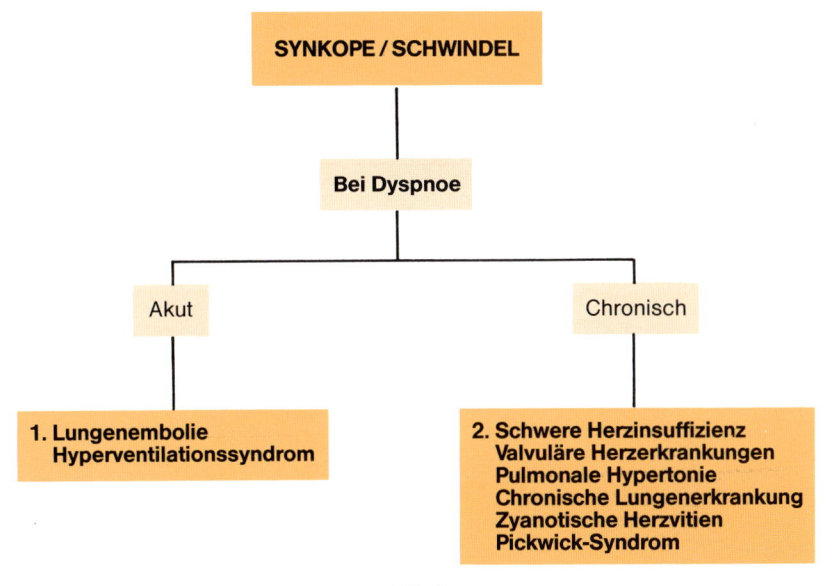

Abb. 2

Händen auftreten, tetanischer Krämpfe, besonders der Hände, zu stellen. Es ist daran zu denken, daß die Hyperventilation auch Begleitsymptom einer Lungenembolie oder eines Myokardinfarktes sein kann.

2. Chronische Dyspnoe

Bei den Erkrankungen mit chronischer Dyspnoe stehen die Symptome der jeweiligen Grunderkrankung im Vordergrund. Bei **valvulären Herzerkrankungen** kommen Synkopen aus hämodynamischer Ursache nur bei Vitien mit hochgradiger Klappenstenose, besonders Aortenstenose, vor; eine weitere Ursache können Mikroembolien sein. Hierbei geben die Patienten häufig das Symptom der Amaurosis fugax an. Bei **Herzinsuffizienz** sind Synkopen durch mangelnde Anpassung des Herzzeitvolumens oder durch begleitende Rhythmusstörungen bedingt. Bei Patienten mit **pulmonaler Hypertonie** ist nach einem Zusammenhang zwischen Synkopen und Husten zu fragen.

Über Schwindel und Synkopen bei schwerer Herzinsuffizienz, zyanotischen Herzvitien und chronischen Lungenerkrankungen s. die Kapitel »Herzgeräusche« und »Dyspnoe«. Beim **Pickwick-Syndrom** resultieren Zustände mit Bewußtlosigkeit aus den narkoleptischen Anfällen mit zentraler Atemstörung und alveolärer Hypoventilation (s. Kap. »Zyanose«). Auch wenn es sich hierbei nicht um Synkopen im eigentlichen Sinne handelt, sind diese Zustände von differentialdiagnostischer Bedeutung.

Synkope/Schwindel bei Thoraxschmerz (Abb. 3)

Zu Synkopen bei **Lungenembolie** und **Pneumothorax** s. Kapitel »Thoraxschmerz«.

Schwindel oder Synkopen bei **Myokardinfarkt** entstehen auf dem Boden sekundärer Komplikationen, insbesondere tachy- oder bradykarder Herzrhythmusstörungen. Eher zu Schwindel können Komplikationen wie Septumruptur, Sehnenfadenabriß mit akuter mitraler

```
                    SYNKOPE / SCHWINDEL
                            │
                            │
                    Bei Thoraxschmerz
                    ┌───────┴───────┐
                  Akut           Chronisch
                    │               │
   1. Lungenembolie            2. Koronare Herzkrankheit
      Pneumothorax                Aortenstenose
      Perikarditis                IHSS
      (mit Rhythmusstörungen)     Mitralklappenprolaps
      Aneurysma dissecans aortae
      Myokardinfarkt
```

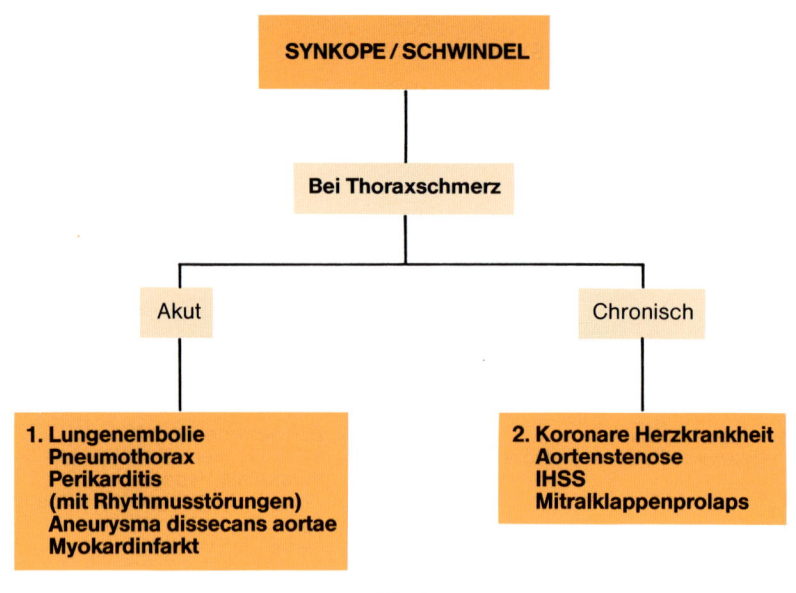

Abb. 3

Regurgitation oder die Entwicklung eines Low-output-Syndroms führen. Mit ähnlicher Symptomatik des akuten Thoraxschmerzes beginnt das **dissezierende Aortenaneurysma**. Hierbei besteht ein andauernd heftiger Schmerz mit Ausstrahlung in den Rücken, manchmal in die Beine.

Bei **Perikardtamponade** können Synkopen durch Verminderung des venösen Rückstroms zum Herzen auftreten. Weiterhin kann eine Perikarditis aufgrund von Rhythmusstörungen zu Synkopen oder Schwindel führen.

Synkopen bei Aortenstenose und hypertropher Kardiomyopathie mit Obstruktion (HOCM) werden ausgelöst durch körperliche Aktivität.

Synkope oder Schwindel beim Mitralklappenprolaps kann einerseits auf dem gehäuften Vorkommen ventrikulärer und supraventrikulärer tachykarder Rhythmusstörungen – letztere oft aufgrund akzessorischer atrioventrikulärer Leitungsbündel – andererseits auf bradykarden Herzrhythmusstörungen (Sinusknotensyndrom, AV-Block) beruhen. Außerdem kommt es gehäuft zu Embolien von Thrombozytenaggregaten, die zu transitorisch ischämischen Attacken oder zur Amaurosis fugax führen. Wegweisend sind der Auskultationsbefund mit mesosystolischem Klick und/oder spätsystolischem Regurgitationsgeräusch sowie der echokardiographische Befund (s. Kap. »Herzgeräusche«).

Synkope mit Aura

Krampfanfälle mit Zuständen von Bewußtlosigkeit sind häufig und differentialdiagnostisch nicht wegweisend. Der **große epileptische Anfall** weist aber ein so charakteristisches Bild auf, daß eine sichere Diagnose möglich ist. Er beginnt mit einem tonischen Anfall (Überstrecken des Körpers, Extension der unteren Extremitäten, Beugung der Arme und Außenrotation), gefolgt von klonischen Krämpfen 15 sec später sowie Zungenbiß, Einnässen und Einkoten mit einer vorausgehenden Aura und nachfolgendem Terminalschlaf oder Dämmerzustand.

Diese Symptomatik sollte Veranlassung zur Durchführung eines EEGs, evtl. mit Provokation (Flickerlicht, Schlafentzug) geben. Bei anamnestischen Angaben ähnlicher Anfälle in der Jugend ist an eine genuine Epilepsie zu denken, bei Auftreten erst im höheren Lebensalter muß eine symptomatische Epilepsie angenommen werden und neben der Elektroenzephalographie müssen auch eine Computertomographie (Raumforderung, Hirnabbauprozeß), die Luesserologie (Lues cerebrospinalis) und evtl. eine Angiographie (Gefäßprozesse) durchgeführt werden. Abortive Grand-mal-Formen hingegen weisen nur kurze, rein tonische oder klonische Anfälle mit Bewußtlosigkeit auf. Auslösemechanismen solcher Anfälle können ein Alkoholexzeß, Flickerlicht, Hyperventilation oder Schlafentzug sein.

Die **Aura,** die sich sowohl durch vegetative (Herz, Respirationsorgane, Magen-Darm-Trakt) als auch durch sensorische (optisch, akustisch, vestibulär, osmisch oder gustatorisch) Reize manifestieren kann, ist bei Grand-mal-Anfällen ein charakteristischer Vorbote, gelegentlich kann sie jedoch auch einziges Anfallssymptom darstellen. Bei den Petit-mal-Anfällen wird durchweg eine Aura vermißt.

Bei den sogenannten »drop attacks« oder Sturzanfällen handelt es sich um **myoklonisch-astatische Anfälle,** die vornehmlich im Kindesalter, jedoch gelegentlich auch im Erwachsenenalter, beobachtet werden. Die myoklonischen Anfälle sind bilateral synchron; wegen eines nachfolgenden Tonusverlustes der Muskulatur stürzen die Patienten zu Boden. Bei den Pyknolepsien prägen kurzfristige, sekundenlang anhaltende Absencen das klinische Bild, gelegentlich kombiniert mit rhythmisch-motorischen Abläufen, Retropulsiv-Petit-mal mit Nachhintenbeugen des Rumpfes, was zum Sturz führen kann. Beim Impulsiv-Petit-mal mit z. T. massiven bilateralen Myoklonien können die Patienten blitzartig nach hinten stürzen und kurzfristig bewußtlos sein. Besonders die pyknoleptischen und myoklonischen Impulsiv-Petit-mal-Anfälle können durch Lichtreize, z. B. Fernsehen, Fahren durch besonnte Alleen provoziert werden.

Bei den fokalen Anfällen sind Bewußtseinstrübungen oder gar Bewußtlosigkeit seltener.

Die **psychomotorischen Attacken,** auch Dämmerattacken genannt, führen zu einer kurzfristigen Bewußtseinsveränderung, verbunden mit motorischen Automatismen, tonischen Bewegungsabläufen, sinnlosem Handeln und Sprechen sowie vegetativen Symptomen. Nur selten stellt sich bei psychomotorischen Anfällen eine Atonie ein, die zum Hinstürzen führen kann, die sogenannte temporale Ohnmacht. Psychomotorische Anfälle halten allenfalls einige Minuten an und klingen in der Regel mit einem kurzen Dämmerzustand aus. Schließlich sind noch von den Narkolepsien die kataplektischen Anfälle zu nennen, mit affektivem Tonusverlust, der zu Sturz und kurzfristiger Bewußtseinstrübung führen kann: **Lachschlag.**

Synkope/Schwindel mit neurologischen Symptomen, Pulsabschwächung oder Gefäßgeräusch

Transitorische ischämische Attacken (TIA) sind gekennzeichnet durch kurz andauernde neurologische Störungen mit kompletter Rückbildung innerhalb von max. 24 Stunden, in der Regel bereits innerhalb von wenigen Minuten. Die neurologischen Symptome sind äußerst mannigfaltig, entsprechend der Lokalisation des Gefäßareals, in dem es zu einer vorübergehenden Durchblutungsminderung, sei es hämodynamisch oder mikroembolisch ausgehend von arteriosklerotischen Plaques der großen hirnversorgenden Gefäße oder vom Herzen, kommt. Kurzfristiger Schwindel und Bewußtseinstrübung bis zum Bewußtseinsverlust können begleitende neurologische Symptome sein. Die Sicherung der Diagnose einer TIA ist deshalb besonders wichtig, weil sie als Vorbote eines irreversiblen Schlaganfalls (ischämischer Hirninfarkt) gilt.

Bei der Diagnosestellung einer TIA ist nach möglichen Emboliequellen (Mitralklappenprolapssyndrom, Endokarditis, ulzerierender arteriosklerotischer Plaque z. B. bei Karotisstenose oder Aortenstenose) zu fahnden. Auch nach hämodynamischen Ursachen ist zu suchen, wie Herzrhythmusstörungen, belastungsinduzierte Abnahme des Herzminutenvolumens bei der hypertrophen Kardiomyopathie mit Obstruktion oder bei valvulärer Aortenstenose, mechanische oder arteriosklerotische Einengung der großen, extrakraniellen hirnversorgenden Arterien. Neurologische Symptome und Synkopen, die bei Armarbeit auftreten, sind auf das Vorliegen eines **Subclavian-steal-Syndroms** verdächtig. Synkopen, Schwindel und Schwarzwerden vor den Augen treten beim **Aortenbogensyndrom** regelmäßig auf, besonders bei schnellem Lagewechsel oder Überstrecken des Kopfes. Auch lassen sich flüchtige, seltener bleibende neurologische Herdsymptome nachweisen. Häufig klagen diese Patienten über Schmerzen in den Armen bei bereits mäßiger Belastung, Parästhesien und Kältegefühl in den Händen. Meist läßt sich eine Blutdruckdifferenz von über 20 mmHg an beiden Armen messen bei gleichzeitig fehlendem Karotispuls.

Die Ursachen des Aortenbogensyndroms sind unterschiedlich. Bei jungen Frauen, besonders bei Japanerinnen, muß ein Takayashu-Syndrom vermutet werden; auch nach einer Aortitis luica ist zu fahnden. Bei Manifestation im höheren Alter ist meist eine hochgradige Arteriosklerose für das Aortenbogensyndrom verantwortlich.

Synkope/Schwindel, ausgelöst durch körperliche Aktivität (Abb. 4)

1. Synkope/Schwindel bei Belastung

Körperliche Aktivitäten können zu einem kritischen Abfall der zerebralen Perfusion mit resultierender Synkope führen, wenn das Schlagvolumen durch plötzliche Reduktion der Vor- oder Nachlast abfällt, oder wenn durch lokale Mechanismen die Durchblutung der extrakraniellen mitversorgenden Arterien reduziert wird. Die **Aortenstenose** kann bei Vorliegen eines höhergradigen Druckgradienten zu synkopalen Anfällen führen, da der Abfall des peripheren Gefäßwiderstandes bei körperlicher Belastung nicht von einer adäquaten Steigerung des Herzzeitvolumens gefolgt wird. Ein wichtiges Symptom hierbei ist auch die Angina pectoris. Die Diagnose kann aus dem Geräuschbefund, der Röntgenaufnahme des Thorax, der Phonokardiographie mit Karotispulskurve und der Echokardiographie sowie dem EKG gestellt werden (s. Kap. »Herzgeräusche«). Das Erfragen von Synkopen bei Patienten mit Aortenstenose ist wichtig, da diese in der Regel Operationsbedürftigkeit anzeigen. Bei Patienten mit **Klappenersatz** (in jeder Position) muß bei Auftreten von Synkopen an eine Funktionsstörung durch einen Thrombus an der Klappe gedacht werden. Ein ähnlicher Auslösemechanismus für Synkopen liegt bei der hypertroph-obstruktiven Kardiomyopathie (HOCM) vor. Die Obstruktion des linksventrikulären Ausflußtraktes wird durch Aufstehen aus der Hocke, durch den Valsalva-Versuch und durch körperliche Belastung verstärkt, so daß es über den Abfall des Schlagvolumens zu Schwindel und Synkope kommen kann. Letztere kann auch durch bei diesem Krankheitsbild gehäuft auftretende Rhythmusstörungen verursacht sein. Die »Fast-Synkope« bei Belastung ist ein für die **HOCM** recht charakteristisches Symptom. Die Diagnosestellung erfolgt wie bei der Aortenstenose (s. Kap. »Herzgeräusche«).

Beim Subclavian-steal-Syndrom kommt es bei einer hochgradigen Stenose oder bei einem Verschluß der A. subclavia vor Abgang der A. vertebralis bei Armarbeit zu einem Blutab-

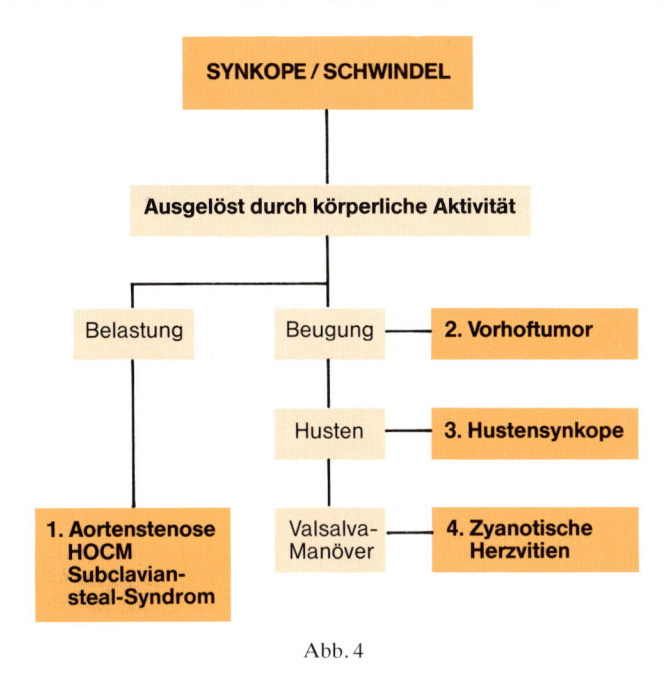

```
                    SYNKOPE / SCHWINDEL

                Ausgelöst durch körperliche Aktivität
         ┌──────────────────┼──────────────────┐
     Belastung          Beugung ──── 2. Vorhoftumor

                        Husten ──── 3. Hustensynkope

   1. Aortenstenose   Valsalva- ──── 4. Zyanotische
      HOCM            Manöver         Herzvitien
      Subclavian-
      steal-Syndrom
```

Abb. 4

strom über die ipsilaterale A. vertebralis. Hierbei ist vorwiegend deren Stromgebiet, aber aufgrund intrakranieller Gefäßbrücken, z. B. Circulus Willisii, auch das der übrigen Hirngefäße betroffen. Die Symptomatik besteht in Drehschwindel, Übelkeit, Brechreiz, Gesichtsfeldausfällen und schließlich Synkopen. Die Diagnose kann aus der Blutdruckdifferenz zwischen den beiden Armen, einem Strömungsgeräusch über der A. subclavia und durch die Angiographie gestellt werden. Ähnliche Symptome kommen bei der **postduktalen Aortenisthmusstenose** vor, wenn die Koarktation der Aorta den Abgang der A. subclavia einbezieht.

2. Synkope/Schwindel bei Körperbeugung

Lageabhängige Symptome werden durch **Vorhoftumoren** verursacht. Hier kann es durch Lageveränderung des Tumors zur Behinderung des Blutstroms an den Atrioventrikularklappen kommen; dies tritt charakteristischerweise bei Vorbeugen des Oberkörpers ein. Dementsprechend treten auch die übrigen Symptome wie Dyspnoe, Lungenödem, kardiale Geräuschphänomene paroxysmal auf. Wegen der meist vorliegenden linksatrialen Lokalisation sind Symptome und Befunde einer Mitralstenose oder -insuffizienz die Regel. Neben Synkopen sind auch plötzliche Todesfälle beschrieben. Ätiologische Faktoren neben der Verlegung eines Klappenostiums sind systemische Embolien und Herzrhythmusstörungen. Die Diagnose kann durch Echokardiographie, evtl. Computertomographie, gestellt werden (s. auch Kap. »Herzgeräusche«).

3. Synkope/Schwindel beim Husten

Ein ähnlicher Mechanismus liegt bei der **Hustensynkope** zugrunde, zusätzlich ein Anstieg des Blutdrucks und des intrakraniellen Drucks während eines Hustenanfalls. Es kommt zu

Drehschwindel oder zur Synkope. Betroffen sind vorwiegend Patienten mit chronischen Lungenerkrankungen.

4. Synkope/Schwindel bei Valsalva-Manöver

Zyanotische, kongenitale Vitien führen aufgrund der chronischen Hypoxämie zu einer peripheren Vasodilatation. Bei Reduktion der kardialen Vorlast durch Valsalva-Manöver kann es zu einem Abfall des Schlagvolumens kommen, der zur Synkope führt. Differentialdiagnostisch sind Herzrhythmusstörungen (kongenitale oder durch operative Eingriffe erworbene Blockbilder, Extrasystolie) zu erwägen.

Synkope/Schwindel bei Positionsänderung (Abb. 5)

1. Synkope/Schwindel bei Positionsänderungen des Kopfes

Das **Karotissinussyndrom** (Synkopen aufgrund eines hyperaktiven Karotissinusreflexes) ist oft an den Begleitumständen seines Auftretens – abrupte Kopfhebung oder -drehung, Rasieren, Rückwärtsfahren im Auto, enger Kragen – zu diagnostizieren. Meist tritt es im Stehen ein und führt zu rasch eintretender, gewöhnlich sekundenlanger, manchmal minutenlanger Bewußtlosigkeit. Vorangehen können Drehschwindel, Ohrgeräusche, verschwommenes Sehen, aber auch Parästhesien und epigastrische Beschwerden, die an eine Aura erinnern. Objektiv sind Blässe, selten auch Flush, vertiefte Atmung und motorische sowie psychomotorische Krampfphänomene zu sehen. Die Diagnosestellung erfolgt durch den Karotisdruckversuch, der im Falle des kardioinhibitorischen hypersensitiven Karotissinus eine Asystolie von über 3 sec Dauer ergibt, bei der vasodepressiven Form einen Blutdruckabfall auf unter 50 mmHg. Mischformen zwischen beiden Reaktionstypen kommen häufig vor. Der Karotisdruckversuch wird im Liegen und nach einer 7minütigen Orthostasephase, am besten am Kipptisch mit blutiger arterieller Druckmessung durchgeführt. Ist mit dem Testausfall, besonders bei grenzwertigen Befunden, keine Symptomatik verbunden, muß nach anderen Ursachen einer Snykope gesucht werden. Es ist darauf zu achten, daß ein forcierter Karotisdruck nicht dazu führt, daß Stenosen der kontralateralen A. carotis oder der A. basilaris zu Symptomen aufgrund zerebraler Mangeldurchblutung führen.

Eine Sonderform einer übersteigerten vagalen Reaktion stellt die seltene **Glossopharyngeusneuralgie** dar, die an Schmerzen einer Rachen- und Zungenhälfte, durch Berührung ausgelöst oder verstärkt, erkannt wird.

Durchblutungsstörungen im vertebrobasilären Kreislauf werden nicht selten durch Kopfbewegungen ausgelöst, aber auch durch allgemeine Hypotonie, Hypoxie und durch medikamentöse Einflüsse. Manifestationsfördernd sind degenerative Veränderungen der Halswirbelsäule und knöcherne Fehlbildungen des okzipitozervikalen Übergangs, Halsrippen, Schleudertraumen und die nicht seltene Hypoplasie einer A. vertebralis. Das synkopale vertebrobasiläre Syndrom ist durch einen von Bewußtlosigkeit begleiteten plötzlichen Tonusverlust der Muskulatur gekennzeichnet. Weitere Symptome vertebrobasilärer Durchblutungsstörungen sind Drehschwindel, aber auch Schwankschwindel, Übelkeit, Brechreiz und Erbrechen sowie Halbseitenkopfschmerz. Ferner kommen hierbei Gesichtsfeldausfälle und Blickparesen vor.

Häufig sind die Symptome durch eine bestimmte Kopfhaltung zu provozieren, durch eine andere zu mildern. Die Schwindelanfälle können unterschiedlich lange, Sekunden bis zu vielen Stunden, andauern. Differentialdiagnostisch abzugrenzen sind andere Formen des vestibulären Schwindels (siehe Schwindel mit neurologischen Symptomen, Schwindel mit Hörstörung oder Tinnitus).

Die diagnostische Abklärung umfaßt neben der Anamneseerhebung und klinischen Untersuchung (auf lageabhängigen Nystagmus, auf Gefäßgeräusche, besonders der A. subclavia, ist zu achten), die Röntgenuntersuchung der Halswirbelsäule und des okzipitozervikalen Übergangs, die Doppler-Sonographie der A. vertebralis in verschiedenen Kopflagen und evtl. die Funktionsangiographie der Vertebralarterien.

2. Synkope/Schwindel mit Tachykardie bei Positionsänderungen des Körpers

Die häufigste Ursache einer Synkope oder Präsynkope bei jüngeren, gesunden Patienten ist der **orthostatische Kollaps.** Die Symptomatik zeigt in der Regel, wie auch bei den übrigen kreislaufbedingten Kollapsformen, Prodromi in Form von Schwankschwindel, Herzklopfen, Übelkeit, Verschwommensehen, Schwarzwerden vor den Augen, Schweißausbruch und Blässe. Häufig kann ein Sturz durch rasches Hinsetzen oder Hinlegen vermieden werden.

Gleichermaßen hypersympathikotone Kollapszustände findet man bei Varikosis der unteren Extremitäten, bei Zustand nach lumbaler Sympathektomie, nach länger dauernder Immobilisation sowie unter medikamentöser Behandlung.

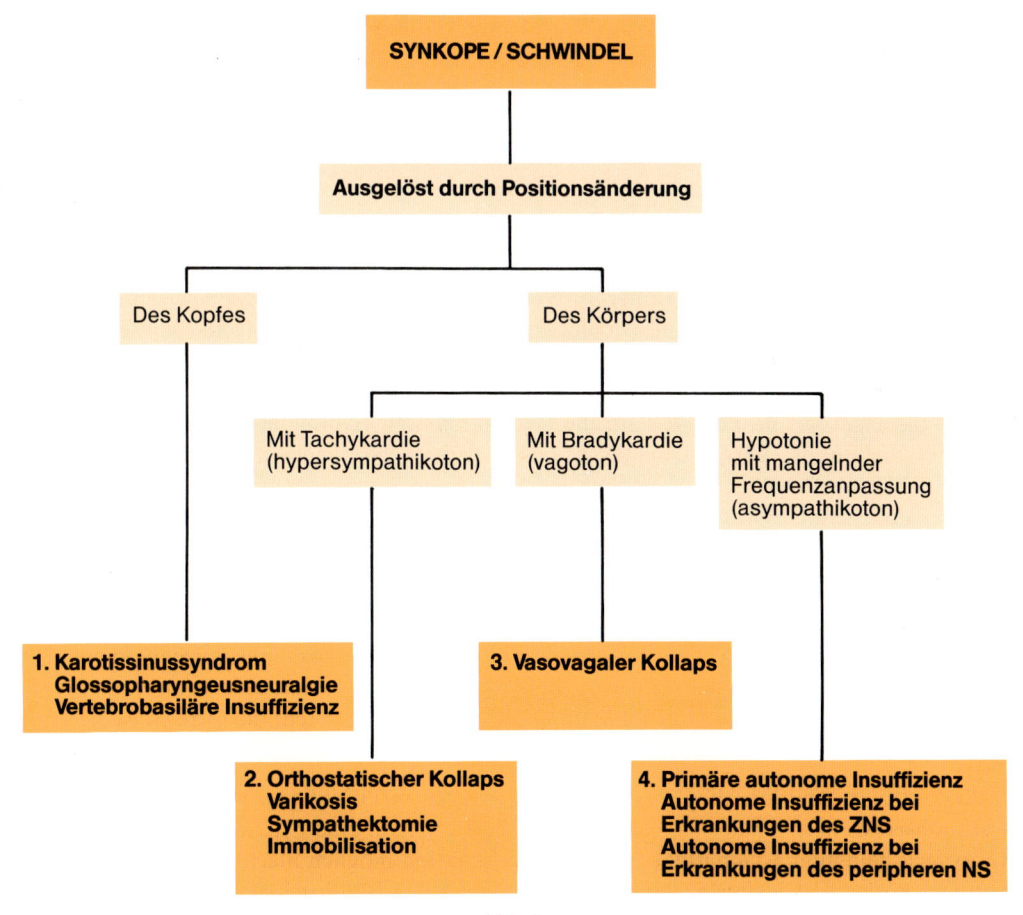

Abb. 5

3. Synkope/Schwindel mit Bradykardie bei Positionsänderung des Körpers

Eine ähnlich subjektive Symptomatik, jedoch verbunden mit Bradykardie, findet sich beim **vasovagalen Kollaps**. Hier lassen sich anamnestisch auslösende Faktoren, wie Schreck, Ekel, Aufenthalt in engen, schlecht belüfteten Räumen, bevorstehende medizinische Eingriffe etc. erfragen.

4. Synkope/Schwindel mit Hypotonie bei Positionsänderung des Körpers

Eine ausgeprägte Hypotonie bei aufrechter Körperlage (»postural hypotension«), verbunden mit Bradykardie oder mangelndem Herzfrequenzanstieg bei Aufrichten in die Orthostase, liegt bei den asympathikotonen Formen der Kreislaufinsuffizienz vor.

Hierzu zählen die seltenen Erkrankungen mit **primärer autonomer Insuffizienz,** wie Bradbury-Egglestone-Syndrom, Shy-Drager-Syndrom, Riley-Day-Syndrom (familiäre Dysautonomie) und isolierte Pandysautonomie, letzteres eine Variante des Guillain-Barré-Syndroms (Näheres s. Kap. »Arterielle Hypotonie«, S. 481).

Erkrankungen, die durch Befall **des zentralen oder peripheren Nervensystems** zu mangelnder Anpassung des Kreislaufs an Lageänderung führen, sind folgende: Encephalomyelitis disseminata (Hirnnervensymptome, Nystagmus, zerebellare Symptome, Sensibilitätsstörungen, motorische Störungen, vegetative Störungen, pathologischer Liquorbefund), der Morbus Parkinson (Rigor der Muskulatur, Tremor, mimische Starre, gehemmter kleinschrittiger Gang, verstärkte Salivation), die Syringomyelie (Hypästhesie der oberen Extremitäten, besonders der Schmerz- und Temperaturempfindung, bei Befall des Gesichtes Horner-Syndrom und Nystagmus), die Tabes dorsalis (reflektorische Pupillenstarre, Argyll-Robertson-Phänomen, Gangstörung, Sensibilitätsstörungen vorwiegend der unteren Extremitäten) und das Wernicke-Syndrom (Augenmuskelparesen, amnestische Störungen).

Die **Erkrankungen des peripheren Nervensystems** sind ebenfalls an sensiblen und motorischen Ausfällen erkennbar. Da hier besonders die diabetische, die alkoholtoxische und die urämische Neuropathie weiter differentialdiagnostisch abzuklären sind, müssen neben Laboruntersuchungen (Glukose, Harnstoff, Kreatinin, Transaminasen, γ-GT) auch anamnestische Hinweise im Hinblick auf die Grundkrankheit (Alkoholkonsum, Symptome des Diabetes mellitus [s. entsprechendes Kapitel], frühere Nierenerkrankungen, Hypertonie, Analgetikaabusus) erfragt werden. Sonstige Symptome autonomer Insuffizienz (Schluckstörungen, Völlegefühl, Obstipation, Diarrhoe, Störung der Blasen- und Mastdarmfunktion, Störung der Schweißsekretion, Störungen der Pupillenreaktion, mangelnde kardiale Frequenzanpassung) sind zu registrieren.

Ebenfalls mit mangelnder Anpassung von Herzfrequenz und Schlagvolumen geht das Pacemaker-Syndrom einher. Hierbei resultieren hypotone Zustände aus der hämodynamisch ungünstigen Situation unter ventrikulärer Schrittmacherstimulation, eine mangelnde Steigerung der Herzfrequenz kann, je nach Grunderkrankung, hinzutreten; die Orthostase kann die Situation zusätzlich verschlechtern.

Differenziert werden die einzelnen Formen der Kreislaufinsuffizienz mit Hilfe des Orthostasetests nach Thulesius, der eine Unterscheidung in eine hypersympathikotone, eine vasovagale und eine asympathikotone Kreislaufreaktion möglich macht. Für die asympathikotonen Formen ist weiterhin ein paradoxer Abfall des Blutdrucks bei Fahrradergometrie charakteristisch.

Synkope ohne Prodromi (Abb. 6)

1. Organisch bedingte Synkope

Ein plötzlicher Bewußtseinsverlust tritt vor allem beim **Adams-Stokes-Anfall** auf, z. B. durch Sinusknotenarrest, akut auftretende hochgradige AV-Blockierungen, Kammerflattern und -flimmern. Der Anfall beginnt mit Blässe. Dann treten innerhalb von Sekunden Bewußtlosigkeit, lichtstarre, erweiterte Pupillen, Atemdepression und zunehmende Zyanose ein. Inkontinenz kommt vor, fokale oder gar generalisierte Krampfanfälle sind selten. Nach unterschiedlich langen Zeitintervallen kommt es rasch zur Wiederherstellung des Bewußtseins. Im Anfall kann die Pulspalpation bzw. EKG-Schreibung die Diagnose sichern. Gelingt das nicht, sind die Möglichkeiten der Arrhythmiediagnostik (s. S. 298 und Kap. »Herzrhythmusstörungen«) einzusetzen. Zur differentialdiagnostischen Abgrenzung gegenüber den anderen Formen der Synkope ohne Prodromi sind Echokardiographie, EEG und Ultraschall oder angiographische Untersuchung der hirnversorgenden Arterien einzusetzen. Weiterhin ist die differentialdiagnostische Abgrenzung gegen das Karotissinussyndrom (s. S. 299) erforderlich.

Weitere Ursachen der Synkopen ohne vorangehende Symptomatik sind transiente ischämische Attacken, vor allem durch vertebrobasiläre Durchblutungsstörungen ausgelöste »drop-attacks« (s. S. 303), psychomotorische Anfälle (s. S. 303) und Vorhoftumoren (s. S. 305).

2. Nichtorganisch bedingte Synkope

Bei Synkopen ohne Prodromalerscheinungen muß auch an eine psychogene bzw. hysterische Form gedacht werden. Diese ist im Anfall erkennbar an Abstützungsversuchen zur Verhinderung des Hinfallens, an fehlender Blässe oder Zyanose, an kaum merklichen Bewegungen oder Blinzeln während der Synkope. Bei Fehlen von Prodromi muß allerdings auch an die Möglichkeit einer retrograden Amnesie des betroffenen Patienten gedacht werden.

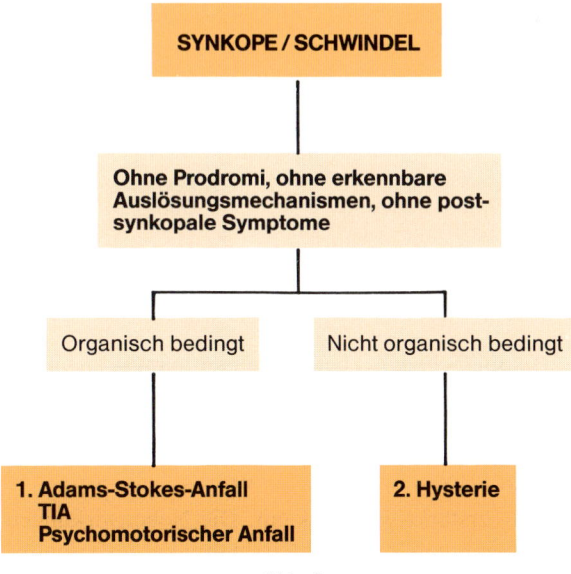

Abb. 6

Synkope mit Beziehung zu den Mahlzeiten (Abb. 7)

1. Prandiale Synkope

Bei Verschlucken eines größeren **Speisebolus** kommt es über die Auslösung vagaler Reflexmechanismen zur bradykardiebedingten Synkope. Analoge Ereignisse können bei instrumentellen Eingriffen an Ösophagus oder Trachea sowie bei stenosierenden **Ösophaguserkrankungen** (Achalasie, Kardiospasmus, Tumor) auftreten. Die Symptomatik der Schluckstörung steht hierbei im Vordergrund. Röntgenologische, endoskopische und manometrische Untersuchung des Ösophagus führen zur Diagnose.

2. Postprandiale Synkope

Vorwiegend Schwindelerscheinungen, verbunden mit Tremor, Schweißausbrüchen, Palpitationen, Verwirrtheit, u. U. auch flüchtigen neurologischen Symptomen (Differentialdiagnose TIA) kennzeichnen die **Hypoglykämien** verschiedener Genese (s. Kap. »Hypoglykämie«), einschließlich des Spät-Dumping-Syndroms nach Magenresektion. Das Früh-Dumping-Syndrom, ausgelöst durch osmotisch bedingte Dilatation des Intestinums mit Auslösung vagaler Reflexmechanismen, manifestiert sich mit den Zeichen des orthostatischen Kollaps (s. S. 307) und ist durch Anamnese von diesem abzutrennen.

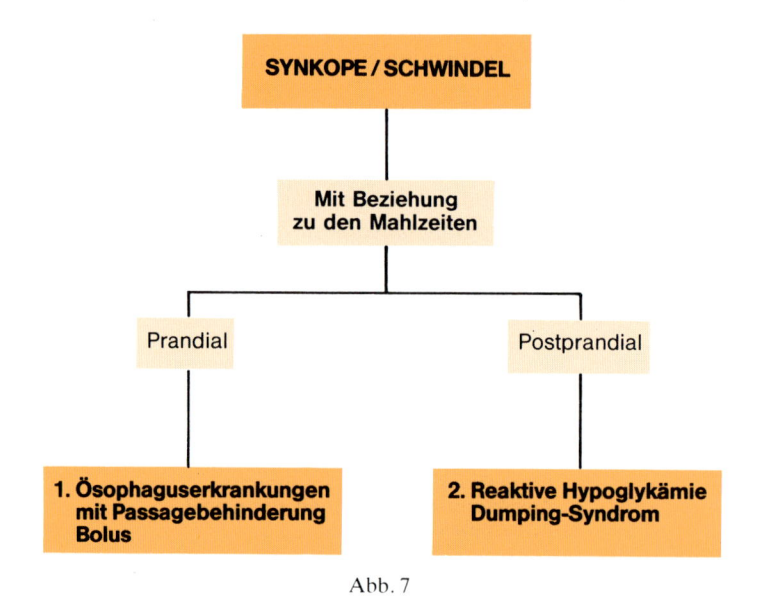

Abb. 7

Synkope/Schwindel bei Pharmakotherapie (Abb. 8)

Außer den bekannten Nebenwirkungen, die meistens dosisabhängig auftreten, sind pharmakodynamische Interaktionen zu berücksichtigen.

Ein Beispiel dafür ist die negativ-dromotrope Wirkung der β-Blocker, die durch Digitalis und Kalziumantagonisten verstärkt werden kann. Die Nebenwirkungen von Digitalis selbst werden einerseits durch Kombination mit Antiarrhythmika, insbesondere Chinidin, andererseits durch Hypokaliämie aufgrund diuretischer Therapie verstärkt.

```
                    SYNKOPE / SCHWINDEL
                            |
                    Bei Pharmakotherapie
        ┌───────────────┬───────┴───────┬───────────────┐
     Kardiaka    Sympathikomimetika  Antidiabetika   Psychopharmaka

              ┌ Antiarrhythmika   β₁-Stimulatoren      Insulin
 Kombination ─┼ Digitalis
              └ β-Blocker         β₂-Stimulatoren   Sulfonyl-      (trizyklische
                                                   harnstoffe     Antidepressiva)
```

Abb. 8

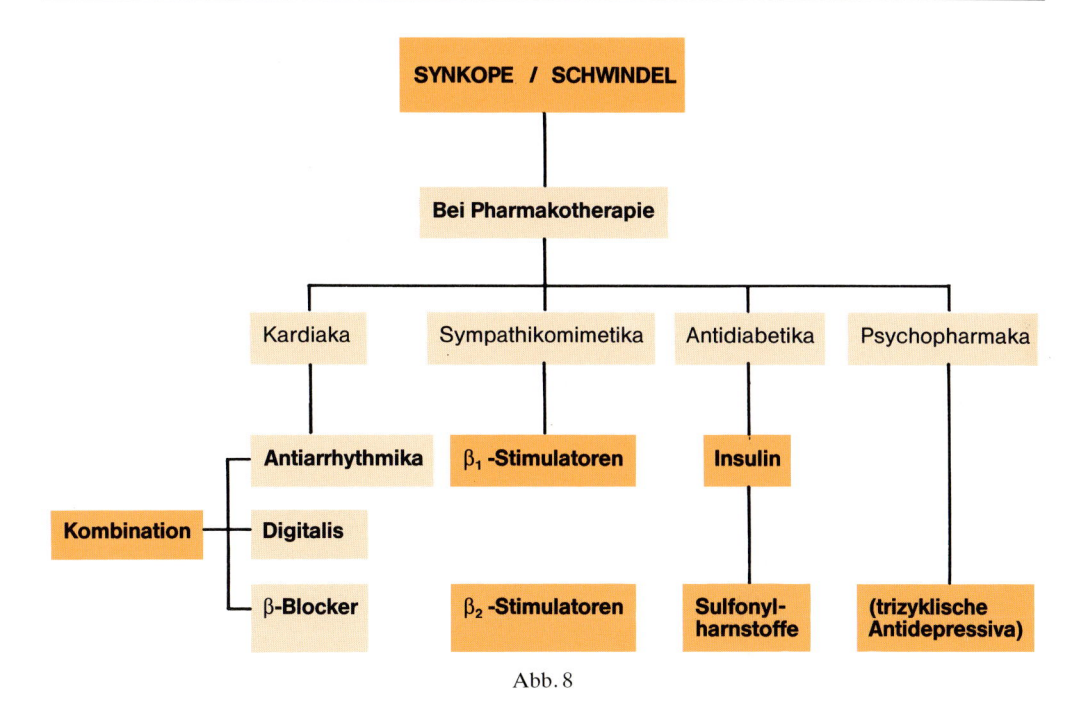

Die arrhythmogene Wirkung von Antiarrhythmika – besonders bei Antiarrhythmika der Klassen I und III – wird z. T. durch Verlängerung des QT-Intervalls im EKG angezeigt. Besonders kritisch ist die Kombinationstherapie mit trizyklischen Antidepressiva, die bereits für sich alleine eine arrhythmogene Wirkung haben. Ein weiteres wichtiges Beispiel ist die Chinidinsynkope, bei der es gerade auch unter der Kombinationstherapie von Chinidin- und Digitalispräparaten zu Kammerflimmern kommt.

Interaktionen der β-Blocker bestehen weiterhin zu den Antidiabetika. Hypoglykämien infolge von Überdosierung oder Diätfehlern können durch β-Blocker verlängert werden. Wichtige Symptome der Hypoglykämie (Tremor, Schweißausbruch, Tachykardie) werden durch die β-Blocker maskiert.

Diuretika können über die Entstehung einer Hypovolämie bei unzureichender Flüssigkeitszufuhr zum orthostatischen Kollaps führen. Gleichzeitig verstärken sie die orthostatische Hypotonie, die durch die meisten Antihypertensiva (insbesondere Guanethidin, α-Methyldopa, Prazosin, Captopril, β-Blocker) hervorgerufen werden kann.

Weitere schwindel- bzw. synkopenauslösende Wirkungen haben zahlreiche Antiarrhythmika aufgrund ihrer negativ-inotropen und negativ-chronotropen Wirkung. Diese wird vorwiegend bei bereits herzinsuffizienten Patienten wirksam. Sie macht sich besonders bemerkbar, wenn unter körperlicher Belastung durch eine zusätzlich frequenzsenkende Wirkung verhindert wird, daß das Herzzeitvolumen belastungsentsprechend ansteigt.

Digitalis und zum Teil auch Medikamente, die den vegetativen Tonus beeinflussen, können den Barorezeptorenreflex verstärken und bei Bestehen eines hypersensitiven Karotissinus zur Akzentuierung der Symptomatik beitragen.

Schwindel (Abb. 9 und 10)

Über Schwindel mit Kopfschmerzen s. Kap. »Kopf- und Gesichtsschmerzen«, S. 231, über Schwindel mit neurologischen Symptomen s. S. 303.

Schwindel bei Hirnleistungsschwäche (s. Abb. 10)

Schwindelerscheinungen bei Hirnleistungsschwäche können ein wichtiges Leitsymptom darstellen; sie treten sowohl bei Hirnleistungsschwäche auf vaskulärer Basis, also bei Zerebralarteriensklerose bzw. Multiinfarktsyndrom als auch auf degenerativer Basis, z. B. bei Morbus Alzheimer, auf. Charakteristischerweise ist der Schwindel mehr im Sinne eines Unsicherheitsgefühls vorhanden und wird beim Blicken nach oben provoziert. Wegweisend sind die übrigen Leitsymptome des hirnorganischen Psychosyndroms, wie Gedächtnisstörungen, Konzentrationsstörungen, Denkstörungen, Störungen der Affektivität, evtl. auch Sprach- und Sehstörungen.

Beim **Morbus Alzheimer,** einer fortschreitenden diffusen Hirnatrophie, die bereits im mittleren Alter, gelegentlich aber auch schon früher auftritt, können Schwindelanfälle verbunden mit leichter Ermüdbarkeit und Konzentrationsschwäche ein uncharakteristisches Frühsymptom darstellen. Auch bei dem meist erst im späteren Alter auftretenden Multiinfarktsyndrom, das durch eine Vielzahl kleiner Infarkte im Verlauf von mehreren Jahren entsteht, können Klagen über Schwindel ein Frühsymptom der im Vollbild präsenilen oder senilen Demenz sein.

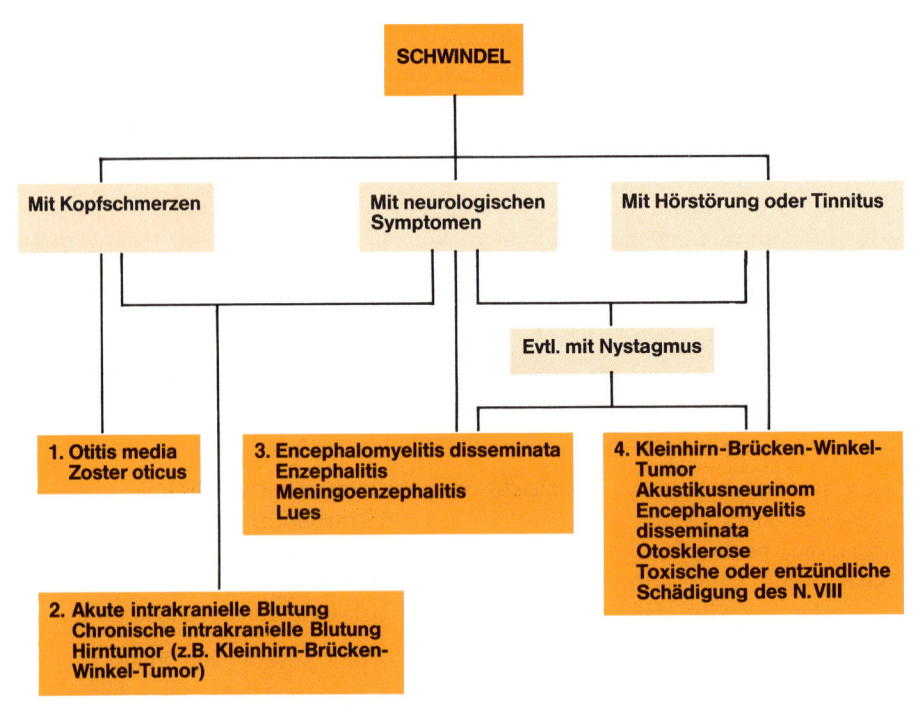

Abb. 9

```
SCHWINDEL
├── Bei Hirnleistungsschwäche
│     └── 5. Zerebralarteriensklerose
│          (Multiinfarktsyndrom)
│          Morbus Alzheimer
├── Bei Aufnahme toxischer Substanzen
│     └── 6. Alkohol
│          Gase
│          Lösungsmittel
│          Blei
│          Thallium
└── Bei Pharmakotherapie
      └── 7. Antibiotika ── Aminoglykoside
          Kardiaka ──┬── Antiarrhythmika
                     ├── Digitalis
                     ├── β-Blocker
                     └── Nitrate
          Antidiabetika ──┬── Insulin
                          └── Sulfonylharnstoffe
          Psychopharmaka ──┬── Tranquilizer
                           ├── Neuroleptika
                           └── Trizyklische Antidepressiva
          Hypnotika
          Diuretika
```

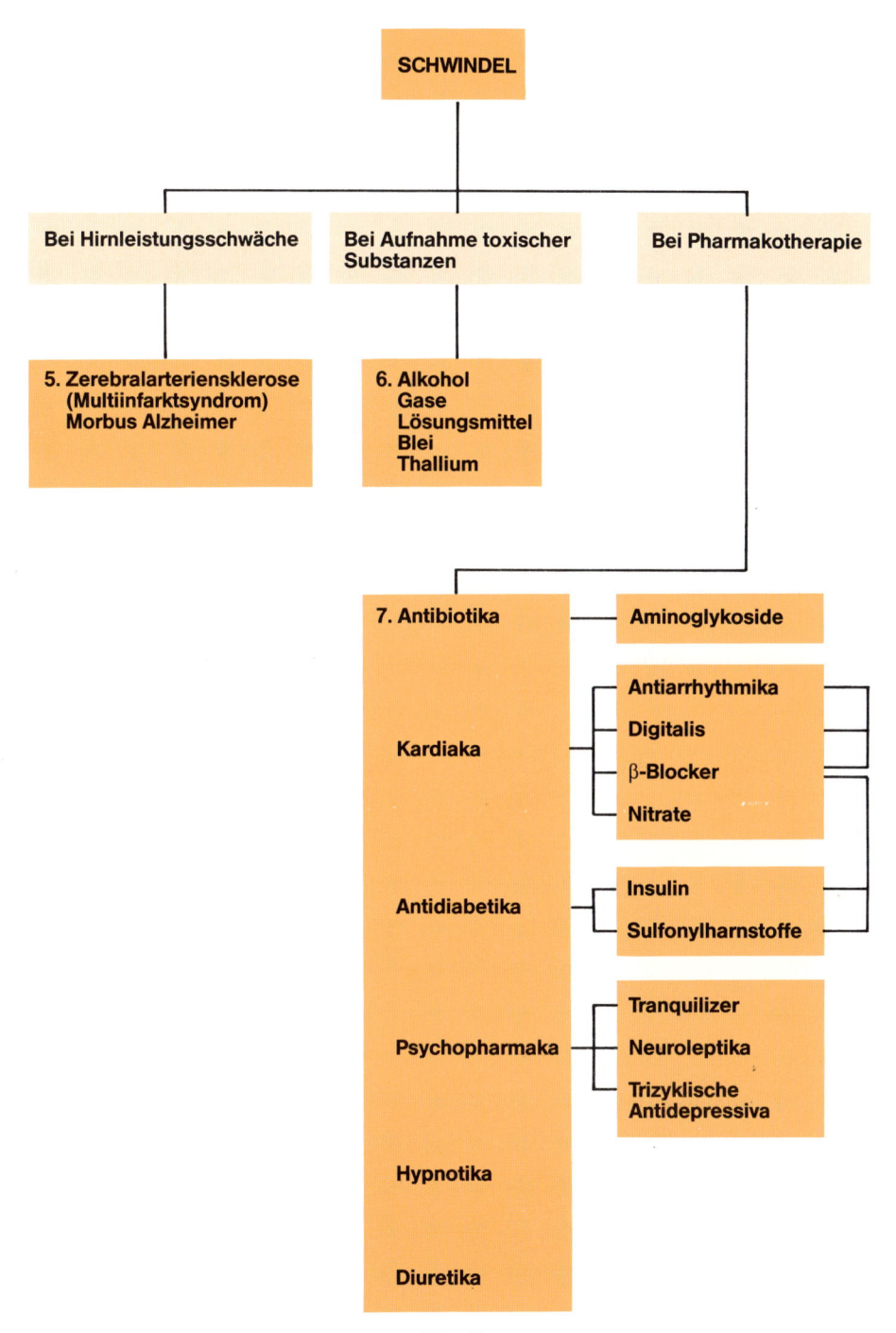

Abb. 10

Schwindel bei Aufnahme toxischer Substanzen (s. Abb. 10)

Schwindel bei Pharmakotherapie (s. Abb. 10)

Weiterhin ist die Differentialdiagnose des Schwindels unter Pharmakotherapie, ausgehend von Leitsymptomen und -befunden unter Berücksichtigung möglicher Wirkungsverstärkungen und Interaktionen von Medikamenten in Abb. 8 dargestellt.

Differentialdiagnostisches Spektrum

Adams-Stokes-Anfall
Aneurysma dissecans der Aorta
Aortenbogensyndrom
Aortenisthmusstenose
Aortenstenose
Autonome Insuffizienz
AV-Block
Bradyarrhythmia absoluta
Dumping-Syndrom
Encephalomyelitis disseminata
Enzephalitis
Epilepsie
Grand-mal-Epilepsie
Petit-mal-Epilepsie
Glossopharyngeusneuralgie
Herzinsuffizienz
Herzklappenersatz
Herzvitien
    angeborene zyanotische
    erworbene
Hirnabbauprozesse
Hirntumor
Hustensynkope
Hypoglykämie
Hypertrophe Kardiomyopathie mit Obstruktion
Hyperventilationssyndrom
Hysterie
Immobilisation
Intrakranielle Blutung
Kammerflattern
Kammerflimmern
Karotissinussyndrom
Kollaps
    orthostatischer
    vasovagaler
Koronare Herzkrankheit

Lachschlag
Lues cerebrospinalis
Lungenembolie
Lungenerkrankungen, chronische
Meningoenzephalitis
Mitralklappenprolaps
Morbus Alzheimer
Multiinfarktsyndrom
Myokardinfarkt
Myoklonisch-astatische Anfälle
Neuritis nervi VIII
Ösophaguserkrankungen
Otitis media
Otosklerose
Perikarditis
Pharmakotherapeutisch bedingter Schwindel
Pickwick-Syndrom
Pneumothorax
Präexzitationssyndrom
Psychomotorische Attacke
Pulmonale Hypertonie
Schrittmacherfunktionsstörung
Sinusknotensyndrom
Subclavian-steal-Syndrom
Sympathektomie
Tachyarrhythmia absoluta
Tachykardie
    paroxysmale, supraventrikuläre
    schrittmacherbedingte
    ventrikuläre
Transitorische ischämische Attacke (TIA)
Varikosis
Ventrikuläre Extrasystolie
Vergiftungen
Vertebrobasiläre Insuffizienz
Vorhofflattern
Vorhoftumor
Zerebralarteriensklerose
Zerebraler Gefäßprozeß
Zoster oticus

Literatur

BAEDEKER W, STEIN H, THEISS W, GOEDEL-MEINEN L, SCHMIDT G, BLÖMER H. Unklare Synkopen. Dtsch med Wochenschr 1987; 112: 128–34.
BRANDT I. Positional and positioning vertigo and nystagmus. J Neurol Sci 1990; 95: 3–28.
BRAUNWALD E. Heart Disease. Saunders: Philadelphia, London, Tokyo 1988.
BROWN J J. A systematic approach to the dizzy patient. Neurol Clin 1990; 8: 209–24.
FRANKE H. Über das Carotis-Sinus-Syndrom und den sogenannten hyperaktiven Carotissinusreflex. Schattauer: Stuttgart 1963.
HOLLANDER J. Dizziness. Semin Neurol 1987; 7: 317–35.
KAPOOR W N, HAMMILL S C, GERSH B J. Diagnosis and natural history of syncope and the role of invasive electrophysiologic testing. Am J Cardiol 1989; 63: 730–34.
KAPOOR W N. Evaluation and outcome of patients with syncope. Medicine 1990; 69: 160–75.
MANOLIS A S, LINZER M, SALEM D, ESTES N A. Syncope: current diagnostic evaluation and management. Ann Intern Med 1990; 112: 850–63.
MILSTEIN S, REYES W J, BENDITT D G. Upright body tilt for evaluation of patients with recurrent, unexplained syncope. Pace 1989; 12: 117–24.
SCHEID W. Lehrbuch der Neurologie. Thieme: Stuttgart, New York 1983
SEIPEL L. Klinische Elektrophysiologie des Herzens. Thieme: Stuttgart, New York 1987.
STRASBERG B, SAGIE A, ERDMAN S, KUSNIEC J, SCLAROVSKY S, AGMON J. Carotid sinus hypersensitivity and the carotid sinus syndrome. Prog Cardiovasc Dis 1989; 31: 379–91.

Koma

B. Allolio

Definition und Abgrenzung

Unter **Koma** versteht man einen länger anhaltenden Zustand tiefer Bewußtlosigkeit mit inadäquater oder fehlender Reaktion auf äußere Reize oder innere Bedürfnisse. Ist es möglich, den Patienten durch intensive äußere Stimulation aus seiner Bewußtlosigkeit zu erwecken, spricht man von **Sopor.** Von Koma und Sopor lassen sich als leichtere Störungen der Vigilanz (quantitative Bewußtseinsstörungen) **Somnolenz** und **Benommenheit** abgrenzen, bei denen neben der Schläfrigkeit die eingeschränkte Konzentrationsfähigkeit und die reduzierte Aufmerksamkeitsspanne im Vordergrund stehen. Die Übergänge sind fließend. Werden äußere Reize fehlgedeutet, ist der Patient desorientiert und nicht in der Lage, Aufforderungen sicher nachzukommen, sprechen wir von **Verwirrtheit.** Beim **Delirium** ist der Patient darüber hinaus erregt, ängstlich und agitiert. Optische Halluzinationen sind häufig. Diese letztgenannten Formen repräsentieren inhaltliche Bewußtseinsstörungen (qualitative Bewußtseinsstörungen). Die Wachheit des Patienten ist dabei oft nicht beeinträchtigt. Insbesondere geringere quantitative Bewußtseinsstörungen sind oft die ersten Anzeichen des drohenden Komas (z. B. Somnolenz bei Hyperkalzämie, Sedativa-Intoxikation, Urämie) und die differentialdiagnostischen Überlegungen zur Abklärung eines Komas können auch hier von Nutzen sein.

Voraussetzung für ein intaktes Bewußtsein ist das Zusammenwirken von Kortex und Formatio reticularis. Läsionen im Mittelhirn-Pons-Bereich oder im paramedianen Hypothalamus führen daher oft zum Koma, nicht jedoch isolierte Läsionen der Hemisphären oder der Medulla oblongata. Bei supratentoriellen raumfordernden Prozessen ist es das Begleitödem bzw. der Hirndruck, der sekundär über eine Kompression am Tentoriumschlitz zur Mittelhirnschädigung und damit zum Koma führt. Bei metabolisch und toxisch bedingtem Koma oder auch bei ausgedehnten entzündlichen Veränderungen kommt es zu einer weitgehend symmetrischen Funktionsbeeinträchtigung des Gehirns auf mehreren Ebenen gleichzeitig, so daß sowohl eine diffuse kortikale Schädigung (z. B. bei Hypoxie) als auch ein Ausfall von Mittelhirnstrukturen oder beides gemeinsam primär für die Komagenese entscheidend sein können.

Diagnostisches Vorgehen

Eine außerordentlich große Anzahl sehr unterschiedlicher Krankheitsbilder kann zum Koma führen. Nur durch ein systematisches Vorgehen (s. Abb. 1) gelingt es, die möglichen Ursachen rasch einzugrenzen.

Jedes Koma stellt einen lebensbedrohlichen Zustand dar, und die ersten Maßnahmen am Krankenbett sind nicht so sehr darauf gerichtet, die spezifische Ursache des Komas zu klären, als vielmehr eine drohende weitere Schädigung des Gehirns abzuwenden. Dies bedeutet die Abklärung akut vitaler Parameter (Blutdruck, Herzfrequenz, Atmung, Blutgasanalyse, Blutglukose) und die therapeutische Sicherung einer ausreichenden Hirndurchblutung, Oxygenierung und Versorgung mit Substrat (Glukose). Die in diesem Zusammenhang gewonnenen Informationen erlauben dabei oft bereits die Diagnose der Komaursache (z. B. Schock, Asystolie, Hypoglykämie) (s. Abb. 2). Allerdings muß man sich davor hüten, Ursachen und Folgen des Komas hierbei zu verwechseln. So kann beispielsweise eine respiratorische Insuffizienz nicht nur ursächlich ins Koma führen, sondern auch die Folge einer durch das Koma begünstigten Aspiration sein.

Wenn eine akut vitale Bedrohung durch therapeutische Maßnahmen abgewendet worden ist, erfolgt als nächster Schritt die Fremdanamnese. Von absolut vorrangiger Bedeutung ist dabei die Klärung, über welchen Zeitraum sich das Koma entwickelt hat und welche Vorerkrankungen bekannt sind. So können bei zerebralen Raumforderungen in Abhängigkeit von der Wachstumsgeschwindigkeit Monate bis Jahre zuvor Fokal- oder Halbseitensymptome beobachtet worden sein oder aber das Koma stellt die allmähliche Dekompensation einer seit Jahren bekannten Organinsuffizienz (Niere, Leber, Lunge) dar. Auf der anderen Seite führen zerebrale Blutungen oder auch Herzrhythmusstörungen oft in Minuten bzw. Sekunden ins Koma. Weitere wichtige Punkte sind Hinweise auf eine exogene Intoxikation (leere Tablettenpackungen, Abschiedsbrief etc.), traumatische Einwirkungen und vorangegangene Hirndruckzeichen (Kopfschmerz, Erbrechen). Keinesfalls dürfen sich Angehörige oder Krankenwagenfahrer ohne vorherige Befragung entfernen. Eine Rücksprache mit dem behandelnden Hausarzt muß in unklaren Fällen immer versucht werden.

Körperliche Untersuchung

Bei der körperlichen Untersuchung sind die Inspektion der Haut, die Erfassung der Körpertemperatur und der Nachweis eines Foetors oft von wegweisender Bedeutung (s. Tab. 1).

Dem sorgfältig erhobenen **neurologischen Status** kommt eine zentrale Rolle bei der Differentialdiagnose des Komas zu. Er hilft mitentscheiden, ob primär ein intrakranielles

Tab. 1. Körperliche Untersuchungen bei Koma.

Foetor	alkoholisch	Alkoholintoxikation
	urinös	Urämie
	hepatisch	Leberinsuffizienz
	nach Azeton	diabetisches Koma
	nach Bittermandeln	Zyanidvergiftung
	nach Knoblauch	Alkylphosphatintoxikation
Körpertemperatur	erhöht	Sepsis, Pneumonie, Endokarditis, Meningitis, Enzephalitis, Hyperthyreose, Salizylatintoxikation, Hitzschlag
	erniedrigt	Alkoholintoxikation, Barbituratintoxikation, Hypothyreose, Hypothermie, Hypoglykämie, Schock
Inspektion der Haut	Zyanose	respiratorische Insuffizienz, Kreislaufinsuffizienz
	Ikterus	Leberinsuffizienz
	dunkle Pigmentierung	Morbus Addison, Urämie
	Blässe	Blutung, Anämie, hypophysäre Insuffizienz, Schock
	Hautblutungen	Meningokokkensepsis, hämorrhagische Diathese
	septische Herde	Endokarditis, Sepsis

Geschehen angenommen werden muß oder ob die zerebrale Funktionsstörung sekundär durch metabolische oder toxische Schädigung ausgelöst wurde. Obwohl der Untersuchungsgang durch die fehlende Mitarbeit des Patienten erschwert ist, können fast immer richtungweisende Befunde erhoben werden. Bestimmten Parametern kommt dabei eine besondere Bedeutung zu:

Meningismus: Neben dem Nachweis der Nackensteifigkeit durch passives Anheben des Kopfes werden die Zeichen nach LASÈGUE, KERNIG und BRUDZINSKI gezielt überprüft. Bei ausgeprägtem Meningismus läßt sich oft schon eine spontane Retroflektion des Kopfes nachweisen. Es muß bedacht werden, daß im tiefen Koma die Zeichen meningealer Reizung erlöschen können.

Halbseitensymptome: Eine Halbseitensymptomatik weist meistens auf einen zentralen Herdbefund der gegenseitigen Hemisphäre hin. Sie zeigt sich in einseitig fehlenden Spontanbewegungen oder einseitiger Reaktion auf Schmerzreize. Die paretische Extremität verharrt unter Umständen in einer »unbequemen« Position. Die Augen zeigen oft eine Blickwendung (zur Läsion). Es finden sich Differenzen der Muskeleigenreflexe und möglicherweise eine Asymmetrie pathologischer Reflexe (s. auch Kap. »Hemiparese«).

Atmung: Ausgedehnte intrazerebrale Läsionen führen anfänglich oft zu einer Hyperventilation, die dann in eine periodische Cheyne-Stokes-Atmung übergeht, wie sie auch bei Verminderung des Herzminutenvolumens und degenerativen Hirnerkrankungen auftreten kann. Eine zentrale neurogene Hyperventilation spricht für eine Läsion der Formatio reticularis im Brückengebiet oder im oberen Mittelhirn. Eine Hyperventilation beobachtet man auch bei metabolischen Azidosen und bei Sepsis. Beim Vollbild der akuten Mittelhirnschädigung fällt eine maschinenartige Atmung auf, während die direkte Schädigung des Atemzentrums in der Medulla sich erst als ataktische Atmung und schließlich als Atemstillstand manifestiert.

Pupillen: Bei Veränderungen im Mittelhirn finden sich mittelweite Pupillen ohne Reaktion auf Licht, die bei schwerster Schädigung maximal weit und starr werden. Bei unilateraler Läsion beobachtet man eine entsprechende Asymmetrie. Eine Blutung im Brückengebiet zeigt häufig sehr enge aber reaktive Pupillen. Während die Lichtreaktion der Pupillen beim durch Raumforderung ausgelösten Koma früh erlischt, bleibt sie, wenngleich oft träge, beim metabolischen Koma lange erhalten und verschwindet erst präterminal. Ausnahmen sind die reaktionslosen weiten Pupillen bei Atropin- und Scopolaminvergiftung, die stecknadelkopfgroßen Pupillen der Opiatintoxikation und die mittelweiten bis weiten reaktionslosen Pupillen nach Glutethimidüberdosierung.

Optomotorik: Weitere Hinweise auf die Hirnstammfunktion geben die Untersuchungen der Optomotorik, die durch den okulozephalen (passive Kopfwendung) und den okulovestibulären Reflex (kalorische Reizung) erfaßt werden. Störungen weisen auf eine Schädigung insbesondere im Mittelhirnbereich hin und können bei asymmetrischem Befund als wichtiger Hinweis auf eine lokale strukturelle Läsion gelten. Eine Blickwendung der Augen in Ruhe deutet auf eine strukturelle Läsion im Bereich der Hemisphären oder des Brückendaches hin, wobei die Blickrichtung einmal zum Herd hin und das andere Mal von ihm weg gerichtet ist. Eine Bulbusdeviation ist vieldeutig und hat als Herdhinweis nur eine geringe Wertigkeit. Weitere Informationen über die Hirnstammfunktion können durch den Kornealreflex gewonnen werden.

Motorische Funktion der Skelettmuskulatur: Die Reaktion auf Schmerzreize kann ebenfalls zur Lokalisation einer zerebralen Läsion beitragen. Flucht- und Abwehrbewegungen zeigen eine erhaltene Funktion kortikospinaler Bahnen an. Typisch für eine Beeinträchtigung der Hemisphärenfunktion ist eine Beugung von Armen und Fingern bei Streckung und

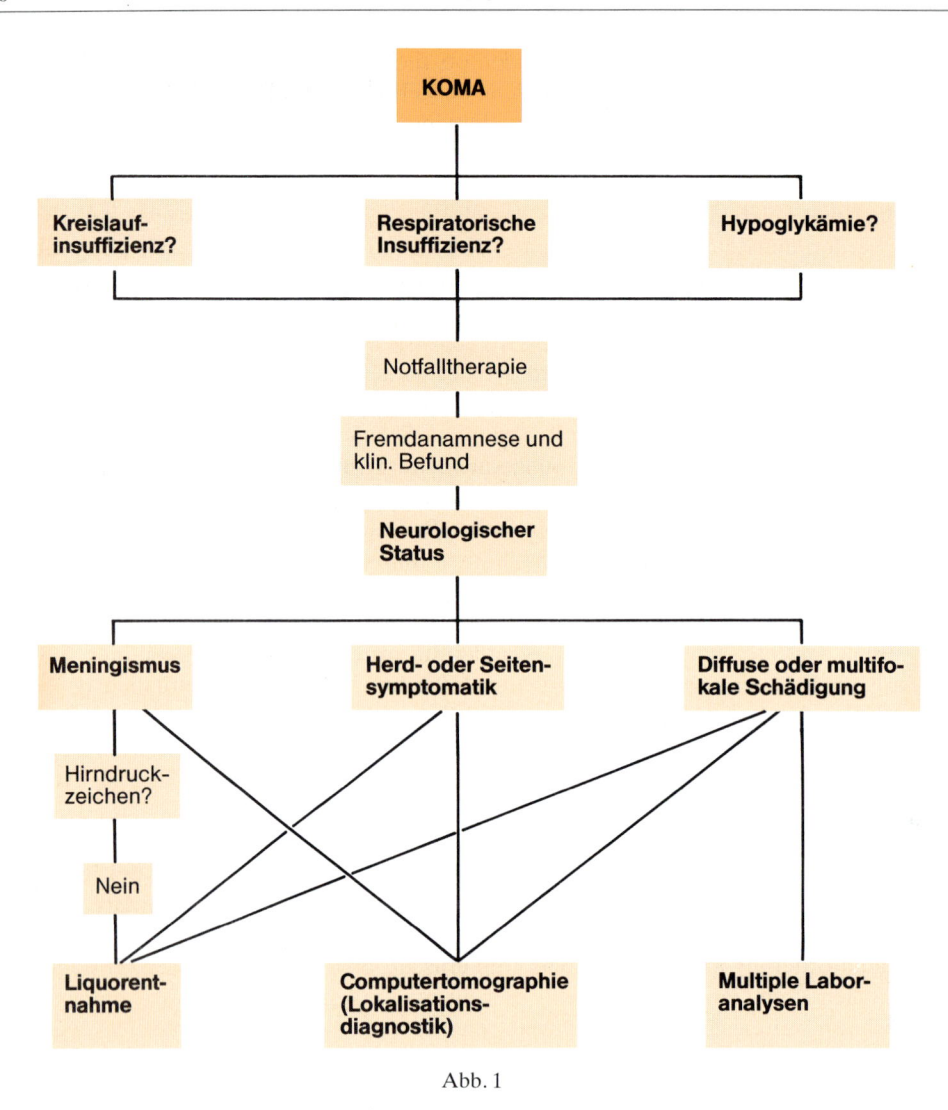

```
                          ┌─────────┐
                          │  KOMA   │
                          └─────────┘
         ┌───────────────────┼───────────────────┐
  ┌──────────────┐   ┌──────────────┐   ┌──────────────┐
  │ Kreislauf-   │   │ Respiratorische│ │ Hypoglykämie?│
  │ insuffizienz?│   │ Insuffizienz? │  │              │
  └──────────────┘   └──────────────┘   └──────────────┘
```

Abb. 1: Diagnostisches Vorgehen bei Koma mit den Stationen Notfalltherapie → Fremdanamnese und klin. Befund → Neurologischer Status → Meningismus / Herd- oder Seitensymptomatik / Diffuse oder multifokale Schädigung → Hirndruckzeichen? (Nein) → Liquorentnahme, Computertomographie (Lokalisationsdiagnostik), Multiple Laboranalysen.

Innenrotation der Beine. Bei der Dezerebrierungsstarre zeigen auch die Arme Streckung und Innenrotation. Die absteigenden Bahnen von den Großhirnhemisphären zum Hirnstamm und zum Rückenmark sind dabei weitgehend unterbrochen. Eine völlig fehlende motorische Aktivität spiegelt einen Funktionsverlust der motorischen Zentren des unteren Hirnstammes wider.

Das Ziel der neurologischen Untersuchung muß sein, den Patienten, soweit dies bis dahin nicht gelungen ist, in eine der folgenden drei Gruppen einzuordnen (s. Abb. 1):
1. Patienten mit **Meningismus,**
2. Patienten mit **Fokal- oder Seitensymptomatik,**
3. Patienten mit **diffuser bzw. multifokaler zerebraler Schädigung.**

Diese Einteilung hat sich klinisch bewährt und führt im allgemeinen zu unterschiedlichen diagnostischen Maßnahmen. Bei Patienten mit Meningismus ist in der Regel (nach

Untersuchung des Augenhintergrundes!) eine Liquorpunktion anzustreben, bei Nachweis eines Herdbefundes folgt die Lokalisationsdiagnostik, bevorzugt mit der Computertomographie. Bei diffuser zerebraler Schädigung versucht man durch breit angelegte Laboranalysen, die zugrundeliegende Störung aufzudecken.

Liquorentnahme

Bei der Indikationsstellung zur Liquorentnahme muß in Rechnung gestellt werden, daß der durch den Eingriff geschaffene Druckgradient transtentoriell oder am Foramen magnum zu einer Einklemmung führen kann. In einer Gruppe von 129 Patienten mit erhöhtem Hirndruck kam es in 2 Fällen zu einer akuten Verschlechterung. Trotzdem muß bei Verdacht auf eine bakterielle Meningitis immer eine Punktion versucht werden, um den Erreger zu isolieren. Auch der Verdacht auf eine Subarachnoidalblutung führt zur Liquorpunktion. Neben dem Nachweis von Blut oder auch Xanthochromie gibt die Zellzahl die wichtigsten Hinweise. Sehr hohe Werte sprechen für Meningitis, wobei Granulozyten bei bakteriellen Infekten und Lymphozyten bei Tuberkulose, Virus- und Pilzinfektionen überwiegen. Die Bestimmung von Liquoreiweiß und Liquorzucker gibt weniger spezifische Informationen und spielt daher in der Differentialdiagnose des Komas eine geringere Rolle. Eine Liquorentnahme kann auch bei fehlendem Meningismus angezeigt sein (z. B. Verdacht auf Enzephalitis). Bei andauernd unklarem Koma muß eine Liquorentnahme immer erwogen werden.

Computertomographie

Die **Computertomographie (CT)** mit und ohne Kontrastmittel ist heute die Lokalisierungsmethode der Wahl, wenn ein intrakranieller Herd als Komaursache angenommen wird. So lassen sich über 85% der zerebralen Infarkte mit dem CT nachweisen. Allerdings liegt die Nachweisquote bei subtentoriellen Prozessen niedriger. Auch Subarachnoidalblutungen können in ca. 90% mit dem CT diagnostiziert werden. Die **Hirnszintigraphie** ist dagegen in den Hintergrund getreten. Eine neue Lokalisierungsmethode intrazerebraler Strukturstörungen ist die **Kernspintomographie (NMR)**, durch die häufig über das CT hinausgehende Informationen gewonnen werden können. Allerdings steht diese aufwendigere Untersuchungstechnik in der Notfallsituation Koma oft nicht zur Verfügung. Die **Angiographie** ist eine erheblich eingreifendere Untersuchung, die nur in Ausnahmefällen (Sinusthrombose und Gefäßmißbildungen) in der Differentialdiagnose des Komas notwendig wird. Bisweilen ist auch das **EEG** hilfreich in der Aufdeckung herdförmiger Störungen, insgesamt ist seine Rolle in der Differentialdiagnose des Komas jedoch begrenzt. Lediglich bei Barbituratintoxikation, hepatischem Koma und epileptischen Krampfpotentialen ergibt sich ein spezifischer Befund. Manchmal kann das (normale) EEG helfen, eine psychogene Bewußtseinsstörung zu beweisen.

Multiple Laboranalysen

Bei den im Koma erforderlichen multiplen Laboranalysen sind manche obligat (a), andere werden als Screening bei Verdacht auf metabolische Enzephalopathie durchgeführt (b) und wieder andere werden aufgrund eines gezielten Verdachtes erforderlich (c):
a) Blutgasanalyse, Serumelektrolyte (Natrium, Kalium), Blutzucker, Blutbild,
b) Kreatinin, Harnstoff, Transaminasen, Bilirubin, Ammoniak, Calcium, CK, LDH, Gerinnungsstatus, BKS, Urinstatus,

c) Serumalkohol, toxikologische Untersuchungen, Thyroxin, Trijodthyronin, TSH, Cholesterin, Serumcortisol, Magnesium, Phosphat, δ-Amino-Lävolinsäure und Porphyrine im Urin.

Komadiagnostik durch Kontrolle akut vitaler Funktionen (Abb. 2)

Blutdruck, Herzfrequenz: Ein **Absinken des Herzminutenvolumens** unter einen kritischen Wert führt zur zerebralen Ischämie mit Bewußtseinsstörungen, die ins Vollbild des hypoxischen Komas fortschreiten können. Die Kontrolle von Herzfrequenz und Blutdruck, der klinische Aspekt und gegebenenfalls wenige Zusatzuntersuchungen (EKG, Hämatokrit) erlauben eine Diagnose. Mögliche Ursachen sind Schock (hypovolämisch, kardiogen, septisch), Asystolie, kardiale Arrhythmien, Myokardinfarkt, Myokardinsuffizienz und Lungenembolie. Eine vollständige Unterbrechung der zerebralen Blutzufuhr führt innerhalb von wenigen Sekunden zum Bewußtseinsverlust. Eine länger andauernde Ischämie kann bereits nach wenigen Minuten schwerste, irreversible diffuse Schädigungen des Gehirns zur Folge haben.

Schwerste Hypertonien und insbesondere abrupte Blutdrucksteigerungen sind Ursache der **hypertensiven Enzephalopathie.** Kopfschmerzen, Papillenödem und Netzhautblutungen sind typisch. Häufig kommt es zu fokalen oder generalisierten Krämpfen. Schwangerschaftstoxikose, renale Hypertonie, Phäochromozytom, Cushing-Syndrom oder auch essentielle Hypertonie liegen zugrunde.

Atmung: Jede **respiratorische Insuffizienz,** unabhängig von ihrer Ätiologie, führt zur zerebralen **Hypoxie** und damit wie die Ischämie zum Bild des hypoxischen Komas. Die Blutgasanlayse objektiviert die klinische Verdachtsdiagnose (Zyanose!). Umgekehrt gilt

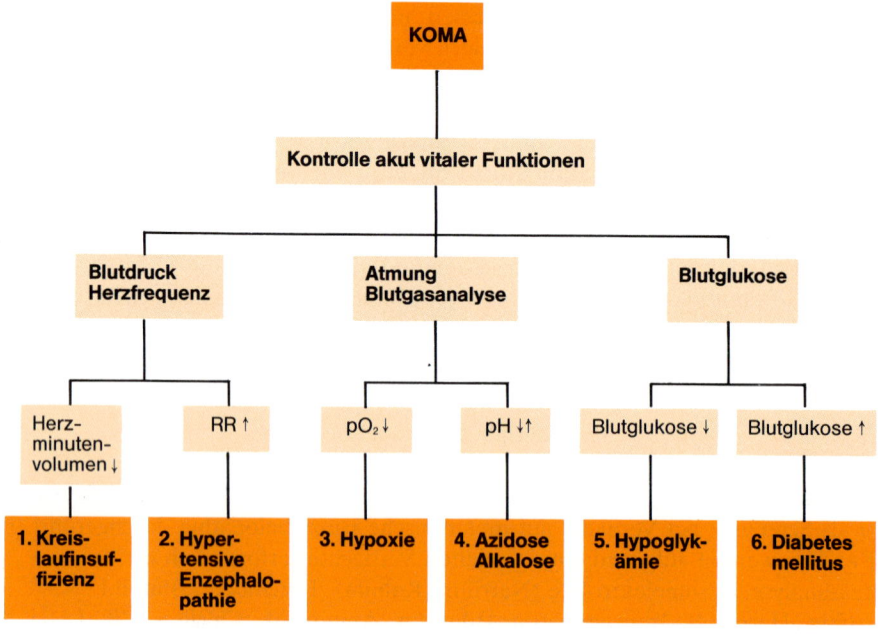

Abb. 2

natürlich, daß durch Miteinbeziehung des Atemzentrums eine respiratorische Insuffizienz als Komafolge resultieren kann. Mit modernen Geräten, die nicht nur den Sauerstoffpartialdruck, sondern auch den Sauerstoffgehalt des Blutes angeben, können auch Hypoxien erfaßt werden, die mit normaler Sauerstoffspannung einhergehen: Anämie, Kohlenmonoxidvergiftung, Methämoglobinämie.

Blutgasanalyse: Die häufigsten **Störungen des Säure-Basen-Haushaltes** im Koma sind die respiratorische und die metabolische Azidose, die in der Regel jedoch sekundäre Folgen des das Koma verursachenden Krankheitsbildes sind (z. B. respiratorische Insuffizienz, diabetisches Koma). Eine metabolische Alkalose führt nur selten zum Koma, eine respiratorische Alkalose nie. Zur Differentialdiagnose s. Kap. »Azidose – Alkalose«.

Blutzuckerbestimmung: Die Blutzuckerbestimmung ist zwingender Bestandteil jeder Komadiagnostik, da die von der **Hypoglykämie** verursachten Bilder außerordentlich vielgestaltig sind (z. B. Delir, Herdsymptomatik, Krampfanfälle etc.) und jede Verzögerung einer adäquaten Therapie zu irreversiblen Ausfällen führen kann. Die große Mehrzahl der Patienten mit hypoglykämischem Koma sind insulinpflichtige Diabetiker. Manche Patienten sind chronische Alkoholiker oder haben ein Insulinom. Zur Differentialdiagnose s. Kap. »Hypoglykämie«.

Vor einer ex juvantibus durchgeführten Glukosetherapie sollte unbedingt Blut zur Blutzuckerbestimmung gewonnen werden, da Glukosegabe bei länger bestehender Hypoglykämie keineswegs immer zu einer unmittelbaren Beseitigung des Komas führt und die Diagnose sonst unmöglich wird.

Bei deutlich erhöhtem Blutzucker (> 350 mg/dl) ergibt sich der Verdacht auf ein **diabetisches Koma.** Es werden zwei Formen unterschieden: das ketoazidotische und das hyperosmolare Koma. Bei der **Ketoazidose** kommt es zur ausgeprägten metabolischen Azidose durch die Anhäufung von Azetoazetat und γ-Aminobuttersäure im Blut, die zu einer charakteristischen Anionenlücke führt. Eine große diagnostische Hilfe stellt der Nachweis von Ketonkörpern und Glukose im Urin dar, der z. B. eine Abgrenzung von der Lactatazidose ermöglicht. Die meisten Patienten sind bekannte Diabetiker (Typ I). Nur in etwa 10% kommt es bei schwerer Ketoazidose zum Vollbild des Komas. Klinisch fallen Azidoseatmung und Dehydratation auf. Abdominelle Schmerzen, begleitende Pankreatitis und Hyperlipidämie sind nicht ungewöhnlich.

Beim **hyperosmolaren Koma** liegt der Blutzuckerwert in der Regel um 1000 mg/dl bei fehlender Ketoazidose. Es handelt sich um Patienten mit Diabetes mellitus vom Typ II, bei denen zusätzliche Belastungen (Infekte!) zur Stoffwechselentgleisung geführt haben. Durch die osmotische Diurese sind die Patienten hochgradig dehydriert. Thrombosen und Pneumonien als Komplikationen sind häufig. Die absolute Höhe des Blutzuckers ohne wesentliche Azidose erlaubt die Abgrenzung gegen Blutzuckererhöhungen, die als sekundäre Hyperglykämie im Koma (z. B. bei Enzephalitis oder zerebraler Blutung) beobachtet werden (s. Kap. »Hyperglykämie«).

Koma mit Meningismus (Abb. 3)

Vom echten Meningismus ist der Pseudomeningismus bei Spondylose der Halswirbelsäule abzugrenzen. Außerdem kommt es beim sehr tiefen Koma zu einem Erlöschen der meningealen Reizerscheinungen.

Bei Meningismus und Fieber muß immer eine Liquorentnahme zur Sicherung der Diagnose und zur möglichen Keimisolierung vor einer Therapie versucht werden (Abb. 3).

```
                    KOMA MIT
                   MENINGISMUS
                        |
                     Fieber?
                    /       \
                  Ja         Nein
                              |
                         Hirndruck-
                          zeichen?
                         /        \
                       Nein        Ja
                        |           |
                 Liquorentnahme —Negativ— Computertomogramm
                   /      \
             Pleozytose  Blutiger
                         Liquor
```

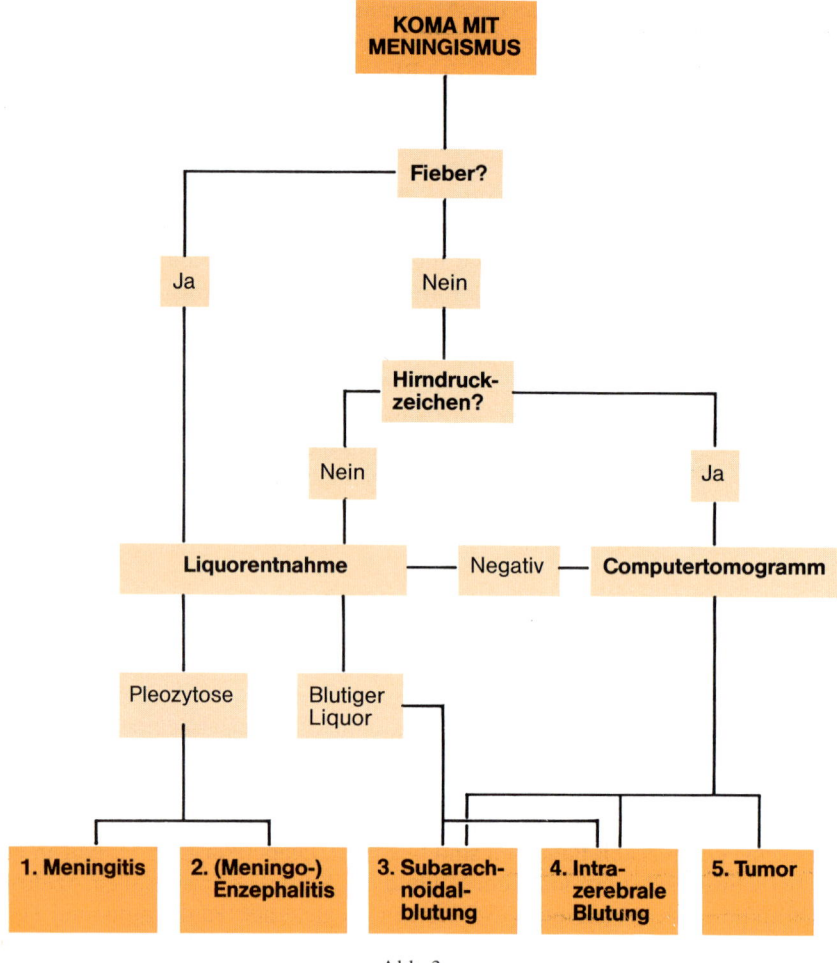

| 1. Meningitis | 2. (Meningo-) Enzephalitis | 3. Subarachnoidalblutung | 4. Intrazerebrale Blutung | 5. Tumor |

Abb. 3

Eine Zellzahl von mehr als zwölf Drittel-Zellen ist pathologisch. Zahlen bis zu einigen hundert Dritteln sind wenig spezifisch und können bei Erweichungen, Tumoren, nach Trauma, Subarachnoidalblutungen etc. auftreten. Bei eitrigen Entzündungen sind viele tausend Drittel-Zellen, vorwiegend Granulozyten, vorhanden. Bei Virusinfekten, Pilzen und tuberkulöser Meningitis findet sich ein vorwiegend lymphozytäres Zellbild mit oft nur geringerer Zellzahl.

1. Meningitis

Bei der **eitrigen Meningitis** sind Meningokokken, Haemophilus influenzae und Pneumokokken die häufigsten Erreger (ungefähr 80–90%). Der Rest wird überwiegend von Staphylokokken und Streptokokken gebildet, aber eine Vielzahl weiterer Erreger kann gelegentlich nachgewiesen werden. Neben der starken Vermehrung der Granulozyten im Liquor besteht ein erhöhter Liquordruck, eine Erhöhung des Liquoreiweiß und eine Erniedrigung des Liquorzuckers. Eine Gramfärbung aus dem Liquorsediment erlaubt sehr oft den direkten Erregernachweis. Liquorkulturen sind in 70–90% der Fälle positiv. Auch Blutkulturen sollten grundsätzlich gewonnen werden. Differentialdiagnostisch muß die **aseptische Meningitis** mit mäßiger lymphozytärer Pleozytose abgegrenzt werden, die durch eine Reihe von Viren hervorgerufen werden kann (Coxsackie-, Polio-, Echo-Viren, Mumps, Herpes simplex, Influenza, Mononukleose, infektiöse Hepatitis u. a.) und klinisch weniger dramatisch verläuft. Abgegrenzt werden muß auch die tuberkulöse Meningitis, bei der bei mononukleärer Pleozytose der Liquorzucker typischerweise erniedrigt ist. Lues, Kryptokokkose und andere Pilzinfektionen können das Bild einer nichteitrigen Meningitis hervorrufen und müssen durch spezifische serologische Untersuchungen oder Erregernachweis ausgeschlossen werden. Als nichtinfektiöse Ursachen einer Meningitis müssen die Sarkoidose und das Behçet-Syndrom (mit Uveitis und Ulzerationen im Genitalbereich) bedacht werden. Eine maligne Infiltration der Meningen (z. B. bei Lymphomen, Leukämien) kann durch den Nachweis maligner Zellen im Liquor gesichert werden.

2. (Meningo-)Enzephalitis

Die **Enzephalitiden** sind typischerweise fieberhafte Erkrankungen mit mehr oder weniger deutlicher meningealer Reizung. Herdsymptomatik oder symmetrischer Befund ohne Meningismus lassen öfter auch an eine Raumforderung bzw. eine metabolische Störung (Intoxikation, Delir) denken. Krämpfe und Verwirrtheitszustände, Ataxie und Myoklonien sind häufig. Im Gegensatz zur Meningitis lassen sich multiple fokale Funktionsstörungen von Kortex, Kleinhirn oder Hirnstamm nachweisen. Der Krankheitsverlauf geht in der Regel über Wochen, manchmal Monate. Akute Verläufe über Stunden sind jedoch beschrieben worden. Der Liquor zeigt meist eine mäßige Pleozytose mit Überwiegen der Lymphozyten. Der Liquordruck ist erhöht, ebenso der Eiweißgehalt. Der Liquorzucker ist meistens nicht erniedrigt. Die häufigsten Erreger sind Viren (Herpes simplex, Coxsackie, Echo, Mumps, zentraleuropäische Enzephalitis, lymphozytäre Choriomeningitis, parainfektiöse Enzephalitis nach Masern, Mumps und Röteln), aber auch nichtvirale Entstehung ist möglich: Syphilis, Leptospirose, Typhus, Toxoplasmose, Malaria, Schistosomiasis, Zystizerkose. Insbesondere die Toxoplasmose ist im Rahmen der HIV-Infektion häufiger geworden. Hier zeigt die computertomographische Untersuchung in der Double-delay-Technik typischerweise hypodense Areale mit einem ringförmigen Enhancement.

3. Subarachnoidalblutung

Die meisten nichttraumatischen **Subarachnoidalblutungen** entstehen aus rupturierten Aneurysmen an der Hirnbasis. Erhöhung des intrakraniellen Druckes und Ischämien durch sekundäre arterielle Spasmen führen ins Koma. Nahezu alle Patienten klagen zu Beginn über Kopfschmerzen. Die Beschwerden beginnen aus vollem Wohlbefinden. Körperliche Anstrengungen begünstigen eine Aneurysmaruptur. Nicht immer ist die Nackensteifigkeit sofort vorhanden, sondern entwickelt sich innerhalb weniger Stunden. Andererseits kann der Verlauf innerhalb von Minuten tödlich sein. Fokale oder generalisierte Krämpfe sind häufig, aber eine typische Seitensymptomatik ist die Ausnahme. Bei dringendem Verdacht auf eine Subarachnoidalblutung sollte auch bei Stauungspapille eine Liquorpunktion erwogen werden, die einen blutigen Liquor, der unter erhöhtem Druck steht, nachweist. Allerdings ist auch im CT die Diagnose in über 80% zu stellen. Die akute Blutung führt bisweilen zu EKG-Bildern, die an einen Myokardinfarkt denken lassen.

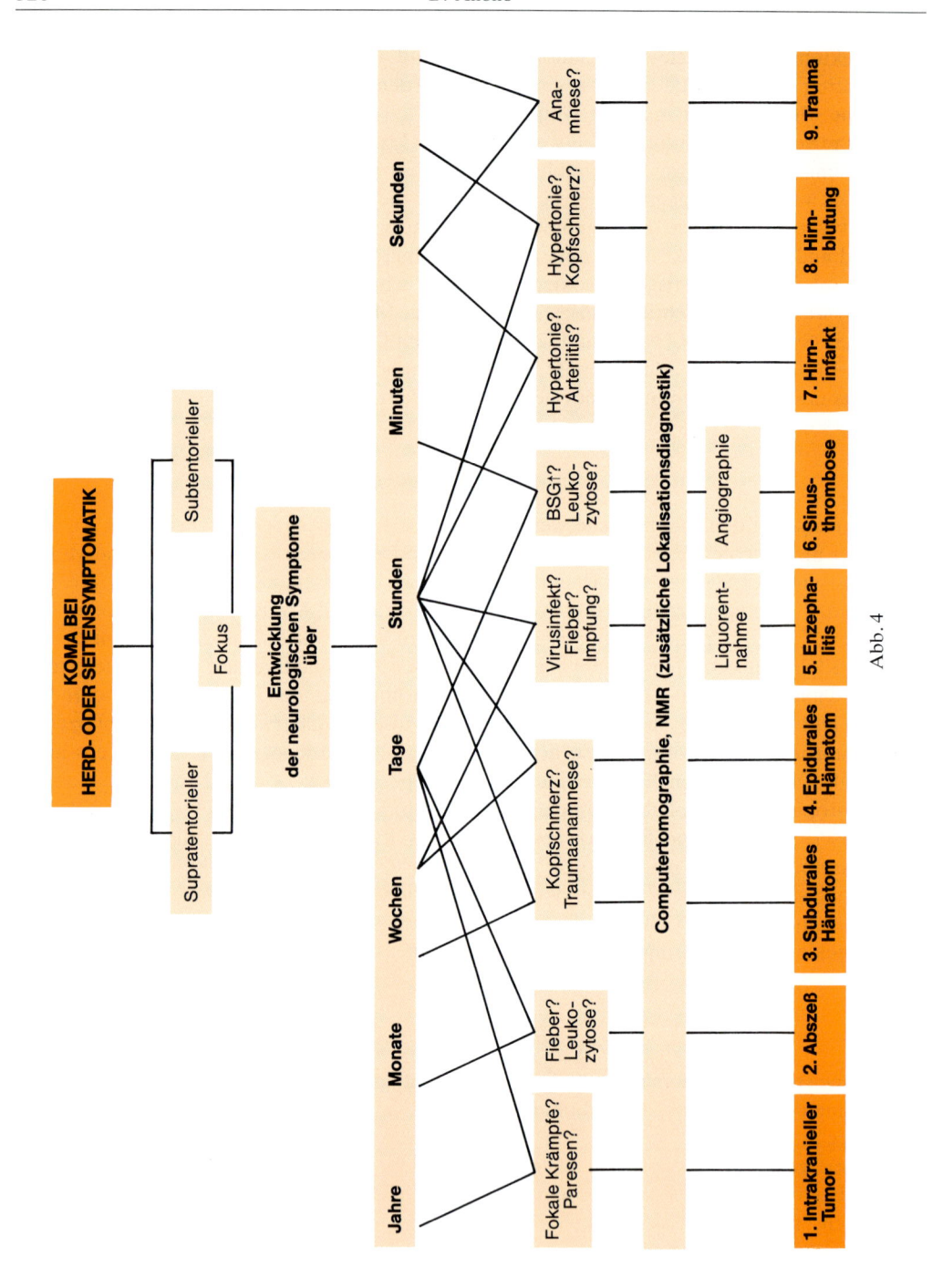

KOMA BEI HERD- ODER SEITENSYMPTOMATIK

Fokus
- Supratentorieller
- Subtentorieller

Entwicklung der neurologischen Symptome über

| Jahre | Monate | Wochen | Tage | Stunden | Minuten | Sekunden |

- Fokale Krämpfe? Paresen?
- Fieber? Leukozytose?
- Kopfschmerz? Traumaanamnese?
- Virusinfekt? Fieber? Impfung?
- BSG↑? Leukozytose?
- Hypertonie? Arteriitis?
- Hypertonie? Kopfschmerz?
- Anamnese

Computertomographie, NMR (zusätzliche Lokalisationsdiagnostik)

- Liquorentnahme
- Angiographie

1. Intrakranieller Tumor
2. Abszeß
3. Subdurales Hämatom
4. Epidurales Hämatom
5. Enzephalitis
6. Sinusthrombose
7. Hirninfarkt
8. Hirnblutung
9. Trauma

Abb. 4

4. Intrazerebrale Blutung

Eine **intrazerebrale Blutung** (s. auch Abb. 4), die in den Subarachnoidalraum vordringt, kann das Bild einer Subarachnoidalblutung vortäuschen. Allerdings findet sich oft ein umschriebener Herdbefund, so daß bei klinischem Verdacht eine Computertomographie durchzuführen ist.

5. Intrakranieller Tumor

Manchmal können auch **Tumoren der hinteren Schädelgrube** zu einer Nackensteifigkeit führen. Der protrahierte Verlauf und die Zeichen der Raumforderung weisen den Weg. Eine Stauungspapille ist häufig. Die Raumforderung wird im CT oder im NMR nachgewiesen.

Koma bei Herd- oder Seitensymptomatik (Abb. 4, Tab. 2)

Supratentorielle Prozesse führen über eine Einklemmung am Tentoriumsschlitz und eine Verschiebung nach kaudal zur Hirnstammschädigung, so daß eine **charakteristische Aufeinanderfolge von Funktionsstörungen** erst rostraler, dann weiter kaudaler Strukturen resultiert. Bei seitlicher Einklemmung kommt es früh zu einer Okulomotoriusparese auf der betroffenen Seite. Die zentrale Einklemmung beginnt oft als dienzephales Syndrom mit Aufmerksamkeitsstörungen und Schläfrigkeit, bevor Störungen der Atmung, der Augenmotorik und der Körpermotorik manifest werden.

Subtentorielle Prozesse führen über eine direkte Zerstörung von Hirnstammstrukturen (z. B. Ischämie) oder über eine Kompression von außen (z. B. Raumforderung der hinteren Schädelgrube) ins Koma. Typisch für eine direkte Zerstörung der Hirnstammstrukturen ist das **gleichzeitige Auftreten von Bewußtseinsverlust und charakteristischen Herdbefunden**. Bei Kompression finden sich oft Hyperventilation, enge fixierte Pupillen und eine Blicklähmung nach oben. Die Lokalisationsdiagnostik ist bei subtentoriellen Prozessen weniger erfolgreich, so daß dem subtil erhobenen neurologischen Befund besondere Bedeutung zukommt (Abb. 4).

1. Intrakranieller Tumor

Intrakranielle Tumoren, die sowohl extrazerebral (z. B. Meningiom) als auch intrazerebral entstehen können, bereiten nur selten Probleme in der Komadiagnostik, da sie den Patienten

Tab. 2. Endgültige Diagnose bei 382 Patienten mit der Aufnahmediagnose »unklares Koma« (nach PLUM, F., J. POSNER: The Diagnosis of Stupor and Coma. Davis, Philadelphia 1972).

Epidurales Hämatom	2
Subdurales Hämatom	21
Intrazerebrale Blutung	44
Hirntumoren	7
Hirninfarkt	42
Hirnabszeß	5
Meningitis und Enzephalitis	11
Subarachnoidalblutung	10
Hypoxie	51
Postiktales Koma	9
Exogene Vergiftungen	99
Metabolische Störungen	81

meist schon früher zum Arzt geführt haben. Krampfanfälle, sensible und motorische Ausfälle oder Hirnnervenläsionen gehen dem Koma in der Regel lange voraus. Dramatische Verläufe sind möglich, wenn es zu Blutungen in den Tumor kommt oder wenn der Tumor im Bereich des 3. Ventrikels zu einem plötzlichen Stop des Liquorflusses führt. Die Diagnose wird durch das CT und ergänzende Lokalisationsdiagnostik (NMR, EEG, Angiogramm) gesichert.

2. Hirnabszeß

Hirnabszesse sind klinisch insbesondere bei protrahiertem Verlauf oft nur schwer von Tumoren abgrenzbar. Fieber, Leukozytose, Zellvermehrung im Liquor und erniedrigter Liquorzucker sind oft, aber nicht notwendigerweise vorhanden. Die Abszeßentwicklung erfolgt hämatogen (z. B. Endokarditis, Bronchiektasen) oder durch Fortleitung beispielsweise nach Mittelohr- oder Stirnhöhleninfektion. Nach Schädelverletzungen oder Operationen werden Abszesse oft erst nach Monaten klinisch auffällig. Die Lokalisationsdiagnostik erfolgt wie beim intrakraniellen Tumor.

3. Subdurales Hämatom

Akute und subakute **subdurale Hämatome,** die innerhalb von Stunden lebensbedrohlich werden, sind typischerweise Komplikationen schwerer Schädelverletzungen, die ihrerseits oft schon ein Koma herbeigeführt haben. Außerordentlich uncharakteristische Veränderungen erschweren dagegen die Diagnose des chronischen subduralen Hämatoms. Ungefähr 80% der Patienten klagen über Kopfschmerzen, und der Schädel ist häufig klopfempfindlich, was oft noch beim soporösen Patienten nachweisbar ist. Charakteristisch ist eine auffällige Fluktuation der Symptome mit wechselnden neurologischen Befunden und Schwankungen der Bewußtseinslage innerhalb von Stunden. Die auslösenden Bagatelltraumen werden von den Patienten zumeist nicht erinnert. Pupillendifferenzen finden sich nur bei einer Minderheit der Patienten. Charakteristische Liquorbefunde sind Unterdruck und Xanthochromie, die aber nur in ca. 50% der Fälle beobachtet werden. Die Computertomographie ist die diagnostische Methode der Wahl.

4. Epidurales Hämatom

Die häufigste Form des **epiduralen Hämatoms** entsteht aus einer traumatisch bedingten Blutung der A. meningea media. Eine Blutung kann jedoch auch von anderen Gefäßen (Arterien und Venen) ausgehen. Obwohl die Blutung spontan zum Stillstand kommen kann, ist es die Regel, daß die zunehmende Raumforderung ohne Therapie innerhalb von Stunden bis Tagen ins Koma führt. Durch die vom Hämatom bewirkte seitliche Verschiebung kommt es relativ früh zu einer weiten lichtstarren Pupille auf der Hämatomseite bei gleichzeitiger Okulomotoriusparese. Das die Blutung verursachende Trauma ist oft so geringfügig, daß die Patienten nicht den Arzt aufsuchen. Das »freie Intervall« (zwischen traumatisch und blutungsbedingter Bewußtseinseinschränkung) wird nur bei einem Fünftel der Patienten beobachtet.

5. Enzephalitis

Verschiedene Formen der akuten demyelinisierenden **Enzephalitiden** können zu einem Koma mit ausgeprägter Herd- oder Seitensymptomatik führen. Hierzu zählt die akute perivenöse Enzephalitis nach Masern, Varizellen oder Röteln sowie die akute nekrotisierende hämorrhagische Enzephalitis unklarer Ätiologie mit dramatischem Verlauf. Die Anamnese (Virusinfekt), Fieber und ein Liquorbefund mit Pleozytose und Eiweißvermehrung weisen diagnostisch den Weg.

6. Sinusthrombose

Die **Sinusthrombose** ist nahezu immer die Folge einer allgemeinen Hyperkoagulabilität (z. B. Gravidität, Post-partum-Periode, Kontrazeptiva) oder eines lokal begünstigenden Geschehens (Gesichtsfurunkel, Abszesse, Otitis). Die BSG ist meistens stark beschleunigt, Leukozytose und Fieber sind die Regel. Ein Papillenödem und eine erhöhte Zellzahl mit Erythrozytenbeimischung im Liquor sind typisch. Bei der Sinus-cavernosus-Thrombose fällt eine Lidschwellung durch die lokale Stauung auf. Zur Sicherung der Diagnose ist in den meisten Fällen eine Angiographie erforderlich.

7. Hirninfarkt

Ein **Hirninfarkt** entsteht in den meisten Fällen auf dem Boden einer Arteriosklerose, wobei eine arterielle Hypertonie der wesentlichste Risikofaktor ist. Bei jüngeren Patienten muß auch an eine Arteriitis gedacht werden. Bei Kardiopathien ist neben einer Ischämie

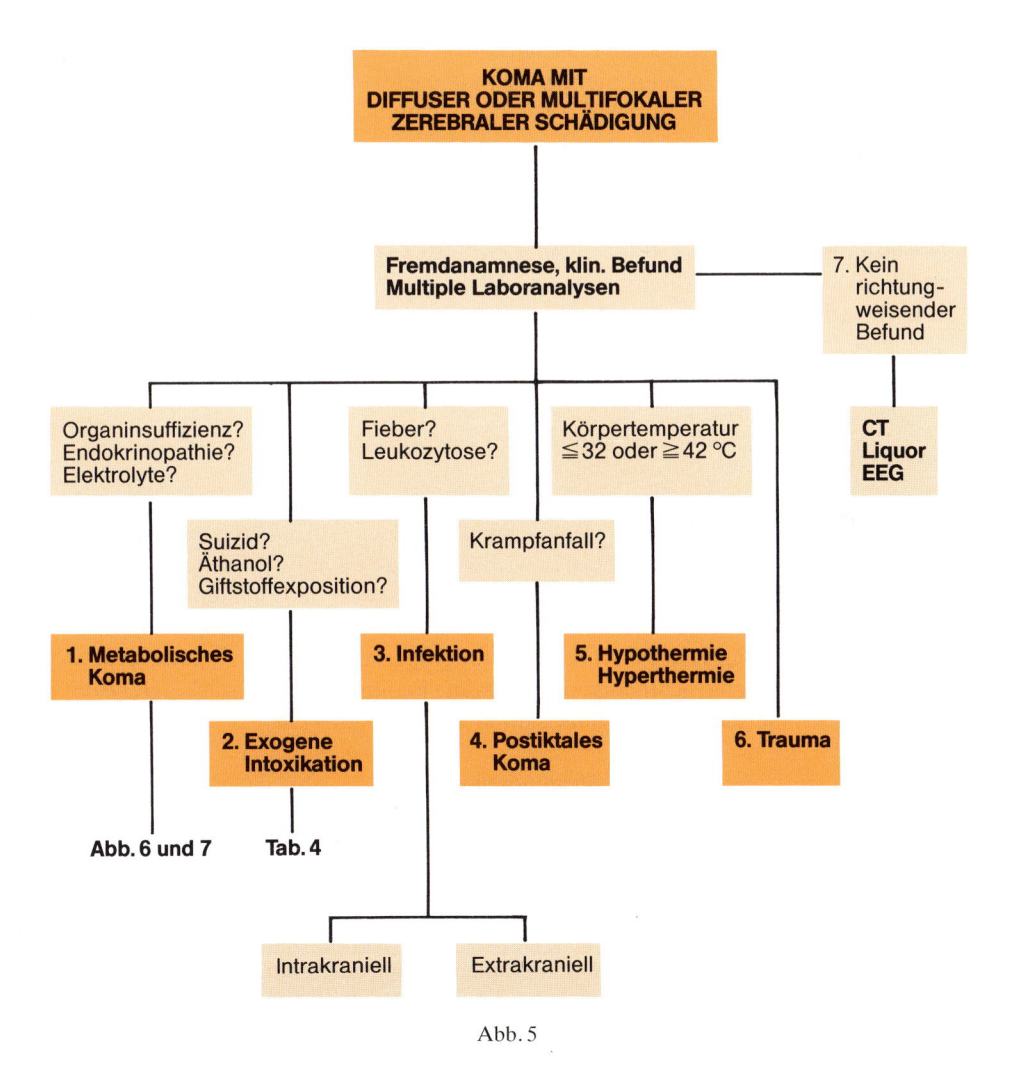

Abb. 5

durch hämodynamische Dekompensation differentialdiagnostisch an eine Embolie zu denken. In diesen Fällen setzt die klinische Symptomatik abrupter ein. Auch Gas- und Fettembolien führen zu zerebralen Ischämien. Sie sind jedoch durch die Anamnese (Tauchvorgang, Trauma) und extrazerebrale Manifestationen (Dyspnoe, Zyanose) sicher abzugrenzen. Bei supratentoriellen Infarkten kommt es seltener und dann als Folge eines Masseneffektes durch das begleitende Ödem mit einer zeitlichen Latenz zum Koma. Im Gegensatz dazu führen Infarkte bei Verschluß der A. basilaris häufig und rasch ins Koma. Eine Schädigung von Mittelhirn oder Brückenstrukturen ist mit Beginn der Symptomatik nachweisbar.

8. Hirnblutung

Hirnblutungen gehören zu den häufigsten Ursachen eines Komas. Meist handelt es sich um eine hypertone Massenblutung oder die Hämorrhagie geht von einer Gefäßfehlbildung (Aneurysma, Mikroangiom) aus. Das durch die Blutung ausgelöste Koma entsteht rasch. Eine Hemiplegie ist häufig. Vor dem Bewußtseinsverlust klagen fast alle Patienten über Kopfschmerzen. Die perakute Ausbildung des Komas spricht für einen Durchbruch in das Ventrikelsystem mit einer nachfolgenden abrupten Druckerhöhung in den Liquorräumen. Bei der Lumbalpunktion ist dann blutiger Liquor nachweisbar. Die Hirnblutung hat eine schlechte Prognose. Im CT zeigt sich das frische Hämatom als Zone erhöhter Dichte.

9. Trauma

Traumatische Einwirkung als unmittelbare Komaursache ist anamnestisch oder durch Verletzungsmarken fast immer feststellbar. Leichtere Formen können vom klinischen Bild eine metabolische Ursache vortäuschen. Der Verlauf mit Besserung innerhalb von Stunden erlaubt in diesen Fällen die Diagnose. Sekundäre Komplikationen (Blutungen!) können am traumatisch bedingten Koma mitbeteiligt sein.

Koma mit diffuser oder multifokaler zerebraler Schädigung (Abb. 5)

Bei diffuser oder multifokaler zerebraler Schädigung kommt es zur Funktionsstörung verschiedener Hirnabschnitte unter Einbeziehung beider Hirnhälften, so daß sich ein weitgehend symmetrisches Bild ergibt. Ein wichtiger Hinweis auf eine metabolische Genese der Bewußtlosigkeit ist der Nachweis der erhaltenen Reaktion der Pupillen auf Licht. Ist die Komaursache nicht unmittelbar erkennbar, muß man versuchen, aus Anamnese, Befund und breit angelegten Laboranalysen (s. Abb. 1) richtungweisende Befunde zu gewinnen. Störungen, die mit einer Beeinträchtigung akut vitaler Parameter (Blutdruck, Herzfrequenz, Blutzucker, Blutgasanalyse) einhergehen, sind in Abb. 2 dargestellt.

1. Metabolisches Koma

Komaursachen, die aus **extrazerebraler Organinsuffizienz, Endokrinopathie, Elektrolytstörung** oder **Stoffwechselerkrankung** resultieren, sind in Abb. 6 dargestellt.

2. Exogene Intoxikation

Exogene Intoxikationen gehören zu den Komaursachen, die bei raschem therapeutischen Handeln eine günstige Prognose erwarten lassen. Daraus ergibt sich die Notwendigkeit, bei jedem unklaren Koma frühzeitig die Möglichkeit einer Intoxikation in die Überlegung

Tab. 3. **Leitsymptome häufiger Vergiftungen.**	
Respiratorische Insuffizienz, Kreislaufinsuffizienz, Hypothermie, Reflexabschwächung, Drucknekrosen	Barbiturate
Respiratorische Insuffizienz, Kreislaufinsuffizienz, Reflexsteigerung, Muskeltonuserhöhung, Tachykardien, Erhöhung von CPK, GOT, GPT und LDH	Bromcarbamide
Krampfanfälle, motorische Unruhe, lebhaftes Pupillenspiel, Drucknekrosen, fehlende Atemlähmung	Methaqualon
Pupillen weit, oft entrundet und ohne Reaktion auf Licht, Tachykardie, Magen-Blasen-Darm-Atonie, Krampfanfälle, Muskelzuckungen, Mundtrockenheit	Glutethimid
Anticholinergisches Syndrom: Mydriasis, Fieber, Tachykardie, gerötete Haut, Mundtrockenheit, motorische Unruhe, Ataxie, gesteigerte Muskeleigenreflexe, Halluzinationen, Delirium, Atemlähmung	Atropin, Scopolamin, Antihistaminika, trizyklische Antidepressiva
Hypothermie, Dysarthrie, Muskelhypotonie, arterielle Hypotonie	Benzodiazepine
Bizarres neurologisches Syndrom: Muskelspasmen mit Opisthotonus, Tortikollis, Blickkrämpfen, Protrusio der Zunge, mimische Starre, Trismus	Neuroleptika
Hyperventilation, Schwitzen, Dehydratation, Fieber, Krampfanfälle, Hypoglykämie	Salizylate
Erbrechen, metabolische Azidose, Ikterus, akute Leberdystrophie, Hypoglykämie	Paracetamol
Foetor alcoholicus, Ataxie, Dysarthrie, Hypothermie, Hypoglykämie	Äthylalkohol
Stecknadelkopfgroße Pupillen, Bronchialhypersekretion (»Lungenödem«), Speichelfluß, Erbrechen, Schwitzen, Muskelfibrillationen, »Knoblauch«-Geruch	Alkylphosphate
Erbrechen, Durchfälle, Darmkoliken, Ikterus, Leberdystrophie	Knollenblätterpilze
Metabolische Azidose mit Anionenlücke	Methylalkohol Äthylenglykol
Geruch nach Bittermandelöl, hellrote Gesichtsfarbe, Hyperpnoe	Blausäure
Respiratorische Insuffizienz, stecknadelkopfgroße Pupillen ohne Reaktion auf Licht, Lungenödem	Opiate

miteinzubeziehen. Die Umstände beim Auffinden des Patienten erlauben häufig nicht nur die Verdachtsdiagnose, sondern geben meist auch Aufschluß über Art und Menge der verwendeten toxischen Substanz. Durch den gezielten toxikologischen Nachweis in Blut, Urin und Mageninhalt wird die Diagnose gesichert. Liegen keine Informationen über das auslösende Toxin vor, kann eine Eingrenzung und Definierung der Substanz durch toxikologisches Screening erfolgen. Bei der nahezu unbegrenzten Zahl der möglichen Toxine ist dieses Verfahren unter Umständen außerordentlich aufwendig. In Tab. 3 sind wichtige klinische Leitsymptome der häufigsten Gifte, soweit sie ins Koma führen können, zusammengestellt.

3. Infektion

Neben den in Abb. 3 besprochenen intrakraniellen Infektionen (Meningitis, [Meningo-] Enzephalitis) können auch **systemische Infektionen** durch Toxinwirkung zu Bewußtseinsstörungen führen, wobei allerdings oft intrazerebrale Absiedlungen differentialdiagnostisch erwogen werden müssen. Häufige Ursachen sind Sepsis, Endokarditis, Pneumonie, Typhus und Malaria. In den meisten Fällen bereitet das klinische Bild bei schwerster Allgemeininfektion keine Schwierigkeiten. Ein direkter oder serologischer Erregernachweis (Blutkulturen, KBR, dicker Tropfen) muß angestrebt werden. Beim Verdacht auf eine intrazerebrale Beteiligung ist eine Liquorentnahme angezeigt. Differentialdiagnostisch muß bedacht werden, daß auch nichtinfektiöse Komaursachen (z. B. zerebrale Blutungen) zu Temperaturanstiegen führen können. Die Anamnese und die sorgfältige neurologische Untersuchung erlauben hier eine Differenzierung.

4. Postiktales Koma

Auch wenn der Krampfanfall nicht beobachtet wurde und die Anamnese leer ist, kann nach der klinischen Untersuchung (Zungenbiß, Urin- und Stuhlabgang) oft die Verdachtsdiagnose **postiktale Bewußtlosigkeit** geäußert werden. Im weiteren Verlauf kommt es ohne therapeutische Maßnahmen zur schrittweisen Rückgewinnung des normalen Bewußtseins. Die Sicherung der Diagnose erfordert den Nachweis von Krampfpotentialen im EEG. Eine symptomatische Epilepsie im Rahmen anderer mit einem Koma einhergehender Erkrankungen (Hypoglykämie, hypertensive Enzephalopathie, Intoxikationen, Enzephalitis etc.) muß ausgeschlossen werden.

5. Hypothermie, Hyperthermie

Erst bei einer Körpertemperatur unter 32° C ist mit einer direkt durch die **Hypothermie** bedingten Bewußtseinsstörung zu rechnen. Ursache ist immer eine Auskühlung bei Kälteexposition. Da Bewußtlose nicht in der Lage sind, notwendige Schutzmaßnahmen zu ergreifen, muß die Möglichkeit erwogen werden, daß die Auskühlung Folge einer vorausgegangenen Bewußtlosigkeit ist.

Eine **Hyperthermie** als unmittelbare Komaursache wird nur als Folge des Hitzschlages beobachtet, da erst bei Temperaturen über 42° C der Hirnstoffwechsel signifikant geschädigt wird. Klinisch fällt die gerötete, warme und vor allem trockene Haut auf. Die Anamnese (Hitzeexposition) und die absolute Höhe der gemessenen Körpertemperatur sind diagnostisch entscheidend.

6. Trauma

Die traumatisch bedingte Bewußtlosigkeit beim **geschlossenen Schädel-Hirn-Trauma** setzt abrupt ein. Ein Fokalbefund ist oft nicht nachweisbar. Die Anamnese, das Vorhandensein oberflächlicher Verletzungsmarken (Ekchymosen, Ödem) sowie der Verlauf mit meist rascher Erholung innerhalb von Minuten bis Stunden erlauben eine diagnostische Einordnung ohne Schwierigkeiten. Pupillenreflexe und Augenmotorik bleiben meist erhalten. Störungen der Atmung, Bradykardie und Blutdruckabfall können passager auftreten. Es ist zu beachten, daß durch jedes Trauma Blutungen induziert werden können, die, unter Umständen nach einem freien Intervall, ihrerseits Bewußtseinsstörungen herbeiführen.

7. Kein richtungweisender klinischer Befund

Ergibt sich aus klinischer Untersuchung, Anamnese und Laboranalysen kein richtungweisender Befund, darf man nicht zögern, durch Computertomogramm, Kernspintomographie, Liquorentnahme und EEG eine weitere Klärung zu erreichen. Insbesondere beidseitige Subduralhämatome, aber auch Hirntumoren oder atypisch verlaufende Enzephalitiden können das Bild einer diffusen »metabolischen« Störung vortäuschen.

Metabolisches Koma bei Endokrinopathien und bei Elektrolytstörungen (Abb. 6)

1. Hypoglykämie, diabetisches Koma

Diabetisches Koma und Hypoglykämie werden durch die stets erforderliche Blutzuckerbestimmung im Rahmen der Kontrolle akut vitaler Parameter erfaßt (s. Abb. 2).

2. Thyreotoxische Krise

Eine **thyreotoxische Krise** kann meistens bereits aus der Vorgeschichte (bekannte Hyperthyreose, Strumaoperation, exogene Jodzufuhr) vermutet werden. Allerdings kommt es gerade bei älteren Menschen vor, daß eine oligosymptomatische Hyperthyreose (z. B. Tachyarrhythmia absoluta mit Myokardinsuffizienz) lange übersehen wird und schließlich dekompensiert. Tachykardie, Herzrhythmusstörungen, Unruhe, feinschlägiger Tremor, Adynamie und Hyperthermie gehen der Entwicklung des Komas voraus. Bei Patienten mit Morbus Basedow bestehen neben einer Struma (Schwirren!) oft richtungsweisende Augensymptome (Exophthalmus). Das Serumcholesterin ist charakteristischerweise erniedrigt. Bereits bei begründetem klinischen Verdacht muß eine Therapie begonnen werden, noch bevor die Erhöhung von Thyroxin, Trijodthyronin und freien Schilddrüsenhormonen die Diagnose sichert, wobei beachtet werden muß, daß die Höhe der Schilddrüsenhormonwerte nicht unbedingt mit der Schwere der klinischen Symptomatik korreliert.

3. Myxödemkoma

Das **hypothyreote Koma** ist eine mit hoher Letalität behaftete Komplikation einer über lange Zeit unbehandelten Hypothyreose. Der typische Aspekt mit myxödematösen Hautveränderungen führt oft schon zur Verdachtsdiagnose. Typisch sind auch Haarausfall, trockene, rauhe Haut, Hypothermie (selten unter 32° C) und Hyperkapnie, wobei der pCO_2 nur ausnahmsweise über 55 mmHg liegt. Perikard- und Pleuraergüsse werden beobachtet. Typisch ist auch eine Bradykardie. Die CPK ist als Ausdruck der hypothyreoten Myopathie häufig erhöht. Die erniedrigten Schilddrüsenhormonwerte (T_3, T_4 und freie Schilddrüsenhormone) erlauben zusammen mit dem klinischen Bild die Diagnose. Differentialdiagnostische Probleme ergeben sich gelegentlich durch die erniedrigten Schilddrüsenhormonwerte bei Schwerkranken, ohne daß hier eine Hypothyreose vorliegt. Die Messung der freien Hormonkonzentrationen (meist normal), des TBG und des TSH basal und nach TRH (nicht erhöht) erlauben die Abgrenzung von der Hypothyreose.

4. Addison-Krise

Die **Addison-Krise** beginnt mit zunehmender Adynamie und Gewichtsabnahme. Erbrechen und Diarrhoe sind häufig. Auslösende Faktoren für eine krisenhafte Verschlechterung der primären Nebennierenrindeninsuffizienz sind Infekte, Traumen oder Operationen. Klinisch wegweisend ist die ausgeprägte bräunliche Hyperpigmentation, insbesondere an Auflagestellen und Narben, deutlich auch an nichtbelichteten Arealen (Mamillen!) und Schleimhäuten. Weitere Symptome sind Hypotonie, Hypoglykämie, Hyponatriämie und Hyperkaliämie, wobei letztere bisweilen durch Erbrechen und Diarrhoe fehlt. Die Diagnose wird durch den fehlenden Anstieg des Serumcortisols nach Gabe von ACTH gesichert. Das basale Plasma-ACTH ist immer deutlich erhöht.

METABOLISCHES KOMA

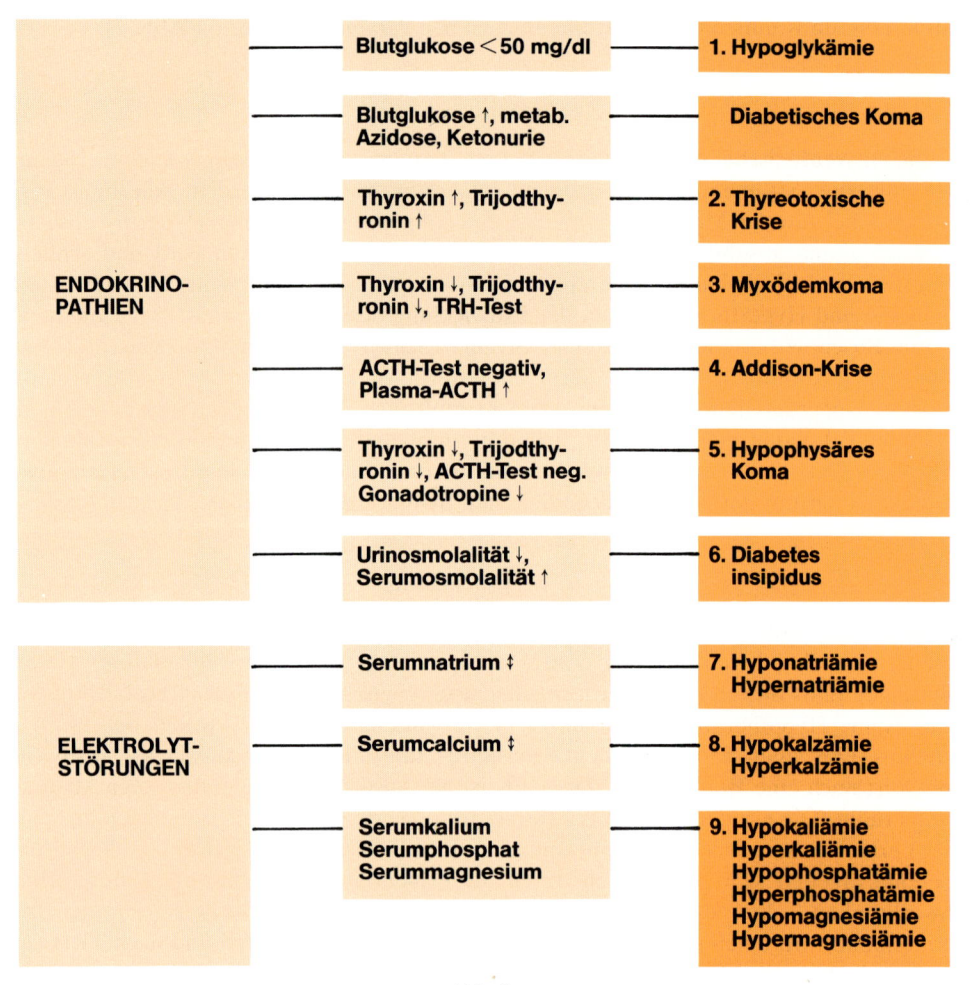

ENDOKRINO-PATHIEN
- Blutglukose < 50 mg/dl — 1. Hypoglykämie
- Blutglukose ↑, metab. Azidose, Ketonurie — Diabetisches Koma
- Thyroxin ↑, Trijodthyronin ↑ — 2. Thyreotoxische Krise
- Thyroxin ↓, Trijodthyronin ↓, TRH-Test — 3. Myxödemkoma
- ACTH-Test negativ, Plasma-ACTH ↑ — 4. Addison-Krise
- Thyroxin ↓, Trijodthyronin ↓, ACTH-Test neg. Gonadotropine ↓ — 5. Hypophysäres Koma
- Urinosmolalität ↓, Serumosmolalität ↑ — 6. Diabetes insipidus

ELEKTROLYT-STÖRUNGEN
- Serumnatrium ↕ — 7. Hyponatriämie / Hypernatriämie
- Serumcalcium ↕ — 8. Hypokalzämie / Hyperkalzämie
- Serumkalium, Serumphosphat, Serummagnesium — 9. Hypokaliämie / Hyperkaliämie / Hypophosphatämie / Hyperphosphatämie / Hypomagnesiämie / Hypermagnesiämie

Abb. 6

5. Hypophysäres Koma

Das **hypophysäre Koma** ist eine krisenhafte Verschlechterung des inadäquat bzw. nicht behandelten Panhypopituitarismus, ausgelöst durch Infekte, Operationen oder andere Belastungen. Ursächlich ist der Mangel an TSH und ACTH, der zum kombinierten Bild von Hypothyreose und sekundärer Nebennierenrindeninsuffizienz führt. Klinisch bedeutsam sind die Symptome des Hypogonadismus: fehlender Bartwuchs, kleine, weiche Testes, fehlende maskuline Körperbehaarung, fehlende Pubes- und Achselbehaarung. Die Haut ist dünn und blaß (ACTH-Mangel). Durch den Mangel an Wachstumshormonen werden Hypoglykämien begünstigt. Ursache sind zumeist Hypophysentumoren oder eine postpartale Hypophysennekrose (Sheehan-Syndrom). Der Nachweis eines fehlenden TSH-Anstieges nach TRH bei erniedrigtem T_4 und T_3, des unzureichenden Cortisolanstieges nach ACTH und der fehlenden Stimulierbarkeit der erniedrigten Gonadotropine durch LH-RH beweisen die Diagnose. Allerdings muß bereits bei klinisch begründetem Verdacht mit einer Behandlung begonnen werden, da bis zur Analyse der Hormonparameter wertvolle Zeit verlorengeht.

6. Diabetes insipidus

Erfolgt beim **Diabetes insipidus** keine ausreichende Flüssigkeitssubstitution bzw. adäquate pharmakologische Therapie (im Anschluß an Operationen!), entwickelt sich in kürzester Zeit durch den massiven Wasserverlust bei anhaltender Polyurie ein bedrohliches Krankheitsbild. Tachykardie, Unruhe und Fieber gehen der Bewußtseinseintrübung voraus. Trotz der erheblichen Dehydratation findet sich ein niedriges spezifisches Gewicht des Urins (<1010) und eine Urinosmolalität von weniger als 290 mosmol/kg. Gleichzeitig kommt es zu einem zunehmenden Anstieg der Serumosmolalität mit Hypernatriämie.

7. Hypernatriämie, Hyponatriämie

Störungen der Natriumhomöostase sind eng mit der Serumosmolalität und dem Wasserhaushalt (Dehydratation, Wasserintoxikation) gekoppelt (s. Kap.»Hypernatriämie und Hyponatriämie«). Bei einer **Hypernatriämie** über 160 mmol/l werden die Patienten im allgemeinen symptomatisch. Der Schweregrad der Symptome hängt dabei von der absoluten Höhe des Serumnatriums und von der Geschwindigkeit der Entwicklung der Hypernatriämie ab. Häufig handelt es sich um ältere Patienten mit den klinischen Zeichen der Dehydratation. Delirium und erhöhter Muskeltonus gehen dem Koma voraus.

Ein rasches Absinken des Serumnatriums auf 125 mmol/l kann bereits zu klinischen Symptomen führen, während eine chronische **Hyponatriämie** oft erst bei einem Natriumspiegel unter 110 mmol/l klinisch auffällig wird. Die Symptomatik ist unspezifisch mit allgemeiner Schwäche, Apathie, Unruhe, Kopfschmerzen, Tremor, Krampfanfällen, Verwirrtheit und Delir. Bei der Differentialdiagnose ist zu bedenken, daß zahlreiche Erkrankungen des zentralen Nervensystems (z. B. Enzephalitis, Meningitis, Tumoren etc.), die zu schweren Bewußtseinsstörungen führen können, mit einer Hyponatriämie einhergehen.

8. Hyperkalzämie, Hypokalzämie

Die **Hyperkalzämie** beginnt mit Polyurie, Dehydratation, Adynamie, Anorexie, Übelkeit, Erbrechen und Obstipation. Bei der hyperkalzämischen Krise kommt es, manchmal dramatisch innerhalb von Stunden, zur Bewußtseinseintrübung mit Halluzinationen, Verwirrtheit, Depression, Somnolenz und schließlich zum Koma. Die häufigsten Ursachen sind primärer Hyperparathyreoidismus und paraneoplastische Hyperkalzämie (Differentialdiagnose s. Kap. »Hyperkalzämie«). Die akute Verschlechterung wird nicht selten durch eine Immobilisation des Patienten ausgelöst. Der Calciumspiegel, der zur auslösenden Krise führt, ist für einzelne Patienten sehr unterschiedlich. Bei einem Wert von 8,0 mval/l ist stets mit dem Beginn einer krisenhaften Verschlechterung zu rechnen.

Die **Hypokalzämie** ist durch eine gesteigerte neuromuskuläre Erregbarkeit mit Tetanien charakterisiert. Zerebrale Krampfanfälle und leichtere Bewußtseinsstörungen sind nicht ungewöhnlich, ein tiefes Koma ist jedoch extrem selten (zur Differentialdiagnose s. Kap. »Hypokalzämie«).

9. Störungen im Kalium-, Phosphat- oder Magnesiumhaushalt

Hyper- oder **Hypokaliämie** als Ursache eines Komas sind extrem selten, da kardiale Komplikationen der Beeinträchtigung der zerebralen Funktion vorausgehen. Leichtere Bewußtseinsstörungen wie Apathie und Verwirrtheit werden jedoch manchmal bei Hypokaliämie beobachtet.

Eine akute **Hypophosphatämie** ist symptomlos. Die andauernde Hypophosphatämie kann mit Anorexie, Schwindel und Muskelschwäche einhergehen. Ein CPK-Anstieg weist auf eine Rhabdomyolyse hin. Zum Vollbild eines Komas kommt es praktisch nie.

Eine klinisch relevante **Hypermagnesiämie** wird nur als Folge einer Magnesiumintoxikation bei Patienten mit eingeschränkter Nierenfunktion beobachtet. Konzentrationen über 12 mval/l sind lebensbedrohlich. Klinische Symptome sind Hypothermie, Hypotonie, Abschwächung der Reflexe und respiratorische Insuffizienz. Ein klinisch bedeutsamer **Magnesiummangel** ist außerordentlich selten und manifestiert sich mit Tremor, Tetanien und zerebralen Krämpfen. Als Komaursache spielt die Hypomagnesiämie praktisch jedoch keine Rolle.

Metabolisches Koma bei Organinsuffizienz und bei sonstigen Ursachen (Abb. 7)

1. Urämie

Foetor uraemicus, Hyperventilation bei metabolischer Azidose, Muskelfaszikulation und Myoklonien sind typisch für die **urämische Enzephalopathie.** Zerebrale Krampfanfälle werden durch die häufig begleitende arterielle Hypertonie begünstigt. Bei chronisch renaler Insuffizienz fällt die hyperpigmentierte und doch blaß wirkende Haut (renale Anämie) auf. Anamnestisch wird über Übelkeit und Brechreiz berichtet. Es besteht eine erhöhte Blutungsneigung, bei der Auskultation läßt sich häufig eine urämische Perikarditis nachweisen. Die deutliche Erhöhung der Retentionswerte, die metabolische Azidose und der klinische Aspekt sichern die Diagnose. Differentialdiagnostisch schwierig ist gelegentlich die Abgrenzung zur hypertensiven Enzephalopathie.

2. Hepatisches Koma

Bei Patienten mit **hepatischer Enzephalopathie** läßt sich stets eine hochgradige Leberschädigung nachweisen, entweder als akut verlaufende Leberdystrophie bei fulminanter Hepatitis oder bei Intoxikation **(Leberzerfallskoma)** oder als Verschlechterung einer chronisch fortschreitenden Zerstörung bei Leberzirrhose **(Leberausfallskoma).** Die Bewußtseinsstörung beginnt mit verminderter Aufmerksamkeit und schreitet über zunehmende Verwirrtheit weiter zu Stupor und Koma. Charakteristisch für das sich entwickelnde Koma ist der sogenannte Flapping-Tremor. Foetor hepaticus und Ikterus sind wegweisende Symptome. Bei akuter Leberzellnekrose stehen Transaminasenanstieg, absinkende Gerinnungsfaktoren und Aminoazidurie im Vordergrund. Ammoniak und Bilirubin sind anfangs oft nur mäßig erhöht. Im Gegensatz dazu kann beim Leberausfallskoma eine Transaminasenerhöhung völlig fehlen. Eine deutliche Ammoniakerhöhung ist aber stets nachweisbar. Der klinische Aspekt mit den Stigmata der chronischen Lebererkrankung (Aszites, Palmarerythem, Spider-Naevi etc.) erleichtert die Diagnose. Fast immer lassen sich auslösende Faktoren (gastrointestinale Blutung, Hypokaliämie, Infektionen) für eine Verschlechterung der hepatischen Enzephalopathie eruieren. Differentialdiagnostisch ist daran zu denken, daß auch sekundäre Störungen im Rahmen der Lebererkrankung an Bewußtseinsstörungen mitwirken können

METABOLISCHES KOMA

ORGANINSUFFIZIENZ
- Kreatinin ↑, Harnstoff ↑, metab. Azidose → **1. Urämie**
- Bilirubin ↑, NH₃ ↑, Transaminasen ↑, Aminoazidurie → **2. Hepatisches Koma**
- pCO_2 ↑, pO_2 ↓ → **3. Respiratorische Insuffizienz**

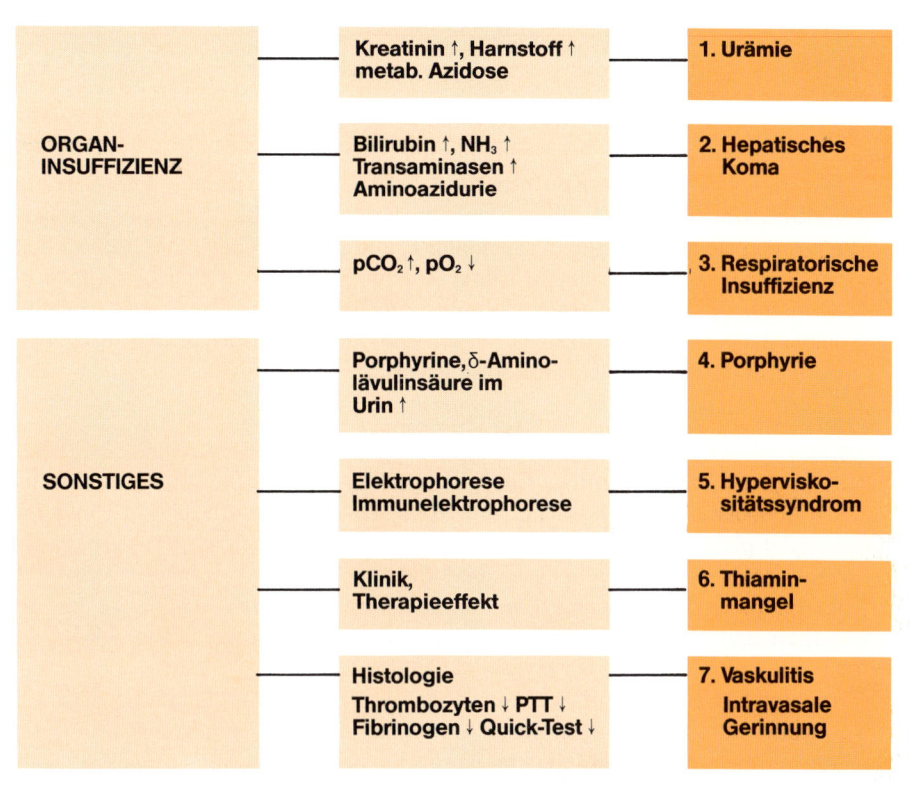

SONSTIGES
- Porphyrine, δ-Aminolävulinsäure im Urin ↑ → **4. Porphyrie**
- Elektrophorese, Immunelektrophorese → **5. Hyperviskositätssyndrom**
- Klinik, Therapieeffekt → **6. Thiaminmangel**
- Histologie, Thrombozyten ↓ PTT ↓, Fibrinogen ↓ Quick-Test ↓ → **7. Vaskulitis, Intravasale Gerinnung**

Abb. 7

(Hypoglykämie, Verbrauchskoagulopathie, subdurales Hämatom bei hämorrhagischer Diathese).

3. Respiratorische Insuffizienz

Eine respiratorische Insuffizienz wird bereits im Rahmen der Kontrolle akut vitaler Parameter (s. Abb. 2) erfaßt. Bei der **chronischen respiratorischen Insuffizienz** ist es die Hyperkapnie, die beginnend mit Kopfschmerzen über zunehmende Schläfrigkeit ins Koma führt (CO_2-Narkose), da die Patienten an niedrige pO_2-Werte adaptiert sind. Der klinische Aspekt mit ausgeprägter Zyanose führt zur Verdachtsdiagnose, die durch die Blutgasanalyse rasch gesichert wird. Die Diagnose ist nur dann problematisch, wenn ein Patient mit grenzwertiger pulmonaler Funktion nach Sedativaüberdosierung dekompensiert und das Koma als Schlafmittelintoxikation fehlgedeutet wird.

4. Porphyrie

Bei der akut intermittierenden Form der **Porphyrie** beobachtet man Erregungszustände, Halluzinationen, Bewußtseinstrübungen bis zum Koma. Gelegentlich treten Hirnnervenlähmungen auf, vorübergehende Erblindung (Spasmen der Retinalarterien) und Krampfanfälle. Häufig läßt sich eine Polyneuropathie nachweisen, entweder vom Typus der Mononeuropathia multiplex oder als rasch aufsteigende generalisierte schwere Polyneuropathie oder Polyradikulopathie. Die zugrundeliegende genetisch bedingte Stoffwechselstörung hat einen vermehrten Anfall von δ-Aminolävulinsäure, Porphobilinogen und Uro- und Koproporphyrinen zur Folge, die im Urin erfaßt werden können.

5. Hyperviskositätssyndrom

Im Rahmen von ausgeprägten Paraproteinämien kann es zur Entwicklung eines **Hyperviskositätssyndroms** kommen. Dies trifft insbesondere für eine monoklonale IgM-Erhöhung zu (Morbus Waldenström), da es zu einer Polymerisierung der Moleküle kommen kann. In diesen Fällen findet sich gleichzeitig eine erhöhte Blutungsbereitschaft. Die Patienten klagen anfangs über Konzentrationsstörungen, später kommt es zu Verwirrtheitszuständen und in seltenen Fällen zum Koma. Bei der Augenhintergrunduntersuchung fallen Netzhautblutungen und segmentale Venenerweiterungen auf. Die Diagnose wird durch Nachweis der Paraproteinämie in der Immunelektrophorese gesichert.

6. Thiaminmangel

Thiaminmangel führt zur **Wernicke-Enzephalopathie,** die typischerweise bei chronischen Alkoholikern beobachtet wird. Ursache sind Nekrosen in paraventrikulären Regionen des Thalamus und der periaquäduktalen Strukturen. Klinisch finden sich immer Augensymptome mit Nystagmus, Abduzensparesen beidseits und anderen Motilitätsstörungen bis zur vollständigen Ophthalmoplegie und manchmal weiten lichtstarren Pupillen. Anfänglich zeigen sich Desorientiertheit und mangelnde Konzentrationsfähigkeit bis hin zum Bild der Korsakow-Psychose. Ataxie und orthostatische Hypotonie sind weitere charakteristische Befunde. Ein voll ausgebildetes Koma wird nur ausnahmsweise beobachtet. Die Diagnose wird klinisch gestellt. Hinweise auf andere Folgen eines Alkoholabusus (z.B. Polyneuropathie, Hepatopathie) sind hilfreich. Bei begründetem Verdacht ist immer ein Therapieversuch mit hochdosiertem Thiamin angezeigt, dessen Ausgang zur Sicherung der Diagnose beiträgt.

7. Vaskulitis und intravasale Gerinnung

Alle **Vaskulitiden** können bei Einbeziehung des Gehirns zu diffuser bzw. multifokaler Ischämie und über diesen Mechanismus ins Koma führen. Die zerebrale Beteiligung ist jedoch nur ein Teilaspekt der Grunderkrankung und extrazerebrale Manifestationen erlauben die histologische Sicherung der Diagnose durch gezielte Biopsie. Im Rahmen einer **Verbrauchskoagulopathie** mit intravasaler Gerinnung kommt es zu Fibrinablagerungen in unterschiedlichen Organen mit nachfolgender diffuser Ischämie. Zusätzliche Blutungen können zu weiterer Funktionsbeeinträchtigung führen. Eine Analyse der Gerinnungsparameter zeigt eine Erniedrigung des Fibrinogens, der Thrombozyten und eine Verlängerung der Prothrombinzeit und der partiellen Thromboplastinzeit.

Differentialdiagnostisches Spektrum

Fokale, zerebrale Schädigung

Blutungen
Subdural
Subarachnoidal
Epidural
Intrazerebral

Durchblutungsstörungen
Hirninfarkt
Sinusthrombose

Tumoren
Glioblastom
Meningiom
Astrozytom etc.
Lymphome
Metastasen

Infektionen
Meningitis
Enzephalitis
Hirnabszeß
Zerebrale Malaria
Toxoplasmose

Diffuse oder multifokale zerebrale Schädigung

Primäre Erkrankungen von Neuronen oder Gliazellen
Creutzfeldt-Jakob-Erkrankung
Morbus Pick
Morbus Alzheimer
Chorea Huntington
Lipidspeicherkrankheiten
Diffuse Sklerose Schilder
Leukodystrophie

Erkrankungen mit sekundärer Schädigung von Neuronen und Gliazellen
Mangel an Sauerstoff, Substrat oder Vitaminen
    Hypoxie
        Verminderter Sauerstoffpartialdruck
            Lungenerkrankungen
            Alveoläre Hypoventilation
            Erniedrigung des pO_2 in der Atmosphäre
        Normaler Sauerstoffpartialdruck
            Anämie
            Kohlenmonoxidvergiftung
            Methämoglobinämie

Ischämie
    Verminderte Perfusion bei erniedrigtem Herzminutenvolumen
        Asystolie, Herzrhythmusstörungen, Adams-Stokes-Anfall
        Herzinfarkt
        Myokardinsuffizienz
        Aortenstenose
        Lungenembolie
    Verminderte Perfusion durch Absinken des peripheren Widerstandes
        Hypersensitiver Karotissinus
    Verminderte Perfusion durch Erhöhung des vaskulären Widerstandes
        Hypertensive Enzephalopathie
        Hyperviskositätssyndrom (Polyzythämie, Kryoglobulinämie, Makroglobulinämie)
    Verminderte zerebrale Perfusion durch multiple Verschlüsse der kleinen Gefäße
        Verbrauchskoagulopathie
        Lupus erythematodes
        Endokarditis
        Fettembolie
Hypoglykämie
Vitaminmangel
    Thiamin (Wernicke-Enzephalopathie)
    Pyridoxin
    Vitamin B_{12}
Trauma
Commotio
Contusio
Krampfanfall

Extrazerebrale Organstörungen
    Über- oder Unterfunktion endokriner Organe
        Hypophyseninsuffizienz
        Schilddrüsenüber- oder -unterfunktion
        Hyper- oder Hypoparathyreoidismus
        Morbus Addison
        Diabetes mellitus, Insulinom
    Nichtendokrine Organe
        Leber (hepatisches Koma)
        Niere (Urämie)
        Lunge (CO_2-Narkose)
    Systemische Erkrankungen
        Porphyrie

Exogene Gifte
    Barbiturate
    Nichtbarbiturathaltige Schlafmittel
    Tranquilizer
    Äthanol
    Opiate
    Anticholinergika

Salicylate
Organische Phosphatate
Psychopharmaka
u. a.

Störungen des Ionen- oder Säure-Basen-Haushaltes
Hyper- und Hyponatriämie, Dehydratation und Wasserintoxikation
Alkalose und Azidose
Hyper- und Hypokalzämie
Hypokaliämie

Infektionen
Intrakraniell
    Meningitis
    Enzephalitis
Extrakraniell
    Pneumonie
    Sepsis, Endokarditis
    Typhus
    Malaria

Störungen der Temperaturregulation
Hypothermie
Hitzschlag

Literatur

ADAMS R D. Coma and related disturbances of consciousness. In: THORN G W, ADAMS R D, BRAUNWALD E, ISSELBACHER K J, PETERSDORF R G. Harrison's principals of internal medicine. 8. Aufl. New York: McGraw-Hill 1977, pp 114–22.

FISHER C C M. The neurological examination of the comatose patient. Acta Neurol Scand 1969; 45 (Suppl. 6): 1–23.

PLUM F, POSNER R. Diagnosis of stupor and coma. 3rd ed. Philadelphia: Davies 1980.

ROPPER A H, MARTIN J B. Coma and other disorders of consciousness. In: PETERSDORF R G, ADAMS R D, BRAUNWALD E, ISSELBACHER K J, MARTIN J B, WILSON J D (eds). Harrison's principals of internal medicine. 10. Aufl. New York: McGraw-Hill 1983, pp 124–31.

Schwellungen im Halsbereich

W. Winkelmann

Definition und Abgrenzung

Unter Schwellungen im Halsbereich sollen im folgenden nur solche Halsveränderungen verstanden werden, die durch äußere Inspektion oder Palpation erfaßt werden können und dadurch zum Leitsymptom werden. Schwellungen im Halsbereich entstehen durch eine Volumenzunahme einzelner oder mehrerer in der Halsregion gelegener Organe. Dies sind Schilddrüse, Lymphknoten, Speicheldrüsen, Nebenschilddrüsen, Haut, Unterhautgewebe, Gefäße, Muskulatur oder Skelettsystem. Umschriebene Schwellungen können auch von Resten embryonaler Strukturen ausgehen (z. B. branchiogene Zysten).

Diagnostisches Vorgehen

Besteht eine Halsschwellung, so muß zuerst eine Organzuordnung angestrebt werden. Bereits durch einfache klinische Untersuchungsverfahren wie Inspektion und Palpation sowie durch Berücksichtigung allgemeiner Krankheitssymptome sind erste differentialdiagnostische Abgrenzungen möglich. Bei der Palpation vergrößerter Lymphknoten ergeben sich z. B. wichtige Hinweise aus deren Konsistenz, Verschieblichkeit und Druckempfindlichkeit. Eine Struma läßt sich im allgemeinen durch Inspektion bzw. Palpation diagnostizieren. Eine weitergehende Differenzierung unterschiedlicher Formen von Halsschwellungen kann durch zusätzliche Maßnahmen wie Sonographie, Computertomographie, Szintigraphie und Histologie bzw. Zytologie erfolgen (Abb. 1).

Lymphknotenschwellung

Am häufigsten sind **Lymphknotenschwellungen** nachweisbar. Bei den vorwiegend im oberen Halsbereich, im Kieferwinkel und vor dem M. sternocleidomastoideus palpablen, mäßig derben und bis linsengroßen Lymphknotenschwellungen handelt es sich sehr häufig um persistierende Narbenstadien nach früherer Lymphadenitis. Schmerzhafte, akut auftretende Lymphknotenschwellungen weisen auf eine regionäre **akute Lymphadenitis** hin. Bei Lokalisation im oberen Halsbereich kommen primäre Entzündungsherde wie Pharyngitis, Tonsillitis, Seitenstrangangina, Zahnerkrankungen und Entzündungen der Kopfschwarte in Betracht. Akute Virusinfektionen können zu Lymphknotenschwellungen im oberen Halsbereich führen. Die meist schmerzlosen, kleinen Lymphknoten sind retroaurikulär, nuchal, okzipital (Rubeola), unterhalb des Kieferwinkels, aber auch im mittleren Halsbereich hinter dem M. sternocleidomastoideus (Mononukleose) lokalisiert. Für die Toxoplasmose sind kleine perlschnurartig angeordnete nuchale Lymphknotenschwellungen charakteristisch.
Auch die **Tuberkulose** kann Ursache typischer Lymphknotenschwellungen sein. Diese Lymphome entwickeln sich besonders in der mittleren und oberen seitlichen Halsregion. Sie sind relativ derb und druckschmerzhaft; bei mehr als kirschgroßen tuberkulösen Lymphomen besteht eine Tendenz zur Einschmelzung und Fistelbildung.

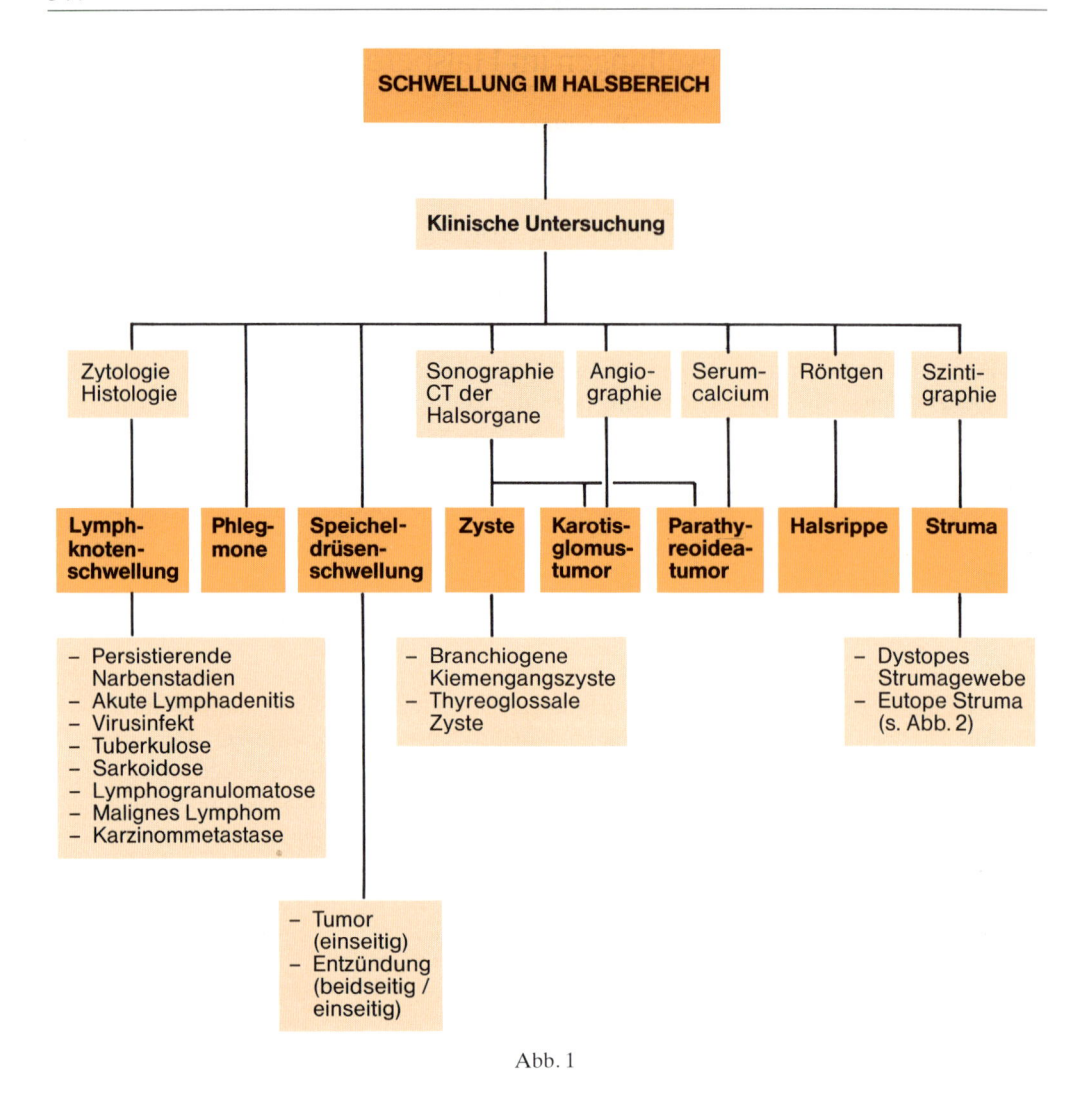

```
                    SCHWELLUNG IM HALSBEREICH
                              │
                    Klinische Untersuchung
                              │
   ┌──────────┬───────────────┼──────────┬──────────┬──────────┐
Zytologie              Sonographie   Angio-    Serum-     Röntgen    Szinti-
Histologie             CT der        graphie   calcium               graphie
                       Halsorgane
```

| Lymph-knoten-schwellung | Phleg-mone | Speichel-drüsen-schwellung | Zyste | Karotis-glomus-tumor | Parathy-reoidea-tumor | Halsrippe | Struma |

- Persistierende Narbenstadien
- Akute Lymphadenitis
- Virusinfekt
- Tuberkulose
- Sarkoidose
- Lymphogranulomatose
- Malignes Lymphom
- Karzinommetastase

- Branchiogene Kiemengangszyste
- Thyreoglossale Zyste

- Dystopes Strumagewebe
- Eutope Struma (s. Abb. 2)

- Tumor (einseitig)
- Entzündung (beidseitig / einseitig)

Abb. 1

Die **Sarkoidose** kann zu granulomatösen Lymphknotenschwellungen führen, die bevorzugt hinter dem M. sternocleidomastoideus und supraklavikulär auftreten.

Eine einseitige derbe, nicht druckschmerzhafte Lymphknotenschwellung im oberen Halsbereich (Kieferwinkel) ist verdächtig auf das Vorliegen einer **regionären Metastasierung** bei Karzinom im Pharynx- und Larynxbereich. Lymphknotenschwellungen im unteren Halsbereich, besonders supraklavikulär, sind überwiegend maligne. Bei jüngeren Patienten kommt bevorzugt die **Lymphogranulomatose** in Betracht, bei älteren ist besonders an das maligne Lymphom **(Non-Hodgkin-Lymphom)** und an Karzinommetastasen zu denken. Die isolierte, im Klavikularwinkel lokalisierte sogenannte Virchow-Drüse bei Magenkarzinom ist klinisch nur selten nachzuweisen. Das Bronchialkarzinom kann unter Umständen frühzeitig in die Halslymphknoten metastasieren. Auch Metastasen eines noch okkulten Schilddrüsenkarzinoms kommen in Betracht.

Lymphknotenschwellungen infolge persistierender Narbenzustände sowie im Rahmen von bakteriellen oder Virusinfekten lassen sich differentialdiagnostisch im allgemeinen durch die klinische Untersuchung abgrenzen. In den übrigen Fällen gelingt die Klärung durch Feinnadelbiopsie mit nachfolgender Zytologie bzw. durch die Histologie nach Lymphknotenexstirpation.

Phlegmonöse Halsweichteilschwellung

Eine **phlegmonöse Schwellung** der Halsweichteile infolge einer meist von der Mundhöhle ausgehenden akuten Entzündung kann durch Inspektion und Palpation diagnostiziert werden.

Speicheldrüsenschwellung

Schwellungen der Speicheldrüse durch einen Tumor (einseitig) oder durch Entzündungen (ein- oder beidseitig, Sjögren-Syndrom) sind durch Inspektion und Palpation nachzuweisen. Bei der Parotisschwellung ist das Ohrläppchen in charakteristischer Weise abgehoben. Weitere Aufschlüsse wie z. B. über einen Speichelstein als Ursache einer entzündlichen Schwellung lassen sich mit Hilfe zusätzlicher Untersuchungsverfahren wie z. B. Sialographie gewinnen. Gelegentlich können eine Probeexzision und die histologische Diagnostik erforderlich sein.

Halszysten

Bei Jugendlichen oder jüngeren Erwachsenen bis zum 40. Lebensjahr kann sich als kongenitale Mißbildung medial am oberen M. sternocleidomastoideus eine branchiogene Kiemengangszyste (laterale Halszyste) entwickeln. Die Größe der Schwellung ist variabel, die Konsistenz prall-elastisch. In der Halsmitte kann sich unterhalb des Hyoids besonders bei Kindern und Jugendlichen eine thyreoglossale Zyste ausbilden, die vom Ductus thyreoglossus ausgeht. Differentialdiagnostisch lassen sich diese Zysten mit Hilfe der Sonographie bzw. Computertomographie von soliden Tumoren abgrenzen. Entzündungen der Zysten sind möglich, die entzündliche Schwellung läßt sich dann gelegentlich von einer Lymphadenitis mit Einschmelzung schwer unterscheiden.

Karotisglomustumor

Hinter der Bifurkation der Karotis kann sich ein **Karotisglomustumor** entwickeln. Es handelt sich dabei um eine Nerven-Gefäß-Geschwulst. Der Palpationsbefund ist dadurch charakterisiert, daß der Tumor sich nach lateral, nicht jedoch nach kranial und kaudal verschieben läßt. Der Nachweis gelingt mittels Doppler-Sonographie und Karotisangiographie.

Nebenschilddrüsentumor

Sehr selten kann ein **Parathyreoideatumor** als tastbare Schwellung imponieren, es handelt sich dann überwiegend um ein Malignom. Die Diagnose kann aufgrund des Leitsymptoms Hyperkalzämie gestellt werden.

Halsrippe

Halsrippen können gelegentlich eine Schwellung vortäuschen. Der Palpationsbefund mit charakteristischer knochenharter Konsistenz und eine Röntgenaufnahme sichern die Diagnose.

Struma

Eine Schilddrüsenvergrößerung wird rein deskriptiv als **Struma** bezeichnet, wenn die Seitenlappen der Schilddrüse größer sind als die Endphalanx des Daumens des untersuchten Patienten. Die Klassifizierung der Strumagröße ist aus Tab. 1 zu ersehen.

Eine Struma kann zwar durch Inspektion und Palpation diagnostiziert werden, die Abgrenzung der verschiedenen möglichen Formen erfordert jedoch oft umfangreiche diagnostische Maßnahmen. Abb. 2 zeigt die Basisdiagnostik zur differentialdiagnostischen Abklärung einer Struma. Wichtige initiale Bestandteile dieser Diagnostik sind eine gründliche Anamnese und eine sorgfältige klinische Untersuchung. Die folgenden Fragen sollten anamnestisch geklärt werden: familiäre Belastung, Jodmangelgebiet, Geschwindigkeit des Strumawachstums, strumigene Substanzen, besondere lokale Beschwerden wie Dyspnoe, Schluckbeschwerden, Heiserkeit und Schmerzen. Als strumigen wirksame Substanzen kommen in Betracht Thyreostatika, jodhaltige Medikamente, Pyrazolonderivate, Phenylbutazon und Lithium. Zur Anamnese gehört auch die Abgrenzung hyperthyreoter und hypothyreoter Symptome. Die klinische Untersuchung beginnt mit der Inspektion bei leichter Reklination des Kopfes. Anschließend erfolgt mit beiden Händen von dorsal die genaue Palpation der Schilddrüse einschließlich Kieferwinkel und Halslymphknoten. Die Untersuchung gibt Aufschluß über Größe, Verschieblichkeit, Konsistenz, Schmerzhaftigkeit und Knotenbildungen innerhalb der Struma. Die diffuse euthyreote Struma ist durch weiche, meist schwammartige Konsistenz charakterisiert, sie ist überwiegend symmetrisch. Spontane Größenänderung durch Streß, Menstruation etc. wird nicht selten beobachtet. Eine hufeisenförmige Struma von gummiartiger Konsistenz läßt an eine Hashimoto-Thyreoiditis denken. Eine druckschmerzhafte kleine diffuse Struma lenkt den Verdacht auf das Vorliegen einer subakuten Thyreoiditis. Schmerzhafte Vergrößerung innerhalb einer Struma oder plötzliches Auftreten eines schmerzhaften Strumaknotens von prall-elastischer Konsistenz ist charakteristisch für eine Blutung in eine vorbestehende Zyste mit entsprechender Größenzunahme. Derbe, feste Strumaknoten sind verdächtig auf das Vorliegen eines Schilddrüsenmalignoms. Ein steinharter Knoten in einer Struma kann auf eine Verkalkung nach vorangegangener Blutung hinweisen. Die häufigste Ursache einer Schilddrüsenvergrößerung in Europa, die blande endemische Jodmangelstruma, ist eine Ausschlußdiagnose, wobei die normale

Tab. 1. Größeneinteilung der Struma.

Stadium	Befund
0	Keine Struma
I	Tastbare Struma
Ia	Bei normaler Kopfhaltung ist die Struma nicht sichtbar
Ib	Struma wird bei voll zurückgebeugtem Hals sichtbar oder Strumaknoten jeder Größe
II	Struma bei normaler Kopfhaltung bereits sichtbar
III	Sehr große, schon aus größerer Entfernung sichtbare Struma.

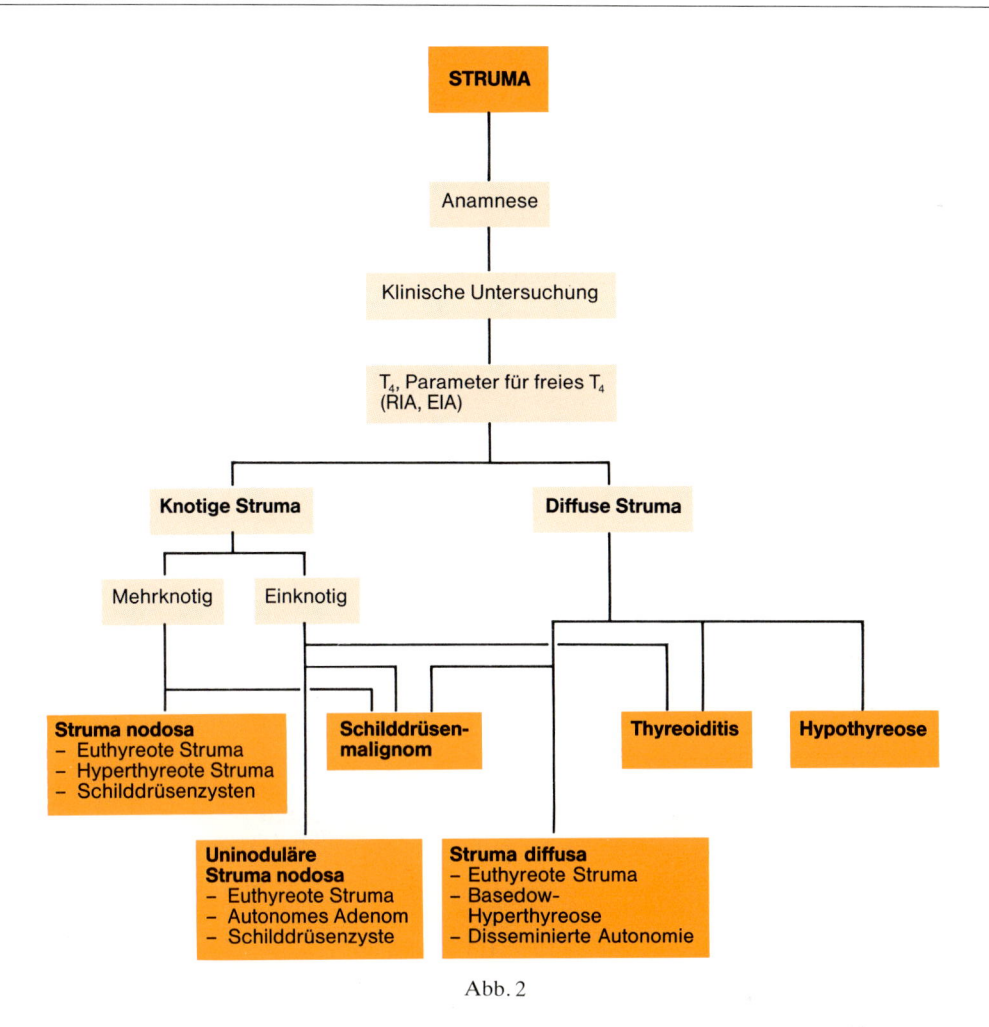

```
                        STRUMA
                           │
                       Anamnese
                           │
                  Klinische Untersuchung
                           │
                  T₄, Parameter für freies T₄
                       (RIA, EIA)
                    ┌──────┴──────┐
              Knotige Struma   Diffuse Struma
              ┌─────┴─────┐
          Mehrknotig   Einknotig
```

Struma nodosa
– Euthyreote Struma
– Hyperthyreote Struma
– Schilddrüsenzysten

Schilddrüsenmalignom

Thyreoiditis

Hypothyreose

Uninoduläre Struma nodosa
– Euthyreote Struma
– Autonomes Adenom
– Schilddrüsenzyste

Struma diffusa
– Euthyreote Struma
– Basedow-Hyperthyreose
– Disseminierte Autonomie

Abb. 2

Schilddrüsenfunktion durch entsprechende In-vitro-Parameter nachgewiesen werden muß. Zur Bestimmung des Gesamt-Thyroxins (Gesamt-T_4) im Serum werden radioimmunologische Verfahren (RIA) und Enzymimmunoassays (EIA) verwandt, die als nahezu gleichwertig anzusehen sind. Das Gesamt-T_4 kann in Abhängigkeit von Änderungen des thyroxinbindenden Globulins (TBG) verändert sein, ohne daß eine Störung der Schilddrüsenfunktion vorliegt. In der Gravidität und unter der Einwirkung von östrogenhaltigen Medikamenten steigen das TBG und konsekutiv das Gesamt-T_4 an, ohne daß eine Hyperthyreose vorliegt. Andererseits kann es bei renalem oder enteralem Eiweißverlust bzw. bei schweren Lebererkrankungen zu einem Abfall des TBG und damit des Gesamt-T_4 kommen, obwohl die Schilddrüsenfunktion weiterhin euthyreot ist. Es ist daher erforderlich – zumindest bei Verdacht auf Thyroxinbindungsanomalien – in die Basisdiagnostik einen Parameter für das freie Thyroxin einzubeziehen. Dies geschieht durch direkte Bestimmung des freien Anteils (FT_4) oder des TBG mit Ermittlung des T_4/TBG-Quotienten. Mittels indirekter Bindungstests kann auch der sogenannte FT_4-Index bestimmt werden. Mit Hilfe dieser Basisdiagnostik sowie der Anamnese und der klinischen Untersuchung kann die Art der Schilddrüsenvergrößerung teilweise ausreichend diagnostiziert werden, teilweise kann nur eine Verdachtsdiagnose gestellt werden (Abb. 2).

1. Euthyreote Struma (Abb. 3)

Blande, d. h. euthyreote Strumen können sporadisch und endemisch auftreten. Als Grenze gilt eine Strumahäufigkeit in der Bevölkerung von 10%. Sporadische Strumen treten bei Frauen vier- bis achtmal häufiger auf als bei Männern. In Endemiegebieten sind dagegen beide Geschlechter gleich häufig betroffen. Abb. 3 zeigt das differentialdiagnostische

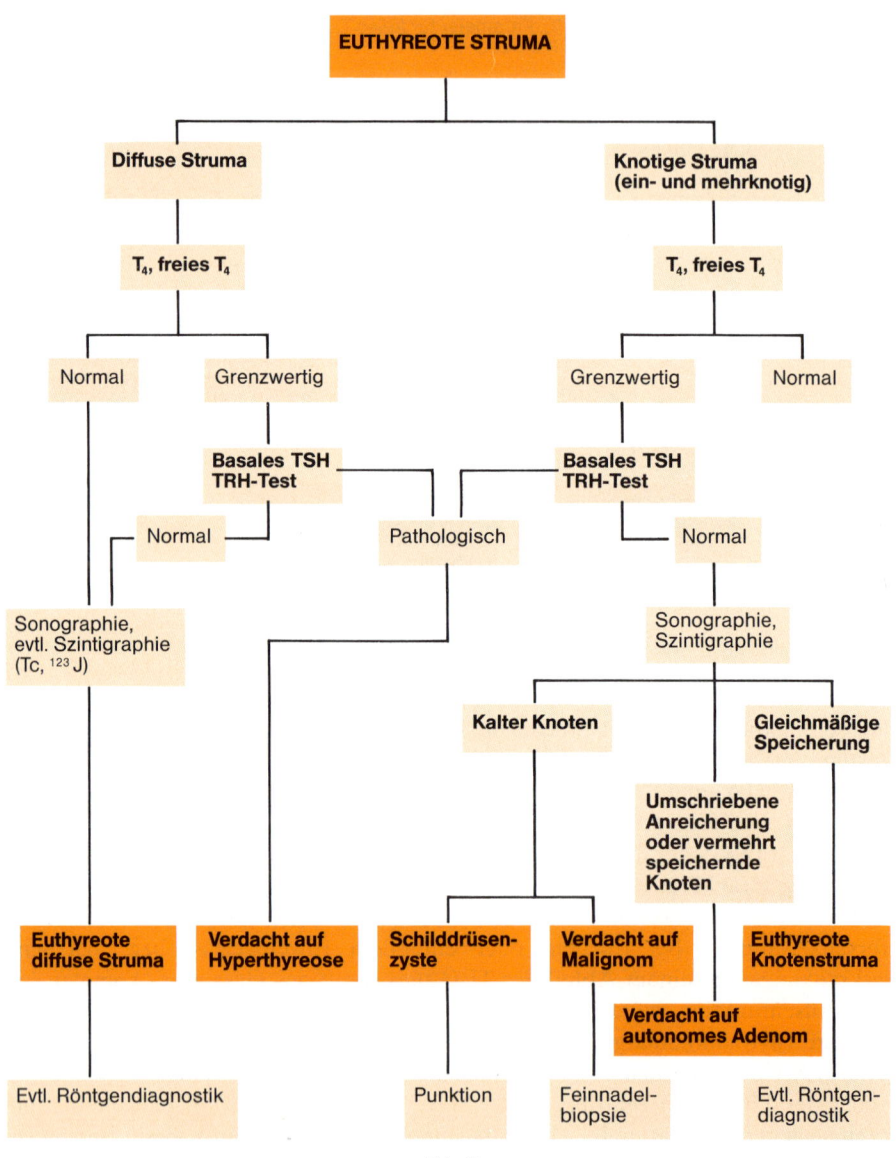

Abb. 3

Vorgehen bei Verdacht auf eine euthyreote Struma. Sofern der klinische Befund und die In-vitro-Parameter übereinstimmend keinen Anhalt für eine Störung der Schilddrüsenfunktion bieten, kann auf weitere Labordiagnostik verzichtet werden. Zur Szintigraphie der Struma sollte ein kurzlebiges Radionuklid wie ^{123}J oder ^{99m}Tc verwendet werden, nicht dagegen ^{131}J. Bei eindeutig diffuser Struma des Stadiums I, bei jugendlichen Patienten auch noch des Stadiums II kann auf die Szintigraphie verzichtet werden, zumal, wenn die Sonographie ein unauffälliges Reflexmuster zeigt. Auch innerhalb einer klinisch diffus vergrößerten Schilddrüse lassen sich jedoch gelegentlich mit Hilfe von Sonographie und Szintigraphie lokale Veränderungen mit Verdacht auf Adenombildung nachweisen, die unbedingt weiterer Abklärung bedürfen. Bei euthyreoter diffuser Struma ab Stadium II und bei Knotenstruma sowie bei lokalen Beschwerden wie Atemnot ist eine zusätzliche Röntgendiagnostik erforderlich (Röntgen: Thorax, Halsorgane in 2 Ebenen, gegebenenfalls in der sogenannten Saug- und Preßtechnik). Sofern Gesamt-T_4 und/oder freies T_4 im oberen Grenzbereich der Norm liegen, empfiehlt sich die Erweiterung der Diagnostik durch basales TSH oder den TRH-Test. Bei pathologischem Ausfall, d. h. erniedrigtem basalen TSH bzw. fehlendem oder ungenügendem TSH-Anstieg im TRH-Test, besteht der Verdacht auf das Vorliegen einer Hyperthyreose oder eines autonomen Adenoms, die weiterer differentialdiagnostischer Abklärung bedürfen (s. Abb. 4). Bei knotiger Struma ist in jedem Fall eine zusätzliche Diagnostik mittels Sonographie und Szintigraphie erforderlich. Die Sonographie vermag gelegentlich selbst palpatorisch und szintigraphisch unerkannte Knoten aufzudecken. Diese können sowohl echointensive als auch echoarme Reflektionsmuster aufweisen. Ein scharf abgegrenztes echofreies Areal spricht für eine Schilddrüsenzyste. Im Szintigramm fehlt in diesem Bezirk die Nuklidspeicherung oder sie ist stark vermindert, d. h. es liegt ein sogenannter kalter Knoten vor. Die Sicherung der Diagnose gelingt mittels Punktion und Aspiration des Zysteninhaltes. Differentialdiagnostisch ist bei einem szintigraphisch kalten Knoten immer die Möglichkeit eines Schilddrüsenmalignoms zu berücksichtigen und weiter abzuklären (vgl. Abb. 7). Bei szintigraphisch umschriebener Anreicherung des jeweiligen Nuklids oder bei vermehrt speichernden Knoten und euthyreoter Stoffwechsellage besteht der Verdacht auf autonome Adenome, die differentialdiagnostisch weiter abzuklären sind (vgl. Abb. 4). Bei szintigraphisch gleichmäßiger Speicherung in Knoten und umgebendem Strumagewebe sowie bei sonographisch nur leicht echointensivem bzw. leicht echoarmem Reflektionsmuster innerhalb des Knotens und euthyreoten In-vitro-Parametern kann von einer euthyreoten Knotenstruma ausgegangen werden.

2. Hyperthyreote Struma (Abb. 4)

Abb. 4 zeigt das diagnostische Vorgehen bei Verdacht auf Hyperthyreose. Bei typischer Ausprägung der Erkrankung bereitet die Diagnose im allgemeinen keine Schwierigkeiten. Bereits Anamnese und klinischer Untersuchungsbefund sind eindeutig und richtungweisend. Angaben über Gewichtsverlust, Zittrigkeit, Hyperhidrosis, Schlafstörungen, Wärmeintoleranz, Durchfälle sind ebenso charakteristisch wie die klinischen Symptome feinschlägiger Fingertremor, psychomotorische Unruhe, Tachykardie, feucht-warme Haut, Fieber und schwere Myopathie. Die Altershyperthyreose, die monosymptomatisch z. B. nur durch eine Tachykardie charakterisiert sein kann und im übrigen häufig mit Apathie und Antriebsarmut einhergeht, kann dagegen gelegentlich differentialdiagnostische Schwierigkeiten bereiten.

Zusätzlich zur Basisdiagnostik (T_4 und Parameter für freies T_4) sind hier die Bestimmung des Gesamt-Trijodthyronins (T_3) und des basalen TSH bzw. des TRH-Tests erforderlich. Bei der Beurteilung des T_3 ist zu berücksichtigen, daß dieser Parameter in endemischen

```
                    ┌─────────────────────────────┐
                    │  VERDACHT AUF HYPERTHYREOSE │
                    └─────────────────────────────┘
                                    │
Erweitertes Basisprogramm:   Basales TSH, TRH-Test, T₃,
                             Szintigramm, Sonographie

Klinik:                      Orbitopathie, Dermopathie

Immunologie:         Fehlt   Mikrosomale Antikörper      Vorhanden
                             Anti-Thyreoglobulin
                             TSH-Rezeptor-Antikörper

                             Negativ      Positiv

Verdacht auf         Verdacht auf              Basedow-
autonomes Adenom     disseminierte Autonomie   Hyperthyreose

Kompensiert   Dekompensiert

Szintigraphie  Übersteuerte    Szintigraphie   (SD-stimulierende
nach           Szintigraphie   nach            Immunglobuline)
Suppression                    Suppression
(T₃ oder T₄)

Sonographie    Sonographie ── Fluoreszenz-
(regionale                    szintigraphie
Dickenbestimmung)

Quantitative   Impulsraten-Dicke-Quotient
Szintigraphie
(regionale     Evtl. Wiederholung nach Suppression
Impulsraten
bzw. regionaler
⁹⁹ᵐTc-uptake)
```

Abb. 4

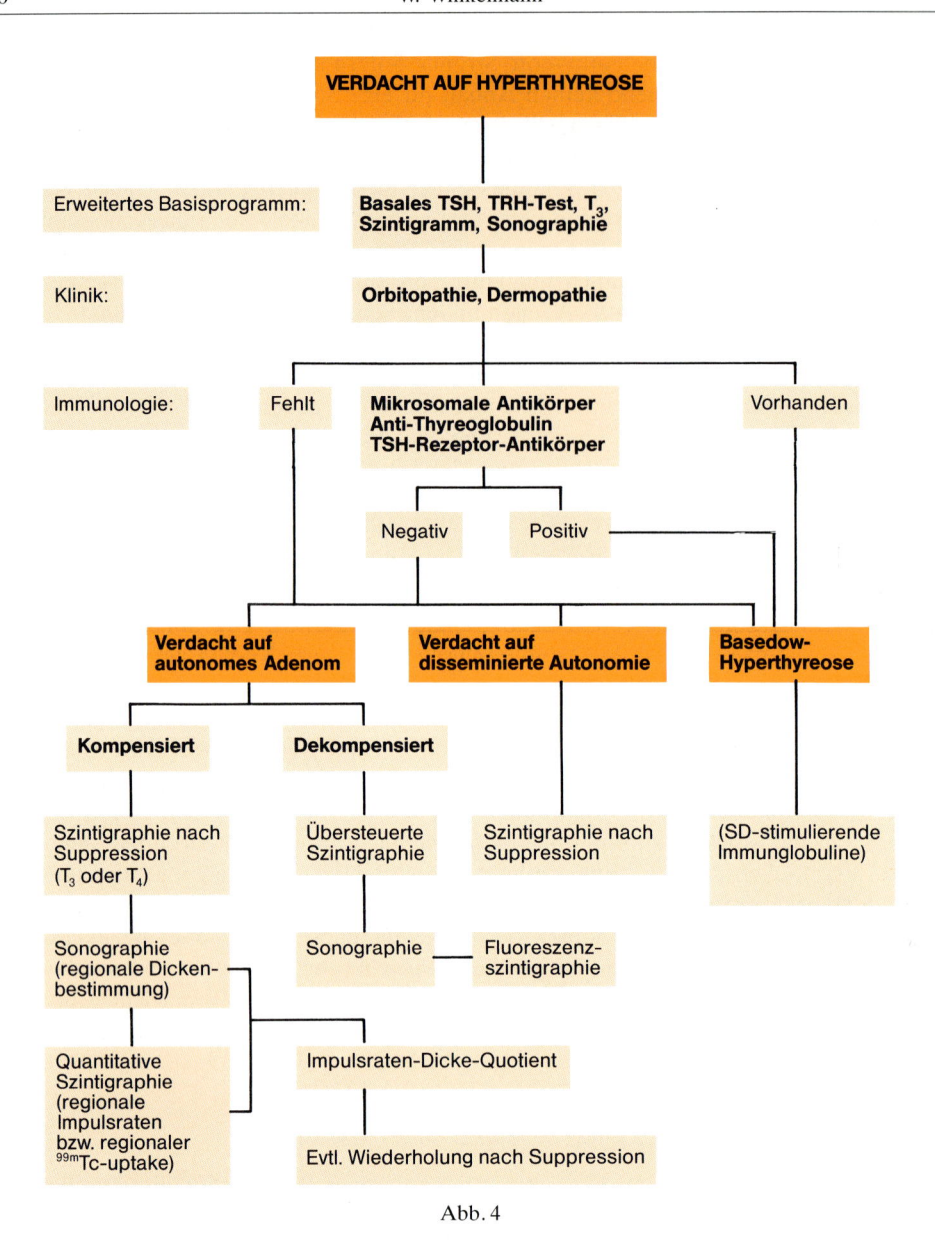

Jodmangelgebieten erhöht sein kann. Es handelt sich dabei um eine Kompensation eines diskreten T_4-Mangels und nicht um den Ausdruck einer Hyperthyreose. Eine isolierte T_3-Hyperthyreose mit erhöhtem T_3 und normalem T_4 und FT_4 darf nur dann diagnostiziert werden, wenn zusätzlich der TRH-Test negativ ist. Bei Nachweis einer hyperthyreoten Stoffwechsellage sind die einzelnen Formen der Hyperthyreose gegeneinander abzugrenzen. In Betracht kommen 1. immunogene oder Basedow-Hyperthyreose, 2. Hyperthyreose bei autonomem Adenom oder disseminierter Autonomie, 3. Hyperthyreose bei TSH-Überproduktion (Hypophysenvorderlappenadenom, ektope TSH-Bildung in einem Tumor) und

4. Hyperthyreosis factitia infolge Überdosierung von Schilddrüsenhormon. Die letztgenannte Form läßt sich im allgemeinen durch eine sorgfältige Anamnese sichern. Erhöhte TSH-Werte werden im TRH-Test erfaßt und sind im übrigen als Ursache einer Hyperthyreose sehr selten. Im wesentlichen sind daher Basedow-Hyperthyreose und Hyperthyreose bei autonomem Adenom bzw. disseminierter Autonomie gegeneinander abzugrenzen.

Der **Morbus Basedow** ist eine genetisch determinierte, durch Autoimmunprozesse ausgelöste Erkrankung. Zirkulierende Immunglobuline der IgG-Klasse (TSI = »Thyroid Stimulating Immunoglobulin«; LATS = »Long Acting Thyroid Stimulator«) konkurrieren mit TSH um den TSH-Rezeptor in der Schilddrüsenzelle und führen zu einer Stimulation der Schilddrüsenhormonsynthese und -sekretion. Die Hyperthyreose vom Basedow-Typ kann ohne Schilddrüsenvergrößerung, mit diffuser Struma oder mit Knotenstruma einhergehen. Eine klinische Zuordnung ist möglich, wenn gleichzeitig eine ausgeprägte endokrine Orbitopathie (Oberlidretraktion, Lidschwellung, Chemosis, Protrusio bulbi sive bulborum bzw. Augenmuskelparesen) bzw. eine Dermopathie (zirkumskriptes prätibiales Myxödem) vorhanden sind, die bei einem Teil der Basedow-Patienten, nicht dagegen bei autonomem Adenom auftreten. Biochemische Hinweise auf eine immunogene Hyperthyreose liefert der Nachweis von Schilddrüsen-Autoantikörpern (Anti-Thyreoglobulin, mikrosomale Schilddrüsen-Antikörper und besonders TSH-Rezeptor-Antikörper). Ein Fehlen dieser Antikörper schließt jedoch eine Basedow-Hyperthyreose nicht aus. Der Nachweis schilddrüsenstimulierender Immunglobuline ist bisher noch wenigen Zentren vorbehalten. Bei fehlender Orbito- und Dermopathie sowie fehlendem Autoantikörpernachweis kann die Diagnose Basedow-Hyperthyreose daher nur nach Ausschluß eines autonomen Adenoms bzw. einer disseminierten Autonomie gestellt werden.

In Ländern mit ausreichender Jodzufuhr in der Nahrung ist das **autonome Adenom** der Schilddrüse relativ selten. In Deutschland nimmt es entsprechend der Häufigkeit der endemischen Struma von Norden nach Süden zu und der Anteil des dekompensierten autonomen Schilddrüsenadenoms an der Gesamtzahl der Hyperthyreosen liegt z. B. in Bayern um 30%. Die Differenzierung zwischen dekompensiertem und kompensiertem autonomen Adenom ist nur mit Hilfe nuklearmedizinischer In-vivo-Diagnostik möglich. Beim dekompensierten autonomen Adenom zeigt das Szintigramm ein umschriebenes, stark speicherndes Areal, den sogenannten heißen Knoten. Das paranoduläre Gewebe ist supprimiert und speichert nicht oder weniger als 10% der Aktivität des heißen Knotens. Auf die Stimulation des supprimierten Gewebes mittels exogenem TSH wird heute verzichtet, da darunter kritische Steigerungen der Schilddrüsenhormonkonzentration im Serum bis hin zur thyreotoxischen Krise nicht auszuschließen sind. Statt dessen wird die empfindlichkeitsgesteuerte Szintigraphie (sogenannte Übersteuerungsszintigraphie) durchgeführt. Der Nachweis von paranodulärem Schilddrüsengewebe gelingt auch mit Hilfe der Sonographie. Eine weitere Möglichkeit bietet die Fluoreszenzszintigraphie. Dabei wird die Verteilung von stabilem Jod, das auch in supprimiertem Schilddrüsengewebe enthalten ist, dadurch erfaßt, daß die stabilen Jodatome der Gammastrahlung von ^{241}Americium ausgesetzt werden und die dabei entstehende Fluoreszenzstrahlung szintigraphisch aufgezeichnet wird.

Zeigt das konventionelle Szintigramm einen umschriebenen Knoten mit vermehrter Speicherung des Nuklids und deutlich geringere Speicherung im übrigen Schilddrüsengewebe, so besteht der Verdacht auf ein kompensiertes Adenom. Der Nachweis gelingt mit dem Suppressionstest, der die Nuklidspeicherung im paranodulären Gewebe, nicht jedoch im Knoten signifikant vermindert. In Zweifelsfällen kommen verfeinerte nuklearmedizinische Verfahren (quantitative Szintigraphie) zur Anwendung, durch die in Kombination mit sonographischer Morphometrie der sogenannte Impulsraten-Dicke-Quotient eines Strumaknotens bestimmt und die Diagnose eines kompensierten autonomen Adenoms gesichert werden kann.

Der **disseminierten Autonomie** können ubiquitäre Mikroadenome bzw. eine Autonomie disseminierter Gruppen von Follikeln oder aller Follikel der Schilddrüse zugrunde liegen. Die Diagnose wird durch Szintigraphie unter Basalbedingungen und nach Suppression erhärtet.

3. Hypothyreote Struma (Abb. 5)

Die Hypothyreose ist bei typischer Ausprägung durch eindeutige anamnestische und klinische Symptome charakterisiert, so daß die Diagnose bereits durch die klinische Untersuchung weitgehend gesichert werden kann. Die Patienten klagen über Antriebsmangel, Müdigkeit, Kälteintoleranz, Obstipation und verminderte Schweißsekretion. Klinisch imponieren trockene, schuppende, kühle Haut, pastöses Unterhautgewebe, struppiges Haar, Bradykardie, rauhe, krächzende Stimme, Makroglossie und allgemeine Verlangsamung. Bei älteren Patienten können diese typischen Symptome jedoch teilweise fehlen oder nur gering ausgeprägt sein, so daß die Altershypothyreose oft verkannt wird. Eine Hypothyreose mit

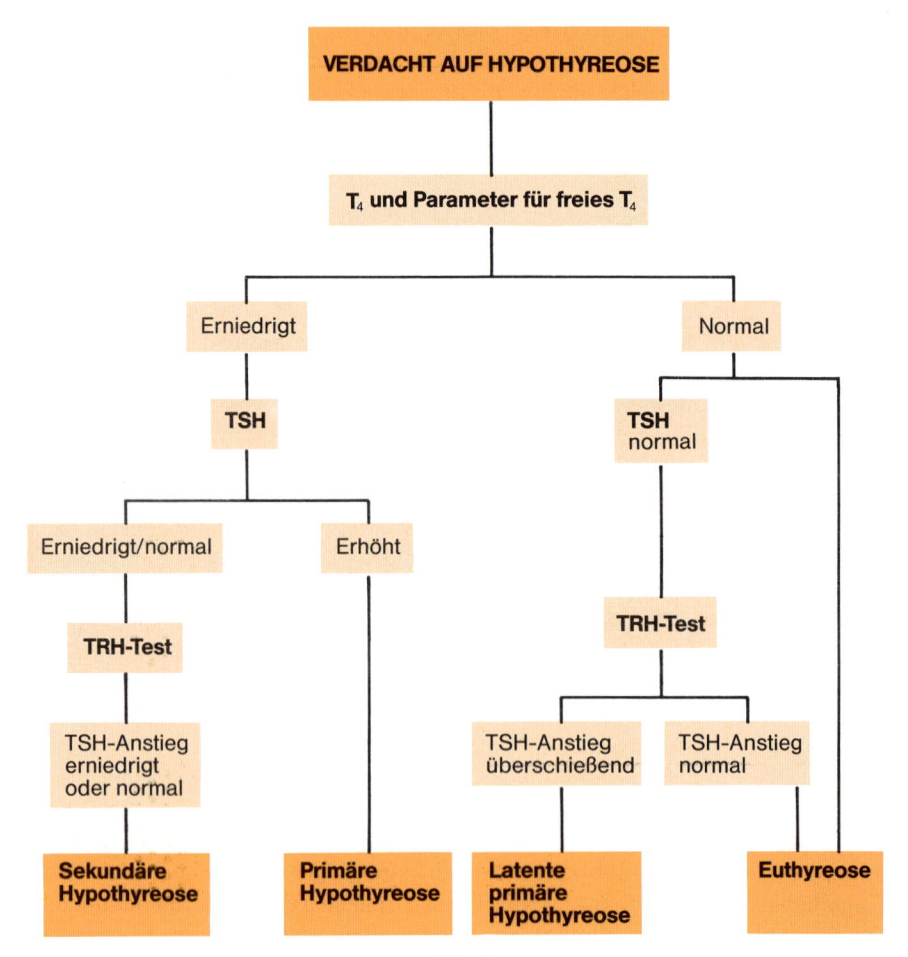

Abb. 5

nachweisbarer Struma kann sich entwickeln bei Defekten der Schilddrüsenhormonbiosynthese bzw. -sekretion sowie infolge der hypertrophischen Form der Thyreoiditis, eine Struma fehlt dagegen im allgemeinen bei der sekundären Hypothyreose infolge TSH-Mangels.

Die Diagnostik erfordert zunächst die Bestimmung des T_4 und eines Parameters für das freie T_4 im Serum. Sofern zusätzlich T_3 bestimmt wird, können sich Probleme hinsichtlich der Abgrenzung des sogenannten Low-T_3-Syndroms ergeben. Dabei ist das T_3 im Serum erniedrigt, obwohl eine euthyreote Stoffwechsellage vorliegt. Die Ursache ist bisher nicht sicher geklärt, ätiologisch werden schwere Grunderkrankungen sowie der Einfluß verschiedener Pharmaka wie Kortikoide, β-Blocker und Jod diskutiert. Pathogenetisch wird eine Verschiebung der Konversion von T_4 zu T_3 zugunsten des biologisch inaktiven Reverse-T_3 diskutiert. Schwere Allgemeinerkrankungen können auch zu einer Verminderung des T_4 führen; dabei ist im allgemeinen auch das TBG reduziert. – Zur weiteren differentialdiagnostischen Abgrenzung ist die zusätzliche Bestimmung von TSH unter Basalbedingungen und bedarfsweise im TRH-Test erforderlich (Abb. 5). Bei eindeutig erhöhtem basalen TSH ist die Diagnose einer primären Hypothyreose gesichert. Sofern sich normales TSH im TRH-Test überschießend stimulieren läßt, liegt eine latente oder subklinische primäre Hypothyreose vor. Bei erniedrigtem T_4 und FT_4 sowie normalem oder erniedrigtem TSH-Anstieg im TRH-Test handelt es sich um eine sekundäre Hypothyreose. Dabei kann aufgrund des quantitativen Ausmaßes des TSH-Anstieges nicht zwischen einer hypothalamischen oder hypophysären Form der sekundären Hypothyreose unterschieden werden.

4. Thyreoiditis (Abb. 6)

Bei der Thyreoiditis sind ätiologisch und klinisch mehrere Formen zu unterscheiden. Die sehr seltene **akute Thyreoiditis** ist überwiegend bakteriell bedingt. Auslösend kommen auch Strahleneinwirkung und Traumen in Betracht. Die subakute Thyreoiditis de Quervain ist wahrscheinlich durch Viren bedingt. Die chronische lymphozytäre Thyreoiditis (Hashimoto) ist eine klassische Autoimmunerkrankung. Es werden eine hypertrophische Form mit Struma und eine atrophische ohne Struma unterschieden. Extrem selten ist die fibrös-invasive Thyreoiditis Riedel. Die als »eisenhart« charakterisierte Struma verwächst dabei mit dem umgebenden Gewebe. Im Schilddrüsenszintigramm weisen umschriebene Speicherausfälle auf eine Thyreoiditis hin, die einzelnen Formen lassen sich dadurch allerdings nicht gegeneinander abgrenzen.

Differentialdiagnostisch ergibt jedoch bereits die klinische Untersuchung wichtige Hinweise (Abb. 6). Typische akute lokale Entzündungszeichen (Rubor, Calor, Dolor und Tumor) weisen zusammen mit stark erhöhter BKS und ausgeprägter Leukozytose auf eine akute Thyreoiditis hin.

Bei der **subakuten Thyreoiditis de Quervain** ist die Schilddrüse nur leicht und zumeist einseitig vergrößert sowie extrem druckschmerzhaft. Die BKS ist bei normaler Leukozytenzahl stark erhöht. Schilddrüsenantikörper sind in geringer Titerstufe nur bei knapp der Hälfte der Patienten nachweisbar. Der histologische bzw. zytologische Nachweis von granulomatöser Reaktion mit Riesenzellen sichert die Diagnose. In eindeutigen Fällen kann jedoch auf eine Punktion verzichtet werden.

Eine diffuse Struma von oft gummiartig fester Konsistenz, mäßige oder fehlende Schmerzhaftigkeit und gering erhöhte BKS bei normaler Leukozytenzahl weisen auf eine **Autoimmunthyreoiditis Hashimoto** hin, die durch sehr hohe Schilddrüsenantikörper-Titer bewiesen wird. Zytologisch findet sich eine charakteristische lymphoplasmozelluläre Infiltration. Auf eine Biopsie kann jedoch im allgemeinen verzichtet werden.

```
                          THYREOIDITIS
                               │
                          Lokalbefund
   ┌───────────────┬───────────────┬───────────────┐
Klassische     Leicht vergrößert  Struma diffusa   Sehr derb
Entzündungszeichen (oft einseitig) (oft gummiartig) („eisenhart")
                          Schmerzen
        ┌──────────────────┴──────────────────┐
    Sehr stark                          Mäßig bis fehlend
                             BKS
        ┌──────────────────┴──────────────────┐
    Stark erhöht                        Gering bis
                                        mäßig erhöht
                          Leukozyten
        ┌──────────────────┴──────────────────┐
    Stark erhöht                           Normal
                     Schilddrüsen-
                      Antikörper
   ┌───────────┬──────────────┬────────────┐
 Fehlend   Gering erhöht    Stark        Fehlend
                            erhöht
                    Zytologie/Histologie
        ┌──────────────┬──────────────┐
   Riesenzellen    Lymphozytäre    Fibrös invasiv
                   Infiltration

Akute Thyreoiditis │ Subakute Thyreoiditis │ Autoimmunthyreoiditis Hashimoto (hypertroph. Form) │ Thyreoiditis Riedel
```

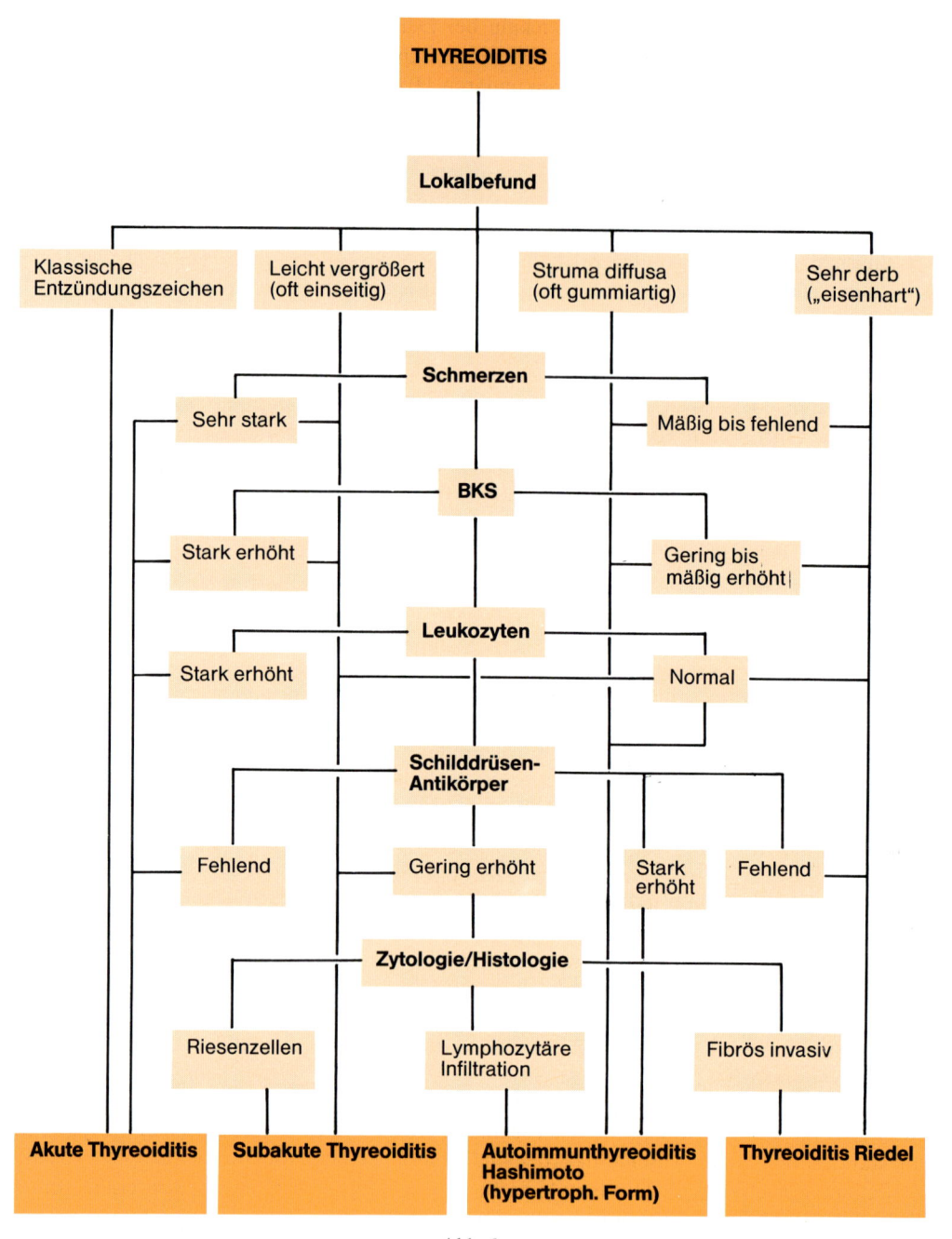

Abb. 6

Bei sehr derber Struma ohne lokale Schmerzen, ohne serologische Entzündungszeichen und ohne Nachweis von Schilddrüsenantikörpern kommt eine **Thyreoiditis Riedel** in Betracht. Die Diagnose kann nur histologisch gesichert und gegenüber einem Schilddrüsenmalignom abgegrenzt werden. Die Histologie zeigt typische fibröse Veränderungen, die invasiv in das umgebende Gewebe infiltrieren.

5. Schilddrüsenmalignom (Abb. 7)

Schilddrüsenmalignome sind mit 0,49–0,87% aller Malignomfälle relativ selten, die Morbidität liegt bei jährlich 2–3 Fällen pro 100000 Einwohner. Anderseits sind bei differenzierten Formen des Schilddrüsenmalignoms die Aussichten einer langen Überlebenszeit sehr günstig. Daher ist die differentialdiagnostische Klärung bei entsprechendem Verdacht von größter Bedeutung. Die Einteilung der Schilddrüsenmalignome erfolgt nach histologischen Kriterien und stellt gleichzeitig eine Einordnung nach zunehmender Malignität dar. Bei den differenzierten Karzinomen werden follikuläre und papilläre unterschieden. Undifferenzierte Karzinome sind klein-, spindel- oder polymorphzellig. Die weitere Einteilung umfaßt medulläres oder C-Zell-Karzinom, Pflasterzellkarzinom, Sarkome sowie Metastasen extrathyreoidaler Tumoren. Von den Schilddrüsenkarzinomen sind 65–80% follikulär oder papillär, 15–30% undifferenziert und 5–10% C-Zell-Karzinome. Papilläre Karzinome kommen häufiger bei jüngeren Patienten vor, follikuläre und undifferenzierte dagegen bei älteren. Jodmangel vermag die Histologie eines Schilddrüsenmalignoms offenbar zu beeinflussen. In Jodmangelregionen überwiegen follikuläre und undifferenzierte Karzinome, während nach Jodsalzprophylaxe der Anteil des prognostisch günstigeren papillären Karzinoms zunimmt. Beim C-Zell-Karzinom werden eine sporadische (80%) und eine hereditäre Form (20%) unterschieden. Letztere tritt häufig in Kombination mit einem Phäochromozytom und/oder Hyperparathyreoidismus (Sipple-Syndrom) im Rahmen einer multiplen endokrinen Adenomatose auf.

Abb. 7 zeigt schematisch den Untersuchungsgang bei Verdacht auf das Vorliegen eines Schilddrüsenmalignoms. Anamnese und klinischer Untersuchungsbefund führen bereits zu wichtigen differentialdiagnostischen Hinweisen. Anamnestisch ist von Bedeutung, wie schnell sich die Struma oder der isolierte Knoten entwickelt hat und ob früher eine Röntgenbestrahlung der Halsregion erfolgt ist. Danach kann sich nach langer zeitlicher Latenz von mehr als 20 Jahren in einem relativ hohen Prozentsatz ein Schilddrüsenmalignom entwickeln. Die klinische Untersuchung orientiert über Größe und Beschaffenheit der Struma bzw. des isolierten Strumaknotens. Derbe Konsistenz und rasches Wachstum sind malignomverdächtig. Neu aufgetretene solitäre Strumaknoten sind bei Männern häufiger maligne als bei Frauen und haben bei Jugendlichen unter 20 Jahren und bei Erwachsenen über 60 Jahren eine höhere Malignomwahrscheinlichkeit als in den übrigen Altersgruppen. Plötzliche Größenzunahme einer vorbestehenden diffusen Struma ist verdächtig auf Malignomentwicklung. Bei progredienter Größenzunahme können sich lokale Komplikationen wie Rekurrensparese, Einflußstauung, Dysphagie und Dyspnoe entwickeln.

Bei dem geringsten Verdacht auf das Vorliegen eines Schilddrüsenmalignoms sind Szintigraphie und Sonographie unerläßliche weitere diagnostische Maßnahmen. Bei stärkerem Verdacht sollte die Szintigraphie mit ^{131}J und nicht mit ^{99m}Tc durchgeführt werden, da ein Knoten gelegentlich nicht ^{99m}Tc, wohl aber ^{131}J speichert. Charakteristischer szintigraphischer Befund ist die umschriebene Aussparung der Nuklidspeicherung, der kalte Knoten. Es ist jedoch darauf hinzuweisen, daß differenzierte Schilddrüsenkarzinome eine völlig normale Nuklidspeicherung aufweisen können. Sonographisch zeigen differenzierte Schilddrüsenkar-

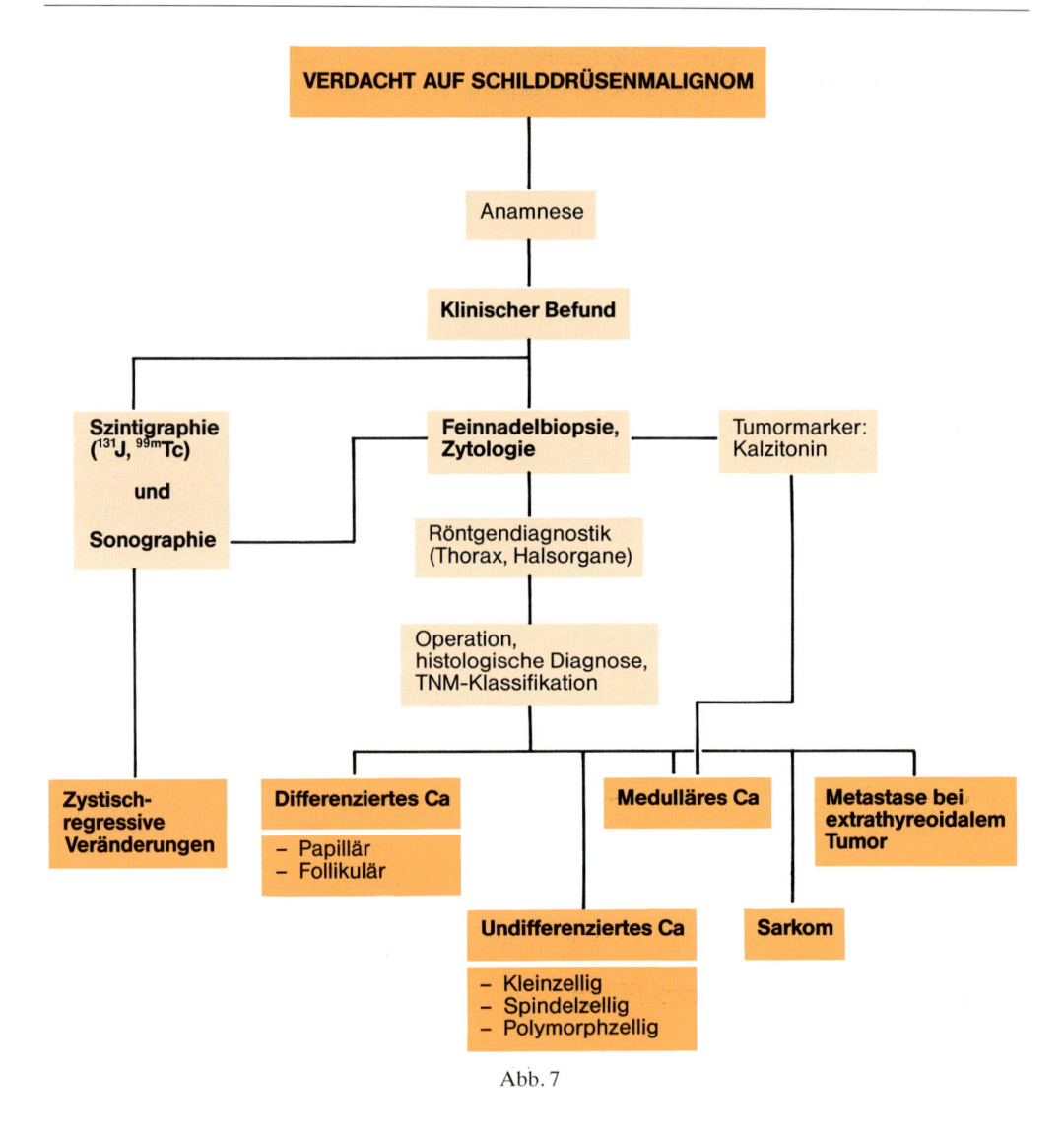

```
                    VERDACHT AUF SCHILDDRÜSENMALIGNOM
                                    │
                                Anamnese
                                    │
                            Klinischer Befund
         ┌──────────────────────────┼──────────────────────────┐
   Szintigraphie              Feinnadelbiopsie,          Tumormarker:
   (¹³¹J, ⁹⁹ᵐTc)                 Zytologie                Kalzitonin
       und                          │
   Sonographie ─────────── Röntgendiagnostik
                           (Thorax, Halsorgane)
                                    │
                                Operation,
                          histologische Diagnose,
                            TNM-Klassifikation
```

Abb. 7

Schema (Abbildung 7) zur Diagnostik bei Verdacht auf Schilddrüsenmalignom mit den Kategorien: Zystisch-regressive Veränderungen; Differenziertes Ca (Papillär, Follikulär); Medulläres Ca; Metastase bei extrathyreoidalem Tumor; Undifferenziertes Ca (Kleinzellig, Spindelzellig, Polymorphzellig); Sarkom.

zinome eine homogene echoarme Struktur. Gelegentlich können unregelmäßige Randbezirke bereits auf eine Infiltration hinweisen. Eine weitere Klärung der Diagnose kann durch die Feinnadelbiopsie mit nachfolgender Zytologie erfolgen. Die zytologische Zuordnung des Materials zu einem bestimmten Karzinomtyp ist im allgemeinen nicht möglich und auch nicht notwendig, da bei Nachweis tumorverdächtiger Zellen ohnehin die Indikation zur Operation und zur histologischen Klärung gegeben ist. Abzugrenzen sind im wesentlichen zystisch-regressive Veränderungen innerhalb der Struma. Als echter Tumor-Marker kommt bisher nur das Kalzitonin in Betracht, das in den C-Zellen synthetisiert wird und beim C-Zell-Karzinom im Serum stark erhöht ist. Das Thyreoglobulin ist dagegen zur Primärdiagnose eines Schilddrüsenmalignoms wenig hilfreich. Es ist erhöht bei differenzierten und bereits metastasierten Schilddrüsenkarzinomen und eignet sich in diesen Fällen gut zur Verlaufskontrolle. Andererseits finden sich erhöhte Thyreoglobulinwerte auch bei Schilddrüsenentzündungen und Hyperthyreose.

Etwa 10% der zytologisch erfaßten malignen Schilddrüsentumoren sind Metastasen; als Primärtumor kommen am häufigsten das hypernephroide Nieren-, das kleinzellige Bronchial- und das Brustdrüsenkarzinom in Betracht.

Differentialdiagnostisches Spektrum

Lymphknotenschwellung
Akute Lymphadenitis
Persistierendes Narbenstadium
Sarkoidose
Lymphogranulomatose
Non-Hodgkin-Lymphom
Karzinommetastase

Struma
Struma nodosa
    Euthyreot
    Autonomes Adenom
    Zyste
Struma diffusa
    Euthyreot
    Basedow-Hyperthyreose
    Disseminierte Autonomie
Schilddrüsenmalignom
Thyreoiditis
Hypothyreose

Sonstige
Phlegmone
Speicheldrüsenentzündung, -tumor
Halszyste
Karotisglomustumor
Parathyreoideatumor
Halsrippe

Literatur

Bock H-E, Kaufmann W, Löhr G-W (Hrsg). Pathophysiologie. Stuttgart, New York: Thieme 1985.
Braunwald E, Isselbacher K J, Petersdorf R G, Wilson J D, Martin J B, Faucy A S (eds): Harrison's Principles of Internal Medicine. 11th ed. Auckland, Bogota, Sydney, Tokio: McGraw-Hill 1988.
Hesch R D (Hrsg). Endokrinologie, Teil A und B. München, Wien, Baltimore: Urban & Schwarzenberg 1989.
Hornbostel H, Kaufmann W, Siegenthaler W (Hrsg). Innere Medizin in Praxis und Klinik. Band I–IV, 3. Aufl. Stuttgart, New York: Thieme 1986.
Siegenthaler W, Kaufmann W, Hornbostel H, Waller H D (Hrsg). Lehrbuch der Inneren Medizin. 2. Aufl. Stuttgart, New York: Thieme 1987.

Schluckstörungen (Dysphagie)

P. Weller

Definition und Abgrenzung

Der Schluckakt kann in eine orale, eine pharyngeale und eine ösophageale Phase unterteilt werden. In der oralen Phase wird ein Bissen geformt und durch Andrücken der Zunge an den harten Gaumen in den Pharynx befördert. Durch Kontakt mit dem Zungengrund und den Gaumenbögen wird der Schluckreflex ausgelöst. Der weiche Gaumen wird angehoben und schließt die Mundhöhle vom Nasenraum ab, der Kehldeckel verschließt die Atemwege. Diese pharyngeale Phase wird beendet durch die Erweiterung des oberen Ösophagussphinkters. In der ösophagealen Phase erfolgt der Transport fester Speisen durch peristaltische Aktivität in den Magen. Störungen der oralen und pharyngealen Phase werden als oropharyngeale Dysphagie zusammengefaßt, Störungen des Transports durch die tubuläre Speiseröhre nennt man »ösophageale Dysphagie«, die mitunter abgegrenzte krikopharyngeale Dysphagie bezieht sich auf den pharyngoösophagealen Übergangsbereich. Dysphagie kann sich äußern in Schmerzen (Odynophagie), Obstruktionsgefühl oder Regurgitation. Insbesondere bei neuromuskulären Störungen kann es zur völligen Schlucklähmung kommen. Eine generell verminderte Ösophagusmotilität bei Systemerkrankungen, mit manometrisch deutlich faßbaren Veränderungen, bleibt oft symptomlos. »Verschlucken« ist eine, auch beim Gesunden gelegentlich vorkommende Störung des Schluckreflexes mit Auslösung eines Hustenreizes infolge einer Aspiration, kann aber auch Ausdruck einer ösophagotrachealen Fistelbildung oder einer Refluxösophagitis sein. Kloßgefühl in der Kehle (Globusgefühl, Globus hystericus), unabhängig vom Schluckakt und permanent vorhanden, ist oft psychogener Natur, darf aber nicht dazu verleiten, diagnostische Maßnahmen zum Ausschluß einer organischen Störung – vor allem eines Kehlkopfkarzinoms – zu unterlassen.

Diagnostisches Vorgehen

Die anamnestischen Angaben des Patienten müssen durch gezielte Fragen präzisiert werden. Die Fragen sollen auf die Dauer, mögliche Progredienz und Ausmaß der Beschwerden abzielen und eine Zuordnung zu den Leitsymptomen Schmerz, Obstruktion und Regurgitation ermöglichen. Abb. 1 zeigt mittels eines Flußdiagramms, wie man durch anamnestische Angaben in vielen Fällen bereits eine weitgehende diagnostische Klärung erreichen kann.

Neben der allgemeinen körperlichen Untersuchung muß der Inspektion von Mund, Rachen, Hals, Thorax und Abdomen besondere Aufmerksamkeit gewidmet werden und die Prüfung des Schluckreflexes erfolgen. Die genaue Beachtung des Kau- und Schluckvorganges deckt simple Ursachen, wie ein schlechtes Gebiß, auf und zeigt, ob bereits die Einleitung des Schluckvorganges gestört ist, die Nahrung herausgewürgt oder durch die Nase regurgitiert wird.

Ein einfacher klinischer Test, der darin besteht, daß man den Patienten einen Schluck Wasser trinken läßt und gleichzeitig den Magen auskultiert, weist bei einer Passagezeit von

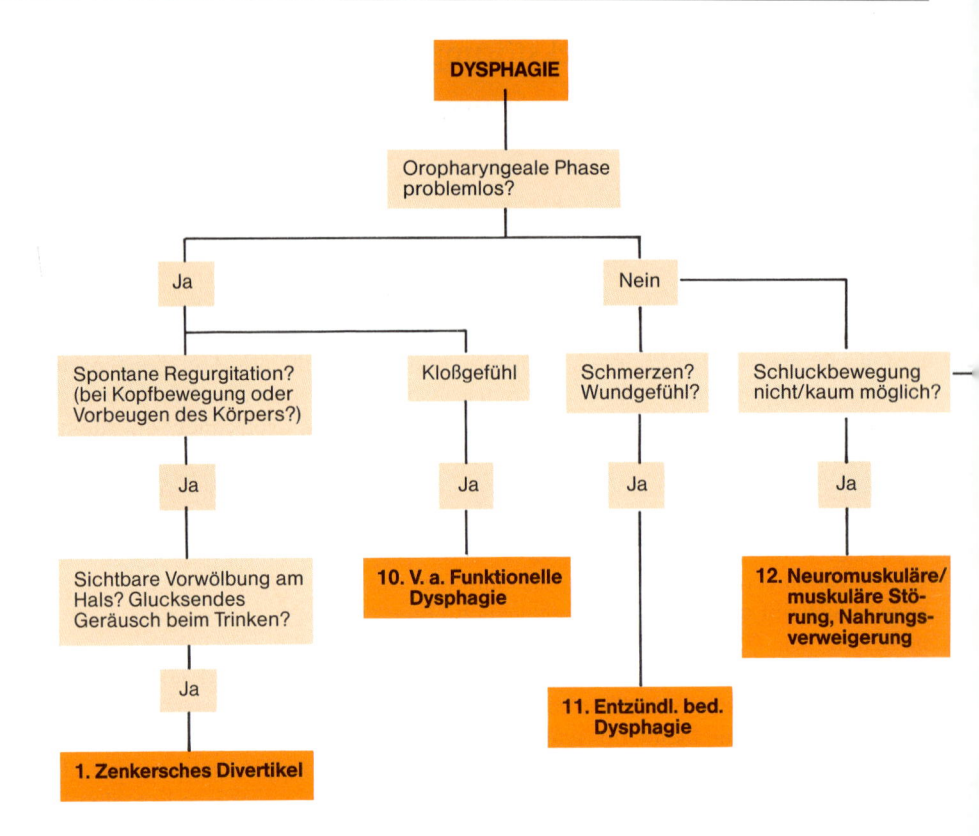

```
DYSPHAGIE
   │
Oropharyngeale Phase problemlos?
   ├─── Ja ───┬──────────────┐         ├─── Nein ──┬──────────────┐
   │          │              │         │           │              │
Spontane Regurgitation?   Kloßgefühl              Schmerzen?   Schluckbewegung
(bei Kopfbewegung oder                            Wundgefühl?  nicht/kaum möglich?
Vorbeugen des Körpers?)
   │              │                                 │              │
   Ja             Ja                                Ja             Ja
   │              │                                 │              │
Sichtbare      10. V. a. Funktionelle           11. Entzündl.   12. Neuromuskuläre/
Vorwölbung am  Dysphagie                        bed.            muskuläre Störung,
Hals?                                           Dysphagie       Nahrungsverweigerung
Glucksendes
Geräusch beim
Trinken?
   │
   Ja
   │
1. Zenkersches Divertikel
```

mehr als 10 Sekunden auf eine Achalasie hin. Mit Kontrastmittel (wäßrige Kontrastmittel bei Aspirationsgefahr) läßt sich der Schluckakt bei röntgenologischen Untersuchungen in allen Phasen verfolgen und mit Videoaufnahmen oder Aufnahmen in schneller Bildfolge dokumentieren. Häufig sind endoskopische Untersuchungen mit Probebiopsie, vor allem zum Malignomausschluß, unumgänglich. In nur wenigen Fällen, wie z. B. einer beginnenden Achalasie, einer Kompression der Speiseröhre durch aberrierende intrathorakale Gefäße oder bei Kollagenosen mit Befall der Speiseröhre, sind zusätzliche Untersuchungen erforderlich wie Ösophagusmanometrie, Langzeit-pH-Metrie, Säureperfusionstest, Szintigraphie oder Angiographie.

Leitsymptom Schmerz

Schluckschmerzen **in der oropharyngealen Phase** des Schluckaktes sind meist Ausdruck einer entzündlichen Veränderung im Oropharynx (Tab. 1). Neben den akuten und chronischen Tonsilliiden mit der Komplikation Tonsillarabszeß sowie den Seitenstranganginen, häufig nach Tonsillektomie, sind dies die Pharyngitiden verschiedener Genese und die Mundbodenphlegmone (Tab. 2). Im Bereich des Ösophagus stehen ebenfalls die entzündlichen Veränderungen bei Ösophagitiden verschiedener Genese im Vordergrund (Tab. 3). Daneben können Schmerzen durch die intramurale Pseudodivertikulose, die Achalasie, durch Malignome mit Ulzerationen, den Ösophagospasmus, den Endobrachyösophagus, durch Fremdkörper, durch Traumen (vor allem nach diagnostischen Eingriffen), Sodbrennen, das Plummer-Vinson-Syndrom, gelegentlich auch durch einen Morbus Crohn und durch Kompression bei mediastinalen Tumoren verursacht werden. Akut auftretende Schluckschmerzen sind typisch für entzündliche Prozesse. Im Oropharynx sind solche Veränderungen leicht zu erkennen.

Schmerzen **in der ösophagealen Phase** des Schluckaktes sind häufig nicht von kardial bedingten Schmerzen zu unterscheiden, Schmerzverteilung und Schmerzcharakter können

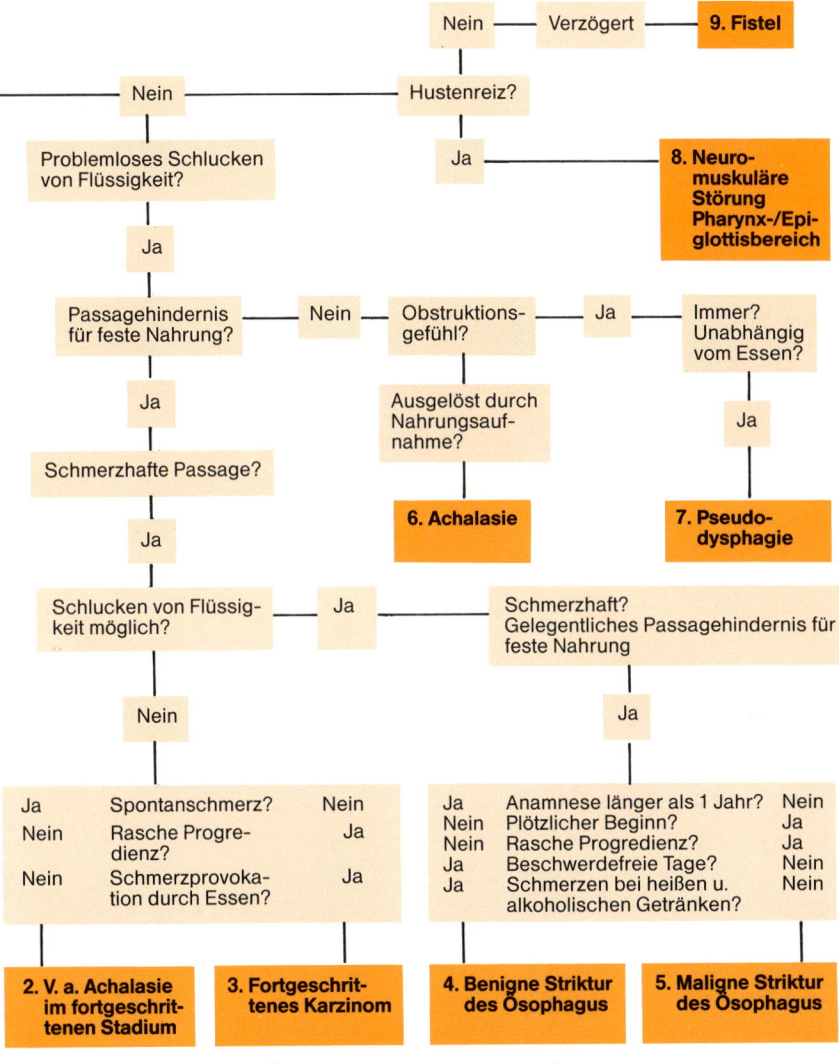

Abb. 1

Tab. 1. **Dysphagie.**

		Schmerzen	Obstruktion		Regurgitation	
	Ursachen	Diagnostik	Ursachen	Diagnostik	Ursachen	Diagnostik
Oropharyngeale Dysphagie	Akute u. chron. Tonsillitis/Tonsillarabszeß Seitenstrangangina Mundbodenphlegmone	Inspektion der Mundhöhle	Tumoren Abszesse	Inspektion der Mundhöhle Biopsie	Störungen des ZNS Störungen peripherer Nerven Störungen der motor. Endplatte muskuläre Erkrankungen Zenkersches Divertikel Mißbildungen	Klinik (Begleitsymptomatik) Röntgen mit Kontrastmitteln und Aufzeichnung des Schluckaktes in schneller Bildfolge
Ösophageale Dysphagie	Ösophagitis Ösophaguskarzinom Endobrachyösophagus Fremdkörper Achalasie Traumen (nach diagn. Eingriffen) Morbus Crohn intramurale Pseudodivertikulose Ösophagospasmus Kompression durch mediastinale Tumoren Plummer-Vinson-Syndrom Sodbrennen	Endoskopie + PE Röntgen mit Kontrastmittel Manometrie Rö.-Thorax Mediastinoskopie Ausschluß-Diagn. evtl. Endoskopie	Maligne + benigne Strikturen Achalasie Ringe/Membranen Kollagenosen dermat. Erkrank. Myopathien/Neuropathien Störungen des ZNS Kompression durch mediast. Tumoren Kompression durch Gefäßanomalien d. großen Thoraxgefäße vergrößerter linker Vorhof	Endoskopie Neurolog. Untersuchung Röntgen mit Kontrastmittel u. schneller Bildfolge Rö.-Thorax Angiographie	Ösophagusdivertikel fortgeschrittene organische Stenosen Achalasie	Röntgen mit Kontrastmittel + Endoskopie + Biopsie
Funktionelle Dysphagie	Globussyndrom Aerophagie	Psychiatr. Exploration			Brechneurose	Psychiatr. Exploration Ausschlußdiagnostik

sehr ähnlich sein (s. Tab. 1). Ösophagitiden unterschiedlicher Genese und einige funktionelle Störungen verursachen oft Mißempfindungen, die noch nicht als Schmerzen, sondern eher als erhöhte Empfindlichkeit des Ösophagus bezeichnet werden müssen. Brennende Schmerzen, die nach Trinken heißer, saurer oder alkoholischer Getränke auftreten, sprechen für eine akute oder chronische Entzündung, selten auch für maligne Tumoren mit Ulzerationen. Die Abhängigkeit der Beschwerden von bestimmten Körperhaltungen (vor allem beim Vorbeugen) spricht für eine Refluxösophagitis. Schmerzen, die nur beim Schlucken fester Speisen auftreten, verbunden mit einem Obstruktionsgefühl innerhalb von 10 Sekunden nach Beginn des Schluckaktes, und Persistieren dieses Gefühls, bis der Bissen regurgitiert wird oder die Obstruktion passiert hat, gibt es bei benignen und malignen Strikturen höheren Ausmaßes. Eine akute Ösophagusobstruktion kann eine solche Schmerzintensität erlangen, daß sie als Myokardinfarkt fehldiagnostiziert wird. Verlagerungen des Ösophagus durch mediastinale Tumoren oder einen extrem vergrößerten linken Vorhof können eine ähnliche Symptomatik hervorrufen, der geschluckte Bissen passiert das Hindernis aber immer. Im Frühstadium einer Achalasie treten retrosternale Schmerzen zu jeder Tages- und Nachtzeit auf, sind unabhängig von der Nahrungsaufnahme, von Körperhaltung und dauern Sekunden bis Minuten an. Sie verschwinden meist prompt, wenn man etwas kaltes Wasser trinkt. Treten retrosternale Schmerzen mit ca. einminütiger Verzögerung nach einer Mahlzeit auf und lassen sie sich durch Flachlagerung, Vorbeugen oder Erhöhung des intraabdominellen Druckes provozieren, treten sie vermehrt bei heißen und alkoholischen Getränken auf und sprechen sie prompt auf Antazida an, so besteht höchstwahrscheinlich ein gastroösophagealer Reflux.

Oropharyngeal bedingte schmerzhafte Schluckstörung (Halsweh, »Sore throat«)

Entzündungen in der Mundhöhle, im Bereich der Gaumensegel und des Mesopharynx lassen sich bei der Inspektion erfassen. Bei der **akuten Tonsillitis** (Tab. 2) mit Rötung und Schwellung der Tonsillen, eventuell mit Eiterstippchen (Angina follicularis) oder eitrigen, weißlich-gelben Belägen in den Krypten der Tonsillen (Angina lacunaris) liegt meist eine Infektion mit β-hämolysierenden Streptokokken der Serogruppe A vor. Beim **Scharlach** (gleicher Erreger) ist der Gaumen meist diffus gerötet (Enanthem), die anfangs weiß belegte Zunge wird am dritten Krankheitstag durch Abstoßen der Beläge und Hervortreten der Papille zur sog. Erdbeerzunge und nimmt bei weiterer Papillenhypertrophie das Bild der sog. Himbeerzunge an. Das meist flüchtige Scharlachexanthem besteht aus feinfleckigen, dicht-

Tab. 2. **Akute Tonsillitis.**
Angina tonsillaris simplex
– follicularis
– lacunaris
(Peri-)Tonsillarabszeß
Scharlach
Diphtherie
Angina Plaut-Vincenti
Monozytenangina
Akute Leukose
Agranulozytose
Lymphogranulomatose
Typhus-Angina

stehenden Effloreszenzen, vorwiegend am Unterbauch sowie in der Achselhöhle, in der Lendengegend, in der Leistenbeuge und an der Innenseite der Arme. Im Gesicht ist das Mund-Kinn-Dreieck ausgespart. Rezidivierende Tonsillitiden können zum **(Peri-)Tonsillarabszeß** führen (Immobilisierung des weichen Gaumens, kloßige Sprache, ins Ohr ausstrahlende Schluckschmerzen, Schiefhaltung des Kopfes). Bei der **Rachendiphtherie** (Erreger Corynebakterien) bilden sich im Bereich von Tonsillen, weichem Gaumen, Zäpfchen und Rachenhinterwand dicke weißliche, süßlich-leimig riechende Beläge auf ödematöser, geröteter Schleimhaut. Die **Angina Plaut-Vincenti** (Erreger Treponema Vincenti und Fusobacterium Vincenti) tritt einseitig auf und zeigt ein tiefes, scharfrandiges Ulkus im oberen Drittel der Tonsille. Eine Angina tonsillaris mit lang anhaltendem, remittierendem oder auch intermittierendem Fieber, generalisierter Lymphknotenschwellung, eventuell Hepatosplenomegalie und relativer Bradykardie sollte Anlaß zur Untersuchung des Differentialblutbildes und zu serologischen Untersuchungen (Paul-Bunnell-Test) zum Beweis einer **Monozytenangina** (Pfeiffersches Drüsenfieber) sein. Ulzeröse, nekrotisierende Anginen mit schwerstem Krankheitsgefühl, akutem Beginn und rascher Progredienz treten bei **akuten Leukosen** oder auch bei **Agranulozytosen** (Medikamentenanamnese, Sternalpunktion) auf. Lymphknotenschwellungen außerhalb des Abflußgebietes der Tonsillen lassen an ein **Hodgkin-Lymphom** denken. Persistierende Tonsillitiden mit geschwürigem Zerfall, derbem Wall und Infiltration der Umgebung müssen bioptisch abgeklärt werden zum Ausschluß **maligner Tumoren.** Eine Lues kann in jedem Stadium die Tonsillen befallen und ist immer mit indolenten, submandibulären Nackenlymphomen verbunden.

Eine sog. **Seitenstrangangina** kann auch nach Tonsillektomie auftreten, der sog. Waldeyersche Rachenring ist dabei geschwollen und gerötet, gelegentlich mit Eiterstippchen versehen. Neben den Tonsillitiden wird durch Entzündungen des Pharynx, der Zunge und gelegentlich des Mundbodens (Mundbodenphlegmone) eine schmerzhafte Schluckstörung verursacht. Die Inspektion des Rachens und die anamnestischen Angaben zum zeitlichen Verlauf und zur Fieberhöhe erlauben meist eine Diagnose. Neben Viren (vor allem Adenoviren, aber auch Parainfluenza, Coxsackie) spielen auch Streptokokken, ähnlich wie bei den Tonsillitiden, für die Genese eine Rolle. Die **Viruspharyngitis** ist häufig von einer Rhinitis und Tracheobronchitis begleitet, gelegentlich von einer Konjunktivitis. Ein **Herpes simplex** kann sich im Rachenbereich manifestieren, die charakteristischen Herpesbläschen hinterlassen nach dem Aufplatzen kleine, ausgestanzte schmerzhafte Ulzerationen. Er ist zu unterscheiden von der **Herpangina,** einer durch Coxsackie-A-Viren bedingten, fieberhaften harmlosen, aber unangenehmen Pharyngitis mit Bläschenbildung auf der Rachenschleimhaut.

Stomatitiden verursachen Schmerzen bei der Nahrungsaufnahme, stören meist aber nicht den eigentlichen Schluckvorgang.

Schluckschmerzen im ösophagealen Bereich (Odynophagie)

In erster Linie sind auch im Ösophagus Entzündungen für Schluckschmerzen maßgebend (s. Tab. 1). Die Schmerzen treten 2 bis 20 Sekunden nach Beginn des Schluckaktes auf und je nach Höhe der Läsion strahlen sie in Nacken, Hals, Arme und Rücken aus (mittlerer Ösophagus), bei Läsionen im unteren Ösophagus strahlen sie in die untere Thoraxpartie, den Oberbauch oder sogar in die Nierengegend aus. Nicht selten wird eine Angina pectoris, ein Magengeschwür oder eine Gallenkolik vorgetäuscht. **Ösophagitis** ist eine morphologische Diagnose, eine Entzündung der vom Plattenepithel überzogenen Schleimhaut. Ätiologisch kommen bakterielle und virale Infekte (meist vom Rachenring ausgehend), Pilzinfektionen, chemische Reizung bei Verätzung, physikalische Faktoren wie Bestrahlung, lange liegende

Tab. 3. **Ursachen der Ösophagitis.**
Bakteriell bedingte Ösophagitis
Viral bedingte Ösophagitis
Soorösophagitis
Verätzungen
Bestrahlung
Magensonde
Refluxkrankheit
Maligne infiltrierende Prozesse
Medikamente
Morbus Crohn
Traumen (n. diagnost. Eingriffen)
Alkohol/Nikotin

Magensonde und Reflux von Magensaft sowie Alkohol- und Nikotinabusus in Frage (Tab. 3). Maligne, infiltrierende Prozesse können ebenfalls eine Ösophagitis verursachen. Nicht selten verursachen auch Medikamente entzündliche Schleimhautveränderungen (Kaliumchlorid, Tetrazykline, Clindamycin, Cotrimazol, Chinidin, Eisensulfat, Indometacin, Phenylbutazon und Fluorouracil), vor allem, wenn sie mit wenig Flüssigkeit und vor dem Einschlafen eingenommen wurden. Bei ca. 10% aller Patienten mit einer Angina pectoris findet man ein unauffälliges Angiogramm der Koronararterien. In diesen Fällen kann nach Ausschluß einer fixierten Ösophagusobstruktion ein Säureperfusionstest (Bernstein-Test, 0,1molare HCl oder NaCl wird 5 cm oberhalb des unteren Ösophagussphinkter eingebracht) die Schmerzen provozieren und differentialdiagnostische Klarheit schaffen.

Schwer verlaufende Refluxösophagitiden führen zu einer peptischen Stenose. Tiefliegende Stenosen verursachen einen Endobrachyösophagus, d. h. der distale Ösophagus ist mit Zylinderepithel (Barret-Epithel) ausgekleidet. Die Nahrungspassage ist regelmäßig behindert, ein gastroösophagealer Reflux wird bei ausgeprägtem Krankheitsbild unmöglich. Häufig wird dadurch das Leitsymptom morgendlicher Schmerz abgelöst durch das Leitsymptom Obstruktion. Diese Erkrankung gilt als Präkanzerose.

Leichtere Formen der Ösophagitis lassen sich endoskopisch nicht immer nachweisen. Im Bedarfsfall bringt eine Biopsie Klarheit. Die Soorösophagitis ist an weißlich membranösen Auflagerungen auf vulnerabler Schleimhaut zu erkennen. Die typischen Beläge können auch fehlen; bei Patienten mit Diabetes, Neutropenie, chronischer Steroidtherapie und Immundefekten (AIDS) soll bei entsprechendem Beschwerdebild die Indikation zur lokalen antimykotischen Therapie großzügig gestellt werden. Im Zweifelsfall hilft die Zytodiagnostik (mittels Bürstenabstrich und Anfertigung von Kaliumhydroxyd-Präparaten) weiter. Kurze Anamnese und begleitender Infekt des Rachens sprechen für eine virale Genese. Persistierende oder gar progrediente Schmerzen bedürfen der endoskopischen und bioptischen Abklärung zum Ausschluß eines Neoplasmas. Bei einem fortgeschrittenen Ösophaguskarzinom besteht oft ein substernaler Dauerschmerz. Im Gegensatz zur Achalasie kann ein fortgeschritten stenosierendes Karzinom ein komplettes Passagehindernis für das Endoskop sein. Fremdkörperinkorporation, Traumen (nach diagnostischen Eingriffen) sowie Verätzungen können zu einer stenosierenden Ösophagitis führen. Die anamnestisch begründete Verdachtsdiagnose kann endoskopisch gesichert werden (Perforationsgefahr).

Ein Morbus Crohn kann die Speiseröhre mitbefallen, die typische intestinale Symptomatik steht aber regelmäßig im Vordergrund. Bei Kompression des Ösophagus durch mediastinale

Tumoren oder einen vergrößerten linken Vorhof, atypisch verlaufende Gefäße können zwar auch Schmerzen auftreten, meist aber erst nach einer längeren Phase, in der andere Symptome, vor allem das Obstruktionsgefühl, im Vordergrund stehen. Die seltene intramurale Pseudodivertikulose des Ösophagus besteht in einer divertikelartigen Erweiterung zahlreicher Ösophagusdrüsen. Fast immer liegt eine Striktur im oberen Ösophagusabschnitt vor und meist eine deutliche Ösophagitis. Die Diagnose wird durch Röntgenuntersuchung mit Kontrastmittel gestellt. Pathognomonisch sind multiple, kragenknopfähnliche intramurale Ausstülpungen der Ösophaguswand.

Die häufigste Schmerzform der Odynophagie ist das **Sodbrennen** (Pyrosis). Es besteht in einem brennenden, retrosternalen Hitzegefühl, meist bei vollem Magen, und ist oft abhängig von der Körperhaltung (Liegen, Bücken). Einen gesicherten Zusammenhang zur Ösophagitis oder zur Refluxkrankheit gibt es nicht. Auch beim Gesunden können Alkohol, Nikotin, Süßigkeiten und Gebratenes Sodbrennen provozieren. Ursache ist offenbar eine diskordante, neuromuskuläre Aktivität der unteren Ösophagusmuskulatur. Sodbrennen kann aber auch Begleitphänomen bei Ösophagitis, Hiatushernie, Pylorusstenose und Ulcus duodeni, Kaskadenmagen und Gravidität sein. Durch aufrechte Körperhaltung und Essen eines Stückes trockenen Brotes oder Trinken eines Schluckes kalten Wassers verschwindet Sodbrennen häufig spontan. Antazida sind meist wirksam.

Die Trias Dysphagie im oberen Ösophagusdrittel, Glossitis und Eisenmangel, häufig verbunden mit Augen- und Mundwinkelrhagaden, ist kennzeichnend für das **Plummer-Vinson-Syndrom** (sideropene Dysphagie). Bei diesem Syndrom können sich bindegewebige Membranen (Webs) ausbilden, die sich röntgenologisch als lippenförmige Querfalten darstellen und den Schluckakt erschweren. Heftige krampfartige, retrosternale Schmerzen treten auch beim Ösophagospasmus auf. Ein solcher Spasmus ist gekennzeichnet durch kräftige, nicht fortgeleitete Kontraktion der tubulären Speiseröhre bei normaler Erschlaffungsfähigkeit des unteren Ösophagussphinkters. Röntgenologisch zeigt die Speiseröhre ein sägezahnartiges oder enges, röhrenförmiges Aussehen. Solche Störungen lassen sich durch die Ösophagusmanometrie objektivieren und quantitativ darstellen. Manometrisch registrierte hohe Druckamplituden von langer Dauer kennzeichnen den »Nußknackerösophagus« und verursachen beim Patienten Thoraxschmerzen. Eine Achalasie kann im Anfangsstadium zu spontan auftretenden Schmerzen führen, soll aber an anderer Stelle beschrieben werden.

Leitsymptom Regurgitation

Regurgitation ist das »Wiederhochkommen« verschluckter Speisen oder Flüssigkeiten aus Mund oder Nase nach der Nahrungsaufnahme. Es bestehen keine Antiperistaltik, keine Übelkeit, kein Brechreiz und keine Kontraktion der Bauchmuskeln. Menge, Geschmack und Inhalt sowie Zeitpunkt der Regurgitation geben Hinweise auf die Art und den Ort der Läsion. Regurgitation ist der Rückfluß von der Speiseröhre in den Pharynx oder den Mund, Reflux bezeichnet den Rückfluß aus dem Magen in den Ösophagus. Bei ausgeprägtem Reflux kann auch Mageninhalt regurgitiert werden. Das Volumen des Regurgitats hängt vom Volumen des Ösophagus ab. Hochsitzende Stenosen sind daher mit kleinem Volumen, Stenosen im unteren Ösophagus mit Dilatation bei Karzinom, vor allem aber bei der Achalasie mit Volumen bis zu 100 ml verbunden. Ein bitterer Geschmack des Regurgitats spricht für die Herkunft aus dem Magen und erlaubt auch einen Aufschluß darüber, ob eine tiefe Stenose komplett ist oder der gastroösophageale Verschlußmechanismus ineffektiv. Speichel oder unverdaute Speisen werden bei kompletter Obstruktion (Tumoren), bei

Divertikeln oder bei der Achalasie regurgitiert. Frühstadien von peptischen oder malignen Strikturen führen innerhalb von 15 bis 30 Sekunden zur Regurgitation, oft können Flüssigkeiten problemlos geschluckt werden, feste Speisen werden sofort regurgitiert. Bei der Achalasie ist das Intervall 30 bis 90 Sekunden, ein noch größerer Zeitabstand kommt vor bei Ösophagusdivertikeln, Hiatushernien und bei der Rumination. Stenosierende Tumoren können zur nächtlichen Regurgitation des verschluckten Speichels führen.

Sofortige Regurgitation, häufig aus der Nase und häufig mit Erstickungsgefühl und Husten als Ausdruck der Aspiration verbunden, ist kennzeichnend für die oropharyngeal bedingte Regurgitation. In den allermeisten Fällen liegen neuromuskuläre Störungen vor, selten sind ein Zenkersches Divertikel oder Mißbildungen des Gaumens die Ursache.

Regurgitation bei oropharyngealer Dysphagie

Störungen der afferenten und efferenten Leitungsbahn des Schluckreflexes oder **zentralnervöse Störungen** können zur Lähmung der Gaumensegel, des Zungengrundes und der Kehlkopfmuskulatur und damit zum Übertritt von Nahrung in den Epipharynx und zum »Verschlucken« führen. Die afferenten Bahnen können bei Vergiftungen, Narkosen und tiefem Koma, aber auch bei lokaler Rachenanästhesie gestört sein. Entzündliche Muskelerkrankungen sowie die Myasthenia gravis und der Botulismus können die Schlundmuskulatur betreffen. Bei diesen Störungen ist die Schluckstörung nur ein Begleitsymptom und die Diagnose aufgrund des klinischen Gesamtbildes nicht zu übersehen. Daher soll hier die tabellarische Aufzählung genügen (Tab. 4). Leichtere Formen können durch Röntgenuntersuchungen mit wäßrigen Kontrastmitteln (Aspirationsgefahr), Durchleuchtung, Aufnahmen mit schneller Bildfolge oder Videoaufzeichnung dokumentiert werden. Mit den gleichen diagnostischen Methoden läßt sich ein **Zenkersches Divertikel** verifizieren. Hierbei handelt es sich um eine Koordinationsstörung zwischen Pharynx und oberem Ösophagussphinkter mit

Tab. 4. **Neuromuskuläre Ursachen der oropharyngealen Dysphagie.**

Zentrale Störung
Zentrale Hypoglossuslähmung durch Apoplexie, Tumoren, Traumen
Zentrale Vaguskernläsion bei Bulbärparalyse
Pseudobulbärparalyse, Malazie, Tumoren
Abszesse der Medulla oblongata
Gaumensegellähmung durch Tumoren und Blutungen an der Schädelbasis, Pseudobulbärparalyse und Syringobulbie, Tabes

Periphere Nervenläsionen
Periphere Zungenlähmung bei Trauma des N. hypoglossus
Gaumensegellähmung der Nervi vagus et accessorius (postentzündlich, Lues III, toxisch, Enzephalomyelitis disseminata)
Sensibilitätsstörungen Larynx/Pharynx, Koma, Narkose, Anästhesie, Intoxikation
Bulbäre Poliomyelitis
Periphere Neuropathie

Störungen an der motorischen Endplatte
Myasthenia gravis
Botulismus

Muskuläre Störungen
Polymyositis/Dermatomyositis
Muskeldystrophische Myopathie (Hyper-/Hypothyreose)

Ausbildung einer durch intraluminale Druckerhöhung bedingten Aussackung der Pars transversa des M. cricopharyngeus. Mißbildungen des Gesichtsschädels (Wolfsrachen etc.) entgehen nicht bei der Inspektion und bedürfen hier keiner weiteren Erläuterung.

Regurgitation bei ösophagealer Dysphagie

Regurgitation ist das typische Symptom bei **Ösophagusdivertikeln.** Nach einer Phase der sog. spastischen Dysphagie wird das Divertikel meist am Hals durch Auftreibung und Vorwölbung sichtbar. Der Bruchsack wird durch Gegendruck der Muskulatur entleert, es kommt zur Regurgitation. Mittels Röntgenkontrastuntersuchung läßt sich die Diagnose zweifelsfrei klären.

Bei der **Achalasie,** einer neuromuskulären Störung des Ösophagus mit fehlender propulsiver Peristaltik im Mittelteil des Ösophagus und verminderter Erschlaffung im unteren Sphinkter, liegt in 70% der Fälle eine Regurgitation vor. Daneben kann es zu Schluckschmerzen, substernalen und epigastrischen Schmerzen kommen. Spontanregurgitationen, häufig nachts (Aspirationsgefahr) sind typisch für fortgeschrittene Fälle, in denen meist schon eine deutliche Gewichtsabnahme zu verzeichnen ist. Dem voraus geht ein klinisch stummes Stadium, in dem röntgenologisch eine deutliche Dilatation des Ösophagus zu erkennen und eine ösophageale Peristaltik nicht mehr nachweisbar ist. Zu Beginn der Erkrankung (plötzlich) findet sich neben der explosionsartigen schmerzhaften Regurgitation ein deutliches Obstruktionsgefühl, sowohl für feste als auch für flüssige Nahrung, besonders bei frischem Brot, Obst und Fleisch. Bei der beginnenden Achalasie stellt sich die Speiseröhre röntgenologisch nur mäßig aufgeweitet dar, der Übergang zum Magen ist fadenförmig. Mit Fortschreiten der Erkrankung wird der Ösophagus weiter.

Bei fortgeschrittenen organischen Stenosen ist Regurgitation möglich, aber nicht das typische Leitsymptom. Von der Regurgitation abzugrenzen ist die **Rumination** (Meryzismus), die bei Säuglingen und Kleinkindern beobachtet wird und gekennzeichnet ist durch (oft provoziertes) Erbrechen und lustvolles Wiederkäuen.

Leitsymptom Obstruktionsgefühl

Tritt ein Obstruktionsgefühl ca. 20 Sekunden nach Beginn des Schluckaktes auf, handelt es sich um eine echte Dysphagie. Die **Pseudodysphagie** besteht beim Essen und Trinken nicht, sondern meist andauernd und unabhängig von der Nahrungsaufnahme und ist meist Ausdruck funktioneller Störungen.

Die Obstruktion ist das klassische Symptom maligner und benigner Strikturen sowie der Achalasie. Bei Strikturen behindert eine mehr oder weniger stark ausgeprägte rigide Enge die Nahrungspassage (für das Endoskop oft nicht passierbar), während bei der Achalasie die Passage durch einen elastischen Prozeß behindert wird (Endoskop immer passierbar). Das Maß der Obstruktion ist außerdem bedingt durch die Viskosität der aufgenommenen Nahrung.

Maligne Strikturen lassen sich meist durch die kurze Anamnese und durch die rasche Progredienz der Obstruktion von benignen Strikturen abgrenzen (s. Abb. 1). Die Diagnosesicherung erfolgt durch Endoskopie. Die histologische Untersuchung der Biopsate erlaubt die Unterteilung in Adenokarzinome, Sarkome, Pseudosarkome, Karzinosarkome, maligne Melanome und Metastasen anderer Tumoren. Selten werden auch ein Karzinoid, ein Morbus Paget, Morbus Hodgkin, ein Granularzellmyoblastom und ein verrukosquamöses Zellkarzinom diagnostiziert. Leiomyome, Zysten (beides intramural) und fibrovaskuläre Polypen,

Papillome, Adenome und Hämangiome sind als benigne einzustufen. Sowohl bei benignen als auch bei malignen Strikturen ist die Flüssigkeitspassage zu Beginn meist problemlos. Bei der **Achalasie** ist dagegen von Beginn an auch die Flüssigkeitsaufnahme behindert. Bei der Achalasie treten häufig Spontanschmerzen auf, während bei einer malignen Striktur Schmerzen (wenn überhaupt) nur in Verbindung mit der Obstruktion auftreten. Bevor sich bei Patienten mit einer Achalasie spürbare Veränderungen des Allgemeinbefindens (vor allem in Form von Gewichtsabnahme) einstellen, ist eine lange Phase mit gutem Allgemeinzustand vorausgegangen, während bei einem Ösophaguskarzinom ein rascher körperlicher Verfall eintritt. Die Diagnose Achalasie wird durch Röntgenkontrastuntersuchung gestellt, die Endoskopie dient nur dem Tumorausschluß.

Angeboren oder im Rahmen eines Plummer-Vinson-Syndroms (Präkanzerose) können sich Ringe und Membranen im Ösophagus ausbilden und bei starker Einengung des Ösophaguslumens zur Dysphagie führen. Im Bereich des gastroösophagealen Überganges bildet sich gelegentlich ein sog. **Schatzki-Ring** aus, eine zirkulär wachsende bindegewebige Einengung, die wahrscheinlich mit der Refluxkrankheit zusammenhängt. Die Diagnose kann sowohl endoskopisch als auch röntgenologisch gestellt werden. Nach bestimmten Operationen (Gastrektomie, Vagotomie, Fundoplikatio) können Stenosen auftreten und dysphagische Beschwerden verursachen. Nach der Vagotomie kann ein achalasieähnliches Bild auftreten. Anamnese, Endoskopie und/oder Röntgen führen in der Regel zur Diagnose. Kollagenkrankheiten, vor allem die Sklerodermie, aber auch der systemische Lupus erythematodes, die rheumatoide Arthritis und die Dermatomyositis können den Ösophagus befallen und ebenfalls Schluckstörungen verursachen. Die serologischen Immunphänomene, Beteiligung anderer Organe, evtl. auch histologisch nachweisbare Veränderungen der kleinen Blutgefäße führen zur Diagnose. Die Ösophagusmanometrie zeigt vor allem bei Sklerodermien typische Veränderungen.

Muskelerkrankungen wie die myotone Dystrophie, die okulopharyngeale Myopathie und die Myasthenia gravis sowie zentralnervöse Störungen wie Hirnstammläsion und die Poliomyelitis sowie diabetische und alkoholische periphere Neuropathie und die Polyradikulitis können eine ösophageal bedingte Dysphagie mit Obstruktionsgefühl verursachen, im Vordergrund stehen aber immer andere Leitsymptome. Bei der krikopharyngealen Achalasie besteht ein typisches Obstruktionsgefühl in Höhe des Kehlkopfes, oft verbunden mit oraler oder nasaler Regurgitation. Es liegt weder eine strukturelle Läsion noch eine neuromuskuläre Erkrankung vor. Radiologisch lassen sich (mit langsamer Bildfolge) pharyngoösophageale Koordinationsstörungen aufzeichnen. Von fraglichem Nutzen ist die Abgrenzung eines Presbyösophagus bei alten Menschen. Oft liegen neuromuskuläre Störungen vor, registrierte Befunde korrelieren nicht immer mit klinischen Symptomen. Die chronisch idiopathische Pseudoobstruktion ist eine Motilitätsstörung, die den Ösophagus befallen kann und auf einer Erkrankung der glatten Muskulatur oder des Auerbachschen Plexus beruht. Eine Einengung des Ösophagus kann auch bedingt sein durch vaskulär bedingte Ringe. Ein gedoppelter Aortenbogen, eine aberrierende A. subclavia dextra (A. lusoria), eine aberrierende linke Pulmonalarterie sowie Aortenmißbildungen können zur Dysphagie führen und letztendlich nur angiographisch bewiesen werden.

Funktionelle Dysphagie

Klagt ein Patient über Schluckbeschwerden und findet sich bei den relevanten Untersuchungen kein morphologisches Korrelat, so besteht der Verdacht auf eine psychogene Störung. Die Diagnose »psychogene Dysphagie« darf aber nicht leichtfertig gestellt werden.

Besteht ein klarer Zusammenhang zum Schluckakt, ist eine organische Ursache wahrscheinlich, liegen die Beschwerden dauernd und unabhängig vom Schluckakt vor, ist eher eine psychogene Störung anzunehmen. Allerdings können Hiatushernie, Lymphadenitis, Eisen- und Vitamin-B_{12}-Mangel, Thyreoiditis, Masern, Mumps und banale Erkältungen Schluckstörungen und insbesondere ein Kloßgefühl im Hals verursachen. Selbst ein Spasmus der Halsmuskulatur, z. B. bei Funktionsstörungen (sog. Blockierung) der Kopfgelenke bzw. der oberen HWS, kann zu einem Globusgefühl führen.

Psychosomatische Bedeutung kommt der sog. **Aerophagie,** dem **Globussyndrom** und der sog. **Brechneurose** zu.

Häufiges Schlucken, unabhängig von der Nahrungsaufnahme, führt zu Luftansammlung im Magen und ist verbunden mit einer Reihe unangenehmer Folgeerscheinungen wie Aufstoßen, Meteorismus und Herzbeschwerden. Sie sollen bevorzugt bei unbefriedigten Menschen und erhöhtem Anspruch an die eigene Leistungsfähigkeit auftreten. Diese »armen Schlucker« müssen viel »in sich hineinfressen« und ohne Widerspruch »herunterschlucken«.

Das Globussyndrom (Globus hystericus) zeichnet sich durch ein Fremdkörpergefühl im Rachen und im Hals aus. Die Patienten klagen über das Gefühl, »einen Kloß im Hals zu haben« oder die Empfindung, »daß jemand den Hals zusammendrücke«. Dieses Syndrom ist nicht selten und soll bei Frauen dreimal so häufig vorkommen wie bei Männern. Offenbar besteht bei solchen Patienten eine hysterische oder depressive Verfassung mit hypochondrischen Zügen.

Schluckstörungen mit Ekelgefühl, Widerwillen, Würgegefühl bis zum Erbrechen stellen oft eine schuldbesetzte Form des meist unbewußten Protestes dar bei depressiven Patienten mit hysterischen Zügen und gewinnen bei Patienten mit Anorexia nervosa oder Hyperemesis gravidarum erheblichen Krankheitswert.

Es muß noch einmal betont werden, daß die Diagnose »psychogene Dysphagie« nicht leichtfertig gestellt werden darf. Bei dem Verdacht auf eine psychogene Störung ist nach Ausschluß der wichtigsten organischen Ursachen eine psychiatrische Exploration erforderlich.

Differentialdiagnostisches Spektrum

Dysphagie bei Erkrankungen der Mundhöhle
Angina tonsillaris simplex
– follicularis
– lacunaris
(Peri-)Tonsillarabszeß
Scharlach
Diphtherie
Angina Plaut-Vincenti
Monozytenangina
Akute Leukose
Agranulozytose
Lymphogranulomatose
Typhus-Angina
Mundbodenphlegmone
Pharyngitis
Plummer-Vinson-Syndrom

Seitenstrangangina
Stomatitis
Mundsoor

Dysphagie bei Erkrankungen des Kehlkopfs
Kehlkopfkarzinom
Fremdkörperaspiration

Dysphagie bei Erkrankungen der Speiseröhre
Achalasie
Ösophagitis
Bakteriell bedingte Ösophagitis
Viral bedingte Ösophagitis (einschl. AIDS)
Soorösophagitis
Verätzungen
Bestrahlung
Magensonde
Refluxkrankheit
Maligne infiltrierende Prozesse
Medikamente
Morbus Crohn
Traumen (nach diagnostischen Eingriffen)
Alkohol/Nikotin
Barret-Syndrom
Dermatomyositis
Endobrachyösophagus
Lupus erythematodes
Mixed connective tissue disease
Ösophagusdivertikel
Ösophagotracheale Fistel
Diffuser Ösophagospasmus
Ösophaguskarzinom
Ösophagusperforation
Peptische Stenosen
Morbus Paget des Ösophagus
Presbyösophagus
Intramurale Pseudodivertikulose
Sklerodermie
Strahlenösophagitis
Zenker-Divertikel

Dysphagie bei Erkrankungen des Magens
Kaskadenmagen
Magentumoren
Pylorusstenose
Postoperativ nach Gastrektomie, Vagotomie, Fundoplicatio
Gastritis
Gastroparese

Dysphagie bei neurologischen Erkrankungen
Zentrale Hypoglossuslähmung durch Apoplexie, Tumoren, Traumen
Zentrale Vaguskernläsion bei Bulbärparalyse
Pseudobulbärparalyse, Malazie, Tumoren
Abszesse der Medulla oblongata
Gaumensegellähmung durch Tumoren und Blutungen an der Schädelbasis, Pseudobulbärparalyse und Syringobulbie, Tabes
Periphere Zungenlähmung bei Trauma des N. hypoglossus
Gaumensegellähmung bei Schädigung der Nn. vagus et accessorius (postentzündlich, Lues III, toxisch, Encephalomyelitis disseminata)
Sensibilitätsstörungen des Larynx/Pharynx, Koma, Narkose, Anästhesie, Intoxikation
Bulbäre Poliomyelitis
Periphere Neuropathie
Myasthenia gravis
Botulismus
Polymyositis/Dermatomyositis
Muskeldystrophische Myopathie (Hyper-/Hypothyreose)
Diabetische Neuropathie

Dysphagie bei Kollagenosen
Dermatomyositis
Lupus erythematodes
Rheumatoide Arthritis
Mixed connective tissue disease
Sklerodermie

Dysphagie bei Malignom
Tonsillenkarzinom
Tonsillitis bei akuter Leukose
Mundhöhlentumor
Zungengrundkarzinom
Kehlkopfkarzinom
Ösophagustumoren
   Adeno-Karzinom
   Sarkome
   Pseudosarkome
   Karzinosarkome
   Maligne Melanome
   Granularzellmyoblastome
   Verrukosquamöse Zellkarzinome
   Benigne Ösophagustumoren
   Leiomyome
   Zysten
   Fibroblastische Polypen
   Papillome
   Adenome
   Hämangiome
Mediastinale Tumoren

Lymphome
Magenkarzinom
Bronchialkarzinom

Sonstige
Gefäßanomalien
Funktionelle Dysphagie mit Aerophagie
Globussyndrom
Brechneurose
Aortenmißbildung
Aortenbogenaneurysmen

Literatur

BERGER W, WIENBECK M. Differentialdiagnose von Schluckstörungen. Internistische Welt 11/1983.
EDWARDS D A W. History and Symptoms of Esophageal Disease In: Handbuch der Inneren Medizin, Bd. II. Heidelberg: Springer 1967.
HARRISON D. Principles of Internal Medicine. New York: McGraw Hill 1983.
HORNBOSTEL H, KAUFMANN W. Innere Medizin. In: SIEGENTHALER W (Hrsg). Praxis und Klinik, Bd. IV. Stuttgart: Thieme 1985.
KOELSCH K A. Schluckstörung, Schluckschmerz, Sodbrennen. In: DEMLING W. Klinische Gastroenterologie, Bd. I. 2. Aufl. Thieme: Stuttgart 1984.
LEVINE J S, KLÖR H-U, OEHLER G. Gastroenterologische Entscheidungsprozesse. Stuttgart, New York: Schattauer 1988.

Symptome
in der Thoraxregion

Zyanose

R. Griebenow und F. Saborowski

Definition und Abgrenzung

Eine Zyanose ist gekennzeichnet durch eine bläulich-rote Verfärbung von Haut und Schleimhäuten, häufig besonders gut erkennbar an der Farbe der Lippen. Sie ist abzugrenzen von einer lediglich **vorgetäuschten Zyanose** (Pseudozyanose) infolge starker Hautpigmentierung oder bei Einlagerung von exogenen Substanzen in der Haut: Argyrosis und Chrysiasis, Arsenmelanose.

Diagnostisches Vorgehen

Die Zyanose wird in eine zentrale und periphere Zyanose unterteilt (Abb. 1). Die **zentrale Zyanose** entsteht durch eine primäre Sauerstoffuntersättigung des arteriellen Blutes infolge Diffusionsstörungen in der Lunge, Umgehung der Lungenkapillaren bei intra- oder extrapulmonalen Shunt-Verbindungen oder durch Änderungen der Sauerstoffbindungsfähigkeit des Hämoglobins. Eine **periphere Zyanose** entsteht durch vermehrte periphere Ausschöpfung primär normal gesättigten arteriellen Blutes. Versuche, eine periphere Zyanose mit einer Vergrößerung der arteriell-zentralvenösen Sauerstoffsättigungsdifferenz zu korrelieren, ergaben keine aussagekräftigen Resultate. Die klinische Unterscheidung zwischen zentraler und peripherer Zyanose stützt sich daher auf die Beurteilung des Kapillarpulses: Ein Ohrläppchen wird massiert, bis Kapillarpuls auftritt. Bleibt das Ohrläppchen blau, liegt eine zentrale Zyanose vor. Weiterhin hilfreich sein kann der Befund, daß bei zentraler Zyanose nicht nur die Haut, sondern auch die Zunge zyanotisch ist, die bei peripherer Zyanose in der Regel rot bleibt. Aufgrund der engen anatomischen Nachbarschaft von Herz und Lunge und der vielfältigen gegenseitigen Beeinflussungsmöglichkeiten ist eine Kombination beider Formen häufig. Dabei mag es in bestimmten Situationen, wie etwa im akuten Anfall eines allergischen Asthma bronchiale, möglich sein, die überwiegend vorliegende Zyanoseform bereits aufgrund anamnestischer Angaben und klinischer Befunde zu eruieren. Häufig werden jedoch ausführliche lungenfunktionsanalytische Messungen und eine invasive Abklärung des kardialen Funktionsstatus nur eine Abschätzung erlauben, zu welchen Teilen es sich um eine periphere oder zentrale Zyanose handeln kann. Insbesondere ist davon auszugehen, daß jede chronische kardial bedingte Druckerhöhung im pulmonalen Kreislauf zu einer fixierten Lungenfunktionsstörung führt, und umgekehrt wird jede Lungenerkrankung, die zu einer chronischen Widerstandserhöhung im pulmonalen Gefäßbett führt, auf Dauer die Herzauswurfleistung beeinträchtigen. Die Ausbildung einer Zyanose ist verursacht entweder durch eine Zunahme des reduzierten Hämoglobins (Hämoglobinzyanose) oder durch eine erhöhte Konzentration von nicht zum Sauerstofftransport befähigten Hämoglobinmolekülen (Hämiglobinzyanose). Klinisch wird eine Zyanose faßbar, wenn der Gehalt an reduziertem Hämoglobin im Kapillarblut 5 g/100 ml Blut übersteigt. Bei Vorliegen einer Hämiglobinzyanose genügen bereits geringere Konzentrationen von strukturell verändertem Hämoglobin, um eine Zyanose hervorzurufen. Hieraus leitet sich ab, daß eine Zyanose bei Patienten mit Polyglobulie bereits sichtbar wird, wenn nur ein relativ geringer Teil des Hämoglobins

```
ZYANOSE
   ├── Pseudozyanose
Kapillarpuls
   ├── Zentrale Zyanose
   └── Periphere Zyanose
```

Abb. 1

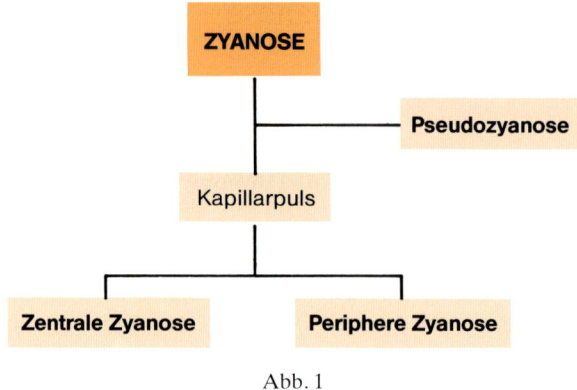

reduziert vorliegt, während Patienten mit ausgeprägter Anämie trotz massiv verminderten Sauerstoffgehaltes des Blutes keine Zyanose aufweisen müssen. Häufig assoziierte klinische Befunde bei länger andauernder Zyanose sind eine Polyglobulie, Trommelschlegelfinger und -zehen, Uhrglasnägel und generalisierte Erweiterungen der Kapillaren. Im folgenden sollen zunächst die Erkrankungen, die zu einer zentralen Zyanose führen, abgehandelt werden (Abb. 2).

Zentrale Zyanose

Findet sich eine verminderte Sauerstoffsättigung bei normalem arteriellen Sauerstoffpartialdruck, so handelt es sich um eine **Hämiglobinzyanose**, die sich hierdurch von der Hämoglobinzyanose abgrenzt, bei der eine Sauerstoffuntersättigung infolge primär erniedrigten arteriellen Sauerstoffpartialdruckes auftritt. Bedeutsam sind die Methämoglobin- und Sulfhämoglobinämie.

1. Methämoglobinämie

Normalerweise liegen 0,2 bis 1,5% des Gesamthämoglobins als Methämoglobin vor. Kommt es zum Anstieg der Methämoglobinkonzentration auf über 10% des Gesamthämoglobins, entsprechend 1,5% Methämoglobin, wird klinisch eine Zyanose faßbar. Weitere klinische Symptome wie Schwindel, Müdigkeit oder Tachykardie treten ab einer Methämoglobinmenge von 40% des Gesamthämoglobins auf, als letal gilt eine Zunahme des Methämoglobingehaltes auf 70 bis 80% des Gesamthämoglobins. Die Methämoglobinämie kann angeboren oder erworben sein. Bei der angeborenen Form wird in eine Hämoglobinopathie M und in einen Mangel an Methämoglobinreduktase unterteilt. Ersteres Leiden ist autosomal dominant, letzteres autosomal rezessiv vererbbar. Methämoglobinämien unterschiedlichen Ausmaßes werden bei Glukose-6-Phosphat-Dehydrogenase-Mangel beobachtet. Erworbene Methämoglobinämien können auftreten nach Einwirkung von Nitriten, Nitraten, Nitrogasen, Chloraten, Analgetika, Sulfonamiden und Anilinderivaten. Das Blut zeigt eine charakteristische schokoladenbraune Farbe. Bei den erworbenen Formen finden sich Heinz-Innenkörper in den Erythrozyten, eine hämolytische Anämie kann zusätzlich auftreten.

2. Sulfhämoglobinämie

Sulfhämoglobin entsteht durch irreversible Oxydation des Hämoglobins. Das sehr seltene Krankheitsbild kann u. a. durch Phenacetin und Sulfonamide hervorgerufen werden. Das

```
                    ZYANOSE
                       |
               Zentrale Zyanose
                       |
      ┌────────────────┼────────────────┐
  p_aO_2 > 50 mmHg   Asymmetrische    p_aO_2 < 50 mmHg
  Sättigung ↓        Zyanose
      |                                  |
  Hämiglobinzyanose              5. Hämoglobinzyanose
      |
  ┌───┴───┐        ┌──────────┬──────────┐
1. Methämo-    3. Obere, untere   4. Angeborene
   globin-       Einfluß-           Vitien
   ämie          stauung
      |
  2. Sulfhämo-
     globin-
     ämie
```

Abb. 2

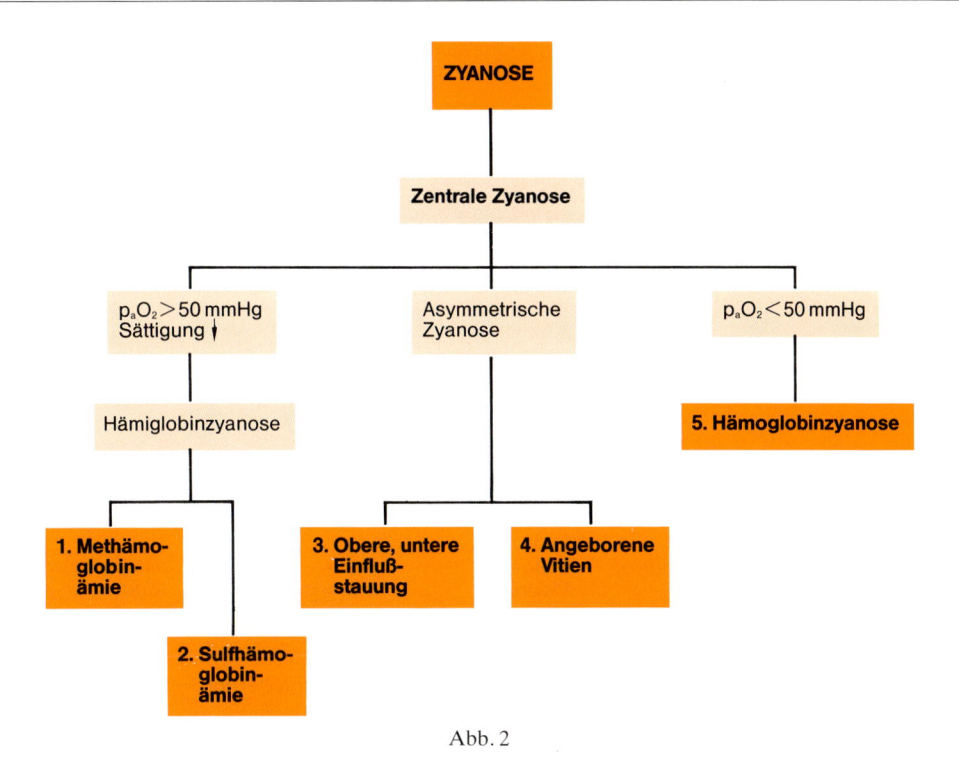

Blut zeigt eine grünliche Verfärbung, eine Zyanose ist bereits bei geringem Sulfhämoglobingehalt nachweisbar. Der Nachweis sämtlicher genannten Hämoglobinvariationen erfolgt spektroskopisch, der Mangel an Methämoglobinreduktase läßt sich zusätzlich biochemisch nachweisen.

Eine Unterform der zentralen Zyanose stellt die sog. **asymmetrische Zyanose** dar (engl. »differential cyanosis«), bei der nur eine Körperhälfte zyanotisch ist, z.B. Zyanose von Abdomen und Beinen bei normaler Färbung von Oberkörper und Armen. Hier liegen folgende Erkrankungen zugrunde:

3. Obere oder untere Einflußstauung

Eine obere oder untere Einflußstauung entsteht durch Verlegung der V. cava superior bzw. inferior. Pathogenetisch kommt hierbei entweder eine externe Kompression durch Tumoren oder z. B. durch ein Aortenaneurysma oder eine Thrombenbildung in Frage, an die insbesondere bei einliegenden Fremdkörpern (zentrale Venenkatheter, Schrittmachersonden) gedacht werden muß.

4. Angeborene Vitien

a) Transposition der großen Arterien mit präduktaler Aortenkoarktation und persistierendem Ductus arteriosus Botalli mit Rechts-links-Shunt, was zur Zyanose der oberen Körperhälfte mit normaler Färbung der unteren Körperhälfte führt.

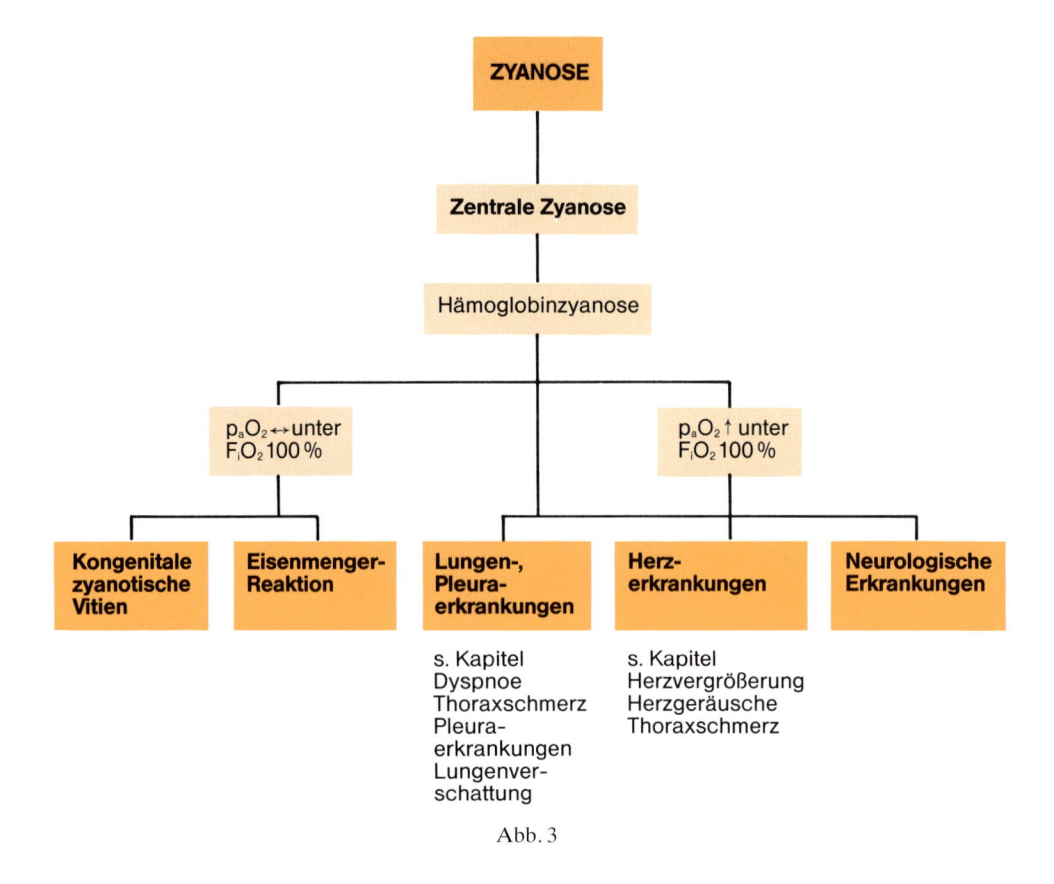

```
                    ZYANOSE
                       │
                Zentrale Zyanose
                       │
                Hämoglobinzyanose
          ┌────────────┴────────────┐
   $p_aO_2 \leftrightarrow$ unter      $p_aO_2 \uparrow$ unter
      $F_iO_2$ 100 %                    $F_iO_2$ 100 %
    ┌──────┴──────┐          ┌──────────┼──────────┐
Kongenitale  Eisenmenger-  Lungen-,   Herz-      Neurologische
zyanotische  Reaktion      Pleura-    erkrankungen Erkrankungen
Vitien                     erkrankungen
                           s. Kapitel  s. Kapitel
                           Dyspnoe     Herzvergrößerung
                           Thoraxschmerz Herzgeräusche
                           Pleura-     Thoraxschmerz
                           erkrankungen
                           Lungenver-
                           schattung
```

Abb. 3

b) Präduktale Aortenkoarktation und persistierender Ductus arteriosus Botalli mit Rechts-links-Shunt.
c) Persistierender Ductus arteriosus Botalli mit Shunt-Umkehr. Die Aortenkoarktation und der persistierende Ductus arteriosus führen zur Zyanose der unteren Körperhälfte mit normaler Färbung des Oberkörpers und der Arme.

5. Hämoglobinzyanose

Kommt es bei einer zentralen Zyanose unter 100%iger Sauerstoffatmung nicht zu einer deutlichen Anhebung des primär erniedrigten arteriellen Sauerstoffpartialdrucks, so liegt entweder eine kongenitale Herz- bzw. Gefäßanomalie mit Rechts-links-Shunt vor, oder es handelt sich um einen Eisenmenger-Komplex bei primär azyanotischen kongenitalen Vitien (Abb. 3). Anhand des Thoraxröntgenbildes lassen sich die kongenitalen zyanotischen Vitien unterteilen in solche mit verminderter Lungengefäßzeichnung und solche, bei denen sich eine vermehrte Lungengefäßzeichnung findet (Abb. 4).

Kongenitale zyanotische Vitien

1. Kongenitale zyanotische Vitien mit verminderter röntgenologischer Lungengefäßzeichnung, bei denen ein Erreichen des Erwachsenenalters beobachtet wird

a) Pulmonalstenose,
b) Pulmonalstenose mit Ventrikelseptumdefekt

Die Pulmonalstenose kann in Form einer valvulären, infundibulären, subinfundibulären und supravalvulären Stenose vorliegen. Neben diesen sogenannten zentralen Stenosen können weitere, häufig multiple periphere Stenosierungen vorkommen. Auskultatorisch findet sich ein rauhes Systolikum über dem Pulmonalauskultationspunkt sowie ein Ejektionsklick, letzterer fehlt bei infundibulärer Stenose. Im EKG finden sich Zeichen der Rechtsherz-

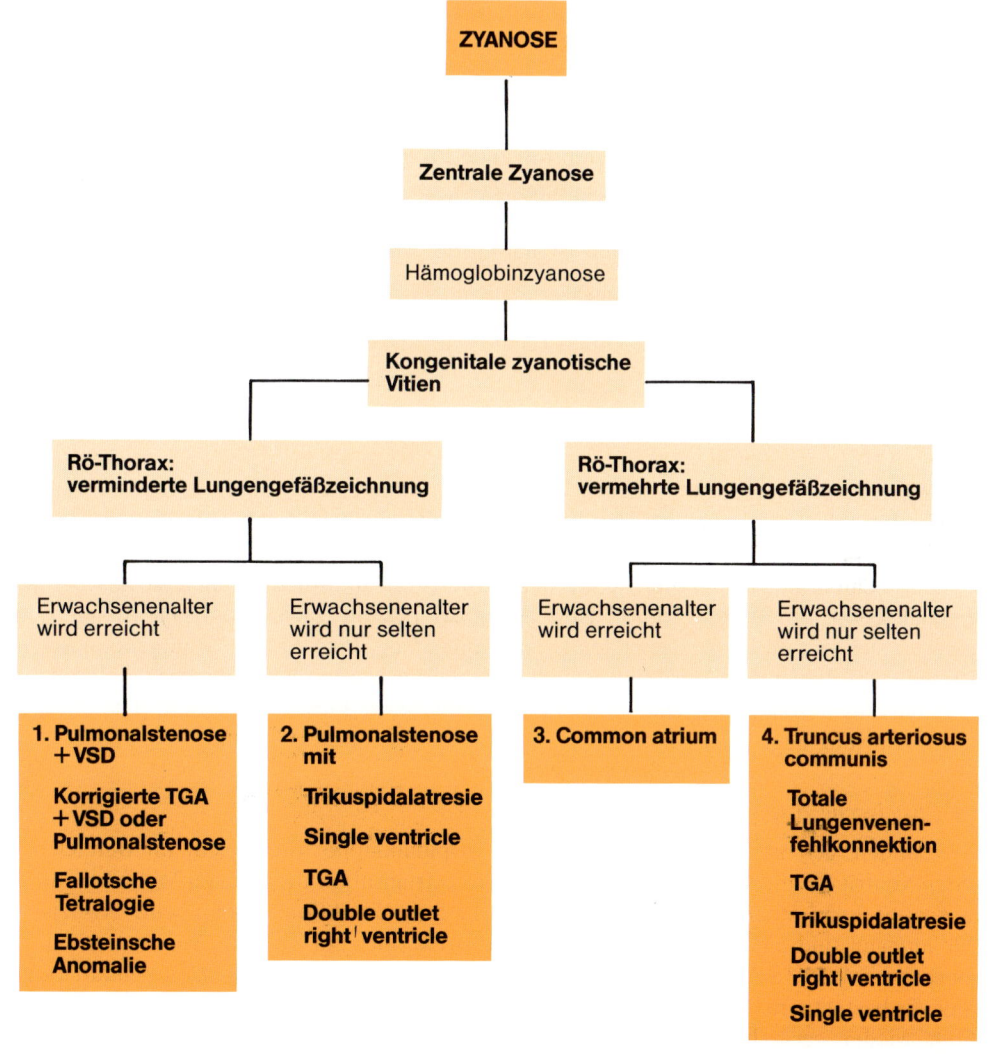

```
                        ZYANOSE
                           |
                    Zentrale Zyanose
                           |
                    Hämoglobinzyanose
                           |
              Kongenitale zyanotische Vitien
              ┌────────────┴────────────┐
     Rö-Thorax:                    Rö-Thorax:
     verminderte                   vermehrte
     Lungengefäßzeichnung          Lungengefäßzeichnung
     ┌──────┴──────┐               ┌──────┴──────┐
 Erwachsenen-  Erwachsenen-    Erwachsenen-  Erwachsenen-
 alter wird    alter wird nur  alter wird    alter wird nur
 erreicht      selten erreicht erreicht      selten erreicht

 1. Pulmonal-  2. Pulmonal-    3. Common     4. Truncus
    stenose       stenose         atrium        arteriosus
    + VSD         mit                           communis

 Korrigierte   Trikuspidal-                  Totale
 TGA + VSD     atresie                       Lungenvenen-
 oder Pulmo-                                 fehlkonnektion
 nalstenose    Single ventricle
                                             TGA
 Fallotsche    TGA
 Tetralogie                                  Trikuspidalatresie
               Double outlet
 Ebsteinsche   right ventricle               Double outlet
 Anomalie                                    right ventricle

                                             Single ventricle
```

Abb. 4

hypertrophie. Eine Zyanose tritt in Abhängigkeit vom Schweregrad der Stenose auf. Sie wird früher beobachtet, wenn ein zusätzlicher Vorhofseptumdefekt mit Rechts-links-Shunt vorliegt. Die mittlere Lebenserwartung liegt bei 21 Jahren, teilweise wird die 5. bis 7. Lebensdekade erreicht. Tritt eine Pulmonalstenose zu einem Ventrikelseptumdefekt hinzu, so wird der klinische Verlauf des Ventrikelseptumdefektes infolge verzögerter Ausbildung einer pulmonalen Hypertonie günstig beeinflußt. Abzugrenzen hiervon sind Fälle mit sogenannter kritischer Pulmonalstenose oder Pulmonalatresie bei intaktem Ventrikelseptum. Überlebensvoraussetzung bei diesen Kindern ist das Vorliegen eines offenen Foramen ovale oder eines Vorhofseptumdefektes oder eines persistierenden Ductus arteriosus. Es besteht Zyanose von Geburt an, die Lebenserwartung beträgt ohne Korrektur nur wenige Tage.

c) Kongenitale korrigierte Transposition der großen Arterien mit Ventrikelseptumdefekt oder Pulmonalstenose,

d) kongenitale korrigierte Transposition der großen Arterien

Bei d) liegt eine normale Lungengefäßzeichnung und keine Zyanose vor. Patienten mit einer kongenital korrigierten Transposition der großen Arterien weisen eine im Prinzip normale Lebenserwartung auf, die durch folgende Probleme beeinträchtigt werden kann:
– Besteht gleichzeitig ein Ventrikelseptumdefekt, so kommt es im weiteren Verlauf zur Ausbildung einer pulmonalen Hypertonie.
– Die anatomische Trikuspidalklappe ist häufig deformiert, was zu Zeichen der »Mitralinsuffizienz« führt.
– AV-Überleitungsstörungen werden gehäuft beobachtet.
– Infolge der Belastung des anatomisch rechten Ventrikels mit systemarteriellen Drücken wird das vorzeitige Auftreten von Zeichen der Herzinsuffizienz gehäuft beobachtet.

e) Fallotsche Tetralogie

Es liegen eine Pulmonalstenose, ein Ventrikelseptumdefekt mit überreitender Aorta und eine Hypertrophie des rechten Ventrikels vor. Findet sich gleichzeitig ein Vorhofseptumdefekt, wird von einer Fallotschen Pentalogie gesprochen. Ist die Pulmonalklappe atretisch, wird diese Fehlbildung als Pseudotrunkus bezeichnet. Auskultatorisch stehen die Zeichen der Pulmonalstenose im Vordergrund. Eine Zyanose besteht meist von Geburt an oder entwickelt sich erst im Laufe des ersten Lebensjahres (sog. Pink-Fallot). Röntgenologisch ist die Lungengefäßzeichnung vermindert, lediglich bei der Variante der Fallotschen Tetralogie mit Pulmonalaplasie finden sich teils monströs-dilatierte Pulmonalarterien. Die mittlere Lebenserwartung liegt bei 12 Jahren.

f) Ebsteinsche Anomalie

Es handelt sich um eine Dysplasie der Trikuspidalklappe, die zudem im Bereich des rechten Ventrikels ansetzt, was zu einer teilweisen Atrialisation des rechten Ventrikels führt. Die Klappe kann stenotisch, insuffizient oder in ihrer Funktion normal sein. Assoziierte Fehlbildungen sind ein persistierendes Foramen ovale oder ein ASD II. Supraventrikuläre, insbesondere WPW-Syndrom, und ventrikuläre Rhythmusstörungen werden gehäuft beobachtet. Es besteht eine Zyanose von Geburt an, die zunächst wieder abnimmt, um in späteren Jahren wieder vermehrt in Erscheinung zu treten. Die mittlere Lebenserwartung bei zyanotischen Patienten beträgt 12 Jahre, bei primär azyanotischen Patienten 28 Jahre.

2. Kongenitale zyanotische Vitien mit verminderter Lungengefäßzeichnung, bei denen nur selten das Erwachsenenalter erreicht wird

Pulmonalstenose, vergesellschaftet mit

a) Trikuspidalatresie,
b) »Single ventricle«, Cor univentriculare,
c) Komplette Transposition der großen Arterien,
d) »Double outlet right ventricle«.

3. Kongenitale zyanotische Vitien mit vermehrter Lungengefäßzeichnung, bei denen ein Erreichen des Erwachsenenalters beobachtet wird

»Common atrium«

Es besteht ein gemeinsamer Vorhof infolge fehlenden Vorhofseptums. Die Hämodynamik entspricht prinzipiell der bei großem Vorhofseptumdefekt, wobei jedoch in der Regel eine arterielle Sauerstoffuntersättigung mit Zyanose beobachtet wird.

4. Kongenitale zyanotische Vitien mit vermehrter Lungengefäßzeichnung, bei denen ein Erreichen des Erwachsenenalters nur sehr selten beobachtet wird

a) Truncus arteriosus communis

Abgang eines meist mit 3 Klappen versehenen Gefäßes aus beiden Ventrikeln bei gleichzeitig bestehendem Ventrikelseptumdefekt. Aus diesem Gefäß gehen die Pulmonalarterien und die Koronararterien ab. Häufig finden sich gleichzeitig ein rechtsseitiger Aortenbogen sowie Mißbildungen von Niere und Skelettsystem. Die Ausprägung der Zyanose ist abhängig von der Größe der Lungendurchblutung. Die mittlere Lebenserwartung beträgt 5 Wochen.

b) Totale Lungenvenenfehlkonnektion

Die Lungenvenen münden nicht in den linken Vorhof, sondern in Gefäße, die zum rechten Vorhof führen. Zusätzlich können sich Obstruktionen im Bereich der Pulmonalvenen sowie Milzanomalien finden (Aspleniesyndrom). Die mittlere Lebenserwartung beträgt 7 Wochen.

c) Komplette Transposition der großen Arterien

Die Aorta entspringt aus dem anatomisch rechten Ventrikel, die Pulmonalarterie aus dem anatomisch linken Ventrikel. Die Lebensfähigkeit ist nur bei gleichzeitigem Bestehen eines Vorhof- oder Ventrikelseptumdefektes gegeben. Häufig bestehen gleichzeitig eine »Pulmonalstenose«, eine Aortenisthmusstenose, ein unterbrochener Aortenbogen, eine valvuläre Aortenstenose. Die Ausprägung der Zyanose ist abhängig von der Größe der intrakardialen Querverbindung. Bei zusätzlicher Pulmonalstenose kann sich die Hämodynamik im Sinne einer Fallotschen Tetralogie günstiger gestalten. Die mittlere Lebenserwartung beträgt 3 Monate.

d) Trikuspidalatresie

Bei normalem Ursprung der großen Arterien findet sich eine verminderte Lungengefäßzeichnung. Liegt gleichzeitig eine Transposition der großen Arterien vor, ist diese nur in 30% nachweisbar. Teils findet sich eine zusätzliche Pulmonalstenose. Bei 85% der Kinder liegt bereits im Säuglingsalter eine Zyanose vor. Die mittlere Lebenserwartung beträgt 6 Jahre, 90% der Kinder sterben vor Erreichen des 10. Lebensjahres.

e) »Double outlet right ventricle«

Die großen Arterien entspringen aus dem rechten Ventrikel. Die meisten Kinder versterben im Säuglingsalter. Nur bei gleichzeitig vorliegender Pulmonalstenose kann sich eine Hämodynamik wie bei Fallotscher Tetralogie entwickeln.

f) »Single ventricle«

Beide Gefäße entspringen aus einer Herzkammer, die nicht durch ein Ventrikelseptum getrennt ist. Die meisten Kinder versterben im Säuglingsalter, bei gleichzeitiger Pulmonalstenose kann sich eine Entwicklung wie bei Fallotscher Tetralogie ergeben.

Zusätzlich zu den genannten Vitien kann ein Rechts-links-Shunt durch pulmonale arteriovenöse Fisteln bedingt sein. Dieses Krankheitsbild ist gehäuft vergesellschaftet mit einem Morbus Rendu-Osler.

Eisenmenger-Reaktion

Als **Eisenmenger-Reaktion** (s. Abb. 3) wird eine Erhöhung des pulmonalen Widerstandes infolge chronisch erhöhter Druck- und/oder Volumenbelastung des pulmonalen Gefäßsystems verstanden, der zu Druckangleich und Shunt-Umkehr bei primär bestehendem Links-rechts-Shunt führt. Als **Eisenmenger-Komplex** im engeren Sinne wird die Ausbildung einer pulmonalen Hypertonie bei vorbestehendem Ventrikelseptumdefekt verstanden, während die Ausbildung einer pulmonalen Hypertonie bei anderen Fehlbildungen mit Links-rechts-Shunt als **Eisenmenger-Syndrom** bezeichnet wird. Bei folgenden kardiovaskulären Fehlbildungen kann sich eine Eisenmenger-Reaktion komplizierend ausbilden: persistierender Ductus arteriosus, aortopulmonales Fenster, Truncus arteriosus communis, Pulmonalatresie und Ventrikelseptumdefekt mit großen aortopulmonalen Kollateralen, Ventrikelseptumdefekt, »Single ventricle«, komplette Transposition der großen Arterien mit Ventrikelseptumdefekt, »Double outlet right ventricle«, Trikuspidalatresie mit Ventrikelseptumdefekt und fehlender Pulmonalstenose, Mitralatresie und Ventrikelseptumdefekt oder »Single ventricle«, Atrioventrikularkanal, Vorhofseptumdefekt (alle Typen), »Common atrium«, totale oder partielle Lungenvenenfehlkonnektion, Transposition der großen Arterien mit Vorhofseptumdefekt. Bei einem Eisenmenger-Syndrom werden folgende Befunde bzw. Komplikationen gehäuft beobachtet:

Herzinsuffizienz, Synkope und plötzlicher Herztod, Skoliose, Hirnabszeß, infektiöse Endokarditis, zerebrovaskulärer Insult, Polyzythämie mit Hyperurikämie und/oder Gicht, Anämie, Blutungsneigung, Angina-pectoris-ähnliche Beschwerden und Hämoptysen. Drastische Verschlechterungen des Krankheitsbildes durch Schwangerschaft oder Einnahme hormoneller Kontrazeptiva sind berichtet worden. Sofern die Differentialdiagnose der vorgenannten kardiovaskulären Fehlbildungen nicht bereits abgehandelt wurde, s. Kap. »Herzgeräusche«.

Für die Diagnosestellung aller unter den Punkten 1. bis 4. genannten Herzfehler gilt, daß erste Hinweise aus Anamnese, klinischem Befund, körperlicher Untersuchung und Beurteilung des Thoraxröntgenbildes gewonnen werden können. In vielen Fällen ist bereits eine Diagnosesicherung mittels Kontrastechokardiographie oder zweidimensionaler Farbdopplerechokardiographie möglich. Letztlich wird die Diagnose gesichert durch die Herzkatheterisierung sowie eine Angiokardiographie, die neben der Quantifizierung der kardialen Mißbildung auch der Feststellung weiterer, insbesondere extrakardial gelegener Fehlbildungen dienen. Dies hat besondere Bedeutung im Hinblick auf die Planung einer operativen Therapie.

Führt reine Sauerstoffatmung zu einer deutlichen Anhebung des Sauerstoffpartialdruckes im arteriellen Blut, so liegt die Ursache einer zentralen Zyanose in einer unzureichenden Oxygenierung des venösen Blutes aufgrund von Störungen im Bereich der Lungendurchblutung, der Lungenbelüftung oder des pulmonalen Gasaustausches (s. Abb. 3). Hierbei ist an folgende Krankheitsgruppen zu denken:

Lungen-, Pleura- und Herzerkrankungen

Eine Minderdurchblutung in der Lunge findet sich bei **Lungenembolie** und allen Erkrankungen, die mit einer Veränderung der Herzauswurfleistung einhergehen, wobei hier besonders an die **primär azyanotischen Herzfehler** im Stadium der drohenden Dekompensation zu denken ist. Für die weitere Differentialdiagnose s. Kap. »Herzvergrößerung«, »Herzgeräusche«, »Thoraxschmerz«.

Obstruktive und restriktive Ventilationsstörungen (s. Kap. »Dyspnoe«) ebenso wie eine Verminderung der Diffusionsfläche bei **Pneumothorax** (s. Kap. »Thoraxschmerz«), Pleuraerguß (s. Kap. »Pleuraerkrankungen«) oder infiltrativen bzw. exsudativen Lungenprozessen (s. Kap. »Lungenverschattung«, »Dyspnoe«) stellen allesamt pulmonale Ursachen für die Entstehung einer Zyanose dar.

Neurologische Erkrankungen

Zentralnervöse **Störungen der Atemregulation** bei Trauma, Blutung, Ischämie, Tumor oder Intoxikationen mit Sedativa führen zu alveolärer Hypoventilation und nachfolgender Zyanose. Ein zentraler Mechanismus wird auch für das **Pickwick-Syndrom** angenommen (Schlafsucht, extreme Adipositas, alveoläre Hypoventilation mit Zyanose). Nach **Thoraxtrauma** kann es zu einer Zyanose entweder infolge eines instabilen Thorax oder durch eine schmerzbedingte Schonhaltung mit nachfolgender alveolärer Hypoventilation kommen. Als eine weitere Störung der Atemmechanik ist darüber hinaus eine Phrenikusparese auszuschließen.

Periphere Zyanose

Eine periphere Zyanose kann generalisiert oder auf einen bestimmten Bereich begrenzt auftreten. Sie ist Ausdruck einer Verlangsamung der Blutzirkulation mit vermehrter Ausschöpfung des arteriellen Blutes, was sich in einer erhöhten arteriovenösen Sauerstoffdifferenz manifestiert. Die periphere Zyanose ist abzugrenzen von der akuten arteriellen Verschlußkrankheit, die sich jedoch nicht durch eine Zyanose, sondern durch das Bild der marmorierten Haut manifestiert.

Liegt eine **generalisierte Zyanose** vom peripheren Typ vor, so kommen als Ursache alle diejenigen Erkrankungen in Frage, in deren Verlauf es zu einer kritischen Abnahme des Herzminutenvolumens kommt.

Eine **lokale Zyanose** vom peripheren Typ wird beobachtet bei:
- **Venenthrombose:** Thrombophlebitis, Immobilisation, intravasale Fremdkörper (Venenkatheter, Schrittmachersonden), Paget-von-Schroetter-Syndrom.
- **Externe Venenkompression**, z. B. durch Lymphome.
- **Raynaud-Phänomen:** bei Abklingen des vasospastischen Anfalls kommt es in der Folgezeit zu einer überschießenden, tief dunkelblauen Verfärbung der betroffenen Finger.

Diagnostische Schwierigkeiten bereitet manchmal die **Akrozyanose** bei sogenannten vegetativ labilen Patienten, ein Befund, der für sich genommen keinen Krankheitswert besitzt. Die Zyanose bei Störungen der Mikrozirkulation (Polyglobulie, erhöhte Kälteagglutinationstiter, Dünndarmkarzinoid) kann sowohl lokalisiert als auch generalisiert auftreten.

Abschließend sei das seltene Krankheitsbild der **Orthodesoxie** oder **Platypnoe** gesondert erwähnt: Die Patienten zeigen beim Übergang vom Liegen zum Stehen plötzlich auftretende Luftnot und Zyanose, die im Liegen wieder verschwindet. Diese Symptomatik ist beschrieben worden für Patienten mit einer chronisch-obstruktiven Lungenerkrankung, mit zyanotischen Herzfehlern und für eine Kombination aus Zustand nach Pneumektomie und vorbestehendem Vorhofseptumdefekt. Dabei sind für die einzelnen Krankheitsgruppen jeweils unterschiedliche Mechanismen für die Entstehung der Symptomatik verantwortlich gemacht worden.

Differentialdiagnostisches Spektrum

Zentrale Zyanose

Hämiglobinzyanose
Sulfhämoglobinämie
Methämoglobinämie

Asymmetrische Zyanose
Obere und untere Einflußstauung
Angeborene Vitien

Hämoglobinzyanose
Kongenitale zyanotische Vitien
Verminderte Lungengefäßzeichnung
    Pulmonalstenose und Ventrikelseptumdefekt
    Korrigierte Transposition der großen Arterien mit Ventrikelseptumdefekt oder Pulmonalstenose
    Fallotsche Tetralogie
    Ebsteinsche Anomalie
    Pulmonalstenose mit Trikuspidalatresie
    Single ventricle, Transposition der großen Arterien, Double outlet right ventricle
Vermehrte Lungengefäßzeichnung
    Common atrium
    Truncus arteriosus communis
    Totale Lungenvenenfehlkonnektion, Transposition der großen Arterien, Trikuspidalatresie, Double outlet right ventricle, Single ventricle

Eisenmenger-Reaktion

Lungen-Pleura-Herzerkrankungen
Lungenembolie
Primär azyanotische Herzfehler
Obstruktive und restriktive Ventilationsstörungen
Pneumothorax

Neurologische Erkrankungen
Störungen der Atemregulation, Pickwick-Syndrom, Thoraxtrauma

Periphere Zyanose
Venenthrombose, externe Venenkompression, Raynaud-Syndrom, Akrozyanose, Orthodesoxie

Literatur

Braunwald E (ed). Heart Disease. Philadelphia: Saunders 1988.
Roberts W C (ed). Congenital Heart Disease in Adults. Philadelphia: F. A. Davis 1979.
Schumacher G, Bühlmeyer K. Diagnostik angeborener Herzfehler. Erlangen: Perimed 1979 (Band I), 1980 (Band II).
Siegenthaler W, Kaufmann W, Hornbostel H, Waller H D. Lehrbuch der Inneren Medizin. Stuttgart: Thieme 1987.

Dyspnoe

E. Dundalek

Definition und Abgrenzung

Die Definition der Dyspnoe bereitet insofern Schwierigkeiten, als diese an eine subjektive Wahrnehmung gebunden ist. So werden Bezeichnungen wie »Lufthunger« oder »Atemnot« häufig als Synonyma verwandt. Im Zuge der Gewöhnung an Funktionseinschränkungen der Lunge bei langsam fortschreitenden Prozessen wird Dyspnoe später empfunden als bei akuten Lungenerkrankungen.

Begriffe wie Tachypnoe, Orthopnoe, Cheyne-Stokessche Atmung hingegen dienen lediglich der Charakterisierung der Dyspnoe. Ausgenommen wird naturgemäß die Luftnot nach oder bei körperlichen Anstrengungen, da trotz schwerster Arbeit die Atmung unbehindert bleibt, ohne daß Not oder Erstickungsgefühl eintreten. Leistungsbegrenzend wirkt beim Lungengesunden das HZV, welches sich dem steigenden O_2-Verbrauch nicht anzupassen vermag.

International wird die Dyspnoe in 4 Kategorien eingeteilt:
Kategorie   I: keine Dyspnoe (auch nicht unter physiologischen Belastungen),
            II: Dyspnoe bei schwerer Belastung (Treppensteigen),
            III: Dyspnoe bei leichter Belastung (beim Gehen auf ebener Erde),
            IV: Ruhedyspnoe.

Weiterhin sollte angegeben werden, ob es sich um einen Dauerzustand oder um ein anfallsweise auftretendes Geschehen handelt.

Diagnostisches Vorgehen

Die Ursache der Dyspnoe kann bereits in den oberen Luftwegen liegen. Deshalb sollte zunächst der Rachen inspiziert und eine Untersuchung der Halsorgane veranlaßt werden. Bei Affektionen des Kehlkopfs (Heiserkeit) muß der HNO-Arzt hinzugezogen werden. Erkrankungen der Trachea und des zentralen Bronchialsystems sind zunächst durch Auskultation zu lokalisieren und können gelegentlich auf den Thoraxaufnahmen erkannt werden. Im Zweifel sollten sagittale Schichtaufnahmen des zentralen Bronchialsystems sowie eine Bronchoskopie nachfolgen.

Hilfreich ist der Versuch, die Dyspnoe zu qualifizieren, wobei die grobe Unterscheidung in **Tachypnoe** und **exspiratorische Dyspnoe** zu weiteren differentialdiagnostischen Überlegungen überleitet. Alle Erkrankungen, die mit einer Verminderung der Compliance einhergehen, verursachen eine frequente Atmung. Hierzu zählen die infiltrativen und entzündlichen Lungenerkrankungen wie Pneumonien, Fibrosen und Lungenstauung. Letztere manifestiert sich häufig in fortgeschrittenem Stadium auch als exspiratorische Dyspnoe, so daß Verwechslungen mit dem Asthma bronchiale vorkommen. Die exspiratorische Dyspnoe ist ein Phänomen der obstruktiven Lungenerkrankungen, in erster Linie der Bronchitis mit Emphysem und des Asthma bronchiale, wobei der Schweregrad der Dyspnoe eng mit den bronchialen Strömungswiderständen korreliert. Diese lassen sich spirometrisch durch Messung der Sekundenkapazität (Tiffeneau-Wert, Atemstoßwert, forciertes exspiratorisches Volumen innerhalb 1 sec) objektivieren. Ein Wert von unterhalb 71% der gemessenen Vitalkapazität (Tiffeneau-Test) gilt als pathologisch. Zusätzlich lassen sich die Strömungswiderstände mit der Ganzkörperplethysmographie sowie der Oszillationsmethode ermitteln. Für die Oszillationsmethode gilt ein Wert größer als 4 mbar/l/sec als pathologisch. Mit der Bodyplethysmographie lassen sich das intrathorakale Gasvolumen (IGV), das Residualvolumen (RV) sowie die Totalkapazität (TC) bestimmen. Eine Zunahme des RV um mehr als

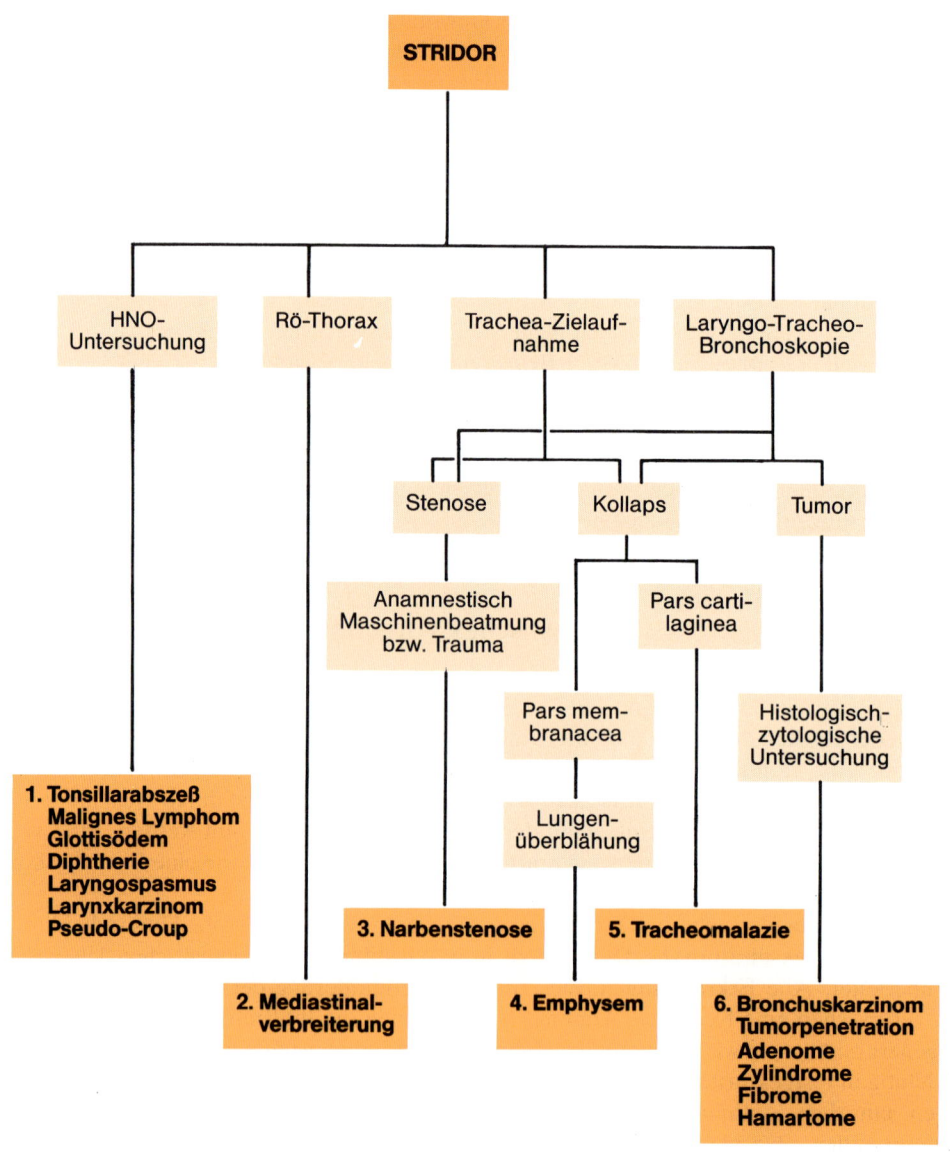

Abb. 1

35% der TC gilt als pathologisch. Eine Überblähung der Lunge findet sich bei obstruktiven Ventilationsstörungen, im Alter sowie beim Lungenemphysem.

Eine nur lockere Beziehung kann zwischen den Blutgaswerten und dem Vorhandensein von Dyspnoe hergestellt werden, jedoch können Blutgasveränderungen den Atemantrieb steigern und gegebenenfalls eine Dyspnoe verstärken.

Im Hinblick auf die therapeutischen Konsequenzen ist eine Unterscheidung in pulmonale, kardiale und extrapulmonale Ursachen sinnvoll.

Stridor (Abb. 1)

Eine stridoröse Atmung wird gegen einen hohen Strömungswiderstand unter großer Anstrengung, begleitet von einem lauten musikalischen Ton, ausgeführt. Betroffen sind die oberen Luftwege, Trachea oder großen Bronchien. Da die Gefahr eines Atemwegsverschlusses droht, sollte man sich möglichst schnell Klarheit über die Ursache verschaffen.

Physikalisch liegt der Entstehung des Tones der sogenannte Venturi-Effekt zugrunde. Hierbei strömt Luft durch eine tumoröse, narbige, kollaptische, entzündliche oder muköse Enge, an welcher der Lateraldruck im Lumen durch Strömungsbeschleunigung abfällt, so daß sich die Wände so weit nähern, bis die Enge ganz verschlossen ist. Das Lumen öffnet sich sodann und der Zyklus läuft erneut ab. Die Druckänderungen sind von schnellen Schwingungen der Wände begleitet, die wesentlich zur Entstehung des musikalischen Tones beitragen. Es versteht sich, daß die Lungenfunktionsanalyse einen erhöhten Atemwegswiderstand ergibt. Neben der Untersuchung der Halsorgane zählen die Anfertigung einer Thorax-Röntgenübersichtsaufnahme sowie einer Tracheazielaufnahme und, sofern kein Aortenaneurysmaverdacht vorliegt, die Laryngo-Tracheo-Bronchoskopie zu den ersten diagnostischen Maßnahmen.

1. Tonsillarabszeß, malignes Lymphom, Glottisödem, Diphtherie, Laryngospasmus, Larynxkarzinom, Pseudo-Croup

Affektionen der oberen Luftwege sind meist schon durch eine einfache Inspektion des Pharynx zu erkennen. Im Zweifel erfordern sie die Vorstellung beim HNO-Arzt.

2. Mediastinalverbreiterung

Alle Mediastinaltumoren sind in der Lage, die Trachea zu verlagern und durch Kompression von außen einzuengen, so daß eine signifikante Stenose auftritt. Am häufigsten liegt der Verengung eine retrosternale Struma zugrunde gefolgt von malignen Lymphknotenprozessen. Zur Differentialdiagnose wird auf das einschlägige Kapitel verwiesen.

3. Narbenstenose

Narbenstenosen sind oftmals die Folge von Verletzungen der Trachea. In erster Linie handelt es sich um narbige Schrumpfungen nach längerer Intubation mit aufblasbaren Tuben. In gleicher Weise entstehen Stenosen nach Anlage eines Tracheostomas.

4. Emphysem

Der Kollaps der Pars membranacea der Bronchien und der Trachea ist ein bronchoskopisch fast obligates Phänomen, denn durch den Schwund der Alveolarräume beim Emphysem verlieren die Bronchien ihre elastische Retraktionskraft und verengen sich. Die Obstruktion stört den Reinigungsmechanismus und begünstigt die Entwicklung von Bronchitiden. Eine Sekret- oder Eiterüberflutung ist daher fast immer beim Tracheobronchialkollaps anzutreffen.

5. Tracheomalazie

Die Erkrankung ist selten. Der Schwund der Knorpelspangen tritt nach chronischer Druckeinwirkung – meist durch eine Struma – auf.

6. Bronchuskarzinom, Tumorpenetration, Adenome, Zylindrome, Fibrome, Hamartome

Unter den Tumoren dominiert das primäre Bronchuskarzinom. Bei zentraler Lage läßt es sich einfach durch PE und Zytologie verifizieren. Der Einbruch von mediastinalen Tumoren in das Tracheobronchialsystem liegt seltener vor. Häufiger schon können solche die Trachea von außen komprimieren.

Zu den Raritäten zählen die Karzinoide, Fibrome und Hamartome. Sie sind, bevor sie eine Bronchusstenose bedingen, sehr symptomarm und wachsen über Jahre. Da sie gut vaskularisiert und sehr fest sind, sollte eine histologische Diagnose durch PE nicht erzwungen werden, um Blutungskomplikationen zu vermeiden. Die Verdachtsdiagnose kann schon makroskopisch aufgrund der glatten, runden Oberfläche gestellt werden. Auch lassen sie sich intrabronchial auf Ziel- und Schichtaufnahmen darstellen. Die endgültige Diagnose kann meist erst nach der Resektion mit anhängender Bronchusmanschette gestellt werden.

Dyspnoe mit Obstruktion (Abb. 2)

Normalerweise verhält sich die Dauer der Inspiration zur Dauer der Exspiration wie 1:1–1,5. Verlängert sich die Exspirationsphase darüber hinaus, so trifft die Bezeichnung **»exspiratorische Dyspnoe«** zu. In schweren Fällen wird in dieser Phase die Atemmuskulatur

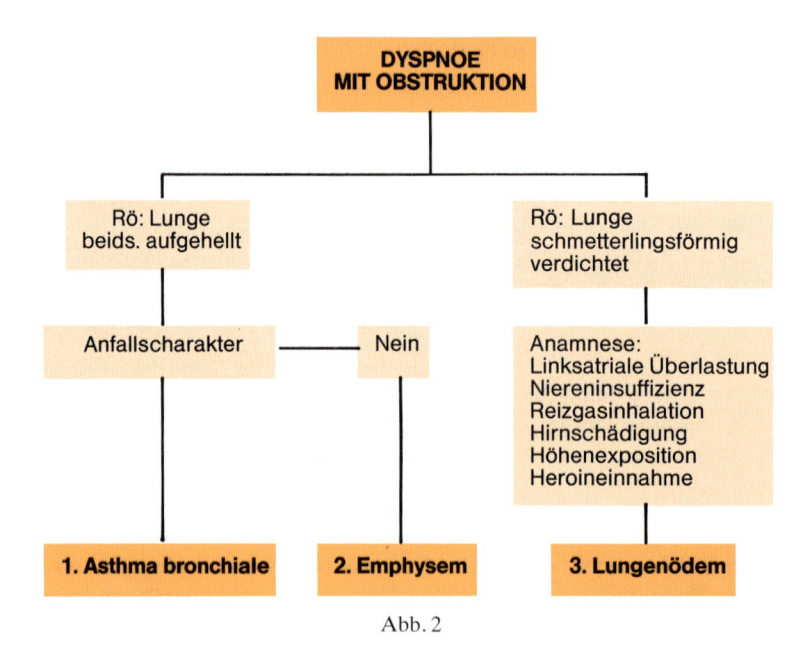

Abb. 2

willkürlich eingesetzt, so daß die Exspiration zu einem aktiv unterstützten Vorgang wird, wohingegen beim Gesunden die Exspiration alleine durch die elastische Retraktionskraft der Lunge erfolgt.

Orthopnoe bezeichnet das Phänomen der Besserung der Atemnot beim Aufrichten des Körpers. Es ist ein geläufiges Zeichen bei Krankheiten mit pulmonaler Kongestion. Erklärt wird es mit der Abnahme der Compliance der Lunge im Liegen, wobei vermehrt Partien der Lunge in Höhe oder unterhalb des Herzens einem erhöhten hydrostatischen Druck ausgesetzt sind. Nach dem Aufrichten überragen wieder größere Anteile der Lunge die Herzebene, so daß der intrakapilläre Druck abnimmt.

Zusätzlich sind kräftigere Exkursionen des Thorax möglich, was vom Asthmatiker im Anfall genutzt wird.

1. Asthma bronchiale

Das Asthma bronchiale ist durch das anfallsartige Auftreten und die Reversibilität der Erscheinungen charakterisiert. Ursächlich liegen ihm ein Bronchiolenspasmus, ein Schleimhautödem und eine muköse Dyskrinie zugrunde. Dauert der Asthmaanfall länger als 24 Stunden, so spricht man von einem **Status asthmaticus.** Hier gewinnen das Schleimhautödem und die muköse Dyskrinie die Oberhand.

Als pathogenetischer Mechanismus liegt dem Asthma eine erhöhte Irritabilität des Bronchialsystems zugrunde. Hierunter versteht man die Eigentümlichkeit der Bronchien, auf unterschiedliche physikalische Reize wie Rauch, kalte Luft, Auspuffgase oder auf inhalative Provokation durch Acetylcholin oder Histamin mit einem Anstieg der Bronchialwiderstände zu reagieren. Diese Reaktion wird auch bei der chronischen Bronchitis beobachtet, jedoch selten in der extremen Ausprägung wie beim Asthma.

Schon äußerlich erkennt man im Asthmaanfall die exspiratorische Dyspnoe, die den Patienten häufig zwingt, die Atemhilfsmuskulatur einzusetzen. Über den Lungen auskultiert man musikalische Geräusche, wie Giemen und Brummen. Die Atemmittellage ist in das hohe Inspirium verschoben. Nach Therapie oder Besserung expektorieren die Patienten einen zähen, glasigen Schleim. Lungenfunktionsanalytisch ergibt sich ein Anstieg der bronchialen Strömungswiderstände, der nach Bronchospasmolyse reversibel ist.

Die Einteilung in **Extrinsic-Asthma** und **Intrinsic-Asthma** hat sich bewährt. Das extrinsische Asthma wird durch eine immunologische Reaktion vom Typ I hervorgerufen. Meist sind Inhalationsallergene wie Pollen, Schimmelpilzsporen, Hausstaub, Hausstaubmilbe und Tierhaare die Auslöser. Auch Nahrungsmittelallergene wie Nüsse, Milchprodukte und Eier können verursachend in Frage kommen.

Für das **exogen allergische Asthma** ist charakteristisch, daß es sich im Kindes- und Jugendalter manifestiert, wohingegen allergische Asthmaformen im älteren Lebensalter selten angesiedelt sind. Für eine allergisch vermittelte Ursache sprechen weiterhin familiäre Belastungen wie Heuschnupfen, Asthma oder Ekzeme. In 50 bis 60% ist das IgE erhöht. Meist läßt sich schon durch die Anamnese ein bestimmtes Allergen als Auslöser anschuldigen.

Das **intrinsische Asthma** liegt dann vor, wenn eine allergische Ätiologie nicht gefunden wird. Bei diesen Patienten fallen Hautteste und das Serum-IgE häufig normal aus, zudem liegt der Beginn der Erkrankung gewöhnlich im höheren Lebensalter. Häufig finden sich Nasenpolypen, eine Bluteosinophilie über 15% sowie eine deutliche Sputumeosinophilie.

Das **Anstrengungsasthma** gehört zum intrinsischen Asthma und ist Ausdruck des irritablen Bronchialsystems. Meist tritt der Asthmaanfall nach einer längeren Belastung von mindestens 10 Minuten auf und hält 30 bis 60 Minuten an.

Das **Analgetika-Asthma** gehört ebenfalls zum intrinsischen Asthma, betrifft meist Frauen im mittleren Lebensalter mit Bluteosinophilie und Nasenpolypen. Hervorgerufen wird es durch nichtsteroidale Antiphlogistika wie Acetylsalicylsäure, Indometacin und Pyrazolderivate, welche in die Prostaglandinsynthese eingreifen.

Die abgestufte Diagnostik des Asthma bronchiale sollte in folgender Reihenfolge beschritten werden:
1. Anamnese unter Eruierung möglicher Allergene, vorangegangener Nasenoperationen sowie einer möglichen Analgetika- und Belastungsintoleranz
2. Gesamt-IgE
3. Haut- und Nasaltests gegen angeschuldigte und verbreitete Allergene
4. RAST-Test mit der Angabe vermuteter Allergene, sofern systemische Steroide nicht abgesetzt werden können oder die vorangegangenen Tests ohne Ergebnis verlaufen sind bei erhöhtem Gesamt-IgE
5. Inhalativer Provokationstest mit Bronchialwiderstandsmessung vor und nach Exposition gegen z. B. Acetylcholin, Histamin oder verdünnte Allergenzubereitung (in der Regel in der Klinik).

2. Emphysem

Hinweise auf das Bestehen eines Emphysems ergeben sich meist aus einer langjährigen Bronchitisanamnese. Die bronchialen Strömungswiderstände sind erhöht. Die Röntgenaufnahmen zeigen eine Überblähung beider Lungen. Die Dyspnoebeschwerden sind dauerhaft.

3. Lungenödem

Das Lungenödem wird nicht selten mit dem Asthma bronchiale verwechselt, denn die Geräuschphänomene lassen in diesen Fällen nicht immer eine Differentialdiagnose zu. Die pulmonale Kongestion führt zunächst zu einer Filtration von Flüssigkeit in das Interstitium und die Alveole, was auskultatorisch mit spätinspiratorischem, feinblasigem Knisterrasseln konkomitiert. Häufig tritt noch eine Schleimhautschwellung durch Stauung, die zu einem Anstieg der bronchialen Strömungswiderstände führt, hinzu. Es resultiert ein sehr hoher, kontinuierlicher exspiratorischer Summton, der fälschlicherweise gerne einer obstruktiven Lungenerkrankung zugeordnet wird. Die sonoren Brummtöne des Asthmas werden fast immer vermißt. Demgemäß bewirkt die Gabe von β_2-Mimetika oder Cortison keine Besserung.

Radiologisch ist in den Anfängen lediglich eine Unschärfe der Hili zu erkennen, was einer Flüssigkeitsansammlung im perihilären Gewebe entspricht. Gleichzeitig muß nach Kerley-B-Linien gefahndet werden. Eine Perfusionsumverteilung in der Lunge, entsprechend den veränderten hydrostatischen Druckverhältnissen, wird durch ein vermehrtes Hervortreten der kranialen Lungengefäße angezeigt. Die Erweiterung des linken Vorhofs läßt sich indirekt durch eine Spreizung der Bifurkation auf über 100 Grad erkennen.

Klinisch wird eine Belastungsdyspnoe hervortreten bzw. eine diskrete Tachypnoe vorliegen, dementsprechend ist im Blut bei noch normalem pO_2 der pCO_2 reduziert.

Bei Fortschreiten des Prozesses stellt sich röntgenologisch eine mikronoduläre, schmetterlingsförmig ausgebildete Zeichnung in beiden Lungen ein. Auskultatorisch kann feinblasiges Knistern vernommen werden.

Die Vollausprägung des Ödems geht röntgenologisch mit einer diffusen, milchglasartigen Trübung einher. Als Zeichen der alveolären Schädigung offenbaren sich konfluierende, fleckförmige Infiltrate und ein Pneumobronchogramm. Die Blutgase zeigen die Störungen einer respiratorischen Azidose mit Hypoxämie und Hyperkapnie. Auskultatorisch ist ein

Brodeln über beiden Lungen zu vernehmen. Dies geht mit der Expektoration von schaumigem, gelegentlich blutig tingiertem Sputum einher.

Eine **Schädigung des linken Herzens** ist die häufigste Ursache für die Entstehung eines Lungenödems. Meist liefert die Anamnese Hinweise auf eine kardiale Vorerkrankung (EKG, Rhythmusstörung, Medikamente, Vitium, Hochdruck, Herzgeräusche). Typisch ist eine Aggravation der Beschwerden im Liegen (s. Orthopnoe). Die Abgrenzung vom Asthma bronchiale (s. dort) ist im Einzelfall aufgrund der Geräuschphänomene alleine schwierig.

Im Hinblick auf eine kardiale Erkrankung ist radiologisch nach Veränderungen der Herzsilhouette, nach Klappenkalk und nach Kerley-B-Linien zu fahnden.

Nach Kontakt der Bronchien mit **Reizgasen** schwillt die Schleimhaut an, so daß sehr reichlich Mukus sezerniert und somit eine Bronchialobstruktion erzeugt wird. In schweren Fällen resultiert eine Schädigung der alveolokapillären Membran, die zum Leck für Wasser und Proteine wird, so daß schwere Unfälle ein Lungenödem zur Folge haben. Folgende Substanzen sind anzuschuldigen: NH_3, HCl, SO_2, Cl_2, $COCl_2$, NO_2, N_2O_4, künstlicher Nebel, Toilettenreiniger (natriumhypochloridhaltige).

Eine **Hirnschädigung oder -kompression** kann in ein Lungenödem überleiten. Die Ursachen sind bisher noch nicht geklärt. Diskutiert wird, daß, ähnlich wie bei der Heroinintoxikation, zentralnervös gesteuert eine Venenkonstriktion die Umverteilung des Blutes in die Lunge bewirkt.

Das Höhen-Lungenödem wird in Höhen oberhalb von 3000 m beobachtet. Das Auftreten wird mit einer veränderten Kapillardurchlässigkeit erklärt. Hiervon sind auch trainierte Bergsteiger nicht ausgenommen. Die Rückführung in niedere Höhen bessert sofort die Symptomatik. Das Lungenödem kann mit Retinablutungen und Hirnödem vergesellschaftet sein.

Eine **Überdosis von Heroin** (intravenös oder intranasal) **oder Methadon** verursacht eine schwere Hypoventilation mit Koma. Eine weitere Folge ist das schwere Lungenödem. Mit wenigen Ausnahmen wird bei allen Patienten, die an einer Überdosis sterben, autoptisch ein Lungenödem beobachtet. Mit der Manifestation kann 2 Stunden nach Applikation einer Überdosis gerechnet werden. Immer besteht eine Lähmung des Atemzentrums, die durch eine Bradypnoe von weniger als 5 Atemzügen pro Minute gekennzeichnet ist. Schaumiges Sputum, manchmal blutig durchmischt, und Zyanose zählen zu den typischen Symptomen. Die Injektion von Nalorphin führt zu einer prompten Wiederherstellung des Bewußtseins und der Atmung.

Emphysem (Abb. 3)

Nach anatomischen Gesichtspunkten wird das Emphysem unterteilt in zentriazinäres, panazinäres, paraazinäres (paraseptales), primär atrophisches Emphysem (Altersemphysem) und Narbenemphysem. Mit den ersten drei Charakterisierungen wird auf die bevorzugte Lokalisation im Azinus (kleinste respiratorische Einheit) hingewiesen.

Die Dyspnoe beim Lungenemphysem ist nicht durch die Erhöhung des intrathorakalen Gasvolumens hervorgerufen, sondern durch die Mobilisierung des exspiratorischen Reservevolumens, was mit einer Erhöhung der Atemwegswiderstände einhergeht. Der Gesunde hingegen kann einen Teil seines exspiratorischen Reservevolumens ausatmen, ohne daß Widerstandserhöhungen zu verzeichnen sind.

Klinisch werden die Patienten in »Pink puffers« oder »Fighters« und »Blue bloaters« oder »Non-fighters« gruppiert.

```
                          EMPHYSEM
                             │
        ┌────────────────────┤
1. Primär atrophi-           │
   sches Emphysem            │
        │                    │
        └──── Nein ──────────┤
                    │
              Sekundäres
              Emphysem
        ┌───────────┼───────────────┐
 Obstruktives       │               │
 Emphysem           │               │
        │           │               │
 2. Chron. Bronchitis  4. Narben-   5. Überdehnungs-
                       emphysem        emphysem
 3. α₁-Antitrypsin-
    Mangel
```

Abb. 3

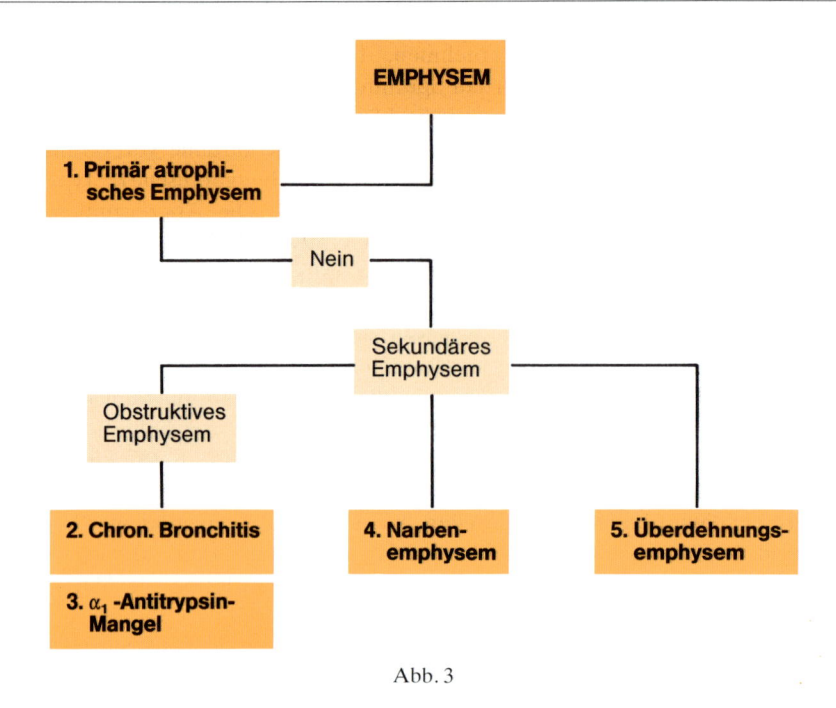

»Pink puffers«: Dies sind Patienten mit hellroter Gesichtshaut. Sie leiden unter einer starken Dyspnoe, sind jedoch nicht zyanotisch. Bei normalen oder wenig gestörten Blutgasen sind die Totalkapazität, das Residualvolumen und die bronchialen Strömungswiderstände vergrößert. Die Vitalkapazität ist infolge inspiratorisch verschobener Atemmittellage eingeschränkt. Pathologisch handelt es sich vorwiegend um ein panazinäres Emphysem. Radiologisch ist die Gefäßstruktur rarefiziert. Dies findet die Ursache in einer Überblähung. Daneben können Bullae beobachtet werden. Dies sind luftgefüllte Räume von papierdünner Wand; sie können Ausmaße von 1 cm Durchmesser bis zur Größe eines Hemithorax annehmen und solitär oder multipel vorliegen. Die verminderte Gefäßstruktur in der Peripherie ist ein Zeichen der pulmonalen Hypertonie, wobei sich die erweiterten zentralen Lungengefäße (>15 mm) durch Kalibersprung in der Peripherie verjüngen. Das Herz ist lang und schmal konfiguriert, solange keine Rechtsherzkompensation vorliegt. Der Hämatokrit beträgt $<50\%$.

»Blue bloaters«: Dies sind Patienten mit zyanotischem Aussehen und einer geringgradigen Dyspnoe. Sie leiden unter Husten und Auswurf. In der Blutgasanalyse werden Hypoxämie und Hyperkapnie nachgewiesen. Die TC ist normal bis gering erhöht. Die Bronchialwiderstände sind angehoben. Die VC ist eingeschränkt. Pathoanatomisch liegt ein zentriazinäres Emphysem zugrunde. Radiologisch tritt die Lungenstruktur durch eine Erweiterung und Schlängelung der Pulmonalgefäße hervor. Eine retikuläre Zeichnungsvermehrung ist Ausdruck einer chronischen Bronchitis. Die Zeichen der Überblähung treten zurück. Das Herz ist verbreitert, der Hämatokrit ist $>50\%$.

Die unterschiedliche Ausprägung der Symptomatik beim Emphysematiker fußt auf der Besonderheit der vagalen Innervation des Bronchus. Dieser ist bis zum bronchiolentragenden Abschnitt vaguskontrolliert. Eine Erhöhung des vagalen Tonus läßt die Bronchialwiderstände ansteigen, ohne daß die Blutgase beeinflußt werden. Eine Einwirkung auf Alveolarebene, diese ist nicht mehr vaguskontrolliert, hat erhebliche Folgen für die Blutgase und unwesentliche für die Widerstände.

Allgemeine Symptome eines Lungenemphysems sollten nicht übersehen werden. Bei fehlender Bauchatmung beschränkt sich die Atmung häufig nur auf den Thorax. Die Atemhilfsmuskulatur am Hals tritt deutlich hervor. Bei schweren Formen zieht das Zwerchfell die Thoraxwand nach innen und vermehrt damit den Totraumanteil. Der Brustkorb ist im anterior-posterioren Durchmesser erweitert und erhält dadurch einen faß- oder birnenförmigen Aspekt. Die Zwischenrippenräume sind weit, gelegentlich eingezogen, und die Rippen tendieren zum Horizontalverlauf. Der epigastrische Winkel ist erweitert. An der unteren Thoraxapertur findet sich der Sahlische Venenkranz. Physikalisch ergeben sich ein hypersonorer Klopfschall sowie ein abgeschwächtes bis aufgehobenes Atemgeräusch, bei Obstruktion ein verlängertes Exspirium mit Brummen und Giemen und bei Bronchitis mittelblasige RGs. Die absolute Herzdämpfung ist verkleinert; vielfach sind die Herztöne nicht zu hören. Die Lungengrenzen verschieben sich wenig, die Leber ist häufig infolge tiefstehender Zwerchfelle tastbar, sollte jedoch hinsichtlich ihrer Größe durch Perkussion beurteilt werden.

Eine Erhöhung des Residualvolumens (>35% TC) ist das meßtechnische Korrelat des Emphysems. Es sollte jedoch auch nach Broncholyse und Therapie bestimmt werden, da funktionelle Überblähungen bei reversiblen Bronchialobstruktionen ausgeschlossen werden sollten. Das intrathorakale Gasvolumen ist angehoben bei eingeschränktem exspiratorischem Reservevolumen (ERV), die inspiratorische Reserve ist zusammen mit der Vitalkapazität vermindert. Die Totalkapazität ist vergrößert. Die Bronchialwiderstände (Resistance) sind je nach Exspirationslage vergrößert. Eine Zyanose ist entsprechend dem Grad der Lungenfunktionsstörung mit dem aktuellen pO_2 verknüpft.

Ein Cor pulmonale (EKG, Herzsilhouette, Ödeme, pulmonalarterieller Druck) ist Folge der konstanten Druckerhöhung im kleinen Kreislauf (van-Euler-Liljestrand-Mechanismus und Gefäßrarefizierung).

1. Primär atrophisches Emphysem

Ein primär atrophisches Emphysem, wie es die Alterslunge zeigt, ist Folge des physiologischen Alterungsprozesses. Es ist daher klinisch stumm und ohne Krankheitswert. Je nach Ausmaß des Verlustes an elastischer Retraktionskraft kommt eine Atemwegsobstruktion zustande, da die Bronchien kollabieren. Zusätzliche bronchiale Infekte können den Zustand dann bedrohlich verschlimmern.

2. Chronische Bronchitis

Die chronisch obstruktive Bronchitis leitet infolge dauerhafter Überblähung in ein zentriazinäres Emphysem über, so daß häufig die Unterscheidung zwischen Ursache und Wirkung nicht mehr zu treffen ist. Bei obstruktiven Ventilationsbehinderungen ist die Bronchitits Folge eines gestörten Reinigungsmechanismus.

Wie beim Emphysem sind auch bei der obstruktiven Bronchitis das Residualvolumen und die Resistance erhöht, der Tiffeneau-Test ist eingeschränkt.

3. α_1-Antitrypsin-Mangel

Unter den Proteinaseinhibitoren ist das α_1-Antitrypsin der bekannteste im Blut. Sein Mittelwert beträgt 200–400 mg% im Serum. Man geht davon aus, daß die durch Leukozytensequestration in der Lunge physiologischerweise freigesetzten Proteasen durch α_1-AT gehemmt werden. Fehlt dieser Schutzfaktor, so kann sich die Lunge selbst verdauen. Am ausgeprägtesten manifestiert sich dieser Mechanismus in beiden Untergeschossen der Lunge, wo die Durchblutung am größten ist. Betroffen sind im 3. und 4. Lebensjahrzehnt homozygote Merkmalsträger (Phänotypisierung erforderlich). Auch heterozygote Merkmalsträger (60–100% der normalen α_1-AT-Konzentration) können betroffen sein. Bei diesen treten die Symptome später in Erscheinung und sind häufig über zusätzliche exogene Noxen induziert.

Im Anfangsstadium sind beide Unterfelder als Folge von Gefäßrarefizierungen aufgehellt. Dem entspricht nuklearmedizinisch eine Perfusionsminderung. Funktionsanalytisch läßt sich eine Zunahme der statischen Compliance (Elastizitätsverlust) und eine Abnahme der Diffusionskapazität nachweisen. Dieses Stadium ist noch symptomarm.

Beschwerden treten mit einer obstruktiven Ventilationsstörung auf, die eine Folge des Stabilitätsverlustes des Lungenparenchyms ist.

4. Narbenemphysem

Lokal ausgebildet ergibt sich in der Umgebung von fibrotischen oder vernarbten Bezirken eine Überdehnung des Lungenparenchyms. Ein diffuses Emphysem kann bei einer generalisierten Lungenfibrose vorgetäuscht werden.

5. Überdehnungsemphysem

Das Überdehnungsemphysem kann sich im Gefolge einer Lungenteilresektion oder Lappenschrumpfung (z. B. nach Tbc) entwickeln, wo die gesunde Restlunge die Thoraxhöhle ausfüllen muß. Bei Thoraxdeformitäten werden lokale Lungenanteile überdehnt. Dies führt zu einer irreversiblen Erweiterung der Alveolen und damit zu einem Schwund der Alveolarsepten.

Vorwiegend Tachypnoe mit lokalisierten Röntgen- und physikalischen Befunden (Abb. 4)

Eine Tachypnoe liegt vor, wenn 25 Atemzüge pro Minute geleistet werden. Die Definition hat keinen Bezug zu Blutgasveränderungen oder zugrundeliegenden Erkrankungen.

1. Herdförmige Röntgenthoraxzeichnung

Hier müssen in erster Linie die **bakteriellen Pneumonien** angeführt werden, die das typische Bild eines alveolären Zeichnungsmusters verursachen. Klinisch sind die Patienten fiebrig und schwitzen stark. Die Tachypnoe ist von »Nasenflügeln« begleitet. Auskultatorisch ist über den befallenen Lungenpartien Knisterrasseln zu vernehmen. Weiter sind die **Lungenstauungen** (Lungenödem) sowie das **Alveolarzellkarzinom** zu nennen. Unter den segmentalen Verschattungen kommen **Lungeninfarkt** und **Bronchialkarzinom** ursächlich in Frage. Bei nicht segmental begrenzten Lungenverschattungen können **Tuberkulose** sowie allergische und immunologische Erkrankungen vorliegen.

2. Retikulonoduläre Röntgenthoraxzeichnung

An entzündlichen Vorgängen spielen Viruspneumonien eine führende Rolle. Es folgen Lungenfibrosen und Kollagenosen. Je nach Exposition sind Pneumokoniosen zu erwarten.

```
                    ┌─────────────────────────────────┐
                    │        VORWIEGEND               │
                    │        TACHYPNOE                │
                    │ MIT LOKALISIERTEN RÖNTGEN-      │
                    │  UND PHYSIKALISCHEN BEFUNDEN    │
                    └─────────────────────────────────┘
                                    │
                            ┌───────────────┐
                            │  Rö-Thorax    │
                            │  Zeichnung    │
                            └───────────────┘
```

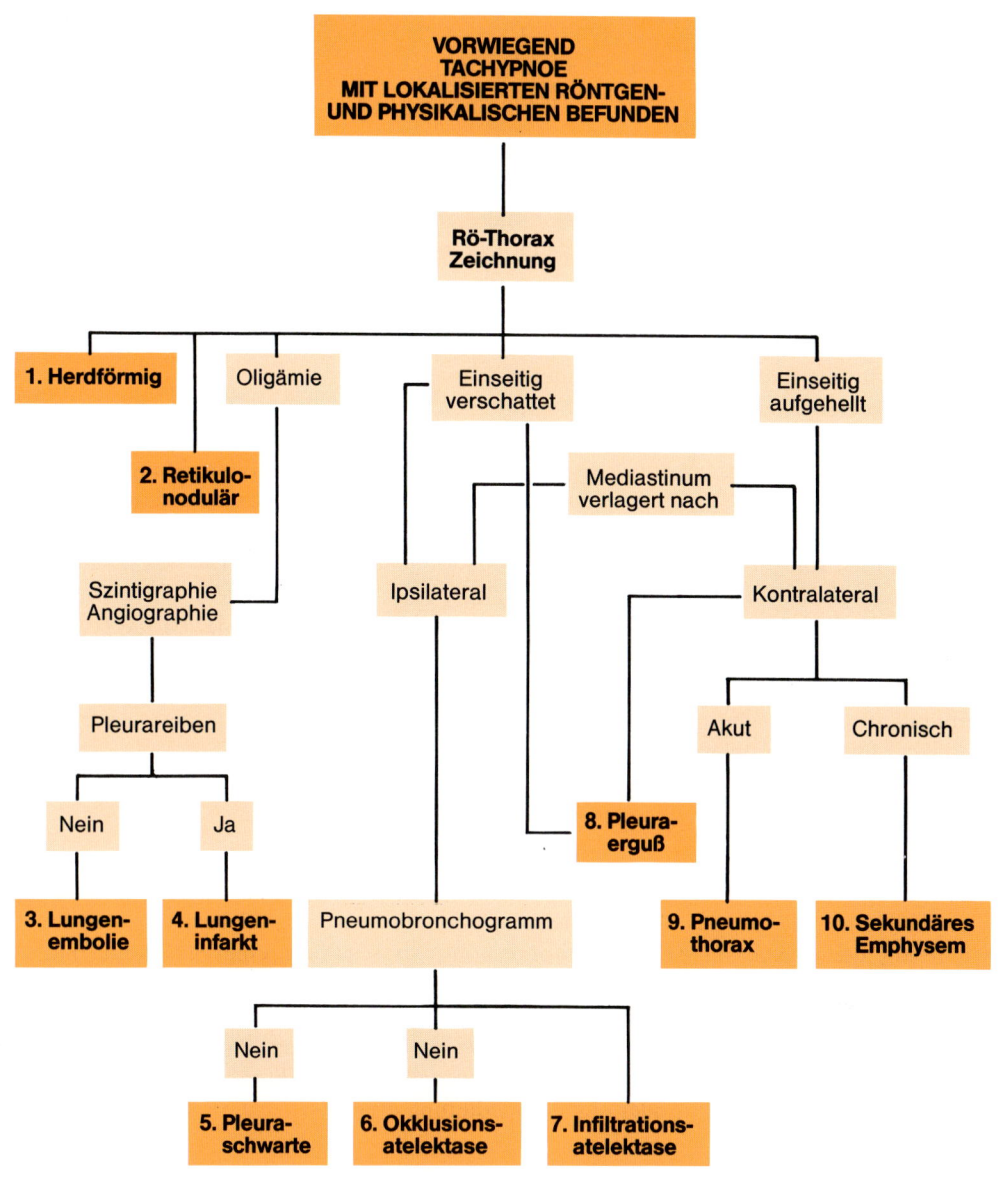

Flussdiagramm (Abb. 4) mit den Verzweigungen:

- **1. Herdförmig**
- Oligämie
  - **2. Retikulonodulär**
  - Szintigraphie / Angiographie
    - Pleurareiben
      - Nein → **3. Lungenembolie**
      - Ja → **4. Lungeninfarkt**
- Einseitig verschattet
  - Mediastinum verlagert nach
    - Ipsilateral
      - Pneumobronchogramm
        - Nein → **5. Pleuraschwarte**
        - Nein → **6. Okklusionsatelektase**
        - → **7. Infiltrationsatelektase**
    - Kontralateral → **8. Pleuraerguß**
- Einseitig aufgehellt
  - Mediastinum verlagert nach Kontralateral
    - Akut → **9. Pneumothorax**
    - Chronisch → **10. Sekundäres Emphysem**

Abb. 4

Bei immunkompromittierten Patienten, z. B. bei HIV-positiven, sollte ein schnell aufschießender retikulonodulärer Befund unter der Annahme einer Pneumocystis-carinii-Pneumonie eine unmittelbare Bronchoskopie mit perbronchialer Entnahme von Lungengewebe folgen lassen.

3. Lungenembolie

Ursächlich liegt eine thromboembolische Verlegung der Lungenstrombahn zugrunde. Je nach Ausmaß der Gefäßokklusion spricht man von:

1. fulminanter Lungenembolie (größer 80%),
2. massiver Lungenembolie (größer 50–60%),
3. mittelschwerer Lungenembolie (25–50%),
4. Mikroembolie (kleiner 25%).

Eine pulmonale Hypertonie ist erst nach 50%iger Verlegung der Strombahn zu messen. Mit kardialen Symptomen ist nach einer akuten Drucksteigerung auf über 40 mmHg zu rechnen (akutes Cor pulmonale).

Sind zur Aufrechterhaltung akut höhere Drucke erforderlich, so tritt eine Rechtsherzinsuffizienz ein. Die **fulminante Lungenembolie** führt zum akuten Herz-Kreislauf-Versagen. Bei Vorliegen einer **massiven Lungenembolie** sind in abnehmender Häufigkeit folgende Symptome beschrieben: Tachypnoe, zentrale Zyanose, Tachykardie, Hypotonie, erhöhter ZVD, Rhythmusstörung, lautes Pulmonalissegment, Angina pectoris.

Die **Mikroembolie** ist mit folgenden Symptomen vergesellschaftet: Tachypnoe, Tachykardie, Hypotonie, Rhythmusstörung (manchmal nur episodisch), periphere Zyanose. Vielfach wird von den Patienten Angina pectoris angegeben, was auf eine koronare Mangeldurchblutung zurückzuführen ist. Bronchospasmen oder auch Asthmaattacken, durch Mediatorenliberation aus den intravasalen Thromben vermittelt, können in die Irre leiten.

Diagnostisch von geringer Wertigkeit sind der Röntgenbefund (Westermarksches Zeichen, Fleischnersche Linien, Dilatation von V. cava superior, V. azygos und zentraler Pulmonalarterie), der EKG-Befund (S_I-Q_{III}-Typ, ST-Hebung in III, T-Inversion in II, III, AVF, V_1-V_4), die Labordiagnostik (LDH-Erhöhung, Leukozytose, bei Leberstauung LDH- und Bilirubinerhöhung). Fast beweisend ist der Befund des kombinierten Ventilations-Perfusions-Szintigramms. Die Diagnose ist gesichert, wenn sich im Pulmonalisangiogramm der Embolus darstellen läßt oder Gefäßabbrüche vorliegen.

4. Lungeninfarkt

Die Entwicklung eines Lungeninfarkts im Anschluß an eine Lungenembolie ist nicht die Regel; er tritt nur etwa in 10% der Fälle auf. Die Ausbildung des Infarktes kommt durch einen kollateralen Fluß aus den Bronchialarterien in den Ischämiebezirk zustande. Ist gleichzeitig der Druck im linken Vorhof erhöht, so resultiert eine Stase mit blutiger Imbibition des Parenchyms. Klinisch treten Pleuraschmerz mit Pleurareiben (Pleuritis sicca) hervor. Röntgenologisch erscheint eine homogene Verschattung, die an ein Gefäßversorgungsgebiet assoziiert ist; konsekutiv entwickelt sich ein kleiner Pleuraerguß, der auch hämorrhagisch sein kann. Als Komplikation kann sich eine Infarktpneumonie aufpfropfen, ein Pleuraempyem entwickeln oder eine Abszedierung erfolgen.

5. Pleuraschwarte

Hier sind ausgeprägte Mantelschwarten angesprochen, die die milchglasartige, homogene Verdichtung eines Hemithorax erzeugen. Aufgrund der Anamnese läßt sich fast immer eine pleurale Vorerkrankung (Pleuritis exsudativa, Pleuraempyem) eruieren. Bei Pleuritis tuberculosa beinhaltet die Schwarte meist Kalkschollen. Weitere Ursachen für die Entstehung massiver Schwarten bilden Hämatothorax, medikamentöse Pleurodese, therapeutische Pneumothoraxanlage bei Tbc. Als seltene Erkrankung darf, insbesondere wenn die Verschattung innerhalb kurzer Frist entstanden ist, das Pleuramesotheliom nicht übersehen werden.

Neben der homogenen, milchglasartigen Trübung fällt bei massiven Schwarten eine Verziehung des Mediastinums zur betroffenen Seite, kenntlich an der Verlagerung des trachealen Aufhellungsbandes, auf. Der betroffene Hemithorax ist gegenüber der gesunden

Seite häufig verkleinert; äußerlich ist die Thoraxwölbung abgeflacht und die Zwerchfellbeweglichkeit ist aufgehoben.

Es sollte zunächst eine Probepunktion zur Asservierung von evtl. Ergußanteil (Mikrobiologie, Tbc-Kultur, Zytologie) unternommen werden. Auf die zusätzliche Pleura-PE (Histologie) darf nicht verzichtet werden, wenn Entzündungszeichen vorliegen, Tumorverdacht gegeben ist oder die Schwarte als Erstbefund vorliegt.

6. Okklusionsatelektase

Eine Okklusionsatelektase liegt dann vor, wenn das Lungenparenchym distal einer Bronchusstenose luftleer ist, so daß ein Alveolenkollaps zustande kommt. Die Lungenvolumenverkleinerung geht mit einem Zwerchfellhochstand und einer Verlagerung des Mediastinums zur betroffenen Seite einher. Da auch die Bronchien nicht mehr belüftet sind, ist ein Pneumobronchogramm innerhalb des verdichteten Lungenparenchyms nicht mehr nachzuweisen. Auskultatorisch ergibt sich ein fehlendes Atemgeräusch. Perkutorisch besteht ein verkürzter Klopfschall, der Stimmfremitus ist aufgehoben und auch die Stimmlaute sind nicht wahrzunehmen.

Ursächlich muß in erster Linie mit dem Bronchialkarzinom gerechnet werden. Weiterhin sind Fremdkörper und Schleimpfröpfe möglich.

Bei der **Atelektase einer ganzen Lunge** ist immer der zugehörige Hauptbronchus obstruiert. Infolgedessen führt die bronchoskopische Untersuchung immer zur Diagnose.

Bei Tumoren sind eine Gewebeprobe ebenso wie die zytologische Untersuchung der Spülflüssigkeit erforderlich. Fremdkörper können bronchoskopisch extrahiert werden, Schleimpfröpfe können abgesaugt werden.

7. Infiltrationsatelektase

Infiltrative Prozesse können eine gesamte Lunge durchwandern. Bei Entzündungen wird der lufthaltige alveoläre Hohlraum durch Flüssigkeit und Zelldetritus ersetzt. Bei karzinomatösen Vorgängen findet eine allmähliche Durchsetzung der Alveolarwände durch malignes Gewebe statt. Ursächlich sind in erster Linie pneumonische Prozesse, die azinöse Tbc, das Alveolarzellkarzinom ebenso wie die Lymphangiosis carcinomatosa anzusprechen.

Röntgenologisch am auffälligsten ist das Bronchopneumogramm, welches als Hinweis für freie durchgängige Bronchien innerhalb verdichteten Lungenparenchyms zu deuten ist. Die Verkleinerung des Lungenvolumens wird bei der infiltrativen Atelektase nicht so deutlich in Erscheinung treten.

Auskultatorisch finden sich Bronchialatmen, Knisterrasseln sowie eine positive Bronchophonie.

Das diagnostische Prozedere besteht zunächst in der Anfertigung eines intrakutanen Tuberkulintestes und in der bronchoskopischen Untersuchung des Bronchialsystems mit Aspiration von Bronchusinhalt zur mikrobiologischen und zytologischen Untersuchung. Bei Verdacht auf Malignom sollte zusätzlich die perbronchiale Lungenbiopsie erfolgen.

8. Pleuraerguß

Häufig liegen Entzündungszeichen vor. Die primäre Ursache für den Erguß ist häufig extrapleural gelegen. Neben der Fahndung nach anderen internistischen Erkrankungen sollte der Erguß routinemäßig auf maligne Zellen und kulturell auf Tbc-Erreger untersucht werden, nachdem der Tuberkulintest vorliegt (s. Kap. »Pleuraverschattung«, S. 549).

9. Pneumothorax

Das Ereignis tritt fast immer plötzlich mit einem akuten thorakalen Schmerz auf und gibt zu Verwechslungen mit dem Myokard- oder dem Lungeninfarkt Anlaß. Die Thoraxaufnahme reicht dann meist zur Diagnosestellung, wenn ein **Totalpneumothorax** mit Aufhellung der betroffenen Seite und faustgroßer Kollapslunge in der Hilusregion zu erkennen ist. Dieser Befund zieht die Thorakoskopie zur Inspektion der Lungenoberfläche (Rupturen von Blasen, Karzinomen, Kavernen, Abszessen, Honigwabenlunge) und Drainage der Thoraxhöhle nach sich.

Mantelpneus sind dann schlecht zu erkennen, wenn ein Emphysem der kontralateralen Seite besteht. Auskultation und Perkussion beider Hälften werden dann keine oder nur diskrete Unterschiede aufweisen. Hier ist die Thoraxaufnahme in Exspirationsstellung hilfreich, wodurch der lufthaltige Pleuraraum akzentuierter zutage tritt.

Differentialdiagnostisch sind gelegentlich Unterscheidungen zu lokal ausgebildeten, sekundären Emphysemata zu treffen; insbesondere sind hier große emphysematöse Bullae zu erwähnen, die innerhalb von überblähtem Lungengewebe liegen und die Identifizierung von Lungenstruktur erschweren. Hier ist eine Punktion bzw. Einführung einer Drainage in die Thoraxhöhle zu vermeiden.

Andere Emphysemformen wie Macleod-Syndrom, kongenitales lobäres Emphysem, Narbenemphysem, Überdehnungsemphysem sind als lokal ausgebildete Emphysemata in Betracht zu ziehen.

10. Sekundäres Emphysem

Unter den Emphysemata, die lokal ausgedehnt sind, können das Narbenemphysem und das Überdehnungsemphysem vorliegen. Im Kindesalter kommen einseitige lobäre Emphysemata vor, die auf frühkindlichen Bronchialobstruktionen oder Bronchialatresien basieren. Bei massiver Überblähung eines Lappens kann die übrige Lunge komprimiert oder atelektatisch sein, äußerlich ist der betroffene Hemithorax dann asymmetrisch erweitert.

Hyperventilation (Abb. 5)

Dies ist eine frequente und vertiefte Atmung mit normalem aber erhöhtem alveolärem (arteriellem) pO_2 bei erniedrigtem pCO_2.

1. Einnahme von Atemstimulantien

Meist werden Medikamente dieser Gruppe therapeutisch bei obstruktiven Lungenerkrankungen mit reduziertem Atemantrieb genutzt. Akzidentielle Überdosierungen sind zu erwägen. Bei intravenöser Gabe wirkt das Theophyllin stark zwerchfellstimulierend.

2. Hyperventilationssyndrom

Die Patienten sind häufig internistisch unauffällig. Ihre Attacken von zwanghafter Hyperventilation sind meist chronisch rezidivierend.

3. Kompensatorische Hyperventilation

Hier liegen primär normale Blutgase vor, die sekundär durch eine zugrundeliegende Erkrankung oder atmosphärische Bedingungen zu einer arteriellen Hypoxämie führen. Die konsekutive Gewebehypoxämie stellt den Atemstimulus dar.

```
                    HYPERVENTILATION
                           |
      ┌────────────────────┼────────────────────┐
  O₂ normal                                  3. Kompensatorische
  pCO₂ erniedrigt                              Hyperventilation
      │                    │                      │
 1. Einnahme von      Psycho-vegetative      4. Anämie
 Atemstimulantien     Labilität              5. CO-Vergiftung
      │                    │                 6. Pulmonale
                                                Ursachen
  Daptazile          2. Hyperventila-        7. Kardiale
  Nikethamid         tionssyndrom               Ursachen
  Theophyllin                                8. Atmosphärische
  Doxapram                                      Ursachen
```

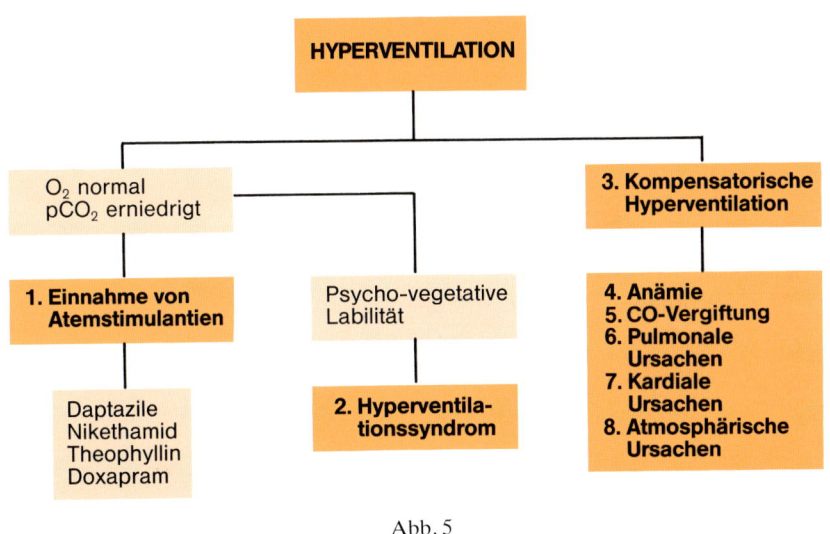

Abb. 5

4. Anämie

Die Anämie ist von respiratorischer Seite weitgehend unsymptomatisch. Die arterielle O_2-Spannung ist normal, obwohl die O_2-Transportkapazität vermindert ist. Die periphere Sauerstoffausschöpfung ist vermehrt, so daß der venöse pO_2 ungewöhnlich niedrig ist. Die Anämie wird, wenn sich der Patient gering belastet, durch eine Hyperventilation evident.

5. CO-Vergiftung

Die CO-Vergiftung klärt sich meist durch die Anamnese oder die Umstände auf; klinisch imponiert die hellrote Verfärbung der Haut. Ein einfacher Labortest gibt Aufschluß über das Ausmaß der Vergiftung: 1 ml Patientenblut, vermischt mit 10 ml Aqua, zusammen mit 1 ml NaOH (5%) ergibt eine gelbe Farbe, wenn weniger als 20% Carboxihämoglobin und eine rosarote, wenn mehr als 20% Carboxihämoglobin vorliegen.

6. Pulmonale Ursachen

Die Ursachen werden hier im einzelnen nicht aufgeführt. Weitere Symptome sind Tachypnoe und pathologischer Atemtyp.

7. Kardiale Ursachen

Es wird auf den Abschnitt »Dyspnoe mit Obstruktion« verwiesen (s. S. 392).

8. Atmosphärische Ursachen

Bedeutsam wird die Hyperventilation bei Änderungen der Atemluftzusammensetzung, z. B. in großer Höhe, bei maschineller Regulation der Atemluft (z. B. Taucher). Die Ursache kann aus den Umgebungsbedingungen erkannt werden.

Differentialdiagnostisches Spektrum

Dyspnoe mit Stridor
Tonsillarabszeß
Malignes Lymphom
Glottisödem
Diphtherie
Laryngospasmus
Larynxkarzinom
Pseudo-Croup
Mediastinale Raumforderung (s. Kap. »Mediastinalverschattung«)
Trachealstenose
Tracheomalazie
Lungenemphysem
Bronchuskarzinom
Karzinoid
Fibrom
Hamartome
Tracheale Tumorpenetration

Dyspnoe mit Obstruktion
Asthma bronchiale
   Exogen allergisch
   Intrinsisch
   Belastungsinduziert
   Analgetikainduziert

Lungenemphysem
   Primär atrophisch
   Mit chronischer Bronchitis
   α_1-Antitrypsin-Mangel
   Narbenemphysem
   Überdehnungsemphysem

Lungenödem
   Kardial
   Reizgasbedingt
   Durch Hirnschädigung
   Höhenlungenödem
   Opiatinduziert

Tachypnoe mit pathologischem Röntgenbefund
Herdförmige Verschattung
   Bakterielle Pneumonie
   Alveolarzellkarzinom
   Lungeninfarkt
   Bronchialkarzinom
   Lungenödem

Lungeninfarkt
Bronchialkarzinom
Tuberkulose

Retikulonoduläre Verschattung
Interstitielle Lungenerkrankung

Lungenembolie
Lungeninfarkt
Pleuraschwarte
Okklusionsatelektase
   Bronchialkarzinom
   Karzinoid
   Schleimpfropf
   Fremdkörper

Infiltrationsatelektase
   Pneumonie
   Tbc
   Alveolarkarzinom
   Lymphangiosis

Pleuraerguß (s. Kap. »Pleuraverschattung«)
Pneumothorax
Kongenitales lobäres Emphysem, Narbenemphysem
Überdehnungsemphysem
Emphysem (= Bullae)
Sekundäres Emphysem

Dyspnoe mit Hyperventilation
Atemstimulation
Hyperventilationssyndrom

Kompensatorische Hyperventilation
   Hypoxämie
   Athmosphärisch

Anämie
CO-Vergiftung
Pulmonal bedingt
Kardial bedingt

Literatur

Altose M, Cherniack N, Fishman A P. Respiratory sensations and dyspnea. J Appl Physiol 1985; 59: 1951–54.

American Thoracic Society: Definitions and classification of chronic bronchitis, asthma, and pulmonary, emphysema. Am Rev Respir Dis 1962; 85: 762–68.

Cherniak N S, Altose M D. Mechanisms of dyspnea. Clin Chest Med 1987; 8: 207–14.

Deutsche Gesellschaft für Allergie- und Immunitätsforschung: Gonsior E (Hrsg). Richtlinien für die Durchführung von bronchialen Provokationen mit Allergenen und pharmakodynamischen Substanzen bei obstruktiven Atemwegserkrankungen. Allergologie 1984; 7: 238–42.

Kryger M, Bode F, Antic R, Anthonisen N. Diagnoses of obstruction of the upper and central airways. Am J Med 1976; 61: 85–93.

Leblanc P, Bowie D M, Summers E, Jones N L, Killian K J. Breathlessness and exercise in patients with cardiorespiratory disease. Am Rev Respir Dis 1986; 133: 21–25.

Newhouse M, Hargreave F E. Asthma-Provokationstests. Atemw Lungenkr 1980; 6: 308–12.

Sennekamp H. Exogen allergische Alveolitis und allergische bronchopulmonale Mykosen. Thieme: Stuttgart 1984.

Wichert von P. Dyspnoe. Internist 1990; 31: 277–81.

Thoraxschmerz

R. Griebenow und F. Saborowski

Definition und Abgrenzung

Die Angabe von thorakalen bzw. sich in den Thorax projizierenden Schmerzen ist ein subjektiver und klinisch häufig dramatischer, aber für sich genommen differentialdiagnostisch wenig aussagekräftiger Befund, vom Patienten wird er zumeist mit dem Herzen in Verbindung gebracht. Da es sich einerseits um quoad vitam belanglose psychosomatische Störungen handeln kann, im anderen Fall jedoch unverzüglich einige akut lebensbedrohliche Erkrankungen ausgeschlossen werden müssen, ist es zunächst Aufgabe einer genauen Anamneseerhebung, das betroffene Organsystem näher einzugrenzen. Auf diesem Wege sollte es möglich sein, exogen verursachte Thoraxschmerzen (z. B. traumatische Rippenfraktur) oder aus dem bisherigen Krankheitsverlauf als wahrscheinlich anzunehmende Schmerzursachen (z. B. Perikarditis bei beginnender Urämie) ätiologisch richtig einzuordnen. Weitere Hinweise liefern Angaben über den Schmerzcharakter und die klinische Untersuchung.

Diagnostisches Vorgehen

Bei **Angina pectoris** wird der Schmerz als stechend, bohrend oder krampfartig empfunden, teilweise verbunden mit Todesangst oder dem Gefühl, es werde ein Messer in der Brust herumgedreht. Der Schmerz erreicht häufig relativ schnell sein Maximum und wird meist linksthorakal oder retrosternal lokalisiert mit häufiger Ausstrahlung in den linken Arm und die linke Hand. Andere Ausstrahlungen reichen in die rechte Thoraxhälfte, den Hals, den Unterkiefer, die Ohren oder in den Rücken. Andere Patienten wiederum berichten über ein Gefühl, es lege sich ein Reifen um die Brust, oder klagen lediglich über ein dumpfes tiefes Druckgefühl. Ebenso kommen eher atypische Ausstrahlungen in das obere Abdomen vor. Als typisch gilt weiterhin die Auslösbarkeit der Symptome durch körperlichen oder psychischen Streß.

Der Schmerz bei **Pleuritis** ist scharf, wird bereits durch normale Atembewegungen oder tiefe Inspiration und durch Husten aggraviert und reicht bei linksseitigem Befall häufig weiter nach links als der Angina-pectoris-Schmerz. Weiterhin kann er durch Änderung der Körperlage an Intensität zunehmen. Verglichen mit dem ideal-typischen Angina-pectoris-Anfall hält der Schmerz bei Pleuritis länger an.

Der Schmerz bei **Lungenembolie** zeigt keine genaue Lokalisation (möglicherweise ist er bedingt durch die akute Dilatation der Pulmonalarterie) oder zeigt zusätzlich pleuritischen Charakter bei segmentaler Pleuritis infolge Lungeninfarktes. Ebenso ohne regional scharfe Zuordnung ist der Schmerz bei **Ösophagusruptur** bzw. **Ösophagusperforation** und bei **Aortendissektion.** Diese Schmerzen treten meist perakut auf, strahlen häufig in den Rücken aus und sind auch durch hohe Dosen Analgetika nur unzureichend zu unterdrücken. In der Regel auf eine engbegrenzte Region lokalisierbar ist der Schmerz bei **Pneumothorax** und **Rippenfrakturen** sowie bei entzündlichen Prozessen (z. B. Abszeß in der Thoraxwand, Tietze-Syndrom). Primär sich in den Rücken lokalisierende Schmerzen können Ausdruck knöcherner Veränderungen im Bereich der **Wirbelsäule** sein, kommen jedoch auch als Frühstadium neurologischer Erkrankungen vor, auf die insbesondere radikulär begrenzte Schmerzen hinweisen. In einem solchen Fall sollte immer nach zusätzlichen Störungen der Sensibilität und der Motorik gefahndet werden, um eine beginnende Querschnittssymptomatik frühzeitig zu erkennen. Der Schmerz bei **entzündlichen Veränderungen im Ösophagus** hat häufig brennenden Charakter, ist retrosternal lokalisiert und kann teils über Stunden anhalten. Bei **Perikarditis** finden sich Schmerzen, die einerseits an eine Pleuritis denken lassen, andererseits können Beschwerdebilder wie bei einer koronaren Herzkrankheit auftreten. Selten wird ein herzschlagsynchroner Schmerz angegeben.

Mit Hilfe der körperlichen Untersuchung ist das betroffene Organsystem sodann weiter einzugrenzen. Inspektion und Palpation dienen dazu, in der Thoraxwand gelegene Prozesse näher zu erfassen (z. B. radikulär begrenztes Exanthem bei Zoster-Infektion). Auskultatorisch weist ein atemsynchrones Reibegeräusch auf eine Pleuritis, ein herzschlagsynchrones Reibegeräusch auf eine Perikarditis hin, was sie somit von dem Schmerz bei koronarer Herzkrankheit abgrenzt. Einseitiger Nachweis von hypersonorem Klopfschall und einem abgeschwächten Atemgeräusch ist erster Hinweis auf das Vorliegen eines Pneumothorax. Anhand von Anamnese und körperlichem Untersuchungsbefund sowie durch zusätzliche Anfertigung eines Elektrokardiogramms und einer Röntgenthoraxaufnahme sollte sich somit das Beschwerdebild des Patienten, sofern sich nicht bereits hieraus eine klare Diagnose ergibt, einem der nachfolgend genannten Organsysteme zuordnen lassen:

Erkrankungen des Herzens (s. unten),
Erkrankungen der Aorta (s. S. 414),
Erkrankungen der Lunge und Pleura (s. S. 415),
Erkrankungen des Ösophagus (s. S. 417),
Erkrankungen des knöchernen Thorax (s. S. 418),
Neurologische Erkrankungen (s. S. 418),
Sonstiges (z. B. Erkrankungen von Pankreas, Galle, Magen, Zwerchfell) (s. S. 419).

Bei der diagnostischen Abklärung unklarer thorakaler Schmerzen sollten die nachfolgend genannten Krankheitsbilder immer das besondere Interesse des Arztes auf sich ziehen, da eine möglichst schnelle Diagnosestellung und Therapieeinleitung von möglicherweise entscheidender Bedeutung für die Prognose des Patienten sein kann:

Myokardinfarkt,
Lungenembolie,
Spontanpneumothorax,
Spontanruptur des Ösophagus,
Aortenaneurysma mit drohender oder bereits eingetretener Ruptur,
Aortendissektion,
Spontanfraktur im Bereich der Rippen mit der Gefahr des Pneumothorax,
Spontanfraktur im Bereich der Wirbelsäule sowie neurologische Erkrankungen mit der Gefahr eines sich entwickelnden Querschnittssyndroms.

Erkrankungen des Herzens (Abb. 1)

1. Angina pectoris

Als typischer **Angina-pectoris-Anfall** wird ein retrosternaler oder linksthorakaler Schmerz mit scharfem stechendem Charakter bezeichnet, der durch körperliche Belastung, psychischen Streß, Kälte oder Nahrungsaufnahme (postprandial) provoziert wird. Bei Patienten mit

Thoraxschmerz

```
THORAXSCHMERZ
        │
Erkrankungen des Herzens
        │
Anamnese
Auskultation
EKG
Echokardiogramm
        │
    ┌───┴────────────────────────────┐
Koronare Herzkrankheit        3. Perikarditis
    │
    ├────────────────────────┐
1. Angina Pectoris         Labor
  – Typisch                Echokardiogramm
  – Atypisch               Szintigraphie
  – Variant-Angina
    │                         │
    ├──────────┐           2. Akuter Myokard-
Stabile      Instabile       Infarkt                Chron. Myo-
Angina       Angina                                  kard Infarkt
Pectoris     Pectoris
                │
          Medikament. Stabilisation
          innerhalb 24 Std.
                │
            ┌───┴───┐
           Ja      Nein
            │       │
Belastungs-EKG ─ Pathologisch
            │                    Intrakoronare
         Negativ                 Lyse
            │                    Ggf. PTCA
Tl-Szintigramm ─ Pathologisch
mit Belastung
            │
         Negativ
            │
Langzeit-EKG ─ Pathologisch ─ Koronarangiographie
```

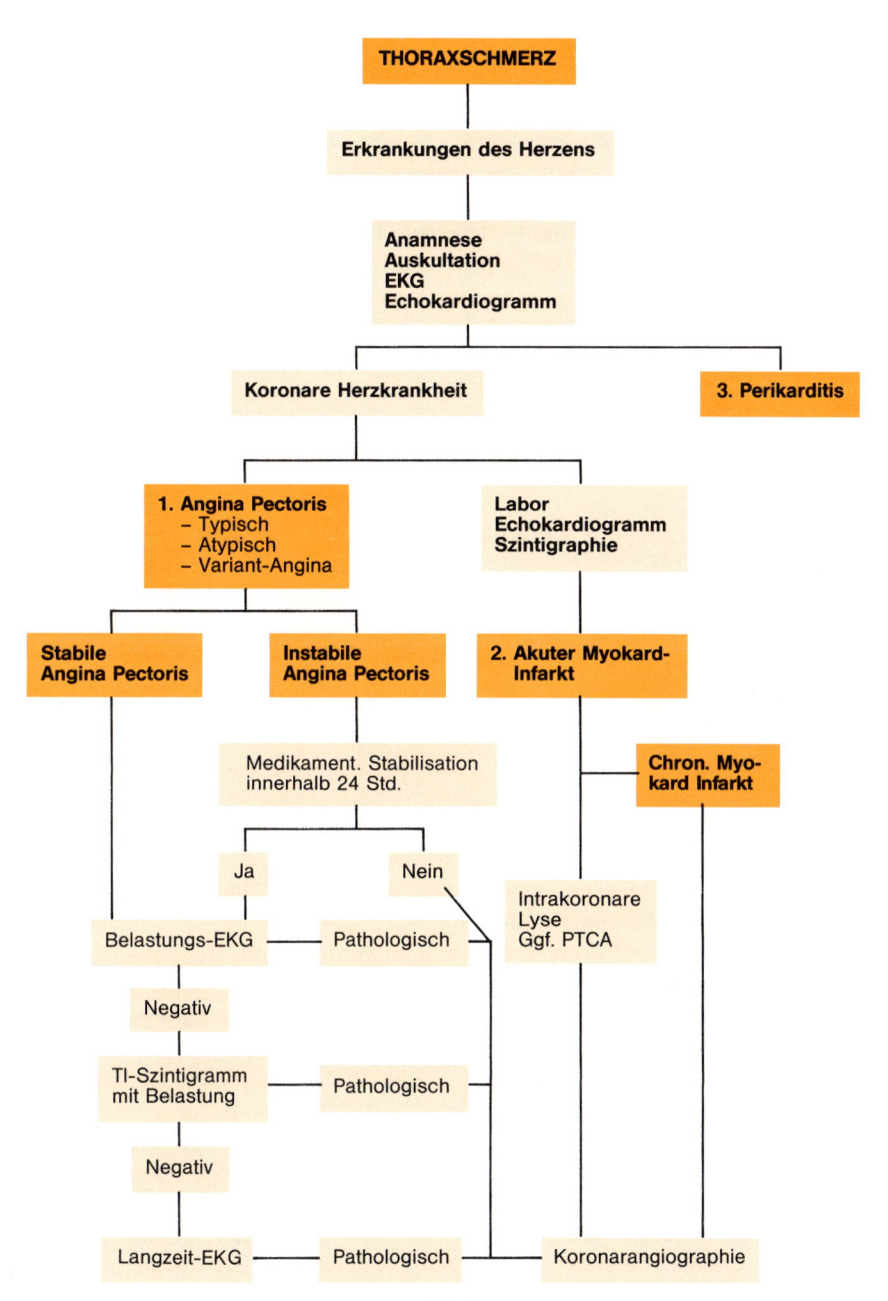

Abb. 1

arterieller Hypertonie kann Angina pectoris durch nach oben entgleiste Blutdruckwerte ausgelöst werden. Der Schmerz wird teils auch als eher dumpf und drückend empfunden, die häufigste Ausstrahlung ist in den linken Arm und die linke Hand; Ausstrahlungen in die rechte Thoraxhälfte, Hals, Unterkiefer, Ohren, Rücken und seltener auch in den Oberbauch werden ebenfalls angegeben. Sistiert die schmerzauslösende Ursache, klingt der Anfall innerhalb weniger Minuten ab. Die Anamnese deckt häufig die typischen Risikofaktoren auf (Familienanamnese, Nikotin, arterielle Hypertonie, Stoffwechselerkrankungen). Liegen nicht bereits anderweitig bedingte Veränderungen vor (z. B. Linksherzhypertrophie, Linksschenkelblock, durchgemachter Myokardinfarkt), ist das EKG im freien Intervall unauffällig. Während des Anfalls finden sich ST-Strecken-Senkungen als wichtigster Befund, gegebenenfalls biphasische bis terminal-negative T-Wellen, R-Amplituden-Zunahme, ventrikuläre und supraventrikuläre Rhythmusstörungen. Die Enzyme CK, LDH und SGOT steigen nicht an. Eine **atypische Angina pectoris** liegt dann vor, wenn

a) typische Symptome auf untypische Weise (z. B. nur bei Lagewechsel) ausgelöst werden oder
b) typische Auslösemechanismen zu untypischen Symptomen führen (z. B. punktförmig lokalisierbarer Schmerz).

Als **instabile Angina pectoris** (Synonyma: Crescendo-Angina, Intermediärsyndrom, Präinfarktsyndrom) wird jede Verschlechterung (Zunahme der Anfallsfrequenz, längere Dauer der Anfälle) einer vorbestehenden, chronisch stabilen Angina pectoris bezeichnet. Weiterhin fallen hierunter das Auftreten von Angina pectoris in Ruhe sowie solche Formen von erstmals aufgetretener Angina pectoris, die sich sofort durch einen besonderen Schweregrad (z. B. durch nur leichte Belastung provozierbar) auszeichnen. Das stufendiagnostische Vorgehen ist in Abb. 1 dargestellt: Anamnese und Beschwerdebild liefern erste Hinweise. Sodann ist unverzüglich ein EKG in Ruhe abzuleiten, das jedoch primär zum Ausschluß eines akuten Myokardinfarktes dient und darüber hinaus im beschwerdefreien Intervall selten beweisende Funktionen hat. Ziel der weiteren Diagnostik ist es, durch Belastung eine myokardiale Ischämie zu induzieren, die dann mit Hilfe des Belastungs-EKGs oder des Thallium-Perfusions-Szintigramms des Herzens dokumentiert werden kann. Bei Patienten mit instabiler Angina pectoris sind solche Belastungsuntersuchungen kontraindiziert, so daß hier frühzeitig die Indikation zur selektiven Koronarangiographie zu stellen ist. Eine koronare Herzkrankheit kann nachgewiesen werden durch ein Belastungs-EKG (Angina pectoris mit ST-Streckensenkung unter Belastung). In Kombination mit einem Thallium-Perfusions-Szintigramm des Herzens läßt sich die diagnostische Sensitivität auf etwa 90% steigern. Diesem qualitativen Nachweis einer koronaren Herzkrankheit hat letztlich immer die Quantifizierung durch die selektive Koronarangiographie zu folgen, die üblicherweise in Kombination mit der Lävokardiographie durchgeführt wird, so daß zusätzliche Größen zur Charakterisierung und kardialen Funktion zur Verfügung stehen (globale und regionale Ejektionsfraktion, enddiastolischer Druck, dp/dt). Falsch-negative koronarangiographische Befunde finden sich dann noch in einer Häufigkeit von etwa 10%, was auf die Bedeutung von Durchblutungsstörungen infolge Tonusänderungen der glatten Gefäßmuskulatur hinweist. Bei Patienten mit typischen Beschwerden und positiven Risikofaktoren sollte auch der Nachweis stummer Ischämien im Langzeit-EKG für die Indikationsstellung zur Koronarangiographie ausreichen. Andererseits ist eine solche sicher nur in besonders gelagerten Einzelfällen durchzuführen bei Patienten mit atypischen Beschwerden und fehlenden Risikofaktoren, bei denen darüber hinaus sowohl Belastungs-EKG als auch Thallium-Perfusions-Szintigramm des Herzens unter Belastung einen unauffälligen Befund zeigten.

Als **Variant-Angina** oder **Prinzmetal-Angina** werden Angina-pectoris-Beschwerden bezeichnet, die nur in Ruhe, häufig nachts auftreten und keine Beziehungen zu Belastungen aufweisen. Im EKG finden sich Hebungen der ST-Strecke wie bei einem akuten Infarkt, die jedoch mit Rückgang der Symptome ebenfalls wieder verschwinden. Diagnostisch beweisend sind die entsprechenden Veränderungen im während des Anfalls aufgezeichneten EKG oder im Thallium-Perfusions-Szintigramm (Perfusionsdefekt). Ursächlich wird ein Spasmus der Koronararterien angenommen, der sowohl in normalen als auch in arteriosklerotisch veränderten Gefäßanteilen auftreten kann. Koronarspasmen lassen sich durch intravenöse Gabe von Ergonovinmaleat provozieren. Diese Methode ist jedoch hinsichtlich ihres Risikos umstritten; teils wird gefordert, daß sie nur angewandt werden darf, wenn die gleichzeitige Möglichkeit zur intrakoronaren Nitratgabe besteht. Ein alternatives Verfahren mit allerdings geringerer Sensitivität stellt die Kälteprovokation von Koronarspasmen dar (z. B. Eintauchen einer Hand in eiskaltes Wasser für 2 Minuten). Angina-pectoris-Beschwerden werden ebenfalls geklagt bei hypertropher Kardiomyopathie, subvalvulärer Aortenstenose, kombinierten Aortenvitien und bei Cor pulmonale. Sie sind Ausdruck einer Ischämie bei deutlich erhöhtem O_2-Bedarf des Myokards (z. B. infolge Hypertrophie) oder einer begleitenden koronaren Herzkrankheit. Arteriosklerotische Gefäßveränderungen sind in der großen Mehrheit der Patienten die Ursache für eine koronare Herzkrankheit. Erkrankungen, die eine vorzeitige Arteriosklerose begünstigen, finden sich in Tab. 1. Darüber hinaus wird eine rasche Progression arteriosklerotischer Veränderungen häufig bei Patienten unter Dauerdia-

Tab. 1. **Erbkrankheiten mit einer Prädisposition zur vorzeitigen Arteriosklerose (nach GOLDSTEIN, J. L., M. S. BROWN: Genetics and cardiovascular disease. In: BRAUNWALD, E.: Heart Disease. Saunders, Philadelphia 1980, S. 1707).**

	Myokardinfarkt als	Vererbungsmodus	Geschätzte Häufigkeit in der Bevölkerung
Familiäre Hypercholesterinämie			
a) heterozygote Form	Erwachsener	Dominant	$1:500$
b) homozygote Form	Kind		$1:1 \times 10^6$
Multiple Lipoproteintyp-Hyperlipidämie (familiäre kombinierte Hyperlipidämie)	Erwachsener	Dominant	$1:200$
Familiäre Hypertriglyzeridämie	Erwachsener	Dominant	$1:300$
Familiäre Dysbetalipoproteinämie	Erwachsener	Rezessiv	$1:40000$
Hurler-Syndrom, Mukopolysaccharidose	Kind	Rezessiv	$1:40000$
Hunter-Syndrom, Typ II Mukopolysaccharidose	Kind	X-gebunden	$1:30000$
Homozystinurie	Jugendlicher	Rezessiv	$1:75000$
Pseudoxanthoma elasticum	Jugendlicher	Dominant und rezessiv	$1:1 \times 10^5$
Alkaptonurie	Erwachsener	Rezessiv	$1:1 \times 10^5$
Werner-Syndrom	Erwachsener	Rezessiv	$1:5 \times 10^5$
Morbus Fabry	Jugendlicher	X-gebunden	$1:40000$
Cholesterolester-Speicherkrankheit	Jugendlicher	Rezessiv	$1:1 \times 10^6$
Kindliche Arterienverkalkung	Neugeborene	Rezessiv	$1:1 \times 10^6$

lysebehandlung und nach Nierentransplantation beobachtet. Koronare Durchblutungsstörungen können ebenfalls durch intrakoronare Embolien, eine Vaskulitis, durch Strahlentherapie und Zustände von Hyperkoagulabilität, selten durch traumatische Koronararterienläsionen verursacht sein. Liegt eine angeborene Mißbildung in Form eines Abgangs der linken Koronararterie aus der Pulmonalarterie vor, so kann es bereits in frühester Kindheit zu koronaren Ischämien kommen.

2. Myokardinfarkt

Der Übergang von der reversiblen Ischämie (Angina pectoris) zur Myokardnekrose (Infarkt) ist klinisch fließend. Schwere Angina-pectoris-Anfälle müssen immer den Verdacht auf einen bereits eingetretenen Infarkt aufkommen lassen. Andererseits kann ein Myokardinfarkt nur geringe Beschwerden verursachen, etwa 5% verlaufen klinisch stumm. Auch ein bereits nachlassender Schmerz zum Zeitpunkt der Untersuchung beweist nicht bereits, daß es sich nur um einen Angina-pectoris-Anfall gehandelt hat. Die vorrangige diagnostische Maßnahme ist daher die sofortige, im Zweifelsfall auch wiederholte Ableitung eines Elektrokardiogramms, von dem zuerst infarkttypische Veränderungen zu erwarten sind, und das darüber hinaus Hinweise liefert, ob ein transmuraler oder subendokardialer (Innenschicht-)Infarkt vorliegt. Allein aufgrund der anamnestischen Angaben über den Zeitpunkt des Schmerzbeginns sowie des elektrokardiographischen Befundes hat sodann die Entscheidung zu fallen über eine Koronarangiographie mit intrakoronarer bzw. für eine systemische Thrombolysetherapie, da nur innerhalb der ersten 3 bis 6 Stunden nach Eintritt des Infarktes davon ausgegangen werden kann, daß eine Wiedereröffnung des Infarktgefäßes zu einer wesentlichen Reduktion der Infarktgröße führt. Nach frühestens 4 Stunden ist mit einem Anstieg der CK im Serum zu rechnen, ihr folgen LDH und SGOT. Bei Verdacht auf anderweitig bedingte CK-Erhöhung (intramuskuläre Injektion, Muskeltrauma, zerebraler Prozeß, Alkoholentzug) hilft die Bestimmung der herzspezifischen Enzymfraktion (CKMB, normal bis 6% der Gesamt-CK).

Frühestens nach 4, in der Regel nach 12 Stunden ist ein Infarktnachweis mit der Technetium-Pyrophosphat-Szintigraphie möglich. Eine Abschätzung der Infarktgröße gelingt echokardiographisch, durch serienmäßige CK-Bestimmungen, EKG-Mapping und szintigraphisch. Für die Prognose des Patienten mit Myokardinfarkt ist weiterhin die Diagnose von Infarktkomplikationen wichtig. Neben den häufigen Rhythmusstörungen (kontinuierliches Monitoring) und der Herzinsuffizienz infolge Ausfalls kontraktiler Muskelmasse (Auskultation, Röntgenthorax, Echokardiographie, Nuklidventrikulographie, invasive Bestimmung des Pulmonalarteriendruckes und des Herzminutenvolumens) ist hier auch an einige seltene mechanische Komplikationen zu denken:

a) Papillarmuskelabriß mit Mitralinsuffizienz,
b) Ventrikelseptumdefekt.

In beiden Fällen weisen neu aufgetretene Herzgeräusche auf die Diagnose hin, die mittels farbkodierter Doppler-Echokardiographie und intrakardialer Druckmessung mit Oxymetrie (VSD) erhärtet wird.

c) Herzmuskelruptur.

Sie ist durch einen perakut einsetzenden Schockzustand, dem ein perikarditisches Reibegeräusch vorangehen kann, gekennzeichnet. Es kommt zum Auftreten einer elektromechanischen Dissoziation, d. h., es findet sich noch eine weitgehend unverändert ablaufende elektrische Erregung ohne Zeichen der mechanischen Pumpfunktion. Diagnostisch hilfreich ist insbesondere die zweidimensionale Echokardiographie, die auch Pseudoaneurysmen aufdecken hilft.

Bei Auftreten embolischer Komplikationen ist besonders zu denken an eine intrakavitäre Bildung von Thromben, die bevorzugt auf akinetischen Arealen zu finden sind. Diagnostisch steht die zweidimensionale Echokardiographie zur Verfügung, ebenso wie die Computertomographie und die Pulmonalis-Durchlauf-Angiographie. Im chronischen Stadium nach durchgemachtem Herzinfarkt sind folgende Komplikationen häufig:

a) persistierende Angina pectoris aufgrund von Ischämien in Versorgungsgebieten anderer, stenotischer Koronararterienäste,
b) Ausbildung von Symptomen der Herzinsuffizienz aufgrund einer Aneurysmabildung oder bei Vorliegen diffuser Kontraktionsstörungen, gegebenenfalls aggraviert durch eine Mitralinsuffizienz,
c) supraventrikuläre und insbesondere ventrikuläre Rhythmusstörungen mit der Gefahr des plötzlichen Herztodes.

Tritt bei Patienten mit einem Zustand nach Anlage eines aortokoronaren Venenbypass wiederum eine Angina pectoris auf, so ist in erster Linie an einen Bypass-Verschluß zu denken. Diagnostisch gelingt die Darstellung zum Teil mit Hilfe der Computertomographie mit zusätzlicher Kontrastmittelgabe, in der Regel wird die Angiographie des Bypass erforderlich. Es kann sich jedoch auch um eine Progression der arteriosklerotischen Veränderungen handeln, sowohl in dem mit einem Bypass versorgten Gefäß als auch in einem bisher nicht mit einem Bypass versorgten Gefäß.

3. Perikarditis

Bereitet in Einzelfällen die Diagnose des zugrundeliegenden Herzinfarktes bei einer früher auftretenden infarktbedingten Perikarditis Schwierigkeiten, weist die im Echokardiogramm nachweisbare segmental begrenzte Kontraktionsstörung auf den Infarkt hin. Im Gegensatz zum Infarkt sind die Werte für die CK und LDH bei Perikarditis nur dann erhöht, wenn eine myokarditische Mitbeteiligung vorliegt (s. Kap. »Herzvergrößerung«).

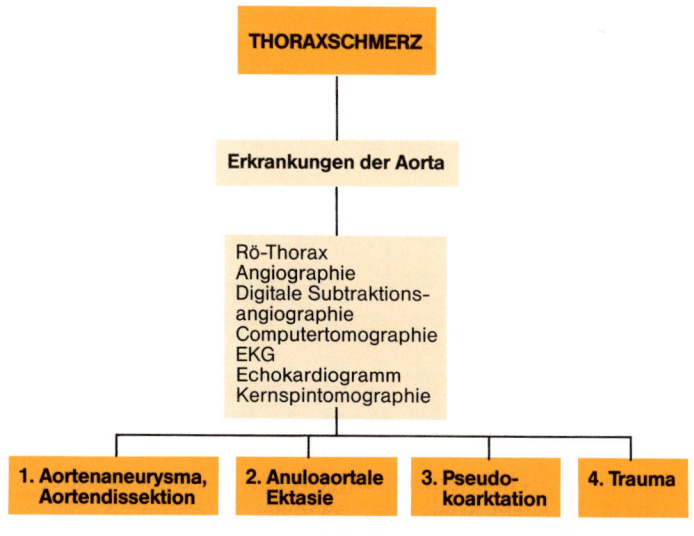

Abb. 2

Erkrankungen der Aorta (Abb. 2)

1. Aortenaneurysma, Aortendissektion

Die Schmerzen bei **Aortenaneurysma** und Aortendissektion sind ebenfalls hinter dem Brustbein lokalisiert und strahlen nach hinten in den Rücken zwischen die Schulterblätter aus. Die weiteren Symptome bei Aortenaneurysma sind wesentlich durch die Kompression benachbarter Strukturen bedingt: Hämoptysen, Husten, Stridor, Kavakompressionssyndrom, selten Penetration durch die Thoraxwand nach außen. Bei der **Aortendissektion,** bei der zwischen einer aszendierenden und einer deszendierenden oder auch proximalen und distalen Dissektion unterschieden wird, wird bei einer protrahierten Ausdehnung der Dissektion ein Wandern des Schmerzes beobachtet. In 50% der Fälle findet sich eine neu aufgetretene Aorteninsuffizienz, weiterhin Synkope, periphere, teils einseitige Pulslosigkeit, Hämoperikard, Hämatothorax. Je nach Befall der betroffenen Gefäßabgänge kommt es zum Myokard-, Mesenterial- oder Niereninfarkt. Auffällig ist weiterhin bei (etwa 50% der) distalen Dissektionen, daß ein normaler oder erhöhter Blutdruck gemessen wird, obwohl sich dem klinischen Eindruck nach der Patient im Schock befindet. Nach Stellung der Verdachtsdiagnose aus dem Thoraxröntgenbild in 2 Ebenen können als weitere nichtinvasive Maßnahmen die transösophageale Echokardiographie und die abdominelle Ultraschalluntersuchung herangezogen werden. Klassischerweise erfolgt die Sicherung der Diagnose durch die Angiographie, deren Durchführung auch bei kritisch kranken Patienten empfohlen wird. Neuerdings stehen die digitale Subtraktionsangiographie, die Computertomographie und die Kernspintomographie als wenig belastende diagnostische Verfahren zur Verfügung. Ursachen für ein Aortenaneurysma sind in erster Linie arteriosklerotische Wandveränderungen mit oder ohne arterielle Hypertonie sowie die luische Aortitis, die häufig zu Aneurysmen der Aorta ascendens führt. Eine Aortendissektion tritt an arteriosklerotisch veränderten Gefäßen, bei Marfan- und Ehlers-Danlos-Syndrom, bei Aortenvitien und selten bei Arteriitis auf. Eine vorbestehende Koarktation der Aorta sowie eine bikuspid angelegte Aortenklappe scheinen eine gewisse Prädisposition darzustellen. Bemerkenswert ist ferner, daß 50% der Aortendissektionen bei Frauen, die jünger als 40 Jahre sind, in der Schwangerschaft auftreten.

2. Anuloaortale Ektasie (Synonym: idiopathische Aortendilatation)

Die anuloaortale Ektasie wird ganz überwiegend bei Patienten mit Marfan-Syndrom oder bei marfanoiden Erscheinungstypen beobachtet. Es kann zu schubweisen Verläufen mit akut einsetzender Symptomatik kommen, die derjenigen bei Aortendissektion ähneln.

3. Pseudokoarktation

Bei der Pseudokoarktation handelt es sich um eine Dilatation und Elongation des Aortenbogens und eines Teils der Aorta distal des Ligamentum arteriosum.

4. Trauma

Nicht nur durch eine Stichverletzung, sondern auch durch ein stumpfes Thoraxtrauma kann es zur Ruptur der Aortenwand kommen, die bei stumpfen Verletzungen in 90% unterhalb des Abgangs der linken A. subclavia lokalisiert ist. Diagnostische Hinweise ergeben sich hierbei bereits aus dem Thoraxröntgenbild: Mediastinalverbreiterung, unscharfe Begrenzung der Aorta, unscharfe Abgrenzung zwischen Aorta und A. pulmonalis, Verdrängung der Trachea nach rechts, Verschattung des medialen Oberlappens links und Abknikkung des linken Hauptbronchus. Weiterhin kann ein hämorrhagischer »Pleuraerguß« Symptom eines rupturierten Aortenaneurysmas sein.

Erkrankungen der Lunge und der Pleura (Abb. 3)

Retrosternales Brennen kann bei Schleimhautreizung infolge einer Tracheitis oder einer Bronchitis auftreten. Weiterhin können nach längeren Hustenattacken im unteren Thoraxbereich lokalisierte Schmerzen auftreten, die am ehesten vom Zwerchfell ausgehen.

1. Spontanpneumothorax

Neben dem idiopathischen Spontanpneumothorax infolge Rupturen von angeboren strukturell minderwertigen Alveolarwandungen, an dem vorwiegend Männer zwischen 20 und 40 Jahren erkranken, kann ein sekundärer oder symptomatischer Spontanpneumothorax bei folgenden Erkrankungen auftreten:

Asthma bronchiale, Perforation tuberkulöser Kavernen oder angeborener Lungenzysten, Lungenfibrose, zentrales Bronchuskarzinom, das zu ventilartigem Bronchusverschluß mit Überblähung und Ruptur der Peripherie führt; traumatisch nach Rippenfraktur oder durch Bronchusabriß, iatrogen (z. B. nach Fehlpunktion der A. subclavia).

Die Symptomatik ist durch einen akut einsetzenden, einseitigen stechenden thorakalen Schmerz gekennzeichnet, verbunden mit Atemnot, letztere hängt wesentlich von der Größe des Pneumothorax ab. Entwickelt sich ein Spannungspneumothorax, so kann in ungünstigen Fällen innerhalb von Minuten ein Schock eintreten. Die Thoraxröntgenaufnahme ist beweisend, sie sollte zur frühzeitigen Erkennung eines Spannungspneumothorax in In- und Exspiration durchgeführt werden.

2. Lungenembolie

Eine Lungenembolie entsteht durch thrombotische Verlegung von Teilen des pulmonalen Gefäßsystems. In Abhängigkeit vom Ausmaß der verschlossenen Gefäßanteile wird unterteilt in eine

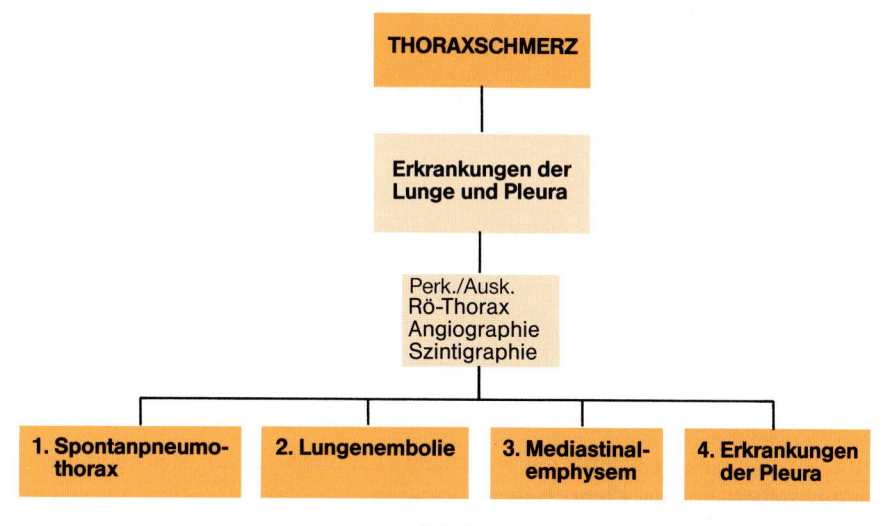

Abb. 3

a) fulminante Lungenembolie (mehr als 80% des Lungengefäßsystems sind verschlossen),
b) massive Lungenembolie (50–60%),
c) mittelschwere Lungenembolie (25–50%),
d) Mikroembolie (25%).

Mit einer Erhöhung der Drücke im pulmonalen Gefäßsystem ist ab einem 50%igen Verschluß der Lungenstrombahn zu rechnen. Ein akutes Cor pulmonale wird bei Drucksteigerungen über 40 mmHg beobachtet. Da die fulminante Lungenembolie binnen kürzester Zeit zum Tode führt, ist bei versorgungstechnisch gegebener Möglichkeit einer operativen Embolektomie die Diagnose aus der Anamnese, dem klinischen Befund und aus der Erfahrung des Untersuchers heraus zu stellen, um eine lebensrettende Operation nicht zu verzögern.

Läßt sich bei der massiven Lungenembolie die kardiale Funktion stabilisieren, so sollte die Diagnose baldmöglichst durch eine Pulmonalisangiographie gesichert werden, um eine operative Therapie umgehend einleiten zu können. Klinisch finden sich in abnehmender Häufigkeit Tachypnoe, zentrale Zyanose, Tachykardie, Hypotonie, erhöhter zentraler Venendruck, gegebenenfalls vergesellschaftet mit supraventrikulären und ventrikulären Rhythmusstörungen. Je kleiner die Embolie, desto mitigierter verläuft das Ereignis oder kann klinisch sogar gänzlich stumm bleiben. Der Schmerz bei Lungenembolie entsteht entweder zentral-thorakal und durch die akute Dilatation der A. pulmonalis oder lateral und ist dann bedingt durch eine pleurale Reizung bei sich ausbildendem Lungeninfarkt. Weiterhin wichtig ist die akute Erniedrigung des pO_2 in der arteriellen Blutgasanalyse. Neben der Angiographie sollte bei mittelschweren Embolien vorrangig ein Ventilations-Perfusions-Lungenszintigramm durchgeführt werden, dessen diagnostische Spezifität bei Mikroembolien jedoch unbefriedigend sein kann. Quelle der embolisierten Thromben sind allermeist die Unterschenkelvenen, in denen sie sich bei Varicosis und Immobilisation bilden, teils stammen die Embolien aus dem rechten Vorhof oder Ventrikel.

3. Mediastinalemphysem

In Abhängigkeit von der im Mediastinum angesammelten Menge Luft kann es zu retrosternalem Beklemmungsgefühl bis hin zu Schmerzen sowie Dyspnoe kommen. In schweren Fällen entwickeln sich Zyanose, Einflußstauung und Schock. Letzterer ist besonders dann zu erwarten, wenn sich im weiteren Verlauf eine Mediastinitis entwickelt. Ätiologisch können einem Mediastinalemphysem zugrunde liegen:
a) Pneumothorax mit begleitender Luftansammlung auch im Mediastinum,
b) Bronchusruptur bzw. Abriß nach Trauma, iatrogen (Bronchoskopie), infolge Perforation eines Bronchialkarzinoms,
c) Ösophagusruptur (s. unten).
d) Sehr selten stammt die Luft aus dem Abdomen und ist dann entlang dem Hiatus oesophagicus ins Mediastinum gewandert. Diagnostisch entscheidend ist die Röntgenthoraxaufnahme. Bei größeren Luftansammlungen sind die Ausbildung eines Hautemphysems an der oberen Thoraxapertur (Hals, Jugulum) und der auskultatorische Nachweis pulssynchronen Knisterns bereits klinisch wegweisend.

4. Erkrankungen der Pleura

Scharfe, atemabhängige Schmerzen mit einem charakteristischen Reibegeräusch bei der Auskultation weisen auf eine **Pleuritis sicca** (fibrinöse Pleuritis) hin. Es handelt sich hierbei in der Regel um eine sekundäre Mitbeteiligung der Pleura bei primären Erkrankungen der

Bronchialwege und der Lunge: Bronchitis, Bronchiektasen, Pneumonie, Lungenabszeß, Lungeninfarkt, Tbc, Bronchialkarzinom. Mit zunehmender Ergußbildung lassen die Schmerzen nach und es lassen sich die charakteristischen Zeichen eines Pleuraergusses nachweisen. Bezüglich weiterer Details s. Kap. »Pleuraerkrankungen«. Abzugrenzen hiervon ist die **Pleurodynie** im Rahmen eines Morbus Bornholm, für die ursächlich eine Infektion mit Coxsackie-B-Virus angenommen wird.

Erkrankungen des Ösophagus (Abb. 4)

Retrosternales Druckgefühl, Brennen und Schmerzen sind häufige Symptome von Erkrankungen des Ösophagus. In vielen Fällen ist ein Zusammenhang mit der Nahrungsaufnahme nachweisbar. Hierbei ist an folgende Erkrankungen zu denken:
1. Ösophagitis und Ulcus pepticum oesophagi,
2. Hiatushernie,

THORAXSCHMERZ

- **Erkrankungen des Ösophagus**
  - Ösophagitis, Ulcus pepticum oesophagi
  - Hiatushernie
  - Achalasie
  - Tumor
  - Sonstige Passage-Störungen
  - Ösophagusruptur
  - s. Kapitel Schluckstörungen

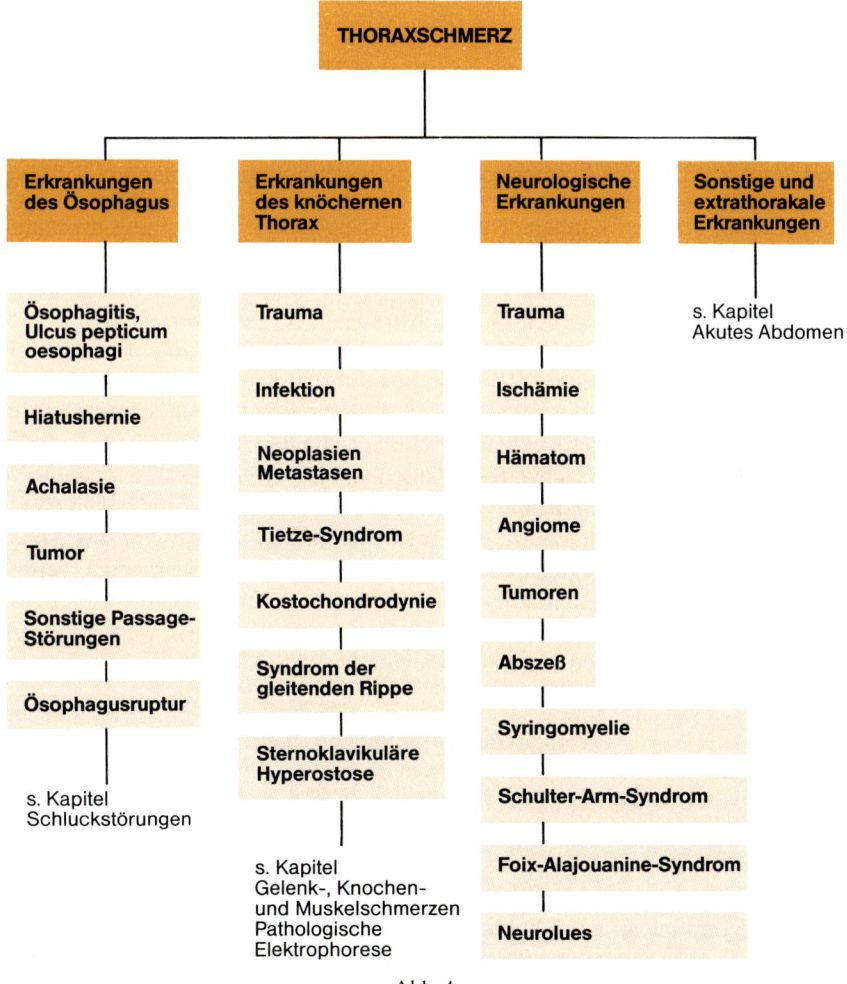

- **Erkrankungen des knöchernen Thorax**
  - Trauma
  - Infektion
  - Neoplasien Metastasen
  - Tietze-Syndrom
  - Kostochondrodynie
  - Syndrom der gleitenden Rippe
  - Sternoklavikuläre Hyperostose
  - s. Kapitel Gelenk-, Knochen- und Muskelschmerzen Pathologische Elektrophorese

- **Neurologische Erkrankungen**
  - Trauma
  - Ischämie
  - Hämatom
  - Angiome
  - Tumoren
  - Abszeß
  - Syringomyelie
  - Schulter-Arm-Syndrom
  - Foix-Alajouanine-Syndrom
  - Neurolues

- **Sonstige und extrathorakale Erkrankungen**
  - s. Kapitel Akutes Abdomen

Abb. 4

3. Achalasie,
4. Tumor,
5. sonstige Passagestörungen,
6. Ösophagusruptur. Neben der Spontanruptur des Ösophagus ist an eine Ruptur bei Ösophagitis und Neoplasma sowie nach Fremdkörpereinwirkung oder iatrogen im Rahmen einer Endoskopie zu denken. Sehr selten kann sie traumatisch bedingt sein.

Klinisch steht der retrosternale Schmerz im Vordergrund. Durch Austritt von freier Luft kommt es zum Mediastinalemphysem mit Ausbildung eines Hautemphysems im Bereich der oberen Thoraxapertur nach 1–12 Stunden, dies können somit bereits früh auf die Diagnose hinweisende Befunde sein. Kommt es zur Mediastinitis, häufig kompliziert durch eine sekundäre Infektion, finden sich Hydro- und Hämatothorax und der gesamte Prozeß mündet häufig in die Entwicklung eines Schockzustandes. Wegweisend für die Diagnose einer Spontanruptur ist die anamnestische Angabe, daß es zu akutem Auftreten eines heftigen retrosternalen Schmerzes mit Ausstrahlung in den Rücken kam im Anschluß an eine längere Attacke mit Brechreiz und Würgen. Die Diagnose wird gestellt durch die Thoraxröntgenaufnahme und die endoskopische Untersuchung des Ösophagus (s. Kap. »Schluckstörungen«).

Erkrankungen des knöchernen Thorax (Abb. 4)

Knochendestruktionen nach Trauma, infolge Osteomyelitis oder bei primären Knochentumoren, Knochenmetastasen und hämatologischen Neoplasien können zu Thoraxschmerzen führen, die je nach Ausbreitung des Prozesses entweder lokal begrenzt sind oder auch große Anteile des Thorax erfassen können. Neben den speziellen Untersuchungsmaßnahmen der hämatologischen Erkrankungen bzw. der Suche nach Primärtumoren steht die Röntgendiagnostik hier an erster Stelle. Ursache thorakaler Schmerzen können weiterhin Veränderungen im Bereich der Knorpel-Knochen-Grenze bzw. des Übergangs von Rippen zum Sternum sein. Liegt gleichzeitig eine Auftreibung der Knorpel-Knochen-Grenze vor, so handelt es sich um das eher seltene **Tietze-Syndrom**. Ist diese nicht vorhanden, so wird eine **Kostochondrodynie** diagnostiziert. Die Diagnose wird durch Palpation der entsprechenden Punkte mit Reproduktion der vom Patienten geklagten Schmerzsymptomatik gestellt. Immer ist jedoch eine koronare Herzkrankheit gleichzeitig auszuschließen.

Das **Syndrom der gleitenden Rippe** wird auf eine abnorme Beweglichkeit der unteren Anteile des Brustkorbes zurückgeführt; als diagnostische Maßnahme wird das Anhaken der unteren Rippen mit dem Finger des Untersuchers, was die Schmerzen reproduziert, empfohlen. Teilweise ist bei diesen Patienten auch ein hörbares Klicken bei tiefer Inspiration im Bereich des unteren Thorax auskultatorisch festzustellen. Bezüglich weiterer Einzelheiten s. Kap. »Gelenk-, Knochen- und Muskelschmerzen«, »Pathologische Elektrophorese«.

Neurologische Erkrankungen (Abb. 4)

Aufgabe der körperlichen Untersuchung ist es, möglichst frühzeitig festzustellen, ob der geklagte Schmerz radikulär und segmental begrenzt ist und/oder sich im wesentlichen auf den Rücken beschränkt. Dies wären dann erste Zeichen dafür, daß dem Beschwerdebild eine neurologische Erkrankung zugrundeliegen könnte. Es ist sodann jedoch immer nach weiteren neurologischen Symptomen zu fahnden, insbesondere, um möglichst schnell eine sich anbahnende Querschnittssymptomatik zu erkennen. An folgende Krankheitsbilder ist dabei zu denken:

1. traumatische Rückenmarksläsionen,
2. ischämische Rückenmarksläsionen bei Aortenaneurysma, bei Embolie oder bei arteriosklerotisch bedingtem Gefäßverschluß,
3. epidurale Hämatome (iatrogen, traumatisch, bei Gerinnungsstörungen),
4. Angiome, die Symptome hervorrufen bei Ruptur, Kompression oder Hypoxie infolge eines arteriovenösen Shunts,
5. Tumoren im Bereich des Spinalkanals,
6. spinaler epiduraler Abszeß,
7. Syringomyelie,
8. Schulter-Arm-Syndrom,
9. gegebenenfalls angiodyskinetische nekrotisierende Myelopathie (Foix-Alajouanine-Syndrom), diese ist in der Regel jedoch lumbal lokalisiert,
10. Neurolues.

Sonstige und extrathorakale Erkrankungen (Abb. 4)

Bei unklaren thorakalen Schmerzen ist auch an Erkrankungen der weiblichen Brust zu denken. Weiterhin können Erkrankungen der im oberen Abdomen lokalisierten Organe (Leber, Galle, Magen, Pankreas) zu einer Schmerzsymptomatik führen, die als in den Thorax ausstrahlend empfunden wird. Teilweise läßt sich bei diesen Patienten auch eine unspezifische Begleitreaktion im Sinne einer basalen Pleuritis nachweisen. Andererseits ist auch immer an eine echte thorakale Mitbeteiligung im Sinne eines nach intrathorakal gerichteten Fortschreitens der Erkrankung zu denken (z. B. Durchbruch eines subphrenischen Abszesses).

Zu erwähnen sind weiterhin uncharakteristische thorakale Beschwerden, die auch nicht in Zusammenhang mit dem Krankheitsbild zu bringen sind, bei Patienten mit Mitralklappenprolapssyndrom. Ähnliche Symptome weisen Patienten mit einem Hyperventilationssyndrom auf.

Differentialdiagnostisches Spektrum

Erkrankungen des Herzens
Angina pectoris
Akuter Myokardinfarkt
Perikarditis

Erkrankungen der Aorta
Aortenaneurysma, Aortendissektion
Anuloaortale Ektasie
Pseudokoarktation
Trauma

Erkrankungen der Lunge und Pleura
Spontanpneumothorax
Lungenembolie
Mediastinalemphysem
Erkrankungen der Pleura
    Pleuritis sicca
    Pleurodynie

Erkrankungen des Ösophagus
Ösophagitis, Ulcus pepticum oesophagi
Hiatushernie
Achalasie
Tumor
Sonstige Passagestörungen
Ösophagusruptur

Erkrankungen des knöchernen Thorax
Trauma
Infektion
Neoplasien und Metastasen
Tietze-Syndrom
Kostochondrodynie
Syndrom der gleitenden Rippe
Sternoklavikuläre Hyperostose

Neurologische Erkrankungen

Sonstige

Literatur

Arnim Th von. Silent Ischemia. Berlin: Springer 1987.
Braunwald E (ed). Heart Disease. Philadelphia: Saunders 1988.
Hornbostel H, Kaufmann W, Siegenthaler W (Hrsg). Innere Medizin in Praxis und Klinik. Band: Herz, Gefäße, Atmungsorgane, Endokrines System. Stuttgart: Thieme 1984.
Siegenthaler W, Kaufmann W, Hornbostel H, Waller H D (Hrsg). Lehrbuch der Inneren Medizin. Stuttgart: Thieme 1987.

Herzgeräusche

V. HOSSMANN

Definition und Abgrenzung

Herztöne sind als im Zusammenhang mit der mechanischen Herzaktion entstehende kurzdauernde akustische Schwingungen definiert. **Herzgeräusche** werden demgegenüber als länger andauernde akustische Schwingungen bezeichnet. Eine formale Abgrenzung zwischen diesen beiden qualitativen Definitionen existiert nicht. Während systolische Geräusche auch bei Gesunden anzutreffen sind, sind diastolische Herzgeräusche immer als pathologisch einzustufen. Neben dem physiologischen 1. und 2. Herzton werden als **Extratöne** bezeichnet: der 3. und der 4. Herzton, der Aorten- und Pulmonalisdehnungston (der »Ejection click«) und der Perikardton.

Herzgeräusche entstehen auf unterschiedliche Weise: Bei Durchtritt von Blut durch eine normale oder pathologisch veränderte Klappe mit einer hohen Flußrate tritt typischerweise ein spindelförmiges, mittelfrequentes Austreibungsgeräusch auf, bei Einströmen in ein dilatiertes Gefäß kommt es zusätzlich zu Turbulenzen, die als fortgeleitetes Geräusch zu auskultieren sind. Rückfluß durch eine schlußunfähige Klappe verursacht ein meist hochfrequentes, bandförmiges oder decrescendoartiges Geräusch, das in der Systole in der Regel holosystolischen Charakter hat und sich in der Diastole früh- bis mitteldiastolisch und von Decrescendo-Charakter darstellt. Bei Übertritt von Blut durch eine Kurzschlußverbindung aufgrund eines erhöhten Druckgradienten zwischen zwei Herzkammern bzw. zwischen Herzkammer und Gefäß kann ein Shunt-Geräusch auftreten, das bandförmigen oder Decrescendo-Charakter hat und das um so lauter wird, je höher der Druckgradient und je enger das Lumen ist. Fortleitung der Geräusche, Ort des Auskultationsmaximums (Punctum maximum, P. m.) sowie begleitende Veränderungen der Herztöne bzw. Auftreten von Extratönen, vervollständigen den Auskultationsbefund. Eine differentialdiagnostische Abgrenzung von Herzgeräuschen – besonders systolischen Herzgeräuschen – kann durch standardisierte Belastungsmethoden erreicht werden, die direkt am Krankenbett durchzuführen sind. Systolische Geräusche von Rechtsherzvitien, Pulmonalstenosen und Trikuspidalinsuffizienz werden in Inspiration verstärkt und in Exspiration vermindert (Sensitivität 100%, Spezifität 88%). Das systolische Geräusch bei hypertropher obstruktiver Kardiomyopathie wird ausschließlich verstärkt beim Valsalva-Versuch (Sensitivität 65%, Spezifität 96%) und beim Aufstehen aus der Hocke (Sensitivität 95%, Spezifität 84%), während die Intensität umgekehrt abnimmt, wenn der Patient vom Stehen in die Hocke geht (Sensitivität 95%, Spezifität 84%) und beim passiven Anheben der Beine im Liegen um etwa 45° (Sensitivität 85%, Spezifität 91%) sowie beim isometrischen Handgriff (Sensitivität 85%, Spezifität 75%). Bei Mitralinsuffizienz und beim Ventrikelseptumdefekt verstärkt sich andererseits das systolische Geräusch beim isometrischen Handgriff (Sensitivität 68%, Spezifität 92%) und während einer akuten Arterienokklusion durch Aufblasen der am Oberarm liegenden Blutdruckmanschette über einen Zeitraum von mindestens 20 Sekunden auf Werte, die 20–40 mmHg über dem systolischen Blutdruck liegen (Sensitivität 78%, Spezifität 100%). Umgekehrt nimmt das systolische Geräusch nach Inhalation von Amylnitrit ab (Sensitivität 80%, Spezifität 90%). Bei der Aortenstenose läßt sich durch die beschriebenen Methoden keine sichere Abgrenzung machen, allerdings ist die Diagnose Aortenstenose dann per

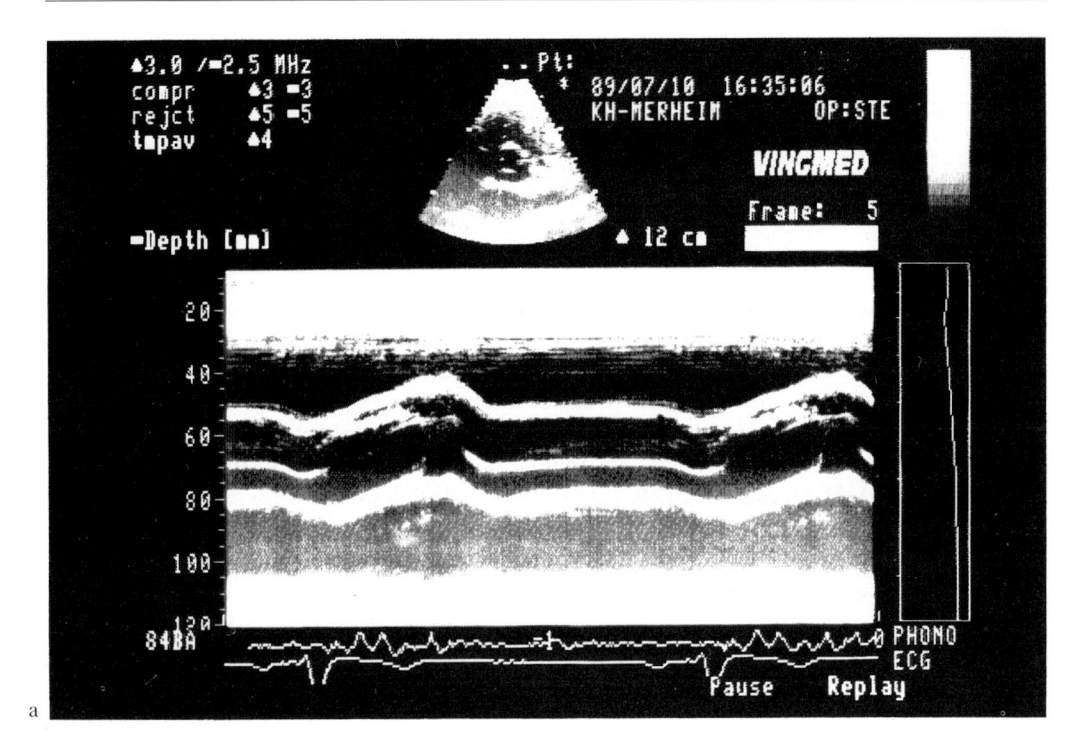

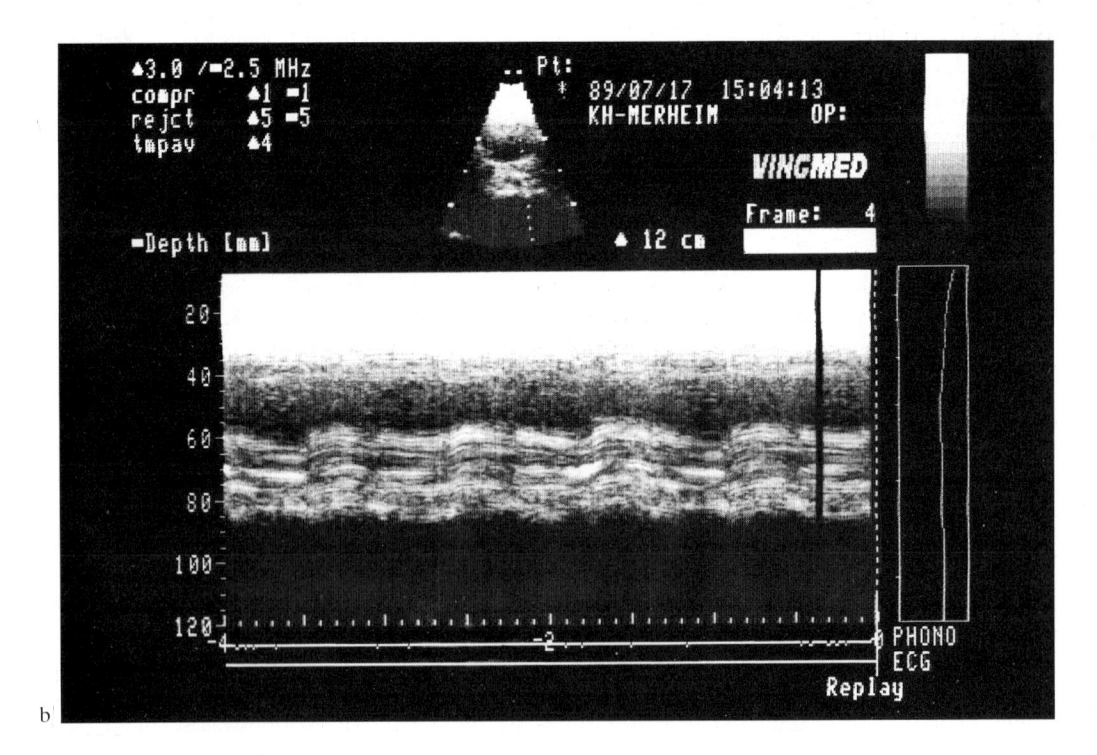

a

b

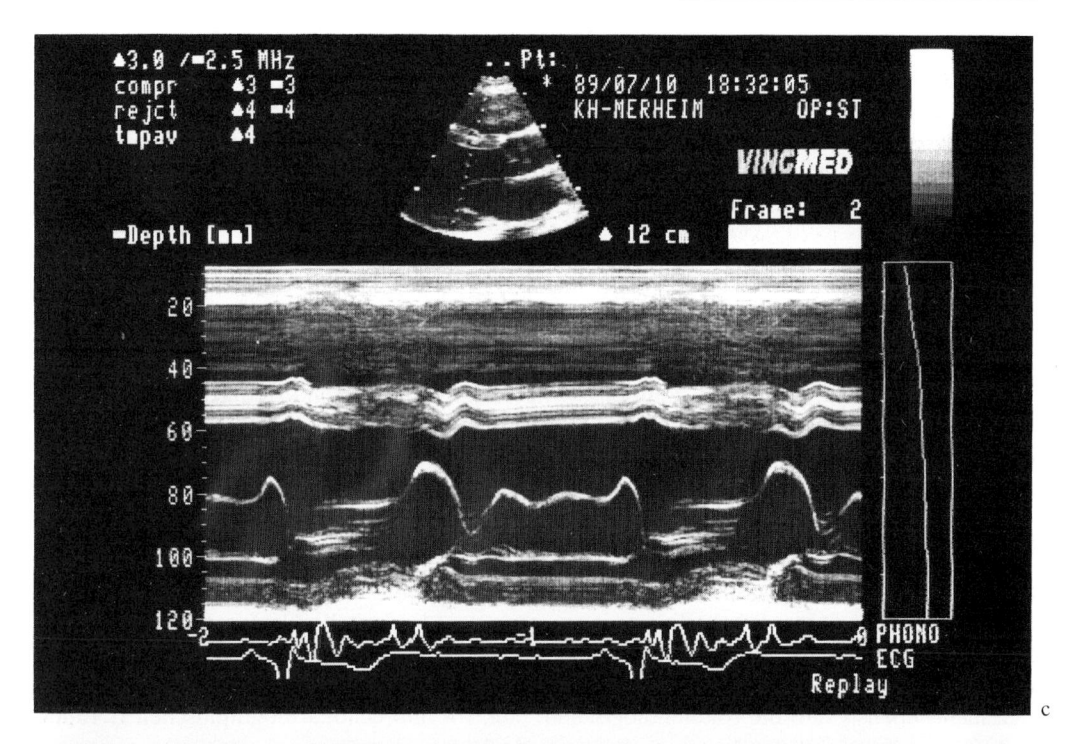

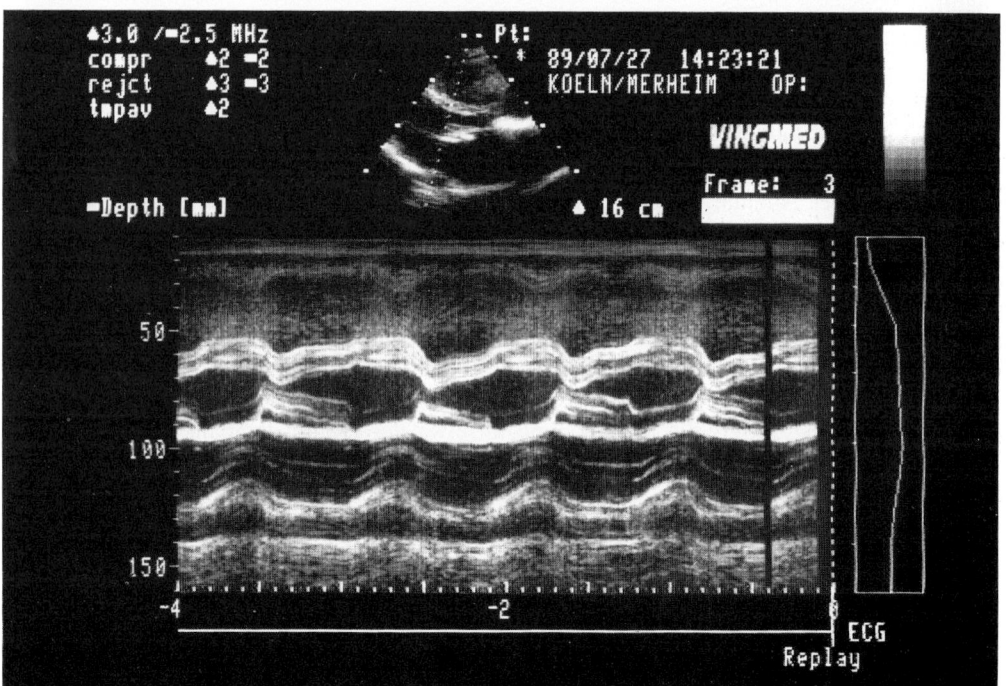

Abb. 1. Echokardiographische Befunde der Aortenklappe (a, b) und der Mitralklappe (c, d). a = Aortenklappe, Normalbefund, b = Aortenklappenstenose, c = Mitralklappe, Normalbefund, d = Mitralklappenstenose.

exclusionem möglich, wenn die beschriebenen Untersuchungen methodisch zur Abklärung eines systolischen Geräusches durchgeführt wurden (LEMBO et al., 1988). Die jeweiligen Belastungsuntersuchungen werden bei den entsprechenden Vitien im einzelnen erwähnt.

Im folgenden sollen die einzelnen Krankheitsbilder integriert besprochen werden, wobei der jeweils vorherrschende Geräuschbefund als Eingangskriterium gewählt wird.

Diagnostisches Vorgehen (Abb. 1)

Durch sorgfältige Anamnese, klinische Untersuchung und besonders durch die Auskultation des Herzens ist bereits in der Mehrzahl der Fälle die sichere Diagnose eines Herzvitiums möglich. Die apparativen, nichtinvasiven und invasiven Verfahren sind zur weiteren Abklärung eines Herzvitiums, besonders hinsichtlich der Operationsindikation, heranzuziehen. Bei Patienten über 40 Jahren ist präoperativ immer eine Koronarangiographie durchzuführen.

Besonders bei den systolischen Geräuschen ist es wichtig, die akzidentellen Geräusche Herzgesunder von organisch bedingten abzugrenzen. **Akzidentelle Geräusche** treten besonders im Kindes- und Jugendalter auf. Sie sind meistens mittelfrequent, musikalisch, früh- bis mesosystolisch, decrescendo- oder spindelförmig. Klinische Hinweise auf ein Vitium ergeben sich nicht, ebenso sind die röntgenologischen, elektro- und echokardiographischen Befunde unauffällig.

Funktionelle Herzgeräusche sind auf eine gestörte Herzfunktion zurückzuführen, ohne daß organische Klappenveränderungen vorliegen. Die Bedeutung funktioneller Herzgeräusche ist unterschiedlich, oft können sie andere Klappenveränderungen begleiten: z. B. das Pulmonalstenosegeräusch beim Vorhofseptumdefekt aufgrund des erhöhten Kleinkreislauf-Minutenvolumens. Oft treten funktionelle Herzgeräusche auch bei Allgemeinerkrankungen auf, wie z. B. bei Anämie, Hypervolämie, Hyperthyreose. In der Regel sind funktionelle Herzgeräusche niederfrequenter und leiser als organische. Die Differenzierung der relativen von der organischen Stenose kann allerdings oft schwierig sein.

Die erworbenen Klappenfehler sind aufgrund der verbesserten hygienischen Bedingungen, einer verbesserten Prophylaxe und einer gezielten Therapie bei Auftreten eines akuten Gelenkrheumatismus mit rheumatischer Karditis selten geworden. Anamnestische Hinweise auf ein rheumatisches Fieber in der Jugend sprechen für eine rheumatische Klappenerkrankung. Hier sind besonders die Mitralklappe, in etwa der Hälfte der Fälle die Mitral- und Aortenklappe kombiniert, seltener zusätzlich auch die Trikuspidalklappe betroffen.

Bakterielle Endokarditiden, die wegen ihres schweren klinischen Verlaufes bei Entwicklung einer akuten Klappeninsuffizienz zu einer raschen Progredienz des Krankheitsbildes führen, können besonders auf dem Boden einer durch rheumatische Endokarditis vorgeschädigten Klappe auftreten. Luische Erkrankungen befallen vorwiegend die Aortenklappe und führen in der Regel zu einer Aorteninsuffizienz.

Die häufigsten nichtzyanotischen **kongenitalen Vitien,** mit denen das Erwachsenenalter gewöhnlich erreicht wird, sind der Vorhofseptumdefekt (ASD II), die Pulmonalklappenstenose sowie die Aortenstenose meist bei bikuspider Aortenklappe. In der Jugend verursacht der Vorhofseptumdefekt bei kleinem bis mittelgroßem Shunt noch keine Symptome und wird

SYSTOLISCHES GERÄUSCH

Austreibungsgeräusch (über Semilunarklappen) spindelförmig, meist proto-mesosystolisch

Rückströmgeräusch (über AV-Klappen) meist holosystolisch hochfrequent

Shunt-Geräusch (Li-re-Shunt) holosystolisch

- P.m. 2. ICR re.parasternal → CPK, Echo, LHK mit Angio → **1. Aortenstenose** / **Aortensklerose**
- P.m. 2. ICR li.parasternal → Echo, RHK mit Angio → **2. Pulmonalstenose**
- P.m. 2.–3. ICR li.parasternal → RHK mit Oxymetrie, 2-D-Echo, Kontrastecho → **3. Vorhofseptumdefekt**
- P.m. Spitze → Echo → **5. Mitralklappenprolapssyndrom**
- P.m. Spitze, Erb → R-LHK, Angio, Doppler, Echo → **4. Mitralinsuffizienz**
- P.m. 4. ICR re.parasternal → RHK, Venenpulskurve, Angio → **6. Trikuspidalinsuffizienz**
- P.m. 3.–4. ICR li.parasternal → RHK mit Oxymetrie, LHK mit Angio, 2-D-Echo → **7. Ventrikelseptumdefekt**

||||||||| mittel-hochfrequent |||||| niederfrequent

Abk.: CPK: Karotispulskurve
RHK: Rechtsherzkatheter
LHK: Linksherzkatheter

Abb. 2

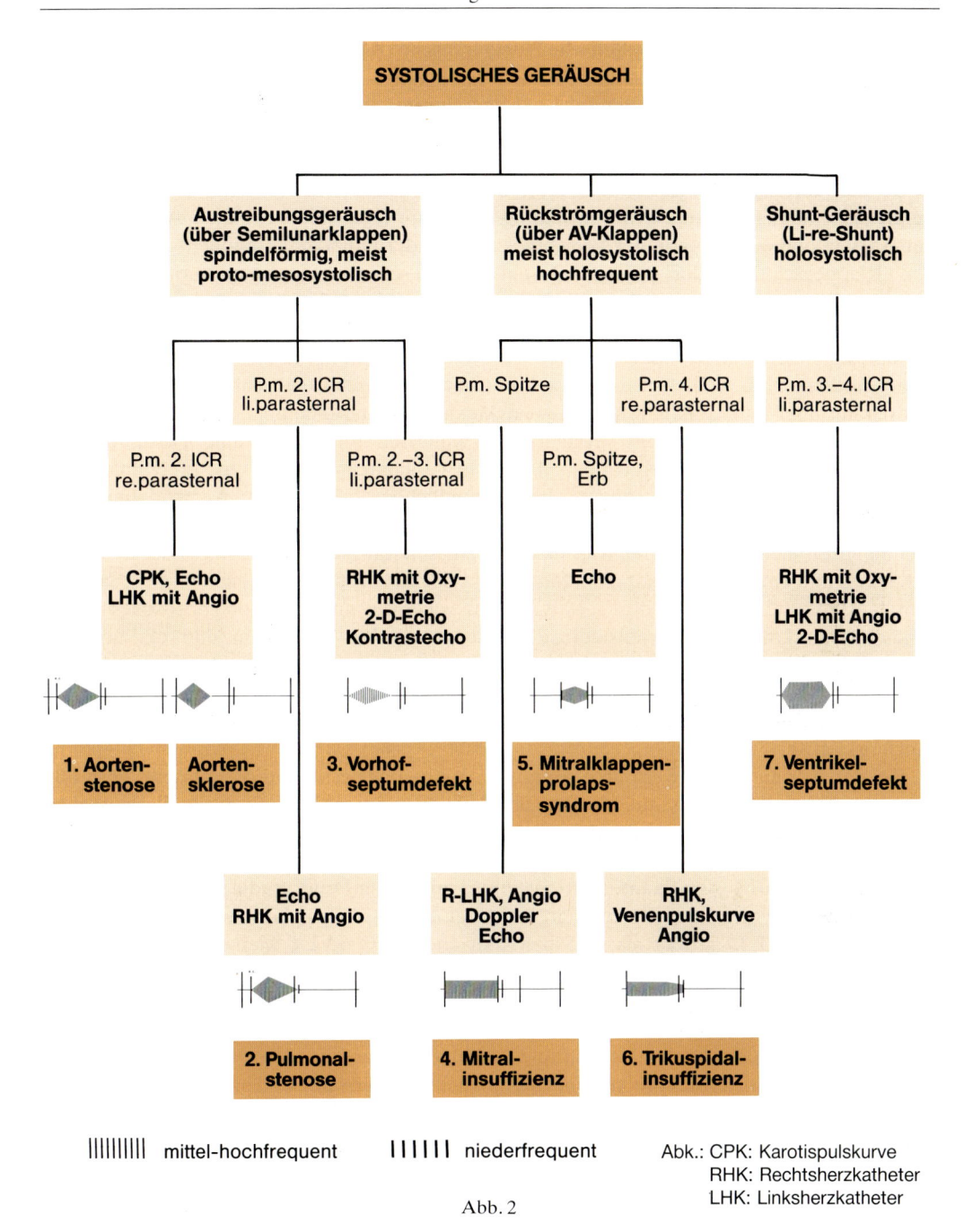

deshalb gelegentlich erst rein zufällig im Erwachsenenalter entdeckt. Nicht operativ korrigierte kongenitale Vitien, wie z. B. der Ventrikelseptumdefekt (VSD) oder die Fallotsche Tetralogie, haben so schwerwiegende hämodynamische Konsequenzen, daß das Erwachsenenalter in der Regel nicht erreicht wird.

Systolische Herzgeräusche (Abb. 2)

1. Aortenstenose

Valvuläre Aortenstenose

Bei der **Aortenstenose** ist der 1. Herzton normal. Der 2. Herzton ist einfach (aufgrund der durch die Unbeweglichkeit und Verkalkung der Klappentaschen bedingten Abschwächung der Aortenkomponente und/oder Verschmelzung mit der Pulmonalkomponente bei verspätetem Klappenschluß) oder paradox gespalten bei sehr ausgeprägter Verlängerung der linksventrikulären Austreibungszeit. Oft ist ein Vorhofton (4. Herzton) nachweisbar. Dieser entsteht wahrscheinlich aufgrund einer verstärkten Vorhofkontraktion bei teilweisem Verschluß der Mitralklappe während der Präsystole und weist auf einen bereits hohen Druckgradienten über der Aortenklappe hin. Charakteristisch ist ein rauhes, spindelförmiges Systolikum über dem 2. ICR rechts, dessen Maximum mit zunehmendem Druckgradienten weiter zum Ende der Systole verlagert ist. Weiterhin findet sich eine Fortleitung des Strömungsgeräusches in die Karotiden. Bei nicht verkalkter Aortenklappe (z. B. bikuspider Aortenklappenstenose) – besonders bei Jugendlichen – kann ein Aortendehnungston 0,06 Sekunden nach Beginn des 1. Herztones auftreten, der im Gegensatz zum pulmonalen Dehnungston nicht atemvariabel ist. Nachweis eines verlangsamten Anstieges des anakroten Schenkels und eines Hahnenkammphänomens in der Karotispulskurve sichern die Diagnose. Amylnitrit verstärkt das Stenosegeräusch. Ein wichtiges differentialdiagnostisches Unterscheidungsmerkmal zur **Aortensklerose** ist der verstärkte 2. Herzton und ein normaler Verlauf der Karotispulskurve. Die echokardiographischen Befunde einer eingeschränkten Klappenbeweglichkeit der Aorta, verminderter Klappenöffnungsfläche und oft Nachweis von Klappenkalk bzw. Fibrosierung erlauben eine differentialdiagnostische Abgrenzung zur Aortensklerose.

Bei der Aortenstenose weist eine röntgenologische oder echokardiographische Vergrößerung des linken Ventrikels auf eine myokardiale Insuffizienz hin. Fast alle Patienten mit kritischer Aortenstenose weisen Klappenkalk auf, lediglich bei Patienten über 60 Jahren kann trotz Verkalkung eine milde, noch nicht operationsbedürftige Aortenstenose vorliegen. Eine hämodynamisch signifikante Aortenstenose mit einem Druckgradienten über 40 mmHg kann als gesichert angenommen werden, wenn der echokardiographisch ermittelte »Weissler-Index« (PEP:LVET) größer als 0,45 bzw. der Index CO:LVET kleiner als 1,45 ist. Die genaue Bestimmung des Druckgradienten ist invasiv und durch Doppler-Echokardiographie möglich. Die Operationsindikation ist besonders vom klinischen Schweregrad abhängig sowie vom Druckgradienten, der mindestens 60 mmHg betragen sollte. Bei Patienten über 40 Jahren ist präoperativ eine Koronarangiographie notwendig.

Die isolierte Aortenstenose tritt bevorzugt bei Männern auf und ist meist rheumatisch bedingt. Bei der kongenitalen Aortenstenose liegt oft eine bikuspide Klappe vor, die durch Fibrosierung und Verkalkung das Lumen einengt. Häufig entwickelt sich eine Stenose bei bikuspider Aortenklappe auch durch eine aufgepfropfte Endokarditis. Bei Patienten mit ausgeprägter Hypercholesterinämie kann die Aortenstenose arteriosklerotisch bedingt sein: sog. Mönckebergsche Aortenstenose. Sehr selten ist die Aortenstenose Folge einer primär chronischen Polyarthritis oder einer Ochronose. Die rheumatisch bedingte Aortenstenose ist meist mit einer Insuffizienz kombiniert und selten isoliert nachweisbar.

Die subjektiven Beschwerden der Aortenstenose treten erst im fortgeschrittenen Stadium auf. Sie werden oft erst in der 6. Lebensdekade manifest. Hauptsymptome sind Angina pectoris, Synkope, Palpitation sowie Zeichen der Linksherzinsuffizienz mit Dyspnoe.

Subvalvuläre Aortenstenose

Der Geräuschbefund ähnelt dem der valvulären Aortenstenose, ein Aortendehnungston ist jedoch nicht nachweisbar. Eine subvalvuläre Aortenstenose kann verursacht werden durch eine subvalvuläre Membran oder einen subvalvulären fibromuskulären Ring. Darüber hinaus ist sie bei Vorliegen von aberrierenden Sehnenfäden der Mitralklappe sowie in Verbindung mit einer »parachute mitral valve« beobachtet worden. Die sehr seltene muskuläre Form ist bei korrigierter Transposition der großen Gefäße und beim Morbus Pompe beschrieben worden. Die zweidimensionale Echokardiographie und besonders die invasive Messung der intraventrikulären Druckgradienten einschließlich Lävokardiographie sichern die Diagnose.

Hypertrophe obstruktive Kardiomyopathie (HOCM)

Das mesosystolische Geräusch ist über allen Ostien zu hören mit Punctum maximum über der Herzspitze. Beim Aufstehen aus der Hocke und beim Valsalva-Preßdruckversuch nimmt es charakteristischerweise zu, um in der Hocke abzunehmen. Oft findet man einen präsystolischen Galopp. Typisch ist der echokardiographische Befund mit einer abnormen Vorwärtsbewegung des vorderen Mitralsegels in der Systole (SAM = Systolic anterior movement) und einer asymmetrischen Septumhypertrophie (Verhältnis von enddiastolischer Septumdicke zu enddiastolischer Hinterwanddicke über 1,5). Die Karotispulskurve zeigt im Gegensatz zur valvulären Aortenstenose einen steil ansteigenden anakroten Schenkel und die typische Doppelgipfligkeit des dikroten Schenkels. Bei der Linksherzkatheterisierung läßt sich ein intraventrikulärer Druckgradient messen, der sich unter Isoproterenol erheblich verstärkt und unter Betablockern und Kalziumantagonisten abnimmt. Es findet sich eine familiäre Häufung (in ca. 20%), Frauen sind häufiger betroffen als Männer.

Supravalvuläre Aortenstenose

Der Geräuschbefund ähnelt dem der valvulären Aortenstenose, ein Aortendehnungston findet sich, wie auch bei der subvalvulären Aortenstenose, nicht. Supravalvuläre Aortenstenosierungen können isoliert auftreten, in manchen Fällen familiär gehäuft, gelegentlich kombiniert mit peripheren Pulmonalstenosen oder in Kombination mit einer infantilen idiopathischen Hyperkalzämie: Bei diesem nach WILLIAMS und BEUREN benannten Syndrom finden sich zusätzlich zu der supravalvulären Aortenstenose multiple Anomalien, z.B. des Gesichtes (Gnomen- oder Faunsgesicht), der Zähne (Mikrodontie) und geistige Retardierung. Die supravalvuläre Aortenstenose imponiert meist als sanduhrförmige Einengung; in ca. 20% der Fälle als Hypoplasie der proximalen Aorta, in ca. 10% als supravalvuläre Membran. Die Diagnosesicherung erfolgt durch Lävokardio-Aortographie und Echokardiographie.

2. Pulmonalstenose

Bei der valvulären, nicht bei der infundibulären Pulmonalstenose ist ein Pulmonaldehnungston unmittelbar nach dem 1. Herzton nachweisbar. Der 2. Herzton ist weit gespalten. In Abhängigkeit von der Rechtsherzbelastung kann ein 3. oder 4. Herzton auftreten. Charakteristisch ist das laute spindelförmige Systolikum mit Punctum maximum (P.m.) über dem 2. ICR links. Zunehmend mit dem Schweregrad der Pulmonalstenose verschiebt sich das Maximum zum Ende der Systole. Gelegentlich ist der Aortenklappenschluß durch Überlagerung des Geräusches nicht auskultierbar. Bei einer valvulären Pulmonalstenose hört man das Systolikum am besten über dem 2. ICR links, bei einer infundibulären Stenose über dem

3. ICR links. Die infundibuläre Stenose entsteht oft sekundär aufgrund der rechtsventrikulären Hypertrophie mit Einengung des rechtsventrikulären Ausflußtraktes, sie kann aber auch isoliert auftreten. Im EKG findet man die Zeichen der Rechtsherzhypertrophie, häufig läßt sich auch ein P pulmonale nachweisen. Bei der differentialdiagnostisch abzugrenzenden asymptomatischen und klinisch bedeutungslosen idiopathischen Dilatation der Pulmonalarterie zeigt das EKG keine Zeichen der Rechtsherzbelastung. Periphere Pulmonalarterienstenosen gehen meist mit anderen Herzfehlern einher, wie z. B. Vorhofseptumdefekt, Ventrikelseptumdefekt, supravalvuläre Aortenstenose. Das ebenfalls spindelförmige Systolikum ist dann mit seinem P. m. weiter lateral über dem Thorax zu auskultieren.

Die Pulmonalstenose stellt eines der häufigsten kongenitalen Vitien im Erwachsenenalter dar. Eine schwere Pulmonalstenose beim Neugeborenen führt beim Offenbleiben des Foramen ovale zu einem Rechts-links-Shunt mit Zyanose. Ohne operativen Eingriff wird ein solches Vitium nicht überlebt. Eine leichte Pulmonalstenose (systolischer Druck im rechten Ventrikel unter 70 mmHg, Druckgradient unter 50 mmHg) bzw. eine mittelgradige Pulmonalstenose (systolischer Druck im rechten Ventrikel 75–100 mmHg, Druckgradient 50–80 mmHg) verläuft bis ins Erwachsenenalter oft völlig symptomlos und wird gelegentlich nur zufällig durch den pathologischen Auskultationsbefund entdeckt. Häufigstes Symptom der Pulmonalstenose stellt die Belastungsdyspnoe (ohne Orthopnoe) mit leichter Ermüdbarkeit dar, die Folge einer inadäquaten Steigerung des Herzminutenvolumens unter der Belastung ist. Auch Herzschmerzen können gelegentlich analog zur Aortenstenose manifest werden wegen eines vermehrten Sauerstoffverbrauches bei rechtsventrikulärer Hypertrophie. Bei der leichten bis mittelgradigen Pulmonalstenose ist in der Röntgenthoraxaufnahme das Herz nicht vergrößert, gewöhnlich ist die Lungengefäßzeichnung vermindert bis normal. Dies steht im Gegensatz zur **relativen Pulmonalstenose,** bei der durch Erhöhung des Kreislaufminutenvolumens eine vermehrte Lungengefäßzeichnung und betonte Hili nachweisbar sind. Bei der relativen Pulmonalstenose muß nach den Ursachen eines vermehrten Durchflusses durch die Pulmonalarterie gefahndet werden, z. B. nach Vitien mit Links-rechts-Shunt wie Vorhofseptumdefekt oder Ventrikelseptumdefekt, oder bei einem hyperkinetischen Herzsyndrom (labile juvenile arterielle Hypertonie, Anämie, Hyperthyreose usw.). Rechtsherzkatheteruntersuchung mit Oxymetrie, Messung der hämodynamischen Größen sowie Angiographie sind wesentliche Hilfen zur Sicherung der Diagnose und zum Nachweis begleitender Herzfehler. Die Kombinationen mit anderen, insbesondere zyanotischen Vitien, werden im Kapitel »Zyanose« abgehandelt.

3. Vorhofseptumdefekt

Der Shunt auf Vorhofebene verursacht in der Regel kein Geräusch. Auskultatorisch imponiert ein Proto-Mesosystolikum als Hinweis auf eine funktionelle Pulmonalstenose sowie ein fixiert gespaltener 2. Herzton, der beim Sekundum-Typ unabhängig von der Respiration ist und dessen Abstand mit zunehmender pulmonaler Hypertonie kürzer wird. Beim Vorhofseptumdefekt vom **Primum-Typ** ist ein holosystolisches Geräusch aufgrund einer Mitralinsuffizienz typisch: Dieses überlagert das Austreibungsgeräusch über der Arteria pulmonalis, gelegentlich hört man auch einen mittsystolischen »Ejection click«. Bei Jugendlichen läßt sich manchmal ein Diastolikum über der Trikuspidalklappe als Einstromgeräusch bei relativer Stenose auskultieren. Der Vorhofseptumdefekt (ASD) ist das häufigste kongenitale Vitium im Erwachsenenalter, meist handelt es sich um den **Sekundum-Typ** (ASD II). Der Primum-Typ (ASD I) gehört zu den Endokardkissendefekten. Er geht regelmäßig mit einer Mitralinsuffizienz einher, meist aufgrund einer Spaltung des Mitralsegels und kommt wesentlich seltener als der ASD II vor. Am seltensten ist der **Sinus-venosus-Typ,** der seinerseits oft mit einer Fehleinmündung der Lungenvenen in den rechten Vorhof vergesellschaftet ist. Vorhofseptumdefekte treten gehäuft in Kombination mit anderen Mißbildungen auf, z. B. dem **Holt-Oram-Syndrom,** einer Erkrankung mit autosomal dominantem Vererbungsgang. Dabei sind Skelettmißbildungen, wie z. B. rudimentär angelegte Daumen oder akzessorische Phalanx, das richtungweisende Symptom. Beim **Ellis-van-Crefeld-Syndrom** mit autosomal rezessivem Erbgang findet man einen großen Vorhofseptumdefekt, gelegentlich auch ein »Single atrium«, manchmal in Kombination mit einer Aortenstenose, hypoplastischer Aorta ascendens und/oder hypoplastischem linken Ventrikel. Die entsprechenden Skelettmißbildungen sind Karpalknochenfusion, Zehendysplasie sowie hypoplastische Nägel. Sehr selten ist ein familiärer Vorhofseptumdefekt mit verlängerter AV-Überleitung, der einen autosomal dominanten Erbgang aufweist und bei dem – im Gegensatz zum Holt-Oram-Syndrom – keine Skelettmißbildungen nachweisbar sind. Die Kombination eines ASD II mit Mitralstenose, fast immer rheumatischer Genese, wird als **Lutembacher-Syndrom** bezeichnet.

Bei einem Vorhofseptumdefekt werden erste Symptome meist um das 20. Lebensjahr manifest, gelegentlich aber auch erst jenseits des 50. Lebensjahres. Diese bestehen in Dyspnoe – vor allem unter Belastung –, Palpitation, Herzstolpern und in sehr fortgeschrittenem Stadium in einem Leistungsknick. Elektrokardiographisch unterscheidet sich der ASD I vom ASD II durch einen überdrehten Linkstyp mit komplettem Linksschenkelblock. Beim ASD II findet man in der Regel einen Steil- oder Rechtstyp sowie einen partiellen oder kompletten Rechtsschenkelblock. Supraventrikuläre Herzrhythmusstörungen sind bei beiden Defekten häufig. Röntgenologische Zeichen des erhöhten Kleinkreislaufminutenvolumens sind das prominente Pulmonalissegment, Anhebung des rechtsventrikulären Ausflußtraktes und deutliche Vermehrung der Lungendurchblutung. Echokardiographisch sieht man indirekte Zeichen im Sinne der Vergrößerung der rechten Herzhöhlen beim ASD II, während beim ASD I wegen gleichzeitig nachweisbarer Mitralinsuffizienz alle 4 Herzhöhlen dilatiert sind. In der zweidimensionalen Echokardiographie kann der Defekt gelegentlich direkt sichtbar gemacht werden. Durch Kontrastechographie ist der Übertritt von Blut beim Rechts-links-Shunt direkt, beim Links-rechts-Shunt indirekt nachweisbar. Fehleinmündende Lungenvenen oder persistierende obere Hohlvenen lassen sich nur durch Rechtsherzkatheterisierung erkennen. Das Shunt-Volumen läßt sich durch Oxymetrie oder durch die Farbstoffverdünnungsmethode quantifizieren. Übersteigt der Quotient Kleinkreislauf-Minutenvolumen zu systemischem Herzminutenvolumen 1,5, so ist eine Operation zu empfehlen.

4. Mitralinsuffizienz

Bei der **Mitralinsuffizienz** ist der 1. Herzton in der Regel abgeschwächt, der 2. Herzton weit gespalten. Bei höhergradiger Insuffizienz hört man gelegentlich einen 3. Herzton. Charakteristisch ist ein hochfrequentes holosystolisches oder seltener spätsystolisches Geräusch mit P.m. über der Herzspitze, das in die linke Axilla ausstrahlt. Das Systolikum ist im Gegensatz zur Trikuspidalinsuffizienz kaum atemvariabel, es wird unter Belastung (auch durch Gabe von Phenylephrin) verstärkt, beim Valsalva-Preßdruckversuch, unter Orthostase und nach Gabe von Amylnitrit hingegen abgeschwächt. Man findet im EKG neben den Zeichen der linksventrikulären Hypertrophie auch linksatriale Belastungszeichen und in späteren Stadien Vorhofflimmern und -flattern, allerdings seltener als bei der Mitralstenose. Echokardiographisch lassen sich indirekte Zeichen der Mitralinsuffizienz in Form eines vergrößerten linken Vorhofes und Ventrikels nachweisen, gelegentlich erkennt man endokarditische Auflagerungen auf den Klappen. Die Diagnose wird dopplerechokardiographisch oder durch Herzkatheteruntersuchung gestellt.

Die Mitralinsuffizienz kann auf unterschiedliche Weise entstehen: 1. durch rheumatische Endokarditis, 2. durch bakterielle Endokarditis, 3. durch Abriß der Chordae tendineae (meist keine Ursache eruierbar), 4. durch Abriß des Papillarmuskels, Papillarmuskeldysfunktion (z. B. nach Myokardinfarkt). Bei der rheumatisch bedingten Mitralinsuffizienz lassen sich anamnestisch häufig Angina tonsillaris sowie rheumatisches Fieber nachweisen. Männer sind häufiger betroffen als Frauen. Die Beschwerden beginnen mit Dyspnoe, Herzklopfen, Orthopnoe, nächtlichen Asthmaanfällen. Sie entwickeln sich rascher als bei der Mitralstenose, periphere Embolien treten allerdings seltener auf. Pektanginöse Anfälle sind bei der Aortenstenose häufiger. Bei der durch bakterielle Endokarditis bedingten Mitralinsuffizienz entwickelt sich ein akutes schweres Krankheitsbild. Eine **relative Mitralinsuffizienz** kann Folge einer linksventrikulären Insuffizienz sein (z. B. bei dilatativer Kardiomyopathie). Eine Mitralinsuffizienz kann aber auch durch Verkalkung des Mitralklappenringes, besonders bei älteren Menschen, entstehen, wobei Frauen häufiger als Männer betroffen sind. Auch beim Mitralklappenprolapssyndrom sowie anderen Klappenveränderungen (»parachute mitral valve«, »cleft mitral valve«, »flail leaflet«) ist eine Mitralinsuffizienz häufig. Besonders die 2-D-Echokardiographie und die Doppler-Echokardiographie liefern wichtige diagnostische Informationen.

5. Mitralklappenprolapssyndrom

Der klassische auskultatorische Befund des Mitralklappenprolapssyndroms ist der mittsystolische Click mit nachfolgendem spätsystolischem Geräusch. Der Mitralklappenprolaps wird durch die Echokardiographie diagnostiziert. Neben dem mittsystolischen läßt sich auch oft ein spät- oder holosystolischer Mitralklappenprolaps nachweisen. Eine Mitralinsuffizienz auf dem Boden eines Mitralklappenprolapses ist eher die Ausnahme. Entsprechend dem echokardiographischen Befund findet man auskultatorisch einen isolierten Click, einen Click mit Geräusch, ein isoliertes Geräusch oder auch den Wechsel aller genannten auskultatorischen Phänomene zu unterschiedlichen Untersuchungszeitpunkten. In einigen Fällen läßt sich überhaupt kein pathologischer Befund auskultieren. Ein Mitralklappenprolaps ist bei etwa 4–6% aller gesunden Jugendlichen zu erwarten. Gehäuftes Auftreten findet man bei Kollagenosen, Muskeldystrophien und Erkrankungen des Bindegewebes (z. B. Marfan-Syndrom), bei Trichterbrust, postischämisch, auf dem Boden einer Endokarditis, nach Herzoperation, gelegentlich auch nach Trauma. Auch beim WPW-Syndrom wird gehäuft ein Mitralklappenprolaps beschrieben. Weiter kann er mit anderen kongenitalen Herzvitien vergesellschaftet sein. Die meisten Patienten mit Mitralklappenprolapssyndrom sind asymptomatisch, andere werden auffällig durch die fortschreitenden Symptome der Mitralinsuffizienz, durch z. T. lebensbedrohliche Rhythmusstörungen, Endokarditis und neurologische Störungen im Sinne transitorisch ischämischer Attacken, letztere wahrscheinlich durch Mikroembolien, die von der myxomatös veränderten Klappe ausgehen. Häufigstes Symptom sind atypische Thoraxschmerzen.

6. Trikuspidalinsuffizienz

Der 1. Herzton ist wie bei Mitralinsuffizienz in der Regel abgeschwächt, der 2. Herzton betont. Das holosystolische hochfrequente Rückstromgeräusch ist am ehesten rechts parasternal im 4. ICR und über dem unteren Sternum zu auskultieren. Bei stark vergrößertem rechten Ventrikel findet man das P. m. auch über der Herzspitze, so daß es gelegentlich schwer von der Mitralinsuffizienz zu unterscheiden ist. Im Gegensatz zur Mitralinsuffizienz wird das holosystolische Geräusch bei der **Trikuspidalinsuffizienz** bei tiefer Inspiration verstärkt (Carvallosches Zeichen), bei schwerer Rechtsherzinsuffizienz ist diese Verstärkung allerdings nicht mehr nachweisbar. Verstärkung des Systolikums findet man auch bei Anheben der Beine, nach Gabe von Amylnitrit sowie beim Valsalva-Preßdruckversuch. Röntgenologisch läßt sich eine Kardiomegalie mit Vergrößerung des rechten Ventrikels und rechten Vorhofes, Pleuraergüssen, evtl. mit Zwerchfellhochstand wegen Aszites nachweisen. Echokardiographisch sind die Vergrößerung des rechten Ventrikels und paradoxe Septumbewegung typisch. Beweisend ist die prominente V-Welle in der Jugularvenenpulskurve, die ebenso wie die Doppler-Echokardiographie eine differentialdiagnostische Abgrenzung erlaubt.

Am häufigsten findet sich eine **relative Trikuspidalinsuffizienz** als Folge eines Mitralvitiums mit konsekutiver pulmonaler Hypertonie, Rechtsherzinsuffizienz und Dilatation des rechten Ventrikels. Auch bei kongenitalen Vitien, wie Ebstein-Anomalie und gemeinsamem AV-Kanal, ist in der Regel eine Trikuspidalinsuffizienz anzutreffen bei allerdings führenden Symptomen des Rechts-links-Shunts mit Zyanose (s. Kapitel »Zyanose«). Differentialdiagnostisch ist bei Nachweis einer Trikuspidalinsuffizienz auch an einen Trikuspidalklappenprolaps, meist vergesellschaftet mit Mitralklappenprolaps und Vorhofseptumdefekt, zu denken. Bei rheumatischer Endokarditis sind neben der Trikuspidalklappe in der Regel immer die Mitralklappe, gelegentlich auch die Aortenklappe mitbetroffen. Isolierter Befall der Trikuspidalklappe wird bei bakteriellen Endokarditiden beobachtet, wenn über eine venöse Eintrittspforte (iatrogen bei lang liegendem Verweilkatheter, bei Drogensüchtigen durch unsaubere intravenöse Injektion) eine bakterielle Besiedlung der Trikuspidal-, seltener auch der Pulmonalklappe erfolgt.

Die durch Rechtsherzinsuffizienz bedingten Beschwerden wie Völlegefühl, Blähungen und Schmerzen im Bereich der Leber sind die führenden Symptome. Bei Auftreten einer relativen Trikuspidalinsuffizienz aufgrund eines Mitralvitiums kommt es durch die Zunahme der Rechtsherzinsuffizienz zu einer charakteristischen Abnahme der durch Linksinsuffizienz bedingten nächtlichen Dyspnoe.

7. Ventrikelseptumdefekt

Der 1. Herzton ist normal, der 2. Herzton ist bei großem Shunt-Volumen weit gespalten; mit zunehmender pulmonaler Hypertonie und Druckausgleich fallen A_2 und P_2 zusammen. Zusätzlich kann ein pulmonaler Dehnungston und ein Crescendo-Decrescendo-Systolikum über der Pulmonalis als Hinweis auf eine relative Pulmonalstenose auskultiert werden. Auch findet man gelegentlich ein tieffrequentes Diastolikum über der Herzspitze. Charakteristisch ist ein rauhes Holosystolikum, das direkt mit dem 1. Herzton beginnt. Beim muskulären Ventrikelseptumdefekt findet sich oft nur ein kurzes spindelförmiges Proto-Mesosystolikum mit P.m. über dem 3. bis 4. ICR links. Richtungweisend ist immer das systolische Schwirren über dem 3. und 5. ICR links. Mittels zweidimensionaler Doppler-Echokardiographie und Kontrastechokardiographie kann der Defekt oft direkt lokalisiert werden. Die Diagnosesicherung erfolgt durch Angiographie des linken Ventrikels. Die Shunt-Größe läßt sich durch stufenweise Sauerstoffsättigungsmessung bzw. durch die Farbstoffverdünnungsmethode quantitativ erfassen. Die häufigsten Komplikationen des Ventrikelseptumdefektes sind: 1. die Aorteninsuffizienz mit Prolaps der rechten, manchmal auch der akoronaren Tasche in den Defekt, 2. die durch rechtsventrikuläre Hypertrophie bedingte Einengung des Ausflußtraktes im Sinne einer infundibulären Pulmonalstenose und 3. die progressive pulmonale Hypertonie. Oft sind es erst diese Komplikationen, die den Patienten Beschwerden bereiten. Wegen hoher Mortalität in der Jugend, Neigung zu Spontanverschluß sowie durch frühzeitige Operation ist ein kongenitaler Ventrikelseptumdefekt im Erwachsenenalter relativ selten.

Ein VSD findet sich oft bei komplexen, meist zyanotischen Vitien wie der Fallotschen Tetralogie (s. Kap. »Zyanose«). Bei genetischen Defekten mit multiplen Mißbildungen muß immer an eine Koinzidenz mit Herzvitien gedacht werden. Beim Down-Syndrom (Trisomie 21) läßt sich besonders häufig ein VSD nachweisen, gelegentlich kombiniert mit anderen Vitien, wie Endokardkissendefekt oder Fallotscher Tetralogie. Beim Turner-Syndrom kann ebenfalls ein VSD vorkommen, hier überwiegt allerdings bei weitem die Aortenisthmusstenose. Ein nach Myokardinfarkt plötzlich auftretendes lautes Systolikum muß differentialdiagnostisch neben einer schweren Mitralinsuffizienz bei Abriß des Papillarmuskels auch an ein perforiertes Septumaneurysma mit hämodynamischen Auswirkungen eines VSD denken lassen.

Die Symptome bei kleinem, unkompliziertem Links-rechts-Shunt sind gering, bei den fortgeschritten Formen kann es beim Jugendlichen zu Entwicklungsverzögerungen kommen. Erstes Symptom stellt die schon bei leichter Belastung einsetzende Atemnot dar.

8. Aortopulmonales Fenster – offener Ductus Botalli

S. Abschnitt »Systolisch-diastolisches Geräusch«, S. 436.

9. Blalock-Taussig-Anastomose, Waterstone-Cooley-Anastomose

Das hierbei entstehende holosystolische, gelegentlich aber auch systolisch-diastolische Shunt-Geräusch, ist am lautesten über dem Anastomosenbereich zu hören und durch anamnestische Angaben zu sichern. Die Anlage einer Blalock-Taussig- oder Waterstone-Cooley-Anastomose wird im Kleinkindalter als Palliativmaßnahme bei zyanotischen Vitien, besonders der Fallotschen Tetralogie, vorgenommen. Gelegentlich wird sie aber auch bei komplexen Vitien durchgeführt, wenn eine komplette Korrektur nicht möglich ist.

10. Aneurysma des Sinus Valsalvae, Koronararterienfistel

S. Abschnitt »Systolisch-diastolisches Geräusch«, S. 436.

Diastolische Geräusche (Abb. 3)

1. Aortenklappeninsuffizienz

Bei der **Aortenklappeninsuffizienz** ist der 1. Herzton in seiner Intensität häufig vermindert, der 2. Herzton normal oder ebenfalls abgeschwächt. Bei leichter Insuffizienz läßt sich ein hochfrequentes, bei schwerer Insuffizienz ein niederfrequentes Decrescendo-Diastolikum nachweisen, das direkt nach dem Aortenschlußton auftritt. Das P.m. liegt über dem 2. ICR rechts parasternal und ist zur Herzspitze fortgeleitet. Im Gegensatz dazu wird bei der Pulmonalinsuffizienz das Diastolikum erst nach dem Pulmonalisschlußton hörbar. Bei schwerer Aorteninsuffizienz ist aufgrund des hohen Pendelvolumens ein Systolikum hörbar von der valvulären Aortenstenose abzugrenzen. Charakteristisch ist das **Austin-Flint-Geräusch,** ein präsystolisches Crescendo-Geräusch, bedingt durch eine funktionelle Mitralstenose. Diese wird durch den gleichzeitigen Rückstrom von Blut durch die insuffiziente Aortenklappe und den Einstrom von Blut durch die normale Mitralklappe hervorgerufen. Zur differentialdiagnostischen Sicherung bedient man sich der dynamischen Auskultation: Nach Gabe vasopressorischer Substanzen, z. B. Phenylephrin wird das Diastolikum verstärkt. Die in der Karotispulskurve verstrichene Inzisur ist zwar diagnostisch **hin**-, aber nicht

DIASTOLISCHES GERÄUSCH

Rückströmgeräusche

P.m. 2. ICR re parasternal + Herzspitze
RR, CPK Echo, AKG, Aorto-Lävokardiogramm

1. Aortenklappeninsuffizienz

P.m. 2.–4. ICR li parasternal
RHK mit Angio Doppler, Echo

A_2P_2

2. Pulmonalklappeninsuffizienz

Relative Pulmonalklappeninsuffizienz bei pulm. Hypertonie (Graham-Steell-Geräusch)

Einstromgeräusche

P.m. Herzspitze
Echo, R-LHK mit Aorto-Lävokardiogramm

MÖT

3. Mitralstenose

Relative Mitralstenose bei Aorteninsuffizienz (Austin-Flint-Geräusch), Perikarderguß, Myokardspeichererkrankung

P.m. 4.–5. ICR li parasternal
RHK, Echo Venenpulskurve

4. Trikuspidalstenose

|||||||||| mittel-hochfrequent |||||| niederfrequent

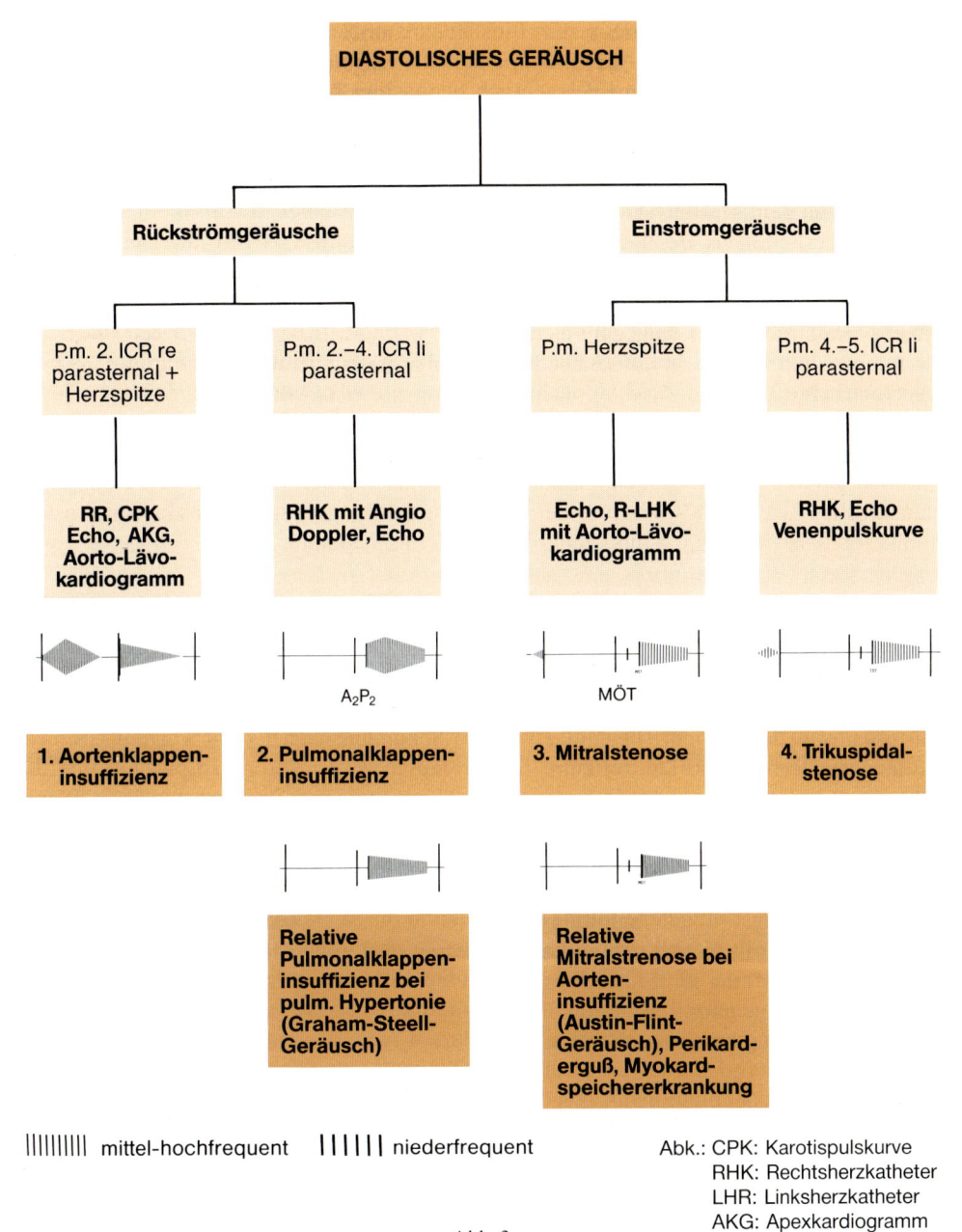

Abk.: CPK: Karotispulskurve
RHK: Rechtsherzkatheter
LHR: Linksherzkatheter
AKG: Apexkardiogramm

Abb. 3

beweisend. Im EKG findet man die Zeichen der Linksherzhypertrophie, häufig ventrikuläre Herzrhythmusstörungen. Vorhofflimmern läßt sich erst im fortgeschrittenen Stadium nachweisen. Die Aortenklappeninsuffizienz entsteht oft im Anschluß an ein rheumatisches Fieber und ist dann meist vergesellschaftet mit einer mehr oder weniger ausgeprägten Aortenstenose. Eine Aortenklappeninsuffizienz entsteht bei bakterieller Endokarditis, gekennzeichnet durch einen sehr akuten Verlauf mit Linksherzinsuffizienz und peripheren bakteriellen Embolien. Eine traumatische Aortenklappeninsuffizienz mit Prolaps einer Aortenklappe ist selten. Ein Klappenprolaps wird gelegentlich beobachtet bei bikuspider Aortenklappe, bei myxomatöser Proliferation der Klappe, z. B. beim Marfan-Syndrom und beim Ehlers-Danlos-Syndrom. Besonders Erkrankungen, die mit einer Dilatation der Aorta ascendens einhergehen, führen zur Aorteninsuffizienz: z. B. zystische Medianekrose der Aorta (allein oder kombiniert mit dem Marfan-Syndrom) und die Medianekrose bei Aortitis luetica, Osteogenesis imperfecta, Morbus Bechterew, Arthritis psoriatica sowie Arthritiden, die bei Colitis ulcerosa, beim Reiter-Syndrom und bei der Riesenzellarteriitis beobachtet werden. Hauptsymptome der Aorteninsuffizienz sind Palpitation, verminderte Leistungsfähigkeit, selten präkordiales Druck- oder Engegefühl, Belastungsdyspnoe; Synkopen oder Schwindel treten selten auf. Aufgrund des hohen Schlagvolumens bei großer Blutdruckamplitude lassen sich einige markante klinische Zeichen nachweisen, wie z. B. das Mussetsche Zeichen: Kopfnikken synchron zum Herzschlag; Corrigans-Puls: Wasserhammerpuls; Traubesches Zeichen: sog. »Pistol-jet«-Geräusch über den Femoralarterien; Duroziezsches Zeichen: diastolisch-systolisches Geräusch über den Femoralarterien distal oder proximal der Kompression; Quinckesches Zeichen: Kapillarpuls bei Druck auf den Fingernagel. Der Herzspitzenstoß ist charakteristischerweise nach links unten verlagert und hebend.

2. Pulmonalklappeninsuffizienz

Bei der **Pulmonalklappeninsuffizienz** ist der 1. Herzton unauffällig, regelmäßig findet sich ein Pulmonalisdehnungston, der 2. Herzton ist weit gespalten. Oft hört man auch einen 3. und 4. Herzton im 4. ICR links, parasternal. Bei fehlender pulmonaler Hypertonie ist das Diastolikum niederfrequent, beginnt etwa 0,04 Sekunden nach P_2 mit kurzem Crescendo- und langem Decrescendo-Diastolikum. Das Geräusch wird während Inspiration und durch Gabe von Amylnitrit verstärkt. Bei pulmonaler Hypertonie mit Druckwerten über 70 mmHg systolisch läßt sich ein hochfrequentes, hauchendes Decrescendo-Diastolikum, das sich unmittelbar an P_2 anschließt, auskultieren. Von der Aorteninsuffizienz unterscheidet sich das sonst ähnliche Geräusch durch die Zeichen der pulmonalen Hypertonie: betonter P_2, Pulmonalisdehnungston; gelegentlich ein Systolikum durch gleichzeitig vorhandene Trikuspidalinsuffizienz. Elektrokardiographisch sind die Zeichen der rechtsventrikulären Hypertrophie richtungweisend, im 2-D-Echokardiogramm eine rechtsventrikuläre Dilatation und Hypertrophie bei gleichzeitiger pulmonaler Hypertonie. Die röntgenologischen Zeichen der verbreiterten Pulmonalarterie und des vergrößerten rechten Ventrikels sind relativ unspezifisch. Die mit Abstand häufigste Ursache der Pulmonalklappeninsuffizienz ist eine Dilatation des Klappenringes bei pulmonaler Hypertonie oder bei Dilatation der Pulmonalarterie. Diese kann Folge einer Mitralstenose sein (Graham-Steell-Geräusch), idiopathisch auftreten oder durch Bindegewebserkrankungen, z. B. Marfan-Syndrom, verursacht sein. Kongenitale Mißbildungen, wie fehlende, gefensterte, fehlgebildete oder überzählige Klappensegel, sind selten. Meist ist die kongenital bedingte Pulmonalklappeninsuffizienz vergesellschaftet mit anderen Herzvitien, besonders der Fallotschen Tetralogie, dem VSD oder einer Pulmonalklappenstenose. Eine bakterielle Endokarditis kann sehr selten die Pulmonalklappe ergreifen und zur Insuffizienz führen.

3. Mitralstenose

Bei der **Mitralstenose** hört man einen meist verstärkten, paukenden 1. Herzton, der 2. Herzton ist verbreitert bis gespalten. Im Anschluß an einen Mitralklappenöffnungston (MÖT), der 0,05 bis 0,1 Sekunden nach dem Aortenklappenschlußton (A_2) auftritt, hört man ein niederfrequentes Decrescendo-Diastolikum mit dem P.m. über der Herzspitze. Bei Sinusrhythmus läßt sich ein Präsystolikum aufgrund der durch die Vorhofkontraktion enddiastolisch beschleunigten Passage von Blut durch die Mitralklappe nachweisen. Zur Abgrenzung des MÖT von einem weit gespaltenen 2. Herzton können das Phono- und Apexkardiogramm sowie das Echokardiogramm herangezogen werden.

Verkürzung des A_2-MÖT-Intervalles kann als Hinweis auf eine zunehmende Stenose gewertet werden. Bei einigen Patienten ist ein diastolisches Geräusch nicht auskultierbar. Dies kann bedingt sein durch: 1. eine sehr milde Mitralstenose, 2. eine extrem schwere Mitralstenose mit kleinem Durchfluß, niedrigem Herzminutenvolumen und dilatiertem rechten Ventrikel, 3. Reduktion des Durchflusses durch die Mitralklappe aus anderer Ursache (z.B. begleitende Aortenstenose, vermindertes Auswurfvolumen nach Myokardinfarkt) oder 4. durch ein ohnehin sehr leises diastolisches Geräusch, das bei Emphysem oder ausgeprägter Adipositas nicht zu auskultieren ist.

Von dem Mitralstenosegeräusch abzugrenzen ist das sog. **Carey-Coombs-Geräusch** bei der akuten rheumatischen Karditis mit Befall der Mitralklappe. Dieses diastolische Geräusch ist weicher, frühdiastolisch, inkonstant und höherfrequent.

Die typischen echokardiographischen Zeichen der valvulären Mitralstenose sind der verminderte EF-Slope unter 70 mm/sec, die gleichsinnige Bewegung des hinteren Mitralsegels und der vergrößerte linke Vorhof bei kleinem bis normalgroßem linken Ventrikel. Röntgenologisch findet man eine Vergrößerung des linken Vorhofes, ein betontes Pulmonalissegment, prominente Lungenvenen und bei fortgeschrittenen Stadien Zeichen der Lungenstauung mit Kerley-B-Linien und Umverteilung der Lungenperfusion.

Die Mitralstenose ist fast ausschließlich rheumatisch bedingt. Anamnestisch lassen sich daher gehäuft Angina tonsillaris und rheumatisches Fieber nachweisen. Frauen sind viel häufiger betroffen als Männer. Das wichtigste Symptom stellt die Dyspnoe dar, die sich bis zum Asthma cardiale steigern kann. Häufig treten deshalb nächtlich Asthmaanfälle und Hämoptysen auf. Palpitation wegen paroxysmaler Tachykardien und intermittierendes Vorhofflimmern sind ebenfalls wichtige Symptome. Gelegentlich wird die Diagnose erst bei Auftreten von zerebralen Embolien gestellt.

Bei einer durch einen **Vorhoftumor** bedingten Mitralstenose ist der Geräuschbefund inkonstant und durch bestimmte Körperhaltung zu verstärken oder abzuschwächen. Die BSG ist in der Regel beschleunigt, eine Rheumaanamnese fehlt. Die zweidimensionale Echokardiographie sichert die Diagnose. Sehr selten ist eine Mitralstenose angeboren und dann mit anderen Fehlbildungen kombiniert. Diese Kinder sterben meist bereits im 1. Lebensjahr. Selten kann ein Karzinoidsyndrom zur Mitralstenose führen. In etwa 4% der Fälle von Vorhofseptumdefekt entwickelt sich später eine Mitralstenose (Lutembacher-Syndrom).

Bei einer Vielzahl von Erkrankungen sind diastolische Geräusche über der Mitralklappe beschrieben worden, ohne daß eine organische Stenose vorliegt. Hierzu gehören das Austin-Flint-Geräusch (s. S. 432), Geräusche bei primären und sekundären Kardiomyopathien, bei akutem rheumatischem Fieber, bei koronarer Herzkrankheit, chronischem Cor pulmonale, Perikarderkrankungen, arterieller Hypertonie, Aortenisthmusstenose, Ventrikelseptumdefekt, Vorhofseptumdefekt, bei persistierendem Ductus arteriosus Botalli, Ebsteinscher Anomalie, Anämie, Hyperthyreose, AV-Block III. Grades. Die differentialdiagnostische Abgrenzung gelingt durch Echokardiographie.

4. Trikuspidalstenose

Das diastolische Decrescendo-Geräusch bei der **Trikuspidalstenose** wird am besten über dem 4. ICR rechts parasternal gehört. Es ist gewöhnlich leise, höherfrequent und von kürzerer Dauer als dasjenige der Mitralstenose. Ein präsystolisches Geräusch bei Sinusrhythmus beginnt bereits 0,06 Sekunden nach Beginn der P-Welle, im Vergleich zum Präsystolikum bei der Mitralstenose, das erst 0,12 Sekunden nach Beginn der P-Welle nachweisbar ist. Im Gegensatz zur Mitralstenose werden das Diastolikum und der Trikuspidalöffnungston bei Inspiration, Beinanheben und Gabe von Amylnitrit lauter, bei Exspiration leiser. Im EKG findet man ein P dextroatriale, gelegentlich auch ein P biatriale. Röntgenologisch ist der rechte Vorhof vergrößert bei meist generalisierter Kardiomegalie, die Pulmonalarterie ist nicht erweitert. Ähnlich wie bei der Mitralstenose ist bei der schwieriger zu schallenden Trikuspidalklappe der EF-Slope herabgesetzt und die Bewegung des posterioren Segels paradox. Durch Rechtsherzkatheterisierung läßt sich der Druckgradient über der Trikuspidalklappe messen: Bei einem Druckgradienten von $\geqq 5$ mmHg liegt schon eine schwere Stenose vor mit einer Öffnungsfläche unter 2 cm^2. Diagnostisch besonders hinweisend ist in der Venenpulskurve die hohe breite A-Welle, der verspätete diastolische Kollaps und verzögerter Anstieg bis zur nächsten Systole.

Eine Trikuspidalstenose findet man extrem selten allein. Meist ist sie rheumatisch bedingt und mit einem Mitralvitium, gelegentlich auch einem Aortenvitium, vergesellschaftet. Aufgrund eines verminderten Herzminutenvolumens bei Trikuspidalstenose klagen die Patienten über Müdigkeit und Leistungsabfall, die venöse Druckerhöhung verursacht eine Jugularvenenstauung, Hepatomegalie, Aszites und Anasarka. Die Dyspnoe ist weniger ausgeprägt. Frauen sind häufiger betroffen als Männer. Da bei fast allen Patienten mit rheumatischer Trikuspidalstenose auch eine Mitralstenose vorliegt, wird erstere häufig übersehen, weil insbesondere das diastolische Geräusch der Mitralstenose lauter als das der Trikuspidalstenose ist. Differentialdiagnostisch muß bei verzögerter Entleerung des rechten Vorhofes an folgende andere Ursachen gedacht werden: an Trikuspidalatresie, rechten Vorhoftumor (inkonstantes Geräusch), sehr selten an ein Karzinoidsyndrom. Der Einstrom in den rechten Ventrikel kann außerdem durch Perikardkonstriktion, extrakardiale Tumoren und Trikuspidalklappenvegetation behindert sein.

Systolisch-diastolisches Geräusch (Abb. 4)

1. Kombinierte kongenitale Vitien

Von den kombinierten kongenitalen Vitien mit systolisch-diastolischem Geräusch ist besonders das **Lutembacher-Syndrom** zu nennen (Kombination eines ASD mit einer Mitralstenose) sowie die Kombination eines VSD mit einer Aorteninsuffizienz und gelegentlich zusätzlicher Pulmonalstenose.

2. Kombinierte erworbene Vitien

Neben den komplexen, meist azyanotischen kongenitalen Vitien findet man bei der rheumatischen Herzkrankheit oft kombinierte Klappenfehler. Besonders häufig sind die Mitral- und Aortenklappen gleichzeitig betroffen, in etwa 10% zusätzlich auch die Trikuspidalklappe. Bei $\frac{2}{3}$ aller Patienten mit **Mitralstenose** ist gleichzeitig eine **Aorteninsuffizienz** nachweisbar. Neben den Zeichen der Mitralstenose weisen besonders eine hohe Blutdruckamplitude, ein dilatierter linker Ventrikel sowie die elektrokardiographischen und röntgenologischen Zeichen der Ventrikelhypertrophie und -dilatation auf eine zusätzliche Aorteninsuffizienz hin.

Herzgeräusche

SYSTOLISCH-DIASTOLISCHES GERÄUSCH

- **Kombinierte Vitien z. B.**
  - P.m. 3.–4. ICR li + Spitze
    - R-LHK mit Oxymetrie Echo
    - **1. Lutembacher-Syndrom**
  - P.m. 3. ICR re + Erb
    - R-LHK Echo CPK
    - **2. Kombiniertes Aortenvitium**

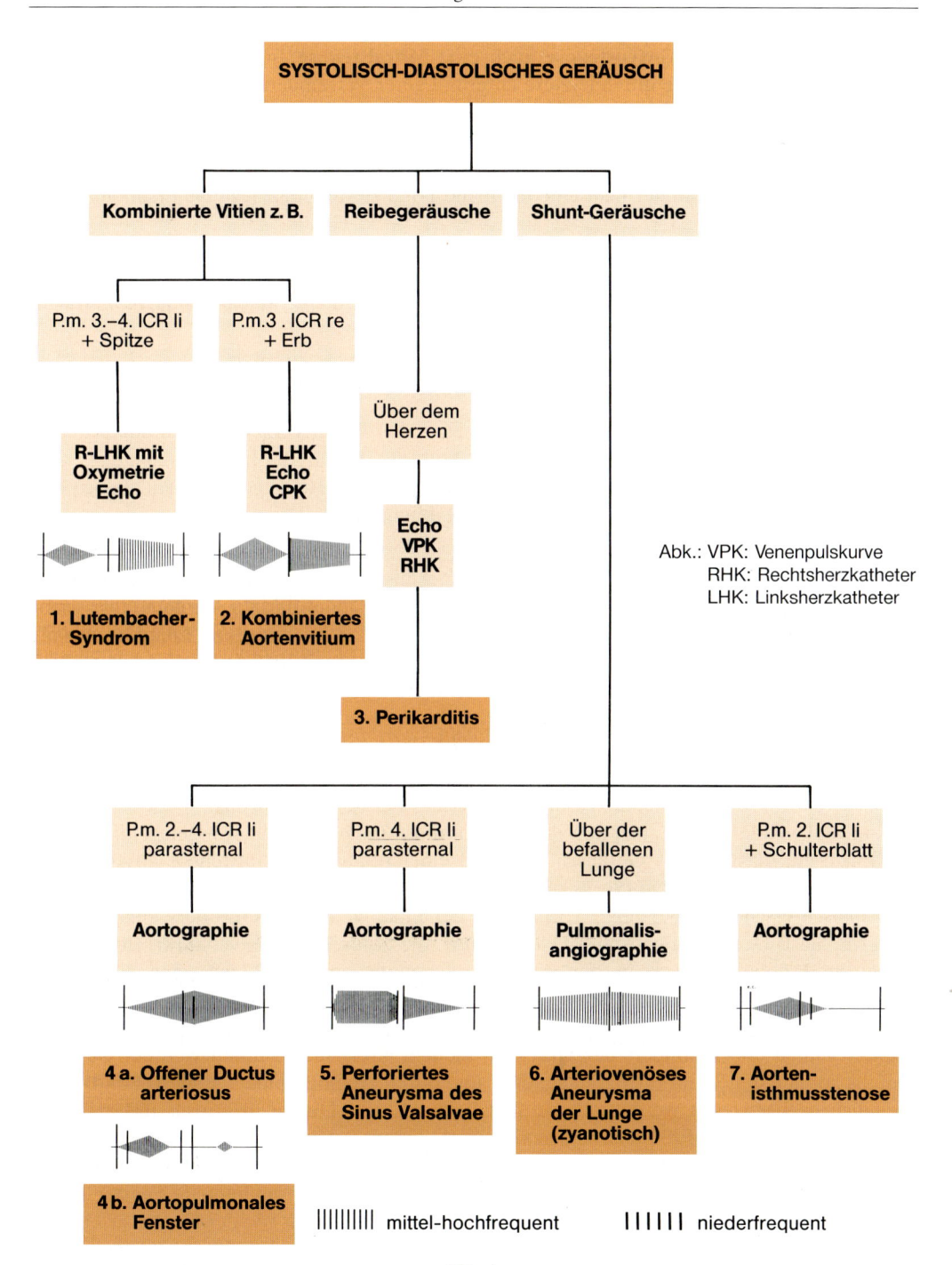

- **Reibegeräusche**
  - Über dem Herzen
    - Echo
    - VPK
    - RHK
    - **3. Perikarditis**

- **Shunt-Geräusche**
  - P.m. 2.–4. ICR li parasternal
    - Aortographie
    - **4 a. Offener Ductus arteriosus**
    - **4 b. Aortopulmonales Fenster**
  - P.m. 4. ICR li parasternal
    - Aortographie
    - **5. Perforiertes Aneurysma des Sinus Valsalvae**
  - Über der befallenen Lunge
    - Pulmonalisangiographie
    - **6. Arteriovenöses Aneurysma der Lunge (zyanotisch)**
  - P.m. 2. ICR li + Schulterblatt
    - Aortographie
    - **7. Aortenisthmusstenose**

Abk.: VPK: Venenpulskurve
RHK: Rechtsherzkatheter
LHK: Linksherzkatheter

||||||||| mittel-hochfrequent |||||| niederfrequent

Abb. 4

Besteht neben einer **Aortenstenose** auch eine **Mitralstenose**, so werden die klinischen Zeichen der Aortenstenose durch letztere aufgrund einer Verminderung des Herzminutenvolumens maskiert. Durch Abnahme des Herzminutenvolumens sinken der Druckgradient über der Aortenklappe und der linksventrikuläre Füllungsdruck. Das systolische Geräusch ist leiser und kürzer als bei isolierter Aortenstenose. Bei Kombination einer **Aortenstenose** mit einer **Mitralinsuffizienz** findet man eine deutliche Potenzierung der negativen hämodynamischen Auswirkungen.

Das gleiche gilt für die relativ häufige Kombination von **Aorteninsuffizienz** und **Mitralinsuffizienz**. Durch Dilatation des linken Ventrikels bei schwerer Aorteninsuffizienz ist die begleitende Mitralinsuffizienz oft relativ (infolge Dilatation des Klappenringes), seltener rheumatischer Genese.

3. Perikarditis

Die systolisch-diastolischen Reibegeräusche einer **Perikarditis** zeichnen sich durch häufigen Wechsel der Intensität, des Klangcharakters und der Auskultationsmaxima aus. Besonders charakteristisch ist ein knirschender Klang. In der Regel geht ein Nachlassen des Geräuschbefundes mit einer zunehmenden Ausbildung eines Perikardergusses einher. Als Restzustand nach abgelaufener Perikarditis können ggf. multiple Perikardtöne nachweisbar bleiben. Als typischer Auskultationsbefund für die konstriktive Perikarditis gilt der »pericardial knock«, ein Perikardton, der zeitlich zwischen dem Mitralöffnungston und dem 3. Herzton liegt. Hauptsymptome der akuten Perikarditis sind neben dem Auskultationsbefund atypische thorakale Schmerzen sowie die elektrokardiographischen Zeichen der Außenschichtschädigung.

4. Offener Ductus arteriosus Botalli – aortopulmonales Fenster

Bei der Auskultation des **offenen Ductus arteriosus Botalli** hört man ein kontinuierliches systolisch-diastolisches Maschinengeräusch mit P. m. über dem 2. ICR links, parasternal bzw. links-infraklavikulär. Der 2. Herzton ist selten hörbar. Zusätzlich läßt sich gelegentlich über der Spitze ein diastolisches Geräusch aufgrund einer relativen Mitralstenose auskultieren. Charakteristisch ist weiterhin die hohe Blutdruckamplitude. Röntgenologisch und echokardiographisch erscheinen der linke Vorhof und der linke Ventrikel vergrößert, dilatiert und hypertrophiert. Der Pulmonalisbogen ist erweitert, die Hiluszeichnung verstärkt. Bei weitem Lumen und hohem Druck in der Arteria pulmonalis entwickelt sich eine pulmonale Hypertonie. Der rechte Ventrikel hypertrophiert, ungünstigenfalls kommt es zur Shunt-Umkehr von rechts nach links. Durch Rechtsherzkatheterisierung können oxymetrisch das Shunt-Volumen und besonders der Druck im kleinen Kreislauf bestimmt werden. Gegebenenfalls können der Shunt retrograd sondiert und durch Angiographie andere Mißbildungen zusätzlich nachgewiesen werden. Diese sind beim offenen Ductus arteriosus mit ca. 30% häufig. In absteigender Frequenz finden sich Aortenisthmusstenose, Ventrikelseptumdefekt, Transposition der großen Gefäße, Aorten- und Pulmonalatresie, Vorhofseptumdefekt und periphere Pulmonalstenosen. Differentialdiagnostisch ist das **aortopulmonale Fenster** abzugrenzen, das die gleichen hämodynamischen Veränderungen macht wie der Ductus arteriosus Botalli. Auch auskultatorisch ist es von diesem nicht zu unterscheiden. Beim aortopulmonalen Fenster ist der Shunt meist ausgeprägter, es besteht fast regelmäßig eine schwere Pulmonalstenose. Unoperiert wird das Erwachsenenalter nur selten erreicht. Das **perforierte Sinus-Valsalvae-Aneurysma** kann differentialdiagnostisch schwer abzugrenzen sein: Ein systolisch-diastolisches Geräusch ist häufiger als ein reines Diastolikum.

5. Aneurysma des Sinus Valsalvae – Koronararterienfistel

Auskultatorisch ist für ein **Sinus-Valsalvae-Aneurysma** ein kontinuierliches Strömungsgeräusch, meist über dem 4. ICR links, charakteristisch. Bei zunehmender Rechtsherzinsuffizienz verschwindet der diastolische Anteil zugunsten eines reinen systolischen Geräusches. Die Diagnose kann durch zweidimensionale Echokardiographie und Aortographie gesichert werden. Aneurysmen des Sinus Valsalvae werden in der Regel erst manifest, wenn sie rupturieren. Nichtrupturierte Aneurysmen können allerdings gelegentlich AV-Blockierungen verursachen. Männer sind wesentlich häufiger betroffen als Frauen. Rupturen treten meist zwischen dem 18. und 30. Lebensjahr auf. Sie verursachen eine akute Symptomatik mit thorakalen Schmerzen, epigastrischen Beschwerden und Dyspnoe, da das Aneurysma in die rechte Herzhöhle rupturiert und dadurch ein großer Links-rechts-Shunt entsteht. Über spontane Besserung der Beschwerden wird berichtet. **Fisteln zwischen Koronararterien** (meist der rechten Koronararterie) und der rechten Herzhöhle werden erst in der 5. und 6. Lebensdekade manifest, wenn die Symptome der Linksherzinsuffizienz als Folge eines hämodynamisch wirksamen Links-rechts-Shunts auftreten. Die Lebenserwartung bei den nicht operierten Patienten ist verkürzt.

6. Arteriovenöse Lungenanastomosen

Arteriovenöse Lungenanastomosen verursachen in der Regel wenig Symptome. Erst bei einem hohen Shunt-Gradienten von der Lungenarterie in die Lungenvene entsteht eine Zyanose. Am häufigsten findet man solche arteriovenösen Fisteln in den Unterlappen, gelegentlich auch im rechten Mittellappen. Dort läßt sich dann auch das P. m. eines systolisch-diastolischen Geräusches auskultieren. Beim **Morbus Osler** sind arteriovenöse Lungenanastomosen relativ häufig. Hierbei findet man insbesondere kleine Teleangiektasien in der Haut, in den Schleimhäuten von Mund und Nase, im Gastrointestinaltrakt, der Leber, der Niere und dem ZNS.

7. Aortenisthmusstenose

Charakteristisch ist ein spindelförmiges systolisches Geräusch, das sich über den 2. Herzton hinaus in die Diastole ausdehnt. Es läßt sich über dem 2. ICR rechts sowie dorsal links zwischen Wirbelsäule und Schulterblatt auskultieren. Das Strömungsgeräusch in den vergrößerten und als Kollateralen dienenden Interkostalarterien kann auch die gesamte Diastole ausfüllen.

Die Aortenisthmusstenose kann mit einer Aorteninsuffizienz und den entsprechenden Geräuschbefunden einhergehen, da oft als zusätzliche Anomalie eine bikuspide Aortenklappe vorliegt. Klinisch führende Symptome sind Kopfschmerzen, kalte Füße, leichte Erschöpfbarkeit und hohe systolische Blutdruckwerte im Bereich der oberen Extremitäten bei abgeschwächten Fußpulsen. Je nach Lokalisation der Koarktation kann der systolische Blutdruck an den oberen Extremitäten asymmetrisch sein mit einem niedrigeren Blutdruckwert über der linken A. brachialis aufgrund einer Stenose proximal des Abganges der linken A. subclavia. Röntgenologisch führend sind die typischen Usuren im Bereich der 3. bis 8. Rippe. Sicherung der Diagnose erfolgt durch Aortographie.

Differentialdiagnostisches Spektrum

Systolische Geräusche
Akzidentelles systolisches Geräusch
Funktionelles systolisches Geräusch
Aortenstenose (valvulär, supravalvulär)
Hypertrophe obstruktive Kardiomyopathie (HOCM)
Relative Aortenstenose bei schwerer Aortenklappeninsuffizienz
Aortensklerose
Williams-Beuren-Syndrom
Pulmonalstenose (valvulär, infundibulär)
Vorhofseptumdefekt
   Primum-Typ
   Sekundum-Typ
   Sinus-venosus-Typ
Holt-Oram-Syndrom
Ellis-van-Crefeld-Syndrom
Mitralinsuffizienz
Dilatative Kardiomyopathie mit relativer Mitralinsuffizienz
Mitralklappenprolaps-Syndrom
Trikuspidalinsuffizienz
Ventrikelseptumdefekt
Fallotsche Tetralogie (s. auch Kap. »Zyanose«)
Down-Syndrom
Turner-Syndrom
Perforiertes Septumaneurysma
Sinus-Valsalva-Aneurysma
Koronararterienfistel

Diastolische Geräusche
Aortenklappeninsuffizienz
  Marfan-Syndrom
  Ehlers-Danlos-Syndrom
  Zystische Medianekrose der Aorta (Aortitis luetica, Osteogenesis imperfecta, Morbus Bechterew, Arthritis psoriatica, Arthritis bei Colitis ulcerosa, Reiter-Syndrom, Riesenzellarthritis)
Pulmonalklappeninsuffizienz
Mitralstenose
Vorhoftumor
Ebstein-Anomalie
Trikuspidalstenose

Systolisch-diastolisches Geräusch
Lutembacher-Syndrom
Fallotsche Tetralogie
Kombinierte rheumatische Vitien
Perikarditis

Offener Ductus Botalli
Aortopulmonales Fenster
Sinus-Valsalva-Aneurysma
Koronararterienfistel
Arterio-venöse Lungenanastomose (z. B. bei Morbus Osler)
Aorteninsuffizienz

Literatur

ABRAMS J. Essentials of Cardiac Physical Diagnosis. Philadelphia: Lea & Febiger 1987.
BRAUNWALD E. Heart Disease: A Textbook of Cardiovascular Medicine. 3rd ed. Philadelphia: W B Saunders 1988.
ERBEL R, KHANDHERIA B K, BRENNECKE R, MEYER J, SEWARD J B, TAJIK A J (eds). Transesophageal Echocardiography. Berlin, Heidelberg, New York, London, Paris, Tokyo, Hong Kong: Springer 1989.
FEIGENBAUM H. Echokardiographie. 3. Aufl. Erlangen: perimed-Verlag 1986.
HOLEDACK K, GAHL K. Auskalkulation und Perkussion, Inspektion und Palpation. 10. Aufl. Stuttgart, New York: Thieme 1986.
HURST J W. The Heart. 6th ed. New York: McGraw-Hill 1986.
LEMBO N J, DELL'ITALIA L J, CRAWFORD M H, O'ROURKE R A. Bedside diagnosis of systolic murmurs. New Engl J Med 1988; 318: 1572–8.
ROSSKAMM H, REINDELL H. Herzkrankheiten. 3. Aufl. Berlin, Heidelberg, New York: Springer 1989.

Herzrhythmusstörungen

F. SABOROWSKI und R. GRIEBENOW

Definition und Abgrenzung

Als Herzrhythmusstörung wird eine pathologisch veränderte Herzschlagfolge bezeichnet, die nach den Kriterien der Herzfrequenzänderung (Tachykardie, Bradykardie) und/oder ihrem Entstehungsort im Herzen anhand nichtinvasiver oder invasiver Ableitungen der elektrischen Vorgänge des Herzens näher definiert wird.

Diagnostisches Vorgehen

Subjektiv werden von den Patienten eine langsame oder schnelle (Herzjagen) Pulsfrequenz sowie Herzstolpern bemerkt. Neben Rhythmusstörungen ohne nennenswerte Alteration der (zum Beispiel über 1 Minute gemittelten) Herzfrequenz werden gefährliche bradykarde und tachykarde Arrhythmien beobachtet. Eine **Arrhythmie** ist als gefährlich zu bezeichnen, wenn sie entweder per se die Hämodynamik ernsthaft beeinträchtigt oder aber Vorbote prognostisch ungünstiger Arrhythmien, wie Kammerflimmern, ist. Eine merkliche Blutdrucksenkung infolge verminderten Herzminutenvolumens ist bei Herzfrequenzen unter 40/min und über 160/min zu erwarten. Hohes Lebensalter oder eine vorbestehende Beeinträchtigung der kardialen Auswurfleistung können diese Anhaltswerte deutlich verschieben. Das ZNS reagiert am empfindlichsten und schnellsten von allen Organen auf eine Abnahme der Förderleistung des Herzens. Leere im Kopf, Schwindel, Sehstörungen, Synkopen und Adams-Stokes-Anfälle sind die Folge. Infolge Minderdurchblutung des Myokards kann Angina pectoris ausgelöst werden. Weiterhin führt die verminderte kardiale Auswurfleistung zu Dyspnoe bis hin zum Lungenödem. Bei anhaltender arterieller Hypotonie kann sich ein akutes Nierenversagen entwickeln. Hält eine solche gefährliche Arrhythmie längere Zeit an oder gelingt es nicht, sie rechtzeitig zu beheben, entwickelt sich das Vollbild des kardiogenen Schocks. Die gefährlichste Form der Bradykardie ist die **Asystolie** infolge Sinusknotenstillstandes oder totalen AV-Blocks bei fehlendem Ersatzrhythmus (hypodynamer Kreislaufstillstand), die gefährlichste tachykarde Störung das **Kammerflimmern** (hyperdynamer Kreislaufstillstand).

Klinisch läßt die Palpation, die lediglich hämodynamisch wirksame Herzaktionen erfaßt, eine Arrhythmie vermuten, was durch die Auskultation weiter bestätigt werden kann. Charakteristische Auskultationsbefunde sind darüber hinaus das Auftreten multipler Vorhoftöne bei AV-Block III° sowie eine periodische Variation der Lautstärke des 1. Herztons bei regelmäßiger Tachykardie, was auf eine AV-Dissoziation hinweist und somit eine AV-Knoten- oder ventrikuläre Tachykardie nahelegt. Unabdingbare Voraussetzungen für die genaue Diagnose und Differentialdiagnose von Herzrhythmusstörungen ist die Ableitung eines EKGs, das die Analyse der Vorhoftätigkeit, gegebenenfalls ergänzt durch eine Ösophagusableitung, und der Vorhof-Kammer-Beziehung erlaubt. Für die Entdeckung intermittierend auftretender oder die Quantifizierung bekannter Rhythmusstörungen hat sich das 24-Stunden-Langzeit-EKG besonders bewährt. Pharmakologische Teste und weitere

Tab. 1. **Diagnostische Möglichkeiten zur Abklärung von Herzrhythmusstörungen.**

Nichtinvasive Diagnostik
Ruhe-EKG (Rhythmusstreifen)
Ösophagusableitungen
Belastungs-EKG
Pharmakologische Teste (Atropin, Alupent)
Telemetrie
Langzeit-EKG
Karotisdruckversuch
Signalmittelungstechnik

Invasive Diagnostik
Intrakavitäre Ableitung (Vorhof und Kammer)
His-Elektrokardiographie
Schnelle Vorhofstimulation
Programmierte Stimulation (Vorhof, Ventrikel)
Burst-Stimulation
Mapping

nichtinvasive und invasive Verfahren stellen dann die nächste Stufe der Diagnostik dar, eine Übersicht gibt Tab. 1. Dabei sollte die Diagnostik von Herzrhythmusstörungen immer das gesamte Reizbildungs- und Reizleitungssystem des Herzens berücksichtigen, da häufig kombinierte Rhythmusstörungen beobachtet werden, wie Vorhofflimmern mit ventrikulärer Extrasystolie, Syndrom des kranken Sinusknotens mit AV-Überleitungsstörungen, multifokale Tachykardie. Die im Folgenden abgehandelten Rhythmusstörungen sind als EKG-Diagnosen aufzufassen, für deren weitere formale Differenzierung auf die einschlägigen Lehrbücher der nichtinvasiven und invasiven Elektrokardiographie verwiesen sei. Ein Vergleich mit früheren EKGs ist dann besonders wertvoll, wenn sich die Frage ergibt, ob bei dem Patienten bereits ein Schenkelblock oder eine Verlängerung der QT-Zeit vorbestand oder ob sich Hinweise auf das Vorliegen eines Präexzitationssyndroms ergeben.

Bradykardie (Abb. 1)

Als **Bradykardie** wird eine Herzfrequenz von weniger als 50 Schlägen pro Minute bezeichnet. Bei der Bewertung einer Bradykardie ist zu berücksichtigen, daß es im Rahmen zirkadianer Herzfrequenzschwankungen in der Regel während der Nachtstunden bereits zu einem Absinken der Herzfrequenz kommt. Weiterhin führen ein erhöhter Vagotonus und hier insbesondere die trainingsbedingte Vagotonie zu einer in Einzelfällen sehr ausgeprägten Absenkung der Herzfrequenz in Ruhe. In der Regel handelt es sich hierbei um Sinusbradykardien, langzeitelektrokardiographische Studien haben jedoch bei trainierten Jugendlichen in einer Häufigkeit von 6 bis 9% auch intermittierende AV-Blockierungen II° unter Ruhebedingungen als Bradykardieursache aufgedeckt. Bradykardien können darüber hinaus als Reflexantwort auf vagovasale Manöver, wie Bulbusdruck, Valsalva-Preßversuch und Karotisdruck auftreten. Ob es mit zunehmendem Lebensalter zu einer Absenkung der Ruhe-Herzfrequenz kommt, wird unterschiedlich beurteilt. Allen vorgenannten Beobachtungen kommt kein Krankheitswert zu.

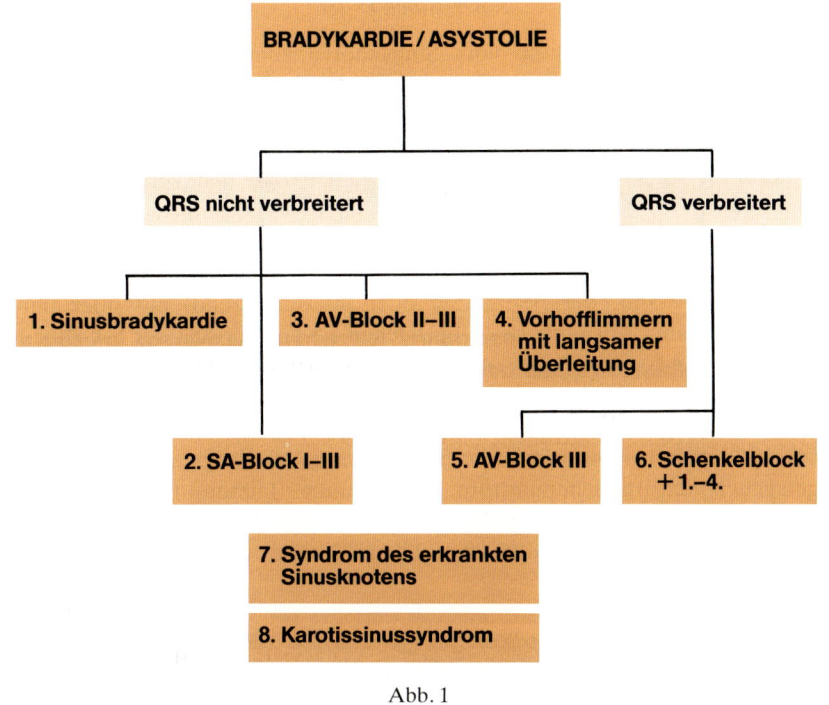

```
                    BRADYKARDIE / ASYSTOLIE
                              │
              ┌───────────────┴───────────────┐
       QRS nicht verbreitert              QRS verbreitert
              │                               │
      ┌───────┼──────────┐           ┌────────┴────────┐
1. Sinusbradykardie  3. AV-Block II–III  4. Vorhofflimmern
                                          mit langsamer
                                          Überleitung
              │                  │              │
      2. SA-Block I–III    5. AV-Block III   6. Schenkelblock
                                              + 1.–4.

      7. Syndrom des erkrankten
         Sinusknotens

      8. Karotissinussyndrom
```

Abb. 1

1. Sinusbradykardie

Eine Sinusbradykardie liegt vor, wenn die Sinusknotenfrequenz weniger als 50 Schläge pro Minute beträgt. Eine Übersicht über die zur Sinusbradykardie führenden Erkrankungen gibt Tab. 2. Die Sinusbradykardie beim Herzhinterwandinfarkt ist eine häufige Komplikation, auf deren Grundlage es zur ektopen Reizbildung kommen kann. Weiterhin soll betont werden, daß die Sinusbradykardie einziges Symptom einer Altershypothyreose sein kann. Herzglykoside, Betarezeptorenblocker, Calciumantagonisten, Reserpin, Clonidin und Antiarrhythmika der Gruppe I senken sowohl in therapeutischer als auch in toxischer Dosierung die Sinusknotenfrequenz.

Tab. 2. **Ursachen einer Sinusbradykardie.**

Koronare Herzkrankheit
Myokarditis
Syndrom des erkrankten Sinusknotens
Infektionskrankheiten (Typhus abdominalis, Morbus Bang)
Intrakranielle Blutungen und Tumoren
Hypothyreose
Urämie
Schwerer Ikterus
Medikamente (Herzglykoside, Betarezeptorenblocker,
    Calciumantagonisten, Reserpin, Clonidin, Antiarrhythmika
    der Klasse I, Alinidin)

S. Kap. »Thoraxschmerz«, »Status febrilis«, »Herzvergrößerung«, »Schwellungen im Halsbereich«, »Azotämie«, »Ikterus«

2. SA-Block I°–III°

Die verzögerte Erregungsleitung vom Sinusknoten zum Vorhof (SA-Block I°) ist im Oberflächen-EKG nicht zu erkennen. Der SA-Block II° wird unterschieden in einen Typ I mit Wenckebach-Periodik und in einen Typ II, die jeweils charakteristische EKG-Veränderungen verursachen. Gelegentlich kommt es im Rahmen einer respiratorisch bedingten Sinusarrhythmie zu so abrupten Frequenzänderungen, daß der Verdacht auf einen SA-Block II° aufkommt. Von der respiratorischen Sinusarrhythmie ist die regellose Sinusarrhythmie infolge Sinusbradykardie und/oder wechselnden sinuatrialen Blockierungen abzugrenzen, der häufig eine Störung der Sinusknotenfunktion zugrunde liegt. Der SA-Block III° führt zum Vorhofstillstand, der permanent oder intermittierend, mit oder ohne Ersatzrhythmus auftreten kann. Mit Hilfe des Oberflächen-EKGs läßt sich der SA-Block III° nicht vom Sinusknotenarrest oder vom kompletten intraatrialen Block differenzieren. Von sinuatrialen Blockierungen abzugrenzen ist weiterhin das Phänomen des wandernden Schrittmachers: Bei Jugendlichen mit erhöhtem Vagotonus wird bei vorbestehender Sinusbradykardie der Rhythmus intermittierend von einem im Vorhof oder einem im AV-Knoten-Bereich gelegenen Schrittmacherzentrum übernommen. Diesem Phänomen kommt kein Krankheitswert zu, beim älteren Menschen muß es jedoch an das Syndrom eines erkrankten Sinusknotens denken lassen. Tab. 3 gibt eine Übersicht über die ätiologisch zu berücksichtigenden Erkrankungen.

Tab. 3. **Erkrankungen und Medikamente, die zu einem SA-Block führen können.**

Koronare Herzkrankheit
Medikamente (Chinidin, Lidocain, Mexiletin, Amiodaron)
Contusio cordis
Lupus erythematodes disseminatus
Transitorisch ischämische Attacke
Apnoesyndrom
Schädel-Hirn-Trauma
Hypothyreose
Amyloid
Leberversagen
Mitralklappenprolapssyndrom (selten)

S. Kap. »Thoraxschmerz«, »Schwellungen im Halsbereich«, »Leberparenchymerkrankungen«

3. AV-Block II°–III°

AV-Blockierungen können grundsätzlich durch Verzögerungen im AV-Knoten oder eine verzögerte Leitung distal des Hisschen Bündels entstehen (AH- bzw. HV-Block). Nichtinvasiv gelingt gelegentlich die Differenzierung zwischen beiden Typen durch den Karotisdruckversuch: Liegt ein HV-Block vor, so kann es durch Karotisdruck-induzierte Abnahme der atrialen Frequenz zum Verschwinden des AV-Blocks kommen. Einem AV-Block I° kommt in der Regel kein Krankheitswert zu, tritt er jedoch zusammen mit einem bifaszikulären Block auf, sind weitere invasive Untersuchungen notwendig, um die Gefahr eines AV-Blocks III° abzuklären. Beim AV-Block II° wird in einen Typ I mit Wenckebach-Periodik und in einen Typ II unterschieden, wobei der Typ II häufig durch HV-Blockierungen

Tab. 4. Erkrankungen und Medikamente, die zu einem AV-Block führen können.

Angeborener AV-Block III°
Koronare Herzkrankheit
Sekundäre Kardiomyopathien (Hämochromatose, Morbus Boeck, Amyloidose, Hyperparathyreoidismus, Hyperthyreose, Panarteriitis nodosa, Lupus erythematodes disseminatus, Sklerodermie, progressive Muskeldystrophie, Diphtherie)
Primäre Kardiomyopathie (hypertrophe Kardiomyopathie mit Obstruktion)
Medikamente (Digitalis, trizyklische Antidepressiva, Chinidin, Procainamid, Lidocain, Verapamil, Aprindin, Diphenylhydantoin, Tocainid, Mexiletin, Amiodaron, Guanethidin, Carbamacepin)
Elektrolytstörungen (Hypo- und Hyperkalzämie)
Aortenvitien
Vorhof- und Ventrikelseptumdefekt
Bakterielle Endokarditis
Nach herzchirurgischen Eingriffen
Primäre Herztumoren, Metastasen
Apnoesyndrom
Selten: Lungenembolie, Mitralklappenprolapssyndrom, Leberausfallkoma

S. Kap. »Thoraxschmerz«, »Herzvergrößerung«, »Hyperkalzämie«, »Herzgeräusche«

hervorgerufen wird, was als prognostisch ungünstig anzusehen ist. Liegt ein AV-Block III° vor, so weisen die Kammerkomplexe nur dann eine nichtverbreitete Konfiguration auf, wenn das Ersatzzentrum noch im AV-Knoten selbst oder im His-Bündel-Bereich gelegen ist. Eine Übersicht der zu AV-Blockierungen führenden Erkrankungen gibt Tab. 4.

4. Vorhofflimmern, -flattern mit langsamer Überleitung (s. S. 451)

5. AV-Block III°

Ein AV-Block III° kann permanent oder intermittierend, mit oder ohne Ersatzrhythmus auftreten.

Liegt eine Bradykardie mit Verbreiterung der Kammerkomplexe vor, so ist zunächst an einen AV-Block III° mit ventrikulärem Ersatzrhythmus zu denken. Dabei können die ventrikulären Frequenzen zwischen 20 und 40/min schwanken. Bezüglich der ätiologisch zu berücksichtigenden Erkrankungen wird auf Tab. 4 verwiesen. Abzugrenzen ist der akzelerierte idioventrikuläre Rhythmus, der jedoch mit Frequenzen zwischen 50 und 100/min in einem deutlich höheren Frequenzbereich liegt. Weiterhin ist eine ventrikuläre Parasystolie auszuschließen, die durch einen neben dem Grundrhythmus zusätzlich wirksamen langsamen, ektopen Rhythmus entsteht. Die parasystolischen Aktionen besitzen kein konstantes Kupplungsintervall zum Grundrhythmus, und ihre Abstände zueinander sind entweder immer gleich oder zeigen ein gemeinsames Vielfaches des kürzesten parasystolischen Intervalls.

6. Schenkelblock

Zur Bradykardie mit verbreiterten Kammerkomplexen kommt es, wenn zusätzlich zu den unter 1. bis 4. genannten Störungen (abgesehen vom AV-Block III°) ein Schenkelblock besteht. Hier ist ein Vergleich mit früheren EKGs für die Bewertung maßgeblich.

7. Syndrom des erkrankten Sinusknotens (Sinusknotensyndrom, Sick-sinus-Syndrom)

Unter diesem Oberbegriff sind folgende Rhythmusstörungen zusammengefaßt worden, die allein oder in Kombination auftreten können:
- gehäuftes Auftreten atrialer Pausen von mehr als 2 sec Dauer,
- persistierende Sinusbradykardie mit Herzfrequenzen unter 40/min,
- Sinusbradykardie, wechselnd mit intermittierendem Vorhofflimmern.

Grundlage dieser Störungen kann sowohl eine herabgesetzte Erregungsbildung im Sinusknoten als auch eine gestörte sinuatriale Überleitung sein. Pathologisch anatomisch finden sich häufig degenerative Veränderungen im Bereich des Sinusknotens zusammen mit einer Arteriosklerose der versorgenden Gefäße, so daß eine koronare Herzkrankheit wohl zumeist als ätiologischer Faktor anzuschuldigen sein dürfte. Weiterhin sind jedoch alle zu den Punkten Sinusbradykardie und SA-Block I°–III° genannten Erkrankungen für die Entstehung eines Sinusknotensyndroms denkbar. Dabei besitzen die medikamentös induzierten Sinusknotenfunktionsstörungen besondere praktische Bedeutung.

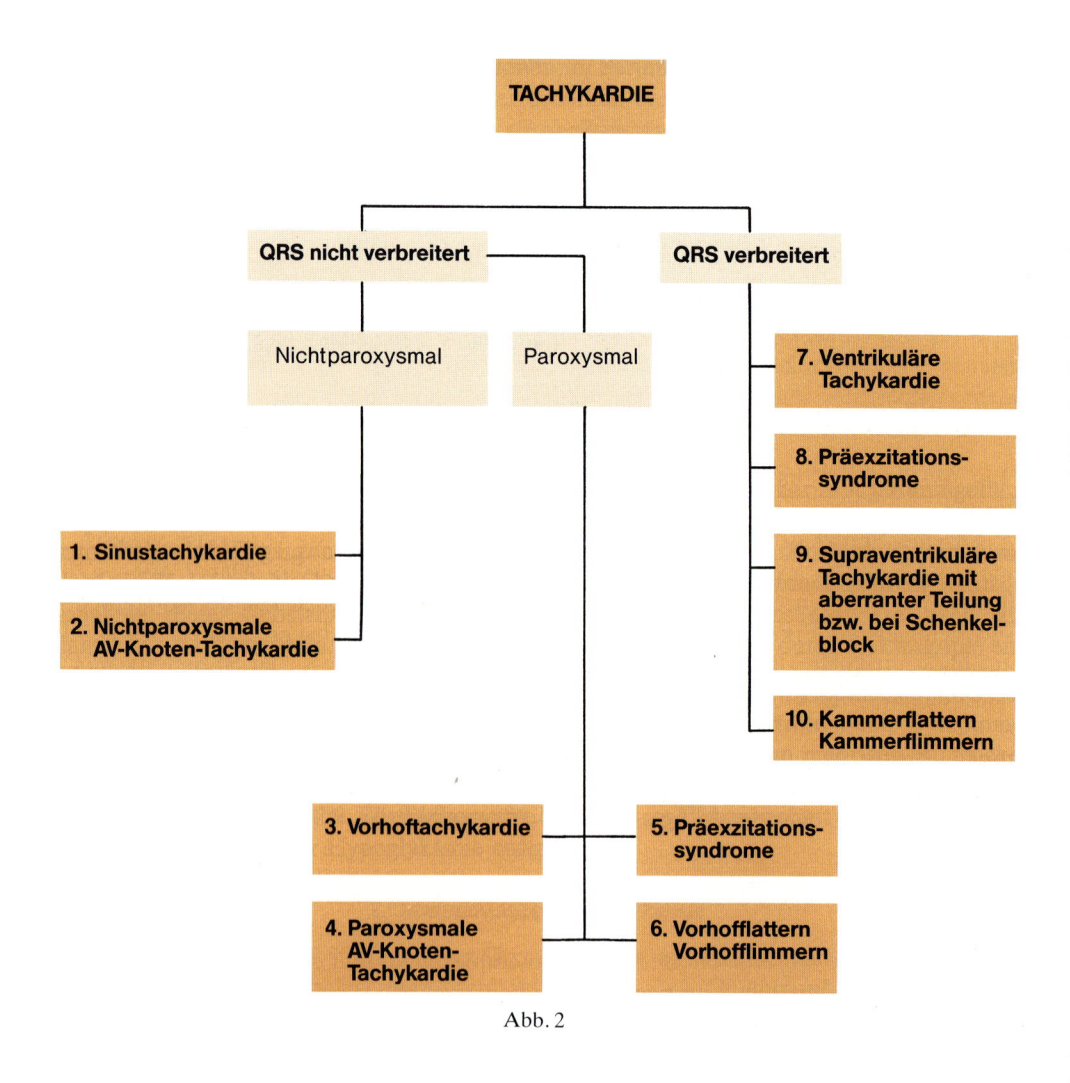

Abb. 2

8. Karotissinus-Syndrom

Dem Karotissinus-Syndrom liegt eine abnorm gesteigerte Reflexbereitschaft zugrunde: Wird der Baroreflex durch einen Karotisdruckversuch ausgelöst, so kommt es durch eine übersteigerte vagale Reaktion zur kardialen Asystolie, gleichzeitig wird vorwiegend sympatholytisch bedingt eine Abnahme des totalen peripheren Widerstandes beobachtet. Diese führt bei konstant gehaltener Herzfrequenz zu einer Senkung des arteriellen und venösen Druckes. Ein Karotissinus-Syndrom wird dann diagnostiziert, wenn die vom Patienten auch spontan geklagten Beschwerden durch eine Asystolie >3 Sekunden und/oder Blutdruckabfall um mindestens 50 mmHg unter Karotisdruck reproduzierbar sind. Die kardiale Asystolie kann durch einen sinuatrialen Arrest, einen AV-Block III° oder einen AV-Block III° bei Vorhofflimmern bedingt sein. Differentialtherapeutisch wichtig ist der Befund, daß die Mehrheit der Patienten mit einer Asystolie infolge eines sinuatrialen Arrestes auch einen AV-Block II° bis III° aufweist, wenn die atriale Frequenz während des Karotisdruckversuchs konstant gehalten wird. Während die isolierte Blutdrucksenkung als Ausdruck eines hyperaktiven Karotissinus-Reflexes selten ist, zeigt die Mehrheit der Patienten aber eine Kombination aus Asystolie (kardioinhibitorische Reaktion) und frequenzunabhängiger Blutdrucksenkung, wenn der Karotisdruckversuch während physiologischer Schrittmacherstimulation durchgeführt wird (vasodepressorische Reaktion) (s. Kapitel »Schwindel und Synkopen«).

Tachykardie (Abb. 2)

Als Tachykardie wird eine Herzfrequenz von über 100 Schlägen pro Minute bezeichnet. Entsprechende Herzfrequenzen finden sich in Ruhe bereits physiologisch bei Kindern. Unter Belastung kommt es ebenfalls zu Herzfrequenzanstiegen bis auf 180 bis 200 Schläge pro Minute, wobei mit zunehmendem Alter der Herzfrequenzanstieg unter Belastung abnimmt. Weiterhin werden Tachykardien unter emotionaler Belastung und nach der Einnahme von Genußgiften wie Nikotin und Coffein beobachtet. In allen Fällen handelt es sich um Sinustachykardien ohne Krankheitswert.

1. Sinustachykardie

Eine Sinustachykardie liegt vor, wenn die Sinusknotenfrequenz in Ruhe über 100 Schläge pro Minute beträgt. Wesentliches Charakteristikum im Gegensatz zu den paroxysmalen supraventrikulären Tachykardien ist ein kontinuierliches Zunehmen der Frequenz bis zu ihrem Maximalwert und nach Abklingen des auslösenden Ereignisses ein allmählicher Rückgang der Herzfrequenz, während bei den paroxysmalen Tachykardien Auftreten und Beendigung der Tachykardie jeweils abrupt erfolgen. Erkrankungen, bei denen sich eine Sinustachykardie findet, sind in Tab. 5 aufgelistet.

2. Nichtparoxysmale AV-Knoten-Tachykardie

Es handelt sich um eine supraventrikuläre Tachykardie mit einem Reentry-Kreis im Bereich des AV-Knotens und Herzfrequenzen, die zwischen 70 und 130/min schwanken. Sie ist immer Ausdruck einer kardialen Schädigung und wird beobachtet bei koronarer Herzkrankheit (insbesondere Hinterwandinfarkt), nach Operationen am offenen Herzen, bei Digitalisintoxikation und bei akuter Karditis jedweder Ätiologie.

Tab. 5. Ursachen einer Sinustachykardie.

Hypovolämie
Fieber
Anämie
Herzinsuffizienz jeder Ätiologie
Lungenembolie
Entzündliche Herzerkrankungen (Perikarditis, Myokarditis, Endokarditis)
Hyperthyreose
Phäochromozytom
Medikamente (Vagolytika, Vasodilatatoren, Katecholamine, Theophyllinderivate)

S. Kap. »Status febrilis«, »Anämie«, »Herzvergrößerung«, »Thoraxschmerz«, »Schwellungen im Halsbereich«, »Arterielle Hypertonie« und »Hypotonie«

3. (Ektope) Vorhoftachykardie

Es handelt sich um eine Tachykardie aus einem ektopen Fokus im Vorhof.

4. Paroxysmale AV-Knoten-Tachykardie

Es liegt eine Tachykardie aufgrund eines Reentry-Kreises im Bereich des AV-Knotens vor.

Bei den beiden letztgenannten Tachykardieformen liegen die Frequenzen zwischen 150 und 230 Schlägen pro Minute, häufig um 180 pro Minute. Die Kammerkomplexe während der Tachykardie und im Intervall sind schmal. Nichtinvasiv weist eine Variation der Lautstärke des 1. Herztons während der Tachykardie auf eine AV-Knoten-Tachykardie hin, während der 1. Herzton bei atrialer Tachykardie in seiner Lautstärke gleich bleibt. Die atrialen Tachykardien weisen eine sehr regelmäßige Herzfrequenz auf. Ist dies nicht der Fall, so sollte bei nicht eindeutiger Erkennbarkeit der P-Welle zunächst eher an Vorhofflimmern gedacht werden. Die atriale Tachykardie mit AV-Block gilt als typische Rhythmuskomplikation bei Digitalisintoxikation. Bei Patienten mit einem bifokalen Schrittmachersystem sind durch schnell auf den Vorhof retrograd übergeleitete ventrikuläre Impulse Reentry-Tachykardien beschrieben worden. Eine Übersicht der zu beachtenden Erkrankungen gibt Tab. 6.

5. Präexzitationssyndrome

Bei diesen Patienten finden sich im Bereich des atrio-ventrikulären Übergangs zusätzliche Leitungsbahnen. Je nach der Lokalisation der akzessorischen Bahn wird unterschieden in
WPW-Syndrom (Kent-Bündel vom Vorhof auf den Ventrikel): Es ist charakterisiert durch eine PQ-Zeit unter 120 msec, eine Verlängerung von QRS über 100 msec und den Nachweis einer Delta-Welle. Es wird unterschieden in einen Typ A mit positiver Delta-Welle in V1 bis V6, Typ B mit positiver Delta-Welle in V1 bis 3 und negativer Delta-Welle in V4 bis 6 und Typ C mit positiver Delta-Welle in V1 bis 4 und negativer Delta-Welle in V5 und 6. Eine genauere Analyse der drei Typen gelingt durch Vektoranalyse. Während des tachykarden Anfalls, wobei die Frequenzen hier zwischen 150 und 230 Schlägen pro Minute liegen, finden

Tab. 6. Ursachen einer paroxysmalen AV-Knoten-Tachykardie.

Keine kardiale Erkrankung eruierbar
Akutes und chronisches Cor pulmonale
Primäre Kardiomyopathien
Mitralklappenprolapssyndrom
Elektrolytstörungen (Hypokalzämie, Hypomagnesiämie)
Medikamente
Zustand nach Klappenersatzoperationen
Durch Schrittmacher ausgelöst (DDD-Mode)
Phäochromozytom
Leberausfallkoma
Friedreichsche Ataxie

S. Kap. »Herzvergrößerung«, »Thoraxschmerz«, »Arterielle Hypertonie«, »Hypokalzämie«

sich in den meisten Fällen schmale QRS-Komplexe, das heißt die Aktionen werden retrograd über das akzessorische Bündel und antegrad über den AV-Knoten geleitet. Selten bildet sich unter der Tachykardie eine maximale Präexzitationskonfiguration aus, dann erfolgt die retrograde Leitung über den AV-Knoten und die antegrade Leitung über das akzessorische Bündel. Führen nicht bereits die paroxysmalen Tachykardien zur Beeinträchtigung des Patienten, so sind diese durch das Auftreten von Vorhofflimmern vital gefährdet: Aufgrund der sehr kurzen Refraktärzeit des akzessorischen Bündels kommt es dann zur schnellen Überleitung auf die Kammern mit Auftreten von Kammerflimmern. Ein WPW-Syndrom wird beobachtet bei primären und sekundären Kardiomyopathien, bei Ebsteinscher Anomalie, bei Mitralklappenprolaps und bei kompletter Transposition der großen Gefäße. Häufig ist keine kardiale Erkrankung eruierbar.

LGL-Syndrom (James-Bündel vom Vorhof in den AV-Knoten): Es ist gekennzeichnet durch eine PQ-Zeit unter 120 msec bei normaler Dauer von QRS und fehlendem Nachweis einer Delta-Welle. Während der Tachykardie sind die QRS-Komplexe nicht verbreitert. Die Patienten sind gefährdet durch die paroxysmalen Reentry-Tachykardien und Vorhofflimmern und weisen eine erhöhte Inzidenz von ventrikulären Tachykardien auf (Zusammenhang mit der Grunderkrankung unbekannt).

Nodoventrikuläre bzw. faszikuloventrikuläre Bahnen (Mahaim-Bündel vom AV-Knoten bzw. Hisschen Bündel zum Ventrikel): Hier findet sich eine über 120 msec verlängerte PQ-Zeit, die Dauer des QRS-Komplexes ist ebenfalls über 100 msec verlängert, und es findet sich eine Delta-Welle. Es handelt sich um den am seltensten vorkommenden Typ der Präexzitationssyndrome.

Liegen ein James- und ein Mahaim-Bündel zusammen vor, so resultiert wiederum das charakteristische Bild des WPW-Syndroms. Besteht der Verdacht auf ein Präexzitationssyndrom, so sind bei diesem Patienten ausführliche elektrophysiologische Studien notwendig zur genauen Lokalisation der akzessorischen Bahn und zur Abschätzung der Arrhythmiebereitschaft sowie der arrhythmiebedingten Gefährdung des Patienten.

6. Vorhofflattern, Vorhofflimmern

Es handelt sich um hochfrequente Vorhoferregungen mit Werten zwischen 240 und 300/min (Vorhofflattern) und 300 bis 650/min (Vorhofflimmern). Bei **Vorhofflattern** kommt es in der Regel zu fixen Blockierungsverhältnissen im AV-Knoten mit einer regelmäßigen Kammerfrequenz, die bei höhergradigen Blockierungen um 60 bis 80 Schläge pro Minute liegen kann. Häufig findet sich jedoch eine 2:1-Blockierung im AV-Knoten mit Kammerfrequenzen zwischen 120 und 150/min. Bei schlechter Erkennbarkeit der blockierten P-Welle sollte daher jede abrupt aufgetretene, regelmäßige und wenig beeinflußbare »Sinustachykardie« an das Vorliegen eines Vorhofflatterns mit 2:1-Überleitung denken lassen. Bei **Vorhofflimmern** kommt es in der Regel zu gänzlich unregelmäßiger Überleitung auf den Ventrikel (absolute Arrhythmie). Dabei manifestiert sich das Vorhofflimmern bei Erstauftreten der Rhythmusstörungen meist als Tachykardie, während insbesondere unter Medikamenteneinwirkung auch Vorhofflimmern mit vorwiegend bradykarder Überleitung beobachtet wird. Die häufigste Ursache für das Entstehen von Vorhofflimmern stellen degenerative Veränderungen des Vorhofmyokards im Rahmen einer koronaren Herzkrankheit dar. Weiterhin wird es beobachtet bei chronischen Druckerhöhungen im linken oder rechten Vorhof, das heißt insbesondere bei Mitral- oder Trikuspidalvitien. Es kann jedoch auch bei anderen erworbenen Klappenvitien auftreten, wenn aufgrund einer Erhöhung des enddiastolischen Drucks in den Kammern auch der Druck in den Vorhöfen ansteigt. Wie bereits erwähnt, kann das Vorhofflimmern bei Vorliegen eines Präexzitationssyndroms eine lebensbedrohliche Rhythmusstörung darstellen. Eine Übersicht der Erkrankungen, die zu Vorhofflimmern führen können, findet sich in Tab. 7.

Aufgrund seiner praktischen Bedeutung sei abschließend noch erwähnt, daß sich mit Hilfe des Ergebnisses eines **Karotisdruckversuches** während der Tachykardie häufig eine gewisse Gruppierung der verschiedenen Tachykardieformen ermöglichen läßt:

Bei Vorliegen einer ektopen Vorhoftachykardie, einer paroxysmalen AV-Knoten-Tachykardie oder einer Tachykardie bei Präexzitationssyndrom ändert sich die Herzfrequenz unter Karotisdruck entweder nicht, oder es kommt zum abrupten Sistieren der Tachykardie. Demgegenüber führt Karotisdruck bei Vorhofflimmern, einer Vorhoftachykardie im Rahmen einer Digitalisintoxikation oder bei nichtparoxysmaler AV-Knoten-Tachykardie entweder zu keiner Frequenzänderung oder nur zu einer passageren Abnahme der Herzfrequenz.

Tab. 7. **Erkrankungen, die zu Vorhofflimmern führen können.**

Idiopathisch
Koronare Herzkrankheit
Mitralvitien (Trikuspidal-, Aortenvitien)
Akutes und chronisches Cor pulmonale
Präexzitationssyndrom
Primäre Kardiomyopathie
Sekundäre Kardiomyopathie
Zustand nach Klappenersatzoperation
Herzglykosidintoxikation
Transitorische ischämische Attacke
Apnoesyndrom
Schädel-Hirn-Trauma
Friedreichsche Ataxie
Progressive Muskeldystrophie
Leberausfallkoma

S. Kap. »Thoraxschmerz«, »Herzgeräusche«, »Herzvergrößerung«

7. Ventrikuläre Tachykardie

Bei tachykarden Rhythmusstörungen mit verbreitertem QRS-Komplex können sich differentialdiagnostische Schwierigkeiten in der Abgrenzung von supraventrikulär ausgelösten und ventrikulären Tachykardien ergeben, insbesondere wenn jedem Ventrikelkomplex ein Vorhof vorangeht. Es ist dann zu differenzieren zwischen
- einer atrialen Tachykardie mit aberranter Leitung bzw. bei vorbestehendem Schenkelblock,
- einer AV-Knoten-Tachykardie mit aberranter Leitung bzw. bei vorbestehendem Schenkelblock und mit retrograder Erregung des Vorhofs,
- einer Tachykardie bei Präexzitationssyndrom mit antegrader Leitung über die akzessorische Bahn und retrograder Vorhoferregung und
- einer ventrikulären Tachykardie mit retrograder Vorhoferregung.

Liegt bei einer ventrikulären Tachykardie keine retrograde Vorhoferregung vor, so läßt sich mittels EKG, gegebenenfalls ergänzt durch eine Ösophagusableitung, eine komplette Dissoziation von Vorhof- und Ventrikeltätigkeit nachweisen. Diese manifestiert sich bei der Auskultation in einer deutlichen Variation der Lautstärke des 1. Herztons.

Auch bei einer paroxysmalen AV-Knoten-Tachykardie muß es nicht zur retrograden Überleitung auf den Vorhof kommen, so daß differenziert werden muß gegenüber einer ventrikulären Tachykardie. Dabei weisen die AV-Knoten-Tachykardien in der Regel eine geringere Variation der RR-Intervalle auf und zeigen zudem das Phänomen, daß es bei einer regelmäßigen Tachykardie aufgrund der unregelmäßig einfallenden Vorhofkontraktionen zu einer periodischen Schwankung der Blutdruckwerte kommt. Eine ventrikuläre Tachykardie, deren Frequenzen in der Regel zwischen 100 und 200/min liegen, ist dann als sicher anzunehmen, wenn sich intermittierend regelrecht übergeleitete supraventrikuläre Aktionen finden oder Kombinationssystolen nachweisbar sind. In zweifelhaften Fällen sollte jedoch immer eine invasive Untersuchung erfolgen, die eine genaue Differenzierung zwischen den verschiedenen Typen ermöglicht. Kammertachykardien sind insofern stets ernst zu nehmen, da sie die Hämodynamik ungünstig beeinflussen und oft Vorboten von Kammerflimmern sind. Dies gilt insbesondere für den akuten Myokardinfarkt.

Tab. 8. **Erkrankungen und Medikamente, bei denen eine ventrikuläre Tachykardie auftreten kann.**

Koronare Herzkrankheit
Lungenembolie
Primäre Kardiomyopathie (besonders dilatative Kardiomyopathie)
Myokarditis
Medikamente (Ajmalin, Chinidin, Verapamil, trizyklische Antidepressiva, Digitalis, Intoxikation mit
  Alkylphosphaten, Bromcarbamid und Diphenhydramin, Hallogen-Kohlenwasserstoffe: Dichloräthan,
  Trichloräthylen, Tetrachlorkohlenstoff, Tetrachloräthylen; Lithium)
Hypokaliämie
QT-Syndrom
Contusio cordis
Schädel-Hirn-Trauma
Subarachnoidalblutung
Apnoesyndrom
Selten: Hämochromatose, Sklerodermie, Mitralklappenprolapssyndrom, Leberausfallkoma

S. Kap. »Thoraxschmerz«, »Herzvergrößerung«, »Hypokaliämie«

Das **QT-Syndrom** kommt angeboren als Jervell-Lange-Nielsen-Syndrom (autosomal-rezessiv), kombiniert mit Innenohrschwerhörigkeit oder ohne Innenohrschwerhörigkeit als Romano-Ward-Syndrom (autosomal-dominant), vor. Weiterhin sind verschiedene erworbene Formen beschrieben worden: Antiarrhythmika der Klasse I, insbesondere Chinidin, trizyklische Antidepressiva, Hypokaliämie, Hypomagnesiämie und Hypokalzämie ebenso wie Schädel-Hirn-Traumata und der ischämische Hirninfarkt können auslösende Faktoren für eine Verlängerung der QT-Zeit sein. Falls die frequenzkorrigierte QT-Zeit in Ruhe nicht eindeutig verlängert ist, so ist die fehlende Verkürzung der QT-Zeit unter körperlicher Belastung ein charakteristischer Befund bei Patienten mit QT-Syndrom. Eine Übersicht der zu berücksichtigenden Erkrankungen gibt Tab. 8.

8. WPW-Syndrom mit antegrader Leitung über die akzessorische Bahn unter der Tachykardie (s. S. 453)

9. Supraventrikuläre Tachykardie mit aberranter Leitung bzw. bei vorbestehendem Schenkelblock (s. S. 453)

10. Kammerflattern, Kammerflimmern

Bei **Kammerflattern** liegt die ventrikuläre Frequenz zwischen 200 und 280 Schlägen pro Minute, ein QRS-Komplex und eine T-Welle sind noch erkennbar. Bei **Kammerflimmern** finden sich ungeordnet ablaufende Ventrikelerregungen mit einer Frequenz in der Regel über 300/min ohne erkennbare QRS-Komplexe oder T-Wellen. Es handelt sich immer um eine akut lebensbedrohliche Rhythmusstörung. Bei akutem Myokardinfarkt ist das Kammerflimmern die häufigste Todesursache der Infarktfrühphase. Es kann einerseits aus einer ventrikulären Tachykardie hervorgehen, wobei hier die als »torsade-de-pointes« bezeichneten Tachykardien als besonders maligne gelten, andererseits kann es im Extremfall durch eine einzelne, in eine elektrisch-instabile Phase der vorhergehenden Kammeraktion einfallende Extrasystole ausgelöst werden. Es kommt somit bereits den ventrikulären Extrasystolen als möglichen Vorstufen dieser gefährlichsten Kammerarrhythmie besondere Bedeutung zu (s. unten). Eine Übersicht der zu berücksichtigenden Erkrankungen findet sich in Tab. 9.

Tab. 9. **Ursachen für Kammerflattern und Kammerflimmern.**

Koronare Herzkrankheit
Akutes und chronisches Cor pulmonale
Medikamente (Ajmalin, Chinidin, trizyklische Antidepressiva)
Myokarditis (Coxsackie-Viren)
Primäre Kardiomyopathien (besonders hypertrophe Kardiomyopathie)
Subarachnoidalblutung
Mitralklappenprolapssyndrom (selten)
QT-Syndrom

S. Kap. »Thoraxschmerz«, »Herzvergrößerung«, »Herzgeräusche«

```
          SONSTIGE RHYTHMUSSTÖRUNGEN
                        │
            ┌───────────┴───────────┐
    1. Supraventrikuläre      2. Ventrikuläre
       Extrasystolen             Extrasystolen
```

Abb. 3

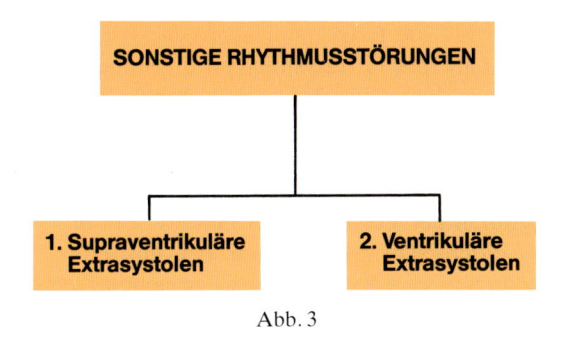

Sonstige Rhythmusstörungen (Abb. 3)

1. Supraventrikuläre Extrasystolen

Es handelt sich um vorzeitig einfallende Erregungen mit normal konfigurierten QRS-Komplexen. Sie können im Sinusknoten, im Vorhof, im AV-Knoten oder im His-Bündel-Bereich entstehen. In der Regel finden sie sich als Zufallsbefund bei ansonsten klinisch gesunden Personen. Sie werden jedoch auch bei allen Zuständen beobachtet, die zu Sinustachykardie oder Vorhofflimmern führen. Darüber hinaus können sie durch Initiierung eines Reentry-Kreises auslösende Ursache einer paroxysmalen supraventrikulären Tachykardie sein.

2. Ventrikuläre Extrasystolen

Es handelt sich um vorzeitig einfallende Kammererregungen mit verbreitertem QRS-Komplex. Sie sind abzugrenzen gegenüber supraventrikulären Extrasystolen mit aberranter Leitung. Geht der Extrasystole im EKG eine P-Welle nicht sicher erkennbar voraus oder liegt Vorhofflimmern vor, so weisen eine Ashman-Sequenz (ein vorzeitig nach einem langen RR-Intervall einfallender supraventrikulärer Schlag wird aberrant geleitet), ein nicht fixes Kupplungsintervall und eine fehlende kompensatorische Pause am ehesten auf einen supraventrikulären Ursprung der Extrasystole hin. Eine sichere Differenzierung gelingt mittels His-Bündel-EKG. In ihrer Rolle als möglicher Risikofaktor für die Entstehung von Kammerflimmern ist den ventrikulären Extrasystolen in den letzten Jahren besondere Aufmerksamkeit geschenkt worden. In der Klinik hat sich für die quantitative und qualitative Einteilung eine Klassifizierung nach Lown durchgesetzt (s. Tab. 10). Untersuchungen an klinisch gesunden Probanden haben ergeben, daß sich 1 bis 10 Extrasystolen pro 24 Stunden

Tab. 10. **Klassifizierung ventrikulärer Arrhythmien (nach Lown, ergänzt).**

Grad	Störung
0	Keine ventrikulären Extrasystolen (VES)
1	<30 VES/h
2	>30 VES/h
3 A	Multiforme VES
B	Ventrikulärer Bigeminus
4 A	Ventrikuläre Couplets
B	Ventrikuläre Salven (3 und mehr VES in Folge)
5	Sehr vorzeitig einfallende VES (R/T Phänomen)

in bis zu 76% der Fälle, 10 bis 100 Extrasystolen pro 24 Stunden in bis zu 20% der Fälle fanden; dagegen traten mehr als 1000 Extrasystolen pro 24 Stunden, das entspricht etwa einer Extrasystole pro Minute, nur bei 0 bis 2% auf. Multifokale ventrikuläre Extrasystolen entsprechend der Lown-Klasse III fanden sich noch bei 10 bis 15% der als klinisch gesund eingestuften Probanden, ein ventrikulärer Bigeminus oder aber Extrasystolen der Lown-Klassen IV und V waren nur bei 0 bis 4% der Probanden nachweisbar. Es zeigt sich somit, daß ventrikuläre Extrasystolen der Lown-Klassen IV und V in der Regel auf eine kardiale Erkrankung hinweisen, andererseits sind jedoch bei bekannter Herzerkrankung auch Extrasystolen niedrigerer Lown-Klassen bereits ernst zu nehmen. Dabei sollte die Quantifizierung immer mit Hilfe der 24-Stunden-Bandspeicher-EKG-Aufzeichnung erfolgen. Rein definitionsgemäß handelt es sich bei der Lown-Klasse IVb (3 und mehr ventrikuläre Extrasystolen in Folge) bereits um eine ventrikuläre Tachykardie (s. oben). Bezüglich der zu berücksichtigenden Erkrankungen s. Tab. 8 (S. 453).

Differentialdiagnostisches Spektrum

Bradykardie/Asystolie
QRS nicht verbreitert
   Sinusbradykardie
   SA-Block I°–III°
   AV-Block II°–III°
   Vorhofflimmern mit langsamer Überleitung
QRS verbreitert
   AV-Block III°
   Schenkelblock zusätzlich zu den oben genannten Diagnosen
Syndrom des erkrankten Sinusknotens
Karotissinus-Syndrom

Tachykardie
QRS nicht verbreitert
   Sinustachykardie
   Nichtparoxysmale AV-Knoten-Tachykardie
   Vorhoftachykardie
   Paroxysmale AV-Knoten-Tachykardie
   Präexzitationssyndrom
   Vorhofflattern, Vorhofflimmern
QRS verbreitert
   Ventrikuläre Tachykardie
   Präexzitationssyndrome
   Supraventrikuläre Tachykardie mit aberranter Leitung bzw. bei Schenkelblock
   Kammerflattern, Kammerflimmern

Literatur

Braunwald E (Hrsg). Heart Disease. Philadelphia: Saunders 1988.
Griebenow R, Gülker H (Hrsg). Autonomes Nervensystem und Herzrhythmusstörungen. Stuttgart: Thieme 1990.
Seipel L. Klinische Elektrophysiologie des Herzens. Stuttgart: Thieme 1987.
Siegenthaler W, Kaufmann W, Hornbostel H, Waller H D (Hrsg). Lehrbuch der Inneren Medizin. Stuttgart: Thieme 1987.

Herzvergrößerung

R. GRIEBENOW und F. SABOROWSKI

Definition und Abgrenzung

Eine Herzvergrößerung kann klinisch bei Verlagerung des Herzspitzenstoßes vermutet werden. Dabei spricht eine Verlagerung nach links und unten für eine **Linksherzvergrößerung** und eine Verlagerung nach links mit zusätzlich hebendem Charakter für eine **Rechtsherzvergrößerung**. Weiterhin spricht eine Verbreiterung der perkutorisch bestimmten Herzgrenzen nach lateral von der MCL im 5. ICR (Linksherzvergrößerung) bzw. nach lateral über den rechten Sternalrand hinaus (Rechtsherzvergrößerung) ebenfalls für eine Herzvergrößerung. Eine quantitative Beurteilung des Herzvolumens und der an der Herzvergrößerung beteiligten Herzabschnitte ist mit der Röntgennativaufnahme des Thorax in 2 Ebenen, der Echokardiographie und der Angiokardiographie möglich. Qualitative Aussagen gestatten die szintigraphische Darstellung des Herzens, die Computertomographie und die Kernspintomographie. Als normal gelten enddiastolische Durchmesser bis 23 mm für den rechten Ventrikel und bis 56 mm für den linken Ventrikel (echokardiographisch bestimmt). Für das röntgenologische Herzvolumen (berechnet aus der Thoraxnativaufnahme in 2 Ebenen) gelten Werte bis 450 ml/m^2 Körperoberfläche für Frauen und 500 ml/m^2 Körperoberfläche für Männer als normal. Eine grobe Aussage darüber, ob eine Herzvergrößerung vorliegt, läßt sich anhand des Herz-Thorax-Quotienten machen, der im Normalfall unter 0,6 liegen sollte.

Diagnostisches Vorgehen (Abb. 1)

Patienten mit einer Herzvergrößerung werden häufig mit Symptomen wie Dyspnoe, Tachykardie oder anderen Rhythmusstörungen, Ödemen oder Hypotonie klinisch auffällig. Der aufgrund der klinischen Untersuchung gestellte Verdacht auf eine Herzvergrößerung wird durch weitere Untersuchungen wie die Röntgenthoraxaufnahme oder ein Echokardiogramm bestätigt, wobei diese Untersuchungsverfahren dann bereits eine weitergehende Differenzierung in eine Rechts-, Links-, biventrikuläre oder atypische Herzvergrößerung zulassen. Die Herzvergrößerung kann ein Symptom einer **Herzinsuffizienz** sein. Eine einheitliche Definition der Herzinsuffizienz ist bisher nicht vorgelegt worden. Es ist jedoch sinnvoll, eine Herzinsuffizienz als unzureichende Anpassung der kardialen Förderleistung an die Erfordernisse des Organismus zu bezeichnen. In fortgeschrittenen Stadien geht dies einher mit pathologischen Werten für physiologische Meßgrößen, die zur Charakterisierung der Herzfunktion dienen, wie Herzminutenvolumen, enddiastolischer Druck, maximale Druckanstiegsgeschwindigkeit, Ejektionsfraktion, die zu einem frühen Zeitpunkt unter Ruhebedingungen noch nicht oder noch nicht alle im pathologischen Bereich liegen. In der Klinik wird häufig eine Einteilung nach dem subjektiven Schweregrad der Symptomatik benutzt: Hierbei wird unterschieden, ob Beschwerden nur bei starker (I), mittlerer (II) oder leichter Belastung (III) oder bereits in Ruhe (IV) auftreten. Formal wird unterschieden in Vorwärts- und Rückwärtsversagen des Herzens. Dabei kennzeichnet **Vorwärtsversagen** eine unzureichende Förderleistung ohne Zeichen der venösen Druckerhöhung, während der

```
                    ┌─────────────────────────┐
                    │   HERZVERGRÖSSERUNG     │
                    └────────────┬────────────┘
                ┌────────────────┴────────────────┐
    ┌───────────────────────┐            ┌──────────────────────┐
    │ Rechts-, Links-,      │            │ Atypische            │
    │ biventrikuläre        │            │ Herzvergrößerung     │
    │ Herzvergrößerung      │            └──────────────────────┘
    └───────────┬───────────┘
    ┌───────────────────────┐            ┌──────────────────────┐
    │ Hinweise auf          │────────────│ Ja: s. Kapitel       │
    │ angeborenes,          │            │     Herzgeräusche    │
    │ erworbenes Vitium     │            │     Zyanose          │
    │ oder Gefäßanomalie    │            └──────────────────────┘
    └───────────┬───────────┘
              Nein
    ┌───────────────────────┐            ┌──────────────────────┐
    │ Hinweise auf          │────────────│ Ja: s. Kapitel       │
    │ koronare              │            │     Thoraxschmerz    │
    │ Herzkrankheit         │            └──────────────────────┘
    └───────────┬───────────┘
              Nein
    ┌───────────────────────┐            ┌──────────────────────┐
    │ Hinweise auf          │────────────│ Ja: Perikard-        │
    │ Perikarderkrankung    │            │     erkrankung       │
    └───────────┬───────────┘            └──────────────────────┘
              Nein
    ┌───────────────────────┐
    │ Endo-, Myokard-       │
    │ erkrankung            │
    └───────────────────────┘
```

Abb. 1

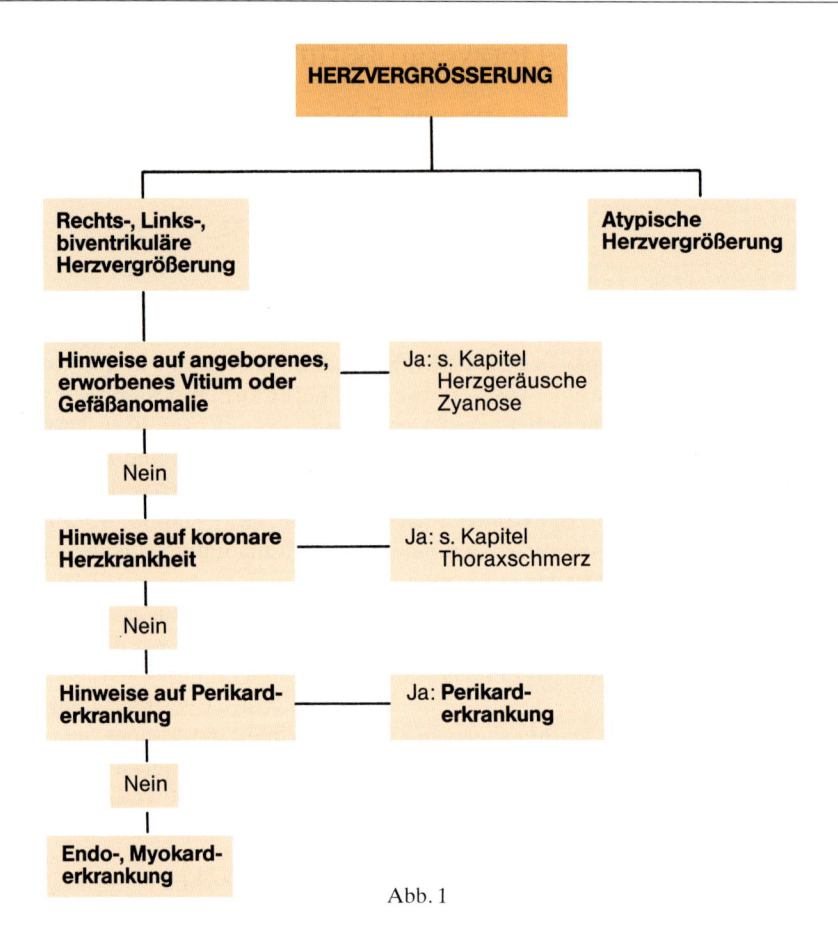

Ausdruck **Rückwärtsversagen** einen Zustand kennzeichnet, bei dem eine gegebene Förderleistung nur bei einem erhöhten enddiastolischen Druck erbracht werden kann. Letzterer führt über eine Druckerhöhung im vorgeschalteten Gefäßsystem (Lunge, V. cava, Leber) zu den klinischen Symptomen: Belastungsdyspnoe bis hin zum Lungenödem, Hepatomegalie, Halsvenenstauung und Ödeme. In der Regel sind beide Formen miteinander kombiniert, sie können jedoch auch isoliert oder zumindest vorübergehend isoliert vorkommen. Die Herzvergrößerung ist kein obligater Befund bei einer Herzinsuffizienz. Liegt eine ausgeprägte restriktive (myokardiale) oder konstriktive (perikardiale) Komponente vor, finden sich klinische Symptome einer Herzinsuffizienz ohne Herzvergrößerung. Das Syndrom Herzinsuffizienz stellt somit nur eine Symptomenkonstellation dar, deren Ätiologie jeweils aufzuklären ist.

Durch eine Gruppe nichtinvasiver und schnell durchzuführender diagnostischer Maßnahmen kann eine vorläufige Zuordnung zu einzelnen Krankheitsgruppen erfolgen. Hierzu gehören: Anamnese, körperliche Untersuchung einschließlich Auskultation, Röntgen-Thorax, EKG, Echokardiogramm, gegebenenfalls laborchemische Analyse.

1. Mit Hilfe von Auskultation und Echokardiogramm, gegebenenfalls ergänzt durch die Doppler-Echokardiographie und die Beurteilung des Thoraxröntgenbildes zusammen mit

anamnestischen Angaben über eine seit der Kindheit bestehende Zyanose, sollte sich näherungsweise klären lassen, ob ein angeborenes oder erworbenes Vitium oder eine Gefäßanomalie Grundlage der Herzvergrößerung ist. Es ist jedoch daran zu denken, daß ein vorbestehendes Geräusch verschwinden kann, wenn es bei einem offenen Ductus arteriosus Botalli oder einem VSD zu einem Angleich der Drucke im pulmonalen und arteriellen Kreislauf kommt (Eisenmenger-Reaktion). Für die weitere Differentialdiagnose s. Kap. »Herzgeräusche« und »Zyanose«. Grundsätzlich gilt, daß eine Volumenbelastung (z. B. Aorteninsuffizienz) eher zur Ventrikelvergrößerung führt als eine Druckbelastung (z. B. Aortenstenose), bei der eine Zunahme des Kammervolumens als Zeichen der Herzinsuffizienz zu werten ist.

2. Liegt einer Herzvergrößerung eine koronare Herzkrankheit zugrunde, so handelt es sich in der Regel um einen Zustand nach Myokardinfarkt mit der Ausbildung ausgedehnter akinetischer Areale, eines Ventrikelaneurysmas und/oder einer postinfarziellen Mitralinsuffizienz mit nachfolgender Herzinsuffizienz. Anamnese, Auskultation, Echokardiogramm und EKG sind Grundlage der orientierenden Diagnostik. Im Zweifelsfall ist eine akute Ischämie durch Enzymbestimmungen auszuschließen. Zu denken ist ferner an ein Dressler-Syndrom im subakuten Infarktstadium (s. unten). Für die weitere Differentialdiagnose s. Kap. »Thoraxschmerz«.

3. Da im Verlaufe einer Perikarditis in der Regel mit einer Ergußbildung zu rechnen ist, ist der Nachweis vermehrter Flüssigkeit im Perikardsack dann auch gleichzeitig der Nachweis einer Perikarderkrankung. Das diagnostische Mittel der Wahl stellt die Echokardiographie dar, die Computertomographie oder Szintigraphie sind in Ausnahmefällen alternative Methoden. Eine frische Pericarditis sicca noch ohne Perikarderguß (und ohne röntgenologische Herzvergrößerung) sollte sich anhand der Klinik, des typischen Auskultationsbefundes und entsprechender EKG-Veränderungen sichern lassen. Alle genannten Befunde können bei der chronisch konstriktiven Perikarditis versagen. Hier leiten eine ausgeprägte x- und y-Welle in der Venenpulskurve, der Nachweis eines Perikardtones und Zeichen der venösen Stauung (Hepatomegalie, Aszites, Ödeme) bei eher nicht auffällig vergrößertem Herzen den Verdacht auf eine Pericarditis constrictiva.

4. Kann eine Herzvergrößerung bis hierher keiner der genannten Krankheitsgruppen zugeordnet werden, so ist zunächst als eine gewisse Ausschlußdiagnose eine Erkrankung des Endo- oder Myokards anzunehmen, was insbesondere mit Hilfe des Echokardiogramms weiter erhärtet und differenziert werden kann.
Nachfolgend soll unter dieser Rubrik auch die Endokarditis abgehandelt werden, obwohl bei ihr eine Herzvergrößerung nicht die Regel ist.

5. Atypische Herzvergrößerungen stellen in der Regel Zufallsbefunde dar. Dabei handelt es sich häufig um Tumoren, Zysten oder Divertikel. Darüber hinaus ist zu differenzieren, ob es sich um kardiale oder lediglich dem Herzen anliegende extrakardiale Strukturen handelt. Für die Differentialdiagnose s. S. 469.

Perikarderkrankungen (Abb. 2)

1. und 2. Hydroperikard und akute Perikarditis

Eine röntgenologisch faßbare Herzvergrößerung ist erst bei Perikardergüssen jenseits von 300–500 ml zu erwarten. Kleinere Flüssigkeitsansammlungen im Perikard werden empfindlich mit der Echokardiographie nachgewiesen. Von intraperikardialen Flüssigkeitsansammlungen ist das (seltene) Vorkommen eines homogenen Fettmantels um das Herz herum zu

```
                    ┌─────────────────────┐
                    │  HERZVERGRÖSSERUNG  │
                    └──────────┬──────────┘
                               │
                    ┌──────────┴──────────┐
                    │ Perikarderkrankungen│
                    └──────────┬──────────┘
                ┌──────────────┴──────────────┐
    ┌───────────┴───────────┐     ┌───────────┴───────────┐
    │ Flüssigkeitsvermehrung│     │ 5. Chronisch konstriktive │
    │     im Perikard       │     │      Perikarditis         │
    └───────────┬───────────┘     └───────────────────────┘
     ┌──────┬───┴────┬──────┐
  1. Hydro- 2. Akute 3. Herz- 4. Chronischer
  perikard  Perikarditis tamponade Perikarderguß
```

Abb. 2

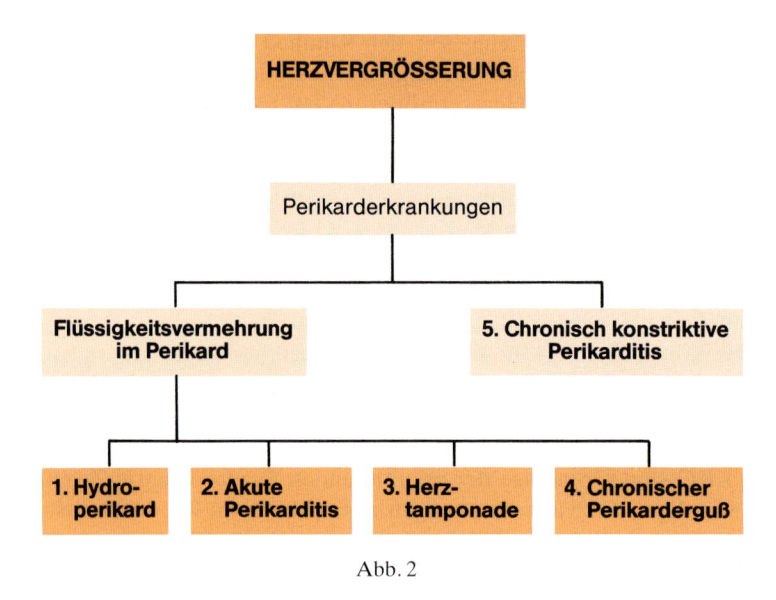

unterscheiden, was mittels Computertomographie gelingt. Von den entzündlichen Herzbeutelerkrankungen ist das **Hydroperikard** abzugrenzen. Es handelt sich hierbei um ein perikardiales Transsudat, wie es bei Erkrankungen, die mit einem erhöhten Venendruck oder einem erniedrigten onkotischen Druck einhergehen, und bei Myxödem gefunden wird. Für die Diagnose der **akuten Perikarditis** ist die Konstellation von präkordialen Schmerzen zusammen mit dem Nachweis von Perikardreiben sowie den typischen Veränderungen im EKG bedeutsam. Pericarditis sicca führt nicht zur Herzvergrößerung, stellt jedoch nur ein vorübergehendes Stadium dar, so daß im weiteren Verlauf in der Regel ein Perikarderguß nachweisbar ist. Bei der **idiopathischen Perikarditis** kann eine auslösende Ursache nicht gefunden werden, dies ist in etwa 30% der Erkrankungen der Fall. Bei Verdacht auf **infektiöse Perikarditis,** mit Ausnahme der Virusperikarditis (hier werden am häufigsten Coxsackie-Viren nachgewiesen), sollte immer nach einem primären Infektionsherd gesucht werden, da viele dieser Infektionen per continuitatem oder durch hämatogene bzw. lymphogene Metastasierung entstehen, z. B. Durchbruch eines parasitären Leberabszesses, fungöse Perikarditis bei Pilzerkrankungen der Lunge usw. Eine tuberkulöse Perikarditis kann aber bereits bei ausschließlichem Befall der Mediastinallymphknoten und somit in einem röntgenologisch noch stummen Stadium entstehen. Bei Herzinfarkt deutet das Wiederauftreten von »opiatrefraktären« Schmerzen in Verbindung mit einem Perikardreiben auf die Entstehung einer Perikarditis hin. Perikarditiden werden weiterhin bei allergischen Reaktionen (Arzneimittelallergie, Postmyokardinfarktsyndrom, Postperikardiotomiesyndrom usw.) und bei Autoimmunerkrankungen (Lupus erythematodes disseminatus, rheumatoide Arthritis, Morbus Bechterew usw.) beobachtet und können hier klinisch stumm verlaufen.

Eine Perikardbeteiligung bei rheumatischem Fieber ist ebenfalls häufig. Die häufigste Form der Perikarditis bei Stoffwechselstörungen stellt die **urämische Perikarditis** dar. Sowohl penetrierende als auch stumpfe Thoraxtraumen können zur Perikarditis führen. Bei Perforation eines dissezierenden Aortenaneurysmas in den Perikardsack wird eine **hämorrhagische Perikarditis** beobachtet.

3. Herztamponade

Die **Herztamponade** ist klinisch gekennzeichnet durch erhöhten Venendruck mit ausgeprägter x-Welle in der Venenpulskurve (95%), Pulsus paradoxus (70–80%), Blutdruckamplitude <30 mmHg (50–60%), systolischer Blutdruck <100 mmHg (40–50%), Perikardreiben (40–50%) und leise Herztöne (10–40%). Als typisch gilt die Kombination aus steigendem Venendruck und abfallendem arteriellen Druck zusammen mit Pulsus paradoxus, Tachykardie und dem Nachweis von nur leisen Herztönen. Ein elektrischer Alternans im EKG ist hochgradig verdächtig auf das Vorliegen einer Herztamponade. Röntgenologisch weiterhin auffällig ist, daß sich trotz evtl. massiver Herzvergrößerung keine Zeichen der Druckerhöhung im pulmonalen Kreislauf finden. Die Entstehung einer Herztamponade ist abhängig von der Größe des Perikardergusses und dem Zeitraum, in dem er entstanden ist. So können schnell entstandene Perikardergüsse von 300 bis 500 ml bereits zur Herztamponade führen, wobei der nur langsamen Änderungen unterworfene chronische Perikarderguß erst bei etwa doppelt so großen Ergußmengen zur Herztamponade führt. Entsprechend kann der röntgenologische Nachweis einer schnellen Zunahme der Herzvergrößerung (Bocksbeutelform des Herzens) Ausdruck einer sich entwickelnden Herztamponade sein, andererseits kann jedoch auch bereits bei röntgenologisch noch nicht auffällig vergrößertem Herzen eine Herztamponade vorliegen. Besondere Bedeutung gewinnt daher der Nachweis eines Perikardergusses und die Abschätzung seiner Größe mit Hilfe des Echokardiogramms.

Ursächlich für eine Herztamponade kommen in Frage:
1. die verschiedenen Formen der akuten Perikarditis; eine Herztamponade kann sich grundsätzlich auf dem Boden einer Perikarditis jedweder Ätiologie bilden, ihr Auftreten wird jedoch bei der viralen und idiopathischen Perikarditis eher selten beobachtet;
2. ein Hämoperikard bei
   a) Ventrikelruptur im Rahmen eines Herzinfarktes,
   b) dissezierendem Aortenaneurysma,
   c) perikardialen Gefäßtumoren,
   d) penetrierenden oder stumpfen Thoraxtraumen,
   e) akutem Myokardinfarkt (ohne Ventrikelruptur),
   f) Antikoagulantientherapie und
   g) postoperativ nach thoraxchirurgischen Eingriffen;
3. Perikardmetastasen bei Neoplasien,
4. Cholesterinperikarditis,
5. Zustand nach Strahlentherapie,
6. Dressler-Syndrom und Postkardiotomiesyndrom,
7. Chyloperikard.

4. Chronischer Perikarderguß

Als chronisch wird ein Perikarderguß bezeichnet, wenn er länger als 3 Monate nachweisbar ist. Ein solcher Befund weist häufig auf eine chronische Perikarditis hin. Dabei kann es sich einerseits um kleine, nur echokardiographisch nachweisbare Perikardergüsse handeln, die nicht zu einer röntgenologisch nachweisbaren Herzvergrößerung oder klinischen Symptomen führen, andererseits können große Perikardergüsse vorliegen, die sich bis zur Herztamponade steigern können. Ein **Chyloperikard** ist entweder idiopathisch (extrem selten) oder beruht auf einer Verlegung der Lymphwege (neoplastische Infiltration), postoperativ bzw. angeborenen oder erworbenen (z. B. posttraumatisch) abnormen Lymphdrainagen in den Perikardbeutel. Bei der **Cholesterinperikarditis** wird eine idiopathische Form unterschieden von derjenigen, wie sie bei Hypothyreose beobachtet wird.

5. Chronisch konstriktive Perikarditis

Bei der **chronisch konstriktiven Perikarditis** ist das Herz röntgenologisch in Abhängigkeit von der verbliebenen Ergußmenge normal groß oder vergrößert. Mit Rückgang der tuberkulösen Perikarditiden sind Perikardverkalkungen nur noch selten nachweisbar. Charakteristisch für eine konstriktive Perikarditis sind der Nachweis eines Perikardtons (»pericardial knock«), die ausgeprägten x- und y-Wellen der Venenpulskurve (doppelter Venenkollaps) sowie die Befunde der invasiven Untersuchungen: Kussmaul-Zeichen (fehlender inspiratorischer Anstieg des rechtsatrialen Druckes), »Dip- und Plateau«-Verlauf des diastolischen Ventrikeldruckes und die Gleichheit der enddiastolischen Drucke im rechten und linken Ventrikel (ΔEDP [LV–RV] <5 mmHg). Letzterer Befund kann auch bei restriktiver Kardiomyopathie vorkommen, hier steigt jedoch in der Regel der enddiastolische Druck unter Belastung im linken Ventrikel dann stärker an als im rechten, während die enddiastolischen Drucke rechts- und linksventrikulär bei der chronisch konstriktiven Perikarditis in gleichem Ausmaß ansteigen. Der mittlere Pulmonalarteriendruck ist normal, entsprechend finden sich in der Thoraxröntgenaufnahme keine Zeichen der pulmonalen Hypertonie. Die Interpretation der intrakardialen Untersuchungsbefunde kann schwierig sein, wenn die enddiastolischen Drucke (meist infolge diuretischer Therapie) unter 15 mmHg liegen. Soweit klinisch vertretbar, ist hier eine schnelle Kochsalzinfusion mit dem Ziel, den enddiastolischen Druck auf 15 mmHg anzuheben, empfohlen worden. Schwierig gestaltet sich häufig die differentialdiagnostische Abgrenzung von der restriktiven Kardiomyopathie. Klinisch stehen die Zeichen der ausgeprägten Rechtsherzinsuffizienz im Vordergrund: Halsvenenstau (98%), Hepatomegalie (89%), Dyspnoe (81%), Aszites (72%), während weitere, häufigere Zeichen einer Herzkrankheit wie Herzgeräusche, Galopprhythmus, ausgeprägte Herzvergrößerung oder Pulsus alternans nicht nachweisbar sind. Differentialdiagnostisch müssen daher eine Leberzirrhose, Trikuspidalstenose, Mitralstenose und ein rechtsatrialer Tumor sowie ein Bernheim-Phänomen bei hypertropher Kardiomyopathie ausgeschlossen werden. Zusätzliche Befunde können der echokardiographische Nachweis eines Perikardergusses, einer paradoxen Septumbewegung und einer Perikardverdickung sowie die systolische Retraktion im Apexkardiogramm darstellen. Ursächlich kann sich eine chronisch konstriktive Perikarditis aus jeder Form der akuten Perikarditis und nach Strahlentherapie entwickeln, eine hereditäre Form (Rarität) vergesellschaftet mit zusätzlichen Mißbildungen (»mulibrey nanism«) ist beschrieben worden.

Erkrankungen des Endo- und Myokards (Abb. 3)

1. Endokarditis

Eine Herzvergrößerung tritt bei der isolierten Endokarditis erst auf, wenn es zu einer Herzinsuffizienz kommt, die dann auch als prognostisch ungünstiges Zeichen zu werten ist und in der Regel die Folge einer Insuffizienz der Aorten- und/oder Mitralklappe (häufig) oder der anderen Herzklappen (selten) darstellt.

Eine Endokardbeteiligung bei Lupus erythematodes disseminatus (Libman-Sack-Endokarditis), rheumatoider Arthritis, Morbus Bechterew und die abakterielle thrombotische

Endokarditis (im Rahmen schwerer Allgemeinerkrankungen) verlaufen in der Regel stumm und führen nicht zu Klappenveränderungen, die Klappenfehlfunktionen zur Folge haben. Als Komplikation können periphere Embolien durch verschleppte Klappenvegetationen auftreten.

Die **Endokarditis bei rheumatischem Fieber** stellt die häufigste Ursache für die Entstehung eines erworbenen Klappenvitiums dar. Die Mitral- und Aortenklappe werden bevorzugt betroffen, die Endokarditis bleibt in der Regel auf den Klappenbereich beschränkt.

```
                          HERZVERGRÖSSERUNG
                                  │
                        Endo-, Myokarderkrankungen
                          ┌───────┴───────┐
                    1. Endokarditis    Kardiomyopathie
```

- **1. Endokarditis**
  - Häufig klinisch stumm verlaufende Endokarditis
  - Endokarditis bei rheumatischem Fieber
  - Akute infektiöse Endokarditis
  - Subakute infektiöse Endokarditis

- **Kardiomyopathie**
  - **2. Primäre Kardiomyopathie**
    - Dilatative (DCM)
    - Restriktive (RCM)
    - Hypertrophe (HCM)
    - Kardiomyopathie
  - **3. Sekundäre Kardiomyopathie**
    - Infektiös entzündlich
    - Nicht infektiös-entzündlich
    - Toxisch
    - Metabolisch
    - Infiltrativ
    - Allergisch
    - Myo-, Neuropathien
    - Physikal. Einflüsse
    - Andere

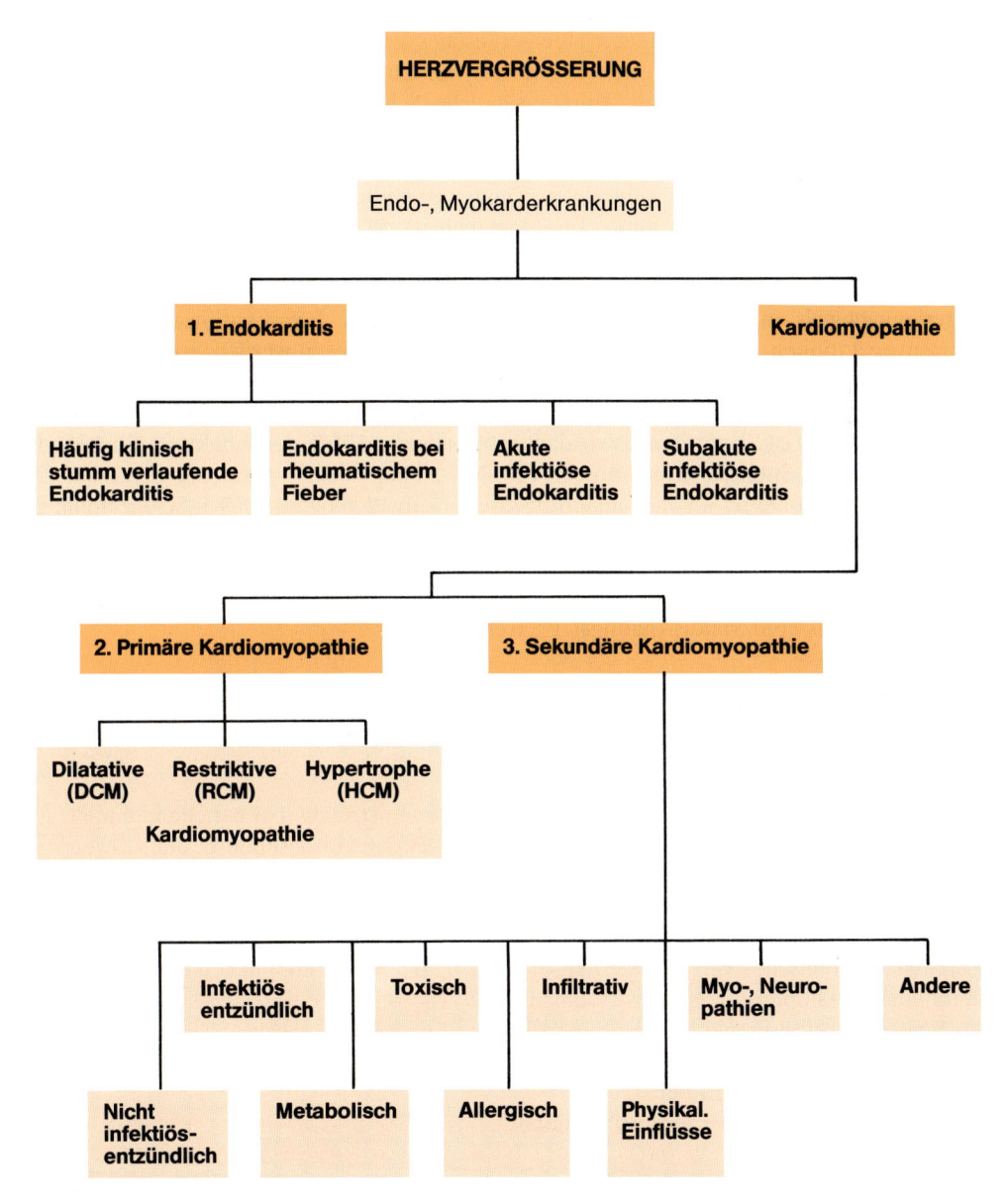

Abb. 3

Die **infektiöse Endokarditis** wird in eine akute und subakute Form unterschieden, was in etwa auch die Virulenz der beteiligten Keime wiedergibt. Während die akute Form meist einen Verlauf kürzer als 50 Tage mit hohen Temperaturen zwischen 39 und 40° C aufweist, ist der Verlauf der subakuten Form schleichend mit Temperaturen, die häufig unter 39° C liegen. Eine frühzeitige Diagnosestellung ist sehr wichtig, jedoch außerordentlich schwierig; als klassische Symptomkonstellation gilt: Fieber, neu aufgetretenes Herzgeräusch, positiver Erregernachweis in der Blutkultur, periphere embolische Zeichen. Das gleichzeitige Vorliegen aller genannten Befunde darf nur bei einer kleinen Minderheit der Patienten erwartet werden. Fieber stellt das häufigste (aber auch unspezifische) Symptom bei Endokarditis dar. Das Fehlen eines neu aufgetretenen Herzgeräusches ist zwar selten, der Zeitpunkt seiner ersten Feststellung jedoch so variabel, daß mit der Diagnosestellung nicht bis zu seinem Auftreten gewartet werden kann. Eine zusätzliche Schwierigkeit stellen bereits vorbestehende Geräusche (insbesondere bei älteren Patienten) dar, die sich bei einer Endokarditis evtl. nur in ihrem Charakter ändern. Sekundärphänomene (s. unten) sind in ihrer Ausprägung so variabel, daß keines von ihnen als pathognomonisches Zeichen für eine Endokarditis gewertet werden kann. In jedem Fall ist die Diagnose durch einen positiven Erregernachweis in mehreren Blutkulturen zu sichern, wobei jedoch gezeigt wurde, daß mit steigender Zahl phagozytierender Zellen (z. B. Monozyten) im Differentialblutbild der Bakteriennachweis in der Blutkultur häufig negativ wird. Echokardiographisch können Klappenvegetationen ab einer Größe von 3–4 mm nachgewiesen werden, wobei dies an der Aorten- und Mitralklappe häufiger als an der Trikuspidalklappe gelingt. Häufige Begleitsymptome sind eine Anämie, eine Hypergammaglobulinämie und eine Splenomegalie. Häufigster Erreger ist Streptococcus viridans (50% aller und 70% der subakuten Endokarditiden), gefolgt von Staphylococcus aureus (10–20%, häufigster Erreger der akuten Form); weiterhin Enterokokken (3–17%), anaerobe grampositive Kokken (3–8%). Selten findet sich Neisseria gonorrhoeae, durch die häufig rechtsseitige Endokarditiden verursacht werden. Bei Patienten mit künstlichen Herzklappen sollten atypische Erreger in Betracht gezogen werden:
1. Staphylococcus epidermidis (häufigster Erreger),
2. Candida,
3. Propionibacterium acnes,
4. Actinomyzeten,
5. Nocardien,
6. atypische Mykobakterien.

Entscheidend für die rechtzeitige Diagnosestellung ist, daß beim behandelnden Arzt frühzeitig der Verdacht auf eine Endokarditis entsteht, insbesondere dann, wenn die Sekundärphänomene und Folgekomplikationen der Endokarditis klinisch im Vordergrund stehen, wie: Meningitis, Hirnabszeß, plötzliche einseitige Blindheit (infolge embolischen Verschlusses der Retinaarterien), Symptome einer diffusen peripheren arteriellen Verschlußkrankheit (embolische Verschlüsse der größeren Arterien sind eher selten). Milz- und Niereninfarkt, Glomerulonephritis, Lungenabszeß (besonders bei rechtsseitiger Endokarditis). Weiterhin sollte immer auch an eine Endokarditis gedacht werden, wenn Patienten mit den folgenden prädisponierenden Faktoren Fieber entwickeln:
1. transiente Bakteriämien bei
   – Endoskopie des Gastrointestinaltraktes,
   – Zahnextraktion,
   – chronischen Infektionen,
   – urologischen und gynäkologischen Untersuchungen,

- Hämodialyse,
- transient implantiertem Fremdkörper.
2. Leberzirrhose,
3. Drogensucht,
4. Verbrennungen,
5. permanent implantierte Fremdkörper (z. B. Herzschrittmacher),
6. durchgemachtes rheumatisches Fieber,
7. angeborene Herzfehler,
8. hypertrophe Kardiomyopathie mit Obstruktion,
9. Marfan-Syndrom,
10. Mitralklappenprolaps,
11. thoraxchirurgischer Eingriff.

2. Primäre Kardiomyopathie

Eine Übersicht über die unterschiedlichen diagnostischen Befunde bei den einzelnen Typen der primären Kardiomyopathie gibt Tab. 1.

Vorab sollte bemerkt werden, daß besonders bei den dilatativen Formen der Kardiomyopathien die Diagnose einer primären Kardiomyopathie häufig nur als Ausschlußdiagnose möglich ist.

Bei der **dilatativen Kardiomyopathie (DCM)**, aber auch bei der **restriktiven Kardiomyopathie (RCM)**, wird ein 3. und/oder 4. Herzton beobachtet, ein 4. Herzton ist ebenso bei der **HCM** häufig. Bei allen drei Erkrankungen kann es zur Insuffizienz der Atrioventrikularklappen kommen. Klinisch steht bei der DCM die hydropische Rechtsherzinsuffizienz (Halsvenenstau, Hepatomegalie, periphere Ödeme, Aszites) und Linksherzinsuffizienz (Lungenödem) im Vordergrund. Eine Tachykardie läßt sich häufig nachweisen, ebenso wie supraventrikuläre und ventrikuläre Arrhythmien oder Schenkelblockbilder. Die restriktive Kardiomyopathie ist im wesentlichen gekennzeichnet durch eine Störung der diastolischen Ventrikelfunktion bei normaler systolischer Funktion. Besonders bei der **hypertrophen Kardiomyopathie (HCM)**, aber auch bei der DCM werden jedoch ebenfalls Störungen im diastolischen Füllungsverhalten des linken Ventrikels beobachtet, so daß sich hier überschneidende Befunde ergeben können. Schwierig kann die Abgrenzung der RCM von der chronisch konstriktiven Perikarditis sein. Bei gleichem enddiastolischen Druck im linken und rechten Ventrikel steigt bei der RCM der enddiastolische Druck im linken Ventrikel unter Belastung üblicherweise stärker an als im rechten Ventrikel. Eine Erhöhung des systolischen Pulmonalarteriendruckes ist bei Patienten mit RCM häufig nachweisbar, während der rechtsventrikuläre enddiastolische Druck bei RCM häufiger niedriger als ⅓ des rechtsventrikulären systolischen Druckes ist (bei chronisch-konstriktiver Perikarditis umgekehrt). Echokardiographisch läßt sich zusätzlich häufig eine Zunahme der Muskeldicke nachweisen, in ausgeprägten Fällen ist eine deutliche Endokardverdickung zu demonstrieren. Nicht selten findet sich ein begleitender Perikarderguß. Zur Differenzierung zwischen RCM und chronisch konstriktiver Perikarditis kann hier die Durchführung einer Endomyokardbiopsie von Nutzen sein.

Die **Endomyokardfibrose** ist vorwiegend auf die tropischen Regionen Afrikas und anderer Länder begrenzt. Eine zunehmende Fibrose des Endokards führt zu Obliteration des betroffenen Kavums (isolierter rechts- oder linksventrikulärer Befall ist beschrieben) mit begleitender Atrioventrikularklappeninsuffizienz. Die Endomyokardfibrose ist hypothetisch als ein Endstadium der **eosinophilen Myokarderkrankung** angenommen worden; letztere, früher den Endokarditiden (Endocarditis fibroplastica Löffler, Hypereosinophiliesyndrom) zugerechnet, scheint auf einer Änderung des Funktionszustandes der eosinophilen Granulozyten zu beruhen und kann potentiell bei einer Eosinophilie unterschiedlicher Ätiologie (z. B. parasitäre Infektionen, Eosinophilenleukose) vorkommen. Klinisch im Vordergrund stehen eine Herzinsuffizienz sowie embolische Komplikationen, die durch Thrombenbildung auf dem morphologisch veränderten Endokard bedingt sind. Da eine Hypereosinophilie bei diesen Patienten häufig nur passager nachweisbar ist, ist die Diagnose schwierig; gegebenenfalls kann die Endokardverdickung echokardiographisch nachgewiesen werden. Die **Endokardfibroelastose** ist eine Erkrankung des Kindesalters. Zusammen mit einer ausgeprägten Hyperplasie des Endokards in den Vorhöfen, den Kammern und an den Klappen, findet sich eine ausgeprägte ventrikuläre Dilatation mit Atrioventrikularklappeninsuffizienz und Herzinsuffizienz. Typisch sind elektrokardiographische Veränderungen im Sinne einer linksventri-

Tab. 1. **Charakteristika der Kardiomyopathieformen.**

	Dilatative Kardiomyopathie (DCM)	Restriktive Kardiomyopathie (RCM) Endomyokardfibrose Endokardfibroelastose Eosinophile Endomyokarderkrankung (Endocarditis fibroplastica Löffler) Morbus Becker	Hypertrophe Kardiomyopathie (HCM)
Rö-Thorax	Biventrikuläre, insbesondere linksventrikuläre Vergrößerung; pulmonale Hypertonie	Nur mäßige Herzvergrößerung	In der Regel nur mäßige Herzvergrößerung
Echokardiographie	Linksventrikuläre Dilatation, Verminderung der systolischen Funktion (fraktionelle Verkürzung, mittlere zirkumferentielle Faserverkürzungsgeschwindigkeit)	Linksventrikulärer Durchmesser nicht vergrößert, gegebenenfalls symmetrische Zunahme der Muskeldicke, normale systolische Funktion	Linksventrikulärer Durchmesser nicht vergrößert, normale systolische Funktion. Asymmetrische Septumhypertrophie. Systolischanteriore Bewegung des Mitralsegels.
Radionuklidventrikulographie	Vergrößerter linker Ventrikel, erniedrigte Ejektionsfraktion	Linker Ventrikel nicht vergrößert. Ejektionsfraktion normal	Linker Ventrikel nicht vergrößert, Ejektionsfraktion normal
Herzkatheter	Linksventrikuläres enddiastolisches Volumen vergrößert, Ejektionsfraktion erniedrigt, enddiastolischer Druck erhöht, Herzzeitvolumen erniedrigt	Linksventrikuläres enddiastolisches Volumen nicht erhöht und »Dip- und Plateau«-Verlauf des enddiastolischen Ventrikeldruckes, systolische Funktion normal, erhöhter enddiastolischer Druck im linken und rechten Ventrikel, unter Belastung steigt der linksventrikuläre enddiastolische Druck stärker als der rechtsventrikuläre enddiastolische Druck.	Linksventrikuläres enddiastolisches Volumen nicht vergrößert, systolische Funktion normal; »Sanduhr-Konfiguration« des linken Ventrikels mit intraventrikulärem Druckgradienten. Ggfls. Mitralinsuffizienz.

kulären Hypertrophie mit negativen T-Wellen in den linkspräkordialen Ableitungen. Der **Morbus Becker** ist eine in Südafrika nachgewiesene Erkrankung, die möglicherweise auf einem Tryptophanmangel beruht. Die funktionellen Veränderungen ähneln denen bei Endomyokardfibrose. Die Endomyokardbiopsie stellt eine gute Methode zur Sicherung der Diagnose einer restriktiven Kardiomyopathie dar, wobei ihre Trefferquote geringer liegt, wenn es sich um fokale Veränderungen handelt.

Die **hypertrophe Kardiomyopathie** wird nochmals unterteilt in eine solche mit und ohne intraventrikuläre Obstruktion. Sie kommt sowohl sporadisch als auch familiär gehäuft vor. Die Obstruktion ist meistens im linksventrikulären Ausflußtrakt lokalisiert. In jüngster Zeit sind (in Japan) Fälle mit apexnaher Obstruktion, vergesellschaftet mit sogenannten »giant negative T-waves«, beschrieben worden. Häufig findet sich eine asymmetrische Septumhypertrophie mit verminderter Bewegungsamplitude des Septums und eine systolisch-anteriore Bewegung des Mitralklappenapparates. Beide lassen sich am ehesten echokardiographisch nachweisen. Das Vorliegen eines intraventrikulären Druckgradienten ist stark abhängig von der Höhe des arteriellen Blutdrucks und vom enddiastolischen linksventrikulären Volumen zum Zeitpunkt der Untersuchung. Liegt kein Gradient in Ruhe vor, sollte er durch Gabe von Amylnitrit, postextrasystolische Potenzierung oder Gabe von Isoproterenol provoziert werden. Eine asymmetrische Septumhypertrophie und eine systolisch anteriore Bewegung des Mitralklappenapparates sind bei HCM häufig, jedoch nicht spezifisch. Differentialdiagnostisch ist immer eine arterielle Hypertonie auszuschließen.

3. Sekundäre Kardiomyopathie

Die **infektiös-entzündliche Form** der sekundären Kardiomyopathie umfaßt die infektiösen Myokarditiden. Eine **Myokarditis** tritt häufig als myokardiale Mitbeteiligung einer Allgemeininfektion bzw. einer in einem anderen Organ lokalisierten Infektion auf. Die überwiegende Mehrzahl der Fälle ist klinisch stumm und manifestiert sich lediglich durch vorübergehende elektrokardiographische Veränderungen an den ST-Strecken und T-Wellen. Entsprechend günstig ist in den meisten Fällen die Prognose. Mit einer Herzvergrößerung ist nur bei Vorliegen einer Herzinsuffizienz zu rechnen, was dann bereits als schwere Verlaufsform einer Myokarditis zu werten ist. Neben den EKG-Veränderungen muß vor allem eine anderweitig nicht erklärte persistierende Tachykardie oder das Auftreten von supraventrikulären und ventrikulären Rhythmusstörungen an eine Myokarditis denken lassen. Gelegentlich kommt es zu meist vorübergehenden höhergradigen AV-Blockierungen. Bei Verdacht auf Myokarditis sollte immer versucht werden, das auslösende Agens durch direkte (Antigennachweis) oder indirekte (Antikörpernachweis) Nachweismethoden zu bestimmen. Eine Virusmyokarditis wird häufig durch Coxsackie-Viren und Echoviren hervorgerufen. Eine myokardiale Beteiligung wird auch bei der infektiösen Mononukleose häufig gesehen. In letal verlaufenden Fällen von Infektionen mit Influenza-, Varizella- und Poliomyelitisviren wurde häufig eine myokardiale Beteiligung gefunden, wie sie für eine Reihe anderer Viren ebenfalls beschrieben worden ist. Eine bakterielle Myokarditis kann entweder als myokardiale Mitbeteiligung einer bakteriellen Endokarditis auftreten oder ein eigenständiges Krankheitsbild darstellen. Bei der Diphtheriemyokarditis steht besonders die toxische Herzmuskelschädigung durch das Diphtherietoxin mit der nachfolgenden Herzinsuffizienz im Vordergrund. Fälle, in denen sich zusätzlich ein höhergradiger AV-Block entwickelt, haben eine besonders schlechte Prognose. Ebenfalls auf toxischer Basis beruht die myokardiale Schädigung bei Infektionen mit Streptokokken (Scharlach) und Clostridien. Auch bei Morbus Weil und Q-Fieber ist eine Myokardbeteiligung häufig. Bei der Chagas-

Krankheit (Trypanosomiasis) ist der Herzbefall mit daraus resultierender zunehmender Herzinsuffizienz in der Regel die Todesursache.

Während Toxoplasmoseinfektionen häufig klinisch inapparent verlaufen, zeigen schwere Fälle mit klinischen Symptomen in der Regel auch eine Myokardbeteiligung.

Neben den infektiös-entzündlichen Ursachen sind eine Vielzahl von Erkrankungen und Faktoren für die Entstehung einer sekundären Kardiomyopathie verantwortlich gemacht worden:

Nicht infektiös-entzündlich:	rheumatische Erkrankungen, Kollagenosen;
Toxisch:	Alkohol, Spurenelemente, Medikamente, tierische Toxine;
Metabolisch:	Mangelernährung (Vitamin-B-, Vitamin-C-, Niacin-Mangel), Überernährung (Fettsucht, D-Hypervitaminose), Akromegalie, Hyperthyreose, Hypothyreose, Urämie, Cushing-Syndrom, Phäochromozytom, Diabetes mellitus, Amyloidose, Hämochromatose, Glykogenspeicherkrankheiten, Mukopolysaccharidose, Morbus Fabry, Morbus Whipple, Morbus Gaucher, Elektrolytstörungen;
Infiltrativ:	Neoplasien, Sarkoidose;
Allergisch:	Medikamente, Abstoßungsreaktion nach Herztransplantation;
Myopathien und Neuropathien:	progressive Muskeldystrophie, Friedreichsche Ataxie, myotone Dystrophie;
Physikalische Einflüsse:	Hitzschlag, Hypothermie, Trauma, Strahlentherapie, Elektrounfall, Blitz;
Andere:	postpartale Kardiomyopathie, primäre pulmonale Hypertonie.

Dabei gilt für die Mehrheit der Fälle einer festgestellten Kardiomyopathie, daß ein auslösendes Agens nicht sicher nachweisbar ist und somit die Erkrankung dann in den Kreis der primären Kardiomyopathien eingereiht werden muß. Im Folgenden sei auf einige Erkrankungen kurz eingegangen: Kommt es im Rahmen eines rheumatischen Fiebers zu einer Herzbeteiligung, so ist immer mit einer myokardialen Affektion zu rechnen. Eine durch Alkohol, Kobalt, Thiaminmangel, Hypothyreose, chronische Hypokaliämie und chronische Drucküberlastung (primäre pulmonale Hypertonie) hervorgerufene Kardiomyopathie sowie die Herzbeteiligung bei Morbus Fabry und Morbus Gaucher verlaufen meist unter dem Bild einer DCM. Eine Dilatation der Herzhöhlen ist weiterhin bei Hitzschlag und Hypothermie beschrieben worden. Mit eher restriktiven Veränderungen geht die Herzbeteiligung bei Amyloidose, Hämochromatose und Hämosiderose, Sarkoidose, Karzinoidsyndrom sowie die Schädigung des Herzens durch therapeutische Anwendung von Röntgenstrahlen einher.

Praktische Bedeutung haben zunehmend Fälle von **zytostatikainduzierten Kardiomyopathien** erlangt. Besonders erwähnt sei hier das Adriamycin, das dosisabhängig zur Herzinsuffizienz führen kann. Aufgrund charakteristischer histologischer Veränderungen ist von Zentren, die regelmäßig biopsieren, die Abschätzung der kardialen Schädigung mit Hilfe der seriellen Endomyokardbiopsie als Grundlage der weiteren Therapieplanung empfohlen worden.

Atypische Herzvergrößerung

Primäre Herztumoren finden sich in lediglich 0,002–0,1% aller Autopsien, während **Metastasen** extrakardialer Tumoren bei 1,5–20,6%, durchschnittlich bei 6% aller an extrakardialen Tumoren verstorbenen Patienten gefunden werden. Das Bronchialkarzinom, Mammakarzinom, maligne Melanom, maligne Lymphome und Leukosen zeigen besonders häufig kardiale Metastasen. Aufgrund der sehr vielgestaltigen Klinik ist eine Differentialdiagnose kardialer Tumoren aufgrund der klinischen Symptome nicht möglich. Die Diagnosestellung erfolgt einzig durch Sichtbarmachung des Tumors, was am ehesten bei **intrakavitär wachsenden Tumoren** möglich ist. Hier sollten die zweidimensionale Echokardiographie und Kernspintomographie der Angiographie vorausgehen (Risiko embolischer Komplikationen bei Ablösung von Tumormaterial durch die Kontrastmittelinjektion!). Gegebenenfalls gelingt die Darstellung linksseitiger intrakavitärer Tumoren durch die Nuklidventrikulographie. Die Ergebnisse anderer nichtinvasiver Untersuchungsmethoden können hilfreich sein, sind jedoch nicht beweisend: Ein häufiger Befund bei intrakavitären Tumoren ist die sehr ausgeprägte Lageabhängigkeit phonokardiographischer (und auskultatorischer) Befunde, zu deren exakter Interpretation eine Kombination mit anderen nichtinvasiven Methoden wie der Echokardiographie und Apexkardiographie sinnvoll ist. Von intrakavitären Tumoren abgegrenzt werden müssen **intrakavitäre Thromben,** was aufgrund von Angaben über vorbestehende kardiale Erkrankungen, die zur Thrombenbildung prädisponieren, möglich sein sollte (z. B. Herzinfarkt mit Thrombenbildung in akinetischen Zonen, Endokardfibrose). Weiterhin ist die klinische Symptomatik nicht spezifisch für den jeweiligen Tumortyp, sondern überwiegend abhängig von der Lokalisation des Tumors: Intramurales Wachstum führt vorwiegend zu Rhythmusstörungen oder Herzinsuffizienz. Intrakavitäre Tumoren verursachen embolische Komplikationen oder führen zu funktionellen Klappenstenosen bzw. zur Einflußstauung. Perikardiale Tumoren fallen häufig durch einen Perikarderguß auf, wie er im übrigen die häufigste klinische Manifestation von Metastasen extrakardialer Tumoren darstellt, da diese vorwiegend peri- und myokardial gefunden werden. Zur Diagnosestellung und gleichzeitig auch zur Abgrenzung herznah wachsender, nichtkardialer Tumoren stehen die Röntgendurchleuchtung, Schichtaufnahmen und die Bronchoskopie bzw. Mediastinoskopie ebenso zur Verfügung wie die Angiographie, Computertomographie und Kernspintomographie. Eine Herzvergrößerung findet sich am häufigsten als Folge eines Perikardergusses oder in Form der selektiven Vergrößerung einzelner Herzabschnitte, entsprechend den tumorinduzierten Störungen (z. B. Obstruktion der Atrioventrikularklappen).

Atypische Herzkonfigurationen finden sich weiterhin bei **Perikardzysten** und **Divertikeln,** die angeboren oder erworben auftreten können. Da sie in der Regel keine klinischen Symptome verursachen, stellen sie zumeist einen Zufallsbefund dar.

Differentialdiagnostisches Spektrum

Perikarderkrankungen
Hydroperikard
Akute Perikarditis
Herztamponade
Chronischer Perikarderguß
Chronisch konstriktive Perikarditis

Erkrankungen des Endo- und Myokards
Endokarditis
Primäre Kardiomyopathie
   Dilatative Kardiomyopathie
   Restriktive Kardiomyopathie
   Hypertrophe Kardiomyopathie
Sekundäre Kardiomyopathie
   Nicht infektiös-entzündlich
   Infektiös entzündlich
   Metabolisch
   Toxisch
   Allergisch, infiltrativ, physikalische Einflüsse, Myoneuropathien
   Andere

Atypische Herzvergrößerung
Primäre Herztumoren
Metastasen
Intrakavitäre Thromben
Perikardzysten
Perikarddivertikel

Literatur

BRAUNWALD E (Hrsg). Heart Disease. Philadelphia: Saunders 1988.
MASON J W, BILLINGHAM M E. Myocardial Biopsy. In: YU P N, GOODWIN J F (eds). Progress in Cardiology. (Vol. 9). Philadelphia; Lea & Febiger 1980, S. 113–46.
REINDELL H, ROSKAMM H (Hrsg). Herzkrankheiten. Berlin: Springer 1982.
RIECKER G. Klinische Kardiologie. Berlin: Springer 1982.
KRAYENBÜHL H P, KÜBLER W. Kardiologie in Klinik und Praxis. Stuttgart: Thieme 1983.
SIEGENTHALER W, KAUFMANN W, HORNBOSTEL H, WALLER H D (Hrsg). Lehrbuch der Inneren Medizin. Stuttgart: Thieme 1987.

Arterielle Hypertonie

K. A. Meurer, G. Wambach und M. Stimpel

Definition und Abgrenzung

Dauerhafte Blutdruckerhöhungen im arteriellen Gefäßsystem über 160/95 mmHg werden nach der WHO als **arterielle Hypertonie** bezeichnet. Eine **Normotonie** liegt bei Blutdruckwerten unter 140/90 mmHg vor, während der dazwischen liegende Bereich als **Grenzwerthypertonie** eingestuft wird.

Bei einer Häufigkeit der arteriellen Hypertonieformen von etwa 20% in der Gesamtbevölkerung stellt die primäre Hypertonie mit 90% den Hauptanteil. Unter den sekundären Hochdruckformen stehen die renalen Ursachen an erster Stelle. Nur 1% aller Hochdruckkrankheiten sind endokriner Ursache (Tab. 1). Nicht zu der chronischen Hypertonie sind zu zählen: systolische Blutdrucksteigerungen bei normalem arteriellem Mitteldruck und vorübergehende Erhöhung des arteriellen Blutdrucks im Rahmen primärer, nichtkardiovaskulärer Erkrankungen (Tab. 2).

Ziele der differentialdiagnostischen Abklärung einer arteriellen Hypertonie sind erstens die Klärung der Hypertonieursache und zweitens die Festlegung des Schweregrades der Hochdruckkrankheit.

Wann ist die Indikation zur Durchführung diagnostischer Maßnahmen gegeben? Grundsätzlich sind Blutdruckmessungen an zwei unterschiedlichen Terminen zu fordern (Abb. 1). Bei diastolischen Blutdruckwerten über 105 mmHg sollten unmittelbar diagnostische Schritte eingeleitet werden. Bei diastolischen Werten zwischen 90 und 105 mmHg ist ein differenziertes Vorgehen angebracht. Liegen die diastolischen Werte bei zwei weiteren Messungen innerhalb eines Monats über 100 mmHg, ist eine weitere Diagnostik notwendig. Bei Werten unter 100 mmHg empfehlen sich zunächst Gewichtsreduktion und Einschränkung der Kochsalzzufuhr. Wird hierdurch der Blutdruck nicht unter 90 mmHg gesenkt, sollten weitere diagnostische Maßnahmen erfolgen.

Tab. 1. Einteilung der chronischen Hypertonie.

Primäre (essentielle) Hypertonie
Sekundäre Hypertonie
Renale Hypertonie
    Renoparenchymale Hypertonie (bei glomerulären und interstitiellen Nierenerkrankungen, Zystennieren, Harnstauungsnieren)
    Renovaskuläre Hypertonie (Nierenarterienstenose, Niereninfarkt, Nierenarterienaneurysma, perirenales Hämatom, entzündliche und immunologische Erkrankungen der Nierengefäße)
    Hypertonie bei Nierentumoren
Adrenale Hypertonie
    Adrenomedulläre Hypertonie (Phäochromozytom)
    Adrenokortikale Hypertonie (Conn-Syndrom, Cushing-Syndrom, Defekte der Steroidbiosynthese, sonstige Mineralokortikoidsyndrome)
Isthmusstenose der Aorta

Tab. 2. **Die nicht zur chronischen Hypertonie zählenden Blutdrucksteigerungen.**

Emotional bedingte Blutdrucksteigerungen	Transitorische Schwangerschaftshypertonie

Kardiovaskuläre Hypertonie (mit permanenter systolischer Blutdrucksteigerung)
  Aortenbogensyndrom
  arteriovenöse Fisteln, Ductus Botalli apertus
  Aortenklappeninsuffizienz
  hochgradige Bradykardie (z. B. AV-Block III°)
  Elastizitätsverlust der großen Gefäße
	Neurogene Hypertonie
	  Hirndruck
	  Tumoren
	  Polyneuritis
	  Enzephalitis
	  Poliomyelitis
	  Meningitis
	  bei zerebraler Hyperkapnie

Hypertonie
  bei Polycythaemia vera und Polyglobulie
  bei akuter diffuser Glomerulonephritis
  bei akutem Nierenversagen
  bei Hyper- und Hypothyreose
	Vergiftungen (Blei, Thallium etc.)
	Akute intermittierende Porphyrie

Präeklampsie/Eklampsie	

INDIKATION ZU EINER HOCHDRUCK-DIAGNOSTIK

Dreimalige Blutdruckmessung an zwei Terminen

- Höher als 105 mmHg*)
- 90 bis 105 mmHg*)
  - Zwei Termine zur Blutdruckmessung in einem Monat
    - Nicht niedriger als 100 mmHg*)
    - Niedriger als 100 mmHg*)
      - Therapeutische Allgemeinmaßnahmen, weiteres Beobachten über drei Monate
        - Nicht niedriger als 90 mmHg
        - Niedriger als 90 mmHg*)

Diagnostik: Basisprogramm

Halbjährliche Kontrollen

*) Mittelwert des diastolischen Blutdrucks

Abb. 1

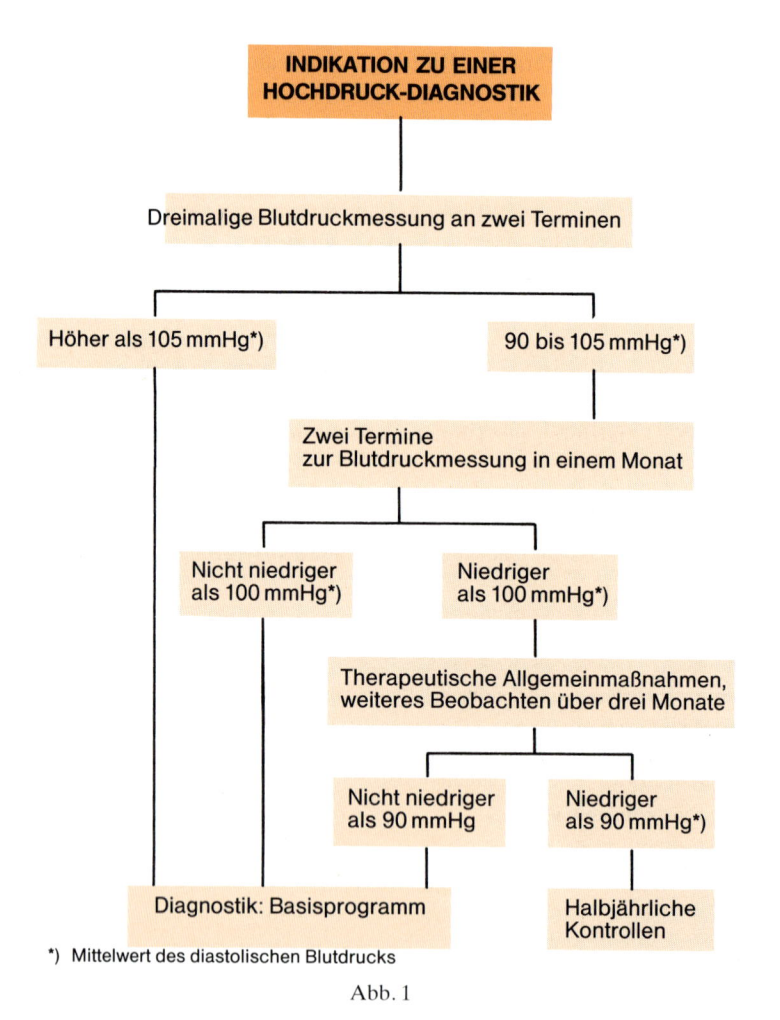

Diagnostisches Vorgehen

Abklärung der Hypertonieursache (Abb. 2)

1. Medikamentenanamnese

Durch eine gezielte Anamnese können bereits medikamentöse Ursachen einer arteriellen Blutdrucksteigerung wahrscheinlich gemacht werden. Bei etwa 1% aller Frauen, die **orale Kontrazeptiva** einnehmen, ist mit einer manifesten arteriellen Hypertonie zu rechnen. **Carbenoxolon** (Biogastrone) und **Lakritze** besitzen mineralokortikoide Wirkung und führen – ähnlich den exogen zugeführten **Mineralokortikoiden** – zu einer arteriellen Hypertonie mit Hypokaliämie. **Glukokortikoidtherapie** kann bei hoher Dosis und mehrwöchiger Therapiedauer von einer Blutdrucksteigerung begleitet sein.

2. Äußerer Aspekt

Selten ist der arterielle Blutdruck das Leitsymptom für ein **Cushing-Syndrom.** Richtungsweisend für dieses seltene Krankheitsbild sind die typische Stammfettsucht, Muskelatrophie, Hautatrophie und das sog. Vollmondgesicht. Durch einen Dexamethason-Test kann die Cortisol-Übersekretion nachgewiesen bzw. ausgeschlossen werden. Auch die **Akromegalie,** die bei etwa einem Drittel der Patienten mit einer arteriellen Hypertonie einhergeht, ist aufgrund des typischen klinischen Aspektes mit Größenzunahme von Händen und Füßen sowie typischem Gesichtsausdruck rasch zu diagnostizieren.

3. Blutdruckdifferenz zwischen oberer und unterer Extremität

Vor allem bei jugendlichen Patienten ist die vergleichende Blutdruckmessung zwischen Armen und Beinen unerläßlich. Beträgt die Differenz mehr als 15 mmHg, muß der Verdacht auf eine **Aortenisthmusstenose** geäußert werden. Typisch ist ein spätsystolisches Geräusch über der Herzbasis mit Fortleitung in den Rücken. Röntgenaufnahmen des Thorax mit Durchleuchtung zeigen die stark pulsierende Aorta thoracalis und die typischen Rippenusuren.

4. Hypertonie bei renaler Insuffizienz

Alle akuten oder chronischen Nierenerkrankungen mit Einschränkung der renalen Funktion können Ursache einer arteriellen Hypertonie sein. Werden bei den Laboruntersuchungen erhöhte Serumkonzentrationen von Harnstoff und Kreatinin gefunden, so ist eine detaillierte renale Diagnostik erforderlich. Das differentialdiagnostische Vorgehen ist im Kap. »Azotämie« im einzelnen erläutert.

5. Renovaskuläre Hypertonieursachen

Bei 1 bis 2% der Hochdruckkrankheiten ist eine renovaskuläre Ursache der Hypertonie zu finden (Tab. 3 und 4). Vorgeschichte, klinischer Befund und laborchemische Untersuchungen erlauben nur selten, eine begründete Verdachtsdiagnose zu stellen. Bei Vorliegen einer

HYPERTONIE

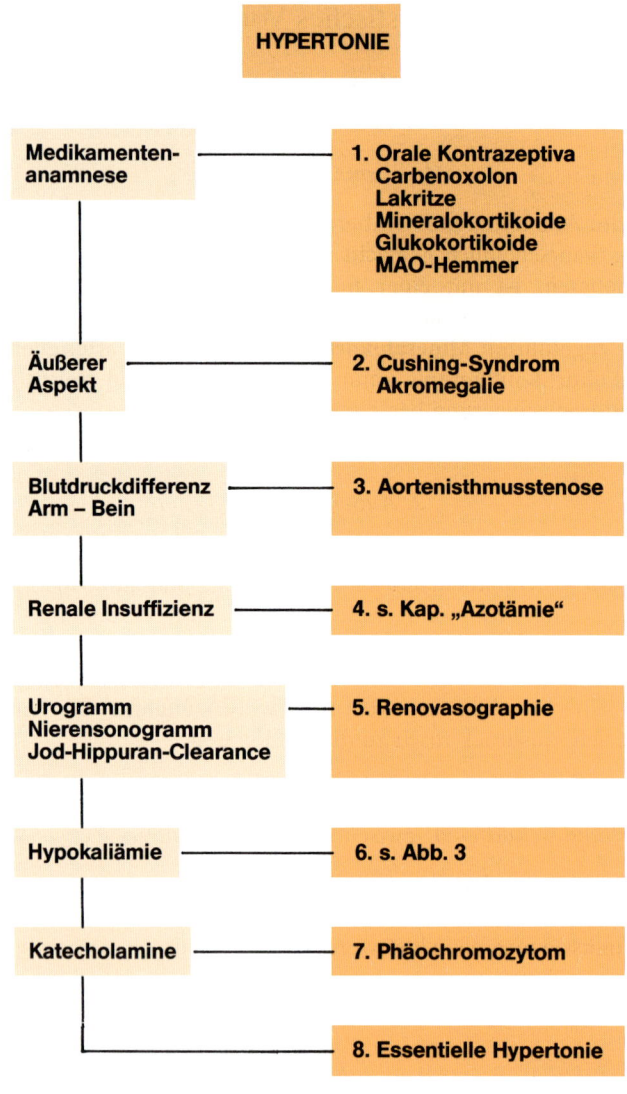

- Medikamentenanamnese — 1. Orale Kontrazeptiva, Carbenoxolon, Lakritze, Mineralokortikoide, Glukokortikoide, MAO-Hemmer
- Äußerer Aspekt — 2. Cushing-Syndrom, Akromegalie
- Blutdruckdifferenz Arm – Bein — 3. Aortenisthmusstenose
- Renale Insuffizienz — 4. s. Kap. „Azotämie"
- Urogramm, Nierensonogramm, Jod-Hippuran-Clearance — 5. Renovasographie
- Hypokaliämie — 6. s. Abb. 3
- Katecholamine — 7. Phäochromozytom
- 8. Essentielle Hypertonie

Abb. 2

schweren Hypertonie (Blutdruckwerte über 180/110 mmHg) und bei jüngeren Patienten sollte daher eine renovaskuläre Ursache ausgeschlossen werden. Als Suchteste können der Captopril-Test, die i.v. Urographie, die Nierensonographie und die seitengetrennte Jod-Hippuran-Clearance angesehen werden. Im Ausscheidungsurogramm, das als Frühurogramm ausgeführt wird, weisen eine Größendifferenz der Nieren und eine verzögerte Kontrastmittelanreicherung in den Frühaufnahmen und eine verlängerte Kontrastmittelverweilzeit auf eine verminderte arterielle Perfusion einer Niere hin. Finden sich bei diesen nichtinvasiven Untersuchungen Hinweise auf eine einseitige Minderperfusion, müssen entweder eine transvenöse digitale Subtraktionsangiographie oder eine arterielle Renovasographie zum Nachweis oder Ausschluß einer **Nierenarterienstenose** durchgeführt werden.

Tab. 3. Ursachen der renovaskulären Hypertonie.

Erworben

Arteriosklerose
  der A. renalis
  der Aorta (mit ansteigender thrombotisch bedingter Okklusion)

Thrombose oder Embolie der A. renalis

Renale Arteriitis (Endangiitis obliterans, Periarteriitis nodosa)

Trauma der A. renalis (mit Thrombose, perirenalem Hämatom, Aneurysma, arteriovenöser Fistel, Verschluß durch Fremdkörper)

Tumor oder Fibromatose der A. renalis

Kongenital

Fibroplasie der A. renalis
  fibröse Intimastenose
  fibromuskuläre Mediastenose
  periarterielle fibröse Stenose

Stenose der Aorta abdominalis

Nierenarterienaneurysma

Renale arteriovenöse Fistel

Die funktionelle Wirksamkeit einer nachgewiesenen Nierenarterienstenose kann durch die seitengetrennte Bestimmung der Plasma-Renin-Aktivität (PRA) im Nierenvenenblut abgeklärt werden. Ein mehr als 1,5facher Seitenunterschied (Quotient aus PRA der stenosierten und der gesunden Seite) läßt eine renovaskuläre Genese der arteriellen Hypertonie als wahrscheinlich annehmen. Durch vorherige, mehrtägige Salzrestriktion, Gabe eines Diuretikums oder eines ACE-Hemmers kann die diagnostische Treffsicherheit dieser Methode offenbar noch verbessert werden.

Tab. 4. Hinweise auf das Vorliegen einer renovaskulären Hypertonie.

Negative Familienanamnese
Alter der Patienten unter 50 Jahren
Plötzliches Auftreten einer Hypertonie
Plötzliche Verschlechterung einer vorbestehenden Hypertonie
Auftreten einer Niereninfarktsymptomatologie bei bestehender Hypertonie mit Flankenschmerz, Leukozytose, Fieber und BSG-Beschleunigung
Kombination einer Hypertonie mit Kaliummangelsymptomen
Bereits ausgeprägte Fundusveränderungen bzw.
Fehlen von Fundusveränderungen bei kurzer Hochdruckanamnese trotz hoher Blutdruckwerte
Kombination einer Hypertonie mit einer Neurofibromatose von Recklinghausen
Nachweis eines Strömungsgeräusches an der A. renalis.

6. Hypertonie und Hypokaliämie

Das Vorliegen einer arteriellen Hypertonie und einer Hypokaliämie sollte immer Anlaß zu weiterführenden diagnostischen Maßnahmen sein. Ein großer Teil dieser Hypertonieformen sind kausal therapierbar. Bevor jedoch aufwendige Hormonanalysen erfolgen, sollten zunächst extrarenale Ursachen der Hypokaliämie ausgeschlossen werden (Abb. 3).

1. Kaliumverlust über den Gastrointestinaltrakt und bei Diuretikaeinnahme

Häufige Ursache einer Hypokaliämie ist ein Kaliumverlust über den Magen-Darm-Trakt durch Erbrechen oder Durchfälle. Entscheidend ist hier die genaue Anamnese. Zur Objektivierung sollte die Kaliumausscheidung im 24-Std.-Urin bestimmt werden. Sie liegt bei gastrointestinalem Kaliumverlust in der Regel unter 30 mval/Tag. Diuretikaeinnahme ist eine weitere häufige Hypokaliämieursache, vor allem bei bereits behandelten Patienten mit arterieller Hypertonie. Es empfiehlt sich daher, zunächst die Diuretika abzusetzen und eine Kontrolle des Serumkaliumspiegels in 2 bis 3 Wochen durchzuführen. Bleibt die Erniedrigung des Serumspiegels bestehen, sind weitergehende Maßnahmen notwendig.

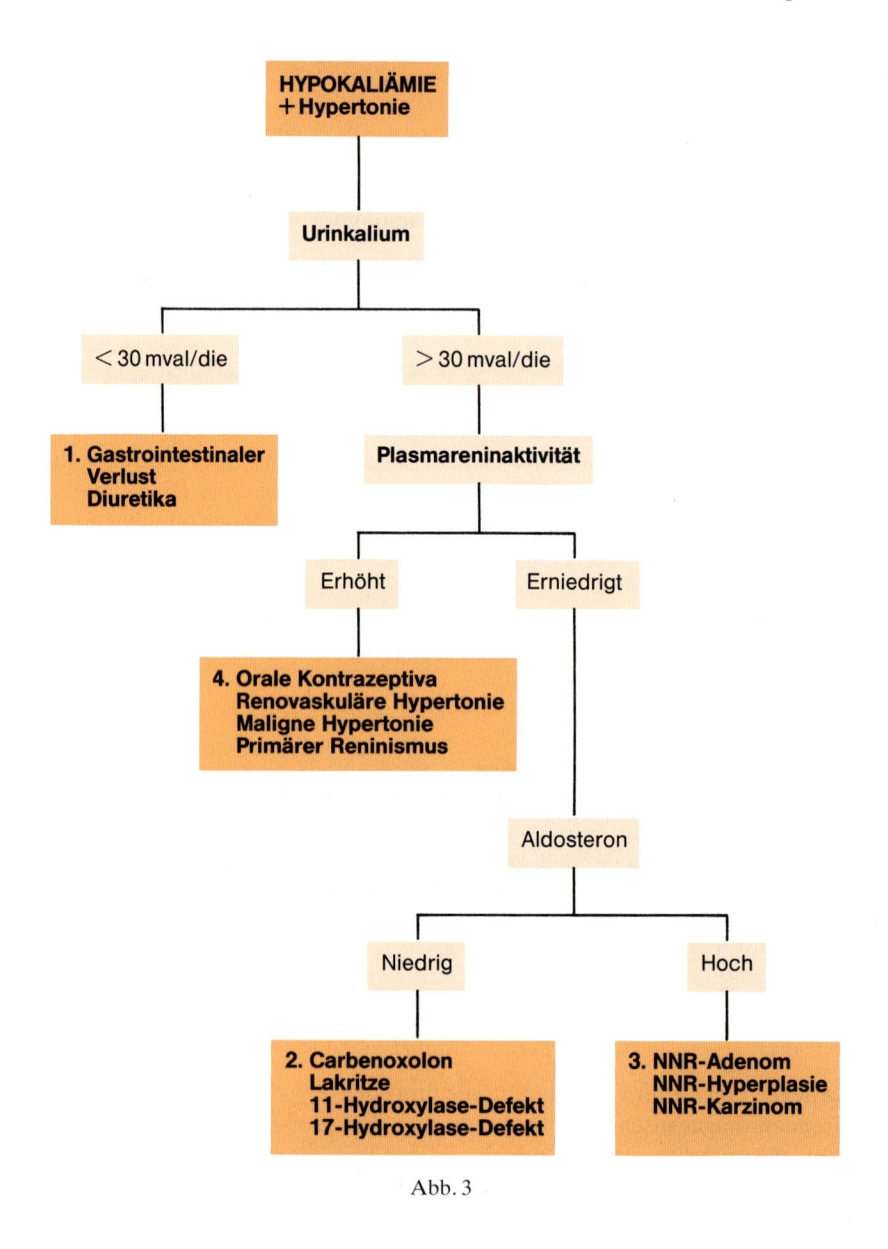

Abb. 3

2. Renaler Kaliumverlust bei niedriger Plasmareninaktivität und niedriger Aldosteronexkretion

Eine renale Kaliumausscheidung über 30 mval/Tag spricht für einen Kaliumverlust über die Niere. Die Bestimmung der Plasmareninaktivität erlaubt eine weitere Differenzierung. Niedrige, durch natriumarme Kost und Orthostase nicht stimulierbare Plasmareninaktivitäten sprechen für einen Mineralokortikoidexzeß. Aufgrund der Aldosteronexkretion im 24-Std.-Urin, korrigiert für die Natriumausscheidung des gleichen Tages, sind 2 Gruppen von Diagnosen zu unterscheiden. Bei niedriger Aldosteronexkretion kommen entweder exogen bedingte Ursachen in Frage (Carbenoxolon, Lakritze) oder seltene Enzymdefekte in der Nebennierenrinde. Die letztgenannten Krankheitsbilder treten im Kindesalter auf und können durch weitere Untersuchungen der verschiedenen Nebennierenrindensteroide und deren Vorstufen geklärt werden.

3. Renaler Kaliumverlust bei niedriger Plasmareninaktivität und hoher Aldosteronexkretion

Hohe Aldosteronexkretionswerte finden sich beim **Aldosteron-produzierenden Nebennierenrindenadenom (Conn-Syndrom),** bei der **idiopathischen Nebennierenrindenhyperplasie** und beim **Nebennierenrindenkarzinom.** Für das seltene Nebennierenrindenkarzinom sprechen klinische und laborchemische Tumorsymptome.

Zur Differenzierung zwischen Nebennierenrindenhyperplasie und -adenom dienen biochemische Kriterien und bildgebende Verfahren. Bei einem Nebennierenrindenadenom ist der Aldosteronexzeß in der Regel stärker ausgeprägt im Vergleich zur Nebennierenrindenhyperplasie. Dies zeigt sich vor allem unter natriumreicher Diät. Bei Patienten mit Aldosteron-produzierendem Nebennierenrindenadenom ist der Quotient aus Aldosteronexkretion und Serumkaliumspiegel nach 6tägiger natriumreicher Diät über 6, bei Patienten mit beidseitiger Nebennierenrindenhyperplasie unter diesem Grenzwert. Zusätzlich sind jedoch auch bildgebende Verfahren einzusetzen. Zunächst empfehlen sich Computertomographie und Nebennierenszintigraphie als nichtinvasive Maßnahmen. Bestehen jedoch noch differentialdiagnostische Unklarheiten, sollte eine Nebennierenphlebographie mit seitengetrennter Blutentnahme zur Bestimmung des Quotienten aus Aldosteron und Cortisol durchgeführt werden.

4. Renaler Kaliumverlust bei erhöhter Plasmareninaktivität

Sind Plasmareninaktivität und Aldosteronexkretion erhöht, kommen eine Reihe von sekundären Hypertonieursachen in Frage. Die Einnahme **oraler Kontrazeptiva** kann bereits anamnestisch geklärt werden. Ein **sekundärer Hyperaldosteronismus** findet sich auch bei renovaskulären und malignen Hypertonieformen. Bei extrem hoher Reninaktivität ist, vor allem bei jugendlichen Patienten, auch an einen **primären Hyperreninismus** zu denken. Typisch für dieses Krankheitsbild ist eine Seitendifferenz im Nierenvenenrenin ohne Nachweis einer Nierenarterienstenose.

7. Hypertonie bei Phäochromozytom

Phäochromozytome sind überwiegend gutartige, katecholaminproduzierende Tumoren, die meist im Nebennierenmark, gelegentlich aber auch extraadrenal – im Bereich des abdominellen oder thorakalen Grenzstranges – lokalisiert sind. Das klinische Erscheinungsbild dieser seltenen, vielfach mit einer paroxysmalen und/oder persistierenden Hypertonie einhergehenden Erkrankung ist eher unspezifisch und daher nur in wenigen Fällen richtungsweisend (s. Tab. 5). Hieraus ergibt sich, daß bei jeder Erstdiagnose einer arteriellen Hypertonie das Vorliegen eines Phäochromozytoms in das differentialdiagnostische Konzept miteinbezogen werden muß. Der für die Diagnose eines Phäochromozytoms erforderliche Nachweis einer pathologisch gesteigerten Katecholaminproduktion gelingt in den meisten Fällen durch Bestimmung der freien Katecholamine (oder deren Metabolite Vanillinmandelsäure bzw. Metanephrine) im 24-Stunden-Sammelurin (am besten mittels Hochdruckflüssigkeitschromatographie mit anschließender elektrochemischer Detektion). Alternativ oder ergänzend ist die Katecholaminbestimmung im Serum zu erwägen, wobei die notwendige Blutabnahme zur Vermeidung einer Streß-induzierten Katecholaminfreisetzung über einen mindestens 30 Minuten vorher gelegten venösen Zugang erfolgen sollte. Lediglich im Rahmen einer hypertensiven Krise ist eine direkte Punktion gerechtfertigt. Noradrenalin- und Adrenalinkonzentrationen von weniger als 50 µg/24 Std. im Urin bzw. 500 ng/ml im Serum schließen die Diagnose eines Phäochromozytoms weitgehend aus, während Konzentrationen von mehr als 200 µg/24 Std. im Urin bzw. 2000 ng/ml im Serum als pathognomonisch für ein Phäochromozytom angesehen werden. Da mäßig erhöhte Katecholaminspiegel auch bei Patienten mit primärer Hypertonie beobachtet werden, ergibt sich bei Konzentrationen zwischen 50 und 200 µg/24 Std. im Urin bzw. 500 und 2000 ng/ml im Serum eine diagnostische Grauzone, die wiederholte Bestimmungen oder eine erweiterte Funktionsdiagnostik erforderlich macht. Die Supprimierbarkeit der physiologischen Katecholaminsekretion durch Clonidin wird im sog. Clonidin-Hemmtest differentialdiagnostisch als Abgrenzung zu einer autonomen, nichtsupprimierbaren Katecholaminfreisetzung bei Vorliegen eines Phäochromozytoms gewertet. Obwohl durch Clonidin-Gabe gelegentlich deutlich hypotone Blutdruckreaktionen beobachtet werden, ist dieser recht zuverlässige Funktionstest weitgehend gefahrlos. Seine Anwendung kann dennoch wegen des relativ hohen Zeit- und Laboraufwandes nur in speziellen Einzelfällen empfohlen werden, zumal die Ergebnisse dieses Testes im eigenen Patientenkollektiv in keinem Fall eine über die einfache Katecholaminbestimmung im Urin oder Plasma hinausgehende differentialdiagnostisch bedeutsame Information liefern konnten. Als weiterer biochemischer Funktionstest bei klinischem Verdacht auf ein Phäochromozytom und nicht pathognomonisch erhöhten Katecholaminkonzentrationen im Urin und/oder Serum ist die intravenöse Gabe von Glukagon zu erwägen. Ein mindestens dreifacher Anstieg der Katecholamine im Serum gilt als positiver, d. h. für das Vorliegen eines Phäochromozytoms beweisender, Glukagon-Provokationstest. Da bei

Tab. 5. **Hinweise für das Vorliegen eines Phäochromozytoms.**

Anfälle von Kopfschmerzen, Herzklopfen, Nervosität, Thorax- und Abdominalschmerzen, Tremor und insbesondere anhaltendes oder übermäßiges Schwitzen
Untergewicht der Patienten
Alter unter 35 Jahren
Glukosetoleranzstörungen und/oder Grundumsatzsteigerung ohne Nachweis einer Hyperthyreose
Kurze Dauer der Hypertonie
Bereits schwere Augenhintergrundsveränderungen
Blutdruckanstieg nach Verabfolgung von Ganglienblockern oder Guanethidin
Blutdruckanstieg unter Streß
Blutdruckanstieg bei Einleitung einer Narkose
Hypertoniker mit pathologischem Stehversuch und auffälligen Blutdruckschwankungen und/oder Pulslabilität
Hypertoniker mit Neurofibromatose oder Cholelithiasis

Patienten mit Phäochromozytom – im Gegensatz zu Normalpersonen oder essentiellen Hypertonikern – außerdem hypertensive Krisen induziert werden können, sollte dieser Test nur unter stationären Bedingungen und nach vorheriger Gabe eines Antihypertensivums (z. B. Kalziumantagonisten) durchgeführt werden. Früher übliche Funktionsteste haben sich nicht bewährt und gelten heute als obsolet.

Die Lokalisationsdiagnostik eines biochemisch gesicherten Phäochromozytoms erfolgt mittels Computertomographie. Während Nebennierentumoren von mehr als einem Zentimeter meist problemlos computertomographisch erfaßt werden können, entziehen sich insbesondere kleinere, extraadrenale Tumoren häufig dem Nachweis durch dieses Lokalisationsverfahren. Als weiterführende Untersuchung hat sich in den vergangenen Jahren die Szintigraphie mit 123- oder 131-J-meta-Jodobenzylguanidin bewährt. Auch bei computertomographisch bereits lokalisiertem Phäochromozytom empfiehlt es sich, diese Untersuchung zusätzlich zum Ausschluß weiterer katecholaminproduzierender Tumoren durchzuführen. Das zuverlässigste, jedoch invasive Lokalisationsverfahren eines durch andere bildgebende Verfahren nicht darstellbaren Phäochromozytoms ist sicherlich die etagenweise Blutentnahme zur Katecholaminbestimmung aus der Vena cava und deren Nebenästen, wobei aufgrund der Konzentrationsunterschiede zwischen Einmündung der Tumorvene und den übrigen Entnahmestellen der Ort des Tumors eingegrenzt bzw. lokalisiert werden kann.

8. Primäre Hypertonie

Die Diagnose einer primären Hypertonie ist eine Ausschlußdiagnose. Eine positive Familienanamnese stützt lediglich die Diagnose. Trotzdem müssen die bekanntesten sekundären Hochdruckursachen ausgeschlossen werden.

Bestimmung des Schweregrades der arteriellen Hypertonie

Für die Beurteilung des Hypertonieschweregrades sind entscheidend die Höhe des arteriellen Blutdruckes und das Vorliegen von hypertoniebedingten Organkomplikationen. Folgen der Hochdruckkrankheit auf die Blutgefäße im Auge sind zu erfassen durch Beurteilung des Augenhintergrundes, am Herzen mittels EKG, Röntgenthoraxaufnahme und Echokardiographie sowie an der Niere durch die Parameter der Nierenfunktion. Diese Untersuchungen erlauben eine Zuordnung einer Hochdruckkrankheit in die 4 Schweregrade nach der WHO-Klassifikation (s. Tab. 6).

Maligne Hypertonie

Bei diastolischen Blutdruckwerten über 120 mmHg, offensichtlichen Funktionsstörungen an Herz, Gehirn und Nieren sowie bei erheblichen Veränderungen an den Augenhintergrundgefäßen im Sinne eines Fundus hypertonicus malignus (früher Fundus hypertonicus Stadium III-IV) ist differentialdiagnostisch an eine maligne Hypertonie zu denken. Es handelt sich um eine besondere Verlaufsform einer primären oder sekundären Hypertonie, weniger der endokrinen Hochdruckformen. Bei Aortenisthmusstenose wurde bisher keine maligne Hypertonie beobachtet.

Die Patienten klagen über Kopfschmerzen, Sehstörungen bzw. Sehverschlechterungen, plötzlich auftretenden Schwindel mit Erbrechen und Parästhesien. Weiterhin bestehen Nasenbluten, Hämoptoe, gastrointestinale Beschwerden, nächtliche Muskelkrämpfe und es können Lungenödem, zerebrale Krampfanfälle, Verwirrtheit und Ohnmacht auftreten.

Tab. 6. **Kriterien zur Festlegung des Schweregrades einer Hypertonie**

	Blutdruck	Fundus	Folgeerkrankungen
Schweregrad I (labile Hypertonie)	In Ruhe normalisierbar, diastolisch unter 100 mmHg	Normal bis Stad. I nach THIEL (sog. Kupferdrahtart.)	Keine
Schweregrad II	Dauernd erhöht, diastolisch 100–115 mmHg	Stadium I–II nach THIEL (Einengung der Arteriolen, Kaliberschwankungen)	Linksherzhypertrophie, keine Herzinsuffizienz, normale Nierenfunktion
Schweregrad III	Dauernd erhöht, diastolisch 115–130 mmHg	Stadium II–III nach THIEL (Blutungen, Exsudate)	Herzinsuffizienz, eingeschränkte Nierenfunktion, zerebrale Ischämiezeichen
Schweregrad IV (maligne Hypertonie)	Diastolisch meist über 130 mmHg	Stadium IV nach THIEL (Stauungspapille, Degenerationsherde, Netzhautblutungen)	Herzinsuffizienz, Niereninsuffizienz, hypertensive Enzephalopathie

Laborchemisch besteht oft ein sekundärer Aldosteronismus mit Hypokaliämie, letztere ist allerdings bei Vorliegen einer Azotämie nicht mehr nachweisbar. Die Parameter der Nierenfunktion (Harnstoff, Kreatinin, Kreatinin-Clearance) sind frühzeitig eingeschränkt und zeigen eine rasche Verschlechterungstendenz. Im Urinsediment finden sich Leukozyten, Erythrozyten und es besteht eine Proteinurie.

Gelegentlich finden sich eine hämolytische Anämie sowie Zeichen einer gesteigerten intravasalen Gerinnung. Bei etwa der Hälfte der Patienten kann eine (renale) Anämie diagnostiziert werden.

Außer der Erkennung der malignen Hypertoniephase sind differentialdiagnostisch sämtliche Hypertonieursachen zu berücksichtigen, um operativ heilbare Hochdruckformen zu erkennen und zu beseitigen.

Differentialdiagnostisches Spektrum

Chronische Hypertonie
s. Tab. 1, S. 471

Pseudohypertension und vorübergehende Blutdrucksteigerungen
s. Tab. 2, S. 472

Literatur

GANTEN D, RITZ E (Hrsg). Lehrbuch der Hypertonie. Stuttgart: Schattauer 1985.
GENEST J, KUCHEL O, HAMET P, CANTIN M. Hypertension. New York: McGraw-Hill 1983.
ROSENTHAL J. Arterielle Hypertonie. Berlin, Heidelberg, New York: Springer 1986.
STIMPEL M. Arterielle Hypertonie. Differentialdiagnose und Therapie. Berlin, New York: de Gruyter 1990.

Arterielle Hypotonie

F. Saborowski und R. Griebenow

Definition und Abgrenzung

Eine **arterielle Hypotonie** liegt vor, wenn der systolische Blutdruck 100–105 und der diastolische Werte von 65–70 mmHg unterschreiten. Es muß jedoch betont werden, daß der Blutdruck eine geregelte Größe darstellt und alters- und geschlechtsabhängig ist. Eine Hypotonie hat nur dann einen Krankheitswert, wenn Zeichen der **Organminderperfusion** bestehen. Am Gehirn zeigt sich diese durch Schwindelgefühl, Bewußtseinstrübung oder Synkope. Die Voraussetzung für einen normalen Blutdruck ist, daß eine ausreichende Gesamtblutmenge vom Herzen in ein intaktes Arterien-(Druckspeicher) und Venen-(Volumenspeicher)System gepumpt wird, wobei die Arteriolen den notwendigen Abstromwiderstand erzeugen. Die Fühler für die rasch ablaufende Blutdruckregulation sind die Barorezeptoren in den herznahen Arterien und für die langsamer verlaufende Volumenregulation die Dehnungsrezeptoren im linken Vorhof. Bei der **Orthostase** vermindert sich das intrathorakale Blutvolumen genau um die Blutmenge (ca. 500 ml), die in die Beine versackt.

Diagnostisches Vorgehen

Von einer primären Form der Hypotonie wird eine sekundäre abgegrenzt (Abb. 1). Die Differentialdiagnose wird aus der Vorgeschichte und dem klinischen Befund gestellt.

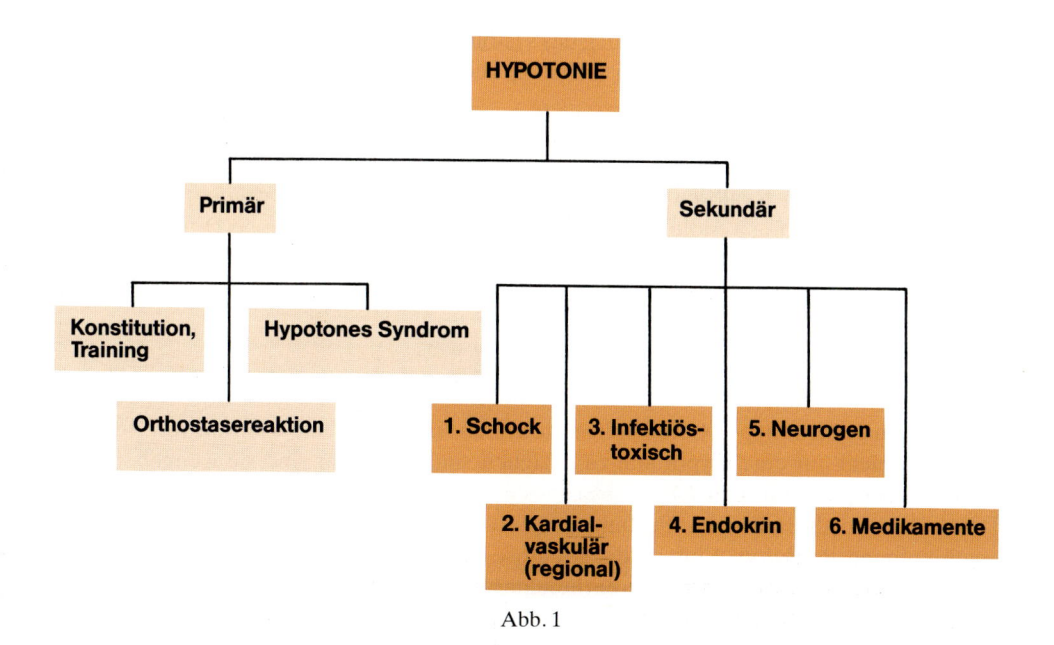

Abb. 1

```
                    ┌─────────────────────────┐
                    │   PRIMÄRE HYPOTONIE     │
                    └─────────────────────────┘
```

| 1. Konstitution, Training: Vorgeschichte, Untersuchungsbefund | 2. Orthostasereaktion: Orthostase-Teste – normal – pathologisch | 3. Hypotones Syndrom: Anamnese, Untersuchungsbefund Orthostase-Test Labor (Na$^+$, K$^+$) |

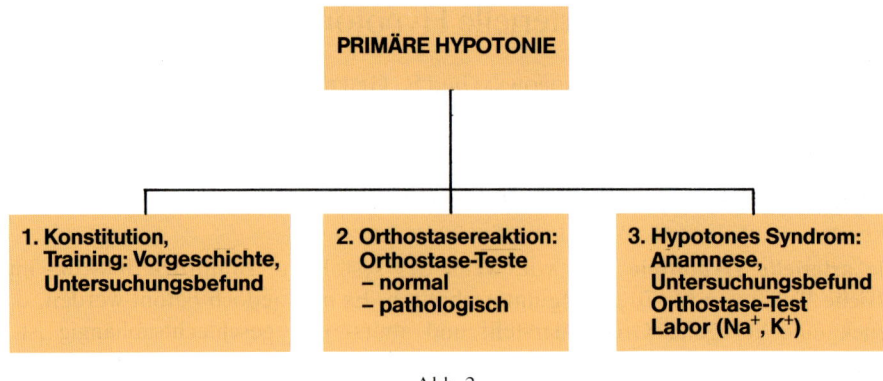

Abb. 2

Primäre Hypotonie (Abb. 2)

1. Konstitution und Training

Ein erniedrigter Blutdruck kann einerseits ein harmloser Meßwert und durch Konstitution und Training bedingt sein, auf der anderen Seite kann er eine lebensbedrohliche Situation im Rahmen eines Schockgeschehens kennzeichnen.

2. Orthostasereaktion

Für die Beurteilung der Orthostasereaktion werden verschiedene Funktionsprüfungen empfohlen: Schellong-Test, Hochlagerungstest nach de Marées und Jarmatz, Hocktest nach Brecht und Barbey und **Orthostasetest** nach Thulesius. Bei der letztgenannten Prüfung können vier Reaktionstypen unterschieden werden:

Typ I: **Hypertone Reaktion** (Anstieg des systolischen Blutdrucks und der Herzfrequenz)
Typ II: **Sympathikotone Reaktion** (Anstieg der Herzfrequenz, Abfall des systolischen Blutdrucks)
Typ IIa: **Asympathikotone Reaktion** (Abfall des systolischen und diastolischen Blutdrucks ohne Änderung der Herzfrequenz)
Typ III: **Vasovagale Reaktion** (Abfall des Blutdrucks und der Herzfrequenz).

Aufgrund dieser pathophysiologisch definierten Reaktionstypen ist eine Differentialtherapie möglich. Eine chronische Hypotonie kann gemeinsam mit einer chronischen Hypovolämie vorkommen. Ob es sich dabei um eine primäre Störung der Volumenregulation handelt, kann bisher nur angenommen werden.

3. Hypotones Syndrom

Patienten mit einem hypotonen Syndrom zeichnen sich durch eine Vielzahl von Beschwerden aus, die nicht auf eine Hypotonie zu beziehen sind, vielmehr sind sie weitgehend einer Befindensstörung zuzuordnen (Antriebsschwäche, Lustlosigkeit und schnelle Erschöpfbarkeit). Bei der orthostatischen Prüfung reagiert die Mehrzahl der Patienten mit einer sympathikotonen Reaktion. Eine medikamentöse Therapie ist in aller Regel nicht erforderlich. Zum Ausschluß einer Nebennierenrindeninsuffizienz ist die Bestimmung der Natrium- und Kaliumkonzentrationen im Serum als Suchmethode hilfreich (Abb. 2).

Sekundäre Hypotonie (s. Abb. 1)

Die verschiedenen Ursachen für eine sekundäre Hypotonie sind in Tab. 1 dargestellt.

1. Schock

Im Verlaufe eines Schockgeschehens kommt es zu einer hochgradigen Perfusionseinschränkung lebenswichtiger Organe und/oder zu einer Störung von Sauerstoffaufnahme, -abgabe oder -verwertung, so daß eine notwendige minimale O_2-Versorgung dauerhaft unterschritten wird. Dieser Zustand kann akut eintreten oder sich über Stunden bis Tage entwickeln. Eine Vielzahl von Erkrankungen kommt als schockauslösende Ursache in Betracht (Tab. 2). Da der Schock immer eine akut lebensbedrohliche Situation darstellt, ist das diagnostische Vorgehen auf die aktuelle Beurteilung von Vitalfunktionen zu beschränken. Das **Basisprogramm** umfaßt folgende Punkte: Monitorisierung der Herzfrequenz, Messung des Blutdrucks und zentralen Venendrucks, Blutgasanalyse, Messung der Körpertemperatur und der stündlichen Urinausscheidung und Laboruntersuchungen (Hämoglobin, Hämatokrit, Leuko- und Thrombozytenzahl, Quick-Wert, PTT, Fibrinogen, Natrium, Kalium, Glukose, Kreatinin, CPK, SGOT, SGPT und LDH). Ist eine genaue Beurteilung der linksventrikulären Funktion notwendig, wird ein Swan-Ganz-Katheter ins Niederdrucksystem eingebracht.

Die verschiedenen Ursachen für einen **Volumenmangel** ergeben sich aus der Vorgeschichte. Die Volumensubstitution wird durch die Messung des zentralen Venendrucks und

Tab. 1. **Ätiologie der sekundären Hypotonie.**

1. *Schock*
   Volumenmangel
   Kardiogen
   Endokrin
   Metabolisch-toxisch
   Septisch
   Anaphylaktisch
   Neurogen
2. *Kardial*
   Myokardinfarkt
   Herzrhythmusstörungen
   Herzinsuffizienz
   Myokarditis
   Ventildefekte
      (Aorten- und Mitralstenosen)
   Perikarderguß
   Pericarditis constrictiva
   Karotissinussyndrom
   Vaskulär (regional)
   Aortenbogensyndrom
   Aortenisthmusstenose
   Gefäßstenosen (z. B. A. carotis)
3. *Infektiös-toxisch*
   Infektionskrankheiten
   Bakterielle und virale Infekte
   Intoxikationen
4. *Endokrin*
   NNR-Insuffizienz
   HVL-Insuffizienz
   Hypothyreose
   AGS
   Bartter-Syndrom
   Diabetes insipidus
5. *Neurogen*
   Shy-Drager-Syndrom
   »Postural hypotension«
   Polyneuropathie
   Querschnittsschädigungen
   Tabes dorsalis
   Morbus Parkinson
   Guillain-Barré-Syndrom
   Syringomyelie
   Multiple apoplektische Insulte
   Operativ: Chordotomie,
      Sympathektomie
6. *Medikamente*
   Sedativa/Hypnotika
   Neuroleptika/Monoaminooxydasehemmer
   Antihypertensiva

Tab. 2. **Ätiologie des Schocks.**

Volumenmangel
Flüssigkeitsverlust nach außen
Blutungen
Gastrointestinaler Flüssigkeitsverlust (z. B. Erbrechen, Diarrhoe)
Renaler Flüssigkeitsverlust (z. B. Diabetes mellitus, Diabetes insipidus, Diuretika, Polyurie nach akutem Nierenversagen)
Flüssigkeitsverlust über die Haut (z. B. Verbrennungen, exsudative Hauterkrankungen, starkes Schwitzen ohne adäquate Wasserzufuhr)
Innerer Flüssigkeitsverlust
Weichteilblutungen (z. B. nach Frakturen, besonders Oberschenkel- und Beckenfrakturen, retroperitoneal)
Flüssigkeitssequestration bei Peritonitis, Pankreatitis, Leberzirrhose
Ileus
Hämatothorax, Hämatoperitoneum

Kardiogener Schock
Akuter Myokardinfarkt
Arrhythmien
Primäre und sekundäre Kardiomyopathien
Akute Herzklappeninsuffizienz (z. B. bei Endokarditis, nach Trauma)
Obstruktive Läsionen (z. B. Mitral- und Aortenstenose, Vorhof- oder Ventrikeltumoren)

Endokrinologische Ursachen
Diabetes mellitus (ketoazidotisches und hyperosmolares Koma)
Addison-Krise
Hypo- und hyperthyreotes Koma
Koma bei Hypo- und Hyperparathyreoidismus
Hypoglykämie (z. B. Insulinom, iatrogen)

Metabolisch-toxisch
z. B. Endstadien chronischer Organerkrankungen: globale respiratorische Insuffizienz, Urämie, dekompensierte Leberzirrhose oder z. B. Schwermetallintoxikationen

Septischer Schock

Anaphylaktischer Schock

Neurogener Schock

des entsprechenden Ionogramms überwacht. Beim **kardiogenen Schock** ist die Herzauswurfleistung hochgradig vermindert. Das erniedrigte Herzzeitvolumen kann durch eine unzureichende ventrikuläre Füllung (Perikarderguß, konstriktive Perikarditis, bradykarde und tachykarde Herzrhythmusstörung), durch Ventildefekte und myokardiale Erkrankungen bedingt sein. Die häufigste Ursache eines kardiogenen Schocks stellt die kardiale Funktionsminderung im Rahmen eines akuten Myokardinfarktes dar.

Bei **massiver Lungenembolie** führt die Verlegung der Lungenstrombahn zu einem Anstieg des Lungengefäßwiderstandes mit konsekutiver pulmonaler Hypertonie und akuter Rechtsherzinsuffizienz. Neben arterieller Hypoxämie werden tachykarde und bradykarde Herzrhythmusstörungen beobachtet. Die Sicherung der Diagnose erfolgt durch Messung der Blutgase und durch Anfertigung eines Lungenperfusions-Szintigramms und eines Pulmonalisangiogramms.

Im Rahmen **endokrinologischer Erkrankungen** ist häufig eine Hypovolämie an der Entwicklung eines Schocks beteiligt. Sowohl beim **ketoazidotischen** als auch beim **hyperosmolaren Koma** bei entgleistem Diabetes mellitus kommt es infolge glukoseinduzierter osmotischer Diurese zu großen renalen Flüssigkeitsverlusten. Das ketoazidotische Koma ist weiterhin durch eine ausgeprägte metabolische Azidose gekennzeichnet durch Bildung von Ketonkörpern, verbunden mit begleitenden Natrium- und Kaliumverlusten. Bei der **Addison-Krise** findet sich neben allgemeiner Adynamie, Muskelschwäche, Hypoglykämie, Erbrechen, Durchfall auch eine Hypovolämie durch den Ausfall des Aldosterons und der mineralokortikoiden Wirkung der Kortikosteroide. Eine Hyponatriämie, eine Hypochlorämie und eine Hyperkaliämie sind die Folge. Das **Myxödemkoma** als Endstadium einer Hypothyreose ist eine seltene Erkrankung und gekennzeichnet durch eine ausgeprägte Hypothermie mit dem Risiko von Kammerflimmern oder bradykarden Herzrhythmusstörungen. Infolge einer eingeschränkten Atemaktivität wird eine Hyperkapnie beobachtet. Pleura- und Perikardergüsse kommen vor. Bei der **thyreotoxischen Krise** werden Hyperthermie, Sinustachykardie, Herzinsuffizienz und Diarrhöen beobachtet. Zusätzlich können zerebrale Symptome mit Verwirrtheitszuständen bis zur Entwicklung einer Bulbärparalyse auftreten. Das **Koma bei Hyperparathyreoidismus** ist durch Hyperkalzämie, Exsikkose, Polyurie, Erbrechen und Herzinsuffizienz gekennzeichnet. Ein **Koma bei Hypoparathyreoidismus** ist bisher nur im pädiatrischen Krankengut beobachtet worden. Ein **hypoglykämischer Schock** kann durch die Zufuhr von Insulin bei ungenügender Nahrungszufuhr vorkommen. Bei therapierefraktären Situationen und Nüchternhypoglykämien ist an das Vorliegen eines Insulinoms zu denken.

In den Terminalstadien von chronischen Organerkrankungen (globale respiratorische Insuffizienz, Urämie, dekompensierte Leberzirrhose oder Schwermetallintoxikationen) kann ein **metabolisch-toxisch bedingter Schockzustand** auftreten.

Ein **septischer Schock** kann sich bei Infektionen mit unterschiedlichen Erregern immer dann entwickeln, wenn sich aufgrund kutaner Flüssigkeitsverluste und inadäquater Flüssigkeitszufuhr eine Hypovolämie entwickelt und gleichzeitig eine hyperthermieinduzierte Vasodilatation besteht. Bei Infektionen mit gramnegativen Erregern wird ein bakterieller Schock infolge Endotoxinwirkung beobachtet. Die Endotoxine bedeuten durch eine gesteigerte Gefäßpermeabilität einen Plasmaverlust und zusätzlich eine Volumensequestration im Lungen- und Splanchnikusbereich infolge eines erhöhten Venentonus. Zusätzlich kann es zu Störungen der Blutgerinnung in Form einer disseminierten intravasalen Gerinnung kommen, die zu Mikrozirkulationsstörungen und zur Entwicklung einer Verbrauchskoagulopathie führen.

Ein **anaphylaktischer Schock** wird durch eine immunologische Reaktion ausgelöst, die bei Antigenexposition über die Bildung von Antigen-Antikörper-Komplexen und weiter über eine Interaktion dieser Komplexe mit der Zellmembran zur Freisetzung zellgebundener Mediatoren (z. B. Histamin, Serotonin) führt. Als Antigen kommen hauptsächlich Pollenextrakte, Antibiotika und andere Medikamente in Frage. Die Klinik ist gekennzeichnet durch ein urtikarielles Exanthem, einen ausgeprägten Plasmaverlust ins Interstitium mit Abfall des arteriellen Blutdrucks, durch eine Tachykardie bzw. tachykarde Herzrhythmusstörung infolge großer Katecholaminausschüttung und durch die Ausbildung einer oft bedrohlichen Bronchospastik.

Die Entwicklung eines Kreislaufschocks bei **neurologischen Erkrankungen** ist das Ergebnis einer inadäquaten arteriellen und venösen Vasodilatation infolge des Zusammenbruchs der nervösen Kreislaufregulation. Sie findet sich in Form des spinalen Schocks bei Querschnittläsionen, bei zerebrovaskulären Insulten, traumatischen und metabolisch-toxischen Schädigungen des ZNS (Narkotikaüberdosierung).

2. Kardial-vaskulär bedingte Hypotonie

Ein **Myokardinfarkt** wird aus der Anamnese, aus den typischen EKG-Veränderungen und aus einem Serumenzymanstieg (CPK, CK-MB, SGOT, α-HBDH) diagnostiziert. Bei einer **Myokarditis** stehen unspezifische Endteilveränderungen und Rhythmusstörungen im EKG im Vordergrund. Für die Abgrenzung der verschiedenen Formen einer Myokarditis werden der ASL- und ADB-Titer sowie die Virusserologie und immunologische Parameter herangezogen. Handelt es sich um das intermittierende Auftreten von Herzrhythmusstörungen, hat sich das Langzeit-EKG besonders bewährt. Eine **Aorten- und/oder Mitralstenose** ist im ein- und zweidimensionalen Echokardiogramm nachweisbar. Die Ableitung eines Phonokardiogramms und einer Karotispulskurve hat bei der Diagnostik von Herzklappenfehlern ergänzenden Charakter. Für die präoperative Beurteilung ist eine Herzkatheteruntersuchung einschließlich Angiokardiographie erforderlich. Der Nachweis einer **Pericarditis constrictiva** oder eines **Perikardergusses** erfolgt echokardiographisch.

Die Zeichen einer **Linksherzinsuffizienz** sind exakt durch die Phänomene der Perfusionsumverteilung im Röntgenthoraxbild darzustellen. Bei der Durchführung eines Karotisdruckversuches sollte neben einer fortlaufenden EKG-Registrierung die Aufzeichnung der arteriellen Druckmessung erfolgen, da neben der kardioinhibitorischen Reaktion eine vasodepressorische Form beschrieben worden ist. Beim **Karotissinussyndrom** soll die Asystolie >3 sec bestehen und mit den Zeichen der zerebralen Minderperfusion einhergehen (Tab. 3).

Tab. 3. **Diagnostisches Vorgehen bei kardial ausgelöster Hypotonie.**

Myokardinfarkt	Vorgeschichte, Untersuchungsbefund, EKG Labor: CK, SGOT, α-HBDH
Herzinsuffizienz	Vorgeschichte, Untersuchungsbefund, Rö.-Thorax, Echokardiographie (1- und 2-D)
Myokarditis	Vorgeschichte, Untersuchungsbefund Labor: BSG, ASL-Titer, Virusserologie, immunologische Parameter, EKG Echokardiographie (1- und 2-D)
Ventildefekte (Aorten- und Mitralstenose)	Vorgeschichte, Untersuchungsbefund, EKG, Phonokardiogramm und Karotispulskurve Farb-Doppler-Echokardiographie Rö.-Thorax
	Herzkatheter (Angiokardiographie)
Perikarderguß	Vorgeschichte, Untersuchungsbefund Echokardiographie (1- und 2-D) Rö.-Thorax
Pericarditis constrictiva	Vorgeschichte, Untersuchungsbefund Rö.-Thorax Echokardiographie (1- und 2-D) Herzkatheter
Herzrhythmusstörungen	EKG (Rhythmusstreifen, Monitoring, Telemetrie), Langzeit-EKG
Karotissinussyndrom	Vorgeschichte Karotisdruckversuch (einschließlich arterieller Druckmessung)

Bei regionalen arteriellen Gefäßveränderungen kann distal eine Gefäßverengung, eine Hypotonie auftreten. Neben der Palpation und Auskultation der Gefäße werden die Doppler-Sonographie und -Druckmessung sowie die Angiographie eingesetzt.

3. Infektiös-toxisch bedingte Hypotonie

Im Rahmen von Infektionskrankheiten im engeren Sinne und von bakteriellen und viralen Infekten sowie von Intoxikationen (Antipsychotika, trizyklische Antidepressiva) kann eine länger andauernde Hypotonie auftreten. Bei der Orthostaseprüfung findet sich meistens eine sympathikotone Reaktionsform. Die akut auftretende Hypotonie beim anaphylaktischen und septischen Schock ist bereits erwähnt worden.

4. Endokrin bedingte Hypotonie

Die verschiedenen endokrinologischen Störungen, die mit einer Hypotonie einhergehen, sind in Tab. 1 dargestellt. Die differentialdiagnostischen Überlegungen orientieren sich an klinischen Befunden, Störungen des Wasser- und Elektrolythaushaltes und dem Ergebnis der hormonellen Funktionsdiagnostik.

Bei der **primären Nebennierenrindeninsuffizienz** geben die Patienten Müdigkeit und Schwäche an. Die Haut und Schleimhäute sind deutlich pigmentiert. Neben einer Hyponatriämie und Hypochlorämie wird eine Hyperkaliämie mit metabolischer Azidose nachgewiesen. Das Extrazellulärvolumen ist erniedrigt. Im Plasma ist die Cortisol- und Aldosteronkonzentration erniedrigt, während die ACTH-Konzentration erhöhte Werte aufweist. Im ACTH-Kurztest ist kein Anstieg des Plasmakortisols nachweisbar.

Die **Hypophysenvorderlappeninsuffizienz** ist klinisch durch Adynamie, »alabasterne« Blässe der Haut, Hypoglykämie, Verlust von Achsel- und Schambehaarung und Libido- und Potenzverlust gekennzeichnet. Der Elektrolyt- und Säure-Basen-Haushalt zeigt meistens keine gerichteten Veränderungen. Einzelheiten sind im Kap. »Pigmentanomalien« weiter abgehandelt.

Ein Volumenmangel mit konsekutiver Verminderung des Herzzeitvolumens kann bei **Hypothyreose** und **adrenogenitalem Syndrom** (AGS) zu einer Hypotonie führen. Die Diagnose der Hypothyreose erfolgt mit der Bestimmung der Schilddrüsenhormone T_3 und T_4 und dem TRH-Test. Das AGS gehört zu den angeborenen Erkrankungen mit gestörter Steroidsynthese. Mehrere Enzymdefekte sind dabei beschrieben worden. Beim **Bartter-Syndrom** wird die Verminderung des peripheren Widerstandes mit konsekutiver Hypotonie durch ein Nichtansprechen der glatten Gefäßmuskulatur auf Angiotensin erklärt. Beim **Diabetes insipidus** werden zwei Formen unterschieden. Die hypothalamisch-hypophysäre Form beruht auf einem Mangel an antidiuretischem Hormon, die nephrogene Form auf einer fehlenden Ansprechbarkeit der distalen Nephronabschnitte auf das Vasopressin. Polyurie und Polydipsie sind die Leitsymptome. Besonders unter unzureichender Flüssigkeitszufuhr kommt es zu einer Dehydratation mit Hypotonie.

5. Neurogen ausgelöste Hypotonie

Die neurogen ausgelösten Hypotonien zeichnen sich unter Orthostasebedingungen dadurch aus, daß bei nahezu unveränderter Herzfrequenz der systolische Blutdruck abfällt. Diese asympathikotone Reaktion kommt primär (Shy-Drager-Syndrom, »postural hypotension«) und sekundär bei verschiedenen Erkrankungen und Verletzungen des Rückenmarks vor. Die neurologischen Symptome bestehen in Impotenz, Sphinkterstörungen von Blase und

Enddarm und einer Anhidrose. Eine medikamentöse Therapie ist oft wenig erfolgreich und erfordert zusätzliche Maßnahmen (Kompressionshosen, Anti-g-Anzüge).

6. Medikamentös induzierte Hypotonie

Zur ätiologischen Klärung einer Hypotonie gehört stets eine genaue Medikamentenanamnese. Die weite Verbreitung von Sedativa und Neuroleptika gibt Anlaß zu Fehlinterpretationen von Blutdruckmessungen und Orthostaseuntersuchungen und bewirkt unnötige medikamentöse Therapiemaßnahmen. Bei einer **antihypertensiven Therapie** ist die häufige Kontrolle des Blutdrucks im Liegen und Stehen und unter Belastung erforderlich. Alle antihypertensiv wirksamen Substanzgruppen können eine Hypotonie auslösen: Saluretika, Alpha- und Betarezeptorenblocker, Vasodilatatoren und Medikamente, die das Renin-Angiotensin-Aldosteron-System (Saralasin, Captopril) beeinflussen.

Differentialdiagnostisches Spektrum

Primäre Hypotonie
Essentielle Hypotonie
Hypotones Syndrom

Sekundäre Hypotonie
Alle Schockformen
Myokardinfarkt
Herzrhythmusstörungen
Herzinsuffizienz
Myokarditis
Aortenstenose
Mitralstenose
Perikarderguß
Pericarditis constrictiva
Karotissinus-Syndrom
Aortenbogensyndrom
Infektionskrankheiten
Intoxikationen

Nebennierenrinden-Insuffizienz
Hypophysenvorderlappen-Insuffizienz
Hypothyreose
Adrenogenitales Syndrom
Bartter-Syndrom
Diabetes insipidus
Shy-Drager-Syndrom
Polyneuropathie
Querschnittsläsionen
Tabes dorsalis
Morbus Parkinson
Guillain-Barré-Syndrom
Syringomyelie
Multiinfarkt-Syndrom
Z. n. Chordotomie
Z. n. Sympathektomie
Medikamente

Literatur

CHRISTIAN P. Kreislaufregulationsstörungen. In: HORNBOSTEL H, KAUFMANN W, SIEGENTHALER W (Hrsg). Innere Medizin in Praxis und Klinik. 3. Aufl. Stuttgart, New York: Thieme 1984, S. 1285.

GRIEBENOW R, SABOROWSKI F. Schock und Kollaps. In: SIEGENTHALER W, KAUFMANN W, HORNBOSTEL H, WALLER H D (Hrsg). Lehrbuch der Inneren Medizin. 2. Aufl. Stuttgart, New York: Thieme 1987, S. 1148.

KÖNIG K. Psychovegetativ bedingte Herz- und Kreislaufstörungen. In: ROSKAMM H, REINDELL H (Hrsg). Herzkrankheiten. 3. Aufl. Berlin, Heidelberg, New York: Springer 1989, S. 863.

RIECKERT H. Hypotonie. Berlin, Heidelberg, New York: Springer 1979.

SABOROWSKI F. Kreislaufinsuffizienz (Schock, Kollaps). In: BOCK H E, KAUFMANN W, LÖHR G W (Hrsg). Pathophysiologie. 3. Aufl. Stuttgart, New York: Thieme 1985, S. 398.

SCHEPPOKAT K D. Arterielle Hypotonie, Hypovolämie und autonome Neuropathien. In: SIEGENTHALER W, KAUFMANN W, HORNBOSTEL H, WALLER H D (Hrsg). Lehrbuch der Inneren Medizin. 2. Aufl. Stuttgart, New York: Thieme 1987, S. 1143.

SCHUSTER H P. Kreislaufschock. In: HORNBOSTEL H, KAUFMANN W, SIEGENTHALER W (Hrsg). Innere Medizin in Praxis und Klinik. 3. Aufl. Stuttgart, New York: Thieme 1984, S. 1293.

Husten und Auswurf

E. Dundalek

Definition und Abgrenzung

Husten ist ein forciertes Austreiben von Luft durch die Glottis und dient dem Selbstreinigungsmechanismus der Lunge. Die Atemwege werden hierdurch von aspiriertem Material und Sekret gereinigt. Häufig ist er das Kardinalsymptom einer pulmonalen Erkrankung. Er wird ausgelöst durch verschiedene Stimuli wie feste oder gasförmige Partikel, Entzündungen der Bronchialschleimhaut, des Parenchyms oder durch Druck und Zug auf die äußere Wand des Bronchus. Weiterhin kann ein entzündlicher Prozeß der Pleura einen Hustenreflex auslösen. Die Effektivität des Hustenstoßes ist zum einen von der Beschaffenheit des Bronchusinhaltes und zum anderen von der Strömungsgeschwindigkeit der Luft in den Bronchien abhängig. Der Hustenstoß wird durch einen hohen transbronchialen Druck unter Einsatz der Exspirationsmuskulatur und Öffnung der vorher geschlossenen Glottis erzielt. Unwirksam ist der Hustenstoß bei vorzeitigem Kollaps des Tracheobronchialsystems wie bei Lungenemphysem und chronischer Bronchitis.

Als **Hämoptoe** wird die Expektoration größerer Mengen reinen Blutes bezeichnet. Zur **Hämoptyse** besteht nur ein quantitativer Unterschied. Als Hämoptyse bezeichnet man die Beimengung von Blut im Sputum oder die Expektoration geringfügiger Blutmengen. Gelegentlich kann die Unterscheidung der Hämoptoe von einer Hämatemesis Schwierigkeiten bereiten. Wenn das Blut dem Ösophagus entstammt, ist es im Gegensatz zu den Lungenblutungen dunkelrot. Stammt es aus dem Magen und ist folglich durch Salzsäure denaturiert, so erhält es einen kaffeesatzartigen Aspekt, riecht säuerlich und ist niemals schaumig.

Diagnostisches Vorgehen

Trockener Husten sollte von produktivem Husten unterschieden werden, wobei auch in Erwägung zu ziehen ist, daß das Produkt häufig verschluckt und dadurch fälschlich ein trockener Reizhusten angenommen wird. Letzterer tritt meist im Zusammenhang mit akuten Tracheobronchitiden auf und ist nicht selten von retrosternalen Schmerzen begleitet. Später kann er dann als Folge einer Superinfektion produktiv werden. Eine Gefahr liegt in der Bewertung des Hustens bei chronischen Bronchitikern und Rauchern, da er als lange währendes Begleitsymptom bei diesen Patienten als zusätzliches Zeichen eines Bronchialkarzinoms nicht richtig gedeutet wird. Bei neu aufgetretenem Husten sollten nicht mehr als 2 Wochen vergehen, bis eine Röntgenaufnahme des Thorax in 2 Ebenen angefertigt wird. Sollte sich hier kein eindeutiger Befund ergeben, so hat unbedingt die Bronchoskopie zu erfolgen, damit nicht ein okkultes Bronchialkarzinom oder -adenom übersehen wird.

Als unspezifisches Symptom einer Lungenerkrankung wird die **Hämoptoe** sicherlich häufig überbewertet, dennoch sollten intensive diagnostische Maßnahmen nachfolgen, da sie ein Frühsymptom des Bronchialkarzinoms sein kann. In mehr als der Hälfte der Fälle (54%)

findet man einen bösartigen Tumor. Daher ist die Anfertigung von Röntgenaufnahmen in 2 Ebenen eine grundlegende diagnostische Untersuchungsmaßnahme. Sollte sich aus Anamnese und Röntgenbefund die Dignität der Blutung nicht eindeutig klären lassen, so muß die Bronchoskopie – am besten mit dem flexiblen Gerät – eingesetzt werden, wobei häufig die Lokalisation und die Ursache festgestellt werden können. Trotz aller diagnostischen Anstrengungen bleiben 5 bis 10% der Hämoptysen unerklärt.

Bei starken Blutungen, das sind Blutungen im Schwall, ist nur die Bronchoskopie mit starrem Gerät leistungsfähig.

Nichtproduktiver und produktiver Husten (Abb. 1 und 2)

1. Akute Bronchitis

Die akute Bronchitis ist eine häufige Erkrankung. Am ehesten wird sie in den Wintermonaten diagnostiziert und dann vielfach als grippaler Infekt bezeichnet. Die Erkrankung entsteht meistens durch einen Virusinfekt. Hier sind Myxoviren (Influenza, Parainfluenza, Mumps), Rhinoviren, Reoviren und Adenoviren zu nennen. Der Infekt verursacht eine Schädigung der Schleimhaut, auf welcher sich bevorzugt bakterielle Infekte aufpfropfen. Das Erregerspektrum umfaßt die Keime, welche auch bei chronischer Bronchi-

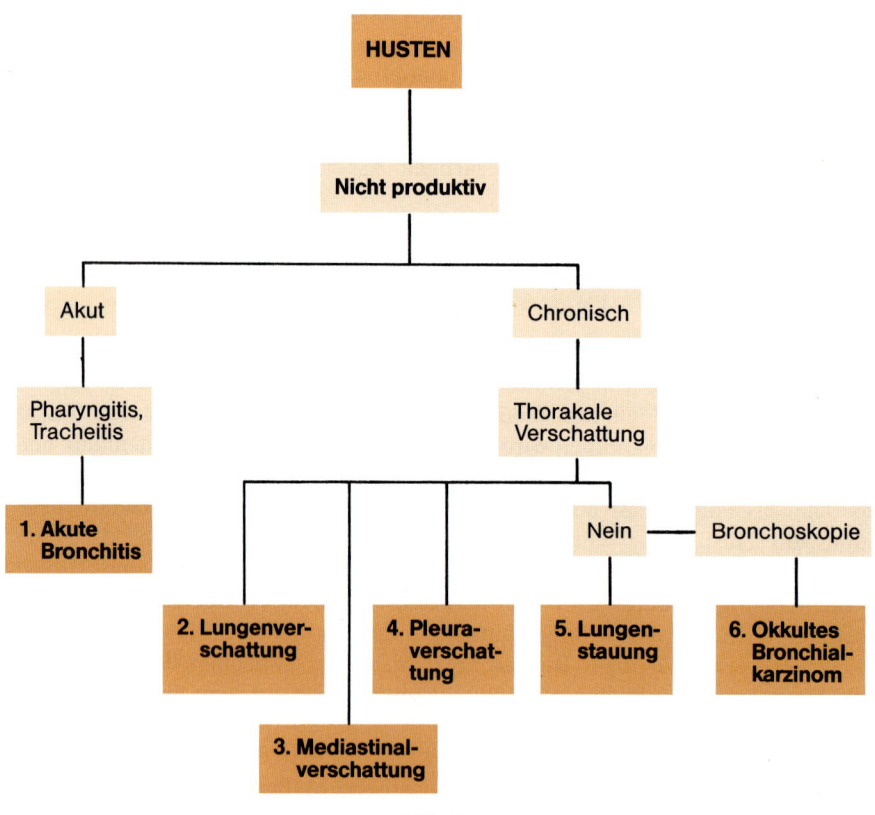

Abb. 1

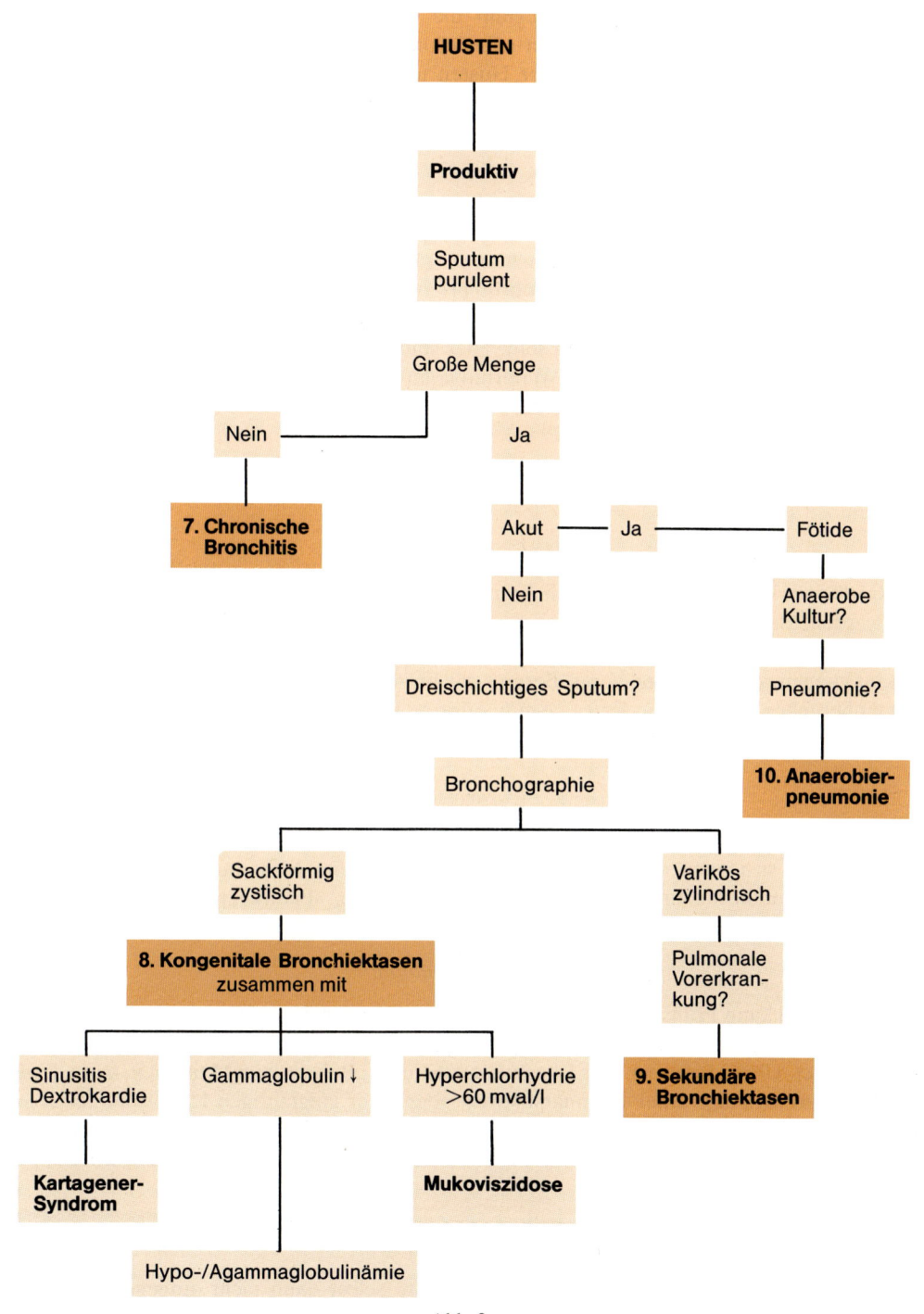

```
                          ┌─────────┐
                          │ HUSTEN  │
                          └────┬────┘
                               │
                         ┌─────┴─────┐
                         │ Produktiv │
                         └─────┬─────┘
                               │
                        ┌──────┴──────┐
                        │   Sputum    │
                        │  purulent   │
                        └──────┬──────┘
                               │
                         ┌─────┴─────┐
                         │ Große Menge│
                         └─────┬─────┘
                   ┌───────────┴───────────┐
                  Nein                     Ja
                   │                       │
          ┌────────┴────────┐         ┌────┴────┐
          │ 7. Chronische   │         │  Akut   │──── Ja ────┐
          │   Bronchitis    │         └────┬────┘            │
          └─────────────────┘             Nein         ┌─────┴─────┐
                                           │          │  Fötide   │
                                  ┌────────┴────────┐ └─────┬─────┘
                                  │ Dreischichtiges │       │
                                  │    Sputum?      │ ┌─────┴─────┐
                                  └────────┬────────┘ │ Anaerobe  │
                                           │          │ Kultur?   │
                                  ┌────────┴────────┐ └─────┬─────┘
                                  │ Bronchographie  │       │
                                  └────────┬────────┘ ┌─────┴─────┐
                            ┌──────────────┴─────┐    │Pneumonie? │
                     ┌──────┴──────┐    ┌────────┴──┐ └─────┬─────┘
                     │ Sackförmig  │    │  Variкös  │       │
                     │  zystisch   │    │zylindrisch│  ┌────┴─────────┐
                     └──────┬──────┘    └────────┬──┘  │10. Anaerobier-│
                            │                    │     │  pneumonie   │
         ┌──────────────────┴──────────┐   ┌─────┴──────┐└──────────────┘
         │ 8. Kongenitale Bronchiektasen│   │ Pulmonale  │
         │      zusammen mit            │   │ Vorerkran- │
         └──┬───────────┬───────────┬───┘   │    kung?   │
            │           │           │       └─────┬──────┘
    ┌───────┴──┐ ┌──────┴─────┐ ┌───┴────────┐    │
    │ Sinusitis │ │Gammaglobulin│ │Hyperchlor- │ ┌──┴──────────┐
    │Dextrokardie│ │     ↓      │ │hydrie      │ │9. Sekundäre │
    └───────┬──┘ └──────┬─────┘ │>60 mval/l  │ │Bronchiektasen│
            │           │       └───┬────────┘ └─────────────┘
    ┌───────┴──┐        │     ┌─────┴────────┐
    │Kartagener-│       │     │ Mukoviszidose│
    │ Syndrom   │       │     └──────────────┘
    └──────────┘        │
              ┌─────────┴──────────┐
              │Hypo-/Agammaglobulinämie│
              └────────────────────┘

                         Abb. 2
```

tis nachgewiesen werden. Klinisch beginnt die Erkrankung meist mit einer Pharyngitis, Laryngitis und Heiserkeit. Ein retrosternaler Schmerz wird durch eine Tracheitis verursacht. Nachdem in den ersten drei Tagen der Husten trocken ist, produziert dieser später einen zähen, glasigen und bei bakterieller Superinfektion purulenten Schleim. Häufig besteht ein ausgeprägtes Krankheitsgefühl mit Fieber bis zu 39° C. Die Auskultations- und Röntgenbefunde sind nicht richtungweisend.

2. Lungenverschattung

Mannigfaltige Prozesse an den Bronchien und im Lungengewebe können den Hustenreiz unterhalten. Insbesondere ist daran zu erinnern, daß die Distorsion der Bronchialwege bei pulmonalen Fibrosen oder Atelektasen Reizhusten verursachen kann. Auch das Lungeninterstitium kann der Ort der Stimulation sein. Hier sind in erster Linie die Bronchopneumonien und viralen Pneumonien zu nennen. Weiterhin kann ein Lungeninfarkt, besonders wenn er zu einer pleuralen Reaktion führt, Hustenreiz bedingen. Vor allem ist zu überlegen, ob evtl. ein Bronchialkarzinom vorliegt. Diese Frage stellt sich immer dann, wenn segmental verteilte oder atelektatische Lungenprozesse vorliegen. Dann sollte bronchoskopiert werden (s. Kap. »Lungenverschattungen«, S. 503).

3. »Mediastinalverschattung«

Reizhusten kann auch extrabronchial durch Zug und Druck auf die Bronchien hervorgerufen werden. Bei Mediastinalverschattungen können alle raumfordernden Prozesse zugrunde liegen, wobei auch insbesondere ein Aortenaneurysma nicht zu übersehen ist. Alle Erkrankungen, die mit einer Vergrößerung der bronchialen und paratrachealen Lymphknoten einhergehen, kommen in Frage. Am häufigsten liegt eine retrosternale Struma zugrunde (s. Kap. »Mediastinalverschattung«, S. 533).

4. Pleuraverschattung

Neben der Pleuritis sicca können infiltrative Pleuraprozesse einen Hustenreiz unterhalten. Dieser findet sich auch als häufiges Begleitsymptom beim Mesotheliom. Auch kann ein Spontanpneumothorax einen Hustenreiz auslösen (s. Kap. »Pleuraverschattung«, S. 549).

5. Lungenstauung

Der Husten kann Frühsymptom eines beginnenden Linksherzversagens sein. Er findet sich bei Zuständen pulmonaler Kongestion mit Anhebung des hydrostatischen Drucks und konsekutiver Überwässerung des Lungeninterstitiums. Bei älteren Menschen kann Linksherzversagen als Folge einer Koronarsklerose oder einer langjährigen Hypertonie erfolgen. Bei jüngeren Patienten muß an das Vorliegen von linksatrialen Druckerhöhungen bei Mitral- und Aortenvitien ebenso wie bei Kardiomyopathie gedacht werden (s. Abschn. Lungenödem, S. 394)

6. Okkultes Bronchialkarzinom(-adenom)

Die Suche nach einem Bronchialkarzinom sollte selbst dann nicht aufgegeben werden, wenn die Röntgenthoraxaufnahmen keinen eindeutigen Befund ergeben. Unklarer Husten kann als mögliches Frühsymptom eines Bronchialkarzinoms gewertet werden. Immer dann sollte auch der Verdacht geweckt werden, wenn eine plötzliche Änderung der Menge des produzierten Sekretes, der Farbe des Sputums und der Häufigkeit der Expektoration beobachtet wird. Besonderes Gewicht erhalten auch Blutbeimengungen oder mögliche andere Änderungen der Sputumqualität. Dann sollte mit dem Einsatz der Bronchoskopie zur Gewinnung von zytologischem Material und evtl. Gewebebiopsien nicht gezögert werden.

7. Chronische Bronchitis

Definitionen der chronischen Bronchitis sind häufig ungenau, da sie meistens ätiologische Faktoren unberücksichtigt lassen. Am geläufigsten ist die Definition der WHO, die sie als eine Erkrankung bezeichnet hat, die wenigstens über 2 Jahre und während dieses Zeitraumes in jedem Jahr mindestens 3 Monate besteht, an den meisten Tagen der Woche mit Husten und Auswurf. Die klinische Symptomatik ist spärlich. Bei zähem Sekret sind kontinuierliche musikalische Geräusche vorhanden. Ist es jedoch dünnflüssiger, so sind mittel- bis grobblasige Rasselgeräusche zu vernehmen. Bei kurzer Anamnese liegt keine Röntgensymptomatik vor. Erst nach langer chronischer Entzündung hinterlassen die Verdickungen der Bronchien infolge Infiltration, Hyperämie, Ödem und Fibrose Zeichen in Gestalt von Doppelgleisschatten (»tram-line-sign«). Lungenfunktionsanalytisch ist zuallererst das intrathorakale Gasvolumen erhöht. Erst später folgt ein Anstieg der Bronchialwiderstände, was darauf zurückgeführt wird, daß die primäre Schädigung bei der chronischen Bronchitis in den kleinen Bronchien abläuft und die klinische Symptomatik erst mit der Einengung der größeren Atemwege beginnt und sich dann lungenphysiologisch in einer Erhöhung der Resistance oder Erniedrigung des Tiffeneau-Tests niederschlägt.

In den Sputumkulturen werden folgende Keime bevorzugt gefunden:
1. Sicher bronchopathogene Keime: Haemophilus influenzae (über 40% aller Infektionen im Winter), Diplococcus pneumoniae (30 bis 40% aller Pneumonien perennial), Neisseria catarrhalis.
2. Fraglich bronchopathogene Keime: coliforme Bakterien, Klebsiella pneumoniae, Proteus, Pseudomonas, Staphylococcus aureus, Haemophilus parainfluenzae, diphtheroide Bakterien.
3. Nicht bronchopathogene Keime: Staphylococcus albus, Streptococcus haemolyticus, Streptococcus pyogenes (Gruppe A), Streptococcus viridans, Hefepilze.

Bei lang andauernder obstruktiver Bronchitis führt die Überblähung zur Ausbildung eines Emphysems. Die Diagnose lautet dann »chronische Bronchitis und Emphysem«.

8. Kongenitale Bronchiektasen

Genetisch terminiert können kongenitale Bronchiektasen generalisiert vorkommen. Sie müssen immer als kongenital bedingt angesehen werden, wenn andere, primär entzündliche oder obstruierende Lungenerkrankungen nicht bestehen. Charakteristisch für die Erkrankung ist die Expektoration von voluminösem, mukösem und eitrigem Sputum, welches im Sammelgefäß eine typische Dreischichtung mit Schaum, serösem und eitrig mukösem Schleim hinterläßt. Die bakterielle Zusammensetzung entspricht der bei chronischer Bronchitis. Ist der Auswurf fötide, so besteht der Verdacht auf eine Anaerobierinfektion, z. B. mit Bacteroides oder anaeroben Streptokokken. Dann ist eine anaerobe Materialverschickung erforderlich.

Kartagener-Syndrom: Treffen mit kongenitalen Bronchiektasen eine Dextrokardie und eine Sinusitis zusammen, so liegt ein Kartagener-Syndrom vor. Dies ist jedoch ein sehr seltenes angeborenes Leiden. Daneben können auch andere genetische Defekte vorliegen, wie Herz-, Ureteren-, Skelett-, Genitalmißbildungen und Zilienakinesie mit Infertilität. Auch können die sinusalen Symptome stark variieren, so daß auch eine Nebenhöhlenhypo- oder -aplasie oder eine Polyposis nasi zu diesem Syndrom gehören.

Hypo-, Agammaglobulinämie: Genetisch bedingt kann diese Erkrankung über eine erhöhte bronchiale Infektanfälligkeit mit Bronchiektasen verbunden sein.

Mukoviszidose: Die Mukoviszidose kann aufgrund der verbesserten therapeutischen Bedingungen auch im Erwachsenenalter diagnostiziert werden. Hierbei liegen dann auch sogenannte Abortivformen vor. Hinweise hierauf sind eine diabetische Stoffwechsellage, rezidivierende Pankreatitiden und chronische Bronchialinfekte, häufig mit Pseudomonas. Die Diagnose gelingt mittels Schweißtest, bei welchem der Chlorgehalt nicht unter 60 mval/l absinkt.

9. Sekundäre Bronchiektasen

Die Bronchiektasen entstehen durch Nekrosen der Bronchuswände und des umgebenden Gewebes, wobei fast immer als Ursache ein bakterieller Infekt vorliegt. Manchmal sind die Übergänge zwischen Bronchiektasie und chronischer Bronchitis fließend. Bronchographisch läßt sich in diesen Fällen eine zylindrische Erweiterung der Bronchien, manchmal auch eine variköse Deformierung derselben darstellen. Nach tuberkulösen und anderen entzündlichen Lungenparenchymerkrankungen wird durch die narbige Schrumpfung des Gewebes ein Zug auf die Bronchuswand ausgeübt, welcher Deformierungen und Dilatationen zur Folge hat. Siedeln sich in diesen Arealen gestörter Reinigungsfunktion Infektionen an, so entsteht das klinische Bild einer Bronchiektasie. Ätiologisch können auch inhalative Noxen wie Schwefeldioxyd und Kampfgase genannt werden. Als weitere Ursache kann über einen infektallergischen Schädigungsvorgang der Bronchuswand die bronchopulmonale Aspergillose Bronchiektasen erzeugen.

10. Anaerobierpneumonie

Diese Entzündung entwickelt sich in der Lunge akut und nimmt einen foudroyanten Verlauf. Häufig sind ältere, polymorbide Patienten und Alkoholiker betroffen. Zwei bis drei Tage bevor ein eindeutiger Lungenherd radiologisch erkannt werden kann, leiden die Patienten unter septischen Temperaturen, die sich gegen verbreitete Antibiotika refraktär verhalten. Schließlich lassen sich große runde Infiltrationen auf dem Röntgenbild erkennen, wobei die Unterfelder bevorzugt werden. Da sie sich infolgedessen häufig in den Herzschatten hineinprojizieren, werden sie nicht selten nach Überschreiten einer gewissen Größe erkannt. Nach Einschmelzen des Parenchyms lassen sich Kavernen in Ein- oder Mehrzahl nachweisen. Die Nekrosehöhlen können Anschluß an das Bronchialsystem oder an die Pleura gewinnen. Große Mengen foetide riechenden Sputums können expektoriert werden. Die Patienten gelangen über eine respiratorische Insuffizienz rasch ad finem. Es sollte daher gleich bei Verdacht nach Abnahme einer anaeroben, am besten bronchoskopisch entnommenen Sekretprobe die Therapie mit Metronidazol eingeleitet werden, was nach rascher Entfieberung auch zur Diagnosefindung ex juvantibus herangezogen werden kann. Neben dieser akuten Verlaufsform werden häufiger chronische Anaerobierinfektionen der Lunge gesehen, ohne daß notwendigerweise Einschmelzungen auftreten.

Husten und Kavernenbildung (Abb. 3)

1. Aspergillom

Dieses stellt ein Konglomerat aus Pilzhyphen, Fibrin, Schleim und zellulärem Detritus dar, welches in präformierten Höhlen anzufinden ist. Diese sind durch Bronchiektasen, Tuberkulose, Histoplasmose oder Bronchialzysten entstanden. Die Kavernenwand wird niemals überschritten. Die Diagnose kann mit hoher Wahrscheinlichkeit röntgenologisch gestellt werden, gesichert ist sie jedoch erst nach der Resektion. Röntgenologisch beobachtet man eine solide runde Masse innerhalb einer eiförmigen Höhle, welche von einer röntgentransparenten Zone umgeben ist. Klinisch bieten die Patienten meistens keine Auffälligkeiten. Husten und Auswurf kommen vor. In 40 bis 70% der Fälle werden Hämoptysen angegeben. Diese entstehen durch eine lokale Gerinnungsstörung durch Pilzbewuchs.

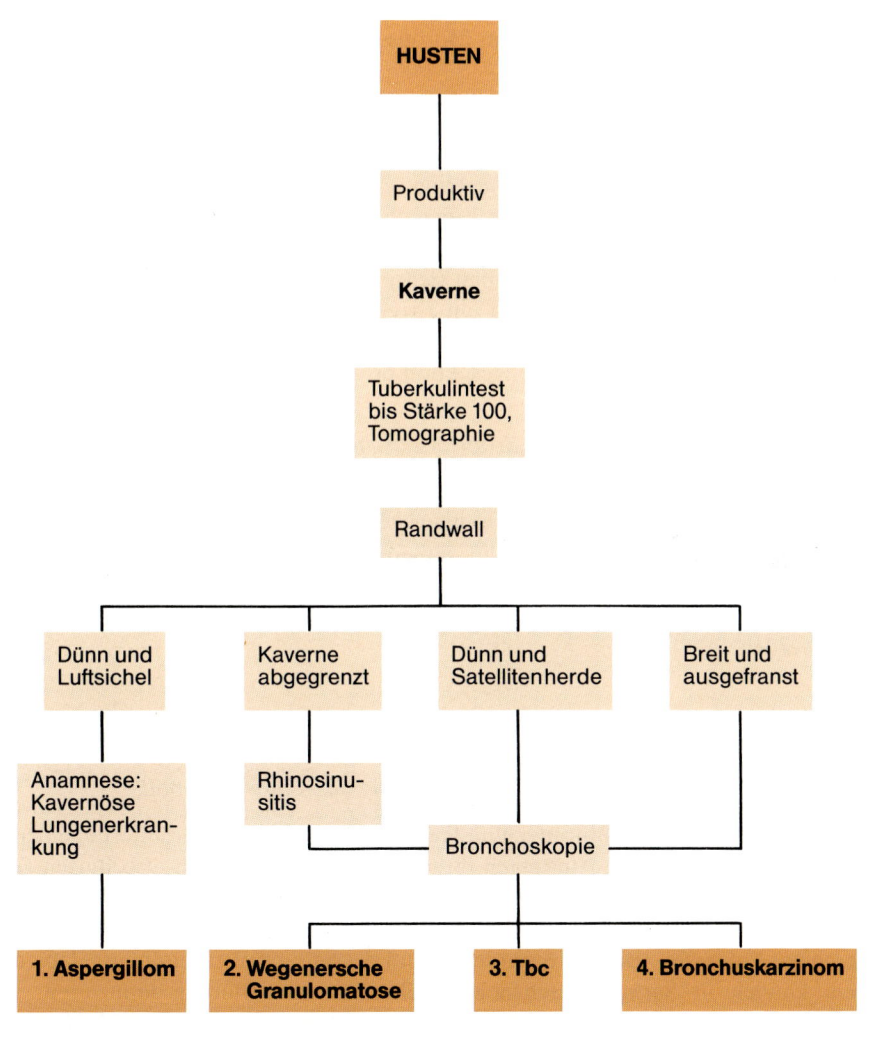

Abb. 3

2. Wegenersche Granulomatose

Diese Immunerkrankung zählt zu den ganz seltenen Ursachen der Hämoptoe. Röntgenologisch liegen meist Kavernen in Ein- oder Mehrzahl vor, aus denen heftige Blutungen unterhalten werden können. Voran gehen meist intrapulmonale Verdichtungen, häufig rundherdartig ausgebildet, die dann schon zusammen mit rapide sich verschlechternden Nierenfunktionsstörungen auf die Diagnose lenken. Fast alle Patienten geben wiederkehrende Infektionen der Nasennebenhöhlen an, die nicht selten operationsbedürftig waren. Einen zusätzlichen Hinweis bietet die häufig anzutreffende Sattelnase, die durch eine Septumperforation bedingt ist. Bei der Bronchoskopie liegen auf abnorm geröteter Schleimhaut weißliche oder nekrotische Stippchen, die gelegentlich mit tumorösen Infiltrationen verwechselt werden. Die histologische Diagnose ist ohne klinische Angaben schwierig zu stellen. Die Verdachtsdiagnose sollte deshalb dem Pathologen, im übrigen nicht nur hier, mitgeteilt werden. Mittlerweile steht ein sensitiver Bluttest zur Verfügung, mit welchem Antikörper gegen intrazytoplasmatische Antigene (ACPA) ermittelt werden können. Diese sind in einem hohen Prozentsatz mit dem Morbus Wegener verknüpft.

3. Tbc-Kaverne

Die geläufigste Ursache einer Lungenkaverne ist die Tuberkulose. Diese stellt sich meistens dünnwandig und gegen die Umgebung scharf abgesetzt dar. Häufig können andere tuberkulöse Manifestationen wie apikale Lungenherde, Hilusverkalkung und Pleuraschwarten gesehen werden. Liegt eine frische und noch nicht behandelte Tuberkulose vor, so ist der Zusammenhang eindeutig. Zweifel ergeben sich jedoch sofort, wenn die Erkrankung lange zurückliegt, ausgiebig behandelt ist und ein Erregernachweis nicht gelingt. In diesem Fall besteht der hochgradige Verdacht auf das Vorliegen eines blutenden Narbenkarzinoms in einer gereinigten Kaverne, so daß die Resektion erforderlich wird.

4. Bronchuskarzinom

Zweifel an der gutartigen Genese einer Kaverne sind immer dann gegeben, wenn zum einen der Randwall der Kaverne relativ breit ausgebildet ist und von diesem kleine Ausläufer in die Peripherie abgehen, so daß die äußere Kaverne ihrerseits von einem Kranz (Krebscorona) umgeben ist. Auch bei negativem Ausfall der bioptischen und zytologischen Proben und selbst bei positivem Tuberkulintest sollte die explorative Thorakotomie eingesetzt werden.

Hämoptoe (Abb. 4)

1. Bronchitis, Bronchiektasen, Tbc, Sarkoidose, Embolie

Bei der Bronchitis können Blutungen im Rahmen entzündlicher Veränderungen auftreten. Bei Bronchiektasen haben die Blutungen ihren Ursprung in ektatisch erweiterten Gefäßen, wobei häufig die Bronchialarterie die Quelle ist. Daher können solche Blutungen einen fatalen Ausgang nehmen. Die tuberkulöse Blutung entsteht zumeist in einschmelzenden oder perforierenden Prozessen. Bei der Sarkoidose sind die Bronchialschleimhautgefäße dilatiert, außerdem können in Sarkoidoseschwielen Nekrosen eine Blutung induzieren. Bei der Lungenembolie mit Unterbrechung der Durchblutung im befallenen Gebiet kann nach Eröffnung von Sperrarterien aus den Bronchialgefäßen dieser Bezirk, unterstützt durch einen

Abb. 4

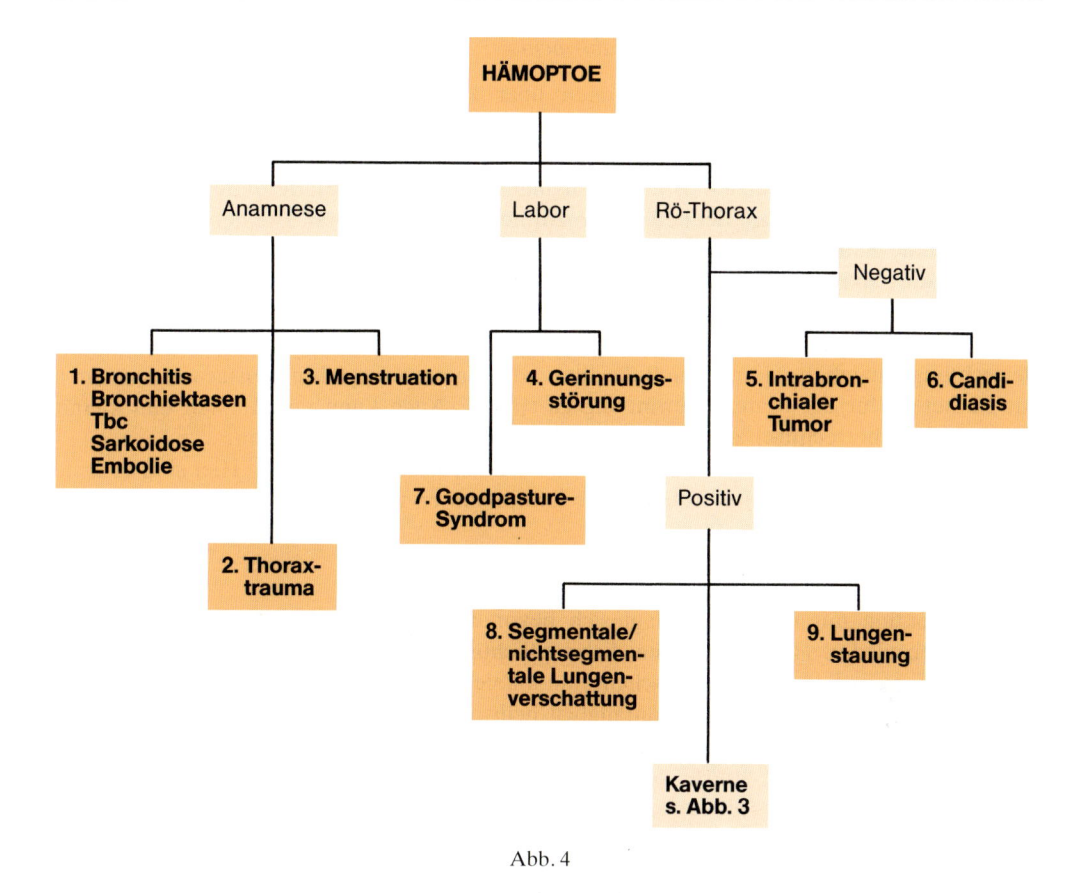

hohen pulmonalen postkapillären Druck, mit Blut durchtränkt werden und sich als Hämoptoe manifestieren.

2. Thoraxtrauma

Blutungen nach Thoraxtraumen müssen nicht unmittelbar, sondern können auch zweizeitig nach dem Ereignis auftreten. Bronchusrupturen sind hierbei sehr schwer zu erkennen, da die Risse meistens haarförmig sind und somit übersehen werden. Bei Parenchymrissen läßt sich das zugehörige Segment orten.

3. Menstruation

In seltenen Fällen tritt bei Frauen im Zusammenhang mit der Menstruation eine Blutung auf, wobei sich die Quelle selten eingrenzen läßt. Theoretisch ist auch an das Vorliegen einer Endometriose zu denken, die jedoch bisher noch nie nachgewiesen wurde.

4. Gerinnungsstörung

Endoskopisch läßt sich meist eine umschriebene Blutungsquelle nicht finden. Ursächlich liegen häufig vor: Antikoagulantientherapie, Hepatopathie, thrombozytopenische Purpura, Leukosen.

5. Intrabronchialer Tumor

Tumoren des Bronchialsystems können über lange Zeit symptomarm bleiben. Die Bronchusadenome (Karzinoide, Zylindrome) haben eine sehr lange Latenz, bis sie über poststenotische Pneumonien oder obstruktive Symptome evident werden. Häufig ist der Reizhusten mit gelegentlichen Blutbeimengungen (Hämoptysen) der einzige Wegweiser. Röntgenologisch bleiben sie bei belüftetem Bronchialsystem stumm. Bei der Bronchoskopie bieten sie eine glatte, harte, gut vaskularisierte Oberfläche, so daß eine PE häufig unergiebig ist. Schon die makroskopische Diagnose rechtfertigt die Durchführung der Thorakotomie mit Manschettenresektion des Bronchus.

Problematisch sind die peripheren Bronchialkarzinome, die sich der endoskopischen Betrachtung entziehen. Hierbei muß das blutende Segment sorgfältig geortet werden, um es mit Kathetern für die Materialgewinnung zu spülen. Auch kann mit Bürsten und kleinen Zangen (Glasfibertechnik) Zell- und Gewebematerial entnommen werden.

Möglich sind die Infiltration und Perforation von Mediastinalprozessen. Hier sind an erster Stelle maligne Lymphome und tuberkulöse Lymphknoten zu nennen.

6. Candidiasis

Die Infektion mit Candida schlägt sich bevorzugt bei Patienten mit konsumierendem Grundleiden nieder. Hierunter fallen dialysepflichtige, immunsupprimierte und langzeitbeatmete Patienten. Die Pilze verursachen eine lokale Gerinnungsstörung, die zur Hämoptoe führt. Bronchoskopisch sieht man anfänglich hellweiße Stippchen, welche auf der Mukosa sehr fest haften. Später entstehen grobe, manchmal grünliche Schollen, die schwer abzustreifen sind. Die Diagnose gelingt nicht immer durch die Anlage von Pilzkulturen, aussagekräftiger ist die histologische Untersuchung von Bronchialschleimhaut.

7. Goodpasture-Syndrom

Dem Goodpasture-Syndrom mit Nierenfunktionseinschränkung gehen häufig schwere pulmonale Blutungen voran. Der foudroyante Verlauf, der Nachweis von Antikörpern gegen Basalmembran sowie die bilaterale alveoläre Lungenerkrankung sichern zusätzlich die Diagnose.

8. Segmentale/nichtsegmentale Lungenverschattung

Bei segmentalen und nichtsegmentalen Verschattungen der Lunge kommen differentialdiagnostisch in erster Linie Pneumonien in Frage. Dann besitzt das Sputum jedoch zumeist zusätzlich andere Qualitäten. Auch ist die Symptomatik vielschichtig angelegt, so daß über andere klinische Zeichen der Zugang zur Diagnose möglich wird.

Pneumonien mit Hämoptysen sind bei folgender Keimbesiedlung möglich: hämolysierende Streptokokken Gruppe A, Streptococcus pneumoniae (rosarotes oder rostiges Sputum), Klebsiella pneumoniae (gelatinös-blutig), Staphylococcus aureus (blutig-eitrig).

Weiterhin ist an den Lungeninfarkt zu denken, der in 10% bei Lungenembolien beobachtet wird.

9. Lungenstauung

Blutungen im Rahmen von Druckerhöhungen im linken Vorhof können ein beträchtliches Ausmaß annehmen, so daß durchaus an eine Gefäßarrosion gedacht werden kann. Ursächlich kann eine Linksherzinsuffizienz, z.B. bei Hypertonie, Aortenvitien oder beim Myokardinfarkt vorliegen. Weiterhin können Mitralstenosen, Thromben und Tumoren im linken Vorhof über einen erhöhten Lungenkapillardruck Blutungen induzieren. Bei der Bronchoskopie werden eindeutige Blutungsquellen nicht verifiziert, vielmehr ist die Bronchialschleimhaut abnorm gerötet, livide verfärbt und abnorm verdickt. Hier führt die kardiologische Diagnostik, z. B. mit Phono-, Echo-, Elektrokardiographie und Röntgenbeurteilung der Herzsilhouette, zunächst weiter. Die Blutungsneigung kommt zum Erliegen, wenn der Lungenkapillardruck therapeutisch gesenkt wird.

Differentialdiagnostisches Spektrum

Husten nicht produktiv
Akute Bronchitis
Lungenverschattung (s. Kap. »Lungenverschattungen«, S. 503)
Mediastinalverschattung (s. Kap. »Mediastinalverschattung«, S. 533)
Pleuraverschattung (s. Kap. »Pleuraverschattung«, S. 549)
Lungenstauung
Bronchialkarzinom
Karzinoid

Husten produktiv
Chronische Bronchitis
Kongenitale Bronchiektasen
    Kartagener Syndrom
    Hypo-Agammaglobulinämie
    Mukoviszidose
Sekundäre Bronchiektasen
Anaerobierpneumonie

Husten bei Kaverne
Aspergillom
Wegenersche Granulomatose
Tbc
Bronchuskarzinom

Hämoptoe
Bronchitis
Bronchiektasen
Tbc
Sarkoidose
Embolie
Thoraxtrauma
Menstruationsassoziiert
Gerinnungsstörung
Intrabronchialer Tumor
Candidiasis
Goodpasture-Syndrom

Segmentale/nichtsegmentale Verschattung
  Pneumonie
  Lungeninfarkt
Lungenstauung

Literatur

Bartlett J G. Diagnosis of bacterial infections of the lung. Clin Chest Med 1987; 8: 119–34.
Cordier J F, Valegre D, Guillevin L, Loire R, Brechot J M. Pulmonary Wegener's Granulomatosis; A Clinical and Imaging Study of 77 Cases. Chest 1990; 97: 906–12.
Lederle F A, Nichol K L, Parenti C M. Bronchoscopy to evaluate hemoptysis in older men with nonsuspicious chest roentgenogram. Chest 1989; 95: 1043–47.
Leith D E. Cough. Phys Ther 1968; 5: 439–45.
Pierce J. Cough and hemoptysis. In: Blackow R S (ed). Signs and Symptoms. Philadelphia: Lippincott 1979.
Poe R H, Israel R H, Utell M J, Hale W J. Chronic cough: Bronchoscopy or pulmonary function testing? Am Rev Respir Dis 1982; 126: 160–62.
Sharma G V, McIntyre K M, Sharma S, Sasahara A A. Clinical and hemodynamic correlates in pulmonary embolism. Clin Chest Med 1984; 5: 421–37.
Weg J G, Farer L S, Kaplan A J, Matthews J H, Sbarboro J A. Diagnostic standards and classification of tuberculosis and other mycobacterial diseases. Am Rev Respir Dis 1981; 123: 343–59.
Ziesche R, Costabel U, Guzman J, Matthys H. Zytologische und immunzytologische Befunde in der bronchoalveolären Lavage (BAL) als Beitrag zur Differentialdiagnose chronischer Lungenblutungen. Pneumologie 1990; 44: 299–300.

Lungenverschattungen

E. Dundalek

Definition und Abgrenzung

Lungenverschattungen sind gelegentlich nicht eindeutig von Veränderungen benachbarter Organe abzugrenzen. In der Peripherie sind sie nicht immer von Rippen, Pleura und Zwerchfell zu trennen. Hierbei hilft die Regel, daß Lungenherde mit der Thoraxwand einen stumpfen Winkel bilden. Gelegentlich sind auch zentral gelegene Lungenherde nicht mit Sicherheit vom Mediastinum abzugrenzen. In Zweifelsfällen läßt sich durch den Auskultationsbefund ein Prozeß als zur Lunge gehörig abgrenzen. Bei soliden thoraxwandnahen Prozessen kann die Sonographie zur Erkennung pleuraler Prozesse Hilfe leisten. Zur Beantwortung der Frage, ob ein krankhafter Herd intrapulmonal oder mediastinal gelegen ist, sollte die Computertomographie herangezogen werden. Im Zweifel sollte sie auch bei unklaren zwerchfellnahen und thoraxwandnahen Prozessen durchgeführt werden.

Diagnostisches Vorgehen

Ist die intrapulmonale Lage einer pathologischen Lungenverschattung eindeutig erwiesen, so müssen zunächst Hinweise aus der Anamnese und den allgemeinen Symptomen gezogen werden. So legt Fieber eine Erkrankung aus dem pneumonischen Formenkreis nahe, wenngleich damit ein Karzinom bei poststenotischer Pneumonie nicht ausgeschlossen ist. In diesem Falle würde eine streng segmentale oder lobäre Ausbreitung des Prozesses vorliegen. Andererseits könnte auch durch eine verschlossene Segment- oder Lobärarterie ein Lungeninfarkt entsprechend dem vorgegebenen Versorgungsgebiet des Gefäßes bestehen. Bei symmetrischer oder disseminierter Ausbreitung sollten Expositionen gegen organische oder nichtorganische Stäube erfragt werden. Bei exzessiven Rauchern sind besonders häufig chronische Bronchitis mit Emphysem und das Bronchialkarzinom anzutreffen. Eine tuberkulöse Vorinfektion oder eine massive Exposition gegen Tuberkuloseerreger lenken den Verdacht auf eine floride Tuberkulose. Auch Hobbies (z. B. Tierhaltung) als Ursache für die Entstehung von Lungenerkrankungen sollten nicht übersehen werden (Allergien, Anthropozoonosen). Die Bronchoskopie sollte immer vorrangig bei segmentalen Prozessen und rundherdartigen soliden Verdichtungen eingesetzt werden, da in diesen Fällen das Karzinom häufiger anzutreffen ist. Dabei ist zu bedenken, daß die Untersuchung der Lavage-Flüssigkeit auch in der Tuberkulosediagnostik hinsichtlich zytologischer und mikrobieller Ausbeute sensitiver als die Sputumdiagnostik ist, weshalb letztere nur Ausnahmesituationen vorbehalten sein sollte. Die Thorakotomie, technische und biologische Operabilität vorausgesetzt, sollte bei allen soliden, nicht abgeklärten Lungenprozessen zum Einsatz gelangen.

Homogene, nicht segmental begrenzte Lungenverschattung (Abb. 1)

Als homogen bezeichnet man Verschattungen, die in sich einheitlich strahlendicht sind und konfluieren (Rundherde sind abgegrenzt) und dann auch ein Segment oder einen Lappen

```
                    LUNGENVERSCHATTUNG
                    HOMOGEN, NICHT
                    SEGMENTAL BEGRENZT
         ┌─────────────────┼─────────────────┐
       Fieber      5. Lymphadenopathie    Eosinophilie
                   mit Lungenmanifestation
         │                                    │
  Erregernachweis                         s. Abb. 2
  bronchoskopisch,
  transtracheal
         │
    ┌────┴────────────────────────┐
  Bevorzugt                   Bevorzugt
  basal gelegen               apikal gelegen
    │         │                 ┌──┴──┐
 Anamnestisch: Von peripher nach  Lappenexpansion  Streuherde
 Chron. Bronchitis, zentral progredient
 akuter Virusinfekt
              Herpes labialis    Einschmelzung,   Einschmelzung
                                 Empyem häufig   häufig
              Rostig-eitriges    Blutig-eitriges Tbc-Bazillen
              Sputum             gelatinöses     mikroskopisch,
                                 Sputum          kulturell
 1. Hämophilus-  2. Streptokokken- 3. Enterobakterien- 4. Postprimäre
 pneumonie       pneumonie         pneumonie           Tbc
```

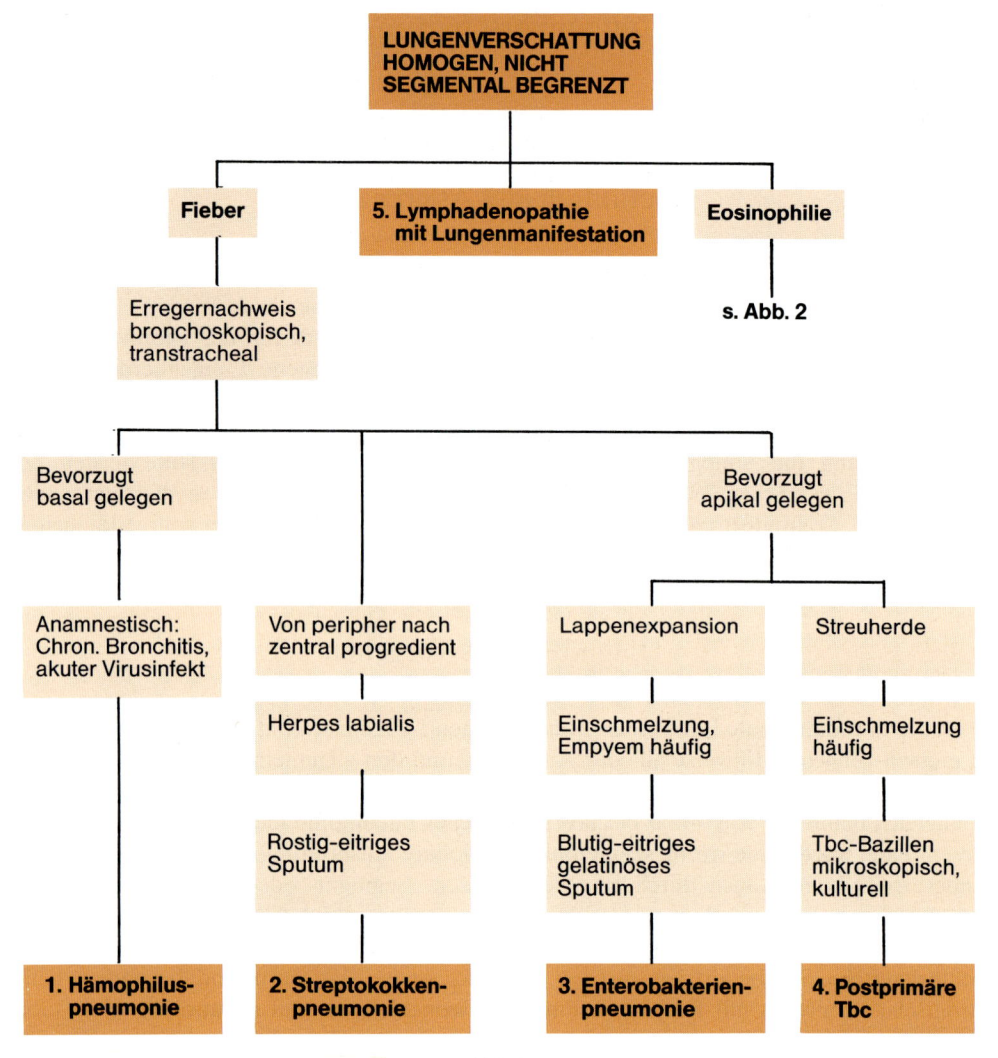

Abb. 1

ausfüllen können. Ein positives Bronchopneumogramm darf dabei nicht als Inhomogenität der Röntgenverschattung gedeutet werden. Die Charakterisierung als nicht segmentale Verschattung bezieht sich auf die Pathogenese der Erkrankung, welche ohne Ansehen der Grenzen die Segmente befällt. Wenn eine Verschattung nicht eindeutig als homogen zu identifizieren ist, sollte ersatzweise Wert auf den Nachweis eines positiven Bronchogramms gelegt werden.

1. Hämophiluspneumonie

Diese Pneumonie wird durch Haemophilus influenzae hervorgerufen. Er ist einer der häufigsten Erreger sekundärer Pneumonien. Daher findet man in der Anamnese häufig eine chronische Bronchitis bzw. einen akuten Virusinfekt. Bei zunehmender Verschlechterung des

Allgemeinzustandes ändert das Sputum häufig sein Aussehen von glasig nach purulent. Im Kindesalter verläuft die Infektion mit Hämophilus im allgemeinen unter dem Bild einer schweren bedrohlichen Pneumonie. Sie ist bei Kindern die häufigste Ursache für das Entstehen von Bronchiektasen. Auch beim chronischen Bronchitiker kann sie wegen der pulmonalen Vorschädigung ein bedrohliches Krankheitsbild verursachen.

Im Erwachsenenalter verläuft die Hämophiluspneumonie jedoch gewöhnlich weniger schwer; dementsprechend sind BSG und Leukozytenzahl selten deutlich angehoben. Bei der physikalischen Untersuchung lassen sich meist nur feinblasige Knistergeräusche auskultieren.

Röntgenologisch wird nicht selten ein Befall beider Unterfelder mit peribronchiolärer Anordnung erkennbar. Im Kindesalter ist eine segmentale Ausdehnung nicht ungewöhnlich.

Die Diagnose wird aus der Sputumkultur gestellt, wobei wegen der Empfindlichkeit des Keims Wert auf eine schnelle Verschickung des Untersuchungsmaterials gelegt werden muß.

2. Streptokokkenpneumonie (Streptokokken Gruppe A, Streptococcus pneumoniae)

Der Streptokokken-(Pneumokokken-)pneumonie geht gewöhnlich ein mehrere Tage andauernder Schnupfen voran. Hiernach treten hohes Fieber, Schüttelfrost, Dyspnoe und pleurale Schmerzen auf. Der Husten wird rasch produktiv, wobei das Expektorat einen rostigen Aspekt annimmt. In bis zu 50% der Fälle tritt ein Herpes labialis auf.

Es bestehen die klassischen physikalischen Zeichen einer Bronchopneumonie mit Bronchialatmen, Bronchophonie und Ägophonie sowie inspiratorischen Knistergeräuschen.

Die Leukozyten können bis auf 30000/µl ansteigen.

Röntgenologisch erkennt man homogene Fleck- und Herdschatten, die zunächst pleuranah beginnen, so daß die viszeralen Pleurablätter am beteiligten Lappen röntgenologisch sichtbar werden. Der Krankheitsprozeß schreitet dann zum Zentrum hin fort, wobei die Lappengrenzen übersprungen werden.

Die Diagnose kann nur durch die kulturelle Untersuchung von Sputum, das am besten bronchoskopisch gewonnen wird, gesichert werden.

3. Enterobakterienpneumonie

Diese Pneumonien ergreifen häufiger ältere, hospitalisierte Patienten, die durch andere Grundleiden geschwächt sind. Häufig begegnet man diesen Pneumonien als nosokomiale Infektion.

Röntgenologisch erkennt man eine Volumenzunahme der betroffenen Abschnitte mit Deviation der Lappenspalten. Zudem ist diesen Pneumonien die Tendenz, zu abszedieren und Kavernen auszubilden, zu eigen. Daneben sind häufig Pleuraergüsse und Empyemata assoziiert.

Die Klinik beginnt meist plötzlich mit Dyspnoe, Zyanose, schwerem Krankheitsgefühl und Schmerzen beim Atmen. Daneben wird eitriges, gelegentlich ziegelrotes und gelatinöses Sputum ausgeworfen.

Die physikalischen Befunde entsprechen denen einer klassischen Pneumonie.

Die Leukozyten steigen nur mäßig an. Die Diagnose kann nur durch die Sputumkultur erreicht werden.

Die klassische **Friedländer-Pneumonie** (durch Klebsiella pneumoniae ausgelöst) verläuft röntgenologisch mit wandernden Infiltraten (Pneumonia migrans). Bei chronischer Ausheilung kann durch die bindegewebige Schrumpfung das Bild einer kavernös-zirrhotischen Lungen-Tbc nachgeahmt werden.

4. Postprimäre Tbc

Viele Patienten mit pulmonaler Tuberkulose sind frei von Symptomen. Dies unterscheidet sie von Patienten mit anderen bakteriellen Pneumonien. Häufig ist eine erhebliche Diskrepanz zwischen dem röntgenologischen Befund und der Klinik zu beobachten. Bei Vorliegen von Symptomen äußern sich diese frühzeitig in Form von produktivem Husten. Dies deutet darauf hin, daß das entzündete Lungenparenchym Exsudat in die Bronchien abgibt. Da jedoch die Bronchien selbst nicht entzündet sind, ist der Husten nicht sehr ausgeprägt. In fortgeschrittenen Fällen kann der Auswurf mukopurulent und mit Detritus durchmischt sein. Gelegentliche Blutbeimengungen können vorkommen. Heftige Blutungen entstammen meist einer ausgedehnten Kavernisierung. Das Auftreten von Brustschmerzen signalisiert eine lokale pleurale Beteiligung. Fieber, Nachtschweiß, Gewichts- und Leistungsverlust stellen sich in fortgeschrittenen Stadien ein, so daß bei geringem pulmonalen Befund nach extrapulmonalen Manifestationen oder nach anderen Erkrankungen gefahndet werden muß. Die physikalische Untersuchung bietet häufig keine Auffälligkeiten. Erst bei Fortschreiten läßt sich lokalisiert ein feinblasiges Knisterrasseln vernehmen. Mit zunehmender Ausdehnung wird sich der Charakter der Atemgeräusche bis hin zum Bronchialatmen ändern.

Röntgenologisch äußert sich die Tuberkulose in unscharf begrenzten, homogenen Fleckschatten, die zunächst nur in den hinteren Anteilen der Oberlappen anzutreffen sind. Ein Befall der Unterlappen ist sehr selten. Eine »Lower-lung-field-tuberculosis« wird nur in 10% der Fälle gesehen. Auch ist eine Primärmanifestation in den anterioren Lungenpartien ungewöhnlich. Bei Erwachsenen ist eine Lymphknotenbeteiligung fast nie festzustellen, auch dann nicht, wenn eine kurz zurückliegende Infektion vorliegt. Mit Fortschreiten des Krankheitsprozesses werden sich zunehmend Kavernen, die an Zahl und Größe zunehmen, einstellen. Außerdem können über dem bronchialen Ausbreitungsweg an anderen Stellen kleine Herde identifiziert werden (bronchogene Streuung).

Die Labordiagnostik zur Aufdeckung einer Tuberkulose ist wenig hilfreich, die Leukozytenzahl wird selten über 15000/µl ansteigen. Auch läßt sich aus dem Verhalten der Blutsenkungsgeschwindigkeit nicht auf eine aktive Tuberkulose schließen. Die wichtigste Labormethode ist die Untersuchung des Bronchialsekrets zum mikroskopischen oder kulturellen Nachweis von Mycobacterium tuberculosis. Der Magensaft des Erwachsenen ist hierzu weniger geeignet, da er häufig mit apathogenen Mykobakterien kontaminiert ist. Die sicherste Methode zur Asservierung von Bronchialsekret stellt die Bronchoskopie in Glasfibertechnik dar, wobei die betroffenen Segmente gezielt sondiert und gespült werden können. Der Tuberkulintest fällt bei anergen Patienten negativ aus. Hiermit ist bei Patienten mit Morbus Hodgkin, Sarkoidose, Masern oder lymphoproliferativen Erkrankungen zu rechnen. Auch sind Patienten mit weit fortgeschrittener Tuberkulose oder Miliartuberkulose häufig gegenüber den Tuberkulin-Hauttesten nicht reaktiv. Auch bei Patienten mit Kortikosteroidbehandlung bleibt die Antwort oft aus. Zu beachten ist, daß auch bei Infektionen mit anderen Mykobakterien als Mycobacterium tuberculosis eine Tuberkulinreaktion auftreten kann. Beim Tuberkulin-Test sollte man sich nie mit einem negativen Testergebnis begnügen, sondern zuletzt den Intrakutantest nach Mendel-Mantoux mit der Tuberkulinspritze durchführen.

5. Lymphadenopathie mit Lungenmanifestation

Zu denken ist auch an andere Erkrankungen, die gleichzeitig im Mediastinum manifestiert sind, wie Primärkomplex bei Tbc, Bronchuskarzinom mit Hilusmetastase, Sarkoidose Stadium II sowie die Hodgkin- und Non-Hodgkin-Lymphome.

Lungenverschattung mit Eosinophilie (Abb. 2)

Der Begriff der eosinophilen Lungenerkrankung ist schwierig zu fassen, da einmal nur die Bronchien oder zum anderen nur das Lungenparenchym oder auch beides betroffen sein kann. Die Eosinophilie kann im peripheren Blut, wo sie nur flüchtig erscheinen kann, oder auch im Lungengewebe auftreten. Auch sind die Ursachen einer sog. eosinophilen Lungenerkrankung sehr vielschichtig zu sehen. Sie können idiopathisch, durch chemische Noxen, nach parasitären Infektionen, durch Pilze und im Rahmen von Kollagenerkrankun-

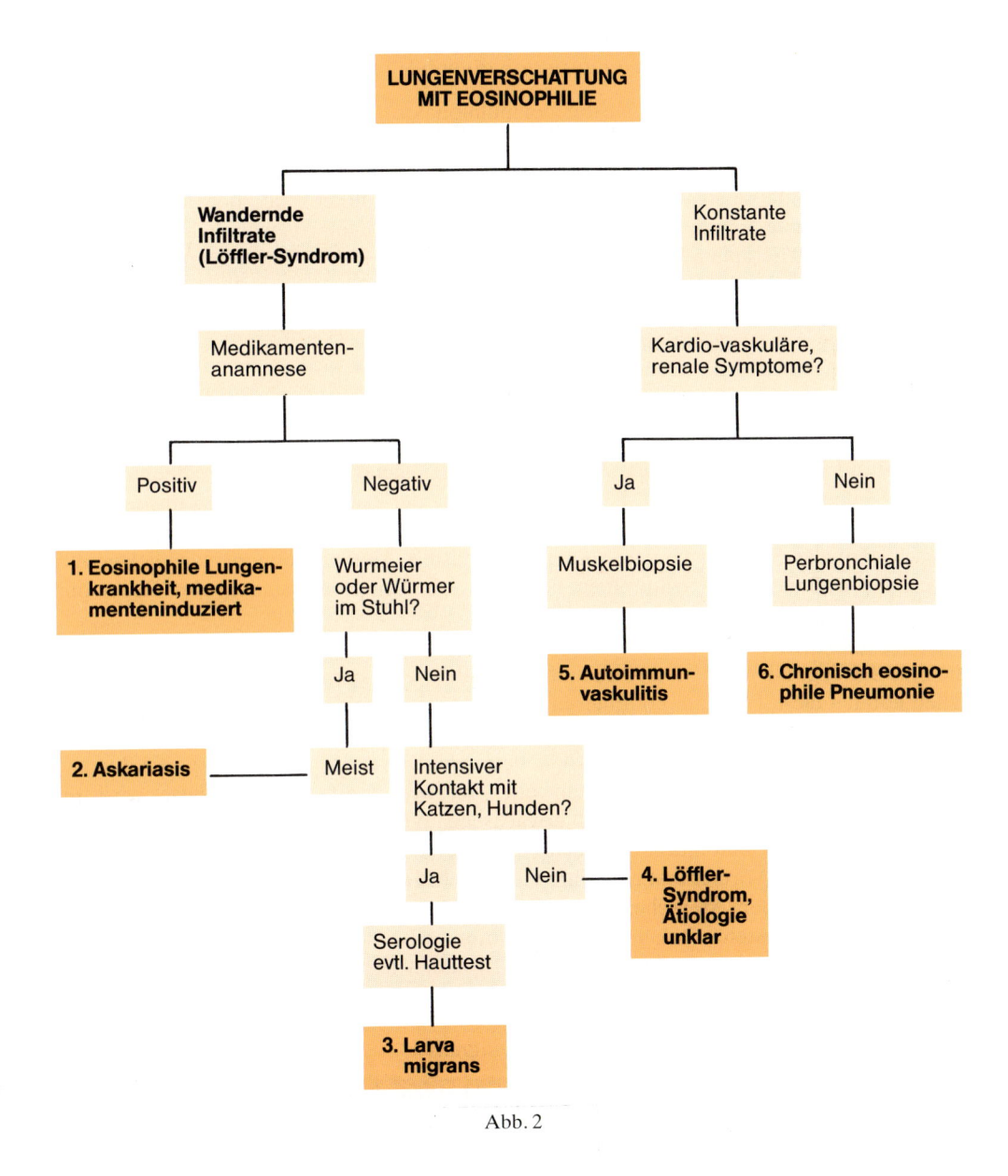

Abb. 2

gen in Erscheinung treten. Zur Eingrenzung kann schon zunächst die Feststellung von wandernden oder konstanten Infiltraten weiterführen.

Das sog. **Löffler-Syndrom** ist definiert durch homogene wandernde Fleckschatten in der Lunge und Bluteosinophilie. Die Infiltrate sind unscharf begrenzt, formvariabel und nicht segmental lokalisiert. Sie bevorzugen eher die peripheren Lungenabschnitte und können an einem Ort remittieren und an anderer Stelle innerhalb von 24 Stunden wieder auftreten. Im allgemeinen sind die Infiltrate nach 10–14 Tagen nicht mehr nachzuweisen.

Die respiratorischen Symptome sind sehr schwach ausgeprägt. Gelegentlich werden Kurzatmigkeit, Husten und Pfeifen über den Lungen angegeben. An Allgemeinsymptomen können erhöhte Temperaturen, Myalgien und grippeähnliche Symptome bestehen.

1. Medikamenteninduzierte eosinophile Lungenkrankheit

Es gibt zwei unterschiedliche Muster der pulmonalen Antwort auf eine Medikamentenüberempfindlichkeit. Das erste stellt sich als retikuläre Lungenzeichnung im Rahmen einer Nitrofurantoin-Hypersensitivität dar. Das andere tritt nach Penicillin, Sulfonamiden, PAS, trizyklischen Antidepressiva oder Hydrochlorothiazid als homogene, fleckförmige, nichtsegmental begrenzte Verschattung auf. Die akute Phase beginnt gewöhnlich 2 bis 10 Tage nach Beginn der Therapie mit Nitrofurantoin und geht mit Reizhusten, Fieber, Schüttelfrost und Dyspnoe einher. Neben einer Bluteosinophilie läßt sich bei der Nitrofurantoinlunge häufig ein eosinophilenreiches Pleuraevasat feststellen, das bei anderen Medikamenten fehlt. Gelegentlich geht die Erkrankung in eine Fibrose über.

2. Askariasis

Der Befall mit Ascaris lumbricoides ist weltweit verbreitet und tritt besonders dort bevorzugt auf, wo die hygienischen Verhältnisse ungenügend und die Jauchedüngung üblich sind. Die Lungenerkrankung tritt bei der Wanderung der Larven durch die Lungen auf, wo sie eine allergische Reaktion mit Anstieg der Eosinophilen im peripheren Blut auslösen. Klinisch wird das Stadium von trockenem Reizhusten, kleinen Hämoptysen, gelegentlich Fieber und asthmatischen Symptomen begleitet. Die Symptome sind in der Regel ohne Therapie rückläufig.

Röntgenologisch entstehen fleckförmige, homogene Infiltrate ohne erkennbare segmentale Ausbreitung, die wandern und an anderer Stelle wieder erscheinen können. In schweren Fällen können diese Infiltrate konfluieren und eine segmentale Ausbreitung imitieren.

Gemeinhin kann eine Leukozytose im peripheren Blutbild bis auf 20000/µl festgestellt werden, wovon die Eosinophilen 30 bis 70% betragen. Bewiesen wird die Diagnose durch die Identifizierung von Larven im Sputum oder im Magensaft. Die Diagnose wird sehr wahrscheinlich, wenn Wurmeier oder erwachsene Würmer im Stuhl gefunden werden. Wurmeier sind aber erst nach 50 Tagen – also erst im Anschluß an die Infiltration – nachweisbar, da die Würmer erst dann ihre Geschlechtsreife erlangt haben. Ascaris suum legt in seinem Fehlwirt, dem Menschen, keine Eier ab.

Neben dem verbreiteten Befall mit Ascaris kommen bei ähnlicher klinischer Symptomatik auch Infektionen mit Ancylostoma duodenale, Filarien (tropisch-pulmonale Eosinophilie), Taenia saginata, Trichuris trichiura und Strongyloides stercoralis vor.

3. Larva migrans

Die Erkrankung wird durch den Befall mit Larven des Hunde- oder Katzenwurmes (Toxocara canis oder cati) ausgelöst. Diese parasitäre Lungenerkrankung ist weltweit verbreitet, wobei sie besonders häufig in Nordamerika und in Mexiko beobachtet wird. Gefährdet sind Kinder, die mit Eiern kontaminierte Erde oral aufnehmen. Die Larven können in vielen Organen spezifische Granulome mit Eosinophilen, Lymphozyten, Epitheloidzellen und Riesenzellen hervorrufen.

Klinisch imponieren Husten, Dyspnoe, Zyanose und Hepatosplenomegalie. Eine Leukozytose bis über 40000/µl kann vorkommen, wobei die Eosinophilen einen Anteil von über 30% besitzen.

Die Diagnose wird durch die Lungen- oder Leberbiopsie, in welcher die spezifischen Granulome nachgewiesen werden können, gesichert. Unter den Labortesten kann der Immunfluoreszenz-Antikörpertest oder der Hauttest (Extrakt von Toxocara canis) genutzt werden.

4. Löffler-Syndrom unklarer Ätiologie

Wenn ein auslösendes Agens nicht eruiert werden kann, so wird die flüchtige pulmonale Erscheinung als Löffler-Syndrom bezeichnet.

5. Autoimmunvaskulitis

Diese Kollagenerkrankung ist charakterisiert durch eine nekrotisierende Entzündung aller Wandanteile der kleinen Arterien und Arteriolen. Üblicherweise sind viele Organe mitbeteiligt, so daß die Hauptsymptome vorwiegend durch den Befall anderer Organe ausgelöst werden. Eine Nierenbeteiligung wird in über 80% beschrieben, eine arterielle Hypertension ist obligat. Die respiratorischen Symptome sind unspezifisch und äußern sich in Reizhusten, Giemen über den Lungen und gelegentlich thorakalen Schmerzen bei pleuraler Beteiligung. Häufig kann bei den Patienten das Hepatitis-B-Antigen nachgewiesen werden.

Die Diagnose ergibt sich in über 50% der Fälle aus der Muskelbiopsie, sonst muß sie nach klinischen Symptomen gestellt werden.

6. Chronisch-eosinophile Pneumonie

Diese Lungenerkrankung wird als eine besondere Verlaufsform des Löffler-Syndroms angesehen.

Röntgenologisch ist das Zeichnungsmuster mit dem des Löffler-Syndroms identisch, allerdings bleiben die Infiltrate über Tage und Wochen konstant. Sie sind jedoch bei Kortikosteroidtherapie sofort rückläufig.

Klinisch verläuft die Erkrankung heftiger als das Löffler-Syndrom und ist durch heftiges Fieber, Krankheitsgefühl, Dyspnoe und Hypoxie gekennzeichnet. Die Diagnose ergibt sich entweder aus dem Lungenbioptat oder aus der raschen Lösung der Infiltrate nach Steroidgabe.

Homogene, segmental verteilte Lungenverschattung (Abb. 3)

Die Erscheinung im Röntgenbild wird durch eine obstruktive Komponente der Lungenerkrankung hervorgerufen. Wenn die Obstruktion das ursächliche Prinzip darstellt und zur Atelektase führt, ist die segmentale Verschattung obligat. In diesen Fällen fehlt das Pneumobronchogramm, kann jedoch dann auftreten, wenn das pathogenetische Prinzip

```
LUNGENVERSCHATTUNG
HOMOGEN, SEGMENTAL VERTEILT
              │
     Pneumobronchogramm
    ┌─────┬──────┬──────┐
   Ja    Ja   Nicht   Nein
              obligat
   │     │     │       │
 Myalgie Pleuritis  Zust. nach  Eiter
                    Aspiration
   │     │     │       │
Mykoplasma- Hämoptoe Evtl. Bronchus- Einschmelzung
Serologie,           fremdinhalt    möglich
Kälte-      │
agglutinine Oligämie              Staphylokokken
   │        │         │            │
1. Mykoplasma- 2. Lungen- 3. Aspirations- 4. Staphylokokken-
   pneumonie    infarkt    pneumonie       pneumonie
```

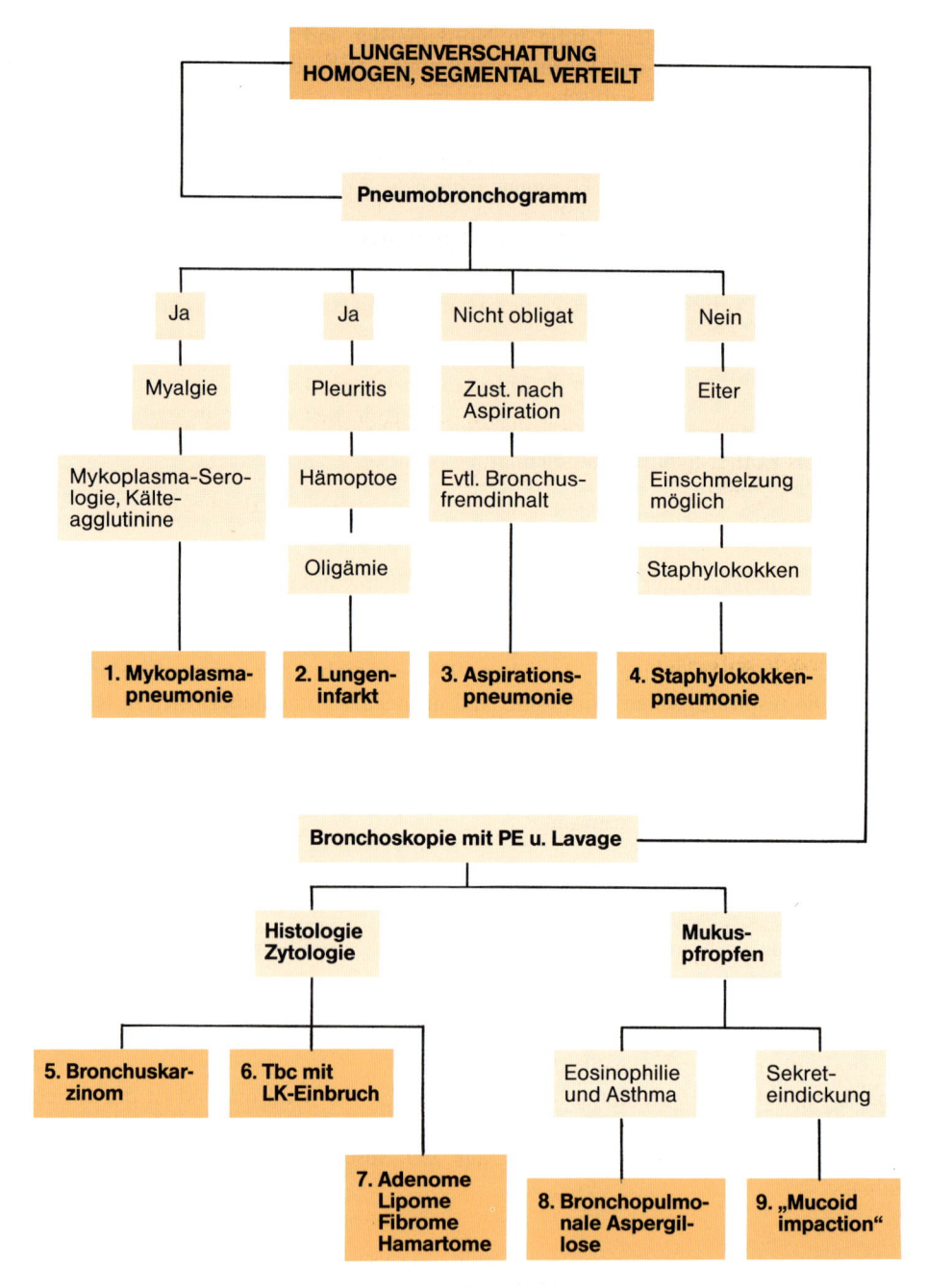

Bronchoskopie mit PE u. Lavage

- Histologie / Zytologie
  - 5. Bronchuskarzinom
  - 6. Tbc mit LK-Einbruch
  - 7. Adenome, Lipome, Fibrome, Hamartome
- Mukuspfropfen
  - Eosinophilie und Asthma
    - 8. Bronchopulmonale Aspergillose
  - Sekreteindickung
    - 9. „Mucoid impaction"

Abb. 3

durch Therapie (Absaugung, Tumorabtragung) beseitigt ist. Bei Embolien mit Lungeninfarkt ist die Röntgenveränderung streng segmental auf das Versorgungsgebiet der verschlossenen Arterie beschränkt.

1. Mykoplasmapneumonie

Obwohl das Mykoplasma pneumoniae ein retikulonoduläres Röntgenmuster hervorruft, werden in etwa der Hälfte der Fälle auch fleckig-konfluierende Verschattungen mit segmentaler oder lobärer Ausbreitung gesehen (Klinik und Diagnostik s. S. 516).

2. Lungeninfarkt

Im Rahmen einer Lungenembolie ist in ca. 10% der Fälle ein Lungeninfarkt zu verzeichnen. Die diagnostischen Maßnahmen sind die gleichen wie zur Feststellung einer Lungenembolie. Das klinische Bild ist vorwiegend durch Pleurareiben und -schmerz gekennzeichnet. Als Komplikation kann sich in der Folge eine Infarktpneumonie entwickeln.

3. Aspirationspneumonie (Anaerobierpneumonie)

Bei einer Aspirationspneumonie lassen sich in über 90% der Fälle anaerobe Keime nachweisen. Bei Lungenabszessen sind sie häufig ursächlich beteiligt. Prädisponierende Faktoren für das Angehen einer anaeroben Infektion durch Aspiration sind Alkoholismus, zerebrovaskuläre Erkrankungen und Allgemeinnarkose. Sehr häufig werden anaerobe pulmonale Infektionen im Zusammenhang mit periodontalen Prozessen gesehen.

Ursächlich kommen Fusobacterium nucleatum und Bacteroides melaninogenicus in Frage. Weiterhin werden Peptostreptokokken und Peptokokken sowie Eubacterium bacilli nachgewiesen. Nach abdominellen oder gynäkologischen Operationen läßt sich häufig Bacteroides fragiles in der Blutkultur feststellen.

Röntgenologisch manifestiert sich die Anaerobierpneumonie entsprechend der Gravitationswirkung in den posterioren Segmenten der Oberlappen, im 6. Segment (bei liegender Position) oder in den basalen Segmenten (bei aufrechter Position). Da es sich durch die Aspiration meist um eine bronchogene Infektion handelt, wird die homogene Verschattung segmental oder lobär ausgebildet sein. In über der Hälfte der Patienten lassen sich Abszesse nachweisen. Zudem entstehen häufig Empyeme, die auch ohne sichtbare Pneumonie auftreten können.

Die Prognose einer Anaerobierpneumonie ist gut, wenn sie nicht einen bereits geschwächten Patienten trifft. Meist verläuft die anaerobe pulmonale Infektion chronisch über Monate, ohne daß Einschmelzungen der Lunge vorkommen. Die Anamnese geht häufig 2 bis 3 Wochen zurück. Die Mehrzahl der Patienten fühlt sich bei Erkennung der Erkrankung nicht sonderlich krank. Die meisten Patienten haben Fieber, meist besteht produktiver Husten mit einer fötide riechenden, eitrigen Expektoration. Physikalisch bestehen alle Zeichen einer Pneumonie. Die Leukozytenzahl bewegt sich um 20000/µl.

Die Diagnose einer Anaerobierinfektion stützt sich auf den Nachweis einer Aspiration, auf Hinweise für fehlende Mundhygiene und den röntgenologischen Nachweis von Lungenabszessen. Die Anlage von anaeroben und aeroben Kulturen aus Blut, Pleuraflüssigkeit und Bronchialsekret muß angestrebt werden.

4. Staphylokokkenpneumonie

Diese durch Staphyloccocus aureus hervorgerufene Pneumonie entsteht bei gesunden Erwachsenen häufig sekundär als Folge einer Influenza. Als septische Pneumonien kommen sie im Rahmen von Trikuspidalendokarditiden, Osteomyelitiden und Hautprozessen vor.

Klinisch gehen bei einem Drittel der Patienten der Influenza grippale Symptome voran. Die Staphylokokkeninfektion ruft Symptome, wie plötzlichen Schüttelfrost mit hohem Fieber, Husten, Pleuraschmerzen, Zyanose und Dyspnoe hervor. Das Sputum kann gelegentlich blutig oder eitrig sein. Die physikalischen Befunde sind häufig spärlich.

Wenn die pulmonale Infektion im Rahmen einer Bakteriämie auftritt, ist häufig eine Pleurabeteiligung mit Ausbildung eines Empyems festzustellen. Röntgenologisch entstehen segmental ausgebildete, homogene Fleckschatten. Häufig sind zusätzlich Kavernen in Ein- oder Mehrzahl zu erkennen.

Die Diagnose muß schnell erzwungen werden, da die Erkrankung sehr heftig und häufig deletär verläuft. Der Erregernachweis gelingt am besten mittels bronchoskopisch entnommenen Sputums zur kulturellen Untersuchung. Bei Verdacht sollte eine Blutkultur entnommen werden.

5. Bronchuskarzinom

Der Verschluß von Bronchien durch Tumorgewebe zieht eine poststenotische Pneumonie (Atelektase) nach sich, die obligaterweise segmental oder lobär ausgebildet ist. In diesen Fällen ist naturgemäß kein Bronchopneumogramm nachweisbar. Die Diagnose gründet sich auf den endoskopischen Nachweis von Tumorgewebe.

6. Tbc mit Lymphknoteneinbruch

Bei Primärinfektionen im Kindesalter werden bevorzugt die Lymphknoten des Mediastinums mit einbezogen, so daß ein großes, tuberkulös infiziertes Lymphknotenkonglomerat entsteht. Dieses kann zunächst das Bronchiallumen komprimieren (hier ist wegen seiner anatomischen Lage der Mittellappen bevorzugt) und später in das Bronchiallumen perforieren. Endoskopisch lassen sich bei Bronchuswandinfiltration weißliche, nekrotische oder auch käsige Massen erkennen, die durch Biopsie sehr leicht als Tuberkulose nachzuweisen sind.

Klinisch weisen die Patienten die Symptome einer obstruktiven, lokalisiert ausgebildeten Lungenerkrankung auf mit exspiratorischem Giemen und verlängertem Exspirium, so daß nicht selten unter der fälschlichen Annahme eines Asthmas Kortisonpräparate eingesetzt werden.

7. Adenome, Lipome, Fibrome, Hamartome

Diese endobronchialen Tumoren sind sehr selten, weisen eine sehr lange Latenz auf und verursachen rezidivierende, poststenotische Infekte. Die Endoskopie führt leicht zur Diagnose.

8. Bronchopulmonale Aspergillose

Diese Erkrankung geht mit einer Eosinophilie des peripheren Blutbildes einher. Zugrunde liegt eine Dyskrinie unter Beteiligung von Aspergillus, der die Mukusviskosität erhöht. Ein Schleimpfropf wächst, von der Carina ausgehend, in die Segmente hinein, so daß röntgenologisch eine V- oder Y-förmige, homogene Verschattung resultiert. Bronchoskopisch lassen sich solche Pfropfen extrahieren und histologisch diagnostizieren (Silberfärbung). Gelegentlich werden diese eingedickten Schleimpfropfen expektoriert.

Klinisch können Fieber und Brustschmerzen bestehen. Der Husten kann produktiv sein und zur Expektoration von Mukuspfropfen führen. Alle Patienten weisen in der Anamnese Episoden von Asthmaanfällen auf.

Die Diagnose gelingt durch den mehrfachen Nachweis von Aspergillen im Sputum, durch den Nachweis einer Hypersensitivität gegen Aspergillus fumigatus, durch positiven Hauttest und präzipitierende Antikörper im Serum. Weiterhin gehört hierzu der Nachweis einer Eosinophilie und das Vorhandensein von mukösen Bronchusausgüssen (»Mucoid impaction«).

9. »Mucoid impaction«

Ebenso wie bei der vorgenannten Erkrankung kann eine Sekreteindickung bei Patienten mit Asthma bronchiale, chronischer Bronchitis und bei schwerkranken Patienten mit entwässernder Therapie vorkommen. Röntgenologisch werden segmentale oder V-förmige Verschattungen evident, wenn größere Areale betroffen sind. So resultiert im Röntgenbild eine segmentale Verschattung oder eine Atelektase mit verkürztem Klopfschall und aufgehobenem Atemgeräusch. Sekretolytika sind meist wenig wirksam, so daß die bronchoskopische Entfernung der mukösen Bronchusausgüsse erforderlich wird.

Interstitielle Lungenerkrankung (Abb. 4)

Ein hervorstechendes Zeichen der interstitiellen Lungenerkrankungen ist die Inhomogenität der röntgenologisch sichtbaren Verdichtungen, da im Gegensatz zu den alveolären Erkrankungen die lufthaltigen Räume frei bleiben. Deshalb ist zunächst mit einer Reduktion des Lungenvolumens so lange nicht zu rechnen, bis eine Vernarbung des Gewebes eintritt. Als frühes röntgenologisches Zeichen interstitieller Erkrankungen ist die milchglasartige Trübung zu nennen, die durch eine Zunahme des interstitiellen Gewebes hervorgerufen wird. Wenn es die technische Qualität der Aufnahme erlaubt, lassen sich mit dem bloßen Auge oder mit Hilfe des Vergrößerungsglases feinste Punkte oder Granulierungen erfassen. Die Veränderung ist in den Frühstadien einer Vielzahl von interstitiellen Erkrankungen zu erkennen. Punkt-noduläre Schatten haben in die internationale Staubklassifikation Eingang gefunden. Sie werden mit den Symbolen p (0–1,5 mm $\varnothing$), q (1,5–3 mm $\varnothing$) und r (3–10 mm $\varnothing$) gekennzeichnet. Allgemein begnügt man sich mit der Charakterisierung des interstitiellen Prozesses als **noduläres Zeichnungsmuster.** Als wesentliches Merkmal einer interstitiellen Erkrankung sind diese Knötchen scharf gegen die Umgebung abgesetzt und zeigen im Gegensatz zu den alveolären Erkrankungen keine Neigung zur Konfluenz. Der Zuwachs von Gewebe im Interstitium führt zu einer **retikulären Zeichnungsvermehrung,** die sich wie ein Netzwerk linearer Verdichtungen über die betroffenen Lungenareale spannt. **Kerley-Linien** sind das röntgenologische Korrelat erweiterter, gestauter oder infiltrierter Lymphwege. Diagnostisch am bedeutsamsten sind die Kerley-B-Linien, die sich in einer Länge von 1–2 cm pleuranah projezieren und den Lobolussepten entsprechen. Diese treten hervor bei Flüssigkeitsüberladung im Lungenödem, bei Erkrankungen des lymphatischen Formenkreises und bei Lymphangiosis carcinomatosa. Das **»honey-combing«** repräsentiert ein Zeichnungsmuster, bei welchem lufthaltige Räume von 5–10 mm $\varnothing$ durch sehr dichte fibröse Wände begrenzt sind. In der Praxis wird dieser Begriff zu häufig verwendet, denn er signalisiert das Endstadium einer chronischen interstitiellen Lungenerkrankung. Bevorzugt finden wir dieses

```
                    ┌─────────────────────────────────┐
                    │  INTERSTITIELLE LUNGENERKRANKUNG │
                    └─────────────────────────────────┘
                                    │
                    ┌───────────────┴───────────────┐
              Nicht                             Disseminiert
           disseminiert
                │                                   │
                │                    ┌──────────────┼──────────────┐
          Fieber,                 Miliare                    Grunderkrankung mit
          Penicillin-             Verschattung               Hypervolämie, Linksherz-
          resistenz                                          versagen, Hypoproteinämie,
                │                      │                     Schock?
          Serologie:              9. Miliar-Tbc                    │
                                                            10. „Feuchte Lunge"
```

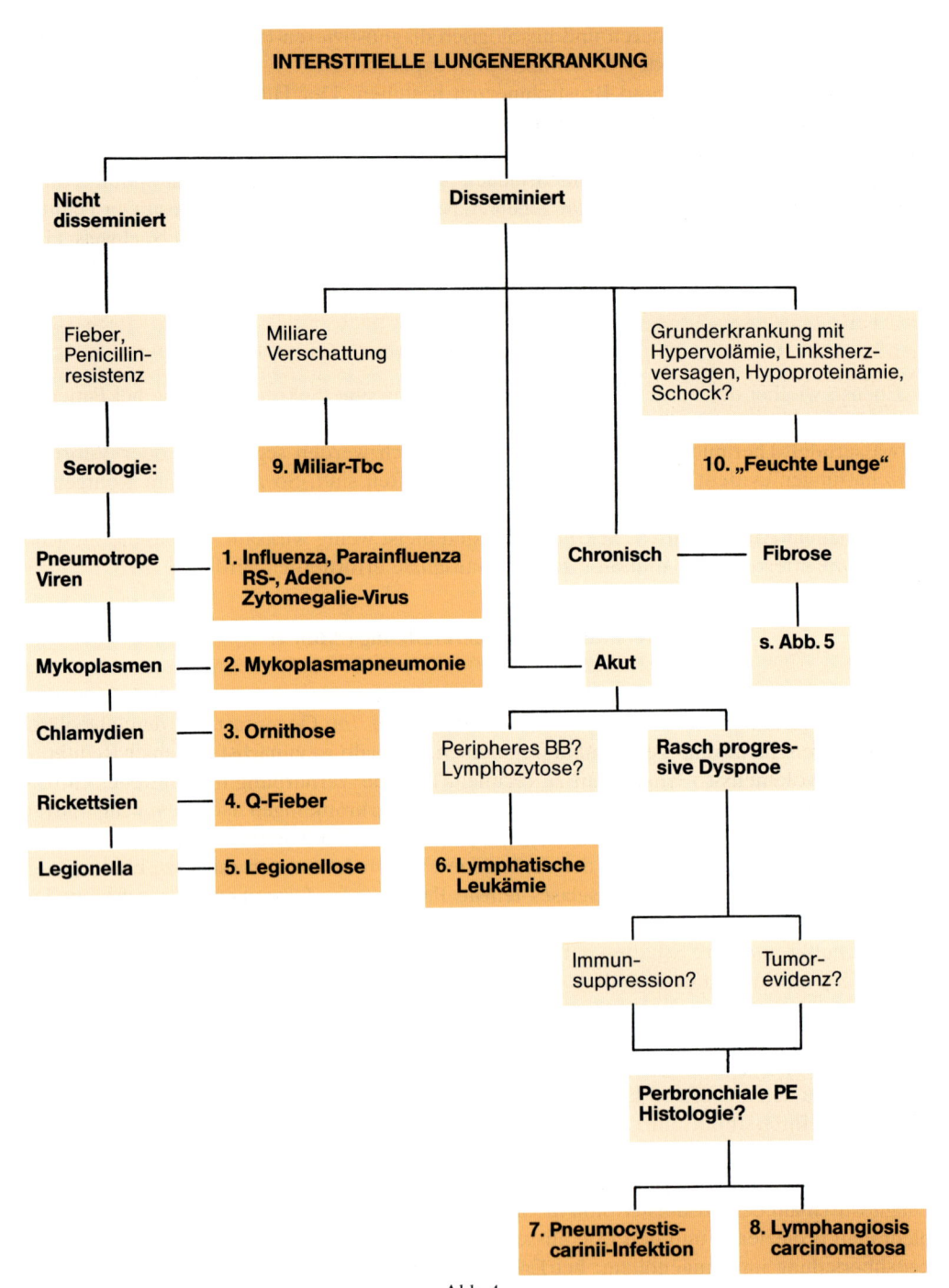

- Pneumotrope Viren — **1. Influenza, Parainfluenza RS-, Adeno-Zytomegalie-Virus**
- Mykoplasmen — **2. Mykoplasmapneumonie**
- Chlamydien — **3. Ornithose**
- Rickettsien — **4. Q-Fieber**
- Legionella — **5. Legionellose**

Disseminiert / Chronisch → Fibrose (s. Abb. 5)

Akut:
- Peripheres BB? Lymphozytose? → **6. Lymphatische Leukämie**
- Rasch progressive Dyspnoe
  - Immunsuppression? / Tumorevidenz?
  - Perbronchiale PE Histologie?
    - **7. Pneumocystis-carinii-Infektion**
    - **8. Lymphangiosis carcinomatosa**

Abb. 4

Muster bei seltenen Lungenerkrankungen, wie der Histiozytosis X, der Rheumalunge und der pulmonalen muskulären Hyperplasie.

Lungenfunktionsanalytisch schlägt sich der Befall des Interstitiums in einer Reduktion von Vital-, Total- und funktioneller Residualluftkapazität nieder. Die verbreiterte Diffusionsstrecke hat eine Verminderung der Diffusionskapazität (D_{CO}) zur Folge. Die verminderte Compliance reflektiert eine verminderte Dehnbarkeit des Lungengewebes. Blutgasveränderungen im arteriellen Blut sind nicht obligat, schlagen sich jedoch meist in einer Reduktion des pO_2 und des pCO_2 nieder. Bei normalem pO_2 und bereits verbreiterter Diffusionsstrecke offenbart die Blutgasanalyse unter Belastung eine Reduktion des pO_2. Eine Ausnahme bilden die granulomatösen Erkrankungen, wie die Sarkoidose und die Miliartuberkulose, da neben den Knötchen noch ausreichend intaktes Zwischengewebe erhalten ist. Charakteristisch ist der Auskultationsbefund, der jedoch häufig zu Verwechslungen mit Pneumonien Anlaß gibt. Wie dort, so hört man auch hier ein spät inspiratorisches ohrfernes Knistern, welches bei Fibrosen an Lautstärke zunimmt, dann besonders oft über dem linken Unterfeld auskultiert werden kann. Als typisches Fibrosegeräusch wird es **Sklerosiphonie** genannt.

Je nach Ausprägung der Erkrankung tritt Dyspnoe auf. Diese ist durch eine Tachypnoe, wie sie allen Erkrankungen mit Verminderung der Elastizität zu eigen ist, charakterisiert.

1. Influenza-, Parainfluenza-, RS-Virus-, Adenovirus-, Zytomegalie-Virus-Pneumonie

Influenzapneumonie

Die Inkubationszeit der Influenza beträgt 1–3 Tage. Sie ist durch abrupten Beginn mit Fieber, Schüttelfrost, Myalgien und mit schwerer Hinfälligkeit gekennzeichnet. Gemeinhin sind Konjunktivitis und Photophobie festzustellen. Die physikalischen Befunde über den Lungen sind uncharakteristisch. Auch die Laboruntersuchungen bewegen sich in der Norm. Gelegentlich läßt sich eine diskrete Neutrophilie zu Beginn der Erkrankung, die von einer leichten Neutropenie gefolgt wird, feststellen.

Röntgenologisch können die Veränderungen lokal, in schweren Fällen auch generalisiert, auftreten. Bei Hinzutreten einer Bronchiolitis entsteht ein azinäres Zeichnungsmuster. Häufig kann eine sekundäre Infektion mit Staphylococcus aureus festgestellt werden.

Parainfluenzapneumonie

Die Infektion mit Parainfluenzaviren verursacht zunächst eine Entzündung des oberen Respirationstraktes. Als Komplikation kann eine Pneumonie hinzutreten. Die Veränderungen sind dann lokal und röntgenologisch uncharakteristisch ausgebildet. Eine peribronchioläre Zeichnung zeigt eine Bronchiolitis an. Die Laboruntersuchungen sind meist unauffällig. Die Diagnose gelingt serologisch durch den Nachweis eines Titeranstieges.

RS-Virus-Pneumonie

Das Virus ist bedeutsam in den ersten 6 Lebensmonaten, wo es häufig Ursache für fatal verlaufende Bronchiolitiden und Pneumonien ist. Bei älteren Patienten löst es vornehmlich Infektionen des oberen Respirationstraktes aus, kann gelegentlich aber auch schwere Pneumonien zur Folge haben. Diese sind begleitet von schwerem Husten, Kopf- und Muskelschmerz. Hohes Fieber kann 1–3 Wochen andauern.

Als Komplikation können sich Pneumonien durch Hämophilus und Staphylococcus aureus aufpfropfen.

Adenoviruspneumonie

Die Infektion mit Adenoviren ist selten, tritt dann jedoch häufig epidemisch auf.

Meist beschränkt sich die Infektion auf die oberen Respirationswege wie Pharynx und Trachea, seltener führt sie zu einer Pneumonie. Die klinischen Symptome sind deshalb im Kopf- und Halsbereich mit Heiserkeit, Husten, Übelkeit, Erbrechen und Konjunktivitis lokalisiert. Die Diagnose wird durch die epidemische Verbreitung gestützt und durch einen serologischen Titeranstieg oder die Isolierung des Virus aus Körperflüssigkeit bestätigt.

Zytomegalie-Virus-(CMV-)Pneumonie

An eine Zytomegalie-Virus-Infektion sollte gedacht werden, wenn bei einem immunologisch geschwächten Patienten eine atypische Pneumonie entsteht. Sie gewinnt zunehmend an Bedeutung bei Transplantierten, Hämoblastosen und Immundefizienten, z. B. im Rahmen einer HIV-Infektion.

Röntgenologisch imponiert eine diffuse noduläre Verschattung mit Knoten bis zu 2 mm $\varnothing$, welche bevorzugt das äußere Drittel der Lunge ergreift.

Die Zytomegalie-Virus-Pneumonie beginnt typischerweise 2 Monate nach einer Organtransplantation. Tödliche Verläufe werden bei Patienten beobachtet, deren Infektionsabwehr vermindert ist oder fehlt.

Zur Diagnose kann die Viruskultur, die jedoch einen Monat beansprucht, herangezogen werden. Gelegentlich gelingt der Nachweis von Einschlußkörperchen in den Epithelzellen des Urins. Brauchbar zur Diagnosefindung ist der Titeranstieg der serologischen Teste. Dennoch sollte nicht übersehen werden, daß bei immunkompromitierten Patienten der serologische Befund äußerst unzuverlässig bzw. bei negativem Ausfall nicht gegen einen CMV-Infekt zu werten ist. Im Verdachtsfall kann bei ernsten Verläufen die perbronchiale Lungenbiopsie zum Nachweis von Einschlußkörperchen (Eulenaugenzellen) notwendig werden. Die CMV-Pneumonie ist Kriterium des full-blown-AIDS.

2. *Mykoplasmapneumonie*

Mykoplasmen sind zellwandlose Erreger. Die Inkubationszeit beträgt ungefähr 3 Wochen. Im Prodromalstadium gehen Pharyngitis und Tracheobronchitis voran. Normalerweise entwickeln Patienten mit einer Pneumonie gleichzeitig eine Myringitis. Die klinischen Zeichen bestehen in trockenem, später schleimig förderndem Husten. Die Patienten klagen über ausgeprägte Muskel- und nichtpleuritische Brustschmerzen. Gewöhnlich tritt hohes Fieber auf. Röntgenologisch erscheinen die Veränderungen bevorzugt unilateral in den unteren Lungenlappen und lassen dann eine segmentale oder lobäre Begrenzung erkennen. Im Anfangsstadium ist die Zeichnung rein interstitiell, kann jedoch später im Verlauf einen azinären Charakter annehmen.

Der physikalische Untersuchungsbefund ist diskreter als der Röntgenbefund. Jedoch lassen sich fast immer Stimmphänomene, die auf eine Verdichtung des Lungengewebes hinweisen, wie Bronchophonie und Ägophonie feststellen.

Laboruntersuchungen sind wenig ergiebig. Nach ca. 2 Wochen wird die Kälteagglutininreaktion in ca. 50% der Fälle positiv. Es sollte bedacht werden, daß bei einem Viertel aller viral ausgelösten Pneumonien Kälteagglutinine nachweisbar sind. Die Diagnose gelingt serologisch durch Nachweis eines Titeranstieges.

3. Ornithose

Der Erreger der Ornithose ist Chlamydia psittaci. Die Inkubationszeit variiert zwischen einer und mehreren Wochen. Normalerweise beginnt die Erkrankung abrupt mit Schüttelfrost und Fieber. Häufig finden sich Epistaxis und Photophobie. Fast immer begleiten schwere Kopfschmerzen das Krankheitsbild. Durch Muskel- und Nackenschmerzen kann gelegentlich das Bild einer Meningitis imitiert werden. Lethargische Zustände, delirante und sogar komatöse Bilder sind häufig. Die respiratorischen Symptome sind selten ausgeprägt, gelegentlich hört man Knisterrasseln über den befallenen Lungenpartien.

Röntgenologisch entstehen die Zeichen einer interstitiellen Lungenerkrankung in den oberen Lungenpartien mit dreiecksförmiger Konfiguration. Die Röntgenzeichen überdauern lange die klinische Symptomatik.

Bei Laboruntersuchungen kann eine leichte Leukozytose, gelegentlich eine Proteinurie und auch eine Erhöhung der Leberenzyme festgestellt werden. Die Diagnose gelingt mit Hilfe der Komplementbindungsreaktion. Im bronchoskopisch gewonnenen Bioptat sind selten sog. Einschlußkörperchen festzustellen. Die Gefährdung ergibt sich aus dem Kontakt mit verwilderten Stadttauben, neu erworbenen Ziervögeln, aber auch mit Geflügel.

4. Q-Fieber

Der Erreger des Q-Fiebers ist Coxiella burneti. Erregerreservoir sind vorwiegend Rinder, Schafe und Ziegen. Reich an Krankheitserregern sind die Sekrete und Ausscheidungen infizierter Tiere, wie Nasenschleim, Milch, Fruchtwasser, Kot und Urin, die als Übertragungsmedien für die Infektion von Tier zu Tier und vom Tier zum Menschen anzuschuldigen sind. Für den Menschen ist meist die aerogene Infektion durch kontaminierten Staub oder eingetrocknete Ausscheidungen, in denen die Erreger sehr widerstandsfähig sind, ausschlaggebend.

Nach einer Inkubationszeit von im Mittel 19 Tagen erkranken die Patienten mit Prodromi wie Glieder-, Brust- und Bauchschmerzen. Nach 2–3 Tagen kommt es zu Temperaturspitzen von 39–40° C. Heftige Kopfschmerzen, zu Beginn meist retrobulär, sind typisch für den Verlauf. Später entwickeln sich ein remittierendes Fieber sowie ein trockener Reizhusten. Die physikalische Untersuchung der Lunge ist meist unauffällig.

Unter den Laborparametern fällt gelegentlich eine Leukozytose zwischen 13000 und 15000/µl auf. Die Diagnose gelingt mit der Komplementbindungsreaktion, welche bereits in der ersten Krankheitswoche und auch lange darüber hinaus erhöhte Titer nachweist.

5. Legionellose

Diese Krankheit ist in Deutschland häufiger, als sie diagnostiziert wird. Der Erreger ist thermophil und gedeiht vorwiegend in sanitären Anlagen und Klimaanlagen.

Die Legionärspneumonie findet sich vorwiegend bei Männern im 50. bis 70. Lebensjahr. Gleichzeitig lassen sich häufig chronische Vorerkrankungen wie Diabetes mellitus, Herzinsuffizienz, Niereninsuffizienz und obstruktive Lungenerkrankung nachweisen. Zusätzlich üben Steroide, Zytostatika und Alkoholismus einen begünstigenden Einfluß aus. Die Symptome sind im Anfang mit Fieber, Schüttelfrost, Myalgie und Cephalgie unspezifisch. Häufig werden sie begleitet von Übelkeit, Erbrechen, Durchfall und Bauchschmerzen. Die pulmonale Symptomatik äußert sich in Reizhusten und Thoraxschmerzen. Im ausgeprägten Stadium finden sich zusätzlich Zyanose und Tachypnoe. Delirante Symptome können hinzutreten. Die meisten Patienten weisen eine relative Bradykardie auf. Unter den Laboruntersuchungen imponiert fast immer eine Leukozytose mit Linksverschiebung und Lymphopenie. Daneben kann fast obligat eine Erhöhung der Transaminasen, des Bilirubins und der alkalischen Phosphatase festgestellt werden. Neben einer geringfügig eingeschränkten Nierenfunktion kann sich eine Erythrozyturie einstellen.

Röntgenologisch handelt es sich um uni- oder bilaterale Lungenbefunde mit häufig multilobulärer Ausdehnung. Überwiegend sind die Unterlappen betroffen. Gelegentlich kann auch ein Pleuraerguß, meist rechtsseitig, beobachtet werden. Die Diagnose gelingt in bis zu 90% der Fälle durch die Serologie. Daneben kann der direkte Erregernachweis aus den Körperflüssigkeiten von Erfolg sein.

6. Lymphatische Leukämie

Röntgenologisch imponiert eine polyzyklisch-bihiläre Lymphadenopathie mit gleichzeitig retikulärer, manchmal azinärer Lungenzeichnung. Deutlich ausgeprägt sind in solchen Fällen die Kerley-B-Linien. Die typischen Veränderungen des Differentialblutbildes bzw. der Knochenmarkszytologie führen zur Diagnose.

7. Pneumocystis-carinii-Infektion

Die Infektion mit Pneumocystis carinii gewinnt zunehmend Bedeutung in der Erwachsenenmedizin, hier vornehmlich bei Patienten mit einem Immundefizit (z.B. bei malignen Lymphomen und bei HIV-Infektionen). Die Symptomatik beginnt schleichend mit trockenem Husten, Zyanose, Dyspnoe und gering erhöhter Körpertemperatur. Die respiratorische Insuffizienz kann sich sehr schnell entwickeln, wobei die physikalischen Untersuchungsbefunde sehr spärlich sind. Wenn nicht eine lymphatische Leukämie zugrunde liegt, beobachtet man in 50% der Fälle eine Lymphopenie.

Röntgenologisch ist eine retikulonoduläre Zeichnung vorherrschend. In fortgeschrittenen Stadien tritt eine azinäre Zeichnung hinzu. Bei Verdacht muß unverzüglich die perbronchiale oder offene Lungenbiopsie durchgeführt werden, da die Patienten durch eine foudroyant fortschreitende respiratorische Insuffizienz rasch ad exitum gelangen. Das Bioptat und die Lavage müssen jedoch speziell aufgearbeitet werden (Krokott-Färbung), was gewöhnlich längere Zeit in Anspruch nimmt. Ein anderes brauchbares Diagnoseverfahren steht nicht zur Verfügung.

8. Lymphangiosis carcinomatosa

Manchmal kann Dyspnoe als erstes Zeichen der röntgenologischen Manifestation einer lymphogenen Metastasierung in der Lunge vorangehen. Das Röntgenmuster besteht aus einer retikulonodulären Zeichnung, wobei ganz besonders betont die Kerley-B-Linien hervortreten. Häufig ist dieser Befund bilateral ausgebildet. Die hilären Lymphknoten sind meist zusätzlich befallen. Die Röntgenverlaufsbeobachtung zeigt eine zunehmende Verkleinerung des Lungenvolumens entsprechend der Abnahme der Lungenelastizität.

Hinweise auf das Vorliegen einer Lymphangiosis carcinomatosa liefern evtl. bereits bekannte extrapulmonale Karzinome der Brust, des Magens, der Schilddrüse oder des Pankreas. Häufig ist auch das Bronchialkarzinom selbst Ursache der lymphogenen Ausbreitung. Die Diagnose wird aus der histologischen Untersuchung von Bronchialschleimhaut oder perbronchial gewonnenem Lungenbioptat oder bei Mediastinallymphknotenbefall durch Mediastinoskopie gestellt.

9. Miliartuberkulose

Hierbei müssen die Kultur und die mikroskopische Untersuchung des Bronchialsekretes nicht unbedingt einen positiven Befund liefern, da eine Miliartuberkulose, die durch hämatogene Aussaat entstanden ist, nicht Anschluß an die Luftwege haben muß.

Röntgenologisch sind beide Lungen disseminiert von hirsekorngroßen Knötchen durchsetzt. Es muß davon ausgegangen werden, daß andere Organe, wie z.B. die Leber, die Meningen, das Urogenitalsystem und die Knochen mitbeteiligt sind. Die Diagnose kann durch eine Biopsie aus den betroffenen Organen gesichert werden. Dennoch sind perbronchiale Lungenbiopsien häufig histologisch nicht eindeutig. Zusätzlich bedarf es des ausdrücklichen Hinweises, daß der Tuberkulin-Hauttest fast regelhaft negativ ausfällt. Die Kombination eines miliaren Lungenbefundes mit Meningitis oder einer Veränderung des Sensoriums rechtfertigt schon den Beginn der spezifischen Therapie.

10. »Feuchte Lunge«

Dieser Befund beschreibt den Zustand der Flüssigkeitsüberladung des Lungeninterstitiums, der durch mannigfaltige Ursachen ausgelöst werden kann. Hierzu zählen alle jene Ursachen, die zu Veränderungen des Gleichgewichts an der Lungenkapillarmembran führen (Starlingsche Gleichung). Hierdurch kommt ein Flüssigkeitsstrom aus der Kapillare ins Interstitium zustande. Dies führt zu einer Akkumulation von Wasser in der Lunge und damit zur Konsistenzvermehrung des Organs, ohne daß noch ein Lungenödem manifest wird.

Röntgenologisch sind die Veränderungen symmetrisch ausgebildet. Sie treten in einer milchglasartigen Trübung, in punktförmigen Schatten, in Kerley-B-Linien und in einer Unschärfe der Hili zutage. Klinisch imponieren Tachypnoe (verminderte Compliance) und ohrfernes Knistern. Lungenphysiologisch lassen sich verminderte Vital- und Totalkapazität sowie eine Einschränkung der Diffusionskapazität und der Compliance nachweisen.

Ursächlich kommen eine Flüssigkeitsüberladung des Organismus durch vermehrte exogene Zufuhr oder mangelnde Ausscheidung in Frage. Weiterhin ist ein beginnendes Linksherzversagen zu erwägen, zudem kann ein verminderter Plasmaeiweißgehalt den onkotischen Druck in der Kapillare vermindern. Weiterhin kommt dieser Zustand als Vorstadium des »Adult respiratory distress syndrome« vor (Schocklunge).

Lungenfibrose (Abb. 5)

Zusätzlich zu den typischen Befunden einer interstitiellen Lungenerkrankung tritt bei einer Fibrose das typische Auskultationsgeräusch der **Sklerosiphonie** hinzu. Es wird von diskontinuierlichen Geräuschen hervorgerufen, die konstant vorhanden sind und sich auch unter Therapieversuchen nicht ändern. Häufig sind diese von einem kontinuierlichen Geräusch überlagert, das nach einigen Atemzügen verschwinden kann. Dieses erscheint spätinspiratorisch und ähnelt einem Quietschgeräusch oder dem Korkenreiben auf einer leeren Flasche. Daneben besteht das »Door-stop«-Phänomen, welches den abrupten Halt bei der tiefen Inspiration beschreibt.

1. Peribronchioläre Fibrose

Diese Form der Fibrose entsteht nach rezidivierenden Bronchitiden mit häufig therapieresistenten Keimen, die zu peribronchialen und peribronchiolären Vernarbungen führen. Sie

```
LUNGENFIBROSE
     │
  Anamnese
     │
  ┌──┴──────────┐
Chronische    Exposition
Bronchitis
```

- „Tramline-sign" → **1. Peribronchioläre Fibrose**
- Medikamente (Bleomycin, Busulfan, Nitrofurantoin) → **2. Medikamenteninduzierte Fibrose**
- Anorganische Stäube (Quarz, Asbest, Beryllium, Metalle) → **3. Pneumokoniose**
- Organische Stäube (Stalleinstreu, modriges Heu, Pilzsporen etc.) → **4. Exogen allergische Alveolitis**
- Strahlen → **5. Strahlenfibrose**

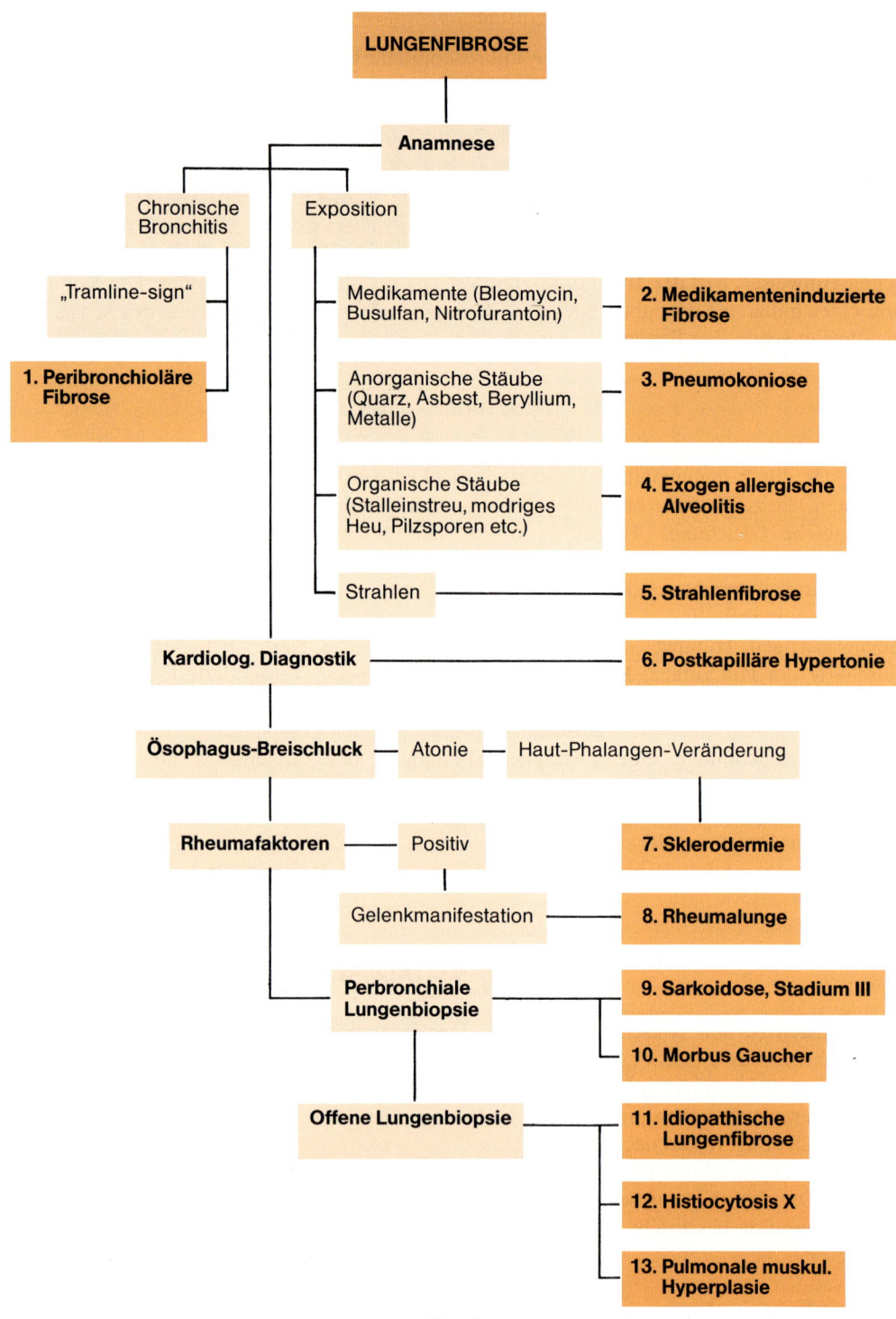

Kardiolog. Diagnostik → **6. Postkapilläre Hypertonie**

Ösophagus-Breischluck — Atonie — Haut-Phalangen-Veränderung

Rheumafaktoren — Positiv → **7. Sklerodermie**

Gelenkmanifestation → **8. Rheumalunge**

Perbronchiale Lungenbiopsie
- **9. Sarkoidose, Stadium III**
- **10. Morbus Gaucher**

Offene Lungenbiopsie
- **11. Idiopathische Lungenfibrose**
- **12. Histiocytosis X**
- **13. Pulmonale muskul. Hyperplasie**

Abb. 5

schlagen sich auf dem Röntgenbild in Gestalt von Doppelgleisschatten (»tram-line-sign«) nieder. Bei orthograder Abbildung entstehen peribronchioläre kleine Ringfiguren, die einer azinären Zeichnung entsprechen.

2. Medikamenteninduzierte Fibrose

Durch Anamnese läßt sich eine Lungenschädigung durch Medikamente eruieren. Hier sind die zytostatisch wirksamen Medikamente, Bleomycin und Busulfan zu nennen. Auch Nitrofurantonin kann schädigend wirken. Im akuten exsudativen Stadium läßt sich häufig eine zusätzlich azinäre Zeichnung auf dem Röntgenbild darstellen.

3. Pneumokoniosen

Am verbreitetsten unter den Pneumokoniosen der Lunge ist die **Silikose.** Diese entsteht nach der Inhalation von quarzhaltigen Substanzen. Die klinischen Symptome treten erst lange nach den Röntgenzeichen auf. Diese zeigen sich zunächst in Gestalt von kleinen Knoten, die je nach Größe in der internationalen Staublungenklassifikation angegeben werden. In fortgeschrittenen Stadien werden beide Hili nach kranial gerafft, wobei beidseits parakardial fibrotische Streifenzeichen entstehen (»Regenstraßen«). Bei weiterer Progression entstehen grobe Ballungen oder flächenhafte Schwielen in der Lunge, die gelegentlich einschmelzen können. Die Hiluslymphknoten können durch schalenförmige Kalkeinlagerungen verändert sein. Die physikalischen Untersuchungsbefunde sind im nodulären Stadium unauffällig. Erst mit Fortschreiten der Fibrose können feinblasige Knistergeräusche auskultiert werden. Je nach Ausprägung einer chronischen Bronchitis treten mittel- bis grobblasige Rasselgeräusche hinzu. Die Lungenfunktionsanalyse weist Veränderungen einer interstitiellen Lungenerkrankung nach. Bei zusätzlicher obstruktiver Bronchitis sind die Bronchialwiderstände erhöht. Im fortgeschrittenen Stadium läßt sich eine arterielle Hypoxie und CO_2-Retention ermitteln, die ein Cor pulmonale zur Folge hat. Die Diagnose fußt wesentlich auf der Erhebung der Anamnese (Umgang mit quarzhaltigen Stäuben). In zweifelhaften Fällen muß die peribronchiale oder offene Lungenbiopsie mit Untersuchung des Bioptates in einem geeigneten Institut zur biochemischen Analyse herangezogen werden.

Die **Asbestose** ist in Berufen der Wasserfilter-, Bremsbelag- und Eternitherstellung und in der Werftindustrie bevorzugt anzutreffen. Klinisch entstehen zunächst eine Belastungsdyspnoe sowie ein schwerer Reizhusten. Dieser wird produktiv, wenn eine chronische Bronchitis hinzutritt. Die Auskultation erbringt inspiratorisch feinblasige Knistergeräusche. Trommelschlegelfinger sind fast obligat. Lungenphysiologisch tritt zuerst eine Erhöhung der Bronchialwiderstände in Erscheinung. Später mit Fortschreiten der Fibrose sind die atemphysiologischen Messungen im Sinne einer interstitiellen Lungenerkrankung verändert. Röntgenologisch erscheinen charakteristischerweise lineare oder kleine, irreguläre Verschattungen in den unteren Lungenpartien. Sollten Anamnese und Verlauf (röntgenologisch und lungenphysiologisch) Zweifel offenlassen, so gelingt die Diagnose immer mit der Lungenbiopsie und Untersuchung des Materials, auch nach Veraschung (Asbestnadeln).

Beryllium wird bei der Herstellung von Glühbirnen verwendet. Es wird in den Körper durch Inhalation aufgenommen und durch den Blutstrom in den übrigen Körper verbreitet. Die **Berylliose** gibt zu Verwechslungen mit der Sarkoidose Anlaß, da auch histologisch die Granulome nicht zu unterscheiden sind. Auch hier finden sich erhöhte ACE-Spiegel. Die Anamnese ist ein wesentliches Element der Diagnosestellung. Gewebsproben sollten auf Beryllium untersucht werden.

Andere Metalle wie Aluminium und Eisen können nach chronischer Inhalation ebenfalls fibrotische Veränderungen verursachen.

4. Exogen allergische Alveolitis

Diese Erkrankung wird durch Immunglobuline der IgG-Klasse (Präzipitine) vermittelt und stellt eine allergische Reaktion vom verzögerten Typ (Typ III) dar. Daneben wird auch ein zellulärer Mechanismus diskutiert (Typ IV). Obwohl bei ca. 40% der Exponierten Präzipitine im Blut gefunden werden, wird bei Taubenzüchtern nur mit einer Morbidität von 1% gerechnet. Unabhängig von der Art des Antigens ist für diese Erkrankung charakteristisch, daß 6–8 Stunden nach inhalativem Antigenkontakt klinische Symptome in Gestalt von Fieber, Schüttelfrost, trockenem Reizhusten und Dyspnoe auftreten. Bei unterschwelliger Exposition kann zunehmende Dyspnoe das einzige Symptom bilden. Im akuten Stadium kann über den basalen Lungenfeldern fein- bis mittelblasiges Knisterrasseln auskultiert werden.

Röntgenologisch findet sich akut ein retikulo-noduläres Zeichnungsmuster über beiden Unterfeldern. Im chronisch fortgeschrittenen Stadium kann ein Honigwabenmuster vorherrschen. Die Lungenfunktionsanalyse zeigt Veränderungen, wie sie für interstitielle Lungenerkrankungen beschrieben wurden. Unter den serologischen Untersuchungen kann eine IgG-Vermehrung Hinweise auf das Vorliegen der Erkrankung geben. In den meisten Fällen lassen sich spezifische Präzipitine im Serum nachweisen. Im Lungenbioptat können Granulome beobachtet werden, die die Diagnose unterstützen. Das verläßlichste Kriterium zur Diagnosefindung sind die anamnestischen Angaben, die den zeitlich verzögerten Ausbruch der Symptome nach Antigenkontakt belegen sowie ein Expositionsversuch mit Objektivierung der Symptome nach 6–8 Stunden.

Je nach Art des Antigens werden die allergischen Alveolitiden unterschiedlich bezeichnet. Nachfolgend werden die verbreitetsten genannt (mit dem auslösenden Agens in Klammern): Farmerlunge (thermophile Actinomyceten, modriges Heu), Vogelzüchterlunge (Vogelfedern, Serumproteine), Befeuchterlunge (thermophile Actinomyceten, kontaminiertes Wasser), Pilzarbeiterlunge (thermophile Actinomyceten), Aspergillose (Aspergillus fumigatus), Malzarbeiterlunge (Aspergillen), Käsewascherlunge (Penicillium casei). Die Präzipitine können nur in Speziallabors nachgewiesen werden, wobei naturgemäß nicht jedes mutmaßliche Antigen erfaßt werden kann.

5. Strahlenfibrose

Nach Einwirkung ionisierender Strahlen auf das Lungenparenchym kann unterhalb einer Dosis von 2000 rad selten mit einer Schädigung gerechnet werden. Die Symptome einer akuten Strahlenpneumonie treten nicht vor 1 Monat nach Beendigung der Strahlentherapie auf, gewöhnlich manifestieren sie sich mit Reizhusten, Schwäche, Fieber und Belastungsdyspnoe. Auskultatorisch sind über dem betroffenen Lungenfeld feinblasige Knistergeräusche zu hören. Das Fibrose- oder Narbenstadium erscheint 6 bis 9 Monate nach Expositionsende. Röntgenologisch ergreift die Fibrose meist ein geometrisches Feld, welches streng ohne Ansehen der anatomischen Grenzen dem bestrahlten Areal entspricht. Je nach Größe des betroffenen Lungenvolumens tritt eine restriktive Lungenfunktionsstörung mit Einschränkung der Vitalkapazität ein. Die Diagnose ergibt sich aus der Anamnese und der Dokumentation des Strahlenfeldes.

6. Postkapilläre Hypertonie

Wenn durch die Anamnese ein Kontakt mit fibrogenen Substanzen ausgeschlossen ist, sollte insbesondere bei jungen Patienten eine kardiale Ursache der Fibrose ausgeschlossen werden. Hier stehen zunächst als nichtinvasive Verfahren die Echokardiographie, die Elektrokardiographie und die Röntgenuntersuchung mit Breischluck zur Verfügung. So lassen sich Veränderungen von Mitral- und Aortenklappen und der linksventrikulären Muskulatur identifizieren. Zudem sind Aussagen zur Größe des linken Vorhofs und der linken Kammer möglich. Häufigste Ursache einer kardiogenen Lungenfibrose ist die Mitralstenose. Sie kann durch die Echokardiographie fast zweifelsfrei nachgewiesen werden.

Im Röntgenbild ist nach Klappenkalk und Veränderungen der Herzsilhouette zu fahnden. Zudem sollte als Hinweis auf eine kapilläre Druckerhöhung auf Kerley-B-Linien geachtet werden. Grundsätzlich können alle Herzerkrankungen, die zu einer chronischen Anhebung des linksventrikulären Füllungsdruckes führen, eine Stauungsfibrose induzieren. Diese lokalisiert sich dann bevorzugt in die Unterfelder.

7. Sklerodermie

Neben den typischen Hautveränderungen können die Endphalangen »rattenbißartig« verändert sein. Zusätzlich ist die Ösophagusmotalität eingeschränkt bzw. atonisch, was sich mit dem Ösophagusbreischluck darstellen läßt. Gelegentlich sind antinukleäre Faktoren sowie Rheumafaktoren nachweisbar. Röntgenologisch entwickeln sich die interstitiellen Lungenveränderungen zunächst an der Basis und ergreifen zuletzt die Lungenspitzen (»aufsteigende Flut«).

8. Rheumalunge

Als seltene Manifestation der primär chronischen Arthritis findet sich eine Lungenfibrose. Diese ist röntgenologisch ubiquitär ausgebildet und hat nicht selten ein Honigwabenmuster. Die Diagnose basiert auf den typischen Gelenkveränderungen sowie auf dem Nachweis der Rheumafaktoren.

9. Sarkoidose, Stadium III

Im Gegensatz zum akuten Stadium der Sarkoidose sind die ACE-Spiegel in 75% der Fälle erhöht. Die Diagnose gelingt durch die perbronchiale Lungenbiopsie mit histologischer Untersuchung des Bioptates. Im Zweifelsfalle ist die offene Lungenbiopsie erforderlich.

10. Morbus Gaucher

Diese seltene Erkrankung kann gelegentlich mit fibrotischen Lungenveränderungen einhergehen. Der ACE-Spiegel ist immer erhöht. Die Diagnose wird fast nie pulmologisch gestellt. Meist ergeben sich die Lungenveränderungen als Nebenbefund.

11. Idiopathische Lungenfibrose

Bei der idiopathischen Lungenfibrose sind in einem geringen Prozentsatz die antinukleären Faktoren erhöht, gelegentlich lassen sich zirkulierende Immunkomplexe nachweisen. Die Diagnose sollte jedoch auch im Hinblick auf die therapeutischen Konsequenzen durch Biopsie gestellt werden.

12. Histiocytosis X

Die Erkrankung wird häufig zufällig im Rahmen einer Röntgenuntersuchung festgestellt. Vielfach wird sie durch einen Spontanpneumothorax manifest und verläuft im Erwachsenenalter meist schleichend chronisch. Die Symptome einer interstitiellen Lungenerkrankung sind im Schweregrad unterschiedlich ausgeprägt.

Röntgenologisch ist bei der Feststellung eines Honigwabenmusters in den Ober- und Mittelfeldern zunächst immer an die Histiocytosis X zu denken. Das Einreißen zystischer Hohlräume ist für die hohe Pneumothoraxrate verantwortlich. Die Diagnose kann nur durch perbronchiale oder offene Lungenbiopsie gestellt werden. Histologisch erkennt man eine granulomatöse Proliferation histiozytärer Elemente, eine Infiltration eosinophiler Granulozyten, teilweise mit Lipideinlagerung sowie eine Fibrosierung.

13. Pulmonale muskuläre Hyperplasie

Dies ist eine Rarität unter den Lungenerkrankungen (ca. 100 Fälle in der Weltliteratur) und befällt ausschließlich Frauen. Die Erkrankung ist histologisch durch eine Wucherung von glatten Muskelzellen in den Lymphspalten und dem Lungenparenchym gekennzeichnet. Außerdem sind die mediastinalen und retroperitonealen Lymphknoten mitbetroffen, so daß chylöse Pleuraergüsse auftreten können. Eine hormonelle Abhängigkeit der Erkrankung wird diskutiert, da Progesteron einen geringen günstigen Effekt auf den Verlauf der Erkrankung ausüben soll.

Alveoläre Lungenerkrankungen (Tab. 1)

Die Begrenzung alveolärer Infiltrate ist unscharf, und die Übergänge in das gesunde Gewebe, mit Ausnahme an den pleuralen Rändern, sind fließend. In sich ist die Verschattung homogen. Ein weiteres Merkmal ist das Konfluieren der einzelnen Herde innerhalb vorgegebener Lappen- und Segmentgrenzen, so daß eine segmentale oder lobäre Ausbreitung als weiteres Indiz für das Vorliegen einer alveolären Lungenerkrankung herangezogen werden kann. Die schmetterlingsförmige Anordnung von alveolären Lungenerkrankungen, klassisch beim Lungenödem, entsteht durch einen symmetrischen Befall beider Lungen, wobei die zentralen Lungenpartien stärker verdichtet sind. Das Bronchopneumogramm zeigt, daß lufthaltige Bronchien innerhalb verdichteter Alveolen gelegen sind. Im Gegensatz hierzu kann eine poststenotische Pneumonie (z. B. durch Tumorokklusion) nie ein positives Bronchopneumogramm aufweisen. Azinäre, peribronchioläre Herde sind ein weiterer Hinweis auf das Vorliegen einer alveolären Erkrankung. Der Azinus ist als kleinste Lungeneinheit definiert. Sie umfaßt Bronchioli respiratorii, Ductus alveolares, Sacculi alveolares und Alveolen. Ein Azinus mißt gewöhnlich 0,5 cm. Azinäre Herde sind größer als interstitielle noduläre Herde und zeigen eine ausgeprägte Tendenz zum Konfluieren. Als weiteres Charakteristikum ist alveolären Prozessen ein rascher Krankheitsverlauf zu eigen. In fortgeschrittenen Stadien ähnelt das Röntgenbild einem »Schneegestöber«.

1. Alveolarzellkarzinom

Das Alveolarzellkarzinom (auch bronchioalveoläres Karzinom genannt) wird häufig als rundherdartige Verdichtung in Ein- oder Mehrzahl in der Lungenperipherie entdeckt. Dies deutet auf eine multilokuläre Genese des Karzinoms hin. Da die Bronchien zu Beginn nicht betroffen sind, ist es zunächst relativ symptomarm. Erst nach einem ausgedehnten Befall des

Tab. 1. **Alveoläre Lungenerkrankungen.**
1. Alveolarzellkarzinom
2. ARDS
3. Lungenverschattung, homogen (Abb. 1–3)
4. Lungenödem (s. S. 392, 394, 514 und 519)
5. Sarkoidose (s. S. 545, Abb. 6)
6. Goodpasture-Syndrom (s. S. 499, Abb. 4)

Lungenparenchyms, der in 80% auch bilateral erfolgen kann, ist mit dem Auftreten von Symptomen zu rechnen. Da der alveoläre Ausbreitungsweg bevorzugt wird, sind Fernmetastasen selten. Meist sind nur die trachealen und bronchialen Lymphknoten befallen.

2. ARDS (»Adult Respiratory Distress Syndrome«)

Das ARDS, im deutschen Sprachraum häufig als Schocklunge bezeichnet, hat eine polyvalente Ursache, die in eine Mikrozirkulationsstörung der Lunge einmündet. In erster Linie lassen Polytraumen, Massentransfusionen, schwere Intoxikationen, Aspiration von anosmotischen Flüssigkeiten, gramnegative Sepsis und nekrotisierende Pankreatitiden die Entstehung des ARDS erwarten. Der Zustand ist prognostisch ungünstig, da die therapeutischen Möglichkeiten begrenzt sind.

Zum Prodromalstadium des ARDS gehört als Anzeichen der Schrankenstörung eine Tachypnoe, die kompensatorisch den arteriellen pO_2 im Normbereich halten kann. Der pCO_2 hingegen ist abgesunken. Röntgenologisch sind bis auf eine diskrete Unschärfe beider Hili als Hinweis auf eine zunehmende interstitielle Verdichtung keine groben Auffälligkeiten zu erkennen. Mit weiterem Fortschreiten wird eine milchglasartige Trübung, entsprechend einer Flüssigkeitsanreicherung des Lungeninterstitiums, erkennbar. Die fortschreitende Diffusionsstörung schlägt sich in einer Reduktion des pO_2 nieder. Die Vollausprägung des ARDS geht mit einer symmetrischen alveolären pathologischen Lungenzeichnung einher, wobei konfluierende homogene Fleckschatten schmetterlingsförmig angeordnet an ein »Schneegestöber« erinnern. Die lufthaltigen Bronchien innerhalb des verdichteten Lungenparenchyms sind als positives Bronchopneumogramm zu erkennen. Blutgasanalytisch übersteigt dann der arterielle pCO_2 den pO_2. Dieses Stadium ist meist irreversibel.

Rundherde, rundherdartige Verschattungen (Abb. 6)

Im angelsächsischen Raum wird der Begriff der »coin lesion« zur Beschreibung von Lungenrundherden verwendet. Er sollte innerhalb lufthaltigen Lungengewebes liegen und keine Beziehung zu Hilus, Diaphragma oder Thoraxwand besitzen. In den 3 Ebenen des Raumes sollte er annähernd kugelförmig gestaltet sein. Im Durchmesser sollte er zwischen 1 und 6 cm liegen. Der röntgenologische Befund eines Rundherdes sollte sofort eingreifende Maßnahmen zur Folge haben, da die Primärmanifestation eines Bronchialkarzinoms oder die Metastase eines unerkannten extrapulmonalen Primärtumors vorliegen kann. Hierzu gehören die Bronchoskopie mit Entnahme von Probeexzisionen aus dem verdächtigen Lungenbezirk, die Spülung des betroffenen Segmentes und Aspiration zur zytologischen Untersuchung, die

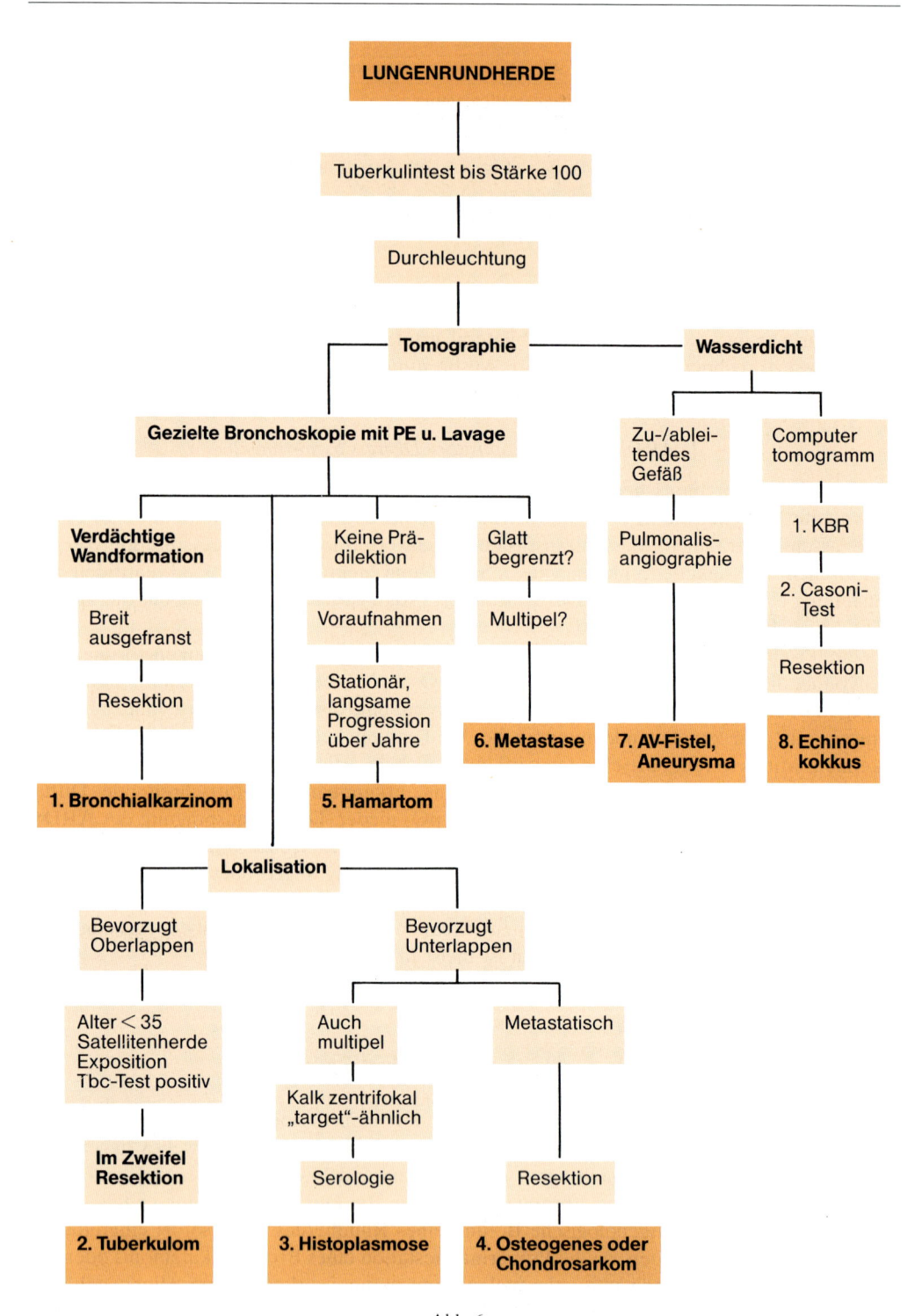

```
                        LUNGENRUNDHERDE
                               |
                    Tuberkulintest bis Stärke 100
                               |
                        Durchleuchtung
                               |
                ┌──────────────┴──────────────┐
            Tomographie                  Wasserdicht
                │                             │
    ┌───────────┤                    ┌────────┴────────┐
Gezielte Bronchoskopie mit PE u. Lavage   Zu-/ablei-    Computer
    │                                    tendes Gefäß   tomogramm
    │                                         │             │
┌───┼────────┬──────────┐               Pulmonalis-     1. KBR
Verdächtige  Keine Prä- Glatt          angiographie
Wandformation dilektion begrenzt?                      2. Casoni-
    │           │         │                               Test
Breit       Voraufnahmen  Multipel?                        │
ausgefranst     │          │                            Resektion
    │       Stationär,  6. Metastase   7. AV-Fistel,  8. Echino-
Resektion   langsame                   Aneurysma        kokkus
    │       Progression
    │       über Jahre
1. Bronchial- 5. Hamartom
   karzinom
```

Lokalisation

- Bevorzugt Oberlappen
  - Alter < 35, Satellitenherde, Exposition, Tbc-Test positiv
  - **Im Zweifel Resektion**
  - **2. Tuberkulom**

- Bevorzugt Unterlappen
  - Auch multipel
    - Kalk zentrifokal „target"-ähnlich
    - Serologie
    - **3. Histoplasmose**
  - Metastatisch
    - Resektion
    - **4. Osteogenes oder Chondrosarkom**

Abb. 6

Anfertigung von Tomogrammen, u. U. in 2 Ebenen, und die Durchführung des Tuberkulintestes bis zur Stärke 100.

Die Beurteilung der Gewebezusammensetzung (flüssig, fett, blutig, verkalkt, solide, vaskulär) ist ein wesentlicher Ausgangspunkt für die Diagnosefindung. Sofern dies nicht mit der konventionellen Röntgenmethode gelingt (Schichtaufnahmen), kann die Computertomographie komplementär zur Dichtemessung herangezogen werden. Die Unterscheidung ist mit der Computertomographie über die Messung der Dichtezahl (Hounsfield-Einheit) möglich. Da oberhalb einer Dichte von 200 HE Malignome nicht beobachtet wurden, kann sie vor der Anwendung operativer Methoden eingesetzt werden.

1. Bronchialkarzinom

Aufgrund der Schichtaufnahmen ergibt sich immer dann ein Malignitätsverdacht, wenn die Ränder ausgefranst erscheinen. Diese Ausfransung kann kometenschweifartig, pseudopodienartig oder auch kranzförmig sein. Als weiteres Malignitätskriterium gilt eine nabelförmige Einziehung, so daß der Rundherd den Aspekt eines Apfels erhält. Aus diesen Kriterien sollte jedoch nicht geschlossen werden, daß eine glatte Kontur die Malignität ausschließt, andererseits sollte jedoch eine unscharfe Begrenzung die diagnostischen Maßnahmen im Hinblick auf ein mögliches Bronchialkarzinom intensivieren. Hierzu gehört insbesondere die Bronchoskopie mit bioptischer Entnahme von Gewebe, wobei die Zange unter Durchleuchtungskontrolle über die entsprechenden Segmente bis an den Herd herangeführt werden kann. Liegt ein primäres Bronchialkarzinom vor, so wird die Diagnose durch Biopsie eher gelingen, da das Bronchialkarzinom auf dem Mutterboden Bronchialschleimhaut dem Zentrum entgegenwächst. Bei Metastasen hingegen liegt der Tumor im interstitiellen Gewebe und hat zunächst keinen Anschluß an das Bronchialsystem. Bei expansivem Wachstum werden die Bronchien gespreizt, so daß die in die Peripherie vorgeführte Zange innerhalb der Bronchien an dem Tumor vorbeifährt. Hier kann jedoch eine perbronchiale Biopsie versucht werden. Anschließend sollte das entsprechende Segment gezielt gespült werden, um Material für die zytologische Untersuchung zu gewinnen. Bei thoraxwandnaher Lage kann unter Durchleuchtung der Herd transkutan punktiert werden. Da aber die Prognose entscheidend von der Frühzeitigkeit der definitiven Resektion abhängt, sollte die Indikation zur Thorakotomie großzügig gestellt werden.

Die Diagnose kann durch die Bestimmung von Tumormarkern gestützt werden. Vornehmlich beim kleinzelligen Bronchialkarzinom besitzt die Neuron-spezifische Enolase (NSE) eine hohe Wertigkeit. Hinweise auf ein Bronchialkarzinom ergeben sich gelegentlich aus paraneoplastischen Phänomenen wie der hypertrophen pulmonalen Osteoarthropathie und der Hyperkalzämie. Daneben sollte der Orientierung nach extrathorakalen Metastasen unter Berücksichtigung der Prädilektionsstellen wie Leber, Skelettsystem und Hirn mit Hilfe der Anamnese, des klinischen Untersuchungsbefundes und der Klinik Beachtung gewidmet werden. Dies sollte auch vor Inanspruchnahme chirurgisch-kurativer Maßnahmen gefordert werden (s. S. 492, Abb. 1, S. 497, Abb. 3, S. 499, Abb. 4, S. 510, Abb. 3). Bei negativem Befund muß die Thorakotomie durchgeführt werden.

2. Tuberkulom

Der tuberkulöse Rundherd ist scharf gegen die Umgebung durch eine Kapsel abgesetzt, die tuberkulösen Käse umschließt. Erst durch entzündliche Umgebungsveränderungen werden die Konturen verschwommen. Häufig liegen in der Umgebung kleine verkalkte oder indurierte Satellitenherdchen, die auf die spezifische Genese hinweisen. Gelegentlich können die Tuberkulome auch eine gelappte Struktur annehmen. Die Diagnose fußt auf der Erfragung einer evtl. Vorinfektion, auf dem jüngeren Alter des Patienten, auf der Eruierung einer möglichen Infektionsquelle und auf dem positiven Tuberkulintest.

Vom Tuberkulom geht eine potentielle Gefahr hinsichtlich einer Reaktivierung aus, wobei sich die Kapsel eröffnen kann und den Inhalt in den Bronchus drainiert. In diesem Falle wird der Patient ansteckungsfähig. Weiterhin ist zu bedenken, daß durch eine Chemotherapie das Tuberkulom nicht beeinflußt wird, da im Tuberkulosekäse keine effektiven Medikamentenspiegel aufgebaut werden. Daher sollte im Zweifel anstelle einer ungewissen Beobachtungszeit der Resektion der Vorzug gegeben werden.

3. Histoplasmose

Der Erreger der Erkrankung ist das Histoplasma capsulatum. Dieses produziert Granulome, manchmal mit zentraler Nekrose. Das Hauptvorkommen der Erkrankung ist Nordamerika, seltener wird es in Europa beschrieben. Als benigne Verlaufsform wird es häufig routinemäßig auf den Röntgenbildern als verkalkter Rundherd identifiziert. Hierbei lassen sich zusätzlich vergrößerte Lymphknoten darstellen. Die Erkrankung verursacht spärliche Symptome wie Fieber oder Erythema nodosum. Komplizierend verläuft die Histoplasmose mit pneumonischen Zeichen, wie homogen-parenchymalen Verschattungen von nichtsegmentaler Ausbreitung, und kann ein bakteriell verursachtes Bild imitieren. Gewöhnlich sind die Lymphknoten hierbei befallen. Meist liegt die Histoplasmose jedoch als ein solitärer, scharf umschriebener Rundherd vor, der selten mehr als 3 cm beträgt und vorwiegend in den Unterlappen angetroffen wird. Auch kommen Trabantenherde vor. Fast immer finden sich zentrale Verkalkungen, so daß die Rundherde »target«-förmig erscheinen.

Die Diagnose wird serologisch gestellt. Nachweise werden ca. einen Monat nach der Infektion positiv.

4. Osteogenes Sarkom oder Chondrosarkom

Chondrome und Chondrosarkome entstehen gewöhnlich aus Knorpelzellen in den knöchernen Anteilen von Rippen oder Sternum. Sie sind ebenso in Skapula und Wirbelsäule beschrieben. Die Tumorentstehung fällt gewöhnlich in das Erwachsenenalter, Kinder sind davon nur selten betroffen. Ist der Tumor gut differenziert, wächst er langsam und nur lokal. Entdifferenzierte Formen zeichnen sich jedoch durch ein aggressives Wachstum mit Metastasenbildung, vorwiegend in der Lunge, aus. Dort befällt der Tumor meist die Unterlappen. Röntgenologisch fallen Verknöcherungen oder Verkalkungen auf. Als einzige Methode zur Diagnosesicherung bleibt die Resektion, da bronchoskopische Verfahren wenig ergiebig sind.

5. Hamartom

Hamartome sind die verbreitetsten mesenchymalen Tumoren der Lunge. Sie sind klinisch fast immer symptomlos und werden meist bei Routineuntersuchungen entdeckt. Chondrohamartome werden nach ihrem hohen Anteil an Knorpel benannt. Auf den Röntgenbildern sind sie meist in der Peripherie als Rundherde mit stippchenartigen Verkalkungen (Popcorn) zu erkennen. Es gibt keine sicheren Röntgenkriterien zur Diagnose. Auch sind Laboratoriumsuntersuchungen und die Bronchoskopie nicht ergiebig, somit bleibt die Resektion zur histologischen Untersuchung. Intraoperativ lassen sich diese benignen Tumore meist an Lappengrenzen auffinden.

6. Metastasen

Metastasen sind meist glatt und kommen der Kugelform am nächsten. Die Wahrscheinlichkeit einer Metastasierung wird größer, wenn die Rundherde in Mehrzahl vorliegen. Die Primärtumoren von Lungenmetastasen liegen häufig in Niere, Mamma, Magen, Kolon, Pankreas, Prostata, Schilddrüse, Leber, Uterus oder Nebennieren. Deshalb sollte stets nach organbezogenen Symptomen gesucht werden. Tumormarker lassen sich bei der Metastasensuche gezielt einsetzen. Hervorzuheben sind das CEA für Metastasen aus dem Gastrointestinaltrakt, das Alpha-1-Fetoprotein bei keimzell- und hepatozellulären Karzinomen, das HCG (humanes Choriongonadotropin) bei Keimzelltumoren, das CA 19-9 bei Pankreas- und gastrointestinalen Neoplasien sowie das TPA (Tissue polypeptide Antigen) als allgemeiner Marker der Tumoraktivität.

Es ist darauf hinzuweisen, daß besonders beim Hypernephrom mit einer pulmonalen Metastasierung zu rechnen ist. Man muß hier gezielt nach Metastasen suchen. Diese können gelegentlich auf den Routineaufnahmen inapparent sein, werden jedoch sichtbar, wenn die Patienten rotierend durchleuchtet werden. Beim Verdacht auf Metastasen sollte die Thorakotomie nicht zurückhaltend geübt werden, denn vielfach ist von der Resektion solitärer Metastasen eine günstige Beeinflussung der Überlebensrate zu erwarten.

7. Arteriovenöse Fistel, Aneurysma

Pulmonale arteriovenöse Fisteln sind direkte Verbindungen zwischen Pulmonalarterien und Pulmonalvenen unter Umgehung des kapillären Strombettes. Es werden zwei Arten von Fisteln beschrieben: erstens die kongenitalen, in welche der Morbus Osler mit eingeschlossen ist, wie auch solche, die isoliert auftreten, und zweitens die erworbenen Formen bei Trauma, Schistosomiasis, hepatischer Zirrhose und Karzinom. Durch die Fisteln wird ein abnormer Shunt zwischen dem rechten und linken Herzen hergestellt. Beträgt dieser mehr als 25%, so wird der Abfall der O_2-Sättigung im arteriellen Blut durch ein erhöhtes Herzminutenvolumen kompensiert. Die chronische arterielle Hypoxämie hat eine Erythrozytose und eine Polyzythämie zur Folge.

Klinisch imponieren die Patienten je nach Größe des Shunts durch eine Belastungsdyspnoe. Sie sind normalerweise zyanotisch und haben Trommelschlegelfinger. Über der Fistel läßt sich ein extrakardiales Geräusch auskultieren, welches während des Valsalva-Manövers abnimmt oder verschwindet. Das Müller-Manöver verstärkt das Geräusch.

Röntgenologisch sieht man einen isolierten Rundherd. Auf den Schichtaufnahmen kann ein zu- und abführendes Gefäß, welches zum Hilus zieht, beobachtet werden. Bei der Durchleuchtung kann der pulsierende Charakter des flüssigkeitsdichten Herdes demonstriert werden. Im Zweifelsfall muß die Pulmonalisangiographie die Diagnose bestätigen.

Im Verlauf können Thrombosen innerhalb der Fistel entstehen, die septische Embolien verursachen können.

8. Echinokokkus

Die Erkrankung wird durch den Echinococcus granulosus oder Echinococcus multilocularis verursacht. Er kommt weltweit vor, wobei er innerhalb der Bundesrepublik in der Schwäbischen Alb verbreitet ist. Hydatiden finden sich in Hunden, Füchsen, Schakalen und Wölfen. Zwischenwirte für den Echinococcus granulosus sind Schafe und Rindvieh und für den Echinococcus multilocularis Mäuse, Ratten und andere Nager. Die Eier werden vom Menschen aufgenommen. Im Darm entstehen Larven, die durch den Dünndarm in das Blut wandern und über die Zirkulation in die Leber und in die Lunge gelangen, wo sie Zysten ausbilden können.

Die Klinik kann milde bis schwer ausgeprägt sein, wobei ein schwerer Schock ausgelöst werden kann, wenn sich die Zysten in den Bronchus entleeren. Als Komplikation kann es zu einer disseminierten Aussaat der Zysten in der Lunge kommen.

Auf den Röntgenaufnahmen ergeben sich wasserdichte, runde Verschattungen in Ein- oder Mehrzahl. Ältere Zysten neigen zur Kalkeinlagerung in den Randwall. Zur Erhärtung und Dichtemessung kann die Computertomographie herangezogen werden.

Zur Laboratoriumsdiagnostik gehört der Casoni-Test, der in über 70% positiv ausfällt. Hierbei ist jedoch zu beachten, daß Kreuzreaktionen mit der Schistosomiasis vorkommen. Weiterhin kann er häufig negativ bei pulmonaler Beteiligung ausfallen. Die Komplementbindungsreaktion ist in 90% positiv, oft jedoch auch falsch positiv. Der Komplementfixationstest signalisiert bei abfallenden Titern einen Erfolg der Therapie. Die Thorakotomie mit Enukleation der Zyste ist schließlich das einzig sichere Verfahren zur Diagnosestellung, da bioptische Verfahren sich verbieten.

Differentialdiagnostisches Spektrum

Homogene Lungenverschattung, nicht segmental begrenzt
Hämophilus-Pneumonie
Streptokokken-Pneumonie
Enterobakterien-Pneumonie
Postprimäre TBC
Lymphadenopathie

Lungenverschattung mit Eosinophilie
Medikamenteninduktion
Askariasis
Larva migrans
Autoimmunvaskulitis
chronisch-eosinophile Pneumonie
Löffler-Syndrom, Ätiologie unklar

Homogene Lungenverschattung, segmental verteilt
Mycoplasma-Pneumonie
Lungeninfarkt
Aspirations-Pneumonie
Staphylokokken-Pneumonie
Bronchuskarzinom
TBC mit Lymphknoteneinbruch
Adenome, Lipome, Fibrome, Hamatome
Bronchopulmonale Aspergillose
Mucoid Impaction

Interstitielle Lungenerkrankung
Influenza-Pneumonie
Parainfluenza-Pneumonie
RS-Virus-Pneumonie

Adeno-Virus-Pneumonie
Cytomegalie-Virus-Pneumonie
Mycoplasma-Pneumonie
Ornithose
Q-Fieber
Legionellose
Lymphatische Leukämie
Pneumozystis-Carinii-Infektion
Lymphangiosis carcinomatosa
Miliartuberkulose
»Feuchte Lunge«

Lungenfibrose
Peribronchioläre Fibrose
Medikamenteninduzierte Fibrose
Pneumokoniosen
Exogen allergische Alveolitis
Strahlenfibrose
Postkapilläre Hypertonie
Sklerodermie
Rheumalunge
Sarkoidose, Stadium III
Morbus Gaucher
Idiopathische Lungenfibrose
Histiozytosis X
Pulmonale muskuläre Hyperplasie

Alveoläre Lungenerkrankungen
Lungenödem
Homogene Lungenverschattung (s. S. 503–513)
Sarkoidose
Alveolarzellkarzinom
Lungenhämorrhagie (Goodpasture-Syndrom)
ARDS (Adult Respiratory Distress Syndrome)

Rundherdartige Verschattungen
Bronchialkarzinom
Tuberkulom
Histoplasmose
Osteogenes Sarkom, Chondrosarkom
Hamartome
Metastasen
Arteriovenöse Fistel, Aneurysma
Echinokokkus

Literatur

Costabel U. Technik und Methodik der bronchoalveolären Lavage bei interstitiellen Lungenerkrankungen. Schweiz Med Wsch 1986; 116: 1238–44.

Cummings S A, Lillington G A, Richard R J. Estimating the probability of malignancy in solitary pulmonary nodules. Am Rev Respir dis 1986; 134: 449–52.

Dundalek E. Die Legionellose als polyvalentes Krankheitsbild. Pneumologie 1990; 44: 554–55.

Fishman A P. Pulmonary Diseases and Disorders. New York: McGraw-Hill 1988.

Lode H, Höffken B, Kemmerich B. Bakterielle Pneumonien. Internist 1985; 26: 311–20.

Lüthy R, Colla F, Schläpfer R, Täuber M, Siegenthaler W. Diagnostik und Therapie der HIV-assoziierten Krankheiten. Internist 1988; 29: 82–91.

Maassen W, Greschucha D et al. Recommendations on Diagnosis, Staging, and Surgical Therapy of Lung Cancer. J Thorac Cardiovasc Surg 1988; 36: 295–306.

Nitsche W. Echinokokkose. Therapiewoche 1985; 35: 1547–54.

Ulmer W T. Pneumokoniose – gegenwärtiger Stand der Erkenntnisse. Internist 1990; 31: 268–71.

Voegeli E. Praktische Thoraxradiologie. Bern: Huber 1988.

Zaia I A, Kovacs A, Forman S J. Human cytomegalovirus-associated pneumonitis: pathogenesis, prevention, and treatment. Transplant Proc 1987; 19: 125–32.

Ziesche R, Matthys H. Immunologische Systemerkrankungen der Lunge unbekannter Ätiologie. Internist 1990; 31: 61–68.

Mediastinalverschattung

E. Dundalek und I. Meuthen

Definition und Abgrenzung

Erkrankungen des Mediastinums, die mit lokalisierten Verschattungen einhergehen, lassen entsprechend der Zugehörigkeit zu dem embryonalen Gewebe, aus dem sie entstanden sind, eine gewisse Prädilektion zu unterschiedlichen Mediastinalkompartimenten erkennen. Naturgemäß sollte man sich bei der Diagnosefindung von der Zugehörigkeit zu den Mediastinalabschnitten leiten lassen. Letztere werden unterschiedlich nach anatomischen und radiologischen Kriterien abgegrenzt. Die hier verwendete Dreiteilung wird in den jeweiligen Kapiteln näher umrissen.

Diagnostisches Vorgehen

Um eine Tiefenlokalisation im Mediastinalraum zu ermöglichen, gehört die Anfertigung einer seitlichen Thoraxröntgenaufnahme zu den essentiellen diagnostischen Maßnahmen. Schichtaufnahmen sind hilfreich zum Ausschluß von Verschattungen, die nicht dem Mediastinum angehören. Die Kontrastdarstellung des Ösophagus stellt Beziehungen von Verschattungen zu den Nachbarorganen her, auch kann von Verdrängungen der breigefüllten Speiseröhre auf raumfordernde Prozesse geschlossen werden. Die Computertomographie ist

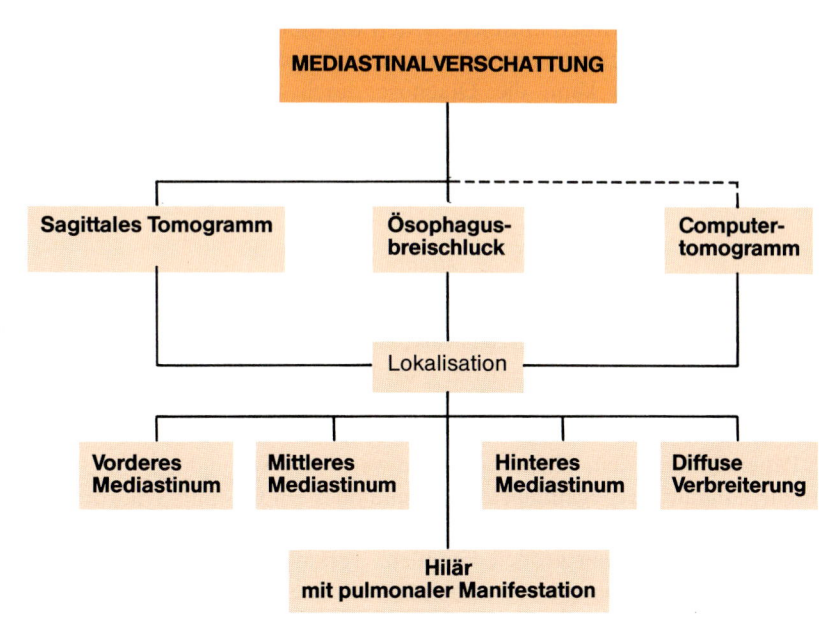

Abb. 1

eine nützliche diagnostische Methode bei der Aufklärung zunächst unklarer Mediastinalverbreiterungen und zur Trennung der der Verschattung anliegenden anatomischen Strukturen. Daneben liefert die CT über die Messung der Dichtezahl Informationen über die Gewebszusammensetzung. Durch die Computertomographie erübrigen sich häufig invasive diagnostische Schritte (Pneumomediastinum, Mediastinoskopie), dennoch sollte die Röntgenuntersuchung nicht unkritisch und keinesfalls a priori angewandt werden (Strahlenbelastung, Kostenfaktor) (Abb. 1). Mediastinalerkrankungen sind in über 50% der Fälle asymptomatisch, oft handelt es sich um radiologische Zufallsbefunde im Rahmen von Screening-Untersuchungen. Unter den Mediastinaltumoren überwiegen die Thymome und die neurogenen Tumoren mit je ca. 20%, gefolgt von zystischen Tumoren mit etwa 19%. Lymphome und Keimzelltumoren beanspruchen 13 bzw. 11%. Mesenchymale Tumoren, endokrine Tumoren und primäre Karzinome treten in einer Häufigkeit von 3 bis 7% auf.

Verschattung im vorderen Mediastinum (Abb. 2)

Das vordere Mediastinum wird vorne vom Sternum und dorsal vom Perikard, der Aorta und den brachiozephalen Gefäßen begrenzt. Innerhalb dieses Raumes liegen die anterioren mediastinalen Lymphknoten, die Thymusdrüse und mesenchymales Gewebe.

1. Retrosternale Struma

Obwohl Strumen relativ selten in den Retrosternalraum einwachsen, zählen sie zu den häufigsten raumfordernden Prozessen im vorderen Mediastinum. Sie bedingen eine Verschattung der kranialen Mediastinalanteile mit Verdrängung oder Einengung von Ösophagus und Trachea. Die Durchleuchtung beim Schluckakt, bei dem sich die Schilddrüse nach kranial bewegt, ist differentialdiagnostisch hilfreich. Selten wachsen Strumen zwischen Trachea und Ösophagus oder ins hintere Mediastinum zwischen Ösophagus und Wirbelsäule ein. Bei stoffwechselaktiven Strumen kann die Diagnose durch Szintigraphie mit Jod-131 oder Technetium-99 gesichert werden. In gleicher Häufigkeit wie bei zervikalen Strumen kommen Dekompensationen der Stoffwechsellage vor. Je nach Ausmaß der Schilddrüsenvergrößerung treten Stridor und Dysphagie auf und ziehen operatives Vorgehen nach sich.

2. Thymom

Thymome sind neben der retrosternalen Struma die häufigsten Raumforderungen im vorderen Mediastinum. Sie treten vorzugsweise im Alter zwischen 40 und 80 Jahren ohne Geschlechtsbevorzugung auf. Zwei Drittel der Patienten fallen durch Brustschmerzen, Husten oder Vena-cava-superior-Syndrom zum Zeitpunkt der Diagnosestellung auf. 50% der Thymompatienten leiden unter Myasthenia gravis, jedoch nicht alle an Myasthenia gravis erkrankten Patienten haben ein Thymom. Selten werden in Verbindung mit einem Thymom eine aplastische Anämie, Hypogammaglobulinämie oder ein Cushing-Syndrom beschrieben. Radiologisch erscheinen die Tumoren rund, glatt oder gelappt begrenzt in der Nähe des Übergangs vom Herzen zu den großen Gefäßen. Verkalkungen sind selten. Da etwa ein Drittel der Thymustumoren maligne ist, sollte man mit einer Thorakotomie nicht zögern. Ca. 10% der Thymustumoren setzen sich aus Fettgewebe zusammen (Thymolipome), die meisten dieser Patienten sind asymptomatisch.

Mediastinalverschattung

VERSCHATTUNG IM VORDEREN MEDIASTINUM

- Glatt begrenzt oder gelappt
  - Zwerchfell-Herz-Grenze
    - **Magen-Darm-Passage Kolon-Kontrast**
      - **6. Morgagnische Hernie**
  - Unsymptomatisch / Symptomatisch
    - CT
    - Thorakotomie
    - Gewichtsverlust, Einflußstauung, Gynäkomastie
      - **7. Keimzelltumoren**
  - Phlebolithen
    - **Angiographie CT mit KM**
      - **4. Hämangiom**
      - **5. Fibrome, Lipome, Lymphangiome**
    - Malignom
  - Zähne, Fett, Knochen
    - CEA-Best. positiv
      - **3. Teratom**
  - Myasthenia gravis
    - **2. Thymom**
  - **DL: Kompression von Trachea/Ösophagus**
    - Schilddrüsenteste in vitro + Szintigramm
      - **1. Retrosternale Struma**

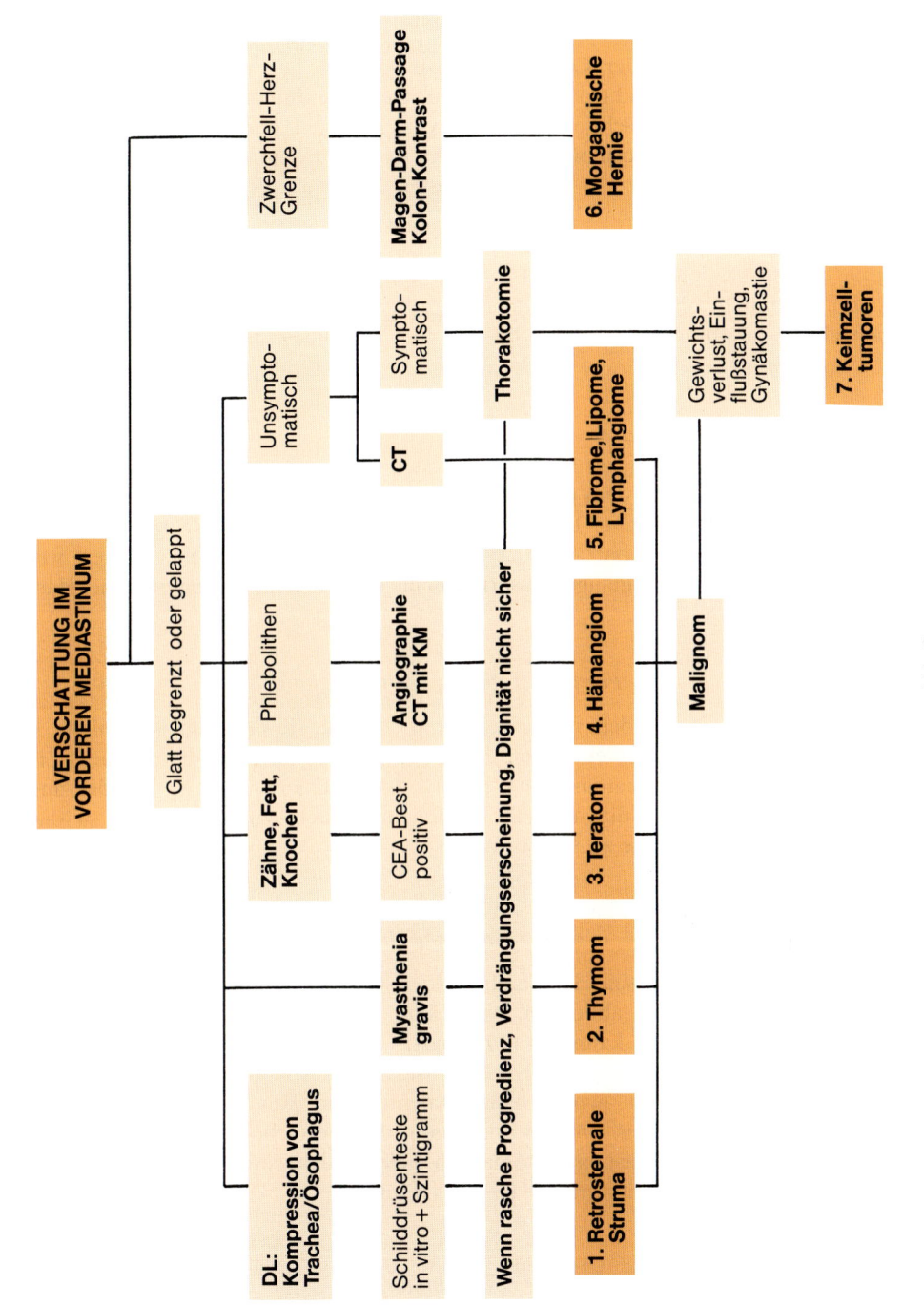

Wenn rasche Progredienz, Verdrängungserscheinung, Dignität nicht sicher

Abb. 2

3. Teratom

Diese Tumoren sind an der Gefäßherzgrenze gelegen. Die gutartigen Veränderungen stellen sich rund oder oval und glatt begrenzt dar. Gelappte Tumoren sind häufiger maligne. Verkalkungen, die radiologische Darstellung von Knochen oder Zähnen innerhalb der Verschattung, sind für die Dermoidzyste charakteristisch. Computertomographisch können Zysten nachgewiesen werden, in die es einbluten kann, die Folge ist eine progrediente Größenzunahme des tumorösen Gebildes. Im Extremfall können die zystischen Hohlräume bersten und ihren Inhalt in Bronchien und Trachea entleeren. Dermoidzysten sind gewöhnlich gutartig, bei soliden Teratomen ist in etwa einem Drittel der Fälle mit Malignität zu rechnen. Die klinischen Symptome sind an die Größe des Tumors gebunden. Als Hinweis auf die Entstehung aus embryonalem Gewebe fällt die CEA-Bestimmung pathologisch aus.

4. Hämangiom

Zwei Drittel der mediastinalen Hämangiome sind im anterioren Mediastinum lokalisiert, das andere Drittel entstammt dem posterioren Anteil. Hämangiome präsentieren sich als gut abgegrenzte Tumoren homogener Dichte, die häufig kalzifizieren. Die Diagnose kann durch Computertomographie mit Kontrastmittelgabe und evtl. angiographisch gesichert werden. Da bis zu 30% der Tumoren maligne entarten können, ist die Indikation zur Thorakotomie großzügig zu stellen.

5. Fibrome, Lipome, Lymphangiome

Die Tumoren entstammen dem mesenchymalem Gewebe, sie sind zumeist benigne, selten liegen Sarkome vor. Symptome entstehen durch Verdrängung von Nachbarorganen. Lipome können durch CT bzw. Dichtemessung positiv diagnostiziert werden, für die anderen Tumoren stehen spezifische diagnostische Maßnahmen nicht zur Verfügung, so daß die Diagnose durch Thorakotomie zu sichern ist.

6. Morgagnische Hernie

Die Foramina Morgagni sind kleine dreieckige Öffnungen am vorderen Diaphragma beidseits der Mittellinie. Bei abnormer Weite kann Abdominalinhalt in den Thoraxraum vortreten. Der Hernieninhalt kann aus Omentum, Leber, Dick- und Dünndarm bestehen. Wenn Omentum in den Thoraxraum prolabiert ist, zeigt das Colon transversum eine nach oben gerichtete Spitze, dort, wo es vom Omentum im Bruchsack festgehalten wird. Intrathorakale Darmschlingen können innerhalb der Verdichtung gashaltige Schlingen zeigen. Die Patienten sind meist asymptomatisch, gelegentlich werden retrosternale Schmerzen angegeben, eine Inkarzerierung der Hernie ist selten.

7. Keimzelltumoren

Seminome und Chorionkarzinome sind sehr seltene Tumoren des Mediastinums. Das Seminom läßt sich nur durch Thorakotomie sichern, beim Chorionkarzinom können erhöhte HCG-Spiegel als diagnostischer Wegweiser dienen. Zwei Drittel dieser Patienten leiden unter Gynäkomastie. Die endgültige Diagnose wird durch Thorakotomie gesichert.

Verschattung im mittleren Mediastinum (Abb. 3)

Das mittlere Mediastinum beinhaltet das Herz einschließlich Perikard, die großen Gefäße, die Trachea und die beiden Hauptbronchien, die paratrachealen und tracheobronchialen Lymphknoten, die Phrenikus- und Vagusnerven.

1. Sarkoidose Stadium I

Die Sarkoidose wird nach radiologischen Kriterien eingeteilt. Definitionsgemäß liegt im Stadium I eine Hiluslymphknotenschwellung ohne Lungenbeteiligung vor, lungenbioptisch können jedoch bereits in über 90% der Fälle Veränderungen im Lungengewebe nachgewiesen werden. Radiologisch zeigen sich beidseits homogen verdichtete polyzyklische Hili, die gegen die Umgebung scharf abgegrenzt sind. Zur Herausarbeitung der Hili dienen Tomogramme. Die Sarkoidose kann unter dem akuten Krankheitsbild eines Löfgren-Syndroms (biliäre Lymphadenopathie, Erythema nodosum, Arthritis großer Gelenke) verlaufen. Typisch für eine Sarkoidose ist der, zumindest in niedrigen Konzentrationen, meist negative Tuberkulin-Hauttest. Häufig wird die Diagnose einer Sarkoidose zufällig bei radiologischen Routineuntersuchungen gestellt. Die Patienten sind asymptomatisch. Laborchemisch kann eine Erhöhung des ACE auffallen. Die Diagnosesicherung erfolgt durch invasive Verfahren. Zunächst sollte bronchoskopiert werden, wobei sich in beiden Hauptbronchien Venektasien und weiße Plaques darstellen lassen. In bis zu 20% gelingt der histologische Nachweis der Sarkoidose durch Probeentnahme aus der Bronchialschleimhaut. Sollte auch eine perbronchiale Lungenbiopsie negativ verlaufen, so ist die Mediastinoskopie zur Entnahme paratrachealer Lymphknoten indiziert, womit die Diagnosestellung in 99% gelingt.

2. Lymphadenopathie bei malignen Lymphomen und Leukosen

Beim Morbus Hodgkin findet man in über 50% der Fälle eine mediastinale Lymphknotenbeteiligung. Die Lymphknoten sind häufig bilateral, meist jedoch asymmetrisch vergrößert. Das gleiche gilt für Non-Hodgkin-Lymphome. Liegt eine extramediastinale, gut zugängliche Lymphknotenmanifestation vor, wird man hier eine Probeexzision entnehmen, anderenfalls muß Lymphknotengewebe mediastinoskopisch gewonnen werden. Selten sind Lymphknotenvergrößerungen bei akuten und chronischen Leukosen. Die Diagnose wird durch das periphere Blutbild und Knochenmarkuntersuchungen gestellt.

3. Aortenaneurysma

Aneurysmen der Aorta ascendens können sich sackförmig oder spindelförmig darstellen, bei entsprechender Ausdehnung arrodieren sie Sternum und Rippen. Sie überragen den rechten Herzrand und können somit die V. cava superior komprimieren, so daß eine obere Einflußstauung resultiert. Bei Einbeziehung des Aortenbogens kann zusätzlich Heiserkeit durch Rekurrensparese manifest werden. Bei Miteinbeziehung des Aortenbogens sind Trachea und Ösophagus nach rechts hinten verlagert. Der Durchmesser des Aortenknopfes mißt über 4 cm. Der linke Hauptbronchus kann nach unten rechts verlagert werden, radiologisch können Kalklamellen im Gefäß nachgewiesen werden. Die Aneurysmabegrenzung ist scharf. Liegt eine Dissektion vor, dringt Blut in die Wand und Umgebung ein, so daß sich die Konturen verwischen. Ein Computertomogramm mit Kontrastmittelgabe und eine Aortographie sichern die Diagnose und lokalisieren das Aneurysma.

4. Dilatation der Vena cava superior

Eine Erweiterung der oberen Hohlvene beruht auf einer Erhöhung des zentralvenösen Druckes. Ein raumfordernder Prozeß, häufig ein Malignom, kann in die V. cava einwachsen oder sie komprimieren bzw. zu einer Thrombosierung des Gefäßes führen. Daneben kann ursächlich eine Rechtsherzinsuffizienz, eine Pericarditis constrictiva oder ein Perikarderguß für die Dilatation verantwortlich sein. Radiologisch imponiert die V. cava superior als glatte,

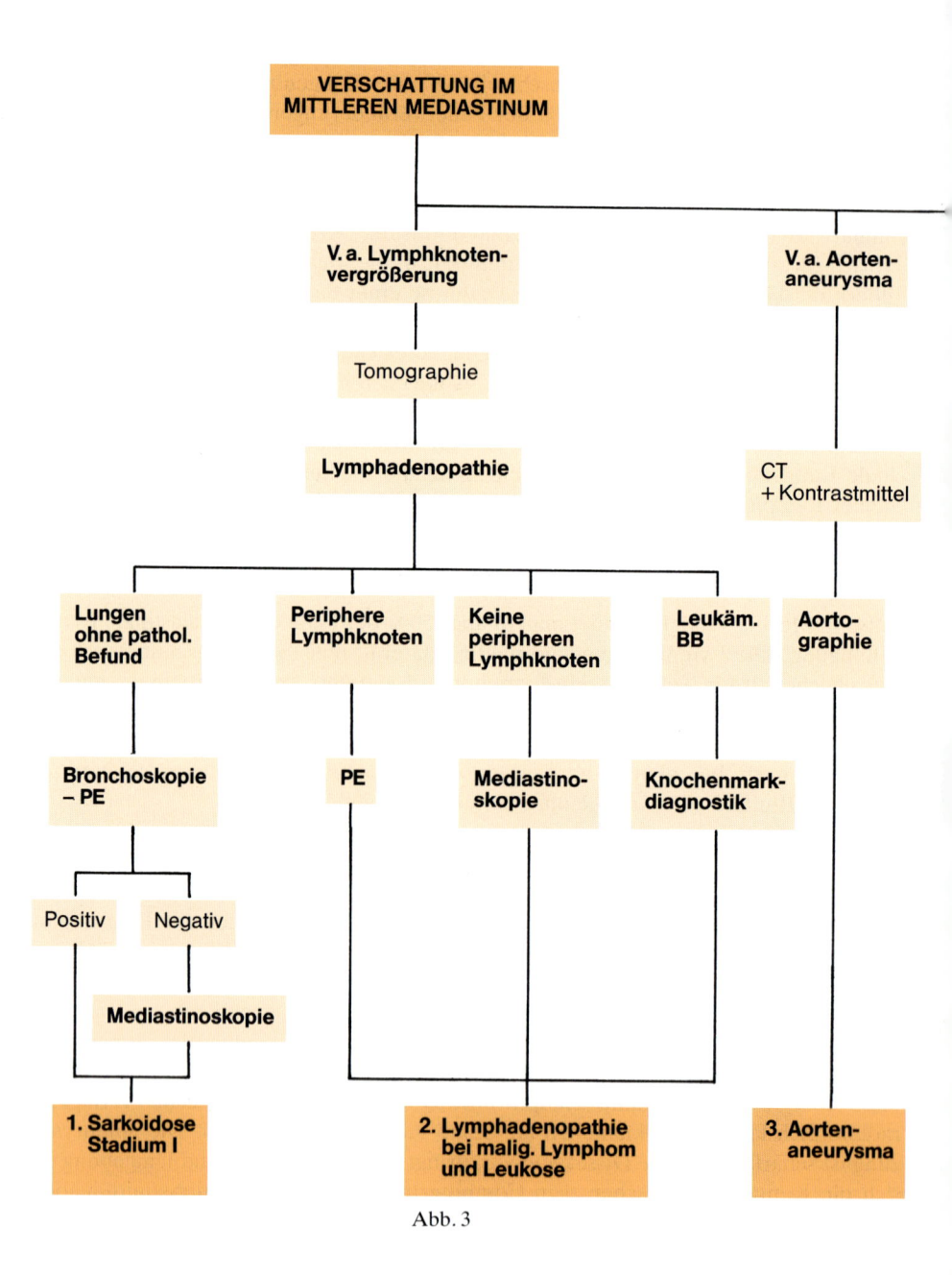

Abb. 3

bandförmige Verschattung, die ohne Trennlinie dem rechten oberen Mediastinum anliegt. Die Weite kann mit In- und Exspiration erheblich schwanken. Meist ist die V. azygos gleichzeitig dilatiert, der normale Durchmesser beträgt im Stehen bis 10 mm. Nach entsprechender Therapie der ursächlichen Erkrankungen kommt es mit Rückgang des zentralen Venendrucks zu einer Verkleinerung des Durchmessers der oberen Hohlvene.

5. Bronchogene Zysten

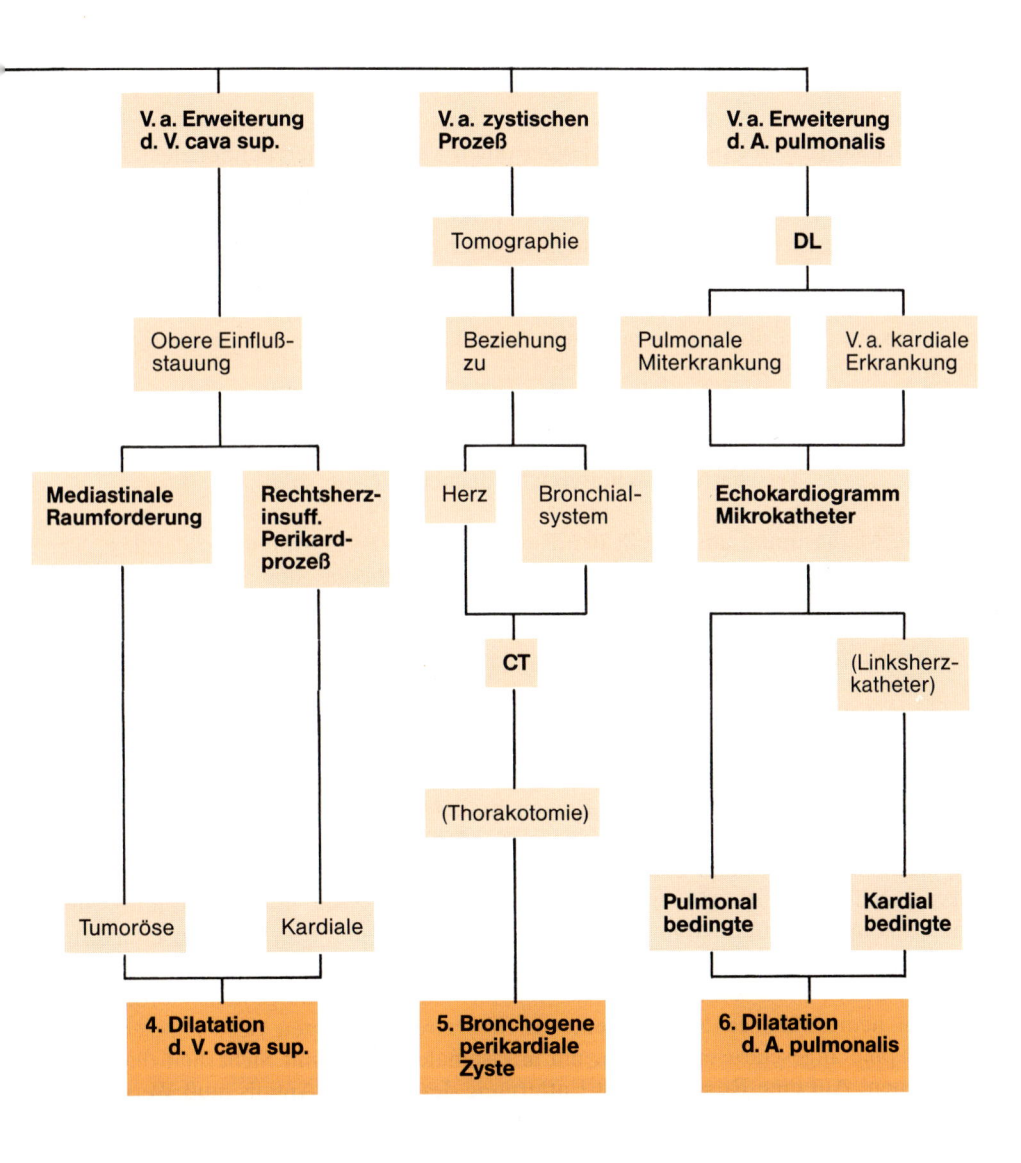

Kongenitale bronchogene Zysten sind meist in der Nachbarschaft der Carina gelegen und geben zu Verwechslungen mit dem Vorhofschatten Anlaß. Sie sind meist oval oder rund, Formvariationen im Atemzyklus sind möglich. Der Ösophagus kann nach hinten, die Trachea nach vorne verdrängt sein. Paratracheale oder hiläre Zystenlokalisationen sind seltener. Mediastinale bronchogene Zysten können so groß werden, daß sie Dyspnoe und Husten auslösen. Der muköse Zysteninhalt kann sich infizieren. Die Computertomographie und manchmal erst die Thorakotomie sichern die Diagnose.

6. Perikardzysten

Die Zysten konfluieren mit dem Herzschatten, sie sind glatt begrenzt und rund, oval oder tränenförmig. Sie können lageabhängig ihre Form verändern. Die Zysten sind mit seröser Flüssigkeit gefüllt und geben eine homogene Verschattung ab. Die Patienten sind asymptomatisch. Meist wird die Erkrankung bei einer Routineuntersuchung diagnostiziert. Die Diagnose kann computertomographisch bewiesen werden.

7. Dilatation der Pulmonalarterie

Eine Erweiterung der A. pulmonalis kommt poststenotisch bei Pulmonalstenose vor. Daneben findet sie sich bei pulmonalen Hypertonien kardialer oder pulmonaler Ursache. Liegt ein Links-rechts-Shunt vor, so läßt sich unter Durchleuchtung »Hilustanzen« nachweisen. Die erweiterte Pulmonalarterie füllt in der p. a. Thoraxaufnahme die Herztaille aus. Differentialdiagnostisch muß an ein Mitralvitium oder eine Unterlappenatelektase gedacht werden. Letztere ist auf der seitlichen Thoraxaufnahme darstellbar. Echokardiographisch und mittels Pulmonaliskatheterisierung mit Druckmessung in der Pulmonalarterie und im rechten Ventrikel ist eine Rechtsherzbelastung feststellbar. Eine Pulmonaliskatheterisierung kann mit einer Pulmonalisangiographie verbunden werden.

Verschattung im hinteren Mediastinum (Abb. 4)

Das hintere Mediastinum umschließt den Raum zwischen Perikard und Vorderfläche der Wirbelsäule. Die paravertebralen Strukturen, wie sympathische und periphere Nerven werden mit einbezogen.

1. Neurofibrom

Neurofibrome und Neurinome überwiegen im Erwachsenenalter, wogegen Ganglioneurome und Neuroblastome zumeist im Kindesalter auftreten. Radiologisch stellen sich die neurologischen Tumoren als scharfbegrenzte runde oder ovale Verschattungen in homogener Dichte in der unmittelbar paravertebralen Region dar. Es sollten Schichtaufnahmen der BWS in mehreren Ebenen angefertigt werden, um sog. **Sanduhrneurinome** zu identifizieren. Auch die Computertomographie kann entscheidend zur Diagnose beitragen. Sanduhrneurinome sind Nervengeschwülste, die durch das Foramen intervertebrale mit einem intra- und extraspinalen Anteil wachsen. Man beobachtet eine Erweiterung des Foramen intervertebrale sowie eine Abflachung der Wirbelbögen. Die intraspinalen Anteile arrodieren die Wirbelkörper, gelegentlich können Drucksuren an den Rippen dargestellt werden. Bei Vorliegen von neurologischen Symptomen, wie Wurzelreizsyndromen oder Paresen, muß eine Myelographie angeschlossen werden, um intraspinale Anteile mit Sicherheit diagnostizieren zu können. Auf eine Resektion mit Entfernung des spinalen Anteils muß Wert gelegt werden, da intrathorakale Neurinome häufig maligne entarten.

Mediastinalverschattung

VERSCHATTUNG IM HINTEREN MEDIASTINUM

- **Paravertebral lokalisiert**
  - Rö. BWS in 4 Ebenen
    - **Wirbelarrosion**
      - Bogenwurzel
      - Ventral
      - CT mit Kontrastmittel
        - Myelographie → **1. Neurofibrom**
        - Aortographie → **2. Aortenaneurysma**
    - **Keine Wirbelarrosion**
      - Schwere hämatol. Erkrankung → **3. Knochendeformität bei extrem hyperplastischem Knochenmark**

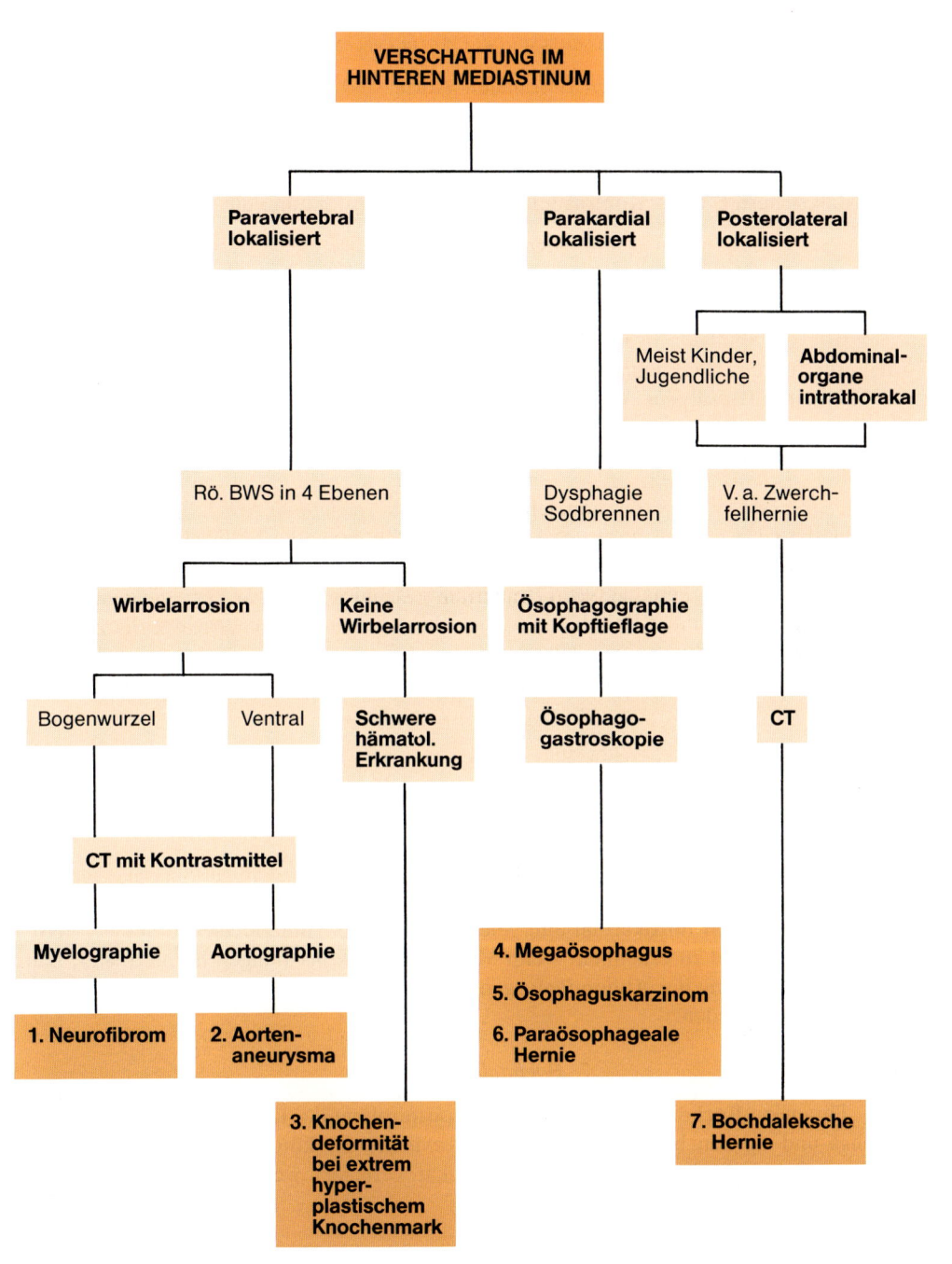

- **Parakardial lokalisiert**
  - Dysphagie, Sodbrennen
  - Ösophagographie mit Kopftieflage
  - Ösophagogastroskopie
    - **4. Megaösophagus**
    - **5. Ösophaguskarzinom**
    - **6. Paraösophageale Hernie**

- **Posterolateral lokalisiert**
  - Meist Kinder, Jugendliche
  - **Abdominalorgane intrathorakal**
  - V. a. Zwerchfellhernie
  - CT → **7. Bochdaleksche Hernie**

Abb. 4

2. Aneurysma der Aorta descendens

Aneurysmen der absteigenden thorakalen Aorta sind meist arteriosklerotisch bedingt. Verkalkungen der Gefäßwand sind häufig. Im Ösophagusbreischluck können Verdrängungen des Ösophagus sichtbar gemacht werden. Druckarrosionen der ventralen Wirbelsäule mit Aussparung der Zwischenwirbelräume sind durch Wirbelsäulenaufnahmen darstellbar. Im Zweifelsfall sichern CT mit Kontrastmittelgabe und Aortographie die Diagnose.

3. Knochendeformität bei extrem hyperplastischer Hämopoese

Hämolytische Anämien, insbesondere kongenitaler Art (Thalassaemia major) können durch massive Expansion des blutbildenden Parenchyms zu Knochendeformitäten an der Wirbelsäule führen. Radiologisch zeigen sich glatte, selten gelappte, homogene Verdichtungen uni- oder bilateral der Wirbelsäule. Die Veränderungen liegen meist unterhalb des 7. BWK. Klinische Symptome leiten sich aus dem Wirbelsäulenbefund selbst nicht ab.

4. Megaösophagus

Der dilatierte Ösophagus projiziert sich auf die rechte Seite des Mediastinums, häufig liegt der Dilatation eine Achalasie zugrunde. Vielfach sind Flüssigkeitsspiegel auf den Thoraxübersichtsaufnahmen erkennbar, ein Ösophagusbreischluck und eine Ösophagogastroskopie müssen veranlaßt werden. Klinische Symptome bestehen in Schluckbeschwerden, retrosternalen Schmerzen und Sodbrennen (Pyresis).

5. Ösophagusneoplasma

Die Karzinome des Ösophagus sind selten so groß, daß sie in der Thoraxübersichtsaufnahme direkt radiologisch nachzuweisen sind. Benigne Neoplasmen des Ösophagus (Leiomyome, Fibrome, Lipome) können sich als rundliche Verdichtungen im hinteren Mediastinum darstellen.

6. Paraösophageale Hernie

Hernien stellen sich retrokardial und gelegentlich rechts vom Herzschatten dar. Meist ist ein Flüssigkeitsspiegel zu erkennen, wenn Magen oder Darmschlingen herniert sind. Durch die Kontrastdarstellung der Abdominalorgane, auch in Kopftieflage, kann der Hernieninhalt sichtbar gemacht werden.

7. Bochdaleksche Hernie

Das Foramen Bochdalek liegt beidseits posterolateral. Defekte sind kongenitalen Ursprungs und werden bereits im Kindesalter evident. Es können Abdominalorgane wie Omentum, Darm, Niere und Milz intrathorakal verlagert werden. Die Diagnose wird computertomographisch gesichert.

Diffuse Mediastinalverbreiterung (Abb. 5)

Hierunter fallen Verschattungen, die nicht an ein spezielles Mediastinalkompartiment gebunden sind, sondern gleichmäßig den gesamten Raum okkupieren.

```
                    ┌─────────────────────────────────┐
                    │  DIFFUSE MEDIASTINALVERBREITERUNG │
                    └─────────────────────────────────┘
                              │
          ┌───────────────────┴───────────────────┐
   ┌──────────────┐                         ┌──────────────┐
   │ Anamnestisch │                         │ Kein Trauma  │
   │ Trauma       │                         │ eruierbar    │
   └──────────────┘                         └──────────────┘
```

Abb. 5

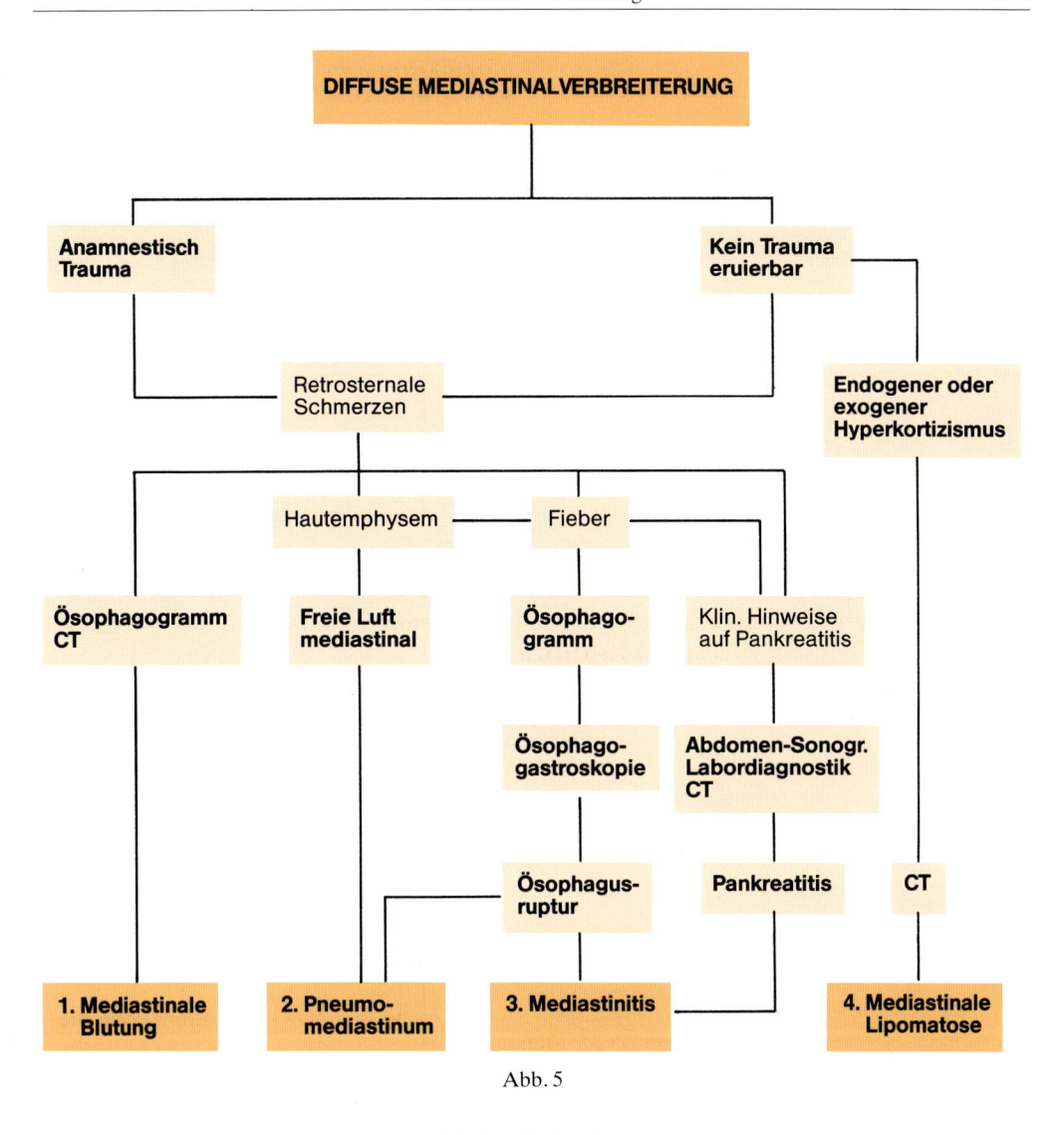

1. Mediastinale Blutung

Anamnestisch geht der Blutung häufig ein Trauma voraus. Darunter fallen auch iatrogene Maßnahmen. Die häufigste nichttraumatische Ursache findet sich in disseziierenden Aortenaneurysmen. Radiologisch sieht man eine bilaterale Vergrößerung des Mediastinums, die Ränder sind scharf gegen die Umgebung abgegrenzt. Klinisch imponieren je nach Größe der Blutung retrosternale Schmerzen und Dyspnoe. Bei traumatisch bedingten Mediastinalblutungen bestehen fließende Übergänge zum Pneumomediastinum und zur Mediastinitis. Ein Computertomogramm sichert die Diagnose.

2. Pneumomediastinum

Die Symptome eines Pneumomediastinums sind von der Menge der eingeströmten Luft abhängig und beginnen in der Regel mit abrupten retrosternalen Schmerzen, die in die

```
┌─────────────────────────────────────┐
│ MEDIASTINALE LYMPHADENOPATHIE       │
│ MIT PATHOLOGISCHEM LUNGENBEFUND     │
└─────────────────────────────────────┘
                    │
        ┌───────────────────────┐
        │ Meist solitärer       │
        │ Lungenherd            │
        └───────────────────────┘
           │                │
  ┌────────────────┐  ┌──────────────────┐
  │ Patient < 30   │  │ Patient > 30     │
  │ Jahre          │  │ Jahre            │
  │                │  │ Raucher          │
  │                │  │ chron. Husten    │
  │                │  │ veränderte       │
  │                │  │ Sputumqualität   │
  └────────────────┘  └──────────────────┘
           │                │
        ┌───────────────────────┐
        │ Tb-Hauttest           │
        └───────────────────────┘
           │                │
      ┌─────────┐      ┌──────────────┐
      │ Positiv │      │ Positiv/     │
      │         │      │ negativ      │
      └─────────┘      └──────────────┘
           │                │
        ┌───────────────────────┐
        │ Sputum/Magensaft      │
        │ auf säurefeste        │
        │ Stäbchen              │
        └───────────────────────┘
           │                │
      ┌─────────┐      ┌──────────────┐
      │ Positiv │      │ Negativ      │
      └─────────┘      └──────────────┘
                           │
                      ┌──────────────┐
                      │ Bronchoskopie│
                      └──────────────┘
           │                │
 ┌─────────────────┐  ┌──────────────────┐
 │ 1. Primärkomplex│  │ 2. Bronchuskarzinom│
 │ bei Tbc         │  │ mit LK-Metastase │
 └─────────────────┘  └──────────────────┘
```

Abb. 6

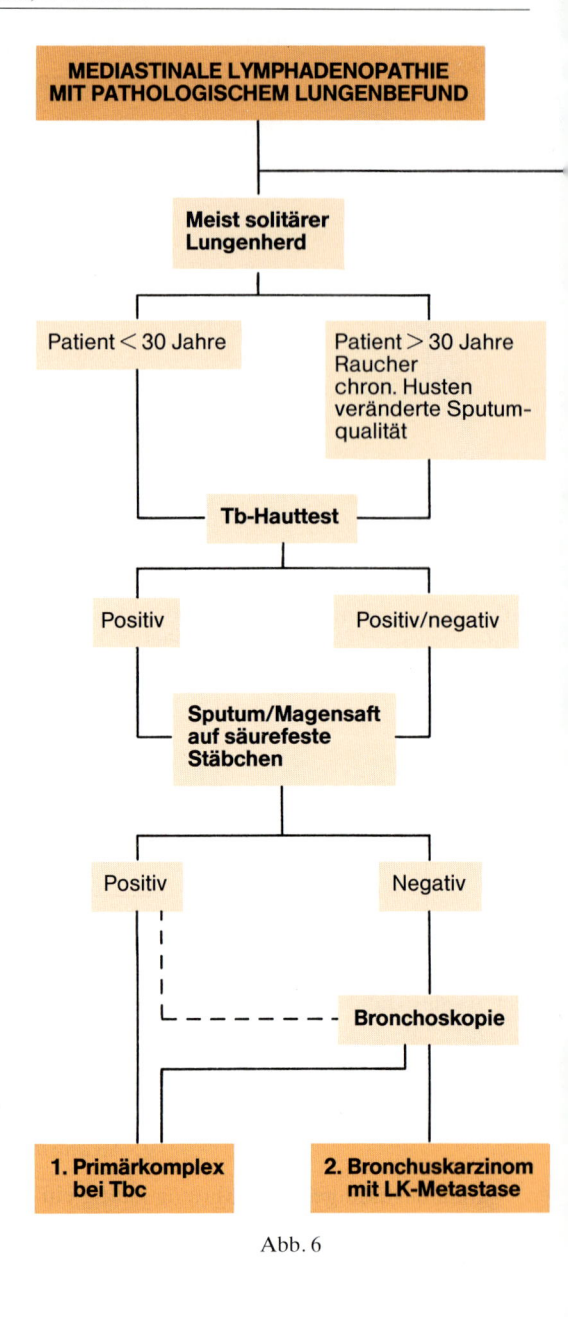

Schulter und in beide Arme ausstrahlen. Der Schmerz kann durch Schlucken und forciertes Atmen verstärkt werden. Bei der Untersuchung findet man ein subkutanes Emphysem an der vorderen Brustwand und am Hals. Röntgenologisch erkennt man eine Lateralverdrängung der mediastinalen Pleura, die sich als dünne harte Linie neben das Mediastinum legt und entlang des Herzschattens durch einen lufthaltigen Raum getrennt verläuft. Ursächlich gehen meist Ereignisse mit akuter intrathorakaler Druckerhöhung wie Erbrechen, Niesen und Husten voran, es kommt danach spontan zu einer Luftansammlung im Mediastinum.

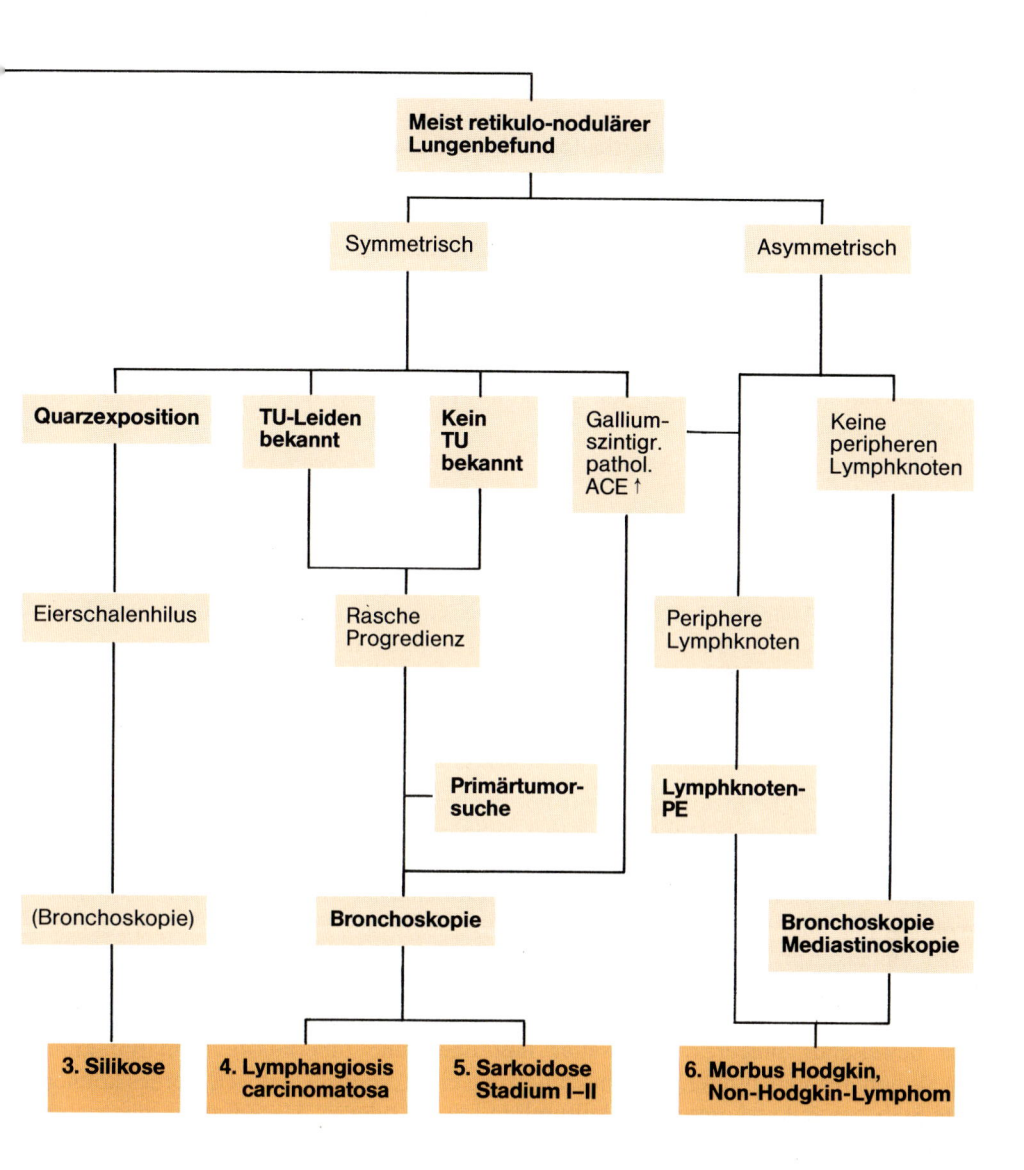

```
                    Meist retikulo-nodulärer
                         Lungenbefund
                    ┌──────────┴──────────┐
                Symmetrisch            Asymmetrisch
```

- **Quarzexposition**
- **TU-Leiden bekannt**
- **Kein TU bekannt**
- Galliumszintigr. pathol. ACE ↑
- Keine peripheren Lymphknoten

- Eierschalenhilus
- Rasche Progredienz
- Periphere Lymphknoten
- Primärtumorsuche
- Lymphknoten-PE
- (Bronchoskopie)
- **Bronchoskopie**
- **Bronchoskopie Mediastinoskopie**

3. Silikose | **4. Lymphangiosis carcinomatosa** | **5. Sarkoidose Stadium I–II** | **6. Morbus Hodgkin, Non-Hodgkin-Lymphom**

Daneben können stumpfe Thoraxtraumen zu einer Ösophagusruptur oder Perforation des Tracheobronchialbaumes führen.

3. Mediastinitis

Hohes Fieber, retrosternale, in den Hals ausstrahlende Schmerzen und Schüttelfrost sind Hinweise auf eine Mediastinitis. Eine obere Einflußstauung durch Kompression der V. cava superior kann hinzutreten. Röntgenologisch erkennt man eine diffuse Erweiterung des

Mediastinums, wobei die oberen Partien häufig breiter erscheinen, die Ränder sind gegen die Umgebung scharf abgegrenzt. Ist die Entzündung durch eine Ösophagusruptur verursacht, kann ein gleichzeitiges Pneumomediastinum vorliegen. Eine Ösophagusruptur kann traumatisch, iatrogen, durch Karzinomarrosion des Ösophagus oder eine Spontanruptur entstehen. Seltener breitet sich die Entzündung aus der Umgebung auf das Mediastinum aus. Schließlich kann ein Pankreasabszeß durch vorgegebene anatomische Verbindung in das Mediastinum drainieren und dort eine Infektion unterhalten. Die Perforation eines Mediastinalabszesses in den Ösophagus, in die Pleurahöhle oder in das Bronchialsystem ist möglich.

4. Mediastinale Lipomatose

Im Rahmen endogener oder exogener Corticosteroideinwirkung kann eine exzessive Fettablagerung im Mediastinum, bevorzugt im oberen Teil, und den pleuroperikardialen Winkeln zustandekommen. Im Röntgenverlauf kann die Größenzunahme des pleuroperikardialen Fettanteils verfolgt werden, im CT kann Fettgewebe durch seine spezifischen Dichtewerte identifiziert werden.

Hiläre Lymphadenopathie mit pulmonaler Manifestation (Abb. 6)

Liegt ein Lungenherd in Verbindung mit einer hilären Lymphadenopathie vor, sollte nicht gezögert werden, die Diagnose mittels Bronchoskopie, Gewebsentnahmen und Untersuchungen der Bronchiallavage (Zytologie und Tuberkulosekultur) zu sichern. Über allen möglichen Differentialdiagnosen sollte der Gedanke an ein Bronchialkarzinom mit Lymphknotenmetastasen stehen.

1. Primärkomplex bei Tuberkulose

Die tuberkulöse Primärinfektion verläuft mit einer Lymphadenitis meistens im jugendlichen Alter. Die Lymphadenopathie äußert sich radiologisch durch Vergrößerung eines oder mehrerer mediastinaler Lymphknoten. Gelegentlich sind die Ränder polyzyklisch. Zusätzlich findet sich meist in den Oberlappen ein Infiltrat mit unscharfen Rändern, das mit dem Hilus durch eine Abflußbahn verbunden ist. In der Folge kann der Primärkomplex verkalken, wobei die Tendenz zur Kalzifikation um so ausgeprägter ist, je jünger der Patient zum Zeitpunkt der Erstinfektion war. Hinweise auf eine Tbc können aus dem positiven Tuberkulin-Hauttest gewonnen werden, sein positiver Ausfall ist jedoch nicht für die Diagnose beweisend. Jüngeres Lebensalter läßt eher eine tuberkulöse Primärinfektion erwarten als höheres Lebensalter. Bei Einschmelzung eines parenchymatösen Herdes können säurefeste Stäbchen mikroskopisch und kulturell in Lavage oder im Magensaft nachgewiesen werden.

2. Bronchialkarzinom mit Hilusmetastase

Das Mediastinum ist reichlich mit lymphatischem Gewebe ausgestattet, somit sind die mediastinalen Lymphknoten die bevorzugten Orte der Frühmetastasierung. Ein positiver Tuberkulin-Test schließt naturgemäß ein Karzinom nicht aus, er kann z. B. eine tuberkulöse Vorinfektion anzeigen. Andere Hinweise wie erhöhtes Lebensalter, Raucheranamnese, Änderung der Sputumqualität sollten als Warnzeichen hinsichtlich eines Bronchialkarzinoms aufgefaßt werden. Auch bei negativem bronchoskopischen Befund ist die Resektion des Herdes anzustreben.

3. Silikose

Die Silikose kann, ohne daß parenchymale Herde nachweisbar sind, eierschalenförmige Hilusverkalkungen verursachen, was zusätzlich tomographisch darstellbar ist. Aus der Anamnese ergeben sich meist Hinweise auf eine Quarzexposition, so daß auf invasive diagnostische Maßnahmen überwiegend verzichtet werden kann.

4. Lymphangiosis carcinomatosa

Bei einer retikulo-nodulären Durchsetzung des Lungenparenchyms, insbesondere, wenn diese in der Verlaufsbeobachtung rasch progredient ist, muß bei zusätzlicher Lymphknotenbeteiligung an eine Lymphangiosis carcinomatosa gedacht werden. Die Patienten leiden unter progressiver Dyspnoe. Differentialdiagnostische Hinweise ergeben sich aus intra- oder extrapulmonaler Tumormanifestation ebenso wie aus zurückliegenden Tumoroperationen. Es sollte zunächst bronchoskopisch eine Probeexzision aus der Bronchialschleimhaut entnommen werden, da diese bei Lymphangiosis carcinomatosa meist positiv ausfällt. Erst bei negativem Ergebnis sollte die transbronchiale Lungenbiopsie oder Mediastinoskopie nachfolgen.

5. Sarkoidose Stadium I–II

Die pulmonale Manifestation der Sarkoidose (Stadium II) kann sich als diffuse miliare Zeichnung in beiden Lungen darstellen, daneben kommen netzförmige oder streifige Zeichnungen vor. Auch können gröbere Fleckschatten, die miteinander konfluieren, auftreten. Im Übergangsstadium von I nach II können noch hiläre Lymphknotenvergrößerungen gesehen werden. Bei bereits bekannter Sarkoidose liefern ein erhöhter ACE-Spiegel und ein pathologisches Gallium-Szintigramm Hinweise auf die Aktivität und Therapiebedürftigkeit. War die Erkrankung nicht vorbekannt, so sollte die Diagnose endoskopisch durch Entnahme von Bronchialschleimhaut und transbronchiale Lungenbiopsie gesichert werden.

6. Morbus Hodgkin/Non-Hodgkin-Lymphom

Neben der Lymphadenopathie kann gelegentlich bei malignen Lymphomen eine Lungenparenchymbeteiligung festgestellt werden. Die Lungen sind radiologisch von einer feinretikulären oder klein-nodulären Zeichnung durchsetzt, selten herdförmig infiltriert.

Differentialdiagnostisches Spektrum

Vorderes Mediastinum
Retrosternale Struma
Thymom
Teratom
Hämangiom
Fibrom, Lipom, Lymphangiom
Morgagnische Hernie
Keimzelltumoren

Mittleres Mediastinum
Sarkoidose, Stadium 1
Lymphadenopathie bei malignen Lymphomen und Leukosen
Aortenaneurysma
Dilatation der V. cava superior
Bronchogene Zysten
Perikardzysten
Dilatation der Pulmonalarterie

Hinteres Mediastinum
Neurofibrom
Aneurysma der A. descendens
Hyperplastische Hämopoese
Megaösophagus
Ösophagusneoplasma
Paraösophagale Hernie
Bochdaleksche Hernie

Diffuse Mediastinalverbreiterung
Mediastinale Blutung
Pneumomediastinum
Mediastinitis
Mediastinale Lipomatose
Hiläre Lymphadenopathie mit pulmonaler Manifestation
Primärkomplex bei Tuberkulose
Bronchialkarzinom mit Hilusmetastase
Silikose
Lymphangiosis carcinomatosa
Sarkoidose, Stadium I bis II
Hodgkin/Non-Hodgkin-Lymphom

Literatur

Bergh N P, Gatzinsky P, Larsson S, Lundin P, Ridell B. Tumors of the thymic region: I. Clinicopathological studies on thymomas. Ann Thorac Surg 1978; 25: 91–98.

Davis R D, Oldham H N, Sabiston D C. Primary cysts and neoplasms of the mediastinum: Recent changes in clinical presentation, methods of diagnosis, management, and results. Ann Thorac surg 1987; 44: 229–37.

Devkota J. Mediastinal tumors and Pseudotumors: Evaluation by computerized tomography. South Med J 1985; 7: 393–96.

Frommhold W, Gerhardt P (Hrsg). Erkrankungen des Mediastinums. Stuttgart: Thieme 1975.

Löfgren S. Primary pulmonary sarcoidosis. Acta Med Scand. 1953; 145: 424–65.

Masaoka A, Monden Y, Nakahara K, Tanioka T. Follow-up study of thymomas with special reference to their clinical stages. Cancer 1981; 48: 2485–92.

Plane G A, Hamilton G C, Coll E. Nontraumatic suppurative mediastinitis presenting as acute mediastinal widening. Ann Emerg Med 1983; 12: 777–79.

Webb W R, Gamsu G, Speckman J M. Computed tomographie of the pulmonary hilum in patients with bronchogenic carcinoma. J Comput Assist Tomogr 1983; 7: 219–25.

Pleuraverschattung

E. Dundalek

Definition und Abgrenzung

Liegt im Thoraxröntgenbild eine homogene Verschattung vor, so ist zwischen mediastinalen, ossären, parenchymatösen und pleuralen Prozessen zu differenzieren. Pleuraergüsse sammeln sich zuerst im Zwerchfell-Rippen-Winkel und führen erst ab 150 bis 200 ml zu einer lateral ansteigenden, nach innen konkaven Verschattung. Flüssigkeit bildet ebenso wie der Pleura zugehöriges Gewebe mit der Thoraxwand einen spitzen Winkel. Dies unterscheidet die Pleuraprozesse von den parenchymatösen Verdichtungen, die mit der Thoraxwand einen stumpfen Winkel zeichnen. Mit Hilfe der Sonographie lassen sich röntgenologisch noch unsichtbare Pleuraergüsse bereits frühzeitig diagnostizieren.

Diagnostisches Vorgehen

Bei unklaren thorakalen Verschattungen sollte zunächst ein **Röntgenbild** in der 2. Ebene vorliegen. Gelingt hiermit die Lokalisation nicht eindeutig, so sollten Schichtaufnahmen und Computertomogramme angefertigt werden, um pleurale von mediastinalen oder Thoraxwandprozessen abgrenzen zu können. Ausgedehnte Pleuraergüsse können eine Totalverschattung einer Lunge mit Mediastinalverdrängung zur Gegenseite hin bedingen. Subpulmonal gelegene Flüssigkeitsansammlungen führen zu einer Vergrößerung des Zwerchfell-Magenblasen-Abstandes. Kleine Interlobärergüsse bilden sich als gut abgegrenzte Verschattungen in Projektion auf die Lobärspalten ab. Ein **Seropneumothorax** zeichnet sich durch Spiegelbildung im luftgefüllten Pleuraraum aus.

Um freie, intrapleurale Flüssigkeitsansammlungen von soliden Pleuraprozessen (Tumor, Schwarte) zu differenzieren, muß eine Durchleuchtung oder Röntgenaufnahme in Seiten- oder Kopftieflage veranlaßt werden. Ein freier Pleuraerguß verlagert sich gemäß der Schwerkraft. Solide Pleuraprozesse bleiben unabhängig von der Körperlage konstant. Gekammerte Pleuraergüsse können aufgrund verklebter Pleurablätter bei Veränderung der Körperlage nicht abfließen, in solchen Situationen hilft der sonographische Flüssigkeitsnachweis und manchmal erst die Probepunktion weiter (Abb. 1). Sowohl solide Pleuraprozesse als auch verschiedene intra- und extrathorakale Erkrankungen (entzündlich, tumorös usw.) können Pleuraergüsse verursachen.

Pleuraschwarten führen nicht selten zu einer Verkleinerung des betroffenen Hemithorax sowie zu einer Verziehung des Mediastinums auf die entsprechende Seite. Im Anschluß an tuberkulöse Prozesse, insbesondere nach therapeutischen Pneumothoraxanlagen, treten schollige, kalkhaltige Einlagerungen (Pleuritis calcaria) in Erscheinung.

Bei der **klinischen Untersuchung** fallen, je nach Ausdehnung der Erkrankung, eingeschränkte Atemexkursion eines Hemithorax, perkutorische Dämpfung, abgeschwächtes Atemgeräusch und Klopfschall über dem betroffenen Bezirk auf. Atemmechanisch können die Symptome einer restriktiven Ventilationsstörung mit Tachypnoe und Zyanose auftreten.

```
                    PLEURAVERSCHATTUNG

                    Durchleuchtung oder Rö
                    oder Sonographie im
                    Stehen und Liegen

                         Abfließend ─────────────

                            Nein
         ┌──────────────────┼──────────────────┐
   Anamnestisch:        Lokale           Abgekapselter
   Trauma,              Verdichtung      Erguß
   Blutung,
   Empyem,
   Op, Tbc
                            PE

                       Wenn negativ,
                       Thorakoskopie



   1. Pleuraschwarte    2. Fibrinkörper
                           Hyaloserositis
                           Lokales Mesothe-
                             liom
                           Lipom
                           Leukämisches In-
                             filtrat
                           Malignes Lymphom
```

Abb. 1

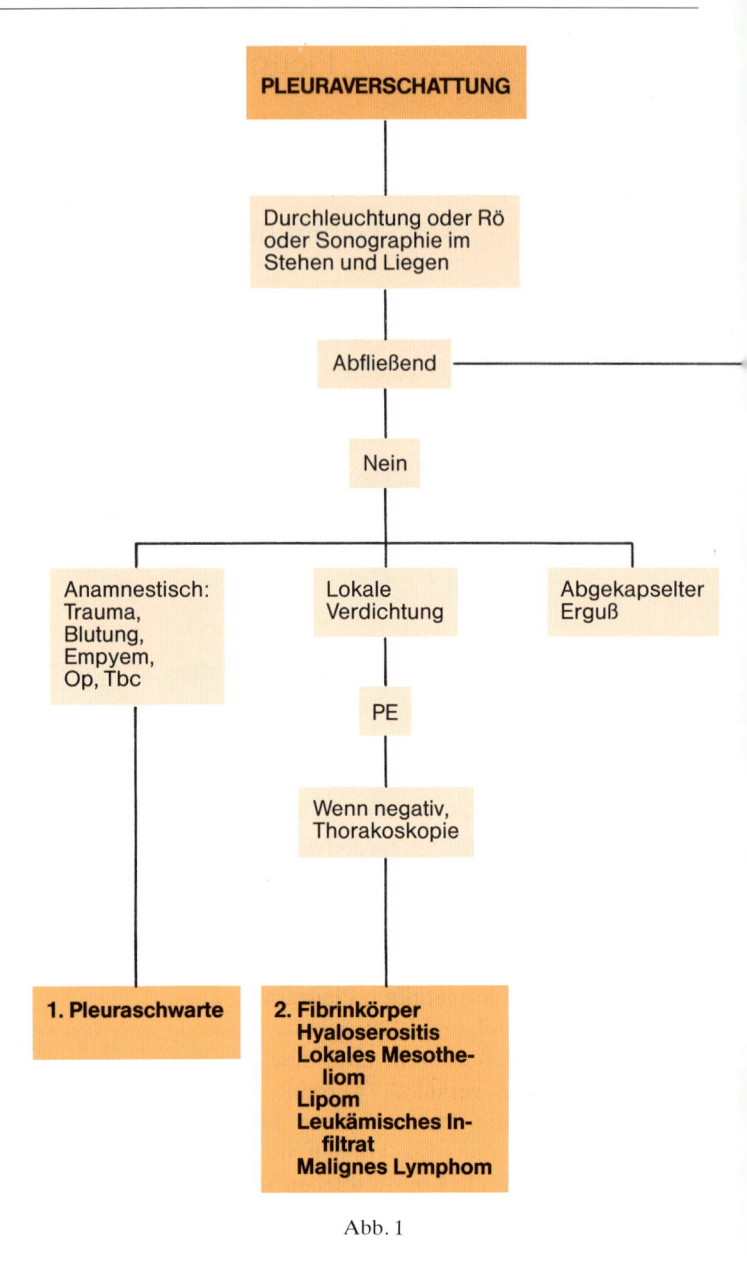

Liegt ein Pleuraerguß ohne direkte anamnestische Zusammenhänge wie Trauma oder Ödemkrankheit vor, so wird man sich zur **Pleuraprobepunktion** in Lokalanästhesie entschließen. Aus diagnostischen Gründen sollte jedoch nicht öfter als dreimal punktiert werden, da hiernach erfahrungsgemäß die diagnostische Ausbeute nicht erhöht wird, jedoch eher ein zusätzlicher Reiz gesetzt wird, der das Eintreten von Pleuraverwachsungen begünstigt. Bereits die Farbe des Pleurapunktates kann gewisse differentialdiagnostische Anhaltspunkte geben: Ein blutiges bzw. blutig tingiertes Punktat mit einer Erythrozytenzahl von über

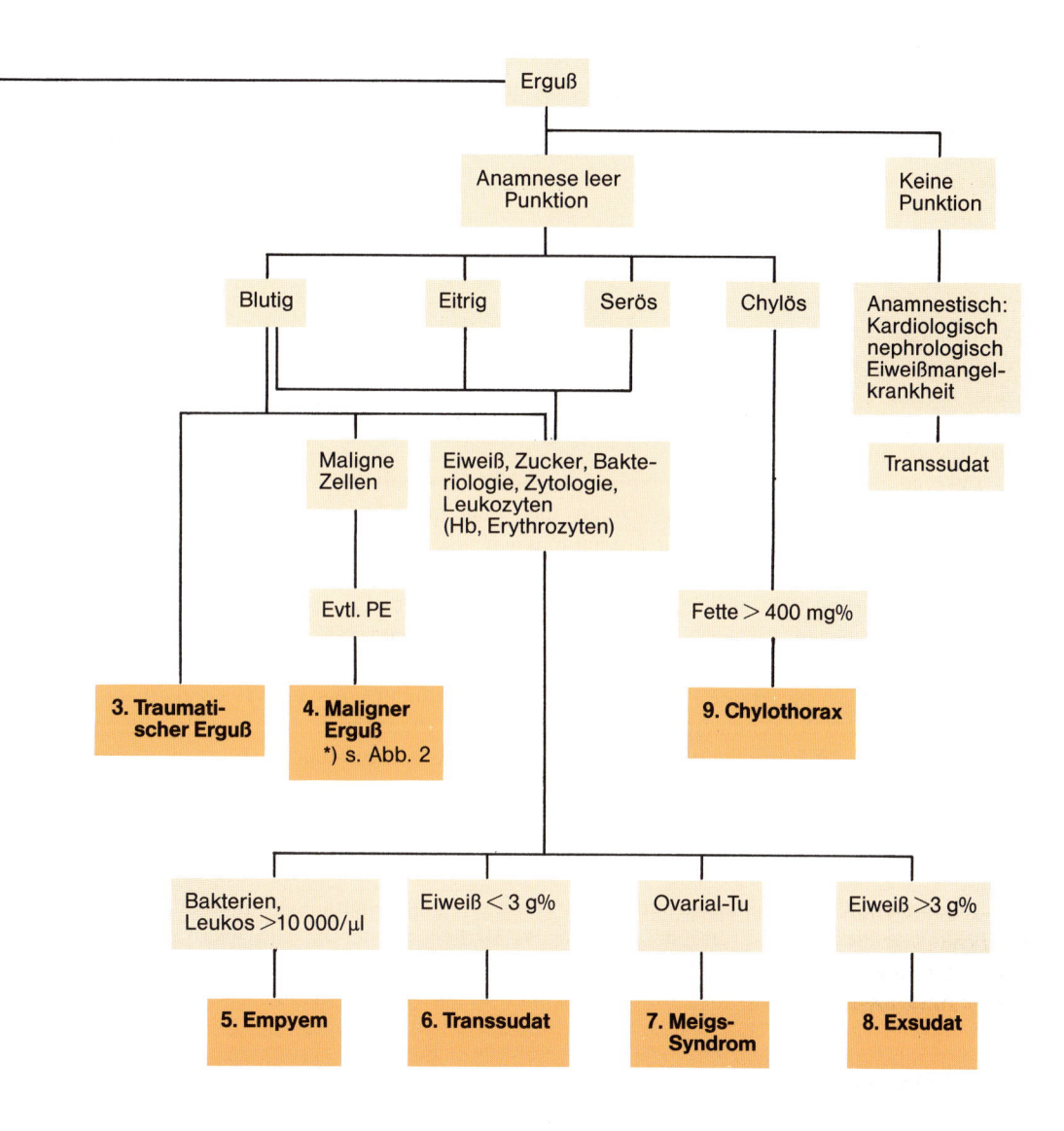

```
                                    Erguß
                                      │
                    ┌─────────────────┴─────────────┐
            Anamnese leer                      Keine
              Punktion                        Punktion
                    │                              │
   ┌────────┬───────┼───────┬────────┐      Anamnestisch:
 Blutig   Eitrig  Serös   Chylös            Kardiologisch
                                             nephrologisch
                                             Eiweißmangel-
                                              krankheit
                                                   │
                                              Transsudat

        Maligne     Eiweiß, Zucker, Bakte-
        Zellen      riologie, Zytologie,
                    Leukozyten
                    (Hb, Erythrozyten)

        Evtl. PE                         Fette > 400 mg%

3. Traumati-   4. Maligner                9. Chylothorax
   scher Erguß    Erguß
                  *) s. Abb. 2

   Bakterien,      Eiweiß < 3 g%    Ovarial-Tu    Eiweiß > 3 g%
   Leukos >10 000/µl

   5. Empyem       6. Transsudat    7. Meigs-     8. Exsudat
                                       Syndrom
```

100000/µl ist immer suspekt auf einen malignen Erguß oder einen Pleuraerguß bei hämorrhagischem Lungeninfarkt. Empyeme liefern ein eitrig-seröses, chylöse Ergüsse ein milchig-trübes Punktat. Der entscheidende differentialdiagnostische Schritt nach Probepunktion ist die zytologische, bakteriologische und laborchemische Aufarbeitung des gewonnenen Materials. Ganz im Vordergrund steht hierbei der Versuch eines zytologischen Tumorzellnachweises bzw. der Ausschluß eines malignen Ergusses. Daneben kommt dem bakteriologischen bzw. kulturellen (aerob und anaerob) Erregernachweis bezüglich Tuberkulose und bei eitrigen Pleuraergüssen große Bedeutung zu. Eine Leukozytenzahl von über 1000/µl ist für ein Exsudat charakteristisch, liegen über 50% Lymphozyten vor, muß an eine Tuberkulose und an einen malignen Erguß gedacht werden. Ein Granulozytenanteil von über 50% spricht ebenso wie ein pH von unter 7,2 für eine entzündliche Genese des Ergusses. Extreme Erniedrigungen des Glukosegehaltes findet man bei pcP, seltener bei Tumoren. Antinukleäre Antikörper, ein positiver Rheumafaktor und niedrige Komplementspiegel weisen auf pcP und Lupus erythematodes hin.

Die Punktion der Pleurahöhle sollte jeweils mit einer Nadelbiopsie der Pleura kombiniert werden. Den nächsten diagnostischen Schritt stellt die **Thorakoskopie** dar. Diese besitzt unter dem Gesichtspunkt der Tumor- und Tuberkulosediagnostik eine Sensitivität und Spezifität von fast 100%. Patienten in schlechtem Allgemeinzustand ist der mit der Thorakoskopie verbundene Totalkollaps einer Lunge jedoch häufig nicht zuzumuten. Es lassen sich unter endoskopischer Sicht gezielt Gewebeproben entnehmen und somit nicht nur Erkenntnisse über die zugrunde liegende Erkrankung, sondern auch über die Ausdehnung der Erkrankung gewinnen. Letztendlich bleiben jedoch auch nach Thorakoskopie 10% der Pleuraergüsse ätiologisch ungeklärt.

Obwohl die **Pleuritis sicca** nicht zu pleuralen Verschattungen führt, soll sie hier kurz abgehandelt werden, da sie manchmal das Vorstadium eines Pleuraergusses darstellt. Betroffene Patienten klagen über atemabhängige Schmerzen. Klinisch fallen häufig Tachypnoe und verminderte Atemexkursion der betroffenen Thoraxhälfte auf. Auskultatorisch ist das typische grobe Pleurareiben mit Maximum am Ende der Inspiration und in der frühen Exspiration zu hören. Im Gegensatz zur parietalen ist die viszerale Pleura nicht schmerzempfindlich. Schmerzen treten dann auf, wenn Fibrinausschwitzungen der viszeralen Pleura Reibungen auf der parietalen Pleura hervorrufen. Tritt in der Folge eine Flüssigkeitsansammlung auf, so lassen die Schmerzen nach. Ursachen einer Pleuritis sicca können Bronchiektasen und Bronchitis, bakterielle und virale Pneumonien, Lungeninfarkt, Lungentuberkulose, Tumoren und die Bornholm-Erkrankung sein.

1. Pleuraschwarte

Sind anamnestisch Thoraxtraumen, Blutungen, Empyemata, Thoraxoperationen oder tuberkulöse Pleuritiden eruierbar, so wird das Vorliegen einer Pleuraschwarte wahrscheinlich. Tuberkulöse Prozesse weisen oft schollige Kalkeinlagerungen auf. Invasive diagnostische Maßnahmen erübrigen sich im allgemeinen aufgrund der Anamnese.

2. Fibrinkörper, Hyaloserositis, lokales Mesotheliom, Lipom, leukämisches Infiltrat, malignes Lymphom

Fibrinkörper: Nach der Resorption von Pleuraergüssen oder nach therapeutischem Pneumothorax können intrapleurale Gewebsverdickungen bzw. Fibrinzusammenballungen vorkommen.

Hyaloserositis: Knorpelähnliche weißliche Verdickungen aus hyalinem sklerotischem Gewebe setzen sich meist auf der parietalen Pleura fest. Die Ätiologie ist unklar.

Lokales Mesotheliom: Der seltene benigne Pleuratumor kann entweder der parietalen oder viszeralen Pleura entstammen. Entsprechend der geringen Wachstumstendenz ist es sehr symptomarm, jedoch ist ein häufiges extrathorakales Symptom die hypertrophische Osteoarthropathie. Wenn die Masse größere Ausmaße annimmt – bis zu 15 cm –, bildet sie mit der Thoraxwand einen stumpfen Winkel. Die Computertomographie kann zur Diagnosesicherung einen wichtigen Beitrag leisten. Die histologische Diagnose wird durch Pleura-PE gestellt.

Lipome: Benigne Lipome können aus der parietalen Pleura erwachsen. Sie machen keine klinischen Symptome und sind lediglich röntgenologisch und durch Computertomographie darzustellen.

Leukämien und maligne Lymphome: Im Rahmen von Leukämien und malignen Lymphomen (in ganz seltenen Fällen bei Plasmozytom) werden Infiltrationen der Pleura gesehen. Diese sind fast immer mit einem Erguß assoziiert, wobei die Zellpopulation bei chronisch-lymphatischen Leukämien fast ausschließlich aus Lymphozyten besteht. Nur in Ausnahmefällen wird die Diagnose durch PE gestellt. Überwiegend handelt es sich um fortgeschrittene Krankheitsverläufe, deren Diagnose aus Knochenmark, Lymphknoten und Blutbild gesichert wird.

3. Traumatischer Erguß

Ein Hämothorax ist häufig die Folge von stumpfen oder penetrierenden Thoraxtraumen. Fast immer können Rippenfrakturen gesehen werden. Eine Thorakozentese bei präexistenten Blutgerinnungsstörungen kann zu blutigem Pleuraerguß führen. Ein Hämopneumothorax entsteht durch gleichzeitige Lungenparenchymverletzungen oder bei Spontanpneu und vorbestehenden Verwachsungen zwischen den Pleurablättern, aus denen die Blutung zustandekommt. Die Punktion ist selten aus differentialdiagnostischen Erwägungen notwendig, eher sollte die Zunahme der intrapleuralen Blutmenge zu chirurgischem Eingreifen überleiten.

4. Maligner Pleuraerguß

Neoplastisch bedingte Ergüsse sind ein häufiges Phänomen. Sie können blutig oder serösexsudativ sein. Häufigste Ursache ist das **Bronchialkarzinom.** Daneben kommen metastatische Absiedlungen von Karzinomen der Mamma, des Pankreas, des Magens, der Ovarien, der Nieren und der Harnblase vor. Maligne Lymphome können die Pleura selbst befallen oder aber zu lymphatischen Abflußstörungen führen. Das gleiche gilt für Leukämien.

Das **maligne diffuse Pleuramesotheliom** geht fast immer mit der Ausbildung eines blutigen Ergusses einher. Röntgenologisch läßt sich vielfach eine diffuse Verdickung der Pleura darstellen, wobei diese jedoch im Frühstadium durch die massive Ergußbildung kaschiert wird. Im Zusammenhang mit der Genese des Tumors läßt sich häufig der berufliche Umgang mit Asbest eruieren. Zur Induktion genügt eine Exposition von wenigen Jahren. Das Intervall zwischen Asbestexposition und Tumorentwicklung beträgt oft 20 Jahre und mehr. Nicht immer ist die Diagnosestellung aufgrund der Zytologie möglich. Erhöhte CEA-Werte in der Pleuraflüssigkeit weisen zusätzlich auf Malignität hin. Wegen der Häufigkeit von Pleuraergüssen bei Bronchialkarzinomen sollte bronchoskopisch untersucht werden. Bei Unklarheit sollte die weiterführende Diagnostik mit Thorakoskopie und eventuell Thorakotomie durchgeführt werden.

5. Empyem

Lassen sich in der Pleuraflüssigkeit mehr als 10000 Leukozyten/µl oder Bakterien direkt nachweisen, kann die Diagnose eines Empyems gestellt werden. Am häufigsten entsteht das Empyem per continuitatem, wobei bakterielle Pneumonien, subphrenische Abszesse, Lungenabszesse und Ösophagusperforationen ursächlich in Frage kommen. Häufiger werden sie iatrogen verursacht (Thorakozentese, Punktion). Selten entstehen die Empyeme infolge hämatogener Streuung. Die häufigsten Erreger sind Klebsiellen, Pneumokokken, Escherichia coli, Straphylococcus aureus und Pseudomonas aeruginosa. Dringt ein Empyem durch die Thoraxwand nach außen, so spricht man von einem **Empyema necessitatis.** Sterile Empyeme, die Leukozyten und Zelldetritus enthalten, können im Anschluß an Pneumonien, Bronchiektasen und Lungeninfarkt auftreten. Tuberkulöse Empyeme betreffen bevorzugt Erwachsene, eventuell mit tuberkulösen Vorinfektionen. Werden größere Eitermengen expektoriert, ist der Verdacht auf eine **Bronchusfistel** gegeben. Füllt man die Pleurahöhle mit physiologischer Kochsalzlösung, so gibt der Patient bei Vorliegen einer Bronchusfistel einen salzigen Geschmack des Expektorates an. Bronchoskopie und -graphie dienen der Lokalisierung des Segmentes.

Selten liegt einem Empyem eine **Aktinomykose** zugrunde, die bevorzugt mit bronchopleuralen und -kutanen Fisteln vergesellschaftet ist.

Nach der Pleuraprobepunktion sollte der mikroskopische und kuturelle Erregernachweis geführt werden. Dazu gehört neben der anaeroben und aeroben Bakterienkultur der Nachweis von Tuberkulose- und Pilzinfektionen.

6. Transsudat

Transsudate sind Flüssigkeiten, die sich durch einen Eiweißgehalt von weniger als 3 g% auszeichnen. Sie treten im Rahmen von Erkrankungen, die mit generalisierten Ödemen einhergehen, auf. Häufig werden sie bei einer kardialen Insuffizienz gesehen, wobei sie meist rechtsseitig lokalisiert sind. Daneben kommen die Ergüsse bei dekompensierter Niereninsuffizienz vor. Sind sie jedoch durch eine urämische Pleuritis verursacht, ist die Flüssigkeit eiweißreich (Exsudat). Eiweißmangelerkrankungen verschiedenster Genese führen über eine Abnahme des onkotischen Plasmadruckes zu Pleuraergüssen. Die klinische Symptomatik aller Erkrankungen wird meist durch das Grundleiden geprägt. Ist die Genese der Pleuraergüsse aus der vorliegenden Grunderkrankung und der Anamnese offensichtlich, ist die Pleuraprobepunktion nicht zwingend.

7. Meigs-Syndrom

Unter diesem Begriff werden meist rechtsseitige Pleuraergüsse in Verbindung mit Aszites und Tumoren im kleinen Becken bei Frauen zusammengefaßt. Ursprünglich wurde das Syndrom in Verbindung mit gutartigen Ovarialtumoren beschrieben und das Auftreten bei malignen Ovarialtumoren als Pseudo-Meigs-Syndrom bezeichnet. Wenngleich bei malignen Ovarialtumoren in über 40% der Fälle ein Aszites in Erscheinung tritt, so wird in diesem Zusammenhang ein Pleuraerguß nur in 3% der Fälle vorgefunden. Dieser ist jedoch nicht als bösartig zu werten, da er sich nach Entfernung der Tumore rückläufig verhält. Dementsprechend werden keine Tumorzellen in der Pleuraflüssigkeit gefunden. Obwohl die Erkrankung sehr selten ist, sollte bei Vorliegen eines Transsudates und nach Ausschluß von kardiologischen, nephrologischen oder onkotischen Ursachen durch Sonographie und gynäkologische Untersuchung ein Ovarialtumor oder Neoplasma des kleinen Beckens ausgeschlossen werden.

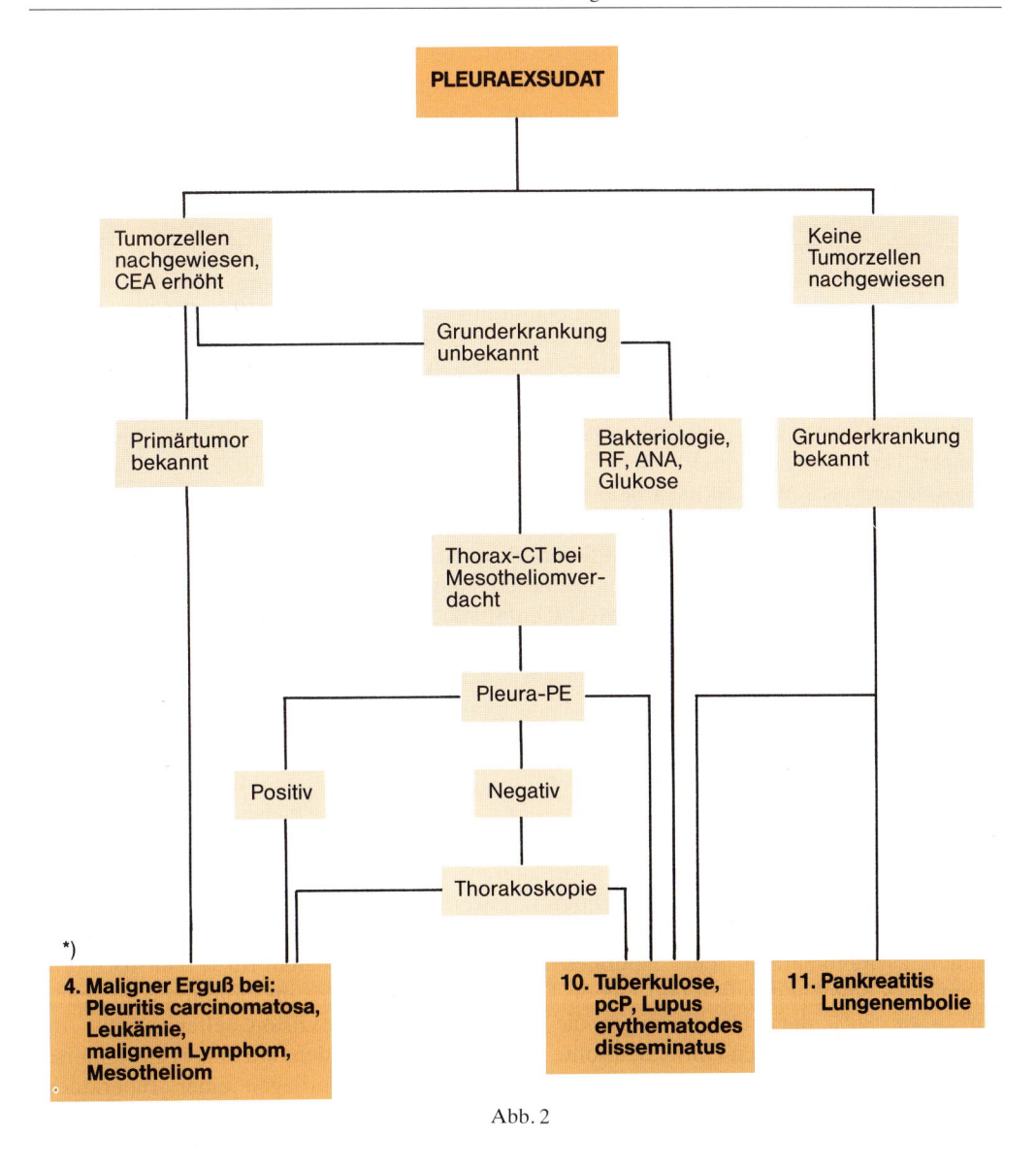

```
                           PLEURAEXSUDAT
                                │
        ┌───────────────────────┼───────────────────────┐
  Tumorzellen                                      Keine
  nachgewiesen,                                    Tumorzellen
  CEA erhöht                                       nachgewiesen
        │           Grunderkrankung
        │           unbekannt
        │                       
  Primärtumor              Bakteriologie,          Grunderkrankung
  bekannt                  RF, ANA,                bekannt
                           Glukose

                      Thorax-CT bei
                      Mesotheliomver-
                      dacht

                      Pleura-PE

            Positiv              Negativ

                      Thorakoskopie
```

*)
4. Maligner Erguß bei: **Pleuritis carcinomatosa, Leukämie, malignem Lymphom, Mesotheliom**

10. Tuberkulose, pcP, Lupus erythematodes disseminatus

11. Pankreatitis Lungenembolie

Abb. 2

8. Pleuraexsudat (Abb. 2)

Das Exsudat ist von hellgelbem bis trüb-serösem Aussehen und zeichnet sich durch einen Eiweißgehalt von >3 g% aus. Die häufigsten Ursachen sind Malignome und Tuberkulose. In Anbetracht dessen sollten die CEA-Bestimmung des Pleuraevasates und der Tuberkulin-Hauttest erfolgen. Wenn letzterer auch in der Stärke 100 negativ ausfällt, wird zumindest eine tuberkulöse Ursache unwahrscheinlich. Sind im Pleurapunktat Tumorzellen nachgewiesen und ist der Primärtumor bekannt, so kann auf eine Pleuritis carcinomatosa bzw. eine Pleuraaffektion durch eine Leukämie oder ein malignes Lymphom geschlossen werden.

Wurden Tumorzellen nachgewiesen und ist die Grunderkrankung unbekannt, so wird die Pleuraprobeexzision gegebenenfalls unter thorakoskopischer Sicht erforderlich. Bezüglich der einzelnen malignen Erkrankungen darf auf S. 553 (maligner Erguß) verwiesen werden.

9. Chylothorax

Der chylöse Erguß ist von milchig-trübem Aussehen und weist einen Fettgehalt von mehr als 400 mg% auf. Fast immer läßt sich eine traumatische Ursache anschuldigen, die zu einer Ruptur des Ductus thoracicus geführt hat. Rupturen unterhalb des 5. Thoraxwirbels erzeugen rechtsseitige, oberhalb dieses Wirbels gelegene Verletzungen linksseitige Pleuraergüsse. Iatrogen kann ein Chylothorax bei Operationen des Grenzstranges, bei Ösophagusresektionen, Halsoperationen und bei kardiovaskulären Operationen, die eine Mobilisierung des Aortenbogens erfordern, auftreten. Daneben kommen pathogenetisch penetrierende oder stumpfe Thoraxtraumen in Betracht. Der chylöse Erguß entsteht mit einer Latenz von einigen Tagen bis 2 Wochen nach dem Ereignis. Seltener sind ursächlich Obstruktionen des Ductus thoracicus durch mediastinale Lymphome oder Lymphknotenmetastasen. Im Gefolge von lang anhaltenden Pleuraergüssen (Tuberkulose, pcP) kann es zum Auftreten sogenannter pseudochylöser Ergüsse mit hohem Cholesterolkristallgehalt kommen. Der Chylothorax wird durch Ermittlung des Fettgehaltes der Pleuraflüssigkeit vor und nach Einnahme eines Sahnefrühstücks diagnostiziert.

10. Tuberkulose, primär chronische Polyarthritis, Lupus erythematodes

Pleuritis exsudativa tuberculosa: Die Erkrankung stellt nicht selten die Primärmanifestation einer Tuberkulose im jüngeren Lebensalter dar. Meist fehlen Zeichen einer parenchymatösen Primärinfektion auch nach Abpunktion des Pleuraergusses. Kommt es im Rahmen einer postprimären Tuberkulose – meist bei älteren Patienten – zu einer Pleuritis exsudativa, sind radiologisch Zeichen der Vorinfektion in Form von Hiluskalk, indurativen Spitzenherden oder indurativ-zirrhotischen Parenchymprozessen sichtbar. Die betroffenen Patienten können asymptomatisch sein. Häufiger aber bestehen Gewichtsverlust, Nachtschweiß, allgemeines Krankheitsgefühl und Fieber. Der kulturelle Nachweis im Pleurapunktat gelingt nur in ca. 30% der Fälle, auch ist die blinde Pleuraprobeexzision selten positiv. Bei entsprechenden klinischen Hinweisen sollte bronchoskopiert werden, um Sekret zur Untersuchung auf Zellen und Mycobakterien durchzuführen. Bei Vorliegen einer Tuberkulose werden gelegentlich Langhanssche Riesenzellen in der Lavage beobachtet. Bei älteren Patienten ist die zytologische Untersuchung des Bronchialsekrets als differentialdiagnostische Maßnahme mit Blick auf ein mögliches Bronchialkarzinom durchzuführen.

Primär chronische Polyarthritis: Rheumatische Effusionen sind selten, meist ist die Grunderkrankung bekannt. Zusätzliche Hinweise können ein positiver Rheumafaktor-Test und eine Glukosekonzentration von unter 30 mg% im Punktat sein. Zusätzliche noduläre Lungen- oder Pleuraherde sind nicht obligat.

Lupus erythematodes: Beim disseminierten Lupus erythematodes werden autoptisch Pleurabeteiligungen in 50% der Fälle nachgewiesen. In ¼ der Fälle sind Pleuraergüsse zu sehen. Mikroatelektasen oder perivaskuläre Infiltrate im Lungenparenchym können sich gleichzeitig als streng horizontale Streifen von wenigen Zentimetern Länge darstellen. Die Diagnose wird durch den Nachweis von antinukleären Antikörpern und Antikörpern gegen native DNS im Blut gestellt.

11. Ergüsse bei Pankreatitis und Lungenembolie

Bei Vorliegen einer akuten Pankreatitis kann in bis zu 30% der Fälle mit dem Auftreten einer Pleuritis exsudativa mit hoher Amylasekonzentration gerechnet werden. Invasive diagnostische Maßnahmen sind anhand der eindeutigen Klinik im allgemeinen nicht erforderlich.

Nach Lungenembolien bzw. -infarkten können exsudativ-seröse oder hämorrhagische Pleuraergüsse auftreten. Hier wird sich eine invasive Diagnostik anhand der eindeutigen Klinik meist erübrigen.

Differentialdiagnostisches Spektrum

Pleuraschwarte
Fibrinkörper
Hyaloserositis
Lokales Mesotheliom
Lipom
Leukämisches Infiltrat
Malignes Lymphom
Traumatischer Erguß
Maligner Pleuraerguß
Empyem
Transsudat
Meigs-Syndrom
Pleuraexsudat

Maligner Erguß
    Pleuritiskarzinomatose
    Leukämie
    Malignes Lymphom
    Mesotheliom
Tuberkulose
Lupus erythematodes disseminatus
Primär chronische Polyarthritis
Pankreatitis
Lungenembolie

Literatur

Bynum L J, Wilson J E. Characteristics of pleural effusions associated with pulmonary embolism. Arch Intern Med 1976; 136: 159–62.

Epstein D M, Kline L R, Albelda S M, Miller W T. Tuberculous pleural effusions. Chest 1987; 91: 106–9.

Jay S J. Diagnostic procedures for pleura disease. Clin Chest Med 1985; 6: 33–48.

Loddenkemper R, Engel J, Fabel H, Konietzko N, Magnussen H. Diagnostisches Vorgehen beim Pleuraerguß. Prax Klin Pneumol 1982; 36: 447–49.

Popper H, Wirnsberger G. Tumormarker in der Differentialdiagnose maligner Lungen- und Pleuratumoren. Verh Dtsch Ges Path 1986; 70: 317.

Rodgers B M, Ryckman F C, Moazam F, Talbert J L. Thoracoscopy for intrathoracic tumors. Ann Thorac Surg 1981; 31: 414–20.

Spiegel M. Pleuraerguß – indirekte Diagnostik und Thorakoskopie. Dtsch Med Wochenschr 1985; 110: 1381–86.

Sullivan K M, O'Toole R D, Fisher R H, Sullivan K N. Anaerobic empyema thoracis. Arch Intern Med 1973; 131: 521–27.

Symptome
im Abdominalbereich

Akutes Abdomen

K. H. Vestweber

Definition und Abgrenzung

Abdominale Beschwerden, die entweder plötzlich eingesetzt oder sich nach langsamer Entwicklung erheblich verstärkt und zu einem bedrohlichen Zustand geführt haben, werden mit dem Begriff »akutes Abdomen« umschrieben. Meist stehen dabei eines oder mehrere der folgenden Symptome im Vordergrund:

Schmerz, Abwehrspannung, Brechreiz und Erbrechen, Stuhl- und Windverhaltung, Schockzustand.

Hierbei kann, wie bei der massiven abdominalen Blutung nach Abdominaltrauma, nur das Handeln innerhalb von Minuten lebensrettend sein oder es bleibt einige Zeit, wie bei einer Peritonitis, für wenige in ihrer Aussagekraft hochwertige Untersuchungen, die als Entscheidungshilfe dienen können.

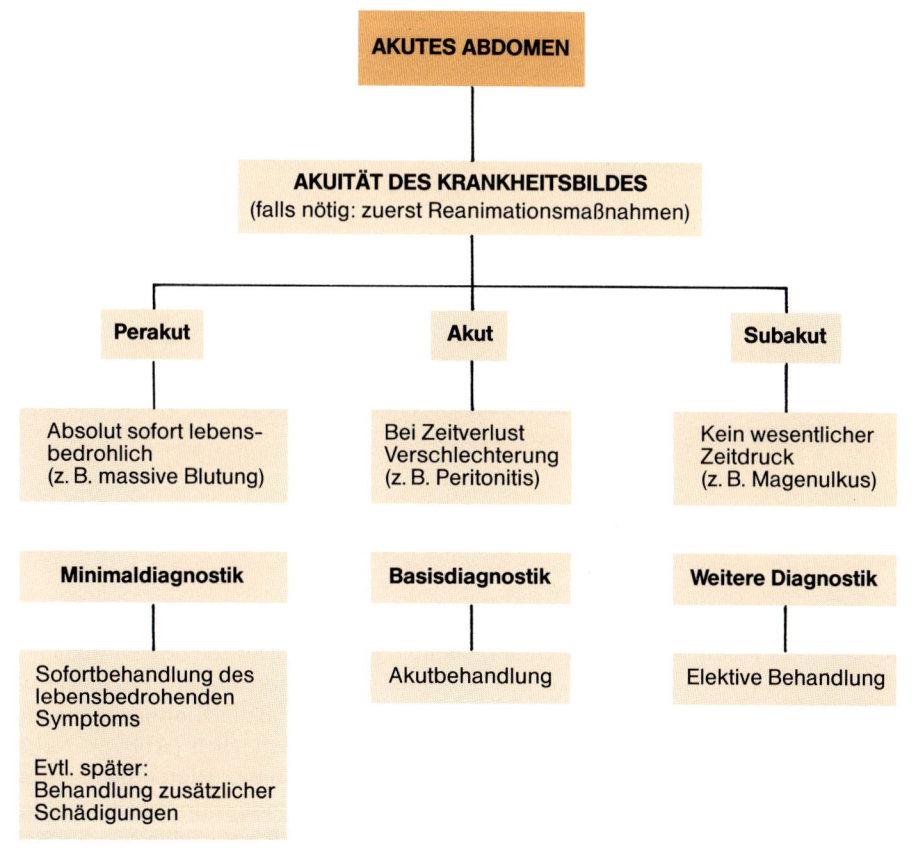

Abb. 1

```
                    ┌──────────────────┐
                    │  AKUTES ABDOMEN  │
                    └────────┬─────────┘
                             │
                    ┌────────┴─────────┐
                    │ UNTERSUCHUNGSGANG │
                    └────────┬─────────┘
```

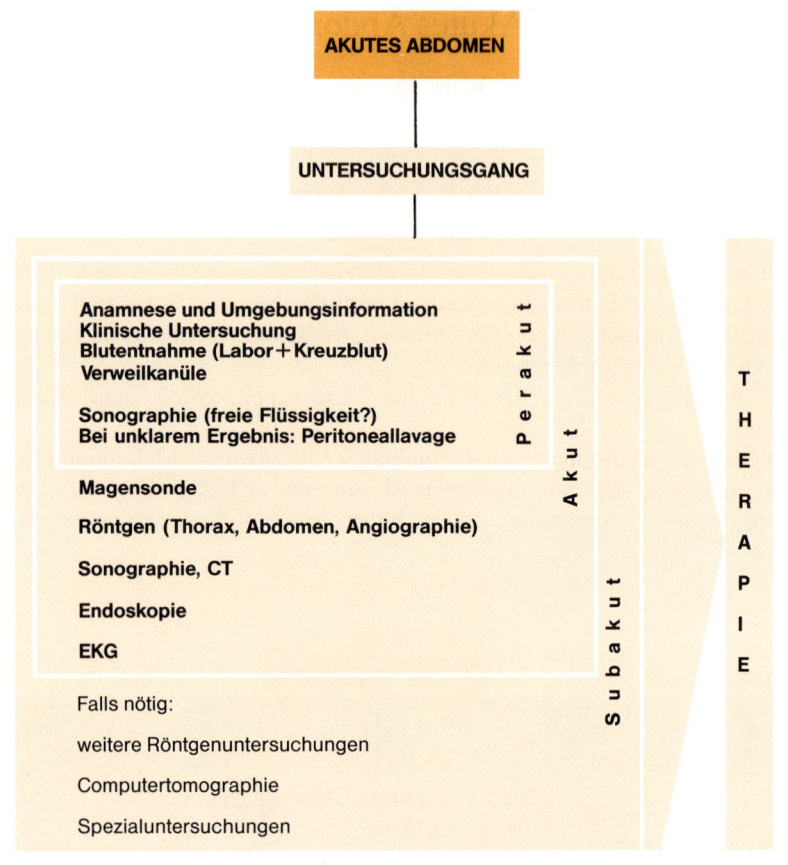

Anamnese und Umgebungsinformation Klinische Untersuchung Blutentnahme (Labor + Kreuzblut) Verweilkanüle Sonographie (freie Flüssigkeit?) Bei unklarem Ergebnis: Peritoneallavage	Perakut
Magensonde Röntgen (Thorax, Abdomen, Angiographie) Sonographie, CT Endoskopie EKG	Akut
Falls nötig: weitere Röntgenuntersuchungen Computertomographie Spezialuntersuchungen	Subakut

→ THERAPIE

Abb. 2

Auch ist es meist notwendig, diagnostische und erste therapeutische Maßnahmen parallel anlaufen zu lassen, um keine Zeit zu verlieren.

Diagnostisches Vorgehen

So empfiehlt es sich aus praktischen Gesichtspunkten, den Komplex der Erkrankungen, die mit einem »akuten Abdomen« einhergehen, nach der Schwere des Krankheitsbildes einzuteilen (Abb. 1). Als »perakut« sollen Zustände bezeichnet werden, die absolut sofort lebensbedrohlich sind. Hierbei muß es sich immer um massive akute Blutungen handeln und es ist nur noch eine Minimaldiagnostik bei meist klarem Bild möglich (Abb. 2). Neben der Information über die Erkrankung sind klinische Untersuchung, Blutentnahme und die Sonographie mit dem Nachweis freier Flüssigkeit möglich und nötig. Im Zweifelsfall kann in seltenen Fällen bei nicht klarer sonographischer Diagnose eine Peritoneallavage durchgeführt werden.

»Akut« sollen die Erkrankungen genannt werden, die nicht sofort lebensbedrohlich sind, bei denen aber längeres Zuwarten mit größter Sicherheit zu einer Verschlechterung führen würde. Hier wird eine Basisdiagnostik zur Differenzierung ausreichen und die notwendige Therapie baldmöglichst vorgenommen werden müssen (Abb. 2). Probatorische Magensondierung, Leeraufnahmen von Abdomen und Thorax, Sonographie und Endoskopie sowie ein EKG können hier in den weitaus meisten Fällen die Diagnose sichern. Gelegentlich kann z. B. eine Angiographie (akuter Mesenterialinfarkt) direkt notwendig werden.

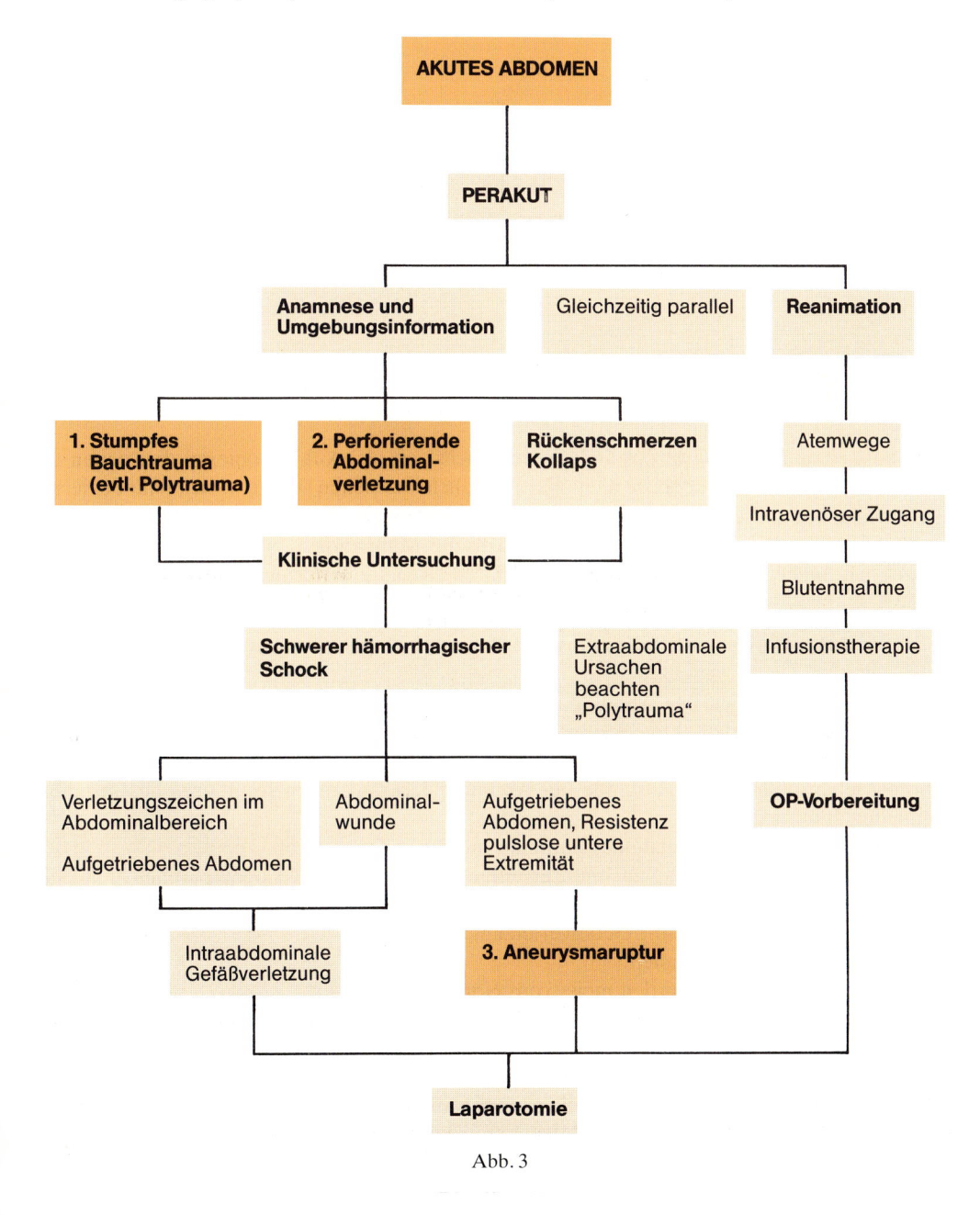

Abb. 3

```
AKUTES ABDOMEN
      │
     AKUT
      │
Allgemeine Ursachenkomplexe
      │
  ┌───┴───┐
Intraabdominal   Extraabdominal
  │
  ├──────┬──────┬──────┬──────┐
1. Blutung  2. Perforation  3. Entzündung  4. Ischämie  5. Obstruktion
```

Abb. 4

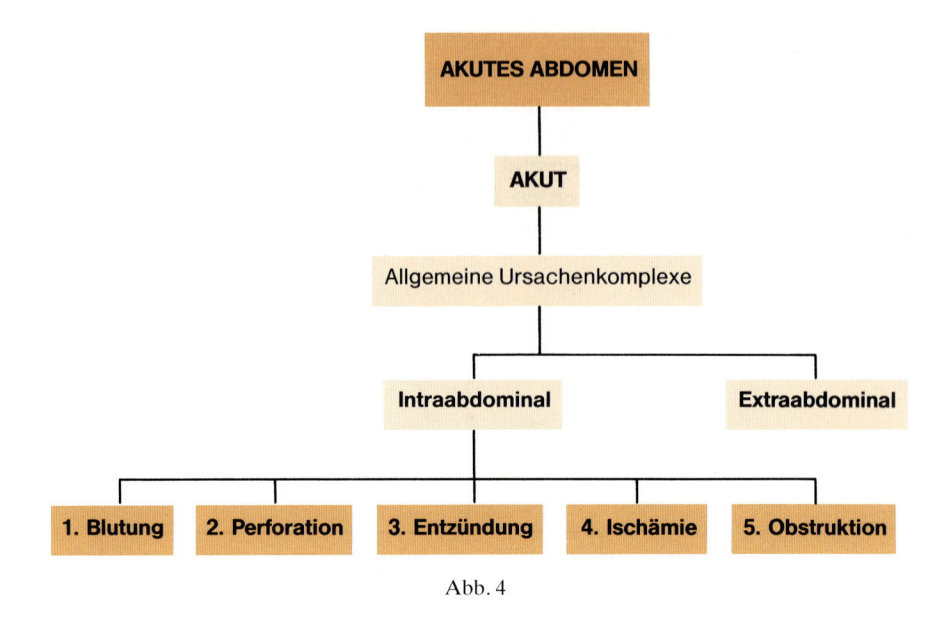

»Subakut« sind schließlich Zustände, die zunächst oft als akut imponieren, bei denen es sich aber bald herausstellt, daß sie nicht als bedrohlich anzusehen sind bzw. sich bald bessern.

Grundsätzlich sollte auch hier die für die akuten Krankheitsbilder empfohlene Basisdiagnostik durchgeführt werden, weitere diagnostische Maßnahmen sind aber häufig elektiv erforderlich, umgehende Therapie ist hierbei in der Regel nicht dringlich (Abb. 2).

Erkrankungen, die zum sofortigen Handeln zwingen (perakut) (Abb. 3)

Wenige Erkrankungen des Abdomens oder unter Mitbeteiligung des Abdomens sind so bedrohlich (perakut), daß aktive Maßnahmen innerhalb kürzester Zeit, z. B. innerhalb von Minuten ergriffen werden müssen (s. Abb. 1).

Sofort lebensbedrohliche Zustände bei Abdominalerkrankungen resultieren aus intraabdominellen Blutungen.

Drei wesentliche Krankheitsbilder kommen hierfür in Frage (Abb. 3):
1. das stumpfe Abdominaltrauma mit Zerreißung größerer Gefäße oder parenchymatöser Organe,
2. Schuß- oder Stichwunden mit Gefäßverletzungen,
3. rupturierte Aortenaneurysmen.

Diese Schwerstkranken werden meist vom Notarzt eingeliefert.

Zusammen mit den diagnostischen Maßnahmen sind externe Informationen über die Umstände des Unfalls, der Verletzung oder des Kollapses zu erheben. Die orientierende klinische Untersuchung mit Erfassung der Vitalparameter (Atmung, Kreislauf, Zerebrum) und des Lokalbefundes, erfolgt gleichzeitig mit Reanimationsmaßnahmen (z. B. Intubation). Blutproben (Blutbild, Leukozyten, Blutzucker, Elektrolyte, Kreatinin) werden abgenommen; wichtig ist die Bestellung von Blutkonserven (auch ohne Kreuzprobe im Extremfall).

Bei eindeutigem Befund: hämorrhagischer Schock, eindeutiges Abdominaltrauma oder perforierende Messer- oder Schußverletzung, tastbare zunehmende Resistenz nach abdominaler Schmerzattacke ist die umgehende **Notfall-Laparotomie** ohne weitere Maßnahmen einzig lebensrettend. Es können hierbei nicht die Laborbestimmungen abgewartet oder die üblichen Operationsvorbereitungen durchgeführt werden. Problematisch kann die Reihenfolge der notwendigen Maßnahmen beim Mehrfachverletzten werden, wobei extraabdominale Verletzungen, z.B. massive Blutungen aus dem thorakalen Bereich, vorrangig sein können. Bei diesen nicht eindeutig durch die abdominale Schädigung hervorgerufenen Blutungen können weitere Maßnahmen nötig werden, wie sie im nächsten Abschnitt dargestellt sind. Hier hängt die Überlebenschance vom reibungslosen Ablauf ab.

BLUTUNG

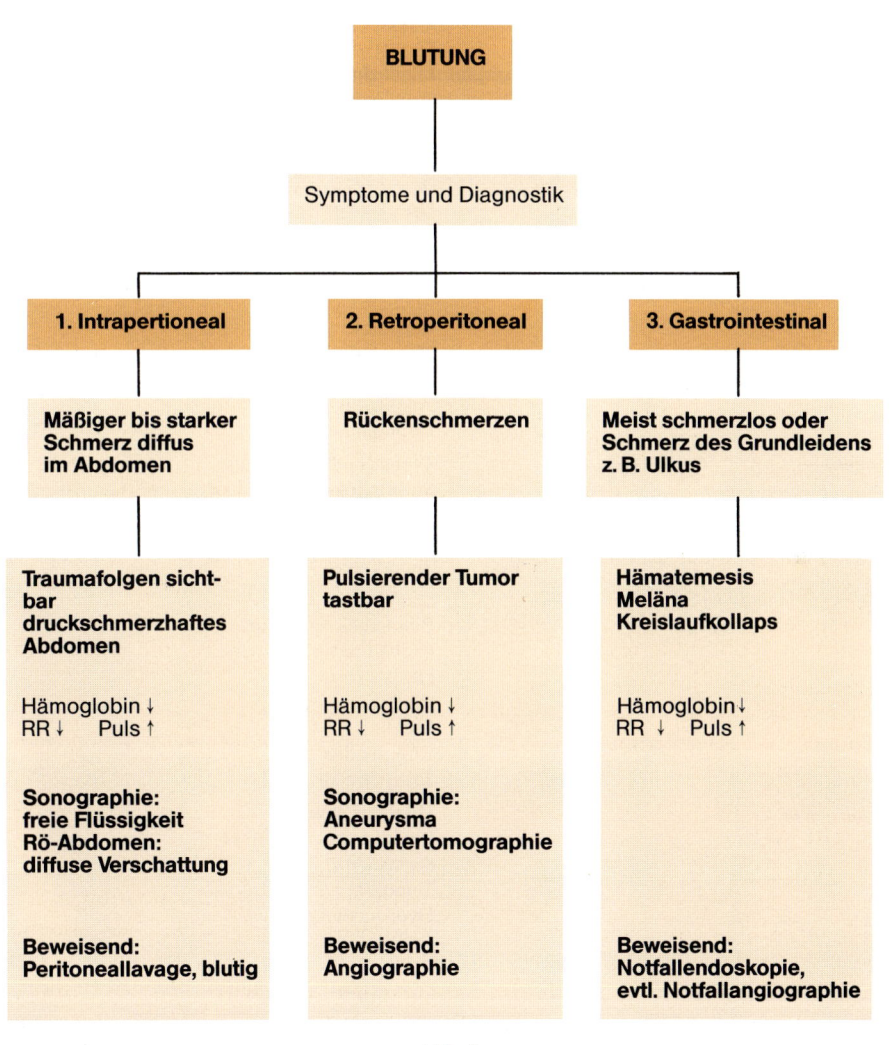

Symptome und Diagnostik

1. Intrapertioneal	2. Retroperitoneal	3. Gastrointestinal
Mäßiger bis starker Schmerz diffus im Abdomen	Rückenschmerzen	Meist schmerzlos oder Schmerz des Grundleidens z. B. Ulkus
Traumafolgen sichtbar druckschmerzhaftes Abdomen	Pulsierender Tumor tastbar	Hämatemesis Meläna Kreislaufkollaps
Hämoglobin ↓ RR ↓ Puls ↑	Hämoglobin ↓ RR ↓ Puls ↑	Hämoglobin ↓ RR ↓ Puls ↑
Sonographie: freie Flüssigkeit Rö-Abdomen: diffuse Verschattung	Sonographie: Aneurysma Computertomographie	
Beweisend: Peritoneallavage, blutig	Beweisend: Angiographie	Beweisend: Notfallendoskopie, evtl. Notfallangiographie

Abb. 5

Tab. 1. Extraabdominelle Ursachen, die akute Bauchschmerzen auslösen können.

Atemwegssystem	Pneumonie
	Pneumothorax
	Pleuritis
	Infekte des Bronchialsystems
	Morbus Bornholm
Herz-Kreislauf-System	Angina pectoris
	Myokardinfarkt
	Perikarditis
	Akute Herzinsuffizienz
	Schwere Arteriosklerose
Stoffwechsel- und endokrine Erkrankungen	Diabetes mellitus (Azidose)
	Urämie
	Akute intermittierende Porphyrie
	Nebenniereninsuffizienz
	Hyperlipämie
	Hypoglykämie
	Hämochromatose
	Amyloidose
	Hyperparathyreoidismus
Intoxikationen	Blei
	Arsen
	Quecksilber
Autoimmunerkrankungen	Panarteriitis nodosa
	Lupus erythematodes disseminatus
Hämatopoetisches System	Maligne Lymphome
	Leukämie
	Hämolytische Anämie
	Perniziöse Anämie
	Anaphylaktische Purpura
	Hämophilie
Infektionen	Typhus und Paratyphus
	Streptokokkeninfekt bzw. akutes rheumatisches Fieber
	Malaria
	Tuberkulose
Neuromuskuläres und Skelett-System	Spondylose
	Bandscheibenprolaps
	Wirbelfrakturen
	Herpes zoster
	Epilepsie
	Migräne
	Enzephalitis
	Tabes dorsalis
Urogenitalsystem	Harnverhaltung
	Infektion des Harntraktes
	Steinleiden
	Tumoren
	Hydronephrose

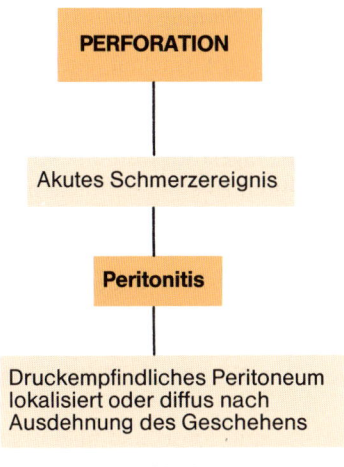

```
       PERFORATION
            |
   Akutes Schmerzereignis
            |
       Peritonitis
            |
   Druckempfindliches Peritoneum
   lokalisiert oder diffus nach
   Ausdehnung des Geschehens
```

Abb. 6

Erkrankungen, die eine baldige Therapie erfordern (akut) (Abb. 4–15)

Akute Erkrankungen des Abdominalraumes, die einer notfallmäßigen Diagnostik bedürfen, gehören im wesentlichen fünf allgemeinen Ursachenkomplexen an (Abb. 4): Blutung, Perforation, Entzündung, Ischämie, Obstruktion (einschl. Strangulation). Zusätzlich muß an eine Vielzahl eindeutig extraabdominaler Ursachen gedacht werden, die die Symptomatik eines akuten Abdomens hervorrufen können (Tab. 1), im Detail sei hierzu auf die entsprechenden Kapitel verwiesen.

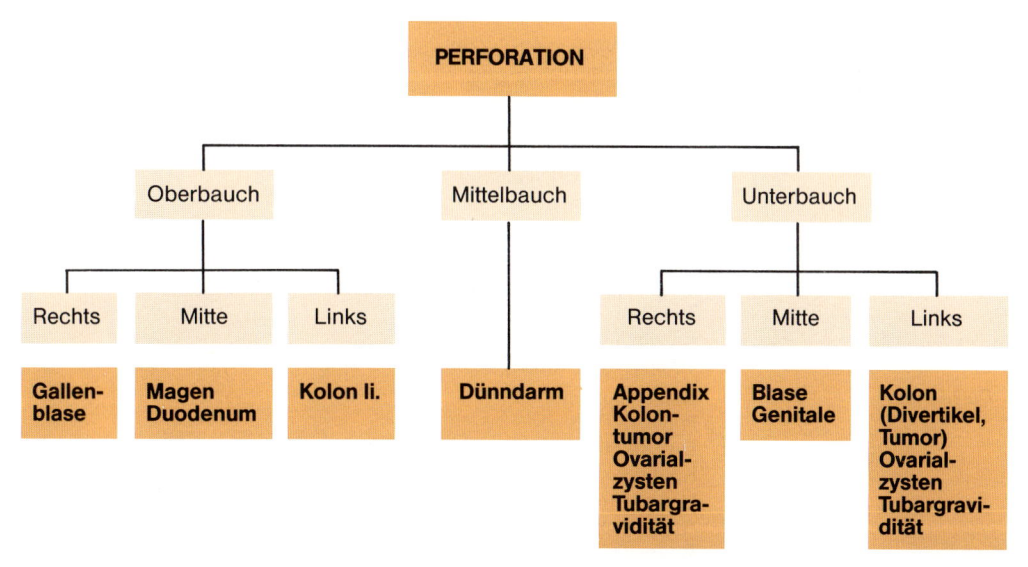

```
                           PERFORATION
                                |
         ┌──────────────────────┼──────────────────────┐
     Oberbauch              Mittelbauch            Unterbauch
   ┌─────┼─────┐                │           ┌─────────┼─────────┐
 Rechts Mitte Links                       Rechts    Mitte     Links
   │     │     │                │           │         │         │
 Gallen- Magen Kolon li.      Dünndarm    Appendix  Blase     Kolon
 blase  Duodenum                          Kolon-    Genitale  (Divertikel,
                                          tumor               Tumor)
                                          Ovarial-            Ovarial-
                                          zysten              zysten
                                          Tubargra-           Tubargra-
                                          vidität             vidität
```

Abb. 7

1. Blutung (Abb. 5)

Die Blutung gehört zu den selteneren Ursachen eines akuten Abdomens, sie kann intra- oder retroperitoneal und gastrointestinal auftreten (Abb. 5). Wenn es sich um eine massive Blutung handelt, macht die Diagnosestellung in der Regel keine Probleme (Tab. 2). Die Symptomatik muß oft als perakut eingestuft werden. Auch kleinere Mengen **in die freie Bauchhöhle** austretenden Blutes führen zu einer deutlichen peritonealen Reizung, so daß ein mäßiger bis starker, meist diffuser Abdominalschmerz resultiert (Abb. 5 [1]). Bei traumatischer Einwirkung sind Folgen im Bereich der Bauchwand meist erkennbar (Hämatome, Kontusionsmarken, Schürfungen oder perforierende Verletzungen). Laborchemisch zeigt je nach Blutungsintensität und Zeitverlauf ein primär niedriger Hämoglobingehalt (oder Hämatokrit) eine Blutung an, ansonsten sind Verlaufsbeobachtungen in kurzen Abständen zweckmäßig. Kreislaufreaktionen mit Blutdruckabfall und Pulsanstieg sind bereits alarmierende Zeichen.

Die Sonographie als nichtinvasive und sofort und überall leicht einsetzbare Methode kann sofort den Verdacht auf freie intraabdominale Flüssigkeit erbringen. Bei Unklarheiten beweist die Peritoneallavage die intraabdominelle Blutung: Nach Punktion mit einem geeigneten Lavagekatheter tritt entweder spontan Blut aus oder nach einer Spülung über den liegenden Katheter (nicht weniger als 1000 ml z. B. NaCl 0,9% mit Lagerungswechsel des Patienten). Ist die Spülflüssigkeit, je nach Intensität der Blutung, stärker rot gefärbt (z. B. Leseprobe, Erythrozyten-Bestimmung), so führt das zur Probelaparotomie. Betont werden muß, daß auch bei zunächst nicht übermäßig stark erscheinender Blutung die Diagnostik nicht verzögert werden darf.

Retroperitoneale Blutungen treten ebenfalls nach Trauma oder durch Ruptur von Aneurysmen auf (Abb. 5 [2]). Beim Aortenaneurysma wird der Schmerz in der Rückenmitte

Tab. 2. **Häufigste Ursachen für intestinale Blutungen.**

Ösophagus:	Varizen
	Ösophagitis (Erosionen, Ulzerationen)
	Tumoren
Magen und Duodenum:	Mallory-Weiß-Syndrom (Kardiaschleimhauteinrisse)
	Traumatische Schädigungen
	Ulzera
	Erosionen
	Fundusvarizen
	Ulcus simplex (Dieulafoy)
	Angiodysplasien
	Polypen und Tumoren
Dünndarm:	Angiodysplasien
	Ulzerationen, Erosionen (z. B. durch oral appliziertes Kalium)
	Tumoren
	Entzündungen
	Traumatische Schädigungen
Dickdarm:	Hämorrhoiden
	Polypen
	Divertikel
	Kolitiden
	Maligne Tumoren
	Angiodysplasien
	Traumatische Schädigungen

angegeben, das Krankheitsbild ist meist höchst dramatisch. Teilrupturen können oft zunächst weniger bedrohlich erscheinen, traumatische Rupturen der Nierengefäße gehen mit heftigen Schmerzen der entsprechenden Region einher. Die Sonographie kann oft die Diagnose ausreichend klären; falls der Zustand des Patienten wenig bedrohlich und genügend Zeit vorhanden ist, gibt die Computertomographie einen deutlicheren Befund. Beweisend ist schließlich die Angiographie, die die Ruptur oder den Gefäßabbruch direkt nachweisen kann.

Gastrointestinale Blutungen gehen sehr selten mit einer akuten Schmerzsymptomatik einher (Abb. 5 [3]). Falls überhaupt Schmerzen angegeben werden, handelt es sich um die

PERFORATION

BEFUNDE

Anamnese
- Vorgeschichte des Grundleidens
- Eindrückliches akutes Schmerzereignis nach Topographie des perforierten Organs

Akutlabor
- Leukozytose bei frischen Perforationen, oft weiter keine Entgleisungen, evtl. Hinweise auf Grundleiden (z.B. Galle)

Sonographie
- Beschränkt verwertbar: freie Flüssigkeit (oder Grundleidendiagnostik)

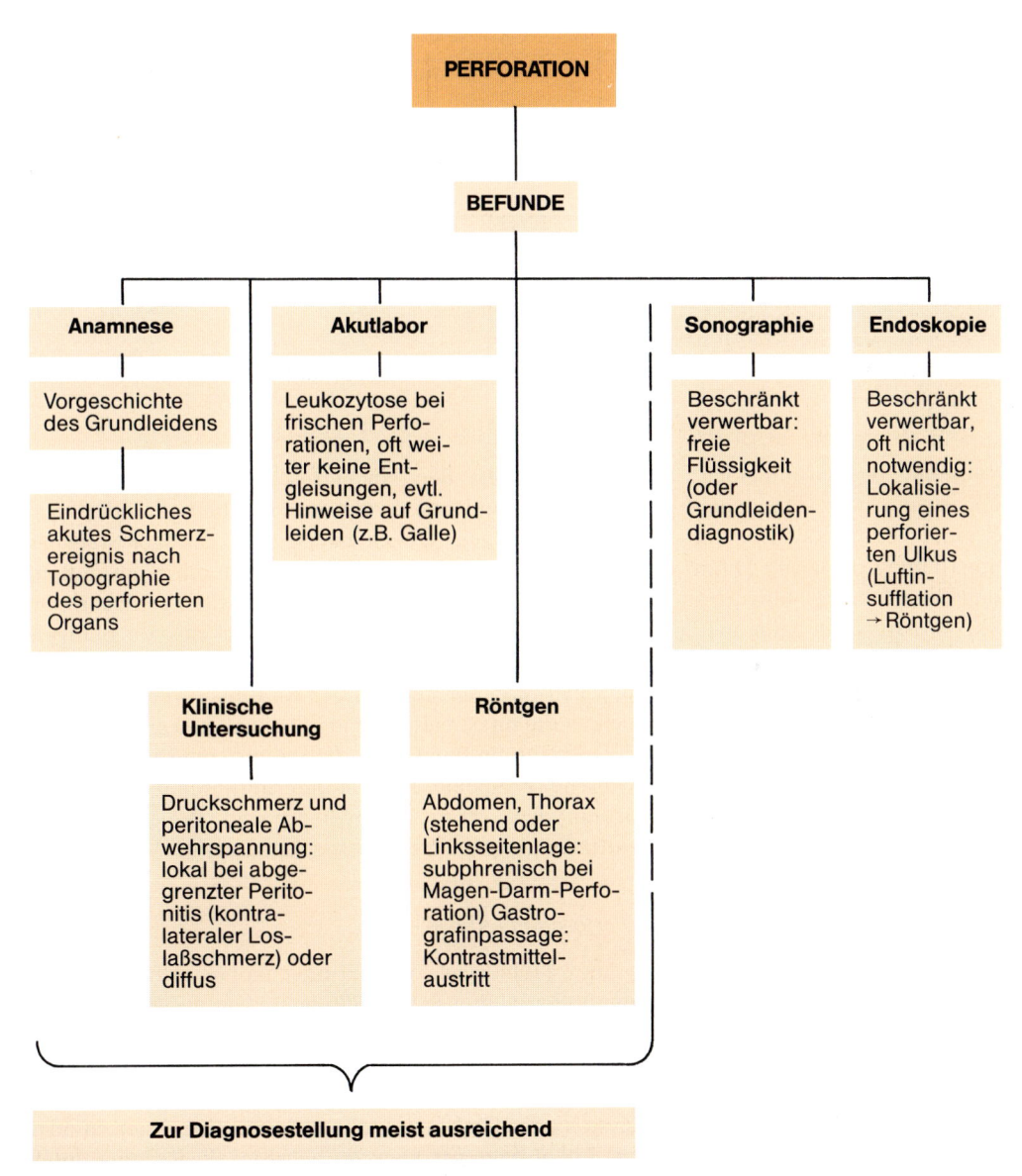

Endoskopie
- Beschränkt verwertbar, oft nicht notwendig: Lokalisierung eines perforierten Ulkus (Luftinsufflation → Röntgen)

Klinische Untersuchung
- Druckschmerz und peritoneale Abwehrspannung: lokal bei abgegrenzter Peritonitis (kontralateraler Loslaßschmerz) oder diffus

Röntgen
- Abdomen, Thorax (stehend oder Linksseitenlage: subphrenisch bei Magen-Darm-Perforation) Gastrografinpassage: Kontrastmittelaustritt

Zur Diagnosestellung meist ausreichend

Abb. 8

```
                    ┌─────────────────┐
                    │ AKUTES ABDOMEN  │
                    └────────┬────────┘
                             │
                        ┌────┴────┐
                        │  AKUT   │
                        └────┬────┘
         ┌───────────────┬───┴───┬────────────────┐
   ┌─────┴─────┐  ┌──────┴─────┐ ┌────┴────┐ ┌────┴──────────┐
   │Perforation│  │ Obstruktion│ │Infektion│ │Andere Ursachen│
   └─────┬─────┘  └──────┬─────┘ └────┬────┘ └────┬──────────┘
   ┌─────┴─────┐  ┌──────┴─────┐ ┌────┴────┐ ┌────┴──────┐
   │Austritt von│ │    Stau,   │ │Pathogene│ │Autoimmun- │
   │Hohlorgan-  │ │ Verhaltung │ │ Erreger │ │reaktion?  │
   │inhalt      │ │            │ │         │ │           │
   └────────────┘ └────────────┘ └─────────┘ └───────────┘
                             │
                      ┌──────┴─────┐
                      │ Entzündung │
                      └────────────┘
```

Abb. 9

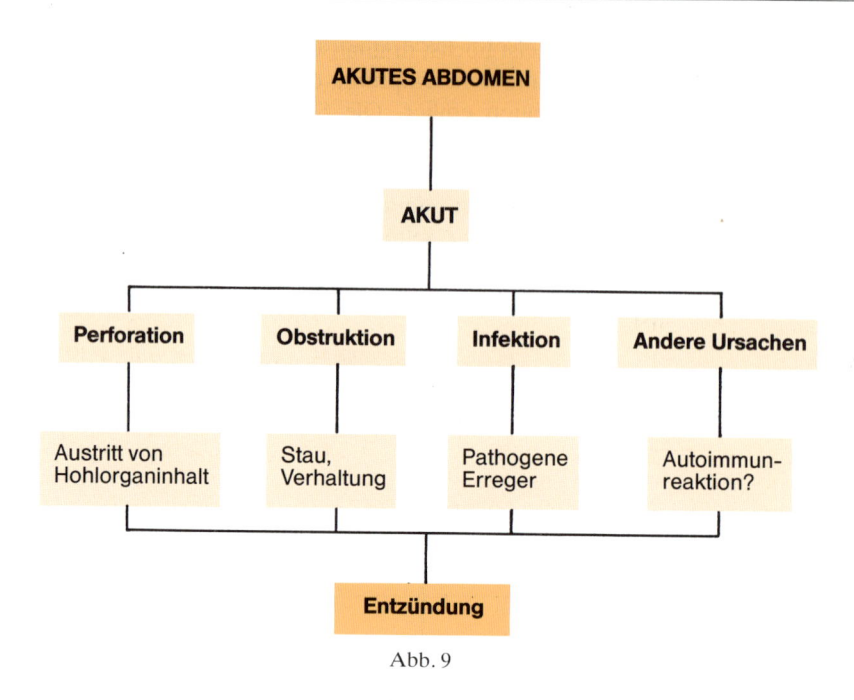

Symptome des Grundleidens (Tab. 2), wie z. B. den Nüchternschmerz punktförmig im Epigastrium beim Duodenalulkus. Das entscheidende Symptom sind blutiger oder teerschwarzer Stuhl oder Blut- bzw. Hämatinerbrechen. Üblicherweise weist blutiger Stuhl auf eine Blutungsquelle im Dünn- oder Dickdarm hin, während Teerstuhl durch Umwandlung von Hämoglobin in Hämatin auf im Magenbereich lokalisierte Blutungsquellen verdächtig ist. Sehr massive Blutungen aus Ulcera duodeni können aber gelegentlich ebenso zu blutigem Stuhl führen. Blut- oder Hämatinerbrechen spricht für Blutungsquellen im Ösophagus und Magen. Kollaptische Zustände können den direkten Zeichen der Blutung vorausgehen und man muß in solchen Fällen immer auch an die intestinale Blutung denken. Beweisend für die Blutung ist die Notfallendoskopie, die die Blutungsquelle im oberen und unteren Intestinaltrakt nachweist. Schwierige diagnostische Probleme können intermittierende Blutungen insbesondere im Dünndarm bieten, zumal diese oft nicht sehr heftig sind. Bei einer akuten Blutung verspricht am ehesten die Notfallangiographie diagnostischen Erfolg.

2. Perforation (Abb. 6–8)

Patienten, die eine Perforation eines Hohlorgans in die Bauchhöhle erlitten haben, schildern meist zeitlich exakt ein dramatisches akutes Schmerzereignis. Dieser Schmerz führt frühzeitig zur Einlieferung.

Die der Perforation folgende **chemische** (z. B. saurer Magensaft nach Ulkusperforation oder Gallenblasenflüssigkeit nach Perforation des Gallenwegssystems) oder **bakterielle Peritonitis** (Abb. 6) (z. B. infizierte Zysten oder Dickdarm) führt zu einem lokalisierten oder diffusen Dauerschmerz im Abdomen. Lokal begrenzt kann die peritoneale Reizung durch Abkapselung der Perforationsöffnung durch ein Nachbarorgan oder das Netz bleiben. Die diffuse Peritonitis führt sehr bald zu einem sichtbaren Verfall des Patienten, die gekrümmte Haltung zur Entlastung des Peritoneums und die Vermeidung von Bewegungen machen die Diagnose des ausgeprägten peritonitischen Zustandes einfach.

Die Lokalisation der Perforation (Abb. 7) kann oft durch die exakte Angabe des Akutschmerzes vermutet werden, besonders zusammen mit einem bestimmten Schmerzausstrahlungsmuster. Vom Oberbauch rechts in den rechtsseitigen Rücken strahlt der Schmerz bei Gallenperforationen aus. In Oberbauchmitte, nach rechts und in die rechte Schulterblatt- und Schulterregion ausstrahlend: perforierte Ulcera duodeni, oft weniger charakteristisch bei den Ulcera ventriculi. Schmerzen im linken Oberbauch bei linksseitigen Kolonperforationen, im Mittelbauch, aber auch Rechts- und Links-Symptome nach Dünndarmperforationen. Rechtsseitiger Unterbauch: Appendizitis, Kolontumor, Ovarialzysten und Tubargraviditätsperforationen, wobei Schmerzausstrahlung in die Flanke, Leiste und das äußere Genitale je nach Primärlage des perforierten Organs möglich ist. In Unterbauchmitte finden sich die Schmerzen nach Blasen- und Uterusperforationen, linksseitig handelt es sich um Sigmadivertikel und Kolontumorperforationen (Schmerzausstrahlungen hierbei oft in die untere Lendenwirbelsäulenregion), weiterhin Ovarialzysten und Tubargraviditätsperforationen.

Die Anamnese (Abb. 8) weist oft vor dem eindrücklichen Erlebnis der Perforation spezifische Hinweise für die zugrundeliegende Primärstörung auf. So lassen sich »Gallen- oder Ulkus-, Kolondivertikel- und Tumoranamnesen« erfragen.

Die klinische Untersuchung (Abb. 8) zeigt bei der diffusen Peritonitis als bauchdeckenentlastende Haltung einen gekrümmt liegenden Patienten. Die Palpation des Abdomens ergibt ein entweder diffus schmerzhaftes Abdomen mit ausgeprägter Abwehrspannung oder eine lokale Druckschmerzhaftigkeit mit kontralateralem Loslaßschmerz. Bei längerbestehender diffuser Peritonitis finden sich auskultatorisch aufgrund einer Paralyse keine Darmgeräusche mehr. Die Laborwerte bei frischer Peritonitis zeigen eine Erhöhung der Leukozyten. Dekompensationen von Elektrolyten, Kreatinin u. a. erfolgen erst in späteren Stadien. Gelegentlich lassen einige Laborparameter einen beschränkten Schluß auf ein mögliches Grundleiden zu (z. B. erhöhte Leberwerte bei Gallenwegserkrankungen).

Als notfallmäßige Röntgenuntersuchung (Abb. 8) läßt die Thoraxaufnahme, im Stehen angefertigt, neben den eigentlichen Lungenbefunden eine Beurteilung der Zwerchfellregion zu: Freie intraabdominelle Luft sammelt sich unter dem Zwerchfell, die Luftsichel ist das

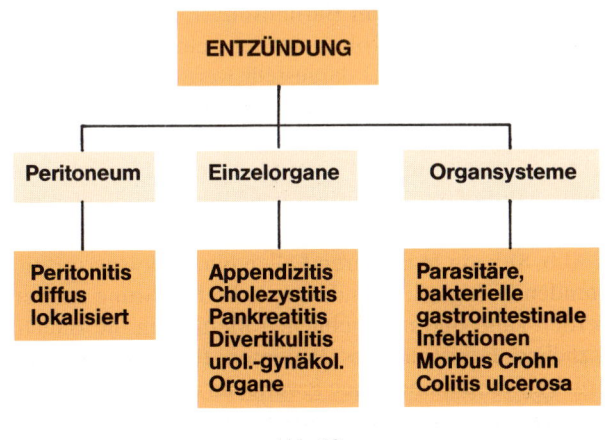

```
                    ENTZÜNDUNG
        ┌───────────────┼───────────────┐
    Peritoneum      Einzelorgane     Organsysteme
        │               │               │
    Peritonitis     Appendizitis    Parasitäre,
    diffus          Cholezystitis   bakterielle
    lokalisiert     Pankreatitis    gastrointestinale
                    Divertikulitis  Infektionen
                    urol.-gynäkol.  Morbus Crohn
                    Organe          Colitis ulcerosa
```

Abb. 10

Tab. 3. **Perforation im Abdominalbereich.**	
Ösophagus:	Spontanruptur
	Ulzera
	Tumoren
	Traumatisch-instrumentell
Magen, Duodenum:	Ulzera
	Tumoren
	Spontanruptur (nach Gasentwicklung)
	Traumatisch-instrumentell
Dünndarm:	Ulzeration bei entzündlichen Erkrankungen und medikamentenbedingt (Kalium)
	Tumoren
	Meckel-Divertikel
Dickdarm:	Appendizitis
	Divertikel
	Entzündliche Darmerkrankungen
	Tumoren
	Traumatisch-instrumentell
Gallenblase:	Cholelithiasis
	Cholezystitis
	Gallenblasenhydrops
Genitale:	Ovarialzystenruptur
	Tubargravidität
	Traumatisch-instrumentell
Blase:	Meist traumatisch-instrumentell

Zeichen der Hohlorganperforation, Pleuraergüsse begleiten oft intraabdominelle Prozesse. Die Abdomenübersichtsaufnahme bei Perforationsverdacht, ebenfalls im Stehen oder in Linksseitenlage durchgeführt, zeigt eine bereits eingetretene Paralyse des Darmes, sog. Spiegelbildungen, flüssigkeits- und luftgefüllte Darmschlingen ohne peristaltische Bewegungen. Luftsicheln werden bei Linksseitenlage-Aufnahmen oft sehr deutlich zwischen lateralem Leberrand und Zwerchfellwinkel sichtbar. Kontrastmittelpassagen mit einem wasserlöslichen, resorbierbaren Kontrastmittel (**nicht** Bariumsulfat), z. B. Gastrografin, können besonders bei der Divertikelperforation im Kolon nützlich sein, indem die Divertikel selbst und extraluminär austretendes Kontrastmittel dargestellt werden können.

Für die Diagnostik einer Perforation sind Sonographie und Endoskopie nur in beschränktem Maße verwertbar.

Sonographisch (Abb. 8) kann unter Umständen freie Flüssigkeit einen Hinweis auf austretenden Intestinalinhalt liefern, außerdem kann ein Grundleiden wie z. B. die Cholelithiasis erkannt werden.

Die Endoskopie (Abb. 8) kann in unklaren Fällen eine Ulkusperforation nachweisen, hier ist wegen der austretenden Luft größere endoskopische Erfahrung notwendig, da der Magen nicht aufgeblasen werden kann und in erheblichen Mengen in die Bauchhöhle eingeblasene Luft zu einer zusätzlichen Belastung des Patienten führt (Luftnot durch zunehmenden intraabdominalen Druck). Wenn immer noch Zweifel an der freien Perforation bestehen, läßt eine anschließende Röntgenaufnahme des Abdomens die freie Luft jetzt sicher nachweisen.

Häufigere Ursachen für intestinale Perforationen sind in Tab. 3 zusammengefaßt.

3. Entzündung (Abb. 9–11)

Entzündungen als Ursache einer akuten Abdominalsymptomatik können verschiedenste Gründe haben (Abb. 9).

Die Perforation führt immer, wie bereits ausgeführt, zu einer entzündlichen Reizung der Umgebung der Perforationsstelle oder des gesamten Abdominalraumes. Eine fortbestehende

ENTZÜNDUNG

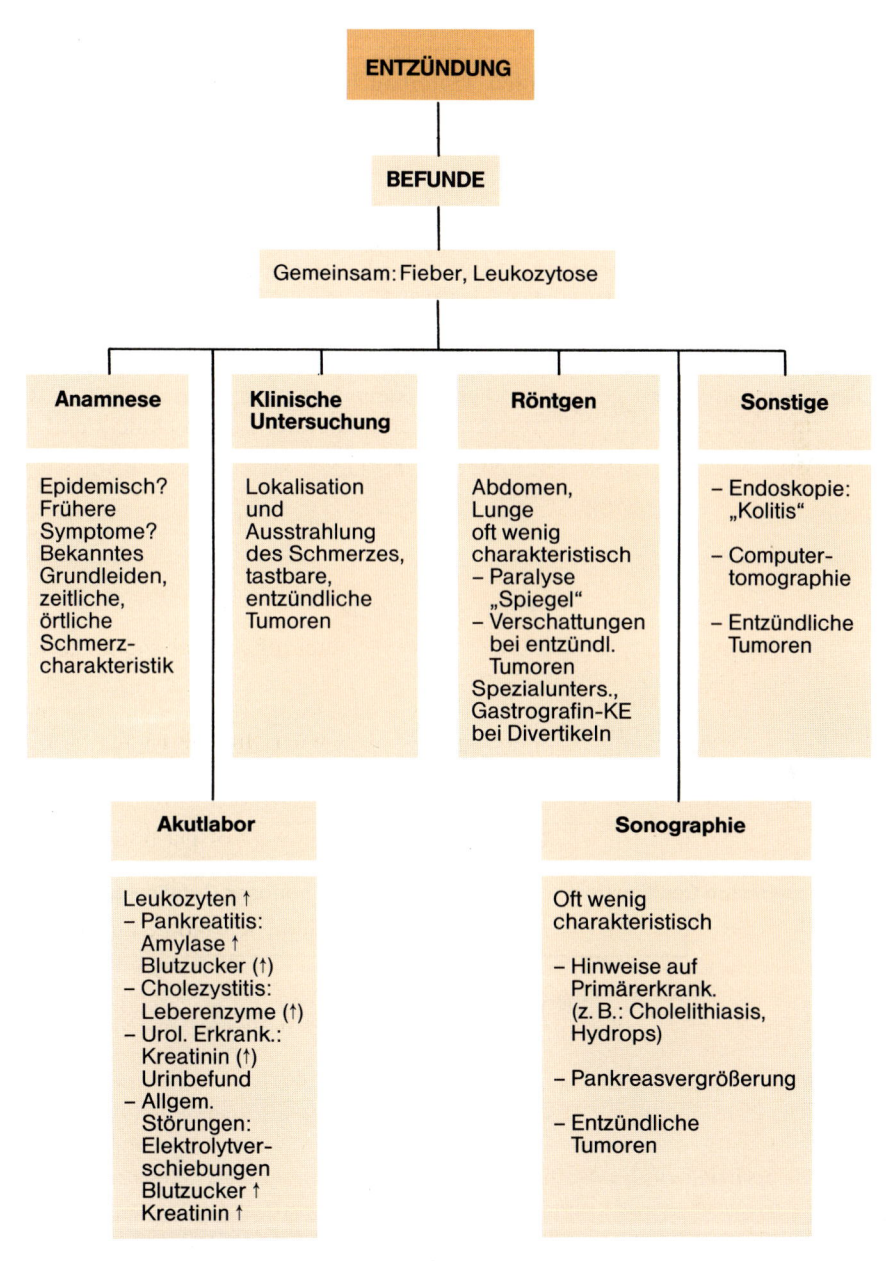

BEFUNDE

Gemeinsam: Fieber, Leukozytose

Anamnese
Epidemisch?
Frühere Symptome?
Bekanntes Grundleiden, zeitliche, örtliche Schmerzcharakteristik

Klinische Untersuchung
Lokalisation und Ausstrahlung des Schmerzes, tastbare, entzündliche Tumoren

Röntgen
Abdomen, Lunge oft wenig charakteristisch
– Paralyse „Spiegel"
– Verschattungen bei entzündl. Tumoren Spezialunters., Gastrografin-KE bei Divertikeln

Sonstige
– Endoskopie: „Kolitis"
– Computertomographie
– Entzündliche Tumoren

Akutlabor
Leukozyten ↑
– Pankreatitis: Amylase ↑ Blutzucker (↑)
– Cholezystitis: Leberenzyme (↑)
– Urol. Erkrank.: Kreatinin (↑) Urinbefund
– Allgem. Störungen: Elektrolytverschiebungen Blutzucker ↑ Kreatinin ↑

Sonographie
Oft wenig charakteristisch
– Hinweise auf Primärerkrank. (z. B.: Cholelithiasis, Hydrops)
– Pankreasvergrößerung
– Entzündliche Tumoren

Abb. 11

Obstruktion führt durch Stau und Verhaltung zur Entzündung des verschlossenen Organteils. Infektionen durch exogene Erreger oder eine Imbalance endogen vorhandener Erreger sowie andere Ursachen wie Autoimmunreaktionen lösen Entzündungssymptome aus.

Bezieht eine Entzündung das Peritoneum mit ein, womit bei jeder fortbestehenden intraperitonealen Entzündung zu rechnen ist, so werden sich Zeichen der lokalen oder diffusen Peritonitis mit umschriebenem Druckschmerz und Abwehrspannung oder diffusem Druckschmerz mit evtl. bretthartem Abdomen finden (Abb. 10 und 11).

Sind Einzelorgane von einer Entzündung betroffen, so kann entsprechend dem Schweregrad eine bedrohliche akute Abdominalsymptomatik entstehen. Die **Appendizitis** führt nach Perforation zum peritonitischen rechten Unterbauch mit lokaler Abwehrspannung und erheblichem Druckschmerz. Die Anamnese bietet häufig den Schmerzbeginn im Oberbauch, evtl. mit Übelkeit, anschließend Schmerzverlagerung in den rechten Unterbauch mit Zunahme der Schmerzen lokal und nach dem Ereignis der Perforation gelegentlich ein schmerzfreies Intervall bis zu einigen Stunden mit danach wieder besonders heftiger Symptomatik. Bei hochakut entzündlicher, evtl. phlegmonöser und gangränöser Entzündung steht die Druckschmerzhaftigkeit des rechten Unterbauches im Vordergrund. Die klinische Untersuchung ergibt je nach Lage der entzündlichen Appendix eine bereits oberflächlich deutliche Druckschmerzhaftigkeit im McBurney-Bereich (nach vorn oder seitlich gelegen) oder den Psoas- und Flankenschmerz, der bis in den rechten Oberbauch reichen kann (retrozökale Appendixlage). Bei tiefer Lage im kleinen Becken kann die rektale Untersuchung den entscheidenden Hinweis erbringen. Kontralateraler Losla߸schmerz und Abdominalklopfschmerz weisen auf die lokale Peritonitis hin.

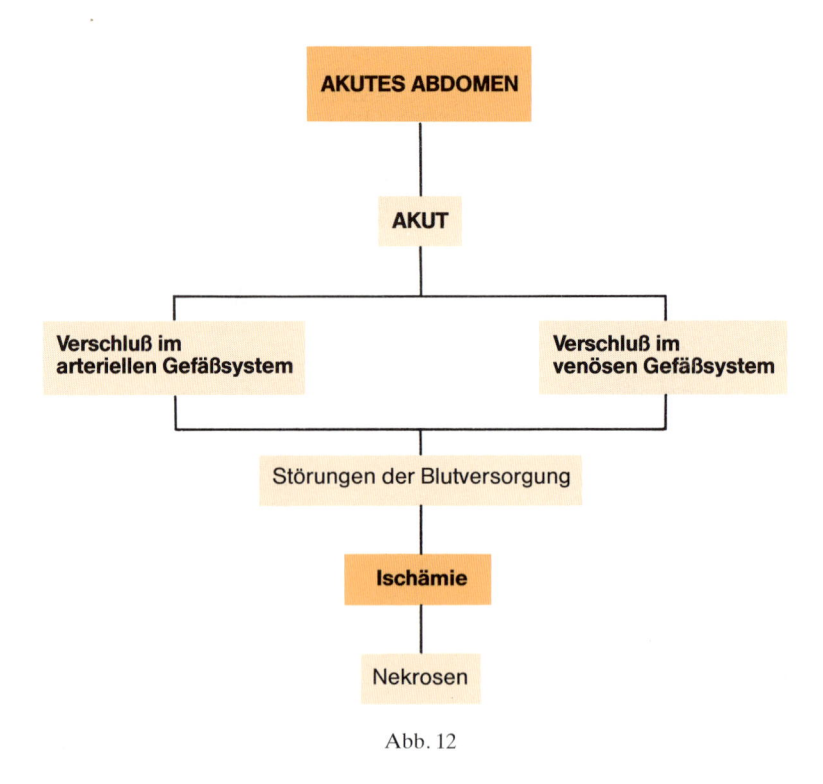

Abb. 12

```
                    ┌─────────────┐
                    │  ISCHÄMIE   │
                    └──────┬──────┘
                           │
                    ┌──────┴──────┐
                    │   BEFUNDE   │
                    └──────┬──────┘
          ┌────────────────┼────────────────┐
          │                │                │
      Anamnese         Akutlabor        Sonstiges:
```

Anamnese
- Arrhythmie
- Art. Verschluß: sehr starke akut einsetzende Schmerzen
- Venöser Verschluß: zunehmende weniger hochakut auftretende Schmerzen
- Blutiger Durchfall: venöser eher als arterieller Verschluß

Akutlabor
- Zunehmende Temperaturen
- Leukozytose
- Azidose

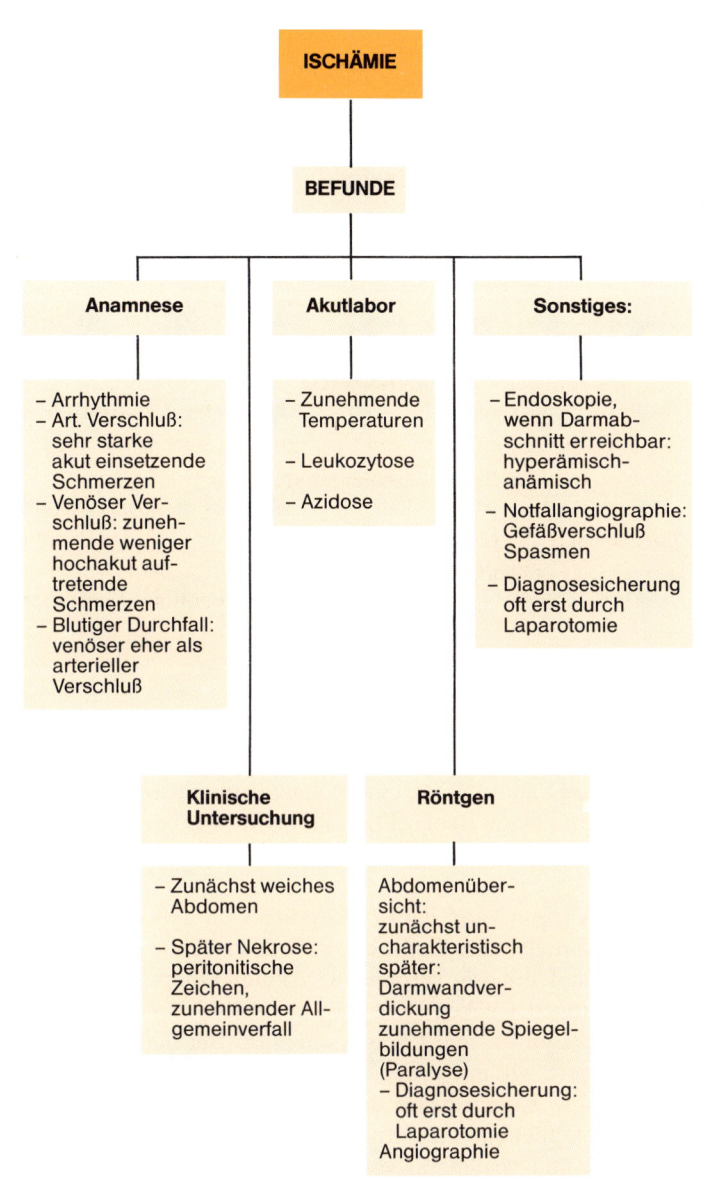

Sonstiges:
- Endoskopie, wenn Darmabschnitt erreichbar: hyperämisch-anämisch
- Notfallangiographie: Gefäßverschluß Spasmen
- Diagnosesicherung oft erst durch Laparotomie

Klinische Untersuchung
- Zunächst weiches Abdomen
- Später Nekrose: peritonitische Zeichen, zunehmender Allgemeinverfall

Röntgen
Abdomenübersicht: zunächst uncharakteristisch später: Darmwandverdickung zunehmende Spiegelbildungen (Paralyse)
- Diagnosesicherung: oft erst durch Laparotomie Angiographie

Abb. 13

Mäßige Temperaturen bis 38° C, hohe axillär-rektale Temperaturdifferenz (1° C) treten häufig bei akuter Appendizitis auf. Höhere Temperaturen und septische Schübe sprechen für die Ausbildung eines perityphlitischen Abszesses oder einer zunehmenden diffusen Peritonitis. Hinzu kommt eine mäßige Leukozytose, die bei Perforation zunimmt. Zusätzliche technische Untersuchungen helfen für die Diagnose einer Appendizitis kaum weiter, sie können aber durch Ausschluß anderer Krankheitsbilder hilfreich sein, z. B. der Cholezystitis durch Sonogramm oder der rechtsseitigen Harnwegsaffektion durch Laboruntersuchungen,

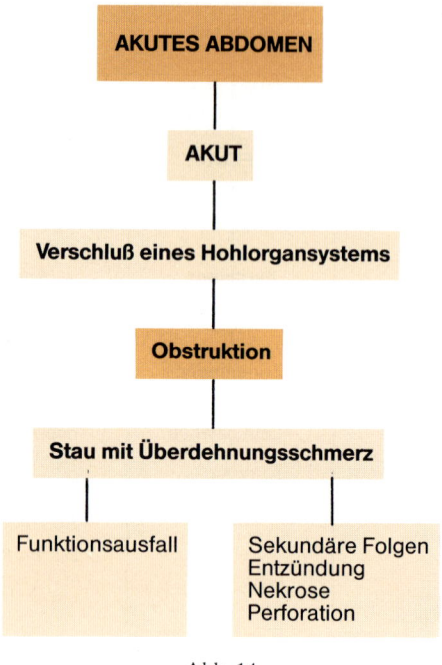

```
                    ┌──────────────────┐
                    │  AKUTES ABDOMEN  │
                    └────────┬─────────┘
                             │
                        ┌────┴────┐
                        │  AKUT   │
                        └────┬────┘
                             │
            ┌────────────────┴───────────────┐
            │ Verschluß eines Hohlorgansystems│
            └────────────────┬───────────────┘
                             │
                       ┌─────┴──────┐
                       │ Obstruktion │
                       └─────┬──────┘
                             │
                ┌────────────┴────────────┐
                │ Stau mit Überdehnungsschmerz │
                └────────────┬────────────┘
                             │
             ┌───────────────┴────────────────┐
             │                                │
     ┌───────────────┐              ┌──────────────────┐
     │Funktionsausfall│              │ Sekundäre Folgen │
     └───────────────┘              │    Entzündung    │
                                    │     Nekrose      │
                                    │   Perforation    │
                                    └──────────────────┘
```

Abb. 14

Sonogramm und i.v. Pyelogramm. Sollte eine Appendizitis nicht auszuschließen sein, und auch nach einem intensivem kurzen Beobachtungsintervall, das bei nicht hochakutem Befund zu vertreten ist, weiter der Verdacht auf Appendizitis bestehen, so hat die Operation zu erfolgen.

Von den Gallenerkrankungen kann die **Cholezystitis** zum akuten Abdomen führen. Aus der Vorgeschichte läßt sich meist eine Gallenerkrankung eruieren. In über 95% ist die akute Cholezystitis mit einer Cholelithiasis verbunden. Akuter Oberbauchschmerz rechts, Ausstrahlung in den rechtsseitigen Rücken, Übelkeit und Erbrechen sowie Schmerz bei tiefer Inspiration und Husten weisen auf die Cholezystitis hin. Bei der klinischen Untersuchung zeigt sich ein Druckschmerz oft mit erheblicher lokaler Abwehrspannung unterhalb des rechten Rippenbogens, eine Kompression des Rippenbogens verstärkt die Symptomatik. Gelegentlich läßt sich die Gallenblase als druckdolente Resistenz tasten.

Fieber und Leukozyten sind regelmäßig vorhanden. Leicht erhöhte Leberenzyme und ein Subikterus finden sich auch ohne Gallenwegserkrankungen häufig.

Die Sonographie zeigt die gestaute wandverdickte Gallenblase und evtl. das verschließende Zystikuskonkrement. Die intravenöse Cholangiographie ist selten notwendig, hierbei findet sich ein negatives Cholezystogramm bei positivem Cholangiogramm.

Die akute **Pankreatitis** führt zu heftigen Abdominalschmerzen im Oberbauch, oft gürtelförmig in den Rücken ausstrahlend. Im Gegensatz dazu steht der recht uncharakteristische Palpationsbefund bei weichem Abdomen; im späteren Verlauf mit der Verteilung von freigewordenem Sekret im Abdominalbereich entsteht dann erst die peritoneale Reizung. Laborchemisch weist eine hohe Amylasämie auf die Pankreatitis hin. Auch akute Blutungen treten auf und, selten in der Akutphase, auch eine Hypokalzämie. Sonographisch kann ein Ödem der Bauchspeicheldrüse nachgewiesen werden.

Die **Divertikulitis** bietet einen linksseitigen Unterbauchschmerz und kann linksbetont eine ähnliche Symptomatik wie die Appendizitis zeigen.

Erhöhte Temperaturen und Leukozytose sind auch hier uncharakteristische Hinweise. Röntgenologisch zeigt ein mit wasserlöslichem Kontrastmittel (z. B. Gastrografin) durchgeführter Kontrasteinlauf die Divertikel und die meist vorliegende Stenose. Die schmerzhafte Palpation des betroffenen Bereiches erbringt einen weiteren Hinweis. Austretende Kontrastflüssigkeit zeigt die Perforation an.

Auch Erkrankungen des **Urogenitalsystems** können das Bild eines akuten Abdomens bieten. Heftige Flankenschmerzen mit Ausstrahlung in den Abdominalbereich finden sich bei Entzündungen der Niere oder Steinen im ableitenden Harnwegssystem. Adnexitiden können der Appendizitis und Divertikulitis ähnlich sein. Bei ausgeprägteren Befunden mit peritonealer Reizung finden sich Druckschmerz und Abwehrspannung des Unterbauches.

Bakterielle oder seltener **parasitäre Infektionen** des Gastrointestinaltraktes können mit erheblichen Abdominalschmerzen einhergehen.

Einige Verlaufsformen des **Typhus** gehen mit schweren diffusen krampfartigen Bauchschmerzen einher. Die **Ruhr** (Shigellose) tritt als fieberhafte Durchfallerkrankung mit starken Bauchkrämpfen auf. Nach einem Beginn mit Bauchschmerzen, oft keinem oder geringem Fieber führt die **Cholera** zu schweren Diarrhoen mit Exsikkose. Verschiedene Stämme von E. coli, Clostridien und Staphylokokken können pathogen für den Intestinaltrakt sein und zu **Enteritiden** mit Bauchschmerzen und Durchfällen führen, hierzu gehört auch die seltene **Tuberkulose** des Darmes. Bei den parasitären Infektionen sind es besonders die Amöben, die eine akute **Amöbendysenterie** mit kolikartigen Bauchschmerzen, blutig-schleimigen Durchfällen und Tenesmen hervorrufen können. Der Erregernachweis sichert die Diagnose.

Bauchschmerzen durch **Intoxikationen** kommen bei Pilzvergiftungen (z. B. Knollenblätterpilz) und bei der Arsenvergiftung vor.

Der **Morbus Crohn** kann Schmerzen in verschiedenen Regionen des Abdomens hervorrufen, am häufigsten im rechten Unterbauch. Fieber und entzündliche Veränderungen im Blutbild finden sich regelmäßig. Diarrhöen wechseln mit Obstipationen, bedrohliche Zustandsbilder wie Perforationen und Blutungen treten selten auf. Häufig gibt die Anamnese wichtige Hinweise durch das rezidivierende Auftreten des Beschwerdebildes.

Die **Colitis ulcerosa** führt selten zu dem Bild des akuten schmerzhaften Abdomens. Intermittierende fieberhafte Zustände und blutig-schleimige Durchfälle mit Tenesmen kennzeichnen das Krankheitsbild.

4. Ischämie (Abb. 12 und 13)

Durchblutungsstörungen im arteriellen und venösen System der Abdominalorgane können zu akuten Abdominalerscheinungen führen (Abb. 13).

Zunächst ist das Krankheitsbild uncharakteristisch mit sehr heftigen akut einsetzenden Schmerzen beim arteriellen Verschluß; eine zunehmende Schmerzsymptomatik kennzeichnet die venöse Thrombose.

Die Folge der Durchblutungsstörungen ist eine Minderversorgung der Gewebe mit Sauerstoff, die später zur Nekrose des entsprechenden Gewebsanteils führen muß (Abb. 12 und 13).

Der **Mesenterialinfarkt** ist meist durch eine arterielle Embolie in eine Mesenterialarterie, häufig in die A. mesenterica superior, hervorgerufen. Anamnestisch lassen sich Herzerkrankungen mit Arrhythmien eruieren. Die Schmerzsymptomatik setzt hochakut als schwerer Dauerschmerz mit gelegentlichen kolikartigen Episoden ein. Die Lokalisation ist abhängig

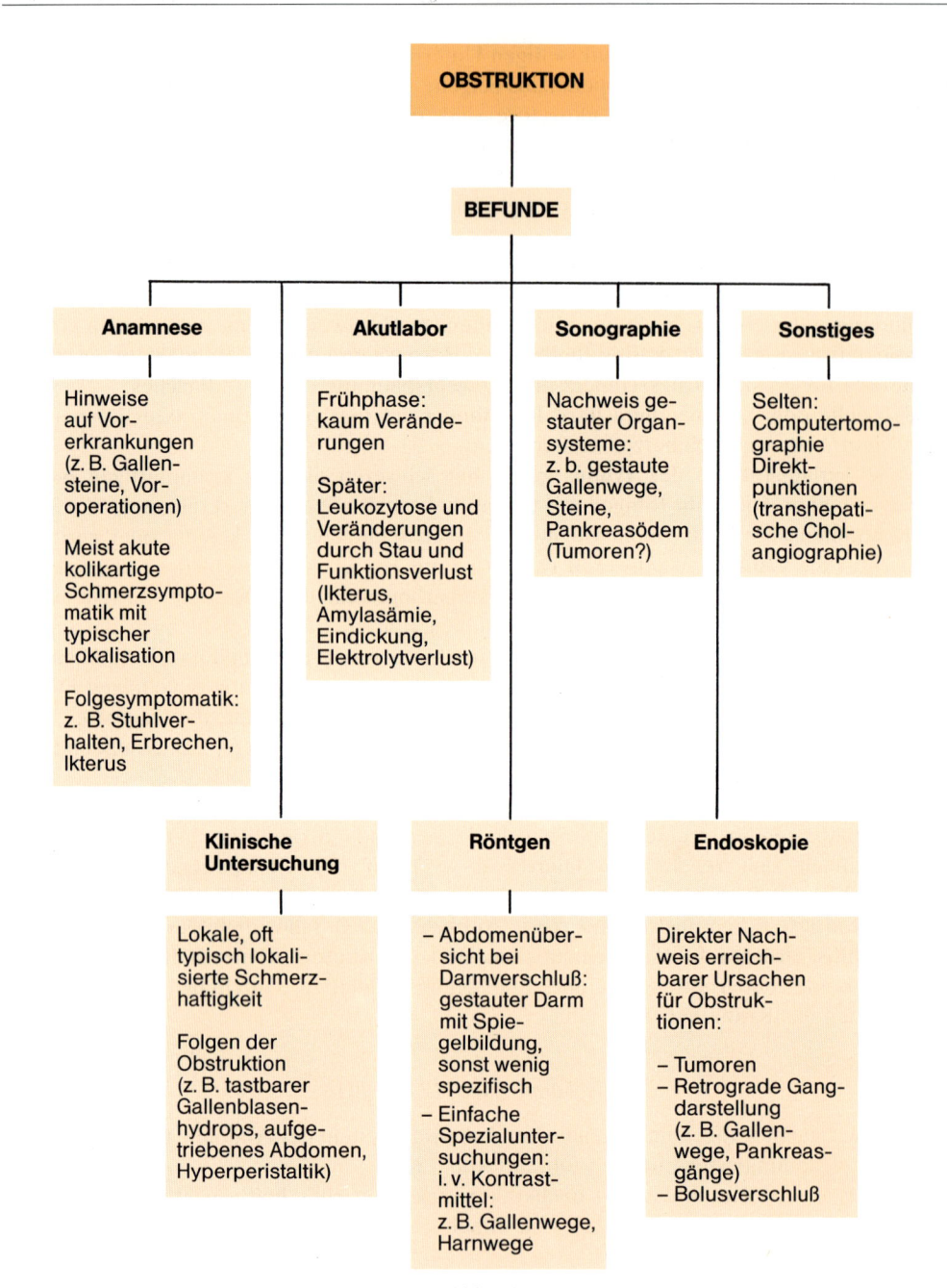

```
                        ┌─────────────────┐
                        │   OBSTRUKTION   │
                        └─────────────────┘
                                 │
                        ┌─────────────────┐
                        │     BEFUNDE     │
                        └─────────────────┘
```

Anamnese

Hinweise auf Vorerkrankungen (z. B. Gallensteine, Voroperationen)

Meist akute kolikartige Schmerzsymptomatik mit typischer Lokalisation

Folgesymptomatik: z. B. Stuhlverhalten, Erbrechen, Ikterus

Akutlabor

Frühphase: kaum Veränderungen

Später: Leukozytose und Veränderungen durch Stau und Funktionsverlust (Ikterus, Amylasämie, Eindickung, Elektrolytverlust)

Sonographie

Nachweis gestauter Organsysteme: z. b. gestaute Gallenwege, Steine, Pankreasödem (Tumoren?)

Sonstiges

Selten: Computertomographie Direktpunktionen (transhepatische Cholangiographie)

Klinische Untersuchung

Lokale, oft typisch lokalisierte Schmerzhaftigkeit

Folgen der Obstruktion (z. B. tastbarer Gallenblasenhydrops, aufgetriebenes Abdomen, Hyperperistaltik)

Röntgen

– Abdomenübersicht bei Darmverschluß: gestauter Darm mit Spiegelbildung, sonst wenig spezifisch
– Einfache Spezialuntersuchungen: i. v. Kontrastmittel: z. B. Gallenwege, Harnwege

Endoskopie

Direkter Nachweis erreichbarer Ursachen für Obstruktionen:

– Tumoren
– Retrograde Gangdarstellung (z. B. Gallenwege, Pankreasgänge)
– Bolusverschluß

Abb. 15

von der verschlossenen Arterie, meist aber diffus im gesamten Abdominalbereich. Die klinische Untersuchung ergibt ein noch weiches, nicht peritonitisches Abdomen, nach einigen Stunden, mit zunehmender Gewebsschädigung treten peritonitische Zeichen auf. Es finden sich jetzt zunehmende Temperaturen und eine Leukozytose. Das Röntgenbild des Abdomens, zunächst uncharakteristisch, weist ein Ödem der Darmwand auf und eine fortschreitende Paralyse mit Spiegelbildungen. Durchfälle mit Blut erhärten die Diagnose.

Die Diagnosesicherung erfolgt, wenn vom Zustand des Patienten her vertretbar, durch Angiographie. Die Lokalisation der Gefäßverschlüsse ermöglicht eine bessere OP-Planung. Gelegentlich ist die Notfall-Laparotomie ohne weitere Maßnahmen unumgänglich. Auch ohne einen tatsächlichen Verschluß der Mesenterialarterien kann es wegen einer Minderdurchblutung der mesenterialen Gefäße im Rahmen einer Schocksymptomatik zur Darmgangrän kommen.

Die **Mesenterialvenenthrombose** ist durch einen zunehmenden abdominalen Schmerz charakterisiert. Blut im Stuhl tritt frühzeitig auf, während die Nekrose des Gewebes langsamer voranschreitet.

Weniger dramatisch verlaufen meist Verschlüsse von Arterien und Venen verschiedener Einzelorgane wie Milz, Nieren oder Leber.

5. Obstruktion (Abb. 14 und 15)

Der Verschluß eines Hohlorgansystems führt durch den Stau des nicht mehr abfließenden Inhaltes zum Überdehnungsschmerz, der sehr heftig sein kann, insbesondere wenn er durch Strangulation mit einem Gefäßverschluß einhergeht (Tab. 4). Entzündungsreaktionen und Funktionsverlust sowie Nekrosen und Perforationen können Folgen der Obstruktion sein.

Tab. 4. **Ursachen für Obstruktionen im Abdominalbereich.**

Magen, Duodenum
Entzündliche, narbige, tumoröse Mageneingangs-, Duodenalstenose, Fremdkörper

Dünndarm und Dickdarm
Strangulation durch Narbenstränge, Verwachsungen Inkarzeration (Hernien)
Invagination (hauptsächlich ileozökaler Übergang)
Volvulus
Tumorös entzündliche Veränderungen
Fremdkörper

Gallenwegssystem
Steinverschluß: Ductus choledochus, Ductus cysticus
Weniger akut: Tumor
               Kompression von außen
               Narben

Pankreasgang
Steininkarzeration in der Papille
Weniger akut: Tumoren
               Pankreasgangsteine

Urogenitalsystem
Nephroureterolithiasis
Tumoren, Narben, Kompression

Typischerweise tritt der Anfangsschmerz anfallsartig auf. Peritoneale Reizerscheinungen finden sich in der Frühphase nicht, lediglich die Folgen der nicht frühzeitig behandelten Obstruktion führen dann zur jeweils entsprechenden Folgesymptomatik (Abb. 14).

Die **Magenausgangs- oder Duodenalstenose** zeigt selten hochakute Symptome. Meist entwickelt sie sich langsam und führt kaum zu Schmerzen, mehr zu Druck- und Völlegefühl und hauptsächlich nächtlichem Nahrungserbrechen. Laborchemische Veränderungen treten häufig erst als Folge metabolischer Entgleisungen durch gehäuftes Erbrechen auf. Die Endoskopie sichert die Diagnose mühelos (Abb. 15).

Die Obstruktion des **Dünn- und Dickdarmes** ist in der Symptomatik sehr von der Art und der Lokalisation des Verschlusses abhängig. Der Dünndarmverschluß beginnt plötzlich mit heftigen Schmerzen, gelegentlich intermittierend. Liegt die verschlossene Stelle weit oral, ist der Schmerz frühzeitig von Erbrechen von Magen- und Dünndarmsaft, evtl. noch mit Speiseresten, begleitet. Je weiter aboral der Stopp liegt, um so später erfolgt Erbrechen, das bald fäkulent wird. Die Röntgenaufnahme des Abdomens zeigt den geblähten flüssigkeitsgefüllten Dünndarm mit entsprechender Spiegelbildung. Relativ einfach ist die Diagnose bei **Inguinal- und Femoralhernieninkarzeration** durch die druckschmerzhafte lokale Schwellung zu stellen. Auch nach Voroperationen liegt die Annahme eines **Bridenileus** durch Narbenstränge nahe. Innere Hernien (Treitz, Littré und postoperativ) kommen für Einklemmungen von Darm in Frage. **Volvulus** (Drehung einer Darmschlinge um den Mesenterialstiel) und **Invagination** (hauptsächlich ileozökaler Übergang im Kindesalter) können Gründe für eine Obstruktion sein.

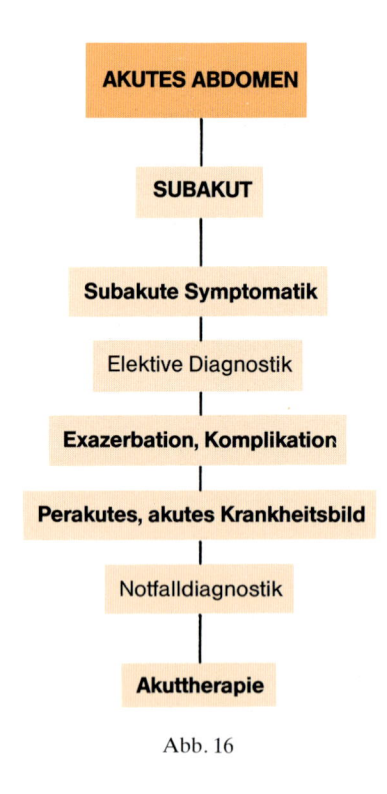

```
AKUTES ABDOMEN
      │
   SUBAKUT
      │
Subakute Symptomatik
      │
 Elektive Diagnostik
      │
Exazerbation, Komplikation
      │
Perakutes, akutes Krankheitsbild
      │
  Notfalldiagnostik
      │
   Akuttherapie
```

Abb. 16

Die seltenen Tumoren des Dünndarmes können ebenfalls zum Verschluß führen; bei eingeklemmten Fremdkörpern gibt die Anamnese Aufschluß und, wenn sie schattengebend sind, erfolgt die Darstellung in der Übersichtsaufnahme.

Beim **Dickdarmverschluß** handelt es sich wesentlich häufiger um eine neoplastische Ursache. Die Schmerzsymptomatik ist nicht so heftig und der Beginn eher langsam zunehmend. Inkarzerationen (Sigma bei Leistenhernie links) und Narbenstrangulationen spielen eine geringe Rolle. Volvulus des Zökums (hauptsächlich beim Kind) und elongierter Sigmaschleifen sind typische, wenn auch relativ seltene Ursachen für Dickdarmobstruktionen.

Laborchemisch finden sich in den Anfangsstadien meist keine Besonderheiten. Röntgenologisch fällt der massiv geblähte prästenotische Dickdarm auf. Ohne größeren Aufwand kann ein Gastrografin-Kontrasteinlauf die Lokalisation des Verschlusses sichern. Falls noch erforderlich, sichert die Endoskopie die Diagnose in allen Details (Abb. 15, Tab. 4).

Im Rahmen von **Gallenwegserkrankungen** kommt der Gallenkolik erhebliche Bedeutung zu, sie gehört zu den häufigsten und heftigsten rechtsseitigen Oberbauchschmerzen. Der klinische Untersuchungsbefund ist meist gering, die Bauchdecken sind weich und es besteht recht geringer Oberbauchdruckschmerz. Obstruktionen des Gallenwegssystems treten seltener auf. Gallenblasensteine, häufig zusammen mit entzündlichen Veränderungen, können zum Zystikusverschluß führen. Oberbauchschmerzen rechts mit Ausstrahlung in die rechte Rückenpartie bis hin zur rechten Halsseite zusammen mit lokaler Druckschmerzhaftigkeit treten auf. Je nach entzündlicher Komponente nimmt die peritoneale Reizsymptomatik bald zu. Es kommt zur Cholezystitis. Die Gallenblase wird oft tastbar. Anamnese, lokaler Untersuchungsbefund, entzündliche Veränderungen und evtl. leichte Erhöhung der Leberenzyme zusammen mit der Sonographie sichern die Diagnose. Die Choledocholithiasis unterscheidet sich in der Schmerzsymptomatik kaum von der Cholezystolithiasis, bei Koliken kommt es aber häufiger zum gleichzeitigen Erbrechen. Der Steinverschluß führt zu rasch zunehmendem Ikterus. Andere Ursachen wie Tumor, Narben oder Kompression von außen führen kaum je zu einer Akutsymptomatik.

Ein hochakutes Krankheitsbild folgt der Einklemmung von Choledochussteinen in der Papille mit **Verschluß des Pankreasganges.** Die akute biliäre Pankreatitis führt oft vermischt mit der Symptomatik der Choledocholithiasis zu gürtelförmigem Oberbauchschmerz mit Ausstrahlung in die mittleren Rückenpartien. Eine Amylasämie weist auf die Diagnose hin. Die endoskopisch retrograde Cholangiographie (ERC) sichert die Diagnose und ermöglicht evtl. durch Papillotomie eine Soforttherapie.

Akute Schmerzen werden bei **Verschlüssen im Urogenitalsystem** hauptsächlich durch Nieren- und Ureterstein ausgelöst. Kolikartiger Schmerz setzt akut ein, findet sich bei Nephrolithiasis in der Flanke und zieht in den Rücken; bei Uretersteinen strahlt der Schmerz mehr in die Leistengegend und das äußere Genitale aus. Eine Hämaturie tritt häufig auf. Das intravenöse Pyelogramm klärt die Diagnose. Ähnliche Symptome können auch durch abgehende Blutgerinnsel bei Nierentumoren oder Blutungen anderer Ursache auftreten.

Erkrankungen, die weiterer Abklärung, aber keiner Akuttherapie bedürfen (subakut) (Abb. 16 und 17)

Die größte Anzahl von abdominalen Erkrankungen bedarf nicht umgehender Diagnostik, und eine spätere elektive Therapie nach entsprechender Vorbereitung stellt den adäquaten Weg der Behandlung für diese Patienten dar. Die differentialdiagnostischen Erwägungen und Entscheidungsprozesse sind im folgenden Kapitel zusammengestellt.

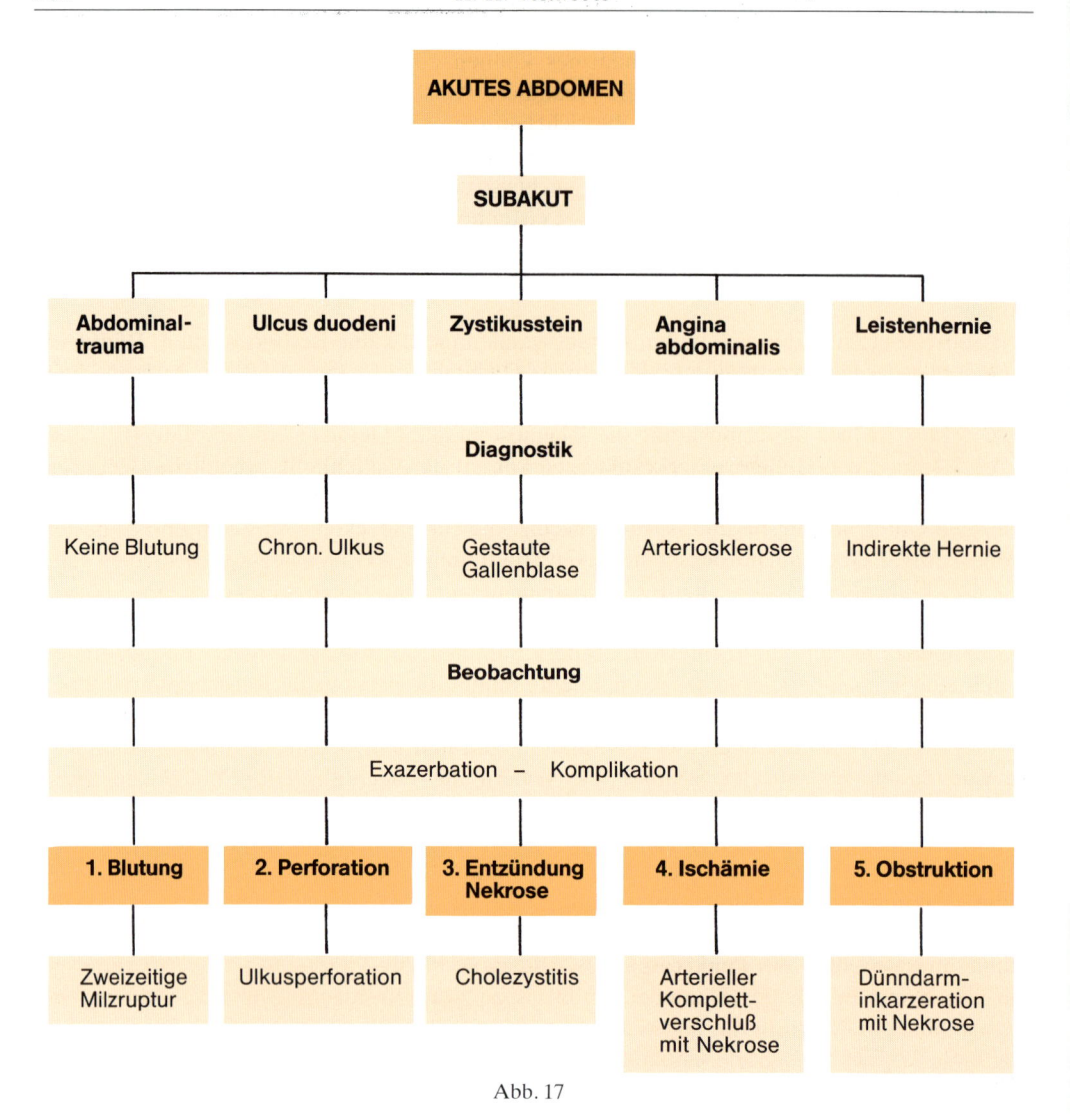

```
                          ┌─────────────────────┐
                          │  AKUTES ABDOMEN     │
                          └──────────┬──────────┘
                                     │
                          ┌──────────┴──────────┐
                          │     SUBAKUT         │
                          └──────────┬──────────┘
                                     │
   ┌─────────────┬───────────────────┼───────────────────┬─────────────┐
┌──┴──────┐ ┌────┴─────┐ ┌───────────┴──────┐ ┌──────────┴──┐ ┌────────┴──────┐
│Abdominal-│ │  Ulcus   │ │   Zystikusstein  │ │   Angina    │ │ Leistenhernie │
│ trauma  │ │ duodeni  │ │                  │ │ abdominalis │ │               │
└──┬──────┘ └────┬─────┘ └───────────┬──────┘ └──────────┬──┘ └────────┬──────┘
```

| | | Diagnostik | | |

| Keine Blutung | Chron. Ulkus | Gestaute Gallenblase | Arteriosklerose | Indirekte Hernie |

| | | Beobachtung | | |

| | | Exazerbation – Komplikation | | |

| **1. Blutung** | **2. Perforation** | **3. Entzündung Nekrose** | **4. Ischämie** | **5. Obstruktion** |

| Zweizeitige Milzruptur | Ulkusperforation | Cholezystitis | Arterieller Komplettverschluß mit Nekrose | Dünndarminkarzeration mit Nekrose |

Abb. 17

Sämtliche Erkrankungen mit Abdominalschmerzen bedürfen der regelmäßigen Überwachung. Denn zunächst als nicht bedrohlich erscheinende Krankheitsbilder können nahezu sämtlich, über Exazerbation oder Komplikation, zu einer akuten Bedrohung für den Patienten werden (Abb. 16). Jetzt muß, falls die Komplikation nicht bereits leicht aus den bisher im Rahmen der Elektivdiagnostik gewonnenen Erkenntnissen diagnostiziert werden kann, eine schnelle Notfalldiagnostik zur notwendigen Therapie führen. Beispielhaft ist dies für Abdominaltrauma, Ulcus duodeni, Zystikusstein, Angina abdominalis und Leistenhernie dargestellt (Abb. 17). Nur die sorgfältige Beobachtung läßt die zweizeitige Milzruptur, die Ulkusperforation, die intestinale Ischämie mit Darmnekrose oder die Inkarzeration einer Dünndarmschlinge rechtzeitig erkennen und die nötigen Sofortmaßnahmen ergreifen.

Differentialdiagnostisches Spektrum

Perakute Abdominalsymptomatik
Stumpfes Abdominaltrauma mit Gefäß- oder Hohlorganzerreißung
Offene Abdominalverletzungen mit Gefäßverletzungen
Rupturierte Aortenaneurysmen

Akute Abdominalsymptomatik

Blutungen aus
Ösophagus, Magen, Duodenum, Dünn- und Dickdarm

Perforationen von
Ösophagus, Magen, Duodenum, Dünndarm, Dickdarm, Gallenblase, Genitale, Blase

Entzündungen
Appendizitis
Cholezystitis
Pankreatitis
Divertikulitis
Urogenitale Infektionen
Bakterielle, parasitäre intestinale Infektionen
Intoxikationen
M. Crohn
Colitis ulcerosa

Durchblutungsstörungen
Mesenterialinfarkte
Mesenterialthrombosen
Obstruktionen
Magenausgangsstenosen
Duodenalstenosen

Dünn- und Dickdarmverschlüsse
durch Tumoren, Narbenstränge, Hernieninkarzerationen, Invagination, Volvulus, Fremdkörper

Gallenwegssystem
durch Steine, Tumoren, Narben

Pankreasgang
durch Gallenwegs-, Pankreasgangsteine

Urogenitalsystem
durch Steine, Tumoren, Narben, Kompression

Subakute Abdominalerkrankungen
Schmerzhafte Abdominalerkrankungen ohne akute Handlungsnotwendigkeit

Extraabdominale Erkrankungen mit abdominaler Symptomatik
Atemwegserkrankungen
Herz-Kreislauf-Erkrankungen
Stoffwechsel- und endokrine Erkrankungen
Intoxikationen
Autoimmunerkrankungen
Hämatologische Erkrankungen
Extraabdominale Infektionen
Neuromuskuläre und osteogene Erkrankungen
Retroperitoneale Störungen

Literatur

Beger H G, Kern E. Akutes Abdomen. Stuttgart, Berlin: Thieme 1987.
Blaisdell F W, Trunkey D D. Abdominal Trauma. Trauma Management. Vol. I. New York, Stuttgart: Thieme-Stratton 1982.
Eiseman B. Prognosis of Surgical Disease. Philadelphia, London, Toronto: W B Saunders 1980.
Hohenberger W, Mewes R, Köckerling F et al. Intestinale Notfälle. Chirurg 1987; 561–589.
Hobsley M. Arbeitsdiagnose. Basel, München, Paris: Karger 1981.
Kern E. Die chirurgische Behandlung der Peritonitis. Berlin, Heidelberg, New York, Tokyo: Springer 1983.
Kremer K, Müller E. Die chirurgische Poliklinik. Stuttgart, New York: Thieme 1984.
Simonis G, Farthmann E H, Saur K, Schweiberer L, Wolf N. Beiträge zur Notfallmedizin, Band 2: Akademie für ärztliche Fortbildung, Akutes Abdomen. Köln: Deutscher Ärzte-Verlag 1984; 13–33.

Abdominalschmerzen ohne Zeichen des »akuten Abdomens« und Abdominalschmerzen im Rahmen konservativ zu behandelnder Krankheiten

H. Fischer

Definition und Abgrenzung

Im folgenden sollen Krankheitsbilder besprochen werden, die nicht unter dem Bild eines akuten Abdomens verlaufen oder die durch eine akute Schmerzsymptomatik gekennzeichnet sind, aber keiner chirurgischen Therapie bedürfen. Aufgrund der Fülle von möglichen Ursachen des Symptoms »Bauchschmerz« stellt hierbei die Differentialdiagnose höchste Anforderungen an den praktisch tätigen Arzt.

Diagnostisches Vorgehen

Ausgehend von einer Basisdiagnostik, bestehend aus einer subtilen Anamnese, der klinischen Untersuchung mit Erhebung relevanter klinischer Zusatzbefunde, einer indiskriminierten Labordiagnostik und einfachen apparativen Verfahren wie Sonographie, Elektrokardiographie und Röntgenthorax-Untersuchung, ergibt sich in den meisten Fällen bereits eine definitive Diagnose, eine eindeutige Zuordnung des Schmerzsyndroms zu einem Organsystem oder zumindest der Verdacht auf eine Organzugehörigkeit (Abb. 1 und 2).

Basisdiagnostik

Die Erhebung einer genauen Anamnese (Tab. 1) kann bereits mit der Frage nach bestehenden Vorerkrankungen oder einem postoperativen Zustand richtunggebende Hinweise liefern. Die kardinalen Fragen in bezug auf das Symptom Abdominalschmerz betreffen die Schmerzlokalisation, die Schmerzausstrahlung, den Schmerzcharakter und die Schmerzdauer. Bereits die Schmerzlokalisation gibt erste Hinweise auf eine mögliche Organzugehörigkeit (Tab. 2). Die Schmerzausstrahlung liefert weitere Hinweise (Tab. 3). Die Frage nach dem Schmerzcharakter deutet auf den Verschluß eines Hohlorgans (Kolik) oder eine entzündliche Reaktion bzw. eine Kapselspannung (kontinuierlicher Schmerz) hin. Diese Differenzierung darf jedoch nur als grobe Regel gelten, da häufig auch Obstruktionen (z. B. im Bereich der Gallenwege und des Darmes) durch eine Überdehnung des betroffenen Organs einen kontinuierlichen Schmerzcharakter annehmen. Die Frage nach der Schmerzdauer läßt eine Einteilung in akute und chronische Beschwerden zu. Magenulkus und Cholelithiasis zeigen eine deutliche Periodik, während ein Karzinomschmerz meist kontinuierliche Progredienz zeigt.

Weiterhin muß nach einem zeitlichen Zusammenhang zwischen bestimmten Tätigkeiten und Verstärkung bzw. Linderung der Schmerzsymptome gefragt werden (Tab. 1). Eine Medikamentenanamnese oder Alkoholanamnese kann zusätzlich richtungweisend sein.

BASISDIAGNOSTIK

```
Anamnese ─────────┐
                  │        ┌─ Diagnose
Klinischer        │        │                                    ┌─ Gallensystem
Untersuchungsbefund ──────┤                                     ├─ Leber
                  │        │                                    ├─ Pankreas
Klinische         │        │                                    ├─ Milz
Zusatzbefunde ────┤        │                                    ├─ Niere
                  │        │        Organzugehörigkeit der      ├─ Aorta
Labordiagnostik ──┤        │  Diagnose  Schmerzen bekannt       ├─ Urogenitalsystem
                  │        │  unbekannt                         ├─ Raumforderungen
Sonographie ──────┤        │                                    │  (intraabdominell)
                  │        │                                    ├─ Herz
Oberbauch-        │        │                                    └─ Lunge
schmerz? ─────────┤        │
                  │        │                      Organspezifische
Rö: Thorax        │        │   Diagnose          Diagnostik
EKG ──────────────┤        │   unbekannt  Verdacht auf eine
                  │        │              Organzugehörigkeit
Verdacht          │        │
auf Ileus ────────┤        │                                  Abb. 2
                  │        │
Rö: Abdomenübersicht ─────┘  Diagnose    Organzugehörigkeit
                             unbekannt   unbekannt
```

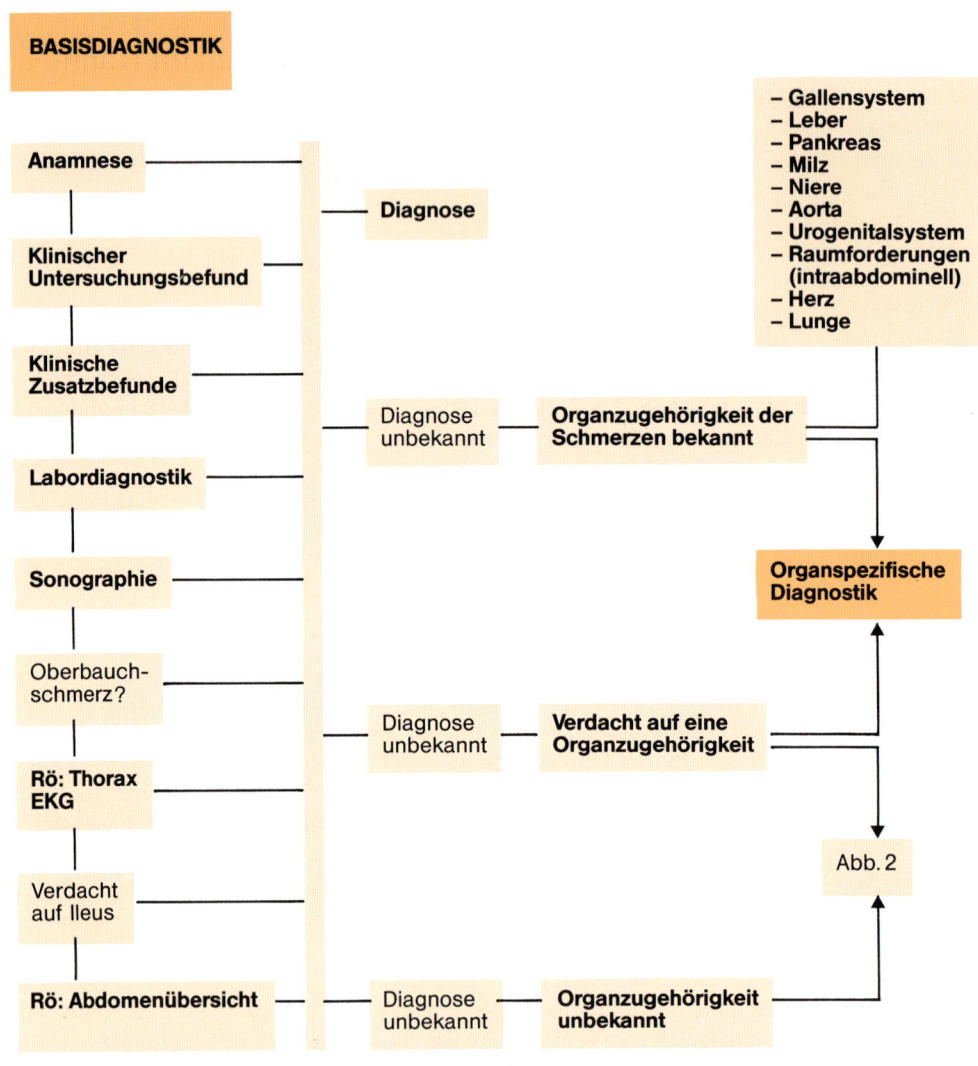

Abb. 1

Besonders zu erwähnen ist noch die Familienanamnese, welche im Falle des ansonsten schwer zu diagnostizierenden familiären Mittelmeerfiebers den entscheidenden Hinweis zur Diagnose liefern kann. Die wichtigsten Punkte in der Anamneseerhebung sind in Form einer Checkliste in Tab. 1 zusammengefaßt.

Die klinische Untersuchung sollte zunächst allgemein orientierend durchgeführt werden. Hierbei lassen sich bereits häufig Hinweise auf kardiopulmonale Erkrankungen, eine Hepato- oder Splenomegalie oder eine neurologische Erkrankung finden (z. B. Herpes zoster). Die spezielle abdominale Untersuchung sollte bei der Palpation nach obligater Austastung der Bruchpforten evtl. bestehende Resistenzen enthüllen. Die Lokalisation des stärksten Druckschmerzes liefert wichtige Hinweise zur Organzugehörigkeit (Tab. 2). Eine bestehende

Abwehrspannung und ein Loslaßschmerz weisen auf einen Peritonismus hin. Auf eine rektale Untersuchung darf in keinem Falle verzichtet werden (bei der Appendizitis mit Beckenlage des Organs ergibt nur die rektale Untersuchung einen verwertbaren Druckschmerz!). Die Auskultation der Darmgeräusche differenziert zwischen einer Darmobstruktion und einer Darmparalyse. Auf die Schwierigkeit dieser Differenzierung wird mit Recht immer wieder hingewiesen, denn auch eine Darmobstruktion führt im weiteren Verlauf bei anfänglicher Hyperperistaltik schließlich im Rahmen der schweren prästenotischen Darmdilatation zum

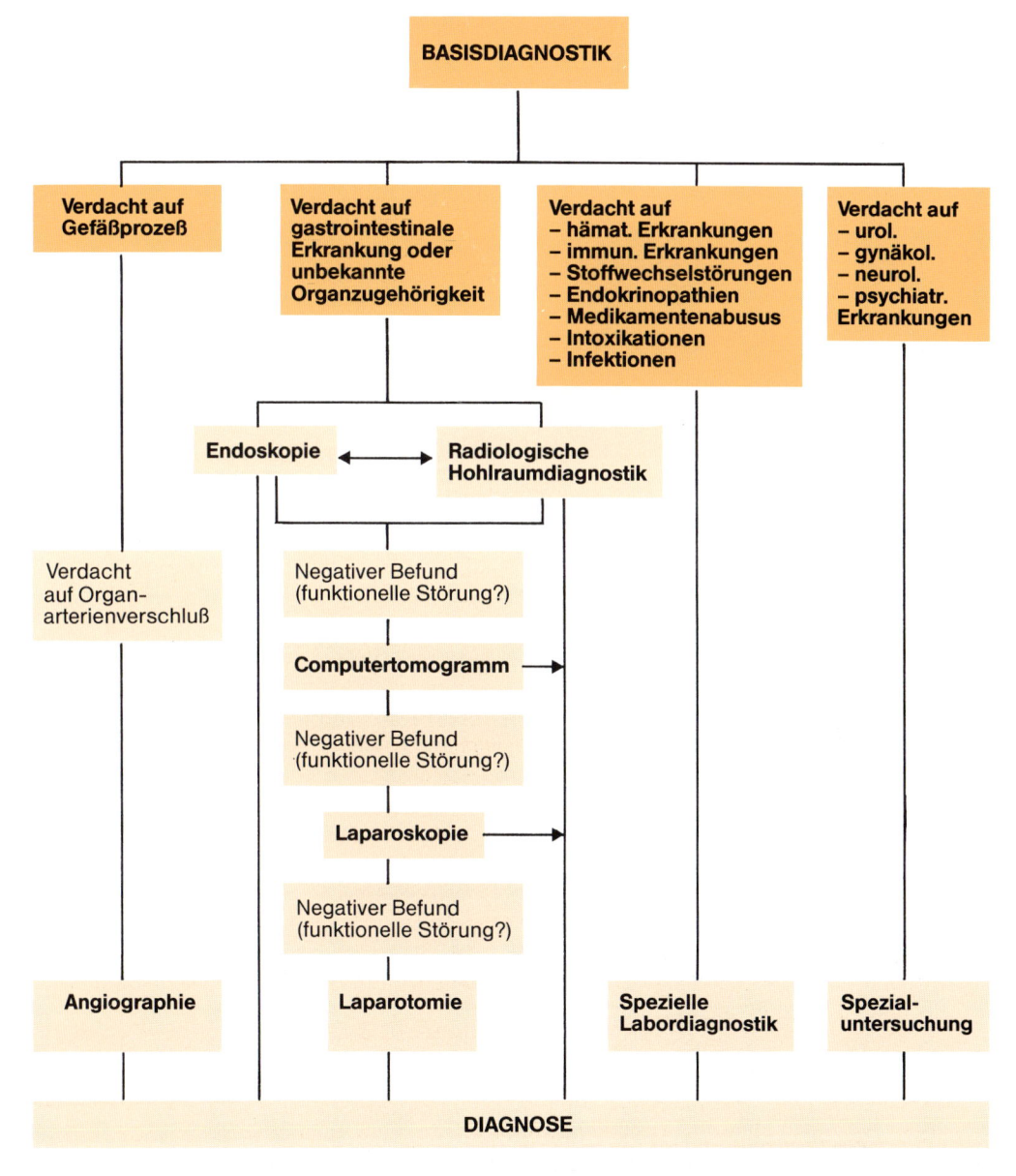

Abb. 2

Tab. 1. **Checkliste: Anamnese.**	
Vorerkrankungen:	Cholelithiasis?
	Ulcus ventriculi/duodeni?
	Pankreatitis?
Postoperativer Zustand:	Bridenbildung?
Schmerzlokalisation:	s. Tab. 2
Schmerzausstrahlung:	s. Tab. 3
Schmerzcharakter:	kolikartig?
	kontinuierlich?
Schmerzdauer:	Tage, Wochen, Monate?
	Periodik?
	Progredienz?
Schmerzauslösung oder Schmerz-verstärkung:	
Mahlzeiten	Ösophaguserkrankungen (sofort)
	Angina abdominalis (nach 20–30 Min.)
	Gastritis (wechselnd)
	Ulcus ventriculi/duodeni (nach 1–2 Std.)
	Pankreatitis (nach wenigen Minuten)
	Gallenwegserkrankungen (bes. nach fett-reichem Essen)
	Reizkolon (meist sofort)
Miktion	Erkrankungen der abl. Harnwege?
Stuhlentleerung	Kolonstenosen?
Menstruation	Endometriose?
Gehen	Aortoiliakales Steal-Syndrom?
Stehen	Inguinal- und Femoralhernien?
Liegen	Hiatushernie?
	Akute Pankreatitis?
Atmung	Pleuritis?
	Subphrenischer Abszeß?
Schmerzlinderung:	
Mahlzeit (bes. Milch)	Peptisches Ulkus (sofort!)
	Akute Gastritis (sofort)
Stuhlentleerung	Colitis ulcerosa?
Bewegungsabhängigkeit der Schmerzen:	Bauchwandprozesse?
	Wirbelsäulenerkrankungen?
Medikamente:	
Analgetika, Antirheumatika, Zytostatika, Corticosteroide, etc.	Ulcus ventriculi/duodeni?
Antikoagulantien	Blutung? (bes. Retroperitoneum)
Alkoholanamnese:	Gastritis?
	Leberzirrhose (Ösophagusvarizen)?
	Pankreatitis?
Wechsel zwischen Diarrhoe und Obstipation:	Tumor?
	Funktionelle Beschwerden?
Familienanamnese:	Familiäres Mittelmeerfieber?

Tab. 2. Wahrscheinliche Organzugehörigkeit aufgrund der Lokalisation des Schmerzmaximums.

Rechter Oberbauch	*Epigastrium und linker Oberbauch*
Gallesystem	Ösophagus
Leber	Magen
Niere	Pankreas
Pankreaskopf	Milz
Pfortader	Zwerchfellhernien
Lunge	Aorta
	Niere
	Lunge
	Herz
Periumbilikalregion	*Suprapubische Region*
Dünndarmprozesse	Harnblase
Tumor	Aorta
Entzündung	Uterus
Nabelhernie	
Aorta	
Rechter Unterbauch	*Linker Unterbauch*
Hernien	Sigma und Rektum
Ileozökalbereich	Hernien
Urogenitalsystem	Urogenitalsystem
Beckenvenen	Beckenvenen
Hüftgelenk	Hüftgelenk

Diffuser Abdominalschmerz
Peritonitis
Andere Peritonealerkrankungen
Ileus
Ischämie der Abdominalgefäße
Infektionen
Hämatologische Erkrankungen
Immunologische Erkrankungen
Stoffwechselerkrankungen
Endokrinopathien
Medikamentenabusus
Intoxikationen
Neurol. u. psych. Erkrankungen
Myositiden
Familiäres Mittelmeerfieber
Spinnenbißkrankheit

Verschwinden der Darmgeräusche. Jedoch sollte ein verdächtiger Auskultationsbefund auf jeden Fall weitere diagnostische Maßnahmen implizieren (Röntgenabdomenübersichtsaufnahme). In seltenen Fällen kann schon die klinische Untersuchung mit dem Nachweis eines vergrößerten Lymphknotens im Bereich der linken Supraklavikularregion (Virchowsche Drüse) die Diagnose eines Magenmalignoms wahrschenlich machen. Bei Schmerzen im Bereich des rechten Unterbauches ist das sorgfältige Beachten der Appendizitiszeichen hervorzuheben, da diese Diagnose allein aufgrund klinischer Parameter gestellt werden muß. Die Tab. 4 faßt die Kriterien, welche bei der klinischen Untersuchung von Bedeutung sind, in Form einer Checkliste zusammen.

Tab. 3. Wahrscheinliche Organzugehörigkeit entsprechend der Schmerzausstrahlung.

Rechte Schulterregion:
Gallenwegserkrankungen
subphrenische Prozesse

Linke Schulterregion:
Erkrankungen der Milz
subphrenische Prozesse

Rücken:
Pankreasaffektionen
Penetrierendes Ulcus ventriculi
  der Magenhinterwand
Aortenaneurysma

Flanke:
Nierenerkrankungen
Erkrankungen des Retroperitoneums

Leistenregion:
Nephro-Ureterolithiasis
Andere Urogenitalerkrankungen

Tab. 4. Checkliste: Klinische Untersuchung.

Allg. klin. Untersuchung: kardiopulmonale Erkrankungen
Hepatomegalie, Splenomegalie
neurologischer Befund

Bruchpforten: Hernien

Resistenzen: intraabdominale Raumforderungen
Aortenaneurysma (pulsierend)
Gallenblase
   druckschmerzhaft:
    → Cholezystitis?
   nicht druckschmerzhaft:
    → Gallengangkompression?
    → Pankreaskopftumor?

Druckschmerz (Lokalisation):   s. Tab. 2

Abwehrspannung:
Loslaßschmerz: peritonealer Reizzustand
(lokal – diffus)

Rektale Untersuchung: Tumor?
Blutung?
Douglas-Schmerz?
Appendizitis bei Appendix in Beckenlage

Darmgeräusche: metallisch, Hyperperistaltik
  → Verd. auf Obstruktion
fehlend
  → Verd. auf Darmparalyse

Virchow-Drüse: Magenneoplasma?

Bei Schmerzen im rechten Unterbauch:

Appendizitiszeichen: Druckschmerz Lanz-Punkt
Druckschmerz McBurney-Punkt
Psoasschmerz
Rovsing-Zeichen
Loslaßschmerz

Tab. 5. Checkliste: Klinische Zusatzbefunde.

Diarrhoe:	
Blutbeimengung	Colitis ulcerosa?
	Neoplasma?
	Ischämie von Abdominalgefäßen?
keine Blutbeimengung	Gastroenteritis?
	Pankreasinsuffizienz (Fettstuhl?)
Hämatemesis und Melaena:	Blutung oberhalb des Jejunums?
Frisches Blut im Stuhl:	Blutung im Kolon?
Erbrechen:	sehr unspezifisch!
	bei Speiseresten vom Vortag
	→ Verd. auf Magenausgangsstenose
Stuhlfarbe:	schwarz: Melaena
	hell: hepatobiliäre Erkrankung?
Urinfarbe:	dunkel: hepatobiliäre Erkrankung?
	rot: Makrohämaturie?
	→ Nephrolithiasis? Nierentumor?
	rötlich (nach Stehenlassen bräunlich)
	→ Porphyrie?
Ikterus:	hepatobiliäre Erkrankung?
Aszites:	portale Hypertension?
	Peritonealerkrankung?
	Neoplasma (oft blutig!)
Fieber:	Entzündung?
	Neoplasma?
Gewichtsabnahme:	chronische Entzündung?
	Neoplasma?
Thrombophlebitis migrans:	Pankreaskarzinom?
Pruritus:	Cholostase?
	paraneoplastisch?
Purpura:	Purpura Schönlein-Henoch?
Roseolen:	Typhus, Paratyphus?
Hinweise auf	
hämatologische Erkrankungen?	
Immunologische Erkrankungen?	
Stoffwechselerkrankungen?	
Endokrinopathien?	
Medikamentenabusus?	
Intoxikationen?	
Infektionen?	
Neurologische oder	
psychiatrische Erkrankungen?	

Klinische Zusatzbefunde geben weitere wichtige Hinweise auf einen Organbezug des Schmerzsyndroms. Die Tab. 5 enthält die wichtigsten Zusatzbefunde mit entsprechenden diagnostischen Hinweisen in Form einer Checkliste. Die Zusatzsymptome Übelkeit und Erbrechen sind unspezifisch und im Rahmen aller abdominalen Erkrankungen möglich. Ihre differentialdiagnostische Wertigkeit ist daher beschränkt. Allerdings ist das Erbrechen von Speiseresten vom Vortag typisch für eine Magenausgangsstenose.

Bei extraabdominalen Erkrankungen (hämatologische Erkrankungen, immunologische Erkrankungen, Stoffwechselerkrankungen, Endokrinopathien, Medikamentenabusus, Intoxikationen, neurologische und psychiatrische Krankheitsbilder) kann es manchmal zu sehr heftigen Abdominalschmerzen kommen. Es ist deshalb bei jeder klinischen Beurteilung stets auf entsprechende Hinweise zu achten, um gerade bei einem akuten Krankheitsbild unnötige operative Eingriffe zu vermeiden (z. B. Laparatomie bei akutem Bauchschmerz im Rahmen einer akuten intermittierenden Prophyrie oder einer tabischen Krise).

Die routinemäßig durchzuführenden allgemeinen Laboruntersuchungen sind mit entsprechenden diagnostischen Hinweisen in der Tab. 6 in Form einer Checkliste aufgeführt.

Die abdominale Sonographie gehört heute bei schneller Verfügbarkeit und Nebenwirkungsfreiheit bei allen abdominalen Schmerzsyndromen zur Basisdiagnostik. Hierdurch

Tab. 6. Checkliste: Allgemeine Laboruntersuchungen.

BSG:	Entzündung?
	Neoplasma?
Transaminasen, LDH, Bilirubin:	Hepatitis?
	Leberstauung?
Cholostaseenzyme (alk. Phosphatase, γGT, LAP):	Gallenwegserkrankung?
Blutbild:	Entzündung?
	Anämie?
	→ Blutung?
	→ Hämolyse?
	→ Neoplasma?
Pankreasenzyme (Lipase, Amylase im Serum und Urin):	Pankreatitis?
Serumelektrolyte:	Hyperkalzämie?
	(PO_4, Na, K, Cl)
Retentionswerte:	Urämie?
Blutzucker, evtl. Blutgasanalyse:	diabetische Ketoazidose?
Gerinnungsparameter (Quick, PTT), bes. bei V. a. Blutung:	Ausschluß einer Gerinnungsstörung
CPK (CKMB):	Myokardinfarkt?
	Myositis?
Urinanalysen:	
Hämaturie	Nephrolithiasis?
	Tumor?
Leukozyturie	Harnwegsinfektion?
Bakteriurie	
Porphobilinogen	Porphyrie
δ-Aminolävulinsäure	
Okkultes Blut im Stuhl:	Neoplasma?
	entzündliche Veränderungen des Gastrointestinaltraktes

Tab. 7. Checkliste: Sonographie.

Diagnosesicherung bei
    Cholezystolithiasis
    Aortenaneurysma
    Leberstauung
    Zystennieren und Lageanomalien der Niere
    Lebermetastasen
    evtl. Nierenbeckensteine
        Choledochussteine

Hinweise auf pathologische Veränderungen eines Organsystems (indirekte Zeichen)
Organvergrößerung
Konturunregelmäßigkeiten von Organgrenzen
Umschriebene oder diffuse Strukturdefekte von Organen
Raumforderungen im Bereich von Organen und andere intra- und retroperitoneale Raumforderungen
    echoreich: Abszeß
                         Hämatom
                         solider Tumor (auch echoarm möglich)
    echofrei oder -arm: Zysten
                         Lymphome
Erweiterung von Hohlraumsystemen
    Gallenwege
    Pankreasgang
    Harnstauung
    Gefäße
Aszites s. Tab. 5

gelingt es in einigen Fällen bereits bei der Erstuntersuchung des Patienten, zusammen mit den entsprechenden klinischen und laborchemischen Befunden eine definitive Diagnose zu stellen (Tab. 7). Die Möglichkeit von Zufallsbefunden ist zu bedenken. Sollten sich klinisches Bild und Sonographieergebnis nicht entsprechen, sind weitere diagnostische Maßnahmen geboten.

Auch wenn sich durch die Sonographie keine definitive Diagnose ergibt, so kann doch häufig aufgrund von indirekten Zeichen ein Hinweis auf das erkrankte Organsystem gewonnen werden. Die wichtigsten sonographischen Kriterien finden sich in Form einer Checkliste in der Tab. 7.

Bei Schmerzen im Bereich des Oberbauches sollten zusätzlich ein Elektrokardiogramm und eine Röntgenthoraxaufnahme zum Ausschluß kardiopulmonaler Ursachen angefertigt werden. Bei unklarem klinischen Bild oder bei geringstem Verdacht auf einen Ileus oder die Perforation eines Hohlorganes, die gerade bei älteren Patienten nicht selten ohne eine entsprechende dramatische klinische Symptomatik ablaufen, darf auf eine Röntgenabdomenübersichtsaufnahme (im Liegen und in Linksseitenlage) nicht verzichtet werden (freie Luft? Flüssigkeitsspiegel?).

Aufgrund der durch die Basisdiagnostik erhobenen Befunde ist in einigen Fällen bereits eine definitive Diagnosestellung möglich. In den meisten anderen Fällen ergibt sich bereits eine Organzugehörigkeit des Schmerzsyndroms oder zumindest der Verdacht auf einen Organbezug. Dies erlaubt den Einsatz einer weiteren organspezifischen Diagnostik, die bei den entsprechenden Organkapiteln näher erläutert wird. Nur in seltenen Fällen liefert die

Basisdiagnostik keinen Hinweis auf das erkrankte Organsystem. Hier gilt es, durch den rationellen Einsatz weiterer diagnostischer Verfahren möglichst schnell zu einer entsprechenden Organzugehörigkeit zu gelangen. Die Möglichkeit einer funktionellen Störung ist hierbei nach jedem Diagnoseschritt zu bedenken (Abb. 2).

Generell gilt, daß jeder akut auftretende Abdominalschmerz der wiederholten Beobachtung bedarf, um die Entwicklung eines akuten Abdomens gerade bei älteren Patienten mit oft verschleierter Symptomatik nicht zu übersehen. Andererseits sollten konservativ zu behandelnde Krankheitsbilder, die klinisch als »akutes Abdomen« imponieren, aufgrund der gerade beschriebenen Basisdiagnostik erkannt werden (Pankreatitis, metabolische Störungen u. a.). Nur so sind unnötige operative Eingriffe zu vermeiden.

Organspezifische Diagnostik

Erkrankungen im Bereich der Gallenblase und Gallenwege (Abb. 3)

Erkrankungen der Gallenblase und der Gallenwege sind meist neben einer Schmerzlokalisation im rechten Oberbauch anamnestisch durch eine Schmerzausstrahlung in die rechte Schulterregion und ein Auftreten der Schmerzen nach einer fettreichen Mahlzeit gekennzeichnet.

1. Gallensteinleiden

Die typische Gallenkolik mit bereits nach wenigen Minuten erreichtem Schmerzhöhepunkt und schneller Abklingphase des Schmerzes macht klinisch die Diagnose einer Cholelithiasis wahrscheinlich. Intermittierender Hautikterus und bilirubinhaltiger Urin sind weitere hinweisende Befunde. Im Gegensatz zum Ulkusschmerz ist der Schmerz bei Cholelithiasis durch Aufnahme von Nahrung nicht zu lindern. Auch eine Erhöhung der Cholostase-Enzyme und der Leberenzyme kann auftreten. Die Diagnose läßt sich in den meisten Fällen schon sonographisch sichern oder vermuten (Steinreflex, Steinschatten, Erweiterung der Gallengänge). Die Röntgenleeraufnahme kann bei schattengebenden Konkrementen hilfreich sein. Choledochussteine werden manchmal erst durch die intravenöse Cholezystocholangiographie diagnostiziert. Ein negatives Cholezystogramm bei Darstellung der ableitenden Gallenwege weist auf einen Zystikusverschluß hin.

2. Cholezystitis, Cholangitis

Das Gallensteinleiden ist in den meisten Fällen Wegbereiter für die akute und chronische Cholezystitis und die Cholangitis. Erhöhung der Cholostase-Parameter und deutliche Entzündungszeichen liefern, wie die umschriebene Druckschmerzhaftigkeit der vergrößerten Gallenblase (Murphy-Zeichen), Hinweise auf eine akute Cholezystitis. Es besteht eine deutliche lokale Abwehrspannung und ein Losaßschmerz. Fieber, Nausea und Erbrechen sind die Regel. Das Fieber erreicht allerdings in der Regel nicht die Höhe wie bei der akuten Cholangitis, die durch die Trias Schmerzen, Schüttelfrost und Ikterus (Charcotsche Trias) gekennzeichnet ist.

3. Gallenblasenhydrops und 4. Gallenblasenempyem

Der Gallenblasenhydrops bzw. das Gallenblasenempyem zeichnen sich durch eine sonographisch große Gallenblase aus, die im Falle des Empyems erheblich druckschmerzhaft

```
                BASISDIAGNOSTIK
              BEI VERDACHT AUF
            GALLENWEGSERKRANKUNG
                       │
                 Sonographisch
                       │
   ┌───────────────┬───────────────┬───────────────┐
1. Steinnachweis  Erweiterte    Negativer Befund  Große Gallenblase
                  Gallenwege
        │              │                              │
        │          ┌───┴───┐                      ┌───┴───┐
   Entzündung   Bilirubin  Bilirubin           Keine     Entzündung
                <4 mg/dl   >4 mg/dl           Entzündung
        │           │          │                  │          │
2. Cholezystitis i.v. Galle → ERCP (PTC)      3. Hydrops  4. Empyem
   Cholangitis      │          │
                1. Steine   1. Steine
                6. Tumor    6. Tumor
                5. Papillen- 5. Papillen-
                   stenose     stenose
                                   │
                              Histologie
```

Abb. 3

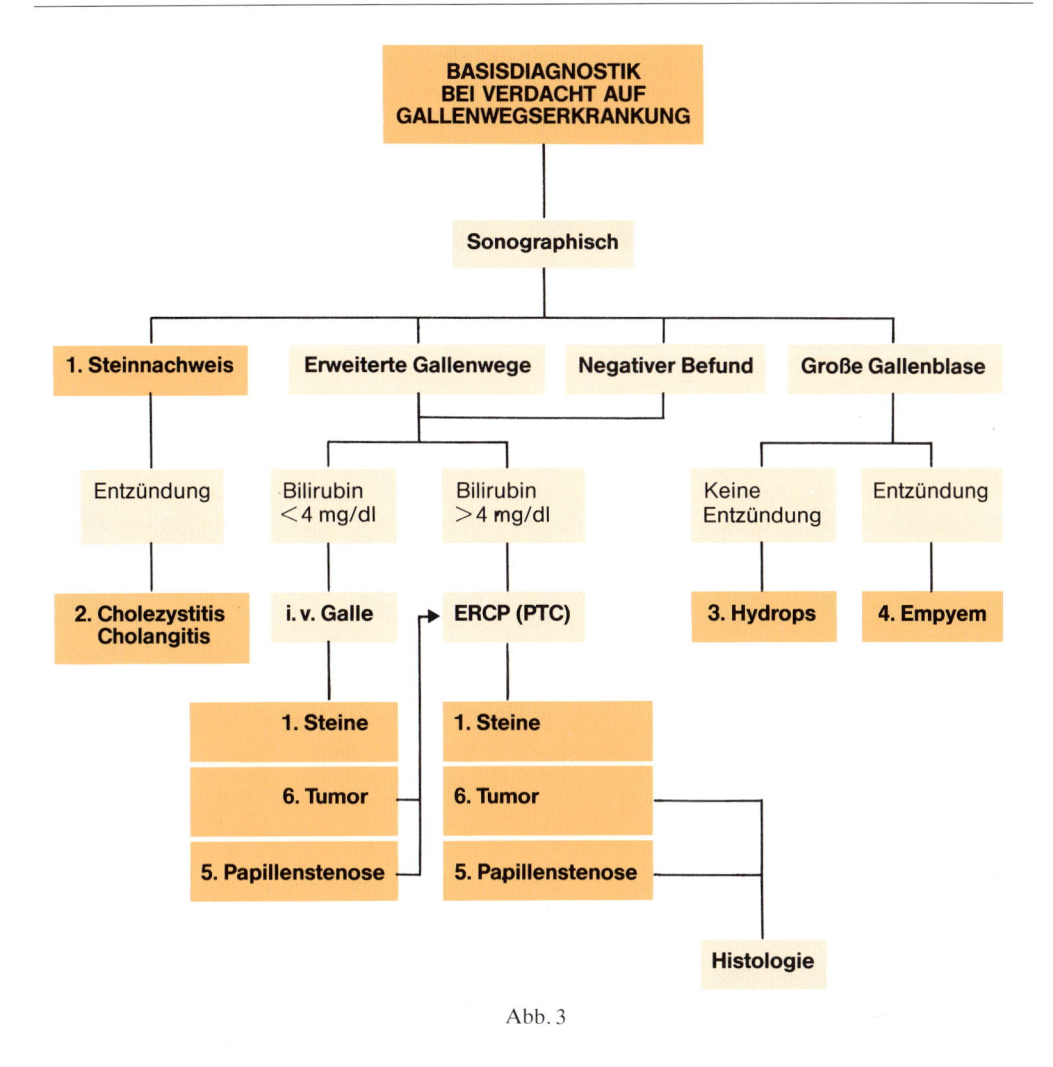

und serologisch mit einer starken Entzündungsreaktion vergesellschaftet ist. Wenn es unter sonographischer Kontrolle zu einer progredienten Größenzunahme kommt, muß eine chirurgische Intervention erwogen werden, um die Komplikation einer Gallenblasengangrän oder einer Gallenblasenperforation mit peritonitischem Bild zu vermeiden.

5. Papillenstenose

Eine Papillenstenose kann bei negativem Steinnachweis durch die intravenöse Darstellung der Gallenwege oder – optimaler noch – durch die ERCP diagnostiziert werden. Hierbei sollte stets eine Gewebeprobe aus dem Bereich der Papille entnommen werden, um ein Papillenkarzinom in der Frühphase nicht zu übersehen.

Auch Neoplasien im Bereich der Gallenblase und der Gallenwege können zu Schmerzsyndromen im rechten Oberbauch führen und sind bei unauffälligem Sonogramm nur durch weitergehende Maßnahmen zu sichern (ERCP, CT, Laparotomie).

Bei Auftreten der Trias Gallenkolik, Verschlußikterus, Hämatemesis ist an die Hämobilie zu denken. Dies besonders im Anschluß an eine traumatische oder operative Verletzung der Leber oder der Gallengänge (z. B. perkutane transhepatische Cholangiographie, Leberbiopsie u. a.). Die selektive Angiographie sichert die Diagnose.

In seltenen Fällen führen auch einmal die intrahepatische Cholostase und die sklerosierende Cholangitis zu Schmerzen (s. Kapitel »Ikterus«).

Anomalien der Gallenblase und der Gallenwege wie auch Dyskinesien der Gallenwege, welche relativ häufig als Zufallsbefund bei der röntgenologischen Darstellung der Gallenwege gefunden werden, sind nur in Ausnahmefällen für Schmerzsyndrome verantwortlich zu machen. Eine operative Korrektur führt in den meisten Fällen nicht zum Erfolg. Zu erwähnen ist hier noch das sehr seltene Caroli-Syndrom. Rezidivierende Cholangitiden kennzeichnen diese angeborene Mißbildung. In der diagnostisch entscheidenden ERCP findet sich eine massive Dilatation der intra- und extrahepatischen Gallenwege.

Beim »Postcholezystektomiesyndrom« handelt es sich um weiterbestehende Schmerzsyndrome nach einer Gallenblasenentfernung, bei welchen in erster Linie an schon vor der Operation vorhandene extrabiliäre Ursachen gedacht werden muß, die durch die Cholezystektomie nicht beseitigt wurden. Postoperative Komplikationen wie Strikturen sind, wie auch zurückgelassene Choledochussteine, selten. In diesen Fällen muß stets die Papillenstenose in die differentialdiagnostischen Überlegungen einbezogen werden.

Die in Frage kommenden Erkrankungen und die organspezifische Diagnostik sind in der Tab. 8 und der Abb. 3 wiedergegeben.

Erkrankungen der Leber (Abb. 4)

Schmerzen im Bereich der Leber werden meist durch eine Kapselspannung des Organs hervorgerufen. Hepatomegalie, Druckschmerzhaftigkeit des Organs und Erhöhung der Leberenzyme weisen bei Schmerzen im rechten Oberbauch auf eine Lebererkrankung hin.

1. Hepatitis

Eine Erhöhung der Transaminasen liefert bei sonographischem Nachweis einer druckdolenten vergrößerten Leber ohne Stauungszeichen Hinweise auf das Vorliegen einer Hepatitis. Neben der Virusserologie sichert bei nicht eindeutigem Befund die Leberhistologie die Diagnose.

2. Stauungsleber

Die akute Stauungsleber führt im Rahmen einer akuten Rechtsherzinsuffizienz, einer konstriktiven Perikarditis oder eines Budd-Chiari-Syndroms ebenfalls zu erheblichen Schmerzen im Bereich der Leber. Hierbei liefern weitere Zeichen der Rechtsherzinsuffizienz bzw. Venenerweiterungen im Bereich des seitlichen Thorax und des Abdomens beim Budd-Chiari-Syndrom differentialdiagnostische Hinweise. Sonographisch finden sich eine stark aufgeweitete V. cava inferior und deutlich hervortretende erweiterte Lebervenen.

Tab. 8. Erkrankungen der Gallenblase und Gallenwege.

Cholelithiasis
Akute und chron. Cholezystitis
Cholangitis
Gallenblasenhydrops/-empyem
Gallenblasengangrän/-perforation
Stieldrehung der Gallenblase
Papillenstenose
   Papillentumor
   Papillitis stenosans
   Striktur
Neoplasien
Hämobilie
Intrahepatische Cholostase (sehr selten)
Sklerosierende Cholangitis (sehr selten)
Anomalien der Gallenblase und Gallenwege
Caroli-Syndrom
Dyskinesien der Gallenwege
Postcholezystektomiesyndrom

3. Leberzyste und 4. Lebertumor

Lebertumoren können oft bereits sonographisch gesichert werden. Eine Artdiagnose ist letztlich durch diese Methode nicht möglich. Diese erfolgt histologisch im Rahmen einer ultraschallgezielten Feinnadelpunktion oder einer Laparoskopie. Ein Leberhämangiom muß durch ein CT mit Kontrastmittelgabe oder evtl. angiographisch ausgeschlossen werden. Der Leberabszeß und die Echinokokkuszyste lassen sich meist ebenfalls durch die Sonographie erkennen. Häufiger Zufallsbefund bei der abdominalen Sonographie ist die fokale noduläre Hyperplasie (FNH), welche als gutartiger Tumor als Folge einer langjährigen Einnahme von Ovulationshemmern auftreten kann.

5. Perihepatitis acuta gonorrhoica

Bei jungen Frauen ist auch in seltenen Fällen an die Perihepatitis acuta gonorrhoica zu denken, die bei peritonealer Aussaat einer Gonokokkeninfektion entstehen kann.

Tab. 9 und Abb. 4 geben einen Überblick über die in Frage kommenden Erkrankungen und die organspezifische Diagnostik.

Erkrankungen der Niere und ableitenden Harnwege

Auch Erkrankungen der Niere können Abdominalschmerzen hervorrufen. Die Schmerzen strahlen in der Regel in die Flanke aus. Der kolikartige, in die Leistenregion ausstrahlende Schmerz spricht für eine Affektion der ableitenden Harnwege. Die suprapubische Schmerzlokalisation ist für Blasenaffektionen typisch. Dysurie, pathologischer Urinbefund und die Sonographie (Nierentumor, Harnstau, gestaute Harnblase) liefern aufgrund der Basisdiagnostik den Organbezug. Zur Diagnostik der speziellen Krankheitsbilder sei auf das urologische Kapitel verwiesen.

Besonders zu erwähnen sind die Zystennieren, die manchmal durch ihre enorme Größe zu Schmerzsymptomen im rechten oder linken Oberbauch führen können. Hierbei sind die oft erheblich vergrößerten Organe häufig bereits bei der klinischen Untersuchung tastbar. Ein

Tab. 9. Erkrankungen der Leber.

Hepatitis (infektiös, Alkohol, Medikamente)
Akute Stauungsleber
    akute Rechtsherzinsuffizienz
    Pericarditis constrictiva
    Budd-Chiari-Syndrom
Lebertumoren
    benigne: Hämangiome, Zysten, FNH
    maligne: Metastase, prim. Leberzellkarzinom, Hämangioendotheliosarkom
Leberabszeß
Leberechinokokkus
Perihepatitis acuta gonorrhoica

paranephritischer Abszeß ist häufig durch ein pyelonephritisches klinisches Bild gekennzeichnet. Im Röntgenthoraxbild zeigt sich eine ipsilaterale Atelektase oder ein Pleuraerguß bei Zwerchfellhochstand.

Die thrombembolischen Verschlüsse der Nierengefäße werden an anderen Stellen dieses Kapitels besprochen (s. S. 603).

Tab. 10 gibt einen Überblick über die in Frage kommenden Erkrankungen.

Erkrankungen der Milz

Linksseitiger Schulterschmerz, die Anamnese eines zurückliegenden Traumas oder der Befund einer Splenomegalie mit linksseitigem Oberbauchschmerz liefern anhand der Basisdiagnostik den Organbezug. Da es praktisch bei jeder ausgeprägten Splenomegalie infolge der Kapselspannung zu milzbedingten Abdominalschmerzen kommen kann, sei bezüglich der Differentialdiagnose auf das Kapitel »Splenomegalie« verwiesen. Die Milzruptur wurde bereits ausführlich in dem Kapitel »Akutes Abdomen« behandelt. Die thrombembolischen Verschlüsse der Milzgefäße werden in diesem Kapitel auf S. 603 abgehandelt. Die Tab. 11 gibt einen Überblick über die in Frage kommenden Erkrankungen.

Tab. 10. Erkrankungen der Niere und ableitenden Harnwege.

Nephrolithiasis
Ureterolithiasis
Akute Pyelonephritis
Zystopyelitis
Hydronephrose
Anomalien (mit Ureterkompression)
Zystennieren
Neoplasien (Hypernephrom, Wilms-Tumor u. a.)
Nierenabszeß
Perinephritischer Abszeß
Papillennekrose
Niereninfarkt
Nierenvenenthrombose
Zystitis
Harnblasentumoren
Akute Harnverhaltung

BASISDIAGNOSTIK BEI VERDACHT AUF LEBERERKRANKUNG

Sonographisch

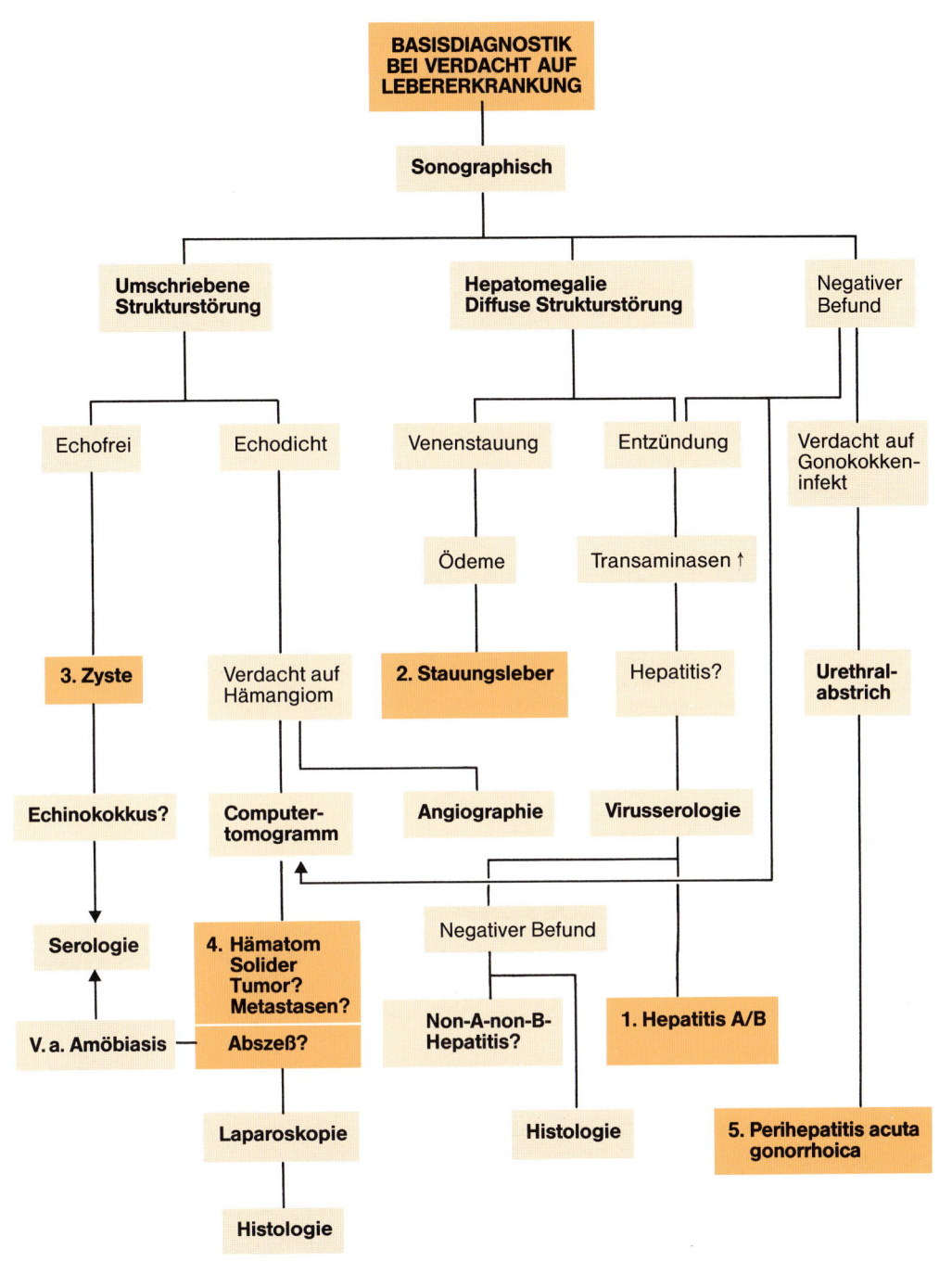

- **Umschriebene Strukturstörung**
  - Echofrei
    - **3. Zyste**
    - Echinokokkus?
    - Serologie
    - V. a. Amöbiasis
  - Echodicht
    - Verdacht auf Hämangiom
    - Computertomogramm
    - **4. Hämatom / Solider Tumor? / Metastasen? / Abszeß?**
    - Laparoskopie
    - Histologie

- **Hepatomegalie Diffuse Strukturstörung**
  - Venenstauung
    - Ödeme
    - **2. Stauungsleber**
    - Angiographie
  - Entzündung
    - Transaminasen ↑
    - Hepatitis?
    - Virusserologie
    - Negativer Befund
    - Non-A-non-B-Hepatitis?
    - Histologie
    - **1. Hepatitis A/B**

- **Negativer Befund**
  - Verdacht auf Gonokokkeninfekt
  - Urethralabstrich
  - **5. Perihepatitis acuta gonorrhoica**

Abb. 4

Pankreaserkrankungen (Abb. 5)

Bei epigastrischen Beschwerden, die gürtelförmig bis in den Rücken ausstrahlen, sind in erster Linie Pankreaserkrankungen zu erwägen.

1. Akute Pankreatitis

Im Rahmen der akuten Pankreatitis kommt es oft zu einem peritonitischen Reizzustand mit mehr oder weniger starken Allgemeinsymptomen (Blutdruckabfall, Fieber u. a.). Es besteht ein Dauerschmerz mit Loslaßschmerz. Eine Abwehrspannung ist allerdings meist nur geringgradig ausgeprägt: weicher Peritonismus. Im Rahmen der Basisdiagnostik findet sich bei dieser Erkrankung eine Erhöhung der Serumamylase, -lipase und der Urinamylase. Eine Leukozytose ist fast stets vorhanden. Eine Hypokalzämie deutet auf eine schwere Schädigung hin. Die Abgrenzung eines Myokardhinterwandinfarktes kann manchmal schwierig sein (ähnliche EKG-Veränderungen). Die Bestimmung der infarkttypischen Enzyme (CPK, CKMB, GOT, LDH) schließt den Myokardinfarkt aus. Kennzeichnend für die akute Pankreatitis ist die meist gallensteinbedingte Genese und das Fehlen einer exokrinen Pankreasinsuffizienz, selbst nach langjährigem Verlauf.

Sonographisch findet sich im akuten Stadium der Erkrankung oft ein Pankreasödem.

Tab. 11. **Erkrankungen der Milz.**

Milzruptur
Splenomegalie (z. B. bei CML, Sepsis, Malaria u. a.)
Milzzysten
Milzinfarkt
Milzvenenthrombose

2. Chronische Pankreatitis

Bei der chronischen Pankreatitis tritt nach mehrjährigem Verlauf eine exokrine Pankreasinsuffizienz auf. Zu Beginn der Erkrankung läßt sich der Schub einer chronischen Pankreatitis klinisch nicht von einer akuten Pankreatitis unterscheiden. Eine Alkoholanamnese, die bei akuten und chronischen Verlaufsformen gefunden wird, gibt anamnestische Hinweise. Die Röntgenaufnahme des Abdomens in zwei schrägen Durchmessern enthüllt evtl. Pankreasverkalkungen. Die Stuhlfettbestimmung (normal <7 g/24 Std.) und die Chymotrypsinbestimmung im Stuhl sowie exokrine Funktionsteste wie der Pankreolauryl-Test (Bestimmung von Fluorescein im Sammelurin nach oraler Gabe von Fluourescein-Dilaudat) und der Sekretin-Pankreocymin-Test (Bestimmung der Bikarbonat- und Enzymsekretion des Organs) und letztlich die ERCP (Gangunregelmäßigkeiten?) können die Diagnose sichern. Eine ausgeprägte Steatorrhoe tritt meist erst nach langjährigem Verlauf auf.

Auch die endokrine Funktion des Organs nimmt progredient ab und führt gelegentlich zur Entwicklung eines latenten oder manifesten Diabetes mellitus. Die nicht in Schüben verlaufende chronische Pankreatitis ist in der Regel schmerzlos. Die sonographischen Befunde bei der chronischen Pankreatitis mit Konturunregelmäßigkeiten der Organgrenzen und Größenzunahme oder -abnahme des Organs sind relativ uncharakteristisch.

Abdominalschmerzen

BASISDIAGNOSTIK BEI VERDACHT AUF PANKREASERKRANKUNG

Sonographisch

Organödem
- Amylase ↑
- Lipase ↑
- "Weicher Peritonismus"
- **Akute Pankreatitis**
  - Keine Schübe → **1. Akute Pankreatitis**
  - Schübe → **1. Akut rezidivierende Pankreatitis**

Negativer Befund
- **Unregelmäßige Organstruktur- o. Organkontur**
- **Rö Abdomen** – Verkalkungen?
- **Sekretin-Pankreozymin-Test** – Exokrine Insuffizienz?
- **ERCP** – Gangunregelmäßigkeit?
  - Schübe, Amylase ↑, Lipase ↑ → **2. Chronisch rezidivierende Pankreatitis**
  - Keine Schübe, Amylase ∅, Lipase ∅ → **2. Chronische Pankreatitis**

Umschriebene Strukturstörung?
- Echodicht → Solider Tumor?
  - **Computertomogramm** → **4. Tumor**
    - ERCP – Gangabbruch?
    - Histologie
- Echofrei → **3. Zyste**
  - Anamnese: Pankreatitis → Pseudozyste

Abb. 5

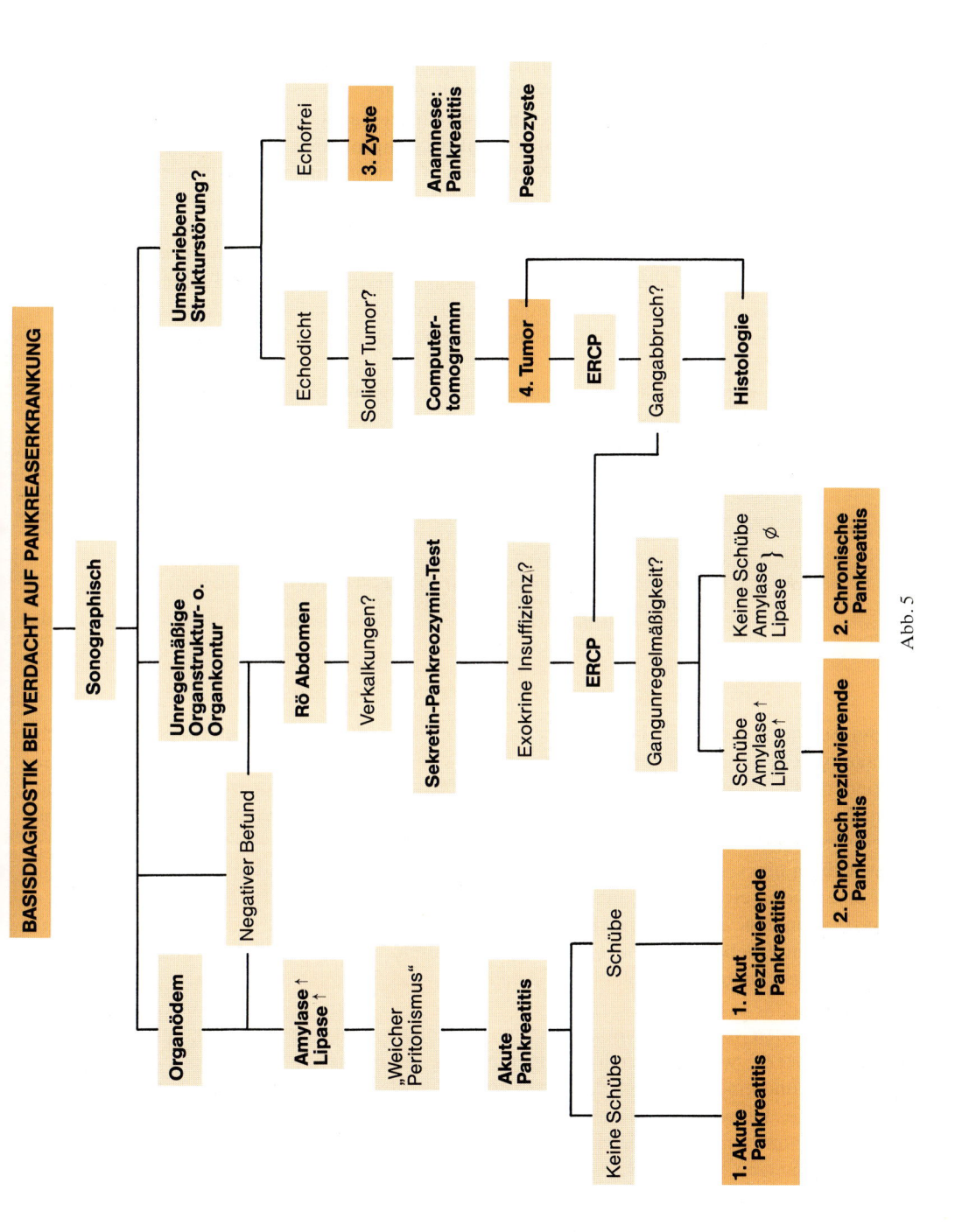

3. Pankreaszyste und 4. Pankreastumor

Pankreaszysten (besonders Pseudozysten und Pankreastumoren) werden bereits häufig durch die Pankreassonographie gesichert. Sonographisch unklare Befunde lassen sich mit Hilfe der ERCP und des Computertomogramms weiter differenzieren. Eine Artdiagnose kann zytologisch durch den Einsatz der ultraschallgezielten Feinnadelpunktion des Organs gestellt werden. Das Pankreaskarzinom verläuft oft symptomarm, ähnlich einer chronischen, nicht rezidivierenden Pankreatitis. Progrediente Gewichtsabnahme, Appetitlosigkeit und Gallestau ohne Konkrementnachweis sollten an die Diagnose denken lassen.

Von den Tumormarkern kommt dem CA 19–9 eine besondere Bedeutung zu. Es hat eine relativ hohe Organspezifität für das Pankreas und kann bei begründetem Verdacht auch als Suchmethode eingesetzt werden. Bei entsprechend hohen Titern ist dann eine entsprechend breite Indikationsstellung zu weiteren eingreifenderen Untersuchungsverfahren (CT, ERCP) gegeben. Es eignet sich besonders als Verlaufsparameter für das Pankreaskarzinom unter Therapie.

Die in Frage kommenden Erkrankungen und die organspezifische Diagnostik sind in der Tab. 12 und der Abb. 5 dargestellt.

Tab. 12. **Pankreaserkrankungen.**

Akute Pankreatitis
Chronische Pankreatitis
Pankreaszysten (kongenitale, Retentions- und Pseudozysten)
Pankreastumoren (Karzinom, Zystadenom)

Erkrankungen im Bereich des Genitale

Bei Schmerzsyndromen im rechten und linken Unterbauch sind bei Frauen stets auch gynäkologische Erkrankungen in Betracht zu ziehen. Die Extrauteringravidität – und hier besonders die Tubargravidität – kann entsprechende Schmerzsyndrome verursachen. Die Komplikation einer Tubenruptur führt schnell zur Entwicklung eines akuten Abdomens (s. entsprechendes Kapitel). Auch die Stieldrehung einer Ovarialzyste geht häufig mit der Entwicklung eines akuten Abdomens einher und ist deshalb an anderer Stelle besprochen. Auf eine Endometriose weist ein enger zeitlicher Zusammenhang der Beschwerden mit der Menstruation hin. Eine druckschmerzhafte Adnexe mit gleichzeitig bestehenden Entzündungszeichen (Fieber, Leukozytose u. a.) ist typisch für eine Adnexitis oder eine akute Pelvitis. Die genaue gynäkologische Anamnese und Untersuchung führt schließlich zur Diagnose.

Zu erwähnen bleiben noch zwei weitere Schmerzsyndrome minderer Intensität. Der »Mittelschmerz«, welcher durch die Ruptur des Graafschen Follikels bei der Ovulation bedingt ist, und ein ähnlicher Schmerz während der Menstruation bei Ruptur einer Corpusluteum-Zyste. Hinweise auf diese Diagnosen ergeben sich aus der zeitlichen Zuordnung des Schmerzes zum Menstruationszyklus.

Bei Schmerzen im Bereich der suprapubischen Region müssen neben den bereits erwähnten Blasenaffektionen auch Erkrankungen des Uterus mit in die differentialdiagnostischen Überlegungen einbezogen werden. Uterustumoren (Leiomyome, Karzinome u. a.) sind durch die gynäkologische Untersuchung auszuschließen. Oft ergeben sich bereits sonographisch lokalisationsdiagnostische Hinweise. Bei IUP-Trägerinnen oder Patientinnen, bei denen kurz zuvor intrauterine Manipulationen durchgeführt wurden (Kürettagen u. a.), müssen Infektionen des Uterus in Betracht gezogen werden. Beim Mann können Hoden- und Nebenhodenaffektionen für Schmerzen im rechten und linken Unterbauch verantwortlich sein. Der Inspektions- und Palpationsbefund ergibt in den meisten Fällen bereits entscheidende diagnostische Hinweise. In bezug auf die genaue Diagnostik sei auf das Kapitel »Akutes Skrotum« verwiesen.

Die in Frage kommenden Erkrankungen sind in der Tab. 13 dargestellt.

Tab. 13. Erkrankungen im Bereich des weiblichen Genitale.

Extrauteringravidität
Tubargravidität (Tubarruptur → akutes Abdomen)
Stielgedrehte Ovarialzyste → akutes Abdomen
Endometriose
Adnexitis
Akute Pelvitis → akutes Abdomen
»Mittelschmerz«
Ruptur einer Corpus-luteum-Zyste
Uterustumoren (Myome, Karzinome)
Infektionen des Uterus

Erkrankungen des Gefäßsystems

Der Niereninfarkt geht mit einem scharfen kontinuierlichen Schmerz in der Flanke oder im rechten Abdomen einher, welcher von Fieber, Leukozytose und einer Hämaturie begleitet wird. Beim Milzinfarkt findet sich meist ein umschriebener Druckschmerz im Bereich der Milz mit kupierter Atmung. Ca. 24–48 Stunden nach dem akuten Ereignis läßt sich ein typisches perisplenitisches Reiben auskultieren. Diagnostisch wegweisend sind die Anamnese eines kurz zuvor stattgehabten stumpfen Bauch- oder Rückentraumas oder Vorerkrankungen wie myeloproliferative Erkrankungen, Mitralstenose mit Vorhofflimmern, eine infektiöse Endokarditis oder eine ulzerierende Arteriosklerose der Aorta. Diese anamnestischen Hinweise lassen bei einem plötzlich eintretenden diffusen Abdominalschmerz mit Übelkeit, Erbrechen und blutigen Durchfällen stets an den Mesenterialinfarkt denken. Dieses Krankheitsbild wurde bereits im Kapitel »Akutes Abdomen« näher beschrieben. Charakteristisch ist der Nachweis von Luft innerhalb der Darmwand in der Abdomenleeraufnahme. Ein ähnliches Beschwerdebild zeigt sich auch bei der Mesenterialwurzeldrehung. Der weitaus seltenere thrombotische Verschluß der Mesenterialvenen ist meist verbunden mit entzündlichen Prozessen im Abdomen (Divertikulitis, Appendizitis, postoperativ). Die klinischen Symptome entsprechen denen des Mesenterialinfarktes, wobei der Verlauf insgesamt jedoch langsamer und weniger dramatisch ist. Relativ früh tritt bei der Mesenterialvenenthrombose eine blutige Diarrhoe auf. Bei Thrombosen im Bereich der Nierenvene, der Milzvene und der Lebervenen entspricht die Symptomatik weitgehend dem zuvor behandelten Infarktbild der Organe. Sonographisch findet sich in der akuten Phase eine Vergrößerung des hyperämischen Organs. Im Rahmen einer akuten Pankreatitis muß stets an die Komplikation einer Milzvenenthrombose gedacht werden.

Ein plötzlich einsetzender akuter Schmerz im rechten Oberbauch mit hohem Fieber, blutigen Durchfällen und schneller Entwicklung eines Milztumors läßt die Diagnose einer Pfortaderthrombose vermuten. Im weiteren Verlauf kommt es dann zur Entwicklung des charakteristischen Caput medusae. Es besteht eine dringende Operationsindikation.

Alle Krankheitsbilder sind nur durch die Angiographie zu sichern. Je nach Akuität des Krankheitsbildes sollten jedoch bei begründetem Verdacht unnötige, zeitaufwendige angiographische Verfahren unterlassen werden. In diesen Fällen ergibt sich die Diagnose intra operationem.

Die Angina abdominalis ist durch diffuse Schmerzen gekennzeichnet, die ca. 20 Minuten nach Beginn der Mahlzeit beginnen und für 1 bis 2 Stunden bestehenbleiben. Der Nachweis anderer Manifestationen eines allgemeinen arteriellen Verschlußleidens macht die Diagnose wahrscheinlich. Die Angiographie zeigt das Ausmaß der arteriosklerotischen Veränderungen.

Beim aortoiliakalen Steal-Syndrom treten diffuse Abdominalschmerzen nach dem Gehen auf. Die Ursache ist ein obliterierender Prozeß der Beckenarterien und der kaudalen Aorta distal des Abganges der A. mesenterica inferior. Bei vermehrtem Blutbedarf der Beine durch die Belastung wird der A. mesenterica inferior über Kollateralgefäße Blut entzogen. Die Hypoxämie im Darmbereich führt zu einer der Angina abdominalis entsprechenden Symptomatik. In seltenen Fällen kann es im Rahmen der arteriellen Verschlußkrankheit bei Lokalisation des Verschlußprozesses im Bereich der terminalen Aorta und der Beckenstammarterien zu suprapubischen Schmerzen kommen (Leriche-Syndrom). Anamnestisch ist eine Claudicatio intermittens mit Schmerzen im Bereich des Gesäßes, der Hüfte und der Oberschenkel in Kombination mit einer Impotenz bei männlichen Patienten diagnostisch richtungweisend. Die Diagnosesicherung erfolgt bei beiden Krankheitsbildern durch die Aortographie.

Ein pulsierender Tumor im Bereich des Mittel- und Unterbauches ist bereits klinisch verdächtig auf das Vorliegen eines Aortenaneurysmas. Schmerzen im Bereich der Flanken und des Rückens werden von den Patienten häufig angegeben. Die Sonographie sichert in über 95% der Fälle die Diagnose. Eine Angiographie ist in den meisten Fällen entbehrlich. Je nach Größe des Aortenaneurysmas sollte relativ rasch eine elektive operative Versorgung erfolgen. Eine Verlaufsbeobachtung, auch bei kleinen Aneurysmabildungen, ist obligat. Die Symptomatik und Diagnostik des rupturierten Aortenaneurysmas wird im Kapitel »Akutes Abdomen« behandelt.

Die speziellen Krankheitsbilder und die prinzipielle organspezifische Diagnostik sind in Tab. 14 und der Abb. 2 dargestellt.

Erkrankungen des Ösophagus, des Magens und des Duodenums (Abb. 6)

1. Ösophaguserkrankungen

Erkrankungen des Ösophagus zeichnen sich im allgemeinen durch eine Dysphagie mit retrosternaler Schmerzsymptomatik aus. Manchmal sind jedoch auch Schmerzen im Bereich des Oberbauches, besonders epigastrisch, das führende Symptom. Die speziellen Krankheitsbilder sind in der Tab. 15 aufgeführt, die spezielle Diagnostik wird im Kapitel »Thoraxschmerz« behandelt.

2. Ulcus duodeni, 3. Ulcus ventriculi und 4. Tumor

Erkrankungen des Magens und des Duodenums zeichnen sich klinisch vor allem durch Schmerzen im Bereich des Epigastriums aus. Die häufigsten Erkrankungen sind das Ulcus ventriculi bzw. duodeni und die akute Gastritis. Typisch für das manifeste Ulkus ist ein engumschriebener, punktförmiger Druckschmerz, welcher für das Ulcus duodeni etwas

Tab. 14. **Erkrankungen der Gefäße.**
Organinfarkt (Niere, Milz)
Mesenterialinfarkt
Mesenterialwurzeldrehung
Mesenterialvenenthrombose
Organvenenthrombose (Niere, Milz, Budd-Chiari-Syndrom)
Pfortaderthrombose
Angina abdominalis
Aortoiliakales Steal-Syndrom
Leriche-Syndrom
Aortenaneurysma

rechts der Medianlinie, für das Ulcus ventriculi mehr links der Medianlinie gelegen ist. Bei der akuten Gastritis ist die Lokalisation des größten Druckschmerzes in der Regel nicht in der exakten Form möglich. Im allgemeinen wird durch das Einnehmen einer Mahlzeit zunächst der Schmerz gelindert. Ein bis zwei Stunden postprandial setzen dann meist jedoch heftige Beschwerden ein. Bei Perforation oder Penetration in das Pankreas kann es zur Schmerzausstrahlung in den Rücken kommen. Anamnestische Hinweise auf einen Alkoholabusus, die Einnahme von schädigenden Medikamenten (Azetylsalizylsäure, Pyrazolon-Derivate, Kortikosteroide und Zytostatika) und psychischer Streß lassen an diese Erkrankung denken. Als primäre diagnostische Maßnahme empfiehlt sich eine Magen-Darm-Passage oder die Gastroduodenoskopie. Bei Vorliegen eines Ulcus duodeni kann hierdurch die Diagnose gesichert werden. Sollte bei einer primär radiologischen Untersuchung kein pathologischer Befund erhoben werden oder der Verdacht auf ein Ulcus ventriculi geweckt werden, so ist die Gastroduodenoskopie in jedem Falle durchzuführen. Ebenso sollte bei positivem röntgenologischen Nachweis eines Ulcus duodeni bei Fortbestehen der klinischen Symptomatik nach ca. vierwöchiger Therapie eine endoskopische Kontrolle des Befundes erfolgen. Mit Hilfe der Endoskopie kann neben dem Ausschluß einer malignen Entartung eines Ulcus ventriculi (Histologie) auch die Diagnose einer erosiven Gastritis (Hämatemesis?) und von tumorösen Veränderungen des Magens, welche oft durch uncharakteristische, progrediente Beschwerden gekennzeichnet sind, gesichert werden. Die Stuhluntersuchung auf okkultes Blut ist bei diesen Erkrankungen häufig positiv.

Beim Zollinger-Syndrom kommt es bei autonomer Gastrinproduktion zur Entwicklung multipler Ulcera ventriculi mit heftigen Oberbauchschmerzen. Die fraktionierte Magensaftuntersuchung mit Bestimmung der basalen Säuresekretion (BAO: »basic acid output«) und der pentagastrinstimulierten Säuresekretion (PAO: »peak acid output«) und die Serumgastrinbestimmung (stark erhöhte Werte) sichern die Diagnose.

5. Duodenaldivertikel

In seltenen Fällen kann auch ein Duodenaldivertikel ursächlich für Schmerzen verantwortlich sein. Auch hier sichert die Magen-Darm-Passage die Diagnose.

6. Hiatushernie

Epigastrische Schmerzen, welche sich im Liegen verstärken und vom Patienten oft als »Herzbeschwerden« beschrieben werden, lassen an die Hiatushernie denken. Die Röntgenuntersuchung des Magens in Kopftieflage sichert hier die Diagnose. Bei der paraösophagea-

```
                    BASISDIAGNOSTIK
                BEI VERDACHT AUF
        ERKRANKUNGEN DES ÖSOPHAGUS,
        DES MAGENS ODER DES DUODENUMS
```

Verdacht auf Hiatushernie

V. a. Blutung

Rö: Magen in Kopftieflage

Magen-Darm-Passage

8. Operierter Magen

6. Hiatushernie

Negativer Befund

5. Duodenal-divertikel
2. Ulcus duodeni

1. Ösophagus-erkrankung
3. Ulcus ventriculi
7. Pylorusstenose
4. Tumor

Weitere Symptome nach Therapie (4 Wochen)

Gastroduodenoskopie

Negativer Befund

9. Funktionelle Beschwerden

Histologie

Abb. 6

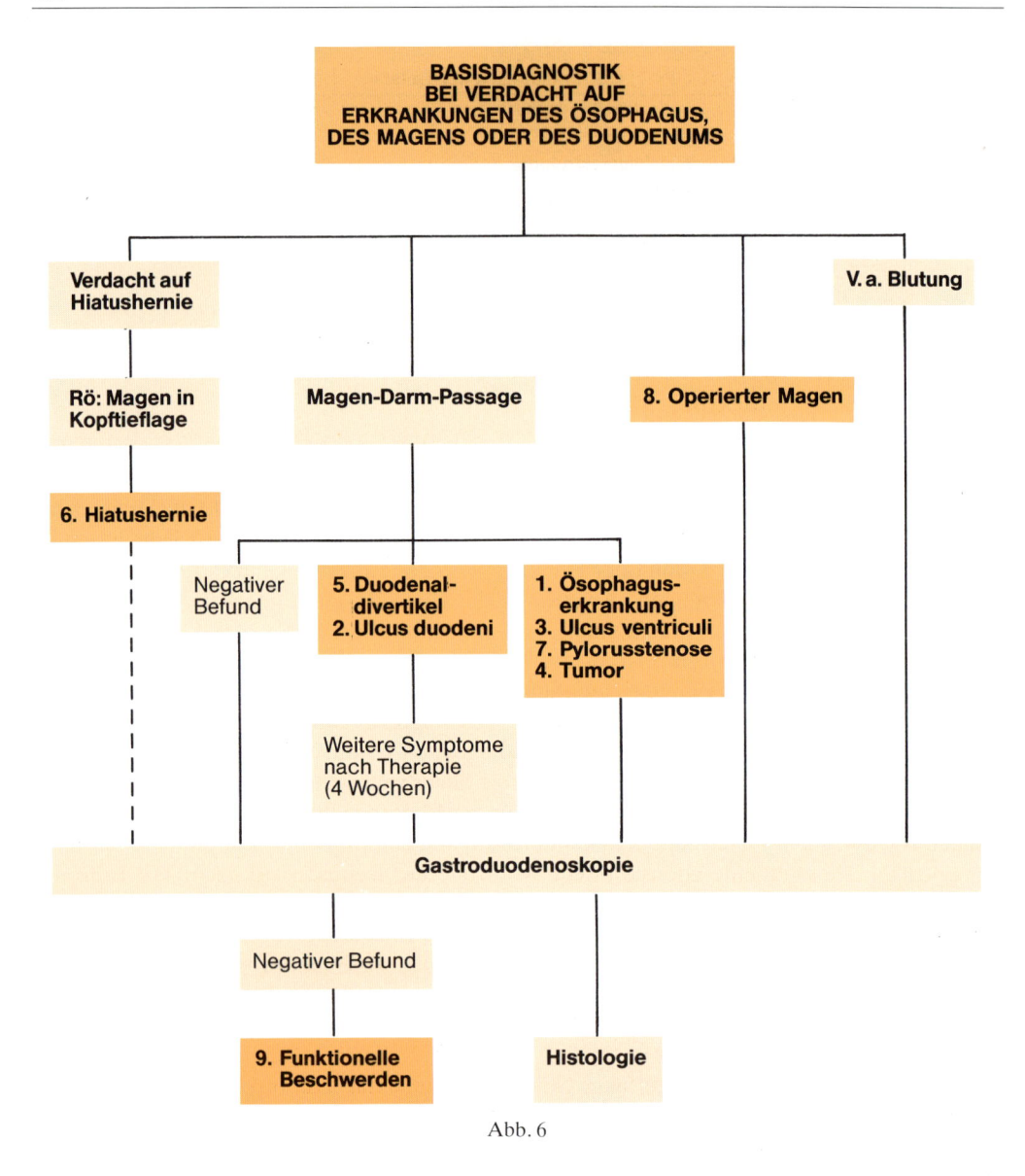

len Hernie bleibt im Gegensatz zur Hiatushernie die Kardia im Hiatus oesophageus des Zwerchfells fixiert. Unterschiedlich große Anteile des Magens treten hierbei durch den Hiatus oesophageus in das Mediastinum (Extremfall: »up side down stomach«). Bei Inkarzeration oder Strangulation der vorgefallenen Magenanteile entwickelt sich ein akuter thorakaler Schmerz und eine hochgradige Dysphagie.

7. Pylorusstenose

Bei morgendlichem Erbrechen von Speiseresten des Vortages mit Linderung des Schmerzes nach dem Erbrechen besteht der Verdacht auf eine Pylorusstenose. Hierbei kommen

Tab. 15. Erkrankungen des Ösophagus, des Magens und des Duodenums.

Ösophagitis
Achalasie
Ösophagospasmus
Ösophagusruptur
Ösophagustumor
Fremdkörper im Bereich des Ösophagus
Mallory-Weiss-Syndrom

Ulcus ventriculi
Ulcus duodeni
Akute Gastritis
Erosive Gastritis
Magentumoren
    benigne: Polypen, Leiomyome u. a.
    maligne: Karzinome, Sarkome, Lymphome u. a.
Hiatushernie
    paraösophageale Hernie
Pylorusstenose
Schmerzsyndrome bei operiertem Magen
    Ulcus pepticum jejuni
    Anastomositis
nach Billroth-II-Operation:
    Spätkarzinom im Anastomosenbereich
    Syndrom der zuführenden Schlinge
Duodenaldivertikel
Zollinger-Ellison-Syndrom
Reizmagen
Aerophagie
Akute Magendilatation

sowohl entzündliche als auch tumoröse Veränderungen in Betracht. Die Röntgenuntersuchung zeigt eine verzögerte Pyloruspassage bei Dilatation des Magens. Nur die Endoskopie kann letztlich die Unterscheidung benigner und maligner Veränderungen im Bereich des Pylorus erbringen.

8. Operierter Magen

Nach Magenoperationen muß an das Ulcus pepticum jejuni, die Anastomositis und nach Billroth-II-Operationen an das Spätkarzinom im Nahtbereich und das »Syndrom der zuführenden Schlinge«, das sich durch Oberbauchschmerzen in Kombination mit Erbrechen von Gallenflüssigkeit und Nahrungsresten manifestiert, gedacht werden. Bei operiertem Magen ist stets die Endoskopie die primäre Untersuchungsmethode. Die Dumping-Syndrome verursachen im allgemeinen keine Schmerzen.

9. Funktionelle Beschwerden

Beim Reizmagen und bei der Aerophagie handelt es sich um funktionelle Störungen der Motilität und Sekretion. Radiologisch und endoskopisch ergeben sich Normalbefunde. Auch die akute Magendilatation im Rahmen einer exzessiven Nahrungszufuhr kann mit z. T. sehr

```
                    ┌─────────────────────────────────────────┐
                    │  VERDACHT AUF ERKRANKUNGEN DES          │
                    │  DÜNNDARMS, DES KOLONS UND DES MESENTERIUMS │
                    └─────────────────────────────────────────┘

        Rö-Thorax                              BASISDIAGNOSTIK

                                        V. a. Erkrankung des
                                        Dünndarms u./o. Kolons

        2. Zwerchfellhernie
        Chilaiditi-Syndrom                    Rektoskopie
                                              Histologie
        ↕
        Evtl.: MDP, Kolon-KE,                   Negativ
        CT

        10. Tumor
         5. Colitis ulcerosa                  Sigmoidoskopie
         4. Morbus Crohn                      Histologie

        9. Divertikulose                        Negativ

                                              Kolon-KE

              Tumor                             Negativ
              Kolitis

            Koloskopie                      MDP, Dünndarmpassage
            Histologie                         (Enteroklysma)

                                              Hoher
                                              diffuser
                                              Dünndarmprozeß

            5. Colitis
               ulcerosa

    10. Dickdarm-        4. Morbus Crohn  ↔  Dünndarm-
        tumor                                 biopsie
```

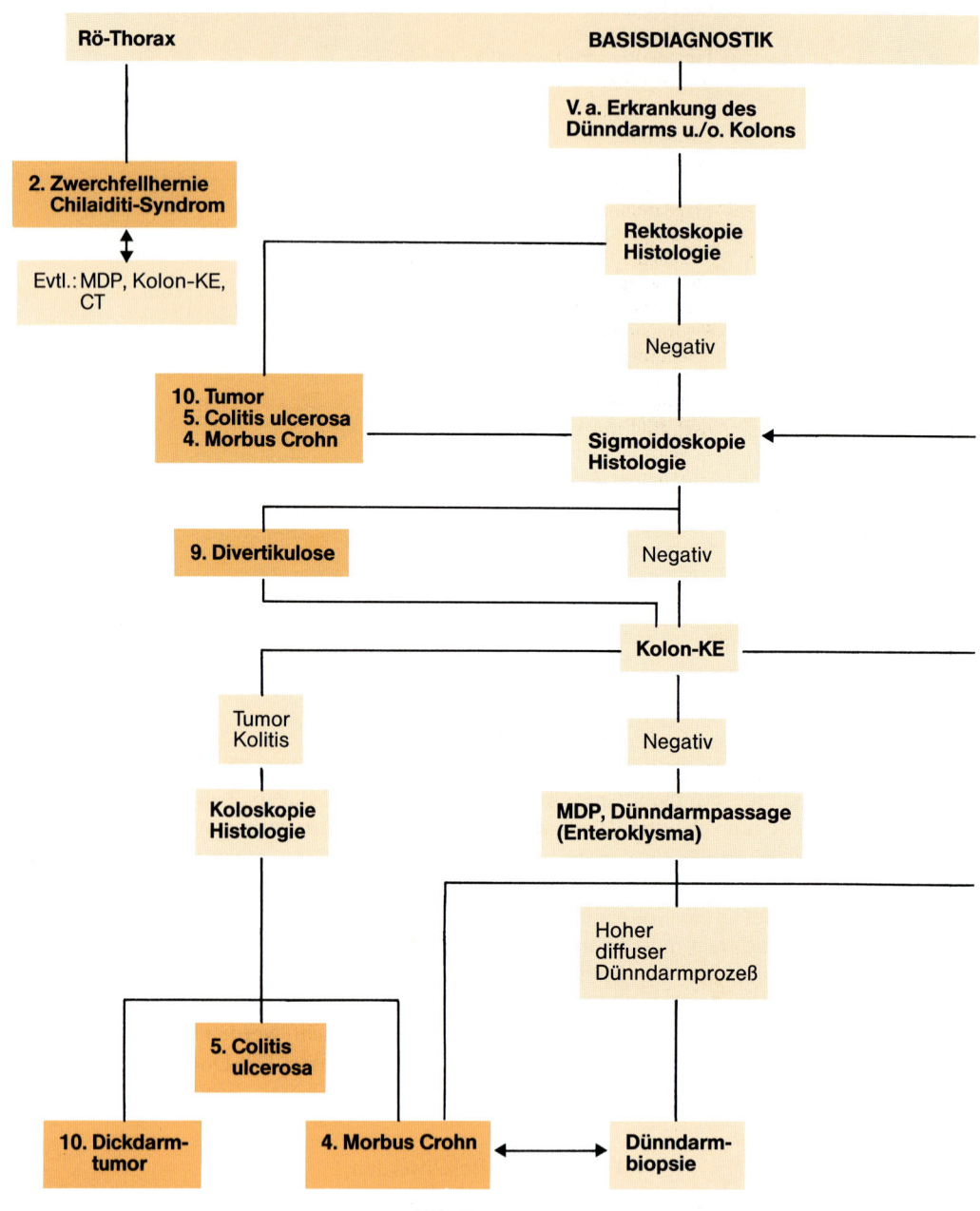

Abb. 7

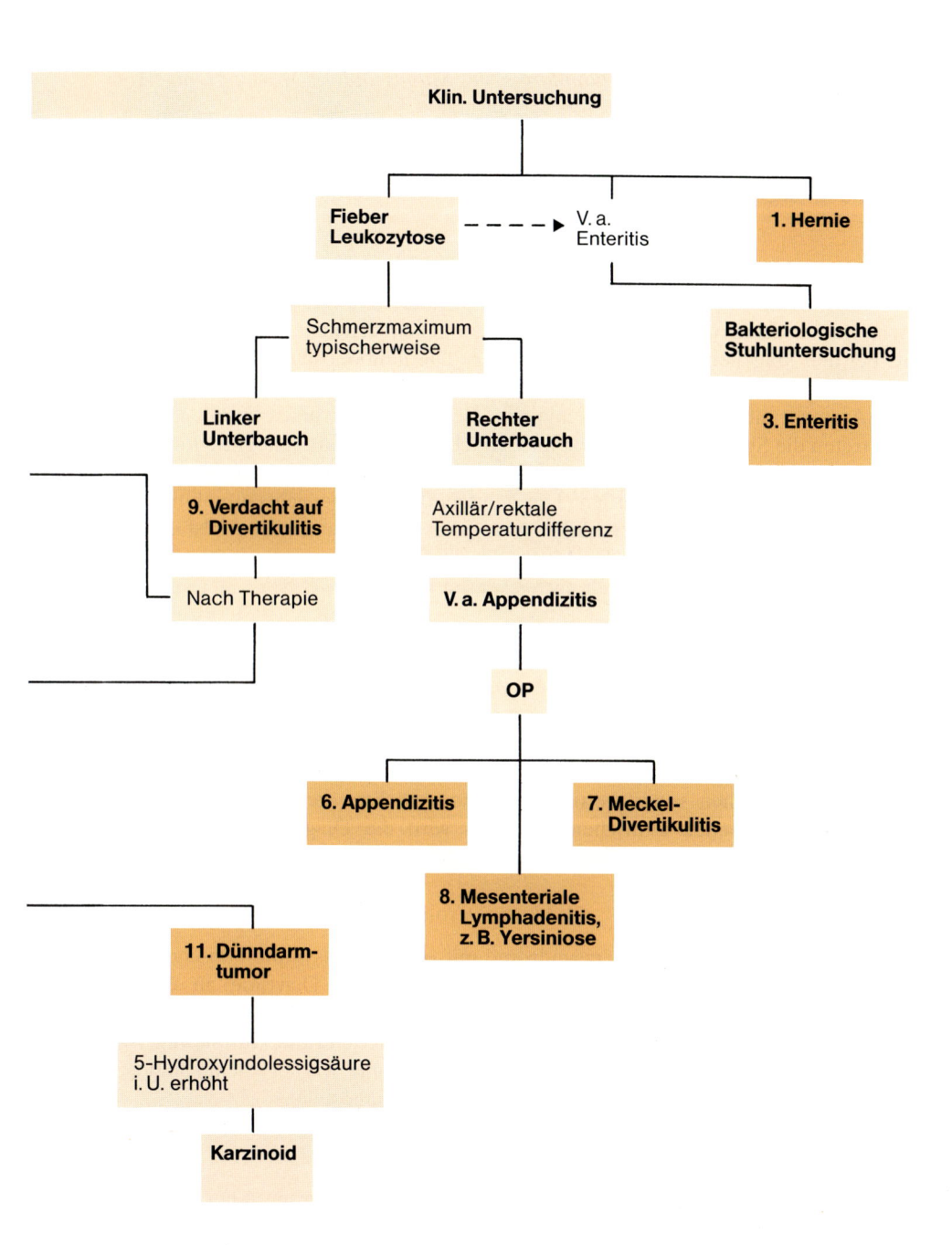

Abdominalschmerzen

```
Klin. Untersuchung
├── Fieber Leukozytose ----> V. a. Enteritis
│   └── Schmerzmaximum typischerweise
│       ├── Linker Unterbauch
│       │   └── 9. Verdacht auf Divertikulitis
│       │       └── Nach Therapie
│       └── Rechter Unterbauch
│           └── Axillär/rektale Temperaturdifferenz
│               └── V. a. Appendizitis
│                   └── OP
│                       ├── 6. Appendizitis
│                       ├── 7. Meckel-Divertikulitis
│                       └── 8. Mesenteriale Lymphadenitis, z. B. Yersiniose
└── 1. Hernie
    └── Bakteriologische Stuhluntersuchung
        └── 3. Enteritis
```

11. Dünndarmtumor
 └── 5-Hydroxyindolessigsäure i. U. erhöht
     └── Karzinoid

heftigen epigastrischen Beschwerden einhergehen. Die Anamnese weist auf dieses harmlose Beschwerdebild hin.

Alle in Frage kommenden Krankheitsbilder und die organspezifische Diagnostik sind in der Tab. 15 und in der Abb. 6 dargestellt.

Erkrankungen im Bereich des Dünndarms, des Kolons und des Mesenteriums (Abb. 7)

1. Hernie

Bei entsprechender Schmerzlokalisation werden Hernien bereits bei der klinischen Untersuchung diagnostiziert (Nabelhernie, epigastrische Hernie, Inguinalhernie, Schenkelhernie).

2. Zwerchfellhernien

Zwerchfellhernien sind je nach Größe des prolabierten Organanteils durch thorakale Schmerzen oder Schmerzen im oberen Abdomen gekennzeichnet. Die Hiatushernie wurde bereits bei den Magenerkrankungen besprochen. Die lumbokostale Hernie (Bochdalek) ist die häufigste Zwerchfellhernie im Kindesalter. Schon kurz nach der Geburt zeigt sich eine schwere Atemnot mit Zyanose und Tachypnoe. Bei der parasternalen Hernie (Morgagnische Hernie) treten die Symptome meist erst im Erwachsenenalter auf. Die Patienten klagen über Druckgefühl hinter dem Sternum und epigastrische Schmerzen, kombiniert mit unspezifischen gastrointestinalen Beschwerden. Die Röntgenthorax-Übersichtsaufnahme sichert, wie auch bei den traumatischen Zwerchfellhernien, die Diagnose. Im Zweifelsfall kann durch eine Kontrastmitteluntersuchung des Magen-Darm-Traktes eine entsprechende Kontrastierung im supradiaphragmalen Bereich nachgewiesen werden.

3. Enteritis

Akute Enteritiden und Enterokolitiden zeichnen sich häufig durch Schmerzen in der Periumbilikalregion aus. Peritonitische Zeichen fehlen und die Darmgeräusche sind lebhaft. Die epidemiologische Anamnese mit Hinweis auf die Erkrankung mehrerer Mitglieder einer Essensgemeinschaft und die typische klinische Symptomatik mit erheblichem Unwohlsein, Übelkeit und Erbrechen sowie heftiger Diarrhoe machen die Diagnose wahrscheinlich. Aufgrund des oft raschen klinischen Verlaufes wird die Diagnose oft erst nachträglich gestellt. Der Erregernachweis im Stuhl sichert in einigen Fällen die Diagnose.

4. Morbus Crohn

Chronisch persistierende Schmerzsyndrome mit oligo- bis asymptomatischen Intervallen lassen bei Vorliegen von Gewichtsverlust und chronischer Diarrhoe an eine Enteritis regionalis (Morbus Crohn) denken. Klinische Hinweise sind bei Befall des terminalen Ileums ein palpabler entzündlicher Tumor im rechten Unterbauch und die Ausbildung von Fisteln (Inspektion des Analkanals!). Fakultative Zusatzsymptome wie Erythema nodosum, eine Arthritis oder eine Iridozyklitis erhärten die Verdachtsdiagnose.

5. Colitis ulcerosa

Auch die Colitis ulcerosa geht häufig mit Abdominalschmerzen einher. Die Schmerzen sind häufig periumbilikal und infraumbilikal gelegen. Leitsymptom ist die Diarrhoe mit Abgang von Schleim, Eiter und Blut. Die spezielle Diagnostik der Enterokolitiden ist im Kapitel »Diarrhoe« dargestellt.

6. Appendizitis

Bei Schmerzsyndromen im Epigastrium, in der Periumbilikalregion und vor allem im rechten Unterbauch, muß bei jedem Patienten ohne Appendektomienarbe an die akute Appendizitis gedacht werden. Die Anamnese und die zeitliche Abfolge der Symptome ergeben wichtige Hinweise auf die Diagnose. Das klassische Initialsymptom (Dauer ca. 4–6 Stunden) ist ein Schmerzbeginn im Epigastrium oder periumbilikal. Danach lokalisiert sich der Schmerz immer mehr in den rechten Unterbauch. Es besteht dort eine lokalisierte Druckschmerzhaftigkeit im Bereich des McBurneyschen Punktes (Mitte der direkten Linie zwischen Nabel und Spina iliaca anterior superior) und des Lanzschen Punktes (rechtes Drittel der geraden Linie zwischen beiden Spinae iliacae anteriores superiores). Der Loslaßschmerz (Druck im linken Unterbauch erzeugt beim schnellen Loslassen einen typischen Schmerz im rechten Unterbauch), das Rovsing-Zeichen (Ausdrücken des Colon descendes in Richtung Colon transversum erzeugt Schmerzen im rechten Unterbauch) und der Psoasschmerz (Anheben des gestreckten Beines gegen einen Widerstand erzeugt einen Schmerz im rechten Unterbauch) sind – obgleich nicht immer vorhanden – wichtige Zusatzsymptome. Es bestehen subfebrile Temperaturen und eine charakteristische Temperaturdifferenz zwischen axillärer und rektaler Temperatur. Eine leichte Leukozytose ist ebenfalls in den meisten Fällen vorhanden. Bei stärkerem Fieber (39° C und höher) muß stets auch an eine Perforation gedacht werden. Gerade bei kleineren Kindern und älteren Menschen ist die Diagnose oft schwierig, da die klassischen Symptome häufig nicht deutlich zur Ausprägung kommen. Deshalb ist jedes kleine Kind mit Diarrhoe, Erbrechen und Abdominalschmerz hochverdächtig auf eine akute Appendizitis. Erschwert wird die Diagnose auch bei atypischer Lage der Appendix (retrokolisch, Beckenlage). Bei der Beckenlage der Appendix ergibt häufig nur die rektale Untersuchung eine entsprechende Druckschmerzhaftigkeit. Die Verdachtsdiagnose einer akuten Appendizitis wird stets allein aufgrund des klinischen Befundes gestellt. Sollte ca. 3 bis 5 Tage nach Beginn der klinischen Symptomatik ein palpabler Tumor im rechten Unterbauch gefunden werden, so muß an die Entstehung eines perityphlitischen Abszesses gedacht werden. Hierbei ist zunächst eine konservative antibiotische Therapie indiziert, und erst im beschwerdefreien Intervall sollte die Appendektomie erfolgen.

7. Meckel-Divertikulitis

Die Entzündung eines Meckelschen Divertikels ist klinisch von der akuten Appendizitis praktisch nicht zu unterscheiden. Die Differentialdiagnose erfolgt intra operationem.

8. Mesenteriale Lymphadenitis

Auch mesenteriale Lymphadenitiden durch unspezifische Erreger oder Yersinien (Y. pseudotuberculosa oder Y. enterocolica), die besonders im Kindes- und Jugendalter auftreten, sind klinisch bei fehlender Appendektomienarbe kaum von der akuten Appendizitis zu differenzieren. Auch hier zeigt oft erst der Operationssitus bei unauffälliger Appendix entzündlich veränderte und vergrößerte Mesenteriallymphknoten. Im Falle der Lymphadenitis, die durch Yersinien hervorgerufen wird, ist die Diagnose durch den Hämagglutinationstest möglich.

9. Divertikulitis, Divertikulose und 10. Tumoren

Ein Schmerz im linken Unterbauch ist bei bestehender Abwehrspannung, Fieber und Leukozytose in erster Linie verdächtig auf eine akute Divertikulitis. Häufig ist durch die

Bauchdecken ein Kolontumor palpabel. Da die Divertikulitis im Rahmen der bei älteren Menschen sehr häufig auftretenden Divertikulose an jeder Stelle des Kolons auftreten kann, sollte auch bei anderer Lokalisation als dem linken Unterbauch bei entsprechender klinischer Symptomatik an die Divertikulitis gedacht werden. Die Sigmoidoskopie bzw. die Koloskopie und der Kolonkreislauf – durchgeführt nach Abklingen der akuten Krankheitsphase wegen der Gefahr einer Ruptur der akut entzündlichen Divertikel – sichert die Diagnose. Die wichtigste Differentialdiagnose stellen Tumoren des Kolons dar, die sich am häufigsten im Sigma- und Rektumbereich befinden. Da gerade bei älteren Patienten die Divertikulose sehr häufig ist, genügt bei entsprechenden Symptomen der radiologische Nachweis von Divertikeln nicht. Allein die Sigmoidoskopie bzw. Koloskopie mit Gewebeentnahme schließt das Karzinom weitgehend aus.

Symptome wie Gewichtsverlust, Appetitlosigkeit, okkultes Blut im Stuhl, Änderung der Stuhlgewohnheiten und eine Eisenmangelanämie sind verdächtig auf das Vorliegen eines Kolonkarzinoms. Die Schmerzen sind hierbei meist uncharakteristisch und bilden erst bei entsprechenden Komplikationen, wie Obstruktion, Nekrosenbildung und Blutung, ein führendes Leitsymptom. Mit Hilfe der Rektoskopie und der Sigmoidoskopie gelingt es, bereits 50% aller Kolonkarzinome zu sichern. Deshalb sollten diese Untersuchungen in jedem Falle zuerst durchgeführt werden. Der Kolon-Kontrasteinlauf kann die Beurteilung tieferer Darmabschnitte erleichtern. Bei entsprechenden Hinweisen oder weiterbestehendem, unklarem Beschwerdebild ist die Koloskopie mit der Möglichkeit einer histologischen Sicherung der Diagnose notwendig.

11. Dünndarmtumor

In seltenen Fällen sind Dünndarmtumoren die Ursache chronischer Schmerzsyndrome. Die röntgenologische Dünndarmdarstellung (Dünndarmpassage, Enteroklysma) kann oft die Diagnose tumoröser Veränderungen sichern. Das Karzinoid kann bereits klinisch bei entsprechender Symptomatik (Flush-Zustände, Diarrhoe) vermutet werden. Die Bestimmung der Hydroxyindolessigsäure im Urin sichert in diesem Fall die Diagnose.

Der Ileus und die Peritonitis, die als Komplikationen bei allen entzündlichen und tumorösen Erkrankungen auftreten können, wurden im Kapitel »Akutes Abdomen« ausführlich besprochen. Besonders vom Obdurationsileus muß eine seltene Erkrankung – die intestinale Pseudoobstruktion – abgegrenzt werden, da diese keiner operativen Therapie bedarf. Das Krankheitsbild ist durch rezidivierende, schwere, diffuse Schmerzzustände in Kombination mit Übelkeit und Erbrechen gekennzeichnet. In der Abdomenübersichtsaufnahme finden sich erweiterte Darmschlingen mit Flüssigkeitsspiegeln im Dünn- und gelegentlich auch Dickdarm. Die Anamnese von rezidivierenden obstruktiven Symptomen bei fehlender Objektivierbarkeit mechanischer Obstruktionen läßt die Diagnose vermuten. Ein wichtiger Hinweis auf die fehlende Obstruktion ist der Nachweis von Luft in tiefergelegenen Darmabschnitten bei der Abdomenleeraufnahme, die typischerweise bei einer mechanischen Obstruktion fehlt. Die Röntgenkontrastdarstellung des Darmes zeigt eine Dilatation des Dünndarmes mit verzögertem Kontrastmitteltransport. Die akute Phase der Erkrankung dauert im allgemeinen ca. 8 bis 10 Tage. Es läßt sich eine primäre Form von einer sekundären Form unterscheiden. Bei der primären Form der Erkrankung läßt sich keine Begleiterkrankung feststellen und die Ätiologie ist unklar. Die sekundäre Form einer Pseudoobstruktion wurde bei Patienten mit Sklerodermie, Amyloidose, Diabetes mellitus, Sprue, Muskeldystrophie und Parkinson-Syndrom beschrieben.

Die Anamnese von wiederholt durchgeführten intraabdominalen operativen Eingriffen läßt bei ansonsten unklarer Ursache an eine Bridenbildung denken. Die Laparotomie sichert die Diagnose und kann durch das Lösen der Verwachsungen therapeutisch genutzt werden. In seltenen Fällen kommt es auch durch die Stieldrehung einer Appendix epiploica zu einem akuten Schmerzereignis, entsprechend der Lokalisation. Das Geschehen führt bald zu einem peritonitischen Reizzustand und macht die Laparotomie, die die Diagnose sichert, notwendig.

Auch ein hartnäckiger Meteorismus kann zu erheblichen diffusen Schmerzen im Bauchraum führen. Das Fehlen peritonitischer und obstruktiver Zeichen bei der klinischen Untersuchung und das Ansprechen auf entblähende Medikamente führen bald zur Diagnose.

Bei Schmerzsyndromen im Abdominalbereich muß besonders auf das Colon irritabile hingewiesen werden. Bei über der Hälfte aller Patienten mit chronisch rezidivierenden Abdominalschmerzen liegt dieses Krankheitsbild vor. Kennzeichend ist eine lange Anamnesedauer mit intermittierend wechselnden Schmerzzuständen bei gutem Allgemeinzustand. Bei der Unterform der Colica mucosa wird häufig von Patienten ein vermehrter Abgang von Schleim und wursthautähnlichen Membranen berichtet. Bei der Sonderform der Proctalgia fugax kommt es zu krampfartigen, minutenlangen Schmerzen im Bereich des Rektums. Zusätzliche andere »funktionelle« Beschwerden und ein Alter unter 40 Jahren lassen an die Diagnose eines Colon irritabile denken, allerdings muß eine andere ernsthafte Erkrankung ausgeschlossen werden. Die Laboruntersuchungen ergeben, wie die Untersuchungen des Stuhls auf Blut und Erreger, keinen pathologischen Befund. Auch röntgenologisch und endoskopisch zeigen sich keine spezifischen Organveränderungen. Generell kann der Grundsatz gelten: Je kürzer die Anamnese und je älter der Patient, desto gründlicher sollte die Abklärung erfolgen.

Zum Schluß seien noch einige sehr seltene Erkrankungen erwähnt. Das Chilaiditi-Syndrom (Interposition des rechten Kolonbogens zwischen Leber und Zwerchfell) führt gelegentlich zu rezidivierenden Schmerzen im rechten Oberbauch. Die fehlende Leberdämpfung bei der klinischen Untersuchung und der Nachweis des subphrenisch gelegenen Colon transversum in der Röntgenthoraxaufnahme sichern die Diagnose. Bei rechtsseitigen Unterbauchschmerzen kann auch einmal eine Tuberkulose im Bereich des terminalen Ileums oder des Zökums die Ursache sein. Bei entsprechendem klinischen Verdacht sichert die Färbung koloskopisch gewonnenen Materials auf säurefeste Stäbchen neben der Bakterienkultur die Diagnose.

Der malignen, atrophischen Papulose (Morbus Köhlmeyer-Degos) liegen multiple, arterioläre Thrombosen im Bereich der darmversorgenden Arterien zugrunde. Diese Erkrankung geht mit diffusen Abdominalschmerzen einher. Typisch sind Hautveränderungen, welche als rötliche Papeln am Rumpf und den proximalen Extremitäten imponieren und an die Diagnose denken lassen. Bei der Pneumatosis cystoides intestinalis handelt es sich um subseröse, gasgefüllte Zysten, welche im Bereich des gesamten Gastrointestinaltraktes auftreten können. Die Ätiologie der Erkrankung ist unklar. Sie ist häufig mit Ulzerationen der Darmwandmukosa, insbesondere dem Ulcus ventriculi bzw. duodeni, und einer Magenausgangsstenose vergesellschaftet. Die Diagnose kann röntgenologisch gesichert werden.

Die in Frage kommenden Krankheitsbilder und die organspezifische Diagnostik sind in der Tab. 16 und der Abb. 7 dargestellt.

Tab. 16. Erkrankungen des Dünndarms, des Kolons und des Mesenteriums.

Äußere Hernien
   epigastrische Hernie
   Nabelhernie
   Inguinalhernie
   Femoralhernie

Zwerchfellhernien
   Hiatushernie
   Morgagnische Hernie
   Bochdaleksche Hernie
   traumatische Hernie

Akute Enteritis und Enterokolitis
Enteritis regionalis (Morbus Crohn)
Colitis ulcerosa
Akute Appendizitis
Perityphlitischer Abszeß
Entzündung eines Meckelschen Divertikels
Mesenteriale Lymphadenitiden (unspezifisch, Yersinien)
Akute Divertikulitis
Kolontumoren (z. B. Polypen, Karzinome u. a.)
Dünndarmtumoren (Neurinom, Leiomyom, Schwannom, Karzinoid, u. a.)
Ileus
Peritonitis
Intestinale Pseudoobstruktion
Briden
Stieldrehung einer Appendix epiploica
Meteorismus
Irritables Kolon
Chilaiditi-Syndrom
Tuberkulose der Ileozökalregion
Maligne atrophische Papulose (Morbus Köhlmeier-Degos)
Pneumatosis cystoides intestinalis

Andere intraabdominale Erkrankungen (Tab. 17)

    Peritonealerkrankungen sind im allgemeinen durch einen diffusen Abdominalschmerz gekennzeichnet. Die Peritonitis – als akutes Krankheitsgeschehen – wurde bereits im Kapitel »Akutes Abdomen« behandelt. Das sehr seltene primäre Mesotheliom des Peritoneums und die Peritonealkarzinose gehen häufig mit dumpfen, chronischen, diffusen Bauchbeschwerden einher. Neben allgemeinen Tumorzeichen, wie Gewichtsverlust, Blutkörperchensenkungsbeschleunigung und allgemeinem körperlichen Verfall, weist insbesondere ein blutig tingierter Aszites mit hohem spezifischen Gewicht und hohem Eiweißgehalt auf diese Erkrankungen hin. Die zytologische Untersuchung der Aszitesflüssigkeit führt in den meisten Fällen zur Diagnose. In einigen Fällen wird die Diagnose jedoch erst durch die Laparoskopie mit Probeexzision gestellt.

    Ein Pneumoperitoneum wird durch die Röntgenübersichtsaufnahme mit dem Nachweis subphrenischer Luft gesichert. Im Rahmen einer Hohlraumperforation wurde dieses Krankheitsbild bereits im Kapitel »Akutes Abdomen« besprochen. Auch nach einer Laparoskopie kann freie Luft in der Peritonealhöhle zu weniger akuten diffusen Abdominalschmerzen Anlaß geben.

Tab. 17. Andere intraabdominale Erkrankungen.

Peritonealerkrankungen
   Peritonitis
   Peritonealmesotheliom
   Peritonealkarzinose

Pneumoperitoneum
Intraabdominale Abszeßbildungen
   subphrenischer Abszeß

Retroperitoneales Hämatom

Bei jedem Patienten mit persistierendem Fieber und anamnestischen Hinweisen auf kürzlich abgelaufene Operationen oder einer kurz zuvor stattgehabten abdominalen Sepsis muß ein intraabdominaler Abszeß in die Differentialdiagnose einbezogen werden. Entsprechend seiner Lokalisation führt er je nach Größe zu mehr oder weniger ausgeprägten, lokalisierten Schmerzen. Laborchemisch findet sich eine entzündliche Konstellation, welche fakultativ mit einer Erhöhung der Laktat-Dehydrogenase kombiniert ist. Die Sonographie und das CT werden in den meisten Fällen die Diagnose sichern. Im Falle des subphrenischen Abszesses sind der ipsilaterale Schulterschmerz und die Dyspnoe manchmal die allein führenden Symptome.

Das retroperitoneale Hämatom geht häufig mit diffusem Abdominalschmerz einher, welcher typischerweise in die Flanken und die Beine ausstrahlt. Je nach Ursache ist diese Erkrankung von einer mehr oder weniger stark ausgeprägten Kreislaufreaktion begleitet. Bei einem Teil der Patienten kann die Diagnose bereits sonographisch weitgehend gesichert werden. In den übrigen Fällen wird sie entweder durch das Computertomogramm oder erst durch die Laparatomie gestellt.

Abdominalschmerzen bei extraabdominalen Erkrankungen

Eine Fülle extraabdominaler Erkrankungen kann mit mehr oder weniger starken lokalen oder diffusen Abdominalschmerzen einhergehen (Tab. 18).

1. Kardiopulmonale Erkrankungen

Vor allem bei Schmerzen im Bereich des Oberbauches müssen kardiale und pulmonale Erkrankungen in die differentialdiagnostischen Überlegungen einbezogen werden. Aufgrund der Auskultation und der Röntgenthoraxuntersuchung kann eine pulmonale Erkrankung weitgehend ausgeschlossen werden. Ein Myokardinfarkt im Bereich der Hinterwand äußert sich manchmal nur durch Schmerzsymptome im Bereich des Epigastriums oder des linken Oberbauches. Bei gleichzeitig bestehender Übelkeit und Erbrechen ist er besonders von der akuten Pankreatitis differentialdiagnostisch abzugrenzen. Neben dem Elektrokardiogramm bieten jedoch die infarkttypischen Enzyme in ihrem speziellen Verlauf die Möglichkeit einer Differenzierung. Zur speziellen Diagnostik der in Tab. 18 aufgeführten Krankheitsbilder sei auf die entsprechenden anderen Buchkapitel verwiesen.

2. Erkrankungen der Wirbelsäule, der Hüftgelenke und der Beckenvenen

Ein radikuläres Syndrom bei Radikulitis oder Diskopathie führt zu segmentalen, z.T. halbseitigen Schmerzsyndromen. Die erhebliche Einschränkung der Beweglichkeit der

Wirbelsäule im Falle einer Diskopathie oder die starke Druckschmerzhaftigkeit im Bereich der befallenen Spinalwurzel macht die vertebragene Genese wahrscheinlich. Knochenerkrankungen der Wirbelsäule (Osteoporose, Metastasen u. a.), welche in seltenen Fällen auch zu unbestimmten Schmerzen im Bauchraum führen können, werden mit Hilfe der Röntgennativaufnahme der Wirbelsäule und evtl. durch das Skelettszintigramm diagnostiziert.

Bei Schmerzen im Bereich des rechten oder linken Unterbauches sollte stets auch eine Hüftgelenkserkrankung oder eine Beckenvenenthrombose differentialdiagnostisch erwogen werden. Ödem, Überwärmung und Rötung eines Beines mit entsprechender Umfangsdifferenz zum anderen Bein lassen schon klinisch die Diagnose einer Venenthrombose vermuten. Die Phlebographie sichert sie. Auf eine Hüftgelenkserkrankung weist anamnestisch ein schon

Tab. 18. Extraabdominale Erkrankungen.

1. *Kardiopulmonale Erkrankungen*
   Basale Pneumonie
   Basale Pleuritis
   Lungenembolie
   Pneumothorax
   Myokardinfarkt
   Myo-, Perikarditis

2. *Erkrankungen der Wirbelsäule, der Hüftgelenke und der Beckenvenen*
   Wirbelsäulenerkrankungen
     Diskopathie
       Knochenerkrankungen (Osteoporose, Metastasen, deg. Veränderungen)
   Hüftgelenkserkrankungen
   Beckenvenenthrombose

3. *Neurologische und psychiatrische Erkrankungen*
   Neuritiden
   Herpes zoster
   Radikulitis
   Tabes dorsalis
   Kausalgie
   Abdominale Epilepsie
   Abdominale Migräne
   Neurose
   Psychose

4. *Hämatologische Erkrankungen*
   Sichelzellanämie
   Hämolytische Anämie
   Hämophilie

5. *Immunologisch bedingte Erkrankungen*
   Purpura Schönlein-Henoch
   Allergische Reaktionen (Nahrungsmittelallergie?)
   Kollagenosen
     Progressive Sklerodermie
     systemischer Lupus erythematodes
     Dermatomyositis
     Sharp-Syndrom
   Panarteriitis nodosa
   Morbus Behçet
   C_1-Esterase-Inhibitor-Mangel

Tab. 18. **Fortsetzung.**

6. *Stoffwechselerkrankungen und Endokrinopathien*
   Hepatische Porphyrien
      akute intermittierende Porphyrie
      Porphyria variegata
   Diabetische Ketoazidose
   Hypoglykämie
   NNR-Insuffizienz
   Phäochromozytom
   Hämochromatose
   Hyperlipidämie
   Hyperthyreose
   Urämie
   Pellagra

7. *Medikamentenabusus und Intoxikationen*
   Laxantienabusus
   KCl- und NaCl-Tabletten-Einnahme
   Morphinintoxikation und Entzugserscheinungen
   Intoxikationen durch Blei, Thallium und Arsen

8. *Infektionen*
   Enteritis (Typhus, Paratyphus, Salmonellose, Shigellose u. a.)
   Parasitosen (Trichinose, Askaridiasis, Trichiuriasis, Taenien)
   Mononukleose
   Toxoplasmose
   HIV-Infektion

9. *Andere Erkrankungen*
   Familiäres Mittelmeerfieber
   Muskelerkrankungen (Myositiden, Morbus Bornholm)
   Spinnenbißkrankheit (Black widow spider disease)

lange bestehendes Hüftgelenksleiden hin. Die Auslösung oder Verstärkung der Beschwerden durch Bewegungen im Bereich des Gelenkes macht die Diagnose wahrscheinlich. Die Beckenübersichtsaufnahme und die Röntgenuntersuchung des Hüftgelenkes in 2 Ebenen zeigen entsprechende Veränderungen.

3. Neurologische und psychiatrische Erkrankungen

Auch neuritische Beschwerden, welche z. B. beim Herpes zoster segmental, meist asymmetrisch auftreten und mit typischen Hautefflorezenzen einhergehen, können zu einer lokalisierten abdominalen Schmerzsymptomatik führen. Das halbseitige Auftreten und die segmentale Anordnung führen bereits bei der klinischen Untersuchung zur Diagnose. Heftige kolikartige Bauchschmerzen mit starkem Erbrechen sind Symptome einer viszeralen Krise bei Tabes dorsalis. Der fehlende Patellarsehnenreflex und das Argyll-Robertson-Pupillenphänomen (kleine, unterschiedlich große Pupillen mit fehlender Lichtreaktion bei erhaltener Akkommodationsreaktion) lassen an die Diagnose denken. Die Luesserologie (TPHA, FTA-ABS, VDRL) sichert die Diagnose. Die Kausalgie und die abdominalen Manifestationen einer Epilepsie oder einer Migräne als Ursachen von Abdominalschmerzen seien nur der Vollständigkeit halber erwähnt. Ohne eindeutigen Zusammenhang mit einer Nervenschädigung (Kausalgie) bzw. ohne typische neurologische Begleiterscheinungen (Epilepsie, Migräne) sind diese Diagnosen nur unter größtem Vorbehalt zu stellen (oft Verlegenheitsdiagnose!). Abdominalschmerzen als Symptom von neurotischen Fehlhaltungen und bei Psychosen sind nur durch eine exakte psychopathologische Diagnostik unter Ausschluß organischer Ursachen eindeutig einzuordnen.

4. Hämatologische Erkrankungen (Abb. 8)

Bei den hämatologischen Erkrankungen ist an die Sichelzellanämie, die Hämophilie und an andere hämolytische Anämien (besonders bei akuter Exazerbation) zu denken. Die spezielle richtungweisende und sichernde Diagnostik ist in Abb. 8 dargestellt.

5. Immunologisch bedingte Erkrankungen (Abb. 9)

Auch im Rahmen immunologischer Erkrankungen kann es neben einer Vielzahl anderer Symptome zu Abdominalschmerzen kommen. Typisch ist diese Manifestation für die Purpura Schoenlein-Henoch, ein Krankheitsbild, welches meist bei Kindern und Jugendlichen in Zusammenhang mit einem vorausgegangenen Streptokokkeninfekt auftritt. Das typische klinische Bild mit einem hämorrhagischen petechialen Exanthem der Streckseiten (vor allem der unteren Extremitäten), Gelenkschmerzen und glomerulärer Beteiligung (Hämaturie) macht die Diagnose wahrscheinlich. Gerinnungsparameter und Thrombozyten sind nicht verändert. Auch bei allergischen Reaktionen (Serumkrankheit, Nahrungsmittelallergie) können, wie auch bei den Kollagenosen, Abdominalschmerzen auftreten. Auch die Panarteriitis nodosa, der Morbus Behçet und der C_1-Esterase-Inhibitor-Mangel können mit

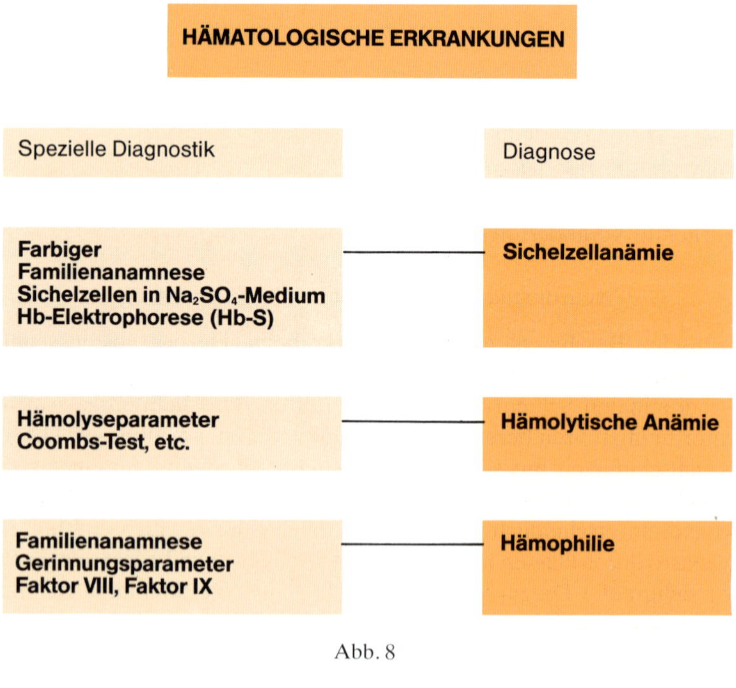

HÄMATOLOGISCHE ERKRANKUNGEN

Spezielle Diagnostik	Diagnose
Farbiger Familienanamnese Sichelzellen in Na_2SO_4-Medium Hb-Elektrophorese (Hb-S)	Sichelzellanämie
Hämolyseparameter Coombs-Test, etc.	Hämolytische Anämie
Familienanamnese Gerinnungsparameter Faktor VIII, Faktor IX	Hämophilie

Abb. 8

IMMUNOLOGISCH BEDINGTE ERKRANKUNGEN

Spezielle Diagnostik	Diagnose
Anamnese: Streptokokkeninfekt Purpura, Hämaturie Arthralgien Jugendliches Alter	Purpura Schönlein-Henoch
Eosinophilie Auslaßversuch Testung (Exposition)	Allergische Reaktion
Autoimmunphänomene Histologie	Panarteriitis nodosa Kollagenosen
Aphthen (Mund, Genitale) Uveitis Polyarthritis Histologie	Morbus Behçet
Angioödem C_1-Esterase-Inhibitor i. S.	C_1-Esterase-Inhibitor-Mangel

Abb. 9

Schmerzen im Bauchraum einhergehen. Die richtungweisende und sichernde Diagnostik ist in der Abb. 9 dargestellt.

6. Stoffwechselerkrankungen und Endokrinopathien (Abb. 10)

Besonders bei der akuten, intermittierenden hepatischen Porphyrie und der diabetischen Ketoazidose können starke Abdominalschmerzen auftreten. Das klinische Bild der akuten intermittierenden Porphyrie ist durch intermittierende, krampfartige Abdominalschmerzen in Kombination mit motorischen Lähmungen und zerebralen Erscheinungen (epileptiforme Anfälle, Koma, Verwirrtheit) gekennzeichnet. Die Auslösung durch barbiturathaltige Medikamente ist typisch. Diagnostisch richtungweisend ist der im Anfall rötliche Urin, welcher beim Stehenlassen noch nachdunkelt. Diagnostisch sichernd ist der Nachweis von Porphobilinogen und Delta-Amino-Lävulinsäure im Urin. Auch die Porphyria variegata kann mit Abdominalbeschwerden einhergehen. Die blutchemischen Konstellationen bei den verschiedenen Porphyrieformen sind im Kapitel »Pigmentanomalien« ausführlich dargestellt.

Die diabetische Ketoazidose bietet bei typischer klinischer Ausprägung (Kußmaulsche Azidoseatmung, Erbrechen, Hyperglykämie) differentialdiagnostisch meist keine Schwierigkeiten. In seltenen Fällen kann es auch im Rahmen einer Hypoglykämie zu Abdominalschmerzen kommen. Auch bei der Hyperlipidämie, der Hämochromatose, der Nebenniereninsuffizienz, dem Phäochromozytom, der Hyperthyreose und der Urämie sind Abdominalschmerzen diffuser Art fakultative Zusatzsymptome. Der Vollständigkeit halber sei an dieser

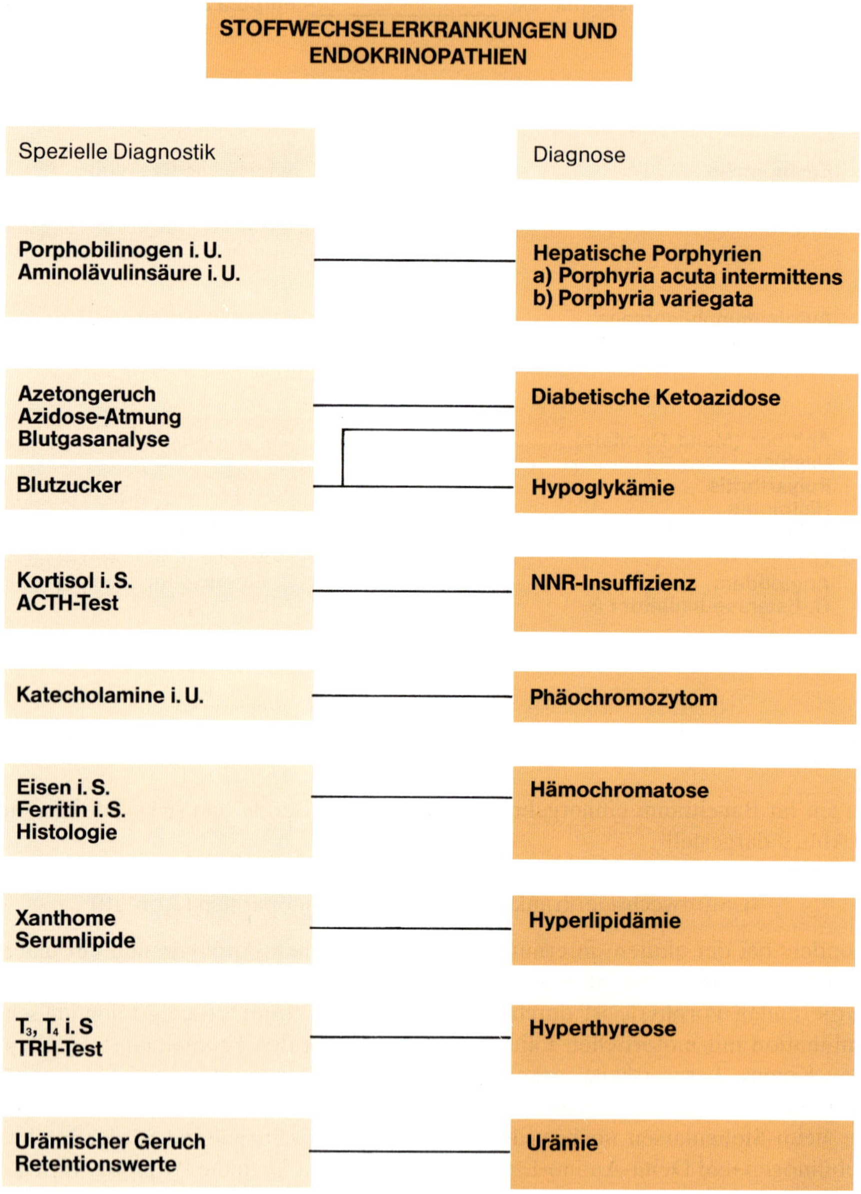

STOFFWECHSELERKRANKUNGEN UND ENDOKRINOPATHIEN

Spezielle Diagnostik	Diagnose
Porphobilinogen i. U. Aminolävulinsäure i. U.	Hepatische Porphyrien a) Porphyria acuta intermittens b) Porphyria variegata
Azetongeruch Azidose-Atmung Blutgasanalyse	Diabetische Ketoazidose
Blutzucker	Hypoglykämie
Kortisol i. S. ACTH-Test	NNR-Insuffizienz
Katecholamine i. U.	Phäochromozytom
Eisen i. S. Ferritin i. S. Histologie	Hämochromatose
Xanthome Serumlipide	Hyperlipidämie
T_3, T_4 i. S TRH-Test	Hyperthyreose
Urämischer Geruch Retentionswerte	Urämie

Abb. 10

Stelle noch der Niazinmangel (Pellagra) erwähnt. Die richtungweisende und sichernde Diagnostik der Erkrankungen ist in Abb. 10 dargestellt.

7. Medikamentenabusus und Intoxikationen

Laxantienabusus kann bei sich entwickelnder Hypokaliämie zu einem paralytischen Ileus mit entsprechender klinischer Symptomatik führen. Auch bei einer oralen Kaliumchlorid- oder Natriumchloridsubstitution kann es durch Ausbildung von zirkulär stenosierenden Dünndarmulzera zu kolikartigen Schmerzen kommen. Diese treten hauptsächlich nach dem Essen auf und sind von Übelkeit und Erbrechen begleitet. Auf eine Morphinintoxikation weisen neben den psychischen Symptomen stecknadelkopfenge Pupillen und multiple Injektionsstellen im Bereich der verschiedenen peripheren Venen hin. Auch Vergiftungen durch Blei, Thallium und Arsen können mit heftigen, kolikartigen Abdominalschmerzen einhergehen. Die Bleiintoxikation wird bei entsprechender Exposition durch den Bleisaum der Gingiva, die bestehende Anämie mit basophiler Tüpfelung der Erythrozyten und den Nachweis einer erhöhten Ausscheidung von Delta-Amino-Lävulinsäure im Urin gesichert.

8. Infektionen (Abb. 11)

Die Gastroenteritis und Enterokolitis wurden bereits bei den Erkrankungen des Darmes erwähnt. Da die schwere Diarrhoe bei diesen Krankheitsbildern oft das Leitsymptom ist, sei in bezug auf die spezielle Diagnostik auf das Kapitel »Diarrhoe« verwiesen. Neben den bakteriellen Infektionen können auch Parasitosen, die Mononukleose und die Toxoplasmose mit diffusen Abdominalschmerzen einhergehen. Ähnliche Symptome sind auch bei der HIV-Infektion (AIDS) möglich – hervorgerufen durch die Infektion mit oportunistischen Keimen wie Toxoplasmen und atypische Mykobakterien –, so daß bei entsprechender Anamnese auch diese Erkrankung in die differentialdiagnostischen Überlegungen mit einbezogen werden muß. Die richtungsweisende und sichernde Diagnostik ist in Abb. 11 dargestellt.

9. Andere Erkrankungen

Diffuser Abdominalschmerz ist eine der häufigsten Manifestationen des familiären Mittelmeerfiebers. Diese Erkrankung – autosomal rezessiv vererbt – tritt gehäuft bei Juden, Armeniern und Bewohnern Kleinasiens auf. Neben den periodisch auftretenden plötzlichen Bauchschmerzen mit peritonitischen Zeichen kommt es im akuten Anfall, welcher 24–48 Stunden dauert, zu hohem Fieber zwischen 38 und 40 °C. In 75% der Fälle besteht eine Pleuritis und eine Arthritis. Hautmanifestationen (schmerzhafte erythematöse Plaques) finden sich in 25–30% der Fälle. Bei entsprechender ethnischer Zugehörigkeit und bekanntem Krankheitsbild bei anderen Familienmitgliedern läßt sich die Diagnose leicht stellen. Fehlt eine entsprechende Familienanamnese, wird die Diagnose schwierig und kann häufig erst nach Ausschluß anderer Erkrankungen (akute Appendizitis, akute Pankreatitis, Porphyrie, Cholezystitis, Ileus, u. a.) gestellt werden. Über Jahre rezidivierende Fieberschübe geben anamnestische Hinweise. Bei einigen Patienten wird die Erkrankung von einer Amyloidose, welche durch die Rektumbiopsie gesichert werden kann, begleitet. Einen spezifischen, die Diagnose sichernden Befund gibt es nicht. Auch eine Myositis und der Morbus Bornholm sind als Ursachen von Abdominalschmerzen zu erwähnen. Bei der Myositis findet sich eine Erhöhung der Kreatinphosphokinase, und die Diagnose kann letztlich histologisch durch die Muskelbiopsie gesichert werden. Der Morbus Bornholm zeigt neben den abdominalen Beschwerden häufig einen bewegungs- und atemabhängigen

INFEKTIONEN

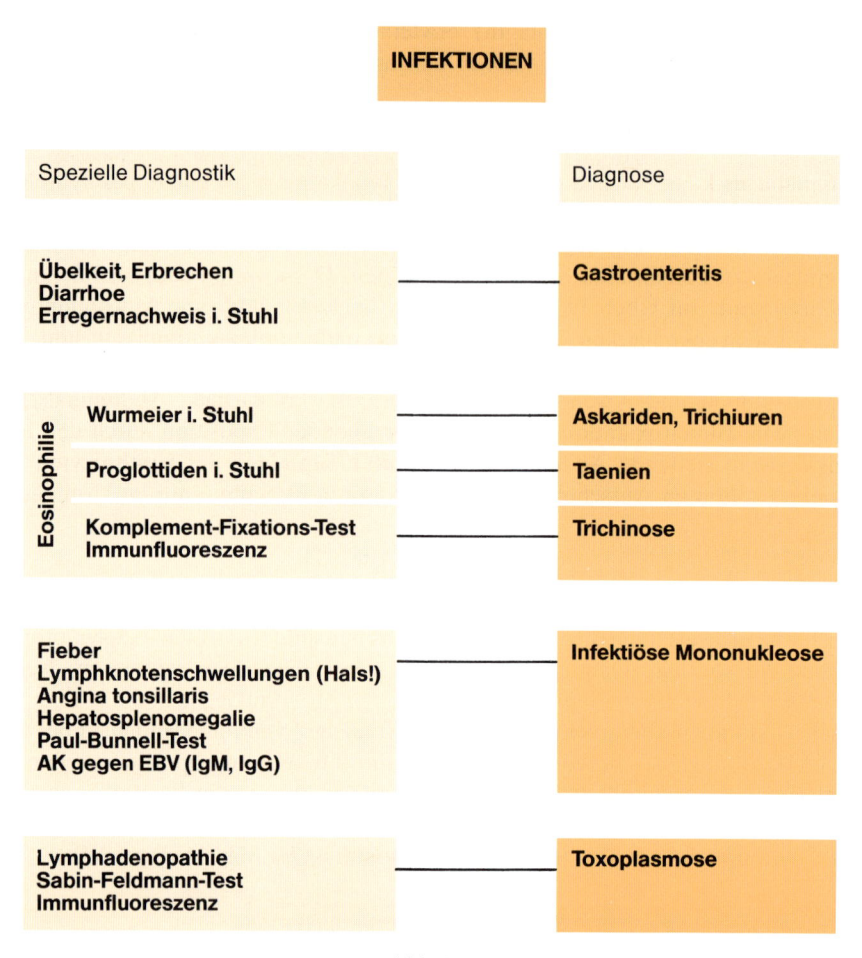

Spezielle Diagnostik	Diagnose
Übelkeit, Erbrechen / Diarrhoe / Erregernachweis i. Stuhl	Gastroenteritis
Eosinophilie — Wurmeier i. Stuhl	Askariden, Trichiuren
Eosinophilie — Proglottiden i. Stuhl	Taenien
Eosinophilie — Komplement-Fixations-Test / Immunfluoreszenz	Trichinose
Fieber / Lymphknotenschwellungen (Hals!) / Angina tonsillaris / Hepatosplenomegalie / Paul-Bunnell-Test / AK gegen EBV (IgM, IgG)	Infektiöse Mononukleose
Lymphadenopathie / Sabin-Feldmann-Test / Immunfluoreszenz	Toxoplasmose

Abb. 11

Schmerz im Bereich der unteren Rippenapertur (Pleurodynie). Eine gleichzeitig bestehende Pleuritis, Orchitis, Epididymitis, Perikarditis oder Myokarditis läßt die Diagnose vermuten. Der serologische Nachweis einer Coxsackie-B-Infektion (meist B3 oder B4) sichert die Diagnose.

Bei Aufenthalten in Nordamerika muß auch an die Spinnenbißkrankheit (»black widow spider disease«) gedacht werden. Nach dem Biß der Spinne kommt es bei dem Betroffenen zu schweren krampfartigen Abdominalschmerzen. Typischerweise besteht kein lokaler Druckschmerz. Eine allgemeine Muskelsteife und eine Ausstrahlung der Schmerzen in die Beine wird häufig gefunden. Diagnostisch hilfreich kann die intravenöse Injektion von 10%iger Kalziumglukonatlösung sein, welche eine allerdings nur vorübergehende dramatische Besserung der Symptome bewirkt.

Differentialdiagnostisches Spektrum

Erkrankungen der Gallenblase und Gallenwege
Cholelithiasis
Akute und chronische Cholezystitis
Cholangitis
Gallenblasenhydrops/-empyem
Gallenblasengangrän/-perforation
Stieldrehung der Gallenblase
Papillenstenose
    Papillentumor
    Papillitis stenosans
    Striktur
Neoplasien
Hämobilie
Intrahepatische Cholostase (selten Schmerzen)
Sklerosierende Cholangitis (selten Schmerzen)
Anomalien der Gallenblase und Gallenwege
Caroli-Syndrom
Dyskinesien der Gallenwege
Postcholezystektomiesyndrom

Erkrankungen der Leber
Hepatitis (infektiös, Alkohol, Medikamente)
Akute Stauungsleber
    Akute Rechtsherzinsuffizienz
    Pericarditis constrictiva
    Budd-Chiari-Syndrom
Lebertumoren
    Benigne: Hämangiome, Zysten, FNH
    Maligne: Metastase, primäres Leberzellkarzinom, Hämangioendotheliosarkom
Leberabszeß
Leberechinokokkus
Perihepatitis acuta gonorrhoica

Erkrankungen der Niere und ableitenden Harnwege
Nephrolithiasis
Ureterolithiasis
Akute Pyelonephritis
Zystopyelitis
Hydronephrose
Anomalien (mit Ureterkompression)
Zystennieren
Neoplasien (Hypernephrom, Wilms-Tumor u. a.)
Nierenabszeß
Perinephritischer Abszeß
Papillennekrose

Niereninfarkt
Nierenvenenthrombose
Zystitis
Harnblasentumoren
Akute Harnverhaltung

Erkrankungen der Milz
Milzruptur
Splenomegalie (z. B. bei CML, Sepsis, Malaria u. a.)
Milzzysten
Milzinfarkt
Milzvenenthrombose

Pankreaserkrankungen
Akute Pankreatitis
Chronische Pankreatitis
Pankreaszyten (kongenitale, Retentions- und Pseudozysten)
Pankreastumoren (Karzinom, Zystadenom)

Erkrankungen im Bereich des Genitale
Extrauteringravidität
Tubargravidität (Tubarruptur → akutes Abdomen)
Stielgedrehte Ovarialzyste (→ akutes Abdomen)
Endometriose
Adnexitis
Akute Pelvitis (→ akutes Abdomen)
»Mittelschmerz«
Ruptur einer Corpus-luteum-Zyste
Uterustumoren (Myome, Karzinome)
Infektionen des Uterus
Hoden- und Nebenhodenaffektionen

Erkrankungen der Gefäße
Organinfarkt (Niere, Milz)
Mesenterialinfarkt
Mesenterialwurzeldrehung
Mesenterialvenenthrombose
Organvenenthrombose (Niere, Milz, Budd-Chiari-Syndrom)
Pfortaderthrombose
Angina abdominalis
Aortoiliakales Steal-Syndrom
Leriche-Syndom
Aortenaneurysma

Erkrankungen des Ösophagus, des Magens und des Duodenums
Ösophagitis
Achalasie
Ösophagospasmus

Ösophagusruptur
Ösophagustumor
Fremdkörper im Bereich des Ösophagus
Mallory-Weiss-Syndrom
Ulcus ventriculi
Ulcus duodeni
Akute Gastritis
Erosive Gastritis
Magentumoren
    Benigne: Polypen, Leiomyome u. a.
    Maligne: Karzinome, Sarkome, Lymphome u. a.
Hiatushernie
    Paraösophageale Hernie
Pylorusstenose
Schmerzsyndrome bei operiertem Magen
    Ulcus pepticum jejuni
    Anastomositis
Nach Billroth-II-Operation:
    Spätkarzinom im Anastomosenbereich
    Syndrom der zuführenden Schlinge
Duodenaldivertikel
Zollinger-Ellison-Syndrom
Reizmagen
Aerophagie
Akute Magendilatation

Erkrankungen des Dünndarms, des Kolons und des Mesenteriums
Äußere Hernien
    Epigastrische Hernie
    Nabelhernie
    Inguinalhernie
    Femoralhernie
Zwerchfellhernien
    Hiatushernie
    Morgagnische Hernie
    Bochdaleksche Hernie
    Traumatische Hernie
Akute Enteritis und Enterokolitis
Enteritis regionalis (Morbus Crohn)
Colitis ulcerosa
Akute Appendizitis
Perityphlitischer Abszeß
Entzündung eines Meckelschen Divertikels
Mesenteriale Lymphadenitiden (unspezifisch, Yersinien)
Akute Divertikulitis
Kolontumoren (z. B. Polypen, Karzinome u. a.)
Dünndarmtumoren (Neurinom, Leiomyom, Schwannom, Karzinoid u. a.)
Ileus

Peritonitis
Intestinale Pseudoobstruktion
Briden
Stieldrehung einer Appendix epiploica
Meteorismus
Irritables Kolon
Chilaiditi-Syndrom
Tuberkulose der Ileozökalregion
Maligne atrophische Papulose (Morbus Köhlmeier-Degos)
Pneumatosis cystoides intestinalis

Andere intraabdominale Erkrankungen
Peritonealerkrankungen
    Peritonitis
    Peritonealmesotheliom
    Peritonealkarzinose
Pneumoperitoneum
Intraabdominale Abszeßbildungen
    Subphrenischer Abszeß
Retroperitoneales Hämatom

Extraabdominale Erkrankungen
Kardiopulmonale Erkrankungen
    Basale Pneumonie
    Basale Pleuritis
    Lungenembolie
    Pneumothorax
    Myokardinfarkt
    Myo-/Perikarditis
Erkrankungen der Wirbelsäule, der Hüftgelenke und der Beckenvenen
    Wirbelsäulenerkrankungen
        Diskopathie
        Knochenerkrankungen (Osteoporose, Metastasen, deg. Veränderungen)
    Hüftgelenkserkrankungen
    Beckenvenenthrombose
Neurologische und psychiatrische Erkrankungen
    Neuritiden
    Herpes zoster
    Radikulitis
    Tabes dorsalis
    Kausalgie
    Abdominale Epilepsie
    Abdominale Migräne
    Neurose
    Psychose
Hämatologische Erkrankungen
    Sichelzellanämie

Hämolytische Anämie
Hämophilie
Immunoligisch bedingte Erkrankungen
   Purpura Schoenlein-Henoch
   Allergische Reaktionen (Nahrungsmittelallergie?)
   Kollagenosen
      Progressive Sklerodermie
      Systemischer Lupus erythematodes
      Dermatomyositis
      Sharp-Syndrom
   Panarteriitis nodosa
   Morbus Behçet
   C1-Esterase-Inhibitor-Mangel
Stoffwechselerkrankungen und Endokrinopathien
   Hepatische Porphyrien
      Akute intermittierende Porphyrie
      Porphyria variegata
   Diabetische Ketoazidose
   Hypoglykämie
   NNR-Insuffizienz
   Phäochromozytom
   Hämochromatose
   Hyperlipidämie
   Hyperthyreose
   Urämie
   Pellagra
Medikamentenabusus und Intoxikationen
   Laxanthienabusus
   KCl- und NaCl-Tabletten-Einnahme
   Morphinintoxikationen und Entzugserscheinungen
   Intoxikationen durch Blei, Thallium, Arsen
Infektionen
   Enteritis (Typhus, Paratyphus, Salmonellose, Shigellose u. a.)
   Parasitosen (Trichinose, Askaridiasis, Trichiuriasis, Taenien)
   Mononukleose
   Toxoplasmose
   HIV-Infektion
Andere Erkrankungen
   Familiäres Mittelmeerfieber
   Muskelerkrankungen (Myositiden, Morbus Bornholm)
   Spinnenbißkrankheit (black widow spider disease)

Literatur

BRAUNWALD E, ISSELBACHER K J, PETERSDORF R G, WILSON J D, MARTIN J B, FAUCI A S. Harrison's Principles of Internal Medicine. 11th ed. New York, St. Louis, San Francisco: McGraw-Hill 1988.
CASTELL D O. Gastroesophageal reflux: Pathogenesis, diagnosis, therapy. Ann Intern Med 1982; 97: 93.
DEMLING L. Klinische Gastroenterologie I u. II. 2. Aufl. Stuttgart: Thieme 1984.
FRIESEN S R. Tumors of the endocrine pancreas. N Engl J Med 1982; 306: 580.
GREESTEIN A J ET AL. The extraintestinal complications of ulcerative colitis and Chron's disease: A study of 700 patients. Medicine 1976; 55: 401.
HAFTER E. Erkrankungen der steinfreien Gallenblase. Dtsch Med Wochenschr 1961; 86: 2043.
SCHMITZ-MOORMAN P, THOMAS C, GEBERT G, GEROK W. Grundlagen der klinischen Medizin 2: Verdauungsapparat. Stuttgart, New York: Schattauer 1989.
SHERLOCK S. Diseases of the Liver and Biliary System 7th ed. London: Blackwell 1985.
SHERMAN D I C, FINLAYSON N D C. Diseases Gastrointestinal tract and Liver. Edinburgh: Churchill Livingstone 1989.
SILEN W. Cope's Early Diagnosis of the Acute Abdomen, 16th ed. London, Oxford: Oxford University Press 1983.
SLEISENGER M H, FORDTRAN J S. Gastrointestinal Disease 2nd ed. Philadelphia: Saunders 1978.
VALMAN H B. Acute abdominal pain. Br Med J 1981; 282: 1858.

Übelkeit und Erbrechen

H. M. Steffen und H. Feltkamp

Definition und Abgrenzung

Übelkeit und Erbrechen sind nicht nur uncharakteristische Begleitsymptome bei vielen internistischen Erkrankungen, sondern werden auch bei verschiedenen neurologisch-psychiatrischen, ophthalmologischen oder otologischen Krankheitsbildern beobachtet. So kann Erbrechen Ausdruck einer akut aufgetretenen lebensbedrohlichen Erkrankung sein (akute Pankreatitis, Ileus, Herzinfarkt, hypertensive Krise) oder Leitsymptome eines chronischen psychopathologischen Prozesses (z. B. Anorexia nervosa). Das differentialdiagnostische Konzept hat daher in erster Linie das Ziel, eine vital bedrohliche Erkrankung sicher und schnell zu diagnostizieren, insbesondere im Hinblick auf die Entscheidung operative oder konservative Therapie.

Schwallartiges Erbrechen ohne vorausgehende Übelkeit findet sich häufig bei intrakranieller Drucksteigerung, z. B. bei Schädel-Hirn-Trauma, zerebraler Blutung oder Hirntumor. Der **Zeitpunkt des Erbrechens** läßt gewisse diagnostische Schlüsse zu. Erbrechen während oder direkt nach einer Mahlzeit kommt häufig aus psycho-neurotischer Ursache vor, gelegentlich auch beim peptischen Ulkus, Magenkarzinom oder einer Gastritis. Ein bis zwei Stunden nach dem Essen auftretende Übelkeit und Erbrechen weisen auf eine Schwermetallvergiftung hin, plötzlich einsetzendes Erbrechen, u. U. begleitet von einer Diarrhoe, sollte an eine Nahrungsmittelintoxikation etwa mit Staphylococcus-aureus-Enterotoxin denken lassen. Tritt das Erbrechen erst sechs bis zwölf Stunden nach der Nahrungszufuhr auf, muß eine Magenausgangsstenose oder Motilitätsstörung, etwa bei diabetischer Gastroparese, in Betracht gezogen werden. Morgendliches Erbrechen bereits vor der ersten Nahrungsaufnahme ist für Schwangerschaft, chronischen Alkoholismus und Urämie charakteristisch. Empfindet der Patient nach dem Erbrechen Erleichterung, spricht dies eher für eine intestinale Passagestörung. Auch können **Aussehen und Geruch des Erbrochenen** diagnostisch gewertet werden. Galliges Erbrechen tritt häufig nach Magenresektion auf und wird möglicherweise durch den Reflux von Gallen- und Pankreassaft ausgelöst. Unverdaute Nahrungsbestandteile ohne bitteren Beigeschmack werden bei Achalasie, Ösophagus- und Pharynxdivertikeln oder stenosierenden Ösophaguserkrankungen erbrochen. Beim sehr seltenen Zollinger-Ellison-Syndrom besteht der erbrochene Mageninhalt aus reinem, stark azidem Magensaft. Ein fäkulentes Erbrechen deutet auf eine intestinale Wegsamkeitsstörung, eine Peritonitis mit Ileus, eine gastrokolische Fistel, einen ischämischen Prozeß oder auf eine bakterielle Besiedlung des Mageninhaltes nach langer Stase hin.

Diagnostische Anhaltspunkte lassen sich ebenfalls aus dem Krankheitsverlauf (akutes oder chronisches Erbrechen) und dem Nachweis von Gewichtsverlust, abdominellen Resistenzen, Schmerzsymptomatik, sichtbarer abdomineller Peristaltik, Plätschergeräuschen, einer inguinalen Hernie, einem Ikterus, einer Dysphagie oder der anamnestischen Angabe eines vorangegangenen bauchchirurgischen Eingriffs gewinnen. Beim älteren Menschen sollte auch an die Möglichkeit eines Mesenterialinfarktes gedacht werden.

Tab. 1. **Checkliste Übelkeit und Erbrechen.**

Intoxikationen (akzidentell/suizidal)
Medikamente: Digitalis, Zytostatika, Antibiotika, Antirheumatika, Östrogene, Levodopa, Eisensulfat, Kaliumchlorid, Aminophyllin, Chinin, Chinidin, PAS, Vitamin A, D u. a.
Genuß- und Rauschgifte: Alkohol, Nikotin, Opiate
Gewerbliche Gifte:
    Lösungsmittel: Säuren, Laugen, halogenierte Kohlenwasserstoffe, Terpentine, Benzin, Detergentien, Tenside
    Gase: Kohlenmonoxid
    Metalle: Blei, Quecksilber, Thallium, Cadmium, Zink, Arsen, Phosphor, Chrom, Barium
    Insektizide: Organochlor-Insektizide (z. B. DDT), Cholinesterase-Blocker (z. B. E 605)

Begleitsymptome
Fieber (s. auch Kap. »Status febrilis«)
Schmerzen (s. auch Kap. »Akutes Abdomen«)
Bluterbrechen (s. auch Kap. »Gastrointestinale Blutung«)
Diarrhoe (s. auch Kap. »Diarrhoe«)
Ikterus (s. auch Kap. »Ikterus und Cholestase«)
Koma (s. auch Kap. »Koma«)
Gewichtsverlust

Nahrungsmittel
Allergie: Kuhmilch, Eiklar, Fisch, Schokolade, Zitrusfrüchte, Gemüse, Nüsse u. a.
Intoxikation: Muscheln, Pilze, Verunreinigung durch Schwermetall- oder Insektizidrückstände
Kontamination: Toxine von Staphylococcus aureus, Bacillus cereus, Clostridium perfringens, Non-Cholera-Vibrionen

Umgebungserkrankungen
Infektiöse Gastroenteritis
    Bakteriell: Salmonellen, E. coli, Shigellen
    Viral: Echo-, Adeno-, Corona-, Rota-, Norwalk-Viren
    Parasitär: Anisakis simplex (Heringswurm)
Akute Hepatitis

Reise/Tropenaufenthalt
Psychoneurose
Amenorrhoe
Strahlentherapie
Abdomen-Chirurgie

Diagnostisches Vorgehen

Diagnostische Phase I: anamnestische Hinweise (Abb. 1)

Bei der Vielzahl in Frage kommender Erkrankungen, die mit Übelkeit und Erbrechen einhergehen, muß sich ein rationelles diagnostisches Vorgehen zum einen an der Akuität des Krankheitsbildes orientieren, zum anderen an begleitenden Beschwerden. **Subtile Anamneseerhebung** und **körperliche Untersuchung** liefern dabei richtungweisende Befunde. Die in der Checkliste (s. Tab. 1) aufgeführten Punkte sollen das weitere Vorgehen erleichtern. Zu den häufigen ursächlichen Faktoren zählen Alkohol- und Nikotinabusus, Gebrauch von Drogen, medikamentös bedingtes Erbrechen, Intoxikationen aus suizidaler Absicht, unbeabsichtigte Intoxikationen beim Umgang mit gewerblichen Giften, Reisekrankheit,

ÜBELKEIT UND ERBRECHEN

Phase I — Anamnestische Hinweise

Anamnese	Verdachtsdiagnose
Amenorrhoe	Schwangerschaftserbrechen
Reise	Reisekrankheit
Suizid-Versuch, Foetor/Miosis/Einstiche, Gewerbliche Gifte, Medikamente	Intoxikation
Psychoneurose	Anorexia nervosa, Bulimie
Fieber/Diarrhoe, Diarrhoe, Umgebungserkrankungen	Infektiöse Gastroenteritis, Lebensmittelintoxikation, akute Hepatitis
Tropenaufenthalt	Malaria, ARBO-Virus-Infektionen, Fleckfieber, Q-Fieber, akute Hepatitis
Allergische Diathese	Nahrungsmittelallergie
Strahlentherapie	„Strahlenkater"

Abb. 1

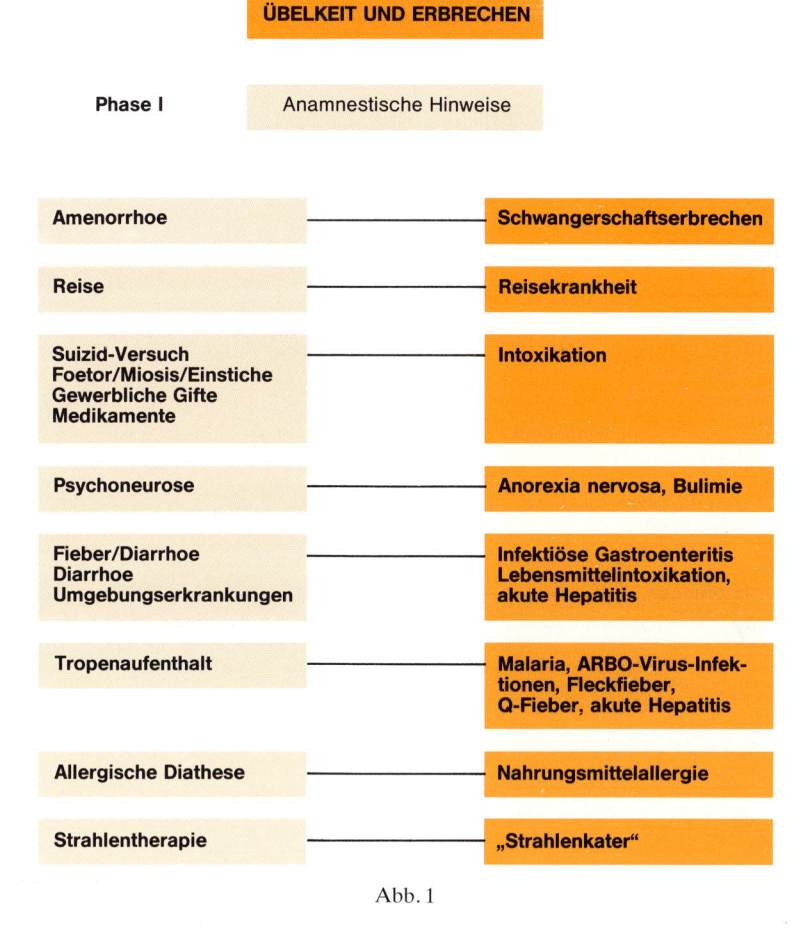

Schwangerschaft, Nahrungsmittelintoxikation, Nahrungsmittelallergie und endemisch auftretende infektiöse Gastroenteritiden. **Pilzvergiftungen** treten häufig von Juli bis September auf, meistens unter dem Bild der Gastroenteritis mit Erbrechen und Durchfällen kurz nach einer Pilzmahlzeit.

Unstillbares Erbrechen mit choleraähnlichen Stühlen mit einem langen Intervall (12 Stunden) nach der Mahlzeit ist für die Knollenblätterpilzvergiftung typisch.

Diagnostische Phase II: neurologische, ophthalmologische und otologische Erkrankungen (Abb. 2)

Zusätzlich zum Erbrechen nachweisbare Symptome, wie Schwindel, Sehstörungen, Augenschmerzen und Ohrensausen, deuten auf nichtinternistische Erkrankungen hin und erfordern eine weiterführende Diagnostik in dem entsprechenden Fachgebiet.

ÜBELKEIT UND ERBRECHEN

Phase II — Neurologische, ophthalmologische und otologische Erkrankungen

Symptome	Diagnose
Kopfschmerz, Schwindel, Meningismus, Stauungspapille, Koma, Argyll Robertson-Phänomen	Intrakranielle Drucksteigerung (Blutung, Tumor), Schädel-Hirn-Trauma, Meningitis, Migräne, Tabes dorsalis
Augenschmerzen, Sehstörungen	Glaukom
Hörstörungen, Nystagmus	Menièrescher Symptomenkomplex

Abb. 2

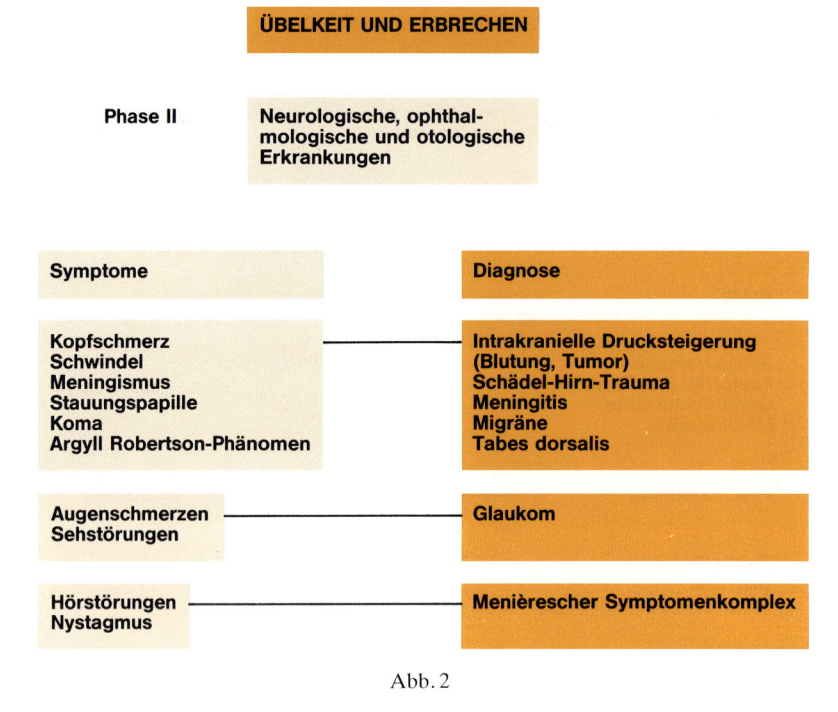

Diagnostische Phase III: Oberbauch- und Urogenitalorgane (Abb. 3)

Zu den obligatorischen Laboruntersuchungen gehören die Bestimmung von BSG, Leukozyten, rotem Blutbild, Transaminasen, alkalischer Phosphatase, Bilirubin, Serum-Amylase, Serum-Lipase und der Urinstatus. Mit diesem diagnostischen Programm läßt sich bei entsprechender klinischer Symptomatik bereits häufig die Diagnose einer akuten Pankreatitis, akuten Appendizitis, akuten Hepatitis oder einer akuten Cholezystitis stellen. Die Ultraschalluntersuchung spielt eine wesentliche Rolle als Screening-Methode, da sie ohne Risiko für den Patienten eine rasche Orientierung über die parenchymatösen und flüssigkeitsgefüllten Abdominalorgane ermöglicht und richtungweisende Befunde liefern kann, z.B. bei Cholelithiasis und einer daraus möglicherweise resultierenden Cholezystitis oder eines Gallenblasenhydrops. Eine zusätzliche Röntgenuntersuchung des Abdomens (Abdomen-Leeraufnahme) ist obligatorisch, wenn ein Ileus vermutet wird. Ebenfalls lassen sich bei dieser Untersuchung schattengebende Konkremente der Nieren und ableitenden Harnwege häufig erfassen. Gelingt dies jedoch nicht und ist bei entsprechender Schmerzsymptomatik eine Mikrohämaturie nachweisbar, sollte eine intravenöse oder Infusionsurographie auch im akuten Schmerzereignis durchgeführt werden.

Die Diagnose einer akuten Pyelonephritis kann bereits vermutet werden, wenn klinische Zeichen, Fieber und ein pathologischer Urinbefund (Leukozyturie, Bakteriurie) darauf hindeuten. Die bakteriologische quantitative und qualitative Untersuchung des Mittelstrahlurins ist zur Sicherung der Diagnose erforderlich. Bei unklaren sonographischen Befunden an Gallenblase und Gallenwegen ist ergänzend eine Cholangio-Cholezystographie durchzufüh-

ÜBELKEIT UND ERBRECHEN

Phase III — Oberbauch- und Urogenitalorgane Untersuchungsprogramm

Obligatorische Maßnahmen

Subtile Anamnese

Begleitsymptome
 Fieber
 Schmerz

Körperlicher Untersuchungsbefund
 Abwehrspannung
 Darmgeräusche
 Peristaltik
 Ikterus

Labordiagnostik
 BSG, Leukozyten, Blutbild, Transaminasen, ABL, Bilirubin, Amylase, Lipase
 Urinstatus

Abdomensonographie

- Akute Pankreatitis
- Cholezystitis / Cholelithiasis / Gallenblasenhydrops
- Akute Hepatitis
- Akute Appendizitis

Fakultative Zusatzuntersuchungen

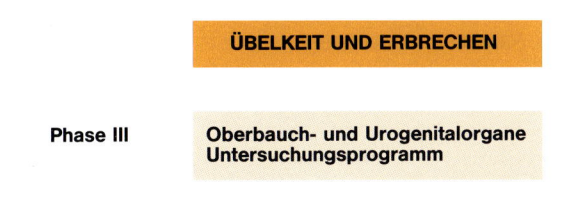

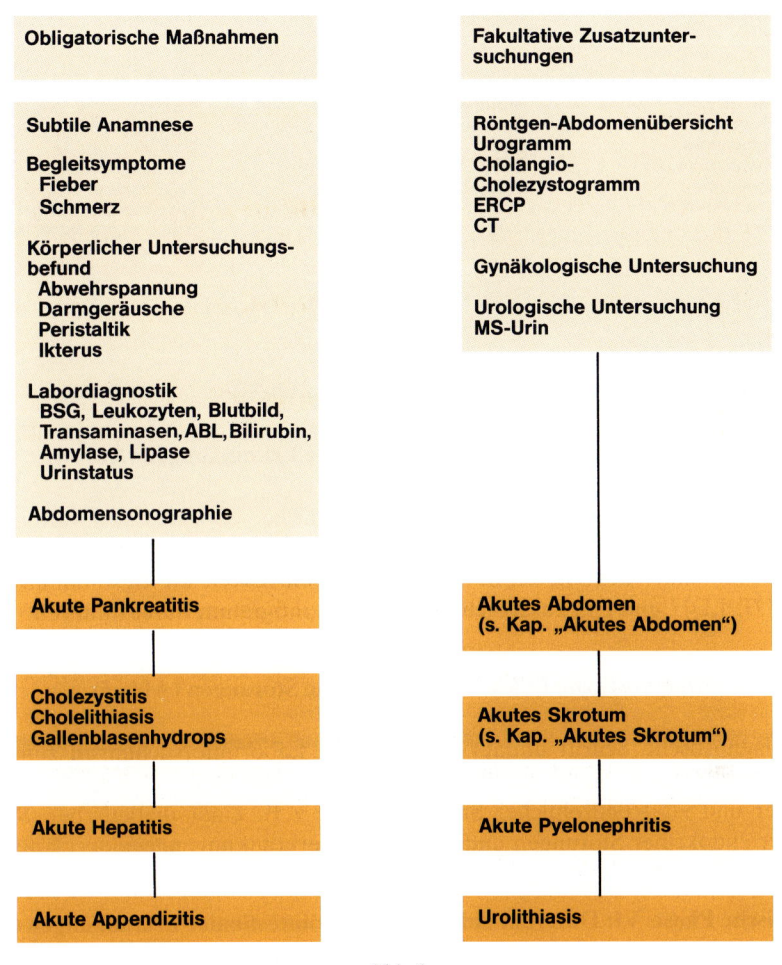

Röntgen-Abdomenübersicht
Urogramm
Cholangio-Cholezystogramm
ERCP
CT

Gynäkologische Untersuchung

Urologische Untersuchung
MS-Urin

- Akutes Abdomen (s. Kap. „Akutes Abdomen")
- Akutes Skrotum (s. Kap. „Akutes Skrotum")
- Akute Pyelonephritis
- Urolithiasis

Abb. 3

ren, die sichere Aussagen über Konkremente, Zustand der ableitenden Gallenwege und den Funktionszustand der Gallenblase erlaubt. In Abhängigkeit von bestehenden Begleitsymptomen, etwa Ikterus oder Gewichtsverlust, müssen eine ERCP (endoskopisch retrograde Cholangio-Pankreatikographie), die abdominelle Computertomographie und die Bestimmung immunologischer Tumormarker erwogen werden.

```
                    ÜBELKEIT UND ERBRECHEN

   Phase IV         Kardiovaskuläre Erkrankungen


   Symptome         Spezielle Diagnostik            Diagnose

   Herzschmerz      Blutdruck                       Hypertensive Krise
   Dyspnoe          Röntgen-Thorax                  Myokardinfarkt
   Hypotonie        EKG                             Lungenembolie
   Hypertonie       CPK, CK-MB, GOT, LDH            Herzinsuffizienz
   Synkope          Blutgasanalyse                  Orthostase
   Bradykardie                                      Rhythmusstörungen
   Tachykardie                                      Vasovagale Reaktion
                                                    Schock
```

Abb. 4

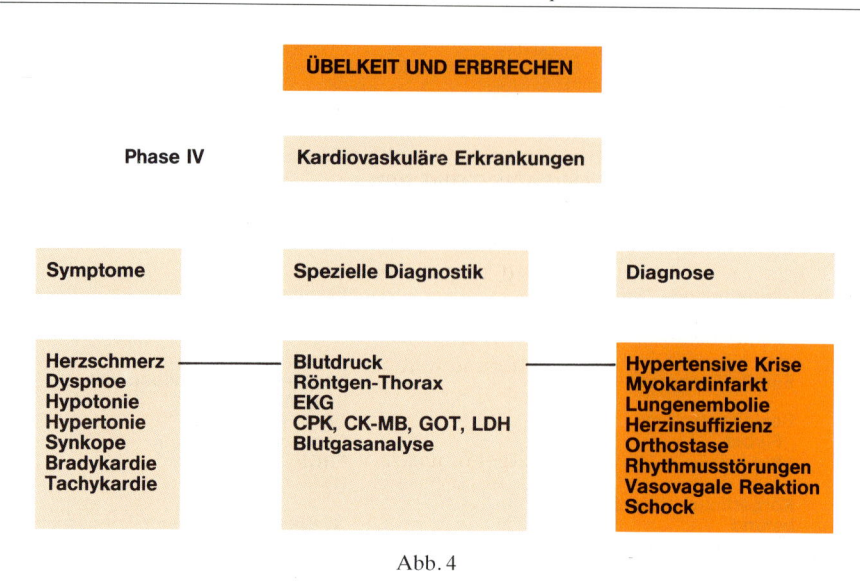

Diagnostische Phase IV: kardiovaskuläre Erkrankungen (Abb. 4)

Akut einsetzendes Erbrechen kann Begleitsymptom bei verschiedenen kardiovaskulären Erkrankungen sein. Neben der klinischen Untersuchung sind als obligatorische Maßnahmen eine Röntgenaufnahme des Thorax in zwei Ebenen, ein EKG, die Bestimmung von CPK, CK-MB, GOT, LDH und ggf. zusätzlich ein Lungenszintigramm durchzuführen.

Diagnostische Phase V: metabolische Störungen (Abb. 5)

Dieser diagnostische Schritt umfaßt verschiedene Laboruntersuchungen zum Nachweis metabolischer Störungen. Von besonderer Wichtigkeit ist die unverzügliche Diagnostik akut aufgetretener und vital bedrohlicher Störungen, wie z.B. einer diabetischen Ketoazidose oder anderer endokriner Störungen und Stoffwechselerkrankungen.

Diagnostische Phase VI: Differentialdiagnose gastrointestinaler Erkrankungen (Abb. 6)

Nach Ausschluß infektiöser, toxischer und extragastrointestinaler Ursachen von Übelkeit und Erbrechen kommt einer differenzierten Diagnostik von Krankheiten des Gastrointestinaltraktes eine besondere Bedeutung zu. Anamnestische Hinweise wie vorausgegangene Magenoperationen oder Medikamenteneinnahme (Anticholinergika) können einen ersten diagnostischen Hinweis geben. Besondere **klinische Bedeutung** haben **Plätscherzeichen** und **Stenoseperistaltik.** Das Plätscherzeichen weist auf eine Magenentleerungsstörung hin; man versteht darunter ein plätscherndes Geräusch, das durch Erschütterung der Bauchwand ausgelöst wird. Beim mechanischen Ileus gilt eine sichtbare Peristaltik (Stenoseperistaltik) als pathognomonisches Zeichen. Beide Kriterien werden auch bei einer Magenausgangsstenose unterschiedlicher Ursache nachgewiesen.

Die **Röntgenuntersuchung** des oberen Magen-Darm-Traktes mit wasserlöslichen Kontrastmitteln (z. B. Gastrografin) steht an erster Stelle des diagnostischen Vorgehens zum Nachweis einer Passagestörung und zur Lokalisation des Hindernisses. Die weitere röntgenologische Feindiagnostik erfolgt in üblicher Doppelkontrastmethode mit Barium-Kontrastmitteln. Die wichtigsten organischen Passagehindernisse sind eine Ösophagusstenose, eine Achalasie, eine Magenausgangsstenose, ein stenosierendes Magenkarzinom, eine Anastomosenstenose oder ein Fremdkörper. Beim **Arteria-mesenterica-superior-Syndrom,** das klinisch durch Völlegefühl, Aufstoßen, galliges Erbrechen und krampfartige Schmerzen charakterisiert ist, handelt es sich um eine Obstruktion des Duodenums mit Dilatation des proximalen Anteils und des Magens infolge eines spitzwinkligen Abgangs der Arteria mesenterica superior aus der Aorta. Konnte mit den bisherigen Untersuchungsmethoden eine organisch oder funktionell bedingte Passagestörung ausgeschlossen werden, kommt jetzt der **Endoskopie** (Ösophago-Gastro-Duodenoskopie) des oberen Gastrointestinaltraktes mit Biopsie eine besondere Bedeutung zu. Mit dieser Methode können röntgenologisch vermutete Ursachen einer organischen Passagestörung bestätigt und nicht erfaßte Schleimhautveränderungen diagnostiziert werden.

Die histologische Beurteilung der endoskopisch gewonnenen Biopsate ermöglicht schließlich die abschließende pathologisch-anatomische Diagnose.

ÜBELKEIT UND ERBRECHEN

Phase V — Metabolische Störungen

Untersuchung	Diagnose
Blutzucker, Säure-Basen-Status, Urin-Ketonkörper	Diabetische Ketoazidose, Hypoglykämie
Harnstoff, Kreatinin	Niereninsuffizienz
Thyroxin (T4), Trijodthyronin (T3)	Hyperthyreose
Na^+, K^+, Kortisol, ACTH-Test	Nebenniereninsuffizienz
Ca^{++}, Parathormon	Hyperparathyreoidismus
Aminolävulinsäure i.U., Porphobilinogen i.U.	Hepatische Porphyrie
Cholinesterase, Ammoniak	Coma hepaticum

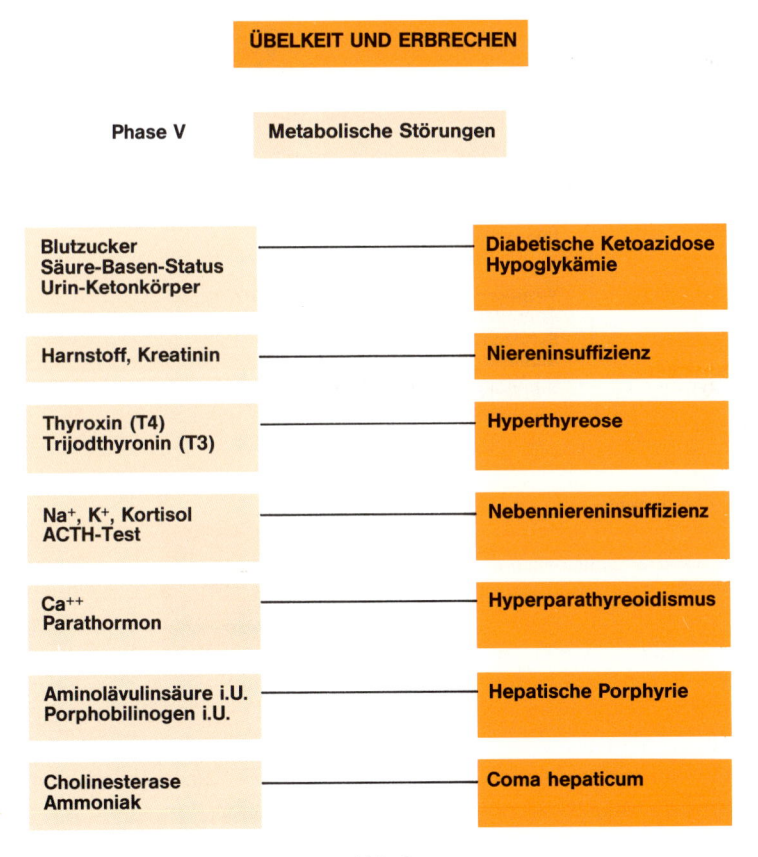

Abb. 5

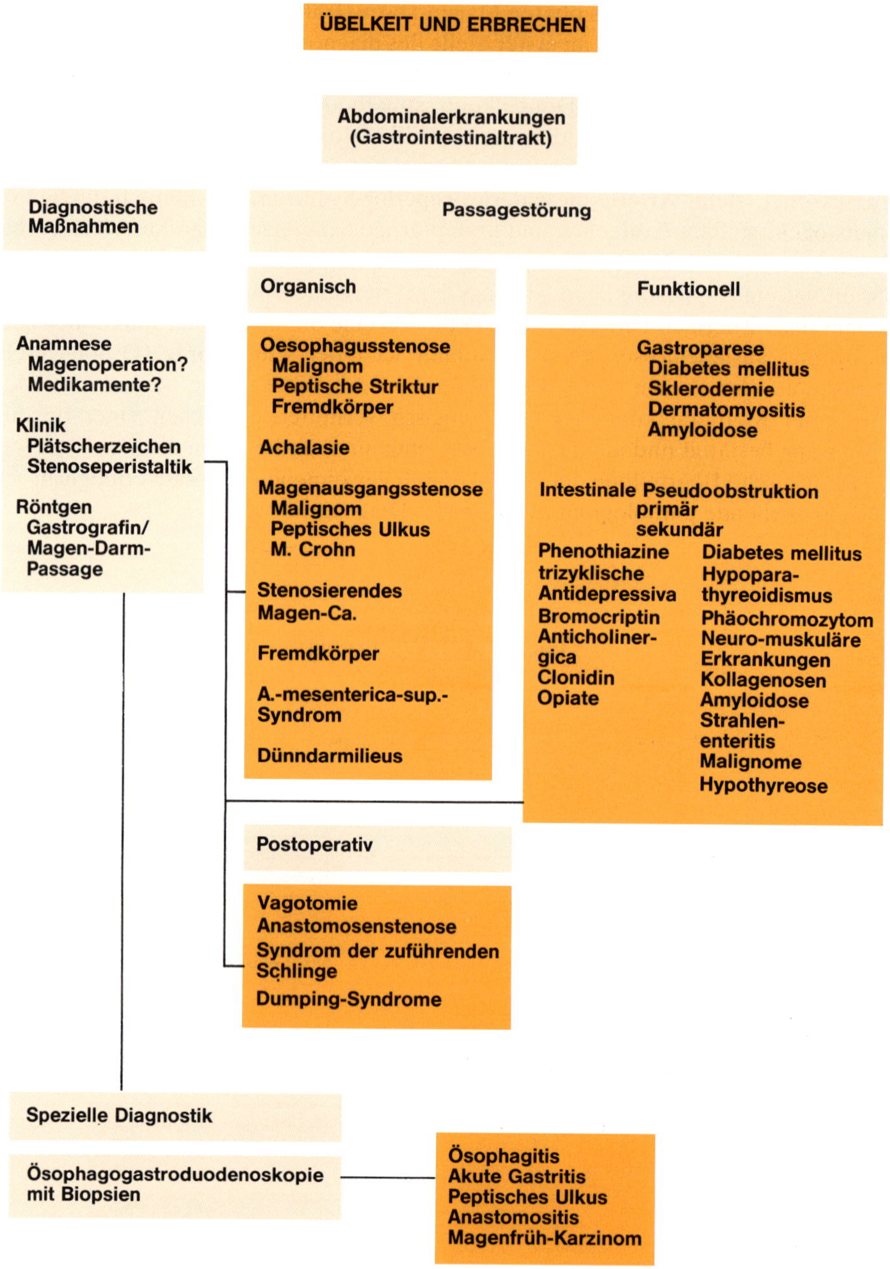

ÜBELKEIT UND ERBRECHEN

Abdominalerkrankungen (Gastrointestinaltrakt)

Diagnostische Maßnahmen

Passagestörung

Organisch

Funktionell

Anamnese
  Magenoperation?
  Medikamente?

Klinik
  Plätscherzeichen
  Stenoseperistaltik

Röntgen
  Gastrografin/
  Magen-Darm-
  Passage

Oesophagusstenose
  Malignom
  Peptische Striktur
  Fremdkörper

Achalasie

Magenausgangsstenose
  Malignom
  Peptisches Ulkus
  M. Crohn

Stenosierendes
  Magen-Ca.

Fremdkörper

A.-mesenterica-sup.-
  Syndrom

Dünndarmileus

Gastroparese
  Diabetes mellitus
  Sklerodermie
  Dermatomyositis
  Amyloidose

Intestinale Pseudoobstruktion
  primär
  sekundär

Phenothiazine   Diabetes mellitus
trizyklische   Hypopara-
Antidepressiva   thyreoidismus
Bromocriptin   Phäochromozytom
Anticholiner-   Neuro-muskuläre
gica   Erkrankungen
Clonidin   Kollagenosen
Opiate   Amyloidose
                Strahlen-
                 enteritis
                Malignome
                Hypothyreose

Postoperativ

Vagotomie
Anastomosenstenose
Syndrom der zuführenden Schlinge
Dumping-Syndrome

Spezielle Diagnostik

Ösophagogastroduodenoskopie mit Biopsien

Ösophagitis
Akute Gastritis
Peptisches Ulkus
Anastomositis
Magenfrüh-Karzinom

Abb. 6

Differentialdiagnostisches Spektrum

Gastrointestinale Ursachen
Achalasie
Appendizitis
Gastritis
Gastrokolische Fistel
Gastroparese
    Diabetes mellitus
    Kollagenose
    Amyloidose
Ileus
Intestinale Pseudoobstruktion
    Primär
    Sekundär
Magenausgangsstenose
    Fremdkörper
    Malignom
    M. Crohn
    Peptisches Ulkus
Magendivertikel
Magenkarzinom
Ösophagitis
Ösophagusdivertikel
Ösophagusstenose
    Fremdkörper
    Malignom
    Striktur
Pharynx-Divertikel
Ulcus pepticum
Zollinger-Ellison-Syndrom

Andere abdominelle Ursachen
Akutes Abdomen
Akutes Skrotum
Arteria-mesenterica-superior-Syndrom
Cholezystitis
Cholelithiasis
Gallenblasenhydrops
Mesenterialinfarkt
Pankreatitis
Peritonitis
Pyelonephritis
Urolithiasis

Kardiovaskuläre Ursachen
Herzinsuffizienz

Hypertensive Krise
Lungenembolie
Myokardinfarkt
Orthostase-Reaktion
Rhythmusstörungen
Schock
Vasovagale Reaktionen

Zentralnervöse und ophthalmologische Ursachen
Glaukom
Hirndruck
    Blutung
    Schädel-Hirn-Trauma
    Tumor
    Menièrescher Symptomenkomplex
Psychoneurose
    Anorexia nervosa
    Bulimie
Tabes dorsalis

Infektiöse und toxische Ursachen
Fleckfieber
Gastroenteritis
    Bakteriell
    Parasitär
    Viral
Hepatitis
Intoxikation
    Genuß- und Rauschgifte
    Gewerbliche Gifte
    Medikamente
Malaria
Meningitis
Nahrungsmittel
    Allergie
    Intoxikation
    Kontamination
Q-Fieber

Metabolisch-endokrinologische Ursachen
Coma hepaticum
Diabetische Ketoazidose
Hepatische Porphyrie
Hyperparathyreoidismus
Hyperthyreose
Hypoglykämie
Nebenniereninsuffizienz
Niereninsuffizienz

Postoperative Folgen
Anastomosenstenose
Anastomositis
Dumping-Syndrome
Syndrom der zuführenden Schlinge
Vagotomie

Sonstige
Migräne
Reisekrankheit
Schwangerschaftserbrechen

Literatur

Blum A L, Siewert I R, Ottenjann R, Lehn L. Aktuelle gastroenterologische Diagnostik. Berlin, Heidelberg: Springer 1983.
Demling L (Hrsg). Klinische Gastroenterologie, Bd. I und II. 2. Aufl. Stuttgart: Thieme 1984.
Hafter E. Praktische Gastroenterologie. 7. Aufl. Stuttgart: Thieme 1988.
Kommerell B (Hrsg). Gastroenterologie und Hepatologie. Stuttgart: Kohlhammer 1987.
Levine I S. Decision Making in Gastroenterology. Toronto: Decker 1985.
Sleisenger M H, Fordtran J S. Gastrointestinal disease: pathophysiology, diagnosis, management. 4. ed., Philadelphia: Saunders 1989.

Gastrointestinale Blutung
Hämatemesis, Meläna, Hämatochezie

D. Heesen

Definition und Abgrenzung

Hämatemesis und **Meläna** sind Ausdruck einer oberen gastrointestinalen Blutung, d. h. die Blutungsquelle liegt proximal des duodeno-jejunalen Übergangs. Die **Hämatochezie,** d. h. die Defäkation von rotem Blut und Koagula, ist ebenfalls in mehr als der Hälfte aller Fälle Folge einer oberen gastrointestinalen Blutung, die ja 85–90% aller Magen-Darm-Blutungen ausmacht. Bei nur 30–40% der Patienten mit Hämatochezie lassen sich Blutungsquellen im Dünndarm, im Dickdarm oder im Analbereich eruieren. Die Einwirkung der Magensäure auf das Blut wandelt das Häm zum Hämatin, dies führt zur schwärzlichen Verfärbung, dem sog. Kaffeesatzerbrechen und zum Teerstuhl. Bei langsamer Darmpassage kann auch bei einer unteren gastrointestinalen Blutung in ca. 10% der Fälle durch Bakterieneinwirkung ein Teerstuhl entstehen. Differentialdiagnostisch wichtig ist, daß schwarzgefärbte Stühle nach Eisen-, Wismut- und Kohlepräparaten sowie nach dem Genuß von Blaubeeren auftreten können. Die Stuhlinspektion läßt dann allerdings die typischen Eigenschaften des meist ungeformten Teerstuhls wie Glanz, klebrige Konsistenz und penetranten Geruch vermissen.

Blutungsursachen im **oberen Gastrointestinaltrakt** gehen in 65% der Fälle auf peptische Läsionen zurück, in 15% sind Ösophagus- und Fundusvarizen die Ursache. Es folgen das Mallory-Weiss-Syndrom, Tumoren, Exulceratio simplex Dieulafoy und der Morbus Osler-Rendu-Weber (s. Tab. 1).

Blutungsquellen im Dünndarm (ohne Duodenum) finden sich in 1% aller gastrointestinalen Blutungen und in ca. 10% der unteren gastrointestinalen Blutungen. Tumoren (50%), Fehlbildungen und Entzündungen sind die häufigsten Ursachen (s. Tab. 2). Von den Tumoren bluten Hämangiome und neurogene Sarkome am häufigsten. Eine mäßige Blutungsneigung findet sich bei Karzinoiden, Karzinomen und bei einigen gutartigen Geschwülsten. Gering ist die Blutungsneigung bei Adenomen und Neurofibromen.

Wenn man die Hämorrhoidalblutungen als häufigste Ursache perianaler Blutungen einmal ausnimmt, liegen 90% der Blutungsquellen bei der **unteren gastrointestinalen Blutung** im Dickdarm. Degenerative Prozesse wie die Divertikulose sowie Tumoren des höheren Lebensalters stehen als Ursachen im Vordergrund. Daraus leitet sich eine Präferenz des

Tab. 1. **Blutungsursachen im oberen Gastrointestinaltrakt.**

Ösophagus	Magen	Duodenum
Varizen	Ulkus	Ulkus
Ösophagitis	Erosionen	Erosionen
Tumoren	Mallory-Weiss-Syndrom	Tumoren
Aortoösophageale Fistel	Tumoren	Hämobilie
Fremdkörper	Gefäßmißbildungen	
	postoperative Zustände	

Tab. 2. **Blutungsquellen des Dünndarms (ohne Duodenum).**

Fehlbildungen (Meckel-Divertikel, Duplikaturen)
Tumoren (benigne, maligne)
Entzündungen (Morbus Crohn, Typhus)
Vaskuläre Ursachen (Angiektasien, Varizen, Vaskulitiden, Aneurysmen)
Mechanische Ursachen (Strangulation, Invagination, Fremdkörper, Traumen)
Postoperative Blutungen (Nähte, Anastomosen)

jüngeren Lebensalters für Dünndarmblutungen, des höheren Lebensalters für Blutungen aus dem Dickdarm ab (s. Tab. 3).

Für die Blutungsquellen bei Hämatochezie besteht eine charakteristische Häufigkeitsverteilung in den einzelnen Altersgruppen (s. Tab. 4).

Diagnostisches Vorgehen

Die erfolgreiche Behandlung einer gastrointestinalen Blutung hängt von der raschen Identifizierung der Blutungsquelle und der sicheren Blutstillung ab. Gleich wichtig ist die unverzügliche Erkennung und Therapie der Schocksituation.

Bei der **akuten gastrointestinalen Blutung** tritt eine Hypovolämie auf, die zu sympathikoadrenergen Reaktionen führt mit dem Ziel, die Blutversorgung primär lebenswichtiger Organe, Herz und Gehirn, aufrechtzuerhalten. Bei einem Blutverlust von über einem Liter fällt der systolische Blutdruck unter 100 mmHg, die Pulsfrequenz steigt über 100/Minute, die Haut des Patienten wird blaß, er fühlt sich schwach, schwitzt und klagt über Durstgefühl.

Tab. 3. **Blutungsquellen des Dickdarms.**

Divertikulose
Angiodysplasie
Tumoren (maligne, benigne)
Kolitis (Colitis ulcerosa, Colitis granulomatosa, ischämische Kolitis)
Andere Ursachen (Manipulationen, Fremdkörper, arteriokolische Fisteln, Amöbenruhr)
Postoperative Blutungen (Nähte, Polypektomie)

Tab. 4. **Häufigkeit der Blutungsquellen in Abhängigkeit vom Alter bei Erwachsenen.**

Junge Erwachsene bis 25 Jahre	Mittleres Alter bis 60 Jahre	Höheres Alter über 60 Jahre
Meckel-Divertikel	Divertikulose	Angiodysplasie
Colitis ulcerosa	Colitis ulcerosa	Divertikulose
Morbus Crohn	Morbus Crohn	Karzinom
Polyp	Polyp	Polyp
	Karzinom	
	Angiodysplasie	

Abb. 1

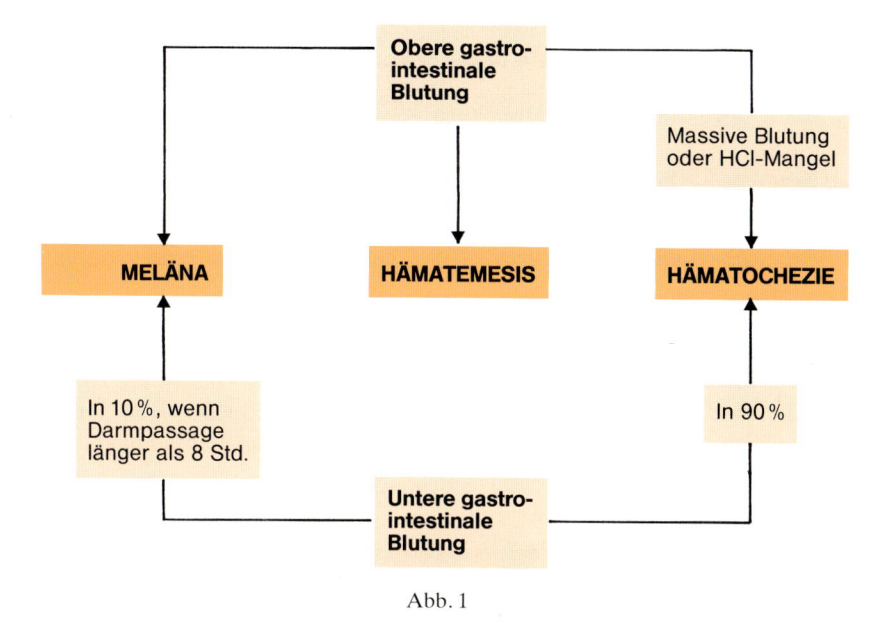

Diese Symptome können der Manifestierung der Blutung durch Bluterbrechen oder dem analen Abgang von Blut oder Teerstuhl um Stunden vorausgehen.

Bei **langsamem oder geringerem Blutverlust** kann das Blutvolumen durch Einstrom von interstitieller Flüssigkeit über den Ductus thoracicus innerhalb von 24 Std. wieder normalisiert werden. Der Blutverlust ist dann an einer Erniedrigung des Hämatokrits erkennbar.

Gastrointestinale Blutungen entwickeln sich oft zu vitalen Notfallsituationen, trotzdem sind die Einholung anamnestischer Daten vom Patienten oder von den begleitenden Angehörigen und eine kurze klinische Untersuchung unverzichtbar. Insbesondere ist nach einer vorbestehenden Ulkus- oder Leberkrankheit zu fragen. Eine gezielte Medikamentenanamnese muß Auskunft geben, ob hier ein möglicher Zusammenhang mit der Blutung besteht. In Frage kommen Salizylate, Antirheumatika, Antikoagulantien und Thrombozytenaggregationshemmer, die keine Salizylate enthalten. Es ist zu fragen nach vorausgegangenen gastrointestinalen oder nichtgastrointestinalen Blutungen (Epistaxis, Hämoptoe, Hämaturie), nach familiären Blutungsübeln, nach vorausgegangenem, wiederholtem Erbrechen, evtl. im Zusammenhang mit Alkoholabusus (Mallory-Weiss-Syndrom). Bei der Untersuchung des Patienten weisen Leberhautzeichen auf Ösophagus- und Fundusvarizen, Teleangiektasien im Bereich der Mundschleimhaut auf Gefäßveränderungen im Sinne des Morbus Osler, Lippenpigmentierungen auf einen blutenden Polypen im Rahmen des Peutz-Jeghers-Syndroms hin. Vor Einleitung weiterer diagnostischer Maßnahmen zur Identifizierung der Blutungsquelle müssen die Kreislaufparameter Blutdruck, Pulsfrequenz und zentraler Venendruck überprüft werden, ggf. muß eine sofortige Volumen- oder Blutsubstitution erfolgen. Blutbild und globale Gerinnungsteste (Quick, PTT, Thrombozyten) ergänzen den Kurzbefund.

Für die weiterführende Diagnostik geben die Flußdiagramme (Abb. 1–4) eine Anleitung. Sie hat zum Ziel, die Blutungsquelle zu identifizieren und Informationen zu liefern für die Wahl der angemessenen therapeutischen Maßnahmen. In 20–30% der gastrointestinalen

Tab. 5. **Klassifizierung der Blutungsaktivität (nach** Forrest, **J. A. H., et al.: Lancet II: 394–397 [1974]).**

Blutungsaktivität	Forrest-Typ	Kriterien
Aktive Blutung	I a	Arterielle (spritzende) Blutung
	I b	Sickerblutung
Sistierende Blutung	II	Hämatin bzw. Koagel auf Läsion, sichtbarer Gefäßstumpf
Keine Blutung	III	Läsion ohne andere Kriterien

Blutungen kommen mehrere Läsionen gleichzeitig vor, z. B. Ösophagusvarizen und peptische Läsionen oder erosive Gastritis, Ösophagitis und Ulcus duodeni. Hier ist die Unterscheidung zwischen realer und potentieller Blutungsquelle erforderlich. Die von Forrest et al. vorgeschlagene Klassifizierung der Blutungsaktivität sollte bei der Befundung mit berücksichtigt werden (Tab. 5).

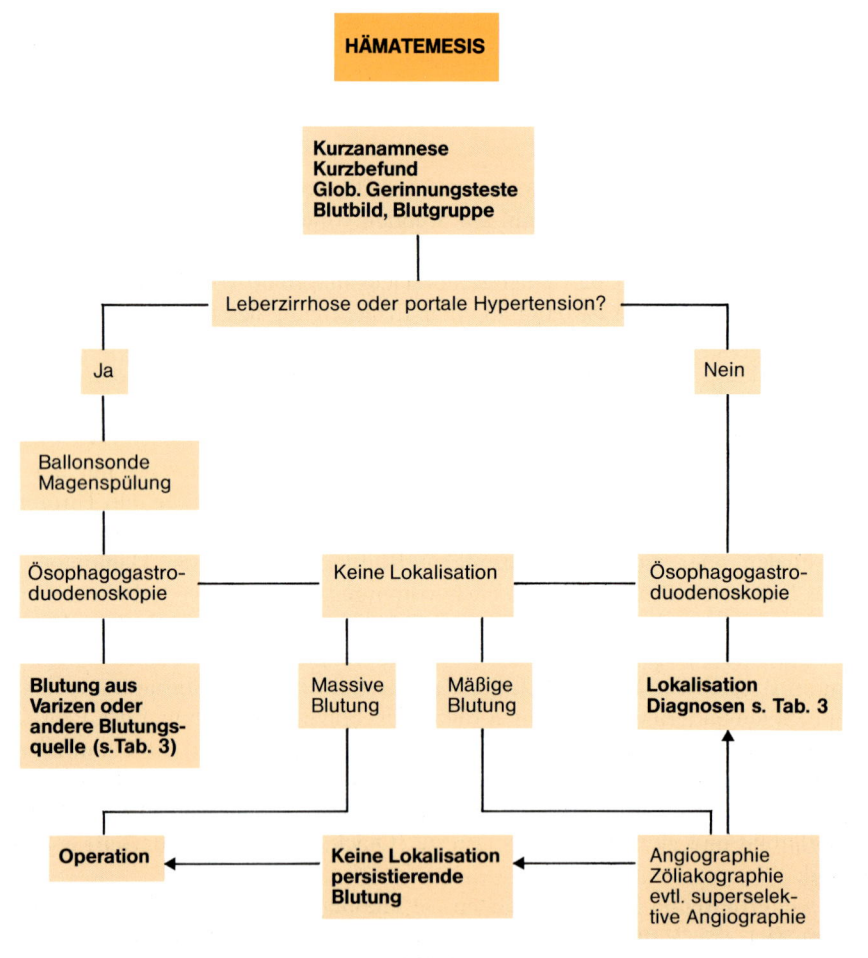

Abb. 2

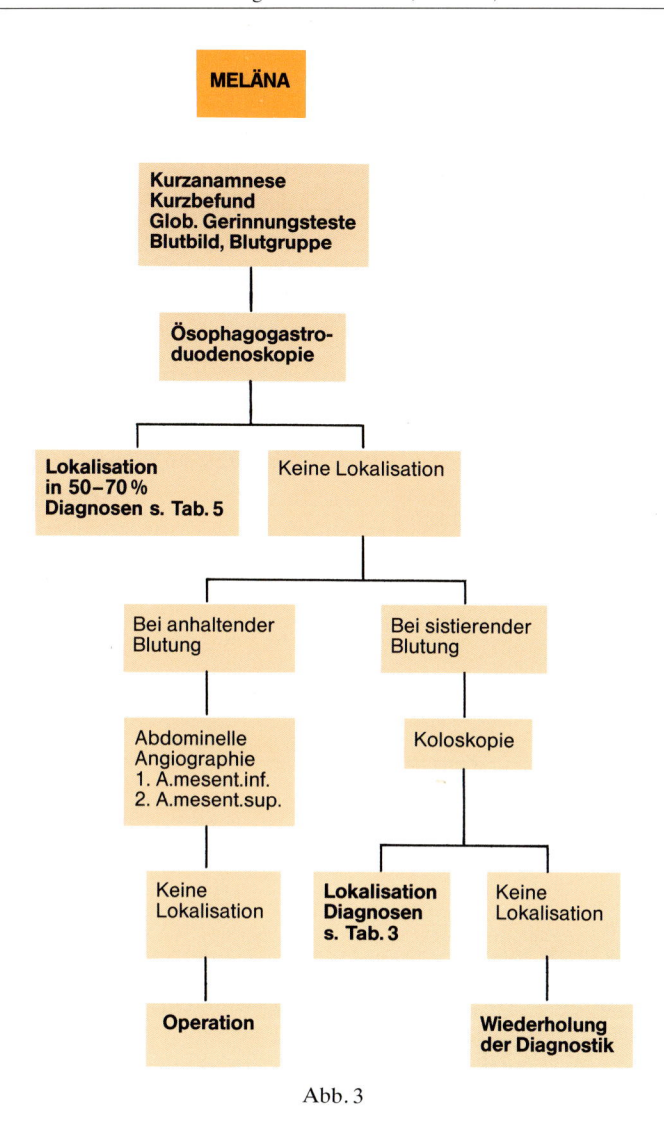

```
                    ┌─────────┐
                    │ MELÄNA  │
                    └────┬────┘
                         │
          ┌──────────────┴──────────────┐
          │ Kurzanamnese                │
          │ Kurzbefund                  │
          │ Glob. Gerinnungsteste       │
          │ Blutbild, Blutgruppe        │
          └──────────────┬──────────────┘
                         │
              ┌──────────┴──────────┐
              │ Ösophagogastro-     │
              │ duodenoskopie       │
              └──────────┬──────────┘
                         │
          ┌──────────────┴──────────────┐
┌─────────────────┐              ┌──────────────────┐
│ Lokalisation    │              │ Keine Lokalisation│
│ in 50–70%       │              └──────────┬───────┘
│ Diagnosen s.Tab.5│                        │
└─────────────────┘            ┌────────────┴────────────┐
                      ┌─────────────────┐        ┌──────────────────┐
                      │ Bei anhaltender │        │ Bei sistierender │
                      │ Blutung         │        │ Blutung          │
                      └────────┬────────┘        └────────┬─────────┘
                               │                          │
                      ┌─────────────────┐          ┌─────────────┐
                      │ Abdominelle     │          │ Koloskopie  │
                      │ Angiographie    │          └──────┬──────┘
                      │ 1. A.mesent.inf.│                 │
                      │ 2. A.mesent.sup.│        ┌────────┴────────┐
                      └────────┬────────┘   ┌─────────┐      ┌────────────┐
                               │            │Lokalisation│    │ Keine      │
                      ┌─────────────┐       │Diagnosen  │    │ Lokalisation│
                      │ Keine       │       │s. Tab.3   │    └──────┬─────┘
                      │ Lokalisation│       └───────────┘           │
                      └──────┬──────┘                        ┌──────────────┐
                             │                               │ Wiederholung │
                      ┌───────────┐                          │ der Diagnostik│
                      │ Operation │                          └──────────────┘
                      └───────────┘
```

Abb. 3

Die diagnostische Strategie bei der **Hämatemesis** richtet sich nach der Blutungsintensität. Bei bekannter Leberzirrhose oder portaler Hypertonie wird bei starker Blutung zunächst eine Ballonsonde (z. B. Sengstaken-Sonde) gelegt und eine Magenspülung mit Eiswasser durchgeführt. Nach Stabilisierung des Kreislaufs folgt bei anhaltender Blutung aus dem Magen die Ösophagogastroduodenoskopie zum Ausschluß anderer Blutungsquellen (Ulcus ventriculi sive duodeni, Erosionen, Tumor usw.). Dabei ergibt sich oft eine Möglichkeit der lokalen Blutstillung durch Sklerosierung, Unterspritzung oder Koagulation. Fehlt der Hinweis auf eine portale Hypertonie, wird nach Kreislaufstabilisierung und Magenspülung sofort endoskopiert. Läßt sich die Blutungsquelle endoskopisch nicht lokalisieren, wird bei massiver Blutung sofort operiert ohne vorherige Diagnostik. Bei mäßiger Blutung muß die Durchfüh-

HÄMATOCHEZIE

Kurzanamnese
Kurzbefund
Glob. Gerinnungsteste
Blutbild, Blutgruppe

– – – Magensonde – – –

Kein Blutnachweis — Blutnachweis

Proktoskopie — Keine Lokalisation — **Ösophagogastro-duodenoskopie**
Rektoskopie

Lokalisation — Keine Lokalisation
Diagnosen s. Tab. 5

Koloskopieversuch

Keine Lokalisation

Blutung steht / Blutung persistiert

Kolon-KE, MDP (Bilbao-Sonde) Angiographie ^{99m}Tc-Scan

Mäßige Blutung / Massive Blutung

Angiographie ^{99m}Tc-Scan

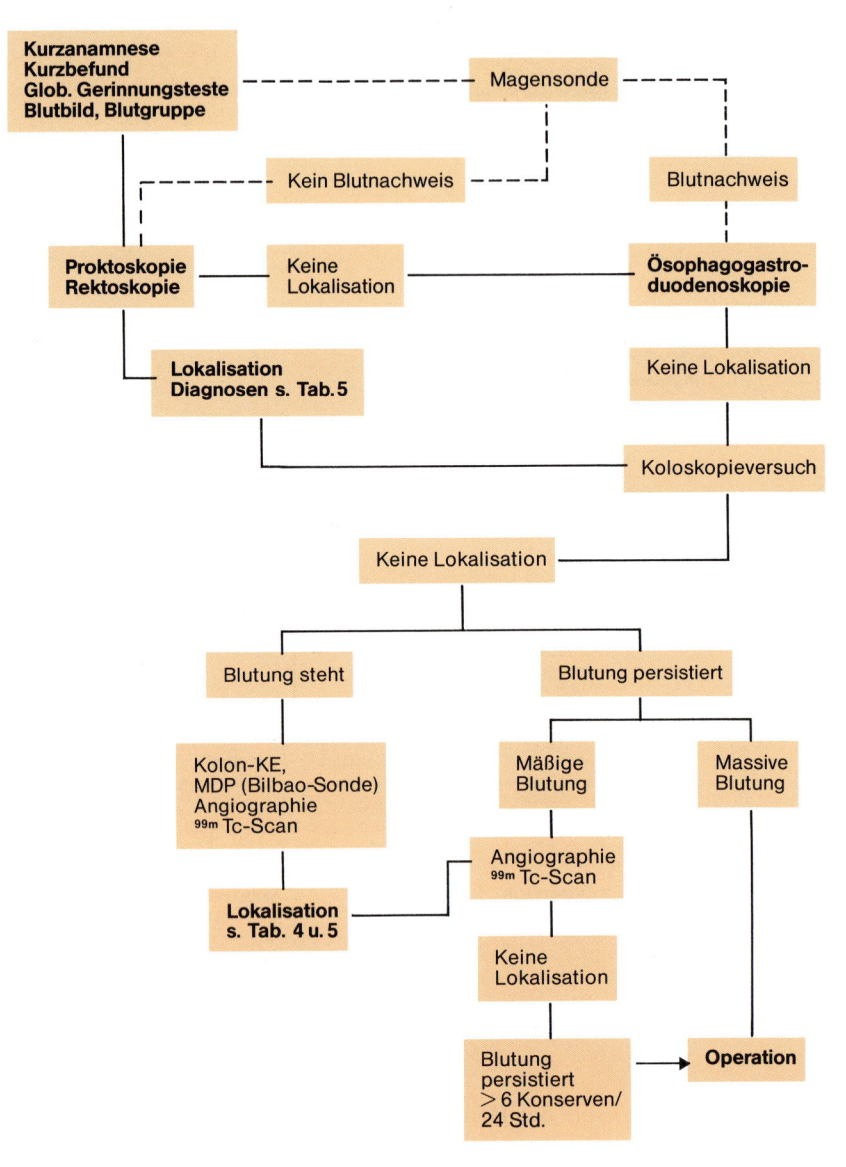

Lokalisation s. Tab. 4 u. 5

Keine Lokalisation

Blutung persistiert > 6 Konserven/24 Std. → **Operation**

Abb. 4

rung einer Angiographie erwogen werden, insbesondere zum Nachweis pathologischer Gefäßbefunde.

Bei der in Form des **Teerstuhls** stattfindenden peranalen Blutung läßt sich etwa in 50–70% der Fälle die Blutungsquelle durch Endoskopie des oberen Verdauungstraktes lokalisieren. Ist eine Blutung in diesem Abschnitt ausgeschlossen, muß eine Blutungsquelle in Dünndarm oder Dickdarm als Meläna-Ursache angenommen werden. Bei anhaltender Blutung sollte eine angiographische Lokalisierung versucht werden. Bei der selektiven Sondierung der Bauchgefäße wird das Kontrastmittel zunächst in die A. mesenterica inferior und dann in die A. mesenterica superior injiziert; dadurch vermeidet man, daß nierengängiges Kontrastmittel über eine Anfärbung der Harnblase die Beurteilung der distalen Kolonabschnitte erschwert. Eine Koloskopie ist nur sinnvoll, wenn bei sistierender oder geringer Blutung eine ausreichende Darmreinigung möglich ist.

Bei der **Hämatochezie** ist der erste diagnostische Schritt zur Auffindung der Blutungsquelle die proktoskopisch-rektoskopische Untersuchung. Als nächstes schließt sich die Ösophagogastroduodenoskopie an. Alternativ kann auch zunächst eine Magensonde gelegt werden und bei positivem Blutnachweis als erstes die Endoskopie des oberen Gastrointestinaltraktes durchgeführt werden. Gelingt die Lokalisation auf diese Weise nicht, kann ein Koloskopieversuch folgen. Bei anhaltender Blutung und unter Notfallbedingungen läßt sich der Darm meist nicht ausreichend reinigen. Lediglich die ischämische Kolitis kann endoskopisch fast immer diagnostiziert werden.

Im Vordergrund der zweiten Phase der Diagnostik steht die Angiographie. Die Ergebnisse mit dem ^{99m}Tc-Scan sind noch nicht zuverlässig zu bewerten. Das Verfahren beruht auf dem szintigraphischen Nachweis gastrointestinaler Blutungsquellen mit Hilfe von intravasal mit Technetium-Pertechnat markierten Erythrozyten. Bei stehender Blutung sind nach der Darmreinigung die Koloskopie, der Kolonkontrasteinlauf und die Dünndarmpassage die nächsten diagnostischen Schritte. Mittels Bariumuntersuchung ist man in der Lage, Dünndarmtumoren wie Leiomyome und Hämangiome, chronische Ulzerationen und das Meckel-Divertikel aufzuzeigen.

Abschließend sei noch auf eine seltene Ursache gastrointestinaler Blutungen, die **Hämobilie,** hingewiesen. Durch eine pathologische Verbindung zwischen Gefäßsystem und intra- oder extrahepatischen Gallenwegen kommt es zum Blutabgang aus der Papilla Vateri, typischerweise kombiniert mit Gallekoliken und Verschlußikterus. Ätiologisch wird die traumatische von der spontanen Hämobilie unterschieden. Die erstere entsteht nach einem Unfall oder iatrogen. Für die spontane Form kommen zahlreiche Erkrankungen von Leber und Gallenwegen als Ursache in Betracht (Gallensteine, Cholangitis, Leberabszeß, Echinokokkus). Zur diagnostischen Abklärung werden Sonographie, Computertomographie und selektive Angiographie eingesetzt (s. auch Kap. »Ikterus«).

Differentialdiagnostisches Spektrum

Oberer Gastrointestinaltrakt

Ösophagus
    Varizen
    Ösophagitis
    Tumoren
    Aortoösophageale Fistel
    Fremdkörper

Magen
    Ulkus
    Erosionen
    Mallory-Weiss-Syndrom
    Tumoren
    Gefäßmißbildungen
    Postoperative Zustände

Duodenum
    Erosionen
    Tumoren
    Hämobilie

Dünndarm (ohne Duodenum)
Fehlbildungen
    Meckel-Divertikel
    Duplikaturen

Tumoren (benigne, maligne)

Entzündungen
    M. Crohn
    Typhus

Vaskuläre Ursachen
    Angiektasien
    Varizen
    Vaskulitiden
    Aneurysmen

Mechanische Ursachen
    Strangulationen
    Invagination
    Fremdkörper
    Traumen

Postoperative Blutungen
    Nähte
    Anastomosen

Dickdarm

Divertikulose

Angiodysplasie

Tumoren (benigne, maligne)

Kolitis
 Colitis ulcerosa
 Colitis granulomatosa
 Ischämische Kolitis

Postoperative Blutungen
 Nähte
 Polypektomie

Andere Ursachen
 Manipulationen
 Fremdkörper
 Arteriokolische Fisteln
 Amöbenruhr

Literatur

BOUCHIER I A P, ALLAN R N et al. Textbook of Gastroenterology. London: Ballière, Tindall 1984.
DEMLING C (Hrsg). Klinische Gastroenterologie, 2. Aufl. Stuttgart: Thieme 1984.
EISENBURG J. Differentialdiagnose gastrointestinaler Syndrome. Stuttgart: Thieme 1989.
HAFTER E. Praktische Gastroenterologie. Stuttgart: Thieme 1988.
LEVINE J S (Hrsg). Gastroenterologische Entscheidungsprozesse. Stuttgart: Schattauer 1988.
SLEISENGER M H, FORDTRAN J S. Gastrointestinal Disease. Philadelphia: Saunders 1989.

Diarrhoe

D. Heesen

Definition und Abgrenzung

Eine Diarrhoe ist gekennzeichnet durch eine gesteigerte Anzahl von Stühlen mit verminderter Konsistenz, das Stuhlvolumen ist in der Regel erhöht. Die normale Defäkationsfrequenz liegt zwischen einmal in 2 Tagen und dreimal täglich. Die Konsistenzverminderung ist das wichtigste Merkmal, sie ist Ausdruck eines vermehrten Wasser- und Elektrolytgehaltes des Stuhles. Damit steigt das Stuhlgewicht auf über 200 bis 250 g in 24 Stunden. Als pathogenetische Faktoren kommen in Betracht: beschleunigte Darmpassage, Hyperosmolarität des Darminhaltes, verminderte Flüssigkeitsresorption oder vermehrte Flüssigkeitssekretion. Die Diarrhoe ist ein vieldeutiges Symptom, dessen Ursachen in erster Linie in einer Erkrankung des Magen-Darm-Traktes zu suchen sind. Aber auch nervöse, metabolische und endokrine Störungen liegen nicht selten der Durchfallerkrankung zugrunde.

Diagnostisches Vorgehen

Akute Diarrhoe

Die **akuten Diarrhoen** sind entweder endogen, d.h. nervöser Genese, oder exogen die Folge infektiöser, toxischer oder alimentär bedingter Irritationen einzelner Regionen oder des ganzen Verdauungstraktes. Die Unterscheidung gelingt meist ohne Schwierigkeiten. Die exogene Diarrhoe beginnt aus vollem Wohlbefinden unabhängig von der Tageszeit, die nervöse Diarrhoe tritt bei disponierten Personen bei emotionellen Belastungen, wie nervöse Spannung, Angst, Schrecken oder große Freude, auf; sie beginnt bevorzugt am Morgen oder nach den Mahlzeiten. Die nervöse Diarrhoe macht keine oder nur geringe abdominelle Schmerzen, sie verläuft mild ohne sonstige Krankheitszeichen. Die exogene Diarrhoe dagegen geht in der Regel mit heftigen, kolikartigen Bauchschmerzen und Erbrechen einher. Mit dem Stuhl können Blut, Schleim und Eiter abgesetzt werden. Die Ursachen sowie klinische Hinweise zu den einzelnen Krankheiten sind in den Tabellen 1a und b zusammengestellt.

Die akute Diarrhoe ist meist eine **sekretorische Diarrhoe.** Bakterientoxine bewirken ebenso wie endogene Substanzen (gastrointestinale Hormone, Prostaglandine) durch eine Aktivierung der membranständigen Adenylzyklase einen Anstieg von zyklischem AMP in der Mukosazelle und lösen damit eine aktive Elektrolytsekretion aus. Die viralen Durchfallerzeuger dringen in das Dünndarmepithel ein, führen zur Abflachung der Schleimhaut und zur zellulären Infiltration der Lamina propria. Die Folge sind Störungen des Salz- und Wassertransports ohne Vermittlung durch das Adenylzyklasesystem.

1. Cholera

Die **Cholera** führt in typischen Fällen zu einer schweren sekretorischen Diarrhoe. Literweise wird eine wäßrige Flüssigkeit entleert, meist ohne Schmerzen. Ohne adäquate

Tab. 1a. **Akute Diarrhoe infektiöser Genese.**

	Erreger	Inkubationszeit	Anamnestische und klinische Hinweise	Diagnosesicherung
Infektiöse Gastroenteritis/ Enterokolitis	Salmonella typhi murium Salmonella enteritidis Staphylokokken- u. a. Bakterientoxine (Endotoxine) Rotaviren, Norwalk-Viren, Corona-Viren, Astro-Viren u. a. Sproßpilze	Stunden, bis 2 Tage	Infektionsquelle: Fleisch, Eier, Milch, Eis, usw. Symptome: Übelkeit, Kopfschmerzen, akute Gastritis, Gastroenteritis Fieber in 50% der Fälle	Stuhlkulturen (frisch und körperwarm) Gruber-Widal-Reaktion nach 8–14 Tagen
Sommerdiarrhoe Reisediarrhoe	In 50–70% enteropathogene Colistämme Seltener: Salmonellen, Shigellen. Amöben, Lamblien, Viren	Stunden bis wenige Tage	Übertragung: Schmierinfektion, kontaminierte Nahrungsmittel. Symptome: plötzlicher Beginn, wäßrige Diarrhoe über 2–5 Tage, abdominelle Schmerzen, Übelkeit, Erbrechen; kein Fieber. Amöbiasis, Shigellen-Ruhr und Lambliasis s. Text	Anamnese Evtl. mikrobiologische Untersuchungen
Typhus abdominalis	Salmonella typhi	10–12 Tage	s. Text	Blut-, Stuhl- u. Urinkulturen Gruber-Widal, Blut-, Stuhl- u. Urinkulturen
Paratyphus	Salmonella paratyphi A, B, C	10–12 Tage	s. Text	Gruber-Widal, Blut-, Stuhl- u. Urinkulturen
Cholera	Choleravibrionen	2–5 Tage	Profuse wäßrige Diarrhoe s. Text	Nachweis von Choleravibrionen i. Stuhl
Nahrungsmittelvergiftung	Staphylokokken Clostridium perfringens Streptokokken L-Gruppe D		Diarrhoe mit Leibschmerzen, Epidemie in Eßgemeinschaften. Kurze Krankheitsdauer 1–2 Tage	Anamnese und Klinik: nur bei kompliziertem Verlauf Keimnachweis in Nahrungsmittelresten, bei Clostridium perfringens auch im Stuhl
Darmgrippe	Viren: Echo-, Coxsackie-, Poliomyelitis-, Grippe- und Adenoviren		Wäßrige Stühle ohne Beimengungen, häufig grippeähnl. Allgemeinbeschwerden, evtl. gleichzeitig Luftwegsinfekt	

Tab. 1b. **Akute Diarrhoe toxischer Genese.**

Toxische Noxe	Anamnestische und klinische Hinweise
Bakterienendotoxine	s. infektiöse Genese
Enterotoxinbildende E. coli	Tab. 1a
Choleravibrionen	
Clostridium perfringens	
Staphylokokken	
Schwermetalle	
Arsen	akute Intoxikation: heftige Magen-Darm-Krämpfe, häufige Durchfälle
Chrom	akute Intoxikation: Magen-Darm-Krämpfe, Erbrechen, blutige Durchfälle
Quecksilber	akute Intoxikation: kaum stillbares Erbrechen, blutige Durchfälle
Genußmittel	
Alkohol-, Nikotin-, Kaffee-Abusus	ungewohnter oder übermäßiger Konsum
Pilzvergiftung	nach Mahlzeit selbstgesammelter Pilze
Akuter Strahlenschaden	nach Röntgen- oder Radiumtherapie wäßrige, blutig-schleimige Durchfälle

Therapie entsteht eine schwerste Exsikkose mit hohlen Wangen, eingesunkenen Augen, zyanotischen Lippen, Facies hippocratica, Anurie und Muskelkrämpfen durch Elektrolytverluste. Die Diagnose kann nach dem klinischen Bild vermutet werden, die Sicherung gelingt durch Nachweis von Choleravibrionen im Stuhl.

2. Bakterienruhr

Als Erreger der **Bakterienruhr** kommen verschiedene Shigellenarten in Frage. Infektionsquelle sind Stuhl und Nahrungsmittel. Die Übertragung erfolgt durch Schmutz- und Schmierinfektion, durch Fliegen oder Nahrungsmittel. Die klinischen Symptome sind Kopfschmerzen, Übelkeit sowie eine Gastroenteritis mit Koliken, Tenesmen, Diarrhoen bis zu 50/Tag mit Blut und Eiter. Folgen sind Kollaps und Exsikkose. Die Sicherung der Diagnose gelingt aus der Kultur eines frischen Stuhles und bei Infektion mit Shigella dysenteriae durch die Widal-Reaktion.

3. Amöbiasis

Die Infektion des Dickdarms mit dem Protozoon Entamoeba histolytica (**Amöbiasis**) bleibt in 80% der Fälle symptomlos, in den übrigen Fällen treten blutig-schleimige Durchfälle mit diffusen Leibschmerzen und Tenesmen auf. Komplikationen sind das Amöbom, Darmperforation und Abszesse in der Leber und in anderen Organen. Die Sicherung der Diagnose gelingt durch Parasitennachweis in Stuhl, Gewebe und im Abszeß (mehrfache Untersuchungen!). Serologische Untersuchungen sind hilfreich, erlauben aber keine sichere Diagnose.

4. Lambliasis

Bei der **Lambliasis** besteht eine Infektion des Duodenums und des oberen Jejunums mit dem Flagellaten Giardia lamblia. Auffallend ist eine häufige Assoziation mit Immundefekten aller Art. Eine HIV-Infektion sollte ausgeschlossen werden. Magenbeschwerden und Durchfälle im Wechsel mit Verstopfung beherrschen das klinische Bild. Massive Infektionen können zu einem Malabsorptionssyndrom führen. In vielen Fällen ist die Infektion auch symptomlos. Die Übertragung des weltweit verbreiteten Parasiten erfolgt fäkal-oral durch Schmutz- und Schmierinfektion. Die Diagnose gelingt durch den Nachweis von Trophozoiten im Duodenalsaft, der noch warm untersucht wird. Im Stuhl können Zystenformen nachweisbar sein.

5. Typhus abdominalis

Beim **Typhus abdominalis** kommt es bei einem Drittel der Fälle in der 3. Woche (Stadium fastigii) zu erbsbreiartigen Stühlen. Durchfälle stehen jedoch selten im Vordergrund der klinischen Symptomatik, typhöse und septische Verlaufsformen sind dagegen häufig. Die Diagnose gelingt durch Blut-, Stuhl- und Urinkulturen sowie durch die Gruber-Widal-Reaktion. Typisch ist auch eine Leukopenie.

6. Salmonellenenteritis

Die **Salmonellose** (Salmonella paratyphi A, B und C) ist eine typische invasive bakterielle Enteritis. 12 bis 48 Stunden nach Genuß kontaminierter Speisen kommt es plötzlich zu heftigen lokalen und systemischen Reaktionen mit Brechdurchfall, Übelkeit, Kopfschmerzen und allgemeinem Krankheitsgefühl, manchmal mit Fieber und Schüttelfrost. Das in der Darmwand freigesetzte Endotoxin der Erreger führt zu wäßrigen Durchfällen ohne Blutbeimengungen. Fulminante diarrhöische Formen werden beobachtet, typhöse und septische Verlaufsformen sind die Ausnahme, sie werden allerdings bei HIV-infizierten Patienten (ARC, AIDS) häufiger gesehen. Die Diagnose gelingt durch Blut-, Stuhl- oder Urinkulturen während der akuten Krankheitsphase sowie durch die Gruber-Widal-Reaktion. In der Regel klingt das Krankheitsbild innerhalb weniger Tage spontan ab.

Der überwiegende Teil der akuten Durchfallerkrankung ist harmloser Natur. Die Symptomatik klingt spontan oder nach Absetzen der Noxe innerhalb einiger Tage wieder ab. Die Diagnose läßt sich aus der Anamnese vermuten, eine bakteriologische oder virologische Untersuchung des Stuhles oder des Nahrungsmittels oder eine serologische Abklärung kommt daher oft zu spät und ist so meist überflüssig.

Chronische Diarrhoe (Abb. 1–3)

Die **chronischen Diarrhoen** erfordern im Einzelfall oft ein umfangreiches diagnostisches Programm. Pathogenese und klinische Bilder sind ungleich vielfältiger als bei der akuten Diarrhoe. Die wichtigsten Durchfallursachen sind in der Tab. 2, nach Häufigkeit geordnet, zusammengestellt.

Für viele Durchfallkrankheiten besteht eine Bevorzugung bestimmter Altersklassen. Bakterielle und parasitäre Ursachen nehmen mit zunehmendem Alter ab, während morphologische Veränderungen und Maldigestion als Durchfallursache im mittleren und hohen Alter zunehmen (Tab. 3).

Unterschiedliche Häufigkeiten in Abhängigkeit vom Geschlecht betreffen nur wenige Durchfallursachen. Kolonkarzinom und Divertikulitis sind häufiger beim Mann, Colon irritabile, chronische Obstipation mit Laxantienabusus sowie die Strahlenproktosigmoiditis häufiger bei der Frau anzutreffen.

Das diagnostische Programm bei der Abklärung einer chronischen Diarrhoe erfordert ein schrittweises Vorgehen. Die Vielzahl unterschiedlichster Durchfallursachen, die häufig über mehrere pathophysiologische Mechanismen zum Durchfall führen, macht die Erstellung eines umfassenden übersichtlichen Flußdiagramms als Anleitung zur Diagnostik unmöglich. Wichtige, oft entscheidende Hinweise ergeben sich aus einer sorgfältigen Anamnese und der gründlichen Allgemeinuntersuchung des Patienten. Unbedingt muß ein frischer ganzer Stuhl inspiziert werden. Es folgen Laboruntersuchungen, evtl. ergänzt durch mikrobiologische Stuhlanalysen, sowie endoskopische, röntgenologische und bioptische Untersuchungen des

Tab. 2. **Ursachen chronischer Diarrhoen.**

Funktionelle Entero-Kolopathien
Psycho-nervöse Diarrhoen, Colon irritabile

Organische Kolonerkrankungen
Divertikulitis, Polyposis, Tumoren, Colitis ulcerosa, Enteritis regionalis, ischämische Kolitis, Strahlenkolitis

Dünndarmerkrankungen
Primäres und sekundäres Malabsorptionssyndrom (Sprue, Zöliakie, Morbus Whipple, Amyloidose, maligne oder benigne Lymphome, Dünndarmresektion, Entero-Kolostomie usw.), Morbus Crohn, Laktoseintoleranz, mesenteriale Durchblutungsstörungen, intestinale Lymphangiektasien mit eiweißverlierender Enteropathie

Magenerkrankungen
Nach Magenresektion (Sonderform: Dumping-Syndrom), Vagotomie, Syndrom der zuführenden Schlinge, Zollinger-Ellison-Syndrom mit exzessiver Magensaftproduktion

Laxantienabusus
Insbesondere mit Drastika, die Senna oder Aloe enthalten, Kotsteine

Pankreaserkrankungen
Tumoren, chronische Pankreatitis – zunächst reflektorisch, erst spät durch Maldigestion, Inselzelltumor

Leber-Galle-Erkrankungen

Endokrine und Stoffwechselstörungen
Hyperthyreose, Morbus Addison, Diabetes mellitus, Karzinoidsyndrom, Gastrinom, Vipom, Prostaglandin-sezernierende Tumoren.

Kollagenosen
Sklerodermie

Chronische Darminfektionen
Salmonellen, Shigellen, Escherichia coli, Staphylokokken, Clostridium welchii, Pilze, Viren, Zustand nach Antibiotikatherapie (pseudomembranöse Kolitis)

HIV-Infektion (ARC, AIDS)
Zytomegalievirus, Entamoeba histolytica, Kryptosporidiose, Mycobacterium avium intracellulare, Salmonella typhi murium, Kaposi-Sarkom des Darms, Lymphome im Dünndarm

Reflektorische Diarrhoe von Erkrankungen außerhalb des Kolons ausgehend
Erkrankungen der Gallenblase, des Urogenitaltraktes, der Appendix

Neurologische Erkrankungen
Lues III, intrakranielle Prozesse

Tab. 3. **Durchfallerkrankungen und Lebensalter.**

Kinder	Zystische Pankreasfibrose, Glutenenteropathie, angeborene Enzymdefekte, Darmtuberkulose, Mesenteriallymphknotentuberkulose
Adoleszente und junge Erwachsene	Darmparasiten, Bakterienruhr, Morbus Crohn, funktionelle Enteropathien, Colitis ulcerosa
Mittleres und höheres Alter	Gastrogene und agastrische Diarrhoen, pankreatogene und hepatogene Diarrhoen, Diarrhoen bei chronischer Obstipation mit Laxantienabusus, Kolondivertikulitis, Kolonkarzinom, Abdominalgefäßinsuffizienz

Magen-Darm-Traktes auf morphologische Krankheitszeichen. Als weitere Schritte sind dann Funktionsuntersuchungen am Verdauungstrakt sowie gezielte Untersuchungen zur Abklärung endokrinologischer Störungen angezeigt (s. Abb. 1).

1. Funktionelle und chronisch rezidivierende nervöse Diarrhoe

Bei etwa der Hälfte aller Patienten, die den Arzt wegen Verdauungsstörungen aufsuchen, ist kein pathologischer Befund zu erheben. Die Symptome **funktioneller Beschwerden** unterscheiden sich im einzelnen kaum von denjenigen organischer Erkrankungen. Funktionelle Bauchbeschwerden sind vordergründig, sie werden meist eindrucksvoll geschildert. Die sorgfältige Anamnese läßt in den meisten Fällen die Symptome eines psychovegetativen Syndroms erkennen, einer Konstitution, die zu Regulationsstörungen im vegetativen System neigt und so zu funktionellen Störungen disponiert.

Die **chronisch rezidivierende nervöse Diarrhoe** ist die Folge von vorübergehenden Mobilitäts- und Sekretionsanomalien. Symptomfreie Intervalle oder Phasen mit Obstipation wechseln mit Durchfallperioden ab. Viele Patienten kennen den Zusammenhang dieser Funktionsstörungen mit ihrer psycho-nervösen Verfassung. Eine organische Erkrankung muß ausgeschlossen werden.

Tab. 4. **Diarrhoen durch Medikamente.**

Antazida	enthalten laxierendes Magnesiumoxyd
Antisympathikotonika	beschleunigte Darmpassage
Biguanide	Malabsorption für Zucker u. Aminosäuren
Chenodesoxycholsäure	chologene Diarrhoe
Chemotherapeutika	Enterokolitis, Pilzbesiedlung, Allergie
Chinidin	unbekannt
Choleretika und Cholekinetika	enthalten Gallensäuren
Colchizin	Störung der intestinalen Enzymsynthese
Diuretika	Hemmung der Na-Resorption
L-Dopa	beschleunigte Darmpassage
Fermentpräparate	können Gallensäuren enthalten
Glykoside	Hemmung der Na-Resorption
Indometacin	bakterielle Dünndarmbesiedlung
Medikamente zur Gewichtsreduktion	enthalten meist Abführmittel
PAS	unbekannt
Rauwolfiaalkaloide	beschleunigte Darmpassage, Serotoninwirkung
L-Thyroxin	beschleunigte Darmpassage

2. Kohlenhydratintoleranz

Beim Enzymdefekt der Disaccharidasen **(Kohlenhydratintoleranz)** liegt eigentlich eine Maldigestion vor, nach der Lokalisation handelt es sich jedoch um eine Malabsorption, da der Defekt in der Membran der Enterozyten liegt. Die häufigste enzymatische Störung beim Erwachsenen ist der **Laktasemangel,** der angeboren (5–15% der Bevölkerung) oder als Folge von Dünndarmläsionen erworben sein kann. Die nicht gespaltene und damit nicht absorbierte Laktose führt zu einer Steigerung des osmotischen Druckes im distalen Dünndarm und Kolon mit Einstrom von Wasser. Im Kolon führen Bakterien zur Vergärung bzw. Hydrolisierung

CHRONISCHE DURCHFALLERKRANKUNGEN

Gezielte Anamnese
- Dauer der Erkrankung
- Durchfallcharakteristik
- Begleiterscheinungen: Fieber, Erbrechen, Gewichtsabnahme
- Übergeordnete Erkrankungen: z. B. Diabetes mell., Hyperthyreose, Strahlentherapie, Zustand nach Operation
- Medikamente, spezifische Anlässe (Stress, Milchgenuß, usw.)

Allgem. körperliche Untersuchung

Besonders beachten: Exsikkosezeichen, Ekzeme, Darmgeräusche, Gefäßgeräusche, Meteorismus, tastbare Resistenzen, Ödeme, Wachstumsstörungen bei Kindern.

Rektale Untersuchung

Stuhlvisite

Stuhlgewicht, Stuhlfrequenz, Beschaffenheit (wäßrig, schleimig, blutig, Fettstuhl)

Routine-Laboruntersuchungen

Falls indiziert: Untersuchung des Stuhls auf pathogene Keime, Parasiten. Serol. Teste.

Untersuchung auf morphologische Veränderungen

Röntgen: Magen-Darm-Passage, Kolonkontrasteinlauf, Cholezystangiogramm, evtl. Angiographie
Endoskopie mit Biopsie: Ösophagogastroduodenoskopie, Koloskopie
ERCP (Maldigestion → chron. Pankreatitis?)
Sonographie

Funktionsuntersuchungen

Pankreasfunktionsteste: Sekretin-Pankreozymin-Test, Pankreolauryl-Test, PABA-Test, Chymotrypsin-Bestimmung im Stuhl.
Resorptionsteste: Laktosetoleranztest, Schilling-Test, D-Xylose-Test, Oraler Glukosetest, Gallensäure-Konjugationstest.
Magensekretionsanalyse
Gordon-Test

Sonstige Untersuchungen

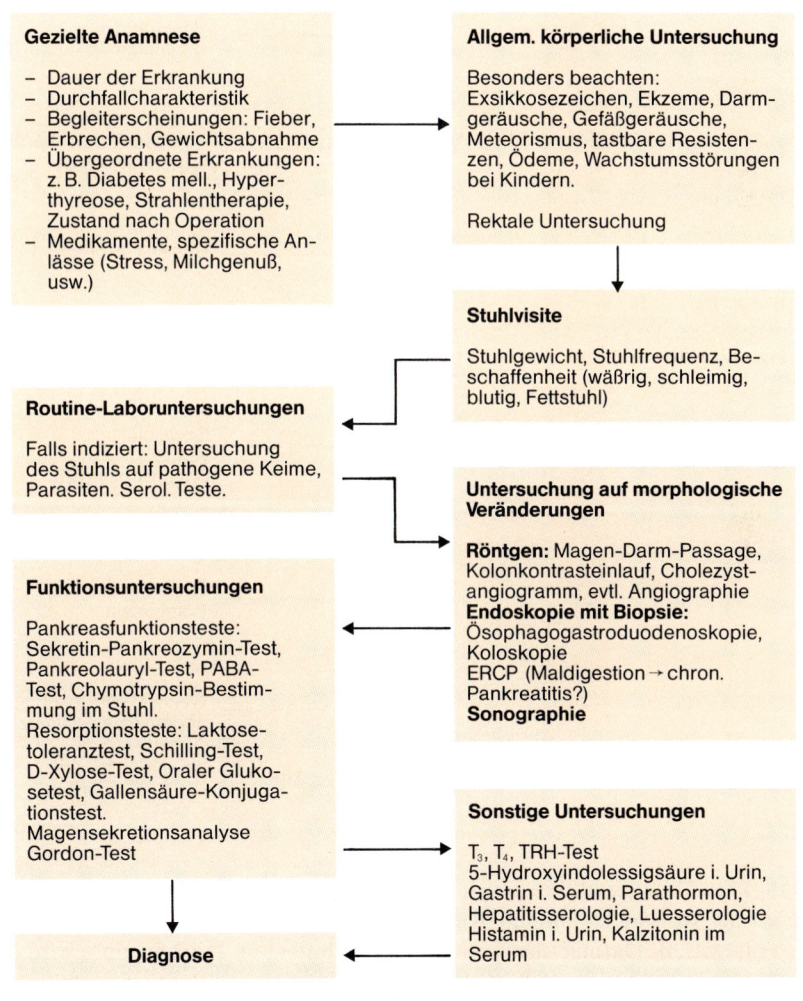

T_3, T_4, TRH-Test
5-Hydroxyindolessigsäure i. Urin, Gastrin i. Serum, Parathormon, Hepatitisserologie, Luesserologie
Histamin i. Urin, Kalzitonin im Serum

Diagnose

Abb. 1

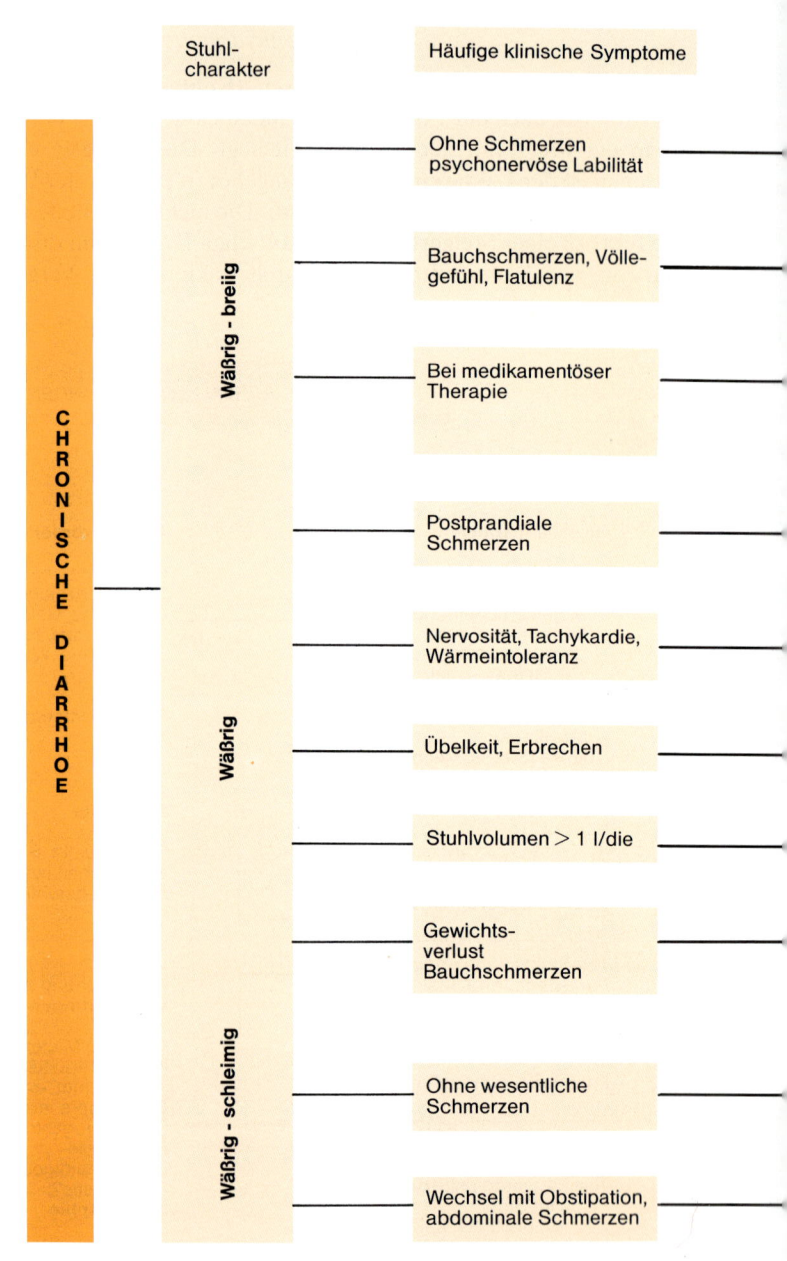

	Stuhl- charakter		Häufige klinische Symptome
CHRONISCHE DIARRHOE	Wäßrig - breiig		Ohne Schmerzen psychonervöse Labilität
			Bauchschmerzen, Völle- gefühl, Flatulenz
			Bei medikamentöser Therapie
	Wäßrig		Postprandiale Schmerzen
			Nervosität, Tachykardie, Wärmeintoleranz
			Übelkeit, Erbrechen
			Stuhlvolumen > 1 l/die
			Gewichts- verlust Bauchschmerzen
	Wäßrig - schleimig		Ohne wesentliche Schmerzen
			Wechsel mit Obstipation, abdominale Schmerzen

Abb. 2

des Zuckers. Die Abbauprodukte Milch und Essigsäure sowie CO_2 steigern die Osmolarität und irritieren die Kolonschleimhaut. Klinische Symptome sind: wäßrige, saure Durchfälle, Flatulenz, Völlegefühl, Darmgeräusche und Bauchschmerzen. Die Diagnose wird durch orale Belastung mit 100 g Laktose gesichert. Ein Glukoseanstieg im Blut von weniger als 20 mg% und das Auftreten von Durchfall und Bauchschmerzen sprechen für den Laktasemangel.

Durchfallursache	Beweisende Diagnostik
1. Chron. rezidivierende nervöse Diarrhoe	Ausschluß einer organ. Erkrankung
2. Kohlenhydratintoleranz z. B. Lactasemangel	Lactose-Belastung Eliminationsdiät
3. Arzneimittel: Laxantien, Antibiotika, Zytostatika u. a. s. Tab. 4	Medikamenten-Anamnese Auslaßversuch
4. Chronisch intestinale Ischämie	Angiographie
5. Hyperthyreose	T_3, T_4, TRH-Test
6. Urämie	Harnstoff und Kreatinin erhöht
7. Sekretorische Diarrhoe	s. Abb. 6
8. Diarrhoe bei HIV-Infektion (ARC, AIDS)	HIV-Test Mikrobiologische Untersuchung von Stuhl und Darmschleimhaut
9. Nahrungsmittelallergie (Milch, Fisch usw.)	Eliminationsdiät, Expositionsversuch
10. Colon irritabile	Ausschluß organ. Erkrankg. Röntgen: Feigenkranzkolon

3. Diarrhoen durch Arzneimittel

Diarrhoen durch Arzneimittel sind häufig. Bei jeder Diarrhoe ist eine sorgfältige Medikamentenanamnese erforderlich. Die intermittierende oder regelmäßige Laxantieneinnahme erfolgt nicht selten in Form von Mischpräparaten zur Gewichtsabnahme oder zur Behandlung von Leber-Galle-Störungen. Chronischer Laxantienabusus kann zur Melanosis coli führen sowie zum röntgenologischen Nachweis von Kolonveränderungen mit Verlust der Haustrierung und Engstellung längerer Kolonabschnitte. Chronischer Kaliumverlust birgt das

Risiko der Entwicklung einer Nephropathie und die Ausbildung von neuromuskulären und kardialen Symptomen.

Für eine Reihe anderer Medikamente ist die Auslösung von Durchfällen über unterschiedliche Mechanismen nachgewiesen worden. In Tab. 4 sind die verschiedenen Medikamente und – soweit bekannt – ihr Wirkungsmechanismus zusammengestellt.

4. Chronische intestinale Ischämie

Die **chronische intestinale Ischämie** (Angina abdominalis) entsteht, wenn von den 3 großen Darmarterien mindestens 2 arteriosklerotisch verschlossen sind. Frühsymptom sind periumbilikale Bauchschmerzen 15–30 Minuten nach dem Essen, sie werden durch ungenügende Blutzufuhr bei Überlastung des Verdauungsvorgangs verursacht. Eine evidente Malabsorption ist Ausdruck eines fortgeschrittenen Stadiums und eher selten. Durchfälle, Steatorrhoe und Meteorismus sind dann vorherrschend. Bei 95% der Patienten findet sich ein systolisches Geräusch bei der Auskultation des Abdomens. Postprandiale Schmerzen, Angst vor der Nahrungsaufnahme bei gutem Appetit weisen auf die Diagnose hin, die Sicherung erfolgt angiographisch.

5. Hyperthyreose

Siehe S. 675.

6. Urämie

Zu den gastrointestinalen Symptomen der Urämie gehört neben Anorexie, Nausea, Stomatitis im fortgeschrittenen Stadium die Gastroenterokolitis. Histologisch sieht man meist ein entzündliches Ödem. Ulzerationen können zu einer nekrotisierenden Kolitis führen, die an eine Ruhr erinnert. Die Diarrhoen sind gelegentlich blutig und manchmal begleitet von krampfartigen Bauchschmerzen.

7. Sekretorische Diarrhoe

Siehe S. 651.

8. Diarrhoe bei HIV-Infektionen (ARC, AIDS)

HIV-infizierte Patienten haben häufig Durchfälle, manchmal als einzige Manifestation der erworbenen Immunschwäche. Der Nachweis eines pathogenen Agens im Darm gelingt bei rigoroser Diagnostik in über 80% der Fälle. Neben einer differenzierten mikrobiologischen Diagnostik von Stuhl und endoskopisch gewonnenem Dünndarmsekret ist die histologische und mikrobiologische Aufarbeitung von endoskopisch gewonnenem Biopsiematerial aus Duodenal- und Kolonmukosa erforderlich. Folgende Erreger wurden nachgewiesen: Zytomegalievirus, Entamoeba histolytica, Cryptosporidium, Mykobakterium avium intracellulare, Salmonella typhimurium, G. Lamblia u. a. Außerdem kommen als Durchfallursache der Befall des Darmes durch das Kaposi-Sarkom und Lymphome des Dünndarms in Betracht. An Durchfall erkrankte HIV-positive Patienten haben eine niedrigere Zahl von OKT_4-Helferzellen, eine höhere Inzidenz pathogener Darmkeime und extraintestinaler opportunistischer Infektionen. Die Vielzahl pathologischer mikrobiologischer Befunde im Gastrointestinaltrakt korreliert nicht immer mit dem Ausmaß endoskopisch erfaßter Läsionen und mit den klinischen Symptomen.

9. Nahrungsmittelallergie

Gastrointestinale Allergien lassen sich in Abhängigkeit von der Allergenzufuhr in episodische und chronische Formen unterscheiden. **Episodische Allergien,** z. B. gegen Fisch oder Erdbeeren, lassen sich meist leicht erkennen. Andere Allergene wie Milch, Eier und Schimmelpilze sind in vielen Nahrungsmitteln, die regelmäßig zugeführt werden, z. T. versteckt vorhanden. Es entwickelt sich eine **chronische Allergie.** Klinisch werden postprandiale Schmerzen und häufig Durchfälle beobachtet. Bei der Schimmelpilzallergie sind Durchfälle führendes Symptom. Die Diagnose gelingt durch Eliminationsdiät (Allergenkarenz) und gezielte Allergenexposition. Wichtig ist auch die Fahndung nach extraintestinalen allergischen Reaktionen.

10. Colon irritabile

Das **irritable Kolon** (Reizkolon, Colica mucosa, Colon spasticum) ist nicht immer klar gegen die nervöse Diarrhoe abzugrenzen. Als häufigste funktionelle gastroenterologische Störung findet man sie doppelt so oft bei Frauen wie bei Männern. Typisch ist der Wechsel von Diarrhoe und Obstipation. Eine Erhöhung des Kolontonus, d. h. eine verstärkte kontraktile Aktivität im unteren Kolon, ist mit einer spastischen Obstipation verbunden, welche röntgenologisch zu dem Bild des »Feigenkranzkolons« führt. In der Phase der schmerzlosen Diarrhoe sind kontraktile Aktivität und damit der Tonus im unteren Kolon vermindert. Vorwiegend am Morgen werden breiig-wäßrige Stühle entleert. Da die spastische Obstipation meist im Vordergrund steht, wird das Krankheitsbild unter dem Leitsyndrom Obstipation beschrieben.

11. Pseudomembranöse postantibiotische Kolitis

Seit Einführung der Antibiotika werden als häufige Nebenwirkungen weiche Stühle bis hin zu wäßrigen Durchfällen beobachtet, sie sind meist harmlos und nach Absetzen spontan reversibel. Mit ähnlicher Anfangssymptomatik tritt unter Antibiotikatherapie manchmal eine Enterokolitis auf, die tödlich verlaufen kann. Die pseudomembranöse Kolitis entwickelt sich gehäuft nach Lincomycinen (Clindamycin) und Ampicillin, aber auch nach Penicillin, Amoxycillin, Cloxacyllin, Erythromycin, Aminoglykosiden, Tetracyclin, Sulfonamiden und Cephalosporin. 2–14 Tage nach Beginn der Antibiotikatherapie, aber auch erst nach 2–4 Wochen und bis zu 3 Wochen nach Absetzen der Therapie kommt es zu oft massiven wäßrigen Durchfällen mit abdominalen Krämpfen, Tenesmen, Übelkeit und Erbrechen. Meist bestehen Fieber, Leukozytose und Blutkörperchensenkungsbeschleunigung, gelegentlich auch enteraler Eiweißverlust und Steatorrhoe. Die Diagnose wird gesichert durch Proktosigmoidoskopie oder hohe Koloskopie mit dem Nachweis von Pseudomembranen. Hierbei handelt es sich um gelblich-weiße, der Mukosa pilzartig aufsitzende Plaques, aus denen sich größere konfluierende Beläge entwickeln. Sie bestehen aus Fibrin, Leukozyten und angelagertem Zelldetritus. In leichteren Fällen sieht man oft nur eine ödematös gerötete, leicht verletzliche Schleimhaut, die mit Schleim bedeckt ist, so daß Pseudomembranen, die manchmal auch nur vorübergehend bestehen, schwer zu erkennen sind. Röntgenologisch sieht man auf der Leeraufnahme stark verdickte, verzerrte Haustren mit »Daumenabdruck« sowie einen vergrößerten Abstand zwischen einander anliegenden Darmschlingen durch die ödematöse Verdickung der gesamten Kolonwand. Die im Profil erscheinenden Pseudomembranen imponieren als feine Zähnelung der Wand. Fast immer ist das gesamte Kolon befallen. Ursache der Enterokolitis ist die Proliferation toxinbildender Clostridien (Cl. difficile) im Lumen.

Stuhl-charakter		Häufige klinische Symptome
CHRONISCHE DIARRHOE	Gelegentlich Blutbeimengungen	Nach Antibiotika-Therapie
		Große Flüssigkeits- und Elektrolytverluste
		Blutungsanämie
		Wechsel von Obstipation und reaktiver Diarrhoe
		Fieber, Leukozythose, Schmerzen i. li. Unterbauch
	Blutig schleimig	Abdominale Schmerzen, Blähungen
		Tenesmen
		Abdominale Schmerzen
		Tenesmen

Abb. 3

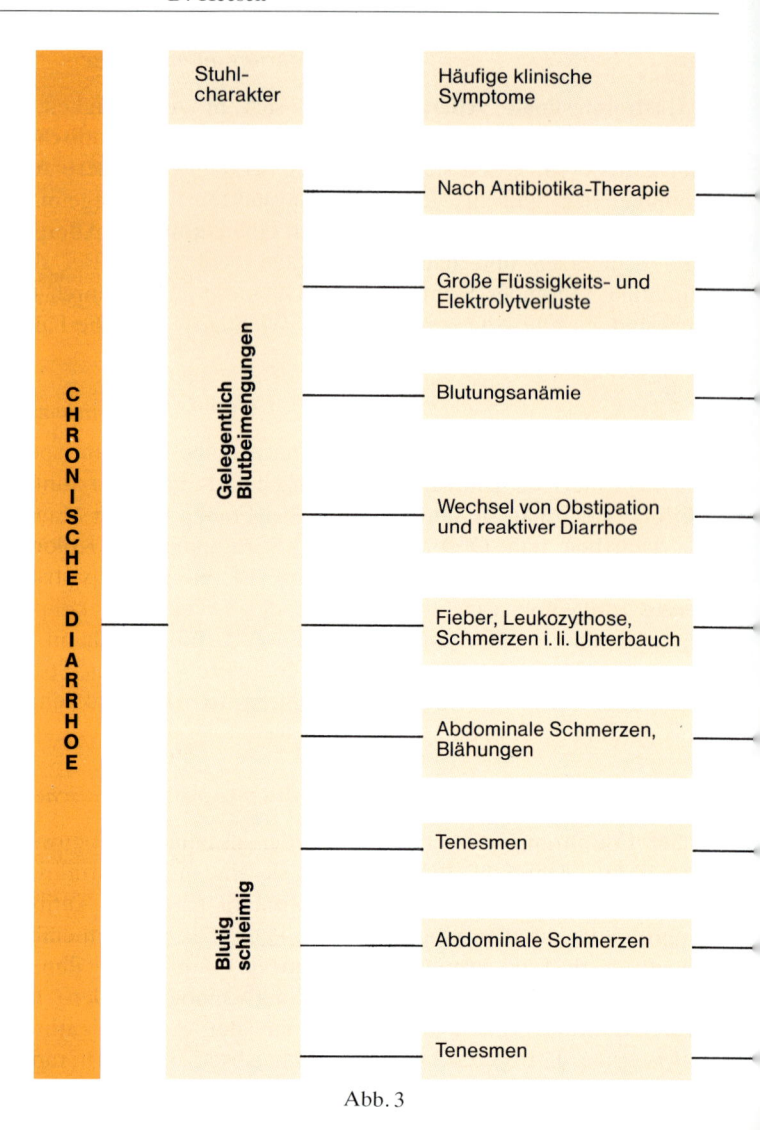

12. Villöses Adenom

Das sezernierende **villöse Adenom** des Dickdarms ist zu 90% im Rektum lokalisiert. Leitsymptom ist die peranale Blutung. Größere Adenome verursachen wäßrig-schleimige, blutige Durchfälle, oft mehrere Liter täglich mit hohem Natrium- und Kaliumgehalt. Die Flüssigkeits- und Elektrolytverluste führen zu Hypovolämie, metabolischer Alkalose und Hypochlorämie. Eine maligne Entartung des Zottentumors ist fast die Regel. Die Diagnose wird durch Rektoskopie und Biopsie gesichert.

13. Adenomatosis coli

Von einer Polyposis des Darmes spricht man, wenn eine Vielzahl von Polypen (mehr als 1000) die Darmwand beetartig bedecken. Es gibt verschiedene hereditäre Polyposisformen,

Durchfallursache	Beweisende Diagnostik
11. Pseudomembranöse Kolitis	Endoskopie
12. Villöses Adenom	Rektoskopie, Biopsie
13. Adenomatosis coli	Koloskopie, Biopsie, Röntgen: Kolon-KE
14. Kolonkarzinom	Koloskopie, Biopsie, Röntgen: Kolon-KE
15. Divertikulitis	Röntgen: Kolon-KE Endoskopie
16. Morbus Crohn	Röntgen: Kolon-KE, Enteroklysma, Endoskopie, Biopsie
17. Colitis ulcerosa	Rektosigmoidoskopie, Röntgen: Kolon-KE
18. Ischämische Kolitis	Röntgen: Kolon-KE, Koloskopie
19. Chron. Strahlenkolitis	Anamnese, Endoskopie

von denen die **Adenomatosis coli** beim Erwachsenen die größte Rolle spielt. Sie manifestiert sich in der Pubertät und führt fast immer zur Entwicklung eines Kolonkarzinoms im mittleren Lebensalter. Leibschmerzen, die durch Invagination mit Subileus entstehen, sowie Durchfälle mit okkulten oder sichtbaren Blutbeimengungen sind die wesentlichen klinischen Symptome. Manchmal ist eine Blutungsanämie das erste klinische Zeichen. Die Diagnose kann rektoskopisch gestellt werden. Durch Abtragung mehrerer Polypen muß eine genaue histologische Klassifizierung erreicht werden.

14. Kolonkarzinom

Das **Kolonkarzinom** läßt in den zivilisierten Ländern eine deutliche Häufigkeitszunahme erkennen. Der Altersgipfel liegt um das 60. Lebensjahr. 60% der Tumoren sitzen im Rektum,

20% im Sigma. Bei diesen Lokalisationen kommt es zu Durchfällen mit Tenesmen und Beimengungen von Blut oder blutigem Schleim. Karzinome im Colon transversum und descendens (10%) wachsen oft szirrhös und verursachen Stenosen. Daraus resultiert zunehmende Obstipation, oft im Wechsel mit reaktiver Diarrhoe. Tumoren im Zökum oder Colon ascendens (10%) lassen sich häufig palpieren, sie machen keine Durchfälle. In 6–7% aller Dickdarmkrebse ist mit einem Doppeltumor zu rechnen. Die Diagnose ist entsprechend der Lokalisationsverteilung meist durch digitale Untersuchung und Rektoskopie mit Biopsie zu stellen. Höhersitzende Tumoren erfordern die Fiberglaskoloskopie, gelegentlich auch eine Röntgendiagnostik im Doppelkontrastverfahren, die jedoch nicht frei von falsch-negativen und falsch-positiven Ergebnissen ist.

15. Divertikulitis

Die **Divertikulitis** entsteht auf dem Boden einer Divertikulose des Dickdarms, bevorzugt des Sigmas, die in den zivilisierten Ländern in den letzten Jahren zunehmend häufiger beobachtet wird. Bei den über 50jährigen sind die Hälfte Divertikelträger. Konstitutionelle und ernährungsphysiologische Faktoren spielen in der Pathogenese eine Rolle. Zu einer akuten Divertikulitis kommt es, wenn die Abschnürung der Divertikelhälse zur Retention von Kot führt. Auf dem Boden eines Druckgeschwürs entsteht Granulationsgewebe und somit die Peridivertikulitis, bei Fortschreiten der Entzündung entstehen die Perisigmoiditis und der Pseudodivertikeltumor. Im Vordergrund der Symptomatik stehen intermittierende krampfartige Schmerzen, meist im linken Unterbauch oder im Bereich der linken Flexur. Es kommt zu häufigen Stuhlentleerungen, wobei Durchfallperioden mit Zuständen von Obstipation abwechseln können. Häufig finden sich Schleim und Blutbeimengungen. Manchmal klagen die Patienten auch über dysurische Beschwerden und Pollakisurie. Leukozytose und Senkungsbeschleunigung entsprechen dem Ausmaß der Entzündung. Die Diagnose ergibt sich aus dem klinischen Befund mit lokalem Druckschmerz im linken Unterbauch, gelegentlich ist auch eine walzenförmige Resistenz zu tasten. Bei der akuten Divertikulitis sind endoskopische Untersuchungen nicht ungefährlich und eher kontraindiziert. Die retrograde Kontrastdarstellung muß mit Vorsicht durchgeführt werden. Röntgenologisch sieht man einzelne oder multiple Divertikel und bei fortschreitender Peridivertikulitis spastische Engstellungen oder organische Engstellung bei Divertikeltumor. Mögliche Komplikationen sind Makroperforation, Fistelbildung, Abszeßperitonitis und Stenose.

16. Morbus Crohn

Der **Morbus Crohn** (Enteritis regionalis) ist eine chronische segmentäre oder plurisegmentäre Darmentzündung, die alle Abschnitte des Verdauungstraktes befallen kann, bevorzugt ist die terminale Ileumschlinge (70–80%). Das Kolon ist in 50–70% beteiligt, der Analbereich in 20–30%. Der Morbus Crohn kann in jedem Lebensalter angetroffen werden, er ist am häufigsten im dritten Lebensjahrzehnt, beide Geschlechter sind etwa gleichhäufig betroffen. Die Ätiologie der Erkrankung ist noch unklar. Das klinische Bild ist sehr variabel, am häufigsten finden sich abdominelle Schmerzen unterschiedlicher und wechselnder Lokalisation, Blähungen, Neigung zu Durchfall oder Durchfallattacken. Bei starkem Befall der terminalen Ileumschlinge findet sich ein tastbarer Konglomerattumor im linken Unterbauch. Anale und perianale Veränderungen, besonders Fisteln und Fissuren können der Erkrankung um Jahre vorausgehen. Ausgedehnter Befall und innere Fisteln können eine Malabsorption verursachen. Nicht selten werden Gewichtsverlust, Inappetenz, Erbrechen und analer Blutabgang angegeben. Wegen fakultativ ubiquitärer Lokalisation des Morbus Crohn im

Verdauungstrakt muß bei entsprechendem Verdacht der gesamte Magen-Darm-Kanal untersucht werden. Dies geschieht durch Endoskopie mit Biopsien im oberen Verdauungstrakt, im unteren wird der gesamte Dickdarm einschließlich terminaler Ileumschlinge auf diese Weise untersucht. Die Diagnose ist röntgenologisch möglich, wenn charakteristische Merkmale ausgeprägt sind: starre wandverdickte Darmschlingen, evtl. mit Fistelgängen, Haustrenminderung oder -verlust, langgestreckte wollstrangförmige Lumeneinengung, Pflastersteinrelief, »Bodartsche Dreiteilung« des terminalen Ileums mit distal stenosiertem Segment, intermediärem prästenotischem Segment und einem proximalen Segment mit wechselnder Engstellung. Die Sicherung der Diagnose erfolgt am besten endoskopisch. Die wichtigsten makroskopischen Befunde sind »Skip-lesions«, d. h. von normaler Schleimhaut (»Skip areas«) umgebene erosive Defekte oder unregelmäßige Ulzera, longitudinal spaltförmig, fissurähnlich oder landkartenähnlich konfluierend. Kopfsteinpflasterrelief, scharfe Begrenzung der hyperämischen oft ödematösen Bezirke gegenüber der normalen Schleimhaut, geringe Vulnerabilität, wenig Sekretion von Schleim und Eiter, Wandverdickung, Wandstarre, Lumeneinengung, Striktur, Stenose. Der bioptische histologische Nachweis der beweisenden Epitheloidzellgranulome gelingt nur in etwa 30% der Fälle. Mit Hilfe ergänzender histologischer Kriterien (neutrophile Granulozyten, diskontinuierliche und disproportionierte Entzündung) kann der Morbus Crohn in weiteren 30–40% der makroskopischen Crohn-Diagnosen gesichert oder wahrscheinlich gemacht werden.

17. Colitis ulcerosa

Bei der **Colitis ulcerosa** handelt es sich um eine auf die Schleimhaut beschränkte Entzündung des Dickdarms. Die Krankheit beginnt in der Regel im Rektum, steigt dann kontinuierlich oder mit unterschiedlich langen Latenzintervallen chronisch in die oberen Kolonregionen auf mit gelegentlichem Übergreifen auf die letzten 10–20 cm des terminalen Ileums. Leitsymptome sind Durchfälle mit Blut, Schleim und manchmal Eiter. Je ausgedehnter der Befall, desto profuser sind die Durchfälle. 10–20 oder mehr Stühle täglich, die oft nur aus Blut, Eiter und Schleim bestehen, evtl. verbunden mit Fieber und Leukozytose, sprechen für den Befall des gesamten Dickdarms. Krampfartige Leibschmerzen und Stuhldrang, Tenesmen, Völlegefühl und Übelkeit sind häufige Symptome. Schwere akute Verläufe mit hohem Fieber, Exsikkose und Peritonitis infolge Durchwanderung oder Perforation sind selten. Die Erkrankung beginnt vorzugsweise zwischen dem zweiten und vierten Lebensjahrzehnt, sie befällt beide Geschlechter etwa gleich häufig.

Die Diagnose wird gesichert durch Rektoskopie und Biopsie, letztere läßt auch im klinisch symptomfreien Intervall typische pathologische Veränderungen erkennen. Endoskopisch sieht man als Zeichen der akuten bis subakuten Entzündung der Mukosa: Rötung mit verwaschener oder aufgehobener Gefäßzeichnung, Ödem, Granulierung, petechiale bis flächenhafte Blutungen, Kontaktblutungen infolge erhöhter Vulnerabilität. Streifenförmige, netzförmige oder flächenhafte fibrinige, schleimig-eitrige Beläge und Nekrosen, Erosionen und Ulzera. Typisch für das chronische Stadium sind narbige Einziehungen, Pseudopolypen, Fibrose, Induration und Atrophie. Histologisch findet man lymphoplasmazelluläre Schleimhautinfiltrate mit Mikroabszessen in den Lieberkühnschen Krypten. Diese können ins Lumen perforieren und diffuse Ulzerationen bilden. Von Epithel bedecktes Granulationsgewebe und stehengebliebene Schleimhautinseln imponieren als Pseudopolypen. Röntgenologisch bilden sich nach Kontrastmitteleinlauf die Ulzera als stachelförmiger Ausläufer ab. Im fortgeschrittenen Stadium zeigt sich das Bild des starren Rohres (Fahrradschlauchphänomen).

Die rektoskopische Untersuchung ist zur Diagnosesicherung meist ausreichend, zur Vorbereitung hat sich die Applikation eines handelsüblichen Mikroklysmas eine Stunde vor der Untersuchung bewährt. Bei Verdacht auf das Vorliegen einer floriden Colitis ulcerosa sollte auf jeglichen Reinigungseinlauf verzichtet werden. Es empfiehlt sich, die Untersuchung in Knie-Ellenbogen-Lage ohne Luftinsufflation durchzuführen.

18. Ischämische Kolitis

Die **ischämische Kolitis** entsteht infolge einer Minderdurchblutung der den Dickdarm versorgenden Gefäße, wobei verschiedene Ursachen in Betracht kommen: Verschluß der großen Arterien, nichtokklusive Ischämie durch Vasokonstriktion und Verminderung der Gesamtdurchblutung bei Hypovolämie und Hypotension, erhöhte Thrombosebereitschaft und Viskosität mit intravasaler Koagulation und Verbrauchskoagulopathie sowie Erkrankung der kleinen Gefäße wie intramurale Vaskulitis, Ischämie infolge venöser Verschlüsse bei erhöhter Thrombosebereitschaft und unter Antikonzeptiva. Bevorzugte Lokalisation ist die linke Kolonhälfte, das Rektum ist mit 4% nur selten befallen.

Bei der schweren **gangränös nekrotisierenden Form** treten plötzlich heftige kolikartige Bauchschmerzen auf, es kommt zu Durchfällen, die Blutbeimengungen aufweisen können. Die Entwicklung von Peritonitis und Schock zwingt zur sofortigen Operation. Die **nicht gangränöse ischämische Kolitis** beginnt ähnlich. Die Bauchschmerzen beginnen im linken Unterbauch, dehnen sich dann über das gesamte Abdomen aus. Die Schmerzintensität ist

Tab. 5. Differentialdiagnose Colitis ulcerosa, Morbus Crohn, ischämische Kolitis.

	Colitis ulcerosa	Morbus Crohn	Ischämische Kolitis
Manifestationsalter	20–30 u. 50–60 J.	15–35 J.	>50 u. 20–40 J.
Geschlechtsverteilung	♀ ≧ ♂	♀ = ♂	♂ ≫ ♀ ♀ ≫ ♂
Stuhlbeschaffenheit	blutig-schleimige Durchfälle	breiig, wenig Blut	massive Blutung
Beschwerden	Tenesmen	Bauchschmerzen	akutes Abdomen
Röntgen	granulierte Schleimhaut, feine Ulzera (Spikulae) bis Kragenknopfulzera, Pseudopolypen, Haustrenverlust, Mikrokolie	Fissuren, Kopfsteinpflaster-Relief, Pseudodivertikel, Stenosen- und Fistelbildung	Daumendruck-Phänomen im Frühstadium
Endoskopie	Entzündung, diffuse Blutung, Ulzerationen, Pseudopolypen	seltener Blutung, einzelne Ulzera, Pflasterstein-Phänomen, Fissuren	intramurale Blutung, später Strikturen
Histologie	nur Mukosa betroffen, Ulzerationen, Mikroabszesse, Becherzellverlust	ges. Darmwand betroffen, Ulzerationen, Epitheloidgranula	ges. Darmwand betroffen, Gefäßläsion, Nekrose, Fibrose
Lokalisation	Rektum fast immer, ges. Kolon, gelegentlich terminales Ileum	termin. Ileum in 70–80%, Kolon 50–70%, Analregion in 20–30%	linke Flexur
Ausbreitung	kontinuierlich zentripetal	diskontinuierlich zentrifugal	

unterschiedlich, häufig sogar gering. Durchfall, vermischt mit Blut, beginnt in der Regel 24 Stunden nach Einsetzen der Beschwerden. Über dem erkrankten Kolonabschnitt besteht Druckschmerz, die Peristaltik ist unauffällig. Die wichtigste Untersuchung, um die Diagnose im Frühstadium zu sichern, ist der Kontrastmitteleinlauf, der allerdings nur bei Patienten mit nicht gangränöser Form und ohne Verdacht auf eine Peritonitis durchgeführt werden darf. Typische Befunde sind abrupte Lumeneinengung und das Daumendruck-Phänomen (»Thumbprinting«) sowie fehlende Haustrierung im betroffenen Abschnitt. Bleiben Zweifel an der Diagnose oder bestehen bei schleichendem Verlauf mehr uncharakteristische Röntgenbefunde, dann kann eine Koloskopie sinnvoll sein, ebenso bei kurzstreckigen, malignomverdächtigen Stenosen. Die endoskopischen Veränderungen hängen vom Stadium der Erkrankung ab. Zunächst sieht man Schwellung und intramurale Blutung; dieses Daumendruck-Phänomen verschwindet 3–4 Tage nach Beginn der Ischämie. Es entwickeln sich dann unregelmäßig begrenzte Geschwüre, meist umgeben von geschwollener, hämorrhagischer Schleimhaut. Strikturen und Sakkulationen sind ein Spätphänomen bei fortschreitendem Fibrosierungsprozeß. Biopsien belegen den ischämischen Charakter der Veränderungen.

Die wichtigsten differentialdiagnostischen Kriterien zur Unterscheidung zwischen Colitis ulcerosa, Morbus Crohn und ischämischer Kolitis sind in Tab. 5 zusammengestellt.

19. Chronische Strahlenkolitis

Strahlenschäden des Gastrointestinaltrakts können nach Strahlenbehandlung der Blase oder des weiblichen Genitale auftreten. Strahlendosen von 7000 r werden bei Hochvoltgeräten als kritische Grenze für das Auftreten von Strahlenschäden angesehen. Die chronischentzündliche Spätreaktion entwickelt sich in der Regel ab 6. Monat nach der Bestrahlung. Es kommt zu Durchfällen mit Blut- und Schleimbeimengungen, verbunden mit Tenesmen. Die Diagnose ergibt sich aus der Bestrahlungsanamnese. Endoskopisch sieht man Teleangiektasien, Schleimhautatrophien und narbige Strikturen.

Diarrhoe mit Steatorrhoe (Abb. 4 und 5)

1. Sprue

Wenn man von den organischen Kolonerkrankungen und den funktionellen Störungen absieht, kommt die Verdauungsinsuffizienz als Hauptursache von Durchfallerkrankungen in Betracht. Sie entstehen durch mangelhafte Aufspaltung der Nahrungsmittel im Darm (Maldigestion) oder durch verhinderte oder mangelhafte Absorption genügend abgebauter Nahrungsmittel durch die Dünndarmwand und ihre Weiterleitung in das Lymph- und Blutgefäßsystem (Malabsorption). Allerdings bilden die digestiven und absorptiven Vorgänge an der Bürstensaummembran eine funktionelle Einheit, so daß eine schematische Trennung oft nicht möglich ist.

Bei der **Glutenenteropathie** (einheimische Sprue, Zöliakie) handelt es sich um das wichtigste globale Malabsorptionssyndrom. Die Inzidenz liegt bei 0,03%. Frauen sind viermal häufiger betroffen als Männer. Gliadin, ein Bestandteil des Glutens, eine Eiweißfraktion (Klebereiweiß) europäischer Zerealien, führt wahrscheinlich über immunologische Prozesse, die durch genetische Faktoren beeinflußt werden, zu einer Schädigung der Dünndarmschleimhaut. Mehr oder weniger ausgeprägte Zottenatrophie mit deutlicher Verlängerung der Schleimhautkrypten (hyperregenerative Reaktion) sind die typischen pathologisch-

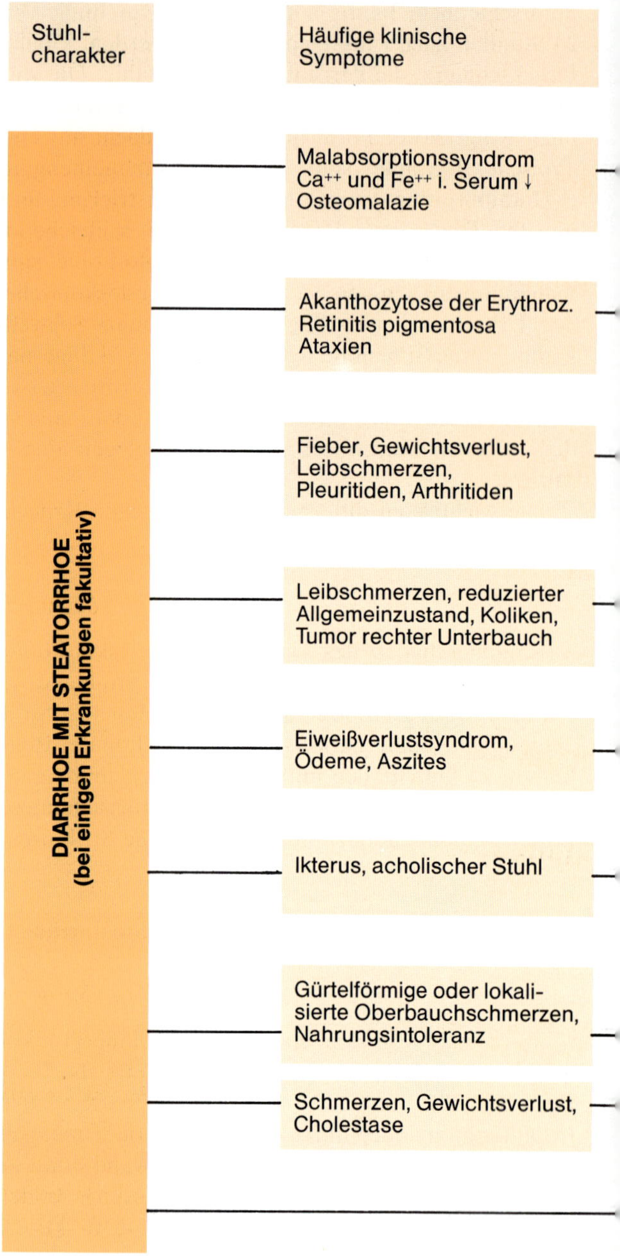

Stuhl-charakter	Häufige klinische Symptome
DIARRHOE MIT STEATORRHOE (bei einigen Erkrankungen fakultativ)	Malabsorptionssyndrom Ca^{++} und Fe^{++} i. Serum ↓ Osteomalazie
	Akanthozytose der Erythroz. Retinitis pigmentosa Ataxien
	Fieber, Gewichtsverlust, Leibschmerzen, Pleuritiden, Arthritiden
	Leibschmerzen, reduzierter Allgemeinzustand, Koliken, Tumor rechter Unterbauch
	Eiweißverlustsyndrom, Ödeme, Aszites
	Ikterus, acholischer Stuhl
	Gürtelförmige oder lokalisierte Oberbauchschmerzen, Nahrungsintoleranz
	Schmerzen, Gewichtsverlust, Cholestase

Abb. 4

Durchfallursache	Beweisende Diagnostik
1. Sprue	Dünndarmbiopsie
2. A-β-Lipoproteinämie	Lipidelektrophorese Dünndarmbiopsie
3. Morbus Whipple	Dünndarmbiopsie
4. Morbus Crohn	Röntgen: Kolon-KE, Enteroklysma, Endoskopie Biopsie
5. Lymphangiektasie, malignes Lymphom	Dünndarmbiopsie Gordon-Test
6. Hepatobiliäre Erkrankungen	Cholezystangiographie ERCP
7. Chron. Pankreatitis	Amylase und Lipase i. Serum Ultraschall Computertomogramm ERCP, Sekretin-Pankreozymin-Test
8. Pankreaskarzinom	
9. Zustand nach Pankreasresektion	OP-Anamnese

anatomischen Zeichen. Die klinische Symptomatik ist in der Regel gekennzeichnet durch klassische Zeichen der Malabsorption mit profusen Durchfällen, Steatorrhoe, Gewichtsverlust und allgemeiner Schwäche. 20% haben keine Fettstühle, können aber schwere Malabsorptionskomplikationen wie Osteomalazie und Tetanie aufweisen. Der Verlauf ist oft phasisch. Zwischen dem Schweregrad der Beschwerden und dem histologischen Befund besteht keine Korrelation. Die Diagnose wird durch die Dünndarmbiopsie gesichert. Die Zottenatrophie ist bereits lupenmikroskopisch zu erkennen. Röntgenologisch sieht man dilatierte Dünndarmschlingen mit Fragmentation und Flockulation des Kontrastmittels. Eine Bestätigung der Diagnose bringt ein eindeutiger Therapieerfolg unter Gluten-freier Diät.

2. A-β-Lipoproteinämie

Die **A-β-Lipoproteinämie** (Bassen-Kornzweig-Syndrom) wird durch den Mangel oder das vollständige Fehlen von Apolipoprotein B verursacht, das zur Bildung von Chylomikronen aus Triglyzeriden in der Darmzelle notwendig ist. Höherkettige Fettsäuren können nur über diesen Mechanismus ins Lymphsystem transportiert werden. Triglyzeride häufen sich in den Enterozyten, die Transportvorgänge werden überlastet, es kommt zur Steatorrhoe. Das klinische Bild ähnelt der Sprue, zusätzlich bestehen Retinitis pigmentosa und Ataxien. Die Diagnose gelingt leicht über die Lipidelektrophorese, in der die VLDL- und LDL-Fraktionen stark erniedrigt sind. Die Dünndarmbiopsie zeigt als typischen Befund eine massive Anschoppung von Triglyzeriden in den resorbierenden Zellen.

3. Morbus Whipple

Der **Morbus Whipple** ist eine seltene Systemerkrankung, die bevorzugt bei Männern im 3. und 4. Lebensjahrzehnt auftritt. Als Ursache wird heute eine bakterielle Infektion angesehen. Es handelt sich dabei möglicherweise um zellwanddefekte Corynebakterien oder hämolysierende Streptokokken und Haemophilusarten, die sich in der Tunica propria der Dünndarmschleimhaut vermehren, ohne daß humorale oder zelluläre Immunmechanismen in Gang gesetzt werden. Durch die Ansammlung von Makrophagen, die mit Bakterien angefüllt sind, in der Lamina propria der Dünndarmschleimhaut werden die Lymphgefäße verstopft, der Chylus kann nicht abtransportiert werden, es resultiert eine Malabsorption. Das klinische Bild ist charakterisiert durch Gewichtsverlust, Durchfälle, Fieber, Polyarthritiden, okkulte Darmblutungen, unklare Leibschmerzen und rezidivierende Pleuritiden. Verstärkte Hautpigmentationen sowie generalisierte Lymphknotenschwellungen und Splenomegalie werden beobachtet. Die Diagnosesicherung erfolgt histologisch durch den Nachweis von PAS-positiven Makrophagen in der Dünndarmschleimhaut. Auch duodenoskopisch läßt sich eine vulnerable Schleimhaut erkennen, die mit zahlreichen, weißlich-gelben Stippchen übersät ist. Die Zotten sind abgeflacht und verplumpt.

4. Morbus Crohn

Beim **Morbus Crohn** kann vor allem bei vorwiegendem Dünndarmbefall die Malabsorption die entscheidende Durchfallursache sein. Zahlreiche Faktoren können eine Rolle spielen: Mangel an konjugierten Gallensäuren infolge Unterbrechung des enterohepatischen Kreislaufs oder Dekonjugation der Gallensäuren durch bakterielle Überwucherung bei Strikturen und Fistelbildungen, eingeschränkte Mukosazellfunktion, verminderte Resorptionsfläche durch enterale Fisteln, Eiweißverlust infolge exsudativer Enteropathie.

5. Exsudative Enteropathie

Die **exsudative Enteropathie** ist ein polyätiologisches Syndrom, bei dem der u. U. hochgradige Verlust von Eiweiß in den Darm zu Hypoproteinämie mit hyponkotischen Ödemen und Aszites zu Sideropenie und Hypokalzämie führt. Erwähnt seien die Erkrankungen des intestinalen Lymphsystems, die primäre intestinale Lymphangiektasie und die sekundären Lymphangiektasien, z. B. Lymphome, lymphenterische Fisteln und Lymphogranulomatose. Viele Patienten zeigen verschiedene Grade der Malabsorption mit Durchfällen. Der Nachweis des Eiweißverlustes gelingt am besten mit nuklearmedizinischen Methoden (Gordon-Test).

6. Hepatobiliäre Erkrankungen

Schwere Leberparenchymstörungen, wie bei Hepatitis oder Leberzirrhose möglich, können ebenso wie obstruktive Gallenwegserkrankungen über eine gestörte Synthese oder aufgehobene Sekretion zu einem Gallensäuremangel führen. Über die verminderte Mizellenbildung entsteht dann eine leichte bis mäßige Steatorrhoe.

7. Chronische Pankreatitis

Erst wenn die Enzymsekretion des Pankreas auf 20–30% abgesunken ist, kommt es zur Verdauungsinsuffizienz mit Durchfällen und Steatorrhoe durch Maldigestion. Der Ausfall der Pankreasamylase kann durch die Amylase des Mundspeichels weitgehend kompensiert werden. Eine Steatorrhoe entsteht erst, wenn die Trypsinmenge im Darmlumen auf weniger als 10% reduziert ist. Die Pankreaslipase ist nicht in diesem Maße kompensierbar, die Reservekapazität ist jedoch sehr groß. Die Pankreasinsuffizienz führt jedoch über eine verminderte Freisetzung von Aminosäuren und freien Fettsäuren im oberen Dünndarm zu einer schnelleren Magenentleerung. Dadurch werden Fette schneller ins Duodenum transportiert, was zu einer Überforderung der eingeschränkten Lipasesekretion führt.

Die **chronische und chronisch-rezidivierende Pankreatitis** führt im Spätstadium zu einer exokrinen und endokrinen Insuffizienz. Die klinische Symptomatik ist uncharakteristisch: gürtelförmige oder lokalisierte Oberbauchschmerzen, Nahrungsintoleranz, Gewichtsverlust, Übelkeit, Erbrechen und Durchfälle. Die Steatorrhoe ist erst spät zu erwarten.

8. Pankreaskarzinom

Beim **Pankreaskarzinom** (ca. 10% aller gastrointestinalen Tumoren), meist im Bereich des Kopfes lokalisiert, führt langdauernder Verschluß von Gallenwegen und Pankreasgang ebenso wie die Zerstörung größerer Anteile des Organs zu Durchfall und Steatorrhoe. Im Kindesalter führt die zystische Pankreasfibrose (Mukoviszidose) zu einem Mangel an Pankreassekret, zu Fettstühlen und Diarrhoe. Die Diagnose der Pankreaserkrankungen erfordert meist den Einsatz mehrerer diagnostischer Verfahren: Analyse der Amylase- und Lipaseaktivität im Serum, der Amylaseausscheidung im Urin, Röntgenuntersuchungen der Pankreasregion, der Gallenwege, ERCP, Ultraschalluntersuchungen der Oberbauchorgane, evtl. Computertomographie der Pankreasregion. Zur Beurteilung der exkretorischen Pankreasfunktion dienen Chymotrypsinbestimmung im Stuhl, Stuhlgewicht und Stuhlfettbestimmung sowie Lundh-Test oder genauer der Sekretin-Pankreozymin-Test. Die inkretorische Funktion wird mit dem Glukosetoleranztest überprüft, wenn nicht schon ein manifester Diabetes mellitus besteht.

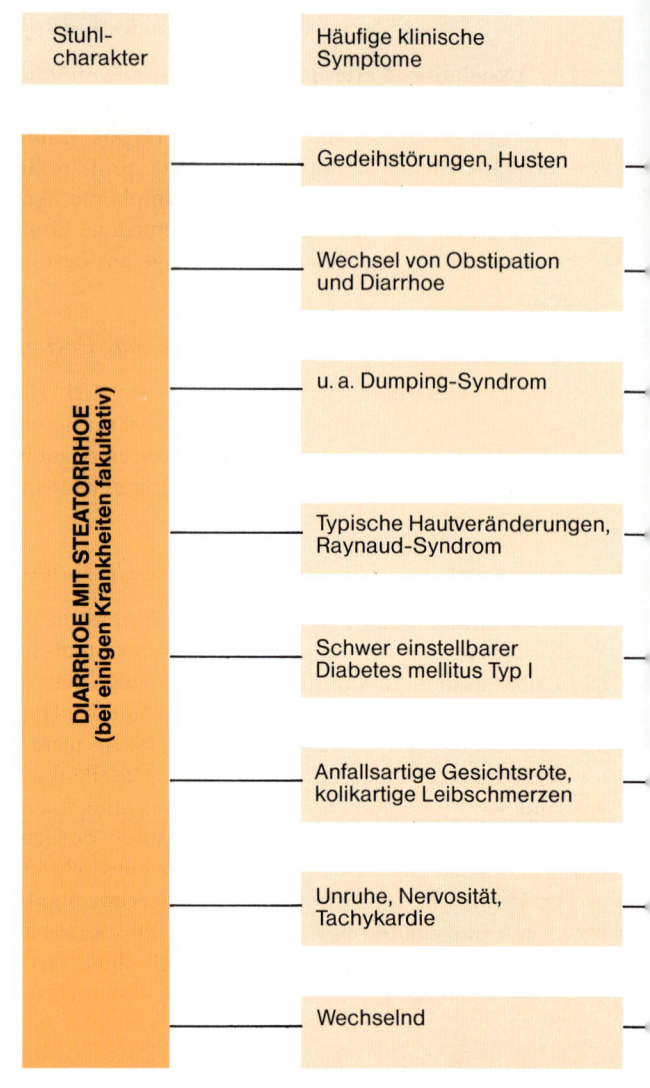

Stuhl-charakter	Häufige klinische Symptome
DIARRHOE MIT STEATORRHOE (bei einigen Krankheiten fakultativ)	Gedeihstörungen, Husten
	Wechsel von Obstipation und Diarrhoe
	u. a. Dumping-Syndrom
	Typische Hautveränderungen, Raynaud-Syndrom
	Schwer einstellbarer Diabetes mellitus Typ I
	Anfallsartige Gesichtsröte, kolikartige Leibschmerzen
	Unruhe, Nervosität, Tachykardie
	Wechselnd

Abb. 5

9. Zustand nach Pankreasresektion

Nach totaler Pankreasresektion wird durch den Ausfall der Lipase die Fettverdauung und Fettabsorption gestört. Durch geringere Freisetzung von Aminosäuren und freien Fettsäuren im oberen Dünndarm wird die Magenentleerung beschleunigt. Der schnelle Transport von Fetten ins Duodenum verstärkt die Maldigestion. Eine ⅔-Resektion führt bei normalem Restparenchym nicht zu einer Störung der Verdauung. Erst wenn die Enzymsekretion unter 25% abfällt, wie nach distaler Ektomie, kommt es zur Verdauungsinsuffizienz.

Durchfallursache	Beweisende Diagnostik
10. Mukoviszidose	NaCl im Schweiß
11. Amyloidose	Rektumbiopsie
12. Zustand n. Darmresektion Zustand n. Magenoperation Enterale Fisteln, Strikturen	Anamnese, Röntgen: Magen-Darm-Passage, Kolon-KE
13. Sklerodermie	Röntgen: Ösophagus, Dünndarm
14. Diabetes mellitus	Überprüfung des Kohlenhydratstoffwechsels
15. Karzinoidsyndrom	5-Hydroxyindolessigsäure im Urin
16. Hyperthyreose	T_3, T_4, TRH-Test
17. Arzneimittel	Medikamentenanamnese

10. Mukoviszidose

Für die Mukoviszidose ist der Nachweis des erhöhten NaCl-Gehaltes im Schweiß beweisend.

11. Amyloidose

Die **Amyloidose** ist eine Systemerkrankung unklarer Genese. Die primäre Amyloidose wird autosomal dominant vererbt, die sekundären Formen werden beobachtet im Zusammenhang mit Plasmozytom, chronischen Infekten (Tuberkulose, Osteomyelitis), rheumatischen Erkrankungen, Mittelmeerfieber und verschiedenen neuropathologischen, renalen und kardiovaskulären Syndromen. Bei der primären Form ist der Dünndarm bei etwa 70% der

Patienten mitbefallen. Ablagerungen des von mesenchymalen Zellen gebildeten Amyloids findet man im perivaskulären Bindegewebe, in der Muscularis mucosae und im submukösen Bindegewebe. Die Patienten leiden unter krampfartigen Leibschmerzen. Obstipation und Diarrhoe wechseln einander ab. Bei massivem Befall des Dünndarms entwickelt sich ein Malabsorptionssyndrom mit Steatorrhoe und Eiweißverlustsyndrom. Durch Infiltration der Blutgefäße kann sich eine intestinale Ischämie entwickeln. Die Diagnose kann in den meisten Fällen durch Rektumbiopsie gesichert werden. Bei den sekundären Amyloidosen ist meist das periretikuläre Gewebe befallen. Intestinale Erscheinungen sieht man erst im Endstadium.

12. Durchfälle nach chirurgischer Therapie

Die Resektion von Magen und Duodenum, von Magen und Dünndarm oder von Dünndarm und Dickdarm führt mit hoher Wahrscheinlichkeit zu bleibenden Durchfällen. Die ungenügende Absorptionsoberfläche führt zum **Syndrom des kurzen Darmes.** Die Absorptionskapazität hängt ab von der Ausdehnung und Lage des resezierten Abschnittes, der Funktionsfähigkeit des Restdarmes und der Ileozökalklappe. Bei 10–15% aller am Magen operierten Patienten treten Beschwerden auf, wobei Diarrhoen mit gering ausgeprägter Steatorrhoe im Vordergrund stehen. Nach totaler Gastrektomie treten Diarrhoen vor allem in der frühen postoperativen Phase auf, sie verschwinden aber häufig mit zunehmender Anpassung an die veränderten Resorptionsverhältnisse. Nach distaler Magenresektion (Billroth I und Billroth II) kommt es bei ca. 10% der Patienten zu einem **Dumping-Syndrom.** Durch die Sturzentleerung des Magens bei fehlender Pylorusfunktion treten Übelkeit, Erbrechen, Oberbauchschmerzen und Durchfälle auf, außerdem werden Störungen des Kreislaufs und des Zuckerstoffwechsels beobachtet. Nach einigen Wochen der Anpassung verschwindet das Syndrom bei der Mehrzahl der Patienten. Die Angaben über die Diarrhoehäufigkeit nach Vagotomie schwanken in Abhängigkeit von der Operationstechnik zwischen 2% für die selektive proximale Vagotomie und 24% für die trunkuläre Vagotomie mit Pyloroplastik. Neben der fehlgesteuerten Magenentleerung soll die fehlende vagale Innervation extragastraler Organe eine Rolle spielen. Weiterhin wird vermutet, daß über eine vermehrte Gastrinbildung die Funktion der Ileozökalklappe gestört wird, was dann zu Gallensäureverlust und bakterieller Überwucherung führen soll.

Beim **Syndrom der blinden Schlinge** handelt es sich um technisch falsch angelegte Anastomosen. Durch eine Stase im Dünndarm entsteht eine pathologische Dünndarmflora, die Gallensäuren werden vorzeitig dekonjugiert. Diese Gallensäuren sind schlechte Mizellenbildner und haben zusätzlich einen direkten toxischen Effekt auf die Zellmembran von Dünndarm und Dickdarm.

Weitere Krankheitsbilder, die über eine Stase im Dünndarm zu einer bakteriellen Überwucherung führen können, sind: enteroenterale, enterokolische und gastrokolische Fisteln, das Syndrom der zuführenden Schlinge nach Gastroenterostomie, multiple Strikturen nach Bestrahlung oder bei der Enteritis regionalis sowie die gestörte Mobilität des Darmes bei der Sklerodermie und der diabetischen Enteropathie. Die Diagnose ergibt sich aus der Anamnese, dem Röntgenbefund, evtl. ergänzt durch Endoskopie und Biopsie.

13. Sklerodermie

In den Spätstadien der progressiven Sklerodermie ist der Dünndarm in etwa 50% diffus oder lokalisiert befallen. Bakterielle Überwucherung durch Hypomotilität der fibrotischen und atrophischen Darmmuskulatur führt zur Malassimilation.

14. Diabetes mellitus

Die Enteropathie beim **Diabetes mellitus** ist eine seltene, aber oft schwer verlaufende Komplikation. Sie trifft meist jugendliche Patienten mit schwer einstellbarem Stoffwechsel. Diffuse Durchfälle, die meist in der Nacht auftreten, und Tenesmen beherrschen das klinische Bild. Ursache ist sehr wahrscheinlich eine Neuropathie des autonomen Nervensystems.

15. Karzinoidsyndrom

Siehe S. 677.

16. Hyperthyreose

Siehe unten.

17. Diarrhoe durch Arzneimittel

Siehe S. 659.

Endokrine Ursachen der Diarrhoe (Abb. 6)

1. Schilddrüsenerkrankungen

Die **Hyperthyreose** geht häufig mit einer Diarrhoe einher. Die Ursache ist möglicherweise eine beschleunigte Darmpassage. Ein Teil der Patienten hat eine leichte Steatorrhoe.

Das **medulläre Schilddrüsenkarzinom** kann über eine Sekretion von Prostaglandinen ebenfalls zu einer sekretorischen Diarrhoe führen. Die Diagnose gelingt über den Nachweis erhöhter Kalzitoninspiegel im Serum.

2. Zollinger-Ellison-Syndrom

Dem **Zollinger-Ellison-Syndrom** (Gastrinom) liegen Gastrin-produzierende Tumoren zugrunde, die meist im Pankreas, in der Duodenalwand oder im Magen lokalisiert sind. Durch die massiv erhöhten Gastrinspiegel wird die Magensäuresekretion maximal gesteigert. Neben der Ulkusbildung führt die Säure zu einem pH-Abfall im Duodenum und Jejunum mit Inaktivierung der Pankreaslipase und einer Präzipitation der Glykochenodesoxycholsäure mit Störung der Mizellenbildung und sekundären morphologischen Veränderungen. Folgen sind: schwere und rezidivierende Magen- und Duodenalulzera, Diarrhoe und Steatorrhoe. Die Diagnose gelingt durch Magensaftanalyse mit stark erhöhter Basalsekretion sowie durch Bestimmung des deutlich erhöhten Gastrinspiegels.

3. Verner-Morrison-Syndrom

Das klassische, mit einer sekretorischen Diarrhoe einhergehende Krankheitsbild ist das **Verner-Morrison-Syndrom.** Die Bezeichnung WDHA-Syndrom (**W**atery **D**iarrhoea, **H**ypokaliämia, **A**chlorhydria) bezieht sich auf die klinische Symptomatik. Die Durchfälle beruhen auf einer Aktivierung des Adenylzyklasesystems durch das vasoaktive intestinale Polypeptid (VIP), was eine exzessiv gesteigerte intestinale Wasser- und Elektrolytsekretion zur Folge hat. Die VIP-produzierenden Tumoren finden sich meist im Pankreas. Der Nachweis der erhöhten Hormonkonzentration im Serum sichert die Diagnose.

```
                    ┌─────────────────────────────┐
                    │ VERDACHT AUF ENDOKRINBEDINGTE│
                    │         DIARRHOE            │
                    └──────────────┬──────────────┘
                                   │
                    ┌──────────────┴──────────────┐
                    │ Wäßrige Diarrhoe, persi-    │
                    │ stiert bei Nahrungskarenz   │
                    │ Stuhlvolumen > 1 l          │
                    └──────────────┬──────────────┘
```

Flowchart: **VERDACHT AUF ENDOKRINBEDINGTE DIARRHOE**

- Wäßrige Diarrhoe, persistiert bei Nahrungskarenz, Stuhlvolumen > 1 l
- → **SEKRETORISCHE DIARRHOE**

Branches from SEKRETORISCHE DIARRHOE:

- **Struma** — Kalzitonin i. S.
  - Normal → (zurück zu Koloskopie + Biopsie)
  - Erhöht → SD-Biopsie Histologie → **1. Medulläres Schilddrüsenkarzinom**

- **Koloskopie + Biopsie**
  - Melanosis coli → **Laxantienabusus**
  - **Villöses Adenom**
  - Negativ → **Magensekretions-Analyse**
    - Hyperazidität basal → Gastrin ↑ → **2. Zollinger-Ellison-Syndrom**
    - Hypo- bis Achlorhydrie → VIP ↑ → **3. Verner-Morrison-Syndrom**

- **Flush-Symptomatik** — 5-HIES i. U.
  - Erhöht → **4. Karzinoidsyndrom**
  - Normal + Urticaria pigmentosa → Histamin i. U. erhöht → **5. Generalisierte Mastozytose**

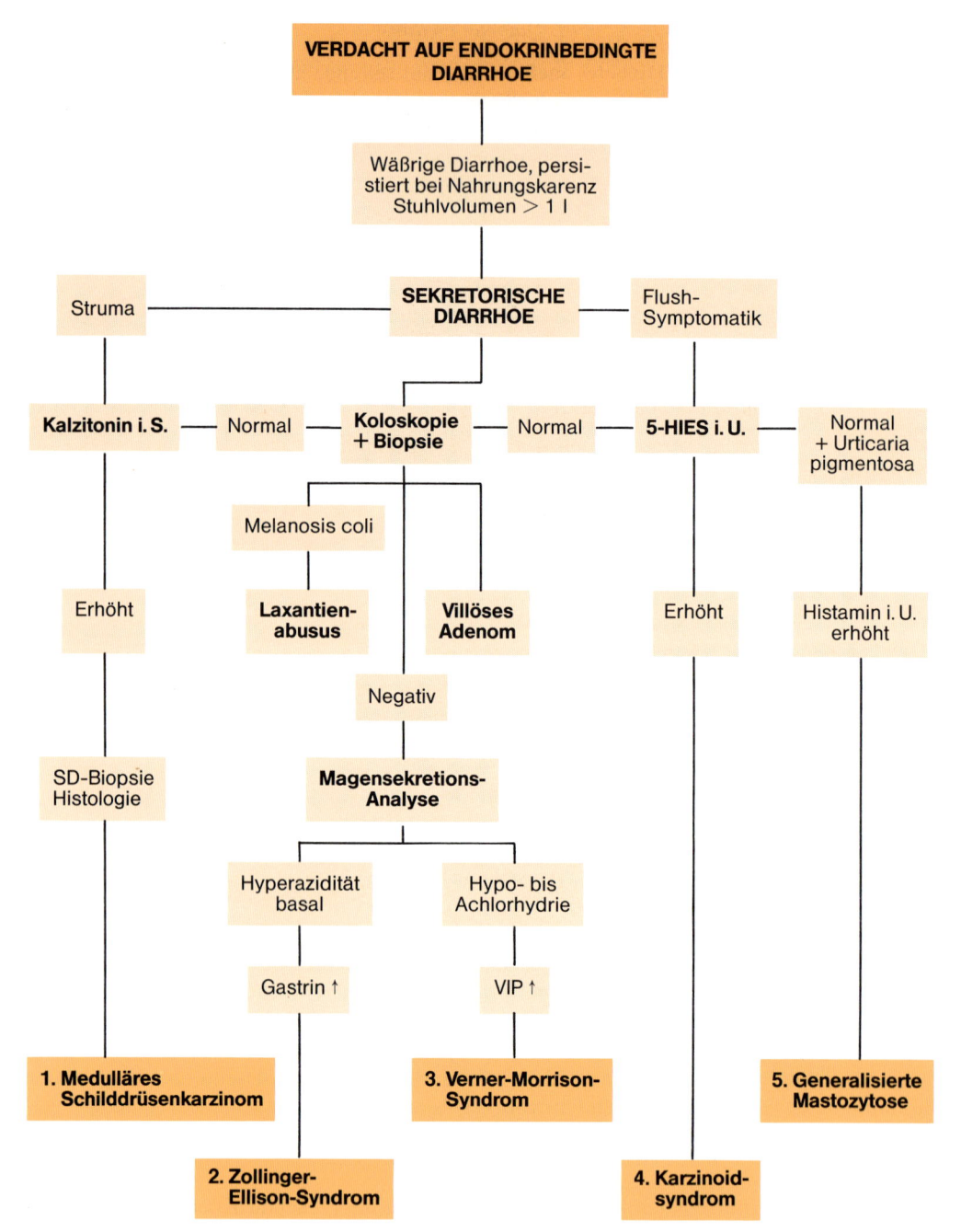

Abb. 6

4. Karzinoidsyndrom

Das **Karzinoidsyndrom** wird durch einen Tumor des Magen-Darm-Traktes ausgelöst, der meist im Dünndarm oder in der Appendix sitzt. Dieser Tumor sezerniert neben Serotonin vermutlich mehrere andere Substanzen wie Prostaglandine und Kinine. Charakteristische klinische Symptome sind anfallsartige Gesichtsrötung (Flush), Teleangiektasien im Gesicht sowie Diarrhoen, oft begleitet von krampfartigen abdominellen Beschwerden. Bei voller Ausprägung des klinischen Bildes ist der Tumor fast immer schon in die Leber metastasiert. Die Diagnose wird gesichert durch eine hohe 5-Hydroxyindolessigsäure-Ausscheidung im Urin, ein Stoffwechselprodukt des Serotonins.

5. Generalisierte Mastozytose

Die **generalisierte Mastozytose** (Urticaria pigmentosa) ist eine seltene Systemerkrankung im Sinne einer proliferativen mastozellulären Retikulose. Die Haut zeigt typische histaminbedingte Quaddeln, die Mitbeteiligung des Gastrointestinaltraktes wird deutlich durch eine Vermehrung der Mastzellen und durch eosinophile Infiltration der Schleimhaut. Durchfälle und Bauchschmerzen sind die Hauptbeschwerden. Die Diagnose ergibt sich aus den Hautveränderungen, der Dünndarmbiopsie und, wenn notwendig, der erhöhten Histaminausscheidung im Urin.

Differentialdiagnostisches Spektrum

Akute Diarrhoe
Cholera
Bakterienruhr
Amöbiasis
Lambliasis
Typhus abdominalis
Salmonellenenteritis
Sommerdiarrhoe
Reisediarrhoe
Nahrungsmittelvergiftung
Darmgrippe
Toxine
Endogen-nervös

Chronische Diarrhoen ohne Steatorrhoe
Funktionelle und chronisch-rezidivierende nervöse Diarrhoe
Kohlenhydratintoleranz
Arzneimittel
Chronisch-intestinale Ischämie
Hyperthyreose
Urämie
Sekretorische Diarrhoe (s. Tab. 1)
HIV-Infektionen (ARC, AIDS)
Nahrungsmittelallergie

Colon irritabile
Pseudomembranöse postantibiotische Kolitis
Villöses Adenom
Adenomatosis coli
Kolonkarzinom
Divertikulitis
M. Crohn
Colitis ulcerosa
Ischämische Kolitis
Chronische Strahlenkolitis

Diarrhoe mit Steatorrhoe
Sprue
A-Beta-Lipoproteinämie
M. Whipple
M. Crohn
Exsudative Enteropathie
Hepatobiliäre Erkrankungen
Chronische Pankreatitis
Pankreaskarzinom
Z. n. Pankreasresektion
Mukoviszidose
Amyloidose
Durchfälle nach chirurgischer Therapie
Sklerodermie
Diabetes mellitus
Karzinoid-Syndrom
Hyperthyreose
Arzneimittel

Endokrine Ursachen der Diarrhoe
Schilddrüsenerkrankungen
Zollinger-Ellison-Syndrom
Morrison-Syndrom
Karzinoid-Syndrom
Generalisierte Mastozytose

Literatur

BOUCHIER I A P, ALLAN R N et al. Textbook of Gastroenterology. London: Ballière, Tindall 1984.
DEMLING C (Hrsg). Klinische Gastroenterologie, 2. Aufl. Stuttgart: Thieme 1984.
EISENBURG J. Differentialdiagnose gastrointestinaler Syndrome. Stuttgart: Thieme 1989.
HAFTER E. Praktische Gastroenterologie. Stuttgart: Thieme 1988.
LEVINE J S (Hrsg). Gastroenterologische Entscheidungsprozesse. Stuttgart: Schattauer 1988.
SLEISENGER M H, FORDTRAN J S. Gastrointestinal Disease. Philadelphia: Saunders 1989.

Obstipation

D. Heesen

Definition und Abgrenzung

Die normale Stuhlfrequenz des Menschen schwankt zwischen dreimal täglich bis einmal alle drei Tage. Die Konsistenz des Stuhls darf zwischen breiig und bröckelig, die Farbe zwischen gelblich bis dunkelbraun variieren. Das mittlere Stuhlgewicht pro 24 Stunden

CHRONISCHE OBSTIPATION

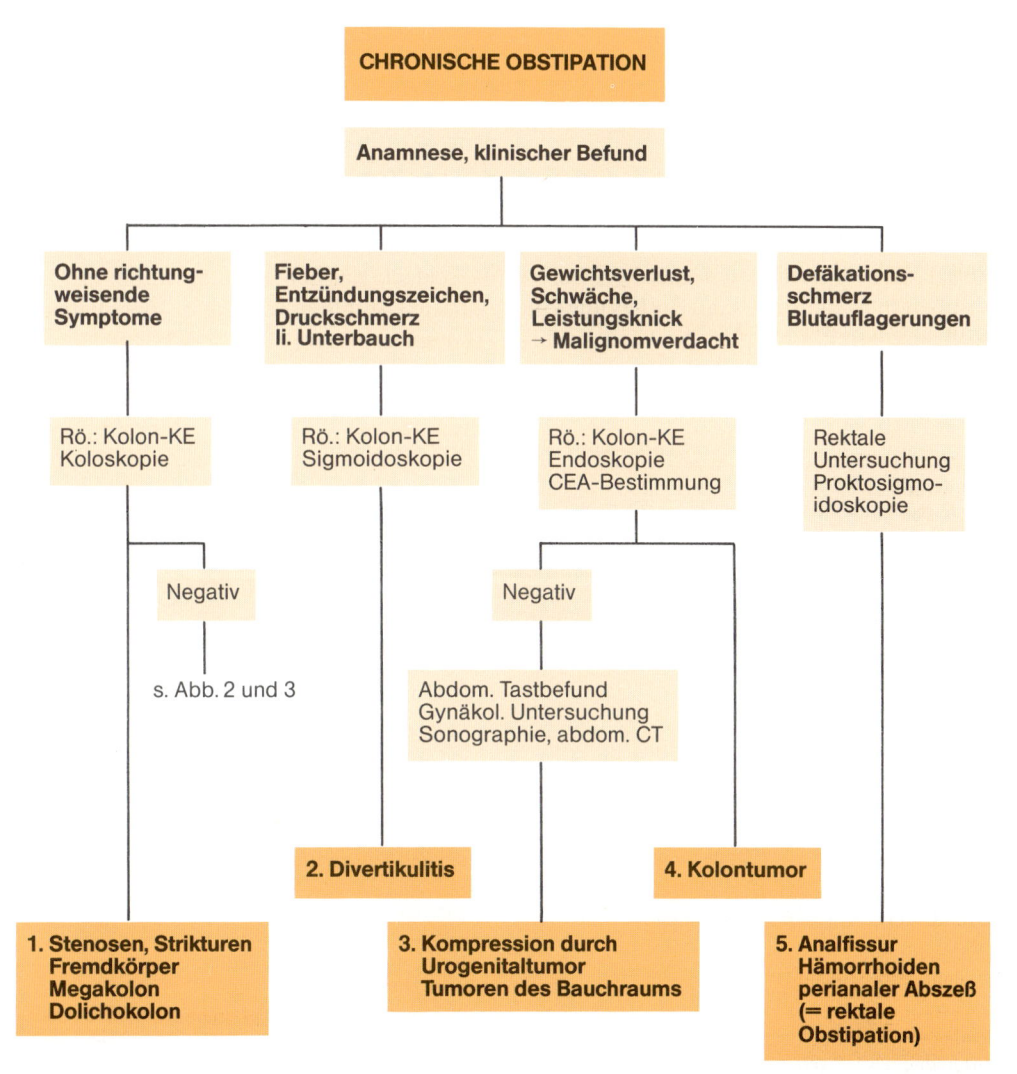

Anamnese, klinischer Befund

- **Ohne richtungweisende Symptome**
  - Rö.: Kolon-KE
  - Koloskopie
  - Negativ → s. Abb. 2 und 3
  - **1. Stenosen, Strikturen, Fremdkörper, Megakolon, Dolichokolon**

- **Fieber, Entzündungszeichen, Druckschmerz li. Unterbauch**
  - Rö.: Kolon-KE
  - Sigmoidoskopie
  - **2. Divertikulitis**
  - **3. Kompression durch Urogenitaltumor, Tumoren des Bauchraums**

- **Gewichtsverlust, Schwäche, Leistungsknick → Malignomverdacht**
  - Rö.: Kolon-KE
  - Endoskopie
  - CEA-Bestimmung
  - Negativ
  - Abdom. Tastbefund, Gynäkol. Untersuchung, Sonographie, abdom. CT
  - **4. Kolontumor**

- **Defäkationsschmerz, Blutauflagerungen**
  - Rektale Untersuchung
  - Proktosigmoidoskopie
  - **5. Analfissur, Hämorrhoiden, perianaler Abszeß (= rektale Obstipation)**

Abb. 1

Tab. 1. Ursachen der Obstipation.

Akute transitorische Obstipation	Chronische Obstipation
Funktionell Ortswechsel (Reiseobstipation), Kostwechsel, längere Bettruhe, Fasten	*Mechanische Faktoren* Tumoren, Stenosen, Strikturen, Hernien, Fremdkörper
Reflektorische Ruhigstellung Nierenkolik, Gallenkolik, Ulcus duodeni, akute Pankreatitis	*Endokrine und metabolische Störungen* Hypothyreose, Hyperparathyreoidismus, Porphyrie, Hypokaliämie
Schwangerschaft *Zentralnervöse Störungen* Meningitis, zerebrale Arteriosklerose, Hirn-Rückenmarks-Läsionen	*Mißbildungen* Megacolon congenitum, idiopathisches Megakolon, Dolichokolon, Sigma elongatum (?)
Intoxikationen z. B. Bleivergiftungen	*Schmerzbedingt* Analfissuren, perianale Abszesse, Hämorrhoiden
	Medikamente Antazida, Sedativa, Opiate, Psychopharmaka, Ganglienblocker, Spasmolytika, Anticholinergika
	Zentralnervös-psychisch Depression, zerebrale Arteriosklerose, Anorexia nervosa, psycho-vegetative Syndrome

beträgt in den zivilisierten Ländern bei relativ schlackenarmer Kost etwa 120 g. Unter Obstipation ist die zu seltene Entleerung eines zu harten Stuhls zu verstehen. Viele Patienten fühlen sich bereits obstipiert bei Völlegefühl im Abdomen, hartem Stuhl oder bei schmerzhafter Stuhlentleerung.

Tab. 2. Basisdiagnostik bei Obstipation.

Anamnese
Stuhlfrequenz ohne Laxanzien
Stuhlbeschaffenheit
Dauer der Obstipation
Schmerzen im Leib oder bei der Defäkation
Lebensgewohnheiten (Essen, Trinken, Rauchen)
Körperliche Bewegung, Beruf
Medikamente: Laxanzien, Sedativa usw.

Körperliche Untersuchung
Allgemeinuntersuchung
Palpation des Abdomens
Analinspektion mit digitaler Austastung
Stuhlinspektion

Laboruntersuchungen
BSG, Blutbild, SGPT, γ-GT, alkalische Phosphatase, Calcium und Kalium im Serum

Endoskopie
Prokto-Rektoskopie, Sigmoidoskopie

Röntgen
Kolonkontrasteinlauf

Die Basisdiagnostik ist ggf. durch Sonographie oder Computertomographie, eine gynäkologische Untersuchung sowie durch Überprüfung von Schilddrüsen- und Nebenschilddrüsenfunktion zu ergänzen. Die Abbildungen 1–3 geben eine Anleitung zum diagnostischen Vorgehen.

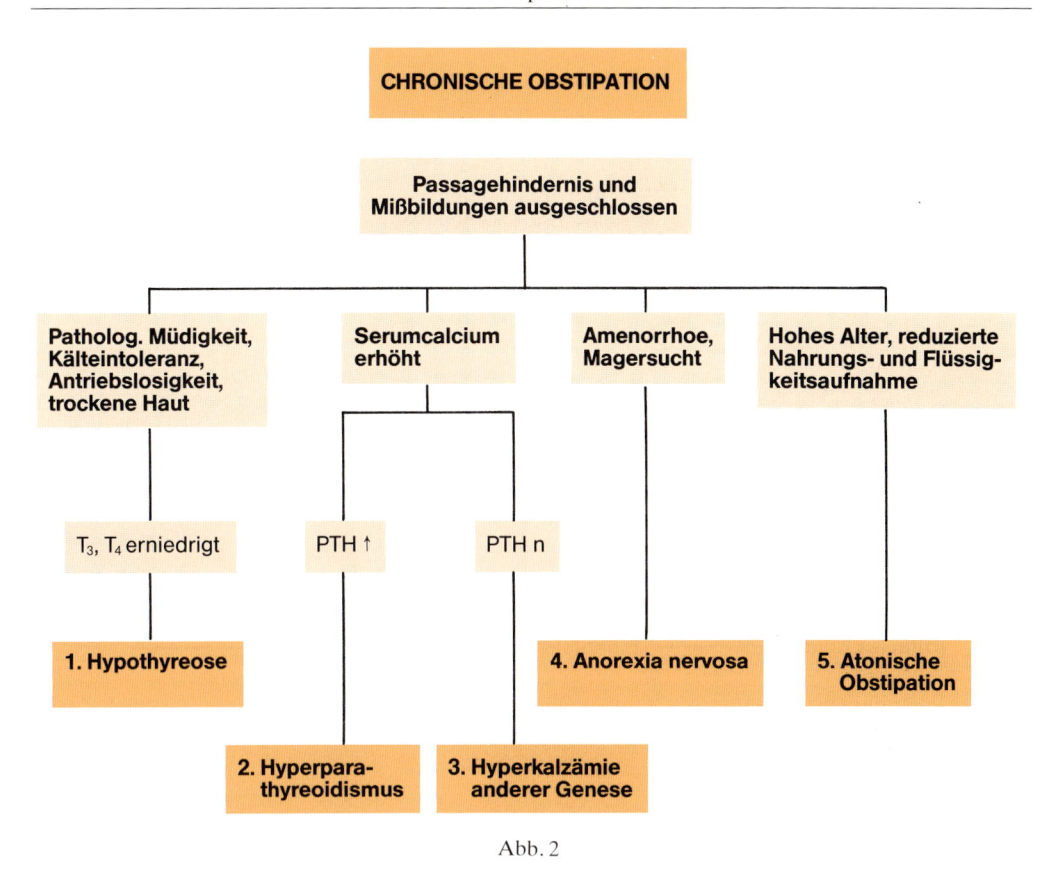

CHRONISCHE OBSTIPATION

Passagehindernis und Mißbildungen ausgeschlossen

- **Patholog. Müdigkeit, Kälteintoleranz, Antriebslosigkeit, trockene Haut** → T_3, T_4 erniedrigt → **1. Hypothyreose**
- **Serumcalcium erhöht**
  - PTH ↑ → **2. Hyperparathyreoidismus**
  - PTH n → **3. Hyperkalzämie anderer Genese**
- **Amenorrhoe, Magersucht** → **4. Anorexia nervosa**
- **Hohes Alter, reduzierte Nahrungs- und Flüssigkeitsaufnahme** → **5. Atonische Obstipation**

Abb. 2

Die Ursachen der Obstipation lassen sich unterteilen in mechanische Faktoren, die zu einem Passagehindernis führen, Mißbildungen mit erweitertem oder abnorm langem Darm, Störungen der Peristaltik und Störungen des Defäkationsaktes (rektale Obstipation). Von der **chronischen Obstipation** muß die **akute transitorische Obstipation** abgegrenzt werden, deren Ursachen (s. Tab. 1) meist auf der Hand liegen, so daß sich eine weitere Diagnostik erübrigt.

Diagnostisches Vorgehen

Die diagnostischen Maßnahmen zur Abklärung einer Obstipation haben zum Ziel, mit wenigen Untersuchungsverfahren ein Passagehindernis oder funktionelle Störungen der Motilität auszuschließen. Tritt eine Obstipation relativ plötzlich auf, ohne daß eine Ursache für eine akute transitorische Obstipation erkennbar ist, oder besteht bereits ein Abführmittelabusus, dann muß eine genaue Untersuchung unter Einschluß von Endoskopie und Radiologie erfolgen (s. Tab. 2 sowie Abb. 1 und 2).

In den zivilisierten Ländern ist am häufigsten die Diagnose einer habituellen Obstipation zu stellen (Abb. 3). Man versteht darunter eine zu lange Verweildauer des Stuhls im Kolon, verbunden mit zu starker Eindickung ohne bisher faßbare organische Ursachen. Auslösende

```
                    CHRONISCHE OBSTIPATION

                    Alle organischen
                    Ursachen ausgeschlossen

   Abdominalschmerzen                    Medikamente ——— Laxantien
   Obstipation und
   Diarrhoe im Wechsel           Antazida
   psycho-nervöse Labilität      Sedativa
                                 Opiate
                                 Psychopharmaka
                                 Ganglienblocker        Hypokaliämie
                                 Spasmolytika           Melanosis coli
                                 Anticholinergika

   Irritables Kolon ——— Habituelle Obstipation
```

Abb. 3

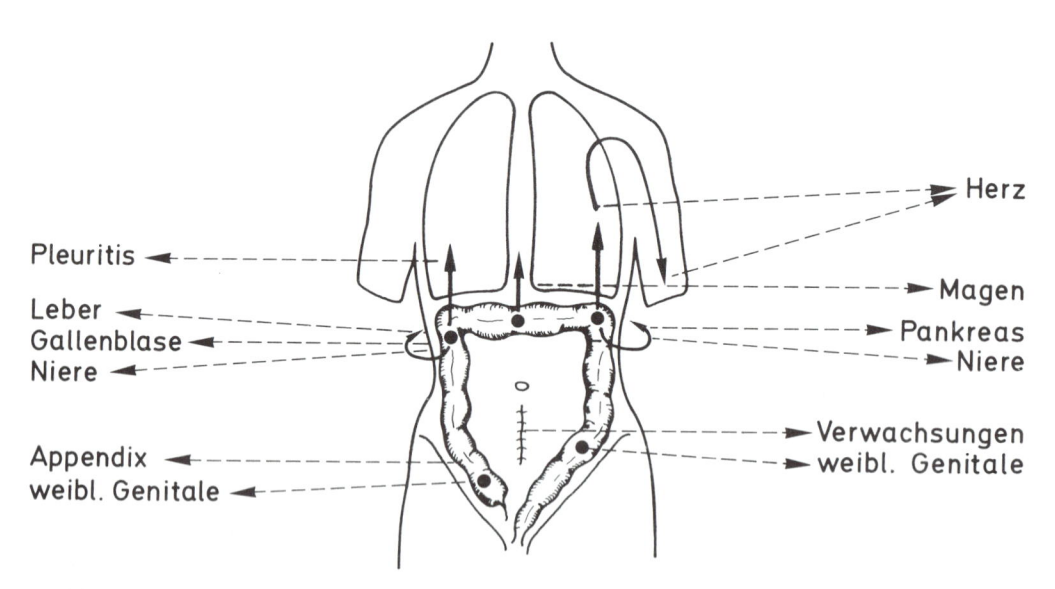

```
Pleuritis ←----                              ----→ Herz
Leber ←----                                  ----→ Magen
Gallenblase ←----                            ----→ Pankreas
Niere ←----                                  ----→ Niere
                                             ----→ Verwachsungen
Appendix ←----                               ----→ weibl. Genitale
weibl. Genitale ←----
```

Abb. 4. **Häufige Fehldiagnosen beim irritablen Kolon** (nach FAHRLÄNDER, H.: Therapiewoche 20: 480 [1970]).

oder begünstigende Faktoren für diese Form der Obstipation sind ballaststoffarme Nahrung, falsche Eßgewohnheiten, Bewegungsmangel, Unterdrückung des Defäkationsreflexes, Medikamente und irritables Kolon.

Das **irritable Kolon** ist eine der häufigsten funktionellen gastroenterologischen Störungen. Frauen sind zweimal so oft befallen wie Männer. Die Obstipation wechselt häufig mit einer Neigung zu Diarrhoen (s. Kapitel: Diarrhoe). Im Vordergrund stehen als Folge von vermehrter Peristaltik und Blähungen wechselnde abdominelle Beschwerden, oft mit Ausstrahlung in Thorax und Rücken, was zu einer Vielzahl von Fehldiagnosen Anlaß geben kann (s. Abb. 4).

Bei der Psychosomatose **Anorexia nervosa** sind die Leitsymptome Magersucht, Amenorrhoe und Obstipation. Die Abgrenzung zur Simmondsschen Kachexie (HVL-Insuffizienz) gelingt fast immer aufgrund anamnestischer und klinischer Hinweise. Im Zweifelsfall sind Synacthen-Kurztest und TRH-Test zur Überprüfung der Hypophysenvorderlappenfunktion durchzuführen. Eine gestörte Gonadotropinsekretion und eine aufgehobene Cortisol-Tagesrhythmik sind Folge der Anorexia nervosa und mit Wiederanstieg des Körpergewichtes (>48 kg) reversibel.

Durch den häufig auch gleichzeitig mit anderen ätiologischen Faktoren bestehenden **Laxanzienabusus** können sich eine Hypokaliämie und eine leichte BSG-Beschleunigung einstellen. Auch eine histologisch nachweisbare leichte Kolitis ist vorwiegend medikamentös induziert, die Melanosis coli beweist praktisch den Abführmittelabusus.

Differentialdiagnostisches Spektrum

Akute transitorische Obstipation
Funktionell
    Ortswechsel (Reiseobstipation)
    Kostwechsel
    Längere Bettruhe
    Fasten
Reflektorische Ruhigstellung
    Nierenkolik
    Gallenkolik
    Ulcus duodeni
    Akute Pankreatitis
Schwangerschaft
Zentralnervöse Störungen
    Meningitis
    Zerebrale Arteriosklerose
    Hirn-Rückenmark-Läsionen
Intoxikationen
    z. B. Bleivergiftungen

Chronische Obstipation
Mechanische Faktoren
    Tumoren
    Stenosen

Strikturen
  Hernien
  Fremdkörper
Endokrine und metabolische Störungen
  Hypothyreose
  Hyperparathyreoidismus
  Porphyrie
  Hypokaliämie
Mißbildungen
  Megacolon congenitum
  Idiopathisches Megakolon
  Dolichokolon
  Sigma elongatum (?)
Schmerzbedingt
  Analfissuren
  Perianale Abszesse
  Hämorrhoiden
Medikamente
  Antazida
  Sedativa
  Opiate
  Psychopharmaka
  Ganglienblocker
  Spasmolytika
  Anticholinergika
Zentralnervös-psychisch
  Depression
  Zerebrale Arteriosklerose
  Anorexia nervosa
  Psycho-vegetative Syndrome

Literatur

BOUCHIER I A P, ALLAN R N et al. Textbook of Gastroenterology. London: Ballière, Tindall 1984.
DEMLING C (Hrsg). Klinische Gastroenterologie, 2. Aufl. Stuttgart: Thieme 1984.
EISENBURG J. Differentialdiagnose gastrointestinaler Syndrome. Stuttgart: Thieme 1989.
HAFTER E. Praktische Gastroenterologie. Stuttgart: Thieme 1988.
LEVINE J S (Hrsg). Gastroenterologische Entscheidungsprozesse. Stuttgart: Schattauer 1988.
SLEISENGER M H, FORDTRAN J S. Gastrointestinal Disease. Philadelphia: Saunders 1989.

Ikterus und Cholestase

H. Feltkamp und H. M. Steffen

Definition und Abgrenzung

Ein Ikterus entsteht durch eine Anhäufung von Bilirubin in Skleren, Haut und Schleimhäuten; er wird erkennbar, wenn die Plasmabilirubinkonzentration 2–3 mg/dl überschreitet. Bei schnell einsetzender Hyperbilirubinämie kann der Ikterus erst 1–2 Tage später sichtbar werden.

Pigmenteinlagerungen in der Haut (z. B. Karotinoide nach übermäßigem Genuß von Karotten oder Tomaten) können einen Ikterus vortäuschen. Der normale Bilirubingehalt des Plasmas beträgt 0,3–1,0 mg/dl. Bilirubin ist der Hauptbestandteil der Galle und stammt vorwiegend (85%) aus dem Hämoglobinabbau reifer Erythrozyten im RES von Milz, Knochenmark und Leber. Es wird reversibel an Albumin gebunden und auf dem Blutwege zur Leber transportiert, die als einziges Organ Bilirubin aus dem Plasma eliminieren kann. Vom Eiweiß abgekoppelt wird das schlecht wasserlösliche Bilirubin in die Leberzelle aufgenommen und mittels der Glukuronyltransferase zu Bilirubin-Glukuronid umgewandelt, das aktiv in die Gallenkanälchen sezerniert wird. 15% werden wieder resorbiert und der Leber zugeführt (enterohepatischer Kreislauf). Ein Teil des Bilirubins wird in Leber und Galle zu farblosem Urobilinogen bzw. im Darm zu Sterkobilinogen abgebaut. Nach teilweiser Oxidation werden die gefärbten Verbindungen Urobilin und Sterkobilin mit den Fäzes ausgeschieden. Urobilinogen wird zum großen Teil im Dünndarm resorbiert und gelangt in die Leber, wo es weiter abgebaut wird. Sterkobilinogen wird teilweise im Dickdarm resorbiert und daher zum Teil von der Niere zusammen mit Urobilinogenspuren ausgeschieden. Mit diazotierter Sulfanilsäure gibt das Glukuronid sofort eine Rotfärbung **(direktes Bilirubin),** während das nichtkonjugierte Bilirubin erst nach Zugabe von Lösungsmittel reagiert **(indirektes Bilirubin).** Beim Gesunden liegt das Plasmabilirubin überwiegend in der unkonjugierten Form vor.

Die Unterteilung des Ikterus in einen hepatozellulären und einen posthepatozellulären Ikterus bezeichnet den Ort des pathologischen Bilirubinstoffwechsels. Beim hepatozellulären Ikterus liegt die Störung in der Leberzelle, wobei ein prämikrosomaler, ein mikrosomaler und ein postmikrosomaler Ikterus unterschieden werden können: Der **prämikrosomale Ikterus** kennzeichnet solche Formen, die durch eine Behinderung der Bilirubinaufnahme in die Leberzelle oder durch eine gestörte intrazelluläre Bindung verursacht werden (z. B. Morbus Gilbert). Beim **mikrosomalen Ikterus** liegt eine eingeschränkte Koppelung des Bilirubins an Glukuronsäure vor (z. B. Crigler-Najjar-Syndrom). Der intrazelluläre Transport des konjugierten Bilirubins zum Ort der Ausscheidung und die Exkretion in die Gallenkapillare ist beim **postmikrosomalen Ikterus** gestört (z. B. intra- oder extrahepatischer cholestatischer Ikterus, Rotor- und Dubin-Johnson-Syndrom). Dem **posthepatozellulären Ikterus** liegen vorwiegend Störungen durch einen mechanisch bedingten extrahepatischen Verschluß der Gallenwege (Steine, Tumoren) oder aber auch intrahepatische Veränderungen an den Gallenkanälchen (primär biliäre Zirrhose) zugrunde.

Diagnostisches Vorgehen

Anamnese und klinischer Befund in der Differentialdiagnose

Für den Kliniker stellt sich bei einem ikterischen Patienten vordringlich die Frage nach einem möglichen mechanischen Abflußhindernis, um gegebenenfalls eine schnelle chirurgische Therapie zu ermöglichen. Anamnese, Untersuchungsbefund und Labordaten können zwar erste Hinweise auf die Genese des Ikterus geben, die entscheidende Aussage über morphologische Veränderungen oder pathologische Strukturen im Bereich des Gallenwegssystems, der Leber oder deren Nachbarorgane wird durch bildgebende Untersuchungsmethoden erzielt. Die Oberbauchsonographie, die auch beim schwerkranken Patienten gefahrlos und wiederholt angewandt werden kann, ergibt in über 90% der Fälle den Beweis oder Ausschluß eines mechanisch bedingten Ikterus. Bei unklarem Ergebnis stehen die Computertomographie und als weitere bildgebende, aber invasive Untersuchungsverfahren die perkutane transhepatische Cholangiographie (PTC) und die endoskopische retrograde Cholangiopankreatikographie (ERCP) zur Verfügung. Nach Ausschluß eines mechanischen Abflußhindernisses erfolgt die breite Differentialdiagnostik internistischer Ursachen eines Ikterus, die häufig erst durch eine histologische Verifizierung nach Laparoskopie oder Leberblindpunktion beendet werden kann.

Bewertung von Anamnese und klinischen Befunden

Schmerzen, meistens von kolikartigem Charakter, werden typischerweise beim Gallensteinleiden gesehen, sind meistens im rechten Oberbauch oder auch im Epigastrium lokalisiert und strahlen in die rechte Schulter oder den Rücken ein. Plötzliches Auftreten nach einer reichhaltigen Mahlzeit ist typisch. **Übelkeit und Erbrechen** können das Schmerzsyndrom begleiten. Rechtsseitige Oberbauchschmerzen können auch infolge einer akuten Leberstauung z. B. bei Rechtsherzinsuffizienz oder auch beim Budd-Chiari-Syndrom durch eine zunehmende Kapselspannung der Leber auftreten. Oberbauchschmerzen sind auch ein häufiges Symptom beim Pankreaskarzinom, treten hier jedoch eher schleichend ein und bestehen bereits lange vor Auftreten des Ikterus. **Anorexie und Gewichtsverlust** sind ebenfalls wichtige Hinweise auf ein Pankreaskarzinom. Auch bei anderen neoplastischen Erkrankungen im Bereich des Leber- und Gallentraktes (Hepatomen, metastasierenden Neoplasien und gutartigen Tumoren der Leber [Adenome]) treten Oberbauchschmerzen auf. Stuhl- und Urinfarbe sind pathognomonisch nur bedingt verwertbar: Sowohl beim parenchymatösen als auch beim verschlußbedingten Ikterus kann der Stuhl entfärbt sein und der Urin eine dunkelbierbraune Farbe aufweisen.

Dem Ikterus vorausgehende Prodromi wie Urtikaria, Arthralgien und Inappetenz lassen eine akute Hepatitis vermuten. Während bei der Virushepatitis Fieber auftreten **kann,** findet es sich regelmäßig in der akuten Phase einer Zytomegalieinfektion oder einer Mononukleose.

Nützliche Informationen über die berufliche und persönliche Situation (Tropenaufenthalt, homosexuelle Kontakte, wechselnde Sexualpartner, Drogenabusus, Heil- und Pflegeberufe sowie vorausgegangene Transfusionen von Blut und Blutbestandteilen) können Hinweise auf eine Virushepatitis geben. Östrogene, die eine Leberzellschädigung hervorrufen können, begünstigen ebenso wie Clofibrat die Bildung von Gallenkonkrementen durch Lithogenitätserhöhung der Galle. Alkohol und Tetrachlorkohlenstoff führen zu vielfältigen Störungen der Leberfunktion. Die Familienanamnese kann auf eine familiäre Hyperbilirubinämie, Morbus

Wilson, α_1-Antitrypsin-Mangel sowie einen familiären cholestatischen Ikterus oder auf eine Cholelithiasis hinweisen.

Ein Ikterus kann ursächlich auch durch andere Erkrankungen wie Sepsis, Herzinsuffizienz, mesenteriale Minderdurchblutung, abdominale Infektionen mit portaler Septikämie, entzündliche Darmerkrankung oder durch Schwangerschaft bedingt sein.

Körperliche Untersuchung

Allgemein-, Ernährungszustand, mögliche zentralnervöse Störungen und Schmerzen lassen häufig schon zwischen akuter und chronischer Erkrankung differenzieren. Der **Kayser-Fleischersche Kornealring** beim Morbus Wilson (oder auch bei der primär-biliären Zirrhose) läßt sich durch Untersuchung mit der Spaltlampe feststellen. Spider-Naevi im Gesicht und am Stamm und **Palmarerytheme** können bei chronischer Lebererkrankung (z. B. Leberzirrhose) auftreten, jedoch auch bei Gesunden und bei nichthepatischen Störungen. Die Dupuytrensche Kontraktur weist auf eine alkoholische Ätiologie hin. Bronzeartige Hautpigmentierungen, wie z. B. bei der Hämochromatose, können einen Ikterus vortäuschen. **Kratzeffekte** an der Haut finden sich bei Cholestase. Vielfältige Hauteffloreszenzen treten sowohl bei der medikamentös induzierten als auch bei der virusbedingten Hepatitis auf. Eine Störung der Körperbehaarung (»Abdominalglatze«) ist bei chronischen Lebererkrankungen insbesondere bei der Leberzirrhose vorhanden; **Gynäkomastie** und **Hodenatrophie** sind auch bei alkoholbedingten Leberschäden anzutreffen. Eine vermehrte Venenzeichnung der Bauchhaut, typischerweise als Caput medusae, weist im Zusammenhang mit einem Aszites auf eine portale Hypertension hin.

Die palpatorisch bestimmte Lebergröße variiert mit dem körperlichen Habitus und ist von der individuellen Konfiguration der Leber (Riedelscher Lappen!) und dem Zwerchfellstand abhängig. Der Rand der normalen Leber ist scharf abgrenzbar. Bei der Leberzirrhose kann die Leber klein oder mäßiggradig vergrößert sein und weist häufig eine unregelmäßige Oberfläche auf; der linke Leberlappen kann so stark vergrößert sein, daß er als Splenomegalie imponiert. Eine mäßige Hepatomegalie ist auch bei der intra- und extrahepatischen Obstruktion vorhanden. Die Leber kann infolge Fettinfiltration, bei Tumoren oder bestimmten Speichererkrankungen erheblich vergrößert sein. Auch können chronische konstriktive Perikarditis, Trikuspidalinsuffizienz oder chronische Herzinsuffizienz eine Hepatomegalie verursachen.

Eine palpatorisch vergrößerte Gallenblase (**Courvoisiersches Zeichen**) ist häufig mit einem Pankreaskarzinom oder anderen Neoplasien, die zu einer Obstruktion des Ductus choledochus führen, assoziiert; seltener läßt sich ein solches Phänomen bei Gallenblasenkonkrementen nachweisen, da bei chronisch entzündlichen Prozessen eher eine Schrumpfung der Gallenblase auftritt. Auch beim akuten Zystikusverschluß kann eine tastbar vergrößerte Gallenblase vorgefunden werden; ein Ikterus ist in solchen Fällen äußerst selten.

Eine Splenomegalie im Rahmen der Differentialdiagnose ikterischer Erkrankungen ist nur bedingt diagnoseweisend; sie muß in erster Linie an chronische Lebererkrankungen denken lassen. Dies gilt auch für den Nachweis von Aszites, der jedoch auch bei Tumorerkrankungen mit Absiedlungen in der Leber und am Peritoneum auftritt.

Allgemeine Bewertung von Laboruntersuchungen

Außer der quantitativen Bestimmung des direkten und indirekten Bilirubins sind für die Differentialdiagnostik die Bestimmung von Urin- und Serumamylase, Serumlipase, die

Urinuntersuchung, das Blutbild und der Hämoccult-Test nützlich. Leuko- und Thrombozytopenie weisen auf einen Hypersplenismus hin. Bei der Virushepatitis tritt Lymphozytose mit Leukopenie auf. Septische Prozesse, wie z. B. im Rahmen einer Cholangitis, sind mit einer Leukozytose assoziiert. Das Fehlen von Bilirubin im Urin beim ikterischen Patienten läßt an eine Hämolyse ohne Erkrankung der Leber denken, weil unkonjugiertes Bilirubin akkumuliert und nicht mit dem Urin ausgeschieden wird. Der Nachweis eines acholischen Stuhls erlaubt nur bedingt Rückschlüsse auf die verschiedenen Ursachen der intrahepatischen Cholestase oder der mechanischen Obstruktion. Okkultes Blut im Stuhl kann durch ein Karzinom der Papilla Vateri oder ein Pankreaskarzinom mit Einbruch in das Duodenum verursacht werden.

Bewertung spezieller Laboruntersuchungen

Marker hepatozellulärer Nekrosen

Transaminasen

Die Serum-Glutamat-Oxalazetat-Transaminase (SGOT) und die Serum-Glutamat-Pyruvat-Transaminase (SGPT) sind bei praktisch allen Lebererkrankungen unterschiedlich stark erhöht. Die höchsten Werte finden sich bei der Virushepatitis, bei toxisch induzierten Lebernekrosen und bei der Alkoholhepatitis. Obwohl die Höhe der Transaminasen das Ausmaß der hepatozellulären Nekrosen reflektiert, stellt sie kein prognostisches Kriterium der Lebererkrankung dar. Ein Rückgang kann ein Zeichen für eine Besserung des Leberschadens, aber auch Hinweis auf einen erheblichen Mangel funktionierenden Leberparenchyms sein. Bei den meisten Erkrankungen der Leber (chronische Lebererkrankungen, intrahepatische Cholestasen, Neoplasien) sind die Transaminasen nur leicht oder mäßiggradig erhöht. Der Quotient aus SGOT und SGPT (de Ritis-Quotient) läßt sich zur serologischen Charakterisierung verschiedener Lebererkrankungen nur bedingt verwenden. Bei Patienten unter Langzeithämodialyse werden erniedrigte Serumspiegel der SGOT gefunden, die entweder durch Dialyse des Enzyms oder durch Pyridoxinmangel bedingt sind. Auch bei der Urämie ist der SGOT-Spiegel erniedrigt.

Lactat-Dehydrogenase (LDH)

Die LDH weist nur eine geringe diagnostische Spezifität bei Lebererkrankungen auf; sie kann bei chronischen und akuten Leberschädigungen ebenso wie bei hämatologischen Erkrankungen oder bei Malignomen erhöht sein.

Glutamat-Dehydrogenase (GLDH)

Die erhöhte GLDH-Aktivität weist im Zusammenhang mit erhöhten Transaminasen auf eine nekrotisierende Leberschädigung hin. Ihre differentialdiagnostische Bedeutung zur Beurteilung von Lebererkrankungen ist in der Praxis gering.

Cholinesterase (CHE)

Die CHE-Aktivität als Parameter für die Syntheseleistung der Leber ist bei Verminderung der Leberparenchymzellen erniedrigt und kann als diagnostischer Hinweis auf das Vorliegen einer Leberzirrhose gewertet werden. Differentialdiagnostisch kommt ein hereditärer CHE-Mangel in Frage (Cave: Anwendung von Muskelrelaxantien vom Succinylcholin-Typ).

Cholestase-Marker

Alkalische Phosphatase (AP)

Die alkalische Serumphosphatase besteht aus mehreren Isoenzymen, von denen das ossäre, das intestinale und das hepatische Isoenzym von besonderer Bedeutung sind: Am stärksten ist die AP bei Patienten mit intra- oder extrahepatischer Cholestase oder einem Leberkarzinom erhöht. Als Ursache kommen sowohl die Exkretionsunfähigkeit der Leber als auch, vor allem beim Cholestasesyndrom, eine Enzyminduktion in Betracht. Bei Patienten mit Leberzirrhose wurde eine Erhöhung der intestinalen alkalischen Phosphatase gefunden, die spezifisch bei Lebererkrankungen (z. B. chronisch aktive Hepatitis) erhöht ist. Malignome mit ossären oder hepatischen Metastasen führen ebenfalls zu einer Aktivitätssteigerung der alkalischen Serumphosphatase. Gelegentlich wird beim Morbus Hodgkin und beim Nierenzellkarzinom (Stauffer-Syndrom) eine Erhöhung der alkalischen Phosphatase ohne nachweisbare Metastasierung in die Leber oder das Skelettsystem gefunden. Hierbei dürften Isoenzyme eine Rolle spielen, die vom Tumor gebildet werden; so wird bei bestimmten Neoplasien eine Erhöhung der plazentaren alkalischen Phosphatase (Regan-Isoenzym) gefunden. Physiologische AP-Aktivitätssteigerungen finden sich während des Wachstums und der Schwangerschaft.

γ-Glutamyl-Transpeptidase (γ-GT)

Die γ-GT kann nicht nur bei hepatobiliären, sondern auch einer Reihe anderer Erkrankungen (chronischer Alkoholismus, Pankreaserkrankungen, Herzinfarkt, Nierenversagen, chronisch-obstruktive Lungenerkrankungen und Diabetes mellitus) erhöht sein. Bei Lebererkrankungen korreliert die Aktivität der γ-GT gut mit der der alkalischen Phosphatase und ist ein empfindlicher Indikator bei Erkrankungen der Gallenwege.

Leucin-Amino-Peptidase (LAP)

Bei den meisten hepatobiliären Erkrankungen ist die LAP erhöht; die höchsten Werte werden bei der mechanisch bedingten biliären Obstruktion gefunden.

Verschiedene Laborparameter

Serumalbumin und **Gerinnungsfaktoren** können zusätzliche Hinweise auf die Leberfunktion geben. Das Albumin mit langer Halbwertszeit ist ein guter Parameter für die Synthesefunktion bei chronischen Lebererkrankungen. Gerinnungsfaktoren mit kürzerer Halbwertszeit (verlängerte Prothrombinzeit) sind bei der Beurteilung akuter Lebererkrankungen von Bedeutung. Eine Erhöhung der **γ-Globulin-Fraktion** weist auf eine chronische Lebererkrankung hin.

Die Bestimmung der Schwermetalle **Eisen** und **Kupfer im Serum** kann bei der Differentialdiagnose des Ikterus nützlich sein. Als Regel kann gelten, daß bei Ikterus durch Leberparenchymerkrankungen die Eisenkonzentration im Serum erhöht und bei Verschlußikterus normal oder vermindert ist. Bei primär biliärer Zirrhose ist der Serumkupferspiegel regelmäßig erhöht.

Bei Patienten mit primärem Leberzellkarzinom findet man in einem hohen Prozentsatz eine Erhöhung des **α_1-Fetoproteins.**

Leberfunktionsprüfungen

Direkte quantitative Leberfunktionsprüfungen (Bromsulfalein-Test, Galaktose-Eliminationskapazität) sind weitgehend entbehrlich und wegen möglicher Zwischenfälle verlassen worden. Der BSP-Test ist bei der Differentialdiagnose zwischen Dubin-Johnson- und Rotor-Syndrom von Bedeutung (s. S. 693).

Serologische Marker der Hepatitis A und B

Seit der Entdeckung des Australia-Antigens (B. S. BLUMBERG, 1965) ist die Bestimmung der immunologischen Marker des Hepatitis-A- und -B-Virus für die Differenzierung zwischen akuter und früher erfolgter Infektion, Trägerstatus oder Immunität unentbehrlich geworden. Für das Hepatitis-B-Virus (HBV), höchstwahrscheinlich dem Dane-Partikel entsprechend, wurden die serologischen Marker **HBsAg,** das Oberflächen- oder Surface-Antigen, das **HBcAg,** das Kern- oder Core-Antigen sowie ihre Antikörper **Anti-HBs** und **Anti-HBc** gefunden. Das e-Antigen (HBeAg) mit seinem **Anti-HBe** findet sich im HBsAg-positiven Blut parallel zur DNS-Polymerase des Kerns und ist im Zytoplasma der Leberzelle lokalisiert.

Für das Hepatitis-A-Virus stehen ebenfalls immunologische Methoden zur Verfügung, dessen serologische Marker als Hepatitis-A-Antigen und dessen Antikörper **Anti-HAV** bezeichnet werden. Die HAV-Antikörper der IgM-Klasse **(Anti-HAV-IgM)** sind beweisend für eine akute Infektion, während nach durchgemachter Hepatitis A häufig lebenslang Antikörper der IgG-Klasse (Anti-HAV-IgG) zurückbleiben.

Die Frage, ob ein Hepatitis-B-Antigen-(HBsAg-)Träger eine potentielle Ansteckungsquelle für seine Umgebung darstellt, läßt sich aufgrund typischer Merkmale im Serum bestimmen. Der Nachweis von HBeAg, meist neben HBsAG und Anti-HBc, spricht für hohe Infektiosität (s. Tab. 1).

Immunologische Zusatzuntersuchungen

Andere immunologische Tests schließen die Bestimmung von antimitochondrialen (AMA) und antinukleären (ANA) Antikörpern sowie AK gegen glatte Muskulatur (SMA) ein, wenn die Differentialdiagnose einer chronisch aktiven Hepatitis (lupoide Hepatitis) oder die der primär biliären Zirrhose in Betracht kommt. Bei der letzteren ist zusätzlich das Immunglobulin M stark erhöht. Der mesenchymal-entzündliche Leberprozeß drückt sich in einer Vermehrung des IgG aus, z. B. bei der chronisch aktiven Hepatitis. IgG und insbesondere IgA erreichen bei der chronischen Alkoholleber hohe Werte.

Tab. 1. **Marker für hohe und niedrige Infektiosität bei HBs-Antigen-Trägern.**

	Hohe Infektiosität	Geringe oder keine Infektiosität
	Dane-Partikel-Konzentration im Serum	
	hoch	niedrig oder fehlend
HBs-Antigen	+	+
Anti-HBc	+	+
Anti-HBs	∅	∅
HBe-Antigen	+	∅
Anti-HBe	∅	+
DNS-Polymerase-Aktivität	+	∅

Bewertung bildgebender Untersuchungsverfahren

Die **Sonographie** der Oberbauchorgane steht bei der Differenzierung zwischen intrahepatischer Cholestase und Verschlußikterus an der ersten Stelle der morphologischen Untersuchung von Leber, Gallenwegssystem und Oberbauchorganen. Das auch am schwerkranken Patienten und ohne aufwendige Vorbereitung durchführbare Untersuchungsverfahren erlaubt in der Hand des Geübten in mehr als 90% der Fälle die richtige Diagnose einer mechanisch bedingten biliären Obstruktion. Hierbei ist zuerst nach einer möglichen Dilatation der Gallenwege (Ductus choledochus, Ductus hepaticus communis) zu fahnden. Da ein direkter Nachweis eines Choledochussteines wegen eines meist fehlenden Schallschattens nur selten gelingt, kann die Höhe des Abflußhindernisses indirekt durch eine prästenotische Gallengangsdilatation lokalisiert werden. Ein sicheres Kriterium eines gestauten Gallengangsystems ist das sogenannte »Doppelflinten-Zeichen«, das dadurch entsteht, daß der Durchmesser des dilatierten Hauptgallenganges so weit wird wie der der Pfortader. Bei Dilatation des gesamten Gallenwegssystems ohne Nachweis eines Abflußhindernisses muß auch an das mögliche Vorliegen einer Papillensklerose gedacht werden. Nach sonographischer Beurteilung von Leber und Gallenwegen erfolgt dann die weitere Untersuchung von Nachbarorganen und des Retroperitonealraums. Von besonderer Bedeutung ist die Pankreassonographie, da nicht selten ein Pankreaskopfkarzinom die Ursache für einen Verschlußikterus darstellt. Auch ist nach intraabdominellen Lymphomen, Aszites bei Peritonealkarzinose oder Lebermetastasen, die auf einen tumorösen Prozeß hindeuten, zu suchen.

Erlaubt die Oberbauchsonographie keine Verifizierung einer mechanischen biliären Obstruktion, müssen zusätzlich andere bildgebende Verfahren angewandt werden: Die **Computertomographie** kann bei der Diagnose von Malignomen (z. B. Pankreas, Leber) der Sonographie überlegen sein, insbesondere, wenn das Pankreas wegen Luftüberlagerung sonographisch nicht komplett beurteilbar war.

Da beim ikterischen Patienten eine **intravenöse Cholangio-** und **Cholezystographie** nur bei Bilirubinspiegeln unter 3 mg/dl sinnvoll ist, erlaubt die **perkutane transhepatische Cholangiographie (PTC)** eine weitgehend gefahrlose Beurteilung des intra- und extrahepatischen Gallengangsystems. Allerdings ist die Untersuchung als invasive Maßnahme bei Koagulopathie und Thrombozytopenie kontraindiziert. Bei der **endoskopischen retrograden Cholangio- und Pankreatikographie (ERCP)** können sowohl die Papille endoskopisch-bioptisch untersucht werden (Sphinktersklerose, Papillenkarzinom) als auch Gallen- und Pankreasgangssystem retrograd mit Kontrastmittel dargestellt werden.

Laparoskopie und Leberpunktion

Wenn durch bildgebende Verfahren die Ursache des Ikterus nicht geklärt werden konnte, können durch eine Laparoskopie die Leber und die Oberbauchorgane direkt inspiziert werden. Gleichzeitig besteht die Möglichkeit, unter Sicht eine gezielte Leberpunktion durchzuführen. Die Leberblindpunktion (nach Menghini) ist als zuverlässige diagnostische Methode bei diffusen Lebererkrankungen (Virushepatitis, Fettleber, alkoholische Leberschäden, medikamentöse und toxische Veränderungen) unentbehrlich geworden. Lokalisierte Leberveränderungen sowie die Erstuntersuchung bei chronischen Lebererkrankungen erfordern die gezielte Punktion unter laparoskopischer Sicht. Die herdförmig verteilten Läsionen bei primär-biliärer Zirrhose und die histologische Diagnose der kongenitalen Leberfibrose benötigen häufig eine chirurgische Keilbiopsie.

Allgemeine Differentialdiagnose des Ikterus

Obligatorische Laboruntersuchungen wie die Bestimmung von direktem und indirektem Bilirubin, Transaminasen, Cholestasemarkern und Hämolyseparametern ermöglichen eine Einteilung des Ikterus in eine indirekte und eine direkte Hyperbilirubinämie (Abb. 1).

Ikterus mit vorwiegend indirekter Hyperbilirubinämie

Bei der indirekten Hyperbilirubinämie beträgt der Anteil des indirekten Bilirubins am Gesamtbilirubin mindestens 75%. Die Serumtransaminasen und die alkalische Phosphatase sind normalerweise nicht erhöht. Der Urin enthält kein Bilirubin; Urobilinogen im Urin und in den Fäzes ist erhöht.

Hämolytische Anämien (1.)

Bei Erhöhung des indirekten Serumbilirubins sollte zuerst der Nachweis oder der Ausschluß einer Hämolyse erfolgen. Indikatoren einer Hämolyse sind eine erhöhte Serum-LDH, eine Retikulozytose und ein erniedrigtes Serumhaptoglobin. Im Sternalmark ist die Erythropoese gesteigert.

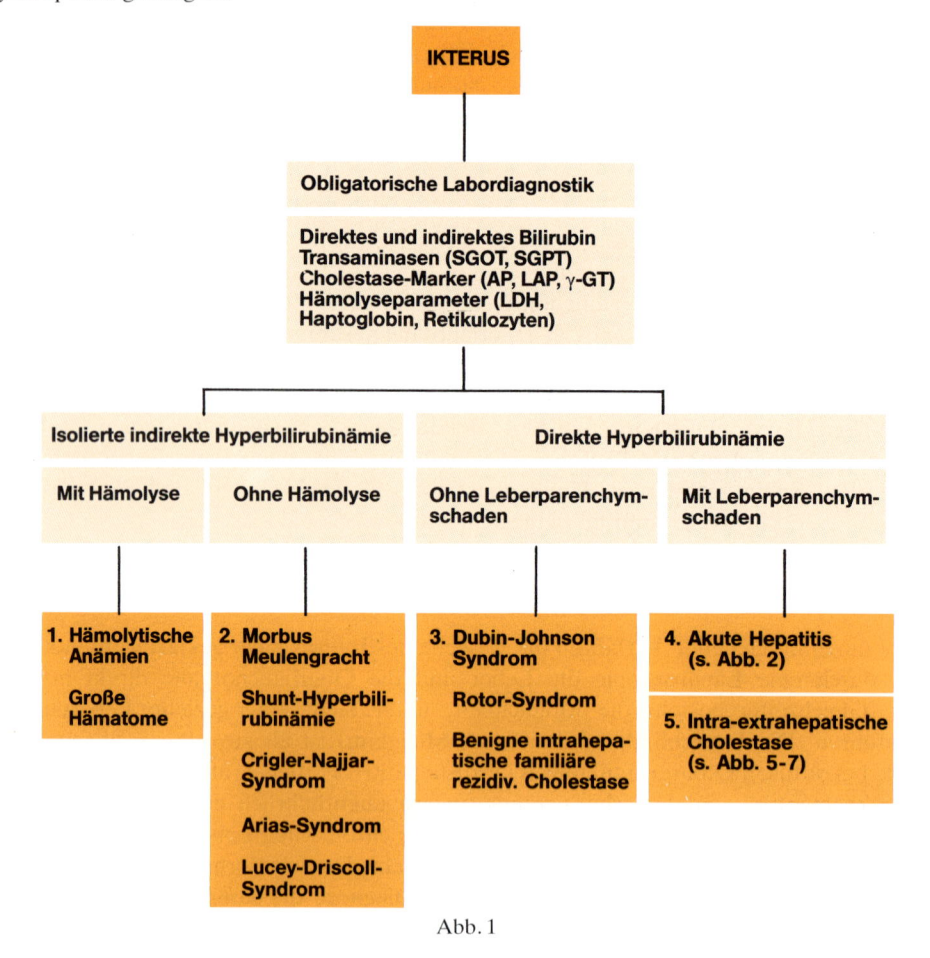

Abb. 1

Isolierte indirekte Hyperbilirubinämie ohne Hämolyse (2.)

Icterus juvenilis intermittens (Morbus Meulengracht; Gilbert-Syndrom): Beim Icterus juvenilis intermittens liegt eine Transportstörung des freien Bilirubins vor. Es handelt sich um eine familiäre chronische, indirekte Hyperbilirubinämie, bei der keine histologischen oder biochemischen Hinweise auf eine Lebererkrankung bestehen. Relativ häufig (50–60%) findet sich eine milde Hämolyse, die in keiner ursächlichen Beziehung zu der Erkrankung steht. Das Plasmabilirubin liegt meistens unter 6 mg%. Mit einer höheren Inzidenz beim männlichen Geschlecht findet sich das Syndrom bei 3–7% der Erwachsenen und tritt häufig mit einer intermittierenden Gelbsucht in der Kindheit bereits erstmalig auf. Die Patienten sind im allgemeinen beschwerdefrei. Entscheidend für die Diagnose ist der Ausschluß eines Leberschadens. Eine Leberblindpunktion zur histologischen Sicherung ist nur dann notwendig, wenn aufgrund klinischer und biochemischer Daten eine solche nicht sicher ausgeschlossen werden kann. Eine familiäre Belastung ist häufig. Ein Anstieg des Plasmabilirubins nach einem Hungertest ist als zusätzlicher diagnostischer Hinweis zu werten.

Primäre Shunt-Hyperbilirubinämie: Es handelt sich um eine seltene Erkrankung mit einer vorzeitigen Zerstörung defekter Erythrozyten im Knochenmark, die auf einer ineffektiven Erythropoese basiert. Der Ikterus ist meistens gering ausgeprägt, die Retikulozyten sind normal oder nur gering erhöht. Charakteristisch ist eine erhöhte fäkale und renale Urobilinogenausscheidung bei normaler Erythrozytenüberlebenszeit.

Crigler-Najjar-Syndrom: Es handelt sich bei dieser sehr seltenen Störung um die familiäre Form einer schweren, lebenslangen, indirekten Hyperbilirubinämie bei fehlender Bilirubinüberproduktion. Dem Syndrom liegt ein genetischer Defekt der hepatischen Bilirubin-UDP-Glukuronyltransferase-Aktivität zugrunde. In der Regel (Typ I) tritt der schwere Ikterus bereits 3–4 Tage nach der Geburt auf und kann über eine Bilirubin-Enzephalopathie frühzeitig den Tod bewirken. Beim Typ II wird die Hyperbilirubinämie gelegentlich erst im Kindesalter festgestellt; eine Enzephalopathie ist dabei selten. Bisher wurden insgesamt ca. 70 Patienten mit charakteristischen Symptomen des Crigler-Najjar-Syndroms beschrieben. Beim Typ II kann die Plasma-Bilirubin-Clearance durch Phenobarbital verbessert werden. Übliche Leberfunktionsteste, orale Cholezystographie und Leberhistologie sind regelrecht. Ähnliche Verhältnisse liegen beim **Arias-Syndrom** vor, das genotypisch heterogen ist und sich auch im Manifestationsalter unterscheidet.

Lucey-Driscoll-Syndrom: Bei diesem ebenfalls familiären Syndrom hemmt ein noch unbekannter Hemmfaktor im Serum der phänotypisch gesunden Mutter die fetale UDP-Glukuronyltransferase-Aktivität.

Isolierte direkte Hyperbilirubinämie

Dubin-Johnson- und Rotor-Syndrom (3.)

Bei Vorliegen einer isolierten direkten Hyperbilirubinämie ohne Erhöhung der cholestaseanzeigenden Enzyme und der Transaminasen besteht der Verdacht auf ein Dubin-Johnson- oder Rotor-Syndrom. Bei beiden Erkrankungen handelt es sich um seltene autosomal rezessiv vererbliche Störungen. Beim **Dubin-Johnson-Syndrom** findet sich intermittierend oder chronisch ein leichter Ikterus mit Werten zwischen 2 und 5 mg% sowie häufig eine geringe Hepatomegalie. Die Leberfunktionsteste sind normal. In der oralen Cholezystographie läßt sich in der Regel die Gallenblase nicht darstellen. Bei makroskopisch dunkler Leber mit entsprechenden dunklen Pigmentgranula in den zentrilobären Hepatozyten ist die

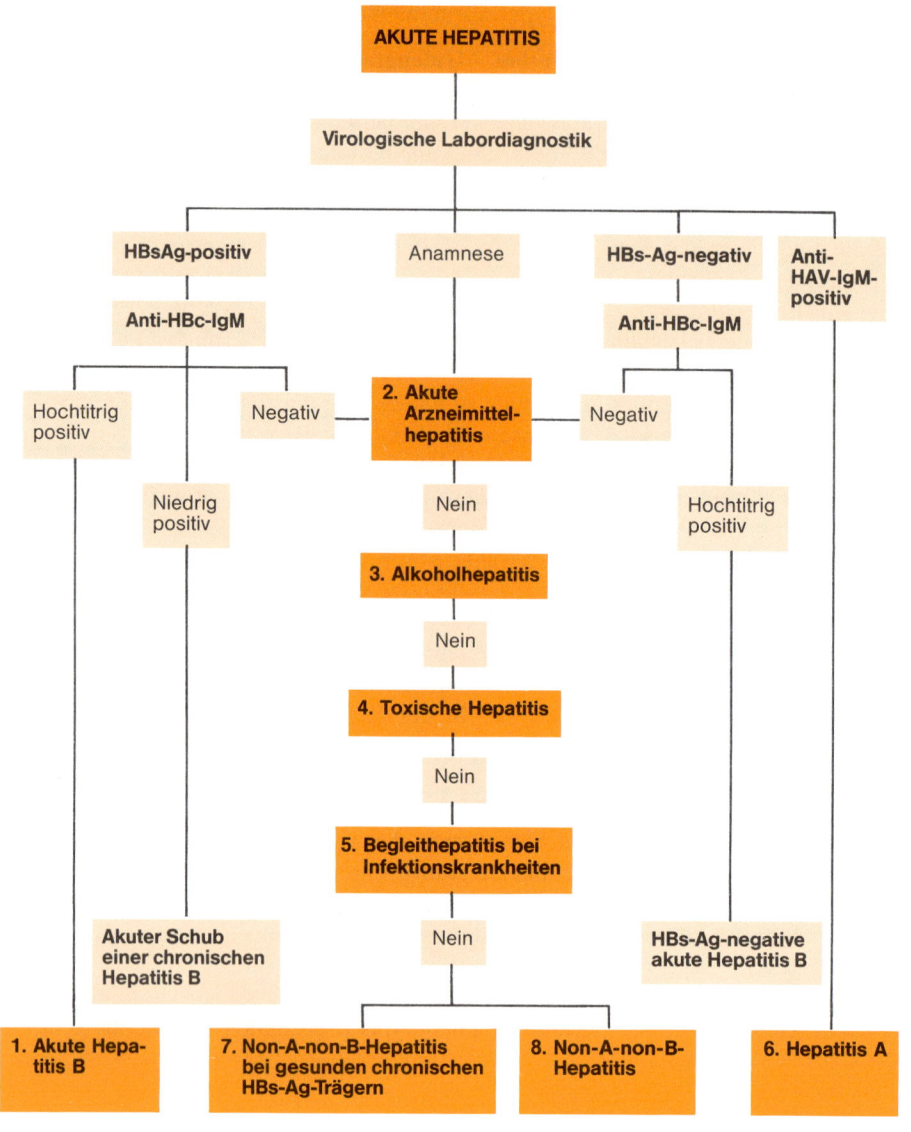

Abb. 2

Lebermorphologie sonst normal. Die BSP-Retention im Plasma ist normal oder nach 45 Min. leicht erhöht und steigt charakteristischerweise nach 90 Min. weiter an. Beim **Rotor-Syndrom** fehlen Schwarzpigmentierung der Leber und später Bromsulphaleinanstieg. Die Gallenblase läßt sich mit der oralen Cholezystographie in der Regel darstellen.

Benigne intrahepatische familiäre rezidivierende Cholestase: Bei dieser gehäuft auf den Färöer-Inseln beobachteten Erkrankung kommt es bereits im Kindes- und Jugendalter zu u. U. Wochen bis Monate anhaltenden Phasen von Pruritus und Ikterus mit vorwiegender Erhöhung der Cholestase-anzeigenden Enzyme. Die Ursache ist unbekannt, ein genetischer

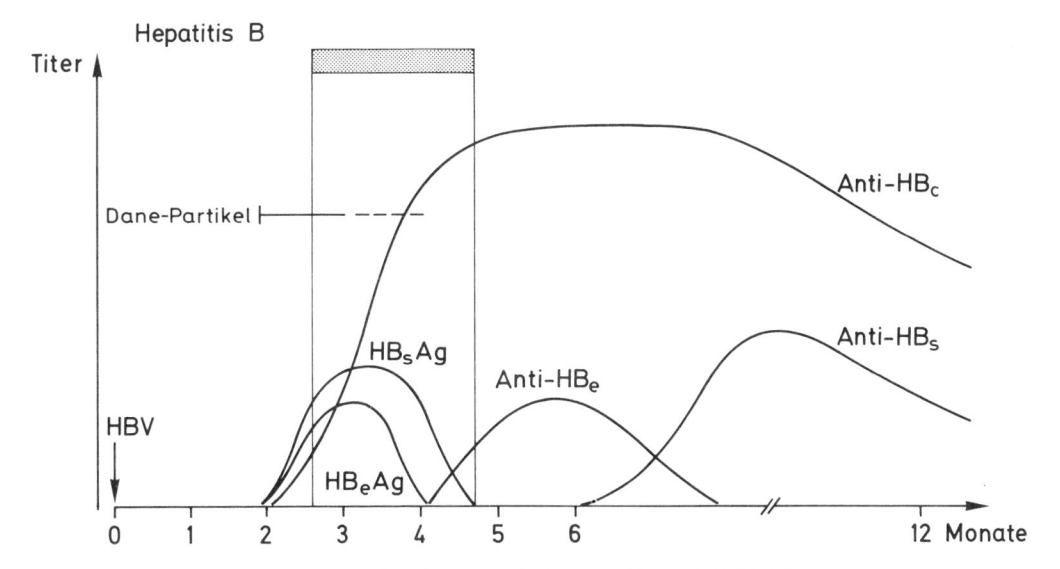

Abb. 3. **Marker der Virushepatitis B im Serum** (nach ARNOLD, W., und K. H. MEYER ZUM BÜSCHENFELDE: Akute Virushepatitis und chronische Hepatitis. In DEMLING, L. [Hrsg.]: Klinische Gastroenterologie, Bd. II, 2. Aufl., Thieme, Stuttgart 1984 [S. 61]).

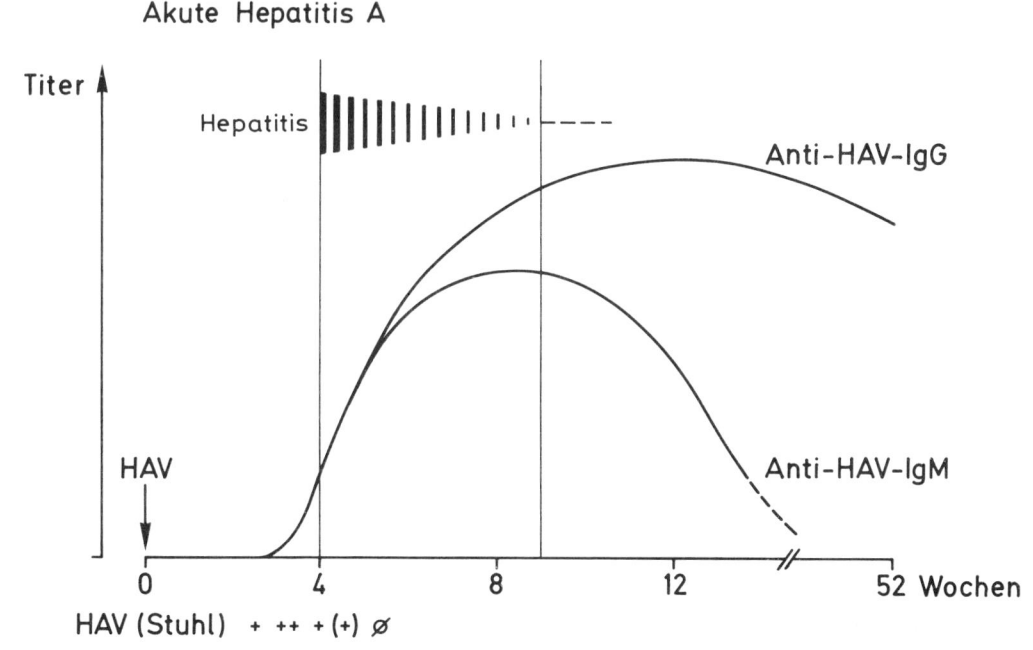

Abb. 4. **Marker der Hepatitis A** (nach ARNOLD, W., u. K. H. MEYER ZUM BÜSCHENFELDE: Akute Virushepatitis und chronische Hepatitis. In DEMLING, L. [Hrsg.]: Klinische Gastroenterologie, Bd. II, 2. Aufl., Thieme, Stuttgart 1984 [S. 61]).

Defekt wird vermutet. Die Prognose ist günstig, es kommt nicht zur Entwicklung einer Leberzirrhose.

Differentialdiagnose der akuten Hepatitis (4.)

Die Diagnose einer akuten Hepatitis bereitet in der Regel keine diagnostischen Schwierigkeiten, wenn bei einem ausgeprägten Ikterus das Serumbilirubin häufig 10 mg% bei Überwiegen des direkten Anteils übersteigt und gleichzeitig eine ausgeprägte Erhöhung der Transaminasen (>200 U/l) vorliegt. Wenngleich die Virushepatitis (A, B, Non-A-non-B) die häufigste Form einer akuten Hepatitis darstellt, müssen bei der Differentialdiagnostik auch seltenere Ursachen wie eine **toxisch bedingte Hepatitis** (Alkohol, Medikamente) oder eine **Begleithepatitis** bei anderen **Viruserkrankungen** oder **bakteriellen Infekten** berücksichtigt werden. Das Fehlen oder der Nachweis einer gleichzeitig bestehenden Cholestase mit Erhöhung der alkalischen Phosphatase, γ-GT und LAP ist diagnostisch nur bedingt verwertbar, da sowohl bei der Virushepatitis, der Alkoholhepatitis als auch einer drogeninduzierten Hepatitis eine Cholestasereaktion auftreten kann (Abb. 2).

Virushepatitis: Bei der primären Virushepatitis lassen sich 3 Formen unterscheiden: Hepatitis A, Hepatitis B und Non-A-non-B-Hepatitis. Während die Erreger der Hepatitis A und Hepatitis B im einzelnen charakterisiert sind, läßt sich bislang nicht sicher sagen, ob ein oder mehrere Erreger für die Non-A-non-B-Hepatitis in Frage kommen. Bei der virologischen Laboratoriumsdiagnostik der **Hepatitis B** sind vor allem das **HBsAg** und frühe Antikörper gegen das **HBcAg (Anti-HBc-IgM)** von Bedeutung. Das HBsAg kann bereits wenige Wochen nach der Infektion im Blut nachgewiesen werden und wird bei normalem Verlauf innerhalb von 6 Monaten aus dem Serum eliminiert. Der zeitliche Verlauf der immunologischen Marker nach Infektion mit dem Hepatitis-B-Virus ist in Abb. 3 dargestellt. Findet sich bei einer akuten Hepatitis ein hoher Anti-HBc-IgM-Titer, so stellt dies den Beweis für eine akute Hepatitis B bei positivem HBsAg oder eine HBsAg-negative akute Hepatitis B bei entsprechend negativem Nachweis des Antigens dar. Wird bei positivem HBsAg ein niedriger Titer für das Anti-HBc-IgM gefunden, spricht dies für einen akuten Schub einer chronischen Hepatitis B. Ein negativer Anti-HBc-IgM-Titer führt bei positivem HBsAg-Nachweis zur Diagnose einer Non-A-non-B-Hepatitis bei gesunden chronischen HBsAg-Trägern und bei fehlendem HBsAg-Nachweis zur Diagnose einer Non-A-non-B-Hepatitis (s. Abb. 2).

Tab. 2. **Medikamente als Ursachen einer Hepatitisreaktion.**

Sulfanilamid	INH
Monoaminooxidasehemmer	α-Methyldopa
Pyrazinamid	Oxyphenisatin
Phenylbutazon	PAS
6-Mercaptopurin	Chlorpromazin
Indomethazin	
Halothan	
Allopurinol	

Häufigkeit:	1/1000–1/10000
Beginn:	1–10 Wo. nach Exposition
Prodromi:	Fieber, Anorexie
Histologie:	Hepatitis mit schwerer Nekrose, Cholestase, Mitochondrien verändert.

Durch den Ausschluß HBsAg-positiver Blutspender stellt heute in den meisten Ländern die Non-A-non-B-Hepatitis die häufigste Form der **Posttransfusionshepatitis** dar. Andererseits ist die Hepatitis B weiter häufig in Dialyseeinheiten, bei Drogensüchtigen, Prostituierten und Homosexuellen.

Die immunologische Identifizierung des Hepatitis-A-Virus im Stuhl eines Patienten ist zwar beweisend für eine Hepatitis A, jedoch schließt ein negativer Befund eine Hepatitis A deswegen nicht aus, weil die Virusausscheidung nach Krankheitsbeginn bald endet. Von besonderer Bedeutung zum Nachweis einer akuten **Hepatitis A** ist der positive **Anti-HAV-IgM-Titer,** da diese Antikörper immer bereits bei Beginn der Erkrankung vorliegen und erst nach 4–6 Monaten nicht mehr nachweisbar sind. Somit schließt ein Fehlen von Anti-HAV-IgM bei Beginn einer Erkrankung eine akute Hepatitis A praktisch aus. Antikörper gegen HAV der IgG-Klasse sprechen für eine lange zurückliegende Erkrankung. Der zeitliche Verlauf der Marker für die Hepatitis A ist in Abb. 4 skizziert.

Da die Diagnose einer **Non-A-non-B-Hepatitis** definitionsgemäß lediglich das Vorliegen einer Infektion mit dem A- oder B-Virus ausschließt, müssen bei der differentialdiagnostischen Klärung weitere mögliche Ursachen einer akuten Hepatitis in Betracht gezogen werden.

Akute Arzneimittelhepatitis: Medikamente können Leberveränderungen verursachen, die klinisch und histologisch dem Bild einer Virushepatitis ähneln. Schwere Krankheitsverläufe mit massiven Lebernekrosen können durch Paraaminosalicylsäure, Ethionamid, Diphenylhydantoin, Sulfonamide und Sulfonharnstoffe u. a. hervorgerufen werden. Das Auftreten ist extrem selten (s. Tab. 2).

Alkoholhepatitis: Die akute Verlaufsform der alkoholischen Hepatitis kann mit einem hochgradigen Ikterus, Aszites, Beinödemen und erheblichen Transaminasenerhöhungen (600 U/l) einhergehen. Typisch für alkoholbedingte Lebererkrankungen ist eine stärkere Erhöhung der Werte der GOT im Vergleich zur GPT (GOT: GPT = 2).

Toxische Hepatitis: Alimentäre oder gewerbliche Toxine können zum Bild einer akuten Hepatitis führen. Bei einer **Knollenblätterpilzvergiftung** treten nach akuten Vergiftungserscheinungen durch das Amanitatoxin mit Übelkeit, Erbrechen, Bauchschmerzen und

Tab. 3. **Infektionskrankheiten als Ursache einer Begleithepatitis.**

Zytomegalie (IgM-Antikörper!)	Gelbfieber
Mononukleose (EBV-Titer)	Rift-Valley-Fieber
Herpes-simplex-Virus	Lassa-Fieber
Zoster(Varizellen)-Virus	Malaria
Röteln (kongenital)	Leishmaniasis
Coxsackie-Virus-Infektion	Trypanosomiasis
Adeno-Virus-Infektionen	Schistosomiasis
Mumps	Amöbiasis
Tuberkulose	Parasitäre Cholangio-Hepatitis
Leptospirose (Morbus Weil)	Clonorchis-sinensis
Toxoplasmose	Opisthorchis felineus
Brucellose (Morbus Bang)	Ascaris lumbricoides
Borreliosen (Rückfallfieber)	Fasciola hepatica
Rickettsiosen (Fleckfieber, Q-Fieber)	Dicrocoelium dendriticum
	Trichinella spiralis
	Toxocara canis (cati)

Durchfällen am 3. oder 4. Krankheitstag Zeichen einer Leberschädigung mit einer stark vergrößerten und druckschmerzhaften Leber und einem unterschiedlich starken Transaminasenanstieg bei gleichzeitigem Abfall der Gerinnungsfaktoren auf. Ein Ikterus wird nur in wenigen Fällen beobachtet.

Nach Kontamination von Nahrungsmitteln durch **Mykotoxine (Aflatoxin)** kann beim Menschen das Bild einer schweren, toxischen, akuten Hepatitis hervorgerufen werden.

Bei der **Tetrachlorkohlenstoffvergiftung** kann auch nach unbemerkt abgelaufener Vergiftung mit nur geringen Dosen (weniger als 1 g) nach einem Intervall von 1–4 Tagen ein hepatorenales Syndrom mit Appetitlosigkeit, Schmerzen im rechten Oberbauch, Hepatomegalie, Gelbsucht, Oligurie und Albuminurie sowie Ödemen auftreten.

Begleithepatitis bei Infektionskrankheiten: Zahlreiche Infektionskrankheiten befallen auch die Leber und können das Bild einer akuten Hepatitis hervorrufen. Bei der **Mononukleose** ist in mehr als 75% die Leber beteiligt, jedoch weisen nur 10% der Erkrankten eine Gelbsucht auf. Die **Zytomegalie-Virus-Hepatitis** verläuft als Begleithepatitis meist anikterisch, während in mehr als 60% der Fälle die Leber als Zielorgan der Infektion mit einem Ikterus reagiert. Von besonderer Bedeutung ist die differentialdiagnostische Klärung einer akuten Hepatitis bei einer möglichen tropischen Infektion (s. Tab. 3)

Differentialdiagnose der extrahepatischen und intrahepatischen Cholestase (5.)

Ein **Verschlußikterus** kann durch eine Behinderung des Galleabflusses im Bereich der extrahepatischen Gallenwege zwischen Leberpforte und Duodenum verursacht werden, wobei der Ductus choledochus durch intraluminale Obstruktion, Wandveränderungen, anatomische Variationen oder durch Kompression von außen verschlossen werden kann. Am häufigsten ist die **extrahepatische Cholestase** Folge eines Gallensteinleidens oder eines benignen oder malignen Pankreasprozesses. Verdrängung und Kompression intrahepatischer Gallengänge kann zur **mechanisch bedingten intrahepatischen Cholestase** führen. Störungen der hepatozellulären Gallesekretion führen zur eigentlichen **intrahepatischen Cholestase** mit Anhäufung von Gallepigmenten im Lebergewebe, die bei einer Reihe von Lebererkrankungen oder durch Noxen verursacht wird. Von Cholestase spricht man auch dann, wenn das Serumbilirubin nicht, die cholestaseanzeigenden Enzyme jedoch erhöht sind.

Extrahepatische Cholestase bei Verschlußikterus: Läßt sich mit der Oberbauchsonographie eine Gallengangsdilatation nachweisen, können pathologische Veränderungen an Nachbarorganen wie Pankreas und Leberhilus bereits häufig mit Hilfe dieser Methode die Ursache des Ikterus aufdecken. Die Diagnose muß häufig zusätzlich durch Computertomographie, ERCP oder Probelaparotomie verifiziert werden. Werden bei dilatiertem Gallengang keine weiteren pathologischen Strukturen an Nachbarorganen gefunden, muß durch Gallengangsdarstellung (i. v. Cholangiogramm, ERCP, PTC) nach den Ursachen des Verschlußikterus gesucht werden (Abb. 5).

Gallensteine: Gallensteine stehen in der Häufigkeit an erster Stelle der Ursache für eine extrahepatische Cholestase. Sie können grundsätzlich im gesamten Verlauf des Gallengangsystems auftreten. Eine Erhöhung der cholestaseanzeigenden Enzyme, gelegentlich ohne Ikterus, kann Hinweis auf einen inkompletten Verschluß des Gallengangs sein. Ein Stein im Ductus cysticus verursacht keine Cholestasesymptomatik; Konkremente im Ductus choledochus oder im rechten bzw. linken Ductus hepaticus sind selten und treten praktisch erst nach Cholezystektomie auf.

Tumoren: Das Papillenkarzinom kann eine Cholestase unterschiedlicher Schwere hervorrufen; häufig findet sich hierbei eine Hämobilie mit positivem Hämoccult-Test. Benigne

```
                    EXTRAHEPATISCHE CHOLESTASE
                                │
                           Sonographie
                                │
              ┌─────────────────┴─────────────────┐
      Gallengangsdilatation              Keine Gallengangsdilatation

      1. Verschlußikterus
              │                                    │
         Pathologische                        Pathologische
          Strukturen                          Leberstruktur

      Pankreas ── Akute und chronische      2. Mechanisch
                  Pankreatitis                 bedingte intra-
                  Pankreaskarzinom             hepatische
                  Pseudozysten                 Cholestase

      Leberhilus ── Lymphome                Lebermetastasen
                    Lymphknotenmetastasen   Primäres Leberkarzinom
                                            Leberzysten
                  CT, Probelaparotomie      Leberabszesse
                                            Amöbenabszeß
      Keine pathologischen                  Echinokokkus
      Strukturen                            Leukosen
                                            Cholangiokarzinom
      i.v. Cholangio-                       Chronisch destruierende
      Cholezystographie,                    Cholangitis
      PTC, ERCP                             Primär-biliäre Zirrhose

                                            Keine pathologische Struktur an
                                            Leber und Nachbarorganen

      Gallengangsstein                      3. Intrahepatische Cholestase
      Strikturen                               (s. Abb. 6 und 7)
      Gallengangskarzinom
      Papillenkarzinom
      Papillenstenose
      Papillome
      Tumoreinbruch
      Choledochuszysten
      Parasiten
         Faszioliasis
         Askariasis
      Eitrige Cholangitis
      Primär sklerosierende
      Cholangitis
      Mirizzi-Syndrom
      Caroli-Syndrom
      Duodenaldivertikel
      Amyloidose
```

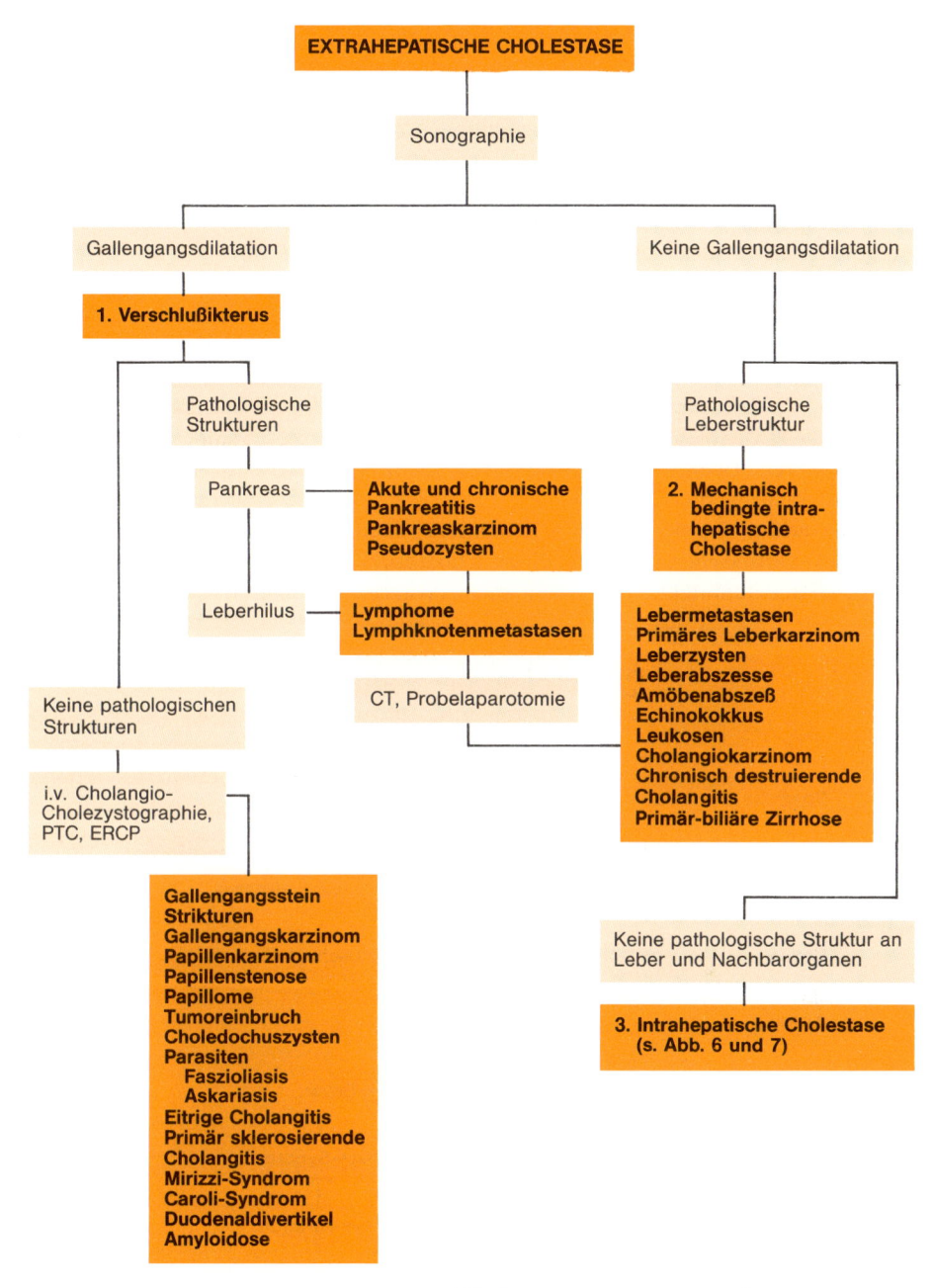

Abb. 5

Tumoren können eine intermittierende Cholestase bewirken. Gallengangskarzinome gehen in der Regel mit erheblicher Cholestase und einem kompletten Verschlußsyndrom einher. Das Pankreaskopfkarzinom kann durch Kompression und Infiltration der Gallengänge eine zunehmende Cholestasesymptomatik verursachen. Die meisten Cholestaseformen bei Leukämien oder malignen Lymphomen haben eine intrahepatische Ursache. Ausnahmen sind das maligne Non-Hodgkin-Lymphom und gelegentlich der Morbus Hodgkin, wenn bei fortgeschrittenem Krankheitsprozeß der Gallengang durch den Tumor eingemauert wird. Lymphknotenmetastasen bewirken nur in Ausnahmefällen eine mechanische Obstruktion.

Entzündungen: Primäre Entzündungen an den Gallengängen mit Strikturen sind als seltene Ursachen eines extrahepatischen mechanischen Hindernisses anzusehen. Häufiger treten Strikturen nach Gallengangsoperationen auf. Die primäre oder idiopathische sklerosierende Cholangitis wurde in den letzten Jahren häufiger diagnostiziert und findet sich in Assoziation mit der Colitis ulcerosa und weniger häufig bei einer Retroperitonealfibrose. Die extrahepatische biliäre Atresie mit oder ohne Beteiligung des intrahepatischen Gangsystems ist eine Erkrankung des frühen Kindesalters. Pankreaserkrankungen, vorwiegend die akute und chronische Pankreatitis, können zu einer extrahepatischen biliären Obstruktion führen. Bei der akuten Pankreatitis tritt bei 15–25% der Fälle ein Ikterus auf. Bei der chronischen Pankreatitis können entzündliche und fibrosierende Prozesse zu Veränderungen des Ductus choledochus führen. Ebenfalls kann eine mechanische Obstruktion durch Pseudozysten des Pankreas verursacht werden.

Seltene Ursachen: Zu den seltenen Krankheitsbildern, die einen mechanischen Gallengangsverschluß verursachen können, zählen Choledochuszysten, Amöbenabszesse, Duodenaldivertikel, Parasiteninfektionen (Faszioliasis, Askariasis) und die Papillensklerose.

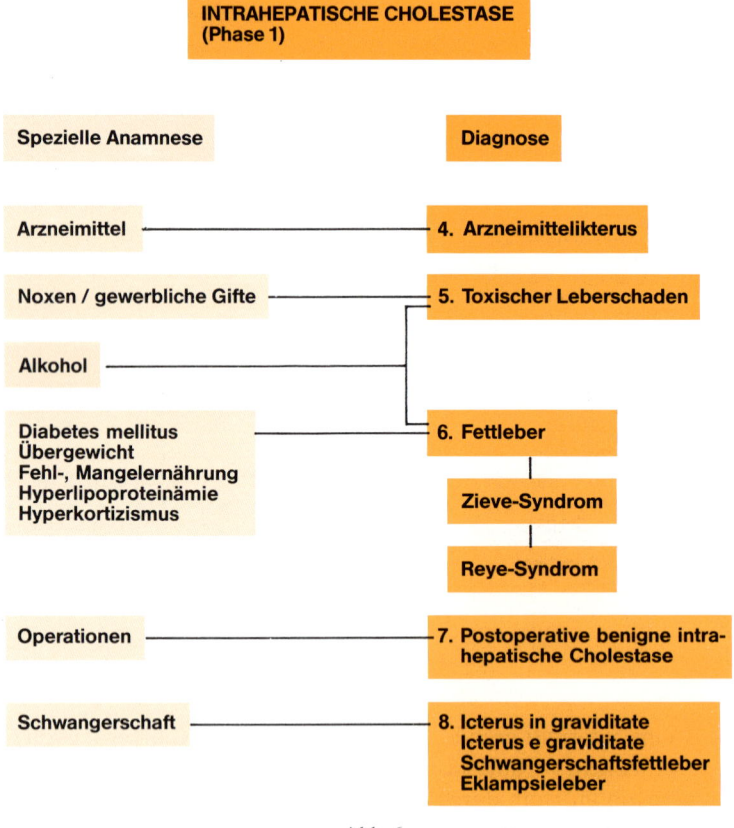

Abb. 6

Mechanisch bedingte intrahepatische Cholestase: Bei fehlender Gallengangsdilatation können pathologische Strukturen in der Leber eine mechanisch bedingte intrahepatische Cholestase anzeigen, die durch Verdrängung und Kompression intrahepatischer Gallengänge einen Ikterus erzeugen. Solche Veränderungen finden sich bei entzündlichen oder degenerativen Lebererkrankungen, wie z. B. Leberfibrose und -zirrhose, Abszessen, Granulomen und bei Lebermetastasen sowie benignen und malignen Lebertumoren. Seltenere Ursachen sind ein Karzinom an der Hepatikusgabel, eine infantile obstruktive Cholangiopathie, eine intrahepatische eitrige und auch sklerosierende Cholangitis und eine polyzystische Lebererkrankung.

Intrahepatische Cholestase (differentialdiagnostische Phase 1): Gezielte Fragen zur Anamnese können einen ersten Hinweis auf die Art der zugrundeliegenden Leberschädigung geben. So muß speziell nach Arzneimitteln, Noxen, Umgang mit gewerblichen Giften, nach Alkohol, metabolischen Störungen, vorangegangenen Operationen oder nach einer Schwangerschaft gefragt werden (Abb. 6).

Arzneimittelikterus: Von besonderer Bedeutung ist eine gezielte Medikamentenanamnese, da mehr als 200 pharmakologische Substanzen als potentielle Lebergifte bekannt sind. Das Muster der Leberschädigung kann hierbei sehr unterschiedlich sein: so können eine reine Cholestase, eine entzündliche Cholestase, eine diffuse Hepatitis oder gar eine akute Lebernekrose ausgelöst werden (Tab. 4).

Klinisch sind arzneimittelbedingte Cholestasen durch Fieber mit morbilliformem oder urtikariellem Exanthem sowie durch eine Bluteosinophilie charakterisiert. Zahlreiche oral applizierbare synthetische Hormone rufen **reine Cholestasen** hervor. Prototyp dieser Medikamente ist das 17α-Methyl-Testosteron. Von besonderer klinischer Bedeutung sind die Ovulationshemmer, die mit einer Häufigkeit zwischen 0,01 und 2% eine Cholestase verursachen.

Eine entzündliche Cholestase (cholestatische Hepatitis) kann typischerweise durch Chlorpromazin aus der Gruppe der Phenothiazine hervorgerufen werden. Eine arzneimittelbedingte **unspezifisch-reaktive Hepatitis** ist wahrscheinlich häufig, wird jedoch wegen des meist subklinischen Verlaufes selten diagnostiziert. Entsprechende Leberveränderungen werden im Rahmen einer Penicillin- und Streptomycin-Allergie gesehen.

Eine Auswahl wichtiger potentiell lebertoxischer Pharmaka ist in Tab. 4 zusammengestellt.

Toxischer Leberschaden: Gewerbliche und industrielle Noxen können Leberschäden hervorrufen (s. S. 697).

Die **Vinylchloridkrankheit** wurde nach chronischer Exposition gegenüber gasförmigen Vinylchlorid-Monomeren beobachtet. Hierbei traten sklerodermieähnliche Hautveränderungen, Akroosteolysen der Fingerendphalangen und ein chronischer Leberumbau mit Fibrosierung und portaler Hypertension mit Splenomegalie auf. Gelegentlich waren Cholestasezeichen nachweisbar, histologisch wurden cholangiolitische Veränderungen festgestellt.

Fettleber: Ergeben Anamnese und klinischer Befund Hinweise für einen chronischen Alkoholkonsum, einen Diabetes mellitus, eine Überernährung oder eine Hyperlipoproteinämie, so können diese Faktoren als typische Ursachen für eine Fettleber angesehen werden. Ebenfalls können Kortikosteroide eine Leberverfettung induzieren. Eine typische Laborkonstellation besteht in einer geringen Erhöhung der Transaminasen sowie einer deutlichen Erhöhung der γ-GT. Sonographisch fällt eine homogene Strukturverdichtung der Leber auf. Eine intrahepatische Cholestase wird nur selten als Begleitreaktion einer Fettleber gefunden (1,5%). Ein **Zieve-Syndrom** liegt vor, wenn bei chronischem Alkoholkonsum in Kombination mit einer Fettleber und einer Hyperlipidämie eine Hämolyse nachweisbar ist. Hierbei ist neben der direkten auch die indirekte Bilirubinfraktion erhöht. Eine besondere Form der

Tab. 4. **Arzneimittel, die Ikterus mit Verschlußsymptomatik verursachen können** (nach Dölle, W., G. A. Martini: Leber. In Heintz, R. (Hrsg.); Erkrankungen durch Arzneimittel, 2. Aufl. Thieme, Stuttgart 1978 [S. 288–329].

Freie Namen (WHO)	Handelsnamen
Phenothiazinpräparate	
Chlorpromazin	Megaphen, Largactil
Perphenazin*	Trilafon, Decentan
Fluphenazin	Omca, Lyogen Dapotum
Sedativa und Tranquilizer, Antidepressiva	
Meprobamat	Miltaun, Restenil, Cyrpon, Aneural, Urbil, Meprocompren
Barbiturate	
Imipramin	Tofranil
Chlordiazepoxid*	Librium
Haloperidolum	Haloperidol, Haldol
Thioridazin*	Melleril, Melleretten
Antiepileptika	
Thiohydantoin*	Thiantoin
Carbamazepin	Tegretal
Thyreostatika	
Propylthiouracil	Propycil, Thyreostat II
Thiamazol	Favistan
Hormonpräparate	
Testosteron	
Methyl-testosteron	
Methandienon	Dianabol
Norethisteron-acetat	Norlutin, Primolut Nor
Antidiabetika	
Tolbutamid*	Rastinon, Artosin
Carbutamid*	Nadisan, Invenol
Chlorpropamid*	Diabetoral, Diabenese, Chloronase
Glybuthiazol*	Glipasol

Fettleber stellt die nichtalkoholische Riesenfettleber (Thaler) bei Frauen mittleren Lebensalters dar. Die Leberveränderungen sind diät- und therapieresistent.

Eine besondere Form der Fettleber mit Enzephalopathie ist das **Reye-Syndrom,** das bei Kindern bis zum 15. Lebensjahr beobachtet wurde. Es ist durch akut einsetzendes Erbrechen, zunehmende zentralnervöse Symptomatik, Zeichen eines Leberschadens, Hypoglykämie und morphologisch durch eine erhebliche fettige Vakuolisierung der Leber und der renalen Tubuli charakterisiert. Die Leber ist vergrößert, ein Ikterus fehlt charakteristischerweise oder ist nur gering ausgeprägt. Die Krankheit manifestiert sich häufig nach einer Infektion des oberen Respirationstraktes und geht mit ständigem Erbrechen über ein bis drei Tage zusammen mit Stupor, Krampfanfällen bis hin zum Koma einher.

Postoperative benigne intrahepatische Cholestase: Nach vorangegangenen Operationen kann als alleiniges Zeichen einer hepatischen Störung bereits am ersten oder zweiten postoperativen Tag ein Ikterus auftreten, der innerhalb von zwei Wochen abklingt. Ursächlich kommen eine Vielzahl von Faktoren wie Schock, traumatische Leberschädigung, Narkose oder auch Transfusionen in Frage.

Tab. 4. **Fortsetzung.**

Antibiotika, Chemotherapeutika, Tuberkulostatika
Penicillin G*
Oxacillin   Stapenor, Cryptocillin, Penstaphocid
Novobiocin*   Inamycin
Rifamycin   Rimactan, Rifa
p-Aminosalicylsäure*   Resochin
Chloroquin*

Antimetaboliten, Zytostatika
Mercaptopurin*   Puri-Nethol
Busulfan   Myleran
Azathioprin   Imurek

Diuretika
Chlorothiazid   Chlotride
Quinethazon   Aquamox
Clorthalidon   Hygroton

Verschiedenes
Alpha-Methyldopa*   Presinol
Ajmalin*   Gilurytmal
Halothan*   Fluothane
Nicotinsäure   Niconacid
Goldpräparate*
Phenacetin*
Phenylbutazon*   Butazolidin
Amidopyrin*   Pyramidon
Parenterale Ernährung bei Kindern
Vitamin-A-Intoxikation
Prajmalium-bitartrat   Neo-Gilurytmal

* Diese Mittel können auch eine Gelbsucht mit Vorherrschen einer Leberzellschädigung verursachen.

Als besondere Form ist die Entwicklung einer typischen Fettleber-Hepatitis nach Dünndarm-Bypass-Operation zu erwähnen, die sehr schnell in eine Leberzirrhose übergehen kann.

Schwangerschaftscholestase: Ein Ikterus während der Schwangerschaft ist ein seltenes Ereignis und ist nur einmal unter 1500 Graviditäten zu erwarten. Am häufigsten liegen ursächlich zufällig während der Schwangerschaft aufgetretene Leber- oder Galleerkrankungen (Virushepatitis, Choledochusstein) oder hämolytische Erkrankungen vor **(Icterus in graviditate)**. Bei ca. 20% der Fälle einer schwangerschaftsbedingten Cholestase wird die Gelbsucht im Rahmen einer wahrscheinlich genetisch bedingten Störung des Hormonstoffwechsels ausgelöst. Der Beginn mit heftigem Pruritus liegt meistens in der 26. Schwangerschaftswoche und wird nach 1 bis 2 Wochen von einer Gelbsucht gefolgt. Nach der Entbindung klingen sämtliche Symptome rasch ab **(Icterus e graviditate)**.

Die Schwangerschaftsfettleber ist eine im dritten Trimenon der Schwangerschaft auftretende schwere Lebererkrankung, die mit Gelbsucht, Übelkeit und Erbrechen, Hämatemesis, Bauch- und Kopfschmerzen einhergeht. Die Erkrankung tritt spontan auf und kann auch durch Tetracycline verursacht werden. Klinisch sind die Transaminasen deutlich erhöht, die SGOT übersteigt jedoch kaum 500 U/l. Es kommt zusätzlich zu einer erheblichen Störung der Blutgerinnung. 80% der Frauen sterben im hepatischen Koma. Die fetale Letalität beträgt

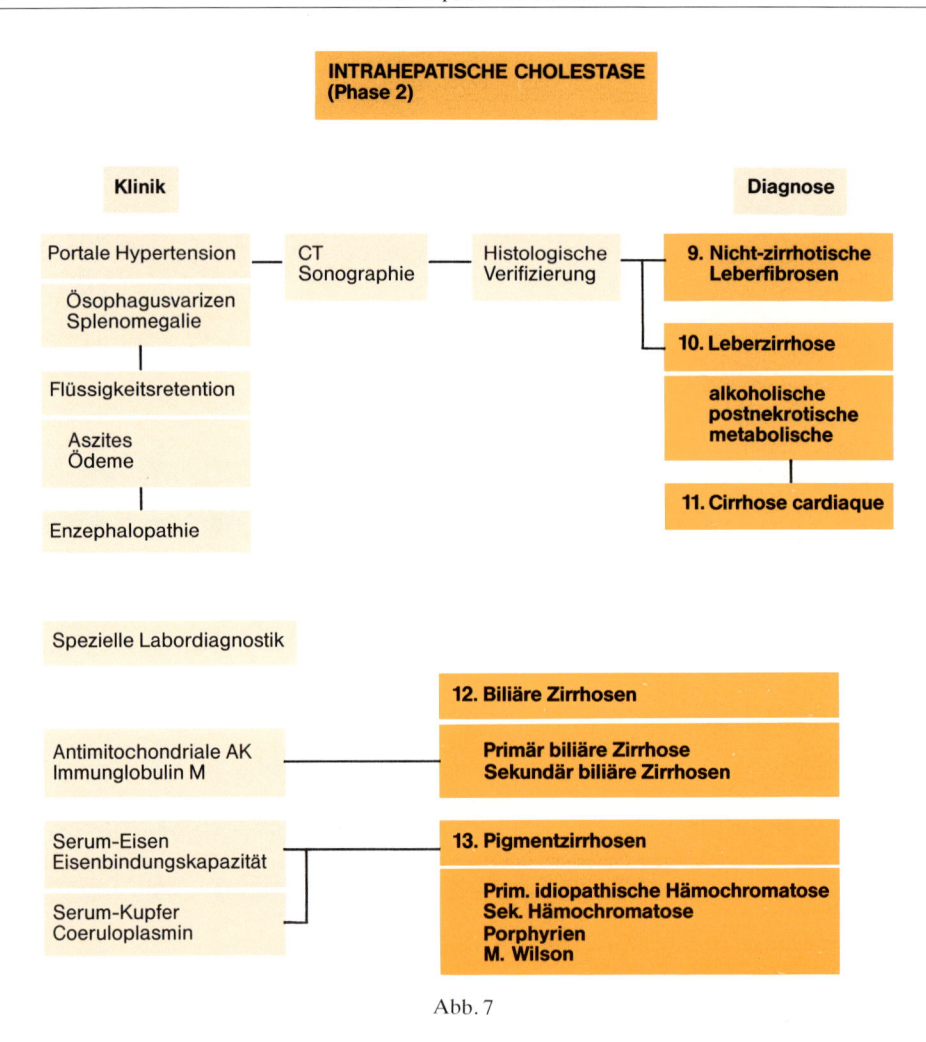

INTRAHEPATISCHE CHOLESTASE (Phase 2)

Klinik

- Portale Hypertension
- Ösophagusvarizen
- Splenomegalie
- Flüssigkeitsretention
- Aszites
- Ödeme
- Enzephalopathie

CT Sonographie — Histologische Verifizierung

Diagnose

- 9. Nicht-zirrhotische Leberfibrosen
- 10. Leberzirrhose
  - alkoholische
  - postnekrotische
  - metabolische
- 11. Cirrhose cardiaque

Spezielle Labordiagnostik

- Antimitochondriale AK
- Immunglobulin M
- Serum-Eisen
- Eisenbindungskapazität
- Serum-Kupfer
- Coeruloplasmin

- 12. Biliäre Zirrhosen
  - Primär biliäre Zirrhose
  - Sekundär biliäre Zirrhosen
- 13. Pigmentzirrhosen
  - Prim. idiopathische Hämochromatose
  - Sek. Hämochromatose
  - Porphyrien
  - M. Wilson

Abb. 7

70%. Histologisch liegt eine feinvakuoläre Leberzelldegeneration ohne wesentliche Leberzellnekrosen vor. Weitere Schäden sind am Pankreas, den Nieren und im Gehirn zu finden. Bei überlebenden Patienten regeneriert die Leber in 2–3 Wochen vollständig. Im Rahmen der **Eklampsie** kann neben einer renalen und zentralnervösen Symptomatik die Leber beteiligt sein und ein Ikterus entstehen.

Intrahepatische Cholestase (differentialdiagnostische Phase 2): Wenn die Anamnese keine diagnoseweisenden Hinweise auf die Ursache des Ikterus ergab, muß bei der klinischen Untersuchung auf Zeichen einer portalen Hypertension, einer Flüssigkeitsretention oder einer Enzephalopathie geachtet werden (Abb. 7). Eine **portale Hypertension** führt zu Ösophagusvarizen und zu einer Splenomegalie. Selbst wenn die Milz palpatorisch nicht vergrößert erscheint, sollte eine exakte Milzgrößenbestimmung durch die Oberbauchsonographie erfolgen. Ösophagusvarizen lassen sich sowohl endoskopisch als auch im Ösophagogramm in Hypotonie nachweisen. Eine Flüssigkeitsretention äußert sich in Aszitesbildung (Sonographie!) und Ödemen. Als Ursache kommen in erster Linie die verschiedenen Formen der Leberzirrhose in Betracht, die durch bildgebende Verfahren (Computertomographie, Sonographie) häufig bereits nachgewiesen werden können. Die endgültige Diagnose wird durch den histologischen Nachweis erbracht.

Einzelheiten des differentialdiagnostischen Vorgehens sind im Kapitel »Leberparenchymerkrankungen« abgehandelt.

Differentialdiagnostisches Spektrum

Hämolytischer Ikterus
Hämolytische Anämien
Große Hämatome

Hepatozellulärer Ikterus
Hepatitis
    Akute Hepatitis A, B, Non-A-Non-B
    Chronische Hepatitis
    Begleithepatitis
      Viral
      Bakteriell
      Parasitär
      Chronisch-entzündliche Darmerkrankungen
    Arzneimittel-Hepatitis
    Alkohol-Hepatitis
    Toxische Hepatitis
      Alimentär
      Gewerblich
Hyperbilirubinämie
    Unkonjugiert
      M. Meulengracht
      Shunt-Hyperbilirubinämie
      Crigler-Najjar-Syndrom
      Arias-Syndrom
      Lucey-Driscoll-Syndrom
    Konjugiert
      Dubin-Johnson-Syndrom
      Rotor-Syndrom

Leberfibrose

Leberzirrhose
    Alkoholische
    Postnekrotische
    Metabolische
    Pigmentzirrhosen
      Primäre Hämochromatose

Sekundäre Hämochromatose
Porphyrien
M. Wilson

Sepsis

Schock

Stauungsleber
Rechtsherzinsuffizienz
Pericarditis constrictiva
Budd-Chiari-Syndrom

Intrahepatische Cholestase
Mechanisch bedingte intrahepatische Cholestase
Lebermetastasen
Primäres Leberkarzinom
Leberzysten
Leberabszesse
Echinokokkus
Amöbenabszeß
Leukosen
Cholangiokarzinom
Chronisch-destruierende Cholangitis
Primär biliäre Zirrhose

Sonstige Ursachen
Arzneimittelikterus
Toxischer Leberschaden
Fettleber
Zieve-Syndrom
Reye-Syndrom
Postoperative Cholestase
Schwangerschaft
Benigne intrahepatische familiäre rezidivierende Cholestase

Extrahepatische Cholestase – Verschlußikterus
Pankreatitis
Akut
Chronisch
Pankreaskarzinom
Pankreaspseudozysten
Leberhilus-Lymphome
Gallengangsstein
Gallengangsstrikturen
Gallengangskarzinom
Papillenkarzinom
Papillenstenose
Papillome
Tumoreinbruch

Choledochuszysten
Parasiten
Eitrige Cholangitis
Primär sklerosierende Cholangitis
Mirizzi-Syndrom
Caroli-Syndrom
Duodenaldivertikel
Amyloidose

Literatur

GEROK W (Hrsg). Hepatologie. München: Urban & Schwarzenberg 1987.
HORNBOSTEL H, KAUFMANN W, SIEGENTHALER W (Hrsg). Innere Medizin in Praxis und Klinik. Band IV: Verdauungstrakt, Ernährungsstörungen, Stoffwechsel, Vergiftungen. 3. Aufl. Stuttgart: Thieme 1986.
KOMMERELL B. Gastroenterologie und Hepatologie. Stuttgart: Kohlhammer 1987.
KUEHN H A, WERNZE H. Klinische Hepatologie. Stuttgart: Thieme 1979.
SHERLOCK S. Diseases of the liver and biliary system. 8th ed. Oxford: Blackwell 1989.

Leberparenchymerkrankungen

R. MIES

Definition und Abgrenzung

Bei der Definition der Lebererkrankungen ist von den verschiedenen Gewebestrukturen der Leber auszugehen. Erkrankungen, die das Leberparenchym betreffen, sind am häufigsten. Zu ihnen zählen insbesondere die entzündlichen Lebererkrankungen. Das Leberparenchym ist aber auch bei Ablagerungen ortsfremder Substanzen wie bei der Fettleber oder den Speicherkrankheiten betroffen. Erkrankungen, die das Bindegewebe der Leber betreffen, sind seltener. Es sind die Leberfibrosen und -zirrhosen sowie entzündliche und immunologische Erkrankungen der Gallenwege. Erkrankungen, die das Gefäßsystem betreffen, sind die Stauungsleber und die Kollagenosen. Von sämtlichen Strukturen der Leber können Neoplasien ihren Ausgang nehmen. Bei den Metastasen schließlich handelt es sich um das invasive Wachstum ortsfremder Gewebsstrukturen.

Symptome der Lebererkrankung sind vorwiegend rechtsseitige Oberbauchschmerzen, häufig verbunden mit einer Hepatomegalie. Eine einheitliche Definition der Hepatomegalie ist schwierig, da die Größe der Leber erheblichen physiologischen Schwankungen unterliegt. Pathologisch-anatomisch ist von einer Hepatomegalie auszugehen, wenn das Gewicht der Leber 1500 g überschreitet. Klinisch kann eine Hepatomegalie angenommen werden, wenn bei mittlerer Inspirationslage die Leber palpatorisch in der Medioklavikularlinie den unteren Rippenbogen überragt. Individuelle Variationen durch den unterschiedlichen Stand des Zwerchfells sind zu berücksichtigen. Die bildgebenden Verfahren der Computertomographie und insbesondere der Sonographie haben die Größenbestimmung wesentlich erleichtert. Sonographisch ist im Längsschnitt der Medioklavikularlinie das normale Maß der Leber mit 11 ± 1 cm anzunehmen. Bei Darstellung mit dem Sectorscanner gelten 13 ± 1 cm von der Zwerchfellkuppel bis zum Leberunterrand als normale Größe.

Diagnostisches Vorgehen

Anamnestische und klinische Befunde sind für das differentialdiagnostische Vorgehen wegweisend. Bei den entzündlichen Lebererkrankungen sind dies der akute Verlauf, die allgemeinen Krankheitssymptome sowie anderweitige Organmanifestationen der Infektion. Bei der bindegewebigen Umwandlung der Leber sind dies der chronische Verlauf, die Beeinträchtigung des Leistungsvermögens, die Zeichen der portalen Hypertension mit Aszites und Ösophagusvarizen. Bei den umschriebenen Leberveränderungen, insbesondere bei den Lebermetastasen, ergeben sich von seiten der Leber nur wenige Beschwerden. Die Symptome des Primärtumors sowie der Allgemeinzustand des Tumorpatienten stehen im Vordergrund (Abb. 1, Tab. 1).

Die **Laborwerte** sind bei der Differentialdiagnose der Lebererkrankungen häufig wenig aussagekräftig. Die Leber reagiert auf verschiedene Schädigungen in relativ gleichförmiger Weise. Als Parameter dienen die Serumkonzentrationen der Leberenzyme sowie die Parameter der metabolischen Entgiftungsfunktion und der Syntheseleistung der Leber. Bei

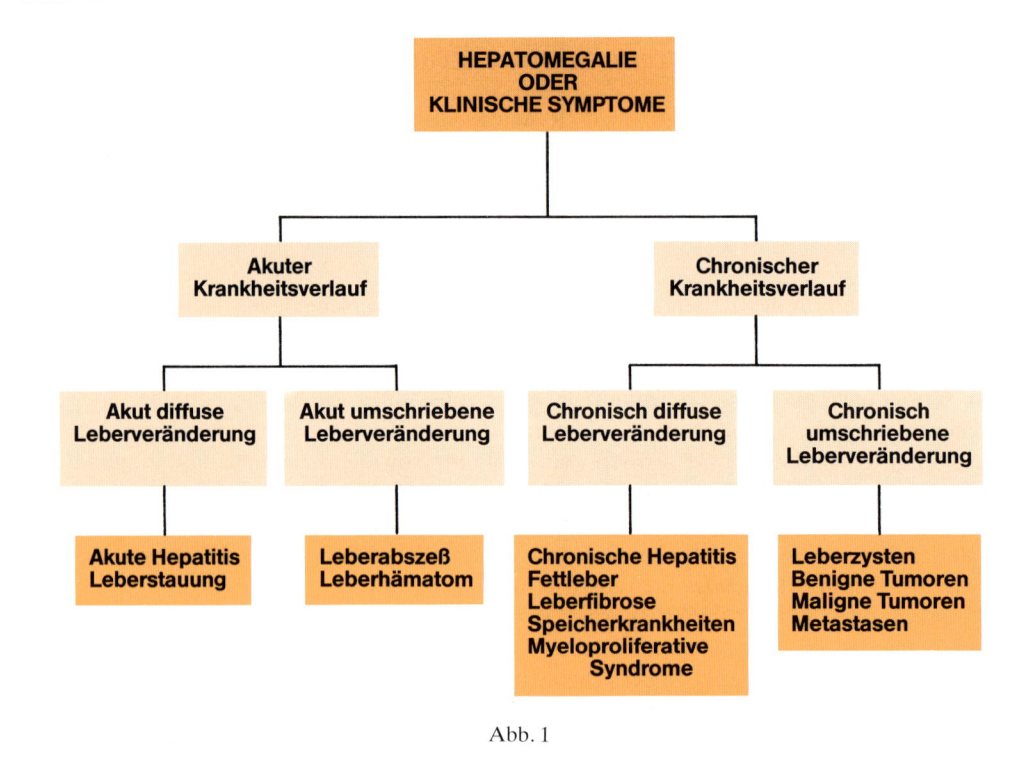

```
                    HEPATOMEGALIE
                        ODER
                 KLINISCHE SYMPTOME
           ┌──────────────┴──────────────┐
        Akuter                       Chronischer
    Krankheitsverlauf            Krankheitsverlauf
     ┌──────┴──────┐              ┌──────┴──────┐
  Akut diffuse  Akut umschriebene Chronisch diffuse  Chronisch
Leberveränderung Leberveränderung Leberveränderung  umschriebene
                                                   Leberveränderung
```

Akute Hepatitis   Leberabszeß   Chronische Hepatitis   Leberzysten
Leberstauung   Leberhämatom Fettleber   Benigne Tumoren
                                Leberfibrose   Maligne Tumoren
                                Speicherkrankheiten   Metastasen
                                Myeloproliferative
                                Syndrome

Abb. 1

akuten, diffusen Lebererkrankungen sind die Laborparameter zumeist ausgeprägter verändert. Differentialdiagnostisch von Interesse ist häufig die Unterscheidung, ob es sich um einen mehr parenchymatösen Prozeß mit ausgeprägt erhöhten Transaminasen oder mehr um einen cholangitischen Prozeß mit erhöhten Gallengangsenzymen handelt. Von differentialdiagnostischem Interesse ist die Bestimmung der Immunglobuline sowie der antimitochondrialen und antinukleären Antikörper. Bei umschriebenen Leberveränderungen, auch wenn sie ausgeprägter sind, können die Veränderungen der Laborparameter nur gering ausgeprägt sein oder gänzlich fehlen.

Die bildgebenden Untersuchungsverfahren sind für das differentialdiagnostische Vorgehen bei Lebererkrankungen häufig wegweisend. Die **Röntgenuntersuchung** der ableitenden Gallenwege, insbesondere die endoskopisch-retrograde Gallengangsdarstellung (ERCP) sowie die perkutane, transhepatische Gallengangsdarstellung geben wichtige Hinweise auf Gallengangsverschlüsse. Die Leberszintigraphie hat durch die neueren Verfahren der Sonographie und der Computertomographie weitgehend an Bedeutung verloren. Entscheidend für die Diagnostik ist heute die Sonographie. Die unterschiedliche Organvergrößerung, umschriebene raumfordernde Prozesse, Gefäßveränderungen sowie Veränderungen der Strukturdichte lassen sich leicht erfassen. Gezielte Biopsien sind durch spezielle Schallsonden möglich.

Die **Computertomographie** ist häufig im Auflösungsvermögen der Sonographie überlegen. Dies gilt insbesondere im Hinblick auf den Nachweis kleinerer raumfordernder Prozesse, wie zum Beispiel die beginnende Lebermetastasierung. Im Gegensatz zu dem vielfältigen, praktikablen Einsatz der Sonographie ist die Verfügbarkeit der Computertomographie

Tab. 1. Einteilung der Leberveränderungen.

Akut diffuse Leberveränderungen
Virushepatitiden
Autoimmunhepatitiden
Leberstauung

Akut umschriebene Leberveränderungen
Leberabszeß
Leberhämatom

Chronisch diffuse Leberveränderungen
Virushepatitis (CAH)
Autoimmunhepatitis (CAH)
Destruierende, nichteitrige Cholangitis
Toxische Leberveränderungen
Fettleber
Stoffwechselerkrankungen
Myeloproliferative Syndrome

Chronisch umschriebene Leberveränderungen
Leberzysten
Benigne Tumoren
Maligne Tumoren
Metastasen

begrenzt und die Kosten sind hoch. Für die Zukunft ist mit dem Einsatz der Kernspintomographie zu rechnen.

Die invasiven Verfahren der Leberdiagnostik, die **Laparoskopie** und die **Leberblindbiopsie** sind durch die bildgebenden Verfahren der Sonographie und der Computertomographie in der Anwendung zurückgedrängt worden. Der histologische Befund der Leber ist aber immer noch für die Differentialdiagnose am aussagekräftigsten. Zu häufig wird durch die praktikablere Sonographie auf dieses diagnostische Verfahren verzichtet, dessen Indikationen allerdings streng gestellt werden müssen.

1.–6. Hepatomegalie bei Infektionen

Das differentialdiagnostische Vorgehen bei den **Virushepatitiden** ergibt sich aus den Prodromalsymptomen, der klinischen Symptomatik, den Leberenzymen, den spezifischen Antigen- und Antikörperreaktionen sowie dem Sonographiebefund (Abb. 2).

Die prodromalen und die klinischen Symptome sind allgemeines Krankheitsgefühl, Arthralgien, Myalgien, Fieber, Übelkeit, Erbrechen, Appetitlosigkeit und gelegentlich Obstipation. Es kann zur Verfärbung von Stuhl und Urin kommen. Die Oberbauchschmerzen als Folge der Kapselspannung sind oft gering. Die Lebervergrößerung ist zumeist nur mäßig ausgeprägt.

Die akute Hepatitis geht häufig mit einem Ikterus einher. Die Einzelheiten der Diagnostik dieser Erkrankungsgruppe (Enddiagnosen 1–6) werden im Kapitel »Ikterus und Cholestase« besprochen.

7. Leberstauung

Die klinische Symptomatik der Leberstauung ist davon abhängig, ob diese akut oder chronisch auftritt. Bei der **akuten** Form stehen plötzliche Oberbauchschmerzen infolge der Kapselspannung der Leber und im weiteren Verlauf Aszites und Erbrechen im Vordergrund.

```
                    ┌─────────────────────────┐
                    │   HEPATOMEGALIE         │
                    │   OBERBAUCHSCHMERZ      │
                    └───────────┬─────────────┘
                                │
                    ┌───────────┴─────────────┐
                    │  Allgemeine Symptomatik │
                    └───────────┬─────────────┘
                                │
                    ┌───────────┴─────────────┐
                    │  Transaminasen < 300 U/l│
                    └───────────┬─────────────┘
                                │
                    ┌───────────┴──────────────┐
                    │ Sonographie uncharakteristisch │
                    └───────────┬──────────────┘
```

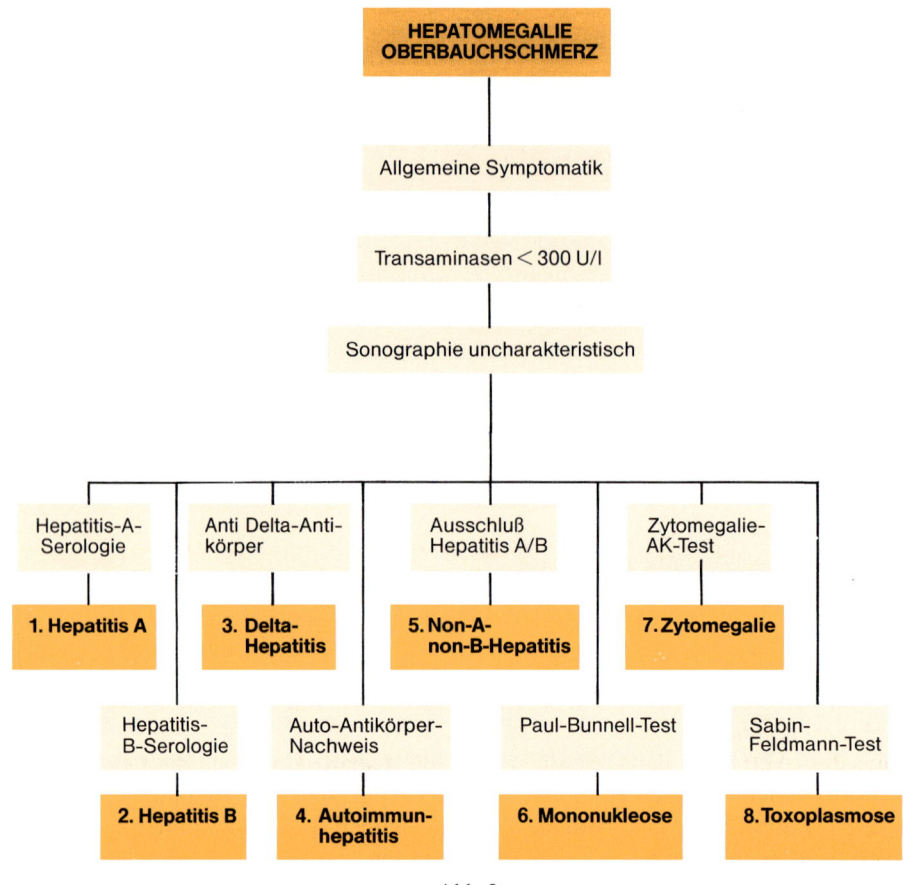

Abb. 2

(Flussdiagramm: Hepatitis-A-Serologie → 1. Hepatitis A; Hepatitis-B-Serologie → 2. Hepatitis B; Anti Delta-Antikörper → 3. Delta-Hepatitis; Auto-Antikörper-Nachweis → 4. Autoimmunhepatitis; Ausschluß Hepatitis A/B → 5. Non-A-non-B-Hepatitis; Paul-Bunnell-Test → 6. Mononukleose; Zytomegalie-AK-Test → 7. Zytomegalie; Sabin-Feldmann-Test → 8. Toxoplasmose)

Die **chronische** Verlaufsform kann lange symptomarm bleiben. Mit der Zeit kommt es neben der Vergrößerung zu einer Resistenzvermehrung der Leber, weiterhin zur Splenomegalie und zum Aszites (Abb. 3).

Die Laboruntersuchungen zeigen keine charakteristische Konstellation. Die Leberenzyme, insbesondere die Transaminasen, können bei der akuten Stauung deutlich erhöht sein, sind bei der chronischen Stauung weniger gesteigert.

Sonographisch ist die Leber bei der akuten Stauung äußerst reflexarm. Die Schallabsorption der Leber ist gering. Das Organ ist deutlich vergrößert. Die intrahepatischen Gefäße sind dilatiert. Es besteht eine atemunabhängige Erweiterung der V. cava und der Lebervenen. Bei der chronischen Leberstauung kommt es zu einer Organvergrößerung mit abgestumpftem Leberunterrand. Die Binnenreflexe sind vermehrt. Die atemunabhängig erweiterten Gefäße wirken verplumpt und geschwungen. Gelegentlich können gleichzeitig Pleura- und Perikardergüsse nachgewiesen werden.

Die Stauungsleber kann kardial bedingt sein. Differentialdiagnostisch ist in erster Linie an die myogene Herzinsuffizienz, an die konstriktive Perikarditis und an einen Herzklappenfehler zu denken. Es bestehen dann neben der Leberstauung noch weitere Zeichen der

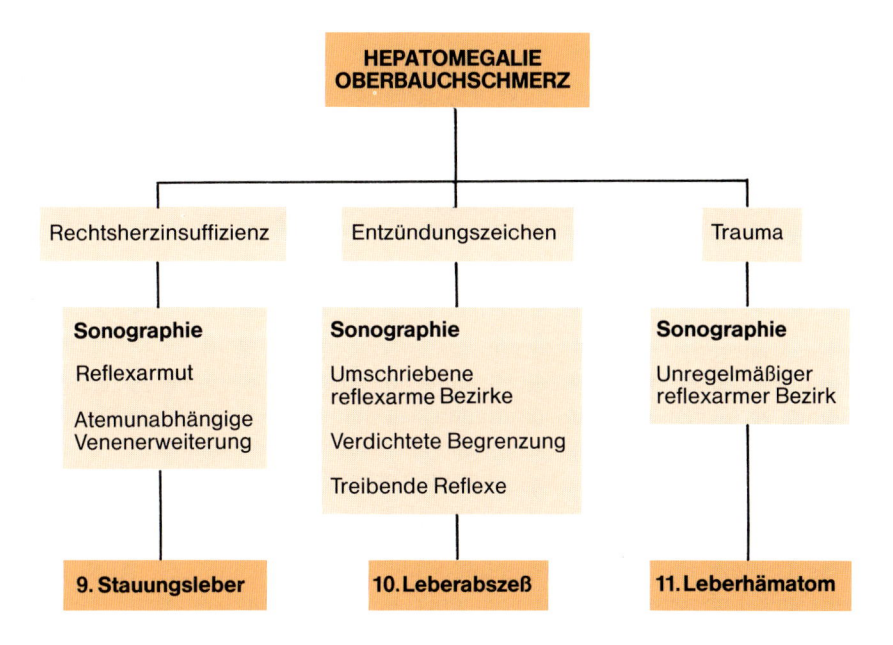

```
                    HEPATOMEGALIE
                    OBERBAUCHSCHMERZ
         ┌──────────────────┼──────────────────┐
Rechtsherzinsuffizienz  Entzündungszeichen   Trauma

Sonographie         Sonographie          Sonographie
Reflexarmut         Umschriebene         Unregelmäßiger
                    reflexarme Bezirke   reflexarmer Bezirk
Atemunabhängige
Venenerweiterung    Verdichtete Begrenzung

                    Treibende Reflexe

9. Stauungsleber    10. Leberabszeß      11. Leberhämatom
```

Rechtsherzinsuffizienz. Die Leberstauung kann aber auch verursacht sein durch einen Verschluß der extrahepatischen Lebervenen. Es handelt sich dann um das Budd-Chiari-Syndrom, das Auftreten kann Folge eines thromboembolischen Verschlusses bei AT_3-Mangel bzw. bei Einnahme von Ovulationshemmern, bei entzündlichen oder raumfordernden Prozessen der Nachbarschaftsorgane der Leber, bei kongenitalen Anomalien, bei lokalisierter oder diffuser Lebererkrankung (Metastasen, Zirrhose) oder bei hämatologischen Erkrankungen (Polyzythämie, Leukämie) sein (Tab. 2).

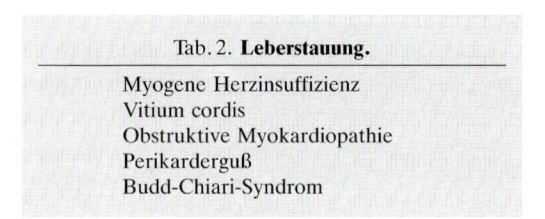

Tab. 2. **Leberstauung.**

Myogene Herzinsuffizienz
Vitium cordis
Obstruktive Myokardiopathie
Perikarderguß
Budd-Chiari-Syndrom

8. Leberabszesse

Die klinische Symptomatik des Leberabszesses weist zumeist sehr rasch auf die Diagnose. Fieber, Oberbauchschmerzen sowie eine stoß- und palpationsdolente Leber stehen im Vordergrund. Die Laborwerte zeigen eine akut entzündliche Konstellation. Die Röntgenuntersuchung kann einen rechtsseitigen Zwerchfellhochstand mit Pleurawinkelerguß aufweisen. Entscheidend ist der sonographische und eventuell computertomographische Nachweis des Leberabszesses. In der Entwicklung befindliche Leberabszesse sind zunächst reflexarm. Sie

Tab. 3. **Leberabszeß.**
Cholangitis
Amöbeninfektion
Sepsis
Appendizitis
Pyelonephritis

schmelzen im weiteren Verlauf zu reflexlosen, unregelmäßig begrenzten, zystenähnlichen Gebilden mit dorsaler Schallverstärkung zusammen. Auf Dauer kommt es zu einer dichten Kapselbildung. Im Gegensatz zu Zysten finden sich häufig feine, treibende Binnenechos als Hinweis auf Nekroseanteile. Der Abszeß ist häufig subphrenisch lokalisiert.

Der bakterielle Befall der Leber kann über die Portalvene, bei Sepsis über die A. hepatica, durch Ausdehnung eines infektiösen Prozesses innerhalb und außerhalb per continuitatem oder am häufigsten durch eine aszendierende Cholangitis erfolgen. Ursache der letzteren ist zumeist eine Cholezystitis, häufig kombiniert mit einer Cholelithiasis. Auch ist bei der Appendizitis mit Leberabszessen zu rechnen. Die häufigsten bakteriellen Erreger sind Escherichia coli, Proteus vulgaris, Enterobacter aerogenes und Anaerobier. Eine weitere Ursache der hepatischen Abszeßbildung sind Amöbeninfekte. Sie können noch nach Abklingen der akuten Symptomatik zu hepatischen Abszessen führen (Tab. 3).

Abszesse als Ursache einer Lebererkrankung sind infolge der verbesserten diagnostischen Verfahren der Sonographie und der Computertomographie sowie einer effektiveren antibiotischen Therapie seltener geworden. Sie finden sich noch in ca. 1% der Autopsien.

9. Leberhämatome

Klinisch stehen bei den Leberhämatomen ein heftiger Oberbauchschmerz, die Symptomatik des akuten Abdomens sowie eine Schocksymptomatik des Herz-Kreislauf-Systems im Vordergrund. Die Laboruntersuchungen sind zunächst uncharakteristisch, zeigen jedoch später einen Abfall des Hämoglobins und Hämatokrits.

Sonographisch lassen sich frische Hämatome innerhalb der gleichmäßig strukturierten Leber als reflexlose Areale mit reflexkräftigem, dorsalem Randsaum nachweisen. Dieser betonte Randsaum ist für das Hämatom typisch. Die Randbegrenzung des Hämatoms ist nicht glatt, sondern unregelmäßig gezähnelt. Vereinzelte Binnenreflexe können auftreten. Sie sind durch Nekrosen und Fibrinfäden bedingt. Mit zunehmender bindegewebiger Organisation des Hämatoms verschwindet die reflexlose Region. Es entwickelt sich Narbengewebe mit deutlicher Reflexvermehrung und Schallschatten. Schließlich kommt es zur Verkalkung im Bereich des alten Hämatoms. Dies äußert sich in Arealen unregelmäßig zusammenliegender Reflexe mit dorsaler Schallverstärkung. Häufig findet sich aber auch ein dunkler Randsaum um das zentrale, reflexkräftige, in Resorption befindliche Hämatom. Der Befund ähnelt dann dem eines »Bull-eye«-Phänomens bei Tumormetastasen. Das alte Hämatom ist von diesen schwer zu unterscheiden. Die Anamnese bringt dann zumeist die Klärung. Beim Nachweis intrahepatischer Hämatome sollte sonographisch auf eine Kapselblutung, eine Ruptur der Leber, auf eine Milzruptur sowie auf echofreie Bereiche in der freien Bauchhöhle geachtet werden. Die Leberhämatome sind in erster Linie Folge stumpfer Bauchtraumen. Sie sind häufig mit einer Leberruptur verbunden.

10. Chronische Hepatitis

Die chronische Hepatitis ist durch eine Persistenz der Erkrankung von über sechs Monaten gekennzeichnet. Es gilt hier, die virusinduzierte von der autoimmunologischen Lebererkrankung abzugrenzen. Während bei Patienten, die eine chronische Verlaufsform der Hepatitis B oder der Non-A-Non-B-Hepatitis entwickeln, eine unzureichende Reaktion des Immunsystems angenommen wird, gilt bei der autoimmunen Lebererkrankung ein Toleranzverlust gegenüber autologem Lebergewebe als pathogenetisches Prinzip. Somit ist die Anamnese für das differentialdiagnostische Vorgehen von entscheidender Bedeutung. Die klinische Symptomatik ist uncharakteristisch (Abb. 4). Neben völliger Beschwerdefreiheit werden vermehrt unbestimmte Oberbauchschmerzen, Müdigkeit, Gelenkbeschwerden, Gewichtsabnahme sowie Speiseunverträglichkeiten angegeben. Palpatorisch ist die Leber zumeist geringfügig vergrößert, gering druckschmerzhaft und von festerer Konsistenz. Die Laborwerte ergeben erhöhte Transaminasen, die aber kaum über 200 E/ml ansteigen. Als Zeichen der Cholestase sind die γ-GT, die alkalische Phosphatase und das Bilirubin erhöht. Insbesondere bei den autoimmunologischen Hepatitiden kann eine ausgeprägte γ-Globulinvermehrung mit veränderten Inmunglobulinen bestehen. Entscheidend sind die immunologischen Parameter des Antikörper-Antigen-Systems. Bei den Virushepatitiden ist die Bestimmung von HBsAG, HBeAG, Anti-HBe und Anti-Delta wesentlich. Für den Nachweis der lupoiden autoimmunen CAH ist der Nachweis von ANA (antinukleäre Antikörper) und von LMA (Lebermembran-Autoantikörpern), für seltenere autoimmunologische Verlaufs-

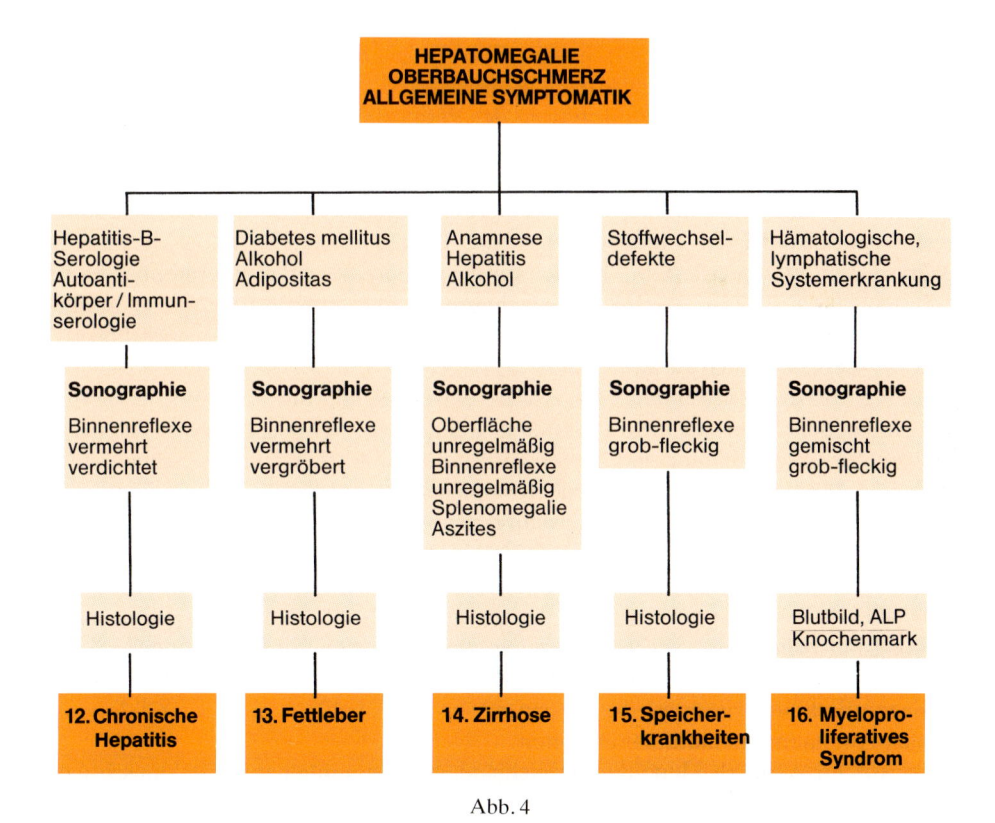

Abb. 4

Tab. 4. Chronische Hepatitis.

Chronisch persistierende Hepatitis
Chronisch aktive Hepatitis (CAH)
a) Virushepatitiden
b) Autoimmunhepatitiden
c) Toxische Hepatitiden

formen der Nachweis von LKM (Liver-Kidney-Mikrosomale-Antikörper), von SLA (lösliches zytoplasmatisches Leberzell-Antigen) und von SMA (Antikörper gegen glatte Muskelzellen) notwendig. Die chronisch nichteitrige, destruierende Cholangitis, unter dem Namen der primär biliären Zirrhose bekannt, ist durch die serologischen Marker der AMA (antimitochondriale Antikörper) und seiner zwei Subtypen sowie durch die Erhöhung von IgM charakterisiert.

Die Sonographie zeigt das zumeist leicht vergrößerte Organ mit abgestumpftem Unterrand. Die Binnenreflexe sind vermehrt, so daß sich das Bild kaum von der Fettleber unterscheidet. Die Portalvenen sind sehr kräftig mit ausgeprägten Uferbefestigungen. Die Sonographie ist aber nicht die Methode der Wahl zur Differenzierung der einzelnen Verlaufsstadien. Entscheidend ist im differentialdiagnostischen Vorgehen letztlich die laparoskopische Inspektion der Leber und insbesondere die histologische Beurteilung der Leberbiopsie.

Im weiteren Verlauf der Erkrankung ist zwischen der chronisch persistierenden und der chronisch aktiven Hepatitis zu unterscheiden (Tab. 4). Die **chronisch persistierende Hepatitis** hat eine gute Prognose mit langfristiger Ausheilung der Leberentzündung. Histologisch finden sich lympho-plasmazelluläre Infiltrate der Periportalfelder und nur vereinzelt Parenchymzellnekrosen und Infiltrate. Die Grenzen zwischen den Portalfeldern und dem Parenchym bleiben erhalten. Die Struktur der Leberläppchen bleibt ungestört.

Die **chronisch aktive** Hepatitis hat eine schlechte Prognose mit dem langfristig möglichen Übergang der chronischen Entzündung in die Leberzirrhose. Histologisch finden sich entzündliche Infiltrate der Portalfelder, die auf das Leberparenchym übergreifen. Es finden sich »Piecemeal«-Nekrosen des Leberparenchyms. Es bilden sich zunehmend intralobäre Septen aus. Die Grenzen zwischen Portalfeldern und Parenchym sind aufgehoben. Die Struktur der Leberläppchen ist aufgelöst.

Bei der chronisch aktiven Hepatitis ist es entscheidend, die virusinduzierte von der autoimmunologischen Verlaufsform zu trennen. Bei der HBsAG-positiven CAH ist die Phase der aktiven Virusreduplikation mit hoher entzündlicher Aktivität sowie hohen Titern für HBeAG und HBV-DNS abgeschlossen. Komplizierend ist die Superinfektion mit dem Hepatitis-D-Virus, an die zu denken ist, wenn erneut hohe entzündliche Aktivität auftritt bei gleichzeitig negativem Befund für HBeAG, HBV-DNS und positivem Anti-HBe. In diesem Fall ist die Bestimmung von Anti-HDV erforderlich.

Ein großes Problem ist unverändert die chronische Non-A-Non-B-Hepatitis, der eine Erkrankung mit zumindest zwei verschiedenen hepatotrophen Viren zugrundeliegt. Einem enteral übertragenen Virus steht die häufigere Form der Posttransfusions-Hepatitis gegenüber. Diagnostisch hinweisend ist die Anamnese sowie das Fehlen von Autoantikörpern, wie sie bei den Autoimmunhepatitiden auftreten.

Die klassische, auch als »lupoide« bezeichnete Autoimmunhepatitis ist klinisch gekennzeichnet durch extrahepatische Autoimmunsyndrome, durch die Dominanz des weiblichen

Gechlechtes, die teilweise Verminderung von IgA sowie durch die serologischen Marker der ANA und LMA, weniger häufig von SMA. Weitere Verlaufsformen der autoimmunen Hepatitis sind die LKM-assoziierten Hepatitiden, die u. a. durch Medikamente bzw. die diese verstoffwechselnden Cytochrome induziert sind. Unter den autoimmunologischen, chronischen Lebererkrankungen ist die destruierende, nichteitrige Cholangitis (häufig als primär biliäre Zirrhose bezeichnet) durch das Auftreten der antimitochondrialen Antikörper AMA gekennzeichnet. Die klinische Relevanz der Bestimmung der beiden spezifischen Subtypen AMA anti p 63 und anti p 48 ist noch nicht geklärt. Demgegenüber ist die primär sklerosierende Cholangitis charakterisiert durch Strikturen und Dilatationen der Gallenwege. Serologische Marker der ätiologisch als Autoimmunprozeß diskutierten Erkrankung sind nicht bekannt.

Bleibt eine chronische Lebererkrankung unklar, muß an toxische Leberveränderungen gedacht werden. Hier ist die Anamnese von entscheidender, hinweisender Bedeutung. Alkohol ist die häufigste Noxe. Hinsichtlich der Dauer des notwendigen Alkoholkonsums von 5 bis 10 Jahren und den Mengen mehr als 160 g täglich gibt es große individuelle Schwankungen. Arzneimittelinduzierte Hepatitiden sind zum Teil nur nach subtiler Medikamentenanamnese zu erfassen. Gleichfalls schwierig ist häufig der kausale Zusammenhang zu beruflichen Expositionen von Chemikalien herzustellen.

11. Fettleber

Die Symptomatik der Fettleber ist uncharakteristisch. Im Vordergrund steht die Organvergrößerung, die bei den häufig adipösen Patienten palpatorisch nicht immer nachweisbar ist. Es wird gelegentlich über ein Druckempfinden und ein Völlegefühl im Oberbauch geklagt. Weitere Beschwerden können Appetitlosigkeit, Aufstoßen, Flatulenz und Stuhlunregelmäßigkeiten sein. Die Laborbefunde ergeben nicht immer pathologische Werte. Die Transaminasen können bis zum Dreifachen der Norm erhöht sein. Höhere Werte sprechen für eine Fettleberhepatitis oder eine Zirrhose. Im Elektrophoresediagramm kann eine Dysproteinämie bestehen.

Sonographisch ist die Leber vergrößert und weist einen abgerundeten Unterrand bei verplumpter Dorsalstruktur auf. Das Muster der Binnenreflexe ist deutlich homogen verdichtet und vergrößert. Es besteht eine dorsale Schallabschwächung.

Die Sicherung der Diagnose ist letztlich nur durch die Laparoskopie bzw. die Leberbiopsie möglich. Von einer Fettleber kann gesprochen werden, wenn 50% der Leberzellen oder mehr durch eine grobtropfige Verfettung infiltriert sind. Die Häufigkeit wird mit 30% der bioptischen Leberuntersuchungen angenommen. Diese große Häufigkeit ist darin begründet, daß die Leber gleichförmig auf die unterschiedlichsten Schädigungen reagiert.

Die Ätiologie der Fettleber ist vielfältig. Stoffwechselerkrankungen, Intoxikationen und fehlerhafte Ernährung führen zu dem gleichen histologischen Befund. Der chronische Alkoholkonsum ist eine der häufigsten Ursachen der Fettleber (Tab. 5).

Der Diabetes mellitus ist eine weitere häufige Ursache der Fettleber. Durch den Insulinmangel steht der Leber in ungenügendem Maße Glukose zum Abbau der Fettsäure zur Verfügung, so daß eine vermehrte Fettablagerung die Folge ist.

Die Überernährung ist der wesentlichste ätiologische Faktor bei der Entstehung der Fettleber. Das Ausmaß der Leberverfettung steht in enger Korrelation zum Ausmaß der Übergewichtigkeit. Eine übermäßige Zufuhr von Kohlehydraten bedingt eine vermehrte hepatozelluläre Fettsäuresynthese, die bei zusätzlich vermehrtem alimentärem Fettangebot zu einer erheblichen Leberverfettung führen kann.

Tab. 5. **Fettleber.**
Alkoholabusus
Diabetes mellitus
Überernährung
Mangelernährung
Fettstoffwechselstörung
Medikamente
Exogene Toxine

Die Unterernährung kann gleichfalls zur Fettleber führen. Sie ist in Entwicklungsländern mit proteinarmer Ernährung von großer Bedeutung. Die mangelhafte Zufuhr von lipotrophen Substanzen wie Cholin und Methionin führt zu einer vermehrten hepatischen Fettablagerung. Primäre und sekundäre Hyperlipoproteinämien sind eine weitere Ursache der Fettleber. Eine Prädisposition besteht bei Patienten mit endogen vermehrten Plasmatriglyceriden.

Vielfältige Toxine und Medikamente können zu einer Steatosis der Leber führen. Die Leberverfettung ist in der Regel nicht so stark ausgeprägt, daß eine wesentliche Organvergrößerung daraus resultieren würde. Gleichgültig, ob es sich um eine exogen induzierte oder um eine endogen prädisponierte Störung handelt, ist die Reaktion der Leber mit hepatozellulärer Fetteinlagerung und Organvergrößerung gleichbleibend.

12. *Leberzirrhose*

Bei der Leberzirrhose kann sowohl eine Lebervergrößerung als auch eine Organverkleinerung vorliegen. Richtungweisend sind eine derbe Konsistenz und eine höckrige Oberfläche der Leber. Klinisch stehen neben der Hepatosplenomegalie oft Allgemeinsymptome wie Pruritus, Brechreiz, Oberbauchdruckschmerz, Übelkeit, Diarrhöen und Gewichtsverlust im Vordergrund. Hormonelle Störungen wie Gynäkomastie, Hodenatrophie und Zyklusstörungen können bestehen. Es finden sich Hautzeichen wie Ikterus, Spider-Naevi, Palmarerythem und Teleangiektasien. Neurologische Symptome wie Tremor, Somnolenz, Agitation und verminderte Gedächtnisleistung bis zum Coma hepaticum als Ausdruck der zentralnervösen Intoxikation können auftreten. Im weiteren Verlauf kommt es infolge der portalen Hypertension und der Hypalbuminämie zum Aszites und zu Beinödemen. Eine lebensbegrenzende Komplikation ist oft die fulminante Ösophagusvarizenblutung.

Die Veränderungen der Laborparameter sind von der noch bestehenden entzündlichen Aktivität und von der Leberfunktionsstörung abhängig. Die Laborwertveränderungen müssen nicht sehr ausgeprägt sein. Im Einzelfall können die Werte normal ausfallen. In der Regel sind die Transaminasen vermehrt, das Serumeisen erhöht und die γ-Glutamyl-Transpeptidase (γ-GT) gesteigert. Bilirubin kann, muß aber nicht, vermehrt sein. Das gleiche gilt für die verminderten Gerinnungsfaktoren. In der Elektrophorese besteht eine Dysproteinämie mit Hypalbuminämie und Hypergammaglobulinämie. Die Cholinesterase ist erniedrigt. Ammoniak kann lange Zeit normal sein, ist aber im Finalstadium in der Regel erhöht. Für die pathogenetische Zuordnung eines gleichzeitig bestehenden Aszites sollte in diesem Fibronektin, Laktat und Eiweiß bestimmt sowie mikrobiologische und zytologische Untersuchungen durchgeführt werden.

Sonographisch ist die Leberoberfläche unregelmäßig. Die Leberunterkante ist verplumpt. Das Reflexmuster ist vergröbert und verdichtet. Es besteht eine dorsale Schallschwächung.

Die Gefäße verlaufen nicht gestreckt. Die Uferbefestigungen sind reflexkräftiger. Eine Splenomegalie läßt sich zumeist, ein Aszites gelegentlich nachweisen. Das Ausmaß der Ösophagusvarizen infolge der portalen Hypertension wird durch die Röntgenuntersuchung des Ösophagus und durch die Ösophagoskopie nachgewiesen.

Die Diagnose der Leberzirrhose wird letztlich gesichert durch die makroskopische Inspektion mittels Laparoskopie und durch die histologische Untersuchung der Leberbiopsie.

Es muß zwischen der nodulären und der primär biliären Form der Leberzirrhose unterschieden werden.

Die **noduläre Leberzirrhose** ist gekennzeichnet durch die unterschiedlichsten Grade der Leberzellnekrosen mit Leberfunktionsstörungen, nodulären Regenerationen des Leberparenchyms sowie ausgeprägten Septalfibrosierungen, die mit portaler Hypertension und portalen Shunts verbunden sein können. Die Klassifikation der Leberzirrhose erfolgt meist nach anatomischen, weniger nach ätiologischen oder pathogenetischen Gesichtspunkten. Die kleinknotige, grobknotige und gemischt grob-klein-knotige Leberzirrhose können als unterschiedliche Stadien der Erkrankung, aber auch als unterschiedliche Erkrankungsformen angesehen werden. Es besteht ein gewisser Zusammenhang zwischen dem anatomischen Typ und der Ätiologie der Erkrankung wie auch zwischen dem anatomischen Typ und der Prognose. Die kleinknotige Leberzirrhose ist häufig Folge einer chronischen Alkoholschädigung. Die Regeneratknoten sind nicht größer als ein bis zehn Millimeter und entsprechen damit den ursprünglichen Leberläppchen. Die grobknotige Leberzirrhose ist häufig Folge massiver Leberzellnekrosen nach Entzündungen. Die Regeneratknoten können mehrere Zentimeter betragen. Leberkarzinome finden sich bevorzugt im grobknotig veränderten Lebergewebe. Die gemischt grob-klein-knotige Leberzirrhose ist gekennzeichnet durch das Nebeneinander von Zellnekrosen, Regeneratknoten, Fibrosierungen sowie Fetteinlagerungen im Parenchym und Eisenablagerungen in den Portalfeldern. Eine ätiologische Zuordnung ist bei dieser Form problematisch (Tab. 6).

Tab. 6. **Leberzirrhose.**

Alkoholzirrhose
Posthepatitische Form
Primär biliäre Form
Sekundär biliäre Form

Die **primär biliäre Zirrhose** ist eine chronische Lebererkrankung, deren Manifestation mit einer Cholestase beginnt. Es erkranken überwiegend Frauen im Alter zwischen vierzig und sechzig Jahren. Die Erkrankung ist progredient. Histologisch finden sich lymphozytäre Infiltrate der Periportalfelder mit zunehmender Fibrosierung. Auf Dauer lösen sich die Läppchenstrukturen auf. Klinisch stehen neben der Hepato- und Splenomegalie ein oft heftiger Pruritus, Erbrechen, Xanthelasmen und ein zunehmender Ikterus im Vordergrund. Die Laborwerte zeigen eine überwiegend cholestatische Symptomatik mit erhöhten Werten der γ-GT, der alkalischen Phosphatase und des Bilirubins. Die antimitochondrialen Antikörper sind in hohen Titerstufen bei 95% der Patienten nachweisbar, IgM ist erhöht.

Die **sekundär biliäre Zirrhose** ist selten. Sie entwickelt sich in Folge chronischer Behinderungen der ableitenden Gallenwege. Die Ursachen sind chronische Infekte der Gallenwege mit entzündlichen Strikturen, Verschlüsse durch eine Cholelithiasis oder Tumoren sowie Gallengangsatresien. Die klinische Symptomatik ist von der zugrundeliegenden Erkrankung geprägt. Die Laborwerte entsprechen einer cholostatischen Konstellation. Antimitochondriale Antikörper sind nicht nachweisbar. Erweiterungen der extrahepatischen Gallenwege sind im Sonogramm und im Computertomogramm zu erfassen. Beweisend für die Diagnose sind die endoskopische retrograde Cholangiographie (ERCP) und die perkutane transhepatische Cholangiographie.

13. Stoffwechselerkrankungen

Seltene Ursachen einer Lebervergrößerung sind Speichererkrankungen. Klinisch steht die Hepatomegalie, häufig verbunden mit einer Splenomegalie, im Vordergrund. Die Leber ist von derber Konsistenz und vergrößert. Die veränderten Laborwerte richten sich nach der zugrundeliegenden Stoffwechselerkrankung. Die Erhöhung der Transaminasen und die Dysproteinämie sind je nach Grunderkrankung und Stadium des Leberumbaus verschieden stark ausgeprägt.

Die Sonographie zeigt sehr gut das Ausmaß der Organvergrößerung. Je nach Art der Speichererkrankung sind die vergröberten Binnenreflexe verschieden. Das Bild kann sowohl dem einer Fettleber als auch dem einer Zirrhose ähnlich sein.

Die Diagnose wird aus der Leberhistologie und den charakteristischen Stoffwechselveränderungen gestellt (Tab. 7).

Tab. 7. Stoffwechselerkrankungen.

Histiozytose X
Niemann-Pick-Krankheit
Morbus Gaucher
Glykogenose
Amyloidose
Hämochromatose
Wilson-Krankheit
Alpha-1-Antitrypsinmangelsyndrom

Die Organvergrößerung der Leber ist durch die Einlagerung verschiedenster Substanzen bedingt. Bei der **Histiozytose X** kommt es zu einer vermehrten Speicherung von Cholesterin in den Retikulumzellen. Bei der **Niemann-Pick-Erkrankung** sind vermehrt Phosphatide in den Retikulumzellen eingelagert. Beim **Morbus Gaucher** sind Cerebroside in charakteristischen Schaumzellen vermehrt nachweisbar. Bei den **Glykogenosen** findet sich Glykogen in großen Mengen in den Leberparenchymzellen. Bei der **Amyloidose** kommt es in Folge chronischer, entzündlicher Prozesse zur Amyloideinlagerung in der Leber. Durch Spezialfärbungen des Leberpunktates läßt sich die Erkrankung erkennen.

Die **Hämochromatose** stellt gleichfalls eine Speichererkrankung dar. Sie kann zu einer erheblichen Vergrößerung und Zirrhose der Leber führen. Die primäre oder idiopathische Hämochromatose ist durch eine genetisch determinierte Eisenstoffwechselstörung bedingt. Mit der Nahrung aufgenommenes Eisen wird in Form von Hämosiderin in verschiedenen Organen, so auch in der Leber, abgelagert. Dies geschieht vorwiegend in den Portalfeldern. Die Erkrankung tritt überwiegend bei Männern jenseits des fünfzigsten Lebensjahres auf. Klinisch finden sich neben der Hepatomegalie häufig eine verstärkte Hautpigmentation sowie Funktionseinschränkungen des Herzens, der Niere, der Gonaden, der Nebenniere sowie des Pankreas mit Diabetes mellitus. Die Diagnose wird durch die Leberbiopsie mit Eisenfärbung im histologischen Präparat gesichert. Die Laborwerte ergeben neben dem erhöhten Serumeisen erhöhte Anteile des gebundenen Transferrins und des Ferritins.

Die **Wilsonsche Erkrankung** ist eine weitere Stoffwechselkrankheit mit Zirrhose. Sie wird autosomal-rezessiv vererbt. Das mit der Nahrung aus dem Dünndarm resorbierte Kupfer wird vornehmlich in der Leber und im Gehirn abgelagert. In der Leber geschieht dies sowohl in den Portalfeldern als auch im Parenchym. Die Einlagerung ist potentiell reversibel. Die Erkrankung befällt Männer wie Frauen im ersten und zweiten Lebensjahrzehnt. Klinisch können neben den Leberveränderungen psychisch abnorme Verhaltensweisen sowie neurologische Störungen in Form von Rigor und Parkinson-Tremor beobachtet werden. Die Diagnose wird durch die Leberbiopsie mit Nachweis der Kupferablagerungen im Gewebe gestellt. Das histologische Bild entspricht ansonsten einer chronisch-aktiven Hepatitis mit Übergang in eine Leberzirrhose. Die Laborwerte zeigen niedrige Werte des Ceruloplasmins unter 20 mg/dl, eine erniedrigte Serumkupferkonzentration und eine erhöhte renale Kupferausscheidung.

Das **Alpha-1-Antitrypsinmangelsyndrom AAT** ist gekennzeichnet durch einen fehlenden Alpha-1-Peak in der Elektrophorese. Alpha-1-Protein wird in den Hepatozyten abgelagert. Der Nachweis gelingt durch Leberbiopsie mit Spezialfärbung des intrahepatisch abgelagerten Proteins.

14. Myeloproliferatives Syndrom, lymphoretikuläre Erkrankungen

Zahlreiche Erkrankungen des hämatopoetischen sowie des lymphoretikulären Systems gehen mit einer Hepatomegalie einher (Tab. 8). Neben der Lebervergrößerung besteht zumeist auch eine Splenomegalie, die erhebliche Ausmaße annimmt. Klinisch stehen die Symptome der hämatologischen oder lymphatischen Systemerkrankung mit Anämie, Thrombopenie, Infektionsneigung und Lymphknotenvergrößerungen im Vordergrund. Das differentialdiagnostische Vorgehen wird im Kapitel »Lymphknotenschwellung« abgehandelt.

Tab. 8. **Myeloproliferatives Syndrom, lymphoretikuläre Erkrankungen.**

Chronische Myelose
Polycythaemia vera
Osteomyelofibrose
Morbus Hodgkin
Non-Hodgkin-Lymphome

15. Leberzysten

Zysten der Leber können zu einer erheblichen Organvergrößerung führen. Dabei ist zu unterscheiden zwischen den echten, konnatalen Zysten als Anlageanomalie der Leber und Pseudozysten der Leber, bei denen es infolge eines Tumors, einer Entzündung, eines Traumas oder eines parasitären Befalls sekundär zur Zystenbildung kommt (Abb. 5, Tab. 9).

Klinisch kann bei solitären Zysten die Lebervergrößerung ausbleiben. Bei multiplen Zysten kann sie erhebliche Ausmaße annehmen. Im Verhältnis zur Organvergrößerung sind die klinischen Symptome gering. Sie sind zumeist durch eine auf die Nachbarschaft bezogene Raumverdrängung bedingt. Es können eine Dysphagie mit rechtsseitigem Zwerchfellhoch-

Tab. 9. Leberzysten.

Lymphzysten
Gefäßzysten
Embryonale Zysten
Caroli-Syndrom

Parasitäre Zysten
Tumorzysten
Abszeßzysten
Blutungszysten

stand und Oberbauchdruckschmerz infolge von Kapselspannung und Peritonealreizung auftreten. Die Laborwerte der Leber sind selten pathologisch.

Der sonographische Befund ist eindrucksvoll und wegweisend. Die Leber ist mit einzelnen oder multiplen, reflexlosen, kugeligen oder ovalen, glatt begrenzten Arealen durchsetzt, die eine dorsale Schallverstärkung aufweisen. Die zarte Wandung und die fehlende Septierung machen eine konnatale Zyste sehr wahrscheinlich. Dies gilt um so mehr, wenn sich gleichzeitig noch Zysten im Pankreas oder den Nieren nachweisen lassen. Die Echinokokkuszyste weist dagegen eine dichtere Wandstruktur auf und ist häufig mit Septen durchzogen.

Die **konnatalen Zysten** sind am häufigsten. Zu ihnen zählen die embryonalen Zysten, die Gefäßanomalien wie Lymphzysten und Zysten der Blutgefäße sowie die polyzystischen parenchymatösen Leberveränderungen. Die echten Leberzysten stellen Hohlraumbildungen dar, die in der Größe individuell sehr unterschiedlich sein können und im Extremfall einen Rauminhalt von wenigen Kubikzentimetern bis zu einem Liter haben können.

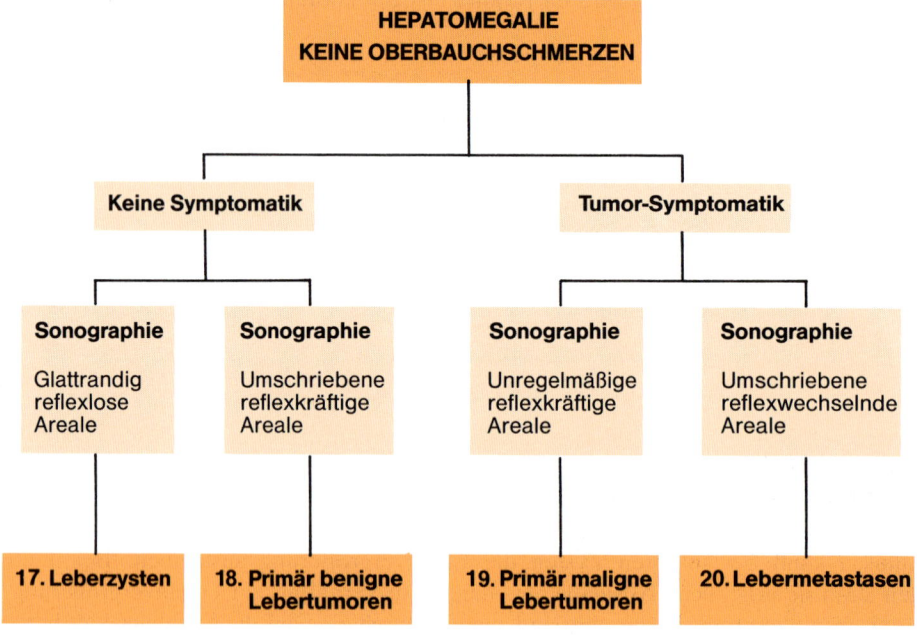

```
                    HEPATOMEGALIE
                KEINE OBERBAUCHSCHMERZEN
                    /              \
          Keine Symptomatik    Tumor-Symptomatik
           /         \            /          \
      Sonographie  Sonographie  Sonographie  Sonographie
      Glattrandig  Umschriebene Unregelmäßige Umschriebene
      reflexlose   reflexkräftige reflexkräftige reflexwechselnde
      Areale       Areale        Areale        Areale

      17. Leber-   18. Primär    19. Primär    20. Leber-
      zysten       benigne       maligne       metastasen
                   Lebertumoren  Lebertumoren
```

Abb. 5

Bei dem **Caroli-Syndrom** handelt es sich um kongenitale intrahepatische Gallengangszysten, die zumeist angeboren sind. Als Ursache werden in erster Linie Proliferationen von Gallengangszellen angenommen. Eine zusätzliche Drucksteigerung in den Gallengängen durch Gallengangsstenosen oder eine Stenose der Papilla Vateri wird als weitere Ursache diskutiert. Beim Caroli-Syndrom bestehen neben den Gallengangszysten häufig zusätzlich eine Cholelithiasis sowie eine Neigung zur Cholangitis mit Leberabszessen.

Weniger häufig als die konnatalen Zysten sind die **sekundären Pseudozysten.** Bei diesen stehen die Symptome der ursächlichen Erkrankung zumeist im Vordergrund. Differentialdiagnostisch ist zunächst an parasitäre Zysten wie Echinokokkuszysten zu denken. Sie können solitär oder multipel auftreten. Pseudozysten können aber auch nach aszendierender Cholangitis bzw. cholangitischen Leberabszessen auftreten. Intrahepatische Blutungen nach Traumen können zu pseudozystischen Leberveränderungen führen. Schließlich sind nicht selten tumoröse Einschmelzungen die Ursache einer hepatischen Pseudozyste.

16. Benigne Lebertumoren

Die Tumoren der Leber sind zu unterscheiden in primär benigne oder maligne Neoplasien, die von den Strukturen des Lebergewebes ausgehen, und in maligne metastasierende Tumoren mit ortsständig fremdem Gewebe. Die letzteren sind häufiger und ihr Nachweis ist für das weitere therapeutische Vorgehen hinsichtlich des Primärtumors von entscheidender Bedeutung (Tab. 10).

Tab. 10. **Lebertumoren.**

Maligne Neoplasien

Metastasen
1. Karzinome
2. Sarkome

Primäre Lebertumoren
1. Karzinome
   a) Hepatome
   b) Cholangiome
   c) Cholangiohepatome
2. Sarkome
3. Maligne Teratome
4. Embryonale Mischtumoren
   (Wilms-Tumoren)
5. Melanosarkome

Benigne Neoplasien

Epitheliale Tumoren
1. Adenome
2. Benigne Hepatome
3. Benigne Cholangiohepatome
   (Hamartome)

Mesenchymale Tumoren
1. Hämangiome
2. Hämangioendotheliome
3. Sarkoidose

Klinisch machen sich die primär gutartigen Tumoren der Leber fast kaum bemerkbar. Gelegentlich können Symptome der räumlichen Nachbarschaftsverdrängung bestehen. Ein Ikterus als erstes Zeichen des Tumors ist extrem selten. Die Leberenzyme sind durch den Tumor fast nie verändert.

Sonographisch sind die meisten benignen Tumoren als abgerundete, strukturdichte Areale zu erkennen. Besonders häufig sind die runden, deutlich hyperdensen, wie ausgestanzt erscheinenden **Hämangiome** der Leber.

Eine histologische Abklärung ist aufgrund der geringen klinischen Symptome und des sonographischen Befundes nicht erforderlich.

Die von dem Parenchym ausgehenden Tumoren, die benignen **Hepatome,** sind zu unterscheiden von denjenigen Tumoren, die von den Gallengangsstrukturen ausgehen, die benignen **Cholangiome.** Es gibt Mischformen, die benignen **Cholangiohepatome.** Neben den epithelialen Tumoren sind die mesenchymalen Tumoren seltener. Eine besondere Form sind die **Hamartome.** Hinsichtlich ihres Wachstums sind sie zunächst als benigne einzustufen. Die Entartungstendenz ist aber sehr groß. Sie treten überwiegend bei kleinen Kindern und Säuglingen auf. Neben den rein epithelialen und mesenchymalen Tumoren gibt es Mischformen mit unterschiedlichen Strukturanteilen. Zu ihnen gehören in erster Linie die **Teratome.** Auch ihre Entartungstendenz ist relativ hoch. Schwierigkeiten bereiten die tumorähnlichen Veränderungen, die bei Frauen auf die Einnahme oraler Kontrazeptiva zurückgeführt werden. Es handelt sich dabei um stark vaskularisierte, lokale **knotige Hyperplasien** des Leberparenchyms. Sie neigen zu Blutungen in den Tumor, in die Gallengänge oder bei oberflächlicher Lokalisation zu Blutungen in das Peritoneum. Die Kausalität zwischen der Einnahme oraler Kontrazeptiva und den nodulären Hyperplasien der Leber ist noch nicht als vollständig gesichert anzusehen.

Eine weitere exogene Schädigung, die im Zusammenhang mit tumorösen Veränderungen der Leber beobachtet wird, ist die Intoxikation mit Vinylchlorid. Es treten dabei toxische Parenchymschäden der Leber sowie eine periportale und perisinusoidale Fibrose auf. In Einzelfällen wurden karzinomatöse Entartungen beschrieben. In den meisten Fällen war eine langfristige berufliche Exposition gegenüber Vinylchlorid nachweisbar.

17. Primär maligne Lebertumoren

Klinisch machen sich die primär malignen Tumoren der Leber durch die allgemeinen Symptome des Karzinomwachstums bemerkbar. Lokal kann die Leber vergrößert sein, ist aber fast immer schmerzlos. Das infiltrative Wachstum kann zur Verlegung der Gallenwege führen. Häufig ist daher ein symptomloser Ikterus erstes Zeichen eines primären Lebermalignoms. Die Leberenzyme sind wenig verändert. Bei Verschlußsymptomatik sind das Bilirubin und die Gallengangsenzyme wegweisend. Das karzinoembryonale Antigen ist bei den malignen Lebertumoren häufig erhöht.

Sonographisch finden sich unregelmäßig begrenzte hyperdense wie auch hypodense Areale, die zum Teil zapfenförmig das Leberparenchym durchdringen. Die Strukturen können aber auch abgerundet erscheinen und wechselnde Schalldichte aufweisen.

Die histologische Abklärung der intrahepatisch gelegenen, primär malignen Tumoren gelingt nicht immer durch Laparoskopie und noch weniger durch Leberblindpunktion. Gelegentlich ist dann eine Laparotomie mit Keilexzision erforderlich.

Wie bei den benignen Lebertumoren sind auch bei den malignen primären Neoplasien die vom Parenchym ausgehenden malignen Hepatome und die von den Gallengangsstrukturen ausgehenden primären Gallengangskarzinome zu unterscheiden. Die letzteren sind häufig mit einer rasch zunehmenden Verschlußsymptomatik verbunden. Das primäre Leberzellkarzinom entsteht oft multizentrisch. Ein Zusammenhang mit der gleichzeitig häufig bestehenden Leberzirrhose ist immer wieder kontrovers diskutiert worden. Die Differentialdiagnose zwischen einem zirrhotischen Regeneratknoten, einem benignen Hepatom und einem primären Leberzellkarzinom ist im Einzelfall durch die indirekten Untersuchungsmethoden schwierig zu entscheiden. Tumormarker des primären Leberzellkarzinoms ist das Alpha-1-Fetoprotein.

18. Lebermetastasen

Der Nachweis von Lebermetastasen ist für das therapeutische Vorgehen bezüglich des Primärtumors wie auch für das generelle Behandlungsschema von entscheidender Bedeutung. Mit dem Auftreten von Lebermetastasen wird in vielen Fällen nur noch eine symptomatische Behandlung möglich sein.

Die Klinik wird zumeist durch den Primärtumor bestimmt. Er ist in erster Linie im Pankreas, im Magen oder im Intestinum lokalisiert. Lebermetastasen finden sich aber auch bei fortgeschrittenen Stadien des Mammakarzinoms, des Bronchialkarzinoms sowie der Urogenitalkarzinome.

Sonographisch finden sich umschriebene, zum Teil kokardenförmige Leberinfiltrate. Diese sind in 75% reflexarm, in 25% reflexreich. Kombinierte ringförmige Schichtungen im Sinne des »Bull-eye«-Phänomens sind möglich. Es können reflexarme Nekrosen, insbesondere nach zytostatischer Therapie, mit reflexstarkem Randwall oder vielschichtige Lamellierungen vorliegen. Da die Sonographie auf dem Prinzip der unterschiedlichen Dichtemessung bzw. Reflektion beruht, sind falsch negative Befunde bei weitgehend gleicher Dichte von Leberparenchym und Metastasengewebe durchaus möglich und zeigen nicht immer das ganze Ausmaß der Metastasierung an. Sinnvoll ist bei nachgewiesener Metastasierung die unter sonographischer Kontrolle durchgeführte Feinnadelpunktion, da durch die zytologische Untersuchung der maligne Charakter der Erkrankung zumeist geklärt werden kann.

Differentialdiagnostisches Spektrum

Akute diffuse Leberveränderungen

Entzündliche Leberveränderungen
    Hepatitis A
    Hepatitis B
    Hepatitis non-A-non-B
    Mononukleose
    Zytomegalie
    Toxoplasmose

Leberstauung
    Leberstauung bei myogener Herzinsuffizienz
    Leberstauung bei Vitium cordis
    Leberstauung bei Perikardverschluß
    Leberstauung bei Lebervenenthrombose

Akute umschriebene Leberveränderungen

Leberabszeß
  Amöbenabszeß
  Cholangitischer Abszeß
  Sepsis
  Appendizitis
  Pyeolonephritis

Leberhämatom
  Leberhämatom nach Trauma
  Leberhämatom nach Punktion

Chronisch diffuse Leberveränderungen

Chronische Hepatitis
  Chronisch persistierende Hepatitis
  Chronisch aktive Hepatitis
  Alkohol-toxische Hepatitis
  Fettleber-Hepatitis
  Medikamentös-toxische Hepatitis
  Primär biliäre Cholangitis

Fettleber
  Alkohol-toxische Fettleber
  Diabetes mellitus
  Hyperalimentation
  Fettstoffwechselstörung

Leberzirrhose
  Alkohol-toxische Zirrhose
  Posthepatische Zirrhose
  Primär biliäre Zirrhose
  Sekundär biliäre Zirrhose

Speicherkrankheiten
  Histiozytose X
  Niemann-Pick-Krankheit
  Morbus Gaucher
  Glykogenosen
  Amyloidose
  Hämochromatose
  Wilsonsche Erkrankung

Myeloproliferatives Syndrom, lymphoretikuläre Erkrankungen
  Chronische Myelose
  Chronische Lymphadenose
  Osteomyelofibrose
  Morbus Hodgkin
  Non-Hodgkin-Lymphome
  Sarkoidose

Chronisch umschriebene Leberveränderungen

Leberzysten
 Konnatale Zysten
 Gallengangszysten (Caroli-Syndrom)
 Parasitäre Zysten (Echinococcus)
 Pseudozysten (Blutung, Tremor)

Benigne Tumoren
 Hämangiome
 Hepatome
 Cholangiohepatome (Hamartom)
 Knotige Leberzellhyperplasien
 Teratom

Maligne Tumoren
 Primäres Leberzellkarzinom
 Hämangioendotheliom
 Lymphogranulomatose
 Lebermetastasen extrahepatischer Tumoren

Literatur

Berger L A, Osborne D R. Treatment of pyogenic liver abscesses by percutaneous needle aspiration. Lancet 1982; I: 132.
Bode J C. Arzneimittelschäden der Leber. Dtsch. Med. Wschr. 1985; 110: 1543.
Brüschke G, Mücke W. Hämochromatose. Z. klin. Med. 1985; 20: 1489.
Gerin J L. Hepatitis B virus and primary hepatocellular carcinoma. Hepatology 1983; 4: 3.
Kao H E, Aschcavai M, Redeker A-G. The persistence of hepatitis A IgM antibody after acute clinic hepatitis. Hepatology 1984; 4: 933.
Kerlin P, Davis G L, McGill D B, Weiland L H, Adson M A, Sheedy P F. Hepatic adenoma and focal nodular hyperplasia: Clinic pathologic and radiologic features. Gastroenterology 1983; 84: 994.
Kuhn H A, Wernze H. Klinische Hepatologie. Stuttgart: Thieme 1979.
Levine J S, Klör H U, Oehler G. Gastroenterologische Entscheidungsprozesse. Stuttgart, New York: Schattauer 1988.
Maddrey W C. Hepatic vein thrombosis. Hepatology 1984; 4: 443.
Müller R. Nicht-A-Nicht-B-Hepatitis. Internist 1985; 26: 602.
Roll J, Boyer J L, Barry D, Klatskin G. The prognostic importance of clinical and histologic features in asymptomatic and symptomatic primary biliary cirrhosis. N. Engl. J. Med. 1983; 308: 1.
Sherlock S. Acute fatty liver of pregnancy and the microvesicular fat disease. Gut 1983; 24: 265.
Zakim D, Boyer T D. Hepatology. A textbook of liver Disease. Philadelphia: Saunders 1982.

Splenomegalie

R. Lang

Definition und Abgrenzung

Kann bei der klinischen Untersuchung eines Erwachsenen die Milz getastet werden, muß man stets eine Vergrößerung dieses Organs annehmen. Bei deutlicher Splenomegalie läßt sich oft auch eine abnorme Milzdämpfung perkutieren. Durch die Sonographie kann die Milzgröße quantifiziert werden: Als obere Grenzwerte der normalgroßen Milz gelten ein Längsdurchmesser von 11 cm, ein Querdurchmesser von 7 cm und eine Organdicke von 4 cm. Wir sprechen von einer Splenomegalie, wenn mindestens zwei dieser Abmessungen oberhalb der Norm liegen.

Klinisch bereitet die langsam einsetzende Organvergrößerung selten Beschwerden, gelegentlich führen Völlegefühl und linksseitiger Oberbauchdruck den Patienten zum Arzt.

Diagnostisches Vorgehen

Da eine Vielzahl von ätiologisch unterschiedlichen Erkrankungen mit einer Splenomegalie einhergehen kann, steht am Anfang der Differentialdiagnose der gezielte Nachweis bzw. Ausschluß von Zusatzsymptomen, die eine erste, vorläufige Zuordnung zu einer von mehreren Krankheitsgruppen erlauben (Tab. 1). Die Beantwortung folgender Fragen ist dabei obligatorisch:
1. Liegt eine fieberhafte Erkrankung vor?
2. Sind Lymphome nachweisbar?
3. Bestehen Arthralgien?
4. Bestehen quantitative oder qualitative Blutbildveränderungen?
5. Ergeben sich Hinweise auf eine Lebererkrankung mit portaler Hypertension?

Fieber lenkt den Blick zunächst auf die Gruppe der akut entzündlichen Infektionskrankheiten (s. Abb. 1). So kann jeder septische Prozeß, sei es nun eine Endocarditis lenta oder ein Typhus abdominalis, zu einer Milzvergrößerung führen. Das weitere diagnostische Vorgehen zielt dann auf den direkten oder indirekten Erregernachweis. Man darf jedoch nicht vergessen, daß Fieber auch Ausdruck einer hämatologischen oder lymphoretikulären Systemerkrankung sein kann. Sind Lymphome klinisch, radiologisch oder sonographisch nachgewiesen, wird man zügig eine Biopsie zur histologischen Beurteilung anstreben, um spezielle Lymphknotenerkrankungen oder auch eine Sarkoidose nachzuweisen (s. Abb. 2).

Arthralgien wiederum lassen eine Erkrankung aus dem rheumatischen Formenkreis vermuten (s. Abb. 3). Bestehen Blutbildveränderungen, so muß in erster Linie an Neoplasien des hämatopoetischen oder retikuloendothelialen Systems gedacht werden (s. Abb. 4). Die Differenzierung des peripheren Blutausstrichs muß dabei oft durch die zytologische bzw. histologische Untersuchung des Knochenmarks ergänzt werden. Bei der Beurteilung von Anämie, Leukopenie und Thrombozytopenie muß man im Auge behalten, daß eine Milzvergrößerung per se solche Störungen hervorrufen kann (Hypersplenismus), insbesondere, wenn Erkrankungen der Leber oder der Pfortader zur portalen Hypertension mit

Tab. 1. Ursachen einer Splenomegalie.

Akut entzündliche Erkrankungen (Abb. 1)	*Rheumatische Erkrankungen (Abb. 3)*
Durch Viren	Polyarthritis rheumatica
Mononucleosis infectiosa	Morbus Still
Hepatitis epidemica	Morbus Felty
Zytomegalie	Lupus erythematodes
Rubeola	*Blutkrankheiten (Abb. 4)*
HIV-Infektion	Hämolytische Anämien
Durch Rickettsien	Akute Leukämie
Wolhynisches Fieber	Chronische Myelose
Flecktyphus	Osteomyelosklerose
Q-Fieber	Polycythaemia vera
Durch Bakterien	Chronische Lymphadenose
Endocarditis lenta	Myelom
Miliartuberkulose	*Portale Hypertension (Abb. 5)*
Typhus abdominalis	Leberzirrhose
Paratyphus	Thrombose, Stenose oder Kompression der Pfortader bzw. der Milzvene
Leptospirose	Budd-Chiari-Syndrom
Morbus Bang	*Speicherkrankheiten (Abb. 6)*
Durch Parasiten	Morbus Gaucher
Malaria	Morbus Niemann-Pick
Bilharziose	Morbus Hand-Schüller-Christian
Kala-Azar	Amyloidose
Granulomatöse Erkrankungen und maligne Lymphome (Abb. 2)	*Geschwülste der Milz (Abb. 7)*
Sarkoidose	Milzhämatom
Milztuberkulose	Milzabszeß
Lymphogranulomatose	Milzzysten
Non-Hodgkin-Lymphome	Echinokokkose
	Kavernöses Hämangiom
	Milzsarkom
	Metastasen

Splenomegalie geführt haben (s. Abb. 5). Schließlich sollten seltenere Erkrankungen, wie die sog. Speicherkrankheiten (s. Abb. 6) und die lokalisierten Milzgeschwülste (s. Abb. 7) als Ursache einer Splenomegalie differentialdiagnostisch nicht vergessen werden. Darüber hinaus sollte in Zukunft bei unklarer Splenomegalie und/oder Lymphomen auch vermehrt eine HIV-Infektion ausgeschlossen werden.

Aus dem Gesagten ergibt sich, daß bei jeder unklaren Splenomegalie und gründlicher klinischer Untersuchung einige wenige Zusatzuntersuchungen zwingend geboten sind. Dies sind die abdominale Sonographie (Bestimmung von Milzgröße und -binnenstruktur, Beurteilung der Leberstruktur und des Pfortadersystems, Nachweis abdominaler Lymphome), das Röntgenthoraxbild (Nachweis von Hiluslymphknoten oder pulmonalen Veränderungen), ein Blutbild mit Ausstrich und Retikulozyten sowie Laboranalysen zur Beurteilung der Leberfunktion (Bilirubin, Elektrophorese, Cholinesterase, Transaminasen, LDH). Erst danach wird man entscheiden, ob weitere, nichtinvasive (z. B. Computertomographie, Szintigraphie) oder invasive Maßnahmen (z. B. Laparoskopie, Angiographie oder Milzpunktion) indiziert sind.

Splenomegalie bei akuter Infektionskrankheit (Abb. 1)

Wenn bei Splenomegalie gleichzeitig Fieber besteht, muß in erster Linie eine akut entzündliche Infektionskrankheit erwogen werden. Immer sollte man dabei auch an eine Endocarditis lenta denken und entsprechende diagnostische Maßnahmen (Herzauskultation, Echokardiographie, Blutkulturen) veranlassen (s. Kap. »Herzvergrößerung«). Darüber hinaus muß die Anamnese durch Fragen nach Auslandsaufenthalten, Tierkontakten und hygienischen Verhältnissen komplettiert werden. Laborchemisch sind erhöhte Serumtransaminasen oft richtungsweisend.

1. Fleckfieber

Das durch Rickettsia prowazeki ausgelöste **epidemische Fleckfieber** ist außerordentlich selten geworden. Die Übertragung erfolgt durch Läuse und tritt daher nur unter unzureichenden hygienischen Verhältnissen auf. In den ersten Tagen ist die Krankheit durch hohes Fieber, heftige Kopfschmerzen und ein makulöses Exanthem gekennzeichnet. Später dominieren die zentral-nervösen Symptome mit Agitiertheit oder Somnolenz und Kreislauffunktionsstörungen mit Tachykardien und Hypotonie. Die Diagnose wird serologisch durch die Agglutinationsreaktion nach Weil-Felix und die Komplementbildungsreaktion gestellt.

2. Typhus abdominalis

Der **Typhus abdominalis** ist eine akute systemische Infektionskrankheit, die durch Salmonella typhi hervorgerufen wird. Die Übertragung erfolgt durch kontaminierte Nahrungsmittel oder kontaminiertes Wasser. Nach Erreichen des Dünndarms bewirken die Erreger dort aufgrund ihrer Affinität zum lymphatischen Gewebe ausgeprägte Entzündungen und Geschwüre. Anfangs besteht oft eine Obstipation, später folgt häufig eine Diarrhoe mit erbsbreiartigen Stühlen. Kontinuierlich hohes Fieber besteht nur in der 2. bis 3. Krankheitswoche. Zu diesem Zeitpunkt ist die relative Bradykardie auffallend. Typisch sind linsengroße, rosarote, erhabene, wegdrückbare Effloreszenzen (Roseolen) an der Bauchhaut, die zumeist in der zweiten Krankheitswoche beobachtet werden. Die Patienten wirken benommen oder delirant. Die Konsistenz der stets vergrößerten Milz ist anfänglich hart, später weich. Charakteristisch ist eine Leukopenie mit relativer Lymphozytose und Linksverschiebung bei Fehlen der Eosinophilen. Die Diagnose kann bereits in der ersten Krankheitswoche durch positive Blutkulturen oder später durch einen Anstieg des Antikörpertiters (Gruber-Widal-Reaktion) gesichert werden.

3. Mononukleose

Bei der infektiösen **Mononukleose** tritt in über der Hälfte der Fälle eine Splenomegalie auf, und mäßige Transaminasenerhöhungen werden nahezu immer beobachtet. Fieber, Halsschmerzen und zervikale Lymphome kennzeichnen das Krankheitsbild. Im Blutbild fällt eine deutliche Vermehrung (bis über 50%) der Monozyten bzw. atypischer lymphomonozytärer Zellen (sog. Virozyten) auf. Dieser charakteristische Befund und der positive Ausfall der Paul-Bunell-Reaktion sichern die Diagnose.

4. Virushepatitis

Bei der **Virushepatitis** besteht dagegen keine Leukozytose, jedoch häufiger ein Ikterus und ein höherer Transaminasenanstieg. Klinisch sind auch die Allgemeinsymptome wie Appetit-

```
                    ┌──────────────────────────────────────┐
                    │ SPLENOMEGALIE MIT VERDACHT AUF AKUT  │
                    │ ENTZÜNDLICHE INFEKTIONSKRANKHEITEN   │
                    └──────────────────────────────────────┘
                                     │
                                  Fieber
                    ┌────────────────┴────────────────┐
                Hygiene?                        Transaminasen?
           ┌────────┴────────┐              ┌───────┴───────┐
        Läuse?         Kontakt-          Hals-          Appetit-
                       epidemie?         schmerzen?     losigkeit?
                       Nahrungs-
                       mittel?
           │                │                │                │
        Kopf-          Obstipation?      Zervikale        Arthralgien?
        schmerzen?     Erbsbrei-         Lymphome?
        Konjunktivitis? artiger
                       Durchfall?
           │                │                │                │
        Exanthem?      Roseolen?         Lympho-          Hyperbili-
                                         monozytose?      rubinämie?
                                         Virozyten?
           │                │                │                │
        Somnolenz?     Delirium?                              │
           │                │                                 │
           │            Leukopenie?                           │
           │                │                │                │
          KBR          Blutkultur        Paul-Bunnel-      Serologie
                       später AK-        Test
                       Nachweis
           │                │                │                │
     1. Fleckfieber   2. Typhus        3. Mononukleose   4. Virushepatitis
```

Abb. 1

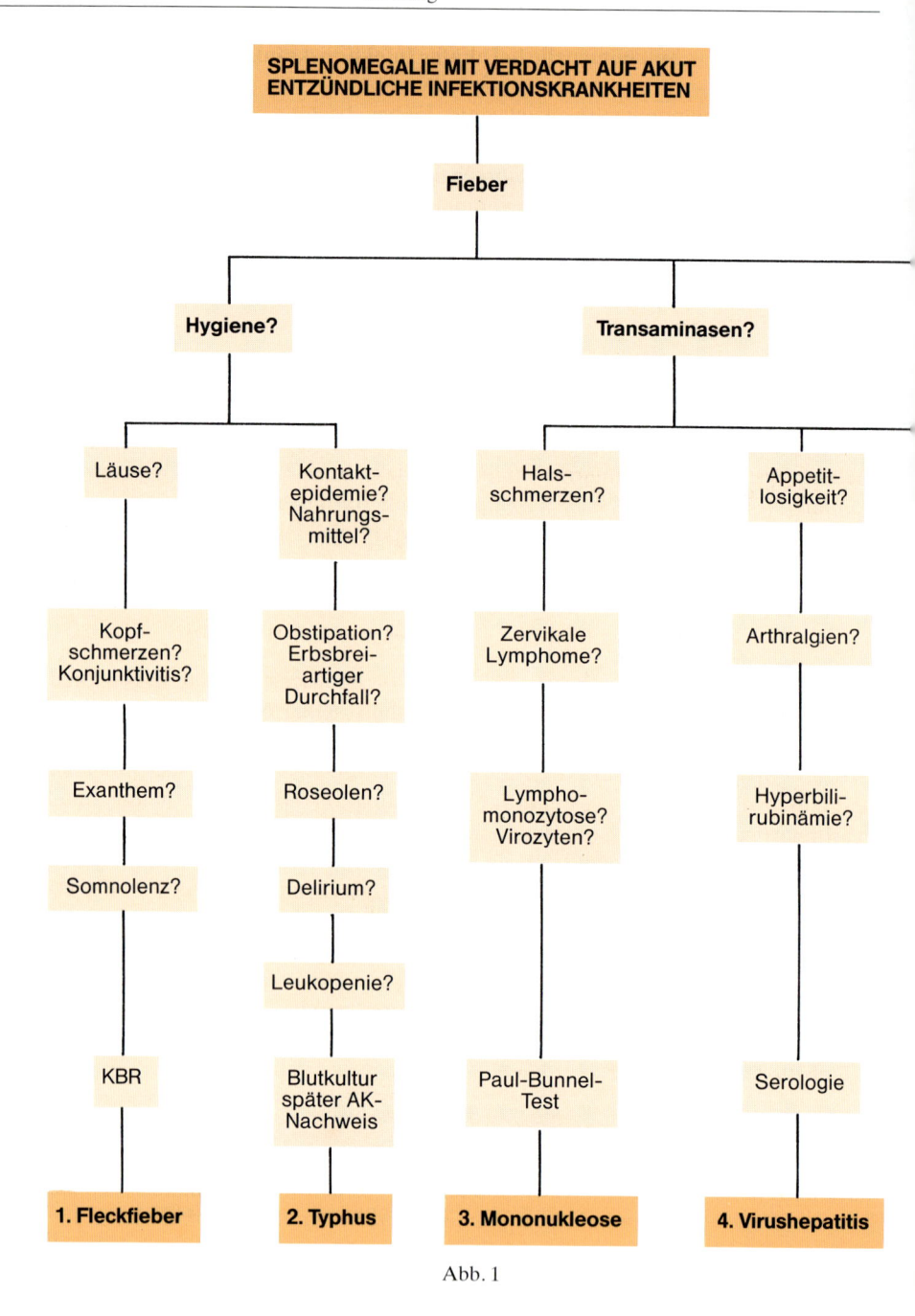

losigkeit, Abgeschlagenheit und Arthralgien meist ausgeprägter. Bei einer Splenomegalie mit Temperatursteigerung und normaler BSG muß man – auch bei fehlendem Ikterus und entsprechender Urin- und Stuhlverfärbung – zunächst eine Hepatitis annehmen und diese durch virologische Untersuchungen zu sichern versuchen (zur Differentialdiagnose s. Kap. »Ikterus und Cholestase«).

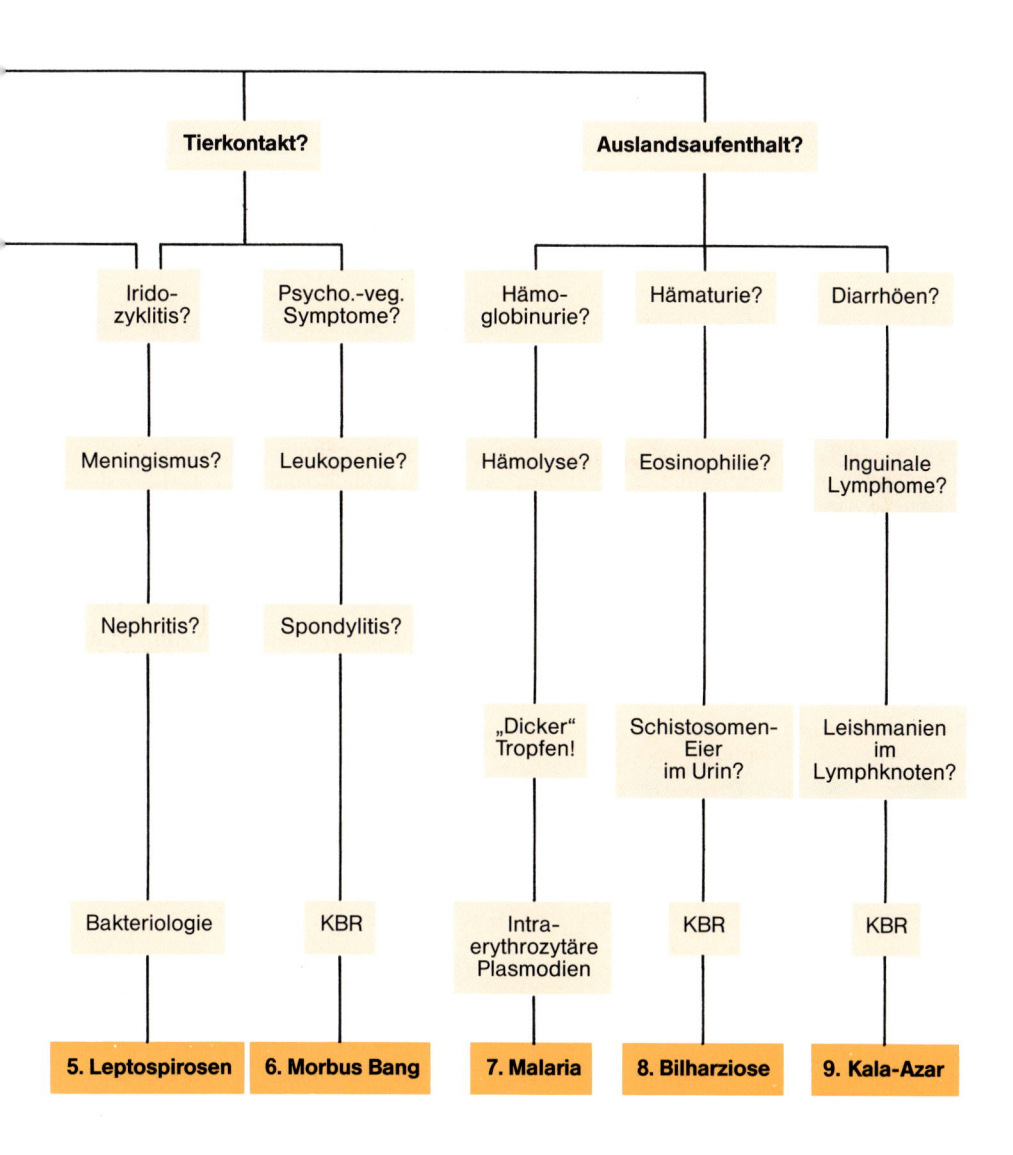

```
                    Tierkontakt?              Auslandsaufenthalt?
                   ┌──────┴──────┐           ┌──────┬──────┐
              Irido-    Psycho.-veg.    Hämo-      Hämaturie?  Diarrhöen?
              zyklitis?  Symptome?   globinurie?
                 │           │            │           │            │
             Meningismus? Leukopenie?  Hämolyse?  Eosinophilie? Inguinale
                                                                Lymphome?
                 │           │            │           │            │
              Nephritis? Spondylitis?                
                                           │           │            │
                                        „Dicker"   Schistosomen- Leishmanien
                                        Tropfen!      Eier          im
                                                   im Urin?     Lymphknoten?
                 │           │            │           │            │
             Bakteriologie  KBR        Intra-       KBR           KBR
                                     erythrozytäre
                                     Plasmodien
```

5. Leptospirosen | **6. Morbus Bang** | **7. Malaria** | **8. Bilharziose** | **9. Kala-Azar**

5. Leptospirose

Von der Virushepatitis unterscheidet sich der **Weilsche Ikterus** durch eine starke BSG-Beschleunigung mit einer erheblichen Leukozytose. Darüber hinaus stellt sich das Fieber bei Beginn der Weilschen Erkrankung (Leptospirosis icterohaemorrhagica) schlagartig sehr hoch ein. Der Infektionsweg erfolgt über Kontakt mit Exkrementen infizierter Tiere, wobei eine

Vielzahl von Spezies als Erregerreservoir dienen kann (Ratten, Mäuse, Hunde, Schweine, Rinder, Pferde). Nicht immer läßt sich ein entsprechender Tierkontakt anamnestisch nachweisen. Männer sind bevorzugt betroffen (80%). Der Erkrankungsgipfel liegt in den Sommermonaten. Je nach Virulenz und Serotyp der Leptospiren stehen die Symptome Ikterus, Iridozyklitis, hämorrhagische Diathese, aseptische Meningitis oder Nephritis im Vordergrund des klinischen Bildes. Die Diagnose beruht in der frühen Krankheitsphase auf dem direkten Erregernachweis im Blut oder im Liquor. Der serologische Nachweis (Anstieg des Antikörpertiters) gelingt oft erst nach dem Abklingen der akuten Krankheitsphase.

6. Morbus Bang

Der Beginn der seltenen **Brucellose** (Morbus Bang) ist häufig schleichend mit unspezifischen, oft psychovegetativen Beschwerden (Kopfschmerzen, Schlaflosigkeit, Obstipation, allgemeine Schwäche, Rücken- und Gliederschmerzen). Nutztiere (Rinder und Schweine) bilden das natürliche Erregerreservoir. Die Infektion erfolgt durch Ingestion von infizierter Milch oder Hautkontakt mit kontaminiertem Fleisch. Landwirte und Schlachter sind daher bevorzugt betroffen. Neben der Splenomegalie besteht meist auch eine Hepatomegalie. Osteomyelitiden mit bevorzugtem Befall der Wirbelsäule (ventrale Spondylitis) sind eine typische Komplikation. Im Blutbild beobachtet man oft eine Leukopenie mit relativer Lymphozytose. Der direkte Erregernachweis aus dem Blut gelingt selten, da spezielle Kulturbedingungen und eine lange Inkubationsdauer erforderlich sind. Die Sicherung der Diagnose erfolgt daher fast immer serologisch durch den Nachweis eines Titeranstiegs in der Komplementbindungsreaktion.

7. Malaria

Unklares Fieber und Splenomegalie müssen immer dann den Verdacht auf eine **Malaria** erregen, wenn der Patient innerhalb der letzten 12 Monate ein Malariaendemiegebiet besucht hat. Dies gilt auch, wenn die typischen Fieberschübe mit Schüttelfrost fehlen und eine hämolytische Anämie mit Ikterus und Hämoglobinurie klinisch im Vordergrund steht. Die Diagnose wird durch den Plasmodiennachweis im peripheren Blut gesichert. Bei geringer Parasitendichte wird der Erregernachweis durch die Technik des »dicken Tropfens« erleichtert. Hierbei färbt man einen Blutstropfen nach Antrocknung mit verdünnter Giemsa-Lösung an und mustert dessen Randbezirke unter einem Mikroskop durch. Der Erregernachweis ist nicht immer einfach. Bei begründetem Verdacht müssen daher wiederholte Kontrollen in 8stündigem Abstand über mehrere Tage durchgeführt werden.

8. Bilharziose

Entscheidender Hinweis auf eine **Bilharziose** ist wiederum die anamnestische Angabe über einen Auslandsaufenthalt in einem Bilharzioseendemiegebiet (insbesondere Ägypten). Das klinische Bild dieser Wurmkrankheit ist außerordentlich vielfältig, da alle Organe befallen werden können. Häufig liegt die Hauptlokalisation im Urogenitaltrakt (Schistosoma haematobium). Leitsymptome sind dann Dysurie, Pollakisurie und Hämaturie. Typischerweise besteht eine deutliche Eosinophilie. Bei vorwiegend intestinalem Befall (Schistosoma mansoni) mit blutigen Durchfällen ist die Splenomegalie noch deutlicher, insbesondere bei Entwicklung einer portalen Hypertension durch den Eibefall der Leber mit nachfolgender Fibrose und Granulombildung oder durch den Eibefall der Milz. Die Diagnosestellung erfolgt durch den Eiernachweis im Stuhl bzw. Urin, ggf. auch durch Biopsie des Rektums oder der

Blasenschleimhaut. Die aufwendigen serologischen Nachweismethoden sind z. Zt. noch nicht allgemein verfügbar.

9. Kala-Azar

Bei der **Kala-Azar,** der durch Stich einer Sandfliege übertragenen viszeralen Leishmaniose, fehlt die Splenomegalie nie. Schlüssel zur Diagnose dieser Erkrankung sind wieder anamnestische Angaben über zurückliegende Auslandsaufenthalte. Die Inkubationszeit beträgt zwischen 1 und 18 Monaten, meist jedoch 3 Monate. Neben dem (typischerweise nächtlichen) Fieber bestehen häufig Diarrhöen, Husten und Lymphknotenschwellungen. Eine Panzytopenie ist charakteristisch und wohl z. T. Folge eines Hypersplenismus. Zum direkten Erregernachweis untersucht man das Knochenmark oder führt eine Lymphknotenbiopsie durch. Der serologische Antikörpernachweis ist spezifisch und bereits in der Frühphase der Erkrankung positiv.

Splenomegalie bei granulomatöser Erkrankung oder malignem Lymphom (Abb. 2)

1. Tuberkulose

Ist eine aktive tuberkulöse Erkrankung bekannt, so muß man bei einer Splenomegalie zuerst an eine akute hämatogene Streuung der **Tuberkulose** denken. Kommt es zu einer massiven Aussaat, so entwickelt sich das Bild der **Miliartuberkulose** mit hohem, intermittierendem Fieber und deutlicher Verschlechterung des Allgemeinzustandes. Das Röntgenthoraxbild zeigt das typische miliare Muster der Streuherde. Bei geringer hämatogener Streuung können sich subakute Krankheitsverläufe entwickeln mit unspezifischen klinischen Symptomen. Häufig findet man eine Anämie, subfebrile Temperaturen, Lymphknotenschwellungen und Pleuraergüsse. Da die Tuberkulinreaktion oft unterdrückt ist, ist der Tuberkulinhauttest in diesen Situationen wenig hilfreich. Gelingt der Nachweis der Erreger in Sputum und Bronchiallavage nicht, muß man versuchen, den Erreger bioptisch in Leber, Lymphknoten oder Knochenmark nachzuweisen. Bei der sehr seltenen, isolierten Milztuberkulose kann eine Milzpunktion zur Diagnosesicherung erforderlich werden.

2. Sarkoidose

Besteht neben der Splenomegalie eine doppelseitige polyzyklische Hilusvergrößerung, muß zuerst an eine **Sarkoidose** gedacht werden. Im akuten Krankheitsverlauf bestehen oft auch ein Erythema nodosum und eine Polyarthritis mit Iridozyklitis. Aber auch eine Hautbeteiligung, periphere Lymphknotenschwellungen, Hepatomegalie und ZNS-Beteiligung werden beobachtet. Die Tuberkulinreaktion fällt häufig negativ aus. Ergibt das klinische Bild den Verdacht einer Sarkoidose, so muß man versuchen, durch den histologischen Nachweis von nichtverkäsenden epitheloidzelligen Granulomen die Diagnose zu sichern. Dies gelingt durch Entnahme eines peripheren Lymphknotens, transbronchiale Lungenbiopsie, Mediastinoskopie oder Leberbiopsie. Die Treffsicherheit der Mediastinoskopie beträgt dabei ca. 90%.

3. Morbus Hodgkin

Typisches wellenförmiges Fieber vom Pel-Ebstein-Typ sowie Pruritus und der Nachweis von zervikalen oder auch anderen peripheren, vergrößerten Lymphknoten müssen

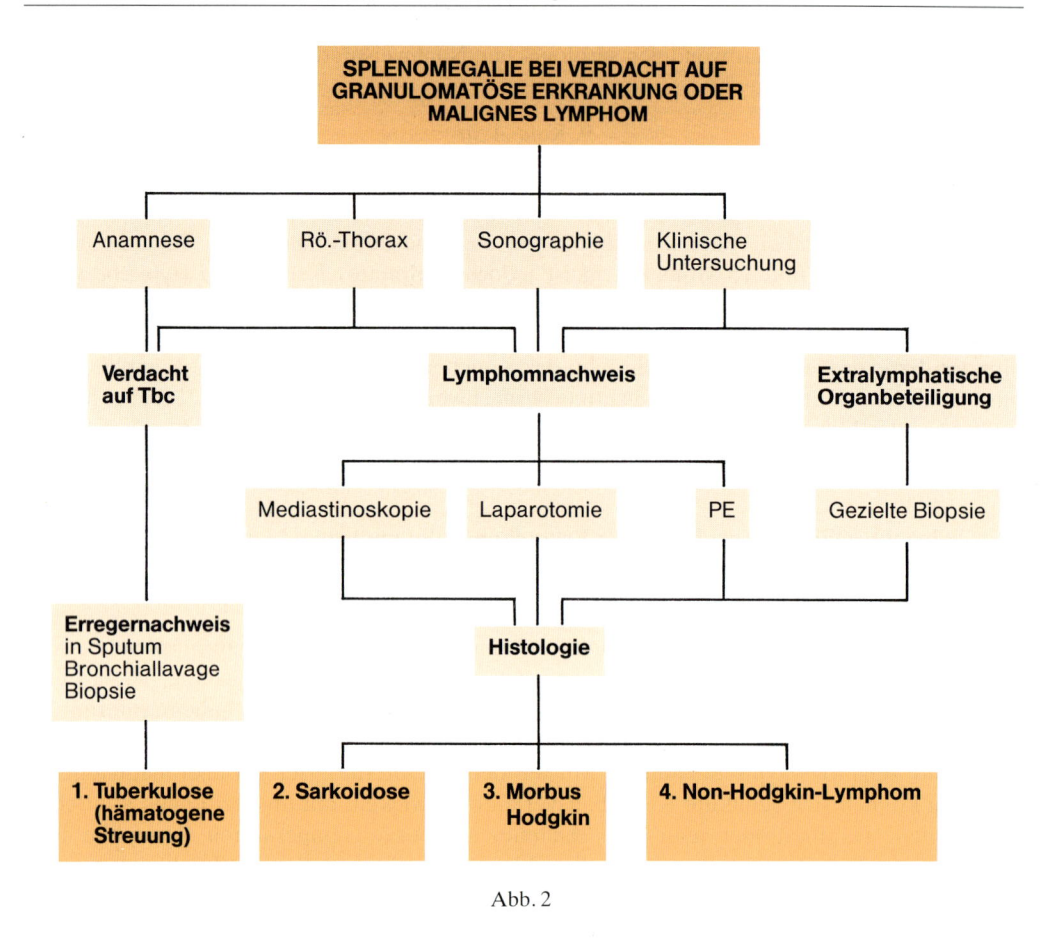

```
SPLENOMEGALIE BEI VERDACHT AUF
GRANULOMATÖSE ERKRANKUNG ODER
          MALIGNES LYMPHOM
                    │
    ┌───────────┬───┴───────┬────────────┐
 Anamnese   Rö.-Thorax   Sonographie  Klinische
                                      Untersuchung
    │           │            │            │
    ▼           ▼            ▼            ▼
 Verdacht      Lymphomnachweis       Extralymphatische
 auf Tbc                             Organbeteiligung
    │              │                     │
    │    ┌─────────┼─────────┐           │
    │  Mediastino- Laparo-   PE      Gezielte Biopsie
    │  skopie     tomie
    │              │
    │           Histologie
    │              │
    ▼    ┌─────────┼─────────┐           ▼
Erregernachweis
in Sputum
Bronchiallavage
Biopsie
    │
    ▼
1. Tuberkulose  2. Sarkoidose  3. Morbus   4. Non-Hodgkin-Lymphom
   (hämatogene                    Hodgkin
   Streuung)
```

Abb. 2

differentialdiagnostisch an die **Lymphgranulomatose** denken lassen. Der sicherste Weg zur Diagnose ist die histologische Untersuchung eines exzidierten Lymphknotens. Bei isolierter Splenomegalie kann auch die Milzpunktion von diagnostischer Bedeutung sein, da zytologisch häufig schon die einkernigen Hodgkin-Zellen und die mehrkernigen Sternbergschen Riesenzellen gefunden werden können. Fehlen periphere Lymphome und besteht der röntgenologische Verdacht auf einen mediastinalen oder hilären Befall, so soll die Diagnosesicherung durch Mediastinoskopie angestrebt werden. Sind ausschließlich abdominelle Lymphome nachgewiesen worden, muß zur histologischen Sicherung u. U. eine Probelaparatomie erfolgen.

4. Non-Hodgkin-Lymphom

Für **die Non-Hodgkin-Lymphome** gelten die gleichen differential-diagnostischen Überlegungen wie für die Lymphgranulomatose. Auch hier wird man eine möglichst rasche Klassifizierung der Erkrankung durch Biopsie und histologische Untersuchung anstreben (zur Differentialdiagnose s. Kap. »Lymphknotenschwellung«).

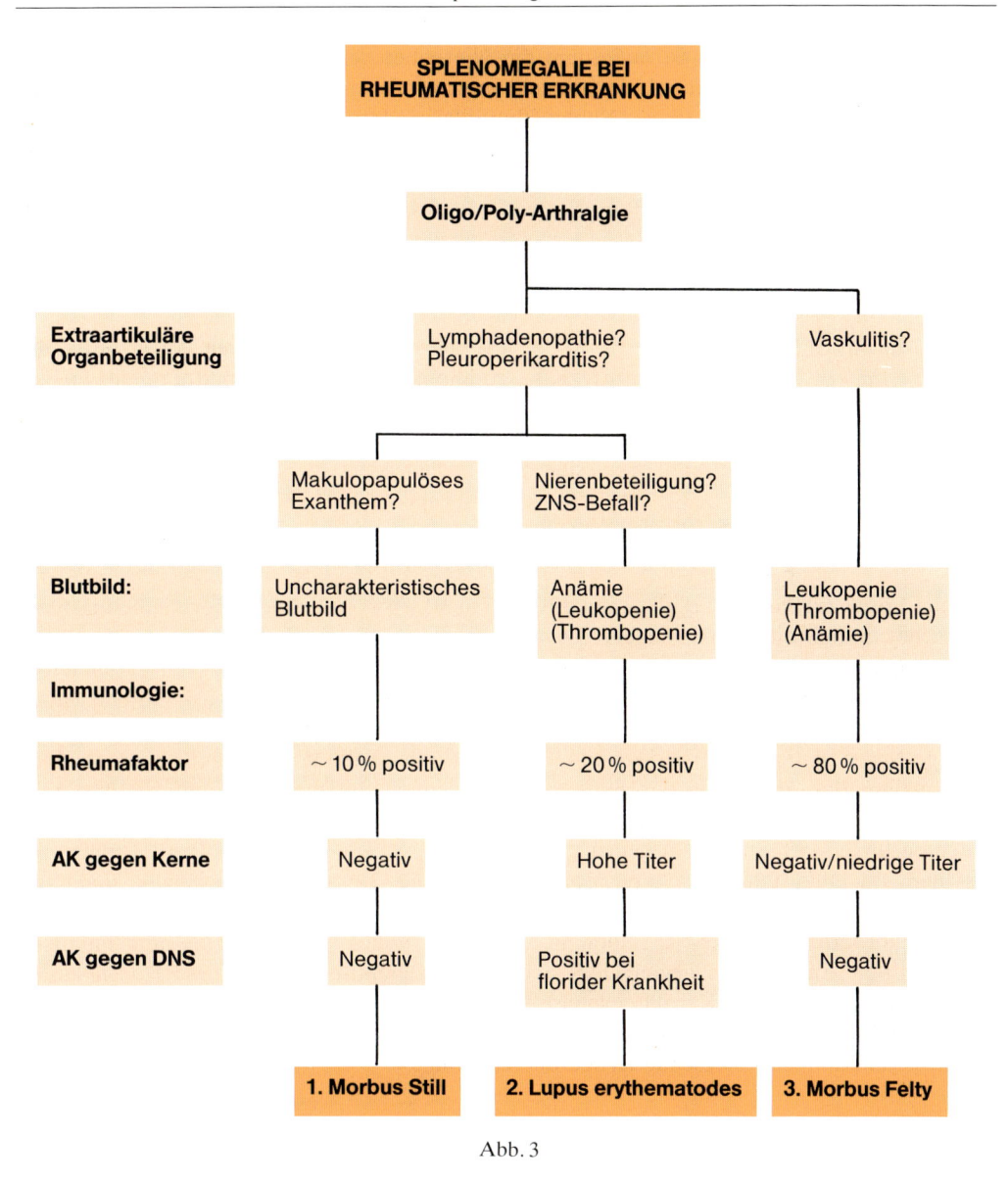

Splenomegalie bei rheumatischer Erkrankung (Abb. 3)

		SPLENOMEGALIE BEI RHEUMATISCHER ERKRANKUNG	
		Oligo/Poly-Arthralgie	
Extraartikuläre Organbeteiligung		Lymphadenopathie? Pleuroperikarditis?	Vaskulitis?
	Makulopapulöses Exanthem?	Nierenbeteiligung? ZNS-Befall?	
Blutbild:	Uncharakteristisches Blutbild	Anämie (Leukopenie) (Thrombopenie)	Leukopenie (Thrombopenie) (Anämie)
Immunologie:			
Rheumafaktor	~ 10 % positiv	~ 20 % positiv	~ 80 % positiv
AK gegen Kerne	Negativ	Hohe Titer	Negativ/niedrige Titer
AK gegen DNS	Negativ	Positiv bei florider Krankheit	Negativ
	1. Morbus Still	**2. Lupus erythematodes**	**3. Morbus Felty**

Abb. 3

Splenomegalie bei rheumatischer Erkrankung (Abb. 3)

Das gleichzeitige Auftreten von Splenomegalie und Arthralgien ist typisch für einige der rheumatischen Erkrankungen. Dies sind der systemische Lupus erythematodes sowie der Morbus Still und der Morbus Felty als Sonderformen der rheumatoiden Arthritis. Da kein Einzelbefund zur Diagnosesicherung hinreicht, basiert die Diagnose auf einem typischen Muster von klinischen Symptomen, Blutveränderungen und immunologischen Befunden. Der Nachweis einer extraartikulären Organbeteiligung ist häufig wegweisend. Man muß sorgfältig nach Exanthemen, Pleuroperikarditis und neurologischen Symptomen suchen.

Beim Lupus erythematodes ist außerdem die Nierenbeteiligung diagnostisch und prognostisch bedeutsam, so daß die Urinuntersuchung auf Eiweiß und Erythrozyten obligater Bestandteil der Basisdiagnostik ist. Neben Blutbildveränderungen (Leukopenien, Thrombopenie, Anämie) gibt die immunologische Diagnostik entscheidende Hinweise. Hierzu gehört die Suche nach Rheumafaktoren und nach Antikörpern gegen Kerne. Bei positivem Nachweis von antinukleären Antikörpern wird die Diagnostik durch die Bestimmung von Antikörpern gegen DNS ergänzt.

1. Morbus Still

Der **Morbus Still** ist eine Sonderform der juvenilen primär-chronischen Polyarthritis, die nur selten im Erwachsenenalter auftritt. Klinisch imponieren hohes intermittierendes Fieber, Lymphknotenschwellungen, Pleuroperikarditis, stammbetontes makulopapulöses Exanthem und Myalgien. Die Polyarthralgie tritt demgegenüber häufig in den Hintergrund. Rheumafaktoren und antinukleäre Antikörper sind nicht nachweisbar.

2. Lupus erythematodes disseminatus

Beim **Lupus erythematodes disseminatus** wird in 10–30% eine Splenomegalie beobachtet. Als Leitsymptom dieser vorwiegend bei Frauen im mittleren Lebensalter auftretenden Erkrankung gilt, wie bei der pcP, die Polyarthralgie, wobei jedoch häufiger große Gelenke befallen werden. Fieber, ein schmetterlingförmiges Gesichtsexanthem, vaskulitische Hautveränderungen an den Fingern, Pleuroperikarditis und Lymphknotenschwellung sind weiter wichtige Manifestationen der Erkrankung. In etwa ⅔ der Fälle kommt es zur Nierenbeteiligung, wobei das Spektrum der Symptome von einer minimalen Proteinurie bis zum vollausgeprägten nephrotischen Syndrom und zum Nierenversagen reicht. In 20–50% der Patienten finden sich außerdem neurologische Symptome mit Krampfanfällen, Hirnnervenausfällen, Myelitis und peripherer Neuropathie. Die Blutbildveränderungen umfassen Anämie (ca. 80%), Leukopenie (ca. 60%) und Thrombozytopenie (ca. 15%). Der Nachweis von Antikörpern gegen Kerne gelingt in 99%, und hohe Titer in Verbindung mit dem Nachweis von Antikörpern gegen DNS sichern die Diagnose. Oft ist diese Konstellation jedoch nur in der aktiven Krankheitsphase vorhanden, und bei chronischen Verläufen sind die immunologischen Befunde häufig nicht eindeutig, so daß der klinischen Symptomatik zur Diagnosesicherung entscheidende Bedeutung zukommt.

3. Morbus Felty

Die Symptomtrias Splenomegalie, Arthralgien und Leukopenie (Granulozytopenie) ist charakteristisch für den **Morbus Felty.** Hypersplenismus und immunologische Phänomene werden als Ursache der Leukopenie angeschuldigt. Gelegentlich bestehen gleichzeitig auch Anämie und eine Thrombozytopenie. Betroffen sind bevorzugt Männer mit einer lange bestehenden rheumatoiden Arthritis, wobei allerdings die Leukopenie nicht selten in einer Phase manifest wird, in der die Arthritis wenig aktiv ist. Zusätzliche Organmanifestationen fehlen. Rheumafaktoren sind fast immer hochtitrig nachweisbar. Auch antinukleäre Antikörper werden in 20–60% gefunden, allerdings fast immer in niedrigem Titer und ohne gleichzeitigen Nachweis von Antikörpern gegen native DNS.

Splenomegalie bei hämatologischer Erkrankung (Abb. 4)

Eine der häufigsten Ursachen der Splenomegalie ist eine Erkrankung der blutbildenden Organe. Die Milzgröße gibt dabei erste Hinweise auf die Art der Störung: So findet man die größten Milztumoren bei chronisch-myeloischer Leukämie und Osteomyelosklerose, während hämolytische Anämien und akute Leukosen nur zu geringen Milzvergrößerungen führen. Die chronische Lymphadenose und die Polyzythaemia vera nehmen eine Mittelstellung ein.

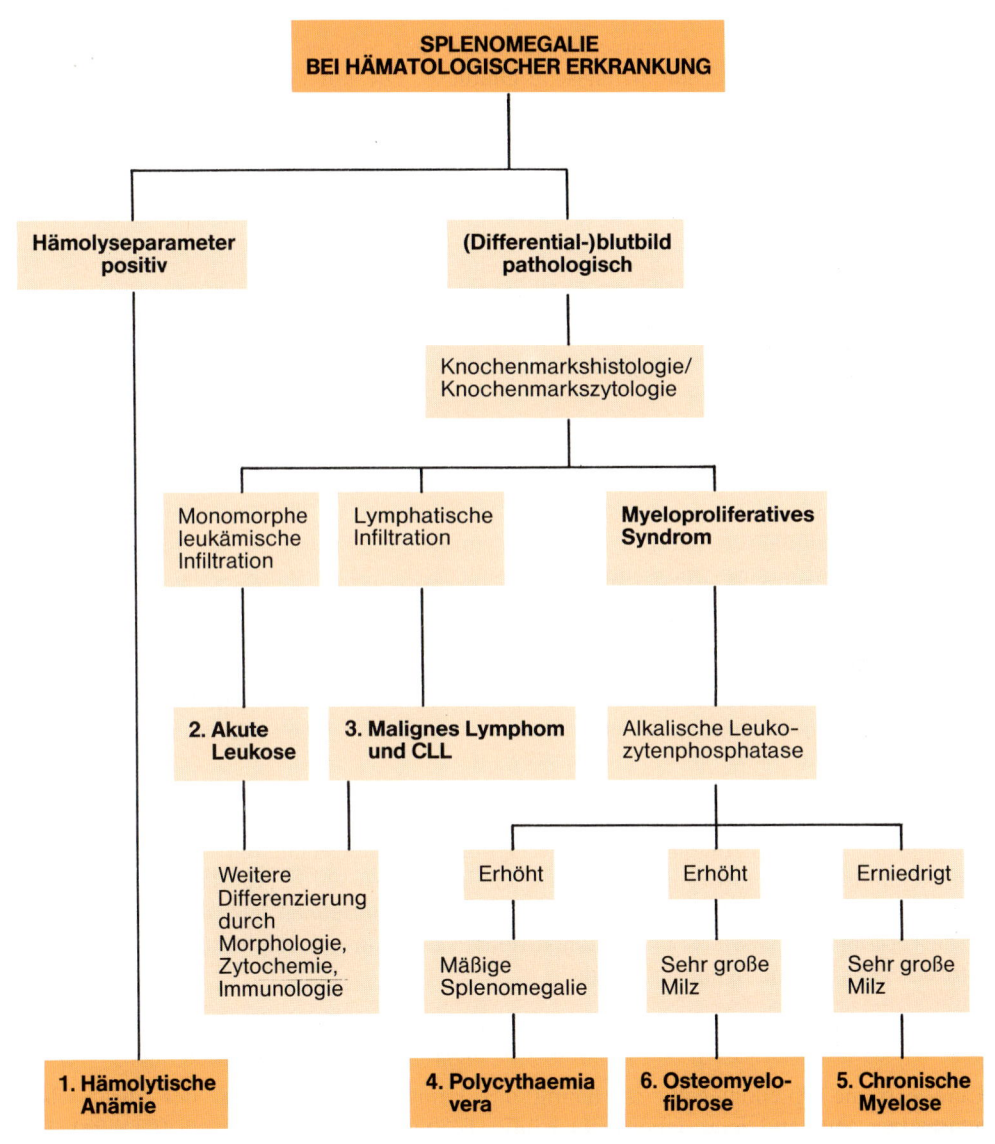

Abb. 4

1. Hämolytische Anämie

Jede Art der Milzvergrößerung (entzündlich, neoplastisch, portale Hypertension, Speicherkrankheiten usw.) kann zu einer Beschleunigung der Erythrozytendestruktion führen und damit zu einer hämolytischen Anämie, die klinisch jedoch zumeist milde ist. Umgekehrt führen primäre **hämolytische Anämien** ihrerseits zur Splenomegalie. Retikulozytose, Haptoglobinerniedrigung, LHD-Erhöhung, indirekte Hyperbilirubinämie und Hämoglobinurie belegen die Hämolyse (s. Kap. »Anämie«). Der vermehrte Zelluntergang in der Milz kann mit ^{51}Cr-markierten Erythrozyten direkt gemessen werden.

2. Akute Leukose

Bei der **akuten Leukose** dominieren als Folge der schweren Blutbildveränderungen Anämie, Infektneigung und hämorrhagische Diathese. Die nur mäßige Splenomegalie tritt demgegenüber meist in den Hintergrund. Die Diagnose kann oft schon aus dem Differentialblutbild gestellt werden, wenn eine Ausschwemmung der monomorphen, undifferenzierten leukämischen Zellen nachweisbar ist. Bei aleukämischem Verlauf erfolgt die rasche Sicherung der Diagnose durch die Knochenmarkzytologie und die Knochenmarkhistologie, die die Infiltration des Knochenmarks durch die leukämische Zellpopulation nachweist. Morphologie, zytochemische und immunologische Untersuchungen erlauben eine weitere Typisierung der akuten Leukose (s. Kap. »Veränderungen des weißen Blutbildes«).

3. Malignes Lymphom und CLL

Die **chronische Lymphadenose** (CLL) ist eine Erkrankung des höheren Lebensalters. Neben der nur mäßigen Splenomegalie finden sich fast immer auch Lymphome. Im peripheren Blutbild findet sich eine stark erhöhte Gesamtleukozytenzahl, die auf eine Vermehrung pathologischer Lymphozyten zurückzuführen ist, die durch ihre verlängerte Lebensdauer akkumulieren. Die Knochenmarkzytologie und -histologie sichern die Diagnose durch den Nachweis einer monomorphen lymphatischen Infiltration. Als Ausdruck der Verdrängung der normalen Blutbildung kann es im Verlauf der Erkrankung zu Anämie, Granulozytopenie und Thrombopenie kommen. Auch eine hämolytische Anämie und ein Antikörpermangelsyndrom sind häufige Komplikationen der CLL. Die Abgrenzung zu anderen lymphoretikulären Neoplasmen mit Ausschwemmung in die Peripherie gelingt durch morphologische und immunologische Untersuchungen (s. Kap. »Lymphknotenschwellungen«).

4. Polycythaemia vera

Obwohl bei der Polycythaemia vera eine Hyperplasie aller zellulären Elemente vorliegt, tritt doch häufig die Erythrozytenvermehrung klinisch in den Vordergrund (s. Kap. »Polyglobulie«). Die BSG ist erniedrigt. Bei den sekundären Polyglobulinen fehlt die Splenomegalie und die erhöhte alkalische Leukozytenphosphatase, während Plethora, Schwindel und Kopfdruck gemeinsame Symptome sind.

5. Chronische Myelose

Eine extreme Splenomegalie ist häufig das klinische Leitsymptom der **chronischen Myelose.** Der Milzrand zeigt dabei recht häufig die typischen Einkerbungen (Crenae). Bei deutlich erhöhter Leukozytenzahl sind charakteristischerweise alle unreifen Zellformen der

Myelopoese im Blut zu finden (s. Kap. »Veränderungen des weißen Blutbildes«). In der Mehrzahl der Fälle ist die alkalische Leukozytenphosphatase erniedrigt und das für die Krankheit typische Philadelphia-Chromosom nachweisbar.

6. Osteomyelosklerose

Bei der **Osteomyelosklerose** erklärt sich die oft erhebliche Splenomegalie durch die kompensatorische extramedulläre Blutbildung. Ebenso wie bei der chronischen Myelose sind daher auch unreife Vorstufen im peripheren Blutbild nachweisbar. Die alkalische Phosphatase ist im Gegensatz zur chronischen myeloischen Leukose meist erhöht. Das Philadelphia-Chromosom fehlt. In der Knochenmarkhistologie wird eine Osteofibrosklerose nachgewiesen.

Splenomegalie bei portaler Hypertonie (Abb. 5)

Eine länger bestehende Hypertonie im Pfortadergebiet führt fast immer zu einer Splenomegalie. Die portale Hypertonie ihrerseits ist in der überwiegenden Zahl Folge eines zirrhotischen Leberumbaus; nur in seltenen Fällen liegt der portalen Hypertension eine Thrombose oder Kompression der Pfortader oder eine Thrombose der Lebervenen (Budd-Chiari-Syndrom) zugrunde.

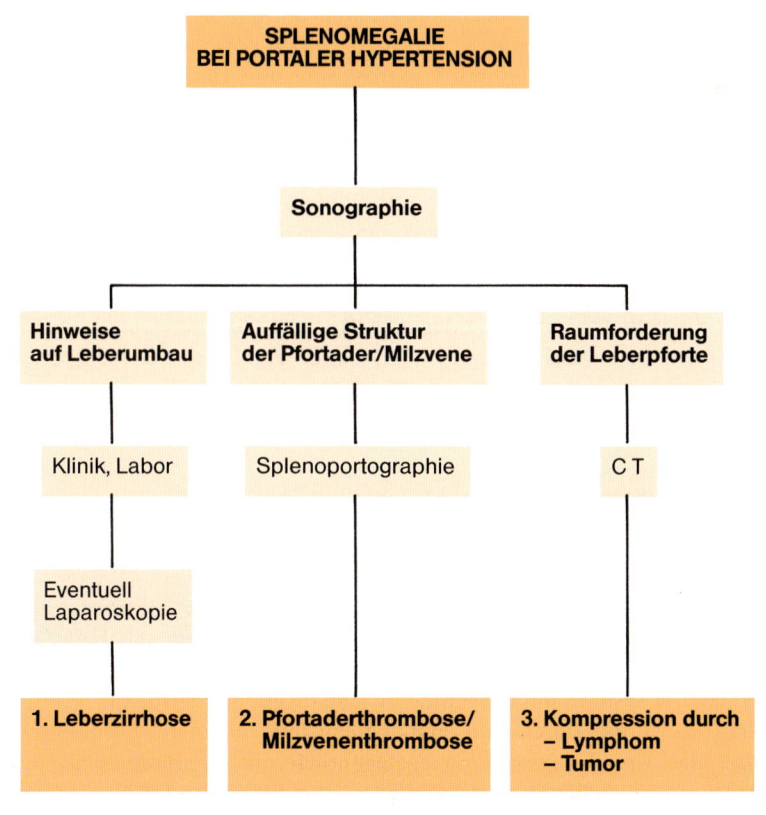

Abb. 5

Die Diagnose der portalen Hypertension wird in der Regel aufgrund klinischer Zeichen gestellt. Außer Splenomegalie finden wir Hinweise auf portokavale Anastomosen mit
1. Kollateralvenen im Bereich des Abdomens, vorwiegend periumbilikal,
2. Ösophagusvarizen (Nachweis durch Endoskopie oder Ösophagusbreischluck),
3. ausgeprägten Hämorrhoiden.

Ein Aszites ist meist bei fortgeschrittener portaler Hypertension vorhanden und durch den typischen klinischen Befund oder sonographisch nachzuweisen. Ist die Diagnose einer portalen Hypertension gesichert, muß die Ursache abgeklärt werden. Zunächst sollte eine intrahepatische Genese ausgeschlossen werden.

1. Intrahepatische Genese der portalen Hypertonie

Schon aus der Anamnese ergibt sich der Verdacht auf eine primäre Lebererkrankung bei einer früheren Hepatitisinfektion oder einem chronischen Alkoholabusus. Bei der klinischen Untersuchung ist auf Leberhautzeichen (Spider-Naevi, Ikterus, Palmarerythem) zu achten. Bei der Palpation ist die Leber meist vergrößert und konsistenzvermehrt.

Laboruntersuchungen können eine durchgemachte Hepatitisvirusinfektion nachweisen durch Bestimmung der Antikörper gegen Hepatitis-Virus A und B. Erhöhungen der Transaminasen, der alkalischen Phosphatase und der γ-GT weisen auf eine Leberparenchymschädigung hin. Die globalen Gerinnungsteste und die Cholinesterase können als Parameter der gestörten Leberfunktion dienen.

Nach Kenntnis dieser Informationen kann durch die Sonographie schon in den meisten Fällen die Diagnose gestellt werden. Bestehen noch Zweifel an der Diagnose einer Leberzirrhose, sollte diese Frage durch Laparoskopie und Histologie eines Leberzylinders geklärt werden.

2. und 3. Extrahepatische Ursachen der portalen Hypertension

Finden sich aufgrund von Anamnese, Laborbefunden und Sonographie keine Hinweise auf eine primäre Leberparenchymerkrankung, muß nach seltenen Ursachen der portalen Hypertonie gesucht werden. Die Sonographie kann bereits Hinweise auf Veränderungen der Pfortader liefern. Dazu gehören angeborene kavernöse Veränderungen der V. portae, eine Pfortader- bzw. Milzvenenthrombose oder eine Kompression der Gefäße von außen durch Lymphome oder andere Raumforderungen. Im letzten Fall bringt das Computertomogramm weiteren Aufschluß, im ersteren müssen Pfortader oder Milzvene durch eine indirekte Splenoportographie dargestellt werden.

Splenomegalie bei Speicherkrankheiten (Abb. 6)

1. Morbus Gaucher

Der **Morbus Gaucher** ist eine hereditäre, autosomal-rezessive Speicherkrankheit, die bei Frauen jüdischer Abstammung besonders häufig beobachtet wird. Als Folge eines Mangels an Glukozerebrosidase kommt es zur Speicherung von Zerebrosiden in den Zellen des retikuloendothelialen Systems mit ausgeprägter Hepatosplenomegalie und Knochenläsionen. Klinisch stehen meist die durch den Hypersplenismus bedingte Thrombozytopenie mit Blutungen und die Knochenschmerzen, gelegentlich auch pathologische Frakturen, im Vordergrund. Eine Lungenbeteiligung begünstigt pneumonische Infekte. Ein charakteristischer Laborbefund ist die erhöhte saure Phosphatase im Serum. Die Sicherung der Diagnose erfolgt durch den Nachweis der typischen Schaumzellen im Knochenmark. Dabei handelt es sich um bis 80 μ große Zellen mit breitem zerebrosidhaltigem Zytoplasmasaum, die insbesondere in Milz, Leber, Lymphknoten und Knochenmark in großer Zahl auftreten.

2. Amyloidose

Eine mäßig vergrößerte, sehr derbe Milz, muß bei chronischer Infektion (Osteomyelitis, Tuberkulose) oder chronischer Entzündung (rheumatoide Arthritis, Morbus Crohn) an eine **Amyloidose** denken lassen. Plasmozytom und familiäres Mittelmeerfieber führen ebenfalls oft zu einer Amyloidose. Eine positive Familienanamnese führt zum Verdacht auf eine primäre Amyloidose, ist hierbei jedoch durchaus nicht obligat. Charakteristisch für die primäre Amyloidose sind weiterhin die Infiltration der Zunge, die dadurch auffallend fest und manchmal vergrößert wird, und die Beteiligung der Haut. Bei Verdacht auf Amyloidose ist die systematische Suche nach weiteren Organmanifestationen notwendig. Von besonderer klinischer und prognostischer Bedeutung sind Nierenbefall mit Proteinurie bis zum nephrotischen Syndrom und Herzbeteiligung mit Kardiomegalie und therapiefraktärer Myokardinsuf-

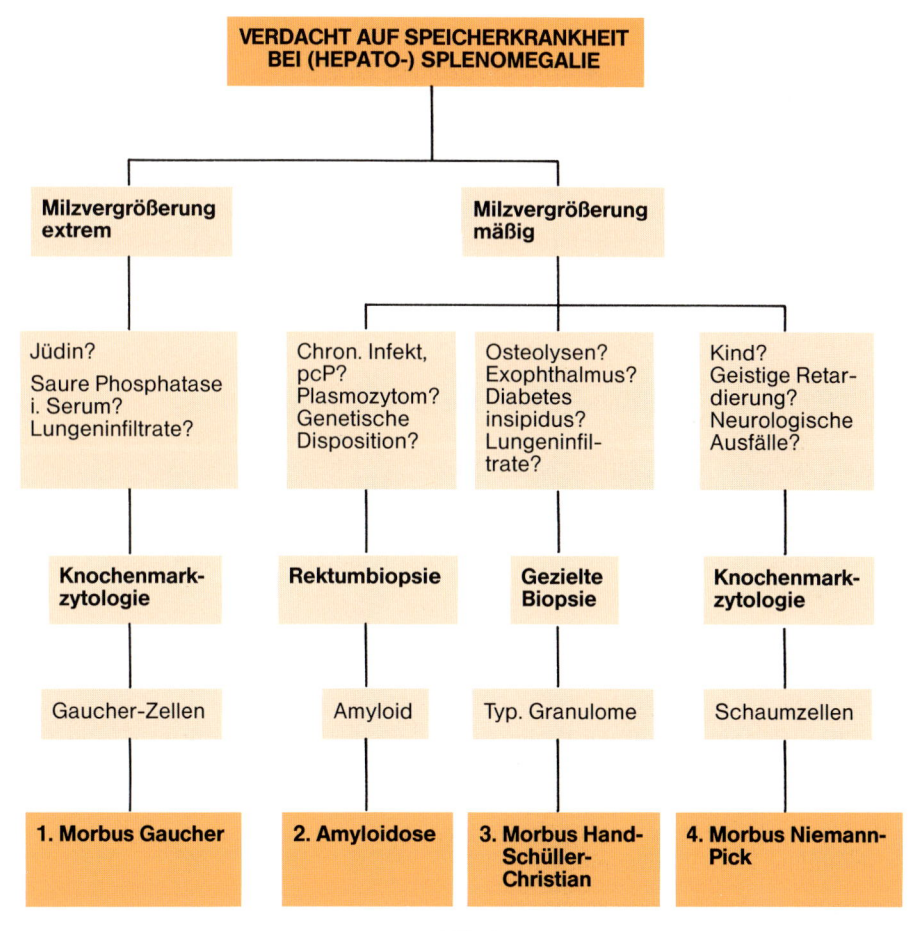

Abb. 6

fizienz. Die Diagnose erfolgt durch den bioptisch-histologischen Nachweis der Amyloidablagerung mittels Kongorotfärbung. Die Rektumbiopsie hat sich dabei als risikoarme Methode mit hoher Trefferquote bewährt. Im Einzelfall kann jedoch die Biopsie anderer Organe (Niere, Leber, Haut) erforderlich werden.

3. Morbus Hand-Schüller-Christian

Der **Morbus Hand-Schüller-Christian** ist eine Erkrankung des retikuloendothelialen Systems, die durch die Bildung von multifokalen eosinophilen Granulomen und die Speicherung von Cholesterinestern charakterisiert ist. Die Erkrankung wird meist vor dem 10. Lebensjahr manifestiert. Multiple Knochendefekte sind das klinische Leitsymptom. Als klassisch gilt die Trias Diabetes insipidus, Exophtalmus und Knochendefekte am Schädel. Häufig bestehen Lymphknotenschwellungen, Hepatosplenomegalie, rezidivierende Mittelohrentzündung und Infekte der oberen Luftwege. Die pulmonalen Veränderungen imponieren oft als netzartige Verstärkung der Lungenzeichnung im Röntgenthoraxbild. Die Diagnose wird durch gezielte Biopsie gesichert. Histologisch finden sich granulomatöse Veränderungen mit Eosinophilen und Riesenzellen und eine Umwandlung von Histiozyten in Schaumzellen. Eine genetische Disposition liegt nicht vor.

4. Morbus Niemann-Pick

Der **Morbus Niemann-Pick** ist eine seltene hereditäre Erkrankung, bei der es zur Speicherung von Sphingomyelin in den retikuloendothelialen Zellen des Körpers kommt. Man unterscheidet 5 verschiedene Formen, die alle bereits im Kindesalter manifest werden. Bei Typ A und B kann eine verminderte Aktivität der Sphingomyelinase nachgewiesen werden. Klinisch stehen geistige Retardierung, neurologische Symptome und Hepatosplenomegalie im Vordergrund. Der Nachweis der typischen Schaumzellen im Knochenmark sichert die Diagnose.

Isolierte Splenomegalie (Abb. 7)

Liegt eine isolierte Milzvergrößerung vor, richtet sich das weitere Vorgehen nach der durch Sonographie und Computertomographie analysierten Binnenstruktur der Milz. Gleichzeitig wird durch diese Untersuchungen die Lagebeziehung der Milz zu den Nachbarorganen erfaßt. Milzszintigraphie und Angiographie sind dadurch als diagnostische Methoden weitgehend verdrängt worden.

1. parasitäre und 2. nichtparasitäre Milzzysten

Von den parasitären **Zysten** der Milz sind die Echinokokkuszysten am häufigsten. Oft weist eine Bluteosinophilie auf die Diagnose hin, die durch den positiven Casoni-Test und eine positive Komplementbindungsreaktion nachgewiesen wird. Gelegentlich läßt sich röntgenologisch eine Verkalkung der Zystenwand nachweisen. Nichtparasitäre Zysten sind sehr selten und gehen entweder als primäre Zysten aus embryonalem Gewebe hervor oder sind als sekundäre Zysten Folge eines Traumas.

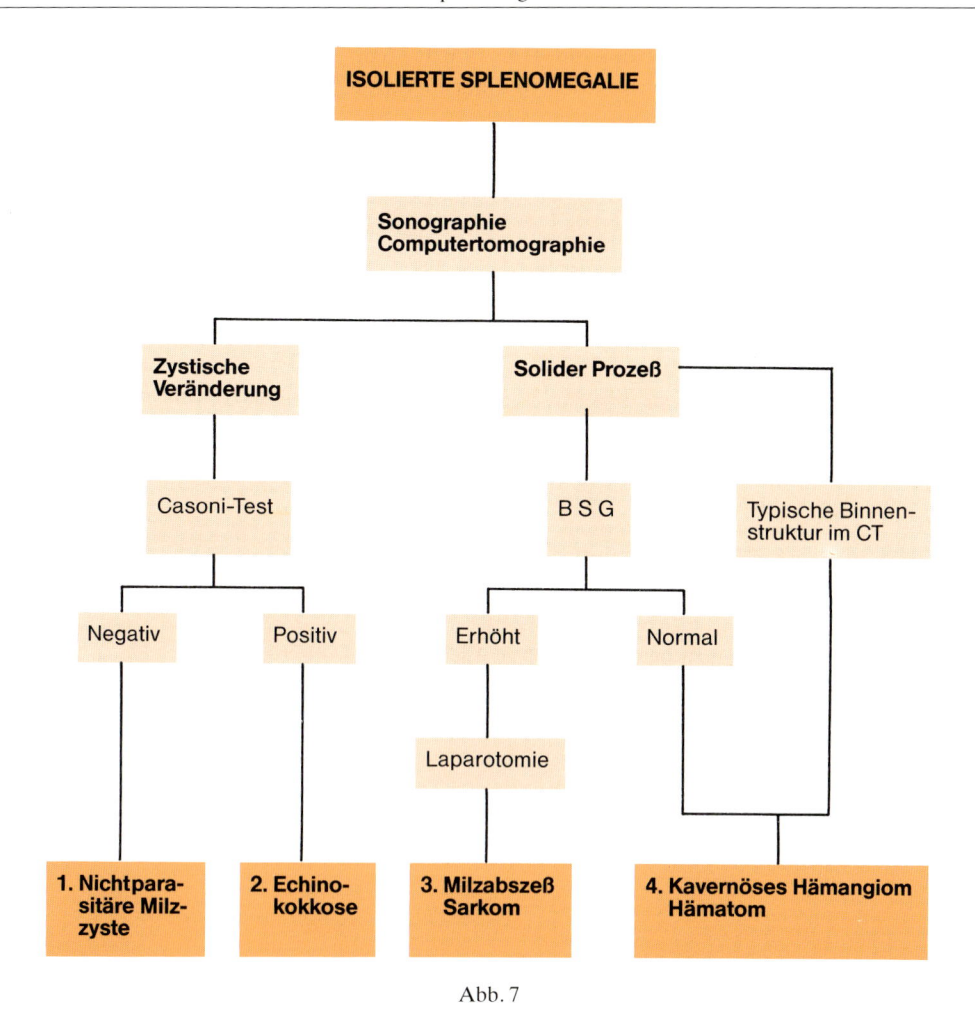

```
                    ISOLIERTE SPLENOMEGALIE
                              │
                    Sonographie
                    Computertomographie
                    ┌─────────┴─────────┐
            Zystische              Solider Prozeß
            Veränderung
                │                  ┌────┴────┐
           Casoni-Test            BSG    Typische Binnen-
                │                  │     struktur im CT
           ┌────┴────┐        ┌────┴────┐
        Negativ   Positiv   Erhöht   Normal
                                │
                           Laparotomie

        1. Nichtpara-  2. Echino-  3. Milzabszeß  4. Kavernöses Hämangiom
           sitäre Milz-    kokkose     Sarkom        Hämatom
           zyste
```

Abb. 7

3. Milzabszeß und Neoplasie

Zusammen mit dem Ergebnis der Computertomographie erlaubt die Blutsenkungsgeschwindigkeit eine erste Einordnung umschriebener, solider Milzprozesse. Neben der deutlich beschleunigten BSG bestehen bei **Milzabszeß** zusätzlich Fieber und allgemeine Entzündungszeichen. Auch die seltenen **Neoplasien der Milz** (Fibrosarkome, Leiomyosarkome) gehen mit einer erhöhten BSG einher. Hier wird die Diagnose nur durch Laparotomie gesichert werden können. Karzinommetastasen der Milz führen nur sehr selten zu einer Vergrößerung und sind klinisch zumeist stumm. Bei gutartigen Milztumoren ist die BSG normal.

4. Kavernöses Hämangiom, Hämatom und Milzarterienaneurysma

Oft kann schon aus computertomographisch nachgewiesener Binnenstruktur die Diagnose eines **Hämatoms** oder eines kavernösen **Hämangioms** gestellt werden, so daß auf eine

Angiographie oft verzichtet werden kann. Diese wird jedoch erforderlich zum Nachweis eines **Milzarterienaneurysmas,** das gelegentlich zu einer unklaren Splenomegalie führt.

Differentialdiagnostisches Spektrum

s. Tab. 1, S. 730

Literatur

CHRISTENSEN B E. Pathophysiology of »hypersplenism syndrome«. Scand J Haemotol 1973; 11: 5.
COOPER R A. Role of the spleen in membrane conditioning and hemolysis of spur cells in liver disease. N Engl J Med 1974; 290: 1279.
EPSTEIN M A, ACHONG B G. Pathogenesis of infectious mononucleosis. Lancet 1977; 2: 1270.
HANNO R. Sarcoidosis. Med Clin North Am 1980; 64: 847.
HEIER H E. Splenectomy and serious infections. Scand J Haematol 1980; 24: 5.
KAPLAN H S. Hodgkin's Disease. Cambridge: Harvard University Press 1980.
KLEIN H. Polycythemia vera. Springfield: Charles C. Thomas 1973.
KOEFFLER H P, GOLDE D W. Chronic myelogenous leukemia. N Engl J Med 1981; 304: 1201.
LEWIS S M, SZUR L. Malignant myelosclerosis. Br Med J 1963; 1: 472.
PETZ L D, GARRATTY G. Acquired Immune Hemolytic Anemias. New York: Churchill Livingstone 1980.
SART M G, ZUIDEMA G D. Splenic abscess – Presentation, diagnosis and treatment. Surgery 1982; 92: 480.
SHERLOCK S. Portal circulation and portal hypertension. Gut 1978; 19: 70.

Rückenschmerzen

G. WAMBACH und A. HOFFMANN

Definition und Abgrenzung

Das Symptom Rückenschmerzen ist eines der häufigsten in der täglichen Praxis. Einerseits sind Rückenschmerzen ein häufig anzutreffendes Symptom der weit verbreiteten degenerativen Erkrankungen des Achsenskeletts, andererseits können jedoch Rückenschmerzen erstes und einziges Symptom schwerwiegender Skeletterkrankungen sein. Darüber hinaus werden in den Bereich des Rückens Schmerzen projiziert, die von einer Vielzahl anderer Organerkrankungen ausgehen können. Dies bereitet in der differentialdiagnostischen Abklärung von akuten oder chronischen Rückenschmerzen erhebliche Schwierigkeiten.

Die Entscheidung, wie umfangreich die notwendigen Untersuchungen zur Abklärung von chronischen Rückenschmerzen sein sollen, ist daher im Einzelfall nicht einfach. In die Überlegungen fließen die **Dauer** und **Lokalisation** der Rückenschmerzen, das **Alter** des Patienten, **Geschlecht** und das Vorliegen wichtiger **Zusatzsymptome.** Die **berufliche** und **soziale Anamnese** ergänzt neben der Frage nach Alkohol und Nikotin (frühzeitige Osteoporose) das Spektrum. Eine Deutung von Rückenschmerzen als Folge degenerativer Veränderungen der knöchernen, bindegewebigen und muskulären Strukturen ist ohne weitere Abklärung und Ausschluß anderer Ursachen nicht zulässig. Anamnese und Untersuchung sollen großen Raum einnehmen, denn nur so sind auch psychische Alterationen zu erfassen.

Das Leitsymptom Rückenschmerzen wird bei ca. 160 verschiedenen Krankheitsbildern aus der Inneren Medizin beobachtet. Rückenschmerzen sind ein interdisziplinäres Problem. Aus diesem Grunde ist bei jedem Patienten eine eingehende Befragung und Untersuchung nötig. Die **Anamnese** sollte Fragen nach Beginn und Dauer der **Schmerzen** enthalten, die genauen Umstände, unter denen die Schmerzen aufgetreten sind (körperliche Belastung, rasche Bewegung, Traumata), sollten geklärt werden.

Wichtig ist auch die Frage, ob die Schmerzsymptomatik durch Bewegungen verschlimmert wird. Die Lokalisation und Ausstrahlung der Schmerzen sollten genau erfaßt werden. Außerdem ist nach weiteren Beschwerden anderer Organsysteme zu fragen. Gewichtsabnahme und Verminderung der allgemeinen Leistungsfähigkeit können Hinweise auf schwerwiegende Erkrankungen sein.

Klinisch läßt sich das meist unspezifische Symptom Rückenschmerzen in 3 klinische Leitsymptome gliedern: Vertebrale, spondylogene und Kompressions-Syndrome. Für die **vertebralen Syndrome** gilt es, umschriebene Haltungsveränderungen (Skoliose, Streckfehlhaltungen, Kyphose, Lordose), segmentale Funktionsstörungen (vermehrte Beweglichkeit in einem Segment) sowie reaktive Weichteilveränderungen (Tendinosen, Tendomyosen, Myogelosen, Periostosen, Ligamentosen) aufzuspüren. Die **spondylogenen Syndrome** zeigen weichteilrheumatische Syndrome (Ligamentosen, Tendomyosen), vaskuläre Prozesse (AVK, spinale Durchblutungsstörungen) und neurogene Syndrome auf. In diese Gruppe gehört auch das zervikozephale Syndrom, die Brachialgien, sowie die Schulter-Hand-Syndrome. Die Symptomatologie der **spinalen radikulären Syndrome** erfaßt Läsionen von Nerven, Dermatome, Auslösung von Schmerzen (Niesen, Lachen, Husten, Pressen), Sensibilitätsstörungen (Hypästhesien, Hypalgesien), motorische Ausfälle, Reflexstörungen und Dehnungsschmerzen (Lasègue-Phänomen, umgekehrtes Lasègue-Phänomen).

Die **Untersuchung** sollte mit der Inspektion des Rückens beginnen (Skoliose, Lordose, Beckenschiefstand). Die **Palpation** dient der Schmerzlokalisation und der Erfassung von Muskelverspannungen und Myogelosen (Muskelverhärtungen). Die **Beweglichkeitsprüfung** schließt Beugung, Streckung, Seitbewegung und Rotation der Wirbelsäule ein. Unerläßlich ist auch eine eingehende neurologische Untersuchung.

Rückenschmerzen können lokalisiert sein im Halsbereich, in der Brustregion, in der Lendenregion oder im iliosakralen Übergang. Sie können aber auch die gesamte Wirbelsäule betreffen. Der Höhen-Lokalisation der Schmerzen kommt eine differentialdiagnostische Bedeutung zu. Es gibt Prädilektionsstellen bestimmter Wirbelsäulenerkrankungen (HWS, LWS); die Mehrzahl der Erkrankungen kann jedoch die gesamte Wirbelsäule betreffen. Bei **zervikalen Rückenschmerzen** sind Zusatzsymptome wichtig. Schwindelzustände und zervikale Rückenschmerzen weisen auf folgende Erkrankungen hin: Anomalien des kraniozervikalen Überganges, Tumoren des Spinalkanals, eine posttraumatische Läsion und eine Syringomyelie. Auch Läsionen im Bereich des Vestibularapparates wie z.B. ein Morbus Menière und eine Neuronitis vestibularis können mit zervikalen Rückenschmerzen einhergehen. Mißbildungen im Bereich des kraniozervikalen Überganges wie ein Arnold-Chiari-Syndrom, Dandy-Walker-Syndrom und Tumoren im Bereich der HWS sind mittels neuerer bildgebender Verfahren wie CT und Kernspintomographie erfaßbar. Auch die vertebrobasiläre Insuffizienz und das Akustikusneurinom gehören zur Differentialdiagnose. Bei einer bestehenden rheumatoiden Arthritis weisen hochsitzende zervikale Rückenschmerzen auf eine atlanto-axiale Dislokation hin. Neben diesen überwiegend neurologischen und HNO-ärztlichen Krankheitsbildern sind unter anderem folgende internistische Krankheitsbilder mit **Schmerzen im zerviko-thorakalen Übergang** assoziiert: Ein Aortenaneurysma, eine Lungenembolie sowie eine Pleuritis.

Im Bereich der hohen **thorakalen Wirbelsäule** sitzen häufig Schmerzen bei Affektionen im Bereich des Gastrointestinaltraktes (Leber, Cholecystolithiasis, Hiatushernien) und bei Perikarditis. Auch pektanginöse Beschwerden strahlen in die thorakale Wirbelsäule ein. Deshalb gehören eine Röntgenuntersuchung der Thoraxorgane, ein EKG und ein Echokardiogramm zur routinemäßigen Diagnostik bei thorakalen Rückenschmerzen.

Bei Schmerzen im Bereich der thorakalen Wirbelsäule mit zusätzlicher Ausstrahlung in die Arme sollten Erkrankungen der Lunge und Pleura (z.B. peripheres Bronchial-Ca) ausgeschlossen werden. Differentialdiagnostisch in Betracht kommende neurologische Erkrankungen sind Tumoren, Syringomyelie, entzündliche Erkrankungen (Herpes zoster, Arachnitiden) und periphere Engpaßsyndrome (N. medianus, N. ulnaris, N. radialis). Auch eine periphere arterielle Verschlußkrankheit, ein A.-carotis-Steal-Syndrom sowie rheumatologische Erkrankungen (Tendomyosen, Tendopathien, Myogelosen, Periarthropathien, Spondylodiscitis hemisphaerica) gehören in die differentialdiagnostischen Überlegungen, wobei die überwiegende Anzahl dieser Erkrankungen auch lumbale Rückenschmerzen verursachen kann. Die Notwendigkeit eingehender Diagnostik ergibt sich vor allem bei dauerhaften lokalisierten Rückenschmerzen zunehmender Schmerzintensität. Rasche Klärung ist erforderlich, wenn neurologische Ausfallserscheinungen auftreten.

Das weitere **Untersuchungsprogramm** muß individuell gestaltet sein. Neben einer laborchemischen Untersuchung mit immunologischer Untersuchung sollte eine Röntgenaufnahme der entsprechenden Wirbelsäulenabschnitte in 2 Ebenen (Halswirbelsäule in 4 Ebenen) immer indiziert sein. Zusätzliche Untersuchungen wie Knochenszintigraphie, Schichtaufnahmen der Wirbelsäule, Computertomographie, Myelographie, Lumbal- und Sternalpunktion oder Knochenbiopsie sollen sich aufgrund weiterer Befunde anschließen. Bei radikulären Syndromen sind zum Nachweis von Bandscheibenvorfällen CT und Kernspintomographie von großem diagnostischen Nutzen. Neurologische Untersuchungen wie EMG und Lumbalpunktion ergänzen die Diagnostik bei radikulären Syndromen und entzündlichen Erkrankungen. Sind entsprechende Hinweise auf extraspinal ausgelöste Schmerzen vorhanden, müssen die in Frage kommenden Organsysteme durch spezielle Untersuchungen weiter abgeklärt werden.

Diagnostisches Vorgehen

Von großer Bedeutung für die differentialdiagnostische Zuordnung ist die Frage, ob die Rückenschmerzen **spinaler Genese** sind, d. h. ob sie von knöchernen oder muskulären Strukturen des Achsenskeletts ausgehen, oder durch **extraspinale Ursachen** hervorgerufen werden (Tab. 1). Typisch für spinal ausgelöste Schmerzen sind Schmerzzunahme bei Bewegung, lokalisierter Druck- und Klopfschmerz sowie paravertebrale Muskelverspannungen. Häufig finden sich radikuläre Schmerzausstrahlungen. Die Darstellung der verschiedenen Ischialgie-Ursachen erfolgt in Tab. 2.

Extraspinal ausgelöste Schmerzsymptome sind meist permanent und auch in Ruhe vorhanden. Häufig liegen zusätzliche Symptome vor, die für das differentialdiagnostische Vorgehen richtungweisend sind. Anzumerken bleibt, daß verschiedene rheumatologische Erkrankungen mit Arthralgien und Rückenschmerzen einhergehen. Die Darstellung dieses Komplexes erfolgt im Kap. »Gelenk-, Knochen- und Muskelschmerzen«. An den verschiedenen Punkten wird auf das entsprechende Kapitel verwiesen.

Tab. 1. **Rückenschmerzen.**

Spinale Ursachen	Extraspinale Ursachen
Anomalie der Wirbelsäule	Gastrointestinale Erkrankungen
Spina bifida	
Sakralisation des 5. LWK	Kardiovaskuläre Erkrankungen
Spondylolisthesis	Pulmonale Erkrankungen
Skoliose	
	Hämatologische Erkrankungen
Degenerative Erkrankungen	Nephrologische Erkrankungen
Spondylosis deformans	
Osteoporose	Endokrinologische Erkrankungen
Morbus Scheuermann	
Morbus Paget	Immunologische Erkrankungen
	Entzündliche Erkrankungen
Entzündliche Erkrankungen	
Spondylitis bei Tuberkulose,	Gynäkologische Erkrankungen
Morbus Bang	Urologische Erkrankungen
Neoplasien	Psychosomatische Erkrankungen
Knochenmetastasen	
Knochentumoren	
Tumoren im Wirbelkanal	

Tab. 2. Ursachen von Ischialgien: DD-Spektrum.

Veränderung der lumbalen Wirbelsäule durch degenerative Prozesse
Sacroiliitis einschl. rheumatischer Erkrankungen
Urologische Erkrankungen
Gynäkologische Erkrankungen
Angiologische Ursachen, Durchblutungsstörungen
Neurologische Erkrankungen
a) ZNS (Thalamus-Syndrom, Jackson-Epilepsie)
b) Tumoren, spinale Raumforderung (enger Spinalkanal)
c) Entzündungen, Zoster
d) Bandscheibenvorfälle
e) Nervenengpaßsyndrome

Spinale Prozesse als Ursache von Rückenschmerzen

Eine Röntgenuntersuchung der Wirbelsäule gehört zu den Maßnahmen der Basisdiagnostik. In vielen Fällen kann bereits die Diagnose aufgrund des Röntgenbildes gestellt werden oder es können zumindest wichtige Zusatzinformationen gewonnen werden. Die Röntgenaufnahmen erlauben in der Regel eine Differenzierung zwischen generalisierten und lokalisierten Veränderungen der knöchernen Wirbelsäule (Abb. 1).

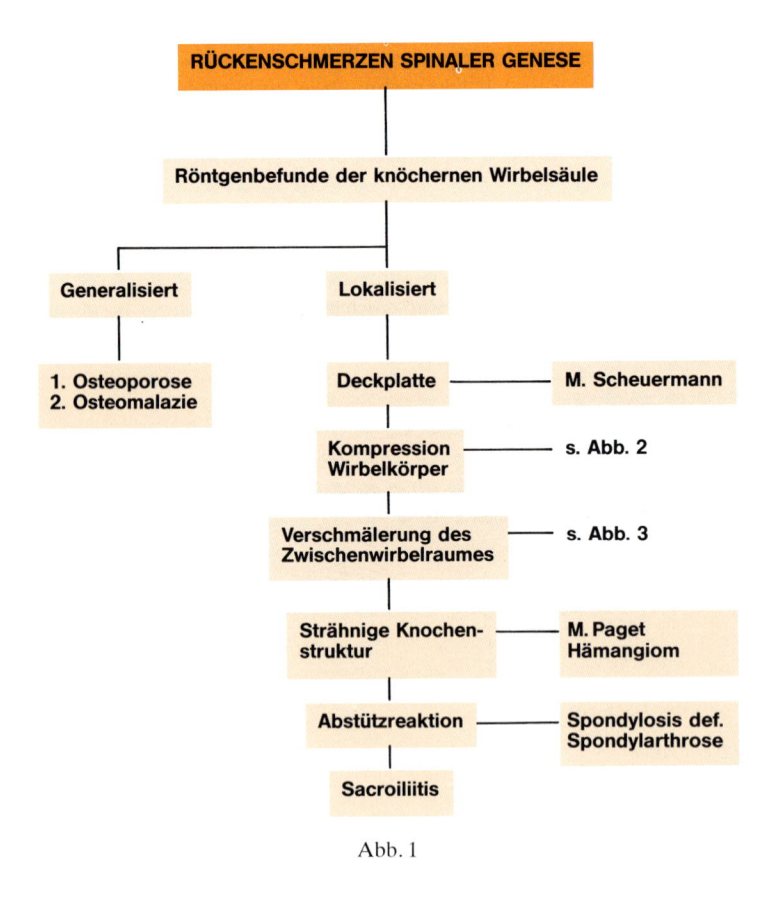

Abb. 1

Generalisierte Veränderungen der knöchernen Wirbelsäule

Spondylosis deformans, Spondylarthrose und **Osteochondrose** sind zweifellos die häufigsten degenerativen Veränderungen der Wirbelsäule. Die hierdurch hervorgerufenen röntgenologisch erfaßbaren Veränderungen können vielfältig sein: Dazu gehören eine Verschmälerung des Zwischenraumes (Chondrose) mit knöcherner Abstützungsreaktion (Spondylophythen-Bildung). Die Schmerzsymptomatik aufgrund dieser Veränderungen kann sehr variabel sein. Sie reicht von der akut einsetzenden, häufig durch rasche Bewegung ausgelösten Lumbago bis zu chronischen Dauerschmerzen. Schwierigkeiten bereitet die Korrelation von röntgenologischen Befunden und klinischen Symptomen. Bei erheblichen degenerativen Veränderungen des Achsenskeletts im Röntenbild können die Beschwerden gering sein und umgekehrt können bei erheblichen Beschwerden keine röntgenologischen Veränderungen nachweisbar sein. Die Verdachtsdiagnose einer **Osteoporose** stellt sich aufgrund des Röntgenbefundes. Röntgenologisch zeigt sich eine vermehrte Strahlentransparenz der Wirbelkörper mit rahmenförmiger Begrenzung und Impression der Grund- und Deckplatten. Die primäre Osteoporose ist meist eine Erkrankung des höheren Lebensalters. Je nach Manifestationsalter wird eine senile, präsenile und postmenopausische Form unterschieden. Selten kann eine primäre Osteoporose bei jüngeren Patienten auftreten (juvenile Form). Eine Osteoporose wird weiterhin bei den in Tab. 3 genannten Erkrankungen beobachtet. Zur Abgrenzung der Osteoporose von anderen metabolischen Osteopathien, der Osteomalazie und der Ostitis fibrosa generalisata, die ebenfalls zu einer vermehrten

Tab. 3. Rückenschmerzen extraspinaler Genese: Osteoporose.

Primär

Sekundär
Endokrinopathien
    Cushing-Syndrom
    Kortison-Therapie
    Hypogonadismus
    Akromegalie
    Diabetes mellitus (überwiegend Typ I)
    Hyperthyreose
Inaktivität
Rheumatoide Arthritis
Erbkrankheiten
    Osteogenesis imperfecta
    Homozysteinurie
    Marfan-Syndrom
    Morbus Wilson
Malignome
Mastozytose
Malabsorptionssyndrom
Lactasemangel
Vitamin-C-Mangel
Alkoholismus
Nikotinabusus
Medikamentös-toxischer Genese
    Heparintherapie
    Amiodaron

Tab. 4. **Rückenschmerzen extraspinaler Genese: Osteomalazie.**
Vitamin-D-Stoffwechselstörungen
Vitamin-D-resistente Osteomalazie-Typ I
Vitamin-D-resistente Osteomalazie-Typ II
Störungen der renalen 1,25-DHC-Synthese
Chronischer Phosphatmangel
Hypophosphatämie
Chronische Niereninsuffizienz
Ureterosigmoidostomie
Steatorrhö
pankreatisch
hepatisch
Malabsorptionssyndrom
Sprue
Morbus Crohn
Billroth-II-Operation
Gallenfisteln
Dünndarmresektion
Fibrogenesis imperfecta ossium
Fanconi-Syndrom
Medikamentös-toxisch
Antikonvulsiva

Strahlentransparenz des Knochens führen, sind weitere laborchemische Befunde erforderlich. Bei der Osteoporose sind Serumkalzium und -phosphat normal, die alkalische Phosphatase und der Parathormonspiegel sind nicht erhöht. Im Zweifelsfall kann die Diagnose der Osteoporose histologisch durch Beckenkammbiopsie gestellt werden. Zur Verlaufsbeobachtung (auch der Therapie) bietet sich die Knochendichtemessung in Dualphotonenabsorptionstechnik oder mittels Osteo-CT und Referenzwirbelkörper an.

Bei der **Osteomalazie** (Tab. 4) geben die Patienten neben Rückenschmerzen auch Schmerzen in den langen Röhrenknochen an. Die Looserschen Umbauzonen als Ausdruck einer vermehrten Osteoklastenaktivität sind neben einer diffus verminderten Knochenstruktur pathognomonisch. Prädilektionsstellen von Looserschen Umbauzonen sind die langen Röhrenknochen, das Becken und die Rippenknochen. Bei den Laborbefunden ist eine deutlich erhöhte alkalische Phosphatase bei erniedrigtem Serumkalzium und Serumphosphat typisch für die Osteomalazie.

Initial bestehen bei der **Ostitis fibrosa generalisata** häufig keine Beschwerden. Im fortgeschrittenen Stadium treten sowohl diffuse als auch lokalisierte Knochenschmerzen auf. Typische Befunde im Röntgenbild sind subperiostale Resorptionszonen, die am ehesten an der Radialseite der Mittelphalangen der Hände zu finden sind. Die laborchemischen Befunde sind uneinheitlich, da die Ostitis fibrosa sowohl bei primären als auch bei verschiedenen Formen des sekundären Hyperparathyreoidismus zu finden ist. Typisch für den **primären Hyperparathyreoidismus** sind Hyperkalzämie, Hypophosphatämie und erhöhter Serumparathormonspiegel. Beim **sekundären Hyperparathyreoidismus** sind die Serumkalziumspiegel normal bis erniedrigt und das Parathormon im Serum erhöht. Bei der renalen Form des sekundären Hyperparathyreoidismus finden wir eine Phosphatretention mit Erhöhung des Serumphosphatspiegels. Bei der intestinalen Form ist der Phosphatspiegel erniedrigt bis normal.

```
                    RÜCKENSCHMERZEN SPINALER GENESE
                                  │
                            Klinik, Röntgen
                                  │
                           Wirbelkörperfraktur
                          ┌───────┴───────┐
                    Äußere Ursachen     Spontan
                          │         ┌─────┴─────┐
                    Traumatisch  Demineralisiertes  Übrige Knochen
                                 Knochensystem     unauffällig
                                       │                │
                                  Osteoporose      Karzinommetastase
                                  Osteomalazie     Plasmozytom
```

Abb. 2

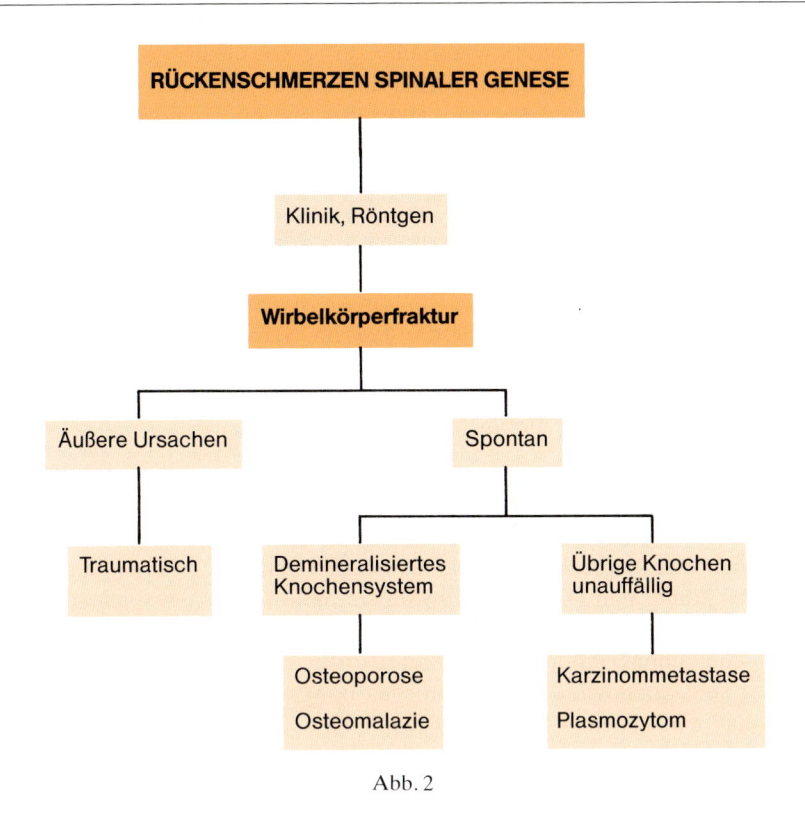

Der **Morbus Scheuermann** ist die häufigste Erkrankung der jugendlichen Wirbelsäule. Hauptveränderungen finden sich im Bereich der Brustwirbelsäule mit verstärkter Kyphose, welliger Konturierung der Grund- und Deckplatten und Bandscheibeneinbrüchen in die Wirbelkörper (Schmorlsche Knötchen).

Bei den häufig tiefsitzenden **lumbalen Rückenschmerzen** ist zunächst an eine Osteochondrose und an eine Sakroiliitis zu denken. Die gesamte Differentialdiagnose wurde unter dem DD-Spektrum der Lumboischialgie in Abb. 2 dargestellt. Zur Differentialdiagnose der **Sakroiliitis** s. S. 761, zu der der **Spondylitis ankylosans** s. S. 754.

Lokalisierte Veränderungen der Wirbelsäule im Röntgenbild

Kompressionsfraktur eines Wirbelkörpers

Der Nachweis einer **Kompressionsfraktur** eines Wirbelkörpers ist ein bedrohlicher Befund. Zunächst sollten äußere Ursachen (Autounfall, Sturz) ausgeschlossen werden (Abb. 2). Bei einer spontanen Wirbelkörperfraktur kommen ursächlich primär degenerative und neoplastische Erkrankungen in Frage. Zeigen die übrigen Wirbelkörperabschnitte eine vermehrte Strahlentransparenz mit Wirbelkörpereinbrüchen und Fischwirbelbildung, ist eine generalisierte Knochenstoffwechselerkrankung (Osteoporose, Osteomalazie und Ostitis fibrosa generalisata) wahrscheinlich. Im Zweifelsfall kann die Diagnose durch Knochenhistologie gestellt werden. Zur Verlaufsbeobachtung bietet sich das Osteo-CT an.

Sind die übrigen Wirbelabschnitte unauffällig, so ist vor allem bei älteren Patienten der Verdacht auf eine **Metastasierung in die Wirbelsäule** zu äußern. Ein solcher Verdacht ist vor allem dann berechtigt, wenn allgemeine Hinweise auf ein Tumorleiden wie Gewichtsabnahme, Schwäche, BSG-Beschleunigung und Anämie vorliegen. Weitere ossäre Herde können mit dem Knochenszintigramm dargestellt werden. Im Rahmen der Primärtumorsuche muß nach Tumoren gefahndet werden, die häufig in das Skelettsystem metastasieren. Dazu gehören Karzinome der Schilddrüse, der Mamma, des Magens, der Niere und der Prostata. Bei ausgeprägter BSG-Beschleunigung muß ein Plasmozytom ausgeschlossen werden. Eine typische schmalbasige Zacke in der Elektrophorese ist richtungweisend. Das Paraprotein kann durch Immunelektrophorese im Urin und im Serum nachgewiesen werden. Der Sternalmarkausstrich zeigt die Vermehrung der Plasmazellen.

Verschmälerung des Zwischenwirbelraumes

Eine Verschmälerung des Zwischenwirbelraumes kann Folge einer **entzündlichen** (Spondylitis) oder degenerativen Veränderung des Bandscheibenapparates sein (Abb. 3). Zur weiteren Diagnostik gehören eine Schichtuntersuchung und ein Computertomogramm. Für eine entzündliche Genese sprechen begleitende ossäre Destruktionsherde und eine unscharfe Konturierung der Rand- und Deckplatten sowie ein paravertebraler Weichteilabszeß. Durch Kavernenbildung und Zusammensintern des benachbarten Wirbelkörpers entwickelt sich später der typische Gibbus. Ätiologisch kommt in erster Linie eine **Spondylitis tuberculosa** in Frage. Seltener sind Spondylitiden beim Morbus Bang, bei Typhus und im Rahmen einer septischen Streuung mit Kolibakterien oder Staphylokokken.

Degenerativ bedingte Verschmälerungen des Zwischenwirbelraumes im Rahmen einer **Osteochondrose** der Wirbelsäule sind ein häufiger Befund. Charakteristisch sind die begleitenden Spondylophythen, die teilweise den Zwischenwirbelraum umklammern können. Bandscheibenverschmälerungen finden sich auch bei der **Spondylitis ankylosans.**

Röntgenaufnahmen der Wirbelsäule zeigen nicht selten grobsträhnige, zum Teil wabige Zeichen der Knochenstruktur der Wirbelkörper (vgl. Abb. 1). Differentialdiagnostisch

```
RÜCKENSCHMERZEN SPINALER GENESE
                │
         Klinik, Röntgen
                │
       Verschmälerung des
        Zwischenwirbelraumes
         ┌──────┴──────┐
   Entzündlich      Degenerativ
   Tuberkulose      Chondrose
   Typhus           Morbus Bechterew
   Morbus Bang
   Sepsis
```

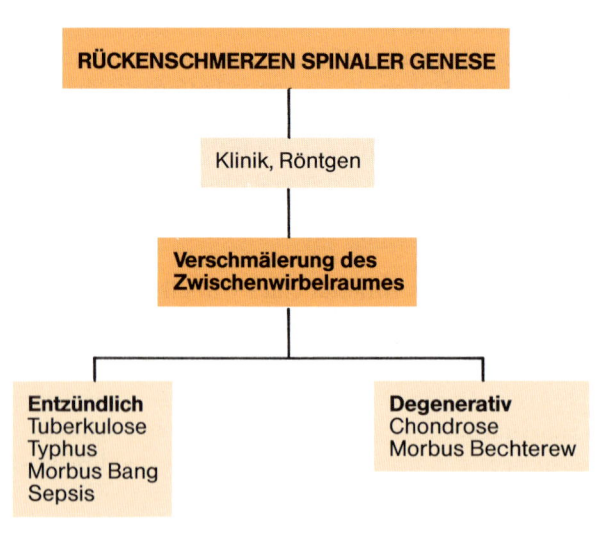

Abb. 3

kommt eine **Ostitis deformans (Morbus Paget)** in Frage. Diese ätiologisch unklare Erkrankung kommt vorwiegend bei Männern jenseits des vierten Lebensjahrzehnts vor. Röntgenaufnahmen des Schädels, des Beckens und der Extremitäten zeigen meist weitere asymmetrisch verteilte Herde mit grobsträhniger, sklerotischer Knochenstruktur und typischer Verbiegung von Femur und Tibia. Laborchemisch fällt beim Morbus Paget eine deutliche Erhöhung der alkalischen Serumphosphatase auf. Zu denken ist auch an das seltene **Wirbelkörperhämangiom,** das vorwiegend ein oder mehrere Brustwirbelkörper befällt.

Die **Spondylosklerosis hemisphaerica** zeigt röntgenologisch eine konvexe Wirbelkörperverdichtung im vorderen und mittleren Wirbelkörperdrittel, wobei überwiegend die lumbale Wirbelsäule betroffen ist. Als Ursache kommen degenerative Veränderungen, aber auch Infektionen (Tbc), eine Spondylitis ankylosans, eine Metastase und ein Osteoidosteom in Frage. Die **Iliosakralgelenke** (s. auch S. 761) sind bei einer Reihe von Erkrankungen verändert (vgl. Abb. 1). Die a.-p. Aufnahme und die Schichtuntersuchung der Gelenkregion zeigen Verschmälerung des Gelenkspaltes, Usuren und fleckförmige Skleroseherde in den gelenknahen Knochenbezirken. Typisch sind diese Veränderungen für das Frühstadium der Spondylitis ankylosans. Ein Befall der Iliosakralgelenke findet sich jedoch auch beim **Reiter-Syndrom** (Arthritis, Urethritis und Konjunktivitis), bei der **psoriatrischen Arthropathie)** (schuppende rötliche Hautefforeszenzen, vor allem an den Streckseiten der Gelenke), bei der **Ileitis terminalis (Morbus Crohn),** bei der **Colitis ulcerosa** und dem **Morbus Whipple.** Bei den letztgenannten Erkrankungen stehen zweifellos die gastrointestinalen Symptome mit Durchfällen und abdominalen Schmerzen im Vordergrund. Das Grundleiden wird in der Regel durch endoskopische und röntgenologische Verfahren diagnostiziert.

Rückenschmerzen spinaler Genese mit neurologischen Ausfallerscheinungen

Radikuläre Syndrome (Abb. 4)

Eine differenzierte neurologische Untersuchung gehört zur Basisdiagnostik eines Patienten mit Rückenschmerzen. Neurologische Störungen können einerseits zu Beginn der Erkrankung im Vordergrund stehen, andererseits aber auch als Folge primär ossärer Erkrankungen auftreten. Bei einer Reihe von Erkrankungen liegt ein radikuläres Muster der neurologischen Befunde vor. Typisch sind Schmerzen im Ausbreitungsgebiet der betreffenden Nervenwurzel, radikuläre Sensibilitätsausfälle entsprechend dem Dermatom und motorische Ausfälle. Treten die Schmerzen und neurologischen Störungen akut auf, muß der Verdacht auf eine **Diskushernie** geäußert werden. Typisch sind weitere Schmerzverstärkungen durch Bewegung, Husten, Niesen und ein Dehnungsschmerz (Lasègue). Diskushernien mit Wurzelkompressionssyndrom finden sich überwiegend im Bereich der Lendenwirbelsäule. Durch die Computertomographie der Wirbelsäule kann das prolabierte Bandscheibengewebe aufgrund seiner Dichte im Wirbelkanal direkt nachgewiesen werden. Kann die Diagnose aufgrund des CT nicht eindeutig gestellt werden, so führen eine Kernspintomographie und eine Myelographie diagnostisch weiter. **Radikuläre Syndrome im Bereich der Halswirbelsäule** sind seltener Folge einer Diskushernie. Sie gehen häufiger von einer Osteochondrose mit reaktiver Spondylose aus. Die Schmerzsymptomatik entsteht nicht akut, sondern über mehrere Tage. Schrägaufnahmen der Halswirbelsäule zeigen häufig die Einengung der entsprechenden Foramina intervertebralia. Radikuläre Syndrome finden sich auch im fortgeschrittenen Stadium einer Spondylitis ankylosans (s. oben).

Zur Differentialdiagnose radikulärer Syndrome gehören auch **Wurzelneurinome.** Hinweise sind allmählich progrediente Schmerzen mit radikulärem Ausfall. Endgültige Klärung

```
RÜCKENSCHMERZEN SPINALER GENESE
            │
Mit neurologischen Ausfallerscheinungen
     │                      │
Radikuläres Bild      Querschnittssyndrom
     │                      │
Diskushernie          Diskushernie
Osteochondrose        Rückenmarkstumoren
Morbus Bechterew            │
Wurzeltumoren      ┌────────┴────────┐
Zoster         Intramedullär    Extramedullär
               Gliome           Lymphome
               Sarkome          Neurinome
                                Metastasen
```

Abb. 4

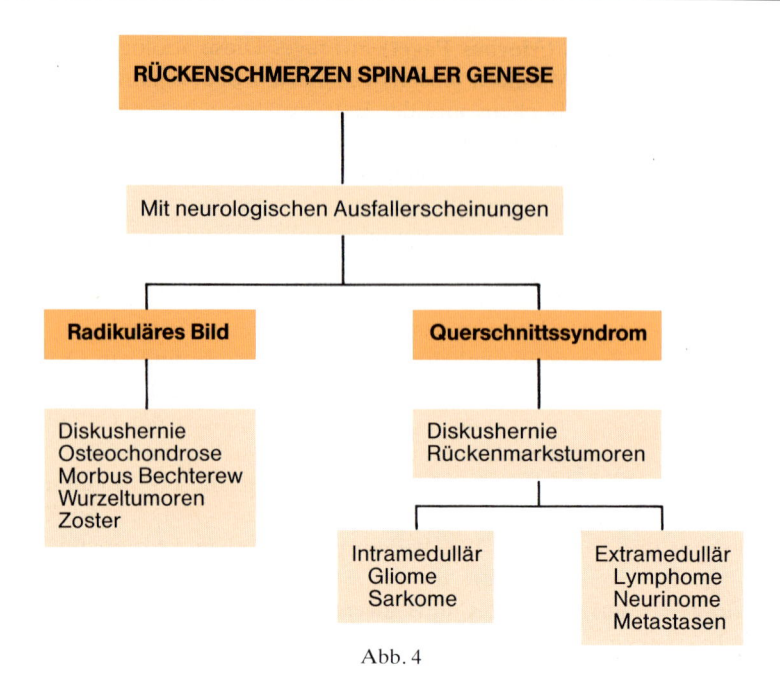

bringt auch hier das Computertomogramm der Wirbelsäule oder die Myelographie. Vor Auftreten der typischen bläschenförmigen Effloreszenzen kann die Zuordnung einseitiger segmentärer Schmerzen beim **Zoster** schwierig sein. Betroffen sind vorwiegend ältere Patienten und solche unter Immunsuppression sowie Patienten mit malignen Tumoren. Nach Auftreten der typischen Hauteffloreszenzen ist die Diagnose eindeutig.

Querschnittssyndrom (Abb. 4)

Rückenschmerzen können im Rahmen raumfordernder intraspinaler Prozesse auftreten. Jedoch stehen bei diesen Erkrankungen die Folgen der Rückenmarkkompression mit partiellem oder komplettem Querschnittssyndrom oder Cauda-equina-Syndrom bei Kompression unterhalb von S1 im Vordergrund. In jedem Fall ist eine umfangreiche Diagnostik des Wirbelkanals mit Röntgenaufnahmen, Computertomographie, Kernspintomographie und Myelographie sowie Lumbalpunktion erforderlich. Bei plötzlichem Beginn ist differentialdiagnostisch eine mediale Diskushernie, überwiegend mit Cauda-equina-Syndrom einhergehend, zu diskutieren. Eine langsam progrediente Symptomatik spricht eher für einen intraspinalen Tumor. Außer an primäre intra- und extramedulläre Tumoren ist vor allem an Karzinom- und Sarkommetastasen zu denken.

Rückenschmerzen extraspinaler Genese

Die extraspinale Genese von akuten oder chronischen Rückenschmerzen ist dann offensichtlich, wenn gleichzeitig Beschwerden vorliegen, die auf andere Organsysteme hinweisen. Nicht selten fehlen jedoch derartige Brückensymptome oder werden erst nach gezieltem Befragen angegeben. Wie bereits erwähnt, muß bei Schmerzen im Bereich des

Rückens vor allem dann an eine extraspinale Ursache gedacht werden, wenn keine lokalen Druck- oder Klopfschmerzen im Bereich der Wirbelsäule vorliegen und keine typische Verstärkung der Symptome durch Bewegung besteht.

Erkrankung des Gastrointestinaltraktes (Tab. 5)

Am häufigsten finden wir Rückenschmerzen im Rahmen von **Erkrankungen des Gastrointestinaltraktes.** Retrosternale Schmerzen und Rückenschmerzen im Bereich der BWS müssen an eine **Ösophagitis** denken lassen. Beim **Ulcus duodeni** können Schmerzen in Höhe von Th5 bis Th10, d. h. vorwiegend zwischen den Schulterblättern, auftreten. Meist liegen jedoch nahrungsabhängige Oberbauchschmerzen vor oder es lassen sich anamnestisch früher durchgemachte Ulzera des Magens oder des Duodenums eruieren. Beweisend sind eine Gastroduodenoskopie oder eine Magen-Darm-Passage.

Rückenschmerzen im Zusammenhang mit Muskelschmerzen und Arthralgien kommen auch bei einer akuten **Hepatitis** vor. Der Ikterus ist fakultativ. Bei der akuten **Pankreatitis** bestehen oft gürtelförmige Oberbauchschmerzen, die bis in den Rücken hin ausstrahlen. Richtungsweisend sind der akute Beginn der Symptome, häufig nach größeren Mahlzeiten, die meist positive Alkoholanamnese und die Erhöhung der Serumamylase und Serumlipase. Beim **Pankreaskarzinom** können Schmerzen sowohl im Oberbauch als auch im unteren Abschnitt der Brustwirbelsäule auftreten. Meist liegen weitere Zeichen einer Tumorkrankheit vor mit Gewichtsabnahme und durchfälligen Stühlen.

Oberbauchsonographie, Computertomogramm und ERCP sichern die Diagnose. Eine **Gallenkolik** oder Schmerzen im Rahmen einer akuten **Cholezystitis** sind meist im rechten Oberbauch lokalisiert. In etwa einem Drittel der Fälle strahlen die Schmerzen in den Rücken aus, selten liegen ausschließlich Rückenschmerzen vor. Sonographie und ggf. Röntgenuntersuchungen der Gallenwege in Verbindung mit allgemeinen Entzündungszeichen wie Fieber, BSG-Beschleunigung und Leukozytose führen zur Diagnose.

Durchfälle und Rückenschmerzen sollten an folgende Krankheitsbilder denken lassen: **Colitis ulcerosa, Morbus Crohn, Malabsorptionssyndrom, Maldigestionssyndrom, Morbus**

Tab. 5. **Erkrankungen des Gastrointestinaltraktes.**

Ösophagitis
Ulcus duodeni
Hepatitis
Akute Pankreatitis
Pankreaskarzinom
Cholezystitis, Cholezystolithiasis
Colitis ulcerosa
Morbus Crohn
Malabsorptionssyndrom
Maldigestionssyndrom
Morbus Whipple
Yersiniose
Salmonellose
Typhus
Tuberkulose
HIV Infektion
Rektumkarzinom

Whipple, Yersiniose, Salmonellose, Typhus, Tuberkulose und auch eine **HIV-Infektion** mit opportunistischen Erregern.

Die von einem **Rektumkarzinom** ausgehenden Schmerzen werden über dem Kreuzbein angegeben. Richtungsweisend sind Stuhldrang und blutiger Stuhl. Eine rektale Untersuchung sowie eine Rektoskopie sind die weiteren diagnostischen Maßnahmen.

Kardiovaskuläre Erkrankungen (Tab. 6)

Rückenschmerzen im Zusammenhang mit kardiovaskulären Erkrankungen sind häufig ein bedrohliches Symptom. Beim **akuten Herzhinterwandinfarkt** sind Schmerzen im Rücken mit Druck- und Oppressionsgefühl im Brustbereich häufig. Auf Bradykardieneigung und andere Herzrhythmusstörungen ist besonders zu achten. Ein EKG und die Bestimmung von CK (CK-MB), LDH (α-HBDH) und GOT können die Verdachtsdiagnose Myokardinfarkt bestätigen oder ausschließen. Unterlassen werden sollte jede Form einer intramuskulären Injektion bei Verdacht auf einen Herzinfarkt.

Schwieriger ist die Diagnose eines **thorakalen Aortenaneurysmas.** Die Schmerzen setzen bei Dissektion oder Ruptur akut ein und sind in Höhe Th5 bis Th7 lokalisiert. Die Thoraxaufnahme zeigt ein verbreitertes Gefäßband. Bei Ruptur des Aortenaneurysmas mit Hämothorax bildet sich eine rasch zunehmende Pleuraverschattung aus. Zur genauen Lokalisation und Diagnosesicherung ist eine CT-Untersuchung mit Kontrastmittelgabe erforderlich.

Bei der Ruptur eines **abdominalen Aortenaneurysmas** bildet sich rasch eine Blutungsanämie und eine Schocksymptomatik aus. Im Abdomen ist ein pulsierender Tumor zu tasten. Sonographisch kann das Aneurysma nichtinvasiv nachgewiesen werden.

Tab. 6. **Kardiovaskuläre Erkrankungen.**
Myokardinfarkt
Thorakales Aortenaneurysma
Abdominales Aortenaneurysma

Erkrankungen der Lunge (Tab. 7)

Bei den verschiedenen Formen von **Pneumonien** bestehen neben den klinischen Leitsymptomen wie Husten und Fieber auch Rückenschmerzen. Die Auskultation, die Untersuchung des Sputums und die Röntgenthoraxaufnahme sind diagnostische Schritte. Die **Pleuritis** zeigt atemabhängige Schmerzen und auch Rückenschmerzen. Die Diagnostik ist wie bei der Pneumonie durchzuführen.

Tab. 7. **Erkrankungen der Lunge.**
Pneumonien
Pleuritis
Bronchialkarzinom
Löfgren-Syndrom
Sarkoidose
Caplan-Syndrom

Anamnestisch sollte jeder Patient auf seinen Nikotinabusus befragt werden, denn Husten und thorakale Rückenschmerzen können auf ein **Bronchialkarzinom** hinweisen.

Husten mit Dyspnoe und Arthralgien in Verbindung mit Rückenschmerzen werden bei der **Sarkoidose** und dem **Löfgren-Syndrom** beobachtet. Die Röntgenthoraxaufnahme, Bronchoskopie mit Histologie und die Bestimmung von ACE sind diagnostisch wegweisend. Auch diverse **Pneumokoniosen** sind assoziiert mit Rückenschmerzen (Caplan-Syndrom).

Hämatologische Erkrankungen (Tab. 8)

Rückenschmerzen in Verbindung mit Lymphknotenschwellungen treten bei diversen hämatologischen Systemerkrankungen auf, so bei **Morbus Hodgkin** und bei **Non-Hodgkin-Lymphomen** wie z.B. der **chronisch lymphatischen Leukämie.** Die Lymphknotenhistologie, die Beckenkammbiopsie und die Untersuchung des Differentialblutbildes ist bei allen hämatologischen Systemerkrankungen in Verbindung mit Rückenschmerzen angezeigt. Das **Plasmozytom** weist neben einer Osteoporose der Wirbelsäule Keilwirbel und Fischwirbel auf. Die Immunelektrophorese von Urin und Serum ergänzen die Diagnostik.

Sehr viele Patienten mit dem Krankheitsbild einer **akuten myeloischen Leukämie** weisen neben agranulozytopenischen Ulzerationen, Gingivahyperplasien und Petechien häufig als Leitsymptom Rückenschmerzen auf. Bei der **chronischen myeloischen Leukämie** deuten Rückenschmerzen auf eine Akzeleration der Erkrankung hin. Die **Splenomegalie** mit konsekutiven Milzinfarkten kann zu projizierten Schmerzen in die Wirbelsäule führen, dies tritt bei der chronischen myeloischen Leukämie und der chronischen lymphatischen Leukämie überwiegend auf.

Heftige Rückenschmerzen bestehen initial in Verbindung mit Kopfschmerzen und Schüttelfrost bei einer sich anbahnenden **Hämolyse** und bei einem **Transfusionszwischenfall.** Kolikartige Schmerzen, eine Dunkelfärbung des Urins in Zusammenhang mit Rückenschmerzen treten bei der **Marchiafava-Anämie** und bei der **paroxysmalen nächtlichen Hämoglobinurie** auf. Die **Agammaglobulinämie** zeigt eine erhöhte Infektanfälligkeit und im Verlauf treten häufig Rückenschmerzen bei einer sich entwickelnden Osteoporose auf. In Verbindung mit einer Osteoporose kommt es bei der **Hämochromatose** zu Rückenschmerzen.

Tab. 8. Hämatologische Erkrankungen.

Morbus Hodgkin
Non-Hodgkin-Lymphome (Plasmozytom, ALL, CLL)
AML
CML
Splenomegalie (s. Kap. »Splenomegalie«)
Hämolyse
Transfusionszwischenfall
Hämochromatose
Agammaglobulinämie
Marchiafava-Anämie
Paroxysmale nächtliche Hämoglobinurie

Nephrologische Erkrankungen (Tab. 9)

Bei einer **Pyelonephritis** treten neben Fieber und Schüttelfrost Rücken- und Flankenschmerzen auf. Die Diagnose stützt sich auf den Sedimentbefund und die Abklärung einer

Tab. 9. **Nephrologische Erkrankungen.**

Pyelonephritis
Abstoßungsreaktion nach Nierentransplantation
Hypernephrom (Spätsymptom)
Nephrolithiasis

Prostatahypertrophie, eines vesikourethralen Refluxes und die Befragung auf einen Analgetikaabusus. In Verbindung mit Ödemen sollte eine **Glomerulonephritis** mit Sedimentbefund und Bestimmung einer Proteinurie abgeklärt werden. Über die Entwicklung einer Osteoporose haben viele Patienten mit einer **chronischen Niereninsuffizienz** Rückenschmerzen. Eine Abstoßungskrise nach **Nierentransplantation** weist Fieber, Arthralgien und Rückenschmerzen auf. Eine Hämaturie muß, neben anderen diagnostischen Methoden, sonographisch abgeklärt werden, weil dies im Zusammenhang mit Rückenschmerzen auf ein **Hypernephrom** hinweisend sein kann. Dies ist jedoch meist ein Spätsymptom. Differentialdiagnostisch ist die **Nephrolithiasis** zu diskutieren.

Endokrinopathien und Stoffwechselerkrankungen (Tab. 10)

Im Verlauf von endokrinologischen Erkrankungen tritt häufig eine Osteoporose auf. Bei Patienten mit einem **Diabetes mellitus** kommt überwiegend bei Männern eine Verkalkung des vorderen Längsbandes der Wirbelsäule vor (Morbus Forestier). Auch bei einer Schilddrüsenüberfunktion können Rückenschmerzen über eine Osteoporose auftreten.

Diverse Stoffwechselerkrankungen, welche im Zusammenhang auch mit Arthralgien vorkommen, weisen Rückenschmerzen auf. Diese Krankheitsbilder werden in ihrem rheumatologischen Zusammenhang im Kap. »Gelenk-, Knochen- und Muskelschmerzen« dargestellt; an dieser Stelle sollen sie nur tabellarisch aufgeführt werden.

Tab. 10. **Endokrinopathien und Stoffwechselerkrankungen.**

Diabetes mellitus
Morbus Forestier
Hyperthyreose
Gicht
Pseudogicht
Chondrokalzinose
Alkaptonurie
Porphyrie
Morbus Tangier
Morbus Gaucher
Morbus Fabry
Morbus Pfaundler-Hurler
Hyperlipoproteinämien
A-Beta-Lipoproteinämie
Morbus Wilson

Immunologische und rheumatologische Erkrankungen (Tab. 11)

Im Verlauf praktisch aller rheumatologischen Erkrankungen können Rückenschmerzen auftreten. Explizit werden diese im Kap. Gelenk-, Knochen- und Muskelschmerzen dargestellt. Hier erfolgt eine Beschränkung auf das Symptom der tiefen lumbosakralen Rückenschmerzen. Häufig liegt diesen eine **Sakroiliitis** zugrunde. Tab. 11 gibt die Differentialdiagnose der Sakroiliitis kurzgefaßt wieder. Wie schon erwähnt, erfolgt die komplette Darstellung im obengenannten Kapitel. Die **Kollagenosen** Lupus erythematodes und die Mischkollagenosen (MCTD) können Rückenschmerzen als Symptom aufweisen.

Tab. 11. **Immunologische und rheumatologische Erkrankungen.**

Sakroiliitis
    Spondylitis ankylosans (Morbus Bechterew)
    Reiter-Syndrom
    Psoriasis arthropathica
    Morbus Crohn
    Colitis ulcerosa
    Morbus Whipple
    Morbus Behçet
    Rheumatoide Arthritis
Lupus erythematodes
Mischkollagenosen

Urologische und gynäkologische Erkrankungen (Tab. 12)

Vielfältige Erkrankungen im Bereich des Urogenitalsystems können Ursache von Rückenschmerzen sein. **Ureterkoliken** infolge Nierensteinen, Blutkoageln oder abgestoßenen Papillennekrosen sind einseitig und in der Flanke lokalisiert. Bei **paranephritischem Abszeß** sind die Schmerzen ebenfalls häufig einseitig, daneben bestehen Fieber und Leukozytose. Sonographisch läßt sich die pararenale Raumforderung nachweisen. Bei der akuten **Prostatitis** sind die Schmerzen vorwiegend im Darmbereich lokalisiert. Bei der rektalen Untersuchung ist das Organ vergrößert und stark druckempfindlich. Benigne und maligne Tumoren des weiblichen Genitales können sehr intensive, zum Teil in das Kreuzbein und in die Oberschenkel ausstrahlende Schmerzen auslösen. Zur weiteren Diagnose sollte eine intensive gynäkologische Untersuchung veranlaßt werden.

Tab. 12. **Urologische und gynäkologische Erkrankungen.**

Ureterkolik
Paranephritischer Abszeß
Akute Prostatitis
Prostatakarzinom
Morbus Ormond
Morbus Behçet
Morbus Reiter
Schwangerschaft
Uterusmyome und andere gynäkologische Tumoren

Tiefliegende Rückenschmerzen können auf einen **Morbus Ormond** hinweisen. Dieser wird auch medikamentös durch Deseril induziert. Bei Veränderungen der Schleimhaut mit Aphthenbildungen ist ein **Morbus Behçet** zu eruieren. Ebenfalls treten Veränderungen der Schleimhaut sowohl oral als auch genital beim **Reiter-Syndrom** auf. Dieses wird durch verschiedene Erreger induziert, wahrscheinlich überwiegend durch Chlamydien. Rückenschmerzen bei **Schwangerschaft** sind häufig anzutreffen. Hier bietet die Diagnose in der Regel keine Schwierigkeiten.

Differentialdiagnostisches Spektrum

Spinale Ursachen
(s. Tab. 1, S. 749, linke Spalte)

Extraspinale Ursachen
Gastrointestinale Erkrankungen (s. Tab. 5, S. 757)
Kardiovaskuläre Erkrankungen (s. Tab. 6, S. 758)
Pulmonale Erkrankungen (s. Tab. 2, S. 750)
Hämatologische Erkrankungen (s. Tab. 8, S. 759)
Nephrologische Erkrankungen (s. Tab. 9, S. 760)
Endokrinopathien (s. Tab. 10, S. 760)
Immunologische Erkrankungen (s. Tab. 11, S. 761)
Urologische und gynäkologische Erkrankungen (s. Tab. 12, S. 761)

Literatur

Fehr K, Miehle W, Schattenkirchner Th, Tillmann K. Rheumatologie in Klinik und Praxis. Stuttgart: Thieme 1989.
Kelley W, Harris E, Ruddy S, Slege C. Textbook of Rheumatology. Philadelphia: Saunders 1989.
Moll M H. Rheumatology. Oxford: Blackwell Scientific Publications 1987.

Flankenschmerz

V. Lent

Definition und Abgrenzung

Der Flankenschmerz unterscheidet sich vom Bauchschmerz durch seinen dorso-lateralen Ursprung und seine inguinal-genitale Ausstrahlung. Beiden gemeinsam ist der Charakter (kolikartig oder konstant) sowie die Kombination mit peritonealen Reizerscheinungen (Übelkeit, Erbrechen, Darmparalyse) und Fieber. Retroperitoneale Prozesse können sich zudem in Bauchschmerzen wie umgekehrt abdominelle Erkrankungen in Flankenschmerzen äußern.

Diagnostisches Vorgehen

Nichturologische Ursachen des Flankenschmerzes sind aus Abb. 1 ersichtlich. Bei urologisch bedingten Flankenschmerzen (Abb. 2) hängt das weitere diagnostische Vorgehen davon ab, ob die oberen Harnwege gestaut sind und ob die Nieren Kontrastmittel ausscheiden. Wenn sich im Sonogramm und/oder Urogramm eine Harnstauung zeigt, ist ein Abflußhindernis als Schmerzursache am wahrscheinlichsten. Die Lokalisation dieses Hindernisses kann bei ausreichender Kontrastierung, evtl. auf Spät- und Schichtaufnahmen, aufgrund typischer Veränderungen erkannt werden, oder es muß bei stummer Niere auf retrogradem Weg dargestellt werden. Gelegentlich ist die Klärung nur operativ-bioptisch möglich. Ist jedoch sonographisch und/oder urographisch keine Harnstauung nachweisbar, wird zumeist ein Gefäß- oder Parenchymprozeß für den Schmerz verantwortlich sein. Wenn zudem die Ausscheidung fehlt, sind insbesondere bei normalem oder vergrößertem Organvolumen Computertomographie und/oder Angiographie dringlich indiziert. Bei geringer Ausscheidung können typische (Verdachts-)Diagnosen ohne weiteres gestellt werden.

Die häufigste Ursache kolikartiger Flankenschmerzen sind **Konkremente** des Nierenparenchyms (Nephrokalzinose), des Nierenhohlraumsystems und vor allem des Harnleiters. Sie gehen fast immer mit einer Erythrozyturie einher, welche sich bei körperlicher Bewegung verstärkt und bei etwa 20–30% der Kranken als Makroblutung sichtbar wird. Sie folgt der steinbedingten Flankenkolik im Gegensatz zur tumorbedingten Koagelkolik nach. Häufige Begleitsymptome sind Fieber (Urosepsis) und unterschiedliche Grade von Niereninsuffizienz. Mehr als zwei Drittel aller Harnsteine (Kalzium-Oxalate und teilweise auch -Phosphate) sind auf der Leeraufnahme als Kalkschatten erkennbar. Die Ausscheidungsurographie zeigt durch Aussparung und Aufstau des Kontrastharns Ort, Ausdehnung und Auswirkungen auch von röntgennegativen Konkrementen (Urate und teilweise auch Phosphate). Bei einseitig stummer Niere oder bei Niereninsuffizienz (Kreatinin >2 mg%) führen Sonographie, retrograde Ureteropyelographie und äußerstenfalls auch die Computertomographie zum direkten oder indirekten Steinnachweis.

Naturgemäß bewirken angeborene, entzündliche und auch tumoröse (s. dort) Nierenbecken-Harnleiterstenosen ein chronisches Schmerzsyndrom mit Fieberschüben und pathologischem Harnbefund. Bei der **Harnleiterabgangsstenose** finden sich sono- und urographisch

FLANKENSCHMERZ

Anamnese

- Nichturologische Ursachen
- Klinische Untersuchung
- Urologische Befunde

- Appendicitis
- Peritonitis
- Leistenbruch

Gynäkologische Untersuchung

Flankenschmerz / Tumor

- Adnexitis
- Tubengravidität/-abort
- Bauchhöhlengravidität

Sonographie

- „Hepatomegalie"
- Cholecystolithiasis
- Pankreasvergrößerung
- „Splenomegalie"
- Aortenaneurysma

- Urolithiasis
- Harnstauung
- Raumforderung
- Nierenschrumpfung

- Pankreatitis
- Hepatitis

Labor-Untersuchungen
Blutbild
Amylase, Lipase
Leberwerte
Retentionswerte
Harnstatus

- Niereninsuffizienz
- Hämaturie, Infektion

Abdomen-Übersicht

- Ileus
- Perforation

Neurologische / orthopädische Untersuchung

Steinschatten

- Herpes zoster, Radiculitis
- Diskopathie, Neuralgie

Abb. 1

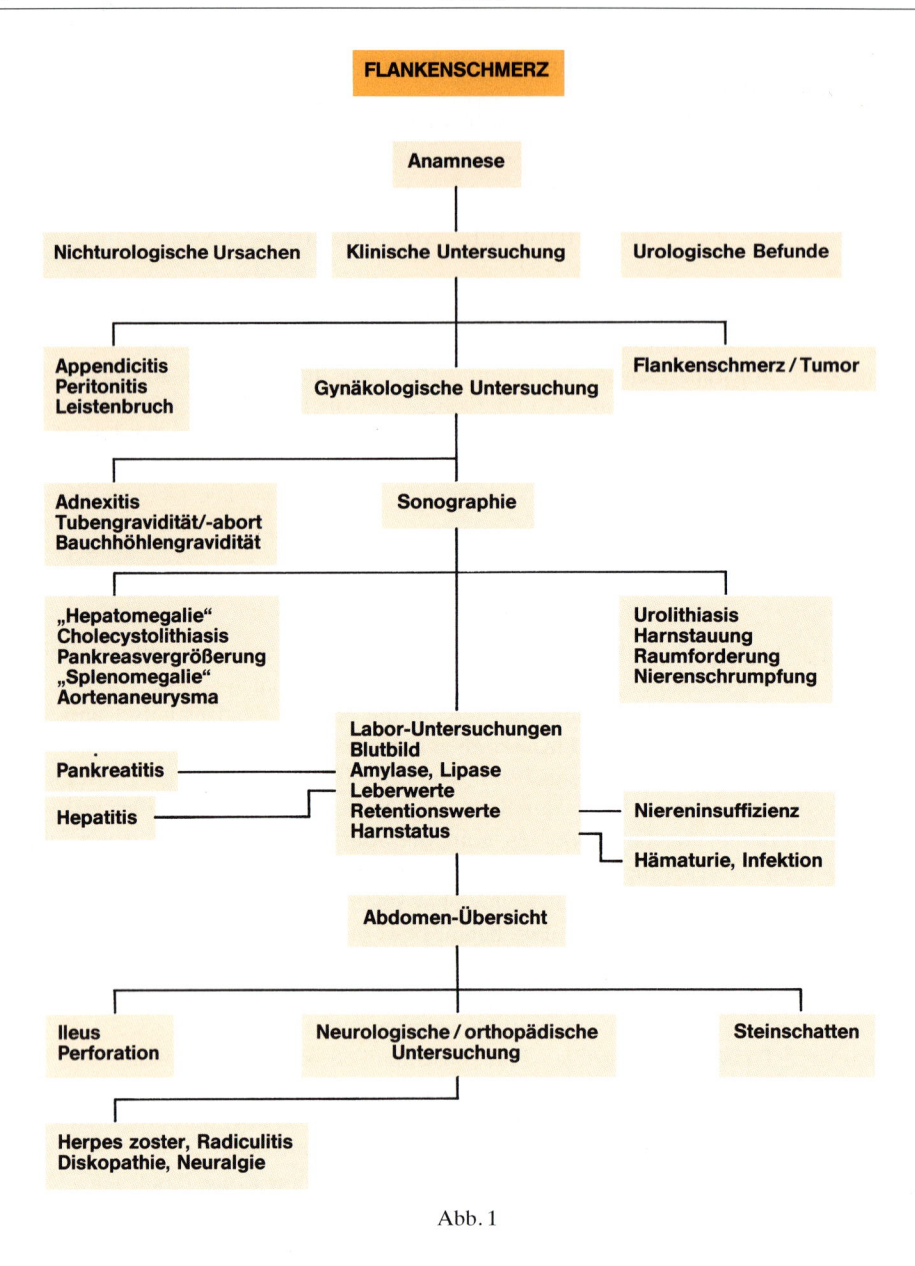

alle Stauungsgrade von der Pyeloektasie bis zur funktionslosen hydronephrotischen Sackniere, wobei der Harnleiter auffällig zart erscheint. Demgegenüber ist bei der **Ureterozele** auch der Harnleiter gestaut, welcher terminal schlangenkopfartig aufgetrieben ist. Beim **Megaureter** bestehen Hydroureter und Hydronephrose ohne mechanisches Abflußhindernis. Ein **vesiko-uretero-renaler Reflux** zeigt sich (urethro-)zystoskopisch an einer Seitwärtslage und Daueröffnung der Harnleitermündung sowie an einer retrograden Hohlraumfüllung beim Miktionszystogramm.

Bei **Zystennieren** und **Nierenzysten** ist ein chronisches mono- oder oligosymptomatisches Schmerzsyndrom häufig (s. Kap. »Hämaturie«). Andere Nierenmißbildungen (Hypoplasie/ Dysplasie, Megakalikose, Kelchdivertikel) gehen ebenso wie die Pyelonephritis mit rezidivierenden Harninfekten einher. Bei der (vorwiegend rechtsseitigen) **Nephroptose** tritt der Schmerz fast nur bei längerem Stehen oder Sitzen ein. Die Niere kann im Unterbauch

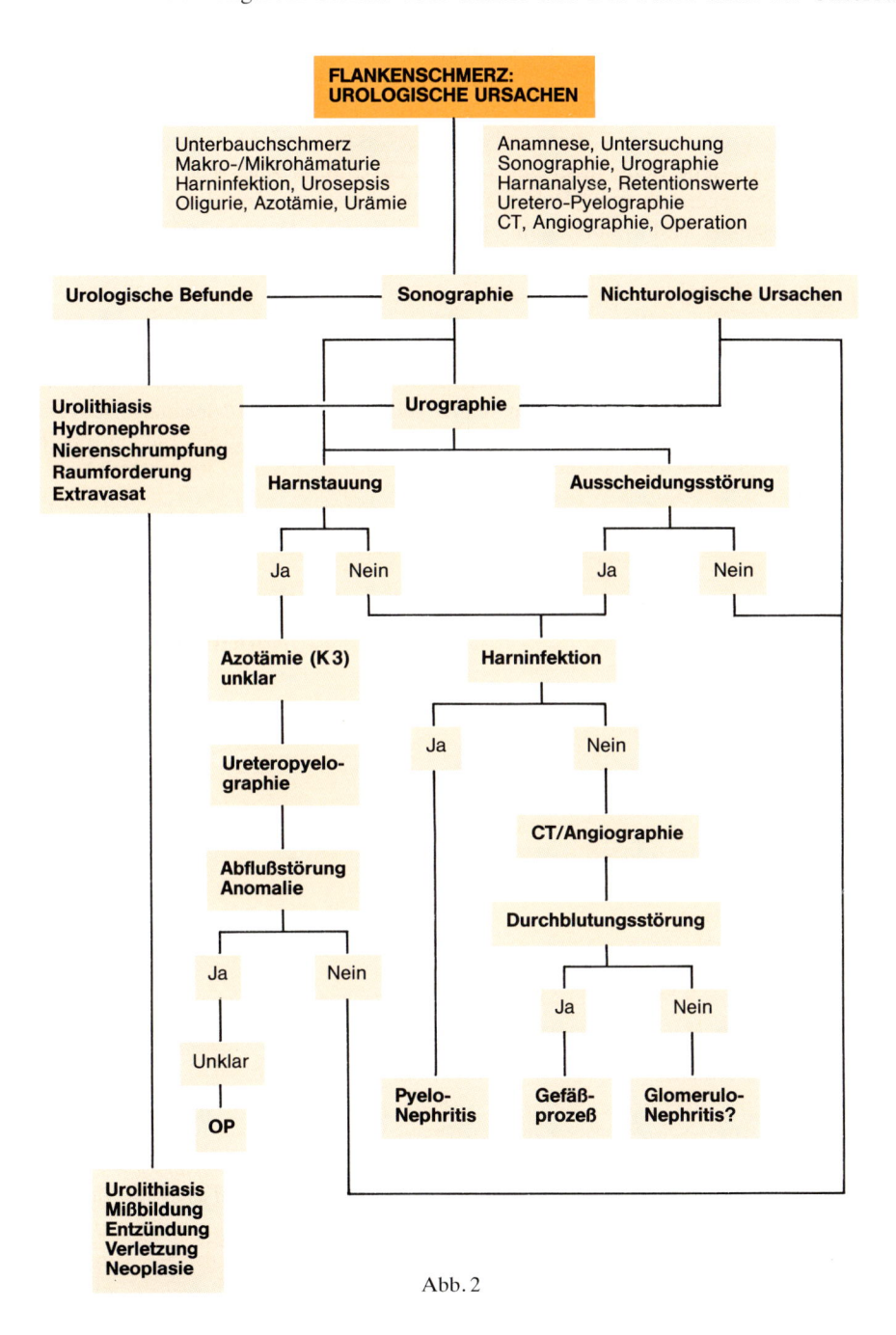

Abb. 2

druckempfindlich tastbar sein. Sie ist auf der Stehaufnahme des Urogramms um mehr als 2 Wirbelkörperhöhen nach unten abgesunken und mit dem unteren Pol um die Querachse nach innen gekippt, aber nur selten gestaut. Auch **Nierentumoren** und **Nierentraumen** können sich anfänglich allein durch Flankenschmerzen anzeigen. Führendes Symptom ist jedoch zumeist eine Makrohämaturie (s. dort).

Die für die Nierenfunktion bedrohlichste Ursache akuter Flankenschmerzen stellen die zentralen Gefäßverschlüsse dar. Sie kommen vergleichsweise selten vor, haben keine typischen Hinweiszeichen und werden daher häufig zu spät erkannt. Beim **arteriellen Niereninfarkt** durch Embolie oder Thrombose bestehen neben anhaltenden Schmerzen Peritonismus, Temperatur- und Blutdruckanstieg, Mikro- und Makrohämaturie. Sonographisch ist die betroffene Seite nicht gestaut. Im Urogramm zeigt sich meist eine stumme Niere, welche im Gegensatz zum Harnleiter- und Nierenvenenverschluß verkleinert ist. Das retrograd dargestellte Hohlraumsystem erscheint normal. Den indirekten oder direkten Nachweis des Gefäßverschlusses geben die Computertomographie und/oder Arteriographie. Die **Nierenvenenthrombose** bietet klinisch die gleichen Symptome wie der arterielle Niereninfarkt, jedoch zusätzlich einen zunehmenden Flankentumor, evtl. linksseitig mit akuter Varikozele (auch im Liegen). Das Sonogramm zeigt eine Volumenzunahme der Niere, im Gegensatz zum Harnleiterverschluß ohne Erweiterung des Hohlraumsystems. Urographisch ist die betroffene Seite stumm und, anders als beim Nierenarterienverschluß, vergrößert. Computertomographie und/oder Angiographie vermitteln die entscheidenden Kriterien.

Differentialdiagnostisches Spektrum

Harnsteine
Nierenkelch-, Nierenbecken-, Harnleiterstein
Nephrokalzinose
    Hyperparathyreoidismus
    Renal-tubuläre Azidose
    Vitamin-D-Überdosierung

Mißbildungen
Zystennieren
Nierenzysten
Markschwammniere
Megakalikose
Kelchdivertikel
Harnleiterabgangsstenose
Megaureter
Ureterozele
Vesiko-ureteraler Reflux

Lagenanomalien
Nierendystopie
Nephroptose

Entzündungen
Unspezifische
   Akute primäre Pyelonephritis (Papillennekrose)
   Akute sekundäre Pyelonephritis (Harnstauung)
Spezifische
   Urotuberkulose
   Echinokokkose
   Bilharziose
Chronische
   Morbus Ormond

Tumoren
Primäre
   Nierenzellkarzinom (Hämaturie)
   Nierenbecken-, Harnleiterkarzinom (Harnstauung)
Sekundäre
   Harnleiterstenose durch Tumorinfiltration oder Lymphknotenmetastasen
   (Uterus-, Ovar-, Prostata-, Hoden-, Rektum-, Sigmakarzinom)

Verletzungen
Nierentrauma
Harnleiterabriß
Harnleiterligatur

Gefäßprozesse
Nierenarterienembolie
Nierenarterienthrombose
Nierenarterienstenose
Nierenarterienaneurysma
Nierenvenenthrombose

Literatur

Harrison J H, Gittes R F, Perlmutter A D, Stamly T A, Walsh P C (eds). Campbell's Urology. 5th ed, Vol 1 und 2. Philadelphia, London, Toronto: Saunders 1985.
Hohenfellner R, Zingg E J (Hrsg). Urologie in Klinik und Praxis, Bd 1, S. 346, 365, 416, 490, 509; Bd 2, S. 749, 800, 852, 875, 879, 899, 1293. Stuttgart, New York: Thieme 1982/83.

Oligurie, Anurie

G. BÖNNER und V. LENT

Definition und Abgrenzung

Die mittlere, tägliche Harnausscheidung eines gesunden Erwachsenen liegt in unseren Breiten in einem Bereich von 1200 bis 1500 ml. Mit dieser Urinmenge werden ca. 1200 mmol harnpflichtige Substanzen des Organismus ausgeschieden. Die minimale Menge an täglicher Harnausscheidung, die zur Elimination der körpereigenen Abbauprodukte unter Fastenbedingungen erforderlich ist, liegt etwa bei 570 ml/d.

Eine noch niedrigere Urinausscheidung muß somit zu einer Retention von harnpflichtigen Substanzen im Organismus führen und deshalb als pathologisch bewertet werden. Urinausscheidungen unter 500 ml/d oder 20 ml/h sind aus diesem Grunde als Oligurie, solche unter 100 ml/d als Anurie definiert.

Die Oligurie oder Anurie ist klinisch nur als unspezifisches Symptom zu bewerten, dessen Ätiologie in den verschiedensten Krankheitsbildern zu suchen ist. In der Klinik hat sich die differentialdiagnostische Einteilung der Oligurie in die drei Hauptgruppen der prärenalen, der renalen und der postrenalen Oligurie gut bewährt (s. Abb. 1), wobei alleine die prärenale Form ca. 80% aller Fälle von Oligo-/Anurie ausmacht. Dem prärenalen und dem postrenalen Nierenversagen mit Oligurie/Anurie ist im Gegensatz zur renalen Oligurie/Anurie gemeinsam, daß sie sich nach Wiederherstellung einer normalen Nierendurchblutung und/oder eines normalen Harnabflusses wieder vollständig zurückbilden können. Eine Ausnahme hiervon bieten nur schwere Formen des Krankheitsbildes, die durch sekundäre Schädigung des Nierengewebes selbst in eine renale Form der Oligurie übergegangen sind. Die renale Oligurie aufgrund einer Nierengewebsschädigung ist therapeutisch weitaus schwieriger anzugehen und geht oft in ein terminales Nierenversagen mit Dialysepflichtigkeit des Patienten über.

Differentialdiagnostisch ist eine Einteilung der Oligurie/Anurie in eine prärenale, postrenale oder renale Form ohne größere Probleme möglich. Während bei postrenaler Oligurie die Ursache des verminderten Harnflusses meist durch ein Abflußhindernis im harnableitenden System erklärt werden kann, sind die pathophysiologischen Mechanismen der prärenalen und renalen Oligurie jedoch nicht immer eindeutig zu klären. Denn in diesen Fällen gibt es mehrere Erklärungen für die Reduktion des Harnflusses, die zum Teil unabhängig von der primären Störung der Nierenfunktion sind:
1. verminderte Reabsorption von tubulärem Natrium und Wasser,
2. Abfall der glomerulären Filtrationsrate,
3. Einschränkung der glomerulären Durchblutung,
4. verminderte Permeabilität der glomerulären Membran und
5. Volumenzunahme des Interstitiums.

Während bei der interstitiellen Nephritis die Volumenzunahme des Interstitiums, bei der Immunkomplexnephritis die verminderte Permeabilität der glomerulären Membran und bei der vaskulären Nephropathie die Einschränkung der glomerulären Durchblutung im Vordergrund stehen, konnte in tierexperimentellen Studien gezeigt werden, daß unabhängig von der Ursache der Oligurie oder Anurie die Reabsorption von Natrium und Wasser durch die Zellen des proximalen Tubulus und der Henleschen Schleife hochgradig eingeschränkt ist.

Die hierdurch bedingte erhöhte Natriumkonzentration im Harn an der Macula densa führt über einen Rückkopplungsmechanismus im Nephron zu einer deutlichen Reduktion des Glomerulumfiltrates mit der Konsequenz der Retention von Wasser und harnpflichtigen Substanzen. Über diesen Mechanismus ist auch zu verstehen, wie ein primäres prärenales Nierenversagen durch die Störung der Tubulusfunktion sekundär in ein renales Nierenversagen übergehen kann, das dann keine direkte Beziehung mehr zum ursprünglich auslösenden Faktor hat.

Diagnostisches Vorgehen

In der Differentialdiagnostik der Oligurie bzw. der Anurie stehen folgende Hilfsmittel zur Verfügung:

Klinik: Anamnese
arterieller Blutdruck
Wässerungszustand (ZVD, Ödeme, Hautturgor, pulmonale Stauung)
Foetor uraemicus
Urämiezeichen (Erbrechen, Bauchschmerzen, Somnolenz, Azidoseatmung, Perikardreiben/-erguß, Pleurareiben/-erguß)

Laborchemie: Harnstoff, Kreatinin im Plasma und im Urin
Natrium und Kalium im Plasma
Proteinkonzentration im Plasma
Hämoglobingehalt
Urinanalyse
spezifische Analysen im Blut, wie in Abb. 3a aufgeführt

Technik: Sonographie
Computertomographie
Radiologie (Abdomenleeraufnahme, ante- und retrograde Pyelographie, Vasographie)
Isotopennephrogramm und ^{131}J-Hippuran-Clearance
Zystoureteroskopie
Nierenbiopsie mit histologischer Untersuchung

Aus dieser Vielzahl von Untersuchungsmöglichkeiten ragen drei besonders hervor, die Anamnese, die spezifischen Laboranalysen, wie sie in der Abbildung 3a aufgeführt sind, und die Sonographie. Im folgenden soll nun ein Leitfaden gegeben werden, wie man mit Hilfe dieser drei einfachen Möglichkeiten die Primärdiagnose relativ eng einkreisen kann. Eine klinisch wichtige und in der Regel rasch mögliche Zuteilung der Oligurie/Anurie zu einem akuten oder chronischen Nierenversagen ist in der Regel schon anhand der Anamnese möglich. Sollte dies nicht gelingen, sei es, weil keine Vorbefunde bekannt sind oder der Patient aufgrund einer Bewußtseinsstörung keine Angaben mehr machen kann, so bietet sich als erster diagnostischer Schritt die Sonographie an, die sich in der Differentialdiagnostik des Nierenversagens hervorragend bewährt hat (Abb. 1).

Während die Pyelographie und die Isotopennephrographie im Stadium der Anurie kaum brauchbare Ergebnisse ermöglichen, ist es mit der Computertomographie und der Sonographie möglich, klare differentialdiagnostische Aussagen zu treffen. Hierbei ist der **Sono-**

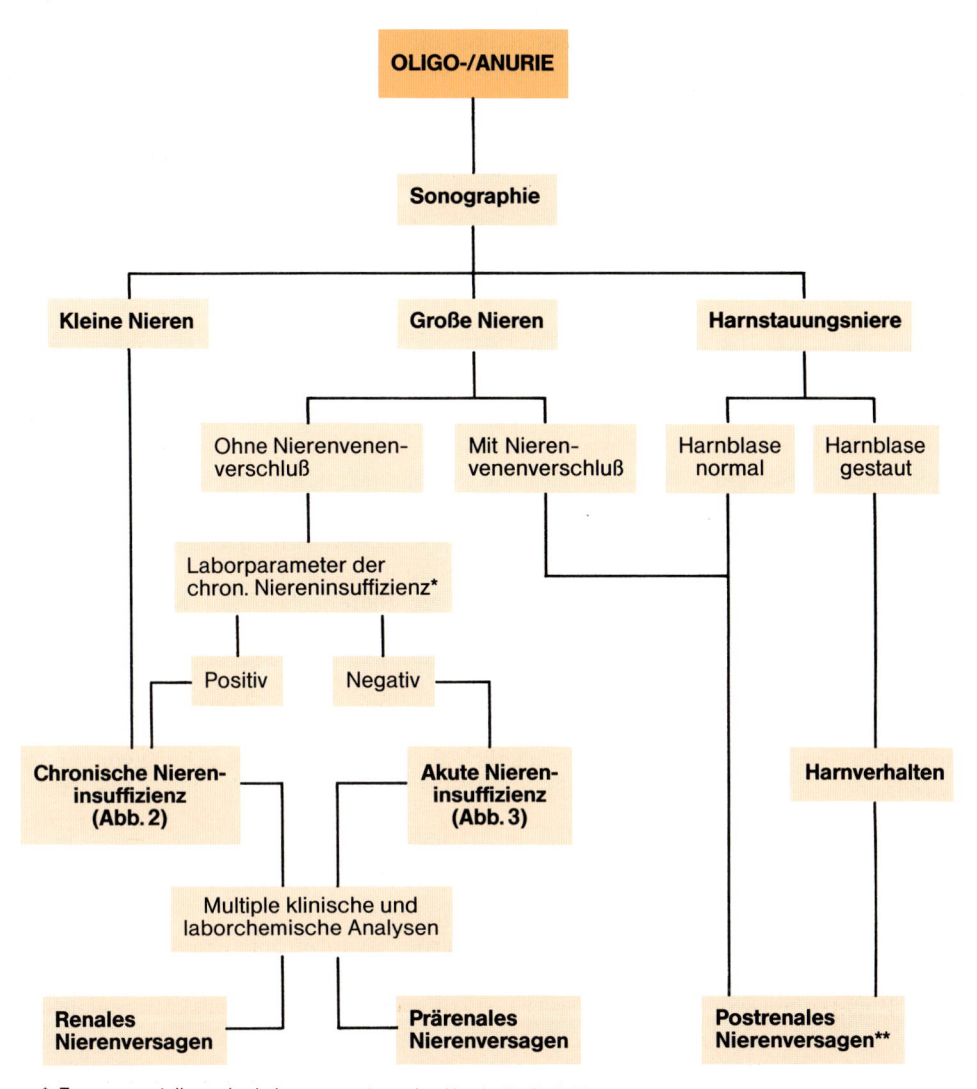

```
                    ┌─────────────────────┐
                    │   OLIGO-/ANURIE     │
                    └──────────┬──────────┘
                               │
                    ┌──────────┴──────────┐
                    │     Sonographie     │
                    └──────────┬──────────┘
```

Flowchart (Abb. 1):

- **OLIGO-/ANURIE** → **Sonographie**
  - **Kleine Nieren**
  - **Große Nieren**
    - Ohne Nierenvenenverschluß → Laborparameter der chron. Niereninsuffizienz*
      - Positiv → **Chronische Niereninsuffizienz (Abb. 2)**
      - Negativ → **Akute Niereninsuffizienz (Abb. 3)**
    - Mit Nierenvenenverschluß → **Akute Niereninsuffizienz (Abb. 3)**
  - **Harnstauungsniere**
    - Harnblase normal
    - Harnblase gestaut → **Harnverhalten**

Multiple klinische und laborchemische Analysen:
- **Renales Nierenversagen**
- **Prärenales Nierenversagen**
- **Postrenales Nierenversagen****

* Zusammenstellung der Laborparameter s. im Abschnitt: Definition und Abgrenzung

** Ursachen des postrenalen Nierenversagens s. Tab. 1.

Abb. 1

graphie eindeutig der Vorzug zu geben, da sie im Vergleich mit der Computertomographie einfacher, sparsamer und ohne Strahlenbelastung des Patienten durchzuführen ist.

Die Ultraschalluntersuchung der Nieren läßt eine sichere Beurteilung der Nierengröße zu. Verkleinerte Nieren beiderseits sind ein deutlicher Hinweis auf eine schon länger bestehende Erkrankung der Nieren und lassen eine chronische Niereninsuffizienz wahrscheinlich werden. Große Nieren an sich sind ein noch relativ unspezifischer Parameter, auch wenn sie bei Oligurie eher auf ein akutes Krankheitsbild hinweisen. Entscheidend, ob ein akutes oder chronisches Nierenversagen bei sonographisch großen Nieren vorliegt, ist die weitere Diagnostik mit laborchemischen Analysen. Hierbei soll sich primär das Augenmerk auf jene

Parameter richten, die in typischer Konstellation auf eine chronische Nierenerkrankung mit terminalem Nierenversagen hinweisen. Folgende Veränderungen im Blut sind unter Umständen auf eine chronische Niereninsuffizienz zurückzuführen, wenn sie schon zu Beginn der Oligurie/Anurie vorhanden sind:
1. Hämoglobin erniedrigt,
2. Harnstoff und Kreatinin erhöht,
3. Kalium erhöht,
4. Kalzium erniedrigt,
5. Phosphat erhöht,
6. Bikarbonat erniedrigt.

Neben der Beurteilung der Nierengröße läßt sich mittels Sonographie selten auch eine Aussage über die Nierengefäße machen. Die Darstellung einer Nierenarterienstenose und eines Verschlusses der Nierenvenen durch eine Thrombose oder Tumorgewebe ist technisch möglich, gelingt wohl aber nur einem sehr erfahrenen Untersucher. Als weiteres Kriterium für die Differentialdiagnose dient der Zustand des harnableitenden Systems. Besonders gut läßt sich eine Erweiterung des Nierenbeckens und des Ureters im Sinne einer Harnstauung feststellen. Ferner kann im selben Untersuchungsgang geprüft werden, ob auch die Harnblase gestaut ist oder ob in diesem Bereich der Harnabfluß ungestört ist.

Zusammenfassend läßt sich somit aufgrund der Nierengröße, der Nierengefäße, des Nierenbeckens und Ureters sowie der Harnblase eine weitgehende ätiologische Zuordnung der Oligurie/Anurie vornehmen, wobei ein Harnverhalten und postrenales Nierenversagen rasch abgegrenzt werden können. Die genaue Einteilung in akutes und chronisches Nierenversagen sowie in eine prärenale und renale Nierenfunktionsstörung ist durch die Sonographie wesentlich erleichtert, kann letztlich aber nur unter Hinzuziehung von typischen Laborparametern und eventueller anamnestischer Ereignisse sowie klinischer Befunde erfolgen. Bezüglich der Laborparameter zur weiteren Differenzierung des akuten oder chronischen Nierenversagens sei auf die Abbildungen 2a, b und 3a hingewiesen. Anamnestische und klinische Beobachtungen können ebenfalls richtungweisend sein, da es nicht ausgeschlossen ist, daß sich auf eine schon vorbestehende chronische Niereninsuffizienz ein akutes Nierenversagen unterschiedlicher Genese (Abb. 3) aufpfropfen kann.

Die Abb. 1 gibt diesen differentialdiagnostischen Untersuchungsgang wieder und zeigt auf, daß die Entscheidungsmerkmale in der Diagnostik zum Teil mehrere Faktoren gleichzeitig umfassen und nicht auf eine einzige Ja/Nein-Diskriminierung reduziert werden können. Die Diagnose prärenales oder renales Nierenversagen als Ursache der Oligurie/Anurie kann zuverlässig nur nach Sicherung des Krankheitsbildes gestellt werden und ist im wesentlichen nur für die Prognose des Krankheitsgeschehens und weniger für die Therapie von Bedeutung. Aus diesem Grund soll im folgenden die differentialdiagnostische Überlegung nicht nach der Lokalisation der Ursache sondern nur nach der relativ einfachen Zuordnung der Oligurie zu einer chronischen oder einer akuten Niereninsuffizienz erfolgen (s. Abb. 2 für den chronischen Verlauf und Abb. 3 für den akuten Verlauf).

Terminale chronische Niereninsuffizienz (Abb. 2a, b)

Ist mit Hilfe der Anamnese, der laborchemischen Untersuchungen (Abb. 1) oder der Sonographie (kleine Nieren) die Oligurie/Anurie auf eine chronische Niereninsuffizienz zurückzuführen, so müssen in der weiteren Differentialdiagnostik die in Frage kommenden Nierenerkrankungen Schritt für Schritt ausgeschlossen oder bestätigt werden. Neben der

TERMINALE CHRONISCHE NIERENINSUFFIZIENZ

Sonographie: Kleine Nieren

- Papillenverkalkung — Ja →
  - 1. Nephrokalzinose
  - 2. Analgetikanephropathie
- Nein ↓

Anamnese: Nierenerkrankung Herkunft, Familiäre Prädisposition, Schwerhörigkeit — Ja →
  - 3. Pyelonephritis
  - 4. Glomerulonephritis
  - 5. Interstitielle Nephritis
  - 6. Vaskuläre Nephropathie
- Nein ↓

Labor:
- Nachweis von HbS — Ja → 7. Sichelzellanämie
- Harnsäure im Serum erhöht — Ja → 8. Uratnephropathie
- Nachweis von Analgetika im Urin — Ja → 2. Analgetikanephropathie
- Nein ↓

Angiographie: Vaskulopathie — Ja → 6. Vaskuläre Nephropathie
- Nein ↓

Nierenbiopsie: Pathologischer Befund — Ja →
  - 3. Pyelonephritis
  - 4. Glomerulonephritis
  - 5. Interstitielle Nephritis

Untersuchungen wegen der möglichen Komplikationen nur bei strenger Indikation vornehmen.

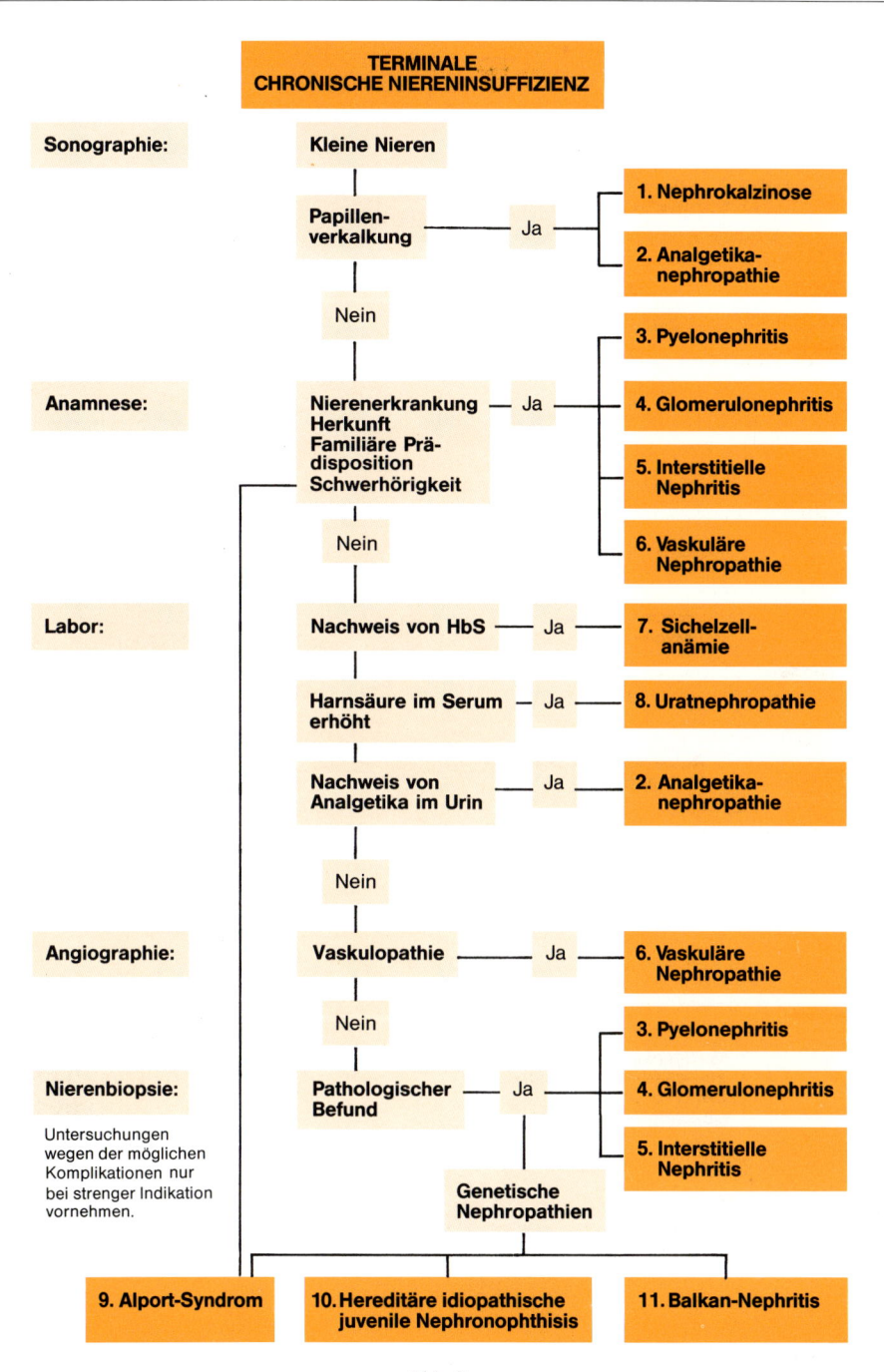

Genetische Nephropathien:
- 9. Alport-Syndrom
- 10. Hereditäre idiopathische juvenile Nephronophthisis
- 11. Balkan-Nephritis

Abb. 2a

```
                    ┌─────────────────────────┐
                    │  TERMINALE              │
                    │  CHRONISCHE NIERENINSUFFIZIENZ │
                    └─────────────────────────┘
```

Sonographie: Normale oder große Nieren

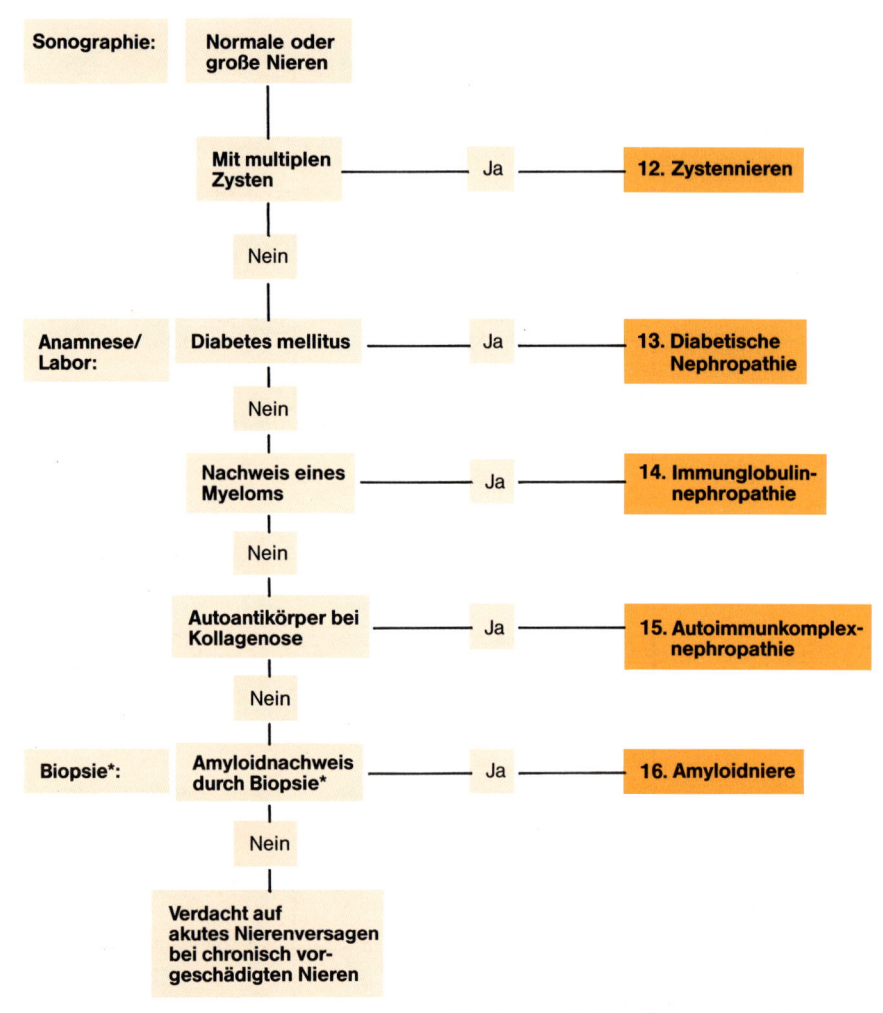

    Mit multiplen Zysten ── Ja ── **12. Zystennieren**
           │
          Nein

Anamnese/Labor: Diabetes mellitus ── Ja ── **13. Diabetische Nephropathie**
           │
          Nein
           │
    Nachweis eines Myeloms ── Ja ── **14. Immunglobulinnephropathie**
           │
          Nein
           │
    Autoantikörper bei Kollagenose ── Ja ── **15. Autoimmunkomplexnephropathie**
           │
          Nein

Biopsie*: Amyloidnachweis durch Biopsie* ── Ja ── **16. Amyloidniere**
           │
          Nein
           │
    Verdacht auf akutes Nierenversagen bei chronisch vorgeschädigten Nieren

* Biopsie wegen der Komplikationen nur bei strenger Indikation vornehmen.

Abb. 2b

Anamnese kann als einfachstes und schnellstes Entscheidungsmerkmal die Größenbeurteilung der Nieren im Sonogramm dienen. Eine schon länger bestehende Krankheitsanamnese mit Schmerzmittelabusus, rezidivierenden Harnwegsinfekten, arteriosklerotischen Vaskulopathien oder chronischen Glomerulonephritiden ordnen bei sonographisch **beiderseits kleinen Nieren** die Oligurie/Anurie am ehesten einer chronischen Nephropathie zu (Abb. 2a). Die wichtigsten Nierenerkrankungen dieser Gruppe sind die Analgetikanephropathie, die Pyelonephritis, die Glomerulonephritiden unterschiedlicher Genesen, die interstitiellen Nephritiden und die vaskuläre Nephropathie.

Die rein **interstitielle Nephritis** (5.) umfaßt eine große Gruppe von Krankheitsbildern, von denen erwähnt werden sollen der Analgetikaabusus, die Hyperurikämie, die Nephrokalzinose, die Strahlennephritis, die Sichelzellanämie und die Balkan-Nephropathie. Anamnestisch und laborchemisch problemlos lassen sich eine Gicht oder eine Hyperkalzämie als Ursache der interstitiellen Nephropathie eruieren.

Da eine Erhöhung der Harnsäurekonzentration im Serum bei nahezu jeder chronischen Niereninsuffizienz festzustellen ist, ist die Diagnose der **Uratnephropathie** (8.) oft nur schwierig zu stellen. Richtungweisend können eine familiäre Anamnese, eine Arthritis urica und eventuell eine arterielle Hypertonie (bei 50% der Fälle) sein. Auch sekundäre Hyperurikämien bei vermehrtem Zellzerfall nach Bestrahlung oder Chemotherapie von Tumoren sowie bei Hämoblastosen können zu einer Niereninsuffizienz führen.

Die **Strahlennephritis** tritt Monate nach einer Bestrahlung der Nieren mit einer Dosis von ungefähr 2000 rd auf. Niedrigere Dosen zwischen 500 und 2000 rd sind in einigen Fällen schon von einer renalen Hypertonie gefolgt, die als Ausdruck einer beginnenden Nierenschädigung aufzufassen ist. Die **Sichelzellanämie** (7.) und die **Balkan-Nephritis** (11.) sind durch die typische Anamnese (Familie und Herkunft) sowie durch spezifische Laboruntersuchungen zu sichern (HbS-Nachweis, β_2-Mikroglobulin-Ausscheidung).

Der Analgetikaabusus als Grundlage der **Analgetikanephropathie** (2.) ist oft durch die mangelnde Kooperation der Patienten nicht sicher zu eruieren. Hier können laborchemische Untersuchungen weiterhelfen, die erhöhte Lipidspiegel im Blut anzeigen oder die Analgetika und ihre Abbauprodukte direkt im Urin oder Blut nachweisen.

Ein weiterer Hinweis auf eine Analgetikanephropathie kann der sonographische Befund einer kranzförmig angeordneten Papillenverkalkung sein. Dieser Befund bedarf jedoch weiterer differentialdiagnostischer Abklärung einer eventuellen **Nephrokalzinose** (1.), zu der am häufigsten ein primärer Hyperparathyreoidismus, eine Vitamin-D-Überdosierung, ein Morbus Boeck, ein Milch-Alkali-Syndrom, eine Hyperthyreose sowie eine Markschwammniere führen können.

Zwei wesentliche chronische Nierenerkrankungen lassen sich in der Regel anamnestisch erfassen: Die **pyelonephritische Nierenerkrankung** (3.) hat schon vor dem Eintreten der Oligurie/Anurie zu den typischen klinischen Veränderungen wie Bakteriurie, Leukozyturie, Nierenschmerzen und röntgenologisch nachweisbaren Deformierungen am Nierenbeckenkelchsystem geführt. Auch die **glomerulonephritische Nierenerkrankung** (4.) ist an den schon länger bestehenden Symptomen der Erythrozyturie, Proteinurie und eventuellen arteriellen Hypertonie zu erkennen. Die **vaskuläre Nephropathie** (6.) ist oft im Rahmen einer allgemeinen Arterioarteriolosklerose zu beobachten, die parallel zu anderen Organschäden wie Kardiomyopathie, Retinopathie oder Polyneuropathie führen kann. In seltenen Fällen kann auch eine doppelseitige Nierenarterienstenose zu einer Oligurie/Anurie führen. Eine gleichzeitig bestehende arterielle Hypertonie kann den klinischen Befund deutlich verschlechtern und eventuell über eine maligne Nephrosklerose zu einer terminalen Niereninsuffizienz mit Rückgang der Harnproduktion führen.

Ist im Ablauf der Diagnostik bei dem Patienten mit Oligurie/Anurie und sonographisch kleinen Nieren die Anamnese in bezug auf frühere Nierenerkrankungen unauffällig, so kann ein mehrfach erhöht gemessener Harnsäurewert im Serum ein Hinweis auf eine chronische Uratnephropathie sein. Ist auch hierüber keine weitere Klärung der Oligurie bei sonographisch kleinen Nieren möglich, so bieten sich im Verlauf der weiteren Differentialdiagnostik eine Angiographie zur Darstellung einer Angiopathie oder eine Nierenbiopsie zum Nachweis einer chronischen Pyelonephritis oder Glomerulonephritis oder interstitiellen Nephritis an. Auch eventuelle **genetische Nephropathien** (9.–11.) wie das Alport-Syndrom, die hereditäre idiopathische juvenile Nephronophthisis sowie die Balkan-Nephritis lassen sich bei entsprechender Klinik letztlich nur durch die Biopsie und den darüber gewonnenen histopathologischen Befund klären. Jedoch muß einschränkend bemerkt werden, daß sowohl die Angiographie als auch die Nierenbiopsie mit Risiken für den Patienten verbunden sind und in der Regel keine spezifischen therapeutischen Konsequenzen aus der exakten Diagnose abgeleitet werden können. Aus diesem Grunde sollte die Indikation zu diesen beiden Untersuchungen nur in Ausnahmefällen gestellt werden (s. Abb. 3b). Denn allen verschiedenen Formen der terminalen Niereninsuffizienz bei deutlich verkleinerten Nieren ist das gleiche Therapiekonzept – die Dauerdialyse – gemeinsam.

Bei terminaler, chronischer Niereninsuffizienz und sonographisch **nicht verkleinerten Nieren** konzentrieren sich die differentialdiagnostischen Maßnahmen auf wenige spezifische Krankheitsbilder.

Lassen sich sonographisch multiple Zysten in beiden Nieren feststellen und diese unter Umständen auch durch die abdominale Palpation bestätigen, so ist das Vorliegen von **Zystennieren** (12.) wahrscheinlich. Diese Form der Nierendegeneration führt in der Regel im 4./5. Lebensjahrzehnt zur terminalen Niereninsuffizienz mit Oligurie/Anurie.

Sind die Nieren jedoch ohne polyzystische Degenerationen, so kann oft die Anamnese in der Differentialdiagnostik weiterhelfen. Besteht bei dem Patienten schon über Jahre ein Diabetes mellitus, besonders ein Diabetes vom juvenilen Typ, so ist bei sonst leerer Anamnese in bezug auf andere Nierenerkrankungen eine **diabetische Nephropathie** (13.) als Ursache der Niereninsuffizienz anzunehmen.

Des weiteren kann eine Niereninsuffizienz mit Oligurie/Anurie bei sonographisch großen Nieren einem bekannten Myelom, einer Autoimmunerkrankung im Sinne einer Kollagenose oder auch einer Amyloidose zugeordnet werden. Sind anamnestisch diese Erkrankungen nicht bekannt, so müssen sie bei dem unklaren klinischen Befund der Oligurie und sonographisch großen Nieren durch die Bestimmung spezifischer Parameter ausgeschlossen oder bestätigt werden. Für den Diabetes mellitus und die diabetische Nephropathie sind dies eine lange Diabetes-Anamnese, der Nachweis von erhöhten Blutzuckerspiegeln sowie die typischen Gefäßveränderungen der Retina bei diabetischer Retinopathie; Bestimmungen der Zuckerausscheidung im Urin sind aufgrund der Oligurie/Anurie nicht mehr sicher möglich. Durch den Nachweis von pathologischen Konzentrationen der Immunglobuline, von Paraproteinen, von Knochendestruktionen und einer Knochenmarkverdrängung kann ein Myelom diagnostiziert werden und die terminale Niereninsuffizienz mit Oligurie einer **Immunglobulinnephropathie** (14.) zugeordnet werden.

Durch die Bestimmung von speziellen Autoantikörpern gelingt in der Regel der Nachweis einer **Kollagenose** wie Lupus erythematodes (Anti-DNS-AK) und Sklerodermie (antinukleäre AK). Bei diesen Erkrankungen sowie bei der zu diesem Formenkreis gehörenden Panarteriitis nodosa und der Wegenerschen Granulomatose sollte die Diagnose durch die histologische Untersuchung von Biopsiematerial (Haut, Muskulatur, Granulom, Niere) bestätigt und erhärtet werden (Details s. Kapitel »Gelenk-, Knochen- und Muskelschmerzen«). Kann eine dieser Autoimmunerkrankungen als Ursache für die Oligurie/Anurie verantwortlich gemacht werden, so bezeichnet man die Nierenerkrankung als **Autoimmunnephropathie** (15.).

Die **Amyloidniere** (16.) kann letztlich nur histologisch im Nierenbiopsiematerial nachgewiesen werden. Jedoch besteht auch eine gute Korrelation zum Amyloidbefall des Rektums, dessen bioptische Untersuchungen für den Patienten weniger eingreifend ist. Der biochemische Nachweis von Amyloid A, einem Akut-Phasen-Protein, weist auf eine Amyloidose mit annähernd 100%iger Nierenbeteiligung hin. Der Nachweis von Amyloid L, eventuell einem Bruchstück der Immunglobulinleichtketten, gelingt meist bei Amyloidosen im hohen Alter – sog. Altersamyloidose –. Sie führt in der Regel nur in 30–50% der Fälle zu einem Befall der Nieren. Der Verdacht auf eine Amyloidose besteht bei chronischen eitrigen Entzündungen, bei Tuberkulose, bei Lues und bei familiären Erkrankungen, wie dem familiären Mittelmeerfieber.

Sind alle diese Befunde negativ und die Nieren nicht verkleinert, anhand der in der Einleitung angegebenen Laborparameter jedoch eine chronische Niereninsuffizienz wahrscheinlich, so besteht die Möglichkeit, daß bei chronisch vorgeschädigten Nieren mit noch kompensierter Niereninsuffizienz unabhängig von der primären Nierenschädigung ein akutes Krankheitsbild zu einem akuten Nierenversagen mit Oligurie/Anurie führte. Diese Vermischung der klinischen Diagnosen kann unter Umständen erhebliche differentialdiagnostische Probleme bereiten und in einigen Fällen eine endgültige Diagnose mit Klärung der Ätiologie der Oligurie/Anurie unmöglich machen.

Akute Niereninsuffizienz (Abb. 3a, b)

Die Oligurie/Anurie auf der Basis eines akuten Nierenversagens verlangt rasche differentialdiagnostische Schritte, da sich die eingeschränkte Nierenfunktion je nach der Diagnose durch gezielte Behandlungsmaßnahmen wieder in kurzer Zeit normalisieren läßt.

Als ein besonders wichtiges diagnostisches Kriterium für die akut einsetzende Oligurie/Anurie ist die Krankheitsanamnese des Patienten. Sie sollte auf jeden Fall genau erforscht werden, bei Bewußtlosigkeit des Patienten auch als Fremdanamnese. Ein prärenales Nierenversagen durch eine Hypovolämie oder durch einen Kreislaufkollaps kann auf diese Weise sofort erfaßt und so die Diagnose des **hypovolämischen Nierenversagens** (7.) oder der **arteriellen Perfusionsstörung mit Nierenversagen** (6.) gestellt werden (Tab. 1).

Tab. 1. **Wesentliche Ursachen des prärenalen Nierenversagens als Ursache der Oligurie.**

Arterieller Blutdruckabfall

Zentral:	arteriosklerotische Durchblutungsstörungen
	vasovagale Synkope (Schmerz, Schreck u. a.) mit längeren hypotonen Zuständen
Kardial:	Herzrhythmusstörungen (Bradykardie, Asystolie, Tachykardie, AV-Block III°)
	Myokardinsuffizienz, besonders bei Herzinfarkt
	Perikarderguß mit hämodynamischer Wirksamkeit
	Syndrom des hypersensitiven Karotissinus mit längeren hypotonen Zuständen
Peripher:	Anaphylaxie
	Pankreatitis
	toxische Vasodilatation

Intravasale Hypovolämie

Blutungsschock
Exsikkose:	Erbrechen
	gesteigerte Diurese (iatrogen, Hyperkalzämie und Hypokaliämie)
	Diarrhoe
	gesteigerte Transpiration bei ungenügender Zufuhr
	Diabetes insipidus bei ungenügender Flüssigkeitszufuhr

Verbrennungsschock
Leberzirrhose mit ausgeprägtem Aszites
Hypoproteinämie mit ausgeprägten Ödemen

```
                    AKUTE NIERENINSUFFIZIENZ
                              |
                          Anamnese
                              |
   ┌──────────┬──────────┬────┴─────┬──────────────┐
  Leer      Leer,      Myelom    Muskel-        Gicht,
          evtl. Infekt           quetschung    Zytostatika
```

| Labor-analysen | Mikro-hämaturie + dysmorphe Erythro-zyten + | Bence-Jones-Proteine + | LDH ↑ CKMM ↑ Myoglobinurie + | Harnsäure ↑ |

- **Rapid-progressive Glomerulo-nephritis** (s. Abb. 2 a [4])
- Immunglobulin-Nephropathie (s. Abb. 2 b [13])
- **1. Crush-Niere**
- **2. Interstitielles Nierenversagen**
- Negativ*

Renales Nierenversagen

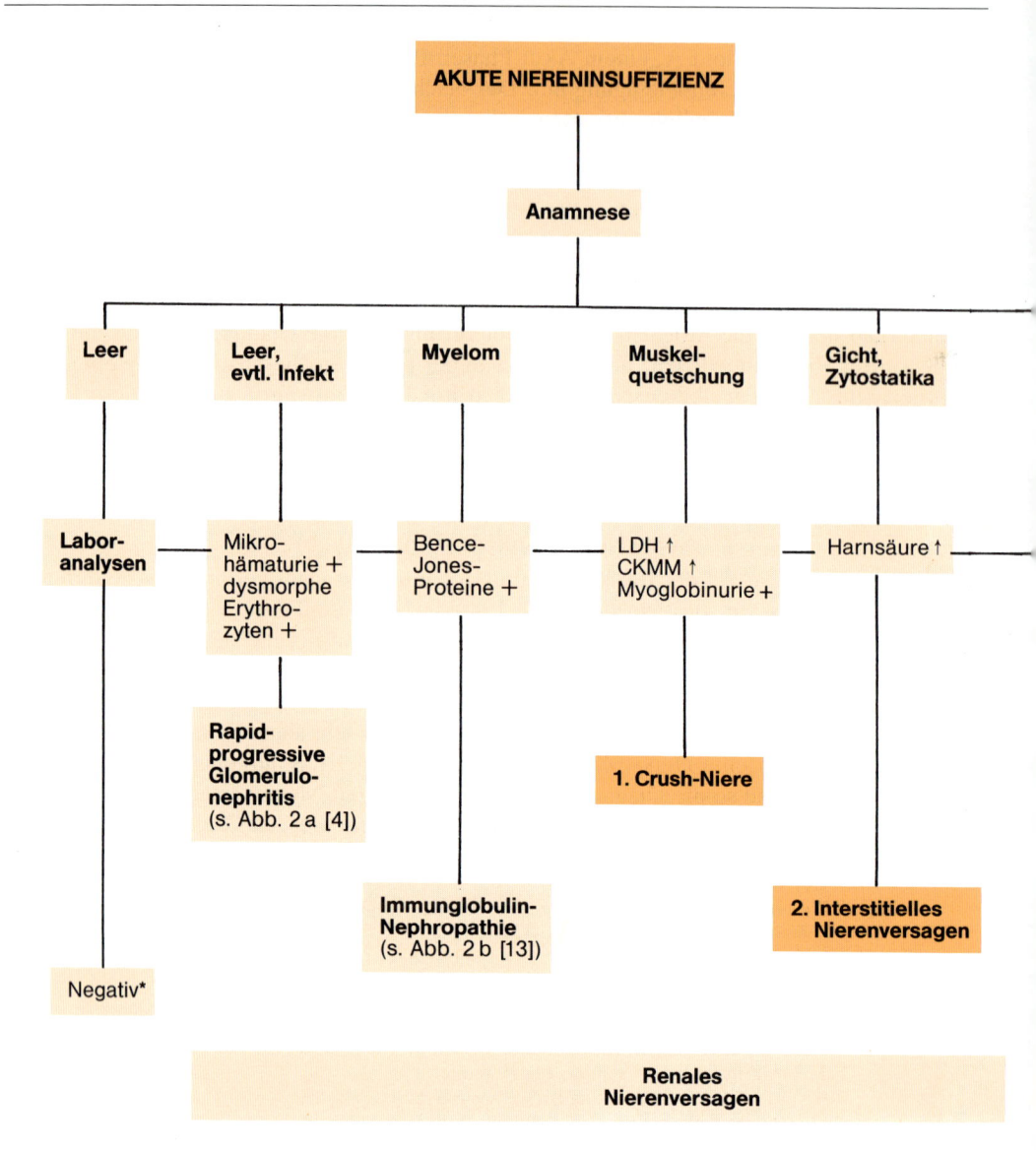

* Schema der weiteren Differentialdiagnostik
s. Abb. 3 b

Abb. 3 a

War anamnestisch der Kreislaufkollaps mit Fieber und Schüttelfrost vergesellschaftet, so liegt der Verdacht nahe, daß die Oligurie/Anurie auf ein **septisches Nierenversagen** (5.) nach akuter Kreislaufdepression zurückzuführen ist. Auch andere Formen des akuten Nierenversagens sind unter Umständen schon durch eine genaue Anamnese zu erfassen. So kann ein Schüttelfrost nach Bluttransfusion, Seifenabort oder bei schweren viralen Infekten auch auf eine hämolytische Krise zurückzuführen sein und so den diagnostischen Blick auf ein **hämolytisches akutes Nierenversagen** (4.) richten. Hinweise auf die Einnahme von Giftstoffen oder nephrotoxischen Medikamenten lenken die differentialdiagnostischen Überlegungen

| Gifte, toxische Medikamente | Schüttelfrost | Kollaps | Hypovolämie |

| Giftnachweis + Medikamentenspiegel + Bakterientoxine + | LDH ↑ Hämoglobin ↓ Haptoglobin ↓ Bilirubin ↑ | Leukozyten ↑ Blutkultur + | Unspezifisch | Osmolalität ↓ Serumnatrium ↑ Urinnatrium ↑ Plasmaprotein ↑ Serumcalcium ↑ Serumkalium ↑ |

3. Toxisches Nierenversagen

4. Hämolytisches Nierenversagen

5. Septisches Nierenversagen

6. Perfusionsstörung mit Nierenversagen

7. Hypovolämisches Nierenversagen

Prärenales Nierenversagen

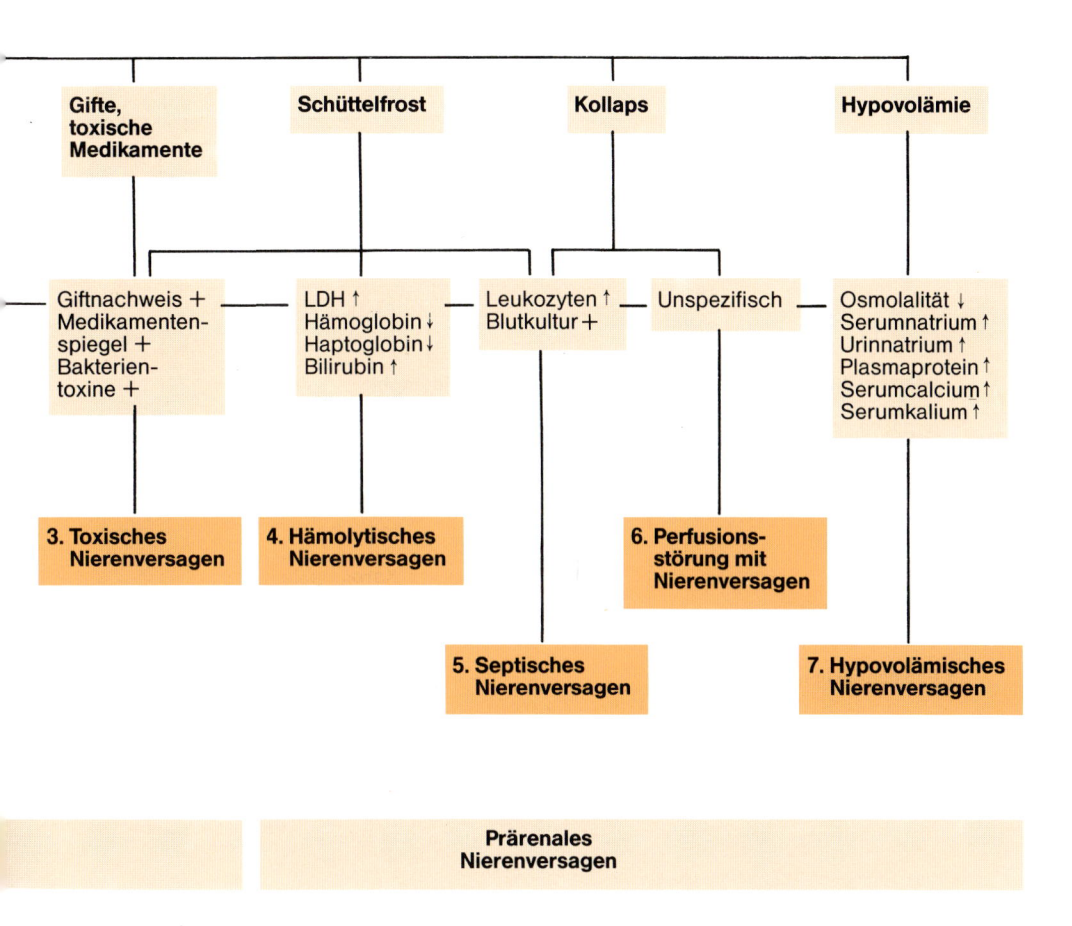

bei Oligurie auf ein **toxisches Nierenversagen** (3.). Ein **akutes interstitielles Nierenversagen** (2.) als Ursache der Oligurie/Anurie darf angenommen werden, wenn bei sonst leerer Anamnese die Oligurie im Rahmen einer Gicht mit Gichtanfällen oder einem Harnsäureanstieg im Blut bei einer aggressiven Zytostatikatherapie aufgetreten ist. Eine besondere Form des akuten renalen Nierenversagens kann nach schweren **Unfällen mit ausgedehnten Muskelquetschungen** (1.) wie nach Verschüttung auftreten. Fehlen alle diese anamnestischen Hinweise, der Verdacht auf ein akutes Nierenversagen bleibt jedoch bestehen, so müssen neben der Klinik die laborchemischen Analysen weiterhelfen, die Oligurie/Anurie differen-

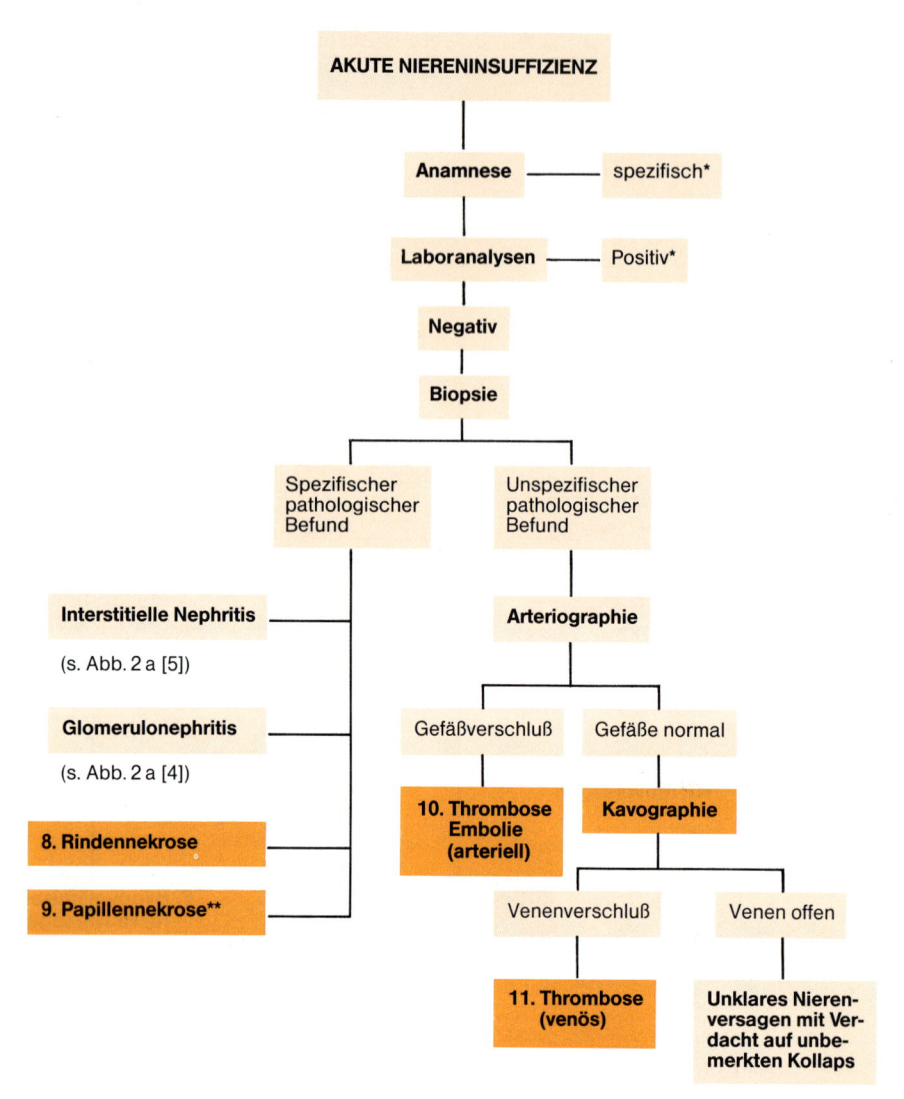

```
AKUTE NIERENINSUFFIZIENZ
         │
     Anamnese ───── spezifisch*
         │
     Laboranalysen ───── Positiv*
         │
       Negativ
         │
       Biopsie
         │
   ┌─────┴─────┐
Spezifischer   Unspezifischer
pathologischer pathologischer
Befund         Befund
                   │
               Arteriographie
                   │
            ┌──────┴──────┐
       Gefäßverschluß   Gefäße normal
            │               │
       10. Thrombose    Kavographie
       Embolie              │
       (arteriell)    ┌─────┴─────┐
                  Venenverschluß  Venen offen
                      │               │
                 11. Thrombose    Unklares Nieren-
                 (venös)          versagen mit Ver-
                                  dacht auf unbe-
                                  merkten Kollaps

Interstitielle Nephritis
(s. Abb. 2a [5])

Glomerulonephritis
(s. Abb. 2a [4])

8. Rindennekrose

9. Papillennekrose**
```

* Schema der weiteren Differentialdiagnostik s. Abb. 3a
** Histologische Diagnose durch Untersuchung von im Urin ausgeschiedenem, abgestoßenem Papillengewebe.

Abb. 3b

tialdiagnostisch zu klären. Die meisten Laborparameter, die in der Abb. 3a aufgeführt sind, sind in jedem Routinelabor möglich. Probleme bereitet jedoch der Nachweis von toxischen Substanzen, da er nur in Speziallabors oder -instituten gelingt und für einige Substanzen eventuell gar nicht zu ermöglichen ist. In diesen Fällen bleibt dann die Anamnese alleiniges Mittel zur Diagnosesicherung. Aus diesem Grunde ist in der Tab. 2 eine Zusammenstellung der wesentlichen **nephrotoxischen Substanzen** (3.) und **Medikamentengruppen** wiedergegeben:

Tab. 2. **Zusammenstellung einiger wesentlicher nephrotoxischer Substanzen.**

Medikamente

Butazolidin
Aminoglykoside
Sulfonamide
Bacitracin
Cephalosporine
Polymyxin B
Amphotericin B
Paraaminosalicylsäure
Rifampicin
Goldhaltige Präparate
Platinhaltige Präparate
Kontrastmittelgabe bei Plasmozytomniere
Vancomycin
Cimetidin
Allopurinol
Angiotensin-Conversionsenzym-Hemmer

Pflanzliche und tierische Gifte

Schlangengifte
Spinnengifte
Gift des Knollenblätterpilzes
Crotonöl

Schwermetalle und Chemikalien

Blei
Gold
Platin
Chrom
Quecksilber
Cadmium
Thallium
Arsen
Wismuth
Phosphor
Tetrachlorkohlenstoff
Chloroform
Methylalkohol
Phenol
Toluol
Pestizide
Insektizide

Sollte bei leerer Anamnese auch das Ergebnis der laborchemischen Analysen negativ sein, der Verdacht auf ein akutes Nierenversagen jedoch weiterbestehen, so müssen in der weiteren Differentialdiagnostik eingreifendere Untersuchungen vorgenommen werden. Insbesondere bieten sich zwei Maßnahmen an, die Nierenbiopsie – offen unter Sicht oder als perkutane Punktion unter sonographischer Kontrolle – und die Angiographie zur Darstellung der arteriellen und venösen Nierengefäße. Bei diesen beiden diagnostischen Maßnahmen besteht für den Patienten ein erhöhtes Risiko; dessen sollte sich der Untersucher bewußt sein und die Indikation zu diesen Untersuchungen streng genug stellen. Im Vergleich der Wertigkeit der Biopsie mit derjenigen der Angiographie sollte der Nierenbiopsie der Vorzug gegeben werden. Denn einer akuten Oligurie/Anurie vaskulärer Genese läge ein doppelseitiger Gefäßverschluß zugrunde, was einer ausgesprochen seltenen Erkrankung entspräche. Von wesentlich größerer Bedeutung können akute Gefäßverschlüsse bei Patienten mit nur einer funktionstüchtigen Niere werden. Hier kann unter Umständen bei klinischem Verdacht (akuter Flankenschmerz, Endokarditis, Herzrhythmusstörung, Aortenaneurysma) die Angiographie der Biopsie vorgezogen werden.

Bei chronisch progredienter Niereninsuffizienz ist eine Nierenbiopsie in der Regel nicht indiziert, da ihr Ergebnis ohne therapeutische Konsequenz bleibt. Bei rasch fortschreitender Niereninsuffizienz mit Oligo-/Anurie kann jedoch eine Nierenbiopsie indiziert sein, wenn die Nierenfunktionsstörung weder anamnestisch noch laborchemisch zu erklären ist und der Verdacht auf eine immunologische Erkrankung mit renaler Beteiligung besteht. Zu diesen Krankheitsbildern zählen in erster Linie die rapid progressive Glomerulonephritis, das Goodpasture-Syndrom und die Kollagenosen.

Durch die Nierenbiopsie gelingt es in der Regel, ausreichend Rindengewebe für die histopathologische und immunhistologische Untersuchung zu gewinnen. Durch diese histologischen Untersuchungen können drei Gruppen der Nierenerkrankungen abgegrenzt werden. Hierbei handelt es sich um die Glomerulonephritiden, die interstitiellen Nephritiden und die Nierenrindennekrose. Die **Glomerulonephritiden** (vgl. Abb. 2a [4.]) können immunhistologisch durch den Nachweis von Immunglobulin, Komplement oder bakteriellen Produkten in den Glomerula diagnostiziert werden. Histopathologisch bieten sie je nach Typ ein Bild mit deutlicher Zellvermehrung, Verdickung der Basalmembran und/oder Einlagerung von Immundepots. Die **interstitiellen Nephritiden** (vgl. Abb. 2a [5.]) zeigen oft eine diffuse Infiltration des Interstitiums mit Lymphozyten, Plasmazellen und Histiozyten und je nach Schweregrad ein interstitielles Ödem. Als Ursache für diese Form der Nierenerkrankung kommen die Einnahme von nephrotoxischen Medikamenten (Tab. 2), eine Hyperurikämie oder auch ein bakterieller Infekt (z. B. Streptokokken, Legionellen) in Frage. Die **bilaterale Nierenrindennekrose** (8.) zeigt histologisch das Bild großflächiger bis totaler Gewebsnekrosen im Rindenbereich bei histologisch intaktem Markgewebe. Die Nekrosen sind subkapsulär geringer ausgebildet als in den tieferen Rindenschichten. Als eine der bedeutensten Ursachen für eine bilaterale Rindennekrose gilt eine intravasale Gerinnungsstörung mit Verbrauchskoagulopathie. Diese Kombination von Verbrauchskoagulopathie und Rindennekrose tritt besonders häufig bei Schwangerschafts- und partalen Komplikationen sowie nach septischen Schockzuständen auf. Die Nierenrindennekrose kann jedoch auch nach einem plötzlichen Abbruch der Nierendurchblutung durch Verschluß der Nierenarterie auftreten. – Ein weiteres Krankheitsbild kann durch die histopathologische Untersuchung nachgewiesen werden. Hierbei handelt es sich um die **Papillennekrose** (9.), die bei schwerer Ausprägung zur Oligurie/Anurie führen kann. Das zur Untersuchung erforderliche Gewebe wird jedoch nicht durch Biopsie gewonnen, sondern nach Abstoßung in den Harn dem Urinsediment entnommen. Histologisch zeigt sich in diesen Gewebspartikeln eine ausgedehnte Gewebsnekrose, eventuell mit sekundären Verkalkungen (Nephrokalzinose). Die Papillennekrosen treten gehäuft bei chronischen Pyelonephritiden auf, besonders bei Patienten mit Diabetes mellitus oder bei Patienten mit chronischem Phenacetinabusus.

Die angiographischen Untersuchungsmethoden umfassen die radiologische Darstellung der Nierenarterien (Arteriographie) und der Nierenvenen (Kavographie mit retrograder Darstellung der Nierenvenen). Die Arteriographie ermöglicht die Diagnose des **Nierenarterienverschlusses** (10.), kann jedoch selten die genaue Ursache klären. Oft gelingt der gleichzeitige Nachweis eines Aortenaneurysmas, das über den Abgang der Nierenarterien hinausragt und das Lumen dieser Gefäße von außen zusammendrückt. Die Differenzierung zwischen embolischem und thrombotischem Verschluß ist schwierig, gelingt jedoch in einigen Fällen durch zusätzliche klinische Befunde (**Embolie:** Herzrhythmusstörungen, Endokarditis, Herzklappenfehler, Embolien in anderen Endstromgebieten; **Thrombose:** schwere Arteriosklerose der Aorta und der Nierenarterien, retroperitoneales, paraaortales Malignom, Angiitiden, nephrotisches Syndrom und traumatische Verletzungen der Nierenarterien).

Der **akute Nierenvenenverschluß** (11.) geht klinisch mit deutlichem Flankenschmerz einher und ist durch eine retrograde Vasographie gut darzustellen. Eine sich nur langsam entwickelnde Thrombose der Nierenvenen bleibt oft wegen guter Kollateralbildung unbemerkt. Als Ursache für einen Nierenvenenverschluß kommen neben tumorösen Veränderungen der Nieren (Hypernephrom) und der paraaortalen/perirenalen Region auch lokale Alterationen wie perirenale oder retroperitoneale Abszesse, Traumata und lokale Gefäßkompressionen durch aberrierende Gefäße in Betracht.

Bleibt bei allen Bemühungen im Rahmen der Diagnostik des akuten Nierenversagens mit Oligurie/Anurie die Ursache des Krankheitsbildes verborgen, so muß der Verdacht geäußert werden, daß ein akutes, vom Patienten und seiner Umgebung unbemerktes Kreislaufversagen mit plötzlicher Minderperfusion der Nieren zum Nierenversagen führte. Zu solchen Krankheitsbildern können besonders akute kardiale und zerebrale Bewußtlosigkeiten führen, aus denen der Patient mit einer retrograden Amnesie jedoch ohne weitere Traumata erwacht.

Postrenales Nierenversagen (Abb. 4)

Das postrenale Nierenversagen ist im Gegensatz zum prä- und intrarenalen die Folge einer Abflußstörung. Diese kann sich akut oder chronisch entwickeln und sowohl die oberen als auch die unteren Harnwege betreffen. Die klinischen Erscheinungen werden demnach nicht nur von den Symptomen des Nierenversagens – Oligurie/Anurie und Urämie – bestimmt. Sie können vielmehr von urologischen Krankheitszeichen wie Flankenschmerz, Harnverhaltung und Hämaturie begleitet sein. Zudem ist über allgemeine Komplikationen – wie Urosepsis und Kreislaufschock – als Circulus vitiosus ein prärenales Nierenversagen auslösbar.

Differentialdiagnostisch schließt der indirekte oder direkte Nachweis der Harnwegsobstruktion ein prä- oder intrarenales Nierenversagen als Primärursache nahezu aus. Umgekehrt kann aber auch bei fehlender Harnstauung ein postrenales Nierenversagen bestehen, wenn das Abflußhindernis, z. B. bei komplettem intrarenalen Verschluß, zum sofortigen Ausscheidungsstopp geführt hat; oder wenn es – über allgemeine Komplikationen – gleichzeitig zum prärenalen Nierenversagen gekommen ist. In diesen Fällen muß die urologische Diagnostik wiederholt oder erweitert werden, um obstruktive Urämien wegen mangelnder Hinweiszeichen zu vermeiden.

Ursächlich kommen vor allem solche Erkrankungen in Betracht, welche beide Nieren befallen, wobei ein gleichzeitiger Verschluß z. B. durch Stein oder Ligatur eher selten ist. Eine komplette einseitige Okklusion wirkt sich dann sofort aus, wenn eine funktionelle oder organische Einzel- oder Restniere z. B. bei Aplasie, Hypoplasie, Schrumpfniere oder nach Nephrektomie besteht. Häufig führt ein Krankheitsprozeß unbemerkt zum Funktionsausfall einer Seite, bis die Dekompensation der anderen symptomatisch wird.

Die entscheidenden diagnostischen Schritte sind nach der klinischen Untersuchung (Flankenschmerz/-schwellung?, Unterbauchschmerz/-schwellung?, Prostatavergrößerung/-verhärtung/-schmerz?) die Sonographie und in Abhängigkeit von deren Ergebnis die Harnanalyse (pH-Wert, Kristallurie), die Urethrographie, die Uretero-Pyelographie (retro- oder orthograd), die Computertomographie und evtl. die operative Biopsie. Mit dem Ultraschall können Stauungen der Niere(n) in etwa 95%, Retentionen der Harnblase in jedem Fall und auch Raumforderungen des Retroperitoneums vielfach erfaßt werden. Bei einer Harnblasenretention, die sekundär mit einer Nierenstauung kombiniert sein kann, klärt die Urethrographie (oder -skopie), ob eine Obstruktion (z. B. durch Prostataadenom/-karzinom, Harnröhrenstenose u. a.) oder eine funktionelle Blasenentleerungsstörung (z. B. infolge Neuropathie) besteht. Supravesikale Harnstauungen ohne Harnblasenretention bedürfen, wenn eindeutige Hinweiszeichen (z. B. Steinschatten) fehlen, der retro- oder orthograden Uretero-Pyelographie, um das Abflußhindernis darzustellen. Obstruktive Raumforderungen der Niere, des Retroperitoneums oder des kleinen Beckens lassen sich ab einer Schwellengröße von 1–2 cm Durchmesser erfassen, zumeist aber erst durch eine perkutane oder operative Biopsie als Entzündung, Metastasierung oder Primärtumor identifizieren.

Die Kriterien infravesikaler Obstruktionen sind an anderer Stelle besprochen (s. Harnverhaltung). Von den supravesikalen Abflußhindernissen zeigen **Harnsteine** typischerweise ein Schallecho, einen Kalkschatten bzw. eine Umfließungsfigur. Bei schall- und schattennegati-

```
OLIGURIE/ANURIE: POSTRENAL
```

- Flankenschmerz
- Blasenentleerungsstörung
- Makrohämaturie
- Urosepsis
- Symptomlosigkeit

- Anamnese, Untersuchung
- Sonographie, Harnanalyse
- Urethro-/Ureterographie
- Urethro-/Zysto-/Uretero-/Renoskopie
- CT, Operation

Sonographie
├── Harnstauung
│   ├── Ja
│   │   ├── Vesikal → Urethrographie → Obstruktion
│   │   │   ├── Ja → **12a Blasenentleerungsstörung**
│   │   │   │   ├── Obstruktiv → Prostataadenom/-karzinom, Harnröhrenstenose
│   │   │   │   └── Funktionell → Detrusorinsuffizienz, Sphinkterhypertonie
│   │   │   └── Nein
│   │   └── Renal → Ureterographie → Obstruktion
│   │   ├── Nein → Harnazidose, Uraturie → Uratokklusion
│   │   └── Ja → **12b Harnleiter-Obstruktion**
│   │   ├── Unklar
│   │   └── Endoskopie/Op. → Stein, Uroteltumor, Blutkoagel, Papille, Entzündung, Vernarbung, M. Ormond, Tuberkulose, Trauma, Operation, Tumor (primär, sekundär)
│   └── Nein → Prärenal/Renales Nierenversagen
└── Raumforderung
    └── Ja → CT/Op
        ├── Renal → Nieren-Parenchym/-Beckentumor
        └── Nein → Entzündung, Metastasierung, Neoplasie
            ├── Retroperitoneal
            └── Nein → Pelvin

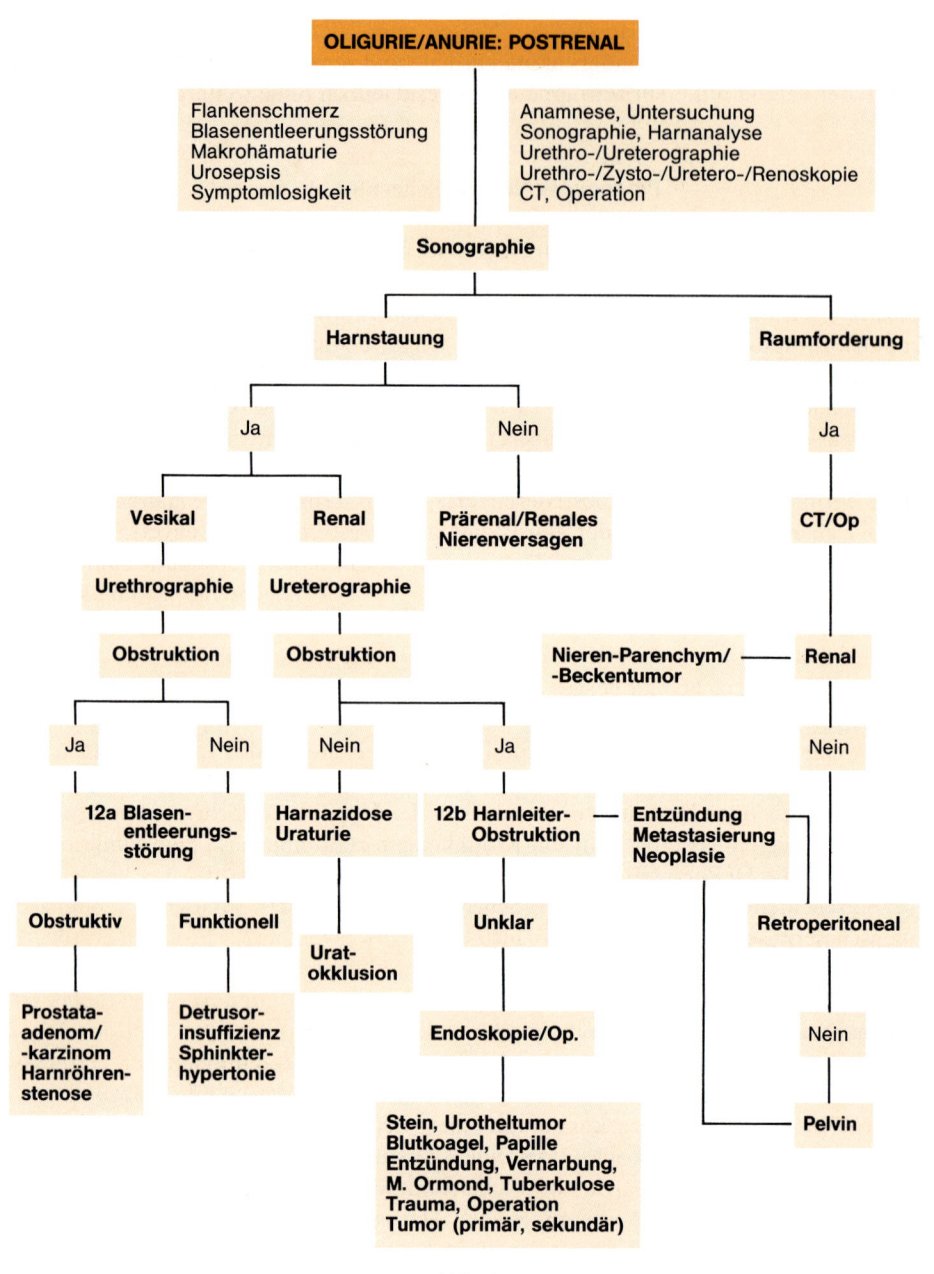

Abb. 4

ven Obstruktionen kann es sich um seltene Konkremente (z. B. Eiweiß- oder Matrixsteine), aber auch um **Uroteltumoren, Blutkoagel** oder abgestoßene **Nierenpapillen** handeln. Im Zweifel führt die endoskopische oder operative Biopsie zur Klärung.

Angeborene, entzündliche oder narbige Harnleiterstenosen haben eher eine chronische Harnstauung (mit Hydronephrose) zur Folge, können aber auch zu einer akuten Niereninsuffizienz führen. Bei der **retroperitonealen Fibrose,** die vor allem Männer im mittleren Lebensalter befällt, gehen chronische Rückenschmerzen und/oder serologische Entzündungserscheinungen dem plötzlichen oder schleichenden Nierenversagen voraus. Ureterographisch zeigen sich meist beide Harnleiter im mittleren Drittel bei medialer Verlagerung langstreckig verengt, aber nur in Spätstadien nicht mehr sondierbar. Auf eine **Urotuberkulose** weisen neben Destruktionen des Nierenparenchyms (evtl. mit Abszedierung) und des Kelchsystems (evtl. mit Papillennekrose) auch Stenosen des Hohlraumsystems (vor allem des Kelchhalses, des Nierenbeckens und des Harnleiters) sowie eine Schrumpfung der Harnblase hin. Eine akute Oligurie/Anurie beruht nach äußeren Traumen nur selten, nach **operativen Eingriffen** fast immer auf einer Harnleiterläsion (Durchstechung, Ligatur).

Zu den Raritäten gehört ein Nierenversagen, welches durch ein Nierenparenchym- oder Nierenbeckenkarzinom oder ein primäres bzw. sekundäres Lymphknotenmalignom über eine Venenthrombose bewirkt wird. Neben den Steinverschlüssen zählen **Tumorstenosen** infolge Organkarzinomen des kleinen Beckens (Uterus, Ovar, Harnblase, Prostata, Kolon, Rektum) als häufigste Ursachen postrenaler Oligurien. Obwohl sie zumeist die lokale und/oder regionale Progression einer bekannten Primärerkrankung anzeigen, können sie manchmal auch ein Erstsymptom hierfür sein. Harnleiterkompressionen im oberen Drittel rühren demgegenüber eher von einer Lymphknoten-Metastasierung durch Malignome des Hodens, der Niere oder des lymphatischen Systems. Im Zweifel verhilft nur die perkutane oder operative Biopsie zur diagnostischen Klärung.

Läßt sich trotz offensichtlicher Stauung kein Abflußhindernis darstellen, sprechen Harnazidose (pH <6) und Urat-Kristallurie, zumal bei einem Gichtkranken, für eine **Uratverstopfung** der Nieren.

Differentialdiagnostisches Spektrum

Terminale chronische Niereninsuffizienz
Nephrokalzinose
Analgetikanephropathie
Pyelonephritis
Glomerulonephritis
Interstitielle Nephritis
Vaskuläre Nephritis
Sichelzellanämie
Uratnephropathie
Alport-Syndrom
Hereditäre idiopathische juvenile Nephronophthisis
Balkan-Nephritis
Zystennieren
Diabetische Nephropathie
Immunglobulinnephropathie
Autoimmunkomplexnephropathie
Amyloidniere
Nierenvenenkompression durch Lymphome oder Tumoren

Akute Niereninsuffizienz
Crush-Niere
Interstitielles Nierenversagen
Toxisches Nierenversagen
Hämolytisches Nierenversagen
Septisches Nierenversagen
Perfusionsstörungen mit Nierenversagen
Hypovolämisches Nierenversagen
Rindennekrosen
Papillennekrosen
Arterielle Thrombose/Embolie
Venöse Thrombose (Nierenvenenthrombose)
Postrenales Nierenversagen
    Harnstauungsniere (supravesikale Obstruktion)
        Nieren- und Uretersteine
        Blutkoagel
        Tumoren
        Fibrosierung nach Entzündung, Verletzungen und Bestrahlung sowie bei M. Ormond
    Harnverhalten (infravesikale Obstruktion)
        Prostataadenom
        Tumoren (Prostata, Harnblase)
        Harnstein, Blutkoagel, Fremdkörper
        Entzündung und Verletzung der Harnröhre (Striktur)

Literatur

BLACK D (Hrsg). Renal Disease. Oxford: Blackwell Scientific Publications 1972.
BOHLE A, FREISLEDERER A, GROSSMANN T, KENDZIORRA H, SCHUBERT B. Akutes Nierenversagen – Klinik und Morphologie. Klin Wochenschr 1988; 66: 808–816.
BRENNER B M, RECTOR F C (Hrsg). The Kidney. Philadelphia: Saunders 1981.
CAMPBELL M F, HARRISON J H (Hrsg). Urology. Philadelphia: Saunders 1970.
COHEN J J, KASSIRER J P Acid/Base. Boston: Little, Brown & Co 1982.
EARLEY L E, GOTTSCHALK C W (Hrsg). Strauss and Welt's Diseases of the Kidney. Boston: Little, Brown & Co 1979.
HAMBURGER J, CROSNIER J, GRÜNFELD J P (Hrsg). Nephrology. New York: Wiley & Sons 1979.
HARRISON T R (Hrsg). Prinzipien der Inneren Medizin. Band I, 11. Aufl. Basel: Schwabe & Co 1989.
HORNBOSTEL H, KAUFMANN W, SIEGENTHALER W (Hrsg). Innere Medizin in Praxis und Klinik. Band II, 3. Aufl. Stuttgart: Thieme 1985.
KLUTHE R, OECHSLEN D (Hrsg). Aktuelle Diagnostik von Nierenerkrankungen. Stuttgart: Thieme 1974.
KRAMER H J. Mechanismen der postobstruktiven Polyurie. Klin Wochenschr 1985; 63: 934–943.
LOSSE H, RENNER E (Hrsg). Klinische Nephrologie. Stuttgart: Thieme 1982.
SARRE H, GESSLER U, SEYBOLD D (Hrsg). Nierenkrankheiten. Stuttgart: Thieme 1988.
ZUMKLEY H (Hrsg). Klinik des Wasser-, Elektrolyt- und Säure-Basen-Haushalts. Stuttgart: Thieme 1977.

Skrotumschmerz

V. Lent

Definition und Abgrenzung

In akuten wie chronischen Schmerzen des Hodensackes und seines Inhalts drücken sich verschiedenartige Erkrankungen der Genitalorgane aus. Hierzu gehören Durchblutungsstörungen, Entzündungen, Verletzungen, Tumoren und Allergien. Daneben können sie aber auch Ausstrahlungen extragenitaler Prozesse sein, wie z. B. eines Harnleitersteins, einer Appendizitis, eines Leistenbruchs u. a. Einzelne genitale wie extragenitale Erkrankungen werden von einem Status febrilis, einem Peritonismus oder einer Harninfektion begleitet. Nicht nur die teilweise hochgradige Schmerzintensität, sondern mehr noch potentielle Lebens- oder Organbedrohung verlangen nach schnellstmöglicher Differenzierung. Dies gilt vor allem für die Hodentorsion, die nur innerhalb von 4–6 Stunden organerhaltend behandelt werden kann, was bisher nur in etwa 50% der Fälle geschieht.

Diagnostisches Vorgehen

Zur Diagnose verhelfen neben der Anamnese vornehmlich die klinische Untersuchung, teilweise auch die Sonographie, die Blutbild- und Harnanalyse sowie im Zweifel die sofortige operative Freilegung (s. Abb. 1). Als Kriterien entscheiden der Nachweis, die Lokalisation und die Qualität des Schmerz- und/oder Schwellungsbefundes an den Genitalorganen. Wenn bei der klinischen und sonographischen Untersuchung in diesem Bereich Schmerz und/oder Schwellung fehlen, muß nach **extragenitalen Ursachen** gesucht werden (s. Kap. »Flankenschmerz«).

Akute Schmerzhaftigkeit und Schwellung von Hoden und Nebenhoden, die sich nicht voneinander abgrenzen lassen, verbunden mit Übelkeit, Erbrechen und Peritonismus, sind vor allem in den ersten drei Lebensjahrzehnten – aber auch noch später – auf eine **Hodentorsion** verdächtig. Ein typischerweise vorhandener Hodenhoch- und -querstand (Brunzelsches Zeichen) oder eine Schmerzverstärkung durch Hodenanheben (Prehnsches Zeichen) haben ebenso wenig Beweiskraft wie ihr Fehlen Ausschlußkraft. Keineswegs mehr Verlaß bieten Blutbild- und Harnanalyse – typischerweise mit fehlender Leukozytose und/oder Leukozyturie – sowie die Doppler-Stethoskopie, die Sonographie, die Thermographie oder die Szintigraphie. Diese Verfahren lassen aus anwendungstechnischen, methodischen oder zeitlichen Gründen differentialdiagnostische Lücken offen. Da vor bleibenden Schäden nur eine Detorsion des Hodens innerhalb von 4–6 Stunden bewahrt, zwingen bereits der Verdacht oder der Zweifel zur sofortigen operativen Freilegung. Diese eröffnet zugleich den einzigen therapeutischen Zugang. Tastet man ein isoliertes schmerzhaftes Knötchen ohne schmerzhafte Schwellung des Hodens oder Nebenhodens, kann dies im gleichen Erkrankungsalter bei gleichartiger Symptomatik als **Hydatidentorsion** diagnostiziert und auch konservativ behandelt werden. Wegen der klinischen Ähnlichkeit mit einer Hodentorsion muß diese im Zweifel operativ ausgeschlossen werden. Ohne eine solche Freilegung sind

Abb. 1

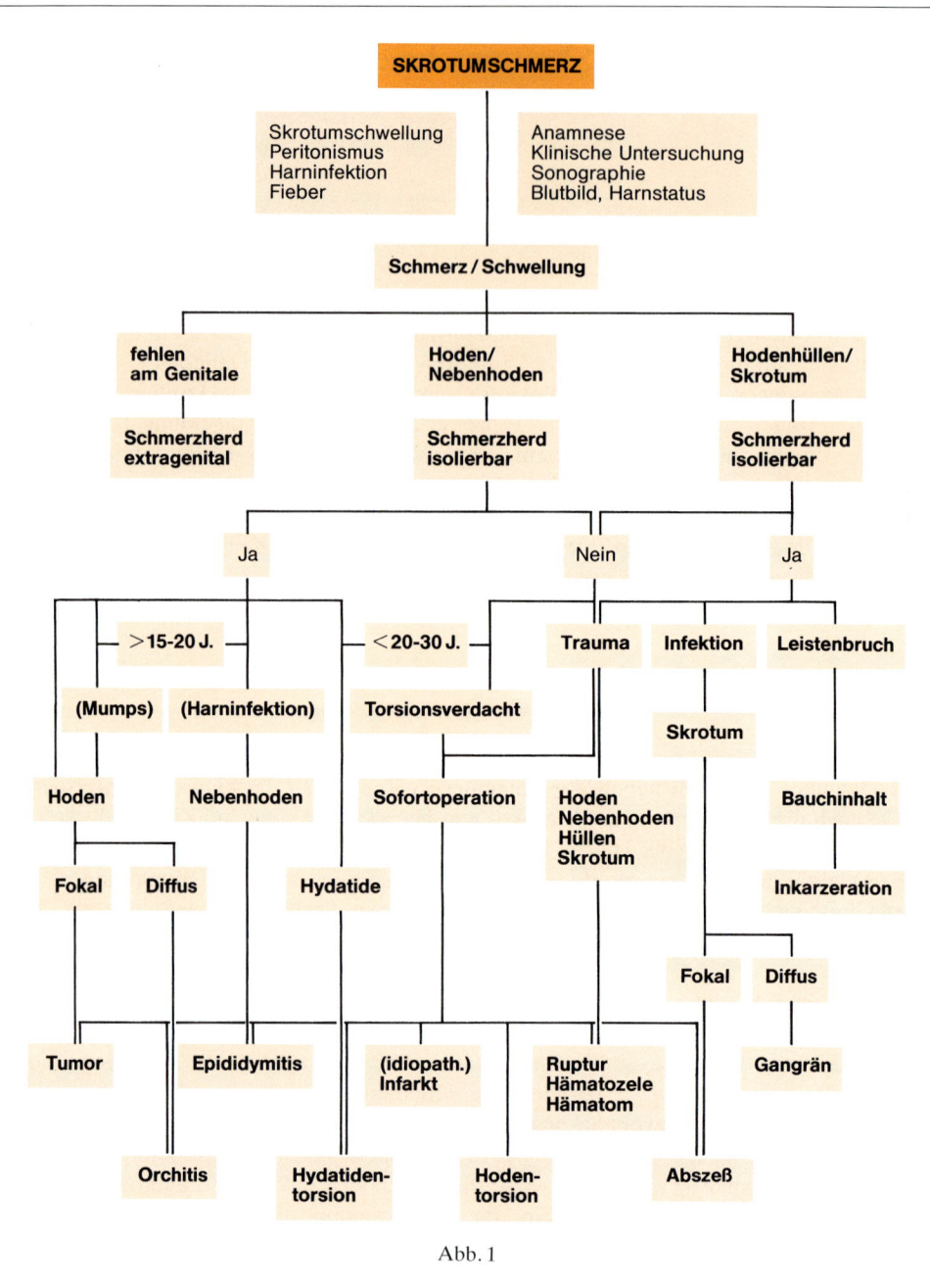

```
                          SKROTUMSCHMERZ
         ┌──────────────────────┴──────────────────────┐
   Skrotumschwellung                              Anamnese
   Peritonismus                                   Klinische Untersuchung
   Harninfektion                                  Sonographie
   Fieber                                         Blutbild, Harnstatus
                          Schmerz / Schwellung
```

- fehlen am Genitale → Schmerzherd extragenital
- Hoden/Nebenhoden → Schmerzherd isolierbar
- Hodenhüllen/Skrotum → Schmerzherd isolierbar

Ja (>15–20 J.): (Mumps) → Hoden → Fokal (Tumor) / Diffus (Orchitis); (Harninfektion) → Nebenhoden → Epididymitis

Ja (<20–30 J.): Torsionsverdacht → Sofortoperation → Hydatide (Hydatidentorsion) / (idiopath.) Infarkt / Hodentorsion

Nein: Trauma → Hoden/Nebenhoden/Hüllen/Skrotum → Ruptur, Hämatozele, Hämatom; Infektion → Skrotum → Fokal (Abszeß) / Diffus (Gangrän)

Ja: Leistenbruch → Bauchinhalt → Inkarzeration

Schmerzzustände infolge eines **ideopathischen Hoden- bzw. Nebenhodeninfarkts** überhaupt nicht zu klären.

Vorwiegend bei Patienten jenseits des 15.– 20. Lebensjahres, zumal nach vorausgegangener Harnröhrenentzündung, Katheterung oder Manipulation, mit gleichzeitigen Entzündungserscheinungen (Fieber, Leukozytose, Leukozyturie/Bakteriurie), zeigt eine isolierte schmerzhafte Schwellung des Nebenhodens und vielfach auch des Samenstrangs eine **akute**

Epididymitis an. Sie ist als häufigste Ursache eines akuten Skrotums die häufigste Fehldiagnose einer Hodentorsion. Im Zweifel gilt daher die Notwendigkeit der sofortigen Freilegung. Wenn während oder nach der Pubertät, vor allem während oder nach einer epidemischen Parotitis – in Begleitung von Fieber, Erythrurie und Proteinurie –, eine isolierte diffuse und schmerzhafte Schwellung des Hodens auftritt, besteht eine **Mumpsorchitis.**

Finden sich jenseits der Reifezeit eine herdförmige Hodenverhärtung, die nur selten (z. B. blutungsbedingt) stärkergradig schmerzhaft ist, sowie sonographische Kriterien eines **malignen Tumors**, entscheidet die operative Biopsie über die Art der Diagnose. Nach Verletzungen des Genitalbereichs lassen sich **Hämatome und/oder Rupturen des Hodens und/oder Nebenhodens und/oder ihrer Hüllen** sonographisch meist gut unterscheiden und der geeigneten Behandlung zuführen.

Bei allgemeinen und örtlichen Entzündungserscheinungen weist eine schmerzhafte fluktuierende Schwellung des Skrotums mit oder ohne gleichzeitige Schwellung und Verhärtung des Skrotuminhalts (z. B. infolge Epididymitis und/oder Orchitis), zumal bei entsprechenden Ultraschallbefunden, auf einen **intraskrotalen Abszeß**. Verfärbt sich unter ähnlichen Symptomen die Skrotalhaut schwarz, liegt eine **Skrotalgangrän** vor. Eine schmerzhafte Schwellung und Rötung ausschließlich der Skrotalhaut entspricht einem **idiopathischen Skrotalödem**. Bei vorbestehendem Leistenbruch bedeutet eine irreponible schmerzhafte Schwellung des Skrotums und/oder der Leiste eine **Inkarzeration.**

Differentialdiagnostisches Spektrum

Durchblutungsstörungen
Hodentorsion (meist vor und um die Pubertät)
Hydatidentorsion
Hodeninfarkt
    Panarteriitis nodosa
    Purpura Schoenlein-Henoch
    Thrombose der A. testicularis/des Plexus pampiniformis
Nebenhodeninfarkt

Entzündungen
Epididymitis (meist nach der Pubertät)
Orchitis (Mumps, Bakterien)
Epididymoorchitis
Deferentitis
Pneumoskrotum (gasbildende Bakterien)
Skrotalabszeß
Skrotalgangrän
Skrotalerysipel
Skrotalparasitose
    Läuse
    Krätze
    Filarien

Tumoren
Hodentumor (Blutung)
Primär-/Sekundärtumor im kleinen Becken (Lymphödem)

Verletzungen
Stumpfes Trauma
Penetrierende Verletzung
Operation (Vasektomie)

Allergien
Kontaktekzem
Idiopathisches Skrotalödem
Akute Fettnekrose des Skrotums

Lageanomalie
Leistenbrucheinklemmung

Literatur

Eisenberger F. Erkrankungen des äußeren Genitale. In: Hohenfellner R, Zingg E J (Hrsg). Urologie in Klinik und Praxis. Bd II: Steine, Anomalien, Andrologie, Grenzgebiete. Stuttgart, New York: Thieme 1983; S 1070.

Haller J, Gritzmann N, Sommer G, Schmidtbauer Ch, Leitner H, Tscholakoff D, Czembirek H. Sonographie des Skrotalinhaltes. Urologe (A) 1987; 26: 343–48.

Harrison J H, Gittes R F, Perlmutter A D, Stamly T A, Walsh P C (eds). Campbell's Urology. 5th ed. Vol 1 und 2. Philadelphia, London, Toronto: Saunders 1985.

Schulze H, Michel W. Aussagefähigkeit der skrotalen Ultraschalluntersuchung. Urologe (B) 1985; 25: 56–60.

Priapismus

V. Lent

Definition und Abgrenzung

Der Priapismus ist eine krankhafte mit Schmerz verbundene Dauersteife der Schwellkörper (Corpora cavernosa) des Gliedes. Sie führt ohne adäquate und zeitgerechte (4–24 h) Behandlung zur ischämischen Fibrose mit erektiler Impotenz. Demgegenüber sind bei einer verlängerten (transitorischen) Erektion sowohl der Schwellkörper des Gliedes als auch der Harnröhre, einschließlich der Eichel, keine Dauerschäden zu befürchten. Der Priapismus kann in allen Altersgruppen auftreten, bevorzugt aber in den Phasen stärkster sexueller Aktivität, d. h. im 3. und 4. Lebensjahrzehnt. Er wird in 30–65% der Fälle durch medikamentöse, lokale, hämatologische oder zentralnervöse Einwirkungen ausgelöst (sekundärer Priapismus). In 35–70% bleibt die Ursache unklar (idopathischer Priapismus). Die rasche Klärung auslösender Faktoren hat therapeutische Konsequenzen.

Diagnostisches Vorgehen (Abb. 1)

Aus der Anamnese läßt sich erfahren, ob einzeln oder in Kombination **zentral, vasal oder koagulatorisch wirksame Substanzen** eingenommen wurden. **Entzündungen, Traumen oder Tumoren der Harnröhre und/oder der Schwellkörper** ergeben sich aus der Vorgeschichte, dem Harnbefund sowie der klinischen und evtl. der urethrographischen Untersuchung. Vorgeschichte und Blutbild decken eine **Leukämie oder Sichelzellanämie** auf, klinischer und phlebographischer Befund eine **Beckenvenenthrombose.** Bei **Dialyse**-Patienten können verschiedene Faktoren – Heparinisierung, Antiheparinisierung (Protaminsulfat) und evtl. Antihypertensiva – Priapismus-auslösend sein. Mit der neurologischen Anamnese und Untersuchung werden **entzündliche, traumatische oder tumoröse Erkrankungen des Gehirns und/oder des Rückenmarks** gesichert. Erst wenn alle anderen Möglichkeiten ausscheiden, ist ein **idiopathischer** Priapismus anzunehmen.

```
                        PRIAPISMUS

Diverse Begleitsymptome    Anamnese, klinische Untersuchung
bei sekundären Formen      Blutbild, Gerinnungsstatus
                           Harnstatus, -kultur
                           Urethrographie, Phlebographie
                           neurologische Abklärung

                     Ursache eruierbar
                     /              \
                   Ja                Nein
                   |                  |
           Medikamente/Drogen         |
            /        \                |
          Ja         Nein             |
                      |               |
              Genitale Erkrankung     |
               /        \             |
              Ja        Nein          |
                         |            |
                Hämatologische Erkrankung
                  /         \         |
                 Ja         Nein      |
                             |        |
                    Zentralnervöse Erkrankung
                      /        \      |
                     Ja        Nein   |
                                \    /
                              Idiopathisch
```

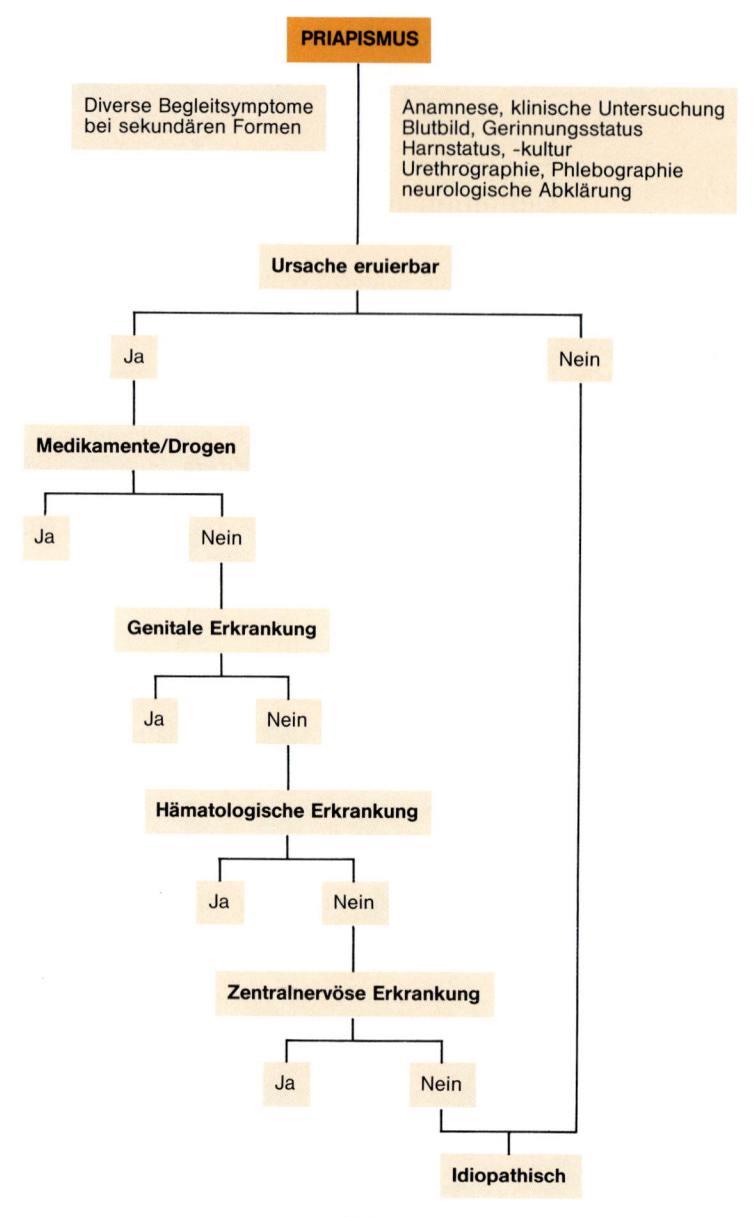

Abb. 1

Differentialdiagnostisches Spektrum

Sekundär (30–65%)

Medikamente/Drogen
  Psychopharmaka
  Antihypertensiva
  Antikoagulantien
  Antibiotika

Lokale Entzündungen/Traumen/Tumoren
  Urethritis, Prostatitis
  Harnröhren-Fremdkörper, -stein
  Peniskontusion, -ruptur
  Penisinfiltration, -metastasierung

Hämatologische Erkrankungen/Störungen
  Sichelzellanämie
  Leukämie
  Beckenvenenthrombose
  Hämodialyse

Zentralnervöse Entzündungen/Traumen/Tumoren
  Multiple Sklerose, Tabes dorsalis
  Hirn-, Rückenmarksläsionen
  Hirn-, Rückenmarkstumoren

Idiopathisch (35–70%)

Literatur

Harrison J H, Gittes R F, Perlmutter A D, Stamly T A, Walsh P C (eds). Campbell's Urology. 5th ed. Vol 1 und 2. Philadelphia, London, Toronto: Saunders 1985.
Hohenfellner R, Zingg E J (Hrsg). Urologie in Klinik und Praxis. Bd 1 und 2. Stuttgart, New York: Thieme 1982/83.
Marx F J. Zur Therapie des Priapismus. Urologe (A) 1981; 20: 353–59.
Müller S C, Walz P H, Thüroff J W. Priapismus: Möglichkeiten und Grenzen der Therapie. Akt Urol 1984; 15: 73–77.
Pohl J, Pott B, Kleinhans G. Wertigkeit der äthiologischen Faktoren des Priapismus. Urologe (B) 1984; 24: 250–55.

Harnverhaltung

V. Lent

Definition und Abgrenzung

Im Gegensatz zum Nierenversagen bedeutet eine Harnverhaltung die Unfähigkeit der Harnblase, sich spontan zu entleeren. Dies äußert sich, wenn sie akut auftritt, in einer schmerzhaften Miktionssperre, und wenn sie sich chronisch entwickelt, in einer schmerzlosen Überlaufinkontinenz (Ischuria paradoxa). Zwischen diesen Extremen liegt ein weites Spektrum von Blasenentleerungsstörungen, die symptomatisch durch Pollakisurie, Dysurie, Dranginkontinenz und/oder Algurie gekennzeichnet sind. Außerdem können bei akuter Verletzung eine Blutung aus der Harnröhre und bei chronischem Verlauf eine Urämie oder Urosepsis bestehen.

Für einen Harnverhalt sind in der Mehrzahl mechanische Hindernisse, seltener neurogene oder funktionelle Störungen verantwortlich. Sie kommen bei Männern wesentlich häufiger vor als bei Frauen. In der Kindheit überwiegen angeborene, bis zum 40. Lebensjahr entzündliche und ab dem 6. Lebensjahrzehnt tumoröse Obstruktionen. Zur Abgrenzung und Abklärung tragen neben der Anamnese und klinischen Untersuchung vor allem die Sonographie, die Urethrographie (-skopie) sowie die Harn- und Blutanalyse bei.

Diagnostisches Vorgehen (Abb. 1)

Bei einem erkrankungsbedingten Harnverhalt finden sich palpatorisch und/oder sonographisch eine prall gefüllte Harnblase. Vielfach sind die oberen Harnwege sekundär gestaut. Zeigt sich jedoch eine Stauung der oberen Harnwege ohne maximale Harnblasenfüllung, muß an ein supravesikales Abflußhindernis gedacht werden. Fehlen jegliche supravesikale wie vesikale Stauungszeichen, ist ein prärenales Nierenversagen anzunehmen. Im Falle eines traumatisch bedingten Harnverhalts spricht eine prall gefüllte Harnblase für einen Harnröhrenabriß, eine gering oder gar nicht gefüllte Harnblase für eine Harnblasenzerreißung.

Zu den häufigsten Ursachen eines Harnverhalts gehört das **Prostataadenom.** Es bietet bei der rektalen Palpation zumeist eine glatte, weiche bis feste Vergrößerung der Prostata, im Ultraschallbild eine homogene, echoarme, sub- und/oder endovesikale Raumforderung und urethrographisch (bzw. -skopisch) eine verlängerte und/oder eingeengte prostatische Harnröhre. Beim **Prostatakarzinom** tastet man typischerweise eine herdförmige oder diffuse Verhärtung ohne oder mit Vergrößerung des Organs. Sonograpisch stellt sich eine inhomogene, echoreiche Gewebsstruktur dar. Etwa 10–20% der Karzinome bleiben palpatorisch unauffällig. Diese diagnostische Lücke kann das prostataspezifische Antigen (PSA) als unspezifischer aber hochsensibler Tumormarker verkleinern. Es ist beim Adenom nicht oder nur gering (<10–20 ng/l), beim Karzinom stärkergradig (>10–20 ng/l) erhöht. Eine definitive Klärung vermittelt die zytologische oder histologische Prostatabiopsie. Über die verschiedenen Formen einer **Prostatitis** mit ihren Hinweis- und Nachweiszeichen informiert die Tab. 1. Als weitere Ursachen eines Harnverhalts kommen Verlegungen der Harnröhre durch **angeborene oder erworbene Stenosen, Steine oder Fremdkörper,** gut- oder bösartige

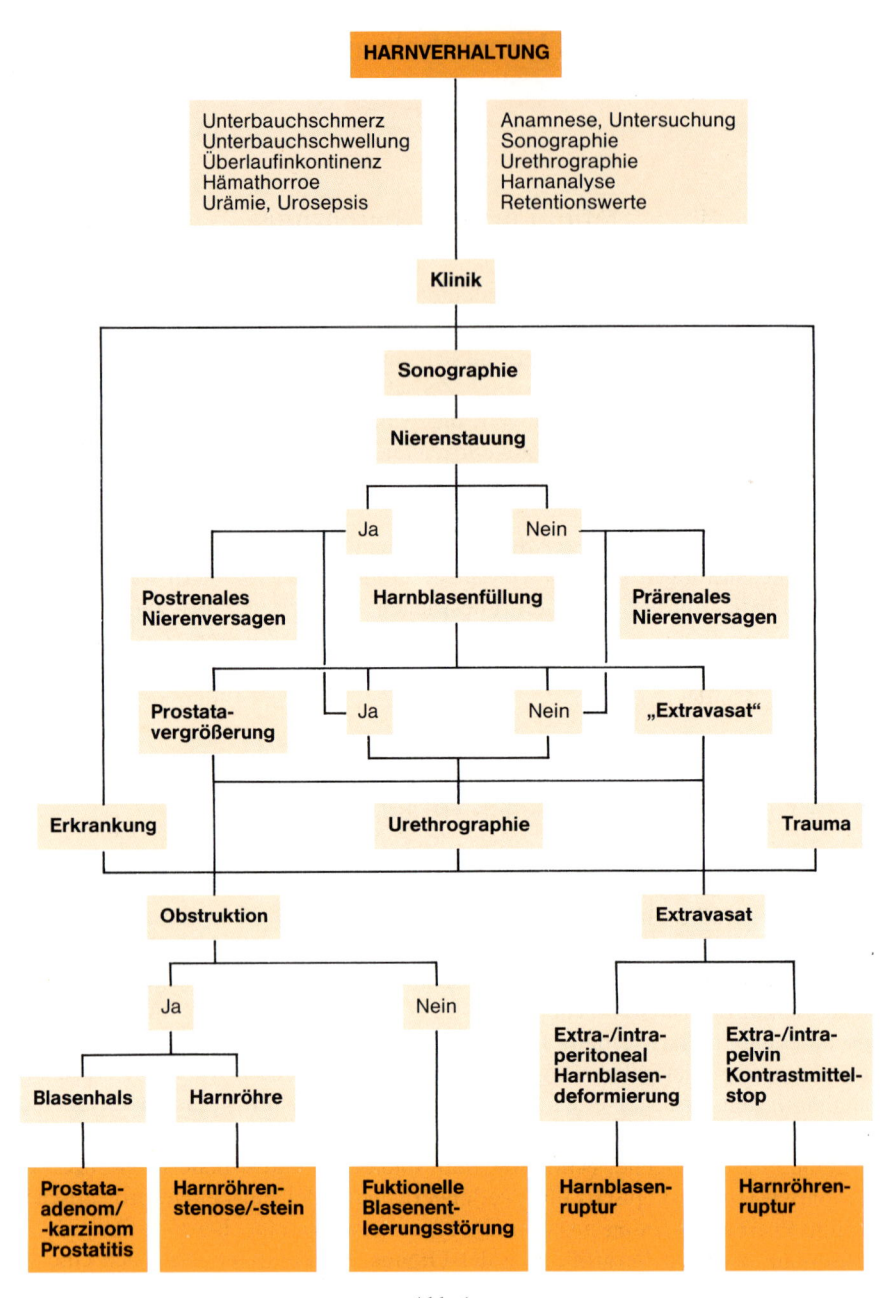

```
                    HARNVERHALTUNG
                          │
   ┌──────────────────────┼──────────────────────┐
   Unterbauchschmerz              Anamnese, Untersuchung
   Unterbauchschwellung           Sonographie
   Überlaufinkontinenz            Urethrographie
   Hämathorroe                    Harnanalyse
   Urämie, Urosepsis              Retentionswerte
                          │
                        Klinik
                          │
                      Sonographie
                          │
                     Nierenstauung
                      ┌───┴───┐
                     Ja      Nein
          ┌───────────┤       ├───────────┐
   Postrenales      Harnblasenfüllung    Prärenales
   Nierenversagen                        Nierenversagen
          │           ┌───┴───┐           │
   Prostata-         Ja      Nein       „Extravasat"
   vergrößerung
   ┌──────┤           │       │            ├──────┐
Erkrankung          Urethrographie              Trauma
   │                                              │
Obstruktion                                  Extravasat
   ┌───┴───┐                                 ┌────┴────┐
   Ja     Nein                        Extra-/intra-  Extra-/intra-
 ┌──┴──┐                               peritoneal    pelvin
Blasenhals Harnröhre                  Harnblasen-   Kontrastmittel-
                                      deformierung   stop
┌─────────┐ ┌─────────┐ ┌─────────┐  ┌─────────┐  ┌─────────┐
Prostata-  Harnröhren- Fuktionelle  Harnblasen-  Harnröhren-
adenom/    stenose/    Blasenent-   ruptur       ruptur
-karzinom  -stein      leerungs-
Prostatitis           störung
```

Abb. 1

Tab. 1. **Differentialdiagnose der Prostatitis.**

	Akute unspezif. Prostatitis	Prostataabszeß	Chron. unspezif. Prostatitis	Granulomatöse Prostatitis	Tuberkulöse Prostatitis	Chronische Prostatose
Klinik →	*Fieber*	(Fieber)	(Fieber)	(Fieber)	(Fieber)	–
→	*Leukozytose*	(Leukozytose)	–	(Leukozytose)	–	–
→	*Miktionsstörung*	(Miktionsstörung)	(Miktionsstörung)	(Miktionsstörung)	(Miktionsstörung)	*Miktionsstörung*
→	*Dammschmerz*	(Dammschmerz)	–	(Dammschmerz)	–	–
→	–	–	*Leistenschmerz*	–	–	*Leistenschmerz*
Prostata →	*Schmerz*	(Schmerz)	(Schmerz)	(Schmerz)	–	(Schmerz)
→	*Schwellung*	Schwellung	(Schwellung)	(Schwellung)	–	(Schwellung)
	–	Fluktuation	–	–	–	–
	–	–	(Knirschen)	–	–	–
	(Verhärtung)	–	(Verhärtung)	*Verhärtung*	*Verhärtung*	–
Harn	*Leukozyturie*	(Leukozyturie)	*Leukozyturie*	(Leukozyturie)	*Leukozyturie*	–
	Bakteriurie	(Bakteriurie)	*Bakteriurie*	(Bakteriurie)	–	–
Mehr-Gläser-Probe →	*positiv*	(positiv)	*positiv*	(positiv)	(positiv)	–
Zyto-/Histologie →	–	–	–	–	–	–
Kultur/Tierversuch →	–	–	–	–	*positiv*	–
Diagnose →	**Akute unspezif. Prostatitis**	**Prostataabszeß**	**Chron. unspezif. Prostatitis**	**Granulomatöse Prostatitis**	**Tuberkulöse Prostatitis**	**Chronische Prostatose**

Tumoren in Frage. Sie werden mit Hilfe der Urethrographie, der Urethroskopie und evtl. der Gewebsbiopsie erkannt.

Wenn die genannten Methoden ein mechanisches Hindernis ausschließen, besteht eine **funktionelle Blasenentleerungsstörung.** Hierfür können psychogene, idiopathische, medikamentöse, neurogene sowie auch sekundär mechanisch bedingte Faktoren verantwortlich sein. Im Zweifel ermöglicht die urodynamische Untersuchung eine ätiologische Differenzierung.

Nach einem indirekten oder direkten Unterbauchtrauma bedeutet ein Harnverhalt, zumal mit einer Blutung aus der Harnröhre, ein alarmierendes Zeichen. Dies um so mehr, wenn sich sonographisch intra- und extraperitoneal freie Flüssigkeit und/oder eine wenig oder prall gefüllte Harnblase darstellt. Die Urethrographie zeigt dann an einem urethralen Kontrastmittelstop bzw. einem extra- oder intrapelvinen Extravasat einen **Harnröhrenriß,** an einer Harnblasendeformierung bzw. einem extra- oder intraperitonealen Extravasat einen **Harnblasenriß.** Beide Verletzungen können in 20–25% gemeinsam vorliegen und ihr Erscheinungsbild diagnostisch verschleiern. Sowohl erkrankungs- wie verletzungsbedingt verursacht auch eine **Harnblasentamponade** durch Blutkoagel einen Harnverhalt. Sie erweist sich bei einer Blutungsanamnese und einer Ultraschalldarstellung aus dem Katheterungsbefund.

Differentialdiagnostisches Spektrum

Mechanische Blasenentleerungsstörung
Prostataadenom/-karzinom
Prostatitis
Urethritis
Blasenhalsstenose/-tumor (Harnblase)
Harnröhrenstenose
   Angeboren
   Infektiös
   Traumatisch
   Iatrogen
Harnröhrenstein/-fremdkörper
Harnröhrenpolyp/-karzinom
Harnröhrentumorinfiltration (Vulva, Vagina)
Harnröhren-/Harnblasenruptur
Harnblasentamponade
Harnblasenstein/-fremdkörper

Neurogene Blasenentleerungsstörung
Mißbildung
   Myelodysplasie
Entzündung
   Polyomyelitis
   Enzephalomyelitis
   Tabes dorsalis
   Spinalabszeß
   u. a.

Stoffwechselstörung
  Diabetes mellitus
Degeneration
  Arteriosklerose
  Lateralsklerose
  Atrophie
  Ischämie
  u. a.
Diskopathie
Trauma
Tumor

Funktionelle Blasenentleerungsstörung
Psychisch
Medikamentös
  Anästhetika
  Psychopharmaka
  u. a.
Neurogen (s. oben)
Mechanisch (s. oben)

Literatur

Harrison J H, Gittes R F, Perlmutter A D, Stamly T A, Walsh P C (eds). Campbell's Urology. 5th ed. Vol 1 und 2. Philadelphia, London, Toronto: Saunders 1985.

Hohenfellner R, Zingg E J (Hrsg). Urologie in Klinik und Praxis. Bd 1, S 387, 566; Bd 2, S 799, 926, 954, 991, 1008. Stuttgart, New York: Thieme 1982/83.

Symptome im Bereich der Extremitäten

Gelenk-, Knochen- und Muskelschmerzen

R. Lang und A. Hoffmann

Definition und Abgrenzung

Schmerzen im Bereich des Bewegungsapparates sind häufig und dürfen als äußerst vielseitiges Symptom unterschiedlichster Erkrankungen gelten (s. Abb. 1). Parallel zu differentialdiagnostischen Erwägungen bezüglich Knochen-, Gelenk- und Muskelerkrankungen müssen neurologische Erkrankungen (ZNS, periphere Neuropathien) und Erkrankungen der Blutgefäße (s. Kapitel »Extremitätenschmerz«) ausgeschlossen werden.

Diagnostisches Vorgehen

Bereits durch anamnestische Angaben wie Hinweise auf eine Infektionskrankheit, Beteiligung verschiedener Organsysteme, neurologische Erkrankungen, Stoffwechselstörungen und andere prädisponierende Faktoren können Hinweise auf die Schmerzursache gewonnen werden. Das Alter des Patienten ist in die differentialdiagnostischen Überlegungen mit einzubeziehen (Tab. 1). Wichtige Anhaltspunkte zur weiteren Differentialdiagnose erhält

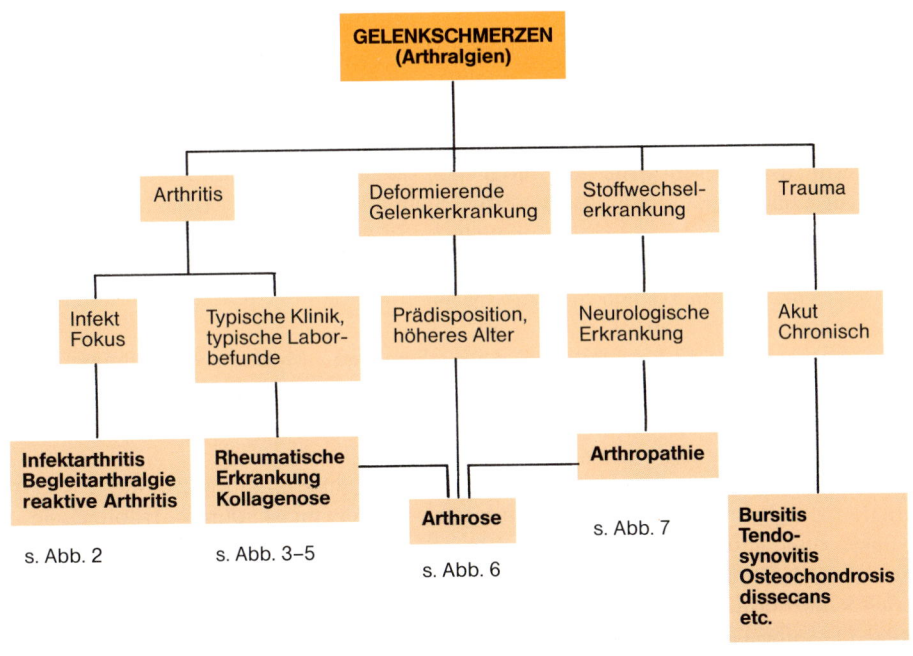

Abb. 1

Tab. 1. Altersbevorzugung von Erkrankungen des Bewegungsapparates.

1. Kinder:	Angeborene Skeletterkrankungen Juvenile Polyarthritis Rheumatisches Fieber M. Scheuermann
2. Jugendliche und junge Erwachsene:	Spondylitis ankylosans Systemischer LE Sexuell erworbene reaktive Arthritiden Reiter-Syndrom Sarkoidose
3. Mittleres Lebensalter:	Gicht Tendomyopathien Diskushernien
4. Höheres Lebensalter:	Arthrose und Polyarthrose Chondrokalzinose Polymyalgia rheumatica Osteoporose

man aus der Lokalisation der Beschwerden bzw. aus Angaben über generalisierte oder multilokuläre Gelenk-, Knochen- oder Muskelbeschwerden. Sehr häufig gehen die Symptome der drei Krankheitsgruppen ineinander über. Die klinische Untersuchung muß unter Einbeziehung der Anamnese das gezielte weitere differentialdiagnostische Vorgehen leiten. Ein großer Laborstatus, spezielle, je nach Verdachtsdiagnose ausgerichtete Laboruntersuchungen und zielgerichtete Röntgendiagnostik stellen den dritten diagnostischen Schritt dar. Als ergänzende Maßnahmen dienen Elektromyographie und Skelettszintigraphie. Als invasive Maßnahme stellen Organbiopsien (Knochenbiopsie, Synoviabiopsie, Muskelbiopsie) im allgemeinen die letzte Stufe der differentialdiagnostischen Leiter dar.

Auch unter Berücksichtigung aller möglichen diagnostischen Maßnahmen ist die endgültige Diagnose häufig erst durch die integrative Sicht aller erhobenen Befunde und sporadisch auch erst aus Verlaufsbeobachtungen möglich. Es ist zu berücksichtigen, daß Gelenkerkrankungen, Knochenerkrankungen und Myopathien sowie Erkrankungen gelenknaher Strukturen parallel vorkommen können und ätiologisch sowie pathogenetisch oft in unmittelbarem Zusammenhang stehen (Tab. 2).

Nachdem ein Verdacht hinsichtlich Gelenk-, Knochen-, Muskel- oder Sehnenerkrankung entstanden ist, muß jetzt, wie in Abb. 1 für das Leitsymptom Gelenkschmerzen dargestellt, anhand von weiteren Eingangskriterien entschieden werden, in welcher Richtung differentialdiagnostisch weiter vorgegangen werden soll.

Spezielle **immunologische Untersuchungen** geben häufig Hinweise auf die Art der rheumatischen Erkrankung. **Rheumafaktoren** werden meist durch Tropfenteste (z. B. Latextest) durchgeführt. Sie sind bei 10% der gesunden Bevölkerung über 60 Jahre nachweisbar, beinhalten jedoch für die Verlaufsbeobachtung der seropositiven rA eine wichtige Kontrollfunktion.

Folgende internistische Erkrankungen können mit dem Nachweis von Rheumafaktoren einhergehen:

Tab. 2. **Kernsyndrome rheumatischer Beschwerdebilder (nach HARTMANN).**

Art der Störung	Ort der Störung und Krankheitsbezeichnung			
	Gelenke	Wirbelsäule	Muskeln	Sehnen
Entzündungen	Arthritiden, Spondylarthritiden	Spondylitiden, Spondylarthritiden	Myositiden	Tendinitis, Tendovaginitis
Verschleiß	Arthrose großer Gelenke, Polyarthrose	Spondylosen, Bandscheibenschäden	(Myosen)	Riß, Verkalkung, z. B. Periarthrosis humeroscapularis
Funktionsstörungen	schmerzhafte Muskelverspannungen (Myalgien), psychosomatische Syndrome	Rückenschmerzen (Zervikalgien, Lumbalgien), psychosomatische Syndrome	Muskelschwäche bei Stoffwechselstörungen, psychosomatische Syndrome	Insertionstendinopathien, z. B. Tennisarm, psychosomatische Syndrome

- chronisch aggressive Hepatitis,
- Leberzirrhose,
- Pneumokoniosen,
- Sarkoidose,
- Lues,
- Tuberkulose
- Endocarditis lenta,
- Lepra.

Antinukleäre Faktoren (ANA) sind bei Lupus erythematodes (LE) und Mixed Connective Tissue Disease (MCTD) in nahezu 100% der Fälle nachweisbar, sie können jedoch auch spontan nach Medikamenteneinnahme auftreten (Procainamid, Hydralazin, Phenylhydantoin, D-Penicillamin, Methyl-Dopa, Isoniazid und Antikonzeptiva).

Zur Diagnose von LE und MCTD sollte die Differenzierung der Kernantikörper erfolgen. Dabei werden ca. 18 verschiedene Subpopulationen von ANA unterschieden. Die ANA-Bestimmung erfolgt mittels Rattenleberschnitten durch Immunfluoreszenzmikroskopie. Für genauere Bestimmungen bieten sich heute Schnitte von humanem Larynxkarzinomgewebe (HEP-2-Zelltest) an. Die Zellkerne von HEP-2-Zellen erfassen alle Subpopulationen der ANA, ihre Analyseformen werden extrahierbare nukleäre Antikörper (ENA) genannt. Die Differenzierung gelingt mit Hilfe der radialen Doppelimmundiffusion.

Bei einem peripheren und/oder homogenen Kernfluoreszenzmuster sollte die Bestimmung der DNS-Antikörper durchgeführt werden. Das gesprenkelte Kernfluoreszenzmuster sollte Anlaß geben, folgende ENA zu bestimmen: SM, nRNP, Ro (SSA), La (SSB) und ggf. auch Scl-70 AK. In Tab. 3 sind die wichtigsten ENA-Bestimmungen und deren Häufigkeit bei Kollagenosen aufgeführt.

Histokompatibilitätsantigene (HLA): Die HLA-Ag gehören zu den Glykoproteinen, die durch eine Zweikettenstruktur charakterisiert sind. Bei den Antigenen der Gruppe I (HLA-A, -B, -C) ist die schwere Kette (MG 44000) ein dreibasiges Polypeptid, durch welches die Ag-Spezifität festgelegt wird. Die leichte Kette ist das β-2-Mikroglobulin. Die Antigene der

Tab. 3. Extrahierbare nukleäre Antikörper (ENA) bei Kollagenosen.

Anti-DNA:	SLE (65%), medikamentöser LE, PSS
Anti-Histon:	SLE (30%), Procainamid LE (95%)
Anti-SM:	SLE (30%)
Anti-nRNP:	SLE (40%), Verlauf ohne Nierenbeteiligung
	MCTD (95%)
Anti-rRNP:	SLE – MCTD
Anti-Ro (SSA):	Sjögren-Syndrome ohne rA (70%)
	SLE (35%) mit photosensibler Dermatitis
Anti-La (SSB):	Sjögren-Syndrom ohne rA (50%)
Scl-70:	Sklerodermie (25%)
Anti-centromer:	progressive Sklerodermie (PSS)
	CREST (90%)
	primär biliäre Zirrhose
	Sklerodermie – Overlap-Syndrom (12%)
Anti-PCNA:	SLE (5%)
Anti-Ma:	SLE (20%)
Anti-PM1:	Polymyositis (50%)
	Dermatomyositis (17%)
	Polymyositis – Sklerodermie – Overlap-Syndrom (85%)
Antinuklear:	PSS (60%), SLE niedrigtitrig (20%)

Gruppe II (HLA-D-Region) bestehen aus einer α-Kette (MG 34000) und einer β-Kette (MG 29000), durch die der Polymorphismus definiert wird. Die MHC-Gruppe-I-Antigene (HLA-A, -B, -C) sind nachweisbar auf allen kernhaltigen Zellen, Thrombozyten sowie Erythrozyten, die der Gruppe II (HLA-D) auf B-Lymphozyten, Makrophagen, Monozyten und aktivierten T-Zellen. Die MHC-Antigene spielen eine Schlüsselrolle bei den Reaktionen der Immunerkrankung. So kann das Vorhandensein bestimmter MHC-Antigene ihren Träger einem höheren Risiko aussetzen, bestimmte Krankheiten zu entwickeln. Für das MHC-Gruppe-I-Ag, das HLA-B27, läßt sich eine hohe Assoziation zur Spondylitis ankylosans sowie zu seronegativen Spondarthritiden nachweisen. Das HLA-B27 ist in 6–8% der gesunden Bevölkerung nachweisbar. Häufig wird die HLA-B27-Bestimmung beim Verdacht auf eine Spondylitis ankylosans, eine seronegative Spondarthritis, eine akute anteriore Uveitis sowie bei reaktiven Arthritiden notwendig. Ein negativer Nachweis schließt eine solche Erkrankung nicht aus. Weiterhin ist aus prognostischen Gründen bei den genannten Erkrankungen eine Untersuchung auf HLA-B27 ratsam (Tab. 4).

Komplementfaktoren (C_3, C_4) besitzen für die Erfassung der Aktivität des systemischen LE und der rA große Bedeutung; beim LE sind sie erniedrigt, bei der rA erhöht (s. HLA-System).

Mikrobiologisch-virologische Untersuchungen sollten bei Verdacht auf reaktive Arthritis erfolgen. Dabei werden der Antistreptolysin-Titer, der Antistreptokokken-DNAse-Titer, der Yersinien-, Salmonellen-, Campylobacter- und Borrelia-Burgdorferi-Titer bestimmt. Ein Abstrich aus der Urethra mit der Untersuchung auf Chlamydien sollte nicht nur bei urethritischen Beschwerden, sondern auch bei Zeichen der Arthritis erfolgen. Chlamydien und Ureaplasmen gewinnen zunehmend an Bedeutung. Die Bestimmung der Subklassen der Immunglobuline bei diesen obengenannten mikrobiologischen Untersuchungen ist wesentlich

Tab. 4. **HLA-B27 bei rheumatischen Erkrankungen.**

Rheumatische Erkrankungen	HLA-B27-positiv (%)
Spondylitis ankylosans	90–100
Morbus Reiter	70– 90
Reaktive Arthritiden nach	
– Yersinia	80
– Salmonellen	80– 90
– Shigellen	80
Intestinale Arthropathien	
– mit Sakroiliitis	50– 70
– ohne Sakroiliitis	6
Psoriasis-Arthropathie	
– mit Sakroiliitis	35–100
– ohne Sakroiliitis	14– 24
Juvenile chronische Polyarthritis mit Sakroiliitis	40– 60
Iritis	40– 50
Chronische Polyarthritis	6– 10
Gesunde Kontrollpersonen	6– 8

für die Diagnose einer reaktiven Arthritis (z. B. IgA-Chlamydientest). Die Hepatitisserologie (Auslandsaufenthalt) ergänzt das Spektrum dieser Laboruntersuchungen. Schließlich kann auch der mikroskopische Befund eines Gelenkergusses differentialdiagnostisch weiterhelfen (Tab. 5).

Tab. 5. **Leukozytenzahl und Granulozytenanteil in Gelenkergüssen.**

Erkrankungen	Leukozytenzahl (pro l)	Granulozyten (%)
Normal	< 200	<25
Nicht entzündlich		
– Trauma	<2000	<25
– Arthrose	<2000–5000	<25
Entzündlich		
– Spondylitis ankylosans	3000–10000	25–50
– chronische Polyarthritis	5000–60000	60–90
– Lupus erythematodes	5000–10000	<50
– Psoriasis-Arthropathie	>5000	60–80
– Gichtarthritis	>5000	>75
Infektiös		
– Tuberkulose	<25000	50–60
– bakterielle Arthritis	50000–200000	75–95

Gelenkschmerzen durch lokale infektiös-hyperergische Reaktion (Abb. 2)

Reaktive Arthritiden (Tab. 6)

Im Gefolge bakterieller oder viraler Infektionen und immunallergischer Prozesse können entzündliche Gelenkreaktionen auftreten, deren klinisches Spektrum von passageren Arthralgien bis zur akuten exsudativen Polyarthritis reichen kann.

Die häufigsten Erreger sind **Yersinien, Campylobacter, Chlamydien**, seltener **Streptokokken, Salmonellen** und **Shighellen** sowie Virusinfektionen wie **Hepatitis B** und **Röteln**. Für die Entstehung viraler Arthritiden kommen wahrscheinlich sowohl immunkomplexinduzierte Entzündungsvorgänge als auch eine intrasynoviale Virusreplikation in Betracht. Die Inzidenz der **postenteritischen reaktiven Arthritiden** beruht wahrscheinlich auf einer mit dem Histokompatibilitätsantigen HLA-B27 verbundenen genetischen Disposition. Die genannten Erreger verursachen überwiegend **mono-** und/oder **oligoartikuläre** Beschwerden (Tab. 6 und 7), das differentialdiagnostische Spektrum der reaktiven Arthritiden ist groß (Tab. 8).

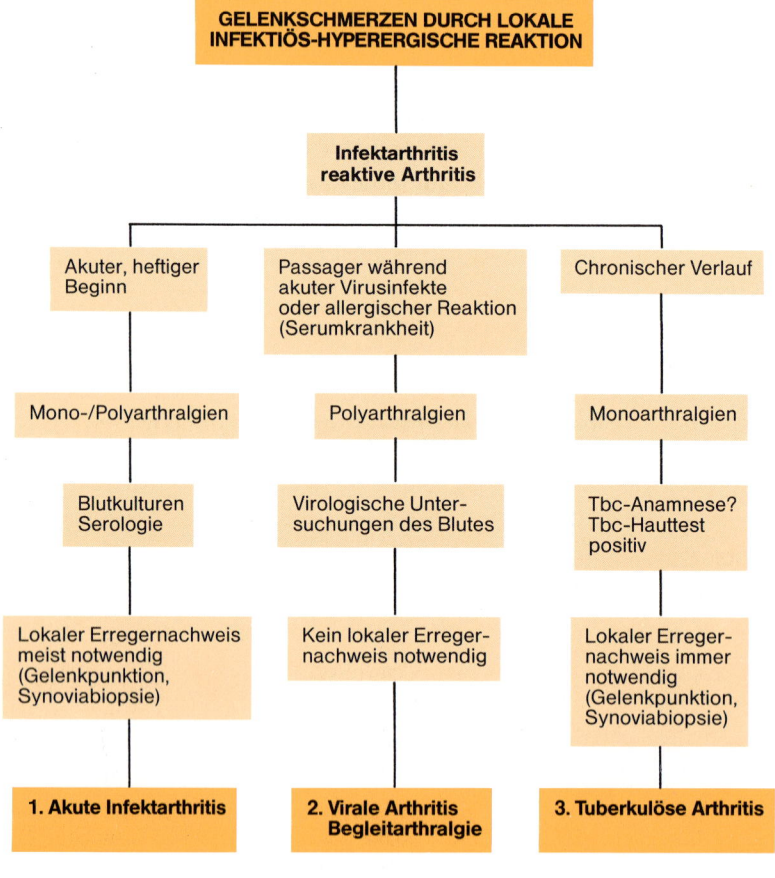

Abb. 2

Tab. 6. **Reaktive Arthritiden.**

Bakteriell	Diagnose	Erreger	Klinik
Pharyngeal		β-hämolysierende Streptokokken der Gruppe A	Karditis, ZNS-Beteiligung
Enteral	1. akute Darmentzündung	Yersinia enterocolitica, Yersinia pseudotuberculosis Shigella flexneri dysenteriae	Erythema nodosum, Lymphadenitis Urethritis, Konjunktivitis
		Salmonella typhimurium enteritidis Campylobacter jejuni	Hautsymptome fehlen Hautsymptome fehlen
	2. chronisch-entzündliche Darmerkrankung a) Colitis ulcerosa b) Morbus Crohn	unbekannt unbekannt	Erythema nodosum, Uveitis, Stomatitis, Trommelschlegelfinger
	3. Sonderformen a) Morbus Whipple	uneinheitlich (z. B. Haemophilus influenzae)	Immundefizienzerkrankung, Organbeteiligung
	b) Bypass-Arthritis	Mischinfektionen	Erytheme, Pleuritis
Urogenital	1. akut eitrig	Neisseria gonorrhoeae	häufig auch septische Arthritis
	2. unspezifisch	Chlamydia trachomatis	Urethritis, Konjunktivitis
Viral			
	1. Hepatitis B	Hepatitis-B-Virus	Prodromalstadium der Hepatitis B
	2. Röteln	Rubella-Virus	Virusexanthem
	3. Sonstige	Coxsackie-Viren, Parvoviren	»grippaler Infekt«
Pathogenese unbekannt			
	1. chronisch granulomatös: Sarkoidose, bes. Löfgren-Syndrom	unbekannt	Erythema nodosum, Hilus-Lymphadenopathie
	2. Morbus Behçet	unbekannt	orale, genitale Aphten, Uveitis, ZNS-Beteiligung

Rheumatisches Fieber und Reiter-Syndrom, als klassische reaktive Arthritiden, werden nachfolgend beschrieben (s. S. 815).

Yersinien-Arthritis

Diese Arthritis entwickelt sich einige Tage nach Gastroenteritis mit Yersiniastämmen. Klinisch zeigt sich eine **Oligo- oder Polyarthritis,** bevorzugt an Knie- und Sprunggelenken. Tiefsitzende Rückenschmerzen weisen auf eine Sakroiliitis hin. Die Infektion kann mit einem **Erythema nodosum** einhergehen. Eine Karditis stellt eine Komplikation dar. Die Gelenksymptome heilen in der Regel innerhalb einiger Wochen ab. Bei ca. 90% der Patienten mit dieser Form der Arthritis läßt sich das HLA-B27-Antigen nachweisen. Die Diagnose wird serologisch, durch Erregernachweis aus befallenen Lymphknoten oder aus dem Stuhl gestellt.

Tab. 7. **Ursachen reaktiver Arthritiden.**

1. Bakterielle Infektionen
Kutan: Borrelia Burgdorferi (Zeckenbiß)
Pharyngeal: Streptokokken
Enteral: Shigella flexneri 2a
Shigella dysenteriae
Salmonella typhimurium
Salmonella enteritidis
Yersinia enterocolitica I–V
Yersinia pseudotubercularis
Campylobacter jejuni
Brucellosen
Urogenital: Chlamydia trachomatis

2. Virale Infektionen
Hepatitis B
Coxsackieviren
Röteln
Mumps
Masern
HIV
selten: Adenovirus Typ 7, Echovirus Typ 6, Varizellen, Mononukleose, Parvoviren

3. Nichtmikrobielle Immunogene
Fremdeiweiße
Kryoglobuline
Medikamente bei Paraneoplasie

Lyme-Arthritis

Die Lyme-Arthritis ist eine durch **Zecken** übertragene Spirochätose, die vor allem in Nordamerika und Europa vorkommt. Der Infektion liegt der Erreger Borrelia Burgdorferi zugrunde. Die Erkrankung beginnt mit einem **Erythema chronicum migrans.** Der Durchmesser des Erythems beträgt maximal 50 cm, es tritt ca. 3 bis 30 Tage nach dem Zeckenbiß auf und heilt spontan wieder ab. Monate später folgen die möglichen neurologischen (Meningo-

Tab. 8. **Differentialdiagnostisches Spektrum reaktiver Arthritiden.**

Rheumatoide Arthritis
Arthritis psoriatica
Spondylitis ankylosans
Undifferenzierte Arthritis
Kristallinduzierte Arthritis (Gicht, Chrondrokalzinose)
Palindromer Rheumatismus
Akute Sarkoidose
Infektiöse septische Arthritis
Kollagenosen
Morbus Behçet
Reiter-Syndrom
Familiäres Mittelmeerfieber
Adultes Still-Syndrom

polyneuritis Bannwarth), kardialen und arthritischen Komplikationen. Frühestens 2 Jahre nach der Infektion kann auch eine **Polyarthritis mit und ohne Gelenkschwellung** auftreten, wobei vorwiegend die großen Gelenke der unteren Extremität betroffen sind. Serologisch lassen sich IgM- und IgG-Antikörper gegen Borrelia Burgdorferi erfassen. Kreuzreaktionen mit einem positiven Lues-Titer sind zu berücksichtigen. Die Antikörper persistieren noch über Monate, auch nach erfolgter Therapie mit Antibiotika.

Virale reaktive Arthritiden

Begleitarthritiden bei Virusinfektionen sind häufig. In unseren Breiten kommen am häufigsten reaktive Arthritiden bei Virusinfektionen mit dem **Rötelnvirus** und dem **Hepatitis-B-Virus** vor. Es ist schon gelungen, das Hepatitis-B-Virus in der Synovialisflüssigkeit zu isolieren. Die Erkrankung beginnt akut, wobei eine ausgeprägte entzündliche Gelenkaffektion fehlt. Die klinischen Allgemeinsymptome des Virusinfektes dominieren häufig über die Polyarthritis. Die Diagnose wird durch die Allgemeinsymptome und serologische Untersuchung, evtl. mit direktem Erregernachweis, gestellt.

Häufig schwer einzuordnen sind flüchtige Arthralgien nach sog. **grippalen Infekten.** Hierbei spielen die **Coxsackieviren** und Parvoviren eine Rolle. Die dadurch hervorgerufene flüchtige Karditis kann zur Verwechslung mit einem rheumatischen Fieber führen.

Undifferenzierte Arthritiden

Ein großes klinisches Problem besteht darin, daß heute ca. 20–50% aller akuten Arthritiden nicht klassifiziert werden können. Für den Terminus »undifferenzierte Arthritis« gibt es zahlreiche Synonyme wie undifferenzierte seronegative Arthritis, HLA-B27 assoziierte Arthritis, nichtdefinierte Arthritis und andere Begriffe. Der Terminus »undifferenzierte Arthritis« hat dabei folgende Inhalte:

1. frühes Stadium einer Erkrankung, welches später durch das klinische Bild differenziert werden kann,

2. eine abortive oder eine »forme fruste« einer definitiven rheumatischen Erkrankung, welche aber nicht in das klassische Bild der Erkrankung fällt,

3. ein Overlap-Syndrom, das noch nicht definitiv einer rheumatologischen Erkrankung zugeordnet werden kann,

4. eine unbekannte, ätiologisch noch undefinierte Erkrankung, welche aber in der Zukunft möglicherweise differenziert wird.

Es sind überwiegend oligo- und polyartikuläre Arthritiden, welche 3–4 ARA-Kriterien (s. S. 821) erfüllen. HLA-B27 ist in ca. 30% positiv. Laborchemisch zeigt sich eine BSG-Beschleunigung. In ca. 50% der Fälle geht anamnestisch ein urogenitaler, gastrointestinaler oder ein bronchopulmonaler Infekt voraus. Deshalb gewinnt die Frühdiagnose reaktiver Arthritiden in der Praxis zunehmend an Bedeutung. Eine HLA-B27-positive undifferenzierte Arthritis gibt häufig nur den Verdacht auf eine ankylosierende Spondylarthritis (Morbus Bechterew). Dabei werden die Diagnosekriterien für die Spondylitis ankylosans nicht erfüllt. Eine große praktische Hilfe bedeutet dabei die Anwendung der modifizierten Kriterien von Baudoin und Landureau durch Zeidler (Tab. 9).

Tab. 9. Frühe Diagnosekriterien beim Morbus Bechterew.

	Kriterien	Punkte
Genetisch	HLA-B27	1,5
Anamnese/Symptome	Rückenschmerzen entzündlicher Genese	1
	Lendenschmerzen und/oder Menell-Zeichen	1
	Thoraxschmerzen und/oder eingeschränkte Thoraxmotilität	1
	Periphere Arthritis und/oder Fersenschmerzen	1
	Anteriore Uveitis	1
	Eingeschränkte lumbale oder zervikale Beweglichkeit	1
Labor	BSG-Beschleunigung	1
Radiologie	Paravertebrale Verkalkung und/oder apophyseale Gelenkinvolution	1

Mehr als 3,5 Punkte zeigen eine ankylosierende Spondylitis an

Akute bakterielle Arthritis

Die häufigsten Erreger sind Staphylococcus aureus, Streptokokken, E. coli, Salmonellen, Pseudomonas und Haemophilus influenzae. Die Arthritis entsteht entweder von einem Fokus aus über hämatogene Streuung oder per continuitatem aus einer Osteomyelitis. Neben dem akuten Erkrankungsbeginn mit hohem Fieber und Schüttelfrost ist eine akute schmerzhafte, entzündliche Gelenkaffektion mit Schwellung, Rötung und Überwärmung charakteristisch. Meist besteht eine Monarthritis, seltener eine Polyarthritis, große Gelenke werden bevorzugt befallen. Radiologisch zeigt sich eine periartikuläre Weichteilschwellung und die Erweiterung der Gelenkkapsel. In fortgeschrittenen Stadien können Gelenkdestruktionen gesehen werden. Laborchemisch sind akute Entzündungsphänomene wie massive BSG-Beschleunigung und Leukozytose festzustellen. Zur Erregeridentifikation wird eine Gelenkpunktion erforderlich. Das Punktat ist trüb oder purulent, auch hier findet sich eine Leukozytose mit hohem Granulozytenanteil. Wenn der Erregernachweis aus aeroben und anaeroben Kulturen, die aus der Gelenkflüssigkeit gewonnen werden, nicht möglich ist, sollte als nächster Schritt der Erregernachweis aus einer Synoviabiopsie veranlaßt werden. Bei septischem Verlauf des Krankheitsbildes gelingt der Erregernachweis häufig auch aus wiederholt durchzuführenden Blutkulturen.

Die durch **Gonokokken** verursachte Arthritis, die meist junge Erwachsene betrifft, zeichnet sich durch einen typischen zweiphasischen Verlauf aus. Nach einer polyarthritischen, septischen Erkrankungsphase, in der der Erreger aus Blutkulturen identifiziert werden kann, entwickelt sich eine monoartikuläre Arthritis. Die Diagnose kann nach der Bakteriämiephase durch Erregernachweis aus der Synovialflüssigkeit sowie aus Haut- bzw. Schleimhautläsionen gestellt werden.

Syphilitische Arthritis

Die durch Spirochäten verursachte Lues kann sowohl kongenital als auch in der Sekundär- und Tertiärphase zu Gelenkaffektionen führen. Während die kongenitale Form der Lues meist in der Pubertät Arthritiden großer Gelenke verursacht, kommen in der Sekundärphase polyarthritische Verläufe oder Polyarthralgien vor. Im Tertiärstadium können Gelenke direkt durch Gummen arrodiert werden. Differentialdiagnostisch ist die neuropathische Arthropathie im Rahmen der Syphilis abzugrenzen. Die Diagnose einer Lues wird durch exakte serologische Untersuchungen gestellt.

Arthritiden durch Pilzinfekte

Pilzarthritiden können durch Kokzidioidomykose, Histoplasmose, Blastomykose, Sporotrichose, Kryptokokkose und Candidiasis verursacht werden. In unseren Breiten sind fast ausschließlich immunkompromittierte Patienten (AIDS) mit Pilzsepsis (Candidiasis) betroffen.

Tuberkulöse Arthritis

Gelenk- oder Knochenbeteiligungen im Rahmen einer Tuberkulose sind in etwa einem Prozent aller an Tuberkulose erkrankten Patienten anzutreffen. Der Verlauf ist subakut bis chronisch, die Patienten klagen über subfebrile Temperaturen, Müdigkeit, Abgeschlagenheit und Nachtschweiße. Überwiegend verläuft die Erkrankung als Monarthritis, wobei große Gelenke bevorzugt werden, demgegenüber steht die tuberkulöse Spondylitis. Betroffene Gelenke sind leicht geschwollen und überwärmt, die Beweglichkeit ist schmerzhaft eingeschränkt. Die Spondylitis tuberculosa beginnt am Wirbelkörper mit konsekutiver Erfassung benachbarter Gelenke. Es kommt zu einer langsam progredienten Gelenk- bzw. Wirbeldestruktion; bei paravertebraler Ausbreitung der Entzündung kann sich ein sog. kalter Senkungsabszeß ausbilden. Da die Erkrankung wegen der meist wenig eindrucksvollen Klinik erst in fortgeschrittenen Stadien diagnostiziert wird, imponiert radiologisch eine Gelenk- bzw. Knochendestruktion. Die tuberkulöse Arthritis kann im Rahmen einer aktiven Tuberkulose oder nach einer abgelaufenen Tuberkulose auftreten, typisch ist ein positiver Tuberkulin-Hauttest. Der Erregernachweis gelingt bei weniger als 25% der Patienten aus dem Gelenkpunktat, meist ist zur Diagnosesicherung eine Synoviabiopsie erforderlich.

Verdacht auf entzündlich-rheumatische Erkrankungen mit akutem Beginn (Abb. 3)

Beginnt eine Arthritis akut, so können gewisse Anhaltspunkte für die Art der vorliegenden Erkrankung aus dem Befallmuster der Gelenke (Befall kleiner und/oder großer Gelenke) sowie aus der oft typischen Beteiligung verschiedener Organsysteme gewonnen werden. Der Verlauf der zu besprechenden Erkrankungen kann akut mit Restitutio ad integrum, akut rezidivierend, jedoch auch chronisch sein, fast immer ist jedoch der akute Beginn gemeinsames Eingangskriterium. Differentialdiagnostisch müssen neben den reaktiven Arthritiden (insbesondere rheumatisches Fieber und Reiter-Syndrom) auch das Löfgren-Syndrom und der Morbus Behçet berücksichtigt werden.

1. Morbus Behçet

Eine familiäre Häufung der Erkrankung, die am häufigsten im Mittleren Osten und in Japan vorkommt, ist bekannt. Das Erstsymptom stellen meist **Exulzerationen** in der Mundhöhle, im Pharynx, Larynx und an der Nasenschleimhaut dar. Bei den meisten Patienten treten auch Ulzerationen im Genitalbereich auf. Typisch sind ferner rezidivierende **Augenentzündungen** (Uveitis). In etwa der Hälfte der Patienten besteht eine Arthritis, die fast immer große Gelenke, bevorzugt Knie, Ellenbogen und Sprunggelenke, betrifft. Die Arthritis verläuft meist akut rezidivierend, chronische Verläufe und Gelenkdestruktionen sind selten. Bei je einem Viertel der Erkrankten zeigen sich thrombembolische Komplikatio-

```
                VERDACHT AUF ENTZÜNDLICH-RHEUMATISCHE
                    ERKRANKUNG MIT AKUTEM BEGINN
                                │
                           Arthralgien
                                │
                      Überwiegender Befall
                      der großen Gelenke
    ┌───────────────────┬───────────────┬──────────────────┐
 Ulzera an            Fieber      Läsionen der         Erythema
 Mundschleimhaut                  Haut und Schleimhaut nodosum
 und Skrotum
    │                   │              │                  │
 Augenbeteiligung   Karditis      Vorausgegangener   Hiluslymph-
 Thrombophlebitis   Erythema nodosum gastrointestinaler knotenschwellung,
 Neurolog. Symptome et marginatum  oder genitaler Infekt Augenbeteiligung,
                    Chorea minor                       Sonstige Organ-
                                                       beteiligung
    │                   │              │                  │
 Katzenellenbogen-  ASL-, ADNase-  HLA-B 27-positiv    Organbiopsie
 Test positiv       Titer erhöht
    │                   │              │                  │
 1. Morbus Behçet   2. Rheumatisches 3. Reiter-Syndrom  4. Löfgren-Syndrom
                       Fieber
```

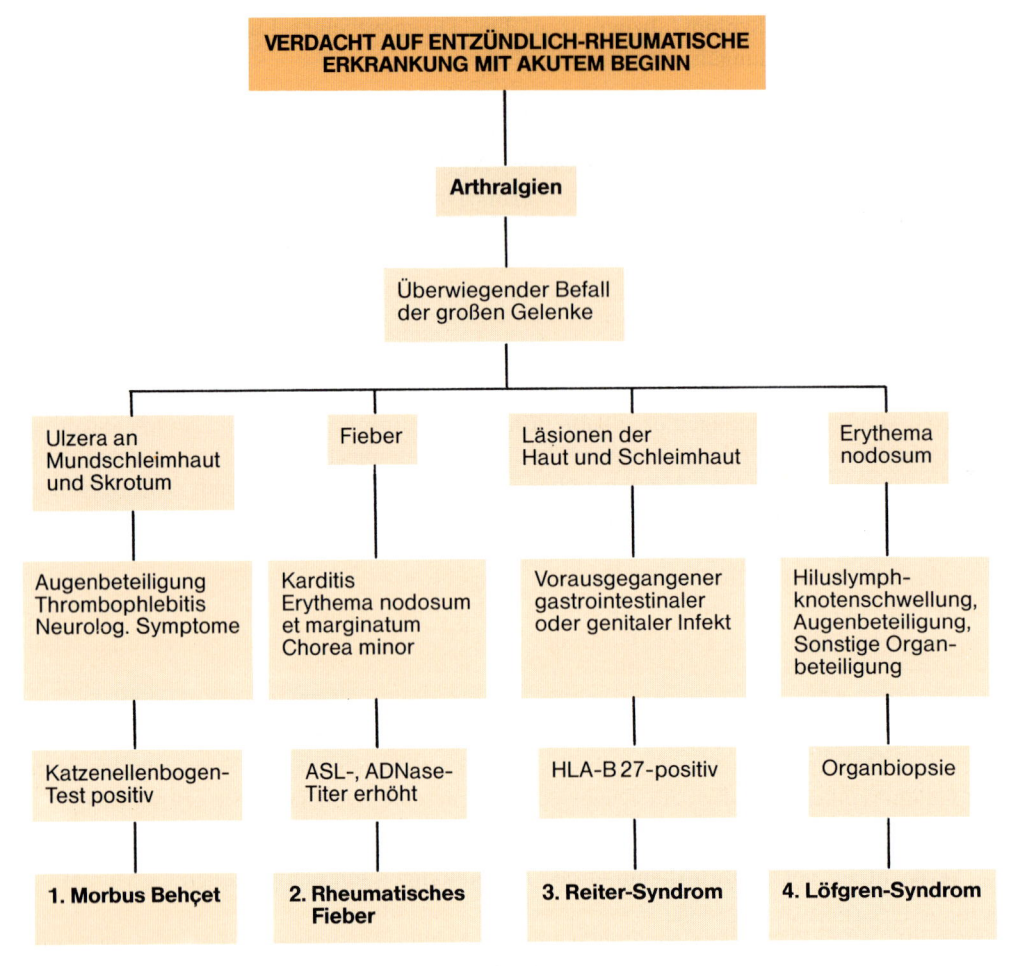

Abb. 3

nen und zentralnervöse Beteiligungen (Psychosen, Meningoenzephalitis, Papillenödem, Hirnstammläsionen etc.). Während der akuten Schübe der Erkrankung ist die Körpertemperatur häufig erhöht. Laborchemisch imponieren Entzündungszeichen wie Leukozytose, BSG-Beschleunigung, Entzündungsanämie und polyklonale γ-Globulin-Erhöhung. Die Diagnose der Erkrankung muß aus der Gesamtheit der klinischen Symptome gestellt werden, die Verläufe der Erkrankung sind sehr variabel. Die Differentialdiagnose richtet sich in erster Linie gegen das Reiter-Syndrom. Selten kommt im Rahmen des Morbus Behçet eine Kolitis vor, so daß auch die Arthritiden bei entzündlichen Darmerkrankungen differentialdiagnostisch zu erwägen sind. Zur Diagnosestellung haben sich die Japan-Kriterien bewährt (Tab. 10).

Tab. 10. **Kriterien für einen Morbus Behçet.**
1. Hauptkriterien Orale Ulzerationen Genitale Ulzerationen Hautveränderungen (Erythema nodosum, nekrotisierende Follikulitis) Augensymptome (Iritiden mit Hypopyon und Uveitis anterior) Arthritis (Oligoarthritis meist der unteren Extremität) Thrombophlebitis
2. Nebenkriterien Neurologische Symptome (Meningoenzephalitis, Hirnstammsyndrome) Gastrointestinale Symptome Kardiovaskuläre Manifestationen Renale Manifestationen Pleuropulmonale Manifestationen Epididymitis Familiäre Häufung von Morbus Behçet
Sichere Diagnose: orale Ulzerationen und 3 andere Hauptkriterien Wahrscheinliche Diagnose: orale Ulzerationen und 2 andere Hauptkriterien oder   orale Ulzerationen und 1 anderes Hauptkriterium und 2 Nebenkriterien

2. Rheumatisches Fieber

Ein rheumatisches Fieber kann in jedem Alter auftreten, bevorzugt ist das jugendliche und frühe Erwachsenenalter. Die Erkrankung tritt nach einem Streptokokkeninfekt der Gruppe A mit überwiegend pharyngealem Erregereintritt auf. Die typische akut beginnende Arthritis betrifft überwiegend große Gelenke mit Schwellung, Rötung und Schmerzhaftigkeit. Im Verlauf ist die von Gelenk zu Gelenk **wandernde Arthritis** charakteristisch. Der überwiegende Teil der Patienten hat Fieber. Tachykardien, Herzrhythmusstörungen anderer Art, Galopprhythmus und pathologische Herzgeräusche weisen auf eine gleichzeitige rheumatische Karditis hin. Perikard, Myokard und Endokard können betroffen sein. Nicht schmerzhafte subkutane Knötchen, bevorzugt über Strecksehnen, gehören neben dem **Erythema marginatum** (Stamm, proximale Extremitäten) zu den häufigen Begleitsymptomen. Mit einer längeren Latenzperiode nach der Arthritis kann die **Chorea minor** in Form von Koordinationsstörungen, zerebellaren Symptomen aber auch Krämpfen auftreten.

Im Akutstadium der Erkrankung sind im Verein mit der Klinik erhöhte ASL- und Antistreptodornase-Titer charakteristisch. Wird die Erkrankung erst retrospektiv nach Ablauf von 8 Wochen diagnostiziert, können die Immunphänomene negativ ausfallen, und die Diagnosestellung muß allein vom klinischen Befund her erfolgen. Ansonsten imponieren im Labor unspezifische Entzündungszeichen. Stets sollte beim rheumatischen Fieber eine Fokussuche und Fokussanierung angestrebt werden. Differentialdiagnostisch sind neben den in Abb. 3 und 4 genannten Erkrankungen auch Infektarthritiden abzugrenzen.

3. Reiter-Syndrom

Die Ätiologie der Erkrankung ist unklar, obwohl dem akuten Beginn häufig genitale oder gastrointestinale Infekte vorausgehen. Eine genetische Disposition scheint vorzuliegen, etwa 80% der Erkrankten sind HLA-B27-positiv. Die Arthritis betrifft sowohl große als auch kleine Gelenke, die unteren Extremitäten werden bevorzugt befallen. Die Gelenkerkrankung dauert im Schnitt 3 Monate und kann spontan remissionieren, daneben sind chronische Verläufe mit Gelenkkontrakturen und progredienter Gelenkzerstörung bekannt. Eine klinisch meist milde **Urethritis** mit Dysurie und gelblich-milchigem Ausfluß ist häufig, seltener werden weitere Geschlechtsorgane und die Harnblase beteiligt. Differentialdiagnostisch ist an eine Gonokokkenurethritis zu denken, die auch gleichzeitig mit einem Reiter-Syndrom, evtl. als auslösendes Agens, auftreten kann. Eine meist milde, beidseitige Konjunktivitis gehört zum Krankheitsbild. Bei über der Hälfte der Patienten sind zuerst vesikuläre, dann pustulös erscheinende **Haut- und Schleimhautläsionen** am Genitale und in der Mundhöhle vorhanden. Die Hautläsionen werden als **Keratodermia blenorrhoica** bezeichnet. Sie entwickeln sich bevorzugt am Stamm an den Extremitäten, an Handflächen und Fußsohlen. Die Nägel können sich verdicken, subungual tritt dicker, gelblicher Detritus auf, es kann zum Ablösen sämtlicher Nägel kommen. Neben BSG-Beschleunigung, Leukozytose und sonstigen Entzündungsparametern zeigt sich bei 80% der Patienten HLA-B27-Positivität. Die Röntgenbefunde der peripheren Gelenke sind unspezifisch.

Die Diagnose wird aus der Gesamtheit der klinischen Befunde und der häufigen HLA-B27-Positivität gestellt, die Differentialdiagnose richtet sich in erster Linie gegen den Morbus Behçet, aber auch gegen Infektarthritiden, insbesondere die Arthritis gonorrhoica. Daneben können sich Probleme bei der Abgrenzung gegen die Arthritis bei der pustulösen Form der Psoriasis ergeben.

4. Löfgren-Syndrom

Etwa 15% der an Sarkoidose Erkrankten leiden unter akut auftretender Arthritis, wobei bevorzugt die großen Gelenke der unteren Extremität und Handgelenke befallen werden. Häufig besteht gleichzeitig eine **Iridozyklitis,** die Erkrankung führt nicht zu einer Gelenkdestruktion und heilt spontan ab. Fast immer besteht gleichzeitig ein **Erythema nodosum.** Die Diagnose des Morbus Boeck wird histologisch durch Organbiopsie oder Narbenbiopsie gesichert, die Verdachtsdiagnose erhebt sich aus den gleichzeitig vorhandenen, meist bilateralen Hiluslymphknotenschwellungen, aus evtl. Lungenbeteiligung und sonstigen Organmanifestationen (Lymphknotenschwellung, Hautbeteiligung, Leber- und Milzbeteiligung, Herzbeteiligung, Miterkrankung des Nervensystems, Heerfordt-Syndrom).

**Verdacht auf entzündlich-rheumatische Erkrankungen
mit subakutem bis chronischem Verlauf (Abb. 4)**

1. Morbus Bechterew

Die Erkrankung wird auch als **ankylosierende Spondylitis** bezeichnet. Männer sind häufiger als Frauen betroffen, das Krankheitsbild manifestiert sich meist im jüngeren bis mittleren Erwachsenenalter. Die betroffenen Patienten klagen anfangs über meist nächtliche Rückenschmerzen und Bewegungseinschränkung der Wirbelsäule. Wechselnde Beschwerden in den verschiedensten Gelenken kommen bei einem Viertel der Patienten vor, Gelenkdestruktionen finden nicht statt. 20–30% erkranken an einer **Uveitis,** die das Erstsymptom eines Morbus Bechterew darstellen kann. Radiologisches Frühsymptom ist die **Sakroiliitis,** im weiteren Verlauf der Erkrankung kommt es zur Ausbildung von Syndesmophyten zwischen den Wirbelkörpern mit progredienter Versteifung der Wirbelsäule bis zur Ausbildung eines sog. Bambusstabes. Die Röntgenveränderungen an den peripheren Gelenken ähneln denen bei rA. Bei an Morbus Bechterew erkrankten Patienten ist HLA-B27 in 80–90% positiv, während es bei einem nicht erkrankten Vergleichskollektiv in nur 7% vorhanden ist. Dies

Tab. 11. **Diagnosekriterien für Spondylitis ankylosans.**
1. Tiefsitzende Rückenschmerzen, insbesondere nachts
2. Schmerzen und Steifigkeit der Lendenwirbelsäule
3. Schmerzen und Steifigkeit der Brustwirbelsäule
4. Einschränkung der Atembreite
5. Rezidivierende Iridozyklitis
6. Nachweis von HLA-B27
7. Bilaterale radiologische Sakroiliitis
8. Radiologischer Nachweis von Syndesmophythen der BWS und/oder LWS
Verdachtsdiagnose: 2 klinische Symptome, die länger als 3 Monate bestehen, unterstützt durch das Vorliegen von HLA-B27
Sichere Diagnose: 1 Röntgenkriterium in Kombination mit 2 klinischen Symptomen (2.–4.)

bedeutet, daß Träger des genannten Antigens ein 87fach erhöhtes Risiko zur Manifestation der Erkrankung haben (Tab. 11).

2. Spondylitis und Arthritis bei gastrointestinalen Erkrankungen

Eine Spondylitis bei **Colitis ulcerosa** und **Morbus Crohn** ist, wenn man von den gastrointestinalen Symptomen absieht, klinisch nicht von einem Morbus Bechterew zu unterscheiden. Die Spondylitis kann sowohl vor als auch während der gastrointestinalen Erkrankung auftreten. HLA-B27 kommt im Gegensatz zum Morbus Bechterew seltener vor (70%), die Erkrankung kann bis zur kompletten Ankylose der Wirbelsäule fortschreiten. Arthritiden anderer Gelenke sind im Vergleich zur Spondylitis häufiger, die Diagnose der entzündlichen Darmerkrankungen werden radiologisch, endoskopisch und histologisch gestellt.

Bei **Morbus Whipple** sind Spondylitiden ebenfalls selten im Vergleich zu Erkrankungen peripherer Gelenke. Der beweisende diagnostische Schritt ist die histologische Untersuchung einer Dünndarmbiopsie.

Bestehen gastrointestinale Symptome, ist differentialdiagnostisch an eine **Yersiniose** mit Polyarthritis zu denken, die mit oder ohne Ausbildung eines Erythema nodosum verlaufen kann. Die Diagnose wird serologisch, durch Erregernachweis aus befallenen Lymphknoten oder aus dem Stuhl gestellt.

Bei etwa einem Drittel der Patienten werden **nach gastrointestinalen Bypass-Operationen** Arthritiden bevorzugt großer Gelenke gesehen, die ätiologisch nicht exakt eingeordnet werden können. Man nimmt an, daß zirkulierende Immunkomplexe für die Arthritis und die evtl. gleichzeitig vorliegende Vaskulitis verantwortlich zu machen sind.

3. Psoriasis-Arthritis

Die Erkrankung tritt bei ca. 5% der von Psoriasis betroffenen Patienten auf. 90% der an Sakroiliitis und Spondylitis erkrankten Psoriatiker sind HLA-B27-Träger. Meist entwickelt sich die Arthritis im Gefolge der Hautläsionen, die Gelenkerkrankung verläuft überwiegend mild. Etwa 70% der Patienten erkranken an mono- oder oligoartikulärer Entzündung kleiner Hand- und Fußgelenke. Weniger häufig sind Hüft- und Iliosakralgelenke betroffen. Die klinischen Symptome einer Spondylitis entsprechen denen beim Morbus Bechterew. Labor-

```
┌─────────────────────────────────────────────┐
│ VERDACHT AUF ENTZÜNDLICH-RHEUMATISCHE        │
│ ERKRANKUNG MIT SUBAKUTEM/CHRONISCHEM VERLAUF │
└─────────────────────────────────────────────┘
                      │
                ┌───────────┐
                │ Arthralgien │──────
                └───────────┘
                      │
            ┌──────────────────┐
            │ Überwiegender Befall │
            │ der Wirbelsäule      │
            │ (Schober positiv)    │
            └──────────────────┘
                      │
                ┌──────────┐
                │ Röntgen: │
                │ Sakroiliitis │
                └──────────┘
                      │
        ┌─────────────┼─────────────┐
  ┌──────────┐  ┌──────────┐  ┌──────────┐
  │ Nächtliche │  │ Entzündliche │  │ Psoriatisches │
  │ Rückenschmerzen │ │ Darmerkrankung │ │ Exanthem │
  └──────────┘  └──────────┘  └──────────┘
                      │
                ┌──────────┐
                │ HLA-B 27 │
                └──────────┘
                      │
        ┌─────────────┼─────────────┐
    ┌────────┐    ┌────────┐    ┌────────┐
    │ Positiv │    │ Negativ │    │ Positiv │
    └────────┘    └────────┘    └────────┘
        │             │             │
┌──────────────┐ ┌──────────────┐ ┌──────────────┐
│ 1. Morbus     │ │ 2. Arthritis bei │ │ 3. Psoriasis- │
│    Bechterew  │ │    Morbus Crohn, │ │    Arthritis   │
│               │ │    Morbus Whipple│ │                │
│               │ │    Colitis ulcerosa│ │              │
└──────────────┘ └──────────────┘ └──────────────┘
```

Abb. 4

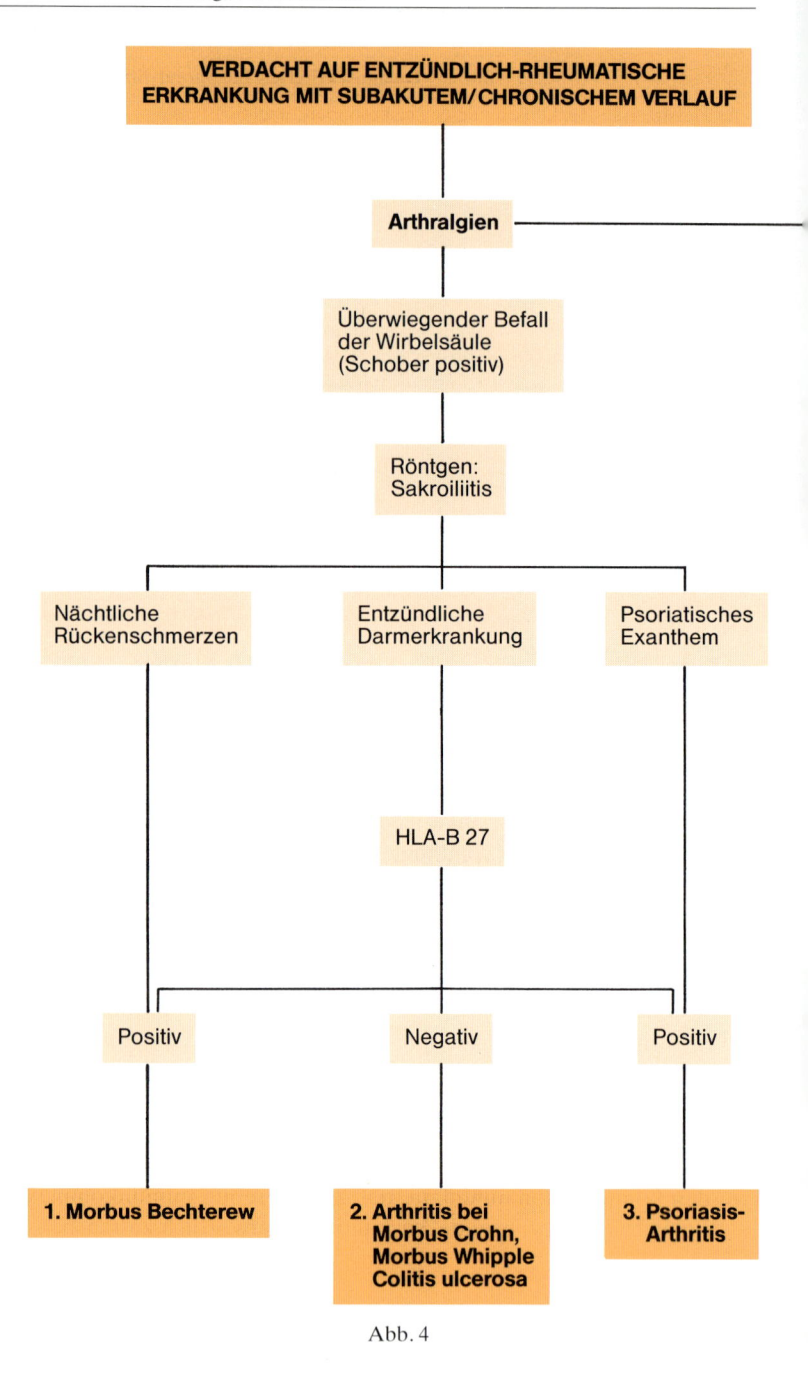

chemisch sind unspezifische Entzündungszeichen vorhanden, der Rheumafaktor ist negativ. Es finden sich typische radiologische Veränderungen, vor allem an den Fingerendgliedgelenken (»Pencil-in-cup«-Deformität).

Die Diagnose einer Psoriasis-Arthritis wird aus den typischen Hautveränderungen in Verbindung mit der Arthritis und den radiologischen Befunden gestellt. Die Hautverände-

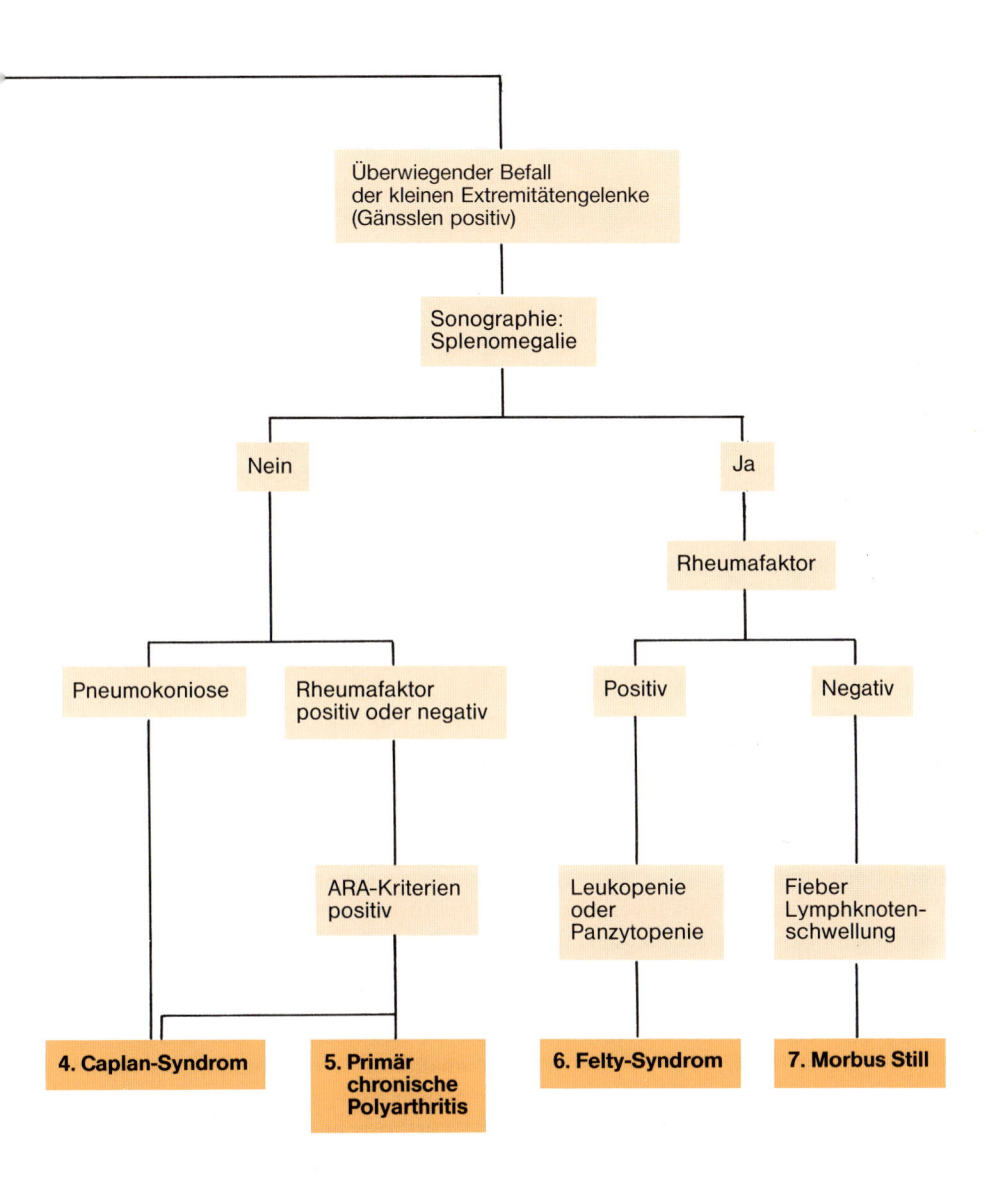

```
                    ┌─────────────────────────────┐
                    │ Überwiegender Befall        │
                    │ der kleinen Extremitäten-   │
                    │ gelenke (Gänsslen positiv)  │
                    └─────────────┬───────────────┘
                                  │
                        ┌─────────┴─────────┐
                        │ Sonographie:      │
                        │ Splenomegalie     │
                        └─────────┬─────────┘
                    ┌─────────────┴──────────────┐
                   Nein                          Ja
                                                  │
                                            ┌─────┴──────┐
                                            │ Rheumafaktor│
                                            └─────┬──────┘
           ┌────────────┬─────────────┐       ┌───┴────┐
      Pneumokoniose  Rheumafaktor              Positiv  Negativ
                     positiv oder
                     negativ
```

- **4. Caplan-Syndrom**
- **5. Primär chronische Polyarthritis** (ARA-Kriterien positiv)
- **6. Felty-Syndrom** (Leukopenie oder Panzytopenie)
- **7. Morbus Still** (Fieber Lymphknotenschwellung)

rungen können sehr diskret sein und sich auf den behaarten Kopf, die Nägel und die Interglutealregion beschränken. Eine wichtige Differentialdiagnose richtet sich bei Vorliegen einer pustulösen Psoriasis gegen das Reiter-Syndrom.

4. Caplan-Syndrom

Unter dem Syndrom werden eine präexistente **Pneumokoniose** (progrediente Lungenfibrose) und eine gleichzeitig bestehende **seropositive pcP** zusammengefaßt. Auf dem Boden einer Pneumokoniose entwickeln sich multiple intrapulmonale Rheumaknötchen.

5. Primär chronische Polyarthritis (pcP) oder rheumatoide Arthritis (rA)

Die ätiologisch unklare Erkrankung kann in jedem Lebensalter auftreten. 70% der Fälle rheumatoider Arthritis finden sich zwischen dem 30. und 70. Lebensjahr, am häufigsten ist die Erkrankung im 4. Lebensjahrzehnt. Frauen erkranken häufiger als Männer. Der Erkrankungsbeginn ist in den meisten Fällen schleichend, sehr selten kommen akute Initialphasen vor. Die Patienten klagen über Müdigkeit, Abgeschlagenheit, Gelenksteifheit und Muskelschmerzen. Kleine Gelenke, insbesondere Hand- und Fußgelenke, werden bevorzugt befallen, die Erkrankung zeigt typischerweise einen symmetrischen Gelenkbefall.

Die betroffenen Gelenke sind druckschmerzhaft, schmerzhaft bewegungseingeschränkt, können leicht gerötet und geschwollen sein. Rheumaknötchen finden sich bei etwa 20% der Patienten, sie sind meist über den Strecksehnen der Finger oder Ellenbogen lokalisiert. Im Verlauf der Erkrankung kommt es zu progredienter **Gelenkzerstörung** mit Schwanenhalsdeformitäten der Finger, Luxation oder Subluxation der Gelenke, ulnarer Deviation der Finger und Gelenkskontrakturen. Typisch für die aktive Erkrankungsphase einer pcP ist das Ausmaß und die Dauer der Morgensteifigkeit der betroffenen Gelenke. Die am häufigsten betroffenen Gelenke sind Interphalangealgelenke, meist proximal, Metakarpophalangealgelenke, Metatarsophalangealgelenke, Schulter-, Ellenbogen-, Knie- und Sprunggelenk. Häufig ist eine Beteiligung der Halswirbelsäule.

Beteiligungen anderer Organsysteme kommen bei pcP vor, so findet man interstitielle oder parenchymatöse entzündliche Lungenveränderungen und Pleuraergüsse, in 15% der Fälle tritt gleichzeitig mit einer pcP eine Xerophthalmie und Xerostomie im Sinne eines **Sjögren-Syndroms** auf. Herz- und Nierenbeteiligung sowie eine sekundäre Amyloidose sind selten. Auf besondere Verlaufsformen der pcP wird bei der Besprechung des Still-Syndroms und des Felty-Syndroms eingegangen.

Eine pcP kann sehr unterschiedlich verlaufen, das Spektrum reicht von leichten chronisch progredienten Fällen bis hin zu hochakuten, therapieresistenten Verläufen.

Typische **Laborveränderungen** sind BSG-Beschleunigung und Leukozytose, Entzündungsanämie und γ-Globulin-Vermehrung sind nicht obligat. Eine für die Erkrankung hochspezifische Untersuchung ist der Rheumafaktornachweis mittels Latex-Test oder Waaler-Rose-Test (IgM-Antikörper gegen IgG). Falsch-positive Rheumafaktor-Teste können bei Kollagenosen, akuten und chronischen infektiösen Prozessen viraler und bakterieller Genese, bei malignen Lymphomen, beim Morbus Boeck, bei Leberzirrhose und bei Pneumokoniosen auftreten.

Antinukleäre Antikörper werden bei pcP in etwa einem Drittel der Patienten gefunden, selten sind niedrig-titrige Antikörper gegen native DNS.

Radiologische Untersuchungen zeigen in typischen Fällen eine gelenknahe Osteoporose sowie Usurierungen der Gelenke und gelenknahe zystische Knochenveränderungen. Daneben können Weichteilschwellungen imponieren. Häufig ist im Anfangsstadium der Erkrankung kein typischer Röntgenbefund an den Gelenken zu erheben, und die entzündliche Aktivität ist nur skelettszintigraphisch zu belegen.

Tab. 12. **Kriterien der American Rheumatism Association (ARA).**
1. Steifigkeit am Morgen
2. Bewegungsschmerz in mindestens einem Gelenk
3. Schwellung in mindestens einem Gelenk
4. Schwellung mindestens in einem anderen Gelenk, wobei das freie Intervall zwischen beiden Ereignissen nicht länger als 3 Monate sein soll
5. Symmetrische Schwellungen der proximalen Interphalangeal- oder Metakarpophalangealgelenke
6. Subkutane Knotenbildung in Gelenknähe auf den Streckseiten der Extremitäten
7. Typische radiologische Veränderungen
8. Positiver Rheumafaktornachweis
9. Pathologischer Befund der Synovialflüssigkeit
10. Typischer histologischer Befund der Synovialmembran
11. Typischer histologischer Befund eines granulomatösen Knotens

Im **Gelenkpunktat** ist typischerweise ein hoher Leukozytenanteil, im Verhältnis zum Serum erniedrigte Glukosewerte und manchmal Fibrin nachzuweisen. Der Rheumafaktor-Test kann in der Synovialflüssigkeit positiv ausfallen, ebenso können Verminderungen der Komplementfraktionen C_3 und C_4 vorliegen. Als invasiver diagnostischer Schritt gilt die histologische Untersuchung nach Synoviabiopsie oder therapeutischer Synovektomie.

Von der amerikanischen Rheumagesellschaft wurden 11 Kriterien, sog. **ARA-Kriterien,** vorgeschlagen, die zur Diagnosesicherung entscheidende Hilfestellung leisten (Tab. 12). Sind 3 Kriterien positiv, so ist die Diagnose einer pcP wahrscheinlich, bei 5 positiven Kriterien ist sie eindeutig und bei 7 oder mehr positiven Kriterien liegt eine klassische pcP vor. Trotz ARA-Kriterien und den obengenannten, oft recht typischen Befunden kann sich die Diagnose einer pcP äußerst schwierig gestalten. Oft sind Verlaufsbeobachtungen über längere Zeiträume notwendig, bevor man sich zu spezifischem therapeutischen Einschreiten entschließt. Die revidierten ARA-Kriterien von 1987 unterscheiden nicht mehr eine klassische, definitive oder mögliche rheumatoide Arthritis (rA), sondern die Diagnose wird beim Vorliegen von 4 dieser 7 Kriterien gestellt (Tab. 13). Trotz dieser ARA-Kriterien bleibt die differentialdiagnostische Abgrenzung gegenüber anderen Erkrankungen noch häufig problematisch (Tab. 14).

Tab. 13. **Revidierte ARA-Kriterien von 1987.**
1. Morgensteifigkeit
2. Arthritis von mehr als 3 Gelenkgruppen
3. Arthritis der Handgelenke
4. Symmetrische Arthritis
5. Rheumaknoten
6. Positiver Rheumafaktor
7. Radiologische Veränderungen

6. Felty-Syndrom

Neben der seropositiven pcP liegt eine **Splenomegalie** vor. Möglicherweise kommt es über antigranulozytäre Antikörper zu einer vermehrten Leukozytensequestration in der Milz, die verantwortlich für die typische Leukopenie ist. Seltener sind gleichzeitige Anämie und Thrombozytopenie. Meist sind Patienten mit lange bestehender rheumatoider Arthritis betroffen, als Komplikation der Granulozytopenie besteht erhöhte Infektanfälligkeit.

Tab. 14. Differentialdiagnostische Abgrenzung der rA.

- Psoriasis/Arthritis
- Spondylitis ankylosans
- reaktive Arthritis
- Kollagenosen
- Polymyalgia rheumatica/Arteriitis temporalis Horton
- palindromer Rheumatismus
- Arthritiden bei
  - Tumoren
  - Sarkoidose
  - gastrointestinalen Erkrankungen
  - Stoffwechselerkrankungen
  - Gicht, Chondrokalzinose
  - Periarthritis calcarea
  - Diabetes mellitus
- generalisierter Tendomyopathie

7. Morbus Still

Es handelt sich um eine besondere Form der juvenilen pcP, die jedoch auch bei Erwachsenen auftreten kann. Leitsymptome sind hohes Fieber, Polyarthritis, Splenomegalie, Lymphadenitis und flüchtige makulopapulöse Exantheme. Rheumafaktor und antinukleäre Antikörper sind negativ.

8. Palindromer Rheumatismus

Akut rezidivierende artikuläre und paraartikuläre Entzündungszustände, welche vornehmlich die Fingergelenke betreffen und nach Stunden bis Tagen mit einer Restitutio ad integrum abheilen, werden so bezeichnet. Die paraartikulären Erscheinungen zeigen lokale Entzündungsvorgänge mit Rötung und Schwellung an. Das Krankheitsbild ist, wie das der undifferenzierten Arthritiden, heterogen. Verlaufsbeobachtungen sind daher notwendig, weil ein Teil der Patienten andere rheumatologische Krankheiten entwickelt, wie z. B. LE, Gicht, rA, Arthritis psoriatica, Spondylitis ankylosans. Eine reaktive Arthritis sollte immer ausgeschlossen werden.

9. Hydrops intermittens

Klinisch zeigt sich eine periodische schmerzarme Schwellung vornehmlich der Kniegelenke, insbesondere bei Frauen. Hormonelle Einflüsse scheinen eine Rolle zu spielen. Differentialdiagnostisch kann sich dahinter auch eine frühe Form der Spondylitis ankylosans, ein akuter Gichtanfall, eine konnatale Lues sowie eine reaktive Arthritis (Chlamydien) verbergen.

Gelenkschmerzen bei Kollagenosen (Abb. 5)

1. Panarteriitis nodosa

Die Erkrankung tritt im Erwachsenenalter auf, wobei Männer häufiger als Frauen betroffen sind. Allgemeinsymptome wie Gewichtsverlust, Müdigkeit, Abgeschlagenheit, Muskel- und Gelenkschmerzen beherrschen das Bild. Sämtliche Organsysteme können von

VERDACHT AUF GELENKSCHMERZEN BEI KOLLAGENOSEN

```
                    Arthralgien
                         │
                  Hypergamma-
                  globulinämie
                   ┌─────┴─────┐
              Leukozytose   Leukopenie
                   │             │
              ANA negativ    ANA positiv
                                 │
                             Anti-DNS
                          ┌──────┴──────┐
      BSG CPK erhöht   Positiv      Negativ
           │              │             │
       Fieber         Nephropathie  Anti-RNS    Rheumafaktor
    Abdominalkoliken  Polyserositis positiv     positiv
           │              │             │             │
   Nephropathie,      Sonstige      Raynaud-     Xerophthalmie
   keine Polyserositis extra-       Phänomen (80%) Xerostomie
           │          artikuläre    geschwollene
   Sonstige extra-    Organ-        Hände (70%)
   artikuläre Organ-  beteiligungen ösophageale
   beteiligungen                    Hypomotilität (60%)
           │                        Myositis (50%)
     Muskelbiopsie

   1. Panarteriitis  2. Systemischer  3. Sharp-Syndrom  4. Sjögren-
      nodosa            Lupus                              Syndrom
                        erythematodes
```

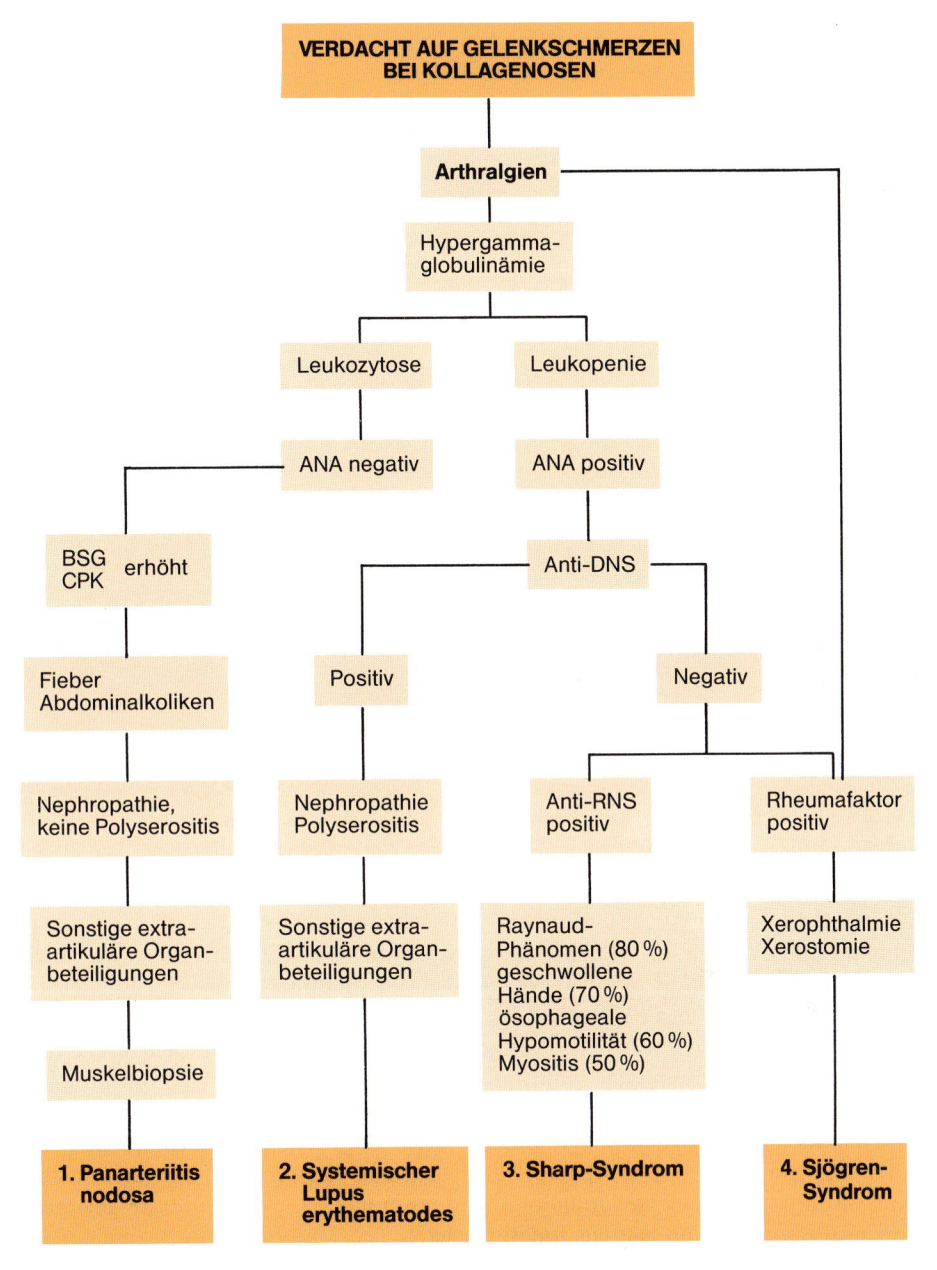

Abb. 5

der Vaskulitis betroffen werden. Perikarditis, Pleuritis, Neuritis, Abdominalschmerzen, Leber- und Nierenbeteiligung sind häufig. Laborchemisch imponieren lediglich ausgeprägte Entzündungszeichen, ein beweisender Labortest steht für die Diagnose nicht zur Verfügung. Sie kann lediglich durch histologische Aufarbeitung von Organbiopsien gestellt werden. Im Anfangsstadium der Erkrankung kommt man leicht zu Fehldiagnosen, da die Ursachen einer

Tab. 15. **Einteilung der Vaskulitiden.**

1. *Panarteriitis-nodosa-Gruppe*
   - klassische Panarteriitis nodosa
   - Mikroform der Panarteriitis nodosa
   - kutane Panarteriitis nodosa
   - Churg-Strauss-Syndrom
   - Mischform innerhalb der Panarteriitis-nodosa-Gruppe

2. *Hypersensitivitätsangiitiden*
   - unspezifische Hypersensitivitätsvaskulitis
   - Serumkrankheit und serumkrankheitsähnliche Vaskulitis
   - Purpura Schoenlein-Henoch
   - Kryoglobulinämie

3. *Riesenzellarteriitiden*
   - Arteriitis temporalis (Horton-Syndrom)
   - Takayasu-Syndrom

4. *Thrombangiitis obliterans Winiwarter-Buerger*

5. *Granulomatöse Vaskulitiden*
   - Wegenersche Granulomatose
   - lymphomatoide Granulomatose
   - isolierte granulomatöse Vaskulitis des ZNS (Churg-Strauss)

6. *Kawasaki-Syndrom*

7. *Morbus Behçet*

8. *Verschiedene Vaskulitisformen*
   - hypokomplementämische Vaskulitis
   - Cogan-Syndrom
   - Kutane Vaskulitiden und dermatologische Grenzfälle (Erythema nodosum, livedoide Vaskulitis)

Vaskulitis vielfältig sind (Tab. 15). Innerhalb der Panarteriitis-Erkrankungen sei noch eine sehr seltene Form erwähnt: das **Churg-Strauss-Syndrom.** Das klinische Bild wird durch die Trias **Asthma, Eosinophilie** und **nekrotisierende Vaskulitis** bestimmt. Rezidivierende obstruktive Beschwerden und ein exogenallergisches Asthma bronchiale gehen den anderen Manifestationen um Jahre voraus. Im Verlauf treten zusätzliche Symptome wie Urtikaria, Purpura, Neuritis und pulmonale Infiltrate auf. Diese lenken den Verdacht auf eine Systemerkrankung. Zwischen den ersten klinischen Beschwerden und der Diagnosestellung vergehen durchschnittlich 3 Jahre. Labordiagnostisch zeigt sich eine Eosinophilie und eine IgE-Erhöhung, die übrigen Laborparameter sind nicht wegweisend. Die nekrotisierende Vaskulitis ist durch Epitheloidzellgranulome und eosinophile Gewebsinfiltrate gekennzeichnet. Herzinsuffizienz ist eine häufige Todesursache.

2. Systemischer Lupus erythematodes (SLE)

Die Erkrankung betrifft Frauen deutlich häufiger als Männer, das mittlere Lebensalter ist bevorzugt. Der Krankheitsverlauf ist sehr variabel. Neben Arthritis und Arthralgien sind Hautmanifestationen, Nephritis, hämolytische Anämie, Pleuritis, Karditis, Fieber, Hämolysen, Leukopenien und Thrombopenien häufige Symptome. Von der Arthritis können sowohl kleine als auch große Gelenke betroffen werden. Schmerzhafte Bewegungseinschränkung, Rötung und Überwärmung des Gelenks sind typisch. Die Hautmanifestationen sind äußerst vielfältig, typisch ist das schmetterlingsförmige Gesichtsexanthem. 53% der Patienten erleiden eine Nierenbeteiligung, deren Manifestationen von milder Proteinurie und Mikrohämaturie bis zum nephrotischen Syndrom und zur progressiven Niereninsuffizienz variieren können. Endokard, Perikard und Myokard können entzündlich verändert sein. Zentralnervöse Manifestationen kommen in 20–50% der Fälle vor. Seltener sind Lymphknotenvergrößerungen und Hepatosplenomegalie.

Häufig treten Raynaud-Syndrom und Livedo reticularis auf. Ähnlich der rA beobachtet man eine Morgensteifigkeit der Gelenke. Als Folge langer Krankheitsverläufe treten ulnare Deviationen und Schwanenhalsdeformierungen auf, im Gegensatz zur rA jedoch ohne Osteodestruktion. Für die Diagnose entscheidend ist der Nachweis antinukleärer Antikörper. Mit der Hep-2-Zellinie können auch Patienten erfaßt werden, die vornehmlich den Ro-Antikörper besitzen (s. S. 805). Ein positiver Hep-2-Zelltest sollte zur Differenzierung anderer antinukleärer Antikörper (extrahierbares nukleäres Antigen, ENA) veranlassen. Die SLE-typischen Antikörper lassen sich in 4 Gruppen unterteilen:
1. Antikörper gegen Doppelstrang-DNS,
2. Antikörper gegen »extrahierbare nukleäre Antigene« (ENA),
3. Antikörper gegen Histone,
4. Antikörper gegen verschiedene »Non-Histon«-Antigene.

Die Autoantikörper gegen doppelsträngige DNS sind diagnostisch am wichtigsten. Sie besitzen eine hohe Spezifität für den SLE und korrelieren eng mit der Krankheitsaktivität. Die wichtigsten ENA sind: Sm-, RNP, Ro- und La-Antigen, welche durch Immundiffusion und Gegenstromelektrophorese erfaßt werden. Der Nachweis des Sm-Antikörpers zeigt meist durch Häufung von Nephritisfällen eine ungünstigere Prognose an, während der RNP-positive Patient eine günstigere Prognose besitzt. RNP findet sich auch beim Sharp-Syndrom (MCTD), der rA und bei chronisch aktiver Hepatitis. Die La-Antikörper lassen sich beim Sjögren-Syndrom, bei der rA sowie bei einem Sicca-Syndrom im Rahmen eines SLE nachweisen. Die Ro-Antikörper treten beim SLE häufig isoliert auf. Antikörper gegen Histone werden überwiegend in medikamentös induzierten SLE-Fällen beobachtet (Tab. 16). Für die Diagnose eines SLE sollten die in Tab. 17 zusammengefaßten Diagnosekriterien beachtet werden.

Tab. 16. Medikamente, die einen SLE induzieren können.

Antihypertonika:	Hydralazin
	Methyldopa
Antiepileptika:	Hydantoin
	Primidon
	Trimethadion
Antiarrhythmika:	Procainamid
Tuberkulostatika:	Isoniazid
	PAS
	Streptomycin
Antibiotika:	Penizillin
	Tetrazykline
	Streptomycin
	Sulfonamide
Thyreostatika:	Methylthiouracil
	Propylthiouracil
Antirheumatika:	D-Penicillamin

Tab. 17. **Diagnosekriterien des SLE.**
1. Schmetterlingserythem
2. Diskoide Veränderungen der Haut
3. Photosensibilität
4. Orale und/oder nasopharyngeale Ulcera
5. Arthritis (nicht erosiv, 2 oder mehr periphere Gelenke)
6. Serositis (Pleuritis, Pericarditis)
7. Nierenerkrankung (Proteinurie >0,5 g)
8. ZNS-Symptome (Krämpfe, Psychosen)
9. Blutbildveränderung (hämolytische Anämie, Leukopenie <5000/mm^3, Lymphopenie <1500/mm^3, Thrombopenie <100000/mm^3)
10. DNS-Antikörper gegen native DNS, Antikörper gegen Sm, positive LE-Zellen oder falsch-positive serologische Syphilis-Teste
11. Antinukleäre Antikörper in hohen Titern (Hep-2-Zelltest, ENA)
4 oder mehr Kriterien bei Ausschluß anderer Kollagenosen erlauben die Diagnose eines SLE.

3. Sharp-Syndrom

Die auch als »Mixed connective tissue disease« bezeichnete Krankheit bietet Symptome einer Sklerodermie, eines Lupus erythematodes und einer Polymyositis. Fast alle Patienten leiden unter Arthritis oder Arthralgien. Die Diagnose wird durch hohe antinukleäre Antikörper-Titer, die sich gegen RNS richten und durch Ribonuklease hemmbar sind, bewiesen.

Auch bei den übrigen Kollagenosen, wie z. B. bei der Dermatomyositis oder Polymyalgia rheumatica, kommen Gelenkschmerzen vor, sie stellen jedoch nicht das Leitsymptom der Erkrankungen dar.

4. Sjögren-Syndrom

Die Erkrankung kann als eigenständiges Krankheitsbild mit Keratoconjunctivitis sicca, Xerophthalmie und Mundtrockenheit (Xerostomie) als **Sicca-Syndrom** imponieren. Bei 10–15% der Patienten besteht gleichzeitig eine rheumatoide Arthritis, seltener ist eine Kombination des Sjögren-Syndroms mit Kollagenosen wie Panarteriitis nodosa, Lupus erythematodes, Sklerodermie und Polymyalgia rheumatica, noch seltener findet sich eine Kombination mit chronisch aktiver Hepatitis oder primär biliärer Zirrhose. Die Patienten klagen über Augenschmerzen infolge verminderter Tränensekretion, die durch den Schirmer-Test objektiviert werden kann. Die Mundtrockenheit hat subjektive Schwierigkeiten beim Essen und Schluckstörungen zur Folge. Speicheldrüsen-, seltener Tränendrüsenschwellungen werden bei manchen Patienten beobachtet. Typische Laborbefunde sind neben unspezifischen Entzündungszeichen ein positiver Rheumafaktor-Test in etwa der Hälfte der Patienten mit Sjögren-Syndrom und dem häufigen Nachweis von antinukleären Antikörpern. Differentialdiagnostisch sind Speicheldrüsentumoren, entzündliche Speicheldrüsenschwellungen, das Mikulicz-Syndrom und die Speicheldrüsenbeteiligung bei Morbus Boeck abzugrenzen.

5. Progressive systemische Sklerodermie (PSS)

Aus historischen und klinischen Gründen werden 2 Verlaufsformen der Sklerodermie unterschieden: die progressive systemische Sklerodermie (PSS) und die zirkumskripte Sklerodermie; als Synonym für die zirkumskripte Sklerodermie wird die Bezeichnung

»Morphaea« verwendet. Die zirkumskripte Sklerodermie verläuft im Gegensatz zur PSS ohne Organbeteiligung und neigt zur Spontanheilung. Das Raynaud-Syndrom mit seiner vielgestaltigen Ätiologie ist charakteristisch für initiale PSS (Tab. 18). Daneben bestehen uncharakteristische Prodormalerscheinungen wie Müdigkeit, Kopfschmerzen, Leistungsminderung und depressive Verstimmung.

Im weiteren Verlauf kommt es im exsudativ-ödematösen Stadium zu Verdickungen der Haut. Es folgt dann die Atrophie, welche zur Anämie, Mikrostomie, Verkürzung des Zungenbändchens und zum Tabaksbeutelmund führt. Arthralgien entstehen durch die als Folge der Hautveränderungen bestehende Bewegungseinschränkung der Gelenke. Gefürchtet ist der Befall innerer Organe (Lunge und Herz jeweils ca. 90%, Ösophagus ca. 80%, Darm und Nieren jeweils um 70%). Im weiteren Verlauf wird die Haut zunehmend trocken und unelastisch, Teleangiektasien und Haarverlust treten auf. Neben den gängigen Entzündungsparametern sind die immunologischen Untersuchungen wegweisend. Sie zeigen in 100% antinukleäre Antikörper gegen Hep-2-Zellen, dabei in 25% das typische Zentromer-Muster. Die nukleären und Zentromer-Antikörper besitzen eine fast beweisende Spezifität, jedoch lassen sie sich nur in ca. 30% der Fälle nachweisen. Dies gilt auch für die Scl-70-Antikörper, die ein ca. 5fach höheres Risiko für eine Lungenbeteiligung anzeigen. Das Fehlen antinukleärer Antikörper ist mit dem häufigeren Auftreten einer Niereninsuffizienz

Tab. 18. **Differentialdiagnostisches Spektrum des Raynaud-Phänomens.**

1. *Neurologische Krankheitsbilder*
   - Wurzelkompressionen bei Osteochondrose C5–C8 (unteres Zervikalsyndrom)
   - zervikale Bandscheibenvorfälle
   - periphere Engpaßsyndrome (Karpaltunnel-Syndrom und Sulcus-Nervus-ulnaris-Syndrom)
   - Plexusneuritis
   - neuralgische Schulteramyotrophie
   - Neuritis unterschiedlicher Genese
   - Tumoren des Spinalkanals
   - Syringomyelie

2. *Angiologische Krankheitsbilder*
   - primärer Morbus Raynaud
   - Winiwarter-Buerger-Syndrom
   - Takayasu-Syndrom
   - Paget-von-Schroetter-Syndrom
   - Vibrationsschaden

3. *Andere Krankheitsbilder*
   - Neoplasma der Lungenspitze
   - Pancoast-Tumoren
   - Bursitis subacromialis
   - Sklerodermie (PSS)
   - Fibrositis-Syndrom
   - Angina pectoris
   - progressive Muskeldystrophie
   - Periarthritis humeroscapularis
   - Schulter-Hand-Syndrom
   - Sudeck-Atrophie
   - Knochenerkrankungen (Osteoporose)

assoziiert. Bei Nachweis der Ro-(SSA)- und La-(SSB)-Antikörper besteht meist gleichzeitig ein Sjörgen-Syndrom.

Die frühzeitige Erfassung von Organmanifestationen bei PSS ist wichtig für Klinik und Verlauf. Eine pulmonale restriktive Ventilationsstörung wird mittels Lungenfunktionsprüfung einschließlich der Bestimmung der CO-Diffusionskapazität erfaßt. Eine kardiale Funktionsstörung muß durch EKG, Echokardiographie, Röntgenthorax und Herzszintigraphie ausgeschlossen werden. Die Störungen der Ösophagusmotilität wird durch die Ösophagusfunktionsszintigraphie früher erfaßt als durch Gastroskopie, Manometrie oder Ösophagusbreischluck. Eine Polyarthritis wird mittels Szintigraphie, eine Myopathie mittels EMG sowie CK-Bestimmung erfaßt. Häufige Todesursache bei PSS ist die renale maligne Hypertonie mit Niereninsuffizienz. Bei der **eosinophilen Fasziitis** besteht meist eine einseitig lokalisierte ödematöse Schwellung der Extremität. Ein Raynaud wird bei dieser Erkrankung nicht beobachtet. Zur Zeit wird diskutiert, ob es sich um eine eigenständige Erkrankung oder um eine spezielle Verlaufsform der Sklerodermie handelt. In der Regel weisen diese Patienten eine erhöhte BSG, eine Eosinophilie und eine Hypergammaglobulinämie auf. ANA finden sich nur in niedrigen Titern. Der wesentliche diagnostische Schritt besteht in der Durchführung einer Muskelbiopsie, wodurch histologisch der Nachweis einer perivaskulären Infiltration durch Lymphozyten, Histiozyten und insbesondere eosinophile Granulozyten gelingt.

Verdacht auf degenerative Gelenkerkrankungen (Abb. 6)

Hauptsymptome degenerativer Gelenkerkrankungen sind bewegungsabhängige Schmerzen, Steifigkeit der Gelenke, die morgens nach dem Aufstehen innerhalb kurzer Zeit verschwindet (Differentialdiagnose Morgensteifigkeit bei pcP), und bewegungsabhängige Schmerzen nach kurzen Ruheperioden. Es sind in erster Linie große, stark belastete Gelenke und Wirbelsäulengelenke betroffen. **Klinisch** imponieren Bewegungseinschränkung, bewegungsabhängige Schmerzen, Krepitationen und Knochen- bzw. Gelenkdeformitäten. Entzündliche Gelenksaffektionen, wie Rötung, Schwellung und Überwärmung, sind ausgesprochen selten (Reizarthrose).

Typische **radiologische Befunde** bei degenerativen Gelenkveränderungen (Arthrosis deformans) sind: Als Frühsymptome gelten osteophytäre Ausziehungen an den Knochenrändern, unregelmäßige Gelenkflächen und Sklerosierung gelenknaher Knochenabschnitte. Sog. subchondrale Geröllzysten sind auf örtliche Knochenzerstörungen zurückzuführen und nicht arthrosespezifisch. In fortgeschrittenen Stadien wird der Gelenkspalt verschmälert (Knorpelschwund). Es kommt zu Stabilitätsverlust der Gelenke und zu Subluxationen.

Die **Laborbefunde** sind im Gegensatz zu den entzündlich-rheumatischen Erkrankungen hinsichtlich Entzündungszeichen negativ. Eine Ausnahme bilden sekundäre Arthrosen bei entzündlich-rheumatischen Erkrankungen. Hierbei werden neben Entzündungsparametern die für die einzelnen rheumatischen Erkrankungen obengenannten typischen Befunde auftreten.

Die Diagnose degenerative Gelenkerkrankungen wird somit aus der Gesamtschau von klinischem Befund, Laborparametern und typischen radiologischen Veränderungen gestellt. Bezüglich der Genese ist zwischen primärer und sekundärer Arthrose zu unterscheiden.

```
                    ┌─────────────────────────┐
                    │ VERDACHT AUF DEGENERATIVE│
                    │    GELENKERKRANKUNG     │
                    └────────────┬────────────┘
                                 │
                    ┌────────────┴────────────┐
                    │ Schmerzhafte Achsendrehung│
                    │ der Wirbelsäule mit     │
                    │ nächtlichen Rückenschmerzen,│
                    │ schmerzhafte Bewegungs- │
                    │ einschränkung im Hüft-, Knie-│
                    │ oder Fingergelenk mit   │
                    │ Gelenkreiben (Heberden- │
                    │ Bouchard-Knoten)        │
                    └────────────┬────────────┘
```

Abb. 6

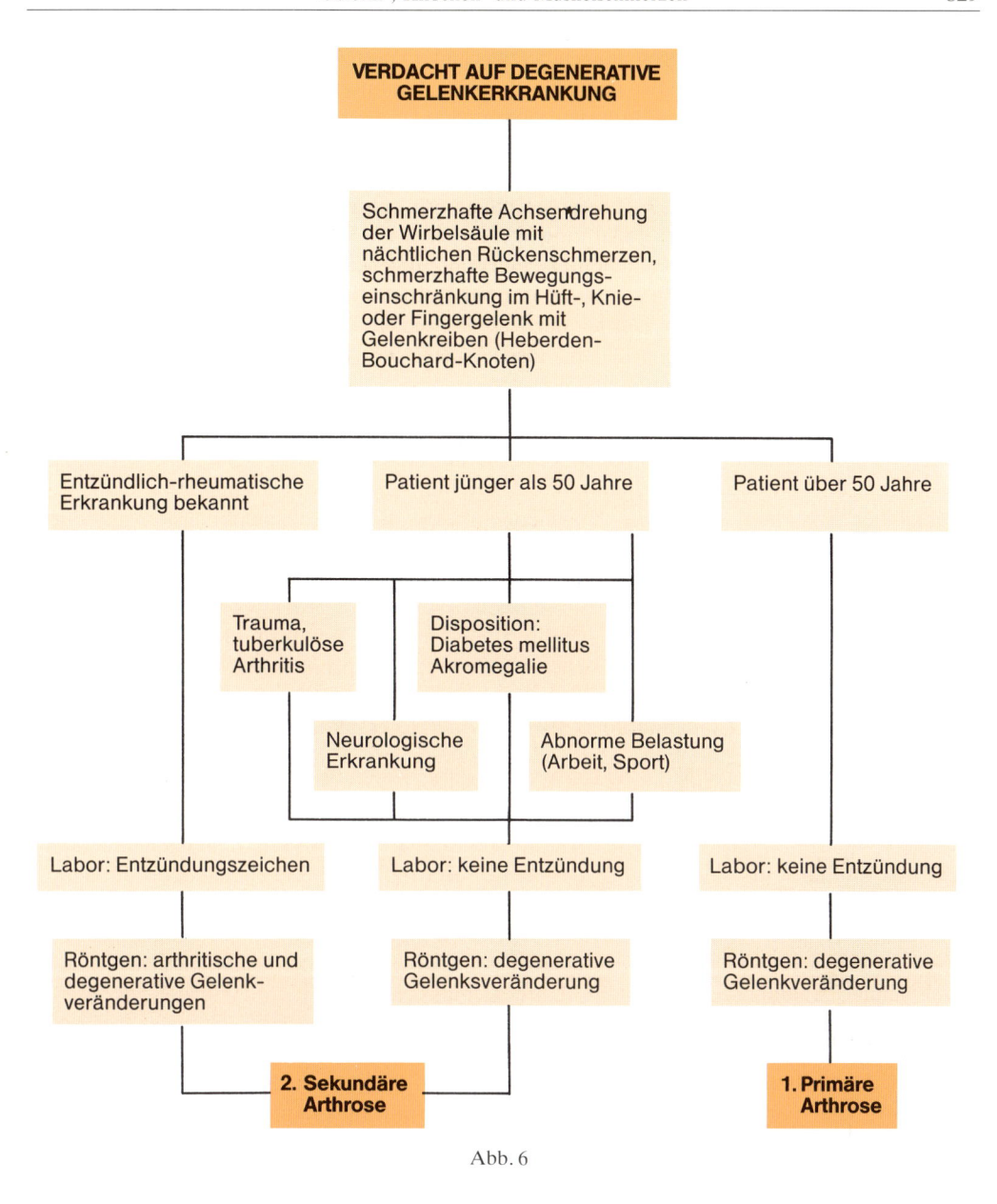

1. Primäre Arthrose

Degenerative Gelenkerkrankungen, die meist jenseits des 50. Lebensjahres auftreten und zu denen prädisponierende Faktoren fehlen, sind als primäre Arthrosen definiert. Im Gegensatz zu sekundären Arthrosen, die sämtliche Gelenke in Abhängigkeit vom prädisponierenden Faktor befallen können, sind in erster Linie stark belastete und das Körpergewicht tragende Gelenke betroffen. Am häufigsten erkranken das Hüftgelenk (Koxarthrose), das Kniegelenk (Gonarthrose), die Wirbelsäule (Spondylarthrosis deformans) und die Handgelenke, insbesondere das Interphalangealgelenk und Daumenwurzelgelenk (Rhizarthrose). Knötchenbildungen bei Interphalangealarthrosen kommen an den Fingerendgliedern (Heberdensche Knötchen) und an den proximalen Interphalangealgelenken (Bouchard-Knötchen) vor. Sie sind differentialdiagnostisch von Rheumaknoten abzugrenzen.

Die **Spondylarthrosis deformans** ist von rheumatischen Erkrankungen, die mit Spondylitiden einhergehen, zu trennen. Die Differentialdiagnose richtet sich in erster Linie gegen den Morbus Bechterew (Sakroiliitis), evtl. auch gegen die Spondylitis bei Psoriasis-Arthritis und gegen Spondylitiden bei entzündlichen Darmerkrankungen. Daneben ist differentialdiagnostisch der **Morbus Forestier** abzugrenzen, der bei Diabetikern, in erster Linie bei Männern mittleren Alters, vorkommt. Ausdruck der Erkrankung sind ausgeprägte Hyperostosen, die das vordere und seitliche Längsband, insbesondere der mittleren und unteren BWS, einbeziehen.

2. Sekundäre Arthrose

Häufigste Ursachen sekundärer degenerativer Gelenkerkrankungen sind Traumata, Frakturen, die den Gelenkknorpel mit einbeziehen, Operationen am Gelenk oder am gelenknahen Knochen, aseptische Knochennekrosen, abnorme Gelenkbelastungen durch Arbeit oder Sport und kongenitale Knochen- oder Gelenkdeformitäten. Abgelaufene Infektarthritiden, eine Vielzahl der entzündlich-rheumatischen Erkrankungen und neurologische Erkrankungen, die unter den Arthropathien besprochen werden, können arthroseauslösend sein. Prädisponierende Faktoren sind u. a. ein Diabetes mellitus und eine Akromegalie. Bei genauer Aufschlüsselung kann sicher ein Teil der als primäre Arthrose bezeichneten Erkrankungen den sekundären Arthrosen zugeordnet werden. Eine Sonderform der sekundären Arthrose ist die **Osteochondrosis dissecans.** Die Erkrankung betrifft am häufigsten das Kniegelenk, seltener Ellenbogen-, Hüft- oder Sprunggelenk. Ein Knochenfragment wird fast immer posttraumatisch aus dem gelenknahen Knochen in den Gelenkspalt verlagert. Es wird als **Gelenkmaus** bezeichnet, der Knochendefekt als **Mausbett.**

Eine seltene, ätiologisch unklare Erkrankung kleiner Finger- und Zehengelenke ist die **Arthrosis mutilans.** Es kommt zu progredienter Knorpel- und Knochenzerstörung, Finger bzw. Zehen lassen sich fernrohrartig ineinanderschieben.

Wird aus typischem klinischem Befund, typischem Röntgenbefund und fehlenden Entzündungszeichen im Labor die Diagnose einer degenerativen Gelenkerkrankung gestellt, so ist durch genaue Anamnese und klinische Untersuchung eine sekundäre Arthrose auszuschließen. Dabei ist zu berücksichtigen, daß entzündlich-rheumatische Erkrankungen sekundäre Arthrosen bedingen können. Zur Diagnose entzündlich-rheumatischer Erkrankungen darf auf den vorhergehenden Abschnitt verwiesen werden. Charakteristisch ist das Nebeneinander arthritischer und arthrotischer Symptome. Weiterhin muß darauf hingewiesen werden, daß zwischen den Arthrosen und den noch zu besprechenden Arthropathien fließende Übergänge bestehen.

Gelenkschmerzen bei Verdacht auf Arthropathien (Abb. 7)

Die im folgenden zu besprechenden Krankheitsbilder umfassen Gelenkerkrankungen bzw. Gelenkbeteiligungen bei neurologischen und vielen allgemeininternistischen Erkrankungen (hämatologische, endokrine, gastroenterologische, kardiopulmonale). So zeigt z. B. Tab. 19 das Spektrum der kardiologischen Erkrankungen, die bei bestimmten Erkrankungen bevorzugt auftreten können. Sie können sowohl unter dem Bild degenerativer bzw.

Tab. 19. Kardiale Erkrankungen als Folge rheumatischer Erkrankungen.

– Endokarditis:	rheumatisches Fieber, systemischer LE(SLE)
– Perikarditis:	rheumatisches Fieber, rA, Kollagenosen
– Myokarditis:	Kollagenosen
– Herzinfarkt:	Panarteriitis nodosa, Arteriitis temporalis
– Myokardfibrose:	Sklerodermie
– AV-Block:	Spondylitis ankylosans (SPA)
– Koronararteriitis:	Kollagenosen, Vaskulitiden
– Hypertonie:	Panarteriitis nodosa, Sklerodermie
– Herzklappenfehler:	SPA, rheumatisches Fieber, SLE
– Aorteninsuffizienz:	SPA, M. Reiter, rA
– Aortitis:	Takayasu-Syndrom, Arteriitis temporalis

arthrotischer als auch arthritischer Gelenkerkrankungen verlaufen. Übergänge von einem arthritischen Bild, das subakut oder akut rezidivierend verläuft, zu Arthrosen sind möglich. Mit Ausnahme der idiopathischen und hereditären Formen, der Pseudogicht, der Gicht selbst und evtl. der Alkaptonurie werden Allgemeinsymptome der Grunderkrankung das klinische Bild beherrschen, die Gelenkerkrankung wird nur Begleitsymptom sein. Insgesamt können die Ursachen von Arthropathien sehr zahlreich sein, und die Möglichkeit einer Gelenkbeteiligung ist bei vielen Erkrankungen gegeben (Tab. 20).

Tab. 20. Arthropathie-Ursachen.

1. neurologisch
- Tabes dorsalis
- Syringomyelie
- Multiple Sklerose

2. hämatologisch
- Hämophilie
- Hämochromatose
- Sichelzellanämie
- hämolytische Krise
- Hämoglobinopathie
- Thalassämie
- aplastische Anämie
- CML-Blastenkrise
- AML

3. kardial
- Endokarditis
- Perikarditis
- Myokarditis
- Myokardinfarkt
- Myokardfibrose
- AV-Block
- Koronaritis/Aortitis
- Hypertonie
- Vitien

4. pulmonal
- Pneumokoniosen
- hypertrophe Osteoarthropathie

5. metabolisch
- Hyperbetalipoproteinämie
- Gicht/Chondrokalzinose
- Pseudogicht
- Morbus Gaucher
- Lipidosen
- Amyloidose
- Mittelmeerfieber

6. endokrin
- Diabetes mellitus
- Morbus Forrestier
- Hypo-/Hyperthyreose
- Hyperparathyreoidismus
- Akromegalie
- Nebennierenerkrankungen, Hypogonadismus

7. gastroenterologisch
- Colitis ulcerosa
- Morbus Crohn
- Morbus Whipple
- Sprue
- Yersinien
- Zustand nach Jejunostomie
- Divertikulitiden
- Tumoren des Gastrointestinaltraktes
- Malabsorptionssyndrome
- Pankreatitiden
- Hepatitis B
- primär biliäre Zirrhose
- lupoide Hepatitis

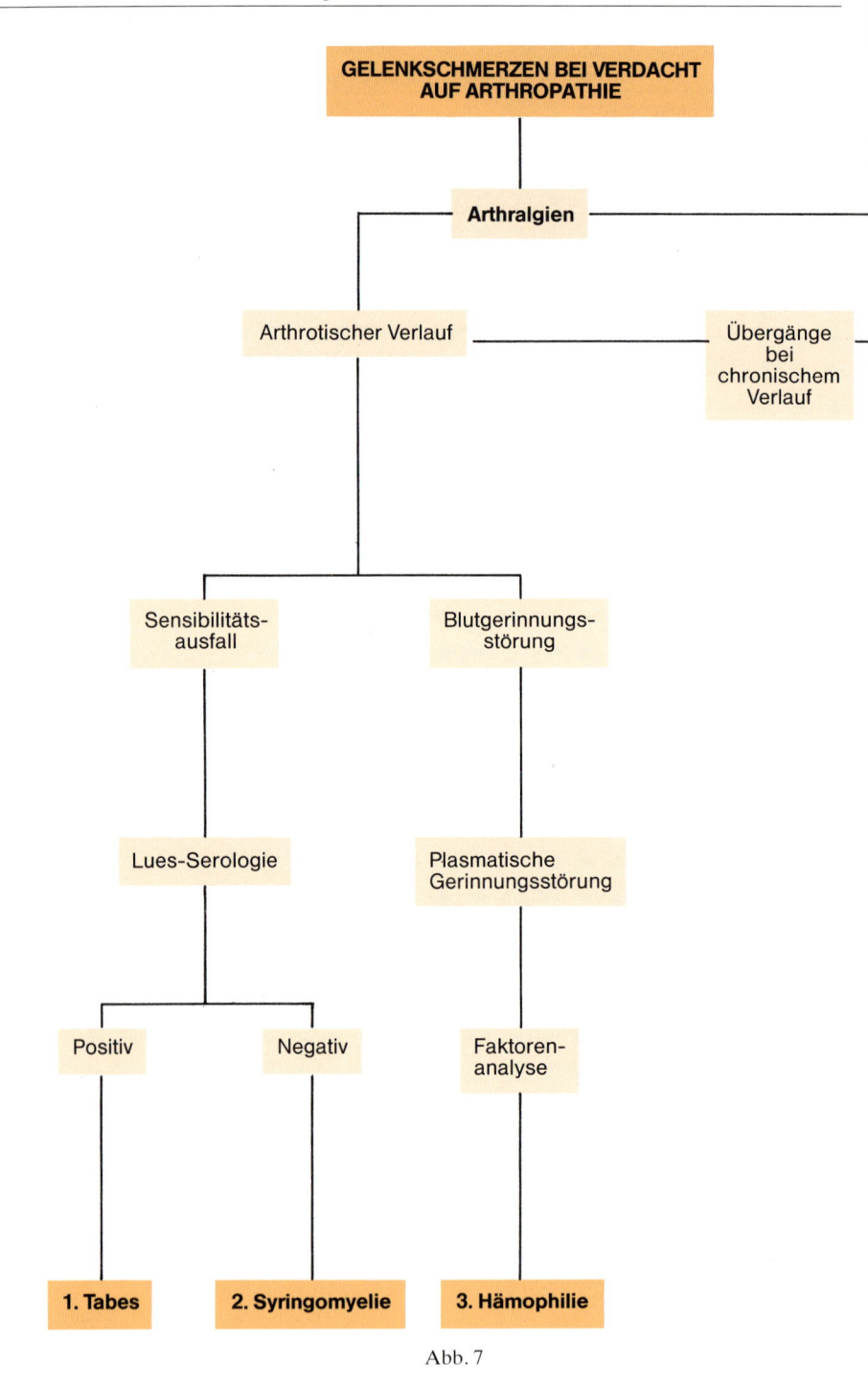

```
                    ┌─────────────────────────────────────┐
                    │ GELENKSCHMERZEN BEI VERDACHT        │
                    │ AUF ARTHROPATHIE                    │
                    └─────────────────────────────────────┘
                                      │
                              ┌───────────────┐
                  ┌───────────│  Arthralgien  │───────────┐
                  │           └───────────────┘           │
                  │                                       │
         ┌────────────────────┐              ┌────────────────────┐
         │ Arthrotischer      │              │ Übergänge          │
         │ Verlauf            │              │ bei chronischem    │
         │                    │              │ Verlauf            │
         └────────────────────┘              └────────────────────┘
              │           │
   ┌──────────────┐  ┌──────────────────┐
   │ Sensibilitäts│  │ Blutgerinnungs-  │
   │ ausfall      │  │ störung          │
   └──────────────┘  └──────────────────┘
          │                   │
   ┌──────────────┐  ┌──────────────────┐
   │ Lues-Serologie│ │ Plasmatische     │
   │              │  │ Gerinnungsstörung│
   └──────────────┘  └──────────────────┘
       │       │              │
   ┌──────┐ ┌──────┐   ┌──────────────┐
   │Positiv│ │Negativ│  │ Faktoren-    │
   │      │ │      │   │ analyse      │
   └──────┘ └──────┘   └──────────────┘
       │       │              │
   ┌──────┐ ┌──────────┐ ┌──────────────┐
   │1. Tabes│ │2. Syringo│ │3. Hämophilie │
   │       │ │  myelie  │ │              │
   └──────┘ └──────────┘ └──────────────┘
```

Abb. 7

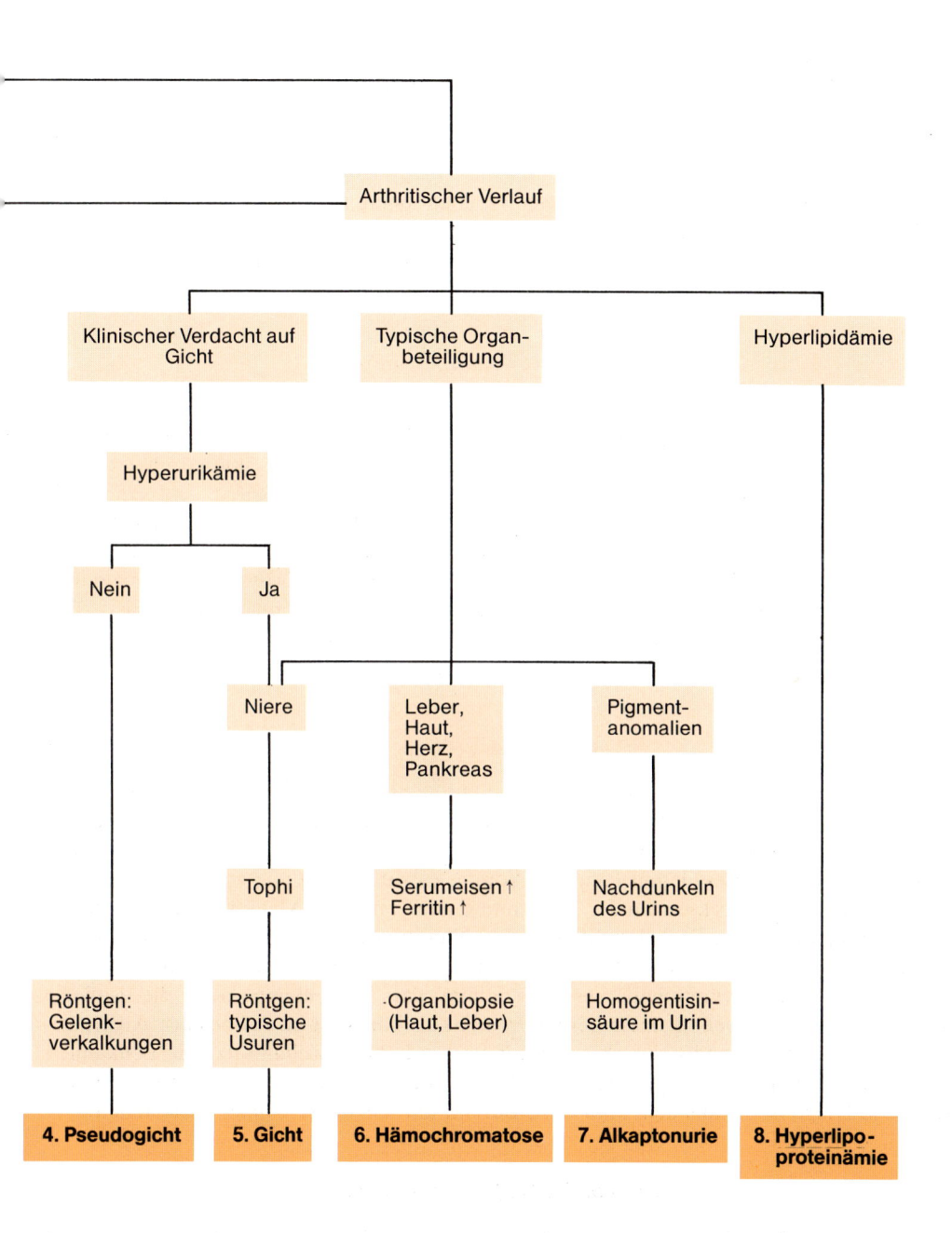

```
                        Arthritischer Verlauf
                                │
      ┌─────────────────────────┼─────────────────────────┐
Klinischer Verdacht auf    Typische Organ-           Hyperlipidämie
        Gicht                 beteiligung
        │
   Hyperurikämie
        │
   ┌────┴────┐
  Nein       Ja
   │         │
   │        Niere      Leber,         Pigment-
   │                   Haut,          anomalien
   │                   Herz,
   │                   Pankreas
   │         │           │              │
   │        Tophi     Serumeisen ↑    Nachdunkeln
   │                  Ferritin ↑      des Urins
   │         │           │              │
 Röntgen:  Röntgen:   Organbiopsie   Homogentisin-
 Gelenk-   typische   (Haut, Leber)  säure im Urin
 verkalk-  Usuren
 ungen
   │         │           │              │              │
4. Pseudo-  5. Gicht  6. Hämo-      7. Alkap-      8. Hyperlipo-
   gicht              chromatose    tonurie        proteinämie
```

1. und 2. Arthropathien bei neurologischen Erkrankungen

Neurologische Arthropathien der Kniegelenke werden bei Tabes dorsalis (Lues) und der Schultergelenke bei Syringomyelie gesehen. Daneben kommen sie bei einer Vielzahl neurologischer Krankheitsbilder mit Läsionen des zentralen Nervensystems oder peripherer Nerven vor. Abhängig von der Art der neurologischen Erkrankung werden unterschiedliche Gelenke betroffen, meist beginnt die Erkrankung monoartikulär.

3. Arthropathie bei Hämophilie

Chronisch rezidivierende Gelenkblutungen bei Hämophilie führen zu einer progredienten Gelenkzerstörung. Die allgemeine hämorrhagische Diathese, Familienanamnese, plasmatische Gerinnungsstörungen und schließlich die Gerinnungsfaktorenanalyse sichern die Diagnose. Die Arthropathie ist meist Komplikation der bereits bekannten Hämophilie.

4. Pseudogicht (Chondrokalzinose)

Der akute Anfall der Pseudogicht beginnt monoartikulär mit entzündlicher Gelenkaffektion. Am häufigsten ist das Kniegelenk betroffen, danach folgen andere große Gelenke. Ein Teil der Patienten, vor allem Frauen, können einen chronischen oder akut rezidivierenden arthritischen Verlauf mit progredienter Gelenkzerstörung zeigen. Selten sind eine pcP-imitierende, sog. pseudorheumatische Verläufe. Die Erkrankung kann angeboren, idiopathisch und in Verbindung mit Stoffwechselstörungen (Hyperparathyreoidismus, Hämochromatose, Hypothyreose, Gicht, Alkaptonurie, Hypophosphatasie, Morbus Wilson) auftreten. Ursache der Erkrankung sind intraartikuläre Ablagerungen von Kalziumpyrophosphat. Die Kristalle können im Gelenkspunktat nachgewiesen werden. Typisch für die Erkrankung sind intra- und paraartikuläre, radiologisch darstellbare Verkalkungen.

5. Arthritis urica (Gicht)

In über 90% der Patienten tritt der akute Gichtanfall als äußerst schmerzhafte Monarthritis im Großzehengrundgelenk (Podagra) auf. In seltenen Fällen sind andere kleine oder große Gelenke betroffen. Der Anfall kann durch exzessives Essen, Trauma und Alkoholzufuhr ausgelöst sein. Bei unbehandelten Patienten kommt es zur Ausbildung von Gichttophi, vor allem im Bereich der Strecksehnen der Extremitäten und am Ohr. Akute Gichtanfälle heilen unbehandelt meist aus, die Rezidivquote ist hoch. Nierenbeteiligungen in Form interstitieller Uratablagerungen und die Ausbildung von Nierensteinen (Uratsteinen) komplizieren das Krankheitsbild. Als asymptomatisches Vorstadium der Erkrankung kann die isolierte Hyperurikämie gelten. Neben einem hereditären Faktor können u.a. Adipositas, Alkoholismus, Niereninsuffizienz und Erkrankungen mit stark erhöhtem Zellumsatz, wie Leukämien oder maligne Lymphome, sowie eine zytostatische Therapie zur Manifestation einer Gicht führen. Die Diagnose ist aus dem klinischen Befund und der Hyperurikämie zu stellen.

6. Arthropathie bei Hämochromatose

Klinische Leitsymptome der Hämochromatose sind Lebervergrößerung, typische Hautpigmentation, Kardiomyopathie, Diabetes mellitus durch Pankreasbeteiligung, Libidoverlust und Hypogonadismus. Eine Arthritis tritt bei einem Viertel bis der Hälfte der Patienten auf, am häufigsten sind kleine Handgelenke betroffen. Die Diagnose der Hämochromatose wird aus den typischen Veränderungen des Serumeisens und Ferritins und durch Organbiopsie bewiesen.

7. Alkaptonurie (Ochronose)

Es handelt sich um eine kongenitale Tyrosinstoffwechselstörung, die oft erst im mittleren Lebensalter entdeckt wird. Graubraune Pigmentablagerungen an den Skleren und am Ohr sind charakteristisch. Die Arthritis verläuft meist akut intermittierend mit Beteiligung großer Gelenke. Übergänge in chronisch-arthrotische Verlaufsformen wurden beschrieben. Die Diagnose wird durch Nachweis der stark erhöhten Homogentisinsäureausscheidung im Urin gestellt. Der Verdacht auf eine Alkaptonurie ergibt sich durch Nachdunkeln des Urins bei längerem Stehen an der Luft.

8. Arthropathien bei Lipidstoffwechselstörungen

Akut intermittierend auftretende Arthritiden, insbesondere der Interphalangealgelenke und des Kniegelenks, jedoch auch anderer Gelenke können bei **familiärer Hyper-β-Lipoproteinämie** vorhanden sein. Typisch ist eine von Gelenk zu Gelenk wandernde Entzündung mit Schwellung und Rötung. Die Diagnose der Fettstoffwechselstörung wird laboranalytisch gestellt.

Arthralgien beim **Morbus Gaucher** werden beobachtet, stellen jedoch nicht das Leitsymptom der Erkrankung dar.

9. Seltene Arthralgien

Abschließend sollen noch einige **seltene Arthralgien** namentlich erwähnt werden, bezüglich genauerer Beschreibung darf auf die Spezialliteratur verwiesen werden. Bei einer **sekundären Amyloidose** kommt es vor allem im Rahmen eines Plasmozytoms zu Gelenkbeteiligungen. Das **familiäre Mittelmeerfieber** geht häufig mit arthritischen Beschwerden einher. Als eine Erkrankung unbekannter Ätiologie mit progredienter Knorpelzerstörung, nicht nur an den Gelenken, gilt die »**Relapsing polychondritis**«. Das **Tietze-Syndrom** äußert sich durch Schwellung und Schmerzen der Rippenknorpel. Die **hypertrophe Osteoarthropathie** findet man bei pulmonalen, zyanotischen, kardialen und gastrointestinalen Erkrankungen, jedoch auch hereditär und idiopathisch. **Tumoren der Gelenke** können durch direkte Affektion, anderswo lokalisierte Tumoren können im Rahmen eines paraneoplastischen Syndroms Arthralgien bedingen.

Lokalisierte Knochenschmerzen (Abb. 8)

Als erste diagnostische Maßnahme wird bei Knochenschmerzen die Röntgenuntersuchung des Skeletts eingesetzt. Teilweise erhält man daraus zur Diagnosestellung ausreichende Informationen. Bei einer zweiten Erkrankungsgruppe sind weitere diagnostische Maßnahmen, insbesondere die histologische Untersuchung einer Probeexzision, zur exakten Diagnosestellung nötig. Im folgenden sollen Knochenerkrankungen, die schmerzfrei verlaufen, und rein pädiatrische Krankheitsbilder ausgeklammert werden.

1. Knochenzysten

Solitäre Knochenzysten

Die Erkrankung tritt vor allem im Jugendalter auf, die Zysten sind an den Metaphasen langer Röhrenknochen lokalisiert. Sie können Schmerzen und pathologische Frakturen verursachen. Die Diagnose wird radiologisch gestellt.

Aneurysmatische Knochenzysten

Im Gegensatz zu solitären Zysten sind sie mehrfach gekammert und bilden blasenförmige, aus dem Knochen herausragende Strukturen. Neben den obengenannten Lokalisationen kommen sie auch am Wirbelkörper vor.

2. Aseptische Knochennekrosen

Die in typischer Lokalisation vorkommenden und beim Jugendlichen auftretenden Krankheitsbilder können radiologisch diagnostiziert werden (Dietrich-Erkrankung = Nekrose der Metakarpalköpfchen 2, 3 oder 4, Kienböck = Lunatummalazie, Thiemann-Erkrankung = Nekrosen der Finger und Zehenepiphysen, Morbus Osgood-Schlatter = Nekrose der Tuberositas tibiae, Freiberg-Köhler-Erkrankung = Nekrose der Metatarsalköpfchen 2–5 und Nekrose des Os naviculare pedis). Die **Scheuermannsche Krankheit** der Wirbelsäule führt über Veränderungen der Bandscheiben zu Wirbelnekrosen und keilförmigen Wirbeldeformitäten. Rückenschmerzen und seltener bleibende Wirbelsäulendeformitäten prägen das klinische Bild. Aseptische Nekrosen des Femurkopfes werden bei Erwachsenen unter Corticosteroid-Therapie beobachtet.

3. Fibröse Knochendysplasie

Das Krankheitsbild kann monostotisch oder polyostotisch auftreten. Am häufigsten sind Gesichtsschädel und Rippen betroffen. Radiologisch sieht man einen teils verdichteten, teils polyzystisch aufgetriebenen Knochen. Die Erkrankung kann durch Knochendeformitäten, Spontanfrakturen oder Schmerzen auffallen. Bei weiblichen Patienten kommt die Erkrankung gemeinsam mit einer Pubertas praecox und hellbraunen, makulösen Hautpigmentationen als sog. **Albright-Syndrom** vor.

4. Morbus Paget

Die ätiologisch unklare Erkrankung verläuft häufig asymptomatisch und wird oft zufällig radiologisch oder durch eine Erhöhung der alkalischen Serumphosphatase entdeckt. Daneben kommen Verläufe mit Kopfschmerzen, Knochenschmerzen, Deformitäten langer Röhrenknochen und Rückenschmerzen vor. Durch Zunahme der Knochenmasse kann es zu neurologischen Komplikationen durch Nervenkompression, Rückenmark- oder Hirnstammkompression kommen. Daneben werden pathologische Frakturen und, in seltenen Fällen, die Ausbildung von Knochensarkomen beschrieben. Am häufigsten werden Beckenknochen, Femur, Schädel, Wirbelsäule, Claviculae und Rippen befallen. Die radiologischen Befunde sind vielfältig, neben osteolytischen Prozessen, die meist von einem verdichteten Knochenareal umgeben sind, kommt es zur Zunahme der Knochenmasse mit unregelmäßig gestalteter Kortikalis. Die Erkrankung kann monossär oder polyossär auftreten. Wie erwähnt, ist bei meist sonst unauffälligem Labor die alkalische Serumphosphatase deutlich erhöht, skelettszintigraphisch zeigen die befallenen Knochen eine vermehrte pathologische Anreicherung. Wenn es die Lokalisation erlaubt, sollte die Erkrankung knochenbioptisch gesichert werden.

5. Osteomyelitis

Die meist bakteriell bedingte lokale Infektion des Knochens kann hämatogen, per continuitatem oder direkt traumatisch verursacht sein. Bei hämatogener Streuung wird im Kindesalter der lange Röhrenknochen, im Erwachsenenalter der Wirbel bevorzugt betroffen. Immunkompromittierte Patienten sind prädisponiert. Eine Fokussuche sollte sich der Diagnose anschließen. Klinisch imponieren lokale Schmerzen, Rötung und Schwellung, meist findet sich eine BSG-Beschleunigung, seltener eine Leukozytose und Fieber. Die per continuitatem und traumatisch bzw. nach einem operativen Eingriff entstandenen Osteomyelitiden unterscheiden sich klinisch kaum von den hämatogen verursachten; die Lokalisation varriiert in Abhängigkeit von dem auslösenden Agens. Radiologisch und skelettszintigraphisch kann die Diagnose wahrscheinlich gemacht werden. Blutkulturen sind meist negativ, so daß zur Diagnosesicherung eine Knochenbiopsie mit Erregernachweis indiziert ist. Aerobe und anaerobe Kulturen sollten angelegt werden. Auf die Spondylitis tuberculosa wurde bei der Besprechung der Infektarthritiden eingegangen.

6. Knochenmetastasen

Skelettmetastasen von Karzinomen, Sarkomen, malignen lymphatischen Systemerkrankungen und Leukämien sind ein häufiges Ereignis. Klinisch können Schmerzen, Schwellung, Knochendeformität, Kompression benachbarter Strukturen und pathologische Frakturen imponieren. Am häufigsten manifestieren sie sich in Wirbeln, Femur, Humerus, Becken, Rippen und Sternum. Osteolytische Metastasen stammen häufig von Tumoren der Schilddrüse, der Nieren, des Dickdarms, von Bronchialkarzinomen und hochgradig malignen Lymphomen. Osteoplastische Metastasen kommen beim Morbus Hodgkin, bei Harnblasentumoren, Karzinoiden und Prostatakarzinomen vor. Mammakarzinome können osteolytische und osteoplastische Herde verursachen. Als Komplikation, insbesondere osteolytischer Metastasen, tritt eine Hyperkalzämie mit all ihren Konsequenzen auf.

Wird radiologisch eine Knochenmetastase vermutet, können einerseits Schichtaufnahmen die Diagnose erhärten, andererseits ein Skelettszintigramm auf weitere Metastasenlokalisationen hinweisen. Ist der Primärtumor bekannt, wird im allgemeinen keine weitere Diagnostik erforderlich sein; Ausnahmen stellen Tumoren dar, in deren Rahmen häufig Sekundärtumoren beobachtet werden (z.B. maligne Lymphome nach Zytostase). Ist der Primärtumor unbekannt, wird man, wenn es von der Lokalisation her möglich ist, versuchen, aus der Metastase eine Probeexzision zu gewinnen, um eine gezielte Tumorsuche anschließen zu können.

7. Primäre Knochentumoren

Ergibt sich radiologisch der Verdacht auf einen primären Knochentumor und läßt er sich durch Schichtaufnahmen, Computertomographie und Szintigraphie erhärten, so ist bei geringstem Malignitätsverdacht die Probeexzision bzw. operative Entfernung des Tumors indiziert. Von den **benignen Knochentumoren** (Osteochondrom, Enchondrom, Riesenzelltumor, Knochenzysten, nichtossifizierendes Fibrom) sind im allgemeinen nur das Osteoidosteom, das benigne Chondroblastom und benigne Chondromyxoidfibrom schmerzhaft. Die

```
                    LOKALISIERTE KNOCHENSCHMERZEN
                                 │
                    Konventionelles Röntgen
                  (Rö.-Schichten, Szintigraphie, CT)
                                 │
   ┌─────────────────┬───────────────────┬─────────────────┐
Zystische        Typische          Pubertas          V. a. Morbus Paget
Veränderung      Lokalisation      praecox
                                   AP↑
                                   Pigment-
                                   anomalie
                                                    ┌─────────────┐
                                              Skelett-        AP↑
                                              szintigraphie
                                                    └─────────────┘
                                                          │
                                                    PE, falls
                                                    möglich

1. Knochenzysten   2. Aseptische      3. Fibröse       4. Morbus Paget
   – solitär          Knochen-           Dysplasie
   – aneurysmatisch   nekrose
```

Abb. 8

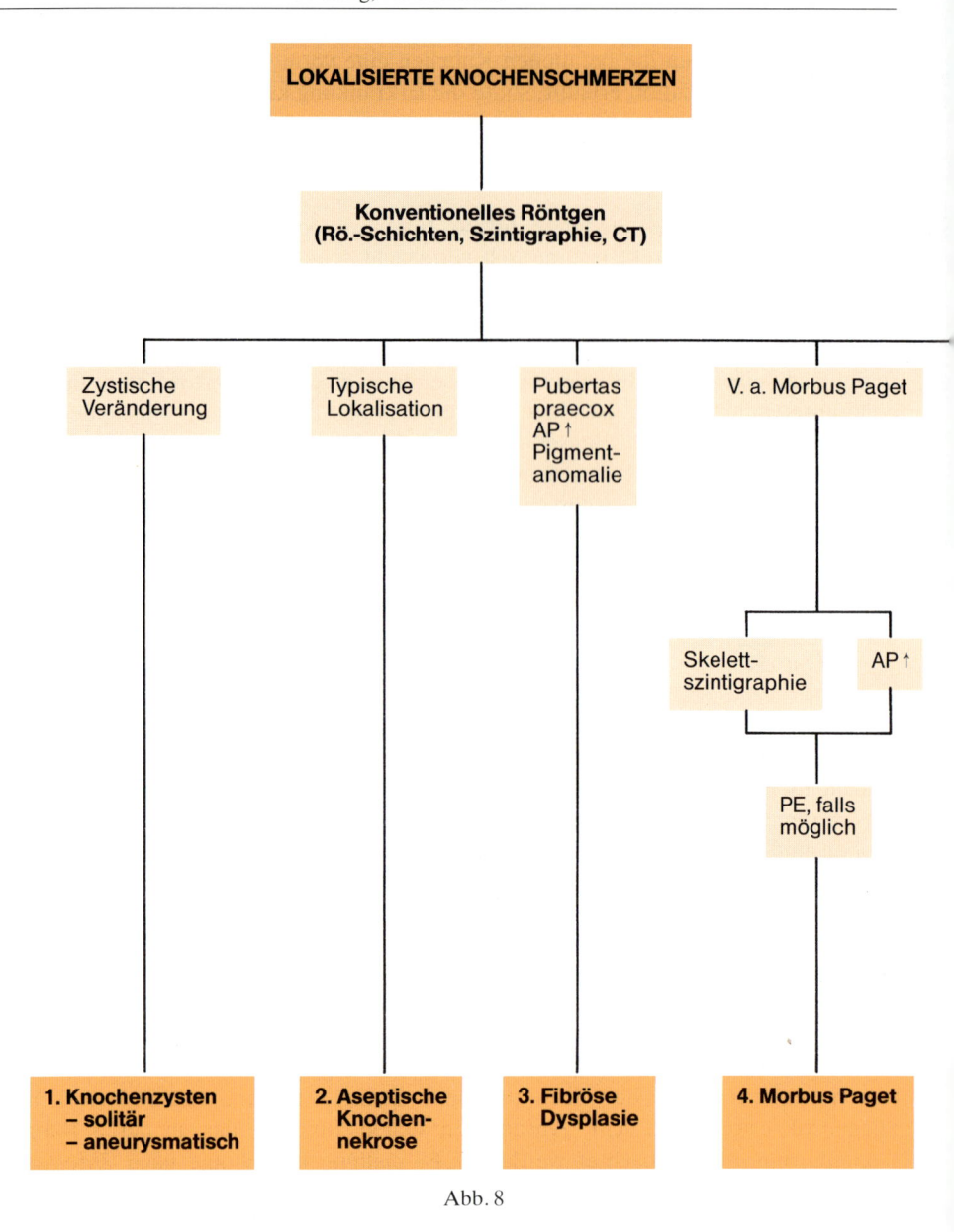

übrigen Tumoren können asymptomatisch sein, können sich aber auch durch lokale Deformitäten oder pathologische Frakturen bemerkbar machen.

Der häufigste den Knochen beteiligende Tumor ist das **Plasmozytom,** es kann sowohl generalisiert als auch lokalisiert im Skelettsystem auftreten (s. Kapitel »Pathologische Elektrophorese«). Beim **eosinophilen Granulom** sind solitäre, beim **Morbus Hand-Schüller-Christian** multiple Knochenherde typisch. Osteogene Sarkome treten am häufigsten im 2. und 3. Lebensjahrzehnt auf, sie sind meist in den Metaphysen langer Röhrenknochen lokalisiert.

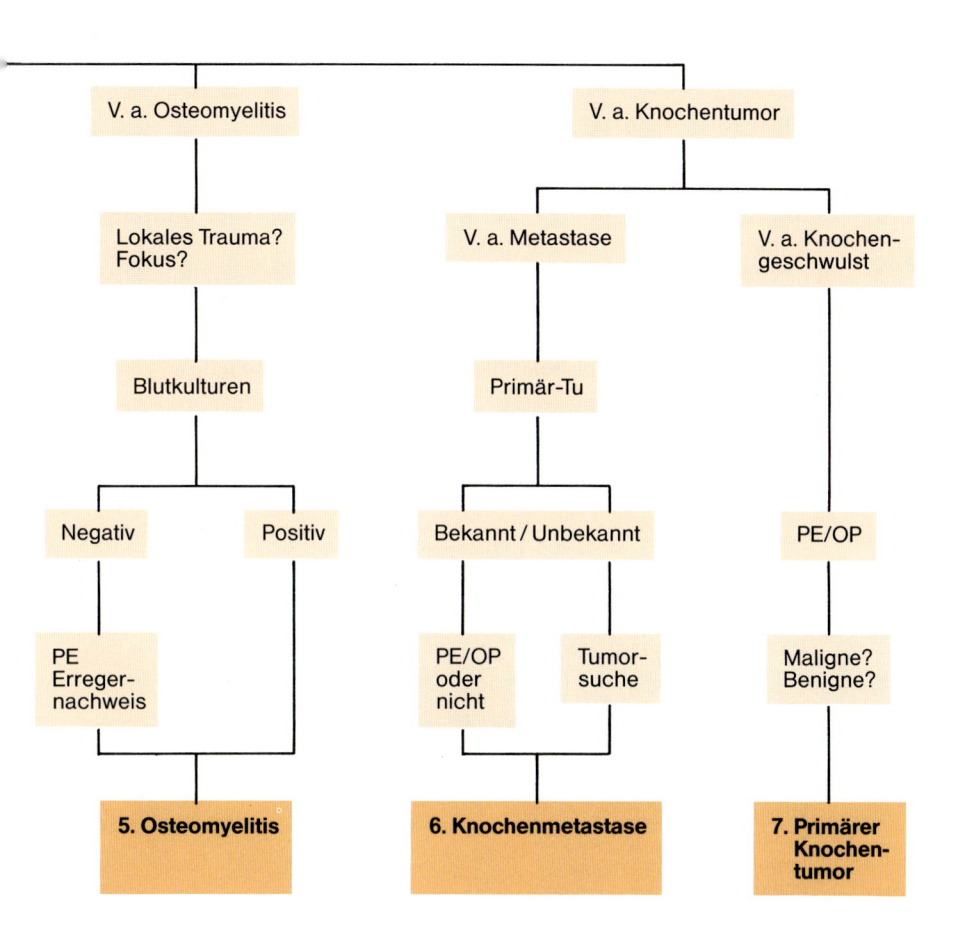

```
                    ┌─────────────────────────────────────┐
                    │                                     │
         ┌──────────────────┐              ┌──────────────────┐
         │ V. a. Osteomyelitis│              │ V. a. Knochentumor│
         └──────────────────┘              └──────────────────┘
                    │                           ┌─────────┴─────────┐
         ┌──────────────────┐         ┌──────────────────┐  ┌──────────────────┐
         │ Lokales Trauma?  │         │ V. a. Metastase  │  │ V. a. Knochen-   │
         │ Fokus?           │         │                  │  │ geschwulst       │
         └──────────────────┘         └──────────────────┘  └──────────────────┘
```

                                                     │   │
                                          ┌──────────────────┐   ┌──────────────────┐
                                          │   Blutkulturen   │   │   Primär-Tu   │
                                          └──────────────────┘   └──────────────────┘

(Flow chart — decision tree)

- **V. a. Osteomyelitis** → Lokales Trauma? Fokus? → Blutkulturen → Negativ / Positiv
  - Negativ → PE Erregernachweis
  - → **5. Osteomyelitis**

- **V. a. Knochentumor**
  - **V. a. Metastase** → Primär-Tu → Bekannt / Unbekannt
    - PE/OP oder nicht
    - Tumorsuche
    - → **6. Knochenmetastase**
  - **V. a. Knochengeschwulst** → PE/OP → Maligne? Benigne? → **7. Primärer Knochentumor**

Die meist rasch wachsenden Tumoren geben recht typische Röntgenbilder, sie können das dem Knochen benachbarte Gewebe infiltrieren. Meist findet sich eine erhöhte alkalische Serumphosphatase. **Chondrosarkome** sind eine Erkrankung des mittleren und höheren Erwachsenenalters, sie sind am häufigsten am Becken, an den Rippen und an den Diaphysen der Röhrenknochen lokalisiert. Die Tumoren wachsen langsam. Das **Osteoblastom** und das **Ewing-Sarkom** sind Erkrankungen des Kindes- und jungen Erwachsenenalters, daneben sollen noch das Fibrosarkom, der maligne Riesenzelltumor und das maligne Hämangiom Erwähnung finden.

Generalisierte Knochenschmerzen (Abb. 9)

Je nach der aufgrund von anamnestischen Angaben und Untersuchungsbefund erhobenen Verdachtsdiagnose wird die Röntgenuntersuchung bei generalisierten Knochenschmerzen unterschiedliche Skelettabschnitte umfassen. Charakteristische Röntgenbefunde sind bei Osteoporose am Achsenskelett, bei Hyperparathyreoidismus u. a. an Händen und Schädel und bei der Osteomalazie am Beckenknochen, am Femur und an den Händen zu erwarten. Neben Laboruntersuchungen, die vor allem Kalzium- und Phosphatstoffwechsel, alkalische Phosphatase, Parathormon und Vitamin-D-Stoffwechsel umfassen, kommt der Knochenhistologie zur Diagnosesicherung entscheidende Bedeutung zu.

1. Osteoporose

Die Osteoporose ist die häufigste metabolische Knochenerkrankung. Sie beruht auf einer Abnahme der Knochensubstanz. Die Ätiologie der meist im höheren Alter auftretenden Erkrankung ist vielfältig und nur bei einem kleinen Teil der Osteoporosen definitiv. Es wird eine idiopathische oder primäre Osteoporose von einer sekundären oder symptomatischen Osteoporose unterschieden. Tab. 21 gibt die Klassifikation der Osteoporosen wieder.

Klinische Symptome betreffen vor allem das Achsenskelett und äußern sich durch Schmerzen, vor allem an der unteren Wirbelsäule, häufig infolge von Wirbelkörperkompres-

Tab. 21. **Einteilung der Osteoporose.**

Primäre Osteoporose

Idiopathische jugendliche Osteoporose
Postmenopausale Osteoporose
Senile Osteoporose

Sekundäre Osteoporose

Hypogonadismus
Cushing-Syndrom
Hyperthyreose
Malassimilation
Hypokalzämie
Immobilisation
Hypophosphatasie
Langdauernde Heparintherapie
Mastozytose
Bei anderen metabolischen Knochenerkrankungen
Osteogenesis imperfecta
Homozystinurie
Ehlers-Danlos-Syndrom
Marfan-Syndrom
Mangelernährung
Primär chronische Polyarthritis
Alkoholismus
Diabetes mellitus
Chronisch-obstruktive Lungenerkrankungen

sionen. Dazu kommen Muskelschmerzen, bewegungsabhängige Schmerzen und Muskelschwäche. In Ruhe bessern sich im allgemeinen die Beschwerden vorübergehend. Radiologisch imponieren scharf konturierte Knochen mit Abnahme der Knochensubstanz, oberflächlich konkav konturierte Wirbelkörper (Fischwirbel) und Zusammensinterung von Wirbelkörpern. Laborchemisch werden, insbesondere bezüglich des Kalzium- und Phosphatstoffwechsels und der alkalischen Phosphatase, keine pathologischen Veränderungen gefunden. Stets ist bei generalisierter Osteoporose laborchemisch und evtl. durch Knochenmarkhistologie ein generalisiertes Plasmozytom und eine generalisierte Knochenmetastasierung auszuschließen. Kommt die Osteoporose bei älteren Patienten vor oder sind klinische Ursachen für eine sekundäre Osteoporose evident, kann u. U. auf eine Beckenkammbiopsie verzichtet werden. Bei jüngeren Patienten und, wenn es gilt, einen Hyperparathyreoidismus, die Osteomalazie oder kombinierte Formen der beiden Erkrankungen mit einer Osteoporose auszuschließen, sollte eine Knochenstanze veranlaßt werden. Auch die Frühdiagnose und somit frühzeitige suffiziente Therapie ist bei klinischem und radiologischem Verdacht auf eine Osteoporose nach histologischer Knochenuntersuchung möglich.

2. Primärer Hyperparathyreoidismus

Radiologisch weist die Ostitis fibrosa cystica generalisata auf einen primären Hyperparathyreoidismus hin, typisch sind daneben subperiostale Knochenresorptionen. Gleichzeitig finden sich Erhöhung von Serumkalzium, Verminderung von Serumphosphat, eine Parathormonerhöhung und nicht obligat eine Erhöhung der alkalischen Phosphatase. Die Diagnose wird durch Knochenhistologie gesichert. Sonographie und Computertomographie lokalisieren die Hyperplasie oder den Tumor der Nebenschilddrüse. Im übrigen darf auf das Kapitel »Hyperkalzämie« verwiesen werden.

3. Sekundärer Hyperparathyreoidismus

Häufigste Ursachen für einen sekundären Hyperparathyreoidismus sind das Malassimilationssyndrom und die chronische Niereninsuffizienz. Daneben kommt es infolge verminderter Vitamin-D-Zufuhr mit der Nahrung und verminderter Vitamin-D-Synthese in der Haut aufgrund mangelnder UV-Bestrahlung zu einer übermäßigen Parathormonsekretion. Abb. 9 zeigt die für die Erkrankung typischen Laborveränderungen. Die Diagnose wird durch Knochenmarkhistologie gesichert. Unter tertiärem Hyperparathyreoidismus versteht man eine Nebenschilddrüsenautonomie im Gefolge eines sekundären Hyperparathyreoidismus. Im übrigen darf auf die Kapitel »Hyperkalzämie« und »Hypokalzämie« verwiesen werden.

4. Osteomalazie

Rachitis und Osteomalazie beruhen auf einer verminderten Mineralisation neugebildeten Knochens. Auf die im Kindesalter auftretende Rachitis soll hier nicht näher eingegangen werden. Klinisch imponieren bei der Osteomalazie meist generalisierte Knochenschmerzen und Muskelschwäche. Radiologisch imponieren eine Abnahme der Knochensubstanz mit Trabekelverlust und Verdünnung der Kortikalis. Charakteristisch sind sog. Loosersche Umbauzonen, am häufigsten am Femur, am Becken, an der Fibula, an den Metatarsalia und an der Skapula zu beobachten. Subperiostale Resorptionen können bei gleichzeitigem sekundärem Hyperparathyreoidismus auftreten. Laborveränderungen variieren je nach der zugrundeliegenden Erkrankung stark, es sollten Serumkalzium, Serumphosphat, alkalische

```
                    ┌─────────────────────────────────┐
                    │ GENERALISIERTE KNOCHENSCHMERZEN │
                    └────────────────┬────────────────┘
                                     │
                         ┌───────────────────────┐
                         │ Röntgenuntersuchungen │
                         └───────────┬───────────┘
                    ┌────────────────┴────────────────┐
              ┌───────────┐                      ┌───────────┐
              │  Wirbel-  │                      │   Hände,  │
              │   säule   │                      │  Schädel  │
              └─────┬─────┘                      └─────┬─────┘
                    │                        ┌─────────┴─────────┐
         ┌──────────────────┐       ┌──────────────────┐  ┌────────────┐
         │  Osteoporotische │       │ Ostitis fibrosa  │  │   Ca ↑     │
         │   Veränderungen  │       │     cystica,     │  │   PO₄ ↓    │
         └────────┬─────────┘       │   subperiostale  │  │   (AP ↑)   │
                  │                 │    Resorption    │  └─────┬──────┘
                  │                 └─────────┬────────┘        │
        ┌─────────┴──────────┐                └────────┬────────┘
  ┌──────────┐    ┌────────────────────┐        ┌──────────────┐
  │  Ca      │    │ Ausschluß:         │        │  Sonogr./CT  │
  │  PO₄  Normal│ │ General. Plasmozytom│       │     der      │
  │  AP      │    │ General. Metastasen │       │ Parathyreoidea│
  └─────┬────┘    └────────────────────┘        └──────┬───────┘
        │                                              │
                                                ┌──────────────┐
                                                │  Parathormon │
                                                │    erhöht    │
                                                └──────┬───────┘
        │                                              │
  ┌──────────────────┐                          ┌──────────────────┐
  │ (Knochenhistologie)│                        │ Knochenhistologie │
  └─────────┬────────┘                          └─────────┬────────┘
            │                                             │
  ┌──────────────────┐                          ┌──────────────────┐
  │ 1. Osteoporose   │                          │ 2. Primärer Hyper-│
  │    – primär      │                          │   parathyreoidismus│
  │    – sekundär    │                          │                   │
  └──────────────────┘                          └──────────────────┘
```

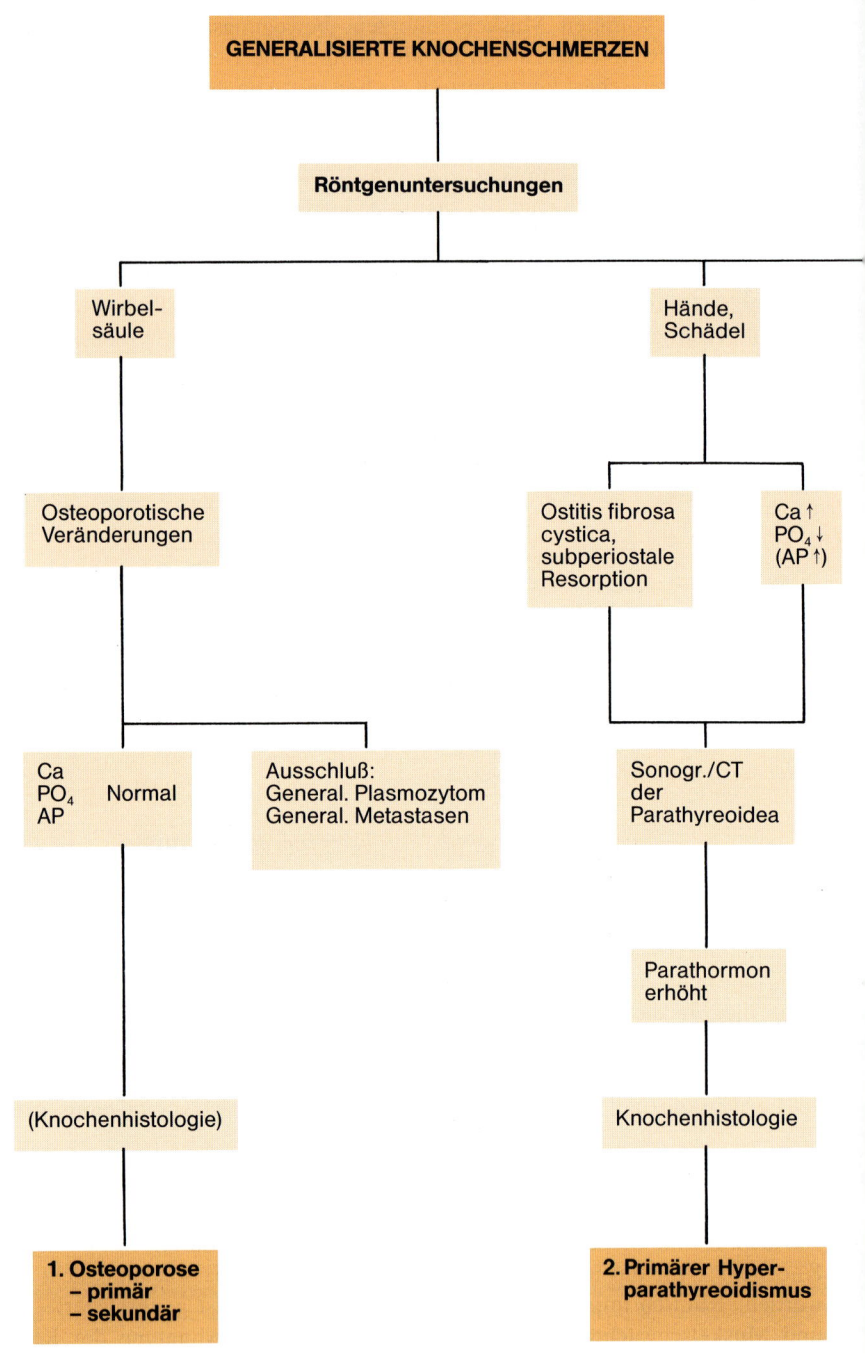

Abb. 9

```
                    ┌─────────────────┐
                    │ Femur, Becken   │
                    │ Hände           │
                    └────────┬────────┘
                             │
                    ┌────────┴────────┐
                    │ Osteomalazische │
                    │ Veränderungen,  │
                    │ Looser-Zonen    │
                    └────────┬────────┘
```

| Vit.-D-Zufuhr ↓ Vit.-D-Synthese ↓ (Haut) | Malassimilation | | Chronische Niereninsuffizienz |

| Ca normal/↓
PO₄ ↓
AP ↑
25-OH-Vit.-D ↓ | | Ca normal/↓
PO₄ ↑
AP ↑
1,25-OH-Vit.-D ↓ |

Parathormon erhöht

Knochenhistologie

3. Sekundärer Hyperparathyreoidismus   **4. Osteomalazie**

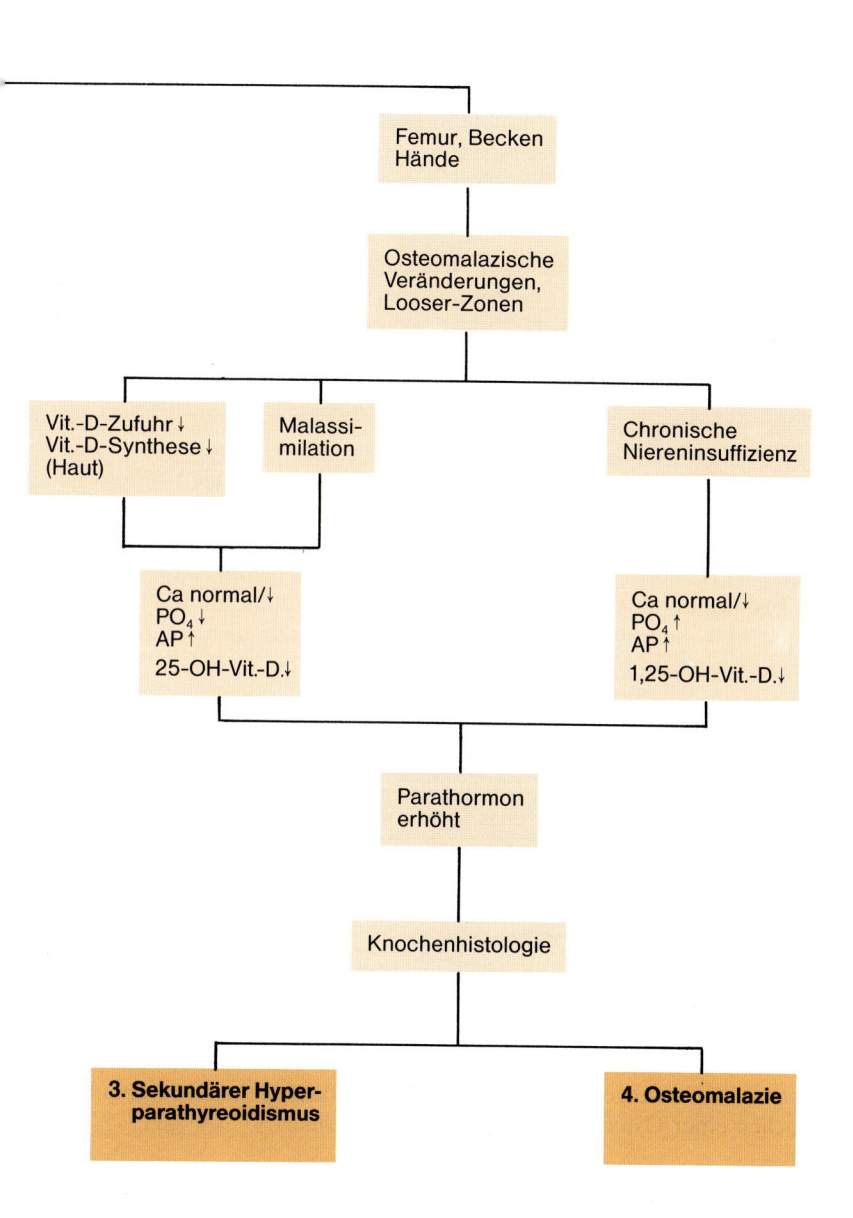

Phosphatase, 25-Hydroxy-Vitamin-D und 1,25-Hydroxy-Vitamin-D untersucht werden. Die Parathormonbestimmung ist bei Verdacht auf sekundären Hyperparathyreoidismus indiziert. Auf die Labordiagnostik bei mangelnder Vitamin-D-Zufuhr, mangelnder Vitamin-D-Synthese in der Haut, Vitamin-D-Mangel infolge eines Malassimilationssyndroms und chronischer Niereninsuffizienz (renale Osteopathie) wird in Abb. 9 eingegangen. Es sollen noch einige seltene Osteomalazieursachen besprochen werden.

Osteomalazie bei Antikonvulsiva-Therapie

Unter Behandlung mit Phenytoin oder Phenobarbital kann eine Osteomalazie mit verminderten 25-Hydroxy-Vitamin-D-Spiegeln und Hypokalzämie auftreten.

Pseudo-Vitamin-D-Mangel

Neben der Osteomalazie bestehen die Tendenz zur Hypokalzämie und normale oder leicht verminderte Serumphosphatspiegel. Die meisten Patienten leiden unter einer verminderten renalen Synthese von 1,25-Hydroxy-Vitamin-D (Typ I). Der Typ II weist erhöhte 1,25-Hydroxy-Vitamin-D-Spiegel auf, so daß eine verminderte Ansprechbarkeit auf das Hormon ätiologisch unterstellt wird.

Renaltubuläre Defekte

Die Osteomalazie entsteht durch tubuläre Phosphatrückresorptionsstörungen (Phosphat-Diabetes, Vitamin-D-resistente Rachitis). Das Serumphosphat ist erniedrigt, die Phosphatausscheidung im Urin erhöht, das Serumkalzium liegt im Normbereich. Die alkalische Phosphatase ist in der Regel normal, 25-Hydroxy-Vitamin-D liegt im Normbereich, 1,25-Hydroxy-Vitamin-D ist normal oder leicht erniedrigt. Die Hyperphosphaturie kann mit Glukosurie, Hyperkaliurie und Aminoazidurie kombiniert vorkommen. Die renaltubuläre Azidose interferiert mit dem Kalzium-Phosphat- oder Vitamin-D-Metabolismus.

Paraneoplastische Osteomalazie

Eine Erniedrigung des Serumphosphats und Osteomalazie kommen bei einer großen Zahl von Tumoren vor. Die Kalziumausscheidung im Urin ist erhöht, 1,25-Hydroxy-Vitamin-D ist erniedrigt.

Hypophosphatasie

Die Erkrankung beruht auf einem angeborenen Mangel an alkalischer Phosphatase, der sich meist im Kindesalter, selten im Erwachsenenalter in Form einer Osteomalazie äußert. Die alkalische Phosphatase ist erniedrigt, das Serumphosphat liegt im Normbereich.

Wie bei den anderen generalisierten Knochenerkrankungen muß bei der klinischen Verdachtsdiagnose Osteomalazie eine Knochenhistologie nach Knochenstanze die Diagnose sichern; wie aus den obigen Ausführungen ersichtlich, wird insbesondere die Differentialdiagnose der seltenen Ursachen einer Osteomalazie laborchemisch eruiert.

Erkrankungen der Skelettmuskulatur (Abb. 10)

Klinische Leitsymptome sind Muskelschmerzen oder Muskelschwäche bzw. Paresen, beide Symptome können kombiniert auftreten. Es gilt, Erkrankungen des Zentralnervensystems (Gehirn und Rückenmark) und Erkrankungen peripherer Nerven durch neurologische

Untersuchungsmethoden auszuschließen, daneben muß auch bei Myopathien an Erkrankungen der Gelenke, gelenknahen Strukturen und Knochen gedacht werden. Myopathien können akut, subakut oder chronisch verlaufen, neben dem klinischen Befund werden Labordiagnostik (insbesondere Bestimmung der Muskelenzyme), EMG, und manchmal erst die Muskelbiopsie, im Falle der Myasthenia gravis spezielle Tests die Diagnose sichern.

1. Polymyalgia rheumatica

Am häufigsten sind Patienten jenseits des 50. Lebensjahrs betroffen. Typisch sind Schmerzen des Schultergürtels, Beckengürtels und Nackens. Müdigkeit, Abgeschlagenheit, Gewichtsverlust und Fieber treten auf. Es bestehen enge Beziehungen zur Riesenzellarteriitis, die jede größere Arterie, typischerweise die A. temporalis befallen kann (s. Kapitel »Kopf- und Gesichtsschmerzen«). Bei einem Teil der Patienten treten beide Erkrankungen parallel bzw. überlappend auf. Typische Laborbefunde sind eine massiv beschleunigte BSG in Verbindung mit anderen Entzündungsparametern bzw. Entzündungsanämie. Die Muskelenzyme (CPK, LDH, Aldolase) sind normal. EMG-Veränderungen fehlen, die Muskelbiopsie ist ohne charakteristischen Befund. Auch wenn eine Arteriitis temporalis fehlt, läßt sich bei manchen Patienten mit Polymyalgia rheumatica aus der Biopsie der A. temporalis eine Riesenzellarteriitis sichern. Als weiteres differentialdiagnostisches Kriterium kann die dramatische Besserung der Symptome durch Corticosteroidtherapie gelten.

2. Polymyositis, Dermatomyositis

Der Verlauf kann akut bis chronisch sein, Patienten jeden Alters sind betroffen. Klinisch stehen Schmerzen und Schwächegefühl der proximalen Extremitätenmuskulatur des Schulter- und Beckengürtels im Vordergrund. Schluckstörungen können imponieren. Die Hautbeteiligung bei Dermatomyositis äußert sich typischerweise in lilafarbenen Hautveränderungen im Gesicht, am Stamm, über dem Knie, an den Ellenbogen und an den Händen. Polymyositis und Dermatomyositis können als paraneoplastisches Syndrom, insbesondere bei älteren Patienten auftreten (insgesamt 8%), so daß eine Tumorsuche nach Diagnosestellung obligat ist. Daneben gibt es idiopathische Fälle und Erkrankungen im Rahmen einer anderen Kollagenose oder einer pcP. In ⅔ der Patienten finden sich Entzündungszeichen bzw. BSG-Beschleunigungen im Labor, typischerweise sind die Muskelenzyme (CPK, LDH, Aldolase, GPT, GOT) erhöht. Ebenfalls im Gegensatz zur Polymyalgia rheumatica sind im EMG myopathische Veränderungen zu finden, die Muskelbiopsie bringt typische Veränderungen.

3. Parainfektiöse Myalgie

Mehr oder weniger akut auftretende, oft generalisierte Myalgien kommen bei einer Vielzahl von Virusinfekten, bei Malaria, Leptospirosen, Toxoplasmose, Trichinose und bei zahlreichen bakteriellen Infekten vor. Die Myopathie ist kaum das Leitsymptom, so daß sich gezielte, auf die Muskulatur gerichtete diagnostische Schritte meist erübrigen. Die Diagnose wird durch Erregernachweis bzw. serologische Untersuchungen gesichert.

4. Periodische Muskellähmung

Klinisches Leitsymptom ist die akut auftretende diffuse Muskelparese mit Restitutio ad integum innerhalb weniger Stunden und rezidivierendem Verlauf. Die Erkrankung kann

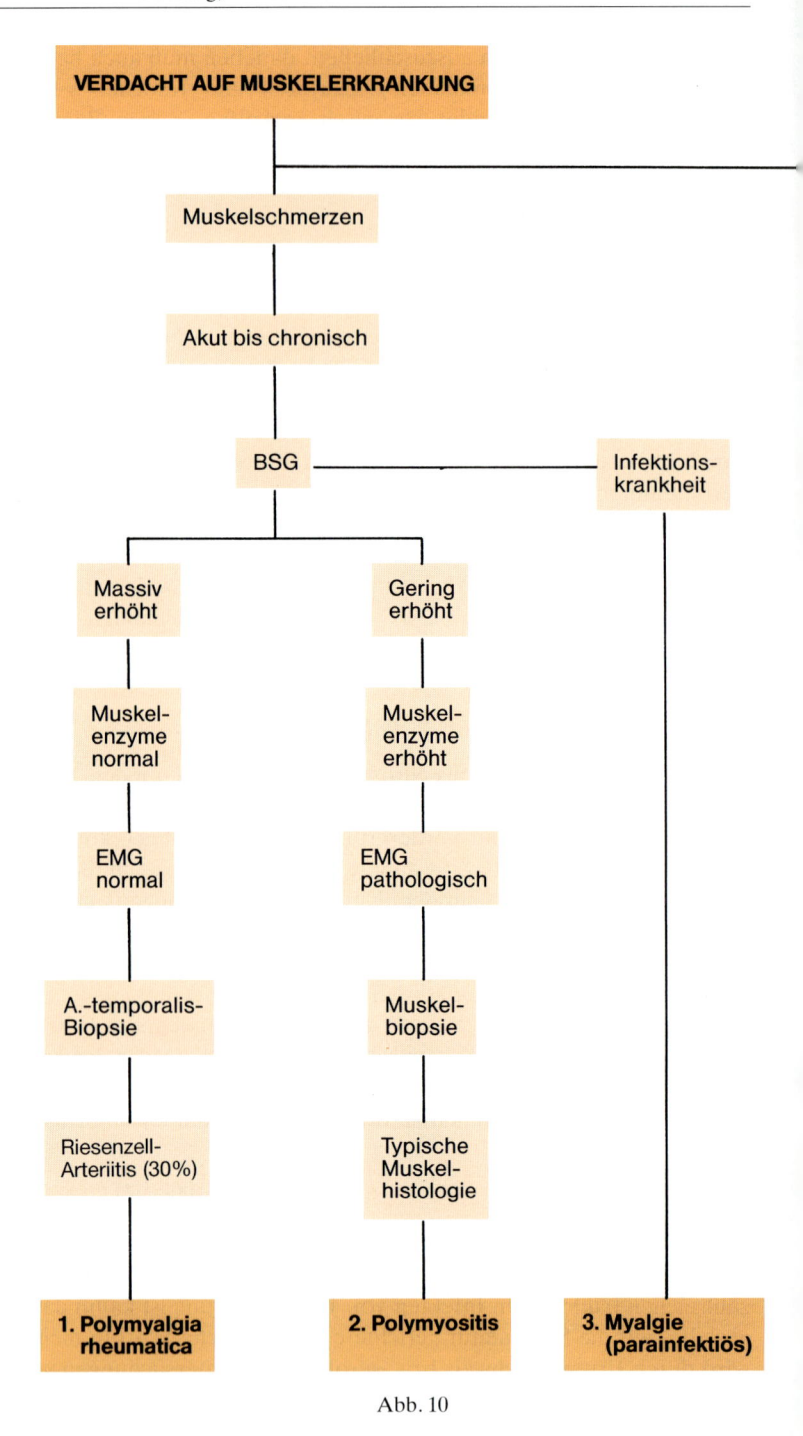

```
                    ┌─────────────────────────────┐
                    │ VERDACHT AUF MUSKELERKRANKUNG │
                    └─────────────────────────────┘
                                  │
                    ┌─────────────────────┐
                    │   Muskelschmerzen    │
                    └─────────────────────┘
                                  │
                    ┌─────────────────────┐
                    │   Akut bis chronisch │
                    └─────────────────────┘
                                  │
                          ┌───────┴──────────────────────────────┐
                          │ BSG │                      │ Infektions-
                          └─────┘                      │ krankheit │
              ┌───────────┴────────────┐               └───────────┘
        ┌───────────┐          ┌───────────┐
        │  Massiv   │          │  Gering   │
        │  erhöht   │          │  erhöht   │
        └───────────┘          └───────────┘
              │                      │
        ┌───────────┐          ┌───────────┐
        │ Muskel-   │          │ Muskel-   │
        │ enzyme    │          │ enzyme    │
        │ normal    │          │ erhöht    │
        └───────────┘          └───────────┘
              │                      │
        ┌───────────┐          ┌───────────┐
        │   EMG     │          │   EMG     │
        │  normal   │          │pathologisch│
        └───────────┘          └───────────┘
              │                      │
        ┌───────────┐          ┌───────────┐
        │A.-temporalis-│       │  Muskel-  │
        │  Biopsie  │          │  biopsie  │
        └───────────┘          └───────────┘
              │                      │
        ┌───────────┐          ┌───────────┐
        │ Riesenzell- │        │ Typische  │
        │Arteriitis   │        │  Muskel-  │
        │  (30%)    │          │ histologie│
        └───────────┘          └───────────┘
              │                      │                     │
        ┌───────────────┐   ┌───────────────┐   ┌───────────────────┐
        │1. Polymyalgia │   │2. Polymyositis│   │   3. Myalgie      │
        │  rheumatica   │   │               │   │  (parainfektiös)  │
        └───────────────┘   └───────────────┘   └───────────────────┘
```

Abb. 10

```
                    Muskelschwäche
                    Paresen
                    │
        ┌───────────┴───────────┐
       Akut                  Chronisch
                                │
                         ┌──────┴──────┐
                              Myotonie
                         ┌──────┴──────┐
                        Nein           Ja
```

- Akut → Kurzfristige Restitution → Rezidivierend → Kalium erhöht oder erniedrigt → **4. Periodische Paralyse**
- Chronisch / Nein → Endokrinopathie → Hypophyse Schilddrüse → T₃, T₄ erhöht oder erniedrigt → **5. Endokrine Myopathie**
- Chronisch / Nein → Elektronervenstimulation → Azetylcholin-Rezeptor-AK positiv → Tensilon-Test → **6. Myasthenia gravis**
- Myotonie Ja → Klinischer Verteilungstyp → Muskelenzyme normal/erhöht → EMG → Muskelbiopsie → **7. Muskeldystrophie** / **8. Myotones Syndrom** / **9. Metabolische Myopathie**

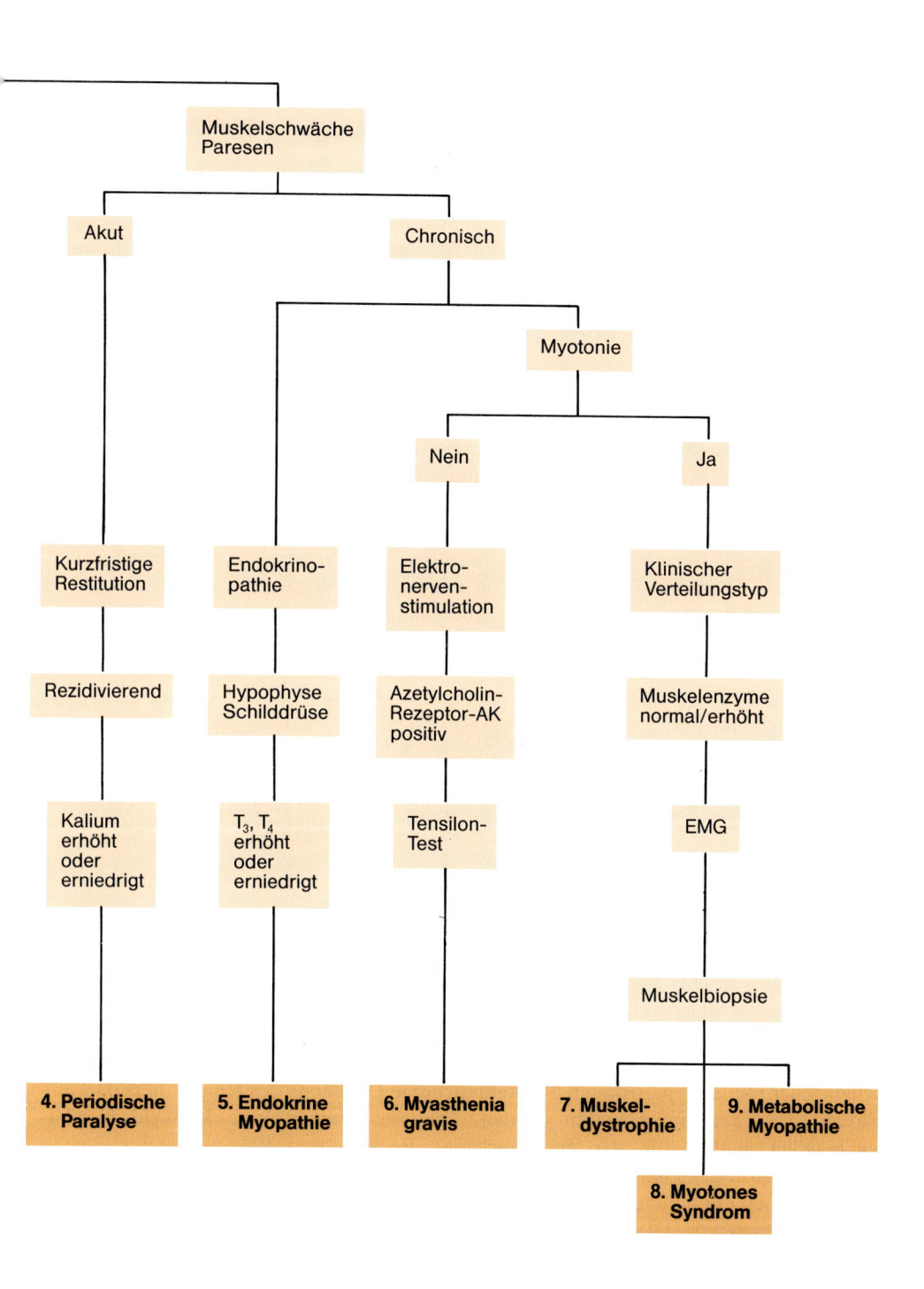

sekundär im Rahmen einer Hypokaliämie oder Hyperkaliämie (s. entsprechende Kapitel) vorkommen, daneben werden Anfälle von hypokaliämischer periodischer Muskellähmung im Rahmen von Hyperthyreosen gesehen. Erblich bedingt sind die familiäre hypokaliämische periodische Paralyse und die seltenere, familiäre hyperkaliämische periodische Paralyse. Über vereinzelte Fälle normokaliämischer Formen der Erkrankung wurde berichtet. Bei der Paramyotonia congenita (von Eulenburg), bei der die Myotonie das Leitsymptom ist, können paralytische Attacken auftreten.

5. Endokrine Myopathien

Hyperthyreosen, Hypothyreosen und ein exogener oder endogener Hyperkortizismus gehen häufig mit Muskelschwäche bzw. milden Paresen einher. Seltener sind Muskelbeteiligungen bei Morbus Addison, Akromegalie und Hypopituitarismus. Die Myopathie stellt kaum das Leitsymptom der Erkrankung dar, zur Diagnostik darf auf die entsprechenden Kapitel verwiesen werden.

6. Myasthenia gravis

Es handelt sich um eine Störung der neuromuskulären Verbindung, die in jedem Alter auftreten kann, Frauen mittleren Alters und Männer höheren Alters sind bevorzugt befallen. Der Verlauf ist meist chronisch und beginnt in 90% der Fälle mit einer Augenmuskellähmung (Lidheberschwäche). Im Verlauf werden zunächst weitere Gesichtsmuskeln, Pharynx-, Larynx- und proximale Extremitätenmuskeln betroffen. Schultergürtel- und Nackenmuskulatur sind häufig in Form von Muskelschwäche mitbeteiligt, charakteristisch ist die rasche Ermüdbarkeit der Muskulatur mit prompter Erholung in Ruhe.

Muskelschmerzen und Muskelatrophien gehören nicht zum typischen Erkrankungsbild. 10% der betroffenen Patienten haben ein Thymom. In der Familie von Myasthenie-Patienten treten Autoimmunerkrankungen signifikant häufiger auf.

Die Diagnose kann durch den positiven Ausfall des Tensilon-Tests (Anticholinesterasetest), durch elektrophysiologische Untersuchungen (Nervenstimulation) und durch den in 85% der Patienten möglichen Nachweis von Acethylcholinrezeptor-Antikörpern gesichert werden. Eine Computertomographie des Mediastinums dient dem Nachweis bzw. Ausschluß eines Thymustumors.

7. Muskeldystrophien

Es handelt sich um genetisch bedingte Erkrankungen mit unterschiedlicher Expression innerhalb der Familie. In bis zu 50% der betroffenen Patienten kann eine positive Familienanamnese erhoben werden. Klinisches Leitsymptom ist die Muskelschwäche. Die myotone Muskeldystrophie zeigt klinische Verbindungen zu den myotonen Syndromen. Die Muskelenzyme werden normal oder erhöht gefunden, die Muskelbiopsie beweist die Diagnose.

Bezüglich der pseudohypertrophen **Muskeldystrophie Duchenne** des Kindesalters darf auf die pädiatrische Literatur verwiesen werden. Die pseudohypertrophe **Muskeldystrophie Becker** beteiligt ähnlich wie der Typ Duchenne Becken- und Beinmuskulatur, später Schulter- und Wirbelsäulenmuskulatur, verläuft jedoch weniger rasch progredient. Viele Patienten erreichen ein höheres Alter. Muskelenzyme können mäßiggradig erhöht sein. Die Muskelbiopsie beweist die Diagnose. Herzbeteiligungen sind gegenüber der kindlichen Form selten. Die **fazio-skapulo-humerale Muskeldystrophie** beginnt mit unterschiedlicher Intensität meist im 20.–30. Lebensjahr, CPK ist typischerweise erhöht, das EMG pathologisch. Auch hier wird die Muskeldystrophie histologisch bewiesen. Auch die **Gliedergürtelform** der Muskeldystrophie beginnt am häufigsten im 2.–3. Lebensjahrzehnt. Die Muskelschwäche kann den Schultergürtel oder Beckengürtel betreffen, im Verlauf werden beide Muskelsysteme involviert. Die CPK kann erhöht sein, das EMG und die Muskelbiopsie sind pathologisch.

Die myotone **Muskeldystrophie Steinert** weist neben den typischen Symptomen der Muskeldystrophie (Gesichtsmuskulatur, Hals- und Nackenmuskulatur, Extremitätenmuskulatur) häufig in den Anfangsstadien der Erkrankung die Myotonie auf. Darunter versteht man die Unfähigkeit, den Muskel nach einer Kontraktion zu relaxieren. Typisch für das Syndrom sind ferner Alopezie, Hodenatrophie, Katarakte und kardiale Leitungsstörungen. Das EMG zeigt ein Mischbild von Myotonie und myopathischen Veränderungen, die CPK kann mäßiggradig erhöht sein, die Muskelbiopsie erbringt unspezifische degenerative Muskelveränderungen.

8. Myotone Syndrome

Im Gegensatz zu den oben besprochenen Krankheitsbildern fehlen dystrophische Muskelveränderungen, die Myotonie beherrscht das klinische Bild. Extramuskuläre Manifestationen fehlen, die Erkrankungen sind erblich. Man unterscheidet die **Myotonia congenita Thomsen,** die im frühen Kindesalter beginnt, die **Myotonia congenita Becker,** die sich meist im frühen Erwachsenenalter manifestiert und die **Paramyotonia congenita** (von Eulenburg), die neben der Myotonie akute periodische Muskellähmungen aufweist.

9. Metabolische Myopathien

Elektrolytstoffwechselstörungen (Kalium, Kalzium) sollen hier nicht mitbesprochen werden, dazu darf auf die entsprechenden Kapitel verwiesen werden. Die übrigen metabolischen Myopathien äußern sich meist durch chronische Muskelschwäche, selten durch akute oder periodische Paresen. Die Diagnose von **Glykogenspeicherkrankheiten** (Glykogenose Typ II und V) wird muskelbioptisch gesichert. Auch bei Myopathien in Verbindung mit **Fettstoffwechselstörungen** (Carnitinmangel) weist die Muskelbiopsie die Lipidspeicherung und den Enzymdefekt nach. Zu erwähnen sind noch Myopathien infolge Vitamin-D-, -B_1-, -B_6- und -B_{12}-Mangel.

Erkrankungen extraartikulärer, gelenknaher Strukturen

1. Tendosynoviitis

Die Erkrankung kann idiopathisch, posttraumatisch, postinfektiös oder im Rahmen rheumatischer Erkrankungen auftreten, klinische Symptome sind schmerzhafte Bewegungseinschränkung des betroffenen Bereichs. Radiologische Veränderungen sind in Abhängigkeit von der Ätiologie der Erkrankung vorhanden oder fehlen, Sehnenverkalkungen kommen vor.

2. Periarthritis humeroscapularis

Betroffene Patienten klagen über stark schmerzhafte Bewegungseinschränkungen der Schulter. Klinisch imponiert Druckempfindlichkeit, radiologisch sind typischerweise Verkalkungen der Supraspinatussehne oder der Schleimbeutel sichtbar (Röntgenuntersuchung des proximalen Humerus bzw. der Schulter in vier Drehstellungen).

3. Bursitis

Bevorzugte Lokalisationen der Erkrankung sind auch in Abhängigkeit von abnormer Belastung die Bursa olecrani, die präpatelläre Bursa, die Bursa ischiadica und trochanterica. Die Patienten klagen über lokale Schmerzen. Bei oberflächlich gelegenen Bursae finden sich Schwellungen und Rötungen des betroffenen Bereichs. Im akuten Stadium sind Röntgenuntersuchungen unauffällig, bei chronischen Entzündungen können Kalzifizierungen auftreten.

4. Fibrositis

Die Erkrankung tritt am häufigsten bei Frauen mittleren Alters auf und äußert sich durch chronische Schmerzen, bevorzugt im Bereich des Trapezius, der Knie, der Ellenbogen und der Wirbelsäule. Die Beschwerden sind häufig wetterabhängig und können tageszeitliche Schwankungen aufweisen. Sämtliche Laboruntersuchungen und Röntgenuntersuchungen sind ohne pathologische Veränderungen, es handelt sich um eine Ausschlußdiagnose.

5. Karpaltunnelsyndrom

Typischerweise treten nächtlich betonte Schmerzen an der Palmarseite der Finger I–III auf, die die Handfläche und den proximalen Unterarm beteiligen können. Ursache ist eine Kompression des N. medianus im Karpaltunnel durch entzündliche, rheumatische oder nichtrheumatische raumfordernde Prozesse. Selten ist keine Ursache eruierbar. Die Diagnose kann durch Messung der Nervenleitgeschwindigkeit objektiviert werden.

6. Epicondylitis radialis

Durch abnorme Belastungen (Tennisspieler, Hausfrauen) kommt es zu schmerzhaften Entzündungen und Druckempfindlichkeit am betroffenen Epikondylus.

7. Psychogener Rheumatismus

Im Rahmen von psychoneurotischen Erkrankungen kann es zu Schmerzangaben bzw. Steifigkeit unterschiedlicher Gelenke bzw. gelenknaher Strukturen oder Muskeln kommen. Die Labor- und Röntgendiagnostik sind unauffällig.

Differentialdiagnostisches Spektrum

Reaktive Arthritiden

Bakterielle Infektionen
Kutan
    Borrelia burgdorferi (Zeckenbiß)
Pharyngeal
    Streptokokken
Enteral
    Shigella flexneri 2a
    Shigella dysenteriae
    Salmonella typhimurium
    Salmonella enteritidis
    Yersinia enterocolitica I–V
    Yersinia pseudotubercularis
    Campylobacter jejuni
    Brucellosen
Urogenital
    Chlamydia trachomatis

Virale Infektionen
Hepatitis B
Coxsackie-Viren
Röteln
Mumps
Masern
HIV
selten: Adenovirus Typ 7
       Echovirus Typ 6
       Varizellen
       Mononukleose
       Parvoviren

Nichtmikrobielle Immunogene
Fremdeiweiße
Kryoglobuline
Medikamente
Bei Paraneoplasie
sowie: Rheumatoide Arthritis
      Arthritis psoriatica
      Spondylitis ankylosans
      Undifferenzierte Arthritis
      Kristallinduzierte Arthritis (Gicht, Chondrokalzinose)
      Palindromer Rheumatismus
      Akute Sarkoidose
      Infektiöse septische Arthritis
      Kollagenosen

Morbus Behçet
Reiter-Syndrom
Familiäres Mittelmeerfieber
Adultes Still-Syndrom

Sakroiliitis

Spondylitis ankylosans
Spondylitis psoriatica
Reaktive Arthritiden (einschl. Reiter-Syndrom)
Arthritis psoriatica
Colitis ulcerosa
Morbus Crohn
Morbus Whipple
Juvenile rA
Hyperparathyreoidismus
Renale Osteopathie
Hyper-, Hypophosphatasie
Familiäres Mittelmeerfieber
Neurogene Paraosteoarthropathie
Glutealer Spritzenabszeß
Bakterielle Sakroiliitis
Sacroiliitis tuberculosa
Bilharziose
Sacroiliitis circumscripta
Sakroiliakalarthrose
Sakrolisthesis

Akute Infektionskrankheiten

Staphylokokken
Streptokokken
E. coli
Salmonellen
Shigellen
Pseudomonas aeruginosa
Haemophilus influencae
Gonokokken
Lues
Tbc
Pilzinfektionen

Entzündliche rheumatische Erkrankungen mit akutem Beginn

Reaktive Arthritiden
Löfgren-Syndrom
Morbus Behçet

Entzündliche rheumatische Erkankungen mit subakutem bis chronischem Verlauf

Spondylitis ankylosans

Gastrointestinale Erkrankungen
    Morbus Crohn
    Colitis ulcerosa
    Morbus Whipple
    Gastrointestinale Bypass-Operation
    Divertikulitiden
    Wurmerkrankungen
    Tumoren des Magen-Darm-Traktes
    Malabsorptionssyndrom

Psoriasis-Arthritis
Caplan-Syndrom
rA
Felty-Syndrom
Morbus Still
Palindromer Rheumatismus
Hydrops intermittens
Arthritis urica
Chrondrokalzinose
Alkaptonurie
Hydroxyapatitkrankheit
Aktivierte Arthrose
Gelenktumoren
Relapsing Polychondritis

Differentialdiagnostisches Spektrum der rheumatoiden Arthritis (rA)

Psoriasis-Arthritis
Spondylitis ankylosans
Reaktive Arthritis
Kollagenosen
Polymyalgia rheumatica/Arteriitis temporalis Horton
Palindromer Rheumatismus

Arthritiden bei Tumoren
    Sarkoidose
    Gastrointestinale Erkrankungen
    Stoffwechselerkrankungen
    Gicht, Chondrokalzinose
    Periarthritis calcarea
    Diabetes mellitus
    Generalisierte Tendomyopathie

Gelenkschmerzen bei Kollagenosen

Panarteriitis nodosa
Churg-Strauss-Syndrom
Systemischer SLE
MCTD
Sjögren-Syndrom
Progressive systemische Sklerose
Eosinophile Fasziitis

Differentialdiagnostisches Spektrum des Raynaud-Syndroms

Neurologische Krankheitsbilder
Wurzelkompressionen bei Osteochondrose C5–C8 (unteres Zervikalsyndrom)
Zervikale Bandscheibenvorfälle
Periphere Engpaßsyndrome (Karpaltunnel-Syndrom, Sulcus-Nervus-ulnaris-Syndrom)
Plexusneuritis
Neuralgische Schulteramyothrophie
Neuritis unterschiedlicher Genese
Tumoren des Spinalkanals
Syringomyelie

Angiologische Krankheitsbilder
Primärer Morbus Raynaud
Winiwarter-Buerger-Syndrom
Takayasu-Syndrom
Paget-v. Schrötter-Syndrom
Vibrationsschaden

Sonstige
Neoplasma der Lungenspitze
Pancoast-Tumoren
Bursitis subacromialis
Sklerodermie
Fibrositis-Syndrom
Angina pectoris
Progressive Muskeldystrophie
Periarthritis humeroscapularis
Schulter-Arm-Syndrom
Sudeck-Atrophie
Knochenerkrankungen (Osteoporose)

Verdacht auf degenerative Gelenkerkrankungen

Primäre Arthrose
Sekundäre Arthrose
   Osteochondrosis dissecans
    Arthrosis mutilans

Gelenkschmerzen bei Verdacht auf Arthropathien

Neurologisch
Tabes dorsalis
Syringomyelie
Multiple Sklerose

Hämatologisch
Hämophilie
Hämochromatose
Sichelzellanämie
Hämolytische Krise
Hämoglobinopathie
Thalassämie
Aplastische Anämie
AML
CML-Blastenkrise

Kardial
Endokarditis
Perikarditis
Myokarditis
Myokardinfarkt
Myokardfibrose
AV-Block
Koronaritis/Aortitis
Hypertonie
Vitien

Pulmonal
Pneumokoniosen
Hypertrophe Osteoarthropathie

Stoffwechsel
Familiäre Hyperbetalipoproteinämie
Morbus Gaucher
Morbus Fabry/Histiozytose/Hand-Schüller-Christian-Syndrom
Abt-Letterer-Siwe-Syndrom
Lipokalzinogranulomatose
Morbus Teutschländer
Calcinosis universalis
Familiäres Mittelmeerfieber
Amyloidose
Gicht
Chondrokalzinose
Alkaptonurie

Endokrinopathien
Diabetes mellitus
Morbus Forrestier
Diabetische Hyper-, Hypothyreose
Primärer-, sekundärer Hyperparathyreoidismus
Akromegalie
Nebennierenerkrankungen
Hypogonadismus

Gastroenterologie
Colitis ulcerosa
Morbus Crohn
Morbus Whipple
Sprue
Yersinien-Infektionen
Zustand nach Jejunostomie
Divertikulitiden
Tumoren des Gastrointestinaltraktes
Malabsorptionssyndrome
Pankreatitiden und Pankreastumoren
Hepatitis-B-Infektionen
Primäre biliäre Zirrhose
Leberzirrhose

Lokale Knochenschmerzen

Knochenzysten
Aseptische Knochennekrose
Morbus Scheuermann
Albright-Syndrom
Morbus Paget
Osteomyelitis
Knochenmetastasen
Primäre Knochentumoren

Generalisierte Knochenschmerzen

Osteoporose
Primärer Hyperparathyreoidismus
Sekundärer Hyperparathyreoidismus
Osteomalazie

Erkrankungen der Skelettmuskulatur

Polymyalgia rheumatica/Arteriitis temporalis Horton
Polymyositis
Parainfektiöse Myalgien
Periodische Muskellähmung
Endokrine Myopathie

Myasthenia gravis
Muskeldystrophie
Myotones Syndrom
    Myotonia congenita Thomsen
    Myotonia congenita Becker
    Paramyotonia congenita v. Eulenberg
Metabolische Myopathie

Erkrankungen extraartikulärer Gelenkstrukturen

Tendosynovitis
Periarthritis humeroscapularis
Bursitis
Tendomyopathie/Fibromyalgie
Karpaltunnelsyndrom
Epicondylitis radialis
Psychogener Rheumatismus

Literatur

ASHERSON R, MORGAN S, HUGHES G (eds). Problems in the Rheumatic Disease. HINGHAM M A: Kluwer Acad. Publ. Group 1989.
CAILLIET R (ed). Low Back Pain Syndrome. Philadelphia: Davis Company 1989.
CALABRO J (ed). Infections and Arthritis. HINGHAM M A: Kluwer Acad. Publ. Group 1989.
COFFMAN J (ed). Raynaud's Phenomenon. Oxford: Oxford University Press 1989.
FEHR K, MIEHLE W (Hrsg). Rheumatologie in Klinik und Praxis. Stuttgart: Thieme 1989.
HETTENKOFER H J (Hrsg). Rheumatologie, 2. Aufl. Stuttgart: Thieme 1989.
KELLEY A (ed). Textbook of Rheumatology, 3rd ed. Philadelphia: Saunders 1989.
TARANTA A, MARKOWITZ M (eds). Rheumatic Fever. HINGHAM M A: Kluwer Acad. Publ. Group 1989.
THABE H (Hrsg). Die rheumatische Hüfte. Berlin, Heidelberg, New York: Springer 1989.
WESSINGHAGE D (Hrsg). Das rheumatische Ellbogengelenk. Bern: Huber 1989.
ZEIDLER H (Hrsg). Rheumatologie. München, Wien, Baltimore. Urban & Schwarzenberg 1990.

Extremitätenschmerz

C. BLEIENHEUFT und V. HOSSMANN

Definition und Abgrenzung

Der Extremitätenschmerz ist ein Symptom, dem unterschiedliche Ursachen zugrunde liegen können. Extremitätenschmerzen können verursacht werden durch Erkrankungen der Arterien, Venen, Muskeln, Knochen und Gelenke, sie können aber auch fortgeleitet sein, z. B. von der Wirbelsäule, oder auch von inneren Organen ihren Ursprung nehmen: linksseitige, gelegentlich auch rechtsseitige oder beidseitige Armschmerzen bei Myokardinfarkt oder schwerer Angina pectoris, rechtsseitige Schulterschmerzen bei der Gallenkolik. Offensichtlich kommt es über Reizungen efferenter somatosensorischer Neurone in denjenigen Segmenten, die der vegetativen Versorgung des erkrankten Organsystems entsprechen, zu den typischen Projektionen des Schmerzes in die Körperperipherie (sogenannte Headsche Zonen). Entsprechend den funktionellen wie auch anatomischen Unterschieden sind die Ursachen für Schmerzen im Bereich der oberen und unteren Extremität, besonders hinsichtlich ihrer Häufigkeit, unterschiedlich. Hauptaufgabe der unteren Extremität ist die Fortbewegung, der oberen die differenzierte Ausführung von Handarbeiten. So finden wir im Bereich der oberen Extremität häufiger Beschwerden, die durch extensive Bewegungen bedingt sind, zusammengefaßt im »Thorax-outlet«-Syndrom. Im Bereich der unteren Extremität sind Erkrankungen des Venensystems häufiger, weil der hydrostatische Druck auf ihm lastet, das Blut aber gegen diesen Druck zum Herzen befördert werden muß. Wegen der großen Muskelmasse ist der Ischämieschmerz im Bereich der unteren Extremität ebenfalls häufiger. Erkrankung einer unteren Extremität ist aufgrund der bilateralen Funktion oft mit einer Störung der anderen Extremität verbunden, während im Bereich der oberen Extremität die Läsion auf einer Seite keine Folgen für die andere hat. Da die untere Extremität das gesamte Körpergewicht zu tragen hat, sind schließlich Gelenkerkrankungen der Knie und Hüften häufiger als Erkrankungen der Gelenke der oberen Extremität. Die von Wirbelsäulenerkrankungen fortgeleiteten Beschwerden führen häufiger zu Schmerzen der unteren als der oberen Extremitäten. Oft gibt auch der Schmerzcharakter bereits Hinweise auf die Schmerzursache. Bei der chronischen arteriellen Verschlußkrankheit treten anfangs erst nach ausgeprägter Muskelbeanspruchung Schmerzen auf, sogenannte Claudicatio intermittens. Bei Ruheschmerzen finden Patienten mit schwerer Durchblutungsstörung oft Erleichterung, wenn sie die Beine herabhängen lassen, da der zusätzliche orthostatische Druck eine Verbesserung der Durchblutung bewirkt. Demgegenüber beobachtet man bei Erkrankungen der Venen keine Verbesserung, sondern eher eine Zunahme der Beschwerden bei Herabhängen der Beine. Schmerzhafte Bewegungseinschränkung der Gelenke läßt natürlich am ehesten an eine Gelenkerkrankung selber denken, wenngleich besonders Hüftgelenksschmerzen eine Vielzahl von anderen Ursachen haben können. Eine oberflächliche Venenentzündung mit Rötung der Haut und druckschmerzhaftem Verlauf der entsprechenden Vene sichert die Diagnose bereits bei Inspektion.

Diagnostisches Vorgehen

Aufgrund der beschriebenen Vielfalt der pathogenetischen Faktoren, die einen Extremitätenschmerz verursachen, ist eine genaue Anamneseerhebung und eine systematische klinische Untersuchung unerläßlich. Bei Schmerzen im Bereich der unteren Extremitäten ist eine sorgfältige angiologische, neurologische und orthopädische Untersuchung durchzuführen (Abb. 1).

Zur angiologischen Untersuchung gehört die Erhebung des **arteriellen Gefäßstatus** einschließlich Bestimmung der Knöchelarteriendrücke durch Doppler-Sonographie. Bei Verdacht auf eine arterielle Verschlußkrankheit kann der Ratschowsche Test weitere wichtige Aufschlüsse geben. Ab dem Stadium II b (anamnestische Hinweise auf eine eingeschränkte Gehstrecke im Sinne der Claudicatio intermittens) gehört die angiographische Darstellung (evtl. als digitale Subtraktionsangiographie) zur Vervollständigung der Diagnostik.

Ein **phlebologischer Status** zur Beurteilung des Venengefäßsystems mit Messung der Beinumfänge, evtl. einschließlich einiger Funktionsteste bei Verdacht auf eine akute Venenthrombose (Löwenberg-Test, Homan-Test, Perthes-Test), und zur Prüfung der Klappenfunktion bei Varizen (Trendelenburgscher Versuch, Pratt-Test, Linton-Test, Perthes-Test), schließlich dopplersonographische Beurteilung der Durchgängigkeit der Beckenvenen erlauben eine weitgehende Sicherung der Diagnose. Gegebenenfalls ist eine Phlebographie anzuschließen. Die Abgrenzung eines akuten Venenverschlusses vom Arterienverschluß

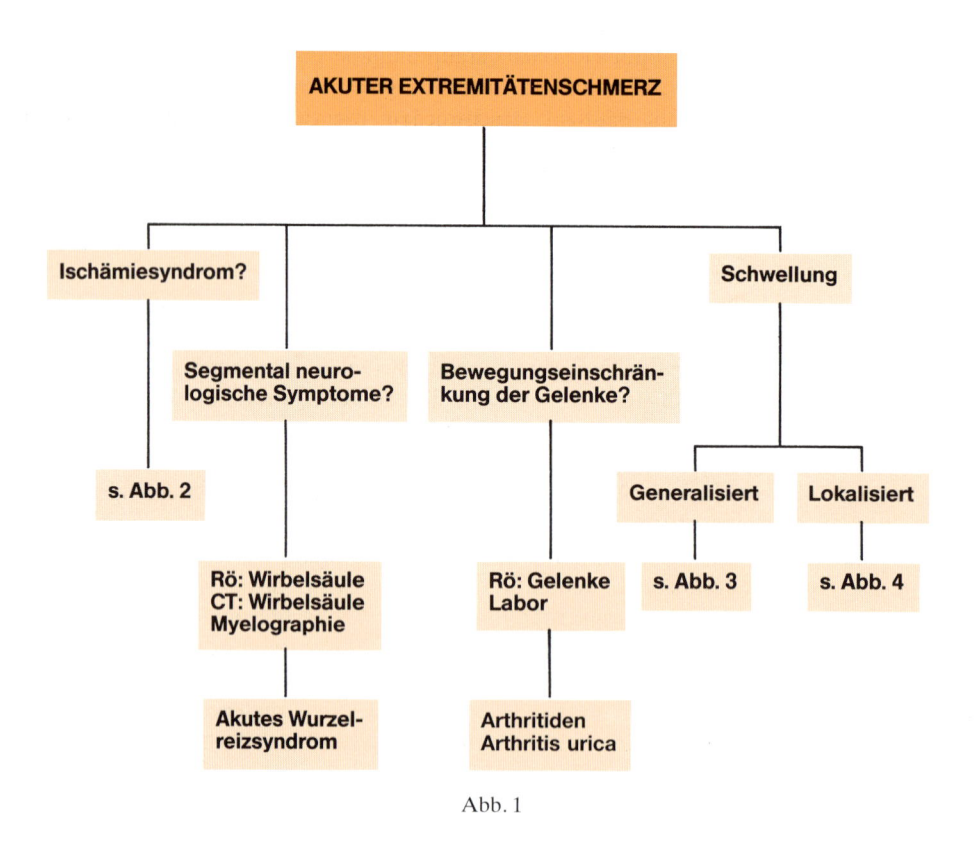

Abb. 1

aufgrund nicht palpabler Fußpulse wegen Ödembildung läßt sich durch die dopplersonographische Messung der Knöchelarteriendrücke sicherstellen.

Lymphatische Erkrankungen führen in der Regel nicht zu ausgeprägtem Extremitätenschmerz, sondern mehr zu Spannungsgefühl durch das Lymphödem (mit Ausnahme der Lymphangitis), das in der Regel vom Stauungsödem durch den sulzigen Charakter und seine Elastizität leicht abzugrenzen ist, gelegentlich aber auch ein Ulcus cruris begleitet.

Ein sorgfältiger **neurologischer Status** ist notwendig zur Beurteilung, ob eine von der Wirbelsäule ausgehende Schädigung (z. B. Diskusprolaps oder Osteochondrose) vorliegt, die sich mit typischen radikulären neurologischen Zeichen manifestiert und die in fortgeschrittenem Zustand durch den Nachweis von Sensibilitätsstörungen und Reflexausfällen, besonders auch durch einen positiven Lasègueschen Versuch gesichert werden kann. Bei peripheren neurologischen Läsionen muß an die ätiologisch außerordentlich variable Polyneuropathie gedacht werden.

Die Beurteilung des **orthopädischen Status** mit Prüfung der aktiven und passiven Beweglichkeit der Gelenke zur Klärung, ob z. B. eine Kox- oder Gonarthrose für die Extremitätenschmerzen verantwortlich zu machen ist, vervollständigt die klinische Untersuchung. Notfalls müssen gezielte Röntgenaufnahmen der Gelenke und der Wirbelsäule angefertigt werden. Besonders ist zu prüfen, ob ein Pes planus vorliegt.

Bei der klinischen Untersuchung ist auch zu klären, ob eine Leistenhernie vorliegt, die gelegentlich durch in den Oberschenkel ausstrahlende Schmerzen charakterisiert ist. Ein Labor-Screening schließt sich an: u. a. sollten die Serumelektrolyte (Wadenschmerzen bei Hypokaliämie, Hyponatriämie, Hypokalzämie, z. B. bei Patienten unter Diuretika sowie bei Dialysepatienten), Blutzucker (diabetische Mikro-, Makroangiopathie, diabetische Polyneuropathie), Harnsäure (Arthritis urica), Serum-CK (Polymyositis) gemessen werden. Ganz selten können Wadenschmerzen durch eine Leptospirose oder auch Coxsackie-B-Infektion (Bornholmer Krankheit mit Myalgia acuta epidemica) bedingt sein. Die Diagnosesicherung gelingt durch Komplementbindungsreaktionen bei der Leptospirose bzw. virusserologische Untersuchungen bei der Coxsackie-B-Infektion. Bei ganz akut einsetzenden Schmerzen nach schwerer körperlicher, besonders sportlicher Belastung ist auch an einen Muskelriß oder einen muskulären Hartspann der Wadenmuskeln bzw. bei Schlag in die Muskulatur an ein intramuskuläres Hämatom zu denken.

Zur differentialdiagnostischen Abklärung von **Schmerzen im Bereich der oberen Extremität** ist ebenfalls eine sehr sorgfältige allgemein-internistische, angiologische, phlebologische, neurologische sowie orthopädische Untersuchung bei allen Patienten durchzuführen. Besonders wichtig ist eine genaue Erhebung der Krankheitsanamnese und Befragung der beruflichen Tätigkeit, da diese oft richtungweisend sein kann: z. B. Epikondylitis und Periarthritis humeroscapularis bei Arbeit mit Preßluftbohrern, Schulter-Arm-Syndrom bei Friseuren, die mit angehobenen Armen arbeiten, Tendovaginitis bei Sekretärinnen. Bei akuten arteriellen Gefäßverschlüssen im Bereich der oberen Extremität muß zuerst an eine embolische Ursache gedacht werden, gegebenenfalls ist echokardiographisch ein Klappenvitium zu erfassen. Zur Abklärung von Armschmerzen gehören immer eine röntgenologische Darstellung der Halswirbelsäule und der oberen Thoraxapertur sowie Funktionsuntersuchungen, die bei den verschiedenen Formen des »Thorax-outlet«-Syndroms die Diagnose sichern können. Schmerzhafte Bewegungseinschränkung der Schulter ist meist Folge einer Periarthritis humeroscapularis und durch gezielte Röntgenaufnahme des Schultergelenkes zu sichern.

Angioneuropathien mit raynaudartigen Beschwerden können neben dem »Thorax-outlet«-Syndrom bei vielen anderen Grundkrankheiten, besonders den Kollagenosen und hämatologischen Erkrankungen, auftreten. Deshalb sind gezielte immunologische Laboruntersuchungen (ASL-Titer, Rheumafaktoren, Anti-DNS-Antikörper, antimitochondriale Antikörper, Wärme- und Kälteagglutinine, Immunglobuline, BSG, Blutbild) durchzuführen. Auch nach Intoxikationen, Medikamenten (Ergotismus), Traumata, neurologischen Erkrankungen ist zu fahnden. Bei jungen Männern mit extremem Nikotinabusus und raynaudartigen Beschwerden, möglicherweise aber auch schon beginnenden Fingerkuppennekrosen, ist eine Thrombangiitis obliterans wahrscheinlich, aber auch eine periphere Arteriosklerose möglich. Schmerzen mit radikulären neurologischen Symptomen sind meist auf einen zervikalen Bandscheibenschaden zurückzuführen, bei peripherer neurologischer Symptomatik, z. B. isoliertem Befall des N. medianus, ist differentialdiagnostisch ein Karpaltunnelsyndrom zu vermuten und durch weitergehende Spezialuntersuchungen (z. B. Nervenleitgeschwindigkeit) nachzuweisen.

Wie beschrieben, erlaubt eine genaue klinische Untersuchung meist eine wesentliche Einengung der Differentialdiagnose bzw. Diagnosesicherung. Deshalb wurde bei der Erstellung der Flußdiagramme besonders von den richtungweisenden pathologischen Untersuchungsbefunden und den anamnestischen Angaben (akuter bzw. chronischer Schmerz) ausgegangen.

Akuter angiologisch bedingter Extremitätenschmerz

Akuter Extremitätenschmerz und Ischämiesyndrom (Abb. 2)

1. Arterielle Thrombose der unteren Extremität

2. Arterielle Embolie der unteren Extremität

Der akut auftretende Extremitätenschmerz betrifft am häufigsten die untere Extremität. Bei Vorliegen eines Ischämiesyndroms (6 P's: »pain, pallor, pulselessness, paraesthesia, paralysis, prostration«) ist zunächst zu differenzieren zwischen einem akuten thrombotischen und einem embolischen Verschluß. Das Ischämiesyndrom ist bei **arterieller Thrombose** mit vorbestehender Kollateralisierung nicht so ausgeprägt wie bei Verschluß auf dem Boden einer **arteriellen Embolie.** Für embolische Verschlüsse charakteristisch ist der plötzliche, lanzinierende Schmerz (Peitschenschlag) in der betroffenen Extremität. Bei totalem Ischämiesyndrom ist die Extremität schmerzhaft, blaß, unterkühlt und gefühllos. Die Zehen können nicht mehr bewegt werden. Das vollständige Ischämiesyndrom entwickelt sich insbesondere bei embolischen Verschlüssen der abdominellen Aorta und der Femoralisbifurkation (sog. Leriche-Syndrom). Bei Embolisation distalerer Gefäßabschnitte entsteht oft ein unvollständiges Ischämiesyndrom ohne sensible und motorische Paresen. Allerdings muß darauf hingewiesen werden, daß sich die klinische Symptomatik in ca. 10% der akuten embolischen Verschlüsse erst allmählich über einen längeren Zeitraum bis zum klinischen Vollbild entwickelt.

Dem für die arterielle Embolie typischen lanzinierenden Schmerz steht als anamnestischer Hinweis für die akute arterielle Thrombose die positive Claudicatio-Anamnese gegenüber.

Zur weiteren Differentialdiagnostik geeignet sind die Durchführung einer Doppler-Sonographie der Gefäße, die Angiographie sowie EKG, zweidimensionales Herzecho und Sonographie des Abdomens. Häufigste Emboliequelle ist das Herz, was sich oft in elektrokardiographisch nachweisbarem, intermittierendem bzw. permanentem Vorhofflimmern/-flattern, besonders bei Mitralstenose, vermuten läßt. Gelegentlich ist im linken Vorhof die Emboliequelle durch das 2-D-Herzecho direkt nachweisbar.

```
                    ISCHÄMIESYNDROM
                            │
                    Claudicatio-Anamnese?
                    │                   │
                   Ja                  Nein
                    │                   │
                    │           Kälteüberempfind-
                    │              lichkeit?
                    │           │              │
                    │          Nein            Ja
                    │           │              │
          Doppler / Angiographie       Kälteprovokationstest
                    │                  Akrale Plethysmographie
                    │
            2-D-Herzecho, EKG
            Abdomen-Sonographie

     1. Thrombotischer Verschluß        5. Akutes Raynaud-
     4. Kompression der A. poplitea        Phänomen

     2. Embolischer Verschluß
     3. Aneurysma dissecans
```

Abb. 2

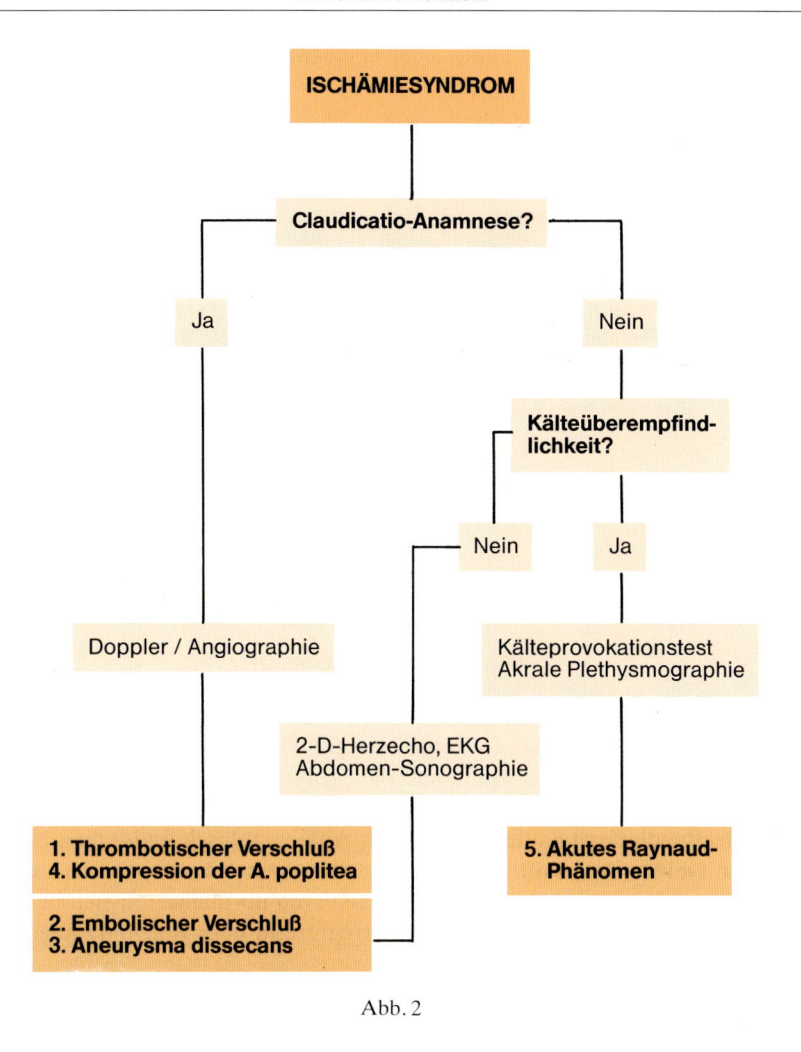

Als seltene Emboliequelle kommt ein exulzeriertes, arteriosklerotisches Plaque in der Aorta oder ein Bauchaortenaneurysma in Frage, welches sich sonographisch nachweisen läßt. Ein sehr großer Embolus kann sich auf der Aortenbifurkation festsetzen und beide Aa. iliacae verschließen. Typisch sind akute blitzartige Schmerzen im Oberschenkel und seltener in den Waden, verbunden mit hochgradiger Schwäche beider Beine und Potenzstörungen, sog. **Leriche-Syndrom.**

3. Arterielle Aneurysmen der unteren Extremität

Bei Vorliegen eines Ischämiesyndroms, positiver Claudicatio-Anamnese, abgeschwächten Femoralispulsen ist auch ein Aneurysma dissecans mit Beteiligung der Aa. iliacae möglich. Gelingt der sonographische Nachweis nicht und besteht der Verdacht eines Aneurysmas weiterhin, so führt die Computertomographie weiter, da sie das thrombotisch ausgekleidete Aneurysma direkt darstellen kann. Zur weiteren Klärung ist bei Verdacht auf das Vorliegen einer arteriellen Embolie, einer arteriellen Thrombose bzw. eines Aneurysmas die Anfertigung einer Angiographie sinnvoll. Diese zeigt meist im Falle einer arteriellen Embolie eine bogige Begrenzung des Embolus.

Akute Ischämiesyndrome, meist ohne positive Claudicatio-Anamnese, sind bei multiplen arterio-arteriellen Embolien der peripheren Gefäße sowie thrombotischem Totalverschluß eines **Aneurysmas der A. poplitea** zu erwarten. Es ist das häufigste periphere Aneurysma und tritt bevorzugt bei älteren Männern auf. Bei klinischem Verdacht ist eine Angiographie angezeigt. Die selten auftretende Ruptur peripherer Aneurysmen kann in Schüben verlaufen, die von heftigen Schmerzen begleitet sind.

Das klinische Erscheinungsbild eines akuten Gliedmaßenvenenverschlusses findet man auch bei der äußerst seltenen Phlegmasia coerulea dolens. Wenn hierbei, wegen des massiven Ödems, die peripheren Pulse nicht palpabel sind, so läßt sich mit dem Doppler-Ultraschall jedoch ein primär arterielles Ischämie-Syndrom ausschließen.

4. Kompressionssyndrom der Arteria poplitea

Beim akuten Ischämiesyndrom ist auch an ein Kompressionssyndrom der A. poplitea zu denken, insbesondere bei jüngeren Männern unter körperlicher Belastung. Wegweisend ist der angiographische Befund: Die A. poplitea ist nach medial verlagert und segmentförmig verschlossen oder stenosiert.

5. Akutes Raynaud-Phänomen

Akut oder subakut einsetzende Ischämiesymptome sind immer auch verdächtig auf das Vorliegen eines Morbus Raynaud. In Abgrenzung zum akuten Ischämiesyndrom auf dem Boden einer Angioorganopathie beginnen die Symptome des Morbus Raynaud meist postpubertär, vorwiegend bei Frauen (75%). Die Beschwerden treten anfallsartig auf und lassen sich in der Regel durch Kälte provozieren. Angiographisch findet man eine spastische Engstellung der Gefäße während des Anfalles. Die nach Kälteexposition mittels akraler Plethysmographie abgeleiteten, deformierten Pulskurven normalisieren sich bei der funktionellen Durchblutungsstörung nach Gabe von Nitroglyzerin oder Kalziumantagonisten.

6. Akuter Extremitätenschmerz und Ischämiesyndrom der oberen Extremität

Beim akuten Ischämiesyndrom im Bereich der oberen Extremität ist in erster Linie an eine arterielle Embolie zu denken, wobei die Symptome denen der arteriellen Embolie der unteren Extremitäten, wie oben beschrieben, entsprechen. Da in 40–60% aller Embolien ein rheumatisches Herzvitium vorliegt, vor allem eine Mitralstenose mit Vorhofflimmern, kardiale Embolien aber auch auf dem Boden einer dilatativen Kardiomyopathie oder eines Aneurysmas nach Herzinfarkt, besonders bei fehlender Antikoagulation, auftreten können, sollte zunächst ein EKG und ein zweidimensionales Echokardiogramm angefertigt werden. Die zweidimensionale Echokardiographie kann auch Hinweise auf eine paradoxe Embolie bei offenem Foramen ovale geben. Arterio-arterielle Embolien aus Arterienaneurysmen bei Kostoklavikularsyndrom mit meist akralen Embolien sind selten.

Ein akutes bis subakutes Ischämiesyndrom kann auch durch thrombosierende Prozesse im Gefäßlumen auftreten, z. B. bei der Thrombangiitis obliterans und anderen Angiitiden, beim Trauma sowie iatrogen, z. B. nach Implantation von Metall, versehentlicher intraarterieller Injektion, Bestrahlung, Verschluß einer Dialysefistel usw. Auch hämatologische Erkrankungen können eine akute arterielle Thrombose verursachen, z. B. Thrombozytose, Kryoglobulinämie, thrombotisch-thrombozytopenische Purpura.

Akuter neurogener Extremitätenschmerz

1. Lumbaler Bandscheibenvorfall/Ischiassyndrom

Ein **akutes Ischiassyndrom** ist meist Folge eines Bandscheibenprolaps und charakterisiert durch radikuläre Schädigungszeichen. Dabei kommt es zu in die Beine ausstrahlenden, schneidenden, reißenden Schmerzen, gelegentlich treten auch Sensibilitätsausfälle auf, seltener radikuläre Lähmungen, mitunter auch umschriebene vegetative Störungen. Ebenso wie bei der **Lumbago,** d. h. einem lokalen Schmerz im Bereich des betroffenen Wirbelsäulensegmentes mit örtlicher Muskelverspannung sowie Druck- und Klopfempfindlichkeit über dem entsprechenden Areal, ist das Lasèguesche Zeichen positiv. Bei Beugung des gestreckten Beines im Hüftgelenk oder Streckung des Knies bei Hüftbeugestellung lassen sich heftigste Gesäß-Oberschenkel-Schmerzen auslösen, die sich durch gleichzeitige Innenrotation des Beines noch verstärken.

Bei Kompression der Wurzel S1 ziehen die Schmerzen entlang der Rückseite des Oberschenkels in die Kniekehle, in die Wade, bis in die Kleinzehenseite des Fußes. Bei Kompression der Wurzel L5 breiten sich die Schmerzen von der Außenseite des Oberschenkels und Unterschenkels über den Fußrücken bis zur Großzehe aus. Wurzelkompression von L4 äußert sich in Schmerzen, die zur Vorderseite des Oberschenkels, mitunter bis zur Schienbeinkante, ziehen. Sensibilitätsausfälle in dem beschriebenen Bereich sind bereits Hinweise für stärkere Wurzelschädigungen. Bei Befall von L5 läßt sich mitunter eine Abschwächung bis Aufhebung des Tibialis-posterior-Reflexes nachweisen, bei S1 des Achillessehnenreflexes, bei L4 des Patellarsehnenreflexes. Oft finden sich anamnestische Hinweise auf früher durchgemachte Lumbagoanfälle (sog. »Hexenschuß«).

2. Spondylolisthesis

Bei der Spondylolisthesis können die Schmerzen bis in den Unterschenkel ausstrahlen. Röntgenologisch läßt sich eine Stufenbildung der Wirbelsäule nachweisen, meist zwischen L5 und S1, gelegentlich auch zwischen dem 4. und dem 5. Lendenwirbelkörper. Männer sind häufiger (in ca. ⅔ der Fälle) betroffen als Frauen. Der Altersgipfel liegt zwischen dem 30. und 50. Lebensjahr. Fast regelmäßig läßt sich neben dem Ischiassyndrom auch eine Lumbagosymptomatik nachweisen. Die Diagnose wird durch Myelographie oder CT gesichert. Beim **lateralen Bandscheibenprolaps** kommt es zur Kompression der in der gleichen Höhe liegenden Wurzel, beim **medialen Bandscheibenprolaps** ist in der Regel die tiefergelegene Wurzel betroffen. Am häufigsten findet man eine Schädigung der Wurzel S1 (36% nach Scheid), gefolgt von L5 (20%) sowie L5 und S1 (18%), L4 bis S1 (11%); L4 ist mit 5% relativ selten befallen.

3. Zervikaler Bandscheibenvorfall

Die Symptome des zervikalen Bandscheibenschadens sind dumpf drückende Schmerzen, die von der Schulter in den Arm ausstrahlen, häufig klagen die Patienten auch über ein Schweregefühl und eine Hyperpathie des Armes. Gelegentlich treten quadrantenförmige Sensibilitätsstörungen hinzu. Vor allem ist die 5. und 6. zervikale Bandscheibe betroffen. Durch den Bandscheibenprolaps kommt es zur kritischen Einengung der Foramina intervertebralia mit Kompression auf die entsprechende austretende Wurzel.

Akuter Extremitätenschmerz und Schwellung (Abb. 3 und 4)

1. Phlebothrombose

Der akut auftretende Extremitätenschmerz mit lokalisierter oder generalisierter Schwellung der Extremitäten, aber ohne Ischämiesyndrom, ist zunächst verdächtig auf das Vorliegen einer Phlebothrombose im Bereich der tiefen Bein- oder Beckenvenen. Klinische Hinweise auf das Vorliegen einer Phlebothrombose ergeben sich aus der vergleichenden Palpation der Wadenmuskelloge (subfasziales Ödem), Zunahme des Umfanges im Bereich des Fußes, des Unter- oder Oberschenkels gegenüber der kontralateralen Seite, einseitig livide Verfärbung des Fußes, gestauten Fußrückenvenen im Liegen sowie dem Nachweis subkutan gelegener Kollateralvenen. Neben einem Muskelkompressionsschmerz bestehen häufig Schmerzen bei Dorsalflexion des Fußes durch Dehnung der entzündlich veränderten Venen (Homannsches Zeichen). Den wichtigsten Hinweis auf eine Becken- bzw. Beinvenenthrombose ergibt die Doppler-Ultraschall-Untersuchung: Bei Verschluß der Beckenvenen ist der Blutfluß distal des venösen Strombahnhindernisses nicht mehr atemabhängig, sondern kontinuierlich. Die Plethysmographie erlaubt eine gute Beurteilung der Abflußgeschwindigkeit nach venöser Stauung. Durch Einbau von intravenös verabfolgtem, mit ^{125}Jod-markiertem Fibrinogen läßt sich ein frischer Thrombus szintigraphisch nachweisen. Diese Untersuchungsmethoden eignen sich besonders zur Abgrenzung gegenüber einer Schwellung bei posttraumatischem Ödem, bei Insuffizienz der Muskelpumpe durch Parese der Beinmuskeln, bei primärem und sekundärem Lymphödem sowie beim Erysipel. In diesen Fällen besteht dopplersonographisch ein von der Respirationslage abhängiges venöses Strömungsgeräusch. Letzte Sicherheit über das Vorliegen einer Phlebothrombose verschafft nur die Phlebographie.

Phlegmasia caerulea dolens: Extremvariante der Phlebothrombose ist die Phlegmasia caerulea dolens mit akut einsetzenden Symptomen der tiefen Phlebothrombose und arterieller Durchblutungsstörung. Dopplersonographisch bestehen die typischen Zeichen einer Phlebothrombose, gleichzeitig läßt sich ein primär arterielles Ischämiesyndrom bei fehlenden peripheren Pulsen ausschließen.

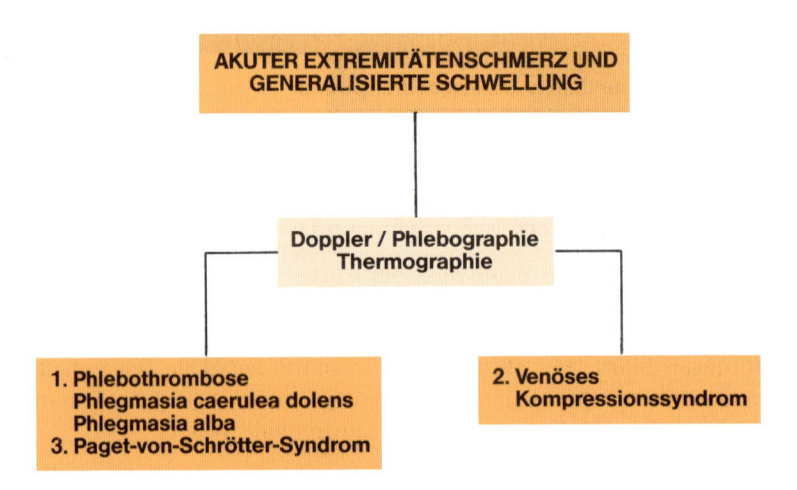

Abb. 3

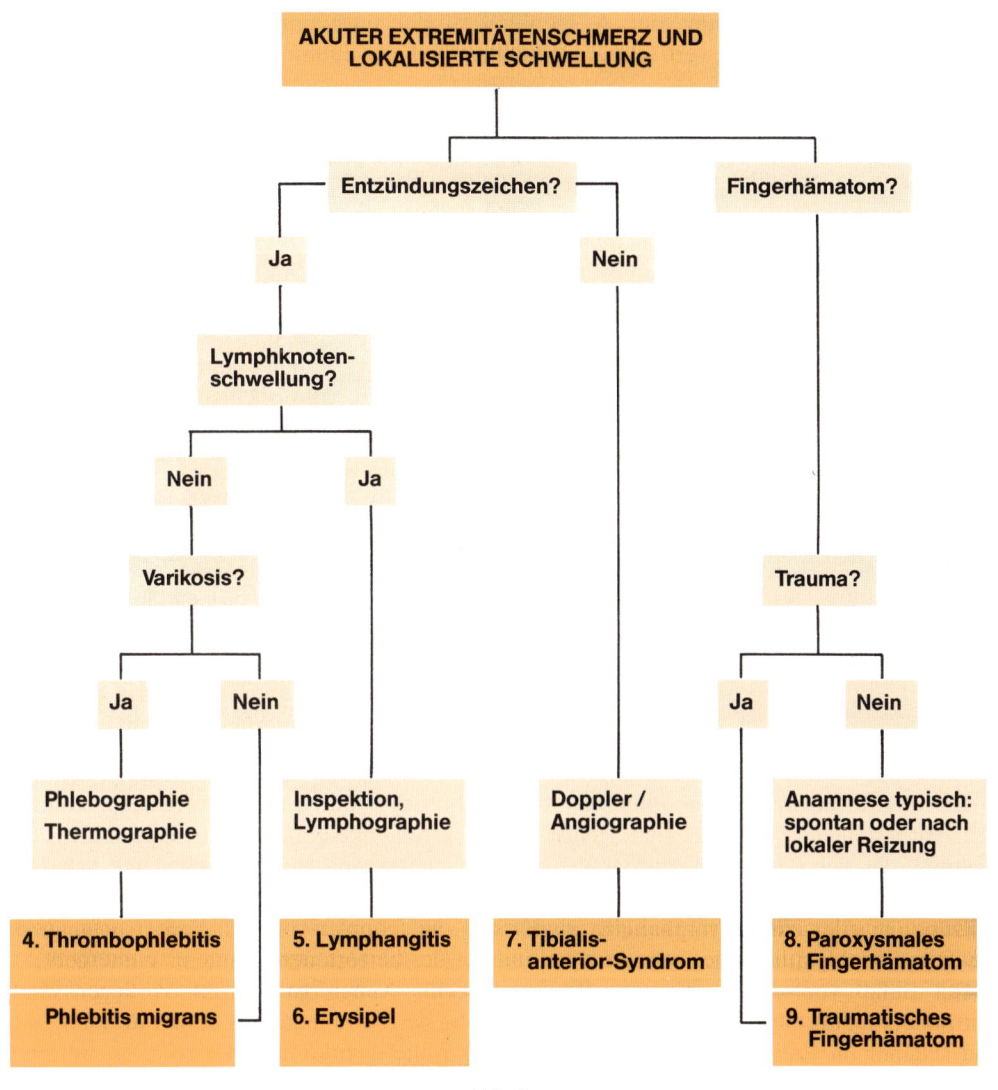

Akuter Extremitätenschmerz und lokalisierte Schwellung

```
AKUTER EXTREMITÄTENSCHMERZ UND
LOKALISIERTE SCHWELLUNG
├── Entzündungszeichen?
│   ├── Ja
│   │   └── Lymphknotenschwellung?
│   │       ├── Nein
│   │       │   └── Varikosis?
│   │       │       ├── Ja → Phlebographie, Thermographie
│   │       │       │   → 4. Thrombophlebitis
│   │       │       │   → Phlebitis migrans
│   │       │       └── Nein
│   │       └── Ja → Inspektion, Lymphographie
│   │           → 5. Lymphangitis
│   │           → 6. Erysipel
│   └── Nein
└── Fingerhämatom?
    └── Trauma?
        ├── Ja → Doppler / Angiographie
        │   → 7. Tibialis-anterior-Syndrom
        └── Nein → Anamnese typisch: spontan oder nach lokaler Reizung
            → 8. Paroxysmales Fingerhämatom
            → 9. Traumatisches Fingerhämatom
```

Abb. 4

Phlegmasia alba dolens (Milchbein): Es kommt zu einer blassen, schmerzhaften Anschwellung des Beines bei von den Beinvenen ausgehender Beckenvenenthrombose und begleitender Kontraktion der Arterien. Klinischer Verlauf, Doppler-Sonographie und Phlebographie sind hier wegweisend.

2. Venöse Kompressionssyndrome

Die Phlebothrombose auf dem Boden einer Kompression der tiefen Venen von außen bedarf der weiteren Untersuchung, zuerst durch Abdomensonographie zum Ausschluß von Tumoren im Beckenbereich. Bei Kompression der benachbarten Venen durch ein Aneurysma der A. femoralis oder der A. poplitea ist der pulsierende Tumor tastbar. Nicht pulsierende Tumoren sind verdächtig auf benigne/maligne Tumoren oder eine Baker-Zyste im Knie.

3. Akute Armvenenthrombose (Paget-v.-Schroetter-Syndrom)

Die akut auftretende, schmerzhafte, ödematöse Schwellung der oberen Extremität ist zunächst verdächtig auf eine akute Armvenenthrombose. Wegweisend ist die Anamnese, da sich die akute Armvenenthrombose meist im Anschluß an eine Armarbeit (Tennis, Kegeln etc.) entwickelt. Armvenenthrombosen entstehen besonders auch iatrogen als Folge länger liegender Verweilkatheter. Bei Verdacht auf das Vorliegen einer akuten Armvenenthrombose ist – auch zur Abgrenzung von einem akuten arteriellen Verschluß – die Doppler-Ultraschalluntersuchung der Gefäße angezeigt, die eine aufgehobene Atemabhängigkeit des venösen Blutflusses distal des Strombahnhindernisses zeigt. Mittels Phlebographie läßt sich die genaue Lokalisation des Verschlusses im Bereich der V. subclavia oder der V. axillaris nachweisen.

4. Thrombophlebitis

5. Akute Lymphangitis

6. Erysipel

Einer lokalisierten Schwellung mit akut aufgetretenen Entzündungszeichen, Rötung und Druckschmerzhaftigkeit im Bereich der unteren Extremität liegt am häufigsten eine oberflächliche Thrombophlebitis bzw. ein Erysipel oder eine Lymphangitis zugrunde.

Die **oberflächliche Thrombophlebitis** ist charakterisiert durch eine Druckschmerzhaftigkeit vorbestehender Venektasien, meist im Unterschenkelbereich. Im Gegensatz zum **Erysipel,** das sich flächenhaft ausdehnt, sind Allgemeinsymptome wie Fieber und Schüttelfrost selten vorhanden. Zur Abgrenzung der Thrombophlebitis von einer bakteriellen Entzündung oder einer **Lymphangitis** eignet sich die Doppler-Ultraschalluntersuchung, da die Thrombophlebitis immer mit einer Thrombose des betroffenen Segments einhergeht.

Bei Befall von primär nicht varikös erweiterten Venen ist an das Vorliegen einer Thrombophlebitis migrans zu denken, wie sie häufig bei Thrombangiitis obliterans (s. S. 871) und seltener im Rahmen von Kollagenosen oder isoliert vorkommt. Hier ist zur weiteren Diagnostik evtl. die Probebiopsie aus einer betroffenen Vene angezeigt.

Charakteristisch für die akute Lymphangitis sind die von einer peripher gelegenen Hautwunde zentralwärts ziehenden roten Streifen und die Lymphknotenschwellungen.

7. Tibialis-anterior-Syndrom

Bei lokalisierter Schwellung ohne Hinweis auf eine Thrombophlebitis, ein Erysipel oder eine Lymphangitis ist auch an das Vorliegen eines Tibialis-anterior-Syndroms zu denken. Die akute Verlaufsform kann zum einen auf dem akuten Verschluß der A. tibialis anterior und dem damit einhergehenden ischämischen Ödem beruhen, was sich durch eine Doppler-Ultraschalluntersuchung bzw. Angiographie zeigen läßt. Andererseits liegt bei intaktem Kreislauf, insbesondere bei jungen, männlichen Patienten nach ungewohnten Belastungen, ein idiopathisches Tibialis-anterior-Syndrom vor. Meist besteht eine Fußheberparese und eine Hypästhesie zwischen erster und zweiter Zehe.

8. Paroxysmales Fingerhämatom

9. Traumatisches Hämatom

Das lokalisierte Fingerhämatom ist bei Fehlen einer Traumaanamnese verdächtig auf ein paroxysmales Fingerhämatom, insbesondere bei jüngeren Frauen. Häufig spontan entwickelt sich nach einer stechenden Schmerzhaftigkeit ein Fingerhämatom. Typischerweise läßt sich die Entwicklung des Hämatoms bei unmittelbarer Kompression der schmerzhaften Stelle verhindern.

Chronischer Extremitätenschmerz bei pathologischem arteriellem Gefäßstatus (Abb. 5–8)

1. Obliterierende Arteriosklerose (Abb. 6)

2. Thrombangiitis obliterans (Abb. 6)

3. Diabetische Makro-/Mikroangiopathie (Abb. 6)

Der wohl am häufigsten auftretende chronische Schmerz im Zusammenhang mit arteriellen Verschlußkrankheiten ist die **Claudicatio intermittens.** Die Beschwerden sind je nach Sitz des Verschlusses im Gesäß, Oberschenkel, in der Wade und im Fuß bzw. in Arm und Finger lokalisiert. Die Claudicatio intermittens entspricht bei einer freien Gehstrecke von mehr als 150 m dem Stadium II a nach Fontaine und einem Stadium II b bei einer Gehstrecke von weniger als 150 m.

Davon abzugrenzen ist die Pseudo-Claudicatio bei Kox- und Gonarthrose, Diskushernie, Cauda-equina-Syndrom, Meralgia paraesthetica. Bei diesen Erkrankungen ist von differentialdiagnostischer Bedeutung, daß eine Belastungsunterbrechung nicht zu einer raschen Schmerzfreiheit führt und eine erneute beschwerdefreie Belastbarkeit meist nicht zu erzielen ist.

Das Stadium I nach Fontaine ist symptomfrei. Nächtliche Ruheschmerzen, vor allem im Vorfuß und in den Zehen, erst später im Fersen- und Wadenbereich, kennzeichnen das Stadium III.

Nächtliche Wadenkrämpfe sind meist neuromuskulär bedingt und vom vaskulären Ruheschmerz dadurch abzugrenzen, daß sie sich durch Betätigung der muskulären Antagonisten verringern lassen, während sich der vaskuläre Ruheschmerz bei Herabhängenlassen der Beine bessert.

Neben Anamnese und Inspektion sind die Pulspalpation und Auskultation wichtige diagnostische Methoden. Die Ausprägung einer arteriellen Durchblutungsstörung kann an der unteren Extremität durch die **Ratschowsche Lagerungsprobe** festgestellt werden. Die **Faustschlußprobe** dient als Äquivalentmethode für die obere Extremität. Zur exakten Bestimmung der freien Gehstrecke läßt man den Patienten mit einer Geschwindigkeit von 2 Schritten pro Sekunde bis zum Auftreten von Claudicatio-Beschwerden gehen. Zur indirekten Messung der Durchblutungsinsuffizienz eignen sich die Venenverschlußplethysmographie, die Oszillographie sowie die Bestimmung des arteriellen Knöchelarteriendruckes mit dem Doppler-Ultraschallverfahren, insbesondere nach Belastung. Systolische Knöchelarteriendrücke von 50 mmHg und weniger sprechen für eine schwere, die Extremität bedrohende Durchblutungsstörung. Mit der Venenverschlußplethysmographie wird nach Drosselung des venösen Rückflusses das arterielle Stromzeitvolumen in einer Extremität über

CHRONISCHER EXTREMITÄTENSCHMERZ

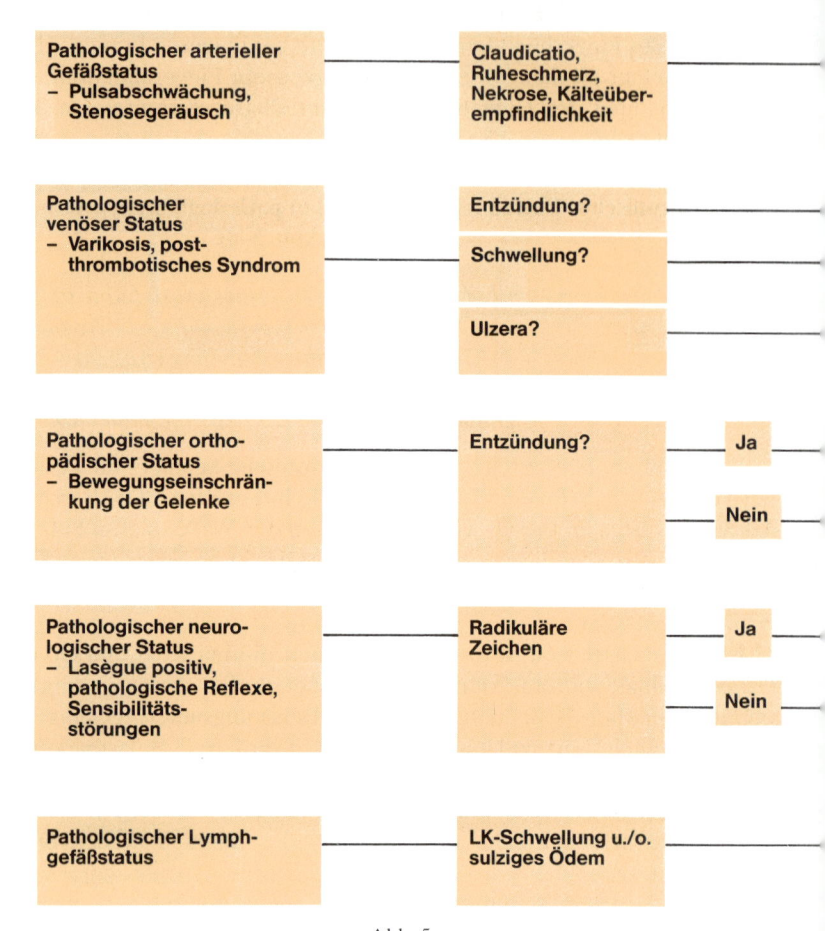

Pathologischer arterieller Gefäßstatus – Pulsabschwächung, Stenosegeräusch	—	Claudicatio, Ruheschmerz, Nekrose, Kälteüberempfindlichkeit	
Pathologischer venöser Status – Varikosis, postthrombotisches Syndrom	—	Entzündung? Schwellung? Ulzera?	
Pathologischer orthopädischer Status – Bewegungseinschränkung der Gelenke	—	Entzündung?	Ja / Nein
Pathologischer neurologischer Status – Lasègue positiv, pathologische Reflexe, Sensibilitätsstörungen	—	Radikuläre Zeichen	Ja / Nein
Pathologischer Lymphgefäßstatus	—	LK-Schwellung u./o. sulziges Ödem	

Abb. 5

die Volumenzunahme der Extremität quantitativ bestimmt. Für die exakte Lokalisation eines Strombahnhindernisses und das weitere therapeutische Vorgehen ist die Angiographie im Stadium IIb bis IV unerläßlich.

Die **obliterierende Arteriosklerose** ist die häufigste Ursache (ca. 90% der Fälle) der arteriellen Verschlußkrankheit. Sie ist meist vergesellschaftet mit Nikotinabusus, Hypertonie und/oder Hyperlipidämie (Risikofaktoren erster Ordnung) sowie Diabetes mellitus, Hyperurikämie und/oder Adipositas (Risikofaktoren zweiter Ordnung). Die Spätschäden eines Diabetes mellitus manifestieren sich in einer Makro-Mikro-Angiopathie. Akrale Nekrose und Gangrän kommen außer bei Diabetes mellitus auch bei der obliterierenden Arteriosklerose, bei Kollagenosen, Immunvaskulitis, Thrombangiitis obliterans und Thrombozytose vor. Von

	s. Abb. 6-8
Doppler, Thermographie	**Chronische Thrombophlebitis**
Doppler, Phlebographie Sonographie, evtl. Becken-CT	**Chronisch venöse Insuffizienz**
Doppler, Phlebographie	**Postthrombotisches Syndrom Ulcera cruris**
BKS, CRP, Rheumafaktor	**Arthritis**
Röntgenuntersuchung der betroffenen Gelenke	**Koxarthrose, Gonarthrose**
WS-Röntgen, CT, Myelographie	**Diskushernie, HWS-Syndrom, Lumbago**
Blutzucker, HIV-AK-Test, Liquorpunktion, NLG, N. medianus	**Polyneuropathie (s. Tab. 3) Neuritiden, Karpaltunnelsyndrom**
Lymphographie Sonographie – Becken	**Chronische Lymphangitis, Beckentumor, Morbus Hodgkin, Morbus Ormond**

differentialdiagnostischer Bedeutung ist, daß die akralen Läsionen bei der diabetischen Mikroangiopathie aufgrund einer gleichzeitig vorhandenen diabetischen Neuropathie kaum schmerzen. Zu den Erkrankungen, bei denen sich keiner der Risikofaktoren als pathogenetisch relevant für die Extremitätenschmerzen nachweisen läßt und eine Kälteüberempfindlichkeit sehr selten zu provozieren ist, zählen das Takayasu-Syndrom, das »Thorax-outlet«-Syndrom, Thrombozytose sowie die Angiolopathien.

Die **Thrombangiitis obliterans** – Morbus von Winiwarter-Buerger – ist in etwa 1–3% der Fälle Ursache einer peripheren arteriellen Durchblutungsstörung. In mehr als 90% sind die Patienten starke Zigarettenraucher. Männer sind wesentlich häufiger betroffen als Frauen (10:1), der Altersgipfel liegt bei 30 Jahren (20–45 Jahre). Charakteristisch für die Thromb-

```
                    ┌─────────────────────────────────────────┐
                    │     CHRONISCHER EXTREMITÄTENSCHMERZ     │
                    └─────────────────────────────────────────┘
                                        │
                    ┌─────────────────────────────────────────┐
                    │  Pathologischer arterieller Gefäßstatus │
                    │  – Pulsabschwächung, Stenosegeräusch    │
                    └─────────────────────────────────────────┘
                                        │
                    ┌─────────────────────────────────────────┐
                    │  Doppler, Venenverschlußplethysmographie,│
                    │  Oszillographie, eventuell Angiographie │
                    │  Faustschlußprobe bzw. Ratschow positiv │
                    └─────────────────────────────────────────┘
                                        │
                    ┌─────────────────────────────────────────┐
                    │  Risikofaktoren?                        │
                    │  Nikotin? Diabetes?                     │
                    │  Hyperlipidämie? Hypertonie?            │
                    └─────────────────────────────────────────┘
```

(Flussdiagramm Abb. 6: Chronischer Extremitätenschmerz — Nikotin / Diabetes — Nekrose? Gangrän? — Claudicatio? Ja → 1. Obliterierende Arteriosklerose Stadium II–IV; Fast nur Männer? <40 Jahre? Ja → Entzündungszeichen? Gefäßbiopsie → 2. Thrombangiitis obliterans; Nekrose schmerzfrei? Ja → 3. Diabetische Angiopathie)

Abb. 6

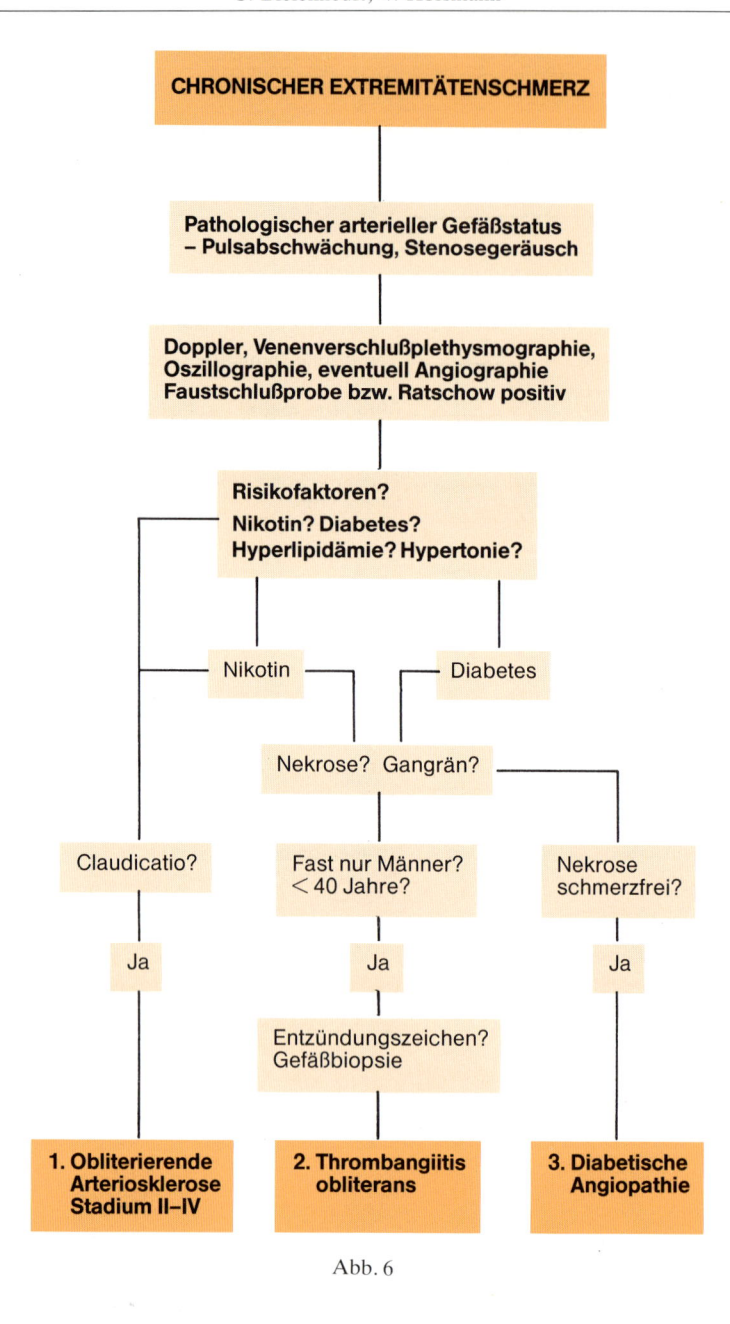

angiitis obliterans ist der schubweise Verlauf. Angiographisch bestehen multiple Verschlüsse der Unterschenkel-, Hand- oder Fingerarterien, ohne daß sich an den größeren, proximalen Gefäßen atheromatöse Plaques finden, wie bei der obliterierenden Arteriosklerose.

Von der obliterierenden Arteriosklerose sind Männer und Frauen gleichermaßen betroffen, der Altersgipfel liegt hier bei 45 Jahren, Nikotinabusus ist meist kombiniert mit den anderen Risikofaktoren.

Während bei der obliterierenden Arteriosklerose das venöse Gefäßsystem nicht betroffen ist, liegt bei der Thrombangiitis obliterans in ca. 50–70% der Fälle eine Phlebitis migrans vor. Als letzte differentialdiagnostische Untersuchung bleibt oft nur die Biopsie einer befallenen Vene oder Arterie. In Spätstadien lassen sich beide Krankheiten jedoch in der Regel nicht histologisch voneinander trennen.

4. »Thorax-outlet«-Syndrom (Abb. 7)

Das »Thorax-outlet«-Syndrom faßt eine Vielzahl von Störungen zusammen, die zu einer zeitweisen oder dauerhaften Kompression der Armarterien und -nerven führen. Entsprechend der Lokalisation können bereits in Ruhe oder unter bestimmten Bewegungen des Armes einzelne Nerven und/oder Gefäßstränge komprimiert werden. Die Patienten klagen dementsprechend über dauernde oder intermittierende Durchblutungsstörungen (z. B. raynaudartiges Beschwerdebild, Claudicatio intermittens) sowie neurologische Reizerscheinungen (Parästhesien, »einschlafende Arme«) an einem – oder seltener – beiden Armen.

Fast regelmäßig treten Schmerzen in der Schulter, im ganzen Arm oder in der Hand auf. Die unter dem »Thorax-outlet«-Syndrom zusammengefaßten Störungen sind aus der Tab. 1 ersichtlich.

Zur Sicherung der Diagnose gehören neben der neurologischen und angiologischen Untersuchung sowie einer Röntgendarstellung der Halswirbelsäule und des knöchernen Thorax besonders Funktionsuntersuchungen, z. B. eine funktionelle Angiographie der A. subclavia oder kontinuierliche intraarterielle Blutdruckmessung in der A. cubitalis in Normalhaltung sowie in der Belastungshaltung, welche die Beschwerden verursacht. Der Röntgenbefund dient zum Nachweis eines Halsrippensyndroms (allerdings treten nur bei 2–8% der Halsrippen auch klinische Symptome auf), eines Syndroms der 1. Rippe, eines Syndroms der oberen Thoraxapertur und des Klippel-Feil-Syndroms. Beim **Skalenussyndrom**

Tab. 1. **Formen des »Thorax-outlet«-Syndroms.**

Skalenussyndrom	Kompression des Skalenusdreiecks durch angeborene oder erworbene Muskelveränderungen
Kostoklavikularsyndrom	Kompression zwischen Klavikula und I. Rippe
Hyperabduktionssyndrom	Kompression bei Hyperabduktion durch M. pectoralis minor
Pectoralis-minor-Syndrom	Kompression durch hypertrophierten M. pectoralis minor
Halsrippensyndrom	Kompression durch große Halsrippe
Syndrom der ersten Rippe	Hypoplasie mit fehlendem Ansatz am Sternum; Verbindung der I. mit der II. Rippe
Syndrom der engen Thoraxapertur	Kompression durch enge Apertur oder hochstehendes Sternum
Korakopektoralsyndrom	Kompression durch kräftige Adduktion bei senkrecht erhobenen Armen durch M. pectoralis minor (selten)
Klippel-Feil-Syndrom	Kompression durch kongenitale Blockwirbelbildung, oft kombiniert mit Halsrippen/Schulterblatthochstand, faßförmigem Thorax und anderen Mißbildungen
Kombinationsformen	Nicht selten

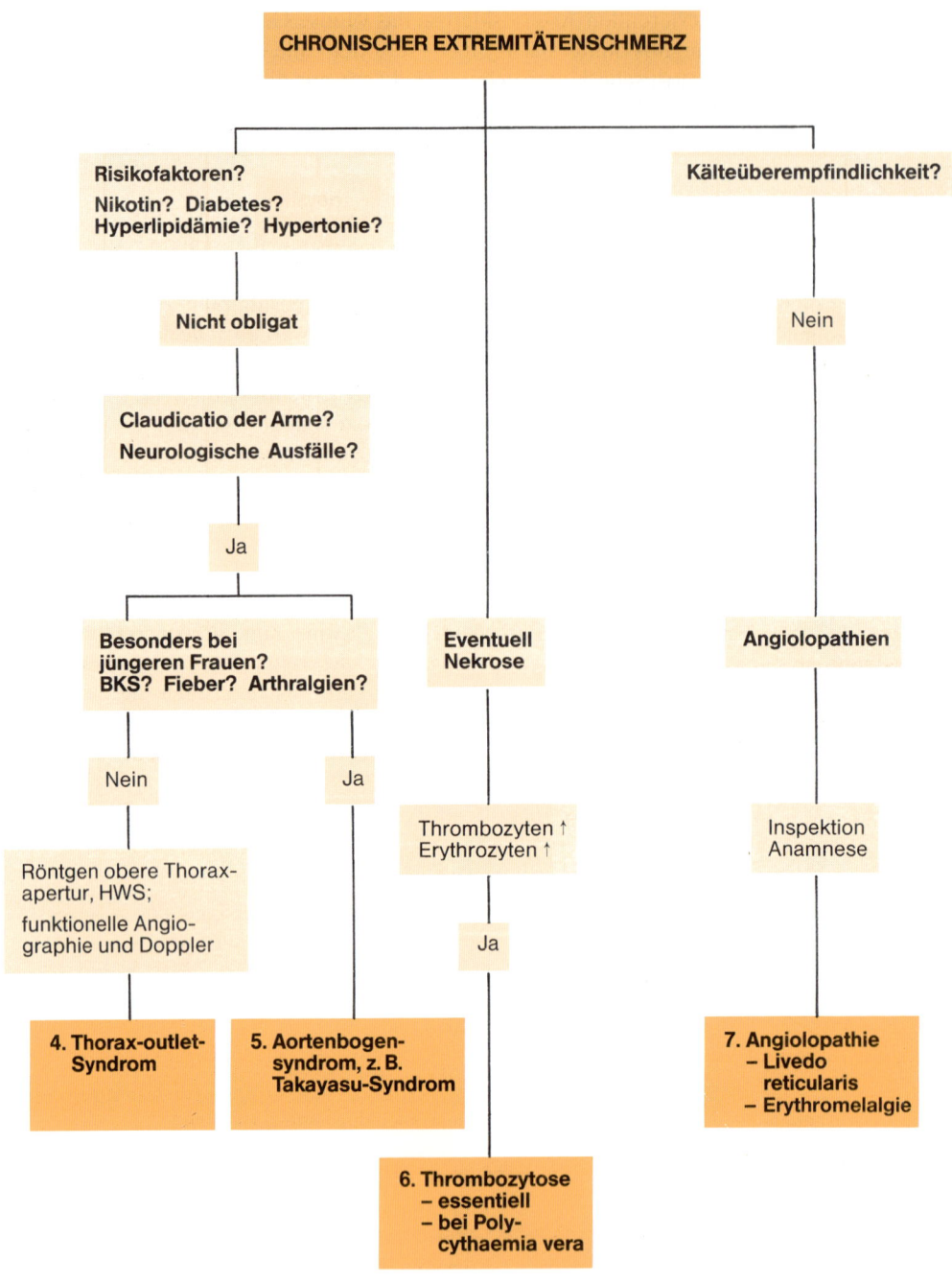

```
                    CHRONISCHER EXTREMITÄTENSCHMERZ
                                    │
        ┌───────────────────────────┼───────────────────────────┐
   Risikofaktoren?                                        Kälteüberempfindlichkeit?
   Nikotin? Diabetes?
   Hyperlipidämie? Hypertonie?
        │                                                       │
   Nicht obligat                                               Nein
        │                                                       │
   Claudicatio der Arme?
   Neurologische Ausfälle?
        │
        Ja
        │
   ┌────┴────┐                       │                          │
Besonders bei                    Eventuell                 Angiolopathien
jüngeren Frauen?                 Nekrose
BKS? Fieber? Arthralgien?
   │         │                       │                          │
  Nein      Ja                       │                          │
   │         │                 Thrombozyten ↑              Inspektion
   │         │                 Erythrozyten ↑              Anamnese
Röntgen obere Thorax-                 │
apertur, HWS;                         Ja
funktionelle Angio-
graphie und Doppler
   │         │                        │                         │
4. Thorax-outlet-   5. Aortenbogen-                    7. Angiolopathie
   Syndrom             syndrom, z. B.                     – Livedo
                       Takayasu-Syndrom                     reticularis
                                                          – Erythromelalgie
                              │
                    6. Thrombozytose
                       – essentiell
                       – bei Poly-
                         cythaemia vera
```

Abb. 7

zeigt das Adson-Manöver einen typischen Befund: Reduktion des Radialispulses und Stenosegeräusch über der Supraklavikulargrube bei Drehung des überstreckten und nach hinten geneigten Kopfes zur kranken Seite. Verstärkte Provokation ist durch gleichzeitige tiefe Inspiration und Belastung des hängenden Armes möglich. Rückwärtsbewegung der Schultern und Hängenlassen der Arme führen zur Kompression der A. subclavia beim **Kostoklavikularsyndrom** mit Stenosegeräusch und Pulsabschwächung. Beim **Hyperabduktionssyndrom** kann eine kompressionsbedingte arterielle Durchblutungsstörung durch Hochhalten und Kreuzen der Arme hinter dem Kopf erreicht werden, beim Pectoralis-minor-Syndrom durch Heben und Zurückdrängen der Schulter, beim Korakopektoralsyndrom durch kräftige Abduktion der senkrecht über den Kopf gehaltenen Arme.

5. Aortenbogensyndrom (Abb. 7)

Differentialdiagnostisch sind die Aortenbogensyndrome vom »Thorax-outlet«-Syndrom abzugrenzen. Hier ist besonders eine zerebrale Durchblutungsstörung durch Einengung auch der Abgänge der A. carotis und der A. vertebralis mit Schwindelerscheinungen, vorübergehenden Aphasien und Hemiparesen, Bewußtseinsstörungen und gelegentlichen Sehstörungen führendes Symptom. Der Blutdruck an den Oberarmen ist bereits in Normalhaltung gegenüber den Beinen stark erniedrigt, gelegentlich kaum meßbar. Ursache des Aortenbogensyndroms ist meist eine obliterierende Arteriosklerose, seltener sind entzündliche Ursachen. Beim **Takayasu-Syndrom,** einer Panarteriitis, die bevorzugt Frauen zwischen dem 15. und 40. Lebensjahr befällt, sind in ca. 50% der Fälle lediglich der Aortenbogen und seine Äste betroffen (Typ 1), in 30% sogar die gesamte Aorta mit den abgehenden Ästen (Typ 2), in einigen Fällen – ca. 10–15% – ist nur ein isolierter Befall der distalen thorakoabdominalen Aorta nachweisbar (Typ 3), beim Typ 4 schließlich läßt sich eine Arteriitis auch der A. pulmonalis mit einem der ersten 3 Typen nachweisen (bis zu 45% der Fälle). Bei der Takayasu-Krankheit sind zusätzlich mittelschwere Allgemeinsymptome, wie Müdigkeit, subfebrile Temperaturen, Appetitlosigkeit, Nachtschweiß, Gelenkschmerzen und erhöhte BSG nachweisbar. Die Karotiden sind auffallend druckschmerzhaft.

Akut auftretende Symptome eines Aortenbogensyndroms mit einem meist intrathorakalen Schmerzereignis müssen besonders an ein Aortenaneurysma denken lassen.

6. Thrombozytose (Abb. 7)

7. Angiolopathien (Abb. 7)

Bei akralen Läsionen mit palpablen Pulsen sollte neben einer diabetischen Mikroangiopathie und einer obliterierenden Arteriosklerose bzw. Angiitis auch an eine essentielle Thrombozytose oder eine Polycythaemia vera gedacht werden. Neben akralen Ischämiesyndromen mit kleinen Ulzera können diese zu Mikrozirkulationsstörungen führenden hämatologischen Erkrankungen bei fleckförmiger, livider Rötung der Akren, verbunden mit brennenden Schmerzen, das klinische Erscheinungsbild einer Livedo reticularis imitieren.

Bei der seltenen **Erythromelalgie** tritt bei Überschreiten einer kritischen Hauttemperatur eine anfallsartige Rötung und Schmerzhaftigkeit, besonders an den Zehen, auf. Von einer lokalen Entzündung ist sie abzugrenzen durch die typische Anamnese sowie den häufig symmetrischen Befall.

8. Kälteüberempfindlichkeit vom Raynaud-Typ (Abb. 8)

Eine den Angioorganopathien ähnliche Symptomatik können die Angioneuropathien aufweisen. In diese Gruppe gehören primäre und sekundäre **Kälteüberempfindlichkeit** vom Raynaud-Typ.

Auf das Vorliegen einer Kälteüberempfindlichkeit vom Raynaud-Typ ist ein häufig dreiphasischer Ablauf der Symptomatik, bei auslösendem Kältereiz, verdächtig. Die typische Reihenfolge erscheint in »Leichenblässe«, schmerzhafter Zyanose und Rötung der betroffenen Akren.

Morbus Raynaud: Die primäre Kälteüberempfindlichkeit vom Raynaud-Typ, den Morbus Raynaud, findet man im Gegensatz zu den Angioorganopathien und dem sekundären Raynaud-Syndrom bevorzugt bei Frauen. Der Beginn der Symptomatik ist meist postpubertär, häufig kombiniert mit einer Neigung zu Hypotonie und Migräne. Auslösend wirken lokale Kältereize, aber auch emotionelle Faktoren. Es kommt zu einem bilateralen, symmetrischen Befall häufig des II bis V. Fingers (Digiti mortui) mit erheblichen Schmerzen, auch nach Lösung des Anfalles. Während bei den Angioorganopathien ganz überwiegend die unteren Extremitäten betroffen sind, befällt der Morbus Raynaud bevorzugt die Hände. Oszillographie, Rheographie, akrale Plethysmographie und unter besonderen Umständen die Angiographie erlauben die Differentialdiagnose des Morbus Raynaud und der Angioorganopathien. Die Faustschlußprobe ist im symptomfreien Intervall beim Morbus Raynaud unauffällig.

Sekundäres Raynaud-Syndrom: Demgegenüber setzt das sekundäre Raynaud-Syndrom meist um das 45. Lebensjahr oder später ein, befallen sind Männer und Frauen gleicher-

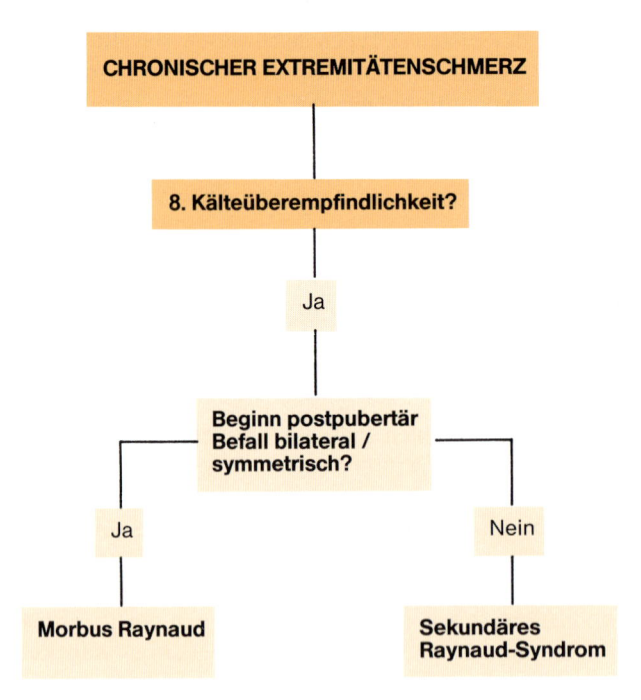

Abb. 8

Tab. 2. Differentialdiagnose und Ursachen des sekundären Raynaud-Syndroms.

Ursachen		Diagnostische Hinweise
Angioorganopathien	Chronische periphere arterielle Verschlußkrankheit	Nachweis von Risikofaktoren 1. Ordnung
	Thrombangiitis obliterans	Nikotinabusus, BKS erhöht
Kollagenosen	Sklerodermie	BKS erhöht, γ-Globuline erhöht
	Lupus erythematodes	LE-Zellen, antinukleäre Antikörper
	Panarteriitis nodosa	Hyper-γ-Globulinämie, Nierenbiopsie
	Vaskulitiden:	
	– Riesenzellarteriitis	Allgemeinsymptome, BKS stark beschleunigt, Albumine erniedrigt, α-Fraktion erhöht
	– Hypersensitivitätsangiitis	häufig medikamentös bedingt: Antibiotika, Chemotherapeutika, Corticosteroide etc.
Intoxikationen	Schwermetalle, Blei, Arsen	
Hämatogene Krankheiten	Kryoglobuline	Coombs-Test positiv
	Kälteagglutinine	
	Dysproteinämie	
Traumata	Vibrationstrauma	Berufsanamnese
	Erfrierung	
	Sudecksche Dystrophie	Anamnese
Medikamente	Clonidin, hormonelle Antikonzeptiva, β-Blocker, Ergotamin	
Sonstige Ursache	okkultes Neoplasma	BKS erhöht, Gewichtsverlust, Hämokkult-Test positiv etc.

maßen. Die Ischämiesymptomatik ist häufig asymmetrisch und betrifft auch die untere Extremität. Als Funktionsproben fallen der Faustschlußtest und akrale Fingerpulskurven pathologisch aus. Die Angiographie stellt die zugrundeliegenden Gefäßveränderungen direkt dar. Sie sollte aber nur durchgeführt werden, wenn auf andere Weise keine Sicherung der Diagnose möglich ist, da sich daraus keine operative Konsequenz ergibt.

Zur Differentialdiagnose arteriosklerotisch bedingter bzw. funktioneller Raynaud-Symptomatik sollte zunächst eine akrale Plethysmographie unter Kälteexposition und anschließender Gabe von Nitrolingual oder Kalziumantagonisten durchgeführt werden. Eine Normalisierung des Plethysmogramms nach Gabe der Medikamente spricht für funktionelle Beschwerden, ein Fortbestehen des pathologischen Plethysmogramms ist Ausdruck eines arteriosklerotischen Gefäßprozesses. Differentialdiagnose und mögliche Ursachen des sekundären Raynaud-Syndroms sind in Tab. 2 aufgeführt.

Zu den Kollagenosen zählen Krankheitsbilder unterschiedlicher Pathogenese, denen ein Befall des Gefäßbindegewebes gemeinsam ist. Klinisch stehen bei diesen Krankheiten die Allgemeinsymptome meist im Vordergrund. Der Befall der Extremitätenarterien äußert sich in einer Kälteüberempfindlichkeit vom Raynaud-Typ oder bietet die Zeichen einer chronischen arteriellen Verschlußkrankheit. In Tab. 2 sind einige Kollagenkrankheiten und entsprechende diagnostische Möglichkeiten aufgeführt.

Chronischer Extremitätenschmerz bei pathologischem neurologischem Status
(vgl. Abb. 5)

1. Diskusprolaps

Die Symptomatik eines Bandscheibenprolapses kann sich auch sehr langsam entwickeln. So können sich radikuläre Symptome, wie beim akuten Bandscheibenprolaps beschrieben, über Monate bis zum Vollbild verstärken, wobei so gut wie immer die lokalen vertebralen Beschwerden (lumbagoartige Schmerzen beim lumbalen Prolaps, steifer Hals bzw. schmerzhafte Bewegungseinschränkung des Halses beim zervikalen Prolaps) nachweisbar sind und ein wichtiges anamnestisches Frühsymptom darstellen.

Differentialdiagnostisch abzugrenzen vom sich subakut entwickelnden Bandscheibenschaden sind vor allem Tumoren im Bereich des Wirbelsäulenkanals, besonders Neurinome und Meningiome, die sich oft zunächst nur durch radikuläre Symptome bemerkbar machen. Bei raumfordernden spinalen Prozessen beobachtet man im Gegensatz zum Prolaps bereits initial gehäuft motorische Ausfälle als Folge einer Vorderhornläsion. Besonders die Liquoruntersuchung mit Eiweißvermehrung muß bei radikulären Schmerzen an eine Raumforderung denken lassen. Die Myelographie sichert die Diagnose.

Auch ossäre Veränderungen, Osteomyelitis, tuberkulöse Wirbelsäulenerkrankungen oder Metastasen müssen in die differentialdiagnostischen Erwägungen einbezogen werden und sind in der Regel durch röntgenologische Darstellung der Wirbelsäule zu erkennen.

Schließlich können auch manche Formen der Polyneuropathie ein ausgesprochen radikuläres Muster aufweisen, z. B. die sogenannte neuralgische Schulteramyotrophie, evtl. auch die diabetische Polyneuropathie.

2. Polyneuropathie

Bei der Polyneuropathie können Schmerzen und Dysästhesien das Hauptsymptom darstellen, das Krankheitsbild ist allerdings außerordentlich variabel. Meist imponiert die Muskelschwäche, verbunden mit Areflexie, zunehmender Atrophie und Sensibilitätsausfällen. Besonders charakteristisch ist eine distale Betonung. Zur Differenzierung der verschiedenen Formen der Polyneuropathie und Abgrenzung gegenüber z. B. Muskelerkrankungen sind biochemische Untersuchungen, Messung der Nervenleitgeschwindigkeit, Durchführung einer Elektromyographie, Lumbalpunktion und in besonderen Fällen Muskelbiopsie notwendig. Polyneuropathien können auch sekundär bei anderen internistischen Erkrankungen auftreten, z. B. bei der infektiösen Mononukleose, bei infektiöser Hepatitis, bei Diphtherie, auch bei Porphyrie, Periarteriitis nodosa und besonders beim Diabetes mellitus. Bei einem großen Teil der Patienten mit AIDS-Enzephalopathie kommt es zu peripheren Nervenschädigungen mit schmerzhaften Parästhesien und eventuell Taubheitsgefühl. Periphere Neuropathien können auch eine Form der Erstmanifestation von AIDS sein (Tab. 3).

3. Karpaltunnelsyndrom

Das sogenannte Karpaltunnelsyndrom führt zu isolierten Störungen im unteren Medianusbereich und ist bedingt durch eine Verengung im Bereich des Canalis carpi. Die Einengung wird begünstigt durch Entzündungen, Ödembildung und Bindegewebsvermehrung. Deshalb kann eine solche Schädigung gelegentlich auch bei anderen Erkrankungen auftreten, wie Akromegalie, Myxödem, Amyloidose, rheumatoide Arthritis, Sklerodermie und Dermatomyositis. Auch handgelenknahe Frakturen oder Luxationen können ursächlich für die Symptome eines Karpaltunnelsyndroms verantwortlich sein. Differentialdiagnostisch beson-

Tab. 3. **Ursachen der Polyneuropathie.**

Metabolische Ursachen	Diabetes mellitus Urämie Primäre Amyloidose Porphyrie Myxödem Primär biliäre Zirrhose Dysproteinämie Paraproteinämie Plasmozytom	
Vitaminmangelzustände	Vitamin-B_1-Mangel Vitamin-B_{12}-Mangel Folsäuremangel	
Infektionskrankheiten	Typhus abdominalis Malaria Paratyphus Hepatitis Mononukleose Zoster Tetanus	Parotitis Diphtherie Botulismus Lues AIDS Fleckfieber Bruzellose Lepra
Kollagenosen	Lupus erythematodes Periarteriitis nodosa Sklerodermie Sjögren-Syndrom	
Medikamente und Intoxikationen	Isoniazid Vincristin Nitrofurantoin Hydralazin Meprobamat Kohlenmonoxidvergiftung Schwermetalle (Blei, Thallium) Alkoholabusus Lösungsmittel Trichloräthylen Disulfiram Azetazolamid	
Mechanische Ursachen	Trauma Kompression Wirbelsäulenprozeß	
Malabsorptionssyndrom	Sprue	
Kongenital	Hereditäre Ataxie Refsum-Krankheit	
Sonderformen	Paraneoplastisches Syndrom (z. B. Bronchialkarzinom) Sarkoidose Guillain-Barré-Syndrom Nach Tetanusimpfung Thrombotische Mikroangiopathie	
Idiopathisch		

ders charakteristisch ist die sogenannte **Brachialgia paraesthetica nocturna,** d.h. nächtliche Beschwerden mit schmerzhaftem Brennen in der Hand und im Arm. In der Regel erkennt man außerdem Paresen und Atrophien des M. abductor pollicis brevis und opponens pollicis. Die motorische distale Latenzzeit ist fast immer auf mehr als 5 msec verlängert, diejenige des N. ulnaris dagegen immer normal. Auch im Unterarmabschnitt des N. medianus findet sich eine normale motorische Latenzzeit.

Differentialdiagnostisch ist das Karpaltunnelsyndrom besonders von den radikulären Symptomen eines Diskusprolaps zu differenzieren. Der streng isolierte Befall des N. medianus sichert die Diagnose. Die besonders im Bereich der oberen Extremität auftretenden heißen, ziehenden, auch brennend oder dumpf bohrenden Schmerzen im Bereich der Hände (auch in der ganzen gesamten oberen Extremität und Schulter) lassen differentialdiagnostisch an eine **Syringomyelie** denken. Bei dieser Erkrankung liegt jedoch immer eine dissoziierte Sensibilitätsstörung vor: Ausfall des Schmerz- und Temperaturempfindens bei weitgehend erhaltener Berührungsempfindung infolge einer Unterbrechung der spinothalamischen Bahnen. Sehr heftige lanzinierende, in die Wade, das Schienbein, den Fuß, den Unterschenkel, die Gesäßgegend, seltener in Arm und Schulter einschießende Schmerzen können ein Frühsymptom der **Tabes dorsalis** darstellen. Die Schmerzen können im Verlauf des N. ischiadicus oder N. ulnaris auftreten, gelegentlich läßt sich eine anschließende Hyperästhesie in diesem Bereich nachweisen. Differentialdiagnostisch wegweisend ist die fast immer vorhandene Pupillenstörung (Anisokorie, Entrundung, reflektorische oder absolute Pupillenstarre, im Spätstadium verbunden mit einer ausgeprägten Miosis).

Chronischer Extremitätenschmerz bei pathologischem venösem Status (vgl. Abb. 5)

Bei der **Varikosis** wie auch der chronisch venösen Insuffizienz klagen die Patienten über ein Schweregefühl und krampfartige Schmerzen in den Beinen, besonders während des Stehens, sowie über Knöchel- und Unterschenkelödeme, die sich durch Hochlegen der Beine vermindern. Die Wadenschmerzen nehmen belastungsabhängig zu – Claudicatio intermittens venosa. Im Gegensatz zur arteriellen Claudicatio beschleunigt die horizontale Lagerung die Rückbildung des Schmerzes. Nächtliche Wadenkrämpfe werden häufig angegeben, sie sind jedoch gegen Wadenschmerzen neuromuskulärer Genese abzugrenzen.

Die primäre Varikosis als Ausdruck einer anlagebedingten Bindegewebsschwäche ist von den sekundären Varizen zu unterscheiden. Diese treten als Kollateralgefäße beim postthrombotischen Syndrom bzw. bei venösen Abflußstörungen, bedingt durch Tumoren, Traumata etc., auf. Derartige Abflußstörungen sind durch klinische Untersuchung und Sonographie des Unterbauches auszuschließen. Zur Beurteilung der Venenklappenfunktion und der Abflußverhältnisse sind Funktionsteste wie der Perthes-Versuch, sowie der Trendelenburgsche Versuch geeignet. Weitere Untersuchungsverfahren sind das Ultraschall-Doppler-Verfahren und gegebenenfalls die retrograde Phlebographie, die bei gleichzeitiger Bauchpresse eine Insuffizienz der tiefen Venen aufdecken.

Die im Rahmen eines postthrombotischen Syndroms auftretenden Ulcera cruris sind durch serologische Untersuchungen, klinische Untersuchung sowie Probeexzision gegen ein Ulcus carcinomatosum, Ulcus diabeticum, Ulcus tuberculosum und Steroidulkus abzugrenzen.

Rezidivierende Phlebothrombosen können als paraneoplastisches Syndrom Hinweis auf ein okkultes Neoplasma sein und Anlaß dazu geben, die entsprechenden differentialdiagnostischen Untersuchungen durchzuführen. Gehäufte Thrombosen findet man familiär beim Antithrombin-III-Mangel. Hierbei besteht durch verminderte Synthese ein Antithrombin-III-

Spiegel von weniger als 50–60% der Norm. Auch bei erworbenem Antithrombin-III-Mangel durch verminderte Syntheseleistung bei chronischen oder akuten Lebererkrankungen, erhöhtem Verlust von Antithrombin III bei Proteinurie (z. B. beim nephrotischen Syndrom) und erhöhtem intravasalen Verbrauch (bei Verbrauchskoagulopathie) sind thromboembolische Komplikationen häufig. Bei etwa 5% der Patienten mit Phlebothrombosen muß mit einem Antithrombin-III-Mangel gerechnet werden.

Chronischer Extremitätenschmerz bei pathologischem Lymphgefäßstatus (vgl. Abb. 5)

Die primären und die meisten sekundären Lymphödeme verursachen in der Regel keine Schmerzen, sondern nur ein Schweregefühl der betroffenen Extremität.

1. Primäres Lymphödem

Bei der **Nonne-Milroyschen Erkrankung** handelt es sich um ein **familiär-kongenitales, primäres Lymphödem.** Dieses ist bereits bei Geburt vorhanden, wird aber erst in späteren Jahren manifest. Befallen sind vor allem die Unterschenkel, einseitig oder doppelseitig. Die Lymphangiographie zeigt vorwiegend hypoplastische Lymphgefäße. In den Anfängen handelt es sich um eine schmerzlose, weichteigige Schwellung, später ist das Ödem derb und nur schwer eindrückbar. Die verschlechterte Lymphdrainage führt in vielen Fällen zu Ulzerationen, Erysipel und/oder rezidivierenden Thrombophlebitiden.

Das **familiäre, nichtkongenitale, primäre Lymphödem** (Maladie de Meige) beginnt später, meist in der Pubertät, und befällt fast ausschließlich das weibliche Geschlecht. Das Lymphödem kann das ganze Bein, den Unterschenkel oder nur ganz umschriebene Partien befallen. In etwa der Hälfte der Fälle sind früher oder später beide Seiten betroffen. Haut und Subkutis sind verdickt bzw. sklerotisch. Anfangs ist das Ödem noch rückbildbar, typisch ist die Schwellung des Fußrückens (sog. Bombierung). In etwa 10% tritt komplizierend eine Lymphadenitis oder ein Erysipel hinzu.

Das **sporadische** (idiopathische) **primäre Lymphödem** beginnt ebenfalls meist in der Pubertät. Es betrifft vorwiegend das weibliche Geschlecht und manifestiert sich zuerst mit einseitiger abendlicher Schwellung des Fußrückens, oft prämenstruell. Der Verlauf der Erkrankung ist in der Regel progressiv, meist schubweise. Das anfangs reversible Lymphödem kann später irreversibel werden und sogar in eine Elephantiasis mit extremer Beindeformierung übergehen. In etwa 70% zeigt die Lymphographie eine Hyperplasie der Lymphgefäße. Sporadische Lymphödeme findet man gelegentlich in Kombination mit einem kapillären Angiom der Haut, mit Gonadendyskinesie (z. B. Turner-Syndrom), evtl. auch mit zusätzlichen proximalen Drainagestörungen, z. B. dem Chylusrefluxsyndrom.

Zu den bereits erwähnten Komplikationen einer Lymphangitis bzw. eines Erysipels gehören auch Lymphfisteln mit Rhagaden und das angioplastische Syndrom (Stewart-Treves-Syndrom). Auch die hysterixartige Hyperkeratose stellt eine typische Spätkomplikation beim Lymphödem dar.

2. Sekundäres Lymphödem

Die klinischen Symptome beim sekundären Lymphödem werden vor allem durch die Primärerkrankung bestimmt. Im Gegensatz zum primären Lymphödem tritt es erst jenseits des 30.–40. Lebensjahres auf und betrifft Männer und Frauen etwa gleichermaßen. Sekundäre Lymphödeme sind meist durch Abflußhindernisse bedingt, z.B. postoperativ, posttraumatisch, post radiationem, durch Narben (z. B. bei Zustand nach Mammaamputation, Morbus Ormond), neoplastisch bei malignen Lymphknotenerkrankungen. Sekundäre Lymphödeme können als Folge chronischer Lymphangitiden auftreten, z. B. nach chronisch unspezifischer Infektion (Osteomyelitis, Mykose, Streptokokkeninfekt). Rezidivierende Thrombophlebitiden können ebenfalls häufiger von einem sekundären Lymphödem begleitet sein. Bei besonders ausgeprägtem Lymphödem ist immer nach einer Bilharziose mit entsprechenden anamnestischen Daten (Aufenthalt in endemischen Gebieten) zu fahnden.

Differentialdiagnostisch vom Lymphödem abzugrenzen ist das **Lipödem.** Hierbei handelt es sich um eine abnorme Fettentwicklung im subkutanen Fettgewebe. Hitze und langes Stehen begünstigen die Entwicklung einer ödematösen Schwellung. Diese ist ausgesprochen symmetrisch, von weicher Konsistenz, druckschmerzhaft und nimmt nach Hochlagerung der Beine nur unbedeutend ab. Im Gegensatz zum sekundären Lymphödem kommt das Lipödem nur bei Frauen vor, eine universelle Adipositas wie bei Patienten mit Lipödem ist beim Lymphödem nicht typisch. Auch fehlt in der Regel die Druckschmerzhaftigkeit, die Schwellung ist eher gespannt und nimmt bei längerer Hochlagerung der Beine ab.

Beim sulzigen **Myxödem** läßt sich nach Eindrücken mit dem Finger keine Delle nachweisen. Anamnestische Hinweise, wie tiefer werdende Stimme, Kälteempfindlichkeit, Bradykardie, auffallende Müdigkeit sowie entsprechende Laborbefunde, wie Hypercholesterinämie, sichern die Diagnose einer Hypothyreose.

3. Chronische Lymphangitis

Chronische Lymphangitiden können Ausdruck chronisch rezidivierender, akuter Lymphangitiden sein, sie können auch als Folge funktioneller oder angeborener Insuffizienz des lymphatischen Klappenapparates auftreten. Chronische Lymphangitiden können aber auch postthrombotisch, postoperativ oder bei Lymphödemen jedweder Genese entstehen. Klinisch findet man die Zeichen des Lymphödems, ein Schwere- und Spannungsgefühl in den betroffenen Extremitäten, oft auch lokale Entzündungserscheinungen, z. B. rezidivierendes Erysipel. Chronisch-rezidivierende Lymphangitiden können bei Thrombophlebitiden mit Ulcera cruris auftreten. In fortgeschrittenen Stadien lassen sich häufig ekzematöse Hautveränderungen, Ulzera und trophische Störungen des umgebenden Gewebes nachweisen.

Differentialdiagnostisches Spektrum

Akuter Extremitätenschmerz
Akuter Extremitätenschmerz mit Ischämiesyndrom
    Arterielle Thrombose
    Arterielle Embolie
    Arterielles Aneurysma
    Kompressionssyndrom der Arteria poplitea
    Akutes Raynaud-Phänomen

Akuter neurogener Extremitätenschmerz
    Lumbaler Bandscheibenvorfall/Ischiassyndrom
    Spondylolisthesis
    Zervikaler Bandscheibenvorfall

Akute Gelenkschmerzen
   Arthritiden
   Arthritis urica

Akuter Extremitätenschmerz mit Schwellung
   Phlebothrombose
   Venöses Kompressionssyndrom
   Akute Armvenenthrombose
   Thrombophlebitis
   Akute Lymphangitis
   Erysipel
   Tibialis-anterior-Syndrom
   Paroxysmales Fingerhämatom
   Traumatisches Hämatom

Chronischer Extremitätenschmerz
Pathologischer arterieller Gefäßstatus
   Obliterierende Arteriosklerose
   Thrombangiitis obliterans
   Diabetische Makro-/Mikroangiopathie
   Thoracic-outlet-Syndrom
   Aortenbogensyndrom
   Thrombozytose
   Angiolopathien
   Kälteüberempfindlichkeit vom Raynaud-Typ

Pathologischer neurologischer Status
   Diskusprolaps
   Polyneuropathie
   Karpaltunnelsyndrom

Pathologischer venöser Status
   Chronische Thrombophlebitis
   Chronisch venöse Insuffizienz
   Postthrombotisches Syndrom

Pathologischer orthopädischer Status
   Arthritis
   Koxarthrose, Gonarthrose

Pathologischer Lymphgefäßstatus
   Primäres Lymphödem
   Sekundäres Lymphödem
   Chronische Lymphangitis

Literatur

BOLLINGER A. Funktionelle Angiologie. Stuttgart, New York: Thieme 1979.
HEBERER G, RAU G, SCHOOP G. Angiologie. Stuttgart, New York: Thieme 1974.
HORNBOSTEL H, KAUFMANN W. Innere Medizin in Klinik und Praxis. Stuttgart, New York: Thieme 1985.
KAPPERT A. Lehrbuch und Atlas der Angiologie. Bern, Stuttgart, Toronto: Hans Huber 1987.
SCHEID W. Lehrbuch der Neurologie. 5. Aufl. Stuttgart, New York: Thieme 1983.

Pathologische Laborbefunde

Veränderungen des weißen Blutbildes

B. MÖDDER und I. MEUTHEN

Definition und Abgrenzung

Hier sollen nur die abnormen qualitativen und quantitativen Verhältnisse der verschiedenen Anteile des **weißen** Blutbildes besprochen werden einschließlich aller dem normalen peripheren Blutbild fremden Zellen oder geformten Bestandteile, gleich welcher Herkunft sie sein mögen. Zu den Veränderungen des **roten** Blutbildes und der Thrombozyten s. die Kapitel »Anämie«, »Polyglobulie« und »Hämorrhagische Diathese«. Es sei darauf hingewiesen, daß automatisierte Zählgeräte unter »Leukozyten« alle kernhaltigen Zellen erfassen, also gegebenenfalls auch kernhaltige Vorstufen der Erythrozyten hier einordnen.

Bei jeder Leukozytenzahl gibt das Differentialblutbild wesentlich mehr Informationen als der Gesamtleukozytenwert allein. Dabei ist zu beachten, daß die Prozentzahlen in die Absolutwerte umgerechnet werden müssen, um nicht unter Umständen irreführend zu sein. Beispielsweise kann eine relative Lymphopenie bei neutrophiler Granulozytose eine normale Lymphozytenzahl bedeuten. Bei vielen Blutbildveränderungen ist zur Abklärung eine Knochenmarkuntersuchung notwendig. Schematisierend kann gesagt werden, daß bei der Suche nach herdförmigen Markveränderungen (z. B. Mikrometastasen und anderen herdförmigen Infiltrationen) und bei Verdacht auf Markfibrose wie auch bei Fragestellungen zum Knochengerüst eine Stanzbiopsie vorgenommen werden sollte. Werden dagegen diffuse Markveränderungen erwartet, ist eine Punktion mit Aspiratbeurteilung zunächst ausreichend, außerdem gegenüber der komplizierten Verarbeitung eines Markzylinders mit histologischen Techniken zeitsparender.

Diagnostisches Vorgehen

Neutrophile Granulozytose und Leukozytose mit normalem Differentialblutbild (Abb. 1)

Eine große Zahl von Erkrankungen und zum Teil auch physiologische Zustände führen zu einer Erhöhung der Gesamtleukozytenzahl (über 11000/mm^3) ohne normüberschreitende Verschiebungen im Differentialblutbild. Oft, aber nicht immer, ist bei den in diesem Abschnitt behandelten Erkrankungen besonders die Zahl der neutrophilen Granulozyten erhöht, so daß fließende Übergänge zur eigentlichen neutrophilen Granulozytose bestehen (neutrophile Granulozyten über 8000/mm^3). Insbesondere bei ausgeprägteren Zuständen dieser Art tritt eine sogenannte »Linksverschiebung« hinzu. Darunter versteht man eine relative Zunahme der unausgereiften Entwicklungsstufen einer Zellreihe, hier speziell das vermehrte Auftreten von stabkernigen Granulozyten, evtl. mit Erscheinen von zunehmend unreiferen Vorstufen, die im normalen Blut nicht beobachtet werden. Mit zunehmender Zahl und Unreife solcher Vorstufen werden »reaktive« Veränderungen des weißen Blutbildes immer weniger wahrscheinlich und es muß gegebenenfalls eine »leukämische« Erkrankung erwogen werden. Dabei ist zu bedenken, daß einerseits ein überlappender Bereich besteht, andererseits auch »Leukämien« aleukämisch oder subleukämisch verlaufen können (daher

```
┌─────────────────────────────────┐
│ NEUTROPHILE GRANULOZYTOSE       │
│ EINSCHLIESSLICH LEUKOZYTOSE MIT │
│ NORMALEM DIFFERENTIALBLUTBILD   │
└─────────────────────────────────┘
                │
┌───────────────────────┐
│ Anamnese              │
│ körperliche Untersuchung │
│ Routine-Laborstatus   │
└───────────────────────┘
```

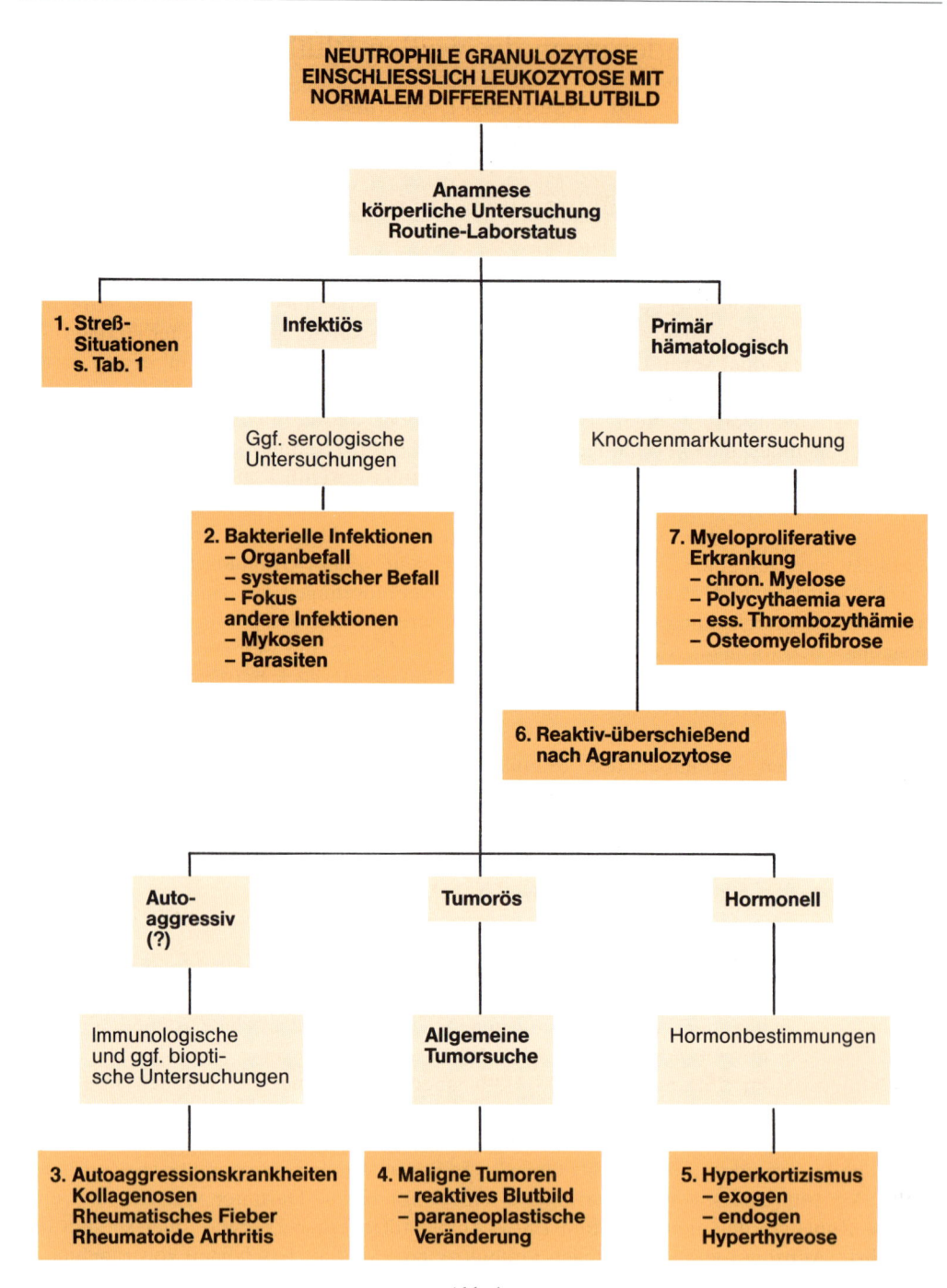

- **1. Streß-Situationen s. Tab. 1**
- **Infektiös**
  - Ggf. serologische Untersuchungen
  - **2. Bakterielle Infektionen**
    - Organbefall
    - systematischer Befall
    - Fokus

    andere Infektionen
    - Mykosen
    - Parasiten
- **Primär hämatologisch**
  - Knochenmarkuntersuchung
  - **7. Myeloproliferative Erkrankung**
    - chron. Myelose
    - Polycythaemia vera
    - ess. Thrombozythämie
    - Osteomyelofibrose
  - **6. Reaktiv-überschießend nach Agranulozytose**

- **Autoaggressiv (?)**
  - Immunologische und ggf. bioptische Untersuchungen
  - **3. Autoaggressionskrankheiten**
    Kollagenosen
    Rheumatisches Fieber
    Rheumatoide Arthritis
- **Tumorös**
  - **Allgemeine Tumorsuche**
  - **4. Maligne Tumoren**
    - reaktives Blutbild
    - paraneoplastische Veränderung
- **Hormonell**
  - Hormonbestimmungen
  - **5. Hyperkortizismus**
    - exogen
    - endogen
    Hyperthyreose

Abb. 1

Tab. 1. **Streß-Leukozytose.**
Ohne sicheren pathologischen Wert:
(Verdauungsphase)
Körperliche Anstrengung
Schwangerschaft
Starkes Rauchen
Mit pathologischer Bedeutung:
Traumen/Wundheilung
Infarkte verschiedener Organe
Intoxikationen
Schockzustände
Zentral-nervöse Störungen
Urämie
Phäochromozytom
Akuter Blutverlust
Akute Hämolyse
Corticosteroidtherapie

besser »Leukosen« statt »Leukämien«). Hierzu s. auch die Abschnitte »Qualitative Veränderungen reifer Granulozyten des Blutes« und »Vorstufen der Leukopoese im Blut«.

Wegen der sehr zahlreichen möglichen Ursachen für eine Leukozytose und/oder Neutrophilie mit oder ohne Linksverschiebung im Sinne dieses Abschnittes empfiehlt es sich von vornherein, weitere, durch Routineuntersuchungen rasch erhältliche Befunde zur Deutung mit heranzuziehen. In den meisten Fällen werden sich dabei bereits weitere Hinweise auf die Diagnose oder den weiteren diagnostischen Weg ergeben. Eine »unklare Leukozytose« erfordert aber gelegentlich den Einsatz intensiverer diagnostischer Maßnahmen.

1. Streß-Situationen

Streß-Situationen aller Art können eine Leukozytose auslösen (s. Tab. 1). Die Genese solcher Leukozytosen ist nicht immer geklärt, oft dürfte sie steroidvermittelt sein. Gegebenenfalls muß geprüft werden, ob eine andere, hier nicht genannte Streß-Reaktion als Auslöser einer (reaktiven) Leukozytose in Frage kommt.

2. Infektionen

Eine große Zahl von Infektionen, besonders solche bakterieller, zum Teil auch mykotischer Natur, aber auch Parasitosen können eine Leukozytose (besonders neutrophile Granulozytose) auslösen. Die meisten solcher Infekte werden durch weitere Leitsymptome näher charakterisiert werden können und sind zum Teil durch erregerspezifische serologische Teste nachzuweisen. Entscheidende Hilfsmittel sind auch der direkte bzw. kulturelle Erregernachweis aus Körperflüssigkeiten, besonders: Sputum, Sekrete, Blut, Urin, Liquor, Abszeßinhalt. Selten kann es, besonders bei schweren bakteriellen Infekten, zu einer so ausgeprägten reaktiven Veränderung des weißen Blutbildes mit Leukozytose und Linksverschiebung kommen, daß eine Leukose erwogen werden muß. Man spricht dann von einer »leukämoiden Reaktion«. Ähnliches kann auch bei malignen Tumoren auftreten. Die endgültige Diagnose muß daher ein mögliches auslösendes Grundleiden mit in Betracht ziehen. Manchmal ist die Diagnose auch nur nach weiterer Verlaufsbeobachtung zu stellen, da sich reaktive Veränderungen mit oder ohne Therapie rückbilden können, Leukosen dagegen progredient verlaufen. Entscheidend kann der Nachweis eines Philadelphia-Chromosoms sein, welcher die Diagnose der chronisch-myeloischen Leukämie (CML) sichert.

Ein verborgener infektiöser Herd wird als »Fokus« bezeichnet. Bei ungeklärter Leukozytose/Granulozytose ist daher immer an Infektionen im Bereich von Zahnwurzeln, Nasennebenhöhlen, Tonsillen, Mittelohr, Appendix, Gallenblase und anderer Lokalisationen zu denken, auch wenn klinisch nicht unbedingt eine eindeutige, auf diesen Herd hinweisende Symptomatik vorliegt.

3. Autoaggressionskrankheiten

Bei den eigentlichen rheumatischen Erkrankungen (nicht bei den degenerativen Erkrankungen des Bewegungsapparates) wie auch bei den Kollagenosen spielen autoimmunologische Prozesse eine bedeutsame, wenn nicht kausale Rolle. Zur Diagnosesicherung sind entscheidend Anamnese, Untersuchungsbefund, immunologische Tests (ASL-Titer, Rheumafaktor, Autoantikörperphänomene), unter Umständen auch bioptisch-histologische Untersuchungen befallener Organe. Bestehen Gelenkbeschwerden, sind eher diese als Leitsymptom zu betrachten, da sie spezifischere Hinweise geben als eine Leukozytose/Granulozytose (s. Kap. »Gelenk-, Knochen- und Muskelschmerzen«). Vielfältige, uncharakteristische Organbefunde mit Leukozytose und/oder Granulozytose müssen an eine Panarteriitis nodosa denken lassen. Diese schwierige Diagnose kann oft erst durch den Nachweis der bezeichnenden histologischen Veränderungen bewiesen werden, z. B. bei einer Muskelbiopsie. Abweichend von den anderen Kollagenosen tritt nur beim systemischen Lupus erythematodes eine Leukopenie auf. Besonders ausgeprägte Leukozytosen werden oft bei akuter Glomerulonephritis gefunden, wobei als Leitsymptom unter anderem ein pathologischer Urinstatus zu erwarten ist (s. dort).

4. Maligne Tumoren

Rasch wachsende maligne Tumoren jeder Art können eine Leukozytose/Granulozytose verursachen. Ist diese nicht durch andere Befunde erklärt, muß also gegebenenfalls eine allgemeine Tumorsuche mit laborchemischen, sonographischen, radiologischen, endoskopischen, szintigraphischen und computertomographischen Methoden versucht werden. Es ist zu unterscheiden zwischen reaktiven Leukozytosen auf Tumorgewebe und evtl. Nekrosen einerseits und dem Auftreten von hormonartigen Substanzen in paraneoplastischem Sinn mit Stimulation der Leukopoese andererseits. Besonders bei Lungentumoren kann auf paraneoplastischem Wege eine extreme Neutrophilie ausgelöst werden (bis über 100000 Granulozyten/mm^3).

5. Hyperkortizismus und Hyperthyreose

Wie bei Streß-Reaktionen eine Neutrophilie durch Kortikosteroide vermittelt werden kann, so ist auch bei einem Hyperkortizismus damit zu rechnen. Der entscheidende Nachweis besteht in erhöhten Plasmakortisolwerten. Zur weiteren Differenzierung des endogenen Hyperkortizismus s. Kapitel »Adipositas«. Auch exogene Zufuhr von Kortikosteroiden löst bei entsprechender Dosierung eine Neutrophilie aus, was anamnestisch eruiert werden muß.

Durch eine In-vitro-Bestimmung der Schilddrüsenhormone kann bei unklarer Leukozytose gelegentlich auch eine Hyperthyreose aufgedeckt werden.

6. Reaktiv-überschießend nach einer Agranulozytose

Als eine Sonderform einer reaktiven Leukozytose muß ein überschießender Anstieg von Neutrophilen im Rahmen einer Reparationsphase nach einer Agranulozytose angesehen werden. Dieser vorübergehende Zustand ist gekennzeichnet durch das vorherige Fehlen von Granulozyten im Blutbild und das Bestehen einer transitorischen Phthise mit nachfolgender Reparation der Granulopoese im Knochenmark.

7. Myeloproliferative Erkrankungen

Die myeloproliferativen Erkrankungen umfassen nahe verwandte, aber nicht mehr reaktive Störungen des Knochenmarks. Es handelt sich um eine Störung pluripotenter Stammzellen. Sie betrifft mit chronischer Überproduktion in wechselndem Umfang Granulopoese, Erythropoese und Thrombopoese. Diese Bilder können ineinander übergehen und werden daher mit der schon primär vorhandenen oder sich später oft entwickelnden Myelofibrose zur Gruppe der myeloproliferativen Erkrankungen zusammengefaßt. Alle diese Zustände können in einer Blastenkrise enden. Eine neutrophile Granulozytose, unter Umständen begleitet von Eosinophilie und Basophilie, ist bei allen diesen Verläufen möglich. Am stärksten ausgeprägt findet sich die Neutrophilie bei der **chronischen Myelose** (CML), welche im peripheren Ausstrich zusätzlich im normalen Blut nicht vorkommende Vorstufen der Granulopoese zeigt (s. Abschnitt »Vorstufen der Leukopoese im Blut«). Sind solche Vorstufen nicht oder nur in geringer Zahl vorhanden, so kann eine der anderen Formen des myeloproliferativen Syndroms vorliegen. Die endgültige, z. T. nur momentane Zuordnung sollte durch gleichzeitige Beurteilung des peripheren Blutbildes und des Knochenmarkbefundes erfolgen. Letzteres geschieht in der Regel durch Beckenkammbiopsie. Bei vermuteter Markfibrose und vorwiegend quantitativen Veränderungen des Knochenmarks sollte immer eine histologische Untersuchung eines Knochenmarkstanzzylinders angestrebt werden, da nur so eine positive Diagnose möglich ist (s. auch Kap. »Anämie«, »Polyglobulie« und »Hämorrhagische Diathese«).

Leukopenie/Neutropenie (Abb. 2a)

Unter einer **Leukopenie** versteht man eine Verminderung der Gesamtzahl der Leukozyten im Blut (unter 3500/mm^3). Eine **Neutropenie** besteht bei Verminderung der neutrophilen Granulozyten (unter 2500/mm^3). In der stärksten Ausprägung kann es zu weitgehendem oder komplettem Verschwinden der Neutrophilen (auch Eosinophilen und Basophilen) im Blut kommen, so daß man von **Agranulozytose** spricht. Eine Verminderung peripherer Granulozyten muß nicht mit gleichsinnigen Veränderungen im Knochenmark korrelieren. Bei einer Reihe von Erkrankungen, besonders solchen mit infektiöser, toxisch-allergischer oder auch unbekannter Ursache kann gleichzeitig auch eine Verminderung der anderen Bestandteile des Differentialblutbildes vorliegen, so daß ein weniger charakteristisches Bild einer Leukopenie ohne besondere Verschiebung im Differentialblutbild entstehen kann. Siehe daher auch den Abschnitt »Lymphopenie«.

Allgemein kann angenommen werden, daß bei Neutropenie und Linksverschiebung der peripheren Granulozyten entweder eine beginnende Erholungsphase nach Aplasie oder ein verstärkter Verbrauch, somit eine erhöhte Produktion vorliegt. Fehlt diese Linksverschiebung, ist eher mit einer verminderten Produktion zu rechnen, doch erlaubt diese Betrachtung nicht immer eine Differentialdiagnose. Es ergibt sich hieraus aber zwanglos, daß immer auch

```
┌─────────────────────────────┐
│  LEUKOPENIE / NEUTROPENIE   │
└──────────────┬──────────────┘
               │
┌──────────────┴──────────────┐
│ Spezielle Anamnese (Arzneimittel!) │
│    Knochenmarkuntersuchung  │
└──────────────┬──────────────┘
```

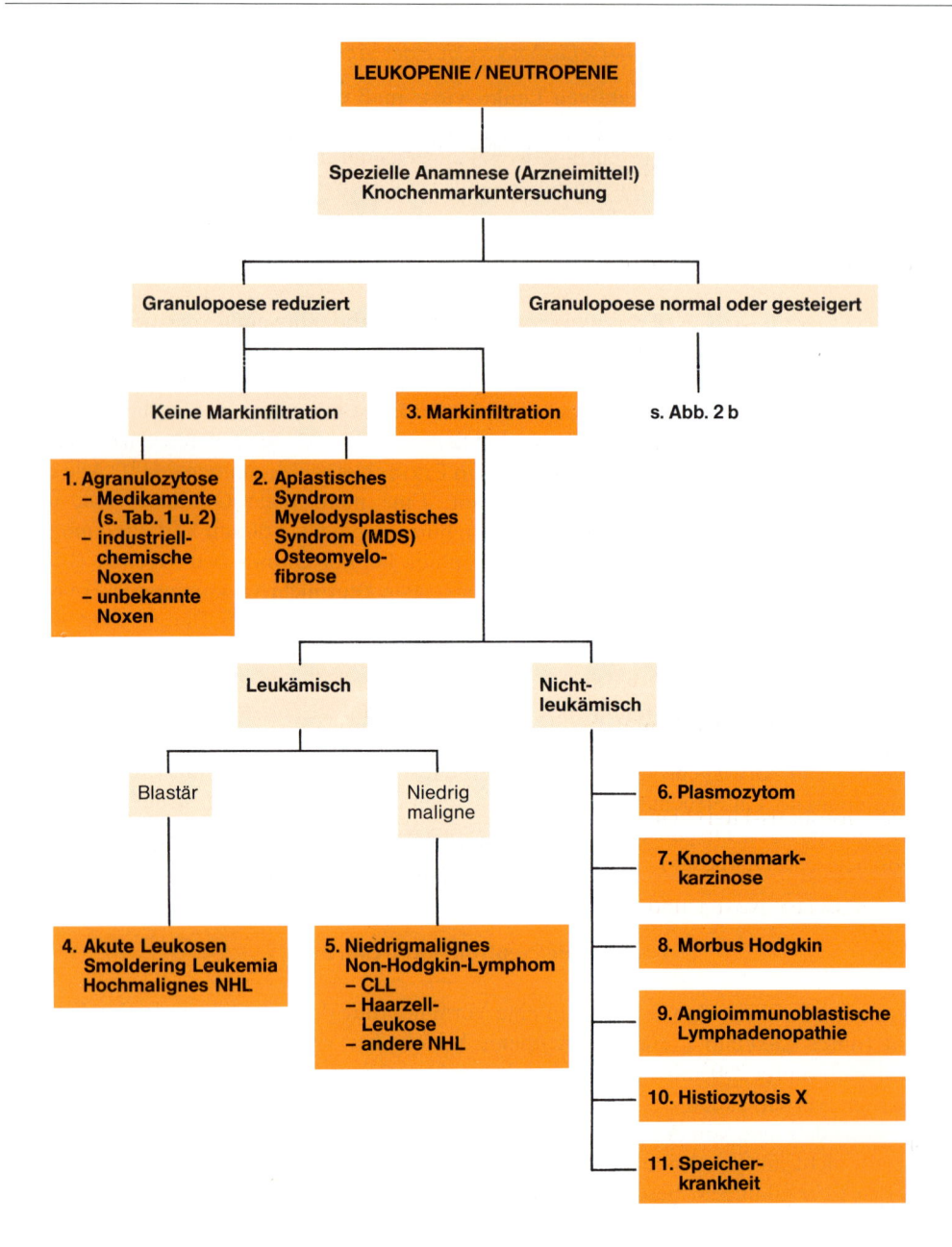

- Granulopoese reduziert
  - Keine Markinfiltration
    1. Agranulozytose
       - Medikamente (s. Tab. 1 u. 2)
       - industriell-chemische Noxen
       - unbekannte Noxen
  - 3. Markinfiltration
    2. Aplastisches Syndrom
       Myelodysplastisches Syndrom (MDS)
       Osteomyelofibrose
    - Leukämisch
      - Blastär
        4. Akute Leukosen
           Smoldering Leukemia
           Hochmalignes NHL
      - Niedrig maligne
        5. Niedrigmalignes Non-Hodgkin-Lymphom
           – CLL
           – Haarzell-Leukose
           – andere NHL
    - Nicht-leukämisch
      6. Plasmozytom
      7. Knochenmarkkarzinose
      8. Morbus Hodgkin
      9. Angioimmunoblastische Lymphadenopathie
      10. Histiozytosis X
      11. Speicherkrankheit
- Granulopoese normal oder gesteigert
  - s. Abb. 2 b

Abb. 2a

die Verlaufskurve des weißen Blutbildes in differentialdiagnostische Überlegungen mit einbezogen werden muß, da verschiedene Phasen ein- und derselben Erkrankung verschiedene Aspekte bieten können.

Eine Leukopenie ohne wesentliche Verschiebungen im Differentialblutbild oder eine alleinige oder überwiegende Neutropenie sind Veränderungen, welche zahlreiche Differentialdiagnosen zulassen. Immer empfiehlt sich daher die Suche nach evtl. weiteren Leitsymptomen, welche die Diagnosestellung erleichtern könnten.

Wenn die spezielle Anamnese eine Exposition gegenüber stets oder auch nur potentiell marktoxischen Einflüssen eruiert, muß entschieden werden, ob ein gegebener Verdacht durch die Untersuchung von Knochenmark durch Ausstrichzytologie oder durch Markbiopsie gesichert werden sollte. Für diese Entscheidung sind alle weiteren Befunde, insbesondere weitere Blutbildbefunde, wichtig. Nur bei eindeutiger Erklärung einer Leukopenie/Neutropenie kann auf eine Knochenmarkuntersuchung verzichtet werden. Dies wäre z. B. der Fall bei einer durch zytostatisch wirksame Medikamente induzierten Leukopenie oder im Gefolge einer Strahlentherapie mit der Erfassung größerer Markareale.

Nach dem Markpunktat ist zu entscheiden, ob die granulopoetische Reihe quantitativ reduziert ist oder nicht. Eine Reduktion der anderen hämatologischen Reihen kann, aber muß nicht, gleichzeitig bestehen. Eine Verminderung der Granulopoese kann gewissermaßen »ersatzlos« bestehen mit räumlichem Ausgleich durch Fettgewebe oder auch durch »Verdrängung« infolge Markinfiltration entstanden sein.

1. Agranulozytose

Eine weitgehend oder komplett fehlende Granulopoese im Mark mit fehlender oder geringerer Veränderung der anderen Bestandteile der Hämopoese ist charakteristisch für eine Agranulozytose. Klinisch bestehen oft Zeichen einer bakteriellen Infektion, besonders oft eine Tonsillitis-Pharyngitis und Fieber. In einer Erholungsphase erscheinen zuerst vermehrt Promyelozyten im Knochenmark, dann die weiteren Reifungsstufen. Somit hängt das Knochenmarkbild sehr vom Krankheitsstadium ab. Ursächlich kommen neben industriell-chemischen Noxen und unbekannten Faktoren vor allem Arzneimittel in Betracht. Diese nur bei wenigen Patienten unerwartet und dosisunabhängig eintretende Nebenwirkung von Medikamenten beruht offensichtlich auf einem anderen Mechanismus als die bei allen Patienten dosisabhängig einsetzende Marktoxizität anderer Arzneimittel, z. B. der sogenannten Zytostatika. Trotzdem kann bei einem Teil der im folgenden genannten Substanzen die Agranulozytose bzw. Granulozytopenie auch erst nach einigen Wochen Therapiedauer eintreten.

Tab. 2 und 3 geben die Medikamentengruppen bzw. die wichtigsten Einzelsubstanzen an, welche auslösend für allergisch-toxische Neutropenien in Frage kommen können. Im Einzelfall muß jedoch auch bei zahlreichen weiteren Substanzen die Möglichkeit einer derartigen Nebenwirkung in Betracht gezogen werden.

2. Aplastisches Syndrom, Myelodysplasie, Osteomyelofibrose

Sind mehr oder weniger ausgeprägt alle hämatologischen Reihen in den Knochenmarkausstrichen reduziert und durch Fettgewebe ersetzt, so besteht ein aplastisches Syndrom (Synonym Panmyelophthise). Eine Anämie und Thrombopenie sind dabei neben der Leukopenie ebenfalls zu erwarten, so daß ein klinisches Bild entsteht, welches auch einer aleukämischen akuten Leukose entsprechen könnte. Die Unterscheidung ist durch den Markbefund möglich, da bei aleukämischen Leukosen eine pathologische Markinfiltration in

Tab. 2. **Potentiell Agranulozytose- oder Granulozytopenie-verursachende Medikamentengruppen.**

Analgetika, Sedativa, entzündungshemmende Mittel
Phenothiazine und Tranquilizer
Sulfonamide und Derivate
Thyreostatika
Antikonvulsiva
Antihistaminika
Antibiotika, Chemotherapeutika, Bakteriostatika
Antituberkulotika
Orale Antidiabetika
Antimalariamittel

der gleichen Form wie auch bei leukämisch-akuten Leukosen besteht (s. hierzu auch S. 920 unter Abschnitt »Vorstufen der Leukopoese im Blut«). Andererseits kann jedoch auch das Bild eines mehr oder weniger normalen, ja sogar übervollen Knochenmarks mit dem peripheren Bild einer Panzytopenie einhergehen.

Ein neueres Einteilungsprinzip geht bei Bestehen bestimmter morphologischer Merkmale von verschiedenen Untergruppen des **myelodysplastischen Syndroms** aus mit dem Hauptsymptom der Anämie (s. dort). Unter den verschiedenen Formen dieser Gruppe fehlt eine Vermehrung unreifer Zellelemente im Knochenmark bei der **refraktären Anämie (RA)** und bei der **refraktären Anämie mit Ringsideroblasten (RA/RS)**.

Bei der RA/RS findet sich ein gehäuftes Auftreten von Erythroblasten mit ringförmiger Anordung intrazytoplasmatischer, in der Berliner-Blau-Reaktion positiven Granula. Bei Noxen, welche ein aplastisches Syndrom auslösen können, sind in bezug auf die einzelnen hämatologischen Reihen unterschiedlich schwere Schäden möglich, so daß nicht immer das komplette Bild des »leeren Fettmarkes« gegeben sein muß. Darüber hinaus können gelegentlich zum Untersuchungszeitpunkt bereits Erholungstendenzen nachweisbar sein oder auch Diskrepanzen zwischen Sternalmarkbefund und klinischem Bild bzw. peripherem Blutbild auftreten, welche durch inhomogene Markveränderungen bedingt sein können. Deshalb empfiehlt sich in Zweifelsfällen die Auswertung eines ausreichend großen, tiefgreifenden Beckenkammstanzzylinders.

Tab. 3. **Die wichtigsten Agranulozytose- bzw. Granulozytopenie-auslösenden Medikamente.**

Phenothiazine
Chlorpromazin
Phenacetin
Thiouracil
Carbutamid
Aminopyrin
Dipyron
Phenylbutazon
Sulfonamide
Goldverbindungen
Chloramphenicol

Ausgelöst werden kann ein aplastisches Syndrom, wie eine Agranulozytose, durch Medikamente (s. oben), besonders durch Chloramphenicol, Phenylbutazon, Goldverbindungen, aber auch durch Chemikalien wie Benzol, Insektizide und andere. Auch ionisierende Strahlen können nach akzidenteller oder therapeutischer Exposition bei entsprechender Dosierung ein ähnliches Bild auslösen. In einem Teil der Fälle bleibt aber die Ätiologie des aplastischen Syndroms ungeklärt.

Ist die Möglichkeit einer **Markfibrose** abzuklären, kann nur eine histologische Untersuchung eines Markbiopsates und nicht ein Aspirationsausstrich diese Frage klären. Markfibrosen sind primär als Osteomyelofibrose, aber auch im fortgeschrittenen Stadium der anderen myeloproliferativen Erkrankungen zu beobachten. Bei der **Osteomyelofibrose** bestehen eine erhebliche Milzschwellung mit extramedullärer Blutbildung und eine Anämie und oft eine geringe Leukozytose und Linksverschiebung im Blut. Eine Leukopenie ist bei dieser Erkrankung weit seltener, aber möglich. Bei einem Aspirationsversuch aus dem Knochenmark erhält man oft nur sehr wenig oder gar kein Material (sogenannte »Punctio sicca«).

3. Knochenmarkinfiltration

Besteht eine Knochenmarkinfiltration, so kann sie leukämischer oder nichtleukämischer Natur sein. Entscheidend für die endgültige Diagnose sind zytomorphologische Kriterien der infiltrierenden Zellen, welche unter Umständen, besonders bei Hämoblastosen, durch zytochemische und immunologische Untersuchungen ergänzt werden müssen. Bei leukämischen Infiltraten kann eine unreife, blastäre Markinfiltration von einer weniger unreifen und damit meist weniger malignen Infiltration unterschieden werden.

4. Akute Leukosen und Myelodysplasie

Zu den Erkrankungen mit blastärer Markinfiltration zählen die verschiedenen akuten Leukosen, welche in einem Teil der Fälle ohne leukämische Ausschwemmung auftreten können, so daß im Blut unter Umständen eine Leukopenie erscheint. Mit oder ohne Blasten im Blut zeigt etwa ein Drittel der Fälle eine normale oder erniedrigte Gesamtleukozytenzahl, der Rest der Fälle zeigte eine Leukozytose, zum Teil sehr ausgeprägt. Zur weiteren Differentialdiagnostik s. daher den Abschnitt »Vorstufen der Leukopoese im Blut«. Selten und fast ausschließlich bei älteren Patienten anzutreffen sind Erkrankungen, bei welchen rein morphologisch mit oder ohne leukämische Aussaat ein Bild wie bei einer akuten Leukose besteht, wobei jedoch der sonst sehr rasche klinische Verlauf über längere Zeit stationär bleibt oder auffallend wenig progredient ist. Man bezeichnet diese atypischen Verläufe als **»Smoldering Leukemia«**.

Ein neueres Einteilungsprinzip geht von verschiedenen Formen des myelodysplastischen Syndroms aus, dessen Hauptsymptom meist eine Anämie ist (s. dort). Aus dieser Gruppe kommen mit einer blastären Markinfiltration differentialdiagnostisch an dieser Stelle die **refraktäre Anämie mit einem Exzeß von Blasten (RAEB)** in Frage, oder dieses Bild mit Zeichen des Überganges in eine Leukose, also mit Transformation **(RAEB/T)**, wenn einzelne Blasten in der Peripherie auftreten und im Mark mehr als 20–30% Blasten vorhanden sind. Schließlich ist noch die chronisch-myelomonozytäre Leukose **(CMML)** zu erwähnen, welche zu den Myelodysplasien gerechnet wird und mit Anämie sowie Monozytose einhergeht. Es fehlt hierbei eine Basophilie, wie sie für eine CML typisch ist. Alle Formen einer Myelodysplasie können in eine Leukose übergehen.

Man kann akute lymphoblastische Leukosen zu den **Nicht-Hodgkin-Lymphomen** (s. Kapitel »Lymphknotenschwellung«) mit hohem Malignitätsgrad zählen. Verlaufen sie aleukämisch oder subleukämisch, lassen sie sich nicht mehr von anderen hochmalignen Non-Hodgkin-Lymphomen mit stärkerer Lymphknotenbeteiligung und Markbefall trennen. Im Blut können eine Verminderung der Granulozyten bei ausgeprägtem Markbefall und eine Lymphopenie bei ausgedehntem Lymphknotenbefall auftreten. Zur weiteren Differentialdiagnostik s. daher auch Kapitel »Lymphknotenschwellung«.

5. Niedrigmalignes Non-Hodgkin-Lymphom

Besteht nach zytomorphologischen Kriterien eine niedrigmaligne Markinfiltration durch kleine Lymphozyten oder lymphoide Zellen (im angloamerikanischen »well differentiated«), so liegt in den meisten Fällen ein **Non-Hodgkin-Lymphom** vom niederen (ggf. auch mittleren) Malignitätsgrad vor. Im fortgeschrittenen Zustand kann im Blut eine Neutropenie vorhanden sein. Ob die Lymphozytenzahl erniedrigt, normal oder erhöht ist, hängt von der Art des malignen Lymphoms ab. Für die **chronische lymphatische Leukämie** (CLL) ist eine erhöhte Lymphozytenzahl im Blut besonders charakteristisch (s. unter »Lymphozytose«). Bei Immunozytomen sind die Lymphozytenzahlen im Blut variabel, auch hier besteht im fortgeschrittenen Zustand oft eine Neutropenie (s. Kapitel »Lymphknotenschwellung«). Ziemlich charakteristisch ist eine Leukopenie mit Neutropenie für die **Haarzell-Leukose** (s. unter »Qualitative Veränderungen lymphatischer Zellen«). Für die endgültige Diagnosesicherung muß bei Non-Hodgkin-Lymphomen oft eine weitere bioptische Untersuchung, besonders oft eine Lymphknotenbiopsie, herangezogen werden. Oft sind auch Lymphknotenschwellungen oder eine Splenomegalie die Leitsymptome (s. dort).

6. Plasmozytom

Bei einer nichtleukämischen Infiltration des Knochenmarkes und einer Leukopenie und/oder Neutropenie im Blut stellt sich die Diagnose meist aus der Art der Infiltration nach zytologischen oder histologischen Gesichtspunkten. Die Leukopenie und/oder Neutropenie ergibt sich aus der Verdrängung der Granulopoese im Mark. Relativ oft findet sich der Befund einer plasmazellulären Infiltration, wobei meist eine Paraproteinämie (s. Kapitel »Pathologische Elektrophorese«) vorliegt. Seltener finden sich lediglich leichte Ketten in der Immunelektrophorese des Urins, noch seltener handelt es sich um nichtsezernierende Plasmazellen. Eine Leukopenie des Blutes ist bei einem **Plasmozytom** ein häufiger Befund.

7. Knochenmarkkarzinose

Eine **Knochenmarkkarzinose** oder -sarkomatose führt zu einer Leukopenie erst bei fortgeschrittenem Befall, unter Umständen kann jedoch auch eine Leukozytose bestehen. Die genaue Diagnose ist meist und auch besser durch eine Biopsie des primär befallenen Organs und/oder durch Biopsie einer Lymphknotenmetastase möglich.

8. Morbus Hodgkin

Fast stets sind bei **Morbus Hodgkin** (Lymphogranulomatose) Lymphknoten betroffen (s. dort). Auch hierbei kann es mit Krankheitsprogredienz zunächst zur Lymphopenie, im Finalstadium auch zur Neutropenie kommen.

9. Angioimmunoblastische Lymphadenopathie

Ebenfalls meist durch Lymphknotenschwellungen fällt die **angioimmunoblastische Lymphadenopathie** (AIL) oder **Lymphogranulomatosis X** auf (s. Kapitel »Lymphknotenschwellung«). Zum Finalstadium gehört ebenfalls eine Leukopenie. Die Erkrankung ist relativ selten.

10. Histiozytosis X

Meist mit einer Panzytopenie geht die **maligne medulläre Histiozytose** einher, welche durch ihre histologischen Merkmale diagnostiziert wird.

11. Speicherkrankheit

Eher durch eine Hepato- und/oder Splenomegalie als durch eine gleichzeitige Infiltration des Knochenmarkes führen einige **Speicherkrankheiten** zu einer Leukopenie.

Leukopenie/Neutropenie (Abb. 2b)

Findet sich bei der Knochenmarkuntersuchung eine quantitativ weitgehend normale oder gesteigerte Granulopoese, evtl. qualitativ verändert, so kann aufgrund zahlreicher Mechanismen im Blut trotzdem eine Leukopenie/Neutropenie vorliegen. Oft ist keine besondere Neigung zur Neutropenie oder Lymphopenie erkennbar, sondern ohne grobe Verschiebung im Differentialblutbild eine Verminderung der Gesamtleukozytenzahl auffällig.

Immunleukozytopenien sind aufgrund mehrerer Mechanismen möglich, jedoch spielt der direkte Nachweis des Immunmechanismus klinisch keine besondere Rolle. Die genaue Diagnose wird vielmehr meist durch andere Untersuchungen gestellt.

1. Feto-maternale Inkompatibilität

Vergleichbar dem Pathomechanismus der fetalen Erythroblastose bei Inkompatibilität im Rh-System, kann nach Sensibilisierung der Mutter ein diaplazentar übergehender Antikörper eine **Neugeborenen-Neutropenie** entstehen lassen. Diese ist entsprechend der Überlebenszeit des übertragenden Antikörpers nur transitorisch. Es handelt sich somit um einen Isoimmunmechanismus.

2. Autoimmunneutropenie

Eine **Autoimmunneutropenie** ist ohne ein erkennbares Grundleiden in sehr seltenen Fällen beschrieben worden. Es wurden dabei agglutinierende Antikörper nachgewiesen. Erhöhte Immunglobulinspiegel sind bei diesen Patienten beobachtet worden.

3. Lupus erythematodes disseminatus

Autoantikörper verschiedener Art spielen eine entscheidende Rolle in der Pathogenese des **systemischen Lupus erythematodes** (SLE oder LED). Als relativ häufiges Symptom findet sich bei dieser Erkrankung auch eine meist mäßige Leukopenie. Typisch, aber nicht beweisend, ist das Phänomen der Leukozytenphagozytose durch Makrophagen, welches zum LE-Zell-Phänomen führt (phagozytierte Kernsubstanz). Der Mechanismus der Leukopenie ist bei dieser Erkrankung aber noch weitgehend unklar. Die genaue Diagnose wird durch den Nachweis erhöhter Antikörpertiter gegen native DNS gestellt.

4. Infektionen

Zahlreiche **akute Infektionen** können eine Leukopenie/Neutropenie zumindest in bestimmten Abschnitten ihres Verlaufes zeigen, es kann aber auch beim gleichen Patienten je

```
LEUKOPENIE / NEUTROPENIE
(s. auch Abb. 2a)
        │
Knochenmarkuntersuchung:
Granulopoese normal oder vermehrt
```

- Immunleukozytopenien
  - Isoantikörper
    - **1. Fetomaternale Inkompatibilität**
  - Autoantikörper
    - **3. Lupus erythematodes**
  - Agglutinierende Antkörper
    - **2. Autoimmunneutropenie**
- Akute Infekte
  - **4. Bakterien Rickettsien Viren Protozoen s. Tab. 4**
  - Hereditär
    - **5. Infantile genetische Agranulozytose**
    - **6. Familiäre benigne Neutropenie**
  - Sorgfältige Blutbildbeobachtungen
    - **7. Zyklische Leukopenie**
- Milzvergrößerung
  - **8. Splenomegaliesyndrom**
  - Megaloblastisches Knochenmark
    - **10. Perniziöse Anämie**
    - **11. Folsäuremangel, Folsäureantagonisten**
- **9. Panzytopenie des Blutbildes**
  - Ineffektive Granulopoese unklarer Ursache
    - **12. Präleukämisches Syndrom (Myelodysplastisches Syndrom, MDS)**

Abb. 2b

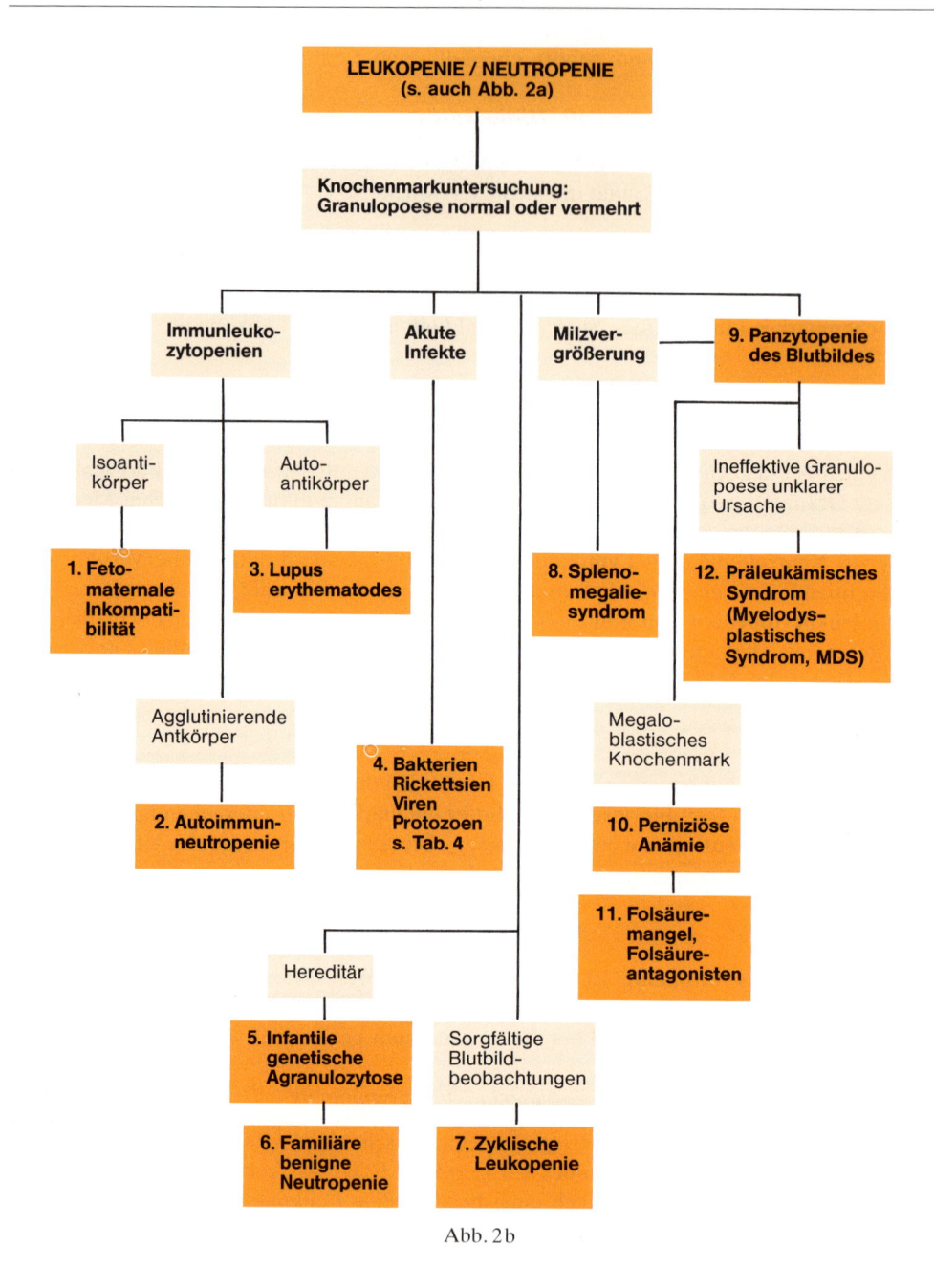

nach Krankheitsphase eine Leukozytose bestehen. Schließlich zeigen zahlreiche akute Infektionen während des ganzen Krankheitsverlaufes nur bei einem Teil der Patienten eine Leukopenie, bei dem anderen Teil eine Leukozytose. Die Leukozytengesamtzahl ist daher nur von begrenzter differentialdiagnostischer Bedeutung. Erkrankungen, welche also zumindest bei einem Teil der Patienten und zumindest während einer bestimmten Krankheitsphase eine Leukopenie und/oder Granulozytopenie aufweisen, sind in Tab. 4 aufgelistet. Bei

Tab. 4. **Potentiell oder phasenweise leukopenisch verlaufende Infektionskrankheiten.**

Bakterielle Infekte: Sepsis Miliartuberkulose Typhus Paratyphus Brucellose Tularämie	*Spirochäten-, Rickettsieninfekte:* Rückfallfieber Fleckfieber Rocky Mountain Spotted Fever
	Protozoeninfekte: Malaria Kala-Azar
Virusinfekte: Influenza Hepatitis A Röteln Masern Dengue-Fieber Gelbfieber Pappataci-Fieber Varizellen Infektiöse Mononukleose HIV-Infektion (AIDS)	

besonders schwer verlaufenden Infektionen mit rasch tödlichem Ausgang, die im anglo-amerikanischen Sprachraum »**overwhelming infections**« genannt werden, kann sich terminal eine Leukopenie entwickeln.

5. Infantile genetische Agranulozytose

Einige zum Teil extrem seltene Formen angeborener oder erblicher Formen von Neutropenie, Agranulozytose oder kompletter Aleukie sind beschrieben worden.

Mit einer Hemmung der vollständigen Ausreifung der Granulopoese des Knochenmarks und peripherer Agranulozytose geht die **infantile genetische Agranulozytose** einher. Sie verläuft meist schon im Säuglingsalter tödlich.

6. Familiäre Neutropenie

Weniger schwerwiegend als die infantile genetische Agranulozytose ist die ebenfalls seltene **benigne familiäre Neutropenie**, bei welcher ebenfalls eine Reifungshemmung des Knochenmarks besteht, die sich aber auf die neutrophilen Granulozyten beschränkt.

7. Zyklische Leukopenie

Ein eigenartiges, seltenes Krankheitsbild ist die **zyklische Leukopenie**, bei welcher auch für alle anderen Blutzellen ein zyklischer Verlauf gefunden werden kann. Es besteht offenbar eine zyklisch variierende Stammzellaktivität, aber unabhängig vom Menstruationszyklus. Die Erkrankung kann in jedem Lebensalter manifest werden, d. h. mit zyklisch wiederkehrenden Infektneigungen bzw. Fieberzuständen verlaufen. Die Diagnose ist durch sorgfältige, längerfristige Dokumentation von Leukozytenzahl, Differentialblutbild, Thrombozytenzahl und Retikulozytenzahl möglich.

8. Splenomegaliesyndrom

Bei ätiologisch unklaren Leukopenien/Neutropenien sollte immer eine **Splenomegalie** ausgeschlossen werden. Diese kann in recht variablem Ausmaß ohne besondere Korrelation mit ihrer Größe zu einer Leukopenie, Thrombopenie und Anämie führen. Ausgenommen sind die hämatologisch-neoplastischen Erkrankungen, welche mit Milzvergrößerung und Vermehrung von Leukozyten einhergehen. In den anderen Fällen ist es offenbar nicht entscheidend, aufgrund welcher Erkrankung die Milz vergrößert ist; die periphere Zytopenie ist vielmehr verbunden mit vermehrtem Milzgewebe und daher vermehrter Sequestration und/oder Destruktion von Erythrozyten, Leukozyten und Thrombozyten, bzw. einer Kombination hiervon. Der Zellreichtum des Knochenmarkes ist daher entsprechend der erhöhten Produktion normal oder vermehrt. Näheres zur Differentialdiagnose der Splenomegalie s. das entsprechende Kapitel.

9. Panzytopenie

Eine Leukopenie/Neutropenie kann mit einer Anämie und/oder einer Thrombozytopenie auch ohne Splenomegalie verbunden sein. Im Knochenmark kann in recht variabler Weise eine quantitativ normale oder hyperzelluläre Granulopoese mit oder ohne weitere Veränderungen an den anderen hämatologischen Reihen vorhanden sein. Einige dieser Veränderungen sind morphologisch wie ätiologisch gut charakterisierbar (wie z. B. ein Mangel an Vitamin B_{12} oder Folsäure), andere sind ätiologisch völlig unklar, morphologisch recht variabel und prognostisch dubiös. Die letzteren Veränderungen sind als »**präleukämisches Syndrom**« zusammengefaßt worden, weil angenommen wird, daß über kurz oder lang zumindest in den meisten Fällen eine akute Leukose aus solchen Zuständen entsteht. Siehe hierzu auch unter »Agranulozytose« und »Myelodysplasie«.

10. Perniziöse Anämie

Eine **perniziöse Anämie** wird durch einen Vitamin-B_{12}-Mangel ausgelöst. Die Folge ist eine megaloblastäre Transformation der Hämopoese des Knochenmarkes, eine megalozytäre Anämie und bei ausgeprägteren Fällen eine Leukopenie/Neutropenie und Thrombopenie. Ein ähnliches Krankheitsbild soll bei Befall durch den Fischbandwurm auftreten können (Näheres s. im Kapitel »Anämie«).

11. Folsäuremangel

Auch beim **Folsäuremangel** kommt es zu einer megaloblastären Transformation der Hämopoese des Knochenmarkes mit der Möglichkeit einer Anämie, Leukopenie und Thrombopenie. Wichtig ist, daß es zu ähnlichen Erscheinungen bei Therapie mit **Folsäureantagonisten** kommen kann. Auch nach längerer Therapie mit Substanzen, welche die Resorption von Vitamin B_{12} oder Folsäure hemmen, ist entsprechendes möglich. Im Vordergrund steht meist eine Anämie; siehe deshalb auch im Kapitel »Anämie«.

12. Präleukämisches Syndrom

Beim »**präleukämischen Syndrom**« (myelodysplastisches Syndrom, MDS) ist z. T. eine gering atypische, als »myelodysplastisch« bezeichnete Granulopoese im Knochenmark vorhanden. Eine Anämie besteht fast stets, eine Leukopenie/Neutropenie und Thrombopenie nur in einem Teil der Fälle, unter Umständen jedoch von schwerwiegendem Ausmaß.

Die scheinbare Diskrepanz zwischen normo- bis hyperzellulärem Mark und einer Zytopenie des Blutes wird durch eine Ineffektivität der Hämopoese, also eine Reifungsblockierung erklärt. Siehe auch das Kapitel »Anämie«.

Lymphozytose (Abb. 3)

Eine Lymphozytose im Blut liegt vor, wenn die absolute Zahl der Lymphozyten 4000/mm^3 übersteigt. Eine **relative Lymphozytose**, d. h. ein höherer Prozentsatz an Lymphozyten als im normalen Differentialblutbild (über 55%), entsteht bei normaler absoluter Lymphozytenzahl, wenn eine Verminderung der Neutrophilen eintritt. Da bei Leukopenie/Neutropenie die Lymphozytenzahl oft nicht gleichzeitig erniedrigt ist, resultiert somit oft eine nur relative Lymphozytose. Siehe hierzu den Abschnitt »Leukopenie/Neutropenie«.

Eine **absolute Lymphozytose** (über 4000/mm^3) kann im Rahmen akuter oder chronischer Infekte oder auch bei neoplastischen Erkrankungen auftreten. Ob eine akute Infektionskrankheit vorliegt, wird sich klinisch-anamnestisch meist rasch klären lassen. Chronische Infekte sind auf diese Weise z. T. schwer feststellbar, so daß gegebenenfalls eine gezielte Suche erforderlich ist (s. auch 4–6). Viele neoplastisch bedingte Lymphozytosen weisen rasch faßbare klinische Befunde auf, welche differentialdiagnostisch weiterhelfen (s. 7. und 8.).

1. Ausheilende Infekte, Mumps und Röteln

Charakteristisch ist eine relative Lymphozytose während der Ausheilungsphase akuter Infektionen. Dies hat somit keine große klinische Bedeutung. Bei **Parotitis epidemica** (Mumps) und bei **Röteln** besteht relativ konstant eine grenzwertig hohe Lymphozytenzahl. Die Diagnose Mumps wird im allgemeinen bei charakteristischem Befall der Speicheldrüsen keine Schwierigkeiten bereiten. Die Röteln können durch das Hautexanthem und durch die Röteln-Antikörper-Titer diagnostiziert werden.

2. Akute infektiöse Lymphozytose

Eine weitgehend auf das Kindesalter beschränkte akute Viruskrankheit ist die **akute infektiöse Lymphozytose**. Sie dauert einige Wochen und verläuft benigne. Das klinische Bild entspricht dem anderer leicht verlaufender systemischer Viruserkrankungen. Besonders kennzeichnend sind eine zum Teil sehr erhebliche Lymphozytose bis über 100000/mm^3 sowie eine absolute Vermehrung der Eosinophilen. Die zu Beginn möglicherweise ähnlich blande verlaufende chronische Lymphadenose ist dagegen eine Erkrankung des mittleren und höheren Erwachsenenalters (s. unter 7.).

3. Pertussis

Eine absolute und relative Lymphozytose (20000 bis über 50000 Gesamtleukozyten/mm^3 bei 60–85% Lymphozyten) ist ein charakteristisches Phänomen beim **Keuchhusten (Pertussis)** im Kindesalter und für die Differentialdiagnose verschiedener, mit Husten einhergehender Erkrankungen im Kindesalter besonders hilfreich.

Im Gegensatz zum **Pfeifferschen Drüsenfieber (Mononucleosis infectiosa)** sind die Lymphozyten im Ausstrich monomorph klein und plasmaarm. Die Lymphozytose fehlt oder ist geringer bei Kindern unter 6 Monaten wie auch bei Pertussis im Erwachsenenalter.

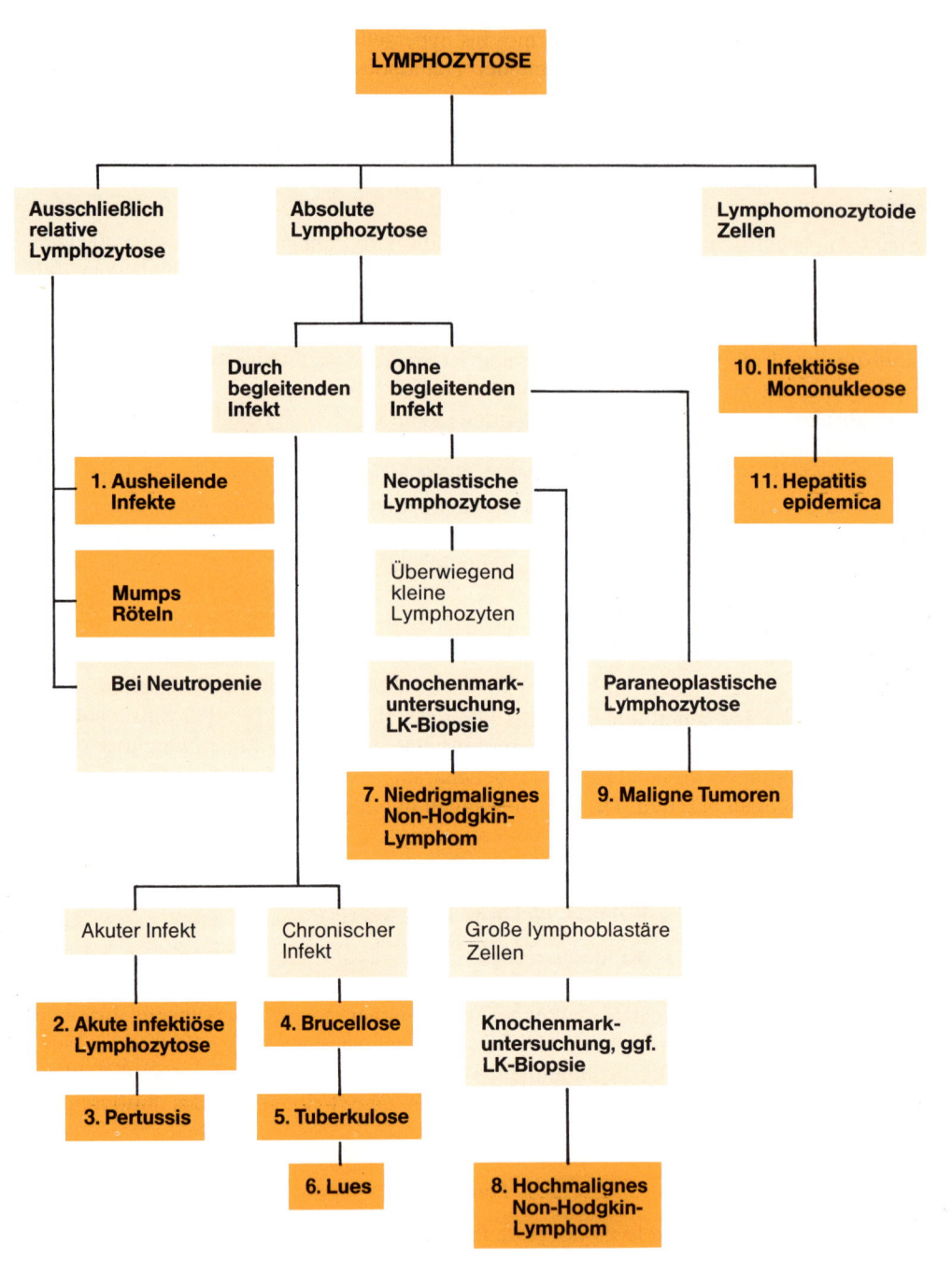

```
                          LYMPHOZYTOSE
                                │
        ┌───────────────────────┼───────────────────────┐
Ausschließlich            Absolute                Lymphomonozytoide
relative                  Lymphozytose            Zellen
Lymphozytose
                                │                       │
                   ┌────────────┴────────────┐    10. Infektiöse
                   Durch              Ohne          Mononukleose
                   begleitenden       begleitenden
                   Infekt             Infekt        11. Hepatitis
                                                        epidemica
 1. Ausheilende
    Infekte               Neoplastische
                          Lymphozytose

 Mumps                    Überwiegend
 Röteln                   kleine
                          Lymphozyten

 Bei Neutropenie          Knochenmark-           Paraneoplastische
                          untersuchung,          Lymphozytose
                          LK-Biopsie

                       7. Niedrigmalignes        9. Maligne Tumoren
                          Non-Hodgkin-
                          Lymphom

  ┌──────────┬──────────┐
 Akuter       Chronischer    Große lymphoblastäre
 Infekt       Infekt         Zellen

 2. Akute     4. Brucellose  Knochenmark-
    infektiöse                untersuchung, ggf.
    Lymphozytose              LK-Biopsie

 3. Pertussis 5. Tuberkulose
                             8. Hochmalignes
              6. Lues           Non-Hodgkin-
                                Lymphom
```

Abb. 3

4.–6. Chronische Infektionskrankheit

Eine unklare, meist leichtgradige Lymphozytose sollte an die Möglichkeit einer chronischen Infektionskrankheit denken lassen. Ein solcher chronischer Infekt braucht klinisch keine gravierenden oder weiter wegweisenden Symptome aufzuweisen, so daß unter Umständen mit entsprechenden serologischen Methoden und Röntgenuntersuchungen danach gesucht werden muß. In Frage kommen vor allem **Brucellose** sowie **Tuberkulose** und **Lues** in ihrem chronischen Stadium. Die Diagnose der Brucellose wird vor allem durch die Komplementbindungsreaktion, die der Lues durch den TPHA-Test, die VDRL-Reaktion und dem positiven Ausfall durch den spezifischen FTA-Absorptionstest gesichert. Die Diagnose einer Tuberkulose ist stark abhängig von der Lokalisation der Erkrankung, radiologische Untersuchungsmethoden stehen zunächst im Vordergrund.

7. Neoplastische Lymphozytose – niedrigmalignes Non-Hodgkin-Lymphom

Finden sich bei einer absoluten Lymphozytose keine Anhaltspunkte für einen ursächlichen Infekt, muß an eine neoplastische Lymphozytose gedacht werden. Nur in extrem seltenen Fällen kommt eine Neoplasie außerhalb des lymphatischen Systems auslösend in Frage. Dies sind paraneoplastische Lymphozytosen (s. 9.). Neoplasien des lymphatischen Systems verlaufen häufig, aber keineswegs immer, leukämisch, d.h. mit Ausschwemmung der pathologischen Zellen in das Blut. S. daher auch das Kapitel »Lymphknotenschwellung«. Dort werden auch im Detail die weiter unten genannten **Non-Hodgkin-Lymphome** besprochen, insbesondere die nichtleukämisch verlaufenden Formen unterschiedlicher Malignitätsgrades.

Meistens sind bei neoplastischer Lymphozytose bzw. beim Verdacht auf eine solche neben den Blutausstrichen die Ergebnisse von Knochenmarkausstrichen bzw. -biopsien und/oder Lymphknotenbiopsien entscheidend.

Bei leukämischem Verlauf kann die Morphologie der lymphatischen Zellen des Blutes entscheidende weitere Weichen stellen. In einem ersten Schritt empfiehlt sich der Versuch einer morphologischen Einordnung der lymphoiden Zellen in kleine, plasmaarme Lymphozyten, welche vom morphologischen her reif erscheinen, oder solche, welche Kriterien der Unreife besitzen, also eher »blastär« erscheinen. Dabei sind auch Zwischenformen möglich. Bei blastären Zellen ist auch an die Möglichkeit zu denken, daß Zellen myeloischen Ursprungs vorliegen können, denn mit lichtmikroskopischen Merkmalen allein ist eine Unterscheidung oft unsicher. Es müssen dann gegebenenfalls mit Hilfe eines Speziallabors zytochemische und immunologische Kriterien mit herangezogen werden. Siehe daher auch unter »Qualitative Veränderungen reifer Granulozyten des Blutes« sowie unter »Vorstufen der Leukopoese im Blut«. Schließlich ist bei variabel lympho-monozytoiden Zellen im Blut noch an bestimmte Virusinfekte zu denken (s. 10. und 11.). Handelt es sich also um lymphozytäre Zellen, dann kommen differentialdiagnostisch Non-Hodgkin-Lymphome (NHL) mit leukämischem Verlauf in Frage, einschließlich einiger nahe verwandter seltener Krankheitsbilder. Kleine plasmaarme Lymphozyten weisen auf ein niedrigmalignes NHL hin, größere, unreifere Zellen auf ein NHL höherer Malignität.

Unter den leukämisch verlaufenden Non-Hodgkin-Lymphomen niedriger Malignität ist die häufigste Erkrankung die **chronisch-lymphatische Leukämie** (CLL). Typischerweise geht sie mit generalisierter Lymphknotenschwellung, relativer und absoluter Lymphozytose und lymphatischer Knochenmarkinfiltration einher. In späteren Stadien kommt eine Hepatosplenomegalie hinzu. Meist handelt es sich um eine B-Zell-Neoplasie. Besonders hohe Zahlen kleiner Lymphozyten im Blut (über 50000/mm^3) sind schon weitgehend für diese Erkrankung beweisend. Gesichert werden kann sie noch durch eine zusätzliche Knochenmarkpunktion (gleichartige lymphatische Markinfiltration) oder durch eine Lymphknotenbiopsie (niedrigmalignes lymphozytisches Lymphom). Manche Hämatologen verzichten sogar bei typischem Blutausstrich und klinischem Bild auf weitergehende diagnostische Maßnahmen.

Einige weitere, jeweils seltenere Erkrankungen können, z. T. in Abhängigkeit vom Krankheitsstadium, ebenfalls mit einer Lymphozytose einhergehen. Dies ist der Fall bei der sehr seltenen **Schwerkettenkrankheit** (»Heavy chain disease«, »Franklin's disease«), welche durch den immunelektrophoretischen Nachweis der schweren Ketten zu sichern ist.

Insbesondere in einem späten Stadium verlaufen auch die **Mycosis fungoides,** primär eine Erkrankung der Haut, sowie das **Sézary-Syndrom** lymphatisch-leukämisch. Bei der letztgenannten Erkrankung bestehen Ähnlichkeiten zur CLL, außerdem ist meist eine ausgeprägte Erythrodermie vorhanden und die lymphoiden Zellen zeigen eine zerebriforme Faltung der Kerne, welche besonders gut elektronenmikroskopisch, nur schwer lichtmikroskopisch, nachzuweisen ist.

Eine weitere morphologische Besonderheit von im übrigen lymphoiden Zellen kennzeichnet die sogenannten »Haarzellen« mit feinen Zytoplasmaausläufern bei der **Haarzell-Leukämie** (HZL). Hierbei besteht oft, aber nicht immer, im Blut eher eine Panzytopenie, unter Umständen auch eine Lymphozytose. Eine gleichartige Infiltration besteht im Knochenmark und in der Milz, welche fast stets vergrößert ist. Gesichert werden kann diese Diagnose durch den zytochemischen Nachweis tartratresistenter saurer Phosphatase in den obengenannten Zellen.

8. Neoplastische Lymphozytose – hochmalignes Non-Hodgkin-Lymphom

Ergeben die morphologische, gegebenenfalls zusätzliche zytochemische und immunologische Charakterisierung von lymphoiden Zellen im Ausstrich und entsprechende Untersuchung von Knochenmarkzellen die Diagnose eines höhergradig malignen Non-Hodgkin-Lymphoms, so kann es sich um eine **akute lymphatische Leukämie** (ALL), um eine **Prolymphozytenleukämie** oder um eine **lymphatische Blastenkrise einer chronisch myeloischen Leukämie** (CML) handeln. Die Zellen bei der ALL tragen alle morphologischen Kennzeichen der »Blasten«, s. daher unter »Vorstufen der Leukopoese im Blut«.

Die Zellen der seltenen Prolymphozytenleukämie stehen morphologisch zwischen kleinen, zytoplasmaarmen und größeren, blastären Lymphozyten. Dem intermediären morphologischen Bild entspricht auch in etwa ein mittelgradig maligner Verlauf der Erkrankung. Zur Blastenkrise einer CML s. auch unter »Vorstufen der Leukopoese im Blut«.

9. Paraneoplastische Lymphozytose

Sehr selten ist eine unter Umständen sehr erhebliche Lymphozytose im Blut als paraneoplastisches Begleitphänomen von Karzinomen des Gastrointestinaltraktes. Es kann auch eine Lymphknotenschwellung sowie eine lymphatische Markinfiltration bestehen, so daß sehr weitgehend das Bild einer CLL imitiert wird. Diese Symptome können aber nach erfolgreicher Behandlung des Grundleidens (z. B. operative Resektion) wieder verschwinden.

10. Infektiöse Mononukleose

Eine charakteristische Vermehrung recht polymorpher, auf dem Krankheitshöhepunkt lymphomonozytoider Zellen, findet sich bei der **infektiösen Mononukleose** (Pfeiffersches Drüsenfieber). Die charakteristische morphologische Variabilität dieser Zellen in Verbindung mit einer Tonsillitis-Pharyngitis und leichter Lymphknotenschwellung, gegebenenfalls Splenomegalie, Leberbeteiligung, Fieber und weiteren Zeichen eines viralen Infektes machen die Diagnose meist leicht. Nur selten besteht eine Thrombopenie oder eine begleitende Hämolyse, so daß neben der Leukozytose durch die lymphomonozytoiden Zellen das übrige Blutbild meist normal ist. Eine serologische Bestätigung durch einen Agglutinationstest mit Pferdeerythrozyten oder durch die Hanganatziu-Deicher-Reaktion ist möglich.

11. Hepatitis epidemica

Bei Hepatitis epidemica kann phasenweise eine ähnliche Lymphomonozytose auftreten, welche aber meist geringer ausgeprägt ist als bei infektiöser Mononukleose. Diagnostisch wegweisend sind aber eher die Zeichen der Hepatitis, speziell der Nachweis des Hepatitis-A-Virus bzw. des Anti-HbA-Antikörpers.

Lymphopenie (Abb. 4)

Unter einer Lymphopenie versteht man eine Lymphozytenzahl unter 1500/mm^3 im Blut. Eine nur relative Lymphopenie entsteht z. B. bei neutrophiler Granulozytose mit erhöhter Gesamtleukozytenzahl und normaler absoluter Lymphozytenzahl. Eine nur relative Lymphopenie ist somit ohne eigenständige Bedeutung. Besser berechnet man stets die absolute Lymphozytenzahl pro Kubikmillimeter.

1. Zytostatische Therapie

Induziert werden kann eine Lymphopenie wie auch eine Leukopenie/Neutropenie durch die meisten zytostatisch wirksamen Medikamente. In diesen Fällen wird ein malignes Grundleiden bekannt sein und die Anamnese mit der bisherigen Therapie können die Lymphopenie rasch klären.

2. Aplastisches Syndrom

Bestehen weitere zytopenische Blutbildveränderungen an einer oder mehreren Blutbildungsreihen, so muß an eine Lymphopenie als Teilaspekt eines aplastischen Syndroms gedacht werden. Siehe daher auch unter »Leukopenie/Neutropenie« sowie im Kapitel »Anämie«. Die Diagnose ergibt sich auf den Wegen, wie in den entsprechenden Abschnitten beschrieben.

3. Splenomegaliesyndrom

Bei einer Splenomegalie verschiedenster Ursachen ist eine, meist leichtgradige, Lymphopenie möglich, aber nicht obligat. Das Grundleiden, welches zur Splenomegalie führte, muß mit den Methoden abgeklärt werden, die in Kapitel »Splenomegalie« beschrieben sind.

4. Erkrankungen mit ausgedehnter Lymphknotenzerstörung

Ausgedehnte Zerstörung von lymphatischem Gewebe führt zu einer Lymphopenie im Blut. Oft wird ein fortgeschrittenes Grundleiden mit ausgedehntem Lymphknotenbefall augenfällig sein. Unter Umständen wird man jedoch gezielt palpatorisch, röntgenologisch und sonographisch nach ausgedehnten Lymphknotenerkrankungen suchen müssen. Relativ konstant ist bei fortgeschrittenem **Morbus Hodgkin** (Lymphogranulomatose) eine Lymphopenie (absolute Zahl unter 1500/mm^3). Die Diagnose wird wie auch bei einigen fortgeschrittenen **Non-Hodgkin-Lymphomen** mit Lymphopenie am besten aus einem Lymphknotenbiopsat histologisch gestellt.

```
                          LYMPHOPENIE
                               │
   ┌───────────┬───────────┬───┴───────┬───────────┐
               │           │           │           │
           Milzver-    Anamnese
           größerung   Klin. Bild
                       Hormonanalyse

      Weitere       Ausgedehnte                Immun-
      Blutbild-     Lymphknoten-               elektrophorese
      veränderungen zerstörung                 Immun-
                                               globulinmangel

   1. Zytostatische  3. Splenomegalie-  5. Hyperkortizismus  7. Immundefekt-
      Therapie          syndrom            – exogen             syndrom
                                           – endogen            – angeboren
                                                                – erworben
                                                                s. auch unter 4.

   2. Aplastisches   4. Morbus Hodgkin  6. Virale Infekte
      Syndrom                              Bakterielle Infekte

                     Nicht-leukämische
                     NHL

                     LK-Tuberkulose

                     Miliartuberkulose

                     Strahlentherapie

                     Chirurgische
                     LK-Resektion
```

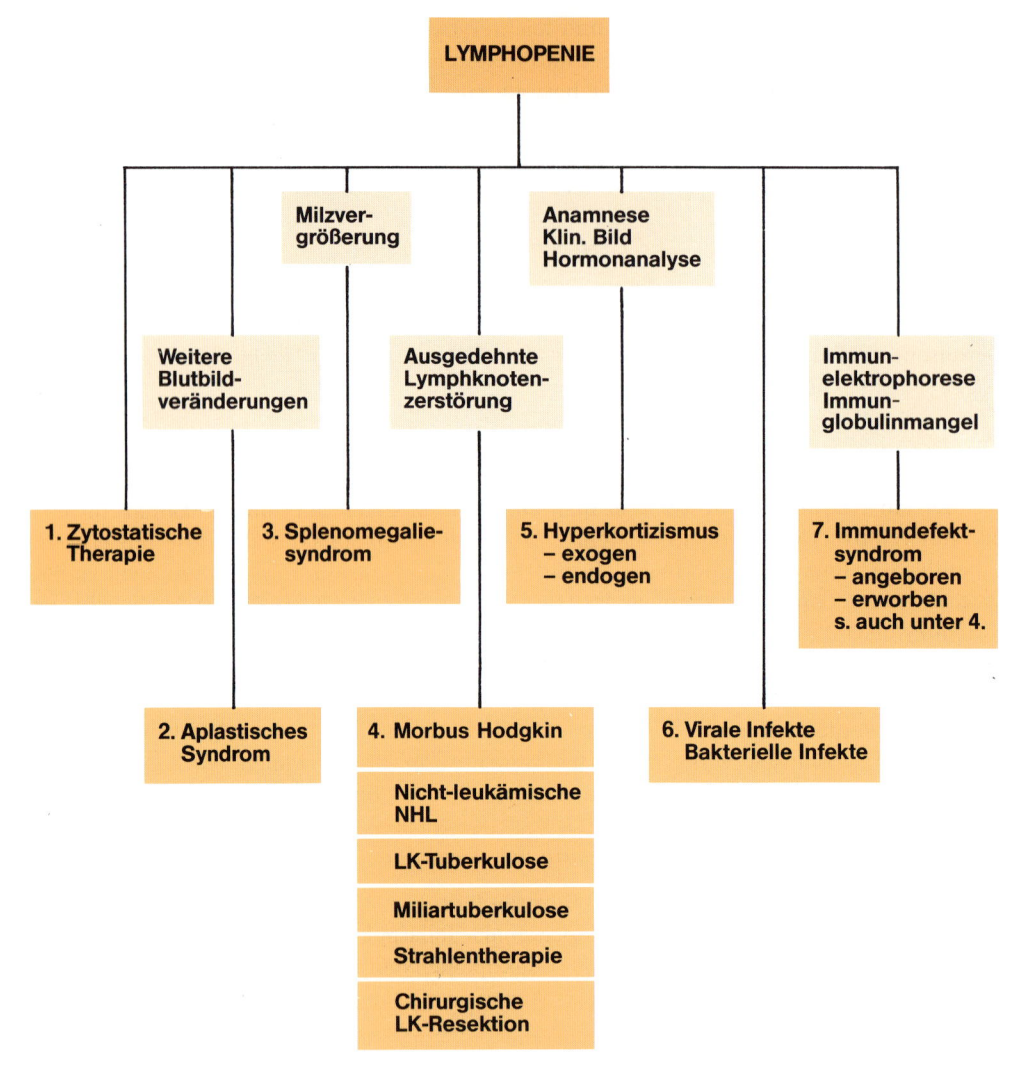

Abb. 4

Eine **Tuberkulose** kann bei ausgedehnter Lymphknotenzerstörung, aber auch auf unklarem Wege bei aktiver Erkrankung, z. B. auch bei Miliartuberkulose, zu einer Lymphopenie führen.

Schließlich ist eine Schädigung zahlreicher Lymphknoten mit Lymphopenie nach ausgedehnter **Strahlentherapie** entsprechender Areale möglich. Ähnliches gilt für ausgedehnte chirurgische **Lymphknotenresektionen.**

5. Hyperkortizismus

Nebennierenrindenhormone führen zu einer Verminderung der Lymphozyten im Blut. Bei Therapie mit entsprechender Dosis von Kortikosteroidhormonen kommt es daher zu einer meist leichten Lymphopenie. Entsprechendes ist bei endogen erhöhtem Spiegel der Nebennierenrindenhormone der Fall, so daß eine leichte bis mäßige Lymphopenie bei endokrin aktiver Nebennierenrindenhyperplasie oder -adenom auftreten kann. Meist sind jedoch andere Symptome führend. Die Diagnose kann durch die Anamnese, das klinische Bild und eine Kortisolspiegelbestimmung geklärt werden (s. auch unter »Adipositas«).

6. Virale und bakterielle Infekte

Bei einer großen Zahl akuter Infekte kann eine transitorische, meist leichte Lymphopenie des Blutes auftreten. Sie ist aber keineswegs konstant zu beobachten, unspezifisch und kann im weiteren Verlauf in eine Lymphozytose übergehen. Der Mechanismus ist nicht klar, möglicherweise spielen bei akuten Krankheitszuständen erhöhte Plasmakortisolspiegel eine Rolle. Die diagnostische Bedeutung ist nicht groß, s. aber auch unter »Leukopenie/Neutropenie« bei Infektionen.

7. Immundefektsyndrom

Bei einigen angeborenen Syndromen ist eine Beteiligung des lymphatischen Systems und des Knochenmarkes gegeben. In diesem Rahmen kann auch eine Lymphopenie, gegebenenfalls mit Immunglobulinmangel gegeben sein. Siehe hierzu auch das Kapitel »Pathologische Elektrophorese«. Eine Lymphopenie tritt auf beim angeborenen **Immundefektsyndrom mit Thymom**, beim **Nukleosidphosphorylasemangel** und beim schweren **kombinierten Immundefekt** (»Severe combined immune deficiency« [SCID], Di-George-Syndrom). Beim letztgenannten Syndrom fehlt lymphatisches Gewebe praktisch völlig. Es handelt sich um angeborene Erkrankungen mit Manifestation im Neugeborenenalter.

Erworbene Immundefekte treten auf bei den Erkrankungen mit ausgedehnter Lymphknotenzerstörung und bei einigen weiteren hämatologischen Erkrankungen. Sie werden unter »Leukopenie/Neutropenie« diskutiert.

Eosinophilie (Abb. 5a, b)

Unter einer Eosinophilie versteht man eine Vermehrung der eosinophilen Granulozyten, meist auf das Blut bezogen, wobei über 350/mm^3 pathologisch sind. Eine Eosinophilie kann bei zahlreichen, sehr unterschiedlichen Krankheiten auftreten, jedoch spielen allergische Phänomene im weitesten Sinne des Begriffes eine sehr wesentliche Rolle. Handelt es sich um eine sehr ausgeprägte reaktive Eosinophilie, wird auch unabhängig von der Art der auslösenden Ursache eher deskriptiv von einem »eosinophilen Leukämoid« gesprochen.

Bei einer ätiologisch unklaren Eosinophilie empfiehlt es sich, zunächst nach anamnestisch und durch direkte körperliche Untersuchung erfaßbaren Krankheiten zu fahnden. Darüber hinaus sollten zuerst die häufigen Ursachen erwogen werden, wozu zahlreiche allergische Bedingungen einschließlich der Parasitosen gehören. Auch allergisch bedingte oder mitbedingte Hauterkrankungen zählen hierzu. Ein routinemäßiger Laborstatus kann Hinweise auf betroffene Organe oder Organsysteme geben, was für die weitere Diagnostik wegweisend sein kann.

Infektionen durch zahlreiche Erreger, Einzeller und Vielzeller können in Ausnahmefällen oder auch mit großer Regelmäßigkeit geringe oder hochgradige Eosinophilien verursachen. Dies ist jedoch am häufigsten der Fall bei vielzelligen Parasiten, insbesondere bei Eindringen in Gewebe, weniger bei Befall von körpereigenen Hohlräumen.

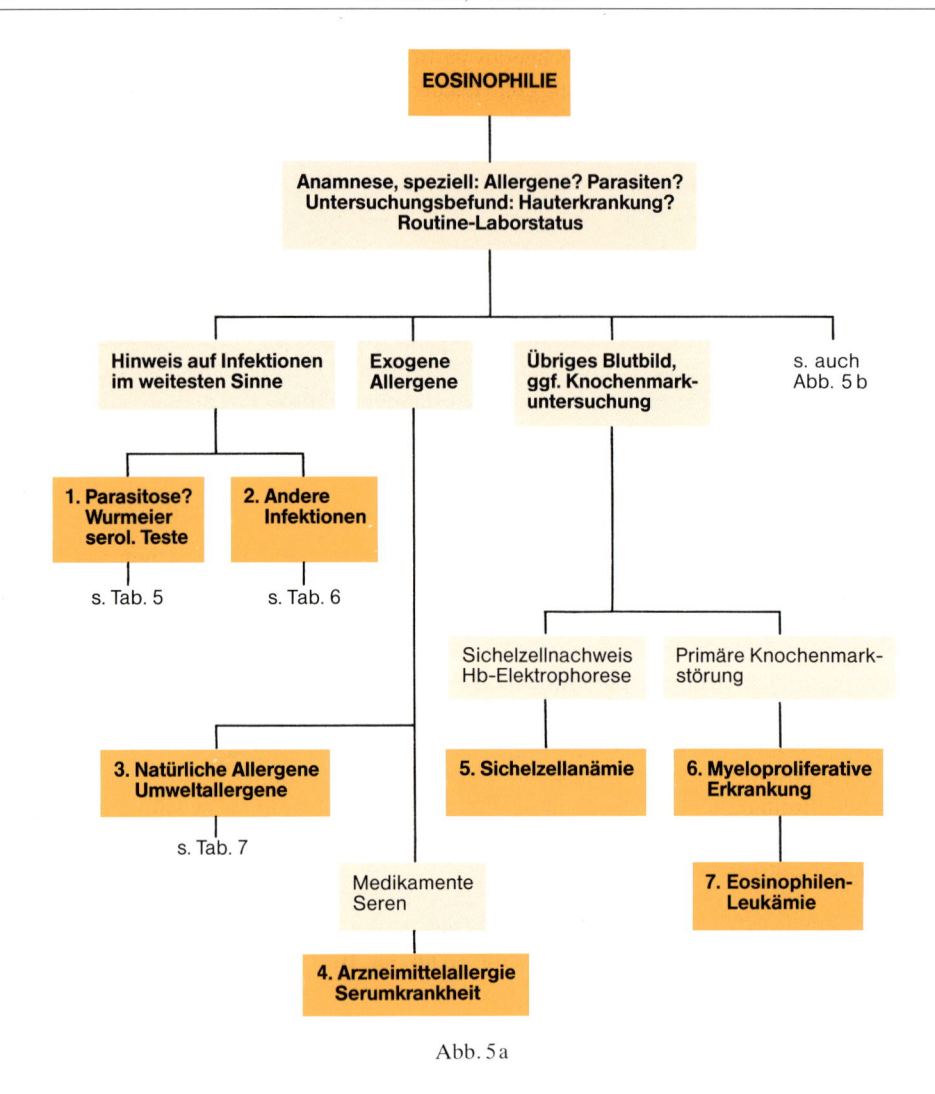

```
                    ┌──────────────┐
                    │ EOSINOPHILIE │
                    └──────────────┘
                            │
    ┌───────────────────────────────────────────────┐
    │ Anamnese, speziell: Allergene? Parasiten?     │
    │ Untersuchungsbefund: Hauterkrankung?          │
    │ Routine-Laborstatus                           │
    └───────────────────────────────────────────────┘
```

Flussdiagramm (Abb. 5a):

- **Hinweis auf Infektionen im weitesten Sinne**
  - **1. Parasitose? Wurmeier serol. Teste** (s. Tab. 5)
  - **2. Andere Infektionen** (s. Tab. 6)
  - **3. Natürliche Allergene Umweltallergene** (s. Tab. 7)
- **Exogene Allergene**
  - Medikamente Seren
    - **4. Arzneimittelallergie Serumkrankheit**
- **Übriges Blutbild, ggf. Knochenmarkuntersuchung**
  - Sichelzellnachweis Hb-Elektrophorese
    - **5. Sichelzellanämie**
  - Primäre Knochenmarkstörung
    - **6. Myeloproliferative Erkrankung**
    - **7. Eosinophilen-Leukämie**
- s. auch Abb. 5b

Abb. 5a

1. Parasitose

Parasitosen mit (möglicher) Eosinophilie sind in Tab. 5 angegeben. Es sei noch darauf hingewiesen, daß im Verlauf einer **Parasitose** je nach Entwicklungsstadium der Erreger und ihrer augenblicklichen Lokalisation (z. B. Wanderungen von Larven) eine Eosinophilie sehr wechselnd ausgeprägt sein kann und außerdem in vielen Fällen zumindest grob mit der Zahl der Parasiten korreliert. Zum Beispiel bestehen in einem ausschließlichen Larvenstadium bei Askariasis in der Regel eine Eosinophilie und Lungeninfiltrate, aber eine Stuhluntersuchung auf Wurmeier wird zu diesem Zeitpunkt negativ ausfallen. Durch wandernde Parasitenlarven möglicherweise auch anderer Spezies und auch ohne nachweisbare Ursache kann das sogenannte Löfflersche eosinophile Lungeninfiltrat verursacht werden, welches transitorisch ist und eine gute Prognose hat.

Offenbar variiert auch eine individuelle Reaktionsweise des Patienten das Ausmaß der Eosinophilie. In besonderen Fällen muß, gegebenenfalls nach Konsultation von Spezialliteratur, auch nach seltenen tropischen Parasitosen gesucht werden. Neben der Anamnese (Expositionsmöglichkeit?) sind als Suchtest die Stuhluntersuchungen auf Wurmeier besonders wichtig. Daneben kommen serologische Suchteste wie Komplementbindungsreaktionen, Agglutinationsteste und die indirekte Immunfluoreszenz in Frage. Die drei letztgenannten Infektionen in Tab. 5 verursachen nur selten eine Eosinophilie.

2. Infektionen

Bei einer Reihe von Infektionen mit **Protozoen** und **anderen Erregern** kann eine Eosinophilie auftreten, die aber meist gering ist und selten zum diagnostisch führenden

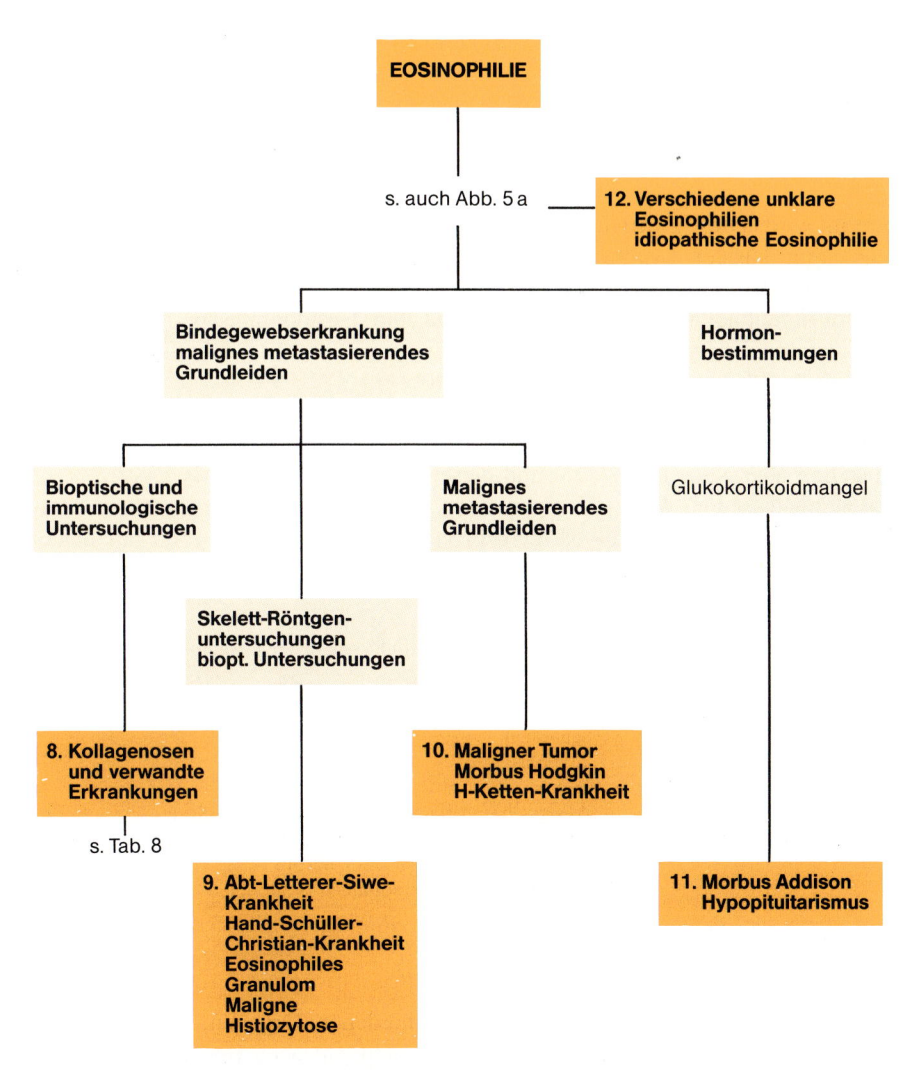

Abb. 5b

Tab. 5. Parasitosen mit möglicher Eosinophilie.

Infektionen mit zumindest phasenweiser Eosinophilie:
Trichinose
Echinokokkose
Zystizerkose
Toxocara-canis-Infektion
Schistosomiasis (Bilharziose)
Clonorchis-sinensis-Infektion
Filariasis
Ancylostoma-duodenale-Infektion
Larva migrans
Askariasis
Taenia-Infektion
Strongyloides-stercoralis-Infektion

Infektionen gewöhnlich (!) ohne Eosinophilie:
Oxyuriasis
Trichocephalus trichiuris
Flagellaten (z. B. Lamblien)

Leitsymptom wird. Diese Erkrankungen sind in Tab. 6 aufgelistet. Bei Toxoplasmose, Lepra und ausgedehnt käsiger Lymphknotentuberkulose ist eine Eosinophilie selten bzw. die Ausnahme. Zur Diagnose der Malaria s. unter »Blutfremde geformte Elemente im Blut«.

Eine differentialdiagnostische Bedeutung hat die Eosinophilie bei akuter infektiöser Lymphozytose, da die Lymphozytose des Keuchhustens ohne Eosinophilie verläuft und sich somit abtrennen läßt (s. auch unter »Lymphozytose«).

Das akut und schwer verlaufende septische Krankheitsbild des »Waterhouse-Friderichsen-Syndroms« bei Kindern und jüngeren Erwachsenen zeigt häufig eine Eosinophilie. Andere Zeichen stehen aber ganz im Vordergrund dieser Meningokokkensepsis.

Wahrscheinlich ist hier auch die sogenannte »tropische Eosinophilie« einzuordnen, von der kein Erreger bekannt, aber nach dem bronchopulmonalen Infektbild mit begleitender Eosinophilie zu vermuten ist.

Tab. 6. Verschiedene Infektionen mit möglicher Eosinophilie.

Malaria (sehr variable Eosinophilie)
Amöbiasis
Scharlach
Toxoplasmose
Lepra
Ausgedehnte käsige Lymphknotentuberkulose
Akute infektiöse Lymphozytose
Waterhouse-Friderichsen-Syndrom
Sog. »tropische Eosinophilie«

3. Allergien

Eine Großzahl von **Allergenen** kann an verschiedenen Organen, Organsystemen oder generalisiert allergische Erscheinungen auslösen, welche mit einer Eosinophilie einhergehen. Dabei kann die klinische Symptomatik gering oder inkonstant sein, so daß gelegentlich und nur zufällig eine Eosinophilie auffällt. Eine sorgfältige anamnestische Fahndung nach natürlichen oder künstlichen Umweltallergenen kann notwendig werden, unter Umständen auch eine systematische Suche durch kutane Testung.

Die Tab. 7 gibt Erkrankungen wieder, welche durch Nahrungsmittelallergene, durch Inhalationsallergene, durch Kontaktallergene und auf unbekanntem Wege hervorgerufen werden können und eine Eosinophilie aufweisen können. Die Diagnosestellung erfolgt auf den obengenannten Wegen.

Tab. 7. **Allergisch bedingte Eosinophilien und Eosinophilien bei Hauterkrankungen.**

Nahrungsmittelallergene:	*Eosinophilien bei Hauterkrankungen:*
Allergische Diarrhoe	Ekzem
Urtikaria	Kontaktallergien der Haut
Colitis mucosa	Urtikaria
Inhalationsallergene:	Dermatitis herpetiformis
Asthma bronchiale	Pemphigus vulgaris
Heuschnupfen	Angioneurotisches Ödem
Heufieber	
Urtikaria	

4. Arzneimittelallergie, Serumkrankheit

Unter den potentiell eosinophilieauslösenden Substanzen befinden sich auch zahlreiche Medikamente wie z. B. Nitrofurantoin, PAS, Jodide, Goldsalze, Perchlorat, Hydantoin und andere. An eine **Medikamentenallergie** muß insbesondere gedacht werden, wenn noch Fieber, Hauterscheinungen oder andere Zeichen einer allergischen Reaktion auftreten.

Eine besondere Form einer Therapienebenwirkung stellt die **Serumkrankheit** dar. Insbesondere nach intramuskulärer, sub- oder intrakutaner Gabe von menschlichem oder tierischem Serum kann, besonders im Wiederholungsfall, eine allergische Reaktion mit Eosinophilie ausgelöst werden.

5. Sichelzellanämie

In einigen Fällen kann eine zum Teil sehr ausgeprägte Eosinophilie als Ausdruck einer primär hämatologischen Störung auftreten. Es muß daher auf weitere Blutbildveränderungen geachtet werden, im Zweifelsfall eine Knochenmarkuntersuchung angeschlossen werden.

Bei einer **Sichelzellanämie** ist eine Vermehrung der Eosinophilen nicht selten. Diese Diagnose ist durch den Nachweis der Sichelzellen unter O_2-Abschluß oder durch den elektrophoretischen Nachweis des Hb-S möglich.

6. Myeloproliferative Erkrankung

Im Rahmen myeloproliferativer Erkrankungen (**chronische Myelose, Polycythaemia vera, Osteomyelofibrose, essentielle Thrombozythämie**) kann mit der vermehrten Produktion anderer Blutbildungsreihen auch eine Erhöhung der Zahl der Eosinophilen, seltener im Blut, häufiger im Knochenmark, einschließlich ihrer Vorstufen einhergehen. Die Diagnose erfolgt durch Beurteilung aller Blut- und Knochenmarkbefunde. Sie kann Schwierigkeiten bereiten und unter Umständen nur aus dem Verlauf heraus klarer werden, wenn eine Eosinophilie zunächst die einzige oder weit überwiegende Abnormität ist.

7. Eosinophile Leukämie

In sehr seltenen Fällen muß bei hoher Eosinophilie, Auftreten unreifer eosinophiler Vorstufen im Blut, Anämie und Thrombopenie sowie entsprechender Knochenmarkveränderungen an die Möglichkeit einer **eosinophilen Leukämie** gedacht werden. Die Prognose ist ungünstig. Differentialdiagnostisch muß an reaktive hyperergische Zustände gedacht werden, welche erhebliche Eosinophilien auslösen können (eosinophiles Leukämoid).

8. Kollagenosen und verwandte Erkrankungen

Auf einem nicht näher bekannten Weg können bei zahlreichen **Erkrankungen des Bindegewebes,** bei welchen Autoaggressionsvorgänge stattfinden oder vermutet werden sowie bei einer Reihe von Erkrankungen, welche mit Tumorinvasion und Gewebsnekrosen einhergehen, Eosinophilien sehr wechselnden Ausmaßes auftreten. Bei den sehr unterschiedlichen Krankheiten muß der diagnostische Weg im einzelnen von der Art der vermuteten Erkrankung und gegebenenfalls von der Lokalisation abhängig gemacht werden.

Bei der Gruppe der Kollagenosen einschließlich verwandter Erkrankungen sind immunologische und bioptische Untersuchungen führend. Gelegentlich kann die Eosinophilie dabei sehr ausgeprägt und führendes Symptom sein. Die möglichen Erkrankungen sind in Tab. 8 angegeben.

Tab. 8. **Eosinophilien bei Kollagenosen.**

Panarteriitis nodosa
Churg-Strauss-Syndrom
Endokarditis Libman-Sacks
Parietale Endokarditis (Löffler)
Dermatomyositis

Die **Panarteriitis nodosa** ist eine eigenartige, ernste Erkrankung des Bindegewebes mit kennzeichnenden histologischen Gefäßveränderungen. Autoaggressionsvorgänge spielen wahrscheinlich eine Rolle. Zahlreiche Organe können betroffen sein. Näheres zum diagnostischen Weg s. unter »Fieber unklarer Genese« und »Granulozytose«.

Unklarer Ätiologie ist auch eine systemische Angiitis mit Granulombildung, Asthma bronchiale und Eosinophilie **(Churg-Strauss-Syndrom).** Die endgültige Diagnose ist nur histologisch möglich.

Die **Endokarditis Libman-Sacks** kann im Rahmen eines viszeralen Lupus erythematodes auftreten. Eine begleitende Eosinophilie kann sehr ausgeprägt sein. Die genaue Diagnose ist intra vitam schwierig, wenn nicht immunologische Phänomene (Nachweis von antinukleären Antikörpern im Serum) und eine Eosinophilie gleichzeitig gefunden werden.

Die **parietale fibroplastische Endokarditis** (Löffler) zeigt außer der Eosinophilie auch eine ausgeprägte Leukozytose, Milzvergrößerung und Lymphknotenschwellungen. Diese Diagnose läßt sich oft erst postmortal stellen.

Eine **Dermatomyositis** ist eine seltene autoimmunologische Erkrankung mit besonderer Beteiligung von Haut und Muskulatur. Bezeichnend sind eine livide Verfärbung von Hautarealen und entzündliche Muskelveränderungen mit Erhöhung der CPK im Serum. Eine Eosinophilie ist oft vorhanden. Eine weitergehende Sicherung der Diagnose ist durch histologische Untersuchung von Haut- und Skelettmuskulatur möglich.

9. Abt-Letterer-Siwe-Krankheit, Hand-Schüller-Christian-Krankheit, eosinophiles Granulom

Bei einer weiteren Gruppe ätiologisch unklarer Erkrankungen, welche aber miteinander Gemeinsamkeiten haben, kann auch eine Bluteosinophilie, insbesondere aber auch eine solche befallener Gewebe vorliegen. Es handelt sich um eine maligne systemische Erkrankung der Säuglinge **(Abt-Letterer-Siwe-Krankheit)**, die **Hand-Schüller-Christian-Krankheit** der Kinder und das **eosinophile Granulom** der Knochen im Erwachsenenalter.

Eine zum Teil ebenfalls eine Eosinophilie aufweisende Erkrankung ist die **maligne Histiozytose.** Sie verläuft als eine aggressive systemische Erkrankung mit Beteiligung von Lymphknoten, Leber, Milz, Knochenmark und anderer Organe. Die Diagnose kann bei allen unter dieser Ziffer genannten Krankheiten nur histologisch gesichert werden.

10. Malignes metastasierendes Grundleiden

Bei einem geringen Prozentsatz ausgedehnter **maligner Tumoren** verschiedenster Art kann eine Eosinophilie beobachtet werden. Möglicherweise ist in der Kausalkette eine Infiltration und Nekrose von Gewebe ätiologisch an der Eosinophilieentstehung beteiligt. Das Grundleiden dürfte mit seiner Symptomatologie differentialdiagnostisch wegweisend sein. Dies gilt insbesondere auch für die Eosinophilie bei der **Lymphogranulomatose** (Morbus Hodgkin), welche in einem geringen Prozentsatz der Fälle beobachtet wird. Die Diagnose erfolgt durch eine Lymphknotenbiopsie (s. Kapitel »Lymphknotenschwellung«). Auch bei der seltenen **Schwerkettenerkrankung** (H-Ketten-Erkrankung, »Heavy chain disease«) ist eine Eosinophilie beobachtet worden. Näheres s. Kapitel »Pathologische Elektrophorese«.

11. Morbus Addison, Hypopituitarismus

Der Plasmacortisolspiegel scheint für die Zahl der Eosinophilen im Blut von Bedeutung zu sein. Bei einem Mangel durch **Hypopituitarismus** oder bei **Morbus Addison** ist eine Eosinophilie möglich. Die genaue Diagnosestellung erfolgt durch entsprechende endokrinologische Diagnostik (s. dort).

12. Eosinophilie unklarer Genese und idiopathische Eosinophilie

Bei einigen Zuständen sehr verschiedener Natur ist der Mechanismus der Eosinophilie unklar. Hierzu zählen ausgeprägte **Hungerzustände** und die eigenartige, zu Beginn als Lymphknotenerkrankung, später generalisiert verlaufende **angioimmunoblastische Lymphadenopathie** (AIL oder Lymphogranulomatosis X), welche inkonstant Eosinophilien aufweist.

Schließlich gibt es **idiopathische** Zustände von Eosinophilie, welche offenbar konstant ohne Krankheitswert bleiben. Dazu gehört auch eine angeborene, familiäre Variante, welcher ebenfalls kein Krankheitswert zukommt, die aber zum Teil auch mit einer Splenomegalie einhergehen kann.

Eosinopenie (Abb. 6)

Unter einer Eosinopenie versteht man eine Verminderung ihrer absoluten Zahl unter 80/mm^3 Blut. Im allgemeinen kommt diesem Symptom keine größere differentialdiagnostische Bedeutung zu, doch kann in unklaren Situationen die Feststellung einer Eosinopenie hilfreich sein.

1. Hyperkortizismus

Auf einem nicht exakt bekannten Weg kommt es zur Verminderung der Eosinophilen im Blut bei Zuständen eines **Hyperkortizismus**, sei er durch endokrin aktive Adenome der Nebennierenrinde oder eine Hyperplasie bedingt oder sei er durch exogene Zufuhr von **Steroidhormonen** ausgelöst.

2. Streß-Situation, Initialphase schwerer Infektionen

Auch bei ausgeprägten physischen Streß-Situationen verschiedener Art fällt die Zahl der Eosinophilen im Blut ab. Dies ist auch der Fall im Initialstadium schwerer Infektionen, offenbar weitgehend unabhängig von der Art der auslösenden Erreger. Weniger differentialdiagnostisch als vielmehr prognostisch wichtig kann der positiv zu wertende Wiederanstieg der Eosinophilen sein (»Morgenröte« bei einer Infektionskrankheit).

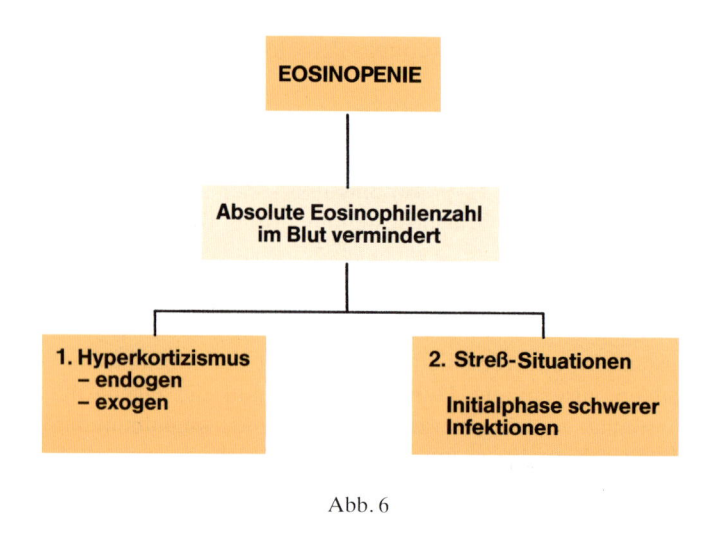

Abb. 6

Basophilie (Abb. 7)

Unter einer Basophilie versteht man eine Vermehrung ihrer Zahl auf über 100/mm^3 Blut.

1. Myeloproliferatives Syndrom

Charakteristisches Begleitphänomen bei myeloproliferativen Erkrankungen, insbesondere bei der **chronischen Myelose** (CML) ist eine Basophilie. Sie kann dabei recht unterschiedlich stark ausgeprägt sein.

```
                    BASOPHILIE
                         |
            Absolute Basophilenzahl
               im Blut vermehrt
      ┌──────────────┬──────────────┐
1. Myeloproliferatives         Fettstoffwechsel-
     Syndrom                    störung bei:
           │                         │
      2. Basophilen-            4. Myxödem
        Leukose                   Nephrose
           │
   3. Urticaria pigmentosa
      Mastzellretikulose
```

Abb. 7

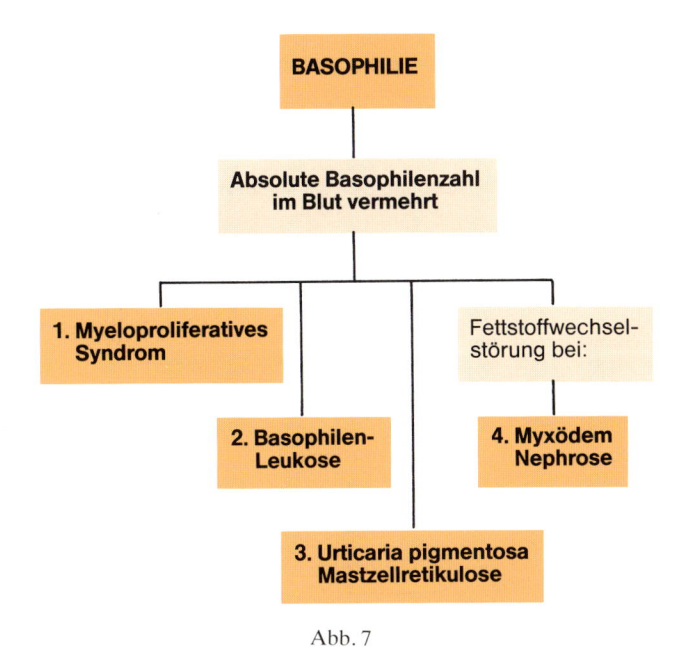

2. Basophilenleukose

Die Existenz einer **Basophilenleukämie** ist umstritten. Bei Markinfiltration und starker Ausschwemmung in das Blut muß diese Diagnose gegebenenfalls diskutiert werden.

3. Urticaria pigmentosa, Mastzellretikulose

Bei **Urticaria pigmentosa** findet sich eine Mastzellinfiltration im befallenen Gewebe, bei Generalisation spricht man von **Mastzellretikulose.** Nur gelegentlich ist bei diesen Erkrankungen die korrespondierende Blutzelle, der Basophile, vermehrt.

4. Myxödem, nephrotisches Syndrom

Bei einigen Erkrankungen, welche mit Fettstoffwechselstörungen verbunden sind, kann eine Basophilenvermehrung bestehen. Diese ist beschrieben bei **Myxödem** und bei **nephrotischem Syndrom**.

Monozytose (Abb. 8)

Unter einer Monozytose des Blutes versteht man eine Vermehrung auf über 950/mm^3. Eine nur relative Angabe bezogen auf die Gesamtleukozytenzahl sagt zu wenig aus.

Findet sich eine erhöhte Zahl von Monozyten, so ist es wichtig zu entscheiden, ob es sich um eine Vermehrung morphologisch weitgehend typischer Monozyten handelt oder ob variable lympho-monozytoide Übergangsformen in größerer Zahl auftreten. Im letzteren Fall handelt es sich um eine infektiöse Mononukleose. Bei anderen atypischen Zellen s. unter Ziffer 4.

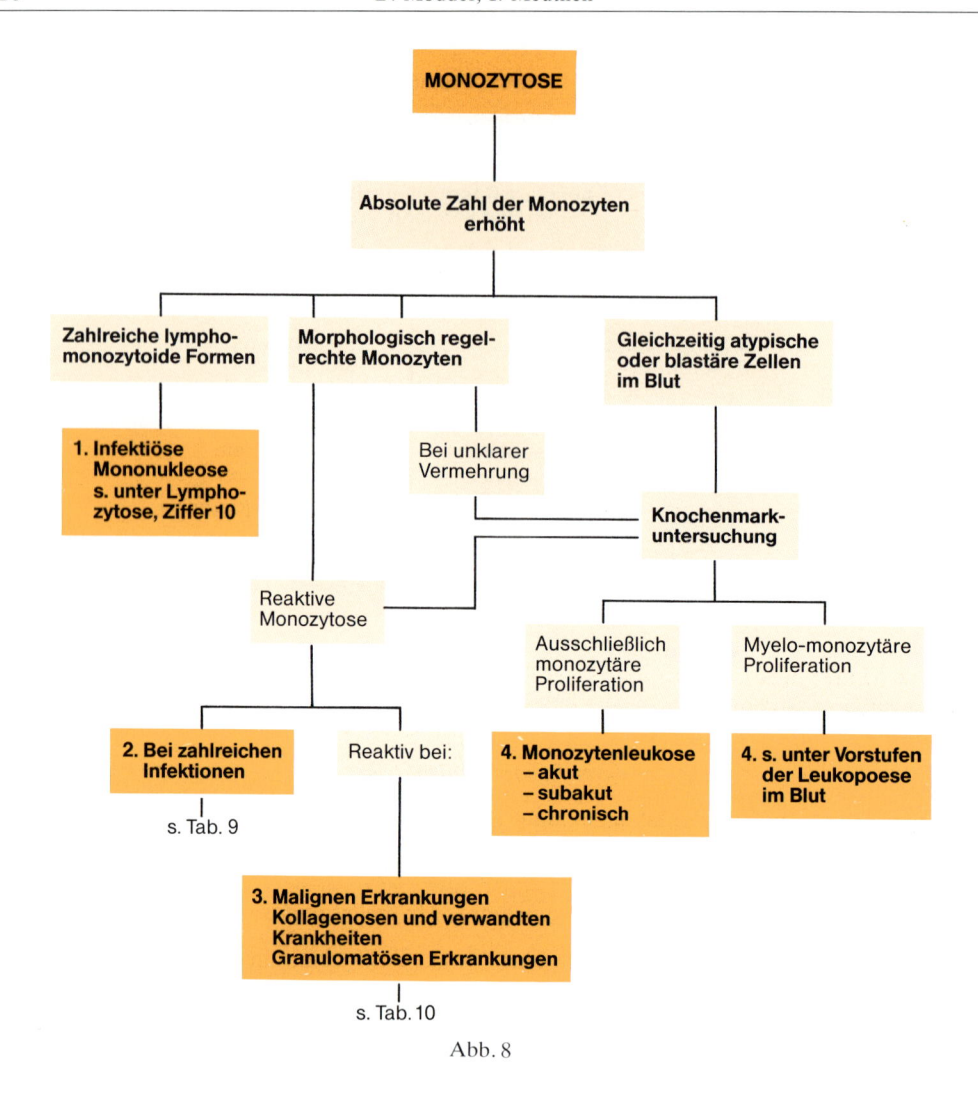

```
                          MONOZYTOSE
                               │
                   Absolute Zahl der Monozyten
                              erhöht
          ┌────────────────────┼────────────────────┐
   Zahlreiche lympho-   Morphologisch regel-   Gleichzeitig atypische
   monozytoide Formen   rechte Monozyten       oder blastäre Zellen
          │                    │                    im Blut
   1. Infektiöse          Bei unklarer                  │
   Mononukleose           Vermehrung              Knochenmark-
   s. unter Lympho-            │                  untersuchung
   zytose, Ziffer 10                                    │
                          Reaktive            ┌────────┴────────┐
                          Monozytose     Ausschließlich    Myelo-monozytäre
     ┌───────────────┬──────┘            monozytäre        Proliferation
  2. Bei zahlreichen  Reaktiv bei:       Proliferation          │
  Infektionen              │                   │           4. s. unter Vorstufen
         │                 │            4. Monozytenleukose    der Leukopoese
      s. Tab. 9            │              – akut               im Blut
                    3. Malignen Erkrankungen    – subakut
                    Kollagenosen und verwandten – chronisch
                    Krankheiten
                    Granulomatösen Erkrankungen
                           │
                         s. Tab. 10
                           Abb. 8
```

1. Infektiöse Mononukleose

Die infektiöse Mononukleose und die Sicherung ihrer Diagnosewerte wurde unter »Lymphozytose«, Ziffer 10, besprochen.

2. Reaktive Monozytose, Monozytose bei Infektionen

Finden sich neben vermehrten Monozyten noch andere atypische weiße Zellen im Blut, sollte eine weitere Abklärung durch eine Knochenmarkuntersuchung angestrebt werden, insbesondere, wenn noch eine Anämie und/oder Thrombopenie vorliegt.

Finden sich lediglich morphologisch weitgehend normale Monozyten im Ausstrich (von leichten Abweichungen wie z. B. einzelnen Vakuolen abgesehen) ohne wesentliche weitere qualitative Abweichungen im weißen Blutbild, so handelt es sich fast mit Sicherheit um eine

Tab. 9. Infektionskrankheiten mit möglicher Monozytose.

Bakterielle Erkrankungen:
Tuberkulose
Endocarditis lenta
Lues
Brucellose
Akut bakterielle Infekte (nicht zu Beginn)

Infektionen durch Protozoen, Spirochäten, Rickettsien, Viren:
Malaria
Trypanosomiasis
Kala-Azar
Rückfallfieber
Gelbfieber
Rocky Mountain Spotted Fever
Pocken
Parotitis epidemica
Hepatitis epidemica
Viruspneumonie

reaktive Monozytose und nicht um eine Leukose. Lediglich in äußerst seltenen Fällen muß bei progredienter Vermehrung reifer Monozyten an die Möglichkeit der Entwicklung einer subakuten oder chronischen Monozytenleukämie gedacht werden. Nur bei solchen Fällen lohnt sich eine Knochenmarkuntersuchung (s. unter Ziffer 4).

Bei zahlreichen **infektiös-entzündlichen Prozessen** kann es, insbesondere bei aktivprogredienten Erkrankungen, zu Monozytosen kommen. Dies kann im Einzelfall ganz unterbleiben und fehlt außerdem im Beginn akut entzündlicher Prozesse. Eine Monozytose entwickelt sich gegebenenfalls erst im Krankheitsverlauf. Die verschiedenen Erkrankungen sind, nach Erregergruppen unterteilt, in Tab. 9 angegeben.

3. Weitere Erkrankungen mit möglicher Monozytose

Auch bei zahlreichen, unter sich sehr inhomogenen Erkrankungen nichtinfektiöser Natur oder unklarer Ätiologie kann eine Monozytose beobachtet werden. Diese Erkrankungen sind in Tab. 10 aufgelistet. Eine Monozytose ist meist aber nicht Leitsymptom dieser Erkrankungen. Schließlich sei erwähnt, daß es offenbar Individuen gibt, bei welchen ohne erkennbaren Krankheitswert eine Monozytose persistiert.

Tab. 10. Weitere Erkrankungen mit möglicher Monozytose.

Lymphome, Karzinome:	*Verschiedenes:*
Morbus Hodgkin (Lymphogranulomatose)	Lupus erythematodes
Non-Hodgkin-Lymphome (NHL)	Rheumatoide Arthritis
Plasmozytom	Colitis ulcerosa
Zahlreiche Karzinome	Lipoidspeicherkrankheiten
Granulomatöse Erkrankungen:	Leberzirrhose
Sarkoidose	Hochdosierte Steroidtherapie
Enteritis regionalis (Crohn)	

*4. Ausschließlich monozytäre Proliferation oder myelo-monozytäre Proliferation
im Knochenmarkpunktat*

Ergeben sich nach den genannten Anhaltspunkten Hinweise für eine Leukose, so ist eine Knochenmarkpunktion, gegebenenfalls mit weiterer Untersuchung der in Frage kommenden Zellen in Mark und Peripherie mit zytochemischen oder immunologischen Methoden indiziert. Fast stets sind entweder stark unreife, blastäre Zellen ausschließlich vermehrt, so daß das Bild einer akuten Leukämie entsteht (s. unter »Vorstufen der Leukopoese im Blut«) oder aber es handelt sich um Mischbilder, bei welchen mehrere Zellpopulationen im Rahmen eines myeloproliferativen Syndroms betroffen sind, speziell bei der **chronischen Myelose** (s. unter »Vorstufen der Leukopoese im Blut«). Nur äußerst selten muß bei einer reinen oder fast reinen monozytären Zellpopulation, gesichert durch die hohe Aktivität unspezifischer Esterasen in den Zellen, eine akute, subakute oder chronische **Monozytenleukämie** diskutiert werden. Die Existenz einer chronischen Monozytenleukämie ist jedoch nicht allgemein akzeptiert, möglicherweise handelt es sich um eine besondere Variante einer akuten Leukose oder der chronischen Myelose.

Qualitative Veränderungen reifer Granulozyten des Blutes (Abb. 9)

Verschiedenartige Anomalien können bei der Durchmusterung peripherer Ausstriche an den Granulozyten auffallen, welchen differentialdiagnostische Bedeutung zukommt. Es sei darauf hingewiesen, daß mit der zunehmenden automatisierten Erstellung der Differentialblutbilder derartige Anomalien nicht festgestellt werden können. Hierzu zählen Granulationsanomalien, Plasmavakuolen und Kernatypien.

1. Bakterielle Infektion

Eine häufige qualitative Anomalie der Leukozyten ist die sog. »**toxische Granulierung**« der reifen Neutrophilen. Es treten dabei zahlreiche mittelgroße und dunkel gefärbte Plasmagranula auf. Sie sind für schwergradige, vor allem bakteriell bedingte Infekte charakteristisch. Seltener treten sie ohne Infekte bei erheblichen Knochenmarkschädigungen auf.

2. Medikamenteneffekt

Um nicht irrtümlich eine schwere Infektion zu unterstellen, ist es wichtig zu wissen, daß eine morphologisch gleichartige »toxische« Granulierung der Neutrophilen des Blutes auch nach einigen Medikamenten auftreten kann. Dies trifft zu für Atebrin und insbesondere für Resochin.

3. Aldersche Granulationsanomalie

Mit toxischer Granulierung kann die **Aldersche Granulationsanomalie** verwechselt werden. Sie ist jedoch rezessiv erblich, die Granula sind ebenfalls mittelgradig vergrößert und in der panoptischen Färbung dunkel, aber weniger zahlreich und nur in einem Teil der Leukozyten (Neutrophile oder auch Lymphozyten) vorhanden. Diese Anomalie kann mit einer Reihe angeborener Syndrome (Hurler-Syndrom, Hunter-Syndrom und andere) verbunden sein. Die Funktion der Leukozyten erscheint im übrigen nicht wesentlich gestört.

```
QUALITATIVE VERÄNDERUNGEN REIFER
      GRANULOZYTEN DES BLUTES
                │
      Granulozyten des Blutausstriches
    ┌───────────┼───────────┐
Granulations-  Plasma-    Kernatypien
anomalie       vakuolen
┌─────┴─────┐      │      ┌────┴────┐
"Toxische  Konstit.         8. Pelger-
Granulation" Veränd.        Huetsche
                            Kernanomalie
```

Granulationsanomalie:
- "Toxische Granulation"
  - 1. Schwere bakterielle Infektionen
  - 2. Medikamenteneffekt, bes. Resochin
- Konstitutionelle Veränderungen
  - 3. Aldersche Granulationsanomalie
  - 4. May-Hegglin-Anomalie
  - 5. Chediak-Steinbrincksche Riesengranulation

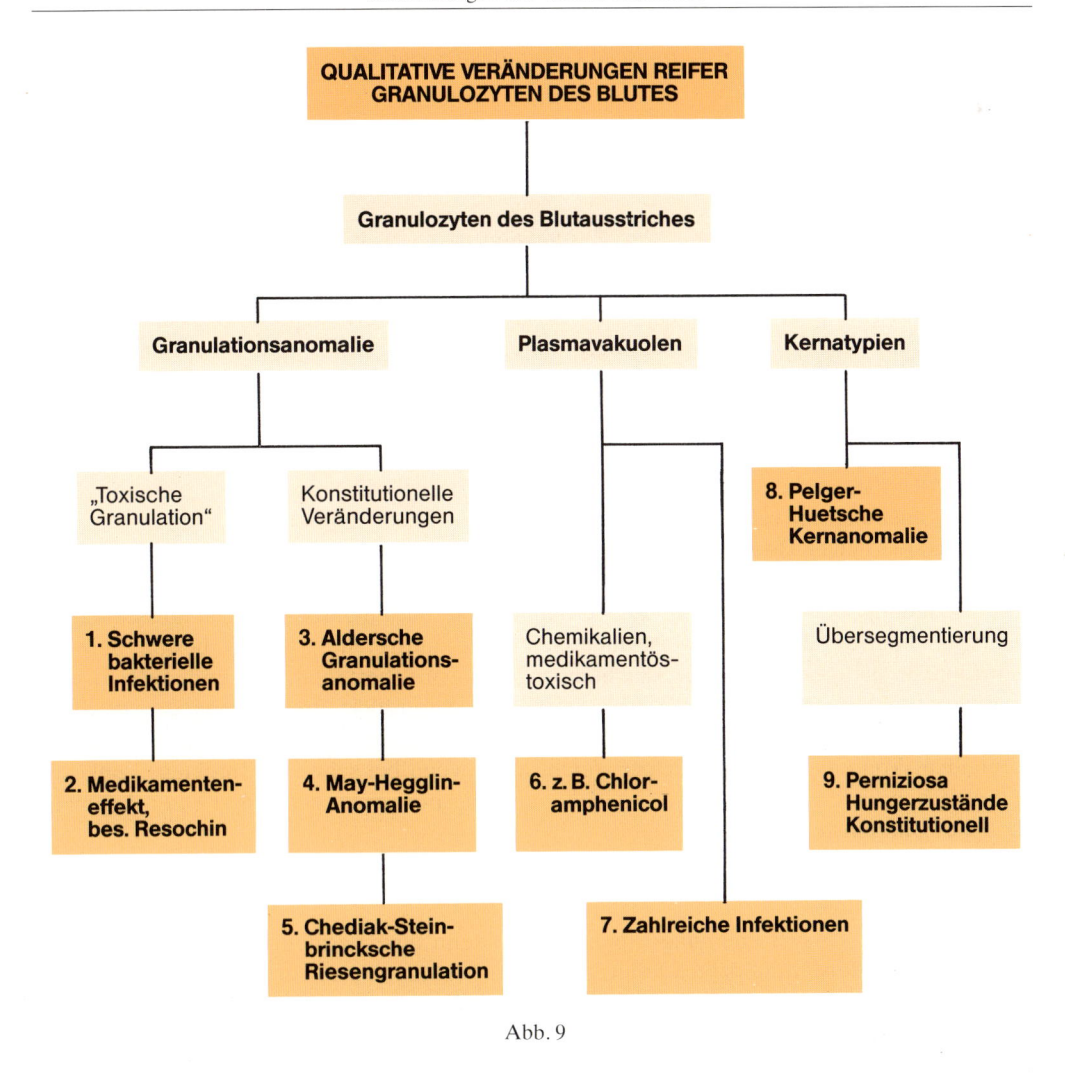

Plasmavakuolen:
- Chemikalien, medikamentös-toxisch
  - 6. z. B. Chloramphenicol
- 7. Zahlreiche Infektionen

Kernatypien:
- 8. Pelger-Huetsche Kernanomalie
- Übersegmentierung
  - 9. Perniziosa Hungerzustände Konstitutionell

Abb. 9

4. May-Hegglin-Anomalie

Die dominant vererbte **May-Hegglin-Anomalie** ist ebenfalls mit zytoplasmatischen Einschlußkörperchen in Granulozyten verbunden. Die Einschlüsse sind gering an Zahl, groß und basophil.

5. Chediak-Steinbrincksche Riesengranulation

Autosomal rezessiv erblich ist die **Chediak-Steinbrinck-Higashi-Anomalie**, welche mit charakteristischen Riesengranula in Leukozyten einhergeht. Gleichzeitig besteht ein partieller Albinismus, eine Photophobie, ein frühzeitiges Ergrauen der Haare und als schwerwiegendstes Merkmal eine sehr ausgeprägte Infektneigung, insbesondere des Respirationstraktes und der Haut. Betroffene sterben meist bereits im Kindesalter.

6. Toxische Granulozytenschäden

Relativ oft werden in Leukozyten des Blutes Plasmavakuolen beobachtet. Sie können Hinweis auf eine toxische Schädigung durch Medikamente, z. B. bei Chloramphenicol sein. Den Vakuolen selbst kommt keine große Bedeutung zu.

7. Infektionen

Bei zahlreichen, auch viralen Infekten können zum Teil multiple Plasmavakuolen auftreten. Sie sind aber meist diagnostisch nicht weiter verwertbar. Lediglich bei infektiöser Mononukleose sind sie in Form der sogenannten »gefensterten Zellen« im Zusammenhang mit anderen Zeichen hinweisend (s. S. 904).

8. Pelger-Huetsche Kernanomalie

Einige Kernanomalien der Granulozyten haben differentialdiagnostische Bedeutung. Eine Linksverschiebung mit zahlreichen, kaum oder gar nicht segmentierten Granulozyten kann evtl. durch die **Pelger-Huetsche Kernanomalie** vorgetäuscht werden. Es handelt sich um eine beim Menschen fast immer heterozygot vorkommende angeborene Anomalie, bei welcher eine Hemmung der Kernreifung der Granulozyten besteht, so daß fast ausschließlich nichtsegmentierte oder nur zweisegmentige Kerne auftreten, was am besten bei den Neutrophilen zu erkennen ist. In der homozygoten Form bestehen nur runde oder ovoide Granulozytenkerne. Die Plasmagranula sind etwas vergrößert und können eine toxische Granulierung vortäuschen. Die Anomalie ist nicht mit erkennbaren Funktionsstörungen verbunden. Von einem **Pseudo-Pelger** spricht man, wenn bei schweren Infekten, Leukosen und manchen anderen Knochenmarkschäden ein transitorisches, der Pelger-Huet-Anomalie ähnliches Bild entsteht.

9. Ursachen einer Übersegmentierung der Granulozyten

Von einer »Rechtsverschiebung« spricht man, wenn eine Vermehrung besonders ausgeprägt segmentierter Granulozyten (Vier- oder Mehrkernsegmente) vorliegt. Bei unbehandelter perniziöser Anämie kann dieses Phänomen ebenso zu beobachten sein wie nach Transfusionen oder im Hungerzustand. In seltenen Fällen kommt ein entsprechendes Phänomen in konstitutioneller Form vor.

Vorstufen der Leukopoese im Blut (Abb. 10a)

Die Abklärung von Ursachen für das Auftreten von Vorstufen der Leukopoese im Blut setzt natürlich neben der Kenntnis der normalen Blutleukozyten weitere morphologische Kenntnisse über die Hämopoese voraus.

Treten im peripheren Blut mehr als 5 stabkernige Granulozyten auf 100 Leukozyten auf, so spricht man von einer **Linksverschiebung** (so benannt nach der Anordnung von links nach rechts bei Abbildungen mit zunehmendem Reifegrad). Eine ausgeprägte Linksverschiebung besteht beim Auftreten von solchen Vorstufen der Granulopoese im Blut, welche unter normalen Umständen nur im Knochenmark zu finden sind. Je nach Ausprägung dieses Phänomens kann man aus praktisch-klinischen Gründen eine **geringgradige Linksverschiebung,** welche meist reaktiv ist, eine **stark ausgeprägte Linksverschiebung,** welche nur bei besonders heftigen reaktiven Prozessen vorkommt, und eine **massive Linksverschiebung**

Veränderungen des weißen Blutbildes

VORSTUFEN DER LEUKOPOESE IM BLUT

Blutausstrich

- **Gering- bis mäßiggradige Linksverschiebung**
  - Ursache: meist reaktive Blutbildveränderungen
  - Abklärung durch klinische Methoden
  - **Nichthämatolog. Erkrankung**
  - s. auch unter neutroph. Granulozytose

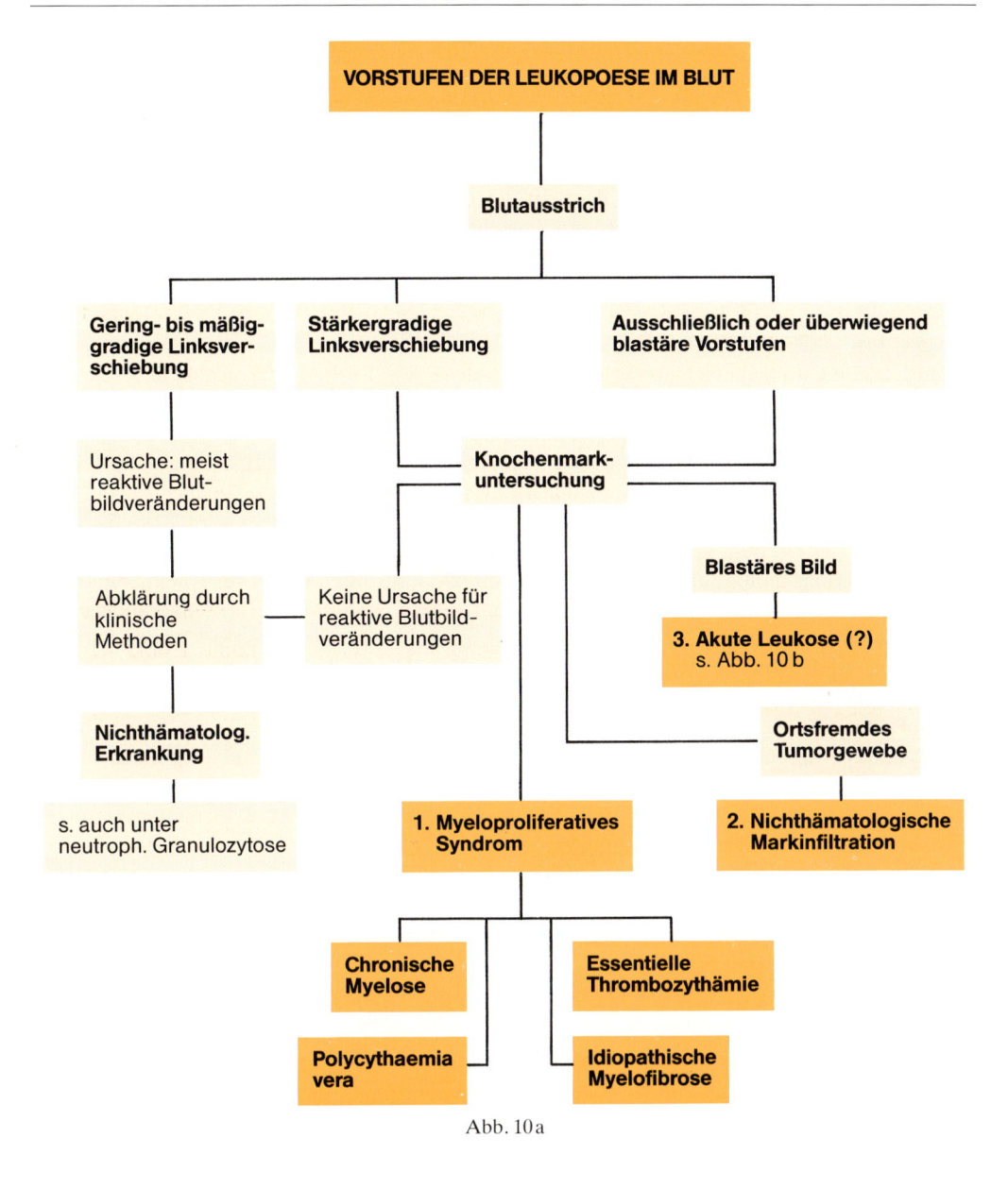

- **Stärkergradige Linksverschiebung**
  - **Knochenmarkuntersuchung**
    - Keine Ursache für reaktive Blutbildveränderungen
    - **1. Myeloproliferatives Syndrom**
      - **Chronische Myelose**
      - **Polycythaemia vera**
      - **Essentielle Thrombozythämie**
      - **Idiopathische Myelofibrose**

- **Ausschließlich oder überwiegend blastäre Vorstufen**
  - **Knochenmarkuntersuchung**
    - **Blastäres Bild**
      - **3. Akute Leukose (?)** s. Abb. 10 b
    - **Ortsfremdes Tumorgewebe**
      - **2. Nichthämatologische Markinfiltration**

Abb. 10 a

unterscheiden, welche meist leukämischen Ursprungs ist. Diese grobe Einteilung hat praktische Konsequenzen.

Gering- bis mäßiggradige Linksverschiebung

Finden sich bei meist nur mäßig erhöhter Gesamtleukozytenzahl (bis ca 30000/mm^3, selten darüber) mit vermehrt Stabkernigen im Blut gegebenenfalls auch einige Metamyelozyten, so liegt eine gering- bis mäßiggradige Linksverschiebung vor, welche bei einem nachzuweisenden entzündlichen Prozeß dieses reaktive Phänomen erklärt. Selten ergibt sich ein solcher Befund bei einer Schwangerschaft.

Unter diesen Umständen wird man zunächst von einer Knochenmarkuntersuchung absehen können, da meistens durch andere Methoden eine Ursache für eine im weitesten Sinne des Begriffes entzündlich-reaktive Antwort des Knochenmarks bzw. Blutbildes gefunden werden kann. Insofern entspricht der diagnostische Weg dem unter »Neutrophile Granulozytose mit normalem Differentialblutbild« (s. S. 887) beschriebenen, es handelt sich somit meist nicht um eine eigentlich hämatologische Erkrankung.

Stärkergradige Linksverschiebung

Besteht eine Linksverschiebung im Blut, welche Myelozyten und gegebenenfalls noch unreifere Vorstufen (Promyelozyten oder blastäre Zellen) aufweist, so ist sie stärkergradig oder bereits massiv. Bei stärkergradiger Linksverschiebung wird man lediglich dann auf eine Markuntersuchung verzichten, wenn eine augenfällige, z. B. schwere, hochentzündliche oder septische Erkrankung diesen Befund zunächst als reaktiv erklären kann. In aller Regel treten neben vermehrt stabkernigen bei solchen Prozessen noch jugendliche Granulozyten (Metamyelozyten), nur selten Myelozyten im Blut auf. Noch weniger ausgereifte Zellen weisen bereits auf primär hämatologische Erkrankungen hin und sollten gleich zur Knochenmarkuntersuchung führen. Findet sich bei zunächst eher reaktiv gedeuteten Blutbildveränderungen (leichtere Linksverschiebung) mit anderen diagnostischen Methoden keine Ursache für ein auslösendes Grundleiden, so sollte dann eine Knochenmarkuntersuchung angeschlossen werden. Allerdings muß in solchen Fällen unter Umständen mit einem wenig charakteristischen Frühstadium einer hämatologischen Erkrankung (z. B. beginnendes myeloproliferatives Syndrom) gerechnet werden. Lediglich bei Vorliegen weiterer Anhaltspunkte für die Existenz einer hämatologischen Erkrankung, z. B. bei gleichzeitiger Anämie, Thrombopenie und/oder Splenomegalie sollte man die rasche Durchführung einer Knochenmarkuntersuchung erwägen.

Sind im Blut, eventuell auch nur vereinzelt (!), blastäre Zellen nachzuweisen, handelt es sich immer um ein ernstes hämatologisches Leiden, bei welchem rasch eine vollständige Abklärung erfolgen sollte. Die Knochenmarkuntersuchung sollte dann möglichst rasch erfolgen.

Werden bei der Knochenmarkuntersuchung diffuse Veränderungen der Hämopoese oder an einzelnen Blutbildungsreihen erwartet, so kann eine Aspirationsbiopsie (z. B. als Sternalpunktion) erfolgen. Dieses Vorgehen hat den Vorteil, daß die Markausstriche oder Quetschpräparate nach dem Trocknen und Färben bei entsprechender Sachkenntnis sofort beurteilt werden können. Bei manchen Erkrankungen kann dieser Zeitgewinn sehr von Vorteil sein. Erwartet man entscheidende diagnostische Hinweise durch nur herdförmige Markveränderungen (z. B. Hodgkin-Infiltrate, Karzinommetastasen und anderes), zählt natürlich als sicher nur ein positiver Befund. Die Trefferquote ist insoweit bei Markaspiration wesentlich geringer als bei ausreichend großem Stanzzylinder. Auch bei Befunden an der Knochenmatrix (Bindegewebe, Knochenbälkchen usw.) kann nur eine Biopsie mit histologischer Aufarbeitung weiterhelfen. Die histologische Aufarbeitung einer Stanzbiopsie benötigt einige Tage. Es sind aber auch beide Techniken (Aspiration und Stanzbiopsie) an einer Punktionsstelle in einer Sitzung möglich.

1. Myeloproliferatives Syndrom

Erbringt eine Knochenmarkuntersuchung, daß eine oder mehrere hämatologische Reihen (Erythropoese, Granulozytopoese, Megakaryozytopoese) verstärkt proliferieren, ohne daß es zu einer Unterbrechung der Ausreifung in diesen Reihen kommt, und ist dieser Zustand nicht auf einen erhöhten peripheren Verbrauch (z. B. Hämolyse oder lienale Sequestration) zurückzuführen, dann liegt ein myeloproliferatives Syndrom vor.

Der Begriff des myeloproliferativen Syndroms wurde eingeführt, da die hierin zusammengefaßten Erkrankungen verwandt sind, häufig Mischbilder vorkommen und außerdem mehr oder minder deutliche Wechsel im Verlauf von einer Erkrankung zu einer zweiten oder noch weiteren vorkommen. Man faßt zusammen in diesem Oberbegriff die **chronische Myelose** (chronisch-myeloische Leukämie, CML), die **Polycythaemia vera,** die **essentielle Thrombozythämie** und die **primäre Myelofibrose.**

Chronische Myelose: Von den oben genannten Erkrankungen ist die **chronische Myelose** die häufigste. Sie betrifft fast ausschließlich Erwachsene und zeigt eine meist erhebliche Splenomegalie, eine Anämie und eine erhebliche Leukozytose mit sehr ausgeprägter Linksverschiebung im Blut. Die Anämie ist in der Regel normochrom. Die Thrombozyten können erniedrigt, normal oder erhöht sein. Im weißen peripheren Blutbild sind charakteristischerweise vom Blasten oder Promyelozyten an alle Reifungsstufen bis zum Segmentkernigen vertreten. Hauptsächlich ist dabei die neutrophile Reife betroffen, jedoch finden sich meist auch vermehrt Eosinophile und Basophile, gegebenenfalls auch deren Vorstufen im Blut. Außerdem sind meist auch Monozyten vermehrt. Grobe morphologische Atypien der Leukozyten gehören nicht zur CML. Bei hoher Gesamtleukozytenzahl ist die relative Lymphozytenzahl stark vermindert. Im Knochenmark findet sich entsprechend eine erhebliche bis massive Hyperplasie der Granulopoese, wobei aber alle Reifungsstufen vorhanden sind. Die Erythropoese kann relativ oder absolut vermindert sein. Die Zahl der Megakaryozyten kann sehr unterschiedlich sein. Fettmark ist in Sternum und Beckenkamm regelmäßig reduziert oder fehlt völlig. Von einer typischen CML spricht man, wenn die Chromosomenanalyse aus Knochenmarkmetaphasen das Vorliegen eines sogenannten Philadelphia-Chromosoms zeigt, was in ca. 90% der Fälle der Fall ist. Ca. 10% aller CML-Fälle sind somit Philadelphia-Chromosom-negativ. Differentialdiagnostisch hilfreich ist auch eine Bestimmung des Index der alkalischen Leukozytenphosphatase. Eine CML zeigt üblicherweise einen erniedrigten Index, jedoch kann dieser bei erfolgreicher Therapie wieder ansteigen und auch bei erheblichen entzündlichen Komplikationen wie auch bei der sogenannten Blastenkrise der CML normal oder erhöht sein. Mit zunehmender Krankheitsdauer, gelegentlich jedoch schon rasch nach Diagnosestellung, kann ein akzelerierter Verlauf mit noch weiter zunehmender Linksverschiebung der Blutleukozyten eintreten. Mit oder ohne diese Phase kann ein Blastenschub auftreten. Er ist charakterisiert durch das Auftreten zahlreicher Blasten im Mark und meist auch im Blut, während die reifen Stufen der Granulopoese rasch abnehmen. Gleichzeitig verschlechtern sich auch die Anämie und es kommt zum Abfall der Thrombozyten, so daß ein Bild ähnlich dem einer akuten Leukämie entsteht. Siehe hierzu auch unter »Akute Leukose«.

Polycythaemia vera: Eine vermehrte Proliferation der Erythropoese, Granulopoese und Megakaryozytopoese mit erhöhten entsprechenden Zellzahlen im Blut, offenbar aufgrund einer Störung auf dem gemeinsamen Stammzellniveau, kennzeichnet die **Polycythaemia vera.** Eine Splenomegalie findet sich oft, ist aber meist nicht so ausgeprägt wie bei der chronischen Myelose oder Myelofibrose.

Neben der oft im Vordergrund stehenden erhöhten Erythrozytenzahl bis zu 11 Mill./mm^3 findet sich auch ein erhöhtes Gesamtblutvolumen. Näheres s. Kapitel »Polyglobulie«. Eine meist nicht sehr ausgeprägte Leukozytose mit eventueller Linksverschiebung im Blut kann, aber muß nicht, gleichzeitig vorhanden sein. Gleiches gilt für die Thrombozytenzahl, wobei oft im Verlauf der Erkrankung die Differentialdiagnose bei zunehmender Beteiligung mehrerer hämatologischer Reihen klarer wird. Zur Diagnose und Differentialdiagnose s. Kapitel »Polyglobulie«. Hier sei nur noch erwähnt, daß Übergänge zu den anderen Formen des myeloproliferativen Syndroms vorkommen.

Essentielle Thrombozythämie: Steht bei einem myeloproliferativen Syndrom ganz die erhöhte Produktion von Thrombozyten (bis zu mehreren Millionen/mm^3) mit der Vermehrung der Megakaryozyten im Vordergrund, muß man eine **essentielle Thrombozythämie** diskutieren. In einem Frühstadium ist diese Erkrankung schwer oder gar nicht von einer reaktiven Thrombozytose zu unterscheiden, zumal eine solche auch oft noch mit einer gewissen Leukozytose einhergehen kann. Es überschreiten jedoch reaktive Thrombozytosen kaum den Bereich von etwa 0,8–1,0 Mill./mm^3. Eine Leukozytose ist bei essentieller Thrombozythämie meist nur gering bis mäßig ausgeprägt (bis 40000/mm^3). Die Linksverschiebung ist nicht sehr ausgeprägt, so daß nur Metamyelozyten, gegebenenfalls einzelne Myelozyten im Blut auftreten. Bei unklarer Leukozytose und eventueller Linksverschiebung sollte jedoch eine Bestimmung der Thrombozytenzahl zusätzlich erfolgen, um diese Erkrankung nicht zu übersehen. Differentialdiagnostisch wichtig ist, daß im Knochemark bei essentieller Thrombozythämie eine Linksverschiebung bei den Megakaryozyten, eine wesentliche Vermehrung ihrer Zahl sowie Atypien auftreten, was bei reaktiven Thrombozytosen fehlt oder nur andeutungsweise beobachtet wird. Gelegentlich läßt sich diese Differentialdiagnose jedoch nur durch Beobachtung des weiteren Verlaufes klären.

Idiopathische Myelofibrose: Sehr variabel ist die Leukozytenzahl bei der **idiopathischen Myelofibrose**. Sie kann erniedrigt, normal oder mehr oder weniger stark erhöht sein, letzteres ist häufiger der Fall. Auch das Ausmaß der peripheren Linksverschiebung mit Auftreten unterschiedlich unreifer granulopoetischer Vorstufen bis zu blastären Zellen variiert sehr. Diagnostisch wegweisend kann das zusätzliche Auftreten von (meist wenigen) Vorstufen der Erythropoese im Blut sowie das gehäufte Vorkommen von irregulär geformten Erythrozyten (sogenannte Poikilozytose, z. B. »Tränenformen«) sein. Meist besteht auch eine erhebliche Splenomegalie. Die Diagnose ist durch eine Knochenmarkstanzbiopsie mit Nachweis der Markfibrosierung zu erhärten. Näheres s. auch im Kapitel »Anämie«.

2. Nichthämatologische Knochenmarkinfiltration

Nur relativ selten treten stärkergradig unreife Vorstufen der Leukopoese im Blut auf bei nichthämatologischen malignen Erkrankungen (gelegentlich auch aus der roten Reihe, s. unter »Kernhaltige Vorstufen der Erythrozyten im Blut«). Dies kann der Fall sein, wenn eine neoplastische Knochenmarkinfiltration erheblichen Ausmaßes besteht. Die Symptomatik des Grundleidens dürfte dann meist führend sein. Bei weiter unklaren Fällen führt eine Biopsie befallener Markareale diagnostisch weiter.

3. Akute Leukose

Treten im Blut blastäre Zellen auf, die zur Knochenmarkuntersuchung geführt haben, und erbrachte diese weder ein myeloproliferatives Syndrom noch eine nichthämatologische neoplastische Infiltration, so liegt eine akute Leukose vor. Diese wird im nächsten Abschnitt behandelt.

Vorstufen der Leukopoese im Blut (Abb. 10b)

1. Akute Leukose

Beim Auftreten von unreifen blastären Zellen im Blut, gleich welcher Zahl in Verbindung mit Anämie und Thrombopenie, muß an eine akute Leukose gedacht werden. Die Ausschwemmung solcher Zellen in das Blut kann auch fehlen, so daß eine »**aleukämische Leukose**« vorliegt, welche in der Regel bei der Abklärung einer Anämie und/oder Thrombopenie durch eine Knochenmarkuntersuchung diagnostiziert wird. Besonders wegweisend sind bei akuter Leukose ausgeprägt unreife Zellen (Blasten) im Blut ohne gleichzeitiges Erscheinen mittlerer Reifestufen, während aus der granulopoetischen Reihe noch vermindert reife segmentkernige Zellen vorhanden sind. Man spricht daher von einem **Hiatus leucaemicus.** Der klinische Verlauf ist fast stets akut (Ausnahmen s. unten unter »Sonderformen«). Die wichtigsten klinischen Zeichen sind durch die Anämie, die Thrombopenie und das Fehlen oder die starke Verminderung reifer Neutrophiler bedingt. Im Knochenmark findet sich relativ unabhängig von einem aleukämischen, subleukämischen oder ausgeprägt leukämischen Verlauf eine dichte, fast stets diffuse Infiltration durch eine meist relativ homogene pathologische Zellpopulation.

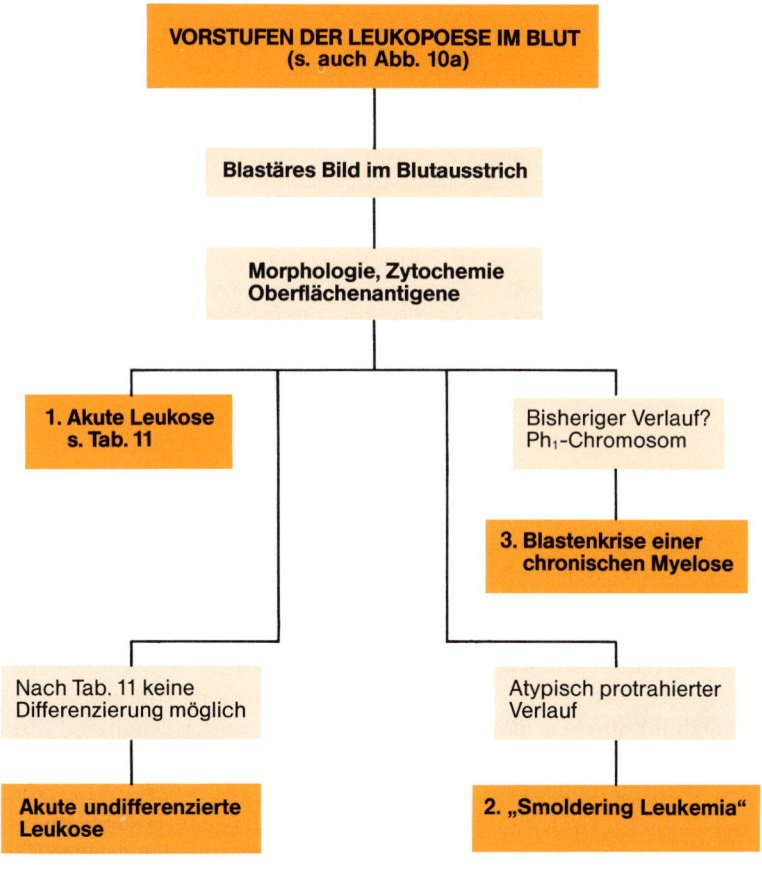

Abb. 10b

Tab. 11. **Akute Leukosen.**

Akute myeloische Leukosen (AML) und verwandte Formen

Subtypen: myeloblastisch
promyelozytär
myelomonozytär
monozytär
erythro-leukämisch
megakaryoblastisch
eosinophil (?)
basophil (?)

Kennzeichen einer AML bzw. verwandter Formen
Auer-Stäbchen (nur wenn Peroxidase-positiv)
Peroxidase-positive Granula
fein-gesprenkeltes Kernchromatin
gebuchtete unregelmäßige Kerne
Esterase-positive Zellen
Positivität monoklonaler Antikörper gegen myeloische
Differenzierungsantigene

Akute lymphoblastische Leukosen (ALL)

Subtypen: klassifiziert nach B- oder T-Zell-Eigenschaften:
T-Zell-ALL
B-Zell-ALL
O-Zell-ALL
T- und B-Zell-ALL
Weitere Subklassifikation mit monoklonaler Antikörpertechnik

Kennzeichen einer ALL und ihrer Subtypen
PAS-positive grobe Schollen
unregelmäßig verklumptes Kernchromatin
Nachweis von T-Zell-Eigenschaften (E-Rosetten)
Positivität gegenüber Anti-T-Zell-Antikörpern
Nachweis von B-Zell-Eigenschaften (EAC-Rosetten)
Positivität gegenüber Anti-B-Zell-Antikörpern
Nachweis von CALLA (»Common acute lymphoblastic leukemia antigen«)
TdT (terminale Deoxynukleotidyltransferase)

Die weitere Differenzierung einer akuten Leukose erfolgt nach der Herkunft bzw. Abstammung der leukämischen Zellpopulation. Hierbei dienen morphologische und zytochemische Kennzeichen, Oberflächenmarker bzw. -Antigene der Zellen und Enzymbestimmungen als Hilfsmittel. Die wichtigsten Typen einer akuten Leukose sind in Tab. 11 zusammengefaßt.

Die Tab. 11 gibt die wesentlichen Kennzeichen an, welche die Zuordnung zum myeloischen oder lymphatischen Kreis erlauben. Im Kindesalter überwiegen zahlenmäßig deutlich die **lymphoblastischen akuten Leukosen,** im Erwachsenenalter die **myeloischen,** doch ist hiermit allein im Einzelfall noch keine sichere Unterscheidung möglich. Ist die Zuordnung zur AML-Gruppe (akute myeloische Leukose) bzw. ALL-Gruppe (akute lymphoblastische Leukose) erfolgt, so trifft man die weitere Unterscheidung in der ersten Gruppe vorzugsweise aufgrund morphologischer Kriterien, in der zweiten Gruppe nach immunologischen Zelleigenschaften. Eine Reihe weiterer Zellmembranantigene wird derzeit intensiv erforscht, hierzu muß auf Spezialliteratur verwiesen werden. Die häufigste Form der ALL, die »Common-ALL«, hat eine wesentlich bessere Prognose als die verschiedenen myeloischen Leukosen. Dies hat auch therapeutische Konsequenzen.

Die Existenz akuter eosinophiler und akuter basophiler Leukosen ist nicht generell akzeptiert, zumindest handelt es sich hierbei um Raritäten.

Je mehr der zum Teil sehr aufwendigen, in Tab. 11 nicht alle genannten Differenzierungskriterien angewandt werden, um so weniger einzelne Fälle bleiben übrig und sind nicht einzuordnen, somit undifferenzierbar **(akute undifferenzierte Leukose, AUL)**.

2. »Smoldering Leukemia«

Selten kann im hohen Lebensalter eine aus therapeutischen Gründen abzutrennende Sonderform auftreten, welche rein morphologisch alle Zeichen einer akuten Leukose zeigt, aber nur eine sehr langsame Progredienz aufweist oder für einige Zeit stationär bleibt. Somit ist die Diagnose einer sogenannten **»Smoldering Leukemia«** nur unter Einbeziehung des Verlaufes möglich.

3. Blastenkrise einer chronischen Myelose

Eine Blastenkrise einer chronischen Myelose (CML, s. dort) kann so früh im Krankheitsverlauf auftreten, daß die CML noch gar nicht bekannt war. Eine für eine akute Leukose atypisch große Milz kann jedoch hinweisend sein. Bei Nachweis eines Philadelphia-Chromosoms (s. unter CML) ist die Differentialdiagnose ebenfalls zu klären.

Kernhaltige Vorstufen der Erythrozyten im Blut (Abb. 11)

1. Erythrozytenvorstufen im Blut Neugeborener

Nicht sehr häufig treten kernhaltige Vorstufen der Erythrozyten im Blut auf, am häufigsten noch Normoblasten, selten noch weniger reife Zellen. Lediglich innerhalb der ca. 4 ersten Lebenstage ist dieser Zustand normal, sonst immer Anzeichen einer wesentlichen Störung, wobei ggf. eine **fetale Erythroblastose** (s. Kinderheilkunde) zu erwägen ist. Falls sich die zugrundeliegende Erkrankung nicht durch andere Leitsymptome direkt zu erkennen gibt, ist zur weiteren Abklärung eine Knochenmarkpunktion indiziert.

2. Neoplastischer Knochenmarkbefall

Bei einer zytologischen oder histologischen Markuntersuchung können sich entweder Hinweise für primäre Knochenmarkneoplasien vom akuten oder chronischen Typ ergeben oder auch Zeichen eines karzinomatösen oder sarkomatösen Markbefalls. Voraussetzung ist natürlich, daß bei herdförmigem Befall eine betroffene Stelle anpunktiert wurde. Im Falle der Metastasierung ergibt sich die Diagnose aus Zytologie bzw. Histologie des Biopsates und gegebenenfalls aus der weiteren Primärtumorsuche.

3. Akute Erythrämie

In der ausgeprägtesten, obgleich nur selten vorkommenden Form, können rote Vorstufen bei **akuter Erythrämie** (DiGuglielmo) und dann auch in großer Zahl im Blut vorkommen. Diese Erkrankung ist gekennzeichnet durch eine schwerste Störung der Erythropoese, oft auch gleichzeitig der Granulopoese, mit sehr erheblichen, zum Teil bizarren morphologischen

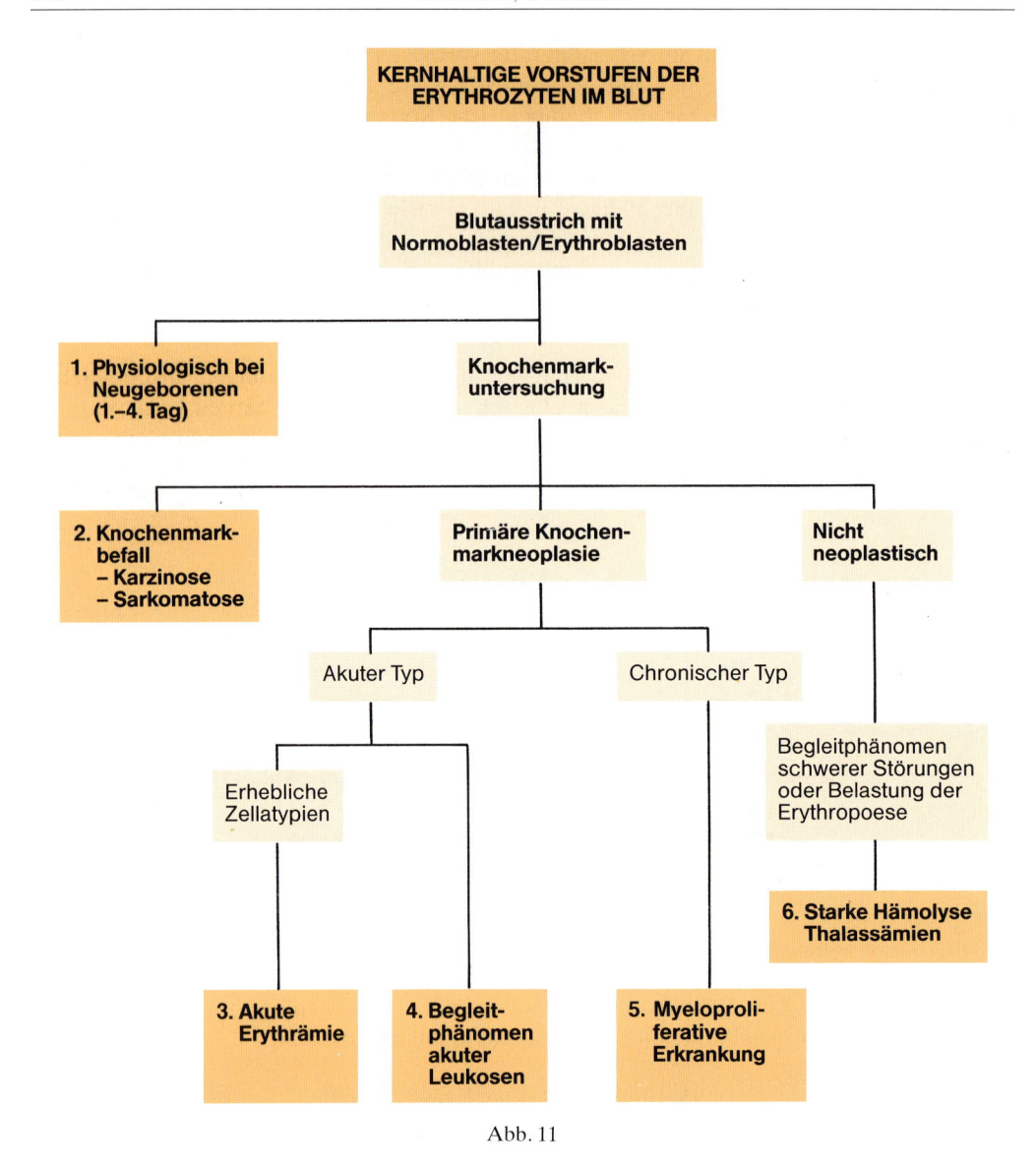

```
KERNHALTIGE VORSTUFEN DER
ERYTHROZYTEN IM BLUT
            │
    Blutausstrich mit
    Normoblasten/Erythroblasten
    ├──────────────────┬─────────────────────┐
1. Physiologisch bei   Knochenmark-
Neugeborenen           untersuchung
(1.–4. Tag)
    ├──────────────────┼─────────────────────┐
2. Knochenmark-    Primäre Knochen-       Nicht
befall             markneoplasie          neoplastisch
– Karzinose
– Sarkomatose
                   ├──────────┐           │
                   Akuter Typ  Chronischer Typ
                                          Begleitphänomen
                                          schwerer Störungen
                   Erhebliche             oder Belastung der
                   Zellatypien            Erythropoese

                                          6. Starke Hämolyse
                                          Thalassämien

3. Akute    4. Begleit-    5. Myeloproli-
Erythrämie  phänomen       ferative
            akuter         Erkrankung
            Leukosen
```

Abb. 11

Abweichungen aller Vorstufen und Ausschwemmung in das Blut. Klinisch gleicht das Bild eines Erkrankten dem einer akuten Leukämie.

4. Begleitphänomen akuter Leukosen

Weniger ausgeprägt werden kernhaltige rote Vorstufen ohne oder mit geringen morphologischen Normabweichungen bei **akuten Leukosen** (s. dort) beobachtet. Dabei ist gelegentlich besonders im Beginn der Erkrankung eine erythro-leukämische Phase zu beobachten, im weiteren Verlauf verschwinden die roten Vorstufen oft wieder aus der Peripherie.

5. Myeloproliferative Erkrankung

Relativ charakteristisch ist das Erscheinen wenigstens einiger kernhaltiger roter Vorstufen bei **myeloproliferativen Syndromen**, bei der **chronischen Myelose** zusätzlich zu zahlreichen weißen Vorstufen. Unter Umständen kann von Bedeutung sein, daß Zählautomaten Normoblasten und Erythroblasten im Blut wie Leukozyten zählen, deren Zahl dann falsch hoch ausfällt. Finden sich keine oder nur sehr wenige unausgereifte Granulozyten im Blut, aber einige rote Vorstufen, so muß immer eine **Myelofibrose** (Abklärung durch Stanzbiopsie des Knochenmarks) in Betracht gezogen werden; siehe auch Kapitel »Anämie« (S. 51) und Abschn. »Myeloproliferatives Syndrom« (S. 923).

6. Erythropoesestörung, Hämolysen

Meist in geringem Umfang können aber auch kernhaltige Vorstufen der Erythrozyten im Blut bei nichtneoplastischen schweren Störungen der Erythropoese auftreten. Dies kann z. B. der Fall sein bei erheblich beschleunigter Erythropoese im Rahmen ausgeprägter **hämolytischer Anämien** (s. dort) oder bei ausgeprägten **Thalassämien** und **Hämoglobinopathien**. Diese Erkrankungen zeigen als Leitsymptom stets eine Anämie (s. entsprechendes Kapitel).

Blutfremde geformte Elemente im Blut (Abb. 12)

Gelegentlich können in Blutausstrichen nach panoptischer Färbung Strukturen beobachtet werden, welche weder dem normalen Blut noch den Blutbildungsreihen des Knochenmarkes zuzuordnen sind. Am häufigsten handelt es sich um Artefakte.

1. Artefakte

Bei der Färbung von Ausstrichen können vielgestaltige Strukturen wie Schollen, Platten u.ä. als Farbniederschläge auftreten. Die Identifizierung ist meist leicht, wenn man überhaupt an die Möglichkeit von Artefakten denkt.

Blutfremde Artefakte sind auch Bakterienhaufen, die auf Objektträgern wachsen können. Ihre Anordnung, ihre Lage und fehlende Phagozytose weisen gegebenenfalls auf ein Kunstprodukt hin. Auch Plattenepithelzellen der Haut (meist des Untersuchers) können auf Objektträger geraten und sollten keine Verwirrung auslösen, wenn an diese Möglichkeit gedacht wird.

2. Plasmazellen

Nur selten werden Plasmazellen in größerer Zahl im Blut angetroffen. Dann muß an das Vorliegen der leukämischen Variante eines Plasmozytoms gedacht werden. Siehe hierzu Kapitel »Pathologische Elektrophorese«.

3. Tumorzellen

Ebenfalls selten können Karzinomzellen im Blut beobachtet werden. Ihre Identifizierung erfolgt morphologisch, ist aber ohne Kenntnis von einem Karzinom oft nicht einfach.

4. Parasiten

Eine größere Bedeutung hat der morphologische Nachweis von Parasiten im Blut. Die Erkennung setzt kritische Aufmerksamkeit und oft längeres gezieltes Suchen voraus, da die

BLUTFREMDE GEFORMTE ELEMENTE IM BLUT

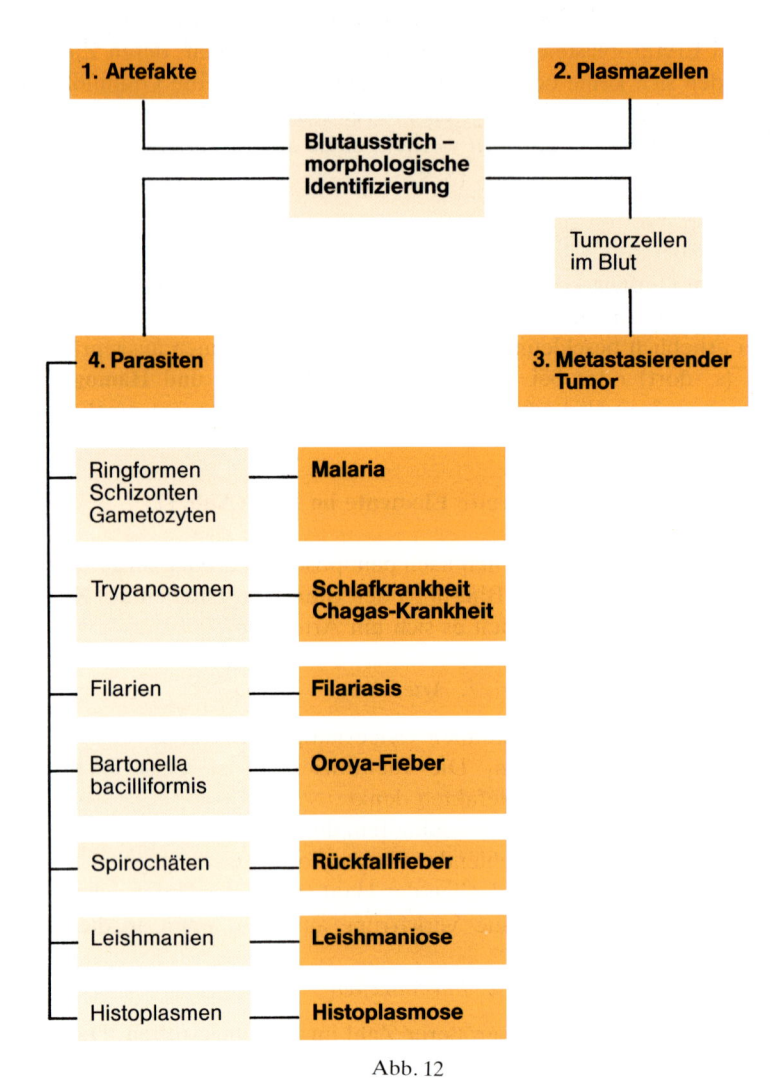

- 1. Artefakte
- 2. Plasmazellen

Blutausstrich – morphologische Identifizierung

- Tumorzellen im Blut
- 3. Metastasierender Tumor
- 4. Parasiten

Erreger	Krankheit
Ringformen, Schizonten, Gametozyten	Malaria
Trypanosomen	Schlafkrankheit, Chagas-Krankheit
Filarien	Filariasis
Bartonella bacilliformis	Oroya-Fieber
Spirochäten	Rückfallfieber
Leishmanien	Leishmaniose
Histoplasmen	Histoplasmose

Abb. 12

Zahl der Parasiten im Blut sehr gering sein kann. Oft sind Ausstrichuntersuchungen der Punktate von Lymphknoten, Knochenmark und anderen Geweben lohnend.

Weltweit große Bedeutung hat die **Malaria,** bei welcher die Diagnose fast stets durch den Nachweis der Parasiten im Blut gestellt wird. Klinisches Leitsymptom ist Fieber (Näheres s. daher im entsprechenden Kapitel). Die verschiedenen intraerythrozytären Ringformen der Trophozoiten, die Schizonten sowie die seltener im Blut erscheinenden Gameten identifiziert der nicht sehr Geübte am besten mit Hilfe von Bildtafeln.

Bei einer **Trypanosomiasis** können die Erreger als längliche Gebilde mit einem Kern und einer Geißel an der undulierenden Membran nachgewiesen werden. Diese Erreger kommen in sehr ähnlicher Form sowohl bei der **Afrikanischen Schlafkrankheit** (Trypanosoma gambiense) als auch bei der **Chagas-Krankheit** (Trypanosoma cruzi) vor.

In vielen tropischen Gebieten ist eine Infektion mit verschiedenen Arten von **Mikrofilarien** möglich, welche zum Teil eher im Gewebe, zum Teil auch im Blut als wurmähnliche, vielkernige, langgestreckte Gebilde mit einer Hülle gefunden werden. Die Häufigkeit des Auftretens im Blut kann, je nach Art, unterschiedlich sein, so daß gegebenenfalls tagsüber und auch nachts Ausstriche angefertigt werden sollten.

Teils in Kokken-, teils in Stäbchenform liegt der Erreger des **Oroya-Fiebers** (Bartonella bacilliformis) intraerythrozytär vor. Diese südamerikanische Infektionskrankheit führt über eine Hämolyse zur Anämie und verläuft meist schwer.

Bei **Rückfallfieber** können die sehr dünnen, korkenzieherartigen Erreger im Blut beobachtet werden (Spirochaeta recurrentis).

Verschiedene **Leishmanien**arten sind Erreger einiger tropischer oder subtropischer Erkrankungen. Sie können als kleine intensiv gefärbte Plasmaeinschlüsse unter Umständen in Monozyten des Blutes beobachtet werden.

Bei generalisierter **Histoplasmose** können ebenfalls im Blutmonozyten die kleinen bläschenförmigen Plasmaeinschlüsse (Histoplasma capsulatum) auftreten.

Differentialdiagnostisches Spektrum

Neutrophile Granulozytose einschl. Leukozytose mit normalem Differentialblutbild
Streß-Situationen (s. Tab. 1)
Bakterielle Infektionen (Organbefall, systemischer Befall, Fokus)
Andere Infektionen (Mykosen, Parasiten)
Autoaggressionskrankheiten
Kollagenosen
Rheumatisches Fieber
Rheumatoide Arthritis
Maligne Tumoren (reaktives Blutbild, paraneoplastische Veränderungen)
Hyperkortizismus (exogen, endogen)
Hyperthyreose
Reaktiv-überschießend nach Agranulozytose
Myeloproliferative Erkrankung (chronische Myelose, Polycythaemia vera, essentielle Thrombozythämie, Osteomyelofibrose)

Leukopenie/Neutropenie
Agranulozytose (Medikamente, industriell-chemische Noxen, unbekannte Noxen)
Aplastisches Syndrom, Osteomyelofibrose
Akute Leukosen, Smoldering Leucemia, hochmalignes NHL
Niedrigmalignes NHL (CLL, Haarzell-Leukose, andere NHL)
Plasmozytom
Knochenmarkkarzinose
Morbus Hodgkin

Angioimmunoblastische Lymphadenopathie
Histiozytosis X
Speicherkrankheit
Fetomaternale Inkompatibilität
Autoimmunneutropenie
Lupus erythematodes
Infekte (Bakterien, Rickettsien, Viren, Protozoen [s. Tab. 4])
Infantile genetische Agranulozytose
Familiäre benigne Neutropenie
Zyklische Leukopenie
Splenomegaliesyndrom
Perniziöse Anämie
Folsäuremangel, Folsäureantagonisten
Myelodysplasie (Myelodysplastisches Syndrom, MDS)

Lymphozytose
Ausheilende Infekte
Akute infektiöse Lymphozytose
Pertussis
Brucellosen
Tuberkulose
Lues
Niedrigmalignes Non-Hodgkin-Lymphom
Hochmalignes Non-Hodgkin-Lymphom
Maligne Tumoren
Infektiöse Mononukleose
Hepatitis epidemica

Lymphopenie
Zytostatische Therapie
Aplastisches Syndrom
Splenomegaliesyndrom
Morbus Hodgkin
Nichtleukämische NHL
LK-Tuberkulose
Miliartuberkulose
Strahlentherapie
Chirurgische LK-Resektion
Hyperkortizismus (exogen, endogen)
Virale Infekte, bakterielle Infekte
Immundefektsyndrom (angeboren, erworben)

Eosinophilie
Parasitose (Wurmeier, serologische Teste – s. Tab. 5)
Andere Infektionen (s. Tab. 6)
Natürliche Allergene, Umweltallergene (s. Tab. 7)
Arzneimittelallergie, Serumkrankheit
Sichelzellanämie

Myeloproliferative Erkrankung
Eosinophilen-Leukämie
Kollagenosen und verwandte Erkrankungen (s. Tab. 8)
Abt-Letterer-Siwe-Krankheit, Hand-Schüller-Christian-Krankheit, Eosinophiles Granulom,
Maligne Histiozytose
Maligner Tumor
Morbus Hodgkin
H-Ketten-Krankheit
Morbus Addison
Hypopituitarismus
Idiopathische Eosinophilie

Eosinopenie
Hyperkortizismus (endogen, exogen)
Streß-Situation
Initialphase schwerer Infektionen

Basophilie
Myeloproliferatives Syndrom
Basophilen-Leukose
Urticaria pigmentosa
Mastzellretikulose
Myxödem
Nephrose

Monozytose
Infektiöse Mononukleose
Zahlreiche Infektionen (s. Tab. 9)
Maligne Erkrankungen
Kollagenosen und verwandte Erkrankungen
Granulomatöse Erkrankungen (s. Tab. 10)
Monozytosenleukosen
(s. auch unter »Vorstufen der Leukozytose im Blut«)

Qualitative Veränderungen reifer Granulozyten des Blutes
Schwere bakterielle Infektionen
Medikamenteneffekt (Resochin!)
Aldersche Granulationsanomalie
May-Hegglin-Anomalie
Chediak-Steinbrincksche Riesengranulation
Plasmavakuolen (Chloramphenicol, zahlreiche Infektionen)
Pelger-Huetsche Kernanomalie
Perniziosa
Hungerzustände
Konstitutionell

Erkrankungen mit Vorstufen der Leukopoese im Blut
Myeloproliferatives Syndrom (s. Abb. 10a)

Akute Leukosen (s. Tab. 11)
Smoldering Leukemia
Blastenkrise einer chronischen Myelose

Kernhaltige Vorstufen der Erythrozyten im Blut
Physiologisch bei Neugeborenen
Knochenmarkbefall (Karzinose, Sarkomatose)
Akute Erythrämie
Begleitphänomen akuter Leukosen
Myeloproliferative Erkrankung
Starke Hämolyse
Thalassämien

Blutfremde geformte Elemente im Blut
Artefakte?
Plasmazellen
Metastasierender Tumor
Parasiten (Malaria, Schlafkrankheit, Chagas-Krankheit, Filariasis, Oroya-Fieber, Rückfallfieber, Leishmaniose, Histoplasmose)

Literatur

BEGEMANN H, RASTETTER J. Atlas der klinischen Hämatologie. 3. Aufl. Berlin, Heidelberg, New York: Springer 1978.
BEGEMANN H, RASTETTER J. Klinische Hämatologie. 3. Aufl. Stuttgart, New York: Thieme 1986.
GROSS R, SCHMIDT C G. Klinische Onkologie. Stuttgart, New York: Thieme 1985.
THEML H. Taschenatlas der Hämatologie. Stuttgart, New York: Thieme 1983.
WINTROBE M M, LEE G R, BOGGS D R, BITHELL T C, FOERSTER J, ATHENS J W, LUKENS J N. Clinical Hematology. 8th ed. Philadelphia: Lea & Febiger 1981.

Pathologische Elektrophorese

I. Meuthen und B. Mödder

Definition und Abgrenzung

Die Höhe des Serumeiweißspiegels ist von Eiweißzufuhr, körpereigener Eiweißproduktion und Eiweißverlust abhängig. Mittels der Zelluloseacetatfolien-Elektrophorese lassen sich fünf Proteinfraktionen unterscheiden (Albumin, α_1-Globulin, α_2-Globulin, β-Globulin, γ-Globulin). Zur weiteren Differenzierung dieser Eiweißanteile steht die Immunelektrophorese zur Verfügung. So lassen sich über 20 verschiedene Eiweißkomponenten differenzieren. Abb. 1 stellt die wichtigsten Eiweißfraktionen dar. Die unterschiedliche Sedimentationsgeschwindigkeit der Plasmaeiweiße ist die Grundlage für ihre Differenzierung mittels der Ultrazentrifuge.

Eine besondere Rolle innerhalb der verschiedenen Eiweißfraktionen nehmen die Immunglobuline ein. Mittels der Immunelektrophorese können qualitativ IgG, IgA, IgM, IgD und IgE voneinander unterschieden werden. Die quantitative Immunglobulinbestimmung weist IgG in einer Konzentration von 800–1800 mg/dl nach, die IgA-Fraktion beträgt 90–450 mg/dl und die IgM-Konzentration 60–280 mg/dl. IgD und IgE liegen in sehr geringer Konzentration vor. Das Immunglobulinmolekül ist aus zwei Leichtketten und zwei Schwerketten, die durch Disulfidbrücken miteinander verbunden sind, aufgebaut. Die Leichtketten weisen zwei Antigentypen auf. Der Typ I wird auch als Kappa-Typ bezeichnet, der Typ II trägt die Bezeichnung Lambda. Die beiden Pole des Immunglobulinmoleküls sind durch das komplementbindende Fragment (FC-Fragment = S-Fragment) und das antigenbindende Fragment (Fab-Fragment = F-Fragment) typisiert. Die Bezeichnungen S (slow) und F (fast) rühren von der Wanderungsgeschwindigkeit in der Elektrophorese her. Immunglobuline werden von Plasmazellen und stimulierten B-Lymphozyten gebildet.

Diagnostisches Vorgehen

Liegt eine pathologische Eiweißelektrophorese vor, so ist zwischen Dysproteinämien und Paraproteinämien zu differenzieren (s. Abb. 2).

Dysproteinämien (Abb. 3)

Dysproteinämien bilden einen Sammelbegriff für Verminderungen oder Erhöhungen physiologisch vorkommender Plasmaproteine. Es kann sowohl der Albumin- als auch der Globulinanteil der Plasmaeiweiße betroffen sein. Im Gegensatz zu Paraproteinämien zeigen Dysproteinämien bei Erhöhung eines Globulinkompartiments in der Elektrophorese eine breitbasige Zacke (fehlender M-Gradient, M = monoklonal).

1. Sekundäre Dysproteinämien

Es sind **sekundäre Dysproteinämien** von primären Defektdysproteinämien zu differenzieren. Tab. 1 zeigt die Vielzahl der Erkrankungen, die mit einer Dysproteinämie einhergehen

```
                    SERUMEIWEISSELEKTROPHORESE
                              |
      ┌───────────────────────┼───────────────────────┐
   Albumin                α-Globulin              β-Globulin
                              |
                    ┌─────────┴─────────┐              |
                α₁-Globulin         α₂-Globulin    γ-Globulin
                              |
                      Immunelektrophorese
                              |
   ┌──────────┬───────────────┬───────────────┬──────────────┐
Präalbumin  α₁-Antitrypsin  Haptoglobin  α₂-Makroglobulin
   α₁-Seromukoid  α₁-Lipoprotein  Coeruloplasmin  Transferrin
                                                  β-Lipoprotein
                                                        IgG
                                                        IgA
                                                        IgM
```

Abb. 1

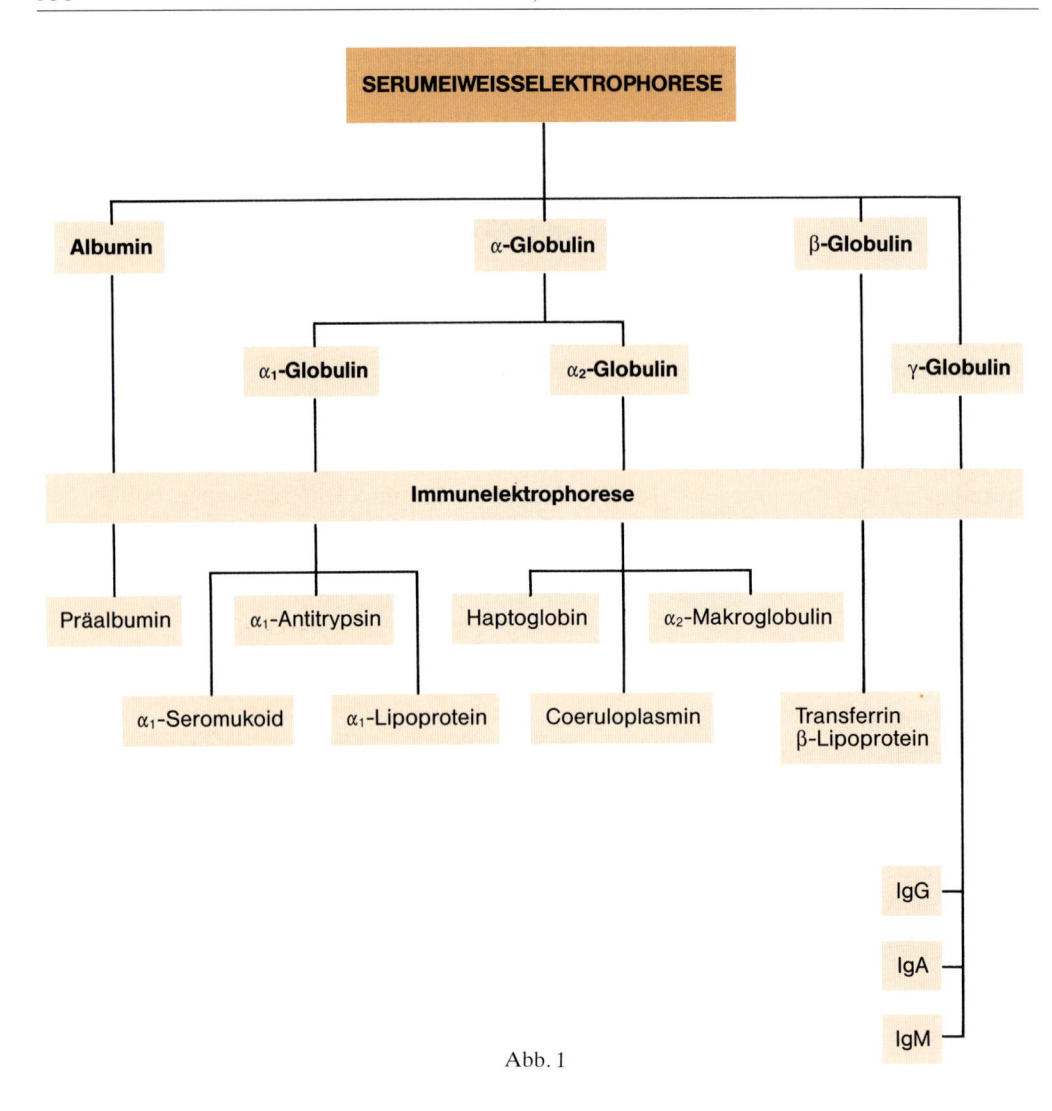

können. Eine besondere Stellung nehmen erworbene Dysproteinämien bei HIV-Infektion ein, je nach Stadium der Erkrankung können polyklonale Gammaglobulinvermehrungen oder Immunglobulinverminderungen angetroffen werden. Erhebt sich der Verdacht auf eine primäre, erbliche Dysproteinämie, so ist die Diagnose durch die Immunelektrophorese bzw. eine quantitative Immunglobulinbestimmung zu sichern (Abb. 3). Tab. 2 zeigt eine Aufstellung von Erkrankungen, die durch primäre Defektdysproteinämien bedingt sind.

2. Primäre Dysproteinämien ohne Immundefekt (Tab. 2a)

Die **Analbuminämie** ist eine äußerst seltene Erkrankung, die klinisch durch Ödemneigung auffällt. Laborchemisch sind eine maximal gesteigerte BSG, eine fehlende Albuminzacke in der Elektrophorese und eine Erniedrigung des Gesamteiweißes auffällig. Die **Tangier-Krankheit** ist durch ein Fehlen der α₁-Lipoproteine verursacht. Cholesterinspeicherung in

Leber und Milz, Lymphknoten und Tonsillen verursachen eine entsprechende Vergrößerung der Organe. Die Speicherzellen können im Knochenmark, in Haut und Schleimhäuten nachgewiesen werden. Das Fehlen der α_1-Lipoproteine kann in der Lipidelektrophorese nachgewiesen werden, laborchemisch fällt eine hochgradige Verminderung des Cholesterins auf. Die **Akanthozytose** wird durch eine Abetalipoproteinämie verursacht und äußert sich durch eine hämolytische Anämie. Bei der **Atransferrinämie** liegt eine hochgradige hypochrome Anämie mit starker Verminderung des Serumtransferrins vor, es entwickelt sich eine sekundäre Hämosiderose. Der **Morbus Wilson** beruht auf einem angeborenen Coeruloplasminmangel, die Erkrankung ist klinisch durch Leberzirrhose, neurologische Symptome und den sogenannten Kayser-Fleischer-Ring in der Kornea charakterisiert. Laborchemisch weist der Morbus Wilson eine Verminderung des Serumkupfers und Coeruloplasmins im Serum auf.

3. Primäre Immundefektsyndrome (Tab. 2b)

Die Krankheitsgruppe umfaßt von ihrer Pathogenese her drei verschiedene Gruppen. Der Typ A ist durch Defekte im humoralen Immunsystem gekennzeichnet, der Typ B faßt Erkrankungen des zellulären Immunsystems zusammen, der Typ C weist kombinierte Defekte des humoralen und zellulären Systems auf. Wegen der funktionellen Einheit zwischen B- und T-Lymphozyten ergeben sich insbesondere bei Defekten des T-Zell-Systems (T-Suppressorzellen, T-Helferzellen) und bei kombinierten Immundefekten Wechselwirkungen untereinander.

Brutonsche Agammaglobulinämie: Klinisch fällt die Erkrankung durch schwere generalisierte Infekte auf, die Verdachtsdiagnose kann anhand der extremen Verminderung der

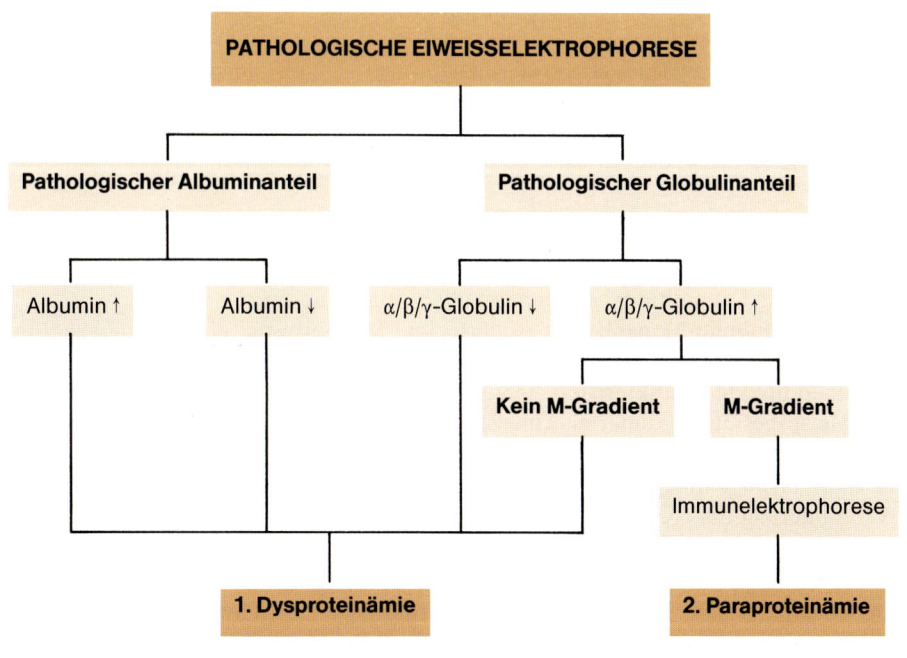

Abb. 2

Tab. 1. **Pathologische Veränderungen der Plasmaproteine.**

Proteintyp	Normalwert	Erhöht bei	Erniedrigt bei
Gesamteiweiß	6–8 g/dl	Paraproteinämie polyklonale EW-Erhöhung	Mangelernährung Eiweißverlust konsumierende Erkrankung postoperativ schwere Lebererkrankung
Präalbumin	28–35 mg/dl	Gravidität	Lebererkrankung Paraproteinämie Agammaglobulinämie
Albumin	3,4–4,6 g/dl	Hyperbilirubinämie Gravidität Exsikkose Herzinsuffizienz	Mangelernährung Eiweißverlust Lebererkrankung Nephrose Verbrennung chron. Entzündung Tumor Analbuminämie Blutverlust
α_1-*Globulin*	1–5 rel.%	Entzündung Tumor nephrotisches Syndrom nekrotischer Prozeß	Lebererkrankung Eiweißmangel α_1-Antitrypsin-Mangel Analphalipoproteinämie Ovulationshemmer Tangier-Krankheit
α_2-*Globulin*	7–13 rel.%		
Haptoglobin	30–190 mg/dl	Entzündung Tumor posthepatischer Ikterus Myokardinfarkt	Lebererkrankung Hämolyse Ahaptoglobinämie Polyzythämie
Coeruloplasmin	32–44 mg/dl	akute Entzündung Tumor Gravidität Myokardinfarkt	Morbus Wilson Lebererkrankung Eiweißmangel nephrotisches Syndrom

γ-Globuline oder ihres völligen Fehlens aus der Elektrophorese gestellt werden. Die Immunelektrophorese und quantitative Immunglobulinbestimmung führen weiter.

Isolierter γ-Globulin-Mangel: Der isolierte IgG-Mangel weist gleichzeitig erhöhte IgM-Spiegel auf. Der Erkrankungsverlauf ist ebenso wie der des isolierten IgM-Mangels durch rezidivierende Infekte charakterisiert. Der häufigste isolierte γ-Globulin-Mangel ist der IgA-Defekt. Meist bestehen keinerlei klinische Symptome, daneben werden Patienten mit rezidivierenden Infekten und Malassimilationssyndromen beschrieben.

Transiente Hypogammaglobulinämie: Es handelt sich um eine vorübergehende frühkindliche Verminderung der Syntheserate von IgM, IgG und IgA.

T-Zell-Immundefekte: Die Diagnose ist durch immunologische Zelltypisierung, durch Oberflächenmarker von T-Zellen und durch Überprüfung der T-Zell-Funktion im Rahmen von Hauttests zu stellen. Beim **Di-George-Syndrom** liegt eine Thymus- und Epithelkörperchenaplasie vor, daneben bestehen andere Organmißbildungen. T-Zell-Defekte ohne Organmißbildungen werden als **Nezelof-Syndrom** bezeichnet.

Proteintyp	Normalwert	Erhöht bei	Erniedrigt bei
		Tab. 1 (**Fortsetzung**).	
α_2-Makroglobulin	240–290 mg/dl	Diabetes mellitus Nierenerkrankung Porphyria cutanea tarda	chronische Lebererkrankung
β-Globulin	8–15 rel.%		
β-Lipoprotein	200–500 mg/dl	Paraproteinämie Hypothyreose Hyperlipidämie nephrotisches Syndrom	Abetalipoproteinämie Coma diabeticum Lebererkrankung
Transferrin	250–400 mg/dl	Eisenmangel Ovulationshemmer	Entzündung Tumor Lebererkrankung Nierenerkrankung Atransferrinämie
γ-Globulin	11–22 rel.%	Paraproteinämie chron. Entzündung Tumor Lebererkrankung HIV-Infektion	Agammaglobulinämie sekundäres Antikörpermangelsyndrom: Tumor Hämoblastose malignes Lymphom nephrot. Syndrom Urämie Eiweißmangel Virusinfekte Hyperkortizismus Diabetes mellitus Thyreotoxikose Immunsuppression Strahlentherapie HIV-Infektion

Kombinierte humorale und T-Zell-Defekte: Die **Ataxia teleangiectatica** weist eine zerebellare Ataxie, okulokutane Teleangiektasie und Immundefizenz auf. Rezidivierende Infekte und eine erhöhte Malignomrate werden beschrieben. Der **Schweizer-Typ der Agammaglobulinämie** zeigt eine Lymphopenie durch gleichzeitige B- und T-Lymphozyten-Verminderung. Das **Wiskott-Aldrich-Syndrom** hat als klinische Leitsymptome das Ekzem, die Thrombozytopenie und rezidivierende Infekte.

Paraproteinämien (Abb. 4)

Paraproteine sind pathologische Immunglobuline, die von einem einzelnen Plasmazellklon oder Lymphozytenklon gebildet werden. Es liegt eine monoklonale Vermehrung eines Immunglobulins vor, die sich in der Elektrophorese durch eine hohe, im Gegensatz zur Dysproteinämie schmalbasige Zacke (M-Gradient) im γ-, β- oder selten im α-Globulin-Bereich zeigt. Mittels der Immunelektrophorese und durch Ultrazentrifugation können Paraproteine näher differenziert werden. Tab. 3 gibt die Häufigkeit der verschiedenen Paraproteintypen wieder. Nach antigenspezifischen Determinanten lassen sich die Leichtketten in einen Typ Kappa und einen Typ Lambda auftrennen.

Tab. 2a. **Primäre Dysproteinämien ohne Immundefekt.**

Erkrankung	Defektes Eiweiß	Erbgang
Analbuminämie	Albumin	unbekannt
Tangier-Krankheit	α_1-Lipoprotein	autosomal rezessiv
Akanthozytose (Abetalipoproteinämie)	β-Lipoprotein	autosomal rezessiv
Atransferrinämie	Transferrin	unbekannt
Morbus Wilson	Coeruloplasmin	autosomal rezessiv

Klinische Symptome im Rahmen einer Paraproteinämie oder Paraproteinurie sind Nierenfunktionsstörungen, Blutgerinnungsstörungen, eine Abwehrschwäche durch Verminderung der physiologischen Antikörperfunktion sowie eine meist deutliche BSG-Beschleunigung. Eine sekundäre Kryoglobulinämie, eine sekundäre Amyloidose, Hyperviskositätssyndrome und Schädigung des Blutgefäßsystems werden beobachtet. Paraproteinämien werden unter dem Sammelbegriff der monoklonalen Gammopathien zusammengefaßt. Tab. 4 zeigt Erkrankungen, die typischerweise mit einem Paraprotein einhergehen und bei denen die typische Elektrophorese den differentialdiagnostischen Weg prägt.

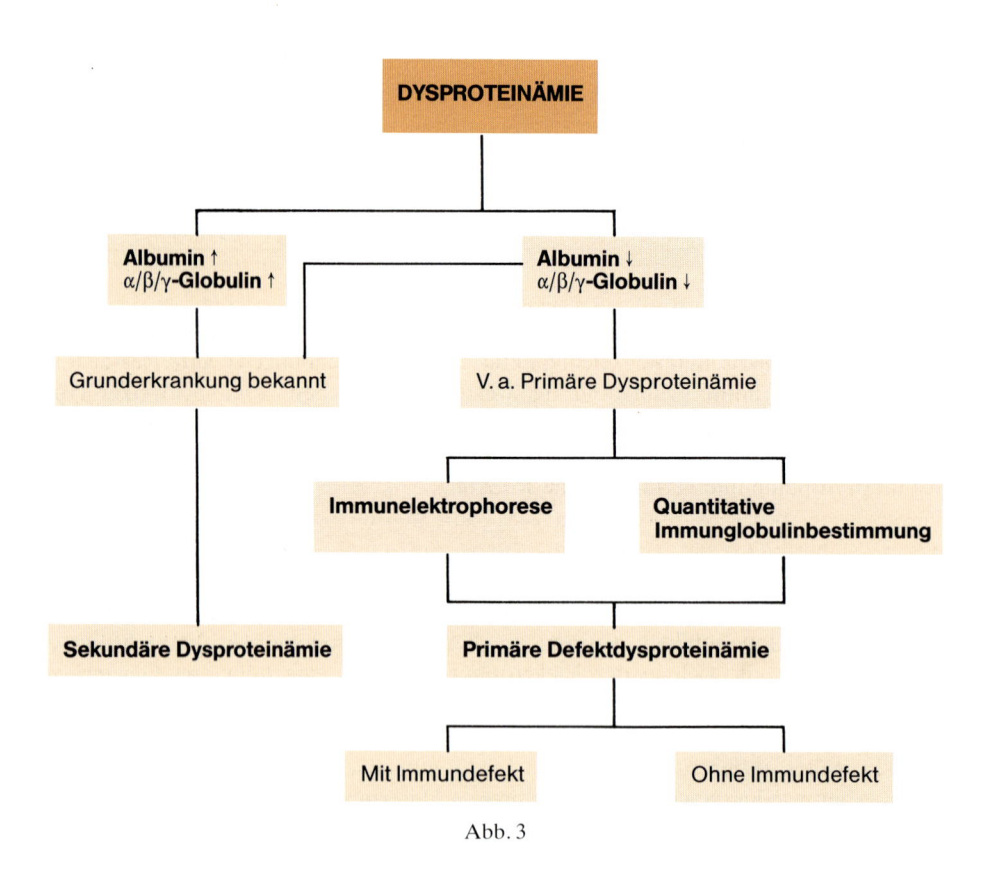

Abb. 3

Tab. 2b. **Primäre Immundefektsyndrome.**

Erkrankung	Defektes Eiweiß/Zellsystem	Erbgang
	Typ A:	
Brutonsche Agammaglobulinämie	γ-Globulin/B-Lymphozyten	X-chromosomal rezessiv
Isolierter γ-Globulin-Mangel	IgG/B-Lymphozyten IgA/B-Lymphozyten	X-chromosomal rezessiv sporadisches Auftreten (autosomal rezessiv, autosomal dominant?)
Transiente Hypogammaglobulinämie bei Kindern	IgM/B-Lymphozyten IgG, A, M/B-Lymphozyten	nicht genau bekannt
	Typ B:	
Purin-Nukleosid-Phosphorylasemangel	T-Lymphozyten	
Nezelof-Syndrom	T-Lymphozyten (ohne Miß- bildungen)	autosomal rezessiv
Di-George-Syndrom	T-Lymphozyten (Organmißbildung)	
	Typ C:	
Ataxia teleangiectatica	T-Lymphozyten (IgA, E, G)	autosomal rezessiv
Schweizer Typ der Agammaglobulinämie	B- u. T-Lymphozyten	X-chromosomal rezessiv od. sporadisches Auftreten
Wiskott-Aldrich-Syndrom	IgM (IgG)/B-Lymphozyten und T-Lymphozyten	X-chromosomal rezessiv
Giedion-Scheidegger-Anomalie	IgA/M/T-Lymphozyten	

1. Non-Hodgkin-Lymphome, AILD (LgX)

Sämtliche vom B-Lymphozyten-System ausgehende NHL können mit Paraproteinämien einhergehen, lediglich beim **Morbus Waldenström (Immunozytom, lymphoplasmozytoides NHL)** ist die Paraproteinämie das Leitsymptom. Das Haupterkrankungsalter liegt zwischen dem 60. und 70. Lebensjahr. Klinisch fallen neben allgemeinen Tumorsymptomen lokalisierte, meist aber generalisierte kleine, mäßig derbe Lymphome auf. Dem Stadium der Erkrankung entsprechend kann eine Hepatosplenomegalie vorliegen. Wie bei allen NHL ist eine Generalisation der Erkrankung auch außerhalb des Knochenmarks möglich, sämtliche Organe, insbesondere Haut, Speicheldrüsen (Sjögren-Syndrom) und Lunge können befallen sein. Die Gesamtheit möglicher Netzhautveränderungen werden unter dem Begriff »Fundus paraproteinaemicus« zusammengefaßt. Im Labor ist neben der stark beschleunigten BSG die Erhöhung des Gesamteiweißes und der Nachweis eines IgM-Paraproteins in der Immunelektrophorese diagnostisch leitend. Eine Anämie, Granulozytopenie und Thrombozytopenie sind häufig, jedoch vom Ausbreitungsgrad des NHL abhängig. Lymphozytosen kommen vor, ein manifester leukämischer Verlauf des Immunozytoms ist selten.

Die Diagnose wird durch die Lymphknotenhistologie nach Lymphknotenprobeexzision und bei Generalisation der Erkrankung aus der Knochenmarkhistologie gestellt. Bezüglich der immer erforderlichen Staging-Diagnostik darf auf das Kapitel »Lymphknotenschwellung« verwiesen werden.

Tab. 3. **Häufigkeit der verschiedenen Paraproteinämien.**

Art des Paraproteins	Häufigkeit (%)
IgG	60
IgA	18
IgM	13
Leichtkettenkrankheit	6
Biklonale Paraproteinämie	2
IgD	0,3
IgE	0,07
»Heavy chain disease«	sehr selten

Die angioimmunoblastische Lymphadenopathie mit Dysproteinämie (AILD) wird den T-Zell-Lymphomen zugeordnet. Eine Paraproteinämie ist möglich, gehört jedoch nicht zu den obligaten Symptomen des malignen Lymphoms. Die Erkrankung wird im Kapitel »Lymphknotenschwellung« (s. S. 205) näher besprochen.

2. Plasmozytom (multiples Myelom, Morbus Kahler)

Das Plasmozytom ist eine Erkrankung des höheren Lebensalters. Der Erkrankungsgipfel liegt zwischen dem 60. und 80. Lebensjahr. Männer scheinen etwas häufiger als Frauen zu erkranken.

Klinische Symptome sind Müdigkeit, Abgeschlagenheit, Gewichtsverlust, Fieber und typischerweise rheumatische Beschwerden bzw. Knochenschmerzen. Die Infektanfälligkeit kann im Rahmen einer Leukozytopenie oder eines sekundären Antikörpermangelsyndroms erhöht sein. Blutgerinnungsstörungen kommen bei Thrombozytopenie und im Rahmen der Paraproteinämie aufgrund plasmatischer Gerinnungsstörungen bzw. Gefäßschädigungen vor. Anämiesymptome können vorhanden sein.

Röntgenologisch läßt sich fast immer eine diffuse Osteoporose nachweisen, daneben kommen speziell an der Schädelkalotte, an Rippen und Wirbelsäule sowie an den proximalen Extremitäten Osteolysen vor. Im Labor fallen eine maximal beschleunigte BSG, eine Vermehrung des Gesamteiweißes, häufig eine Proteinurie und charakteristischerweise eine Paraproteinämie und Dysproteinämie durch sekundären Antikörpermangel auf. Eine Paraproteinämie und damit die typische maximal beschleunigte BSG fehlt beim nichtsekretorischen Plasmozytom (non-secretory-plasmocytoma), das 1–2% aller Fälle ausmacht. Ebenso fehlt die BSG-Beschleunigung weitgehend bei reiner Leichtkettenparaproteinämie im Rahmen eines Bence-Jones-Plasmozytoms, bei dem die Diagnose aus der Immunelektropho-

Tab. 4. **Erkrankungen mit Paraproteinämie und/oder Paraproteinurie.**

1. Maligne Non-Hodgkin-Lymphome, AILD (LgX)
   insbesondere: Immunozytom mit Paraproteinämie (Morbus Waldenström)
2. Plasmozytom, einschließlich Leichtkettenkrankheit (Bence-Jones-Plasmozytom)
3. Chronisch-idiopathische Kälteagglutininkrankheit
4. Primäre Amyloidose
5. Benigne Gammopathie
6. »Heavy chain disease« (»Franklin's disease«)

PARAPROTEINÄMIE

```
                    Immunelektrophorese
                    im Serum / im Urin
                 ┌──────────┴──────────┐
        Sonstige Paraproteinämie   Schwerkettenparaproteinämie
         ┌──────┴──────┐
Lymphknotenschwellung  Keine Lymphknotenschwellung
         │                    │
Lymphknotenexstirpation / Knochenmarkhistologie /   (Ultrazentrifugation)
Histologie                Knochenmarkzytologie
                       ┌──────┴──────┐
                  KM-Infiltration  Keine KM-Infiltration

                                              6. „Heavy chain
                                                 disease"

                          Kryoglobulin-   Kryoglobulin und
                           nachweis       Amyloid negativ

                              Amyloidnachweis

1. Non-Hodgkin-    3. Kälteagglutinin-   5. Benigne
   Lymphom           krankheit              Gammopathie

   2. Plasmozytom   4. Amyloidose
```

Abb. 4

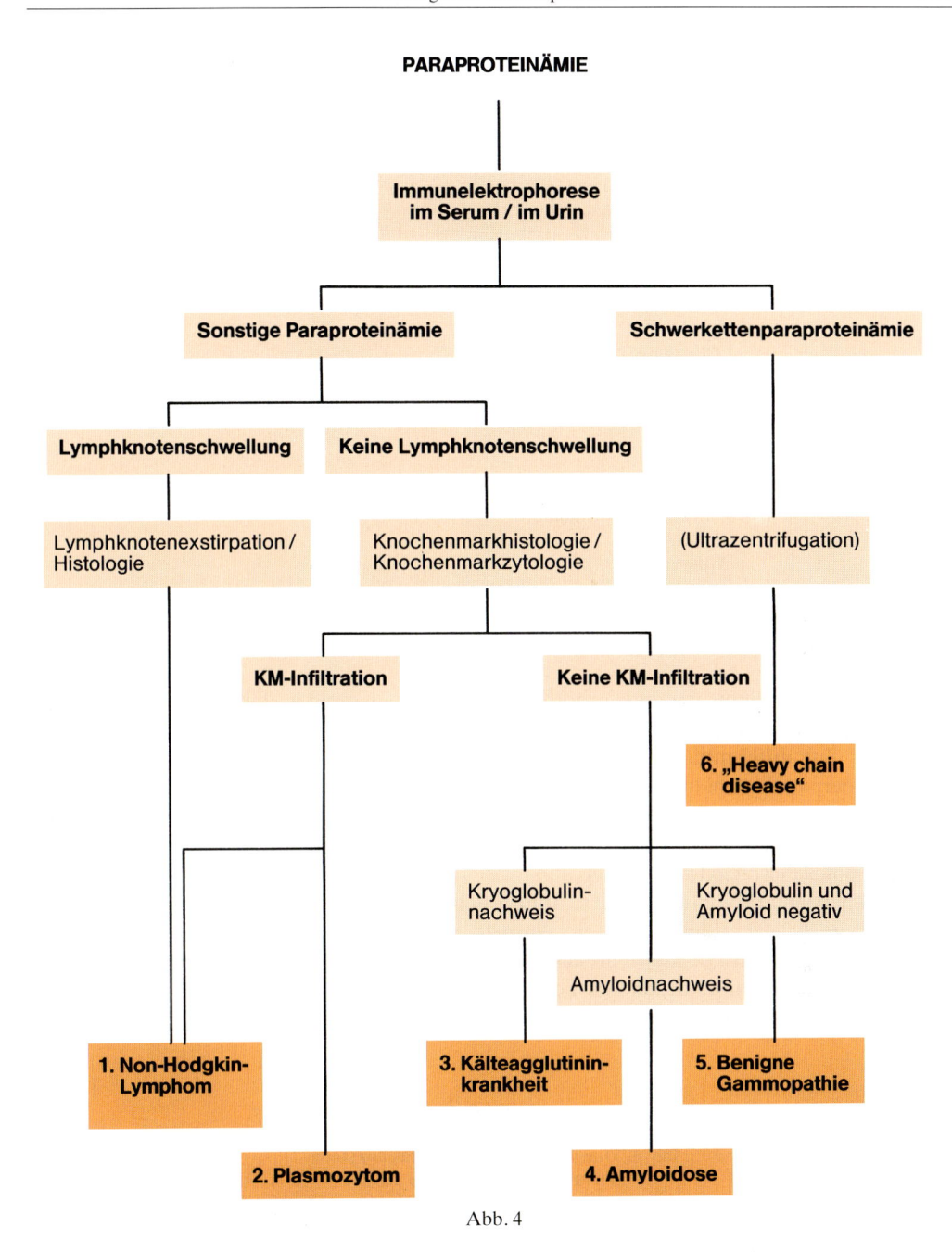

rese des Urins stellbar ist. Das Paraprotein ist meist im γ-Bereich, selten im β- oder α-Bereich gelegen. Äußerst selten sind sogenannte biklonale Gammopathien. Die Immunelektrophorese zeigt am häufigsten eine IgG- oder IgA-Paraproteinämie, sehr selten sind IgM-, IgD- oder IgE-Plasmozytome. In ca. 45% aller Patienten läßt sich eine Paraproteinurie mittels Urin-Immunelektrophorese nachweisen. Nicht obligate Laborveränderungen sind eine Erhö-

Tab. 5. **Diagnose des Plasmozytoms.**

Charakteristische Befunde	Häufigkeit (%)
BSG-Erhöhung >50/1. Stunde	93
Paraproteinämie	90
Anämie unter Hb 11 g/dl	84
Typischer Knochenmarksbefund	80
Proteinurie	80
Knochenschmerzen	80
Gesamteiweißerhöhung	72
Skelettveränderungen	73–87
Hyperglobinämie über 3 g/dl	52
Leukopenie unter 4000	40
Hepatomegalie	35
Gewichtsverlust	34–63
Thrombopenie	25
Plasmazell-Leukämie	23
Splenomegalie	18
Bence-Jones-Protein	16–45
Extramedulläre Tumoren	12–15
Blutungen	10
Hyperkalzämie	10–50
Leukozytose über 10000/mm^3	10

hung des Serumkalziums und eine erhöhte Kalziumausscheidung im Urin, eine Harnsäureerhöhung, eine Erhöhung des Serumphosphors, eine Anämie, Leukozytopenie und Thrombozytopenie. Zur differentialdiagnostischen Abgrenzung gegenüber einer Osteomalazie und einem Hyperparathyreoidismus ist die bei Plasmozytomen meist normale alkalische Phosphatase zu verwerten. Sehr selten kommen leukämische Verlaufsformen von Plasmozytomen (**Plasmazell-Leukämie**) vor. Die Tab. 5 und 6 geben charakteristische klinische Befunde zur Diagnose eines Plasmozytoms wieder, Tab. 7 zeigt die obligate prätherapeutische Diagnostik.

Die Knochenmarkbiopsie zeigt eine Infiltration mit meist atypischen Plasmazellen, deren Anteil über 20% beträgt. Je nach Ausmaß der Knochenmarkbeteiligung kann eine Verdrängung des blutbildenden Parenchyms gefunden werden. Eine zytologische Knochenmarkuntersuchung kann, besonders bei herdförmiger Knochenmarkinfiltration, der Knochenmarkbiopsie unterlegen sein.

Tab. 6. **Diagnosekriterien des Plasmozytoms (Acute Leucemia Group B).**

1. Tumorzellen
   a) >10% Plasmazellen im Knochenmark
   b) Meßbarer Plasmazelltumor

2. 1a oder 1b und eines der folgenden Kriterien
   a) M-Gradient im Serum
   b) M-Gradient im Urin
   c) Plasmazell-Leukämie
   d) Osteolyse; generalisierte Osteoporose wenn 1 a) >30%

Zu den Komplikationen des Krankheitsbildes zählen das Hyperkalzämiesyndrom, das Hyperviskositätssyndrom, pathologische Knochenfrakturen, eine Niereninsuffizienz (Plasmozytomniere), eine sekundäre Kryoglobulinämie und eine sekundäre Amyloidose.

Bence-Jones-Plasmozytom: Besteht das Paraprotein ausschließlich aus Leichtketten, so kann es vollständig über die Niere ausgeschieden werden. Die Folge ist ein normales bzw. vermindertes Gesamteiweiß und eine fehlende Paraproteinämie sowie eine wenig beschleunigte BSG. Das Bence-Jones-Paraprotein kann mittels Urinelektrophorese nachgewiesen werden. Je nach dem Antigentyp der Leichtketten unterscheidet man Kappa- und Lambda-Typen, wobei Kappa im Verhältnis 2:1 häufiger vorkommt. Als wichtigste und meist fatale Komplikation der Leichtkettenkrankheit ist die Nephrose bzw. Niereninsuffizienz zu nennen. Das reine Leichtkettenparaprotein bei Bence-Jones-Plasmozytom kann beim gleichen Patienten mit anderen Paraproteinämien kombiniert auftreten.

Solitäres, intraossäres Plasmozytom: Die Erkrankungsform ist selten und meist als Vorstadium einer Generalisation anzusehen. Die Diagnose kann nur aus der Verlaufsbeobachtung gestellt werden und ist nur zutreffend, wenn das Myelom über Jahre solitär bleibt. Die Hauptmanifestationsorte sind Wirbel, Becken, Rippen und Femur. Ein Paraprotein kann fehlen oder in ganz geringer Menge vorhanden sein.

Extramedulläres Plasmozytom: Die Erkrankung ist nicht identisch mit der extramedullären Manifestation eines generalisierten Plasmozytoms. Das extramedulläre Plasmozytom ist ein plasmazellulärer Solitärtumor, der sich meist im oberen Atemtrakt, im Magen-Darm-Trakt oder in Lymphknoten manifestiert. Eine Paraproteinämie kommt äußerst selten vor. Nichtsekretorische extramedulläre Plasmozytome sind häufig, ihre Beziehung zu den lymphoplasmozytischen Non-Hodgkin-Lymphomen ist evident.

Die klinische Stadieneinteilung des Plasmozytoms nach DURIE und SALMON ist in Tab. 8 wiedergegeben.

3. Chronisch-idiopathische Kälteagglutininkrankheit

Kälteagglutininträger fallen meist durch abnorme Kälteempfindlichkeit, Akrozyanose bei Kälteexposition, urtikarielle Exantheme und Hautjucken klinisch auf. Die Diagnose wird wegen der antierythrozytären Eigenschaft der Kälteagglutinine und der daraus resultierenden hämolytischen Krisen meist relativ früh gestellt. Zwischen den hämolytischen Schüben kann das Blutbild völlig unauffällig sein. Die Labordiagnostik ist häufig gestört, so werden eine falsch erniedrigte BSG und ein falsch erhöhter HKT-Wert durch spontane Erythrozytenagglutination gemessen. Die Blutgruppendiagnostik ist behindert, Erythrozytenverklumpung ist

Tab. 7. **Prätherapeutische Diagnostik bei Plasmozytomen.**

Labordiagnostik
Großer Laborstatus einschl. Immunelektrophorese i. S. u. i. U., Ig quantitativ, Kryoglobuline, Eiweißausscheidung im 24-h-Urin, Ca. i. S., PO_4 i. S.

Skelettdiagnostik
Skelettszintigramm
Röntgen: Schädel, Thorax, Wirbelsäule, Becken, Oberarme, Oberschenkel

Histologie/Zytologie
Beckenkammbiopsie
Knochenmarkszytologie
Punktion eines Plasmozytomherdes

Tab. 8. **Stadieneinteilung des Plasmozytoms.**

Stadium	Kriterien	Tumorzellmasse/m² Körperoberfläche

I	1. Hb >10 g/dl
	2. Serumkalzium normal
	3. Skelettröntgen normal oder solitärer Plasmozytomherd
	4. Geringe Paraproteinkonzentration
	   IgG <5 g/dl
	   IgA <3 g/dl
	   Leichtketten i. U. <4 g/24 h
		$0{,}6 \times 10^{12}$

II	weder Stadium I noch III	$0{,}6\text{--}1{,}2 \times 10^{12}$

III	1. Hb <8,5 g/dl
	2. Serumkalzium >4,5 mval/l
	3. Fortgeschrittene Osteolysen
	4. Hohe Paraproteinkonzentration
	   IgG >7 g/dl
	   IgA >5 g/dl
	   Leichtketten i. U. >12 g/24 h
		$1{,}2 \times 10^{12}$

Subklassifikation	A: relativ normale Nierenfunktion
	   Serumkreatinin <2 mg/dl
	B: gestörte Nierenfunktion
	   Serumkreatinin >2 mg/dl	

typisch. Ein regelrechtes, diagnostisches Vorgehen ist lediglich durch Vorwärmen der Spritze bei der Blutabnahme und sofortige Verarbeitung unter Körpertemperatur möglich. Die Immunelektrophorese weist ein IgM-Paraprotein meist vom Kappa-Typ nach. Im Knochenmark kann eine diskrete monoklonale B-Lymphozyten-Proliferation gesehen werden. Der Übergang der Erkrankung in ein Non-Hodgkin-Lymphom ist möglich. Die entscheidende Differentialdiagnostik richtet sich somit gegen ein malignes Lymphom mit sekundärer Kälteagglutininkrankheit. Sie wird durch Knochenmarkbiopsie und gegebenenfalls Lymphknotenexstirpation möglich sein. Akute passagere, postinfektiöse sekundäre Kälteagglutinine können nach Mykoplasmen-, Röteln- und Epstein-Barr-Virusinfektionen auftreten. Sämtlichen Kälteagglutininkrankheiten ist der positive Kryoglobulinnachweis gemeinsam. Die Differentialdiagnose der Kälteagglutininkrankheit ist im Kap. »Anämie« näher abgehandelt.

4. Primäre Amyloidose

Die Diagnose einer primären Amyloidose ist nur nach Ausschluß einer sekundären und familiären Amyloidose zulässig. Männer sind in bezug zum weiblichen Geschlecht im Verhältnis von 3:2 häufiger betroffen, das Haupterkrankungsalter liegt im 5. bis 6. Lebensjahrzehnt. Die klinischen Symptome erklären sich durch Funktionsstörungen verschiedener Organe infolge Amyloidablagerungen. Leber und Milz (Hepatosplenomegalie), Herz (Kardiomyopathie), Nieren (leichte Proteinurie bis chronische Niereninsuffizienz), Nerven (Polyneuropathie, zentralnervöse Störungen), Muskulatur, Magen-Darm-Trakt, Gelenke (Arthritis) und respiratorisches System können betroffen sein. Neben einer oft rasch progredienten **generalisierten Form** kommt auch eine auf Atemwege, Haut oder Harnblase beschränkte **lokalisierte primäre Amyloidose** vor. 90% der Patienten mit primärer Amyloidose weisen ein Paraprotein vom Typ IgG oder IgA auf. Häufig findet man auch Bence-Jones-Protein in niedriger Konzentration im Urin (unter 1 g/die). Das Knochenmark zeigt häufig eine unspezifische Plasmazellinfiltration oder eine Infiltration mit lymphoplasmozytoiden Zellen in einer Größenordnung von unter 20%. Die Diagnose Amyloidose wird am leichtesten aus einer Rektumbiopsie, alternativ aus einer Gingivabiopsie gestellt. Amyloid kann histologisch jedoch aus sämtlichen betroffenen Organen nachgewiesen werden. Histochemisch und immunhistochemisch gelingt es, verschiedene Amyloidsorten zu differenzieren. Tab. 9 gibt die histologische Amyloidosenklassifikation in ihrem Bezug zu den entsprechenden Krankheitsbildern wieder.

Die wichtigsten Differentialdiagnosen sind die sekundäre Amyloidose bei malignem Lymphom und Plasmozytom (Knochenmarkbiopsie mit Verlaufskontrollen), die sekundäre Amyloidose im Rahmen chronisch entzündlicher Prozesse und die familiäre Form der Amyloidose (Familienuntersuchung).

5. Benigne Gammopathie

Nach WALDENSTRÖM und Mitarbeitern wurden bei 7000 untersuchten Gesunden über 25 Jahre in einem Prozent Paraproteinämien gefunden. Von einer benignen Gammopathie darf nach monate- bis jahrelanger Verlaufsbeobachtung gesprochen werden, wenn ein

Tab. 9. **Klassifikation der Amyloidose nach Immunhistochemie.**

Amyloid-Typ	Mögliche Grunderkrankung
Amyloid L	*B-Lymphozyten-proliferierende Erkrankungen* Plasmozytom M. Waldenström *Idiopathische (primäre) Amyloidose*
Amyloid A	*Chronisch entzündliche Erkrankungen* RA, Still-Syndrom, M. Bechterew, M. Behçet, Psoriasis-Arthritis, M. Reiter, M. Crohn, Colitis ulcerosa, M. Whipple, Lupus erythematodes disseminatus, weitere Autoimmunerkrankungen *Chronische Infekte* Tuberkulose, Osteomyelitis, Bronchiektasen *Neoplasien* M. Hodgkin, Nierenzellkarzinom *Hereditäre Amyloidosen* Familiäres Mittelmeerfieber, u. a.
Amyloid F	Familiäre Amyloidose mit Polyneuropathie bei Portugiesen
Amyloid B	Dauerdialyse
Lokalisierte Amyloidablagerungen	
Amyloid S	Senile Amyloidose des Herzens und Gehirns
Amyloid E	C-Zell-Karzinom der Schilddrüse Insulinom Gastrinom Glukagonom Hypophysentumoren
Nicht klassifizierbare Amyloide	Amyloide in Haut, Knorpel, Cornea, Leber, Lunge, Prostata etc.

Tab. 10. Diagnosekriterien der benignen Gammopathie.

Monoklonales Ig <2 g/dl
Physiologische Ig um <75% ihres Normwertes vermindert
Keine ausgeprägte Bence-Jones-Proteinurie (<0,5 g/24 h)
Keine Knochenmarksinfiltration mit Plasmazellen
Keine solitären extra- oder intramedullären Plasmazellherde
Keine Lymphknotenbeteiligung
Keine plasmozytomtypischen Knochenveränderungen
Ausschluß eines malignen Lymphoms
Verlaufsbeobachtung

Malignom ausgeschlossen ist und wenn ein adäquater Stimulus für das Immunsystem fehlt, gleichzeitig jedoch ein Paraprotein in der Konzentration von unter 3 g/dl im Serum nachzuweisen ist. Das Haupterkrankungsalter liegt im 6. Lebensjahrzehnt und darüber. Die betroffenen Patienten sind klinisch meist unauffällig, die Diagnose wird zufällig im Rahmen einer Routine-Laboruntersuchung gestellt. Neben der meist vorhandenen BSG-Beschleunigung findet man in der Eiweißelektrophorese am häufigsten eine monoklonale IgG-Vermehrung, seltener kommt ein IgA- oder IgM-Paraprotein vor. Sporadisch läßt sich ein Bence-Jones-Paraprotein nachweisen, seine Konzentration ist im Gegensatz zum Plasmozytom unter 6 mg/dl gelegen. Da die Erkrankung von sämtlichen anderen Paraproteinämien abzugrenzen ist, muß eine Knochenmarkbiopsie durchgeführt werden, wobei häufig eine diskrete Plasmazellvermehrung, jedoch selten atypische Plasmazellen gefunden werden. Eine Verdrängung des blutbildenden Parenchyms kommt nicht vor. Von manchen Autoren wird die benigne Gammopathie als Vorstadium eines Plasmozytoms aufgefaßt, da der Übergang in ein Plasmozytom möglich ist, empfehlen sich regelmäßige Kontrollen des Paraproteinanteils, des Knochenmarkbefundes und bei entsprechender klinischer Symptomatik radiologische Kontrollen des Skelettsystems bezüglich Osteolysen in etwa halbjährlichen Abständen. Neben einem Plasmozytom bzw. Non-Hodgkin-Lymphom mit Paraproteinämie müssen zur Diagnose »benigne Gammopathien« chronische Infekte, Hepatosen, solide Tumoren und Autoimmunerkrankungen ausgeschlossen sein. Tab. 10 gibt die diagnostischen Kriterien einer benignen Gammopathie wieder.

6. »Heavy chain disease« (»Franklin's disease«)

Die Erkrankung ist sehr selten, es sind Patienten jeder Altersgruppe betroffen. In der Elektrophorese läßt sich ein Paraprotein im γ- oder β-Bereich nachweisen, in der Ultrazentrifuge liegt der Sedimentationskoeffizient der Schwerketten bei 3,6–3,8 Svedberg. Durch die Immunelektrophorese lassen sich γ-Schwerketten von α-Schwerketten und μ-Schwerketten, entsprechend den γ-Globulin-Klassen IgG, IgM und IgA unterscheiden.

Die **γ-Schwerketten-Krankheit** imponiert wie ein malignes, generalisiertes Lymphom (Lymphknotenschwellungen, Fieber, Hepatosplenomegalie, lymphatische oder lymphoplasmozytoide Knochenmarkinfiltration).

Die **α-Schwerketten-Krankheit** kommt bei jüngeren Patienten aus dem Mittelmeerraum vor. Es können periphere Lymphome vorhanden sein, ein Leitsymptom ist die schwere Diarrhoe.

Die **μ-Schwerketten-Krankheit** imponiert ebenfalls als malignes Lymphom mit oder ohne leukämische Ausschwemmung von B-Lymphozyten.

Differentialdiagnostisches Spektrum

Dysproteinämie

Sekundäre Dysproteinämien (s. Tab. 1)

Primäre Dysproteinämie ohne Immundefekt
Analbuminämie
Tangier-Krankheit
Akanthozytose
Atransferrinämie
M. Wilson

Primäre Immundefektsyndrome
Brutonsche Agammaglobulinämie
Isolierter γ-Globulin-Mangel
Transiente Hypogammaglobulinämie
Purin-Nukleosid-Phosphorylasemangel
Nezelof-Syndrom
Di-George-Syndrom
Ataxia teleangiectatica
Schweizer Typ der Agammaglobulinämie
Wiskott-Aldrich-Syndrom
Giedion-Scheidegger-Anomalie

Paraproteinämien

Non-Hodgkin-Lymphome
M. Waldenström
AILD (T-Zell-Lymphom)

Plasmozytom
Plasmazell-Leukämie
Bence-Jones-Plasmozytom
Solitäres, intraossäres Plasmozytom
Extramedulläres Plasmozytom
Non-secretory-Plasmozytom

Chronisch-idiopathische Kälteagglutininkrankheit

Primäre Amyloidose
Generalisiert
Lokalisiert

Benigne Gammopathie

Heavy chain disease (Franklin's disease)

Literatur

BARTL R. Die Diagnose des Multiplen Myeloms. Oncologie 1986; 9: 183–95.
BEGEMANN H, RASTETTER J. Klinische Hämatologie. Stuttgart, New York: Thieme 1986, 756–87.
KLINGLER W, DAWEHE H. Klinik und Therapie des Plasmozytoms. In: Kampf dem Krebs 1988; 24: 45–53.
LÖFFLER H. Vergleich der Stadieneinteilungen des Plasmozytoms. Oncologie 1986; 9: 196–201.
WINTROBE M M. Clinical Hematology. 8th ed. Philadelphia: Lea & Febiger 1981, 1384–1420, 1726–94.

Hyperglykämie

B. Allolio

Definition und Abgrenzung

Eine Hyperglykämie liegt vor, wenn ein Nüchternblutzucker über 120 mg/dl im Kapillarblut (über 140 mg/dl im venösen Plasma) gemessen wurde. Zur Sicherung eines Diabetes mellitus sollte die Hyperglykämie mindestens bei zwei Gelegenheiten nachgewiesen worden sein. Ein Diabetes mellitus muß auch dann angenommen werden, wenn nach oraler Glukosebelastung der Zweistundenwert über 200 mg/dl liegt. Ein Zweistundenwert zwischen 140 und 200 mg/dl zeigt eine pathologische Glukosetoleranz an. Hier kommt die gleiche differentialdiagnostische Strategie wie bei der Hyperglykämie zur Anwendung.

Diagnostisches Vorgehen

Bei Nachweis einer Hyperglykämie wird bis zum Beweis des Gegenteils das Vorliegen eines **primären Diabetes mellitus** angenommen. Klinisch-anamnestisch sind Durst, Polyurie, Juckreiz, Leistungsminderung und rezidivierende Haut- und Schleimhautinfektionen verdächtig. Stets ist jedoch sorgfältig nach Faktoren zu suchen, die zu einer sekundären Beeinträchtigung des Kohlenhydratstoffwechsels führen. Am Anfang steht dabei eine detaillierte Medikamentenanamnese und der Ausschluß bzw. Nachweis einer Schwangerschaft. Natürlich muß auch der Einfluß einer parenteralen Kohlenhydratzufuhr bei der Bewertung einer Hyperglykämie berücksichtigt werden. Im weiteren klärt die klinische Untersuchung, ob durch eine akute schwere Erkrankung (z. B. Trauma, Myokardinfarkt, Enzephalitis), Streß-Effekte oder zentral bedingte Störungen des Kohlenhydratstoffwechsels vorliegen können. Das Vorhandensein charakteristischer klinischer Zusatzbefunde erlaubt schließlich die Vermutung einer pankreatogenen oder endokrinen Ursache eines **sekundären Diabetes mellitus.** Gezielte weitere Untersuchungen sind dann zur Sicherung einer solchen Diagnose erforderlich.

Grundsätzlich gilt, daß die Diagnose eines sekundären Diabetes mellitus erst retrospektiv, d. h. nach Ausschaltung der Ursache und nachfolgender Beseitigung der Hyperglykämie, gesichert werden kann, da häufig primärer Diabetes mellitus und sekundäre diabetogene Faktoren gleichzeitig vorhanden sind.

Primärer Diabetes mellitus (Abb. 1)

1. Diabetes mellitus Typ I

Patienten mit **Diabetes mellitus vom Typ I** sind auf Insulin lebensnotwendig angewiesen (Insulinmangeldiabetes). Diese Form des Diabetes mellitus kann in jedem Lebensalter manifest werden, bevorzugt sind jedoch Personen unter 30 Jahren betroffen. Neben genetischen Faktoren (HLA-System) sind ätiologisch virale Infektionen (Coxsackie, Echo,

```
                           HYPERGLYKÄMIE
                                 |
                    Verdacht auf sekundären
                    Diabetes mellitus?
                    ┌────────────┴────────────┐
                   Nein                        Ja
                    │                          │
                    │         Diabetogene          1. Medikamentös induz.
                    │         Medikamente? ─────── Hyperglykämie?
                    │              │
            Primärer              Gravidität? ──── 2. Schwangerschafts-
            Diabetes mellitus      │               induz. Hyperglykämie?
                    │              │
                    │         Akute Erkrankung,    3. Stress-induzierte
                    │         Trauma, Infekt? ──── Hyperglykämie?
            Ketoseneigung?         │
            Akuter Beginn?    Erkrankung des       4. Zentral ausgelöste
            Insulinmangel?    ZNS? ─────────────── Hyperglykämie?
                    │              │
                    │         Destruierende        5. Pankreatoprive
                    │         Pankreaserkrankung?─ Hyperglykämie?
              Ja         Nein      │
              Glucagon-        Endokrinopathie?
              Test             Stoffwechselstörung?
           ┌────┴────┐              │
        1. Typ I   2. Typ II     s. Abb. 2
```

Abb. 1

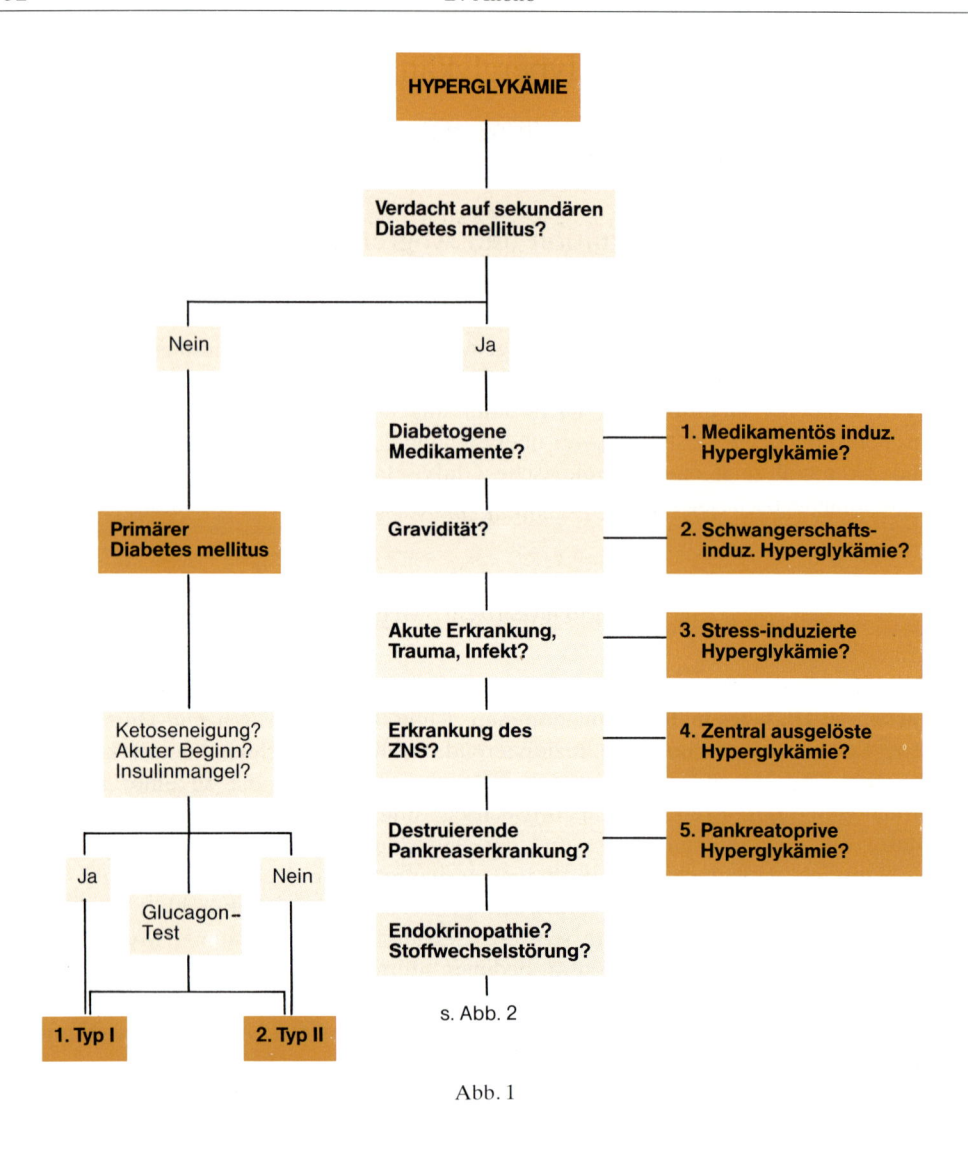

Mumps) und Autoimmunmechanismen von Bedeutung. Inselzellantikörper können zum Zeitpunkt der Manifestation häufig nachgewiesen werden. Klinisch imponieren der akute Beginn mit Durst, Polyurie, Gewichtsabnahme, Infektionen und Refraktionsanomalien, der instabile Stoffwechsel und die Neigung zur Ketose.

2. Diabetes mellitus Typ II

Patienten mit **Diabetes mellitus vom Typ II** zeigen häufig wenig klinische Hinweise auf ihre Stoffwechselstörung, so daß die Hyperglykämie oft einen Zufallsbefund darstellt. Eine schwere Stoffwechselentgleisung tritt in der Regel erst bei exogenem Streß (Trauma, Infekt) auf. Das Plasmainsulin ist normal, erhöht oder nur mäßig erniedrigt. Trotzdem kann zur

Stoffwechselkorrektur eine Insulintherapie notwendig sein. Es besteht eine starke genetische Disposition. Das Manifestationsalter liegt in der Regel über dem 40. Lebensjahr. Adipositas ist ein häufiger begünstigender Faktor. Ein Typ II A mit normalem Körpergewicht wird von einem Typ II B mit Adipositas abgegrenzt.

In manchen Fällen kann eine Differenzierung des primären Diabetes mellitus in Typ I und Typ II schwierig sein. Die ist insbesondere der Fall bei Patienten mit einem Diabetes mellitus Typ I, die sich in Remission befinden und deshalb keine Neigung zur Ketose zeigen. Schwierigkeiten ergeben sich oft auch bei schlanken Diabetikern vom Typ II. Eine diagnostische Klärung gelingt in diesen Fällen durch den **Glukagon-Test** (Gabe von 1 mg Glukagon i. v.). Bei Patienten mit Diabetes mellitus Typ I bleibt die C-Peptid-Konzentration 6 Minuten nach Injektion <0.6 nmol/l.

Sekundärer Diabetes mellitus

1. Medikamentös induzierte Hyperglykämie

Die diabetogen wirkenden Medikamente lassen sich in 4 Hauptgruppen unterteilen:
a) Diuretika und Antihypertensiva (Thiazide, Furosemid, Diazoxid, Clonidin),
b) hormonell wirksame Substanzen (Glukokortikoide, Kontrazeptiva, ACTH, Glukagon, Kalzitonin),
c) Psychopharmaka (Phenothiazide, trizyklische Antidepressiva, Chlorprothixen, Haloperidol),
d) Verschiedenes (Diphenylhydantoin, Nikotinsäure, Katecholamine, Indometacin, Alloxan, Streptozotocin).

2. Schwangerschaftsinduzierte Hyperglykämie

Wird ein Diabetes mellitus während der Gravidität manifest, muß post partum eine Nachuntersuchung erfolgen, um zu klären, ob ein primärer Diabetes mellitus oder eine gestörte Glukosetoleranz fortbesteht. In den meisten Fällen normalisiert sich die Glukosetoleranz nach der Entbindung. Die spätere Entwicklung eines primären Diabetes mellitus ist jedoch häufig.

3. Streß-induzierte Hyperglykämie

Schwerste Krankheitsbilder wie Polytrauma, Myokardinfarkt, ausgedehnte Verbrennungen, Schock können im Rahmen einer gesteigerten Ausschüttung von Insulinantagonisten (Glukokortikoide, Katecholamine) zur Streß-induzierten Hyperglykämie führen.

4. Zentral ausgelöste Hyperglykämie

Verschiedene akute Erkrankungen des ZNS (Enzephalitis, Hypothalamusläsion, Hirntumoren, zerebrale Blutungen) gehen gelegentlich mit einer passageren Hyperglykämie einher, wobei der Pathomechanismus nicht eindeutig geklärt ist. Klinisch dominiert in diesen Fällen das Bild der zerebralen Funktionsstörung.

5. Pankreatoprive Hyperglykämie

Erst eine weitgehende Zerstörung des Pankreasgewebes und damit auch der Inselzellen führt zum pankreatopriven Diabetes mellitus. Die häufigsten Ursachen sind akute und chronisch rezidivierende **Pankreatitis, Pankreaskarzinom, zystische Fibrose** und **Pankreatektomie.** Die Hyperglykämie tritt neben den anderen Zeichen der Pankreasaffektion (typische Schmerzen, lange Anamnese, exokrine Insuffizienz) meist in den Hintergrund. Eine Sonderform ist der **fibrokalkuläre pankreatische Diabetes mellitus,** der bei Patienten aus subtropischen und tropischen Ländern als Folge einer mangelhaften Ernährungsweise beobachtet wird. Charakteristisch ist eine Konkrementbildung im Ductus wirsungianus und seinen Ästen, begleitet von einer diffusen Fibrose des gesamten Pankreas. Die Bestimmung von Amylase, Lipase und der Einsatz von Sonographie, CT und ERCP führen beim pankreatopriven Diabetes mellitus zur Diagnose.

6. Hämochromatose (Abb. 2)

Die Symptomtrias Diabetes mellitus, Leberzirrhose und Hautpigmentierung ist charakteristisch für die **Hämochromatose,** eine autosomal rezessiv vererbte Störung der Eisenresorption, die zur Eisenablagerung in verschiedenen Organen führt. Männer sind ca. zehnmal

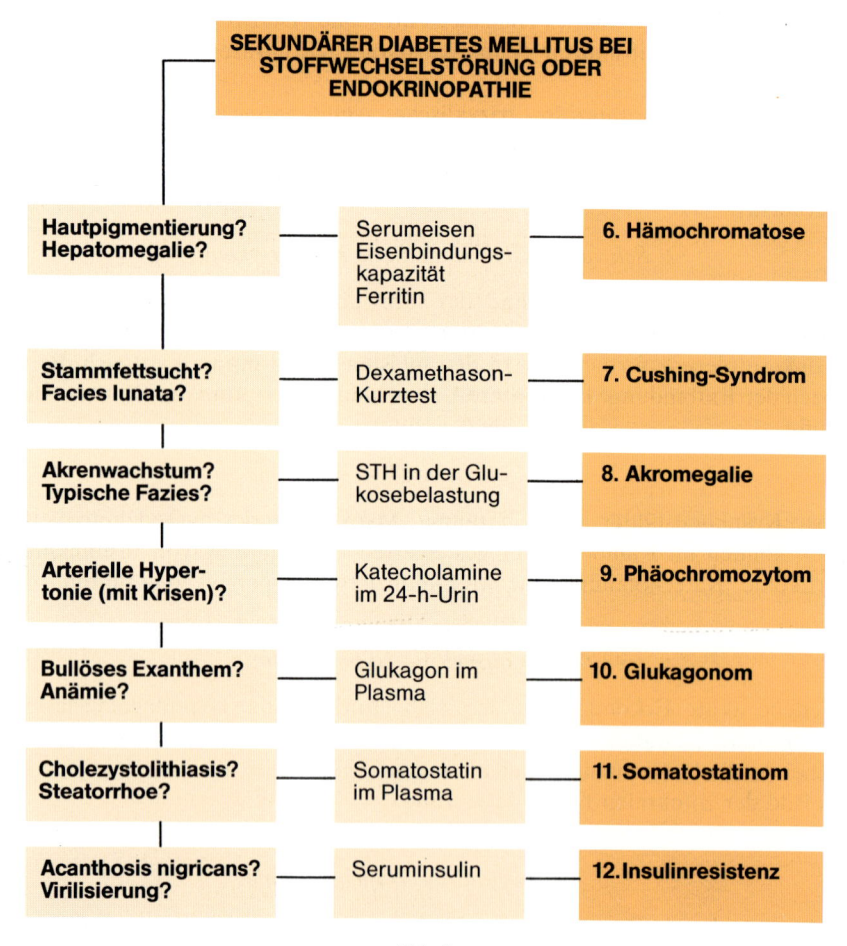

SEKUNDÄRER DIABETES MELLITUS BEI STOFFWECHSELSTÖRUNG ODER ENDOKRINOPATHIE		
Hautpigmentierung? Hepatomegalie?	Serumeisen Eisenbindungskapazität Ferritin	6. Hämochromatose
Stammfettsucht? Facies lunata?	Dexamethason-Kurztest	7. Cushing-Syndrom
Akrenwachstum? Typische Fazies?	STH in der Glukosebelastung	8. Akromegalie
Arterielle Hypertonie (mit Krisen)?	Katecholamine im 24-h-Urin	9. Phäochromozytom
Bullöses Exanthem? Anämie?	Glukagon im Plasma	10. Glukagonom
Cholezystolithiasis? Steatorrhoe?	Somatostatin im Plasma	11. Somatostatinom
Acanthosis nigricans? Virilisierung?	Seruminsulin	12. Insulinresistenz

Abb. 2

häufiger betroffen als Frauen. Die Haut wirkt auffallend grau, metallisch, insbesondere an den belichteten Körperpartien. Weitere Symptome sind Herzinsuffizienz, Hypogonadismus und Gelenkbeschwerden. Das Serumeisen ist erhöht bei erniedrigter Eisenbindungskapazität und erhöhtem Ferritin. Zur definitiven Diagnosesicherung wird eine Leberbiopsie durchgeführt (Eisenablagerung in den Parenchymzellen).

7. Cushing-Syndrom

Das Vorhandensein von stammbetonter Adipositas und Facies lunata läßt an ein **Cushing-Syndrom** denken. Weitere hinweisende Symptome sind atrophische Haut mit Striae rubrae, Akne und Hirsutismus sowie Neigung zu Ekchymosen und eine Myopathie. Die Diagnose wird durch den Nachweis der fehlenden Suppression des Cortisols im Dexamethasontest und die aufgehobene Cortisoltagesrhythmik gestellt (zur Differentialdiagnose s. Kapitel »Adipositas«).

8. Akromegalie

Ursache der **Akromegalie** ist fast immer ein wachstumshormonproduzierendes Hypophysenadenom. Eine ektope Hormonproduktion ist extrem selten. Charakteristisch sind die Zeichen des Wachstums von Knochen, Knorpel und Bindegewebe an den Körperakren mit der typischen Umformung und Verplumpung von Händen und Füßen, Zahndistension, vorspringenden Jochbögen, Makroglossie, Makrocheilie und Verdickung der Haut. Die Patienten berichten über eine Zunahme von Schuh- und Handschuhgröße. Typisch sind auch eine Struma diffusa, eine Vergrößerung der Glandulae submandibulares, ein Karpaltunnelsyndrom mit Parästhesien der Hände und eine Hyperhidrosis. Während ein manifester Diabetes mellitus nur in ca. 20% der Fälle auftritt, besteht in über 50% eine pathologische Glukosetoleranz durch die insulinantagonistische Wirkung des Wachstumshormons. Die Diagnose wird durch die fehlende Suppression des Wachstumshormons in der oralen Glukosebelastung gesichert, wobei das Wachstumshormon nicht unter 2 ng/ml absinkt. Nützlich ist auch der TRH-Test, da es bei ca. 70% der Patienten mit Akromegalie zu einem paradoxen STH-Anstieg um mehr als 100% kommt.

9. Phäochromozytom

Das **Phäochromozytom** geht in ca. 10% der Fälle mit einem Diabetes mellitus einher. Klinisch hinweisend ist ein arterieller Hypertonus mit hypertensiven Krisen, die jedoch nicht notwendigerweise vorhanden sein müssen. Die Diagnose stellt man durch den Nachweis einer erhöhten Katecholaminausscheidung im 24-Std.-Urin (s. Kapitel »Arterielle Hypertonie«).

10. Glukagonom

Auffallende Hautveränderungen mit bullösen und nekrotisierenden Effloreszenzen sollten an einen glukagonproduzierenden Pankreastumor denken lassen. Häufig sind hierbei auch Glossitis, venöse Thrombosen und Motilitätsstörungen des Darmes. Das **Glukagonom** ist außerordentlich selten. Da der Insulinspiegel häufig ebenfalls leicht erhöht ist, findet sich in der Regel ein milder Diabetes mellitus. Der Nachweis wird durch die Bestimmung des Plasmaglukagons erbracht, das auf ein Vielfaches der Norm erhöht ist.

11. Somatostatinom

Das **Somatostatinom** (δ-Zell-Tumor des Pankreas) ist außerordentlich selten, und die Symptomatik ist so unspezifisch, daß es zumeist als Nebenbefund bei Cholezystektomie entdeckt wird. Die Assoziation von Cholezystolithiasis, Steatorrhoe und evtl. Anämie sollte an ein Somatostatinom denken lassen. Da Somatostatin nicht nur die Sekretion von Insulin, sondern auch von Glukagon hemmt, ist der Diabetes mellitus klinisch milde. Die Diagnose erfolgt durch den Nachweis des erhöhten Somatostatins im Plasma.

12. Insulinresistenz

Eine Acanthosis nigricans kann auf eine Insulinresistenz hinweisen. Neben dem lipoatrophischen Diabetes unterscheidet man ein **Insulinresistenz-Syndrom** vom **Typ A** mit Virilisierung und einer Verminderung der Insulinrezeptoren und einen **Typ B** mit zirkulierenden spezifischen Antikörpern gegen Insulinrezeptoren als Teil einer Autoimmunerkrankung. Die klinische Untersuchung und der Nachweis erhöhter Insulinspiegel trotz diabetischer Stoffwechsellage führen zur Diagnose. Eine seltene Ursache einer Hyperglykämie ist auch das Vorliegen eines **abnormen Insulins**. Auch hier findet man bei einer milden Hyperglykämie eine Hyperinsulinämie und eine verminderte Bindung des genetisch veränderten Insulins an den Insulinrezeptor.

Differentialdiagnostisches Spektrum

Primärer Diabetes mellitus

Diabetes mellitus Typ I
Diabetes mellitus Typ IIa
Diabetes mellitus Typ IIb (mit Übergewicht)

Sekundärer Diabetes mellitus

Medikamentös induziert
 Thiazide, Furosemid, Diazoxid, Clonidin, Glukokortikoide, Kontrazeptiva, ACTH, Glukagon, Calcitonin, Phenothiazide, trizyklische Antidepressiva, Chlorprothixen, Haloperidol, Diphenylhydantoin, Nikotinsäure, Katecholamine, Indomethacin, Alloxan, Streptozotocin

Schwangerschaftsinduzierte Hyperglykämie

Streß
 Polytrauma, Verbrennungen, Myokardinfarkt, Schock, Sepsis

Zentral ausgelöste Hyperglykämie
 Enzephalitis, Hirntumoren, zerebrale Blutungen, Hypothalamusläsionen

Pankreatoprive Hyperglykämie
 Pankreatitis, Pankreaskarzinom, zystische Fibrose, Pankreatektomie, fibrokalkulärer pankreatischer Diabetes mellitus

Stoffwechselstörungen oder Endokrinopathien
Hämochromatose
Proteinmangelernährung
Cushing-Syndrom
Akromegalie
Phäochromozytom
Glukagonom
Somastostatinom
Insulinresistenz
Abnormes Insulin

Hyperglykämie bei komplexen genetischen Syndromen
Ataxia teleangiectatica, Laurence-Moon-Biedl-Syndrom, Friedreich-Ataxie, DIDMOAD (= Diabetes insipidus, Diabetes mellitus, Optikusatrophie, Taubheit), myotone Dystrophie etc.

Literatur

Shafrier E, Bergmann M, Felig P. The endocrine pancreas: Diabetes mellitus. In: Felig P, Baxter J D, Broadus E A, Frohman L A (eds). Endocrinology and Metabolism. New York: McGraw-Hill 1987.
Wilson J D, Foster D W (eds). Williams Textbook of Endocrinology. 7th ed. Philadelphia: Saunders 1985.
World Health Organisation (WHO). Technical series Nr. 646: WHO Expert Committee on Diabetes mellitus. 2nd report. Genf: WHO 1980.
World Health Organisation (WHO). Technical report series Nr. 727: Diabetes mellitus, Report of a WHO-study-group. Genf: WHO 1985.

Hypoglykämie

B. Allolio

Definition und Abgrenzung

Von einer Hypoglykämie sprechen wir, wenn es beim Absinken des Blutzuckers unter 50 mg/dl zum Auftreten klinischer Symptome kommt. Diese Symptomatik hängt sowohl von der Geschwindigkeit des Blutzuckerabfalls als auch vom Ausmaß der Hypoglykämie ab. Die Beschwerden sind Ausdruck einer Stimulation des sympathischen Systems mit vermehrter Katecholaminausschüttung (Zittern, Schwitzen, Herzklopfen, Heißhunger), die als Warnsignale aufgefaßt werden können, und der unzureichenden Glukoseversorgung des Zentralnervensystems (Neuroglykopenie) mit Kopfschmerzen, Konzentrationsstörungen, Verhaltensauffälligkeit, Doppelbildern, Krampfanfällen, Hemiplegie und schließlich Koma. Hypoglykämien treten episodisch auf. Ein Absinken des Blutzuckers unter 50 mg/dl ohne Symptome hat keinen sicheren Krankheitswert, ebensowenig darf die typische Symptomatik ohne gleichzeitigen Nachweis von erniedrigten Blutzuckerkonzentrationen als Hypoglykämie gewertet werden. Diabetiker zeigen ausnahmsweise das Vollbild der Hypoglykämie auch schon bei höheren Blutzuckerwerten, wenn ein rascher Blutzuckerabfall vorausgegangen ist. Entwickelt sich die Hypoglykämie protrahiert (z. B. beim Insulinom), können die Symptome der erhöhten Katecholaminwirkung völlig fehlen.

Aus ätiologischen und diagnostischen Gründen empfiehlt sich eine Einteilung in **exogene Hypoglykämie, Nüchternhypoglykämie** (Fastenhypoglykämie) und **reaktive Hypoglykämie** (s. Differentialdiagnostisches Spektrum). Die Ursachen der ausschließlich pädiatrisch relevanten Hypoglykämien sind im folgenden nicht berücksichtigt.

Diagnostisches Vorgehen

Am Anfang der Abklärung der Hypoglykämie steht der Ausschluß der exogenen Hypoglykämie und der alkoholinduzierten Hypoglykämie durch Erheben einer detaillierten Anamnese, die meistens den einzigen Weg zur Diagnose weist. Natürlich wird auch die **Postgastrektomiehypoglykämie,** für die eine massive Glukoseresorption mit überschießender Insulinfreisetzung bei fehlendem Magenreservoir als ursächlich angesehen wird, durch gezielte Befragung erfaßt.

Eine Anzahl weiterer Hypoglykämieursachen läßt sich bereits durch Anamnese und klinische Untersuchung (z. B. Morbus Addison, Hepatopathie) vermuten. Besonders erfragt werden epileptiforme Anfälle, Gewichtszunahme, Belastungsabhängigkeit der Hypoglykämie (Verdacht auf Insulinom) und familiäres Vorkommen (hereditäre Hypoglykämien). Oft stellt sich auch die Frage, ob die vom Patienten geschilderte Symptomatik überhaupt einer Hypoglykämie zugeordnet werden darf. Im Zweifelsfall beginnt man mit der Abklärung der reaktiven Hypoglykämie. Die verlängerte orale Glukosebelastung und der Hungerversuch bilden die Hauptsäulen der Diagnostik.

Als Hinweise auf einen **hereditären Stoffwechseldefekt** können vor allem familienanamnestische Angaben gewertet werden. Meistens werden die Störungen bereits im Kindesalter manifest. Die Zufuhr der hypoglykämieauslösenden Nahrungsmittel wird von dem Patienten oft intuitiv vermieden (z. B. Fruktoseintoleranz).

Exogene Hypoglykämie

Die **exogene Hypoglykämie** ist im klinischen Alltag zweifellos die häufigste Form der Hypoglykämie. Es handelt sich fast immer um die (relative) **Überdosierung einer antidiabetischen Therapie** bei Diabetes mellitus. Typisch ist der insulinpflichtige, schlecht eingestellte juvenile Diabetiker. Bei oralen Antidiabetika verläuft die Hypoglykämie oft protrahiert, insbesondere wenn eine Niereninsuffizienz hinzutritt. Vereinzelt sind auch bei zahlreichen anderen Medikamenten Hypoglykämien beobachtet worden. Als wichtigste seien Salicylate, Phenylbutazon, PAS, INH, Hydantoine und Hydantoinester, Propranolol und Dicumarol genannt. Besondere Schwierigkeiten bietet die **artifizielle Hypoglykämie,** die fast nur bei medizinisch geschultem Personal beobachtet wird. Suche nach Injektionsstellen, Nachweis von Insulinantikörpern und Nachweis eines supprimierten C-Peptids bei erhöhtem Insulinspiegel erlauben die Diagnose. Bei der artifiziellen Hypoglykämie mit oralen Antidiabetika sind die Insulin- und C-Peptid-Konzentrationen im Serum erhöht, so daß der Nachweis von Sulfonylharnstoff im Serum oder im Urin erforderlich werden kann.

Die Voraussetzung der relativ häufigen **alkoholinduzierten Hypoglykämie** ist eine glykogenverarmte Leber. Nur dann führt die durch Alkohol verursachte Hemmung der Glukoneogenese mit vermehrter Lactatbildung zur Hypoglykämie. Die Patienten sind daher in der Regel unterernährt mit einer Anamnese des chronischen Alkoholmißbrauchs. Die auftretenden Bewußtseinsstörungen werden nicht selten dem Alkoholkonsum zugeordnet. Da nach erfolgter Krankenhausaufnahme die Unterernährung beseitigt wird, kann die Hypoglykämie oft nicht reproduziert werden. Gleichzeitige Bestimmung von Blutalkohol- und Blutzuckerspiegel in der Hypoglykämie ist daher essentiell.

Reaktive Hypoglykämie (Abb. 1)

Die orale Glukosebelastung erfolgt mit 100 g Glukose und wird über 5 Std. durchgeführt. Blutzuckerbestimmungen erfolgen stündlich und immer dann, wenn der Patient symptomatisch wird. Ergänzend kann auch eine Testmahlzeit mit 50 g Kohlenhydraten verabreicht werden. Auch hierbei werden Blutzuckermessungen über 5 Stunden durchgeführt.

1. Keine Hypoglykämie

Bleibt der Blutzucker über 50 mg/dl oder treten keine typischen Symptome auf, so liegt keine Hypoglykämie vor. Es sollten dann beim spontanen Auftreten von Symptomen Blutzuckermessungen durchgeführt werden. Bei der Beurteilung von niedrigen Blutzuckerwerten in der oralen Glukosebelastung muß berücksichtigt werden, daß in einer Studie von 650 Normalpersonen bei 5% Blutzuckerwerte unter 50 mg/dl beobachtet wurden, ohne daß Symptome im Sinne einer Hypoglykämie auftraten.

2. Idiopathische Hypoglykämie

Die funktionelle bzw. **idiopathische Hypoglykämie** ist eine Ausschlußdiagnose. Man nimmt an, daß eine überschießende Insulinfreisetzung nach Glukosezufuhr zur passageren Hypoglykämie führt. Bei den Patienten handelt es sich in typischer Weise um junge Frauen

```
                        REAKTIVE HYPOGLYKÄMIE
                                 |
      ┌──────────────────────────┼──────────────────────────┐
Postprandiale      ── Nein ──  Verdacht auf   ── Ja ──   Patholog.
Hypoglykämie                   angeborenen              Fruktose-
                               Stoffwechsel-            belastung
                               defekt
      |                                                     |
                                                      Nein ─┴─ Ja
Orale Glukose-  ─────────────────── Nein ──────  Patholog.
belastung                                        Leucin-
      |                                          belastung?
Blutzucker unter 50 mg/dl  ── Ja ──  Protrahierte       |
und klin. Symptome?                  Hypoglykämie?      Ja
      |                                    |
                                      Nein ─┴─ Ja
    Nein         Nein  ──  Erhöhte
                          Frühwerte?
                              |
                              Ja
  1. Keine              3. Diabetes        5. Leucinüber-
  Hypoglykämie          mellitus           empfindlich-
                        Typ II             keit
      |
  2. Idiopathische              4. Insulinom?   6. Fruktose-
  Hypoglykämie                                   intoleranz
```

Abb. 1

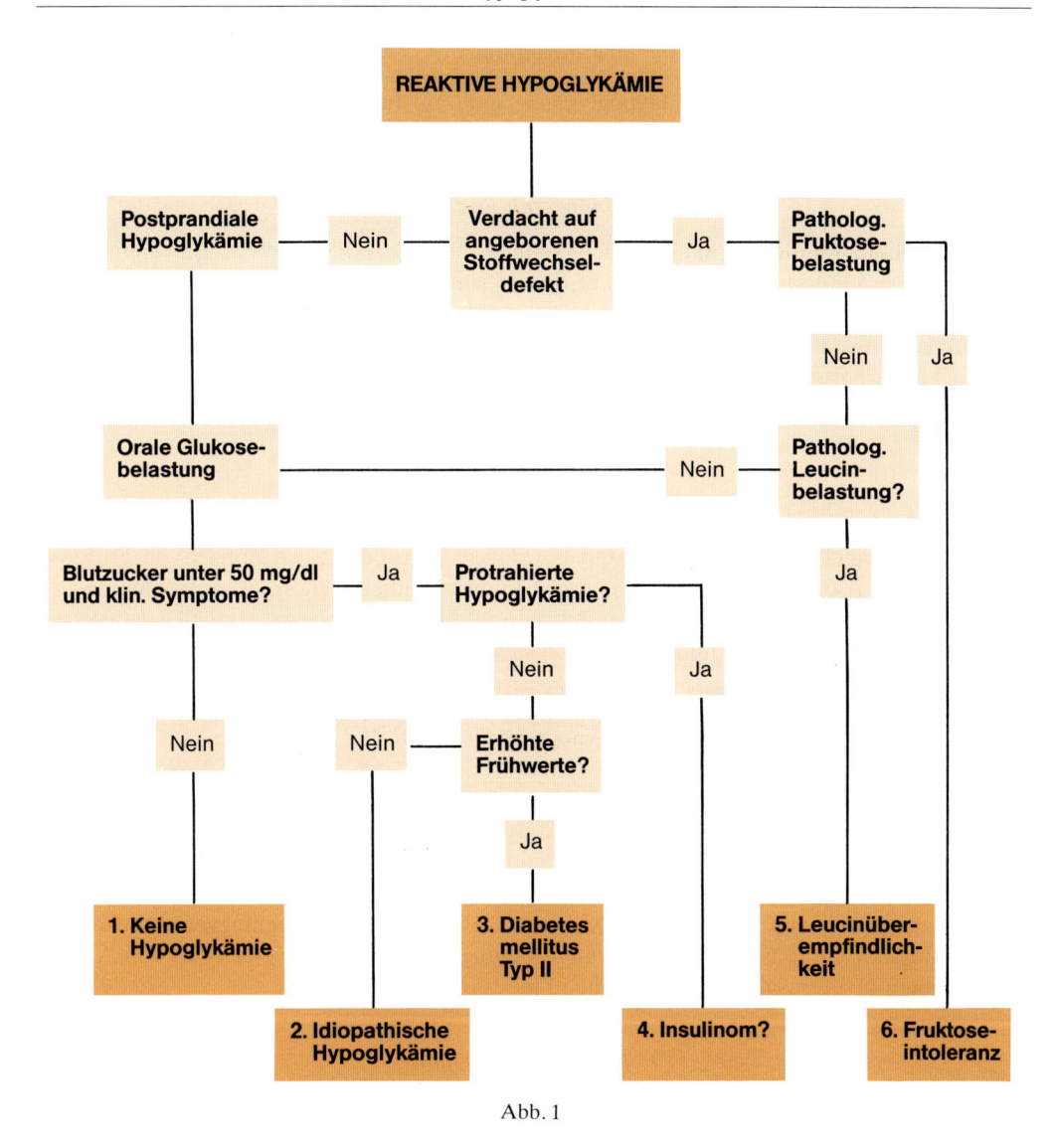

und Personen mit vegetativer Labilität. In der oralen Glukosebelastung kann die Hypoglykämie nicht immer reproduziert werden. Dann muß versucht werden, bei spontanem Auftreten der typischen Symptome Blutzuckermessungen durchzuführen.

3. Diabetes mellitus Typ II

Störende postprandiale Hypoglykämien können in seltenen Fällen der klinischen Manifestation eines **Diabetes mellitus vom Typ II** vorausgehen. In der oralen Glukosebelastung zeigen sich dann neben den spät auftretenden erniedrigten Blutzuckerwerten (3 bis 5 Std. nach Einnahme) erhöhte Frühwerte.

4. Insulinom

Bei massiver und anhaltender Hypoglykämie muß ein **Insulinom** ausgeschlossen werden (s. im Abschnitt »Nüchternhypoglykämie«).

5. Leucinüberempfindlichkeit

Die **Leucinüberempfindlichkeit** ist eine seltene angeborene Stoffwechselstörung, die in aller Regel im Kindesalter manifest und erkannt wird. Leucin stimuliert hier verstärkt die Insulinfreisetzung und führt so zur Hypoglykämie. Eine erworbene Leucinüberempfindlichkeit wird beim Insulinom beobachtet. Die Diagnose wird durch eine Leucinbelastung gestellt (150 mg/kg Körpergewicht). Ein Insulinanstieg von mehr als 10 µU/ml bei einem Blutzuckerabfall von mehr als 10 mg/dl gilt als pathologisch.

6. Fruktoseintoleranz

Bei der **Fruktoseintoleranz,** die in der Regel im Kindesalter diagnostiziert wird, liegt ein hereditärer Mangel an Fructose-1-Phosphat-Aldolase zugrunde. Nach Zufuhr von Fruktose kommt es zur Akkumulation von Fructose-1-Phosphat mit nachfolgender Hemmung der Glukoneogenese. Die Diagnose wird durch parenterale Fruktosegabe (0,5 g/kg Körpergewicht i. v.) gestellt. Die Patienten zeigen in diesem Test einen ausgeprägten Blutzuckerabfall.

Nüchternhypoglykämie (Abb. 2)

Im Hungerversuch läßt man den Patienten unter Überwachung bis zu 72 Std. fasten. Blutabnahmen für die Blutzucker- und Insulinspiegelbestimmung erfolgen in regelmäßigen Abständen und immer dann, wenn der Patient symptomatisch wird. Nach erwiesener Hypoglykämie wird der Versuch abgebrochen. Beim Insulinom werden mehr als 90% der Patienten innerhalb von 48 Std. hypoglykämisch. Ein einfaches Screeningverfahren ist die Bestimmung des Azetons im Urin während des Hungerversuches. Der Nachweis von Azeton schließt einen Hyperinsulinismus weitgehend aus.

1. Keine Hypoglykämie

Untersuchungen an Normalpersonen haben ergeben, daß auch bei Gesunden, insbesondere bei jungen Frauen, beim Fasten Blutzuckerwerte bis 40 mg/dl beobachtet werden, so daß nur das gleichzeitige Vorhandensein der typischen klinischen Symptomatik als sicher pathologisch gewertet werden darf.

2. Lebererkrankungen, Urämie

Bei fehlender exogener Glukosezufuhr ist die intakte Glukoneogenese in der Leber Voraussetzung für die Aufrechterhaltung ausreichender Glukosekonzentrationen im Blut. Erkrankungen der Leber können daher zu einer Nüchternhypoglykämie führen. In leichterer Form wird dies bei **Virushepatitis** und ausgedehnter **Lebermetastasierung** beobachtet, deutlichere Hypoglykämien treten bei terminaler Leberinsuffizienz und bei bestimmten **Glykogenosen** auf. Auch die Leberstauung im Rahmen der schweren Herzinsuffizienz kann eine Hypoglykämie bedingen. Bei in der **Schwangerschaft** auftretenden Hypoglykämien nimmt man eine unzureichende Glukoneogenese bei vermehrtem Glukoseumsatz als Ursache

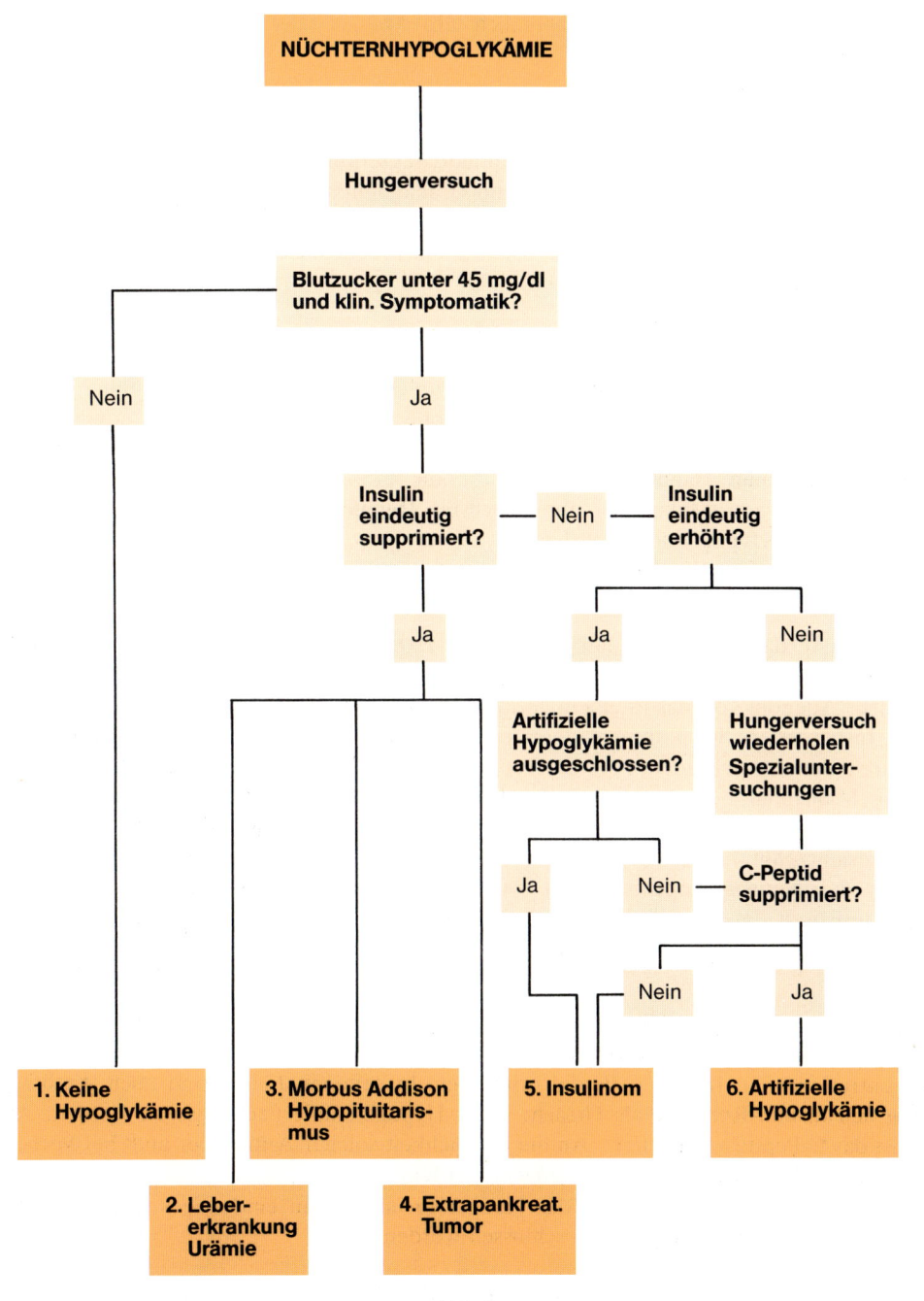

```
                    NÜCHTERNHYPOGLYKÄMIE
                              │
                              ▼
                        Hungerversuch
                              │
                              ▼
                    Blutzucker unter 45 mg/dl
                    und klin. Symptomatik?
                    ┌─────────┴─────────┐
                   Nein                 Ja
                    │                   │
                    │                   ▼
                    │          Insulin          Insulin
                    │          eindeutig ─Nein─ eindeutig
                    │          supprimiert?     erhöht?
                    │               │         ┌────┴────┐
                    │               Ja        Ja       Nein
                    │               │         │         │
                    │               │         ▼         ▼
                    │               │   Artifizielle   Hungerversuch
                    │               │   Hypoglykämie  wiederholen
                    │               │   ausgeschlossen? Spezialunter-
                    │               │                   suchungen
                    │               │     ┌────┴───┐        │
                    │               │     Ja      Nein      ▼
                    │               │                    C-Peptid
                    │               │                    supprimiert?
                    │               │              ┌────────┴──┐
                    │               │             Nein         Ja
                    │               │              │           │
  1. Keine      3. Morbus Addison  5. Insulinom           6. Artifizielle
  Hypoglykämie  Hypopituitaris-                           Hypoglykämie
                mus
       2. Leber-              4. Extrapankreat.
       erkrankung             Tumor
       Urämie
```

Abb. 2

an. Bei der **Urämie** führt wahrscheinlich ein Mangel an Substrat (Alanin) für die Glukoneogenese zur Hypoglykämie.

3. Morbus Addison, Hypopituitarismus

Die Glukosehomöostase erfordert eine intakte Sekretion der Insulinantagonisten Cortisol, Wachstumshormon und Glukagon. Während Glukagonmangelsyndrome extrem selten sind, kommt es im Rahmen eines **Morbus Addison** bzw. eines **Hypopituitarismus** häufiger zu einer Hypoglykämie. Zur Diagnosesicherung ist eine entsprechende Funktionsdiagnostik (ACTH-Test, Insulintoleranztest) durchzuführen.

4. Extrapankreatischer Tumor

Der Mechanismus, der zur seltenen paraneoplastischen Hypoglykämie führt, ist nicht einheitlich. Neben der Produktion insulinähnlicher Substanzen wird ein erhöhter Glukoseverbrauch bzw. eine Beeinträchtigung der Glukoneogenese diskutiert. Am häufigsten finden sich große, **mesenchymale Tumoren** (Fibrome, Sarkome, Fibrosarkome), die bevorzugt retroperitoneal oder im Thorax lokalisiert sind. Auch bei **Hepatomen** und **Nebennierenkarzinomen** wird häufig eine Hypoglykämie beobachtet.

5. Insulinom

Die durch das **Insulinom** hervorgerufene Hypoglykämie ist die Folge inadäquater autonomer Insulinsekretion eines β-Inselzell-Tumors des Pankreas. In 90% liegt ein gutartiges Adenom vor, das in einem geringen Prozentsatz auch extrapankreatisch auftreten kann. Insbesondere im Rahmen einer multiplen endokrinen Adenomatose werden auch mehrere Adenome gefunden. 10% der Tumoren sind maligne mit bevorzugter Lebermetastasierung. Manchmal, bevorzugt im Kindesalter, liegt auch eine **diffuse Inselzellhyperplasie** der Erkrankung zugrunde. Das Insulinom tritt in jedem Lebensalter auf mit einem Maximum im 5. Lebensjahrzehnt. Viele Patienten werden wegen Verhaltensauffälligkeiten und Symptomen der Neuroglykopenie zuerst an einen Neurologen oder Psychiater verwiesen. Charakteristisch, aber nicht obligat, ist eine Gewichtszunahme. Ein Insulin/Glukose-Quotient von $>0{,}3$ ($\frac{\mu U/ml}{mg/dl}$) in der Hypoglykämie gilt als pathologisch. Eine Insulinbestimmung ohne gleichzeitige Hypoglykämie ist wertlos. Bei sehr hohen Insulinwerten muß differentialdiagnostisch an **Insulinantikörper** gedacht werden. In diesem Fall sind die Konzentrationen an freiem C-Peptid erniedrigt. In seltenen Fällen sind auch **Antikörper gegen den Insulin-Rezeptor** als Ursache einer Hypoglykämie nachgewiesen worden. Auch hier ist das C-Peptid supprimiert. An die Möglichkeit solcher Antikörper muß bei Vorliegen weiterer Autoimmunerkrankungen gedacht werden.

Ergibt sich trotz Wiederholung des Hungerversuches kein eindeutiges Bild, so können weitere **Spezialuntersuchungen** angeschlossen werden:

1. Bestimmung des Proinsulins, das beim Insulinom in aller Regel auf über 20% des Gesamtinsulins erhöht ist.

2. Insulintoleranztest (0,1 Einheiten Altinsulin/kg Körpergewicht i.v.) mit gleichzeitiger Bestimmung von Blutzucker und C-Peptid (fehlende C-Peptid-Suppression beim Insulinom).

3. Tolbutamid-Test (1 g Tolbutamid i. v.) mit Messung von Blutzucker und Insulin. Ein Insulinwert von >20 µU/ml und ein Blutzuckerwert von <50 mg/dl nach 3 Std. sprechen für ein Insulinom.

Erst wenn die Insulinomdiagnose biochemisch gestellt ist, schließt sich die Lokalisationsdiagnostik an (Sonographie, Angiographie, Computertomographie). Die präoperative Lokalisation gelingt jedoch nur in ca. 80% der Fälle.

6. Artifizielle Hypoglykämie

Zur Diagnose der **artifiziellen Hypoglykämie** s. den Abschnitt »Exogene Hypoglykämie«, S. 960.

Differentialdiagnostisches Spektrum

Exogene Hypoglykämie
Insulintherapie
Sulfonylharnstoffe
Andere Pharmaka
   Salicylate
   Phenylbutazon
   PAS
   INH
   Hydantoine
   Hydantoinester
   Propranolol
   Dicumarol
   Colchicin
   Haloperidol
   Disopyramid
   Pentamidin
   MAO-Hemmer
Artifizielle Hypoglykämie

Nüchternhypoglykämie (Fastenhypoglykämie)
Endogener Hyperinsulinismus
   Insulinom
   Inselzellhyperplasie
   Insulinantikörper
     Antikörper gegen den Insulinrezeptor
     Ektope Insulinsekretion (sehr selten)
Mangel an Insulinantagonisten
   Morbus Addison
   Hypopituitarismus
   Wachstumshormonmangel
   Glukagonmangel

Störung der Glukoneogenese
  Lebererkrankungen
    Hepatitis, Glykogenosen, Metastasenleber,
  Leberdystrophie
Dekompensierte Herzinsuffizienz
Urämie
Sepsis
Reye-Syndrom
Schwangerschaft
Extrapankreatische Tumoren
  Hepatom
  Nebennierenrindenkarzinom
  Fibrosarkom
  Hämangioperizytom
  Neurofibrom
  Lymphosarkom
  Malignes Lymphom
  Retikulumzellsarkom

Reaktive Hypoglykämie
Postprandial (Glukose-induziert)
  Diabetes mellitus Typ II
  Funktionell bzw. idiopathisch
  Nach Gastrektomie
Durch spezifische Nahrungsbestandteile induzierte Hypoglykämie
  Fruktoseintoleranz
  Leucin-Überempfindlichkeit
  Galaktosämie
  Alkoholinduzierte Hypoglykämie

Literatur

CRYER PH E. Glucose homeostasis and hypoglycemia. In: WILSON J D, FOSTER D W (eds). Williams Textbook of Endocrinology. 7th ed. Philadelphia: Saunders 1985.
MARKS V, ROSE F C. Hypoglycemia, 2nd ed. Oxford: Blackwell 1981.
SERVICE F J. Hypoglycemic disorders. Boston: G. K. Hall 1983.
SHERWIN R S, FELIG P. Hypoglycemia. In: FELIG P, BAXTER J B, BROADUS A E, FROHMAN L A (eds). Endocrinology and Metabolism. New York: McGraw-Hill 1987.

Hyperlipidämie

B. ALLOLIO

Definition und Abgrenzung

Hyperlipidämie ist definiert als Erhöhung von Triglyzeriden und/oder Cholesterin im Nüchternserum. Die Festlegung der oberen Normgrenzen orientiert sich dabei weniger an statistischen Größen (90% bzw. 95% Perzentile eines gesund erscheinenden Normalkollektivs) als an den Ergebnissen epidemiologischer Untersuchungen über das Risiko einer vorzeitigen Arteriosklerose. Legt man das kardiovaskuläre Risiko zugrunde, so werden als neue Grenzwerte ein Gesamt-Cholesterin von 240 mg/dl (6,2 mmol/l) und eine Triglyzeridkonzentration von 200 mg/dl bei einem Lebensalter über 40 Jahren angegeben. Bei Personen unter 20 Jahren liegt der obere Grenzwert für Triglyzeride bei 140 mg/dl und für Cholesterin bei 170 mg/dl (4,4 mmol/l). Bei differentialdiagnostischen Überlegungen muß man daher berücksichtigen, daß ein hoher Prozentsatz von »Normalpersonen« diese Grenzwerte überschreitet.

Von zentraler Bedeutung in der Diagnose von Fettstoffwechselstörungen ist die Differenzierung von **primärer** und **sekundärer Hyperlipidämie,** da bei letzterer häufig eine kausale Therapie möglich ist.

Diagnostisches Vorgehen (Abb. 1)

Da der Transport der Serumlipide durch Lipoproteine erfolgt, spiegelt jede Hyperlipidämie eine Hyperlipoproteinämie wider. Die Lipoproteine enthalten als Lipide Triglyzeride und Cholesterin, umgeben von einer Phospholipidschicht und einem Proteinanteil, dem Apoprotein. Sie lassen sich aufgrund von Lipidzusammensetzung, Apoproteinen, Dichte, Größe und elektrophoretischer Beweglichkeit in 5 Klassen aufteilen: Chylomikronen, VLDL (»Very-low-density«-Lipoproteine), IDL (»Intermediate-density«-Lipoproteine, »remnants«), LDL (»Low-density«-Lipoproteine) und HDL (»High-density«-Lipoproteine).

Ursache der Hyperlipoproteinämie ist eine gesteigerte Sekretion oder ein verzögerter Abbau einzelner oder mehrerer Lipoproteine. Mit der Lipidelektrophorese nach Fredrickson können die klinischen Hyperlipoproteinämien zumeist einem von 6 Phänotypen zugeordnet werden (s. Tab. 1). Der Wert der elektrophoretischen Trennung als Routinemethode ist jedoch zweifelhaft. Sie ist kostenaufwendig und erlaubt keine Differenzierung in primäre und sekundäre Hyperlipidämien. Pharmakologische und diätetische Einflüsse können zu einem Wandel des Phänotyps führen. Das Basisprogramm der Hyperlipidämiediagnostik besteht daher weiterhin in der quantitativen Erfassung von Triglyzeriden und Gesamtcholesterin, ergänzt im Einzelfall durch den Kühlschrank-Test (Lagerung des Plasmas über Nacht bei 4° C) zum Nachweis von Chylomikronen, die eine Rahmschicht an der Oberfläche des Plasmas bilden. Hierdurch gelingt in über 90% der Fälle bereits eine phänotypische Zuordnung der Hyperlipoproteinämie. Besteht ein besonderes Interesse an der Risikokonstellation eines Patienten, kann als weiterer Schritt eine Differenzierung von LDL-Cholesterin und HDL-Cholesterin veranlaßt werden. Ein HDL-Cholesterin <35 mg/dl bei

DIAGNOSTISCHES VORGEHEN BEI HYPERLIPIDÄMIE

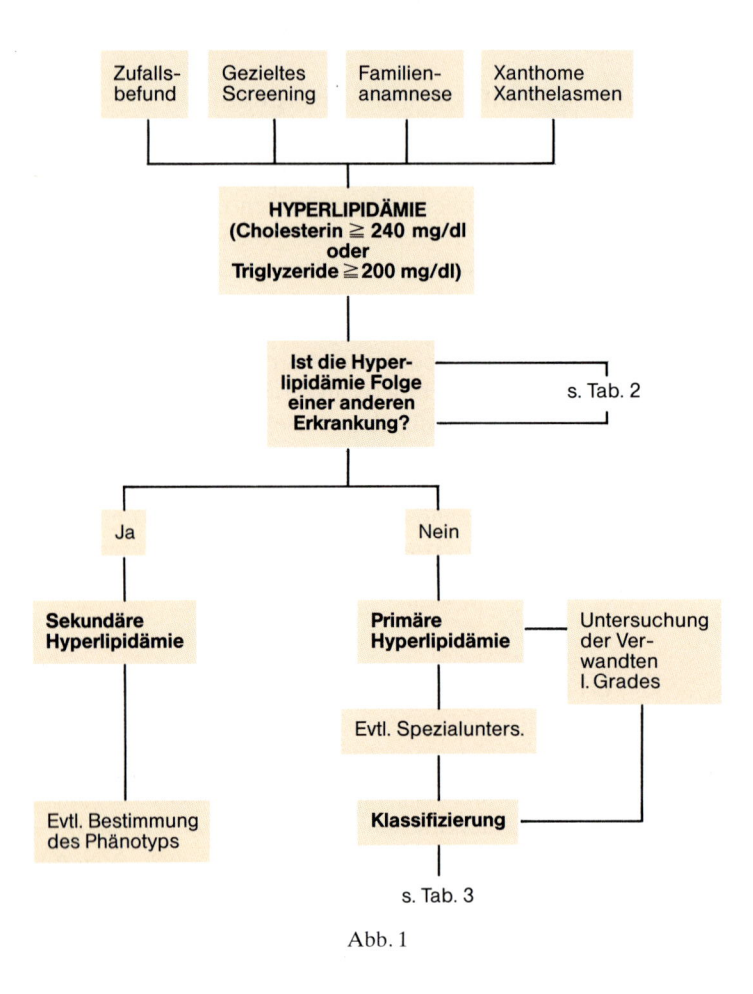

- Zufallsbefund
- Gezieltes Screening
- Familienanamnese
- Xanthome Xanthelasmen

↓

HYPERLIPIDÄMIE
(Cholesterin ≧ 240 mg/dl oder Triglyzeride ≧ 200 mg/dl)

↓

Ist die Hyperlipidämie Folge einer anderen Erkrankung? — s. Tab. 2

- **Ja** → **Sekundäre Hyperlipidämie** → Evtl. Bestimmung des Phänotyps
- **Nein** → **Primäre Hyperlipidämie** — Untersuchung der Verwandten I. Grades
  - ↓ Evtl. Spezialunters.
  - ↓ **Klassifizierung** — s. Tab. 3

Abb. 1

Männern bzw. <45 mg/dl bei Frauen bedeutet ein deutlich erhöhtes kardiovaskuläres Risiko. Es gilt als gesichert, daß dem LDL-Cholesterin die größte atherogene Wirkung zukommt. Hohes HDL-Cholesterin, wie bei der seltenen hereditären **Hyper-α-Lipoproteinämie,** ist dagegen offenbar mit einem verminderten Arterioskleroserisiko verbunden.

Gezieltes Screening

Veranlassung zur gezielten Suche nach einer Hyperlipidämie geben Symptome einer frühzeitigen Arteriosklerose (Angina pectoris, Myokardinfarkt, Claudicatio intermittens, Sklerosegeräusche über den Arterien, fehlende Pulse), unklare anfallsartige abdominelle Schmerzen oder Pankreatitis sowie vorbestehende, häufig mit einer Hyperlipidämie verbun-

Tab. 1. **Einteilung der Hyperlipoproteinämien (nach Fredrickson).**

Phänotyp	Erhöhte Lipoproteine	Serumlipide Triglyzeride	Cholesterin	Elektrophorese
1	Chylomikronen	⇈	n (↑)	Chylomikronen
2a	LDL	n	↑	β
2b	LDL, VLDL	(↑)	↑	β, prä-β
3	IDL	↑	↑	breites β-Band
4	VLDL	↑	n – ↑	prä-β
5	VLDL, Chylomikronen	⇈	↑	prä-β Chylomikronen

n = normal, (↑) mäßig erhöht, ↑ erhöht, ⇈ stark erhöht

dene Erkrankungen, insbesondere Diabetes mellitus, Hypothyreose, Alkoholabusus, Leber- und Nierenerkrankungen. Wichtig ist die Überprüfung des Fettstoffwechsels auch unter einer Langzeittherapie mit hormonalen Antikonzeptiva, Diuretika, Betablockern oder Glukokortikoiden (**sekundäre Hyperlipoproteinämien, Tab. 2**).

Tab. 2. **Sekundäre Hyperlipoproteinämien.**

	Erhöhte Lipoproteine	Phänotyp	Serumlipide Triglyzeride	Cholesterin
Diabetes mellitus	VLDL, Chylomikronen	4, (5)	↑	n – ↑
Hypothyreose	LDL, IDL	2a, (3)	↑	↑
Cushing-Syndrom	VLDL, LDL	2a, 2b	n – (↑)	↑
Akromegalie	VLDL	4	↑	n – ↑
Glykogenose Typ I	VLDL, Chylomikronen	4, (5)	↑	n – ↑
Lipodystrophien	VLDL	4	↑	n – ↑
Gicht	VLDL	4	↑	n – ↑
Porphyrie	LDL	2a	n	↑
Ovulationshemmer	VLDL, Chylomikronen	4, (5)	↑	n – ↑
Alkohol	VLDL, Chylomikronen	4, (5)	↑	n – ↑
Glukokortikoide	VLDL, LDL	2a, 2b	n – (↑)	↑
Betablocker	VLDL, LDL	2a, 2b	n – ↑	↑
Diuretika	VLDL, LDL	2b, 4	n – ↑	n – ↑
Anorexia nervosa	LDL	2a	n	↑
Urämie	VLDL	4	↑	n – ↑
Nephrotisches Syndrom	VLDL, LDL	2a, 2b	n – ↑	↑
Cholostase	Lipoprotein X	–	↑	↑
Akute Hepatitis	VLDL	4	↑	n – ↑
Lupus erythematodes disseminatus	Chylomikronen	1	↑	n – ↑
Dysglobulinämie	IDL, VLDL	3, 4	↑	↑
Streß	VLDL	4	↑	n – ↑

n = normal, (↑) mäßig erhöht, ↑ erhöht

Familienanamnese

Bei nachgewiesener primärer Hyperlipidämie ist davon auszugehen, daß die Verwandten I. Grades ebenfalls in einem hohen Prozentsatz Hyperlipidämien aufweisen, die phänotypisch nicht übereinstimmen müssen. Umgekehrt erleichtert ein solcher Nachweis die Einordnung einer Hyperlipidämie als hereditäre Erkrankung (primäre Hyperlipidämie).

Xanthome, Xanthelasmen

Xanthome sind stets dringend verdächtig auf das Vorliegen einer Hyperlipidämie. Eruptive Xanthome entstehen als Folge einer histiozytären Einlagerung von Triglyzeriden aus Chylomikronen. Sie treten insbesondere an druckbelasteten Körperarealen auf (Gesäß!). Andere Xanthome (Sehnenxanthome, tuberöse Xanthome) bilden sich durch Einlagerungen von Cholesterinestern aus LDL-Cholesterin in Makrophagen. Prädilektionsstellen sind die Streckseiten von Knie und Ellenbogen, Handrücken, Handinnenflächen und Achillessehnen. Auch **Xanthelasmen** an den Augenlidern sind charakteristisch für eine Hypercholesterinämie. Sie können aber, ebenso wie ein frühzeitiger **Arcus senilis,** auch ohne Hyperlipidämie auftreten.

Spezialuntersuchungen

Läßt sich aus der direkten Bestimmung der Blutfette keine Zuordnung zu einer genetischen Störung ableiten, oder besteht das Interesse an einer genaueren Charakterisierung der Hyperlipidämie, können zusätzliche Untersuchungen durchgeführt werden. Als erstes ist dabei an die Lipidelektrophorese und die HDL-Cholesterinbestimmung zu denken. Eine Untersuchung der Verwandten I. Grades erlaubt weitere Schlüsse. Die Flotation in der Ultrazentrifuge bei verschiedener Dichte ist die Referenzmethode zur Trennung der einzelnen Lipoproteine. Diese aufwendige Technik kann zum Teil durch Präzipitationsreaktionen ersetzt werden. In Speziallaboratorien ist eine Quantifizierung der Apolipoproteine möglich (zum Nachweis von Apolipoproteindefizienzen, zur Diagnose einer Apo-E2-Homozygotie, bei der Hyperlipoproteinämie Typ III etc.). Erwähnt seien auch die Quantifizierung der LDL-Rezeptoren an Fibroblastenkulturen bei familiärer Hypercholesterinämie und die Bestimmung der Lipoproteinlipase.

Primäre Hyperlipoproteinämien (Tab. 3)

Der seltene **familiäre Lipoproteinlipasemangel** manifestiert sich schon im Kindesalter mit rezidivierenden Attacken abdomineller Schmerzen, Pankreatitis und eruptiven Xanthomen. Als Folge der massiven Anreicherung von Chylomikronen im Blut kommt es zu Triglyzeridablagerungen im retikuloendothelialen System mit Hepatosplenomegalie. Die stark erhöhten Triglyzeride, das lipämische Serum mit dem Chylomikronennachweis im Kühlschrank-Test und die Klinik führen zur Diagnose. In Einzelfällen wird ein familiärer funktioneller Lipoproteinlipasemangel durch einen zirkulierenden Inhibitor des Enzyms hervorgerufen.

Schwierig ist nur die Abgrenzung zum seltenen **Apolipoprotein-C-II-Mangel,** der durch das Fehlen des Apoproteins als Kofaktor zu einem funktionellen Lipoproteinlipasemangel führt. Das klinische Bild ist daher ähnlich, das Manifestationsalter liegt jedoch höher. Die

Tab. 3. **Primäre Hyperlipoproteinämien.**

	Phänotyp	Erhöhte Lipoproteine	Serumlipide Triglyzeride	Serumlipide Cholesterin	Xanthome	Pankreatitis	Vorzeitige Arteriosklerose
1. Familiärer Lipoproteinlipasemangel	1	Chylomikronen	⇈	n – (↑)	eruptiv	+	–
2. Familiärer Apolipoprotein-C-II-Mangel	1, 5	VLDL	⇈	n – (↑)	(eruptiv)	+	–
3. Familiäre Hypertriglyzeridämie	4 (5)	VLDL (Chylomikr.)	↑	n	–	(+)	–
4. Familiäre Dys-β-Lipoproteinämie	3	IDL	↑	↑	tuberös, palmar	–	+
5. Familiäre Hypercholesterinämie	2a, (2b)	LDL	n – (↑)	↑	Sehnen xanthome, Xanthelasmen	–	+
6. Polygene Hypercholesterinämie	2a, (2b)	LDL, (VLDL)	n – (↑)	↑	–	–	+
7. Familiäre, kombinierte Hyperlipidämie	4 (5)	LDL, VLDL	↑	↑	(eruptiv)	–	+

n = normal, (↑) mäßig erhöht, ⇈ stark erhöht, ( ) selten

Lipidelektrophorese zeigt in der Regel den Phänotyp 1 und ausnahmsweise den Phänotyp 5. Durch Transfusion von Apolipoprotein C II in Form von Plasma gesunder Personen kommt es bei diesen Patienten zu einem Abfall des Triglyzeridspiegels.

Bei der **familiären Hypertriglyzeridämie** (Inzidenz 1:500, dominanter Erbgang) sind die Triglyzeridspiegel meist nur mäßig erhöht (250–500 mg/dl). Unter dem Einfluß ungünstiger Faktoren (Ovulationshemmer, Alkohol etc.) kann es jedoch zu einer Exazerbation mit Triglyzeridspiegeln über 1000 mg/dl und zur Pankreatitis kommen. Typischerweise handelt es sich um übergewichtige Patienten. Ein Diabetes mellitus vom Typ II ist häufig. In der Lipidelektrophorese zeigen die Patienten den Phänotyp 4 oder seltener auch den Phänotyp 5.

Bei der **familiären Dys-β-Lipoproteinämie** findet sich eine gleichzeitige Erhöhung von Triglyzeriden und Cholesterin durch eine Vermehrung der IDL im Blut, deren Aufnahme in die Leber gestört ist (Inzidenz 1:3000). Klinisch dominieren Xanthome an den Handflächen und tuberöse Xanthome an Knie und Ellenbogen sowie Manifestationen einer vorzeitigen Arteriosklerose. Die Lipidelektrophorese zeigt typischerweise ein »breites β-Band«, da die erhöhten IDL zwischen β- und Prä-β-Lipoprotein wandern.

Die **familiäre Hypercholesterinämie** ist eine häufige (Inzidenz 1:500), dominant vererbte Stoffwechselkrankheit mit einer Erhöhung des LDL-Cholesterins als Folge eines LDL-Rezeptor-Defektes. Klinisch dominieren Symptome der vorzeitigen Arteriosklerose und

Sehnenxanthome. Homozygote Patienten erliegen oft schon im 2. Lebensjahrzehnt einem Myokardinfarkt. Bei der häufigeren heterozygoten Form treten Myokardinfarkte in den meisten Fällen erst im 4. Lebensjahrzehnt oder später auf. Bei diesen Patienten liegt das Gesamtcholesterin um 300–400 mg/dl. Die Xanthome und der Nachweis einer Hyperlipidämie in 50% der Verwandten I. Grades erlauben eine Abgrenzung zur **polygenen Hypercholesterinämie**, bei der weniger als 10% der Verwandten I. Grades betroffen sind.

Die häufige **familiäre kombinierte Hyperlipidämie** (Inzidenz 1:250) zeigt unterschiedliche Phänotypen in der Lipidelektrophorese (2a, 2b, 4). Eine vorzeitige Arteriosklerose ist typisch, und auch eine entsprechende Familienanamnese kann bei diesen Patienten erhoben werden. Charakteristisch ist die milde Hyperlipidämie, ein Wechsel des Phänotyps in der Lipidelektrophorese und der positive Nachweis einer Hyperlipidämie beim Screening der Verwandten I. Grades.

Beim **Lecithin-Cholesterin-Acyltransferase-(LCAT-)Mangel** besteht ebenfalls eine Erhöhung von Cholesterin und Triglyzeriden. Durch das Fehlen des Enzyms kommt es zu abnormen Lipoproteinen, die sich in unterschiedlichen Organen ablagern. Klinisch beobachtet man eine Proteinurie, Anämie und eine Hornhauttrübung. Es kann sich eine Niereninsuffizienz entwickeln.

Differentialdiagnostisches Spektrum

Primäre Hyperlipoproteinämien
Lipoproteinlipasemangel
Apolipoprotein-C-II-Mangel
Familiäre Hypertriglyzeridämie
Familiäre Dysbeta-Lipoproteinämie
Familiäre Hypercholesterinämie
Polygene Hypercholesterinämie
Familiäre kombinierte Hyperlipidämie
Lecithin-Cholesterin-Acyltransferase-Mangel
Cholesterinester-Speicherkrankheit

Sekundäre Hyperlipoproteinämien
Endokrinopathien
    Diabetes mellitus
    Hypothyreose
    Cushing-Syndrom
    Akromegalie

Stoffwechselerkrankungen
    Glykogenose Typ I
    Lipodystrophie

Leber- und Gallenwegserkrankungen
    Cholostase
    Akute Hepatitis

Nierenerkrankungen
 Urämie
 Nephrotisches Syndrom

Pharmaka
 Glukokortikoide
 Diuretika
 Betablocker
 Ovulationshemmer
 Alkohol

Sonstige
 Lupus erythematodes disseminatus
 Dysglobulinämie
 Autoimmundyslipoproteinämie
 Pankreatitis
 Streß
 Anorexia nervosa

Literatur

Assmann G. Fettstoffwechsel und Atherosklerose. Stuttgart: Schattauer 1982.
Illingworth D R, Connor W E. Disorders of lipid metabolism. In: Felig P, Baxter J D, Broadus A E, Froman L A (eds). Endocrinology and Metabolism. 2nd ed. New York: McGraw-Hill, 1244–1314.
Kaffernik H, Schneider J. Hyperlipoproteinämie. Erlangen: Perimed 1984.
Riesen W F. Fettstoffwechsel. In: Thomas L (Hrsg). Labor und Diagnose. 3. Aufl. Marburg: Medizinische Verlagsgesellschaft 1988.

Hyponatriämie und Hypernatriämie

W. HUMMERICH

Definition und Abgrenzung

Hyper- und Hyponatriämien sind bei stationären Patienten häufig anzutreffende Abweichungen von Serumelektrolyten. Kaum eine Elektrolytstörung wird häufiger mißinterpretiert. Die Ursache hierfür ist darin zu sehen, daß Hyper- bzw. Hyponatriämien seltener Störungen der Natriumbilanz reflektieren, sondern meistens Zeichen einer gestörten Wasserbilanz sind: Eine Hyponatriämie ist häufiger auf eine positive und entsprechend eine Hypernatriämie öfter auf eine negative Wasserbilanz zurückzuführen. Gleichzeitig folgt daraus, daß eine Hypo- oder Hypernatriämie nicht gleichzusetzen ist mit einem Natriummangel bzw. mit einer Vermehrung des Gesamtkörpernatriums. So geht etwa eine Hyponatriämie bei generalisierten Ödemen mit einer Zunahme des Gesamtkörpernatriumbestandes einher, umgekehrt ist eine Hypernatriämie bei schwerer Exsikkose eher mit einer Abnahme des Gesamtkörpernatriums verknüpft. Im Gegensatz zur Hyper- bzw. Hypokaliämie, die nahezu immer Zeichen einer positiven bzw. negativen Kaliumbilanz darstellen, sind Abweichungen des Serumnatriums wegen der oft schnellen Änderung der Wasserbilanz häufig flüchtig. Die Schwierigkeiten der Differentialdiagnostik bei Abweichungen des Plasmanatriums liegen darin, zuverlässige klinische und laborchemische Daten über die Wasserbilanz, die Wasserverteilung im Körper sowie die Natriumbilanz zu erhalten. Diese einleitenden Feststellungen haben erhebliche therapeutische Konsequenzen, da Korrekturen häufiger an der Beeinflussung der Wasser-, seltener der Natriumbilanz ansetzen müssen. Die Differentialdiagnostik muß sich danach ausrichten, ob primär Wasserbilanz- oder Natriumbilanzstörungen bzw. auch Verteilungsstörungen innerhalb der Flüssigkeitskompartimente vorliegen. Eine klare Trennung von Störungen der Flüssigkeitsbilanz von solchen der Natriumbilanz ist oft nicht möglich. Bei vielen Krankheitsbildern liegen gemischte Störungen vor, wenn etwa eine Hyponatriämie sowohl auf Verdünnung wie auch auf Natriumverlust beruht. In diesen Fällen wird eine schematische Klassifizierung der jeweiligen Abweichung schwierig und im folgenden nach der im Vordergrund stehenden Störung vorgenommen. Umgekehrt können definierte Krankheitsbilder sowohl mit einer Hypo- wie auch einer Hypernatriämie einhergehen, so ist z. B. beim ketoazidotischen Coma diabeticum mit hohen Blutzuckerwerten oft zunächst eine Hyponatriämie anzutreffen, da intrazelluläres Wasser in den hypertonen Extrazellulärraum diffundiert, im weiteren Verlauf kann dann eine Hypernatriämie auftreten, da die glukoseinduzierte osmotische Diurese zu einem Natriumverlust führt und die üblicherweise durchgeführten Kochsalz- bzw. Natriumbikarbonatinfusionen eine erhebliche Natriumzufuhr bedeuten können.

Diagnostisches Vorgehen

Hyponatriämie

Eine Hyponatriämie besteht definitionsgemäß, wenn das Serumnatrium unter 135 mval/l liegt. Leichte passagere Hyponatriämien sind symptomlos bzw. die Symptomatik ergibt sich aus dem zugrundeliegenden Krankheitsbild. Bei schweren, insbesondere chronischen Hyponatriämien treten Appetitlosigkeit, Übelkeit, Erbrechen und Muskelschwäche auf. Im Extremfall kommt es zu Bewußtseinseintrübungen, Koma und Grand-mal-Anfällen. Als erstes muß geklärt werden, daß die Blutentnahme zuverlässig erfolgte und keine **Verdünnungseffekte** durch Abnahme aus einem zentralen Venenkatheter oder proximal einer laufenden Infusion vorliegen. Weiter muß die sogenannte **Pseudo-Hyponatriämie** ausgeschlossen werden. Diese kann im Rahmen einer ausgeprägten Hyperlipidämie oder Hyperproteinämie, insbesondere bei Paraproteinämien auftreten. In diesen Fällen führt die auf ein definiertes Flüssigkeitsvolumen bezogene Bestimmung der Natriumkonzentration zu falsch niedrigen Werten, da sich das Natriumion nur im Plasmawasser verteilt und die Fette bzw. Proteine einen signifikanten Anteil des Plasmavolumens ausmachen. Hyponatriämie bedeutet in der Regel Hypoosmolalität. Eine Hyponatriämie ohne Hypoosmolalität liegt dann vor, wenn **hyperosmolare Lösungen** wie Mannit oder hochprozentige Glukose infundiert werden. Hierbei kommt es zu einer Störung der internen Wasserbilanz durch Ausstrom von intrazellulärem Wasser in den hyperosmolaren Extrazellulärraum. Die hierdurch resultierende Hyponatriämie ist jedoch im Gegensatz zur Pseudo-Hyponatriämie »echt«. Nach Ausschluß dieser hier einleitend dargestellten Ursachen einer Hyponatriämie kann nach dem in Abb. 1 dargestellten Schema vorgegangen werden.

Krankheitsbilder mit positiver Wasserbilanz (Abb. 1, Tab. 1 und 2)

Gemeinsam ist diesen Zuständen eine Ausweitung des Extrazellulärvolumens (EZV) mit folgender **Verdünnungshyponatriämie**. Die Wasserbilanz ist positiv bei Unvermögen der Niere, freies Wasser auszuscheiden, oder bei vermehrter exogener Zufuhr von freiem Wasser bei gleichzeitig eingeschränkter Dilutionsfähigkeit der Niere. Allgemeine klinische Hinweise können in Zeichen der Überwässerung bestehen wie Gewichtszunahme, Ödemneigung, erhöhter Hautturgor, vermehrte Venenfüllung, Erhöhung des zentralen Venendruckes. Hämoglobin und Serumeiweiß sind häufig erniedrigt, während der Hämatokrit durch Volumenzunahme der Erythrozyten eher normal bleibt. Die Natriumkonzentration im Urin verhält sich uneinheitlich. Sofern keine Diuretika gegeben werden, liegt sie bei Ödemerkrankungen sowie bei positiver Wasserbilanz durch exogene Zufuhr in der Regel unter 10 mval/l, bei Niereninsuffizienz und Erkrankungen mit gesteigerter ADH-Wirkung fast immer über 20 mval/l. **Ödemerkrankungen** (3.) gehen nicht nur mit positiver Wasser-, sondern primär mit einer positiven Salzbilanz einher. Zur Hyponatriämie kommt es in der Regel nur bei schwerem Hydrops, wobei möglicherweise eine vermehrte Vasopressinwirkung zu einer Ausscheidungsstörung von freiem Wasser führt. Bei **akutem bzw. chronischem Nierenversagen** (4.) kann neben der Ausscheidungsstörung für freies Wasser auch ein renaler Salzverlust zu Hyponatriämie beitragen. Ein **Glukokortikoidmangel** (6.) kann ebenfalls zu einer Retention von freiem Wasser führen, Hyponatriämien finden sich ggl. bei Patienten nach Absetzen einer längeren Steroidmedikation mit Suppression der Nebennierenrinde und bei Hypophysenvorderlappeninsuffizienz. Ein **Schwartz-Bartter-Syndrom** (5.) (»Syndrome of inappropriate ADH secretion«, SIADH) ist keineswegs selten und wird, seitdem die ADH-Messung möglich ist, zunehmend häufiger diagnostiziert. Es kommt hierbei entweder durch paraneoplastische Vasopressinbildung bei Tumoren oder durch eine zentrale Verstellung der Osmorezeptoren zu einer vermehrten ADH-Ausschüttung. Die Hyponatriämie beruht bei diesem Krankheitsbild nicht nur auf Verdünnung durch Wasserretention, sondern auch auf einem renalen Natriumverlust. Die Natriumkonzentration im Urin liegt daher in der Regel über 20 mval/l; die Urinosmolalität ist höher als im Plasma. Sehr häufig ist das Schwartz-

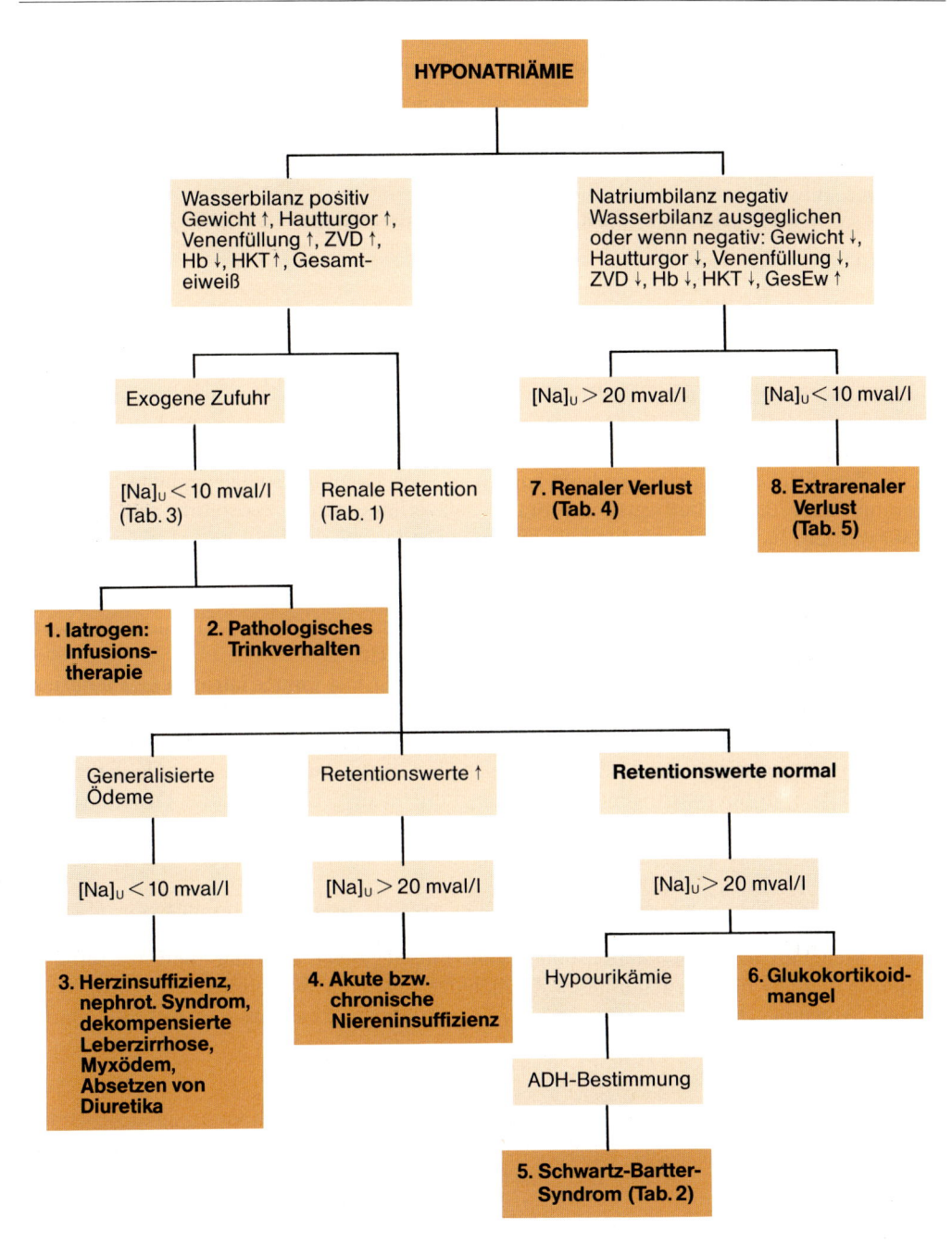

```
                           HYPONATRIÄMIE
                                │
                ┌───────────────┴───────────────┐
    Wasserbilanz positiv                 Natriumbilanz negativ
    Gewicht ↑, Hautturgor ↑,             Wasserbilanz ausgeglichen
    Venenfüllung ↑, ZVD ↑,               oder wenn negativ: Gewicht ↓,
    Hb ↓, HKT ↑, Gesamt-                 Hautturgor ↓, Venenfüllung ↓,
    eiweiß                               ZVD ↓, Hb ↓, HKT ↓, GesEw ↑
            │                                    │
    ┌───────┴───────┐                   ┌────────┴────────┐
  Exogene Zufuhr                    [Na]ᵤ > 20 mval/l   [Na]ᵤ < 10 mval/l
    │                                   │                │
┌───┴───┐         Renale Retention  7. Renaler Verlust  8. Extrarenaler
[Na]ᵤ<10 mval/l   (Tab. 1)            (Tab. 4)            Verlust
(Tab. 3)                                                  (Tab. 5)
 │
┌┴──────┬──────────────┐
1. Iatrogen:  2. Pathologisches
   Infusions-    Trinkverhalten
   therapie
```

Renale Retention (Tab. 1):
- Generalisierte Ödeme → [Na]ᵤ < 10 mval/l → **3. Herzinsuffizienz, nephrot. Syndrom, dekompensierte Leberzirrhose, Myxödem, Absetzen von Diuretika**
- Retentionswerte ↑ → [Na]ᵤ > 20 mval/l → **4. Akute bzw. chronische Niereninsuffizienz**
- **Retentionswerte normal** → [Na]ᵤ > 20 mval/l
  - Hypourikämie → ADH-Bestimmung → **5. Schwartz-Bartter-Syndrom (Tab. 2)**
  - **6. Glukokortikoidmangel**

Abb. 1

Tab. 1. Krankheitsbilder mit renaler Retention von freiem Wasser.

a) Ödemerkrankungen: hydropische Herzinsuffizienz, nephrotisches Syndrom, dekompensierte Leberzirrhose, schwere Hypothyreose (Myxödem)
b) Bei akutem (oligurischem) Nierenversagen und chronischer Niereninsuffizienz (vorwiegend chronische Glomerulonephritiden)
c) Glukokortikoidmangel
d) Schwartz-Bartter-Syndrom (»Syndrome of inappropriate ADH secretion«, SIADH)
e) Verstärkung der tubulären Wirkung von ADH: Chlorpropamid, Prostaglandininhibitoren (Indomethacin)

Bartter-Syndrom mit einer gleichzeitigen Verminderung der Serumharnsäurewerte auf 2–4 mg% verknüpft. In der Regel ist die Hyponatriämie ausgeprägt (unter 120 mval/l) und nicht passager. Sofern nicht die Möglichkeit der Vasopressinmessung besteht, handelt es sich im Rahmen des differentialdiagnostischen Vorgehens in der Regel um eine Ausschlußdiagnose. Zum Schwartz-Bartter-Syndrom kann man auch Krankheitsbilder rechnen, die in der Literatur unter dem Überbegriff zerebrales Salzverlustsyndrom (»cerebral salt wasting«) gefaßt werden. Es handelt sich hierbei um vorwiegend schwere zerebrale Erkrankungen wie Meningitis und andere, die mit einer ADH-Stimulation einhergehen können. Eine Übersicht der diesem Syndrom zugrundeliegenden Krankheitsbilder ist in Tab. 2 wiedergegeben. **Medikamente,** die die renale Wirkung von Vasopressin steigern (Tab. 1 [e]), führen formal zu einem Bild, das dem Schwartz-Bartter-Syndrom entspricht.

Eine vermehrte Zufuhr von freiem Wasser (Tab. 3) ist fast immer **iatrogen** (1.) induziert, die resultierende Hyponatriämie ist bei normaler Nierenfunktion in der Regel passager. Sie kann jedoch ausgeprägt und länger anhaltend sein, wenn eine vorbestehende Hypovolämie, etwa nach Hämorrhagie, mit elektrolytfreien Lösungen ausgeglichen wird. Exzessives **Trinken** (2.), z. B. bei psychogener Polydipsie, führt in der Regel nicht zu Hyponatriämie, beschrieben worden ist sie jedoch bei Patienten mit Psychosen und bei chronischen Biertrinkern.

Krankheitsbilder mit negativer Natriumbilanz (Abb. 1, Tab. 4 und 5)

Die Mehrzahl dieser Krankheitsbilder geht mit negativer Natrium- **und** Wasserbilanz einher. In diesen Fällen stehen klinisch Zeichen der negativen Wasserbilanz wie Gewichtsabnahme, Abnahme des Hautturgors und der Venenfüllung, Abnahme des ZVD im Vorder-

Tab. 2. Das Schwartz-Bartter-Syndrom.

Erkrankungen des ZNS: Meningitis, Enzephalitis, Abszeß, Tumoren, Hydrozephalus, Traumen, Subarachnoidalblutung, Wernicke-Enzephalopathie, Hirninfarkt, multiple Sklerose, Guillain-Barré-Syndrom, Psychosen

Lungenerkrankungen: Pneumonien, Tuberkulose, Asthma bronchiale, künstliche Beatmung

Tumoren: Lungenkarzinom (kleinzellig), Pankreaskarzinom

Stoffwechselerkrankungen: Myxödem, akut intermittierende Porphyrie

Medikamente: Vinca-Alkaloide, Cyclophosphamid, Barbiturate, Amitryptilin, Promethazin, Carbamazepin, Clofibrat, Meperidin, Chlorpropamid, Thiazide, Haloperidol, Morphin

Sonstiges: Streß, Schmerz, Narkose, Myokardinfarkt, LED, Malaria, »idiopathisch«

Tab. 3. **Krankheitsbilder mit erhöhter exogener Zufuhr von freiem Wasser.**

a) Iatrogen durch Infusionen mit hypotonen Lösungen
b) Iatrogen durch Magenspülungen mit hypotonen Lösungen
c) Einläufe mit hypotonen Lösungen
d) Exzessives Trinken (Biertrinker, Psychosen)

grund. Laborchemisch findet sich eine Vermehrung des Hämoglobins und des Hämatokrits, das Eiweiß im Serum kann erhöht sein. Bei **renalem Natriumverlust** (7.) (Tab. 4) liegt die Natriumkonzentration im Urin in der Regel über 20 mval/l, bei extrarenalen Verlusten hingegen unter 10 mval/l. Zur Differenzierung von renalem und extrarenalem Natriumverlust hilft in Zweifelsfällen eine exogene Natriumbelastung weiter, wobei im Rahmen eines fortbestehenden extrarenalen Natriumverlustes die renale Ausscheidung von Natrium nicht oder kaum ansteigt und umgekehrt. Thiaziddiuretika führen häufig, Schleifendiuretika sehr selten zur Hyponatriämie. Nach Absetzen von Diuretika kann die Hyponatriämie bestehen bleiben, die Natriumkonzentration im Urin jedoch unter 20 mval/l abfallen. Weiterhin kann es nach Absetzen von Diuretika zu einer positiven Wasserbilanz kommen, eine Ödemneigung ist möglich (sogenannte idiopathische Ödeme bei chronischem Diuretikaabusus). Auch bei **Mineralokortikoidmangel** kann neben dem renalen Salzverlust eine Wasserretention auftreten. Die sogenannten **Salzverlustnieren** bei chronischen Nephropathien treten häufiger bei chronischer Pyelonephritis oder Zystennieren als bei chronischer Glomerulopathie auf. Bei **metabolischer Alkalose** und **renal-tubulärer Azidose** führt der renale Natriumbikarbonatverlust zur Hyponatriämie. Krankheitsbilder mit **extrarenalem Natriumverlust** (8.) (Tab. 5) sind in der Regel aufgrund der klinischen Situation leicht zu erkennen. Allgemein gilt jedoch, daß ein Verlust hypertoner Flüssigkeit vorliegen muß. Ist dies nicht der Fall, führt nur eine gleichzeitige Zufuhr hypotoner oder auch isotoner Flüssigkeit zur Hyponatriämie. Während **Dialyse** bei chronischer Niereninsuffizienz, insbesondere bei Patienten mit Hypertonie, die gegen natriumarme Lösungen dialysiert werden, können ebenfalls Hyponatriämien auftreten.

Tab. 4. **Krankheitsbilder mit renalem Natriumverlust.**

a) Chronische Diuretikagabe
b) Mineralokortikoidmangel (Morbus Addison)
c) Salzverlustniere bei chronischen Nephropathien (vorwiegend interstitielle Nephritiden, Zystennieren)
d) Metabolische Alkalose, renal-tubuläre Azidose

Tab. 5. **Krankheitsbilder mit extrarenalem Natriumverlust.**

a) Erbrechen (bei metabolischer Alkalose verstärkt)
b) Diarrhoen
c) Villöse Dickdarmadenome
d) Intestinale Lavagen
e) Flächenhafte Verbrennungen
f) Exzessives Schwitzen bei gleichzeitiger Zufuhr (Trinken) hypotoner Lösungen
g) Blutungen bei passagerem Ersatz durch Plasmaexpander vor Transfusionen
h) Sequestration von hypertonen bzw. isotonen Flüssigkeiten innerhalb des Körpers bei Pankreatitis, Peritonitis, Muskeltrauma oder Ileus (sog. »third-space-effect«)
i) Dialyse

Hypernatriämie

Diese liegt vor, wenn das Serumnatrium 150 mval/l übersteigt. Die Symptomatik ist uncharakteristisch, die Symptome der Grunderkrankungen stehen im Vordergrund. Bei schweren Hypernatriämien kann es zu Verwirrung, stuporösen Zuständen bis Koma kommen. Pathophysiologisch kann eine Hypernatriämie durch eine negative Wasserbilanz mit Einengung des Extrazellulärvolumens (EZV) oder durch eine positive Natriumbilanz mit in der Regel Ausweitung des EZV entstehen. Klinisch steht die negative Wasserbilanz als Ursache weit im Vordergrund.

Ursachen einer negativen Wasserbilanz (Abb. 2, Tab. 6 und 7)

Für eine **negative Wasserbilanz** durch verminderte Flüssigkeitszufuhr oder gesteigerten Verlust sprechen in der Regel Durstgefühl, Gewichtsabnahme, Zeichen der Exsikkose wie

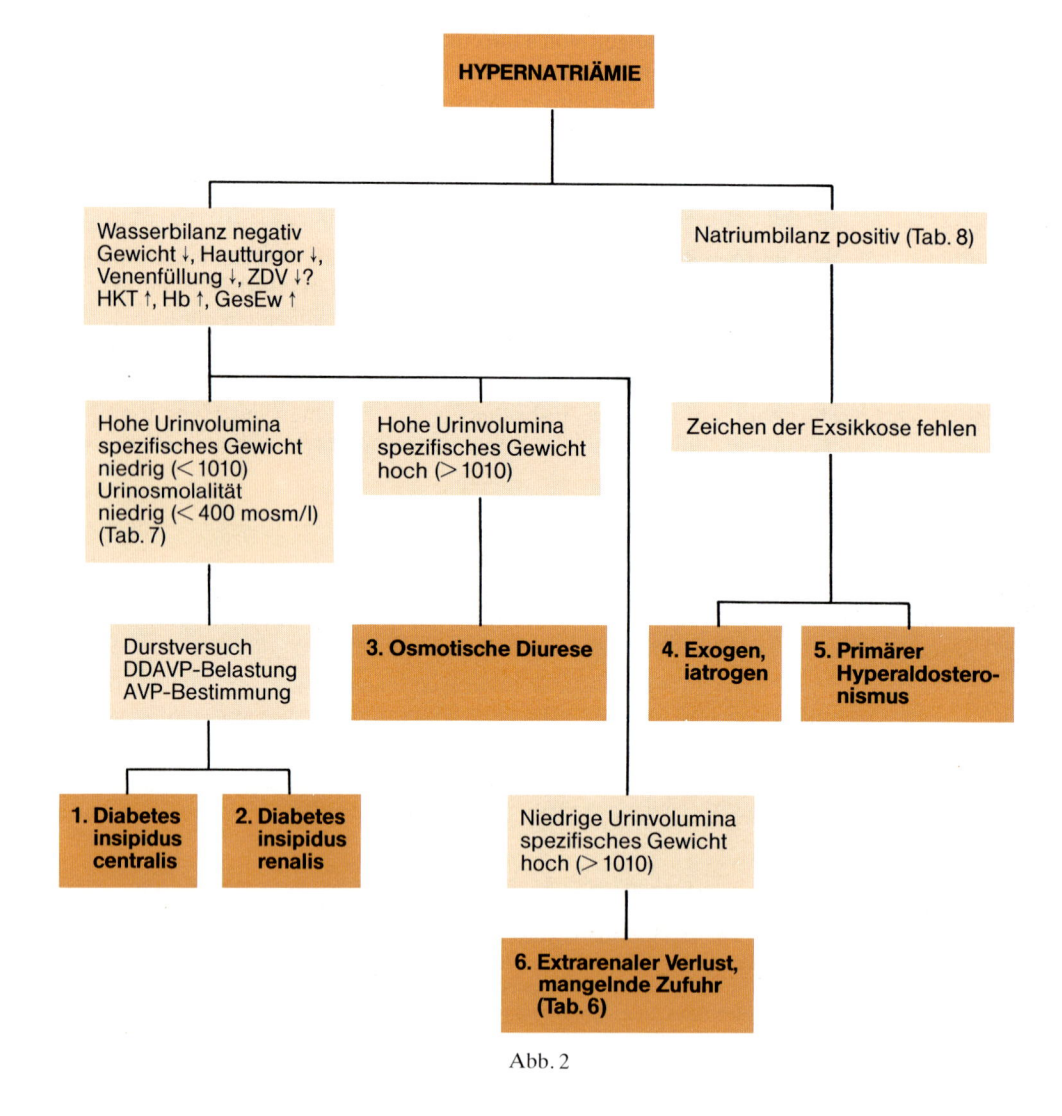

Abb. 2

Tab. 6. **Krankheitsbilder mit verminderter Wasserzufuhr oder extrarenalem Wasserverlust.**

a) Starkes Schwitzen
b) Diarrhoen
c) Maschinelle Beatmung
d) Dialyse gegen hyperosmolale Lösungen (besonders Peritonealdialyse)
e) Gestörtes Trinkverhalten (Zerebralsklerotiker, Psychosen, Hirntumoren, Poliomyelitis, Meningitis, Schädeltraumen).

Abnahme des Hautturgors, verminderte Venenfüllung, Abnahme des zentralen Venendruckkes, Anstieg des Hämatokrits und des Gesamteiweißes. Eine Azotämie kann hinzukommen. Es können weiterhin Kreislaufsymptome wie Tachykardie und Hypotonie bis zum Schocksyndrom bestehen. Wenn die Urinvolumina niedrig, die Urinosmolalität (>400 mosm/l) und das spezifische Gewicht des Urins hoch sind (>1010), so sprechen diese Befunde für eine **mangelnde Zufuhr** oder einen **extrarenalen Wasserverlust** (6.) (Tab. 6).

Starkes **Schwitzen** bzw. **Diarrhoen** führen insbesondere dann zu einer Hypernatriämie, wenn eine durch das Durstverhalten gesteuerte Flüssigkeitsaufnahme – etwa bei schwerkranken, bewußtseinsgetrübten Patienten – nicht möglich ist. Die **Respiratorbeatmung** kann bei mangelnder Anfeuchtung der Respirationsluft zum Verlust größerer Flüssigkeitsmengen führen. Bei Dialyse, insbesondere Peritonealdialyse gegen hyperosmolare Lösungen, kann es zu ausgeprägten Hypernatriämien kommen. Ein primär **gestörtes Trinkverhalten** mit mangelnder Flüssigkeitsaufnahme findet sich häufig bei alten Menschen mit Zerebralsklerose und verschiedenen anderen zerebralen Erkrankungen. Ein **renaler Wasserverlust** (Tab. 7) ist anzunehmen, wenn die Urinvolumina hoch, die Urinosmolalität und das spezifische Gewicht des Urins erniedrigt (<1010) sind. Die Urinosmolalität und das spezifische Gewicht sind lediglich bei osmotischer Diurese erhöht. Exzessive Harnmengen sprechen für einen **Diabetes insipidus centralis** (1.). Die Diagnose kann gesichert werden durch standardisierte Durstversuche mit Messung von Plasma- und Urinosmolalität. Die Differenzierung des zentralen vom **renalen Diabetes insipidus** (2.) erfolgt durch Nachweis des Ansprechens der Niere auf exogene Vasopressingabe. Außer beim hereditären nephrogenen Diabetes insipidus können große Urinvolumina bei den erworbenen Formen fehlen. Darüber hinaus ist die Vasopressinresistenz der renalen Tubuli gegenüber Vasopressin in einigen Fällen von renalem Diabetes insipidus nicht der alleinige Mechanismus des renalen Konzentrierungsdefektes, so daß der Vasopressintest (DDAVP-Belastung) uncharakteristisch ist. Die **essentielle Hypernatriämie** findet sich bei zerebralen, vorwiegend hypothalamischen Erkrankungen. Ihr liegt wahrscheinlich eine gestörte Osmostimulierbarkeit von Vasopressin zugrunde. Im Gegensatz zum Diabetes insipidus fehlt klinisch die Polyurie, das Durstgefühl ist vermindert. Die Diagnose

Tab. 7. **Krankheitsbilder mit renalem Wasserverlust.**

a) Diabetes insipidus centralis
b) Diabetes insipidus renalis: hereditär, medikamentös durch Lithium, Metoxyfluoran, Tetrazyclinderivate (Demeclozyklin), Amphoterizin, Colchizin, Isophosphamid, hypokaliämische Nephropathie, hyperkalzämische Nephropathie, Status nach Harnwegsobstruktion, chronische Nephropathien (interstitielle Nephritiden, Nierenamyloidose, Zystennieren).
c) Essentielle Hypernatriämie bei hypothalamischen Erkrankungen
d) Osmotische Diurese durch Glukosurie (Diabetes mellitus), Mannit, Harnstoff bei eiweißreicher parenteraler oder bei enteraler Sondenernährung.

> Tab. 8. **Krankheitsbilder mit positiver Natriumbilanz.**
>
> a) Iatrogen: Zufuhr hypertoner Kochsalzlösungen, Penicillin-Natriumlösungen, enterale Sondenernährung, Natriumbikarbonat. Trinken von Meerwasser
> b) Trinken hypertoner Salzlösungen zur Erzeugung von Erbrechen (Kinder)
> c) Renale Retention bei primärem Hyperaldosteronismus (Conn-Syndrom)

kann nur gesichert werden durch Nachweis zentralnervöser Erkrankungen und Ausschluß anderer Ursachen einer Hypernatriämie. Zur **osmotischen Diurese** (3.) kommt es bei massiver Glukosurie im Rahmen eines entgleisten Diabetes mellitus, zur Hypernatriämie führt sie insbesondere dann, wenn die Flüssigkeitszufuhr mangelhaft ist und gleichzeitig Kochsalz- bzw. Natriumbikarbonatlösungen verabreicht werden. In gleicher Weise kann es iatrogen durch Mannitgabe oder durch einen starken Harnstoffanfall bei eiweißreicher parenteraler oder Sondenernährung zu einem osmotisch bedingten Wasserverlust kommen.

Krankheitsbilder mit positiver Natriumbilanz (Abb. 2, Tab. 8)

Krankheitsbilder mit **positiver Natriumbilanz,** die zur Hypernatriämie führen, sind selten. In der Regel führt eine positive Natriumbilanz zu Wasserretention und Durst, so daß Hypernatriämien nicht auftreten. **Iatrogen** (4.) führt die versehentliche Zufuhr hypertoner Salzlösungen oder die Gabe von Natriumbikarbonat, etwa in der Behandlung azidotischer Zustandsbilder, zur Hypernatriämie. Beim primären **Hyperaldosteronismus** (5.) bzw. Conn-Syndrom sind ebenfalls Hypernatriämien selten und nur dann zu erwarten, wenn gleichzeitig ein Wasserverlust besteht.

Differentialdiagnostisches Spektrum

Hyponatriämie
Abnahmefehler
Pseudohyponatriämie
Hyperosmolare Lösungen
Ödemerkrankungen
    Herzinsuffizienz
    Nephrotisches Syndrom
    Leberzirrhose mit Aszites
    Myxödem
Akutes Nierenversagen
Chronisches Nierenversagen
Glukokortikoidmangel
Schwartz-Bartter-Syndrom
Iatrogen
    Infusionen
    Magenspülung
    Einläufe
Pathologisches Trinkverhalten

Diuretika
Mineralokortikoidmangel
Salzverlustniere
Metabolische Alkalose
Renal tubuläre Azidose
Erbrechen
Diarrhoen
Villöse Dickdarmadenome
Intestinale Lavage
Verbrennungen
Schwitzen
Blutungen
Third-Space-Effekte
Dialyse

Hypernatriämie
Schwitzen
Diarrhoen
Atmung
Dialyse
Herabgesetztes Durstempfinden
Diabetes insipidus centralis
Diabetes insipidus renalis
Essentielle (zerebrale) Hypernatriämie
Osmotische Diurese
Iatrogen
    Hypertone Kochsalzlösung u. a.
Hyperaldosteronismus

Literatur

BECK L H. Body fluid and electrolyte disorders. The Medical Clinics of North America. Vol 65. Philadelphia: W. B. Saunders Company 1981.

NARINS R G. Diagnostic strategies in disorders of fluid, electrolyte and acid base homeostasis. Am J Med 1982; 72: 496–520.

ROSE B D. New approach to disturbances in the plasma sodium concentration. Am J Med 1986; 81: 1033.

SCHRIER R W. Renal and electrolyte disorders. 2nd ed. Boston: Little, Brown 1980.

WEITZMANN R. Water metabolism and the neurohypophyseal hormones. In: Clinical Disorders of Fluid and Electrolyte Metabolism. 3rd ed. New York: McGraw Hill 1979, 531.

Hyperkaliämie

G. Wambach

Definition und Abgrenzung

Die Diagnose einer Hyperkaliämie wird gestellt, wenn der Serumkaliumspiegel 5,0 mval/l überschreitet. Ist die Erhöhung der Serumkaliumkonzentration nur geringfügig ausgeprägt, werden in der Regel keine klinischen Symptome hervorgerufen. Erst bei Serumkaliumspiegeln über 6,5–7 mval/l treten Schwächezustände mit Muskellähmungen und Parästhesien im Bereich der Extremitäten auf. Am Herzen führt die Hyperkaliämie zur Abnahme der Erregungsbildung und der Erregungsleitung. Im EKG finden sich zunächst nur hohe spitze T-Wellen. Bei weiterer Erhöhung der Serumkaliumkonzentration bildet sich eine Verbreiterung des QRS-Komplexes aus, die schließlich in Kammerflimmern übergeht. Die klinischen Zeichen der Hyperkaliämie werden im wesentlichen durch die Geschwindigkeit des Kaliumanstiegs im Serum beeinflußt und durch eine gleichzeitig bestehende Hypokalzämie und Hyponatriämie sowie metabolische Azidose verstärkt.

Eine Hyperkaliämie kann Folge verschiedener gleichzeitig bestehender Störungen im Kaliumhaushalt sein (Abb. 1). Als häufigste Ursache ist eine ungenügende Kaliumelimination infolge gestörter Kaliumausscheidung durch die Niere zu nennen. Seltener beruht eine Hyperkaliämie auf einer Umverteilung von Kaliumionen aus dem kaliumreichen Intrazellulärraum in den Extrazellulärraum im Rahmen einer Azidose, Hämolyse oder eines Gewebstraumas. Exzessive Kaliumzufuhr, sei es enteral oder parenteral alleine, kann nur in Extremfällen zu einer Hyperkaliämie führen. Meist liegt eine Kombination von übermäßiger Kaliumzufuhr und gleichzeitiger renaler Kaliumausscheidungsstörung vor. Nicht zu vergessen sind die Formen einer Pseudohyperkaliämie, bei denen die Kaliumkonzentration im Serum fälschlicherweise erhöht gemessen wird. Bei unerklärter Hyperkaliämie sollte daher zunächst eine Kontrolluntersuchung erfolgen, um Fehler durch ungenügende Punktionstechnik oder längeres Stehen der Probe auszuschließen.

Wie bereits erwähnt, kann eine Hyperkaliämie durch die Kombination verschiedener Ursachen bedingt sein. So kann bei einem Patienten mit chronischer Niereninsuffizienz und

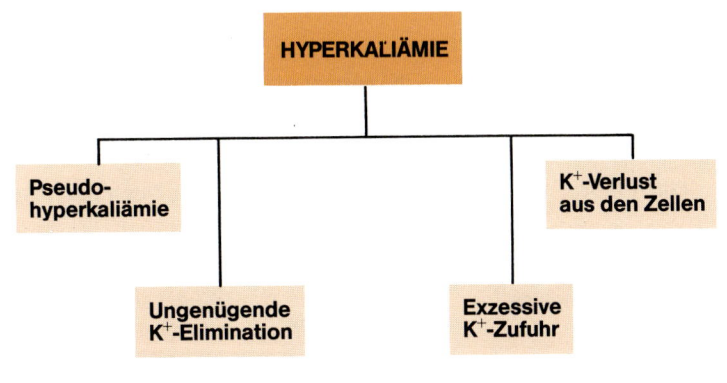

Abb. 1

Hyperkaliämie zusätzlich zur renalen Ausscheidungsstörung für Kalium eine Azidose vorliegen, die die Entwicklung einer Hyperkaliämie fördert. Daher müssen immer die verschiedenen Ursachen, die zu einer Steigerung der Serumkaliumkonzentration führen können, differentialdiagnostisch berücksichtigt werden.

Diagnostisches Vorgehen

Pseudohyperkaliämie (Abb. 2)

1. Falsche Abnahmetechnik

Schwierigkeiten bei der Venenpunktion mit Zerstörung der Erythrozyten sind die häufigste Ursache. Rötliche Farbe des Serums nach Zentrifugation weist darauf hin. Ist bei Kontrolluntersuchung der Serumkaliumspiegel im Normbereich, ist die Ursache damit geklärt. Bei unerwarteter Hyperkaliämie kann eine Kontrolluntersuchung eine Verwechslung der Proben ausschließen.

2. Thrombozytose und Leukozytose

Bei extremer Thrombozytose und Leukozytose im Rahmen von hämatologischen Erkrankungen kann das im Serum gemessene Kalium aus den zellulären Blutbestandteilen stammen. Kontrollen im Plasma ergeben dann wesentlich niedrigere oder normale Serumkaliumspiegel.

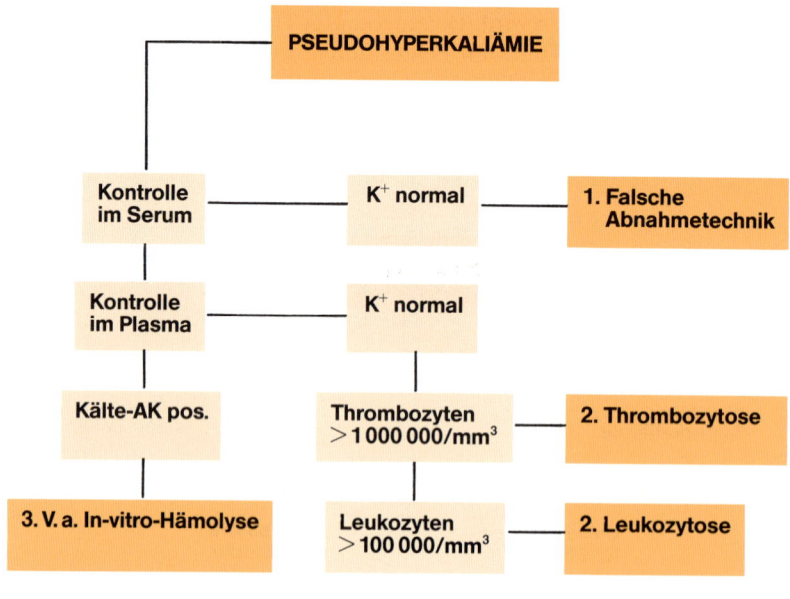

Abb. 2

```
UNGENÜGENDE
KALIUMELIMINATION
```

Retentionswerte erhöht?	1. Akute oder chronische Niereninsuffizienz
Medikamentös ausgelöst	2. Spironolacton? Triamteren? Amilorid? ACE-Hemmer?
ACTH-Kurztest	3. NNR-Insuffizienz
Aldosteron unter Stimulation niedrig	4. Isolierter Hypoaldosteronismus

Abb. 3

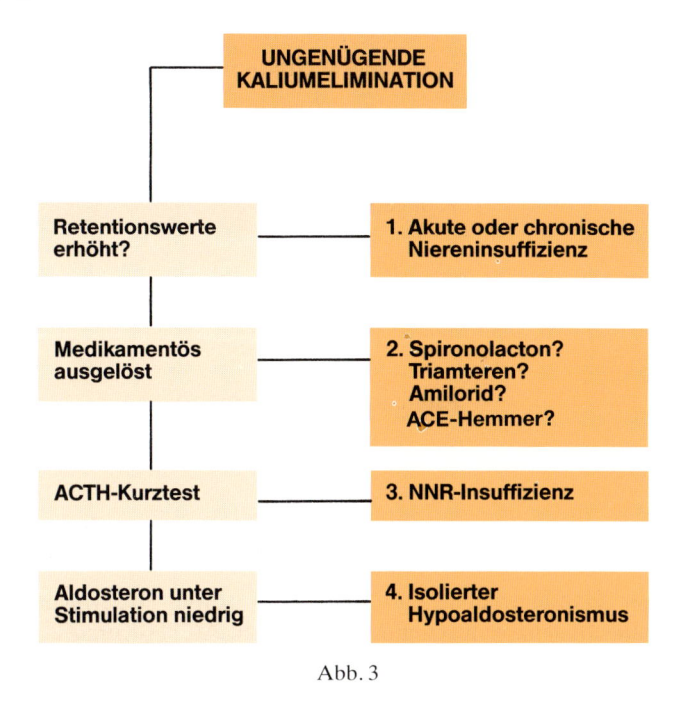

3. In-vitro-Hämolyse

Noch seltener kann eine Pseudohyperkaliämie durch In-vitro-Hämolyse nach Abnahme des Blutes bedingt sein. Durch Nachweis von Kälteantikörpern im Serum sowie Zeichen der Hämolyse kann diese Ursache aufgedeckt werden. Nach Transport und Zentrifugation in der Wärme bei 37° C ergibt sich in solchen Fällen ein normaler Serumkaliumspiegel.

Gestörte Kaliumelimination (Abb. 3)

1. Akute oder chronische Niereninsuffizienz

Als häufigste Ursache einer Hyperkaliämie kommt eine akute oder chronische Niereninsuffizienz in Frage. Während eine akute Nierenausscheidungsstörung fast immer von einer Hyperkaliämie begleitet wird, ist der Kaliumstoffwechsel bei leichter bis mäßiger chronischer Niereninsuffizienz meist noch kompensiert. Auftreten einer Hyperkaliämie ist bei diesen Patienten oft Hinweis auf eine Verschlechterung der Nierenfunktion oder Ausdruck einer zusätzlichen Störung im Kaliumhaushalt. Patienten im Dialyseprogamm sind meist über die Notwendigkeit einer kaliumarmen Diät aufgeklärt. Trotzdem kommt es gerade bei diesen Patienten zu oft lebensbedrohlichen Hyperkaliämien.

2. Medikamentös bedingte Hyperkaliämie

Durch genaue Anamnese können medikamentös bedingte Hyperkaliämien rasch geklärt werden. Oft besteht gleichzeitig eine leichte renale Insuffizienz.

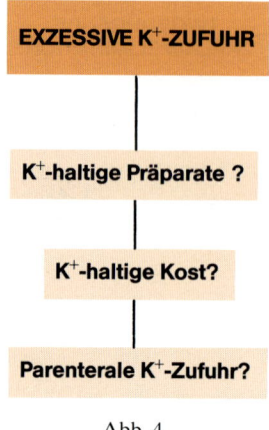

```
        EXZESSIVE K⁺-ZUFUHR
                |
        K⁺-haltige Präparate ?
                |
        K⁺-haltige Kost?
                |
        Parenterale K⁺-Zufuhr?
```

Abb. 4

3. Nebennierenrindeninsuffizienz

Bei gleichzeitiger Hyponatriämie und Hypotonie sowie Hyperpigmentation ist eine Nebennierenrindeninsuffizienz wahrscheinlich und durch ACTH-Kurztest nachweisbar.

4. Isolierter Hypoaldosteronismus

In seltenen Fällen steht ein isolierter Hypoaldosteronismus mit normaler oder erniedrigter Plasmareninaktivität in Zusammenhang mit der Hyperkaliämie. Dieses Syndrom findet sich häufiger bei Patienten mit Diabetes mellitus und zeitlich im Zusammenhang mit einer

```
        KALIUMVERLUST
        AUS DEN ZELLEN
              |
     Hämatom oder
     Gewebstrauma?
              |
     Intoxikation?
     (Digitalis, Succinylcholin)
              |
     LDH ↑, Haptoglobin ↓ ——— 1. Intravasale Hämolyse
              |
     Astrup? ——————————————— 2. Azidose
```

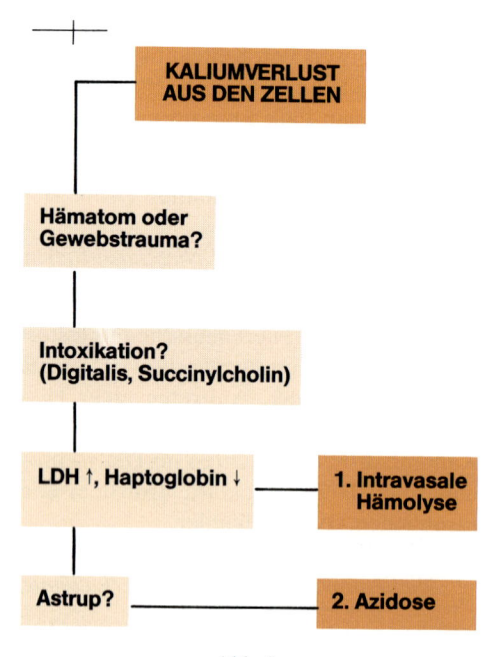

Abb. 5

Behandlung mit Antirheumatika. Auch bei angeborenem 18-Hydroxylase-Mangel kann ein isolierter Hypoaldosteronismus auftreten.

Exzessive Kaliumzufuhr (Abb. 4)

Die mittlere Kaliumzufuhr liegt bei Gesunden bei 50–80 mval/Tag. Eine Steigerung der oralen Kaliumzufuhr (Bananen, Trauben, Kernobst, Schokolade etc.) führt fast nur bei gleichzeitiger renaler Ausscheidungsstörung zu Hyperkaliämie. Das gleiche gilt für exzessive parenterale Kaliumverabreichung.

Kaliumausstrom aus den Zellen (Abb. 5)

Aufgrund von Anamnese und klinischer Untersuchung kann ein größeres **Hämatom oder Polytrauma** als Ursache einer Hyperkaliämie ausgeschlossen werden. Nur eine massive **intravasale Hämolyse** (1.) im Rahmen von Transfusionszwischenfällen kann zu einer Hyperkaliämie führen. Neben der Anamnese sind LDH-Erhöhung und Ahaptoglobinämie richtungweisend. Die Blutgasanalyse deckt eine **Azidose** (2.) als Ursache einer Hyperkaliämie auf. Seltene **Intoxikationen** (schwere Digitalisvergiftungen und Succinylcholinüberdosierung) können zu einem Kaliumausstrom aus den Zellen führen.

Differentialdiagnostisches Spektrum

Exzessive Kaliumzufuhr
Kaliumhaltige Nahrungsmittel (Kernobst, Trauben, Schokolade etc.)
Parenterale Kaliumverabreichung

Ungenügende Kaliumelimination
Akutes Nierenversagen
Chronische Niereninsuffizienz
Medikamentöse Ursachen
   Spironolacton
   Triamteren
   Amilorid
   ACE-Hemmer
Glukokortikoidmangel
Mineralokortikoidmangel

Kaliumverschiebung in den Extrazellulärraum
Hämatom
Hämolyse
Azidose
Intoxikation mit Digitalis oder Succinylcholin

Pseudohyperkaliämie
Thrombozytose
Leukozytose
Kälteagglutininkrankheit
Falsche Abnahmetechnik

Literatur

BRENNER B M, RECTOR F C (eds). The Kidney, Vol. II. 4th ed. Philadelphia: Saunders 1991.
MAXWELL M H, KLEEMAN C R, NARIUS N G (eds). Clinical Disorders of Fluid and Electrolyte Metabolism. 4th ed. New York: McGraw-Hill 1987.
LAMM M, RITZ R, THIEL G, TRUNIGER B. Der hyperkaliämische Notfall: Ursache, Diagnose und Therapie. Schweiz med Wschr 120, 1031–1036 (1990).
LUX-SPARSCHUH K. Kalium. Biochemie – Klinik – Therapie. Stuttgart: Hippokrates 1988.
RIMMER J M, HORN J F, GENNARI F J. Hyperkalemia as a complication of drug therapy. Arch Intern Med 1987; 147: 867–869.
WILSON J D, FOSTER D W (eds). Williams Textbook of Endocrinology. 7th ed. Philadelphia: Saunders 1985.
ZUMKLEY H. Klinik des Wasser-, Elektrolyt- und Säure-Basen-Haushaltes. Stuttgart: Thieme 1977.

Hypokaliämie

G. Wambach

Definition und Abgrenzung

Eine Hypokaliämie mit Serumkaliumwerten unter 3,5 mval/l ist ein häufiger Befund, dem sehr unterschiedliche Krankheitsbilder zugrunde liegen können. Mäßige Hypokaliämien verlaufen häufig ohne klinische Symptome. Bei raschem Abfall des Serumkaliums oder ausgeprägten Hypokaliämien stehen allgemeine Adynamie, Obstipation und Zeichen des paralytischen Ileus im Vordergrund. Im EKG sind T-Wellen-Abflachung, ST-Strecken-Senkung mit TU-Verschmelzungswelle charakteristisch für eine Hypokaliämie. An der Niere führt ein Kaliummangel zu tubulären Funktionsstörungen mit Verminderung der Harnkonzentrationsfähigkeit.

Eine Hypokaliämie wird beobachtet bei längerdauernder, ungenügender Kaliumzufuhr, bei vermehrtem Kaliumverlust über die Niere oder über den Magen-Darm-Trakt sowie bei einer Umverteilung von Kalium aus dem Extrazellulärraum in den Intrazellulärraum (Abb. 1). Häufig ist die klinisch faßbare Hypokaliämie eine Folge verschiedener pathophysiologischer Störungen.

Diagnostisches Vorgehen

Ungenügende intestinale Resorption (Abb. 2)

Vielfach läßt sich die Genese der Hypokaliämie aufgrund eingehender Anamnese weitgehend klären. Dies trifft vor allem auf die **gastrointestinalen Ursachen** der Hypokaliämie zu.

1. Ungenügende Kaliumzufuhr

Die mittlere tägliche Kaliumzufuhr liegt bei 50–80 mval. Bei selbstgewählter **Null-Diät** oder längeren **Hungerperioden** treten regelmäßig Hypokaliämien auf. Bei Patienten mit **Anorexia nervosa** kommt neben der reduzierten Kaliumzufuhr zusätzlich ein Verlust durch chronisches Erbrechen ursächlich in Frage. Bei **parenteraler Ernährung** mit ungenügender Kaliumsubstitution kann eine Hypokaliämie bereits nach wenigen Tagen auftreten.

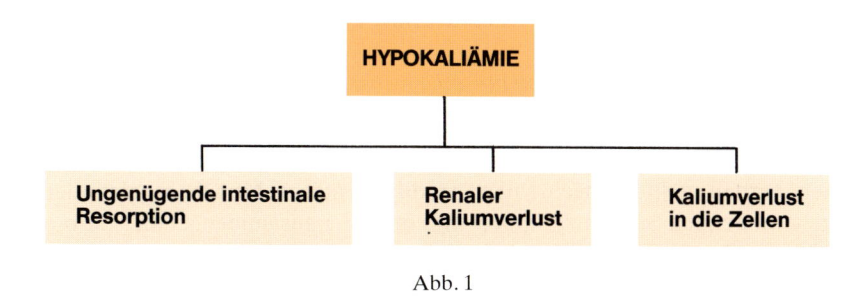

Abb. 1

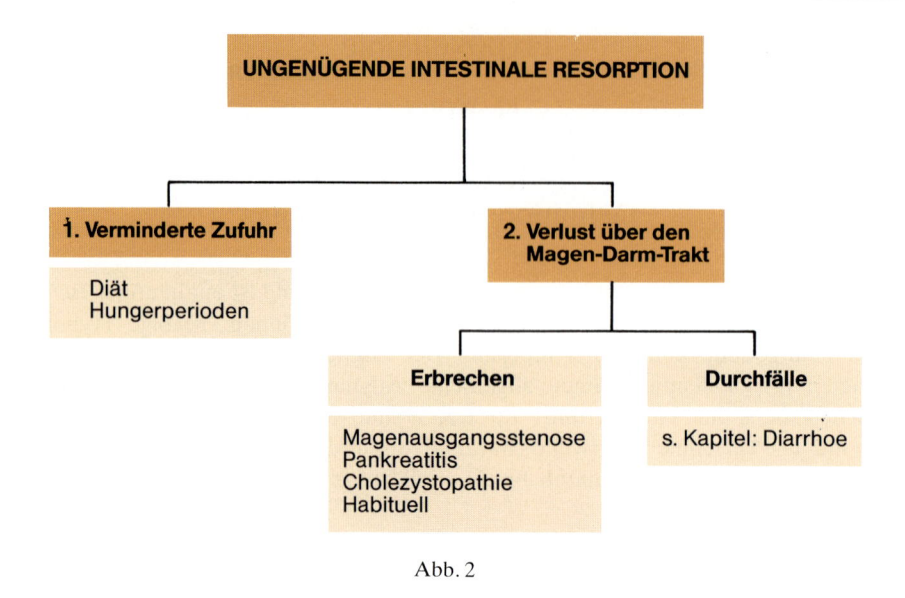

```
UNGENÜGENDE INTESTINALE RESORPTION
│
├── 1. Verminderte Zufuhr
│       Diät
│       Hungerperioden
│
└── 2. Verlust über den Magen-Darm-Trakt
        │
        ├── Erbrechen
        │     Magenausgangsstenose
        │     Pankreatitis
        │     Cholezystopathie
        │     Habituell
        │
        └── Durchfälle
              s. Kapitel: Diarrhoe
```

Abb. 2

2. Verlust über den Magen-Darm-Trakt

Ein Verlust von Kalium über den Magen-Darm-Trakt gehört zu den häufigsten Ursachen der Hypokaliämie. **Chronisches Erbrechen** läßt sich anamnestisch in der Regel eruieren. Unter der Vielzahl organischer Ursachen des chronischen Erbrechens seien hier benigne und maligne Magenausgangsstenosen, Hiatushernie, Pankreatitis und Cholezystopathie genannt. Die diagnostischen Schritte zur weiteren Abklärung sind im Kapitel »Erbrechen« näher abgehandelt. Patienten mit habituellem Erbrechen geben dies häufig erst nach gezieltem Befragen zu.

Bei Patienten mit **chronischen Durchfällen** ist die Hypokaliämie ein häufiges zusätzliches Symptom. Die Ursachen der Durchfälle sind vielfältig und erfordern eine umfangreiche diagnostische Abklärung (s. Kapitel »Diarrhoe«). Besonders erwähnenswert ist jedoch der chronische Kaliumverlust über den Darm bei dauerhafter Einnahme von **Laxantien.** Nach der Einnahme dieser Substanzen muß genau gefahndet werden, insbesondere nach sog. pflanzlichen Abführmitteln. Bei Verdacht auf Laxantienabusus kann durch Rektoskopie eine Melanosis recti bestätigt werden.

Renaler Kaliumverlust (Abb. 3)

1. und 2. Medikamentöse Ursachen und Hypertonie

Renale Kaliumverluste sind häufige Ursachen für eine Hypokaliämie. Sie sind jedoch nur teilweise aufgrund anamnestischer Angaben zu klären. Ehe weiterführende Untersuchungen angeschlossen werden, sollte zunächst nach **medikamentösen Ursachen** gefahndet werden. Die in Frage kommenden Substanzgruppen sind in Tab. 1 zusammengefaßt. Zu beachten ist dabei, daß Diuretika in vielen Kombinationspräparaten enthalten sind. Eine weitere diagnostische Abklärung der Hypokaliämie ist nur dann indiziert, wenn die Störung auch

Tab. 1. Medikamentöse Ursachen des renalen Kaliumverlustes.

Diuretika
Glukokortikoide
Carbenoxolon
Lakritze
Paraaminosalicylsäure
Penicilline

nach Absetzen der Medikamente weiter bestehen bleibt. Das weitere Vorgehen wird wesentlich durch klinische Zusatzbefunde bestimmt. Liegt neben der Hypokaliämie eine **arterielle Hypertonie** vor, muß nach endokrinen Hypertonieursachen, insbesondere nach Glukokortikoidexzeß und **primärem Hyperaldosteronismus,** gesucht werden. Die Einzelheiten der Diagnostik sind im Kapitel »Arterielle Hypertonie« aufgeführt.

RENALER KALIUMVERLUST

Medikamentöse Ursachen —— 1. s. Tab. 1

Hypertonie —— Ja —— 2. s. Kapitel: Hypertonie

Ödeme —— Ja, RAAS ↑ —— 3. Sekundärer Hyperaldosteronismus

Niereninsuffizienz —— Ja —— 4. „Kaliumverlustniere"
Analgetika-Nephropathie
Gichtniere
Balkan-Nephritis
Strahlennephropathie

Nein

Alkalibelastung —— 5. Renal-tubuläre Azidose

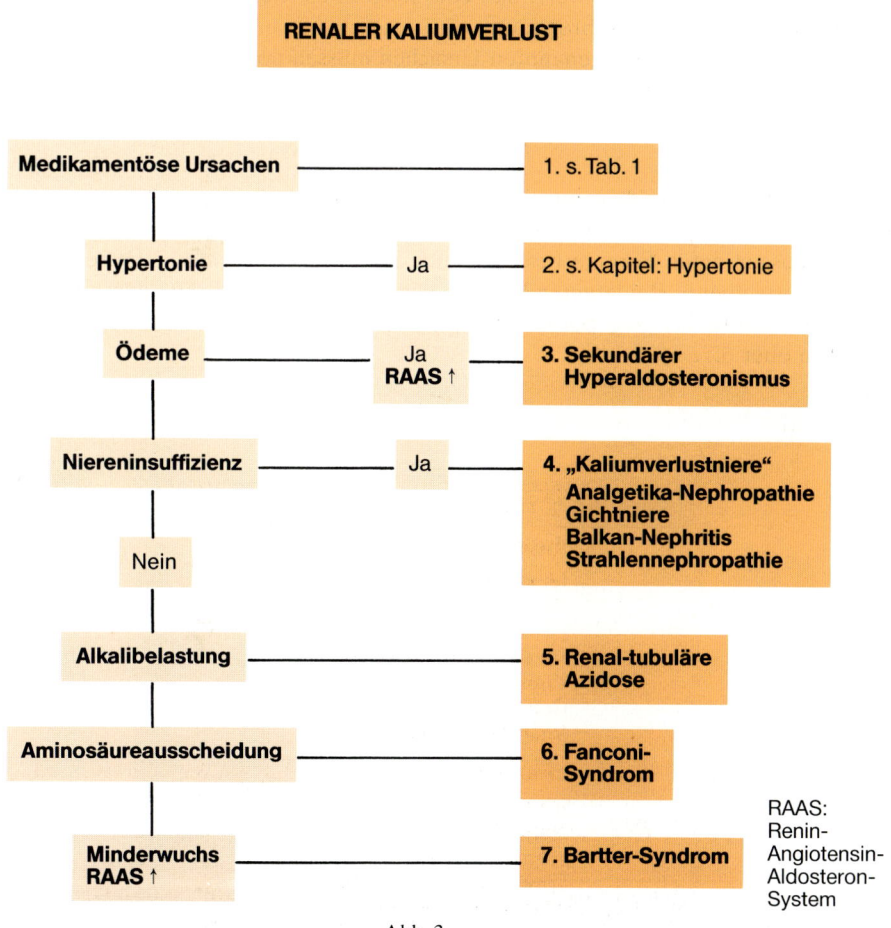

Aminosäureausscheidung —— 6. Fanconi-Syndrom

Minderwuchs RAAS ↑ —— 7. Bartter-Syndrom

RAAS: Renin-Angiotensin-Aldosteron-System

Abb. 3

3. Ödeme – sekundärer Hyperaldosteronismus

Ödeme verschiedener Genese gehen z.T. mit einem **sekundären Hyperaldosteronismus** und einer Hypokaliämie einher. Meist ist schwer zu unterscheiden, ob nicht die häufig schon eingeleitete diuretische Behandlung die Aktivierung des Renin-Angiotensin-Systems und die Hypokaliämie mitbedingt hat.

Bei klinisch eindeutigen Ödemen kardialer, renaler oder hepatischer Genese und mäßiger Hypokaliämie wird man nur in seltenen Fällen die Aldosteronkonzentration im Serum oder die Aldosteronexkretion messen, um die pathogenetische Kette vollständig zu schließen.

4. Kaliumverlustniere

Liegt eine **renale Insuffizienz** vor, muß an erster Stelle eine »Kaliumverlustniere« vermutet werden. Ursächlich kommen vor allem **interstitielle Nephritiden** mit primärer tubulärer Schädigung in Frage. Aufgrund der Anamnese kann bereits der Verdacht auf eine **Analgetikanephropathie, Gichtniere** oder **Strahlennephritis** geäußert werden. Meist sind jedoch auch andere tubuläre Funktionen gestört. Verminderte H-Ionen-Elimination führt zu metabolischer Azidose. Die Harnkonzentrationsfähigkeit ist gestört. Die Differentialdiagnose ist jedoch dadurch erschwert, daß eine länger bestehende Hypokaliämie ihrerseits zu einer Nierentubulusstörung führen kann.

Nach Ausschluß der oben genannten Ursachen müssen noch einige seltenere Krankheitsbilder mit Kaliumverlustnephropathie abgeklärt werden.

5. Renal-tubuläre Azidose

Die **renal-tubuläre Azidose** ist eine angeborene oder erworbene Störung der tubulären H-Ionen-Sekretion. Pathognomonisch ist eine röntgenologisch nachweisbare Nephrokalzinose. Bei ausgeprägten Formen bestehen eine metabolische Azidose, Hyperchlorämie und Urin-pH-Werte über 6. Bei latenten Formen kann die tubuläre Störung durch Säurebelastung (Ammoniumchlorid 0,1 g/kg per os) nachgewiesen werden. Der Urin bleibt alkalisch mit pH-Werten über 6.

Tab. 2. Ursachen des Fanconi-Syndroms.

Angeborene Form
Idiopathisch
Morbus Wilson
Lowe-Syndrom
Hereditäre Fruktoseintoleranz
Tyrosinämie
Galaktosämie
Vitamin-D-resistente Rachitis

Erworbene Form
Plasmozytom
Amyloidniere
Sjögren-Syndrom
Schwermetallintoxikation
Vitamin-D-Mangel

```
KALIUMVERLUST IN DIE ZELLEN
            │
       Insulingabe?
            │
        Alkalose?
            │
  Paroxysmale Hypokaliämie mit Paresen?
            │
     Thyreotoxische Krise?
```

Abb. 4

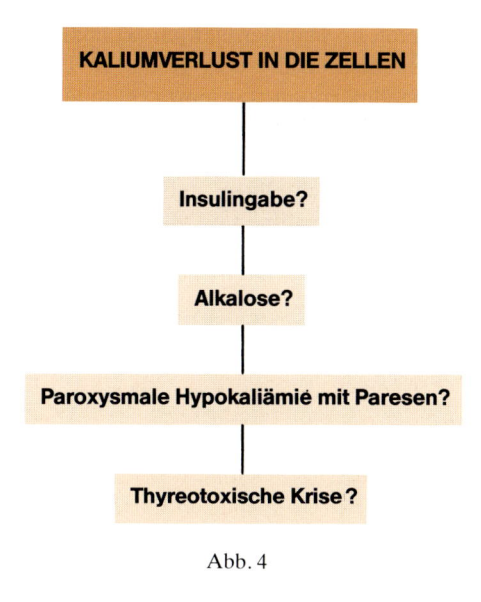

6. Fanconi-Syndrom

Beim **Fanconi-Syndrom** besteht eine komplexe tubuläre Funktionsstörung. Glukosurie, Aminoazidurie und tubuläre Azidose sind die wichtigsten Befunde. Man unterscheidet angeborene und erworbene Formen des Syndroms. Die verschiedenen Ursachen sind in Tab. 2 zusammengestellt. Bei der angeborenen idiopathischen Form stehen die Zeichen der Vitamin-D-resistenten Rachitis im Vordergrund. Bei den sekundären Formen beherrschen die Zeichen der jeweiligen Grundkrankheit das klinische Bild.

7. Bartter-Syndrom

Das **Bartter-Syndrom** ist ebenfalls selten. Es ist charakterisiert durch Hypokaliämie, gesteigerte Sekretion von Renin und Aldosteron bei normalem arteriellen Blutdruck. Häufig weisen Kinder und Jugendliche einen Minderwuchs auf. Die Differenzierung des **Bartter-Syndroms** vom **Pseudo-Bartter-Syndrom** kann schwierig sein. Bedingt durch chronischen Laxantienabusus finden sich beim Pseudo-Bartter-Syndrom Hypokaliämie, Aktivierung des Renin-Angiotensin-Aldosteron-Systems sowie normale bis niedrige Blutdruckwerte. Die Differenzierung erfolgt aufgrund der Anamnese.

Kaliumverlust in die Zellen (Abb. 4)

Verschiebung von Kalium aus dem Extra- in den Intrazellulärraum kann bei ausgeglichener Kaliumbilanz Ursache einer Hypokaliämie sein. Diese Störungen sind vorwiegend akuter Natur und im Vergleich zu den renalen und gastrointestinalen Ursachen eher selten. **Insulin** fördert nicht nur die Glukoseaufnahme der Zellen, auch Kalium gelangt verstärkt ins Zellinnere. Bedeutsam ist dieser Effekt aus dem Kaliumhaushalt vor allem bei Gabe großer Insulindosen im Rahmen einer diabetischen Stoffwechselentgleisung. Eine **Alkalose** führt ebenfalls zum Kaliumeinstrom in die Zellen und somit zu einer Hypokaliämie.

Schwere Hypokaliämien treten im Rahmen der **paroxysmalen hypokaliämischen Paralyse** auf. Durch einen im einzelnen nicht vollständig geklärten Defekt der Zellmembran wird Kalium vermehrt in den Intrazellulärraum transportiert. Innerhalb weniger Stunden stellen sich schwere aufsteigende Paresen ein. Das seltene Krankheitsbild tritt meist familiär gehäuft auf. Hypokaliämien werden auch im Rahmen schwerer **Hyperthyreosen** beobachtet. Die Zeichen der hyperthyreoten Stoffwechsellage stehen jedoch ganz im Vordergrund mit Tachykardie, Durchfällen, Gewichtsabnahme und allgemeiner Unruhe.

Differentialdiagnostisches Spektrum

Ungenügende Kaliumzufuhr
Null-Diät
Anorexia nervosa
Chronisches Erbrechen
Chronische Durchfälle

Renaler Kaliumverlust
Medikamentöse Ursachen
    Diuretika, Mineralokortikoide, Carbenoxolon, Lakritze, Penizillin, PAS
Primärer Hyperaldosteronismus
Sekundärer Hyperaldosteronismus
Kaliumverlustniere
Fanconi-Syndrom
Renal tubuläre Azidose
Bartter-Syndrom

Kaliumverschiebung aus dem Extrazellulärraum in den Intrazellulärraum
Insulin-Glukose-Applikation
Alkalose
Hyperthyreose
Paroxysmale Hypokaliämie

Literatur

BRENNER B M, RECTOR F C (eds). The Kidney, Vol. II. 4th ed. Philadelphia: Saunders 1991.
KUHLMANN U, WALB D. Nephrologie. Pathophysiologie-Klinik-Praxis. Stuttgart, New York: Thieme 1987.
LUX-SPARSCHUH K. Kalium. Biochemie – Klinik – Therapie. Stuttgart: Hippokrates 1988.
MÜLLER F, SEIFERT O. Taschenbuch der medizinisch-klinischen Diagnostik. 72. Aufl. Heidelberg: Springer 1989.
STIMPEL M, WAMBACH G. Hypokaliämische Hypertonie: Leitsymptom des primären Aldosteronismus? Therapiewoche 1990; 40: 2386–2391.
WILSON J D, FOSTER D W (eds). William's Textbook of Endocrinology. 7th ed. Philadelphia: Saunders 1985.

Hyperkalzämie

G. WAMBACH

Definition und Abgrenzung

Erhöhungen der Serumkonzentrationen des Gesamtcalciums über 2,6 mmol/l und des ionisierten Calciums über 1,3 mmol/l werden als Hyperkalzämie bezeichnet. Sie führen unabhängig von der Ursache zu einer Reihe von Organstörungen. An der Niere vermindert die Hyperkalzämie die tubuläre Reabsorption von Natriumchlorid und Wasser infolge Blockade der ADH-Wirkung. Polyurie mit eingeschränkter Konzentrationsfähigkeit, Exsikkose und Durst sind die Folgen. Die erhöhte renale Calciumausscheidung im Urin führt bei Hyperkalzämie zu Nephrolithiasis und Nephrokalzinose. Am Magen-Darm-Trakt finden sich bei Hyperkalzämie neben Meteorismus und Obstipation gehäuft gastroduodenale Ulzerationen. Am ZNS geht eine Hyperkalzämie mit reduzierter neuromuskulärer Erregbarkeit einher: Muskelschwäche, Antriebslosigkeit, Verwirrtheit und komatöse Zustände sind die entsprechenden klinischen Zeichen. Bei Erhöhung des Serumcalciumspiegels fällt im EKG eine charakteristische Verkürzung der QT-Dauer auf. Als Ursachen der Hyperkalzämie kommen differentialdiagnostisch in Frage neoplastische Erkrankungen, ein primärer Hyperparathyreoidismus, medikamentös bedingte Formen der Hyperkalzämie und weitere seltenere Krankheitsbilder (Tab. 1).

Tab. 1. Ursachen der Hyperkalzämie.

1. *Endokrine Erkrankung*
   Primärer Hyperparathyreoidismus
   Hyperthyreose
   NNR-Insuffizienz
2. *Neoplasien*
   Mammakarzinom
   Hypernephrom
   Bronchialkarzinom
   Ovarialkarzinom
   Schilddrüsenkarzinom
   Plasmozytom
   Leukosen
3. *Sonstiges*
   Sarkoidose
   Immobilisation
   Milch-Alkali-Syndrom
   Vitamin-D-Intoxikation
   Thiaziddiuretika
   Pseudohyperkalzämie

Diagnostisches Vorgehen

Medikamentös und diätetisch bedingte Hyperkalzämie (Abb. 1)

Der Anamnese kommt in der Differentialdiagnose große Bedeutung zu, da hierdurch der Ausschluß einiger wichtiger Ursachen einer Hyperkalzämie möglich ist. **Vitamin-D-Präparate** und **Dihydrotachysterol** werden zur Behandlung des Hypoparathyreoidismus eingesetzt. Vor allem bei gleichzeitiger Calciumsubstitution und einer täglichen Dosis von Vitamin D über 100000 IE und Dihydrotachysterol über 0,5 mg können zum Teil ausgeprägte Hyperkalzämien auftreten.

Thiaziddiuretika werden in großem Umfang bei generalisierten Ödemen und bei der arteriellen Hypertonie verordnet. Sie können allerdings nur in selteneren Fällen zu Steigerungen des Serumcalciumspiegels führen. Gelegentlich werden **calciumhaltige Präparate** von einigen Patienten unkontrolliert in großen Dosen eingenommen und können bei längerfristiger Einnahme zu einer Erhöhung des Serumcalciumspiegels führen.

Eine Sonderform stellt das **Milch-Alkali-Syndrom** dar. Es kann entstehen bei exzessiver Milchzufuhr und gleichzeitiger Einnahme von Antazida. Typischer Laborbefund ist neben der Hyperkalzämie die Hyperkalzurie bei normalem bis erhöhtem Serumphosphatspiegel und eingeschränkter renaler Funktion. Werden Milch und Antazida abgesetzt, bildet sich die Hyperkalzämie in der Regel rasch zurück. Differentialdiagnostisch ist jedoch zu berücksichtigen, daß Magen-Darm-Ulzera im Rahmen eines primären Hyperparathyreoidismus auftreten können und in der Regel mit Antazida sowie Milchprodukten behandelt werden.

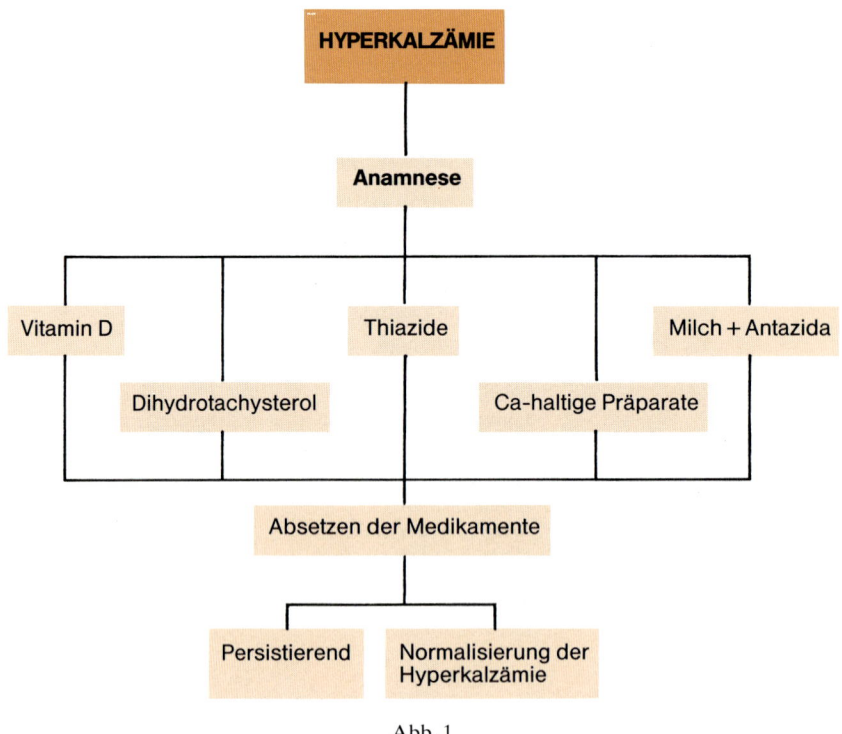

Abb. 1

Es empfiehlt sich, bei Verdacht auf medikamentös bedingte Hyperkalzämie die entsprechenden Pharmaka zunächst abzusetzen und den Verlauf der Serumcalciumkonzentration zu beobachten. Tritt eine Normalisierung ein (bei Vitamin-D-bedingter Hyperkalzämie kann das erst nach Wochen der Fall sein), ist die Diagnose erwiesen. Weitere diagnostische Schritte sind dann nicht erforderlich. Bleiben die Serumcalciumspiegel jedoch weiter erhöht, ist eine umfangreiche zusätzliche Diagnostik erforderlich.

Zusätzliche spezielle Untersuchungsbefunde (Abb. 2)

1. Akute Osteoporose

Die Hyperkalzämie im Rahmen einer akuten Osteoporose bei Immobilisation läßt sich weitgehend anamnestisch klären. Sie tritt vor allem bei Patienten mit Polytrauma, längerdauernder Beatmung oder Bewußtlosigkeit auf. Außer der entsprechenden Vorgeschichte finden wir bei den Laboruntersuchungen eine Hyperkalzämie und **Hyperphosphatämie,** eine Hyperkalzurie und die röntgenologischen Zeichen der generalisierten Osteoporose. Aufgrund der Hyperphosphatämie ist die Differenzierung des primären Hyperparathyreoidismus in der Regel möglich.

2. Pseudohyperkalzämie

Fällt bei den Laboruntersuchungen neben einer Hyperkalzämie eine **Hyperproteinämie** auf, sollte die Bestimmung des ionisierten Serumcalciums angeschlossen werden. Bei Hyperproteinämien verschiedener Genese nimmt der Anteil des eiweißgebundenen Calciums zu und kann eine Hyperkalzämie vortäuschen.

3. Primärer Hyperparathyreoidismus

Wichtige Entscheidungshilfen liefert die Bestimmung des basalen Parathormonspiegels im Serum. **Erhöhte Parathormonspiegel** bei Hyperkalzämie sind beweisend für einen primären Hyperparathyreoidismus. Typischerweise findet sich zusätzlich eine **Erniedrigung des Serumphosphatspiegels** in etwa 60% und eine vermehrte Ausscheidung von zyklischem AMP und Calcium im Urin bei etwa 50% der Patienten.

Eine Reihe von weiteren Untersuchungen können zwar die Diagnose eines primären Hyperparathyreoidismus stützen, sie tragen aber nur wenig zur differentialdiagnostischen Abgrenzung bei. Die Hydroxyprolinausscheidung im Urin ist Folge eines vermehrten ossären Abbaus von Kollagengewebe. Sie ist jedoch auch bei vermehrtem Knochenabbau anderer Genese gesteigert. Röntgenologische Zeichen des Hyperparathyreoidismus hängen von der Dauer und dem Schweregrad der Erkrankung ab. Typisch sind subperiostale Resorptionsherde in den Phalangen der Finger. Eine Knochenbiopsie aus dem Beckenkamm kann das Ausmaß der ossären Veränderungen quantifizieren und die Diagnose eines Hyperparathyreoidismus sichern.

In 90% der Patienten liegt dem primären Hyperparathyreoidismus ein Adenom einer Nebenschilddrüse zugrunde. Eine präoperative Seitenlokalisierung des Adenoms durch etagenweise Blutabnahme zur Parathormonbestimmung ist aufwendig und führt nur bei einem Teil der Patienten zum Ziel. Bei nicht voroperierten Patienten sollte daher auf die invasive präoperative Seitendiagnostik bei primärem Hyperparathyreoidismus verzichtet werden. Computertomographie und Sonographie der Halsregion führen nur bei einem Teil der Patienten zum Nachweis und zur Lokalisierung des Adenoms.

```
HYPERKALZÄMIE
    │
Laborbefunde
```

| PO₄ ↑ | S-Eiweiß ↑ | PTH |

- PO₄ ↑ → Röntgenbefund → **1. Akute Osteoporose**
- S-Eiweiß ↑ → Ionisiertes Ca⁺⁺ → **2. Pseudohyperkalzämie**
- PTH → Erhöht → PO₄ ↓, zykl. AMP ↑ → **3. Primärer Hyperparathyreoidismus**
- PTH → Normal:
  - **4. Hyperthyreose** — T₃/T₄, TRH — Klin. Zeichen der Hyperthyreose
  - **5. Morbus Addison** — ACTH-Test — Pigmentierung, Hypotonie
  - **6. Morbus Boeck** — Rö: Thorax
  - **7. Plasmozytom** — Paraproteine? — Tumorsuche
    - Mamma — Ovarien
    - Bronchien — Schilddrüse
    - Nieren

Abb. 2

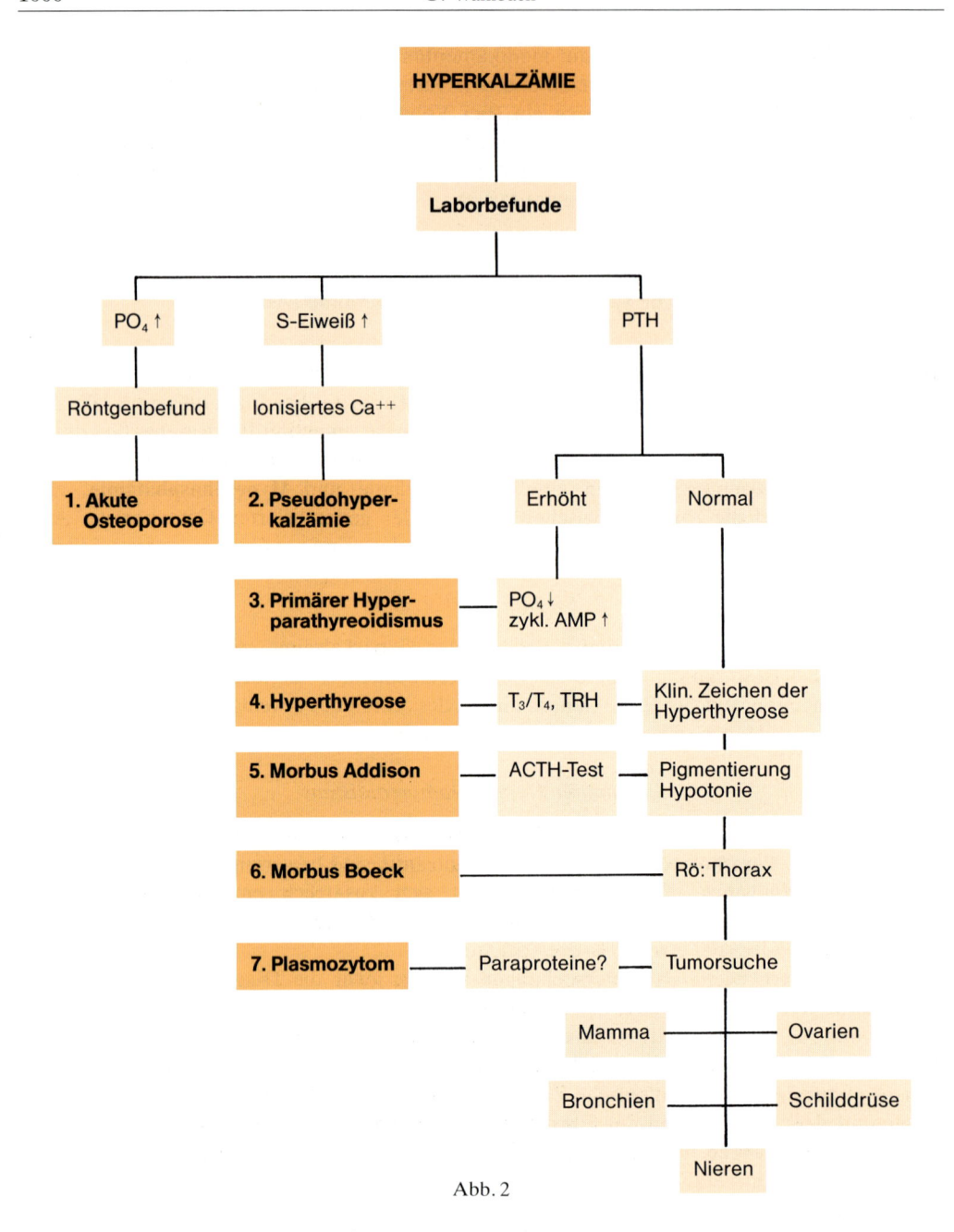

4. Hyperthyreose

Bei Hyperkalzämie mit normalem Serumparathormonspiegel sind differentialdiagnostisch verschiedene Neoplasien und eine Reihe weiterer endokriner Erkrankungen sowie eine Sarkoidose zu berücksichtigen.

Ist die Diagnose einer Tumorkrankheit nicht gestellt und finden sich auch keine typischen klinischen Hinweise (Gewichtsabnahme, lokale Schmerzen, Anämie mit exzessiver BSG-Beschleunigung), sollten zunächst gutartige Erkrankungen ausgeschlossen werden.

Eine **Hyperthyreose** kann bei etwa ⅕ der Patienten von einer Hyperkalzämie begleitet sein. Klinische Zeichen für die hyperthyreote Stoffwechsellage (Tachykardie, warme Haut, Struma, Durchfall und Gewichtsabnahme) sollten dazu führen, daß T_3- und T_4-Konzentrationen im Serum bestimmt werden und ein TRH-Test durchgeführt wird.

5. Morbus Addison

Bei allgemeiner **Adynamie, erniedrigten Blutdruckwerten** sowie bräunlicher **Pigmentierung,** vor allem im Bereich von Narben, sollte ein Morbus Addison erwogen werden, der allerdings selten von einer Hyperkalzämie begleitet ist. Hyponatriämie und Hyperkaliämie sind typische Elektrolytveränderungen bei Nebennierenrindeninsuffizienz, müssen jedoch nicht immer vorhanden sein. Ein ACTH-Kurztest kann eine Nebennierenrindeninsuffizienz nachweisen oder ausschließen.

6. Morbus Boeck (Sarkoidose)

Eine Röntgenuntersuchung der Thoraxorgane erlaubt die Diagnose eines Morbus Boeck. Im Zweifelsfall kann eine histologische Sicherung durch Mediastinoskopie oder Leberbiopsie erfolgen. Hinweis auf eine Aktivität der Sarkoidose ist die Erhöhung des Angiotensin-I-Converting-Enzyms im Serum.

7. Tumor, Plasmozytom

Sind die besprochenen Erkrankungen ausgeschlossen, muß vor allem bei älteren Patienten eine gezielte **Tumorsuche** eingeleitet werden. Im Rahmen der Primärtumorsuche sollte zunächst nach Karzinomen der Mamma, der Schilddrüse, der Bronchien, des Magens, der Nieren und der Ovarien gefahndet werden. Schilddrüsenszintigramm, Gastroskopie, Bronchoskopie und Oberbauchsonographie, gynäkologische Untersuchung sowie Röntgenaufnahmen des Knochensystems und Knochenszintigraphie stellen das Minimalprogramm dar, das gezielt durch spezifischere Methoden erweitert werden kann. Die Hyperkalzämie im Rahmen dieser Neoplasien kann entstehen infolge diffuser **Skelettmetastasierung** oder durch Fernwirken des Tumors im Sinne einer **paraneoplastischen Hyperkalzämie.**

Bei exzessiver BSG-Beschleunigung und schmalbasiger Eiweißfraktion in der Azetatfolien-Elektrophorese muß an ein **Plasmozytom** gedacht werden. Bei 40% der Patienten mit dieser Erkrankung liegt eine Hyperkalzämie vor. Immunelektrophorese und Sternalpunktion erlauben eine Sicherung der Diagnose. Hyperkalzämien können auch bei akuten **Leukosen** auftreten. Diese Diagnose wird jedoch aufgrund des peripheren Blutbildes und des Sternalmarkbefundes leicht zu stellen sein.

Differentialdiagnostisches Spektrum

Endokrine Erkrankung
Primärer Hyperparathyreoidismus
Hyperthyreose
NNR-Insuffizienz

Neoplasien
Mammakarzinom
Hypernephrom
Bronchialkarzinom
Ovarialkarzinom
Schilddrüsenkarzinom
Plasmozytom
Leukosen

Sonstiges
Sarkoidose
Immobilisation
Milch-Alkali-Syndrom
Vitamin-D-Intoxikation
Thiaziddiuretika
Pseudohyperkalzämie

Literatur

Brenner B M, Rector F C (eds). The Kidney, Vol. II. 4th ed. Philadelphia: Saunders 1991.
Klee G G, Kao P C, Heath H. Hypercalcemia. Endocrinol Metab Clin North Am 1988; 17 (3): 573–601.
Braunwald E, Isselbacher K J, Petersdorf R G, Wilson J D, Martin J B, Fauci A S (eds). Harrisons's Principles of Internal Medicine. 13th ed. New York: McGraw-Hill 1991.
Ralston S H: The pathogenesis of humoral hypercalcemia of malignancy. Lancet 1987; II: 1443–1445.
Wilson J D, Foster D W (eds). William's Textbook of Endocrinology. 7th ed. Philadelphia: Saunders 1985.

Hypokalzämie

G. Wambach

Definition und Abgrenzung

Von einer Hypokalzämie sprechen wir, wenn die Serumkonzentrationen des Gesamtcalciums unter 2,2 mmol/l und des ionisierten Calciums unter 1,1 mmol/l abfallen. Mäßige Hypokalzämien werden in der Regel vom Patienten nicht bemerkt und meist im Rahmen von Screening-Untersuchungen aufgedeckt. Die durch die Hypokalzämie ausgelöste vermehrte **neuromuskuläre Erregbarkeit** wird bei diesen Patienten erst im Provokationstest sichtbar: Anlegen einer Blutdruckmanschette und Aufrechterhalten eines Manschettendrucks zwischen systolischem und diastolischem Blutdruck des Patienten über 3 min führt im positiven Fall zu einer Pfötchenstellung der Hand (Trousseau-Phänomen). Beklopfen des N. facialis wenige Zentimeter ventral des Meatus acusticus führt im positiven Fall zu einer einseitigen Kontraktion der Gesichtsmuskulatur (Chvostek-Phänomen). Erst bei stärkergradigen Hypokalzämien werden Kribbelparästhesien, Tetanien der Extremitätenmuskulatur und Spasmen des Larynx beobachtet. Im EKG findet sich als Hinweis auf eine Hypokalzämie eine Verlängerung der QT-Zeit.

Abzugrenzen ist die hypokalzämische Tetanie von dem häufigen **Hyperventilationssyndrom** mit Tetanie, bei dem normale Serumcalciumspiegel vorliegen. Die Diagnose kann meist aufgrund des klinischen Bildes mit ausgeprägtem Erregungszustand und hochfrequenter Atmung gestellt werden. Gesichert wird die Diagnose durch die Säure-Basen-Analyse, die eine respiratorische Alkalose aufweist.

Die Hypokalzämie kann beruhen auf einer verminderten Sekretion von Parathormon oder einer endogenen Resistenz gegen dieses Hormon, auf einem Mangel an Vitamin D infolge verminderter Zufuhr oder gestörter Resorption sowie auf einer ungenügenden Synthese von aktiven Vitamin-D-Metaboliten (s. Tab. 1 sowie Abb. 1 und 2).

Diagnostisches Vorgehen

1. Parathyreopriver Hypoparathyreoidismus

Zur Planung des differentialdiagnostischen Vorgehens im Rahmen der Abklärung einer Hypokalzämie liefert die genaue Anamnese wesentliche Informationen. Wurde bei dem Patienten eine **Schilddrüsenoperation** durchgeführt, sollte zunächst der Verdacht auf einen parathyreopriven Hypoparathyreoidismus geäußert werden. In 1% aller Schilddrüsenoperationen ist mit dieser postoperativen Komplikation zu rechnen. Laborbefunde zeigen neben Hypokalzämie eine Hyperphosphatämie, die Calciumausscheidung im Urin ist oft vermindert, die alkalische Phosphatase im Serum normal. Trotz erniedrigtem Serumcalciumspiegel ist die Parathormonkonzentration im Serum nicht erhöht.

2. Renale Osteopathie

Liegt eine **chronische Niereninsuffizienz** vor, muß in erster Linie eine renale Osteopathie mit Hypokalzämie angenommen werden. Bereits bei einer endogenen Kreatinin-Clearance

Tab. 1. Ursachen der Hypokalzämie.

Verminderte PTH-Synthese oder -Wirkung
Vitamin-D-Mangel
Malabsorption
Renale Osteopathie

Sonstige
Akute Pankreatitis
Pseudohypokalzämie

von unter 70 ml/min nimmt die renale Phosphat-Clearance ab, es entwickelt sich ein sekundärer Hyperparathyreoidismus. Bei fortgeschrittener Niereninsuffizienz ist die Diagnose in der Regel unschwer zu stellen. Der Serumcalciumspiegel ist erniedrigt, das Serumphosphat erhöht. Röntgenaufnahmen der Hände und des Schultergelenkes in Mammographietechnik ergeben bei fortgeschrittener renaler Osteopathie ein typisches Bild mit subperiostaler Resorption. In Zweifelsfällen gelingt der histologische Nachweis der renalen Osteopathie durch Untersuchung eines Knochenzylinders, der aus dem Beckenkamm in Lokalanästhesie gewonnen wurde. Die Parathormonkonzentration im Serum ist bei renaler Osteopathie immer deutlich erhöht als Zeichen eines sekundären Hyperparathyreoidismus.

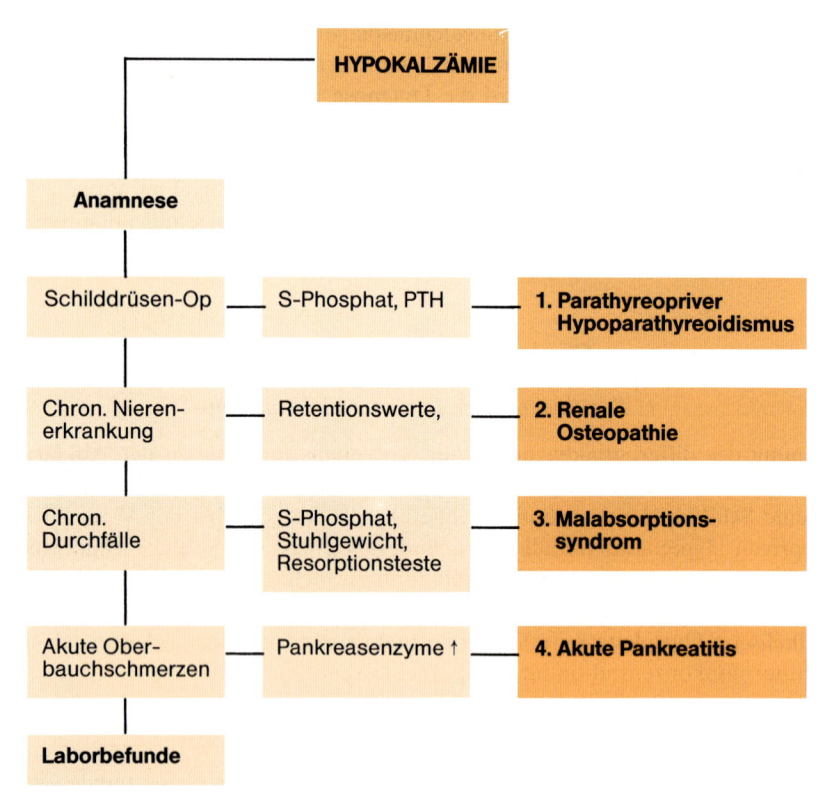

Abb. 1

```
                    HYPOKALZÄMIE
                         │
                    Laborbefunde
                         │
   ┌─────────────────────┼──────────────────────┐
Hypoproteinämie ──── Ionisiertes Calcium ──── 5. Pseudohypokalzämie
   │
Ca↓ – PO₄↑ ─────── Minderwuchs
   │              Verkürzung des 4. + 5. Metakarpale
   │                      │
PTH↓ – Ca_Urin↑       PTH normal/erhöht
   │                      │
   │              6. Pseudohypoparathyreoidismus
   │
7. Idiopathischer
Hypoparathyreoidismus
```

Abb. 2

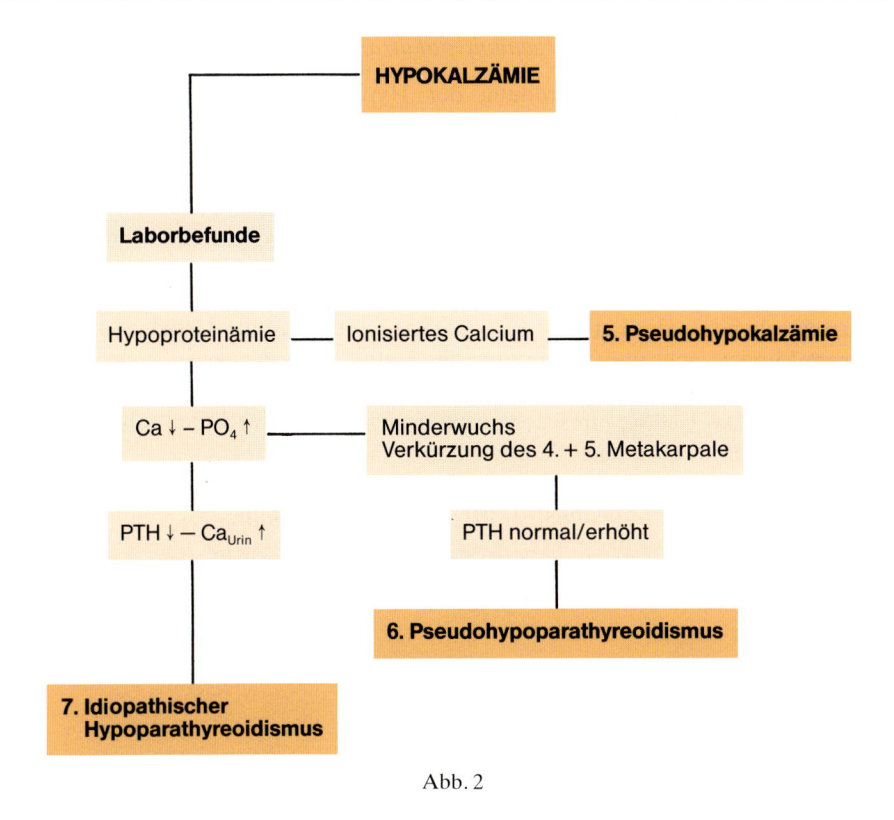

3. Malabsorptionssyndrom

Eine Hypokalzämie ist ein häufiger Befund bei chronischem Malabsorptionssyndrom. Ungenügende Resorption von Vitamin D und Calcium stellen die primäre Störung dar. Der erniedrigte Serumcalciumspiegel setzt eine Parathormonsekretion in Gang. Der sekundäre Hyperparathyreoidismus führt zur begleitenden Hypophosphatämie. **Chronische Durchfälle** sind in der Differentialdiagnose richtungweisend, müssen jedoch nicht immer vorhanden sein. Gewichtsabnahme, Anämie, Polyneuropathie und Gerinnungsstörungen sind weitere Zeichen des Malabsorptionssyndroms. Ursächlich kommt eine Vielzahl von Erkrankungen des Magen-Darm-Traktes in Frage, die im einzelnen im Kapitel »Diarrhoe« besprochen werden. Wichtige diagnostische Maßnahmen sind Bestimmung des Stuhlgewichtes, Resorptionsteste (Schilling-Test, Xylose-Test), Röntgenkontrastuntersuchung des Magen-Darm-Traktes und Dünndarmbiopsie. Die Sicherung der Osteomalazie erfolgt durch Knochenbiopsie.

4. Akute Pankreatitis

Hypokalzämien treten vorübergehend bei akuter Pankreatitis auf. In der Regel bereitet die Diagnose dieser Grundkrankheit keine Schwierigkeiten, wenn **akute Oberbauchschmerzen** bestehen und Serumanalyse und -lipase erhöht sind.

5. Pseudohypokalzämie

Läßt die Anamnese keine Zuordnung der Hypokalzämie zu, sollte zunächst eine Pseudohypokalzämie bei **Hypoproteinämie** ausgeschlossen werden. Bei erniedrigtem Gesamteiweiß und erniedrigtem Gesamtcalciumspiegel liegt bei diesen Patienten der Anteil des ionisierten Calciums im Serum im Bereich der Norm.

6. Pseudohypoparathyreoidismus

Ist die Hypokalzämie mit einer Erhöhung des Serumphosphatspiegels vergesellschaftet, kommen zwei seltenere Formen des Hypoparathyreoidismus als Ursache in Frage. Bei gleichzeitigem Minderwuchs und Verkürzung des 4. und 5. Metakarpale ist ein Pseudohypoparathyreoidismus wahrscheinlich. Bei diesem Krankheitsbild sind die Parathormonspiegel normal bis erhöht. Die Endorganresistenz wird nachgewiesen durch den fehlenden Anstieg von zyklischem AMP im Urin nach Parathormonapplikation.

7. Idiopathischer Hypoparathyreoidismus

Liegen keine Skelettanomalien vor, ist die idiopathische Form des Hypoparathyreoidismus anzunehmen. Wie beim postoperativen Hypoparathyreoidismus sind die Parathormonspiegel im Serum erniedrigt.

Differentialdiagnostisches Spektrum

Parathyreopriver Hypoparathyreoidismus
Pseudohypoparathyreoidismus
Idiopathischer Hypoparathyreoidismus
Renale Osteopathie
Malabsorptionssyndrom
Akute Pankreatitis
Pseudohypokalzämie

Literatur

BRENNER B M, RECTOR F C (eds). The Kidney, Vol. II. 4th ed. Philadelphia: Saunders 1991.
BRAUNWALD E, ISSELBACHER K J, PETERSDORF R G, WILSON J D, MARTIN J B, FAUCI A S (eds). Harrisons's Principles of Internal Medicine. 13th ed. New York: McGraw-Hill 1991.
WILSON J D, FOSTER D W (eds). William's Textbook of Endocrinology. 7th ed. Philadelphia: Saunders 1985.

Azidose – Alkalose

G. WAMBACH

Definition und Abgrenzung

Störungen im Säure-Basen-Haushalt finden wir bei einer Vielzahl unterschiedlicher internistischer Erkrankungen. Jedoch ist die Stoffwechselentgleisung in den allerseltensten Fällen das klinische Leitsymptom. Meist stehen die klinischen Zeichen der Grunderkrankung im Vordergrund. Wichtig erscheint daher der Hinweis, bei folgenden Krankheitsgruppen auf zusätzliche Störungen im Säure-Basen-Haushalt zu achten: alle akuten und chronischen Lungenfunktionsstörungen, akute und chronische Niereninsuffizienz, Verlust von Magensaft oder Durchfälle sowie Störungen im Zuckerstoffwechsel und im Kaliumhaushalt.

Diagnostisches Vorgehen

Störungen im Säure-Basen-Haushalt werden durch die Blutgasanalyse erfaßt. Ein typisches klinisches Symptom findet sich lediglich bei der metabolischen Azidose, die mit einer frequenten vertieften Atmung einhergeht (Kußmaulsche Atmung).

Aufgrund des pH-Wertes werden unterschieden eine **Azidose** bei Werten unter 7,35 und eine **Alkalose** bei pH-Werten über 7,45. Je nach primärer Ursache der Störungen kann weiter differenziert werden in respiratorisch bedingte Azidosen und Alkalosen sowie in metabolisch bedingte Änderungen des pH-Wertes. In der Beurteilung müssen daher die Partialdrücke von O_2 und CO_2, die Standardbikarbonatkonzentration und der Basenexzeß berücksichtigt werden.

Respiratorische Azidose

Die **respiratorische Azidose** ist charakterisiert durch Erhöhung des pCO_2 im Blut. Wir können akute und chronische Formen unterscheiden. Ursächlich kommt eine Vielzahl von Lungenerkrankungen mit respiratorischer Insuffizienz in Frage. Liegt der pH-Wert noch im Referenzbereich, so liegt eine kompensierte Form der respiratorischen Azidose vor.

Respiratorische Alkalose

Die **respiratorische Alkalose** ist gekennzeichnet durch eine Erniedrigung des pCO_2 im Blut. Für die verschiedenen Ursachen s. Differentialdiagnostisches Spektrum.

Metabolische Azidose

Die für eine **metabolische Azidose** typische Konstellation liegt in einer Verminderung der Serumbikarbonatkonzentration und des pH-Wertes. Durch Hyperventilation wird der Azidoseneigung entgegengewirkt, infolgedessen ist der pCO_2 erniedrigt.

Differentialdiagnostisch hilfreich kann die Bestimmung des »Anionen-gap« sein. Dieser Wert wird folgendermaßen berechnet: Summe aus Bikarbonatkonzentration sowie Chloridkonzentration im Serum – Serumnatriumkonzentration. Der Normalbereich für das »Anionen-gap« liegt zwischen 4 und 12 mM/l. Wenn die Azidose durch Bikarbonatverlust oder durch Zuführung von chlorhaltigen Säuren entsteht, ist die Anionenlücke im Normbereich gelegen. Ein erhöhter »Anionen-gap« ist typisch für Niereninsuffizienz, diabetische und alkoholische Ketoazidose, Laktazidose und Vergiftungen durch Salicylate, Äthylenglykol und Methylalkohol. Für die verschiedenen Ursachen der metabolischen Azidose s. Differentialdiagnostisches Spektrum.

Metabolische Alkalose

Typisch für die **metabolische Alkalose** sind Erhöhung des Serumbikarbonats und des pH-Wertes. Hypoventilation mit erhöhtem pCO_2 soll der Alkalose entgegenwirken. Ursächlich in Frage kommen verschiedene Erkrankungen mit gastrointestinalem Verlust von Flüssigkeit und Chlorid sowie alle Formen des Kaliummangels. Selten liegt eine vermehrte Alkalizufuhr vor wie beim Milch-Alkali-Syndrom (s. Differentialdiagnostisches Spektrum).

Differentialdiagnostisches Spektrum

Azidose

Respiratorische Ursachen

Obstruktive bronchopulmonale Erkrankungen
    Chronische Bronchitis
    Asthma bronchiale
    Lungenemphysem

Restriktive pulmonale Erkrankungen
    Lungenödem
    Lungenfibrose
    Pneumonie
    Atelektase
    Tumoren

Pleuraerkrankungen
    Pleuraerguß
    Pneumothorax

Eingeschränkte Exkursion von Thorax und Zwerchfell
    Skoliose
    Zwerchfellhochstand
    Neuromuskuläre Erkrankungen

Beeinträchtigung des Atemzentrums
    Medikamente (Opiate, Barbiturate)
    Hyperkapnie

Metabolische Ursachen

Nierenerkrankungen
Akute renale Insuffizienz
Chronische renale Insuffizienz
Renal-tubuläre Azidose
Vermehrter Säureanfall

Ketoazidose
   Diabetische Azidose
   Chronischer Alkoholismus
   Längere Hungerperioden

Laktazidose
   Kreislaufinsuffizienz
   Primäre Laktazidoseform
   Medikamente (Phenformin, INH)

Vergiftungen
   Salicylate, Methanol, Äthylenglycol
   Ammoniumchlorid, Lysin, Arginin, Azetazolamid

Alkaliverlust
   Durchfälle
   Ureteroenterostomie

Alkalose

Respiratorische Ursachen

Akute Formen
   Psychogene Hyperventilation
   Fieber, septische Zustände
   Akute Hypoxie
   Salicylat-Intoxikation

Chronische Formen
   Zerebrale Erkrankungen
   Chronische Leberinsuffizienz
   Schwangerschaft
   Chronische Hypoxie

Metabolische Ursachen

Volumenmangel mit Chloridverlust
   Erbrechen, Magensaftableitung
   Diuretika
   Zustand nach respiratorischer Azidose

Kaliummangelsyndrome
   Gastrointestinale Ursachen
   Renaler Kaliumverlust
   Conn-Syndrom

Cushing-Syndrom
Bartter-Syndrom

Vermehrte Alkalizufuhr
Milch-Alkali-Syndrom
Überkorrektur der Azidose

Literatur

Bates D V (ed). Respiratory Function in Disease. Philadelphia: Saunders 1989.
Hornbostel H, Kaufmann W, Siegenthaler W (Hrsg). Innere Medizin in Klinik und Praxis. Stuttgart: Thieme 1990.
Schrier R W, Pottschalk G W (eds). Diseases of the Kidney. 4th ed. Boston: Little Brown Comp. 1988.

Hämaturie

V. Lent

Definition und Abgrenzung

Der Harn enthält auch normalerweise Erythrozyten. Die pathologische Hämaturie reicht quantitativ von der mikroskopischen Erythrozyturie (0,6–0,8 Zellen pro 10 Gesichtsfelder) bis zur Massenblutung. Sie ist ein vieldeutiges Symptom, deren Ursachen prärenal, renal und postrenal liegen können.

Nicht jede Rotfärbung des Harns entspricht einer Blutbeimengung. Eine **Pseudohämaturie** kann durch Hämoglobine, Porphyrine, Urate, Anthozyamine, Barbiturate, Butazone, Phenole, Salizylate, Sulfonamide und künstliche Farbstoffe bedingt sein. Gelegentlich geben auch gynäkologische oder intestinale Blutungen zur Verwechslung Anlaß.

Ausgangspunkt jeder Differentialdiagnostik ist daher die quantitative und qualitative Harnanalyse. Mit ihr wird eine signifikante Hämaturie ausgeschlossen oder bestätigt. Anhand der Erythrozytenmorphologie (im Phasenkontrast) kann zudem zwischen renaler und extrarenaler Herkunft unterschieden werden. Schließlich ergeben sich Hinweise auf Begleitveränderungen wie Leukozyturie/Bakteriurie, Zylindrurie, Proteinurie, Harnazidose/-alkalose, Kristallurie u. a.

Bei makroskopisch sichtbaren Harnblutungen erlaubt ihre zeitliche Zuordnung zum Miktionsablauf vielfach den Verdacht auf ihre regionale Herkunft (s. Tab. 1). Das gleiche gilt für einige Begleitsymptome wie Flanken- oder Unterbauchschmerz, Blasenentleerungs- oder Miktionsstörung. Darüber hinaus weisen bestimmte »Nebenerscheinungen« auf unterschiedliche Krankheitsgruppen: Flanken- und/oder Unterbauchschmerz, Blasenentleerungs- und/oder Miktionsstörung, Harninfektion oder Urosepsis auf urologische Erkrankungen; Ödeme,

Tab. 1. **Urologische Ursachen einer Makrohämaturie.**

Blutungstyp	Blutungsort	Blutungsursache
Miktionsunabhängige »Hämaturie«	Harnröhre	Tumor, Entzündung, Verletzung
Initiale Hämaturie	Harnröhre	Prostataadenom/-karzinom, Harnblasenkarzinom, Entzündung, Stein, Verletzung, Fremdkörper
Totale Hämaturie	Niere, Harnleiter, Harnblase	Urothelkarzinom, Nierenzellkarzinom, Urolithiasis, Zystennieren, Nierenzysten, Hydronephrose, Pyelonephritis, Nierenarterieninfarkt, Nierenvenenthrombose, Urotuberkulose, Nierentrauma, hämorrhagische Diathese, hämorrhagische Zystitis, externe Harnblaseninfiltration, Prostataadenom/-karzinom
Terminale Hämaturie	Harnblasenauslaß	Prostataadenom/-karzinom, Harnblasenkarzinom, hämorrhagische Zystitis, Stein, Tuberkulose, Bilharziose, Endometriose, Fremdkörper

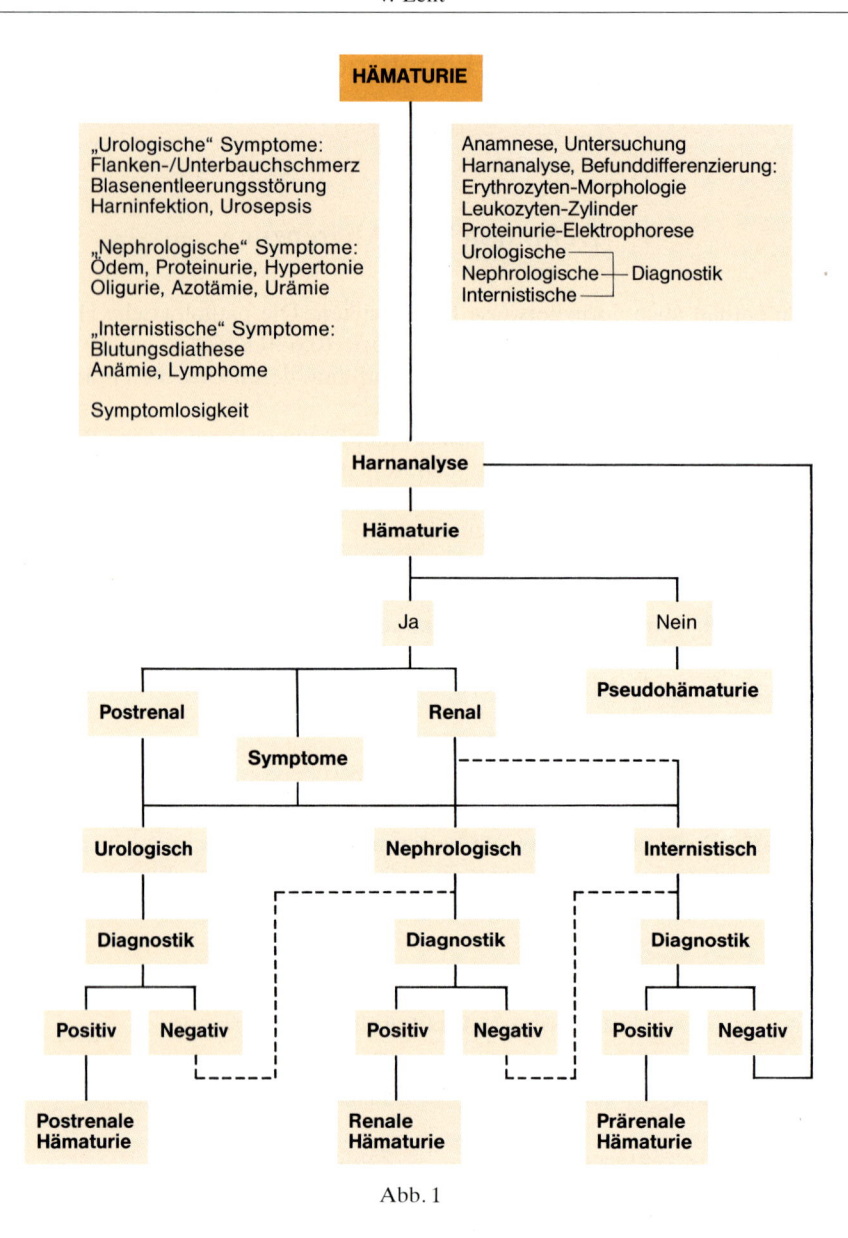

„Urologische" Symptome:
Flanken-/Unterbauchschmerz
Blasenentleerungsstörung
Harninfektion, Urosepsis

„Nephrologische" Symptome:
Ödem, Proteinurie, Hypertonie
Oligurie, Azotämie, Urämie

„Internistische" Symptome:
Blutungsdiathese
Anämie, Lymphome

Symptomlosigkeit

Anamnese, Untersuchung
Harnanalyse, Befunddifferenzierung:
Erythrozyten-Morphologie
Leukozyten-Zylinder
Proteinurie-Elektrophorese
Urologische ─┐
Nephrologische ─┼─ Diagnostik
Internistische ─┘

HÄMATURIE

Harnanalyse → Hämaturie
- Ja
  - Postrenal
  - Renal
  - Symptome
    - Urologisch → Diagnostik → Positiv/Negativ → Postrenale Hämaturie
    - Nephrologisch → Diagnostik → Positiv/Negativ → Renale Hämaturie
    - Internistisch → Diagnostik → Positiv/Negativ → Prärenale Hämaturie
- Nein → Pseudohämaturie

Abb. 1

Proteinurie, Hypertonie, Oligurie/Anurie, Azotämie/Urämie auf nephrologische Erkrankungen; Blutungsdiathesen, Anämien, Lymphome auf internistische Erkrankungen (Abb. 1).

Harnblutungen, die nur mikroskopisch auffallen, können grundsätzlich die gleichen Ursachen haben wie Makrohämaturien. Im Gegensatz zu diesen ist die Abklärung von Erythrurien – zumal ohne Begleitsymptome – erheblich aufwendiger und seltener erfolgreich. Dies beruht zudem auch darauf, daß sie häufiger bei Restzuständen abgelaufener Krankheiten (z. B. Nephritiden) oder Latenzstadien entstehender Prozesse (z. B. Tumoren) vorkommen.

Tab. 2. Ursachen von Hohlraumaussparungen.

Tumoren (gut- und bösartige)
Übergangszellkarzinom
Nierenzellkarzinom
Plattenepithelkarzinom
   (Cholesteatom, Leukoplakie)
Adenokarzinom
Wilms-Tumor
Lymphom und Leukämie
Sarkom (Rhabdomyosarkom)
Angiomyolipom (Hamartom)
Multiples Myelom
Amyloidosis
Nierenzystom (parapelvin)

Steine
Harnsäure
Matrix
Xanthin

Blutkoagel
Trauma
Tumor
Hämorrhagische Diathese
Idiopathische Hämaturie
Nephritis
Antikoagulantientherapie

Luftblasen
Instrumentell
Gasbildende Infektion
Darmfistel
Reflux im Harnkonduit

Angeborene Anomalien
Ektope Nierenpapille
Renaler Pseudotumor
Einschlußzyste

Vaskuläre Phänomene
Gefäßimpression
Aneurysma
Arteriovenöse Fistel
Hämangiom
Kollateralkreislauf bei Arterienstenose
   oder Venenthrombose

Infektionen
Papillennekrose
Pyelitis cystica
Tuberkulose
Malakoplakie
Pilzbälle bei Candidiasis
Würmer

Fremdkörper
Drainage-Ableitungen
Transurethrale Wanderung (durch Reflux
   oder Instrumentation)
Transenterale Wanderung (bei Darmfistel)

Verschiedenes
Lipomatosis sinus renalis
Überlagerte Darmgase
Nichtkontrastierter Harn (in der Frühphase
   bei Hydronephrose)

Diagnostisches Vorgehen

Postrenale Hämaturien

Hämaturien ohne Erythrozytendeformierung und/oder mit urologischen Begleit- oder Leitsymptomen sprechen für eine urologische Ursache. Die Diagnostik umfaßt neben der Anamnese und klinischen Untersuchung die Harnananlyse einschl. der Kultur (auf unspezifische und evtl. spezifische Erreger) und der Zytologie, die Sonographie und Urographie evtl. mit Urethro-Zysto-/Uretero-Pyelographie, die Endoskopie (Urethro-Zysto-/Uretero-Renoskopie) evtl. mit Biopsie, die Computertomographie evtl. mit perkutaner Punktion, die Angiographie sowie die operative Freilegung.

Mit den bildgebenden Verfahren kann ein Großteil der Hämaturie-auslösenden Erkrankungen (wie Tumoren, Verletzungen, Konkremente, Entzündungen, Fremdkörper und Mißbildungen) erkannt, ein kleinerer Teil zumindest vermutet werden. Einige von ihnen lassen sich – zumal in Frühstadien – nur durch spezielle Harnuntersuchungen (z. B. die Zytologie oder die Hohn-Kultur), die Uro-Endoskopie oder die operative Biopsie erfassen. Manchmal schließt sich die diagnostische Lücke erst bei späteren Kontrollen.

Harnblutungen stammen von primären und sekundären Schleimhautläsionen. Mit dem Ultraschall werden an den Nieren vor allem sekundär einwirkende **Raumforderungen** dargestellt (s. Abb. 2). intra- und/oder extraparenchymatöse Organvergrößerungen mit unregelmäßigen Binnenechos kennzeichnen solide Tumoren. Sie sprechen wegen ihrer Häufigkeit bei Kindern am ehesten für einen Wilms-Tumor, bei Erwachsenen am ehesten für ein **Nierenzellkarzinom.** Da sie Blutabgänge erst bei Einbruch in das Hohlraumsystem auslösen, handelt es sich vielfach um ein Spätsymptom. Die Computertomographie vermag den Ultraschallbefund mit hoher Treffsicherheit zu erhärten. Eine Angiographie bietet nur selten zusätzliche Kriterien (z. B. die Gefäßausdehnung). Beweisend ist letztlich der operative Befund.

Daneben gibt es eine Reihe von **seltenen gut- und bösartigen primären und sekundären Nierenparenchym- und -Kapseltumoren** (Adenome, Adenokarzinome, Plattenepitheliome, Plattenepithelkarzinome, Mesenchymome, Sarkome, Lymphome, Myelome, Metastasen), die sich sonographisch und computertomographisch als solide Raumforderung darstellen. Sie zeigen in der Angiographie sehr unterschiedliche Bilder. Da sich hinter manchen von ihnen –

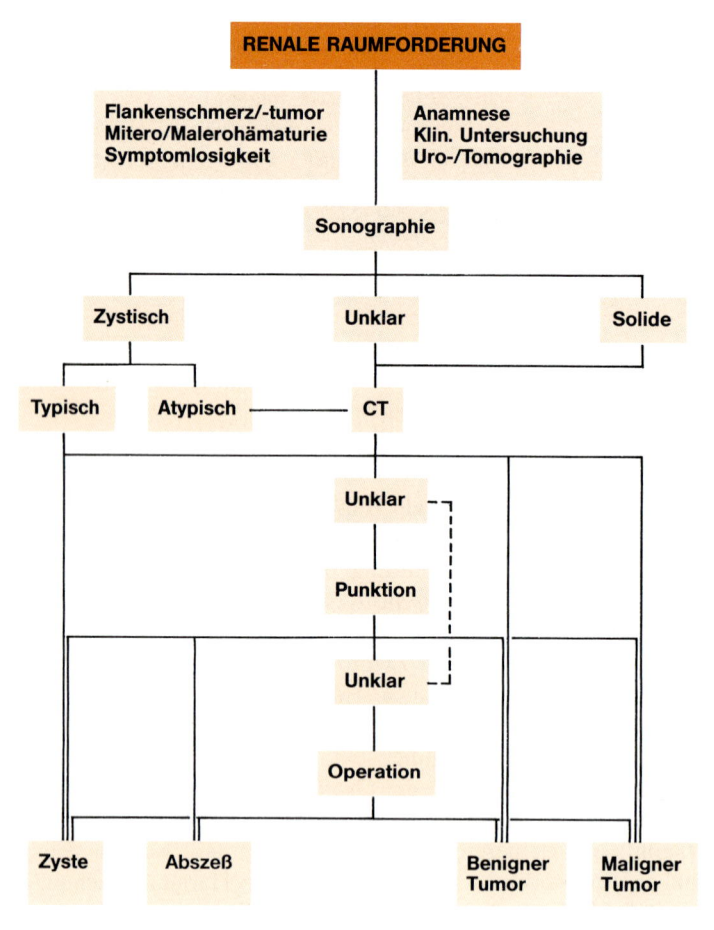

Abb. 2

sogar mit tumorverdächtigen Gefäßveränderungen – ein unspezifischer bzw. spezifischer Abszeß oder sogar ein ischämischer Infarkt verbirgt, kann die Klärung nur operativ erfolgen.

Sonographisch lassen sich intra- und/oder extraparenchymatöse, echofreie und glattrandige Hohlräume, wenn sie einzeln bis mehrfach vorkommen, als **typische Zysten,** wenn sie die (zumeist vergrößerten) Nieren diffus durchsetzen, als **Zystennieren** differenzieren. Vereinzelte Binnenechos und/oder unregelmäßige Randstrukturen machen eine Zyste **atypisch** und erfordern eine weitere Abklärung. Computertomographie und perkutane Punktion führen nur bei positiven Befunden, z. B. von Eiter oder Tumorzellen, weiter. Einen zystischen Tumor vermag nur die operative Biopsie auszuschließen bzw. nachzuweisen.

Komplementär zur Sonographie zeigt die Urographie – bei mangelnder Ausscheidung oder Darstellung die retro- oder antegrade Uretero-Pyelographie – eher **Hohlraumaussparungen,** die primär Blutungen auslösen (s. Abb. 3 u. Tab. 2). Schmerzlose Hämaturien sind bei Erwachsenen das Erst- und Leitsymptom von **Urotheltumoren** in allen Bereichen des Harntrakts. Die Blutung selbst kann jedoch durch Koagelverschluß oder Hohlraum-Tamponade zu akutem Flanken-/Unterbauchschmerz, Harnverhalt oder Nierenversagen führen. Tumorobstruktion oder -ausdehnung haben eher chronische Schmerzzustände, Miktionsstörungen (Harnblasenkarzinom) oder Nierenversagen zur Folge. Fehlende Hohlraumveränderungen im Uro- oder Sonogramm schließen frühstadige Tumoren keinesfalls aus. Fast immer enthält das Harnsediment Tumorzellen. Die Diagnose ergibt sich beim **Harnblasenkarzinom** aus der Urethrozystoskopie mit Resektions- und Quadranten-Biopsie, beim **Harnleiter- oder Nierenbeckenkarzinom** aus der endoskopischen oder operativen Biopsie.

Hohlraumaussparungen können auch durch die oben genannten Parenchymtumoren (Nierenzellkarzinom u. a.) verursacht sein. Darüber hinaus entstehen sie u. a. durch **angeborene Anomalien** oder **angeborene wie erworbene Gefäßprozesse.** In diesen Fällen trägt die Angiographie zur Abgrenzung von Gefäßphänomenen entscheidend bei. Ist sie jedoch negativ, bleibt nur die operative Klärung.

Nach äußeren oder iatrogenen (instrumentellen) Traumen, bei Steinerkrankungen oder Gerinnungsstörungen kann eine Hohlraumaussparung durch **Blutkoagel** bedingt sein.

Die wohl häufigste Aussparung des Harntrakts bilden **Steine.** Sie stellen infolge traumatisch-entzündlicher Schleimhautläsion eine konstante Blutungsquelle dar, die sich nach körperlicher Bewegung verstärkt bemerkbar macht. Je nach der Steingröße und dem Steinsitz umfaßt das klinische Spektrum akute wie chronische, anhaltende wie kolikartige Rücken-, Flanken- und/oder Unterbauchschmerzen, Miktionsstörungen mit intermittierendem oder komplettem Harnverhalt, Harninfektionen mit Urosepsis, akutes oder chronisches Nierenversagen sowie auch symptomlose Hämaturien. Demgegenüber sprechen rechtsseitige Unterbauchschmerzen mit begleitender Erythrurie bei negativem Steinnachweis in diesem Bereich für eine **Appendizitis** (Abb. 4)

Sonographisch sind mehr als 90% aller **Harnsteine** vor allem aus **Oxalat und Phosphat** an ihrem Schallschatten und röntgenologisch mehr als 60% an ihrem Kalkschatten direkt nachweisbar. Schattennegative Konkremente zeigen sich ausscheidungsurographisch an einer typischen Umfließungsfigur oder auch – bei freier Beweglichkeit – an einem Lagewechsel. Eine Harnazidose (<pH 6) mit einer Urat-Kristallurie belegt eine **Harnsäurelithiasis.** Alle diese endogenen Fremdkörper werden ebenso wie seltene **Eiweiß- oder Matrix-Steine** im Zweifel endoskopisch erkannt.

Die Kombination von Hämaturie und Hohlraumaussparung kommt auch bei einigen Entzündungen vor. Hierzu gehören die primäre und sekundäre **chronische unspezifische Pyelonephritis mit nekrotisierender Papillitis.** Klinisch dominieren zumeist neben allgemei-

HOHLRAUMAUSSPARUNG

Flanken-/Unterbauchschmerz
Blasenentleerungsstörung
Makro-/Mikrohämaturie
Harninfektion, Urosepsis
Azotämie, Urämie
Symptomlosigkeit

Anamnese, klinische Untersuchung
Harnstatus, -kultur (unspez.,
spezifisch), -zytologie
Gerinnungsfaktoren
Sonographie, CT
Endoskopie
Angiographie, Op.

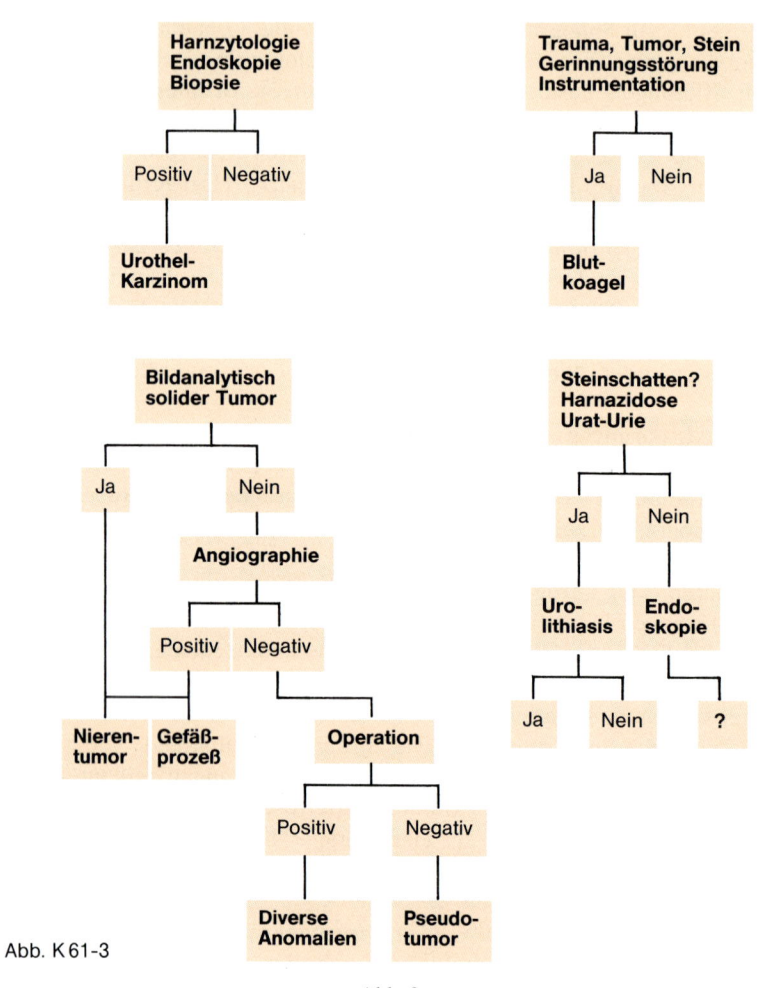

Harnzytologie Endoskopie Biopsie
- Positiv → **Urothel-Karzinom**
- Negativ

Trauma, Tumor, Stein Gerinnungsstörung Instrumentation
- Ja → **Blutkoagel**
- Nein

Bildanalytisch solider Tumor
- Ja → **Nierentumor**
- Nein → **Angiographie**
  - Positiv → **Gefäßprozeß**
  - Negativ → **Operation**
    - Positiv → **Diverse Anomalien**
    - Negativ → **Pseudotumor**

Steinschatten? Harnazidose Urat-Urie
- Ja → **Urolithiasis**
  - Ja
  - Nein
- Nein → **Endoskopie**
  - ?

Abb. K 61-3

Abb. 3

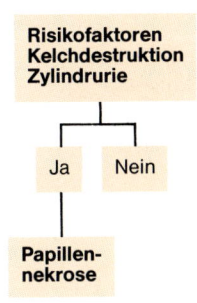

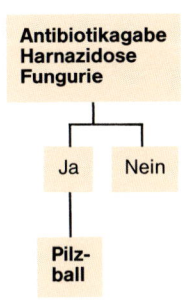

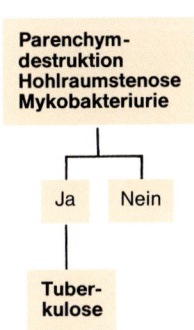

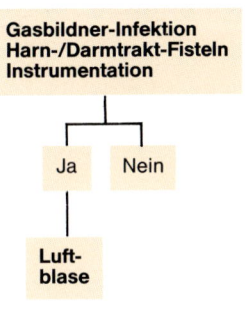

Hämaturie

**Risikofaktoren
Kelchdestruktion
Zylindrurie**

- Ja → **Papillennekrose**
- Nein

**Antibiotikagabe
Harnazidose
Fungurie**

- Ja → **Pilzball**
- Nein

**Parenchymdestruktion
Hohlraumstenose
Mykobakteriurie**

- Ja → **Tuberkulose**
- Nein

**Gasbildner-Infektion
Harn-/Darmtrakt-Fisteln
Instrumentation**

- Ja → **Luftblase**
- Nein

HÄMATURIE: POSTRENALE (UROLOGISCHE) URSACHEN

Flanken-/Unterbauchschmerz
Blasenentleerungsstörung (Harnverhalt)
Harninfektion (Urosepsis)
Azotämie (Urämie)
Symptomlosigkeit

Anamnese, Untersuchung
Sonographie, Urographie
Harnstatus, -kultur (unspez., spezifisch)
Urethro-/Zysto-/Uretero-/Pyelographie
Urethro-/Zysto-/Uretero-/Renoskopie,
Biopsie

Renale Raumforderung

Hohlraumaussparung

Flanken-/Unterbauchschmerz
Harnstauung, Urosepsis
**Ausscheidungsstörung
Steinschatten
Umfließungsfigur
Endoskopie-Nachweis**

Risikofaktoren:
**Diabetes, Analgetika
Nierenschrumpfung
Ausscheidungsstörung
Kelchdestruktion
Ringschatten**

Ja — Nein
Urolithiasis

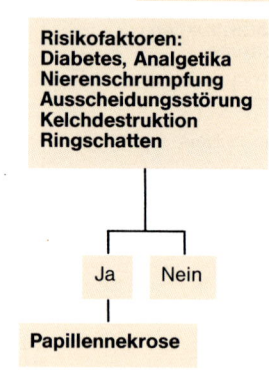

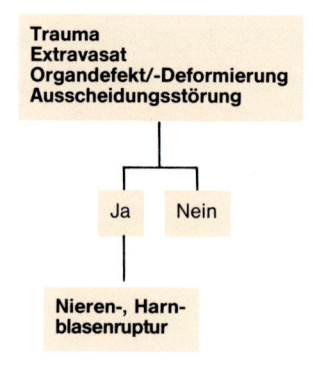

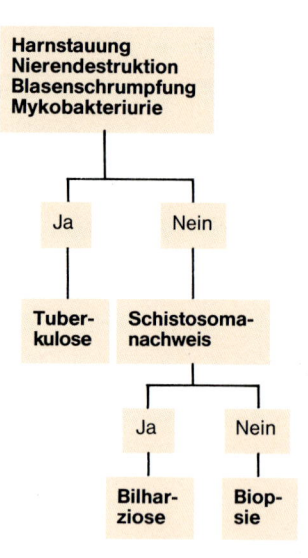

Ja — Nein
Papillennekrose

Trauma
Extravasat
Organdefekt/-Deformierung
Ausscheidungsstörung

Harnstauung
Nierendestruktion
Blasenschrumpfung
Mykobakteriurie

Ja — Nein
Nieren-, Harnblasenruptur

Ja — Nein
Tuberkulose — Schistosomanachweis

Ja — Nein
Bilharziose — Biopsie

Abb. K 61-4

Abb. 4

Tree 1

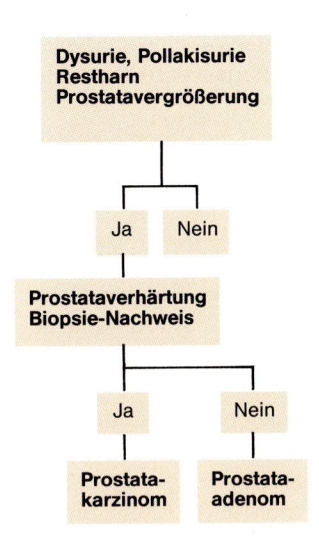

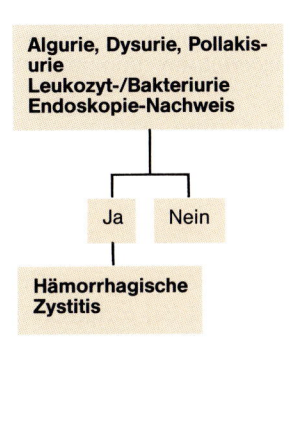

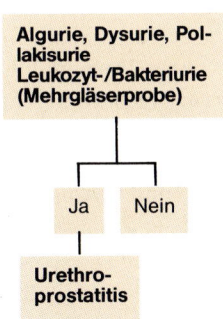

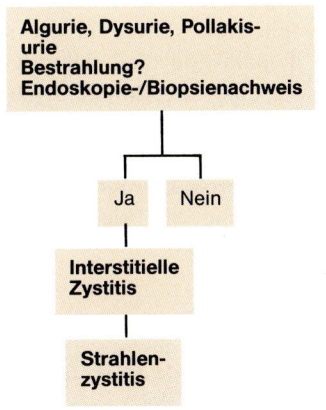

**Dysurie, Pollakisurie
Restharn
Prostatavergrößerung**

├── Ja → **Prostataverhärtung
Biopsie-Nachweis**
│   ├── Ja → **Prostatakarzinom**
│   └── Nein → **Prostataadenom**
└── Nein

Tree 2

**Algurie, Dysurie, Pollakisurie
Leukozyt-/Bakteriurie
Endoskopie-Nachweis**

├── Ja → **Hämorrhagische Zystitis**
└── Nein

Tree 3

**Algurie, Dysurie, Pollakisurie
Leukozyt-/Bakteriurie
(Mehrgläserprobe)**

├── Ja → **Urethroprostatitis**
└── Nein

Tree 4

**Algurie, Dysurie, Pollakisurie
Bestrahlung?
Endoskopie-/Biopsienachweis**

├── Ja → **Interstitielle Zystitis** → **Strahlenzystitis**
└── Nein

nem Krankheitsgefühl Fieber und Flankenschmerz (s. dort). Laboranalytisch finden sich eine Leukozytose mit Zylindrurie, zumeist mit Bakteriurie und evtl. auch eine Azotämie (s. die entsprechenden Kapitel). Die abgelösten Papillen erscheinen in der Kontrastdarstellung (ortho- oder retrograd) als schall- und kalknegative Ringschatten.

Obstruktive Aussparungen sind zusammen mit Hohlraumstenosen typisch für spezifische Entzündungen. Die **Uro-Tuberkulose** geht fakultativ (in 10–30%) mit einer Mikro- oder Makrohämaturie einher. Diese kann in Frühstadien einen ersten Hinweis geben. Eine gleichzeitige »sterile Pyurie« bedeutet einen starken Verdacht und verlangt die Abklärung durch Kultur und Tierversuch. Auch bei der **Bilharziose** kommt es sowohl durch die Primärerkrankung als auch deren Komplikationen (Harnblasenstein/Karzinom) zu einer Mikro- oder Makrohämaturie. Symptomatisch führen Flanken- und/oder Unterbauchschmerz, Miktionsstörung, Harninfektion und/oder Nierenversagen (s. die entsprechenden Kapitel).

Als weitere Ursachen von Hohlraumaussparungen mit und ohne Hämaturie kommen nach Antibiotikagabe bei Harnazidose und Fungurie **Pilzbälle,** bei Gas-Bildner-Infektionen, bei Fisteln zwischen Darm- und Harntrakt sowie bei Kontrastdarstellungen auch **Luftblasen** in Betracht.

Mikro- und Makrohämaturien mit fakultativer Blasenhalsobstruktion sind bei Männern jenseits des 5. Jahrzehnts das häufigste Symptom für ein **Prostataadenom.** Das peripherer wachsende **Prostatakarzinom** wird erst bei fortgeschrittener Infiltration zur Blutungsquelle. Bei beiden Erkrankungen besteht vielfach zugleich eine chronische Blasenentleerungsstörung (s. Kap. »Harnverhaltung«).

Akute Miktionsstörungen mit begleitender (initialer oder terminaler) Hämaturie (und/oder auch Hämospermie) kennzeichnen vor allem bei jüngeren Männern eine **unspezifische Urethro-Prostatitis.** Laboranalytisch zeigt sich in der Mehr-Gläser-Probe eine entsprechend lokalisierte Leukozyturie/Bakteriurie (s. dort). Häufiger bei Frauen aller Altersgruppen weisen akute Miktionsstörungen mit totaler oder terminaler Hämaturie auf eine **hämorrhagische Zystitis.** Sie wird durch den entzündlichen Harn- und Endoskopiebefund gesichert.

Vorwiegend bei Frauen mittleren Alters lassen sich chronischer Unterbauch- und Harnblasenfüllungsschmerz, Pollakisurie und Hämaturie, zumeist ohne Harninfektion, endoskopisch und bioptisch auf eine **interstitielle Zystitis** zurückführen. Nach Röntgenbestrahlungen des kleinen Beckens oder zytostatischer Chemotherapie (z. B. mit Endoxan) wird als Ursache ähnlicher Symptome eine **radiogene oder chemotoxische Zystitis** gefunden.

Iatrogen oder selbst eingeführte **Fremdkörper** bilden obligate Blutungs- und Entzündungsherde mit oder ohne Begleitsymptome. Sind sie noch unerkannt, werden sie sonographisch, röntgenologisch oder endoskopisch erfaßt.

Renale Hämaturien

Hämaturien mit Erythrozytendeformierung und/oder mit nephrologischen Begleit- oder Leitsymptomen weisen auf Erkrankungen mit ausschließlicher oder überwiegender Beteiligung des Nierenparenchyms. Zur nephrologischen Diagnostik gehören die quantitative und qualitative Analyse der Proteinurie (Mikrodiskelektrophorese), die mikroskopische Beurteilung des Harnsediments (Zylindrurie, Erythrozyten-Morphologie), die Prüfung der Nierenfunktion durch endogene und exogene Substanzen (Kreatinin-Clearance, seitengetrennte Isotopen-Clearance), die Kontrolle des Säure-Basen-Haushalts (Blutgasanalyse), die Bestimmung der Serumeiweißkörper (Immunelektrophorese), die Sonographie, Urographie und Angiographie sowie die perkutane oder offene Nierenbiopsie (Immunhistologie) (s. Abb. 1).

Entzündungen des Nierenparenchyms

Glomerulonephritiden

Bei der **akuten postinfektiösen Glomerulonephritis** ist initial neben Ödemen, Oligurie und Hypertonie in 50–60% der Fälle eine Makrohämaturie das führende Symptom (Abb. 5 [1.]). Erythrozyturien bestehen fast immer. Beweisend sind im frisch gelassenen und vorsichtig bearbeiteten Harn Erythrozytenzylinder. Eine Proteinurie von unter 3 g/24 Std. ist ebenfalls die Regel, wobei in der Mikroelektrophorese ein glomeruläres Muster vorliegt (s. Tab. 3). Störungen des Gerinnungssystems, Kryoglobinämien, eine Verminderung des Komplements sowie eine Erhöhung des Antistreptolysin-O-Titers finden sich in unterschiedlicher Ausprägung. Nur bei atypischem Verlauf ist eine Nierenbiopsie mit immunhistologischer Klassifizierung erforderlich.

Auch die **rapid progressive Glomerulonephritis** geht in etwa der Hälfte der Fälle mit einer Makrohämaturie einher (Abb. 5 [2.]). Im Gegensatz zu anderen Glomerulonephritissyndromen kommt es jedoch rasch zur Oligurie und Urämie. Mit Hilfe von Laborbefunden ist eine

Tab. 3. **Differentialdiagnose der Entzündungen des Nierenparenchyms.**

	Akute Glomerulonephritis	Rapid progressive Glomerulonephritis	Chronische Glomerulonephritis	Nephropathien bei Systemerkrankungen	Akute abakterielle interstitielle Nephritis	Akute/chronische Pyelonephritis
Klinik ▶						
Ödeme	+	+	(+)	(+)	(+)	(+)
Oligo-/Anurie	+	+	(+)	(+)	(+)	(+)
Hypertonie	+	+	+	(+)	(+)	(+)
Extrarenale Symptome	−	−	−	+	−	(+)
Harn ▶						
Proteinurie	+	+	+	+	(+)	−
makromolekular	+	+	+	+	−	−
mikromolekular	−	−	−	−	+	−
Ery-Zylinder	+	+	(+)	(+)	(+)	−
Leuko-Zylinder	−	−	−	−	−	+
Bakteriurie	−	−	−	−	−	+
Blut ▶						
Niereninsuffizienz	+	+	(+)	(+)	(+)	(+)
Gerinnungsstörung	+	+	−	−	−	−
Kryoglobulinämie	+	+	(+)	−	−	−
Komplement	↓	↓	(↓)	−	−	−
Antistreptolysintiter	+	+	(+)	−	−	−
Biopsie ▶						
Nieren	(!)	!	!	(!)	(!)	−
Andere Organe	−	−	−	!	−	−
Diagnose ▶	Akute Glomerulonephritis	Rapid progressive Glomerulonephritis	Chronische Glomerulonephritis	Nephropathien bei Systemerkrankungen	Akute abakterielle interstitielle Nephritis	Akute/chronische Pyelonephritis

HÄMATURIE: RENALE (NEPHROLOGISCHE) URSACHEN

Renale Symptome:
Ödem, Oligurie, Hypertonie
Extrarenale Symptome:
Tab. 7
Symptomlosigkeit

Anamnese, Untersuchung, Sonographie
Harnanalyse, Elektrophorese, Status, Kultur
Retentionswerte, Clearance
Gerinnungswerte, Immun-Elektrophorese
Nieren-/Organbiopsie
Urographie, CT, Angiographie

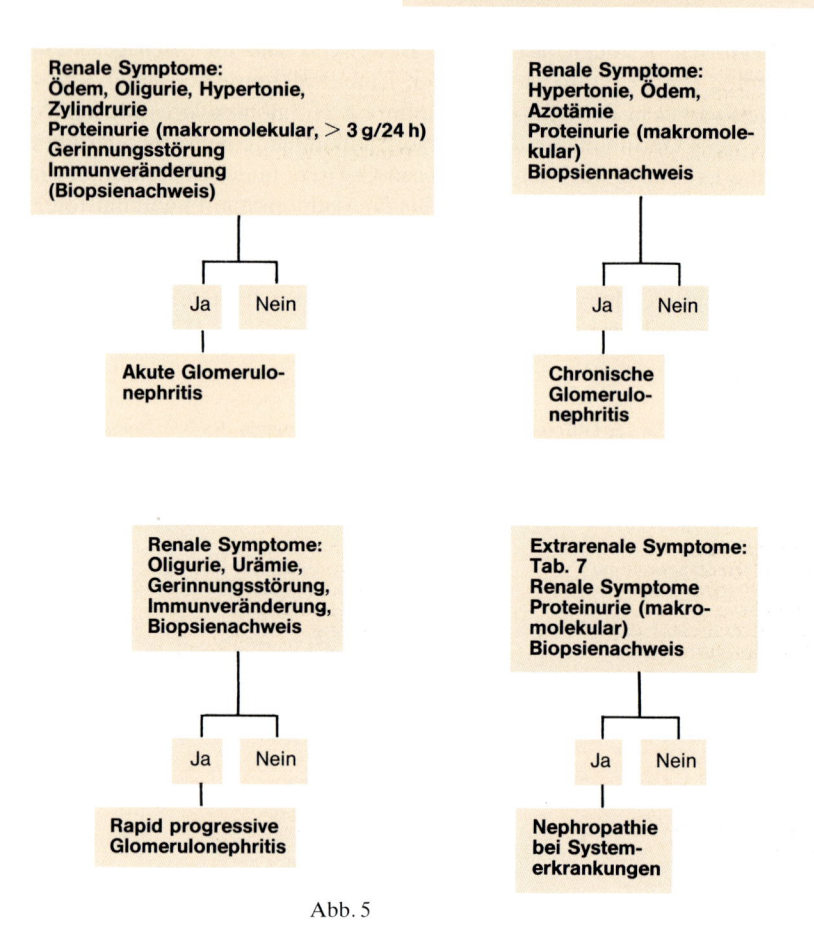

Renale Symptome:
Ödem, Oligurie, Hypertonie, Zylindrurie
Proteinurie (makromolekular, > 3 g/24 h)
Gerinnungsstörung
Immunveränderung
(Biopsienachweis)

→ Ja / Nein → **Akute Glomerulonephritis**

Renale Symptome:
Hypertonie, Ödem, Azotämie
Proteinurie (makromolekular)
Biopsiennachweis

→ Ja / Nein → **Chronische Glomerulonephritis**

Renale Symptome:
Oligurie, Urämie, Gerinnungsstörung, Immunveränderung, Biopsienachweis

→ Ja / Nein → **Rapid progressive Glomerulonephritis**

Extrarenale Symptome:
Tab. 7
Renale Symptome
Proteinurie (makromolekular)
Biopsienachweis

→ Ja / Nein → **Nephropathie bei Systemerkrankungen**

Abb. 5

Differenzierung nicht möglich. Da die Behandlungsaussichten mit zunehmender Niereninsuffizienz schwinden, muß die Diagnose möglichst frühzeitig durch Nierenbiopsie gestellt werden.

Die **chronische Immunkomplexglomerulonephritis** ist bei heterogenen Ursachen durch ein homogenes Syndrom gekennzeichnet (Abb. 5 [3.]). Hierzu zählt neben der Proteinurie, der Hypertonie und der Niereninsuffizienz die Hämaturie. Der klinische Verlauf ist je nach dem Erscheinungsmuster und dem Gewebssubstrat oligosymptomatisch oder progredient.

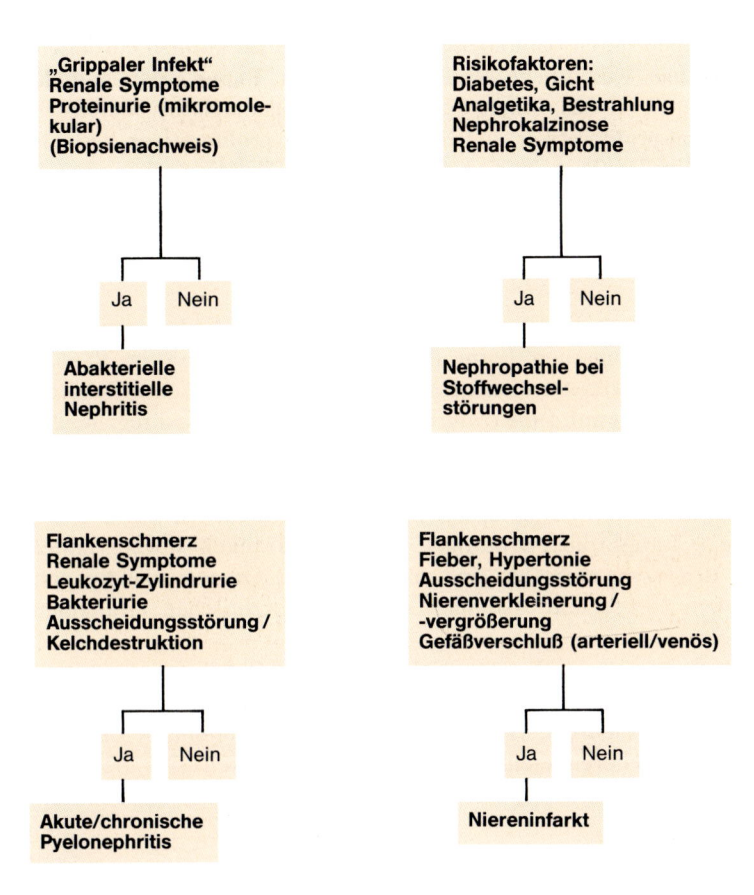

```
„Grippaler Infekt"                    Risikofaktoren:
Renale Symptome                       Diabetes, Gicht
Proteinurie (mikromole-               Analgetika, Bestrahlung
kular)                                Nephrokalzinose
(Biopsienachweis)                     Renale Symptome
        |                                     |
    Ja     Nein                           Ja     Nein
    |                                     |
Abakterielle                          Nephropathie bei
interstitielle                        Stoffwechsel-
Nephritis                             störungen


Flankenschmerz                        Flankenschmerz
Renale Symptome                       Fieber, Hypertonie
Leukozyt-Zylindrurie                  Ausscheidungsstörung
Bakteriurie                           Nierenverkleinerung/
Ausscheidungsstörung /                -vergrößerung
Kelchdestruktion                      Gefäßverschluß (arteriell/venös)
        |                                     |
    Ja     Nein                           Ja     Nein
    |                                     |
Akute/chronische                      Niereninfarkt
Pyelonephritis
```

Bei den **chronischen Glomerulonephritiden mit großer Proteinurie** steht das nephrotische Syndrom im Vordergrund. Die **Minimalglomerulitis** geht ebenso wie die **perimembranöse Glomerulonephritis** nur selten (in ca. 20–30%) mit einer Erythrurie einher. Häufiger ist die konstante Mikro- oder intermittierende Makrohämaturie bei der **fokal sklerosierenden Glomerulonephritis** (in ca. 40–60%) sowie der **membranoproliferativen Glomerulonephritis** (in ca. 60–90%). Bei den **chronischen Glomerulonephritiden mit oligosymptomatischen Harnbefunden** ist die Hämaturie das führende Symptom. Sowohl die **mesangioproliferative**

Glomerulonephritis als auch die Sonderform der **IgA-Nephritis** sind durch eine persistierende, schubweise exazerbierende Erythrurie mit leichter bis mittelgradiger Proteinurie sowie bei schwereren Verläufen durch eine maligne Hypertonie und eine zunehmende Niereninsuffizienz charakterisiert. Die Differenzierung der einzelnen Glomerulonephritissyndrome geschieht nur durch eine Nierenbiopsie mit Lichtmikroskopie, Immunhistologie und Elektronenmikroskopie.

Nephropathien bei Systemerkrankungen (s. Tab. 4 und Abb. 5 [4.])

Bei systemischen Erkrankungen durch pathologische Immunprozesse können chronische Glomerulonephritissyndrome eine wesentliche Rolle spielen. Der **Lupus erythematodes disseminatus** (LED) bietet in etwa 40–80% klinische und in 90% histologische Nierensymptome. In Fällen von **mesangial-proliferativer** und **fokal-segmental proliferativer** Verlaufsform sind Erythrurie und mäßiggradige Proteinurie häufig bis obligat. Bei der **perimembranösen** und erst recht bei der **diffus proliferativen LED-Glomerulonephritis** bestehen neben einer Hämaturie, Leukozyturie und Zylindrurie ein nephrotisches Syndrom, eine arterielle Hypertonie sowie eine eingeschränkte Nierenfunktion. Die extrarenalen Kriterien des LED sind an anderer Stelle beschrieben.

Ebenso wirken sich systemische Vaskulitiden primär oder sekundär auf die Nieren aus. Sie sind bei der makro- und mikroskopischen Form der **Panarteriitis nodosa** in 70–90% betroffen. Ischämische Flankenschmerzen treten gelegentlich, ein nephrotisches Syndrom selten und eine Niereninsuffizienz spät auf. Eine (Mikro-)Hämaturie besteht fast regelmäßig. Der extrarenale Befall zeigt sich an Organinfarkten (Herz, Leber, Darm), Polyarthralgien und Polyneuritiden. Entscheidend ist der histologische Nachweis von panarteriitischen Granulomen im Nieren-, Leber- oder Muskelbiopsat. Das gleiche gilt für die Variante der **allergischen Granulomatose** (Churg-Strauss-Syndrom). Hierbei erkranken sowohl mittelgroße wie kleine Arterien. Bevorzugt betroffen sind außer anderen Organen die Lungen. Klinisch bieten sich vor allem Fieber und Asthma. Die zentralnekrotischen Granulome enthalten eosinophile Granulozyten.

Die **Wegenersche Granulomatose** ist durch einen vorherrschenden Befall der oberen und unteren Atemorgane gekennzeichnet. Dieser äußert sich durch chronische Rhinitis/Sinusitis, Nasenknorpelnekrose (Sattelnase), Pleuritis, Hämoptoe und multiple Rundherde der Lungen. Entsprechend der häufigen Nierenbeteiligung von 80% entwickelt sich bei einer Proteinurie und Hämaturie (mit Erythrozytenzylindern) eine zunehmende Niereninsuffi-

Tab. 4. **Differenzierung einer Proteinurie durch (S.D.S. – P.A.A.) Diskelektrophorese.**

Mol.-Gew.				
60 000	makromolekular			
60 000–100 000	– unselektiv	glomerulär		
60 000–150 000	– selektiv			renal
70 000	mikromolekular			
10 000– 70 000	– tubulär	tubulär		
40 000– 70 000	– partiell tubulär			
70 000	mikromolekular			– prärenal
variabel	z. B. glomerulär			– postrenal

zienz. Die Biopsien aus der Schleimhaut von Nase, Rachen und Bronchien zeigen Granulome mit Epitheloid- und Riesenzellen. Bei der **Purpura Schoenlein-Henoch,** die vor allem Kinder erleiden, sind vorwiegend die mittelgroßen und kleinen Arterien und Venen der Haut betroffen. Die klinisch charakteristische Trias bilden purpurfarbene Herde an Gesäß und unteren Extremitäten, Bauchsymptome mit Koliken, Erbrechen und Blutungen sowie Beschwerden an Knie- und Sprunggelenken. Die Nieren erkranken in durchschnittlich 40–50% der Fälle, wobei alle Schweregrade und Verlaufsformen vorkommen. Häufigstes Symptom ist die intermittierende oder persistierende Mikro- oder/und Makrohämaturie.

Die **progressive systemische Sklerose (Sklerodermie)** befällt mit einer Hypertrophie und Hyperplasie des Kollagens von Bindegewebe und Gefäßen vor allem die Haut, die Speiseröhre, die Lungen, das Herz und die Bauchorgane. Die klinischen Erscheinungen beginnen mit einem Raynaud-Phänomen, einer Hautsklerose an den Fingern sowie einem Maskengesicht. Später folgen Dysphagie, Refluxösophagitis, Dyspnoe, Herzinsuffizienz und Malabsorption. Die Nieren sind in etwa 10–50% der Fälle beteiligt. Eine Hämaturie besteht neben einer Proteinurie eher selten. Bei differentialdiagnostischen Schwierigkeiten bringt eine Hautbiopsie die histologische Sicherheit.

Das **Goodpasture-Syndrom** ist definiert durch eine Kombination von chronischer Glomerulonephritis, gegen die glomeruläre Basalmembran gerichtete Antikörper und Lungenblutungen. Die renalen Symptome erscheinen bei ⅔ der Kranken vor oder mit den pulmonalen. Hierzu gehören Hämaturie (mit Erythrozytenzylindern), Proteinurie (teils mit nephrotischem Syndrom) und unterschiedliche Grade von Niereninsuffizienz. Entscheidend ist der Nachweis von Antikörpern gegen die glomeruläre Basalmembran im Gewebseluat und/oder im Serum durch die indirekte Immunfluoreszenz oder den Radioimmunoassay.

Interstitielle Nephritiden

Auch bei den verschiedenen Formen der **interstitiellen Nephritis** kommt eine Hämaturie fast regelmäßig vor, hat aber eine wechselnde diagnostische Wertigkeit. Die akute und chronische **unspezifische Pyelonephritis** ist mit einer geringgradigen Erythrurie verbunden (Abb. 5 [6]). Im Vordergrund stehen allgemeine und örtliche Entzündungszeichen sowie der Harnbefund von signifikanter Bakteriurie, Leukozyturie und Leukozytenzylindern. Demgegenüber kann eine Mikrohämaturie ohne oder mit einer Leukozyturie bei fehlender Bakteriurie der erste Hinweis auf eine **Nierentuberkulose** sein. Urographisch sind die typischen Veränderungen nicht immer ausgeprägt. Kultur und Tierversuch, evtl. wiederholt, liefern Ausschluß oder Beweis. Die **akute nichtbakterielle interstitielle Nephritis** tritt im Gegensatz zur akuten Glomerulonephritis nicht nach, sondern während einer Infektion (z. B. Streptokokkenangina, Legionella pneumoniae) oder einer Medikation (z. B. Sulfonamide, Antibiotika, Antirheumatika, Antikoagulantien, Impfstoffe) auf (Abb. 5 [5.]). Klinisch besteht ein »grippaler Infekt« mit oder ohne Bauchbeschwerden. Führendes Harnsymptom ist eine ausgeprägte Erythrurie (mit Erythrozytenzylindern). Bei gering- bis mäßiggradiger Proteinurie findet sich in der Mikrodiskelektrophorese ein kleinmolekulares tubuläres Verteilungsmuster (s. Tab. 3). Schwere Verlaufsformen führen zum akuten Nierenversagen mit Oligurie/Anurie oder Polyurie. Im Zweifel wird die Diagnose durch eine Nierenbiopsie gesichert.

Analgetikanephropathie

Der **Analgetikanephropathie** liegt hauptsächlich eine Papillennekrose zugrunde. Häufigste Nierensymptome sind daher tubuläre Störungen mit Konzentrationsschwäche, Salzverlust,

Azidose, chronischer Niereninsuffizienz oder akuter Oligurie/Anurie. Eine Hämaturie kann sowohl durch die Papillendestruktion als auch durch ein gleichzeitiges Urothelkarzinom (ca. 80%) bedingt sein. Extrarenale Manifestationen sind eine chronische Anämie, eine Grau-Blau-Zyanose, eine vorzeitige Alterung sowie eine psychische Alteration. Urographisch zeigen sich verschiedene Grade der Papillennekrose. Im Harn sind Metabolite der Phenacetine (NAPAP), der Salicylate u. a. nachweisbar.

Uratnephropathie

Chronische Hyperurikämien führen an den Nieren zu Uratablagerungen (in 80%), interstitieller Entzündung (in 75%), Pyelonephritis (in 65%), vaskulären Veränderungen (in 50%) und Nephrolithiasis (in 10–20%) (Abb. 5 [7.]). Kranke mit einer **Uratnephropathie** bemerken allenfalls Kreuz- oder Flankenschmerzen. Der Blutdruck ist zumeist erhöht. Im Harn werden Eiweiß, Zylinder, Erythrozyten und Harnsäurekristalle ausgeschieden. Die Nieren konzentrieren nur eingeschränkt. Als typische Röntgenveränderung findet sich im fortgeschrittenen Stadium eine gleichförmige Schrumpfung beider Nieren mit sklerotischen Aufhellungsherden der inneren Markregion.

Diabetische Nephropathie

Bei der diabetischen Stoffwechselstörung entstehen nebeneinander vaskuläre, glomeruläre und interstitielle Schäden, letztere beiden mit Papillennekrosen und gelegentlicher Hämaturie (Abb. 5 [7.]). Im Vordergrund der **diabetischen Nephropathie** bietet die Glomerulosklerose ihre typischen Symptome: Ödeme, Proteinurie, Hypertonie und Niereninsuffizienz. Begleitende Komplikationen sind die diabetische Ophthalmopathie, Neuropathie und Angiopathie.

Strahlennephritis

Röntgenbestrahlungen der Nieren verursachen in Abhängigkeit von der Dosis eine arteriosklerotische Hypertonie (5–20 Gy), eine interstitielle Nephritis (20–25 Gy) oder eine Nephrofibrose (30 Gy). Klinisch tritt die **Strahlennephritis** nach einer Latenzzeit von Wochen bis Monaten je nach Schweregrad durch Hypertonie, Anämie, Ödeme, Azotämie, Proteinurie, Zylindrurie und Hämaturie in Erscheinung.

Balkan-Nephropathie

Bei der danubisch-endemischen familiären Nephropathie **(Balkan-Nephropathie)** kommt es durch ein noch unbekanntes Agens zu einer fortschreitenden interstitiellen Fibrose mit Glomerulus- und Tubulusschäden sowie in 30–40% zu Urotheltumoren. Eine Mikro- oder Makrohämaturie ist daher zweifach bedeutsam. Die chronische Niereninsuffizienz wird von uncharakteristischen Beschwerden und einer normochromen Anämie lange verschleiert. Ein frühzeitiger Hinweis ist die erhöhte Ausscheidung von β_2-Mikroglobulin.

Nephrokalzinose

Primäre und sekundäre **Nephrokalzinosen** haben zahlreiche klinisch dominante Ursachen. Hämaturien sind nur ein Begleitsymptom. Neben den Zeichen eingeschränkter Nierenteilfunktionen finden sich röntgenologisch diffuse Verkalkungen des Parenchyms.

Erkrankungen des Gefäßsystems (Abb. 5 [8.])

Partielle oder totale **arterielle Niereninfarkte** durch Embolie oder Thrombose gehen häufig mit einer Mikro-, seltener mit einer Makrohämaturie einher. Im Vordergrund der Symptomatik stehen akute anhaltende Flankenschmerzen, Peritonitis sowie Temperatur- und Blutdruckanstieg. Urographisch ist (sind) die betroffene(n) Seite(n) teilweise oder gänzlich stumm und im Gegensatz zum Harnleiter- und Venenverschluß angedeutet verkleinert. Sonographie und Ureteropyelographie ergeben ein normales Hohlraumsystem. Den Gefäßverschluß zeigen die Computertomographie und Arteriographie. **Aneurysmen der Nierenarterie** können Schmerzen, Hochdruck und Erythrurie bewirken. Auf der Leeraufnahme zeichnen sich in etwa einem Viertel der Fälle ringförmige Kalkschatten ab. Beweisend ist der angiographische Befund. Auch bei der **Nierenvenenthrombose** ist die initiale Makro- und persistierende Mikrohämaturie nur ein Begleitsymptom. Beherrschend sind akuter anhaltender Flankenschmerz, zunehmender Nierentumor (evtl. akute Varikozele!), Peritonismus sowie Temperatur- und Blutdruckanstieg. Urographisch ist (sind) die erkrankte(n) Seite(n) teilweise oder gänzlich stumm, aber – im Gegensatz zum Nierenarterienverschluß – deutlich vergrößert. Im Sonogramm zeigt sich eine diffuse Volumenzunahme, im Gegensatz zum Harnleiterverschluß jedoch ohne Erweiterung des Hohlraumsystems. Dieses ist ureteropyelographisch sogar insgesamt verengt. Die Diagnose klären Computertomographie und Phlebographie (s. Kapitel »Flankenschmerz«).

Mißbildungen des Nierenparenchyms (Abb. 5 [9.])

Bei 30–50% der Kranken mit einer **polyzystischen Nierendegeneration** kommt es vor allem nach körperlicher Belastung oder stumpfer Verletzung zur Makro- oder Mikrohämaturie. Meist bestehen anhaltende oder kolikartige Schmerzen sowie beid- oder einseitige tastbare Tumoren. Hochdruck und/oder Niereninsuffizienz sind unterschiedlich ausgeprägt. Urographisch und sonographisch haben die insgesamt vergrößerten Nieren ein polyzyklisch verdrängtes Hohlraumsystem mit zahllosen echofreien Hohlräumen. Nur ein zusätzlicher Tumorverdacht erfordert Computertomographie und Angiographie (s. S. 1013). **Markschwammnieren** führen in 10–20% zur Hämaturie. Häufigste Begleitbeschwerden sind konstante oder kolikartige Flankenschmerzen durch Infektion oder Steine. Auf der Nierenleeraufnahme sieht man in etwa 60% einzelne oder multiple medulläre Konkremente (Nephrokalzinose). Nach Kontrastmittelgabe füllen sich zahllose blumensträußartig angeordnete rundliche Hohlräume (s. Kapitel »Flankenschmerz«). Andere angeborene Nierenmißbildungen, wie bei der **benignen familiären Hämaturie,** der **kongenitalen hereditären Nephropathie,** beim **Alport-** sowie beim **Nagel-Patella-Syndrom,** bedingen obligat oder fakultativ eine Hämaturie. Die jeweilige Diagnose ergibt sich aus der Familienanamnese, dem Begleitsyndrom und dem Biopsiebefund (s. Tab. 5).

Mißbildungen des Gefäßsystems (Abb. 5 [9.])

Die kongenitale **hämorrhagische Teleangiektasie** (Morbus Rendu-Osler) kann monosymptomatisch als idiopathische intermittierende Hämaturie auftreten oder zusammen mit Schleimhautblutungen aus den Atem- und Darmwegen vorkommen. Die typischen Gefäßerweiterungen finden sich vor allem an der Haut-Schleimhaut-Grenze (Lippen). Wiederkehrende »unklare Hämaturien« können auch auf eine **chronisch venöse Nierenobstruktion** hinweisen, wenn die linke Nierenvene durch Entwicklungsstörungen der Niere oder Fehlbildungen der Wirbelsäule (Lordose, Skoliose) zwischen A. mesenterica superior und

HÄMATURIE: PRÄRENALE (INTERNISTISCHE) URSACHEN

Hämorrhagische Diathese
Extrarenale Symptome:
Anämie, Lymphome,
Hepato-/Splenomegalie
Renale Symptome:
Oligurie, Anurie, Ödem, Hypertonie
Kreislaufsymptome

Anamnese, Untersuchung
Harnanalyse, -Elektrophorese,
Retentionswerte
Gerinnungswerte, -Faktoren
Blutbild, -Ausstrich, Serum-Immun-
Elektrophorese
Organbiopsie (Sternum,
Lymphknoten, Rektum, Niere)
Kreislaufdiagnostik

Auslösefaktoren:
Infektion, Geburtskompli-
kation, Neoplasie, Trauma,
Schock u.a.
Blutungsdiathese
Oligurie, Anurie
Faktorenmangel

Familiendisposition:
Blutungsdiathese
(Trauma, Operation)
Faktorenmangel
(VIII, IX, VII, II, V, X)

Ja → **Verbrauchs-koagulopathie**
Nein

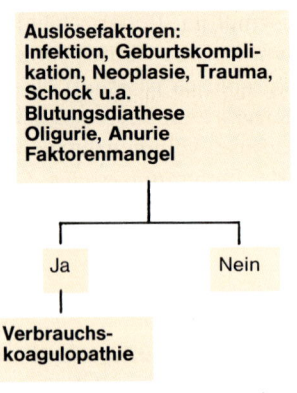

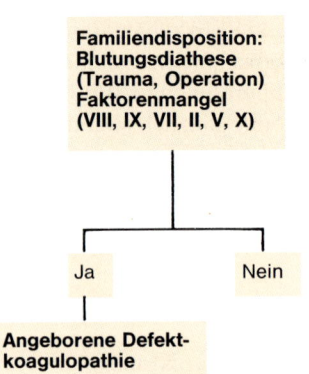

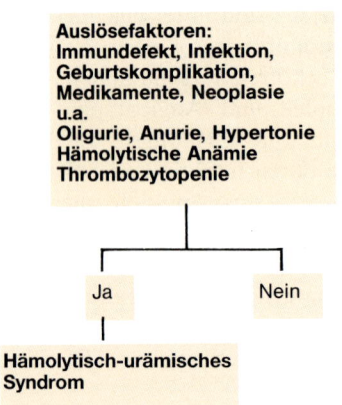

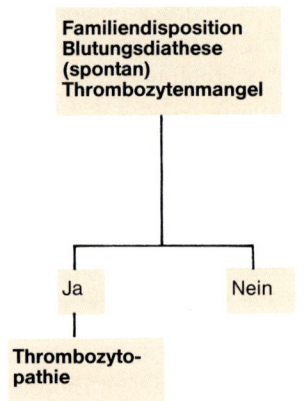

Ja → **Angeborene Defekt-koagulopathie**
Nein

Auslösefaktoren:
Immundefekt, Infektion,
Geburtskomplikation,
Medikamente, Neoplasie
u.a.
Oligurie, Anurie, Hypertonie
Hämolytische Anämie
Thrombozytopenie

Familiendisposition
Blutungsdiathese
(spontan)
Thrombozytenmangel

Ja → **Hämolytisch-urämisches Syndrom**
Nein

Ja → **Thrombozyto-pathie**
Nein

Abb. 6

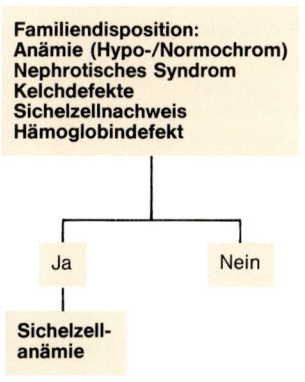

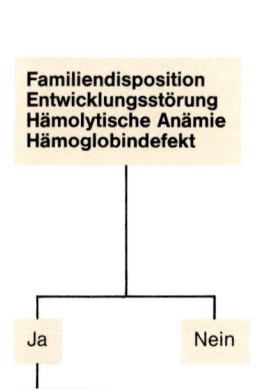

Hämaturie

Familiendisposition:
Anämie (Hypo-/Normochrom)
Nephrotisches Syndrom
Kelchdefekte
Sichelzellnachweis
Hämoglobindefekt

→ Ja → **Sichelzellanämie**
→ Nein

Extrarenale Symptome: Lymphome
Renale Symptome: Nephrot. Syndrom
Blutbildnachweis
Biopsienachweis (Sternum, Lymphknoten, Niere u.a.)

→ Ja → **Hämoblastose**
→ Nein

Familiendisposition
Entwicklungsstörung
Hämolytische Anämie
Hämoglobindefekt

→ Ja → **Thalassämie**
→ Nein

Extrarenale Symptome: s. Tab. 5
Renale Symptome: Nephrot. Syndrom
Biopsienachweis (Rektum, Niere)

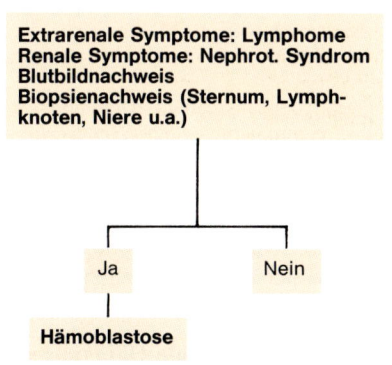

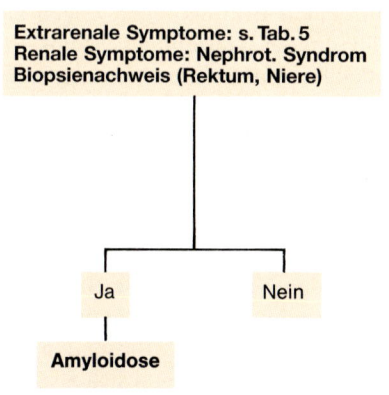

→ Ja → **Amyloidose**
→ Nein

Abb K 61-6

Tab. 5. **Extrarenale Symptome von Erkrankungen mit renaler Hämaturie.**

Periorale Teleangiektasien, Lungenbluten, Darmbluten – *Morbus Rendu-Osler*
Innenohrschwerhörigkeit, Augenveränderungen – *Alport-Syndrom*
Nägel-, Kniescheiben-, Becken-Dysplasie – *Nagel-Patella-Syndrom*
Schmetterlingserythem, Hautdisci, Raynaud-Phänomen, Alopezie, Photosensibilität, oro-, naso-, pharyngeale Ulzerationen, Arthritis, Pleuritis, Perikarditis, Endokarditis, Psychosen – *Lupus erythematodes disseminatus*
Organinfarkte (Herz, Leber, Darm), Polyarthritis, Polyneuritis – *Periarteriitis nodosa*
Asthma, Fieber, Polyorganinfarkte – *allergische Granulomatose*
Chronische Sinusitis/Rhinitis, Nasenknorpelnekrose (Sattelnase),
　Lungenbluten/-herde, Keratokonjunktivitis, Otitis media, Polyarthritis, Polyneuritis –
　Wegenersche Granulomatose
Maculae purpureae, Darmkoliken/-bluten, Arthralgie – *Purpura Schoenlein-Henoch*
Raynaud-Phänomen, Hautsklerose, Maskengesicht, Dysphagie, Refluxösophagitis, Dyspnoe, Herzinsuffizienz, Malabsorption – *Sklerodermie*
Lungenbluten – *Goodpasture-Syndrom*
Grau-blaue Zyanose, vorzeitiges Altern, psychische Alteration – *Analgetikanephropathie*
Angiopathie, Ophthalmopathie, Neuropathie – *diabetische Nephropathie*

Aorta abdominalis komprimiert wird. Die Phlebographie zeigt dann eine Varicosis renalis. Blutende **Hämangiome** stellen sich bei entsprechender Größe arteriographisch dar.

Prärenale Hämaturien

Hämaturien mit oder ohne Erythroztendeformierung und/oder mit Begleit- oder Leitsymptomen von primär-extrarenalen Erkrankungen zeigen eine renale Mitreaktion. Nachweismethoden sind die Analysen des Gerinnungssystems, des hämopoetischen Systems, der Harnbestandteile sowie des Kreislaufsystems (s. entsprechende Kapitel und Abb. 6).

Blutgerinnungsstörungen

Verbrauchskoagulopathie

Verbrauchskoagulopathien spielen sich als Endprodukt zahlreicher, unterschiedlicher Erkrankungen besonders an den Nieren ab. Die Blutungsneigung führt zu Makro- und/oder Mikrohämaturie, die Nierenrindennekrose zusätzlich zu Oligurie/Anurie. Im Vordergrund der klinischen Erscheinungen stehen die auslösenden Ursachen, begleitet von Haut- und Schleimhautblutungen. Laboranalytisch finden sich als Zeichen der generalisierten intravasalen Gerinnung typische Veränderungen: Verminderung von Thrombozyten, Fibrinogen, Thromboplastinzeit, Faktoren II, V, VII–X, Verlängerung von partieller Thromboplastinzeit, Thrombinzeit, Thrombokinase/Reptilasezeit, Vermehrung von Fibrin(ogen)spaltprodukten und Fragmentozyten.

Hämolytisch-urämisches Syndrom

Das **hämolytisch-urämische Syndrom** (bestehend aus hämolytischer Anämie, Thrombozytopenie und akutem Nierenversagen) wird ebenfalls durch verschiedenartige Faktoren wie angeborene Immundefekte, Infektionskrankheiten, Geburten, Medikamente, Immunkomplexerkrankungen, metastasierende Karzinome, maligne Hypertonie bedingt und hat eine

Makro- und/oder Mikrohämaturie zur Folge. Klinisch kommt es nach prodromaler »akuter Gastroenteritis« oder »Tracheobronchitis« zu neurologischen An- oder/und Ausfällen, Oligurie-Anurie und maligner Hypertonie. Die Laborbefunde ergeben typischerweise eine ausgeprägte Anämie mit Nachweis von Fragmentozyten und freiem Hämoglobin im Plasma, eine Leukozytose mit Linksverschiebung, eine Thrombozytopenie mit Vermehrung von Fibrinspaltprodukten, wobei im Gegensatz zur Verbrauchskoagulopathie die übrigen Gerinnungswerte überwiegend im Normbereich liegen.

Angeborene Defektkoagulopathien

Angeborene Defekte des endogenen Gerinnungssystems führen bei der Hämophilie A (Faktor-VIII-Inaktivität) in 50%, bei der Hämophilie B (Faktor-IX-Mangel oder -Inaktivität) in 33% und bei dem von-Willebrand-Syndrom (Kofaktor-VIII-Mangel) in 10% zu Hämaturien. Bei den **Defekten des exogenen Systems** (Faktor-VII-Mangel) sowie denen der **gemeinsamen Endstrecke beider Systeme** (Faktor-II-, -V- und -X-Mangel) liegt die Häufigkeit zwischen 5 und 25%. Klinisch dominieren je nach dem Schweregrad Blutungen in Muskeln und Gelenken, aus Atem-, Intestinal- und Genitalorganen sowie nach Verletzungen und Operationen. Diagnostisch hinweisend ist die Familienanamnese und beweisend die detaillierte Gerinnungsanalyse (s. entsprechende Kapitel).

Erworbene Defektkoagulopathien

Von den **erworbenen Defektkoagulopathien** ist die Hypoprothrombinämie durch iatrogene Vitamin-A-Antagonisierung mit Cumarin- oder Phenindandion-Derivaten in zweifacher Hinsicht bedeutsam. Makrohämaturien zeigen einerseits eine Überdosierung (Quick 20–10%) an; andererseits können sie auch bei therapeutischen Quick-Werten aus urologischen Tumoren (Urothelkarzinom, Nierenzellkarzinom) stammen (Demaskierung) und sollten daher zu weiterer Diagnostik Veranlassung geben.

Thrombozytopathien

Erbliche und erworbene Thrombozytopathien verursachen etwa 80–90% aller hämorrhagischen Diathesen und sind damit entsprechend häufig Quellen für Hämaturien. Klinisch besteht ein petechialer Blutungstyp, welcher spontan und schubweise an Haut, Schleimhaut, Hirnhaut, Serosa und parenchymatösen Organen auftritt. Die Diagnose ergibt sich aus dem Blut- und Gerinnungsstatus (s. entsprechende Kapitel).

Sichelzellanämie, Thalassämie

Bei der **Sichelzellanämie** kommt es zu hämodynamischen, funktionellen und metabolischen Veränderungen an der Niere mit interstitieller Fibrose, Markinfarkten und Papillennekrosen. Makro- und Mikrohämaturie sind das deutlichste Zeichen der renalen Krankheit, welche zudem mit Proteinurie und nephrotischem Syndrom, Bakteriurie und eingeschränkter Funktion einhergehen kann. Urographisch finden sich Kelchdefekte, Papillennekrosen und Hohlraumaussparungen durch Blutkoagel.

Die Nierenbeteiligung der **Thalassämie** zeigt sich ebenfalls durch Harnbluten an. Die Diagnosen werden aus dem peripheren und medullären Blutzellbild sowie der Hämoglobinelektrophorese gestellt (s. entsprechende Kapitel).

Hämoblastosen

Hämaturien können auch der Ausdruck einer indirekten oder direkten Auswirkung von **Hämoblastosen** auf die Nieren sein. Hierfür sind bei der **Polyzythämie** Kreislaufstörungen, Thromboembolien und hämorrhagische Diathese verantwortlich; bei **Leukosen** entweder eine chronische Immunkomplexnephritis oder renale Tumorinfiltrate; bei **Lymphomatosen** (Morbus Hodgkin, Non-Hodgkin-Lymphom) eine chronische Glomerulonephritis mit nephrotischem Syndrom oder Parenchymabsiedlungen; und beim **Myelom** die Paraproteinausfällung mit chronischer Niereninsuffizienz, Hyperkalzämie mit nephrogenem Diabetes insipidus, Fanconi-Syndrom, nephrotischem Syndrom und auch akutem Nierenversagen. In der Regel bestimmen die extrarenalen Erscheinungen das klinische Bild. Diagnostisch entscheidend sind Blutbild und -ausstrich, Serumelektrophorese und Immunelektrophorese, Harnstatus einschließlich Diazo- und Bence-Jones-Reaktion, Sternalpunktat, Lymphknoten- und Organbiopsie (s. entsprechende Kapitel).

Amyloidose, Sarkoidose

Die **Amyloidniere** ist Teil einer generalisierten Amyloidablagerung, welche postinfektiös, postrheumatisch, familiär und idiopathisch auftritt. Hämaturien kommen in allen Krankheitsstadien vor, begleitet von Proteinurie, nephrotischem Syndrom, Niereninsuffizienz, Hypercholesterinämie und Lipidurie. Die Diagnose wird im Rektum- oder Nierenbiopsat mit der polarisationsmikroskopischen Kongorot-Färbung gesichert.

Hämaturien bei der **Sarkoidose** entstehen entweder durch direkten Befall oder durch eine Nephrokalzinose mit Nephrolithiasis und Niereninsuffizienz. Die typischen Krankheitszeichen finden sich auf der Thoraxaufnahme sowie im Organbiopsat (Nieren) (s. entsprechende Kapitel).

Herz-Kreislauf-Störungen

Auch Störungen des Kreislaufs wie **Herzinsuffizienz** und **Schock, Hypertonus** und **Arteriosklerose** spiegeln sich in renalen Blutaustritten wider. Sie ergeben sich diagnostisch aus der extrarenalen Klinik sowie dem Ausschluß anderer Blutungsquellen (s. entsprechende Kapitel).

Differentialdiagnostisches Spektrum

Postrenale Hämaturie (urologische Ursachen)

Tumoren

Nierenparenchym
  Nierenzellkarzinom (-sarkom)
  Wilms-Tumor
  Metastase

Nierenbecken
  Urothelkarzinom (-papillom, -polyp)

Harnleiter
  Plattenepithelkarzinom (primär/sekundär)
  Adenokarzinom (primär/sekundär)

Prostata
  Adenom, Karzinom, Sarkom

Urethra
  Urethralpolyp

Mißbildungen
Nierenhypoplasie/-dysplasie
Zystennieren
Nierenzysten
Megakalikose
Kelchdivertikel
Harnleiterabgangsstenose mit Hydronephrose
Megaureter
Vesiko-uretero-renaler Reflux
Ureterozele
Harnröhrenklappen
Meatusstenose

Konkremente
Nephrokalzinose (Gicht)
Kaliko-, Pyelo-, Uretero-, Vesiko-, Prostato-, Urethrolithiasis

Entzündungen
Unspezifische akute/chronische Pyelonephritis (Papillennekrose)
Unspezifische akute/chronishe Zystitis
Interstitelle radiogene/medikamentöse Zystitis
Unspezifische/spezifische Urethritis/Prostatitis
Tuberkulose von Niere, Harnleiter, Harnblase, Prostata, Harnröhre
Bilharziose

Verletzungen
Nierenkontusion, -ruptur, -abriß
Nierenbecken-, Harnleiterabriß
Harnblasenruptur
Harnröhrenriß

Fremdkörper
Iatrogen (Katheter)
Ipsogen

Renale Hämaturie (nephrologische Ursachen)

Entzündungen des Nierenparenchyms

Akute/rapid progressive Glomerulonephritis

Chronische Immunkomplexglomerulonephritis
  Bakteriell: Streptokokken, Staphylokokken, Pneumokokken, Leptospiren, Meningokokken, Pseudomonas, Proteus, Escherichia coli, Clostridium perfringens, Salmonella typhi, Treponema pallidum, Brucella, Rickettsien, Mycoplasma pneumoniae, Lepraerreger
  Parasitär: Plasmodium malariae, Toxoplasma gondii, Trichinen, Schistosoma, Filaria
  Viral: Hepatitis B, Masern, Mumps, Varizellen, Mononukleose, Zytomegalie, Echo-Virus, Coxsackie-Virus, Adenovirus, Influenza, Filaria
  Tumorös: Bronchialkarzinom, Ovarialkarzinom, Morbus Hodgkin, maligne Lymphome, Sarkoidose
  Medikamentös: Impfstoffe, D-Penicillamin, Hydantoin, Heroin, Methamphetamin, d-Lysergsäure, Quecksilber, Gold, Captopril

Nephropathien bei Systemerkrankungen
  Lupus erythematodes disseminatus, Panarteriitis nodosa, allergische Granulomatose, Wegenersche Granulomatose, Purpura Schoenlein-Henoch, Sklerodermie, Goodpasture-Syndrom

Akute/chronische interstitielle Nephritis
  Pyelonephritis (unspezifisch/spezifisch), akute nichtbakterielle interstitielle Nephritis, Analgetikanephropathie, Uratnephropathie, Diabetesnephropathie, Strahlennephritis, Balkan-Nephropathie, Nephrokalzinose

Erkrankungen des Gefäßsystems
Nierenarterienembolie/-thrombose
Nierenarterienaneurysma/arteriovenöses Aneurysma
Nierenvenenthrombose

Mißbildungen des Nierenparenchyms
Zystennieren
Schwammnieren
Benigne familiäre Hämaturie
Kongenitale hereditäre Nephropathie
Alport-Syndrom
Nail-Patella-Syndrom

Mißbildungen des Gefäßsystems
Morbus Osler
Varikosis
Hämangiom

Prärenale Hämaturie (allgemeininternistische Ursachen)

Erkrankungen des Gerinnungssystems

Faktorenmangel
  Hämophilie
  Verbrauchskoagulopathie/hämolytisch-urämisches Syndrom

Antikoagulantientherapie/Überdosierung
Thrombozytopenie/-pathie

Erkrankungen des hämopoetischen Systems

Hämoglobinopathien
    Sichelzellanämie
    Thalassämie

Neoplasien
    Polyzythämie
    Leukämie
    Lymphoretikulose
    Lymphogranulomatose
    Plasmozytom

Erkrankungen des Herz-Kreislauf-Systems

Herzinsuffizienz
Schock
Hypertonus
Arteriosklerose

Systemerkrankungen

Amyloidose
Sarkoidose

Literatur

HARRISON J H, GITTES R F, PERLMUTTER A D, STAMLY T A, WALSH P C (eds). Campbell's Urology. 5th ed. Vol 1 und 2. Philadelphia, London, Toronto: Saunders 1985.
HOHENFELLNER R, ZINGG E J (Hrsg). Urologie in Klinik und Praxis. Bd. 1 und 2. Stuttgart, New York: Thieme 1982/83.
LOSSE H, RENNER E (Hrsg). Klinische Nephrologie. Bd. 1 und 2. Stuttgart, New York: Thieme 1982.

Leukozyturie, Bakteriurie

V. Lent

Definition und Abgrenzung

Wenn bei steriler Entnahmetechnik (Mittelstrahl, Katheterung, Punktion) im Sediment mehr als 0,5 Granulozyten/cm^3 und in der Kultur mehr als 10^6 Keime/ml gefunden werden, ist eine Harninfektion anzunehmen. Eine Bakteriurie ohne Leukozyturie beruht zumeist auf einer Verunreinigung, während eine Leukozyturie ohne Bakteriurie immer als krankhaft zu werten ist. Denn mit der Keimzählung werden nur sog. unspezifische Erreger erfaßt, nicht jedoch Tuberkelbakterien, Mykoplasmen, Trichomonaden und Pilze (pseudosterile Pyurie). Darüber hinaus gehen manche Entzündungen (z. B. bei Abflußstörung oder Urolithiasis) zeitweise oder dauernd ohne Infektion einher (symptomatische Pyurie). Fehlende Harnbefunde schließen eine Entzündung oder Infektion der Harnorgane (sogar mit Urosepsis!) keineswegs aus, wenn der Prozeß (wie z. B. beim Nierenabszeß oder beim Harnleiterverschluß) keine Verbindung zum untersuchten Harn erlangt.

Leukozyturie und Bakteriurie haben eine Fülle verschiedenartigster Ursachen und bilden daher ein vieldeutiges Symptom. Je nachdem, ob andere Krankheitszeichen (wie z. B. Fieber, Flankenschmerz, Unterbauchschmerz, Blasenentleerungsstörung) vorherrschen oder fehlen, sind sie Begleit- oder Leitsymptom. Sie können durch andere Harnwegserkrankungen ausgelöst, also sekundär bedingt, oder der Ausdruck eines primären Prozesses sein.

Diagnostisches Vorgehen (Abb. 1)

Vorgeschichte und Begleiterscheinungen geben auf die Art und den Ort der Entzündung/Infektion wichtige Hinweise. Entscheidende Aussagen liefern neben der klinischen Untersuchung die Sonographie und Ausscheidungsurographie, die Harnanalyse evtl. mit Antikörperbestimmung der Bakterien, die Lokalisationsdiagnostik durch Harnleiterkatheterung oder Mehr-Gläser-Probe, die retro- oder antegrade Uretero-Renographie, die Miktionszystographie, die Urethro-Zystographie und/oder -skopie sowie die Computertomographie, die perkutane Probepunktion und evtl. die operative Freilegung.

Im Zusammenhang mit allgemeinen und/oder lokalen Entzündungserscheinungen (Fieber, Flankenschmerz, Leukozytose) lenken sonographische und/oder urographische Zeichen einer renalen und/oder pararenalen Raumforderung den Verdacht auf einen **Nierenabszeß.** Dieser läßt sich mit Hilfe der Computertomographie und evtl. einer perkutanen Probepunktion weiter erhärten. Im Zweifelsfall wird die operative Freilegung sowohl diagnostisch wie therapeutisch erforderlich.

Mit oder ohne lumbal-inguinale Schmerzsymptomatik stellt eine sonographisch und/oder urographisch ersichtliche Stauung der oberen Harnwege zumeist die **sekundär-obstruktive supravesikale Entzündungs-/Infektionsquelle** dar. Sind die einzelnen Ursachen (z. B. wegen einer Ausscheidungsstörung) nicht hinlänglich erkennbar, bedarf es hierzu der retro- oder antegraden Uretero-Renographie.

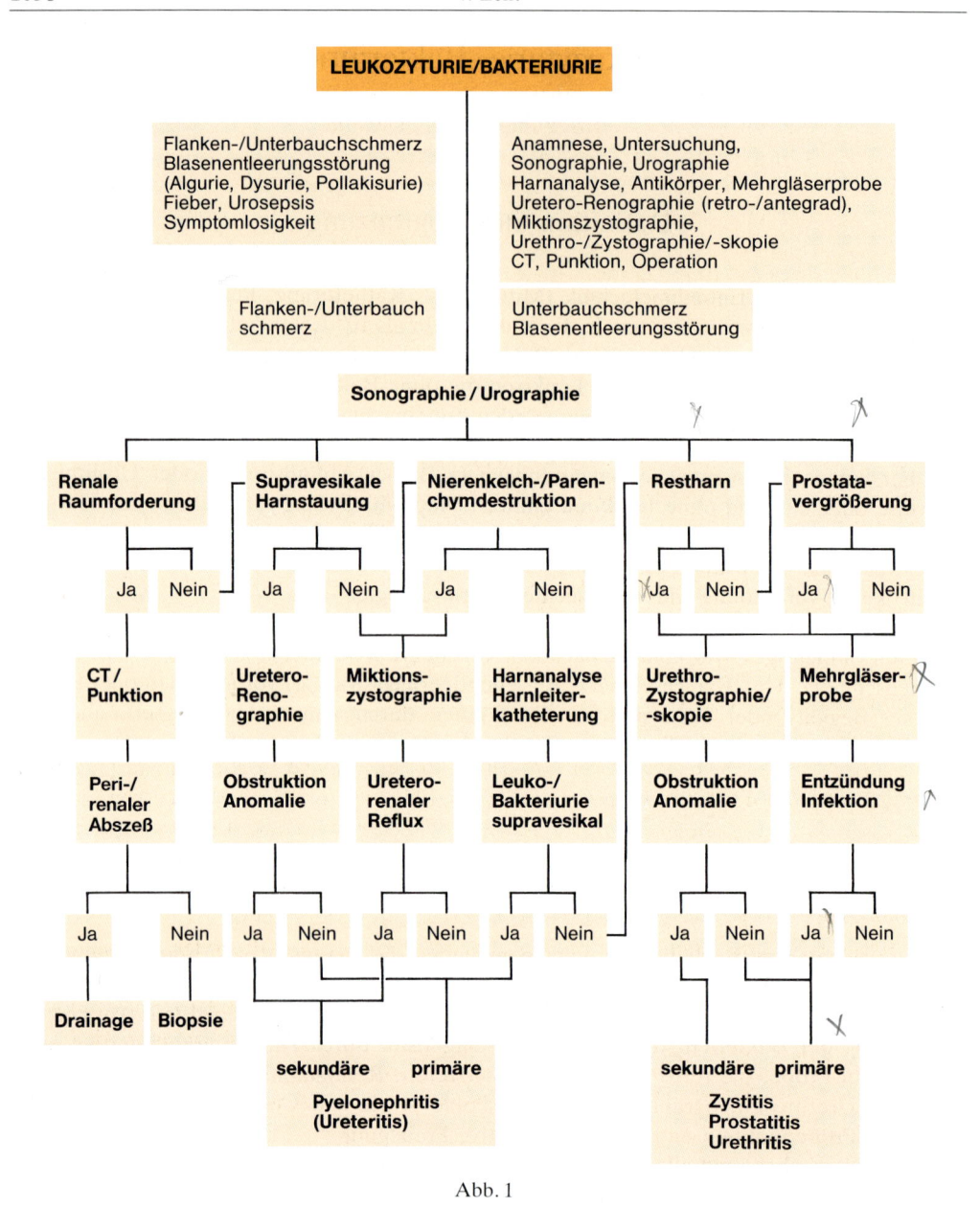

```
                    ┌─────────────────────────────┐
                    │  LEUKOZYTURIE/BAKTERIURIE   │
                    └─────────────────────────────┘
```

Flanken-/Unterbauchschmerz
Blasenentleerungsstörung
(Algurie, Dysurie, Pollakisurie)
Fieber, Urosepsis
Symptomlosigkeit

Anamnese, Untersuchung,
Sonographie, Urographie
Harnanalyse, Antikörper, Mehrgläserprobe
Uretero-Renographie (retro-/antegrad),
Miktionszystographie,
Urethro-/Zystographie/-skopie
CT, Punktion, Operation

Flanken-/Unterbauch schmerz

Unterbauchschmerz
Blasenentleerungsstörung

Sonographie / Urographie

Renale Raumforderung	Supravesikale Harnstauung	Nierenkelch-/Parenchymdestruktion	Restharn	Prostatavergrößerung
Ja / Nein	Ja / Nein	Ja / Nein	Ja / Nein	Ja / Nein
CT / Punktion	Uretero-Renographie	Miktionszystographie	Harnanalyse Harnleiterkatheterung	Urethro-Zystographie/-skopie	Mehrgläserprobe
Peri-/renaler Abszeß	Obstruktion Anomalie	Ureterorenaler Reflux	Leuko-/Bakteriurie supravesikal	Obstruktion Anomalie	Entzündung Infektion
Ja / Nein	Ja / Nein	Ja / Nein	Ja / Nein	Ja / Nein	Ja / Nein
Drainage / Biopsie	sekundäre / primäre Pyelonephritis (Ureteritis)			sekundäre / primäre Zystitis Prostatitis Urethritis	

Abb. 1

Findet sich bei offensichtlicher Stauung kein mechanisches Hindernis, besteht der Verdacht auf einen **vesiko-ureterorenalen Reflux.** Dies gilt auch für den Nachweis von Nierenkelch- und Parenchymdestruktionen ohne Stauungszeichen. Mit der Miktionszystographie werden unter Nieder- und Hochdruckbedingungen verschiedene Refluxgrade (I–IV) dargestellt. Eine retrograde Kontrastierung kann trotz zystoskopischer Refluxkonfiguration der Ostien fehlen, wenn das terminale Harnleitersegment entzündlich-narbig eingeengt ist.

Bei einer Harnleiterdopplung mit supravesikalem Zusammenfluß (Ureterfissus) kommt auch ein **uretero-renaler Reflux** als Infektauslöser in Betracht.

Sind für eine Nierenkelch/Parenchymdestruktion weder eine Harnwegsobstruktion/Anomalie noch ein Reflux verantwortlich zu machen, kann – zumal bei entsprechenden Risikofaktoren (Diabetes mellitus, Analgetikaabusus) – eine **primäre Pyelonephritis** angenommen werden. Die Sonderform der **Papillitis nekroticans** wird zusätzlich durch eine Mikro-/Makrohämaturie charakterisiert (s. dort). Urographisch zeichnen sich abgestoßene Papillen als kontrastmittelumsäumte Aussparungen (Ringschatten) ab. Abzugrenzen von einer Hydronephrose wie von einer Pyelonephritis sind eine **Megakalikose,** bei der meist alle Papillen jeweils einer Niere anlagebedingt fehlen, sowie **Kelchdivertikel,** die ebenfalls als angeborene, einzelne oder multiple, ein- oder beidseitige Mißbildungen in einer überschüssigen Ausstülpung eines Kelchhalses sichtbar werden.

Spezifische Kelch- und/oder Parenchymdestruktionen entstehen durch eine **Urotuberkulose.** Je nach dem Erkrankungsstadium zeigen sich urographisch und/oder sonographisch Kelchdefekte, Kelchhalsstenosen (mit Hydro- oder Pyokalix), Parenchymverkalkungen und/oder -kavernen, funktionslose Hydro- bzw. Pyonephrosen oder Kittnieren, Harnleiterabgangs- und/oder Mündungsstenosen, Schrumpfblasen, Prostatadivertikel u. a. Im Kontrast mit den schweren Organveränderungen stehen – wenn überhaupt vorhanden – die spärlichen und uncharakteristischen Symptome (Flankenschmerz, Miktionsstörung). Harnanalytisch stark verdächtig und vielfach das Erst- und Leitsymptom sind eine »sterile Pyurie« sowie in Begleitung oder alleine eine Mikro- oder Makrohämaturie. Nachweis oder Ausschluß erfolgen (evtl. wiederholt) über die Kultur und den Tierversuch von Morgenurin, Exprimaturin und/oder Ejakulat.

Ein- oder beidseitig kleine Nieren können unterschiedliche Ursachen haben (s. Tab. 1). **Schrumpfnieren infolge einer primären Pyelonephritis** werden vielfach klinisch von Flankenschmerz und Dysurie, Anämie und Hypertonie, Leukozyturie und Bakteriurie begleitet. Urographisch zeigen sich beide Nieren, meist asymmetrisch, von Kelchdefekten und Rindennarben zerstört. Diese Veränderungen sind bei **Schrumpfnieren infolge sekundärer Pyelonephritis** grundsätzlich gleichartig, nur häufiger einseitig ausgeprägt. **Glomerulonephritische Schrumpfnieren** gehen typischerweise mit einer Hypertonie und/oder Ödemen, einer Proteinurie und Erythrurie einher. Von der Schrumpfung ist beidseits symmetrisch ausschließlich das Parenchym betroffen. Auf eine meist einseitige **vaskuläre Schrumpfniere** weist klinisch nur eine Hypertonie. Harnbefunde und (sekundäre) Kelchdefekte sind spärlich oder fehlen. **Nierenhypoplasie und -dysplasie** verhalten sich symptomatisch wie eine Pyelonephritis oder auch stumm. Ihr Kelchsystem hat, im Gegensatz zur Pyelonephritis, eine normale Relation zum Parenchym.

Mit oder ohne Unterbauchschmerz oder Blasenentleerungsstörung weist eine klinisch, sonographisch und/oder urographisch gefundene Restharnbildung und/oder Prostatavergrößerung auf eine **sekundär-obstruktive Entzündungs-/Infektionsquelle der unteren Harnwege** hin. Die Urethro-Zystographie (bzw. -skopie) zeigt die einzelnen Ursachen: angeborene oder erworbene Harnröhrenstenosen, Blasenhalsobstruktionen durch Prostataadenome oder -karzinome. Daneben stellt sie aber auch **nichtobstruktive Anomalien** dar: angeborene oder erworbene (refluxive) Harnleiterblindsäcke, Harnblasen- oder Harnröhrendivertikel, Harnblasensteine, -fremdkörper, -tumoren, -zystozelen sowie -fisteln zum Darm (Pneumaturie!) oder Uterus. Restharnbildungen ohne mechanische Obstruktion und ohne anatomische Anomalie sind die Folge einer **funktionellen Blasenentleerungsstörung** und ebenfalls Pyurieauslösend wirksam.

Tab. 1. Differentialdiagnose der ein-/beidseitig kleinen Niere.

Klinik	▲ Flankenschmerz Blasenstörung *Anämie*	Flankenschmerz Blasenstörung —	Flankenschmerz Blasenstörung (Anämie)	Flankenschmerz Blasenstörung —	— — —	— — (Anämie) *Ödeme*
Harnanalyse	▲ Hypertonie (Proteinurie) (Erythrurie) *Leukozyturie* *Bakteriurie*	(Hypertonie) — — (Leukozyturie) (Bakteriurie)	(Hypertonie) (Proteinurie) (Erythrurie) *Leukozyturie* —	(Hypertonie) — — (Leukozyturie) (Bakteriurie)	Hypertonie — — — —	Hypertonie Proteinurie Erythrurie — —
Urographie (ortho/retrograd)	▲ —	Stauung	Verkalkungen (Stauung)	—	(Verkalkungen)	—
Sonographie	Schrumpfung *Kelchdefekte beidseitig asymmetrisch*	Schrumpfung Kelchdefekte ein-/beidseitig (asymmetrisch)	Schrumpfung Kelchdefekte einseitig	Zwergwuchs (Kelchdefekte) einseitig	Schrumpfung (Kelchdefekte) ein-/beidseitig (asymmetrisch)	Schrumpfung beidseitig symmetrisch
Angiographie	▲ —	—	*diffuse Stenose*	—	lokale Stenose	—
Diagnose	▲ Primär-pyelonephritische Schrumpfniere	Hydronephrotische Schrumpfniere(n)	Tuberkulöse Kittniere	Hypo-/Dysplasie	Vaskuläre Schrumpfniere	Glomerulonephritische Schrumpfniere(n)

Wenn sich im Zusammenhang mit einer akuten oder chronischen Miktionsstörung Harnwegsobstruktionen und Anomalien ausschließen lassen, ist eine **primäre Entzündung/ Infektion des unteren Harntrakts** anzunehmen. Die jeweilige Lokalisation – Harnblase, Prostata, Harnröhre – ergibt sich aus den klinischen Symptomen – Harnblasenschmerz, Prostataschmerz/-schwellung, Harnröhrenausfluß – und/oder der Leukozyten- bzw. Bakterienverteilung in der Mehr-Gläser-Probe.

Zur örtlichen Differenzierung eines entzündlichen Harnbefundes ohne jeglichen Hinweis auf (oder Nachweis von) sekundäre oder primäre Organsymptome verhelfen die qualitative Harnanalyse, die Antikörperbestimmung der Bakterien, die getrennte Harnanalyse mittels Mehr-Gläser-Probe, die Harnleiterkatheterung oder der Blasenauswaschtest sowie indirekt evtl. die seitengetrennte Isotopenclearance. Für eine renale Entzündungs-/Infektionsquelle sprechen Leukozytenzylinder im Harnsediment, Antikörpergehalt in den Bakterien, supravesikale Leukozyturie/Bakteriurie und eine hierzu passende Seitendifferenz der Nierenfunktion. Fallen diese Zeichen negativ, die Befunde der Mehr-Gläser-Probe dagegen positiv aus, liegt der Herd in den unteren Harnwegen.

Differentialdiagnostisches Spektrum

Sekundäre Entzündungen
Obstruktiv – nicht obstruktiv

Mißbildungen
Markschwammniere
Megakalikose
Kelchdivertikel
Harnleiterabgangsstenose
Megaureter
Ureterozele
Vesiko-uretero-renaler Reflux
Ureter fissus mit uretero-ureteralem Reflux
Ureterknospe mit blindem Ende
Harnblasendivertikel
Harnröhrenstenose
Harnröhrendivertikel

Harnsteine
Nephrokalzinose
Nierenkelchstein
Nierenbeckenstein
Harnleiterstein
Harnblasenstein
Harnröhrenstein
(Prostatasteine)

Tumoren
Nierenbeckenkarzinom
Harnleiterkarzinom

Harnblasenkarzinom
Prostataadenom/-karzinom
Harnröhrenpolyp/-karzinom

Narbenbildungen
Harnleiterstenose: posttraumatisch, postoperativ, entzündlich
(Tuberkulose, Morbus Ormond)
Harnröhrenstenose (posttraumatisch, postoperativ)

Fistelbildungen
Kolon-Nierenbecken-/-Harnleiter-Fistel (Entzündung, Tumor, postoperativ)
Sigma-Harnblasen-Fistel (Entzündung, Tumor)
Zökum-/Appendix-Harnblasen-Fistel (Entzündung, Abszeß, Tumor)
Uterus-/Salpinx-Harnblasen-Fistel (Entzündung, Tumor, postoperativ)

Fremdkörper
Nierenfistelkatheter
Harnleiterschiene
Harnblasenkatheter
Harnblasenimponat

Lageanomalien
Nephroptose
Zystozele

Allgemein-/Lokal-Infektion
Nierenabszeß/-karbunkel

Primäre Entzündungen
Unspezifisch – spezifisch
Akute/chronische Pyelonephritis
Abszedierende Pyelonephritis
Papillitis necroticans
Akute/chronische Zystitis
Akute/chronische Prostatitis
Akute/chronische Epididymitis
Akute/chronische Urethritis

Urotuberkulose
Gonorrhoe

Literatur

Harrison J H, Gittes R F, Perlmutter A D, Stamly T A, Walsh P C (eds). Campbell's Urology. 5th ed. Vol 1 und 2. Philadelphia, London, Toronto: Saunders 1985.
Hohenfellner R, Zingg E J (Hrsg). Urologie in Klinik und Praxis. Bd. 1 und 2. Stuttgart, New York: Thieme 1982/83.
Losse H, Renner E (Hrsg). Klinische Nephrologie. Bd. 1 und 2. Stuttgart, New York: Thieme 1982.

Proteinurie

G. WAMBACH

Definition und Abgrenzung

Von einer Proteinurie sprechen wir, wenn die Eiweißausscheidung im Urin die obere Normgrenze von 150 mg in 24 Std. übersteigt. Die differentialdiagnostische Zuordnung einer vermehrten Eiweißausscheidung ist dadurch erschwert, daß fast alle akuten und chronischen Erkrankungen des Nierenparenchyms mit einer Proteinurie wechselnden Ausmaßes einhergehen können. Außerdem kann eine Proteinurie im Rahmen verschiedener extrarenaler Erkrankungen auftreten und auch funktioneller Genese sein.

Die Basalmembran der Glomeruli ist durchlässig für Moleküle bis zu einem Molekulargewicht von 70000. Albumin und kleinere Proteine werden daher filtriert und größtenteils tubulär resorbiert. Eine vermehrte Eiweißausscheidung im Urin kann beruhen 1. auf einer vermehrten Filtration infolge Zunahme der Permeabilität der Basalmembran, 2. auf einer gestörten tubulären Rückresorption und 3. auf einer Überproduktion von bestimmten Proteinen bei monoklonalen Gammopathien und verwandten Krankheitsbildern.

Zur quantitativen und qualitativen Beurteilung einer Proteinurie stehen eine Reihe von Untersuchungsmethoden zur Verfügung. Semiquantitative Sticks-Methoden eignen sich vor allem als Suchteste und dienen zur groben Quantifizierung der Proteinurie. Wird im Spontanurin Eiweiß nachgewiesen, ist eine genaue Bestimmung der Eiweißausscheidung zur weiteren Beurteilung erforderlich. In einer Probe des 24-Stunden-Urins wird die Eiweißkonzentration mit der Biuret-Methode oder ähnlichen Verfahren quantitativ gemessen und die Gesamtausscheidung über 24 Std. berechnet. Zur weiteren Differenzierung eignet sich die elektrophoretische Trennung der im Urin ausgeschiedenen Proteine. Dieses Verfahren erlaubt die Unterscheidung einer selektiven von einer unselektiven Proteinurie und die Zuordnung zu einem glomerulären oder tubulären Muster.

Zur differentialdiagnostischen Abklärung einer Proteinurie sind jedoch noch weitere wichtige Informationen notwendig. Außer anamnestischen Daten bezüglich Dauer der Proteinurie, des Vorliegens von Ödemen, familiären Nierenerkrankungen sowie Medikamenteneinnahme ist eine gründliche körperliche Untersuchung mit Bestimmung des arteriellen Blutdruckes unerläßlich.

Weitergehende Laboruntersuchungen (Serumharnstoff und Serumkreatinin, endogene Kreatinin-Clearance) sind zur Klärung der Nierenfunktion nötig. Außerdem sollten das Gesamteiweiß bestimmt, die Elektrophorese im Serum durchgeführt, eine Urinkultur auf unspezifische Keime sowie Tbc angelegt sowie der Antistreptolysintiter und die antinukleären Antikörper im Serum bestimmt werden. Intravenöses Urogramm und sonographische Untersuchungen der Nieren liefern wichtige Informationen über Organgröße, Dicke des Parenchyms sowie Zeichen entzündlicher Veränderungen im Nierenbecken.

Diagnostisches Vorgehen

Eine wichtige Differenzierung stellt die Abtrennung intermittierender von persistierenden Proteinurieformen dar (Abb. 1–3).

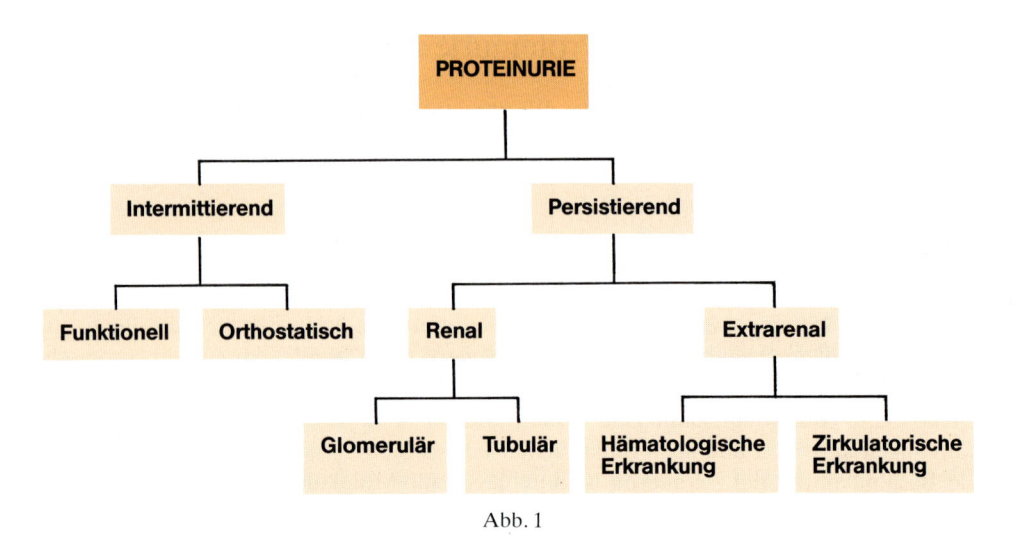

```
                    PROTEINURIE
                         |
        ┌────────────────┴────────────────┐
   Intermittierend                   Persistierend
        |                                 |
   ┌────┴────┐                 ┌──────────┴──────────┐
Funktionell Orthostatisch    Renal                Extrarenal
                               |                     |
                          ┌────┴────┐         ┌──────┴──────┐
                      Glomerulär  Tubulär  Hämatologische  Zirkulatorische
                                           Erkrankung      Erkrankung
```

Abb. 1

Intermittierende Proteinurie

Eine intermittierende geringgradige Proteinurie mit einer Eiweißausscheidung nicht über dem 2- bis 3fachen der physiologischen Proteinurie ist meist funktionell bedingt und nicht Ausdruck einer renalen Erkrankung. Solche **funktionellen Proteinurien** werden ausgelöst durch intensive körperliche Arbeit, Fieber, Streß und andere Belastungen. Die Parameter der Nierenfunktion liegen im Bereich der Norm, Erythrozyturie und Leukozyturie fehlen, der körperliche Untersuchungsbefund ist unauffällig.

Abzugrenzen ist in diesem Zusammenhang das Bild der **orthostatischen Proteinurie.** Bei diesen Patienten liegt die Eiweißausscheidung im Liegen, z. B. während der Nacht, nicht über dem physiologischen Bereich. Nur nach längerem Stehen im Laufe des Tages nimmt die Proteinurie zu und kann Werte bis zu 2 g in 24 Std. erreichen. Diese Form der Proteinurie wird erfaßt durch getrennte Urinsammelperioden im Liegen und nach längerem Stehen.

Persistierende Proteinurie

Persistierende Proteinurien sind meist Folge einer **renalen** (s. Abb. 3) oder extrarenalen organischen Erkrankung. Zunächst sollten im Rahmen der differentialdiagnostischen Abklärung **extrarenale** (s. Abb. 2) Ursachen ausgeschlossen werden. Für eine extrarenale Genese sprechen neben Vorliegen der zugehörigen Grundkrankheiten das Fehlen von Erythrozyten- und Leukozytenzylindern im Urin und eine nur gering bis mäßig eingeschränkte renale Funktion.

Zirkulatorisch bedingte Proteinurien

Zirkulatorisch bedingte Proteinurien können auftreten bei allen Formen der dekompensierten **kardialen Insuffizienz** und im Rahmen einer **Leberzirrhose.** Bezüglich der diagnostischen Abklärung dieser Grunderkrankung verweisen wir auf die Kapitel »Zyanose« und »Ikterus«. Geringfügige Proteinurien finden sich weiterhin im Rahmen einer **Angionephro-**

sklerose. Hierfür sprechen neben der Anamnese (langjährige arterielle Hypertonie und das Vorliegen weiterer Risikofaktoren) der Augenhintergrundsbefund und die Zeichen der generalisierten Arteriosklerose mit Strömungsgeräuschen über den Arterien sowie Gefäßverkalkungen im Röntgenbild.

Überproduktionsproteinurie

Untersuchungen des Urins auf Bence-Jones-Proteine bzw. Leichtkettenproteine liefern die entscheidenden Hinweise auf eine **Überproduktionsproteinurie** im Rahmen von monoklonalen Gammopathien. Die Immunelektrophorese des Serums und der Sternalmarksbefund erlauben die Differenzierung von Plasmozytom, Morbus Waldenström und idiopathischer Leichtkettenkrankheit.

Vermehrte renale Ausscheidung von Lysozym kann im Rahmen einer akuten Leukose einer Proteinurie zugrundeliegen. Massiver Anfall von Hämoglobin bei akuter Hämolyse und von Myoglobin bei akutem Muskeltrauma sind weitere seltenere Ursachen einer gesteigerten renalen Eiweißausscheidung.

Tubuläre Proteinurie

Der Nachweis von niedrigmolekularen Proteinen in der Urinelektrophorese spricht für eine **tubuläre Form der Proteinurie.** Ursächlich ist eine Reihe von hereditären entzündlichen und metabolisch bedingten Nierenerkrankungen zu berücksichtigen.

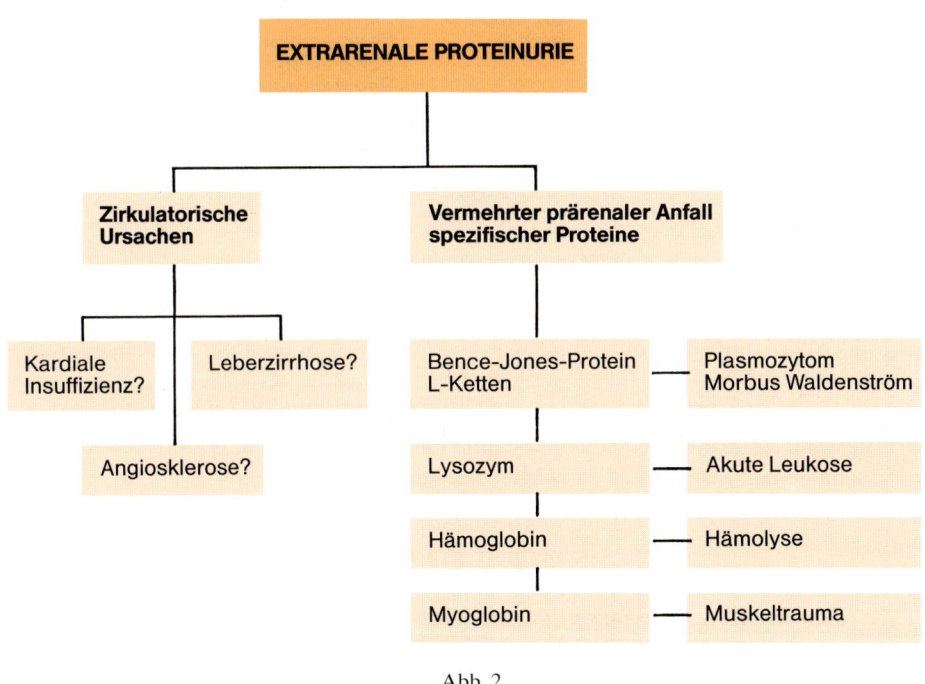

Abb. 2

```
                    RENALE PROTEINURIE
                            |
                      Elektrophorese
                       /           \
                  Tubulär         Glomerulär
                  /    \           /       \
              Labor  Urinkultur  Hypertonie    Akuter Infekt
              /  \       |       Nierenfunktion↓  ASL↑
           K+↓  Harnsäure↑ Analgetika
                              |        Nierenpunktion?
                                              |
                          Nephrotisches              Postinfektiöse GN
                          Syndrom
                          s. Abb. 4 und 5

  K+-Mangel-   Urat-         Interstit.   Membranprolif. GN
  Nephropathie Nephropathie  tox. Nephro- Mesangioprolif. GN
                             pathie       Perimembranöse GN
                                          Fokal sklerosierende GN
                    Pyelonephritis        Rapid progressive GN
                    Tuberkulose
```

Abb. 3

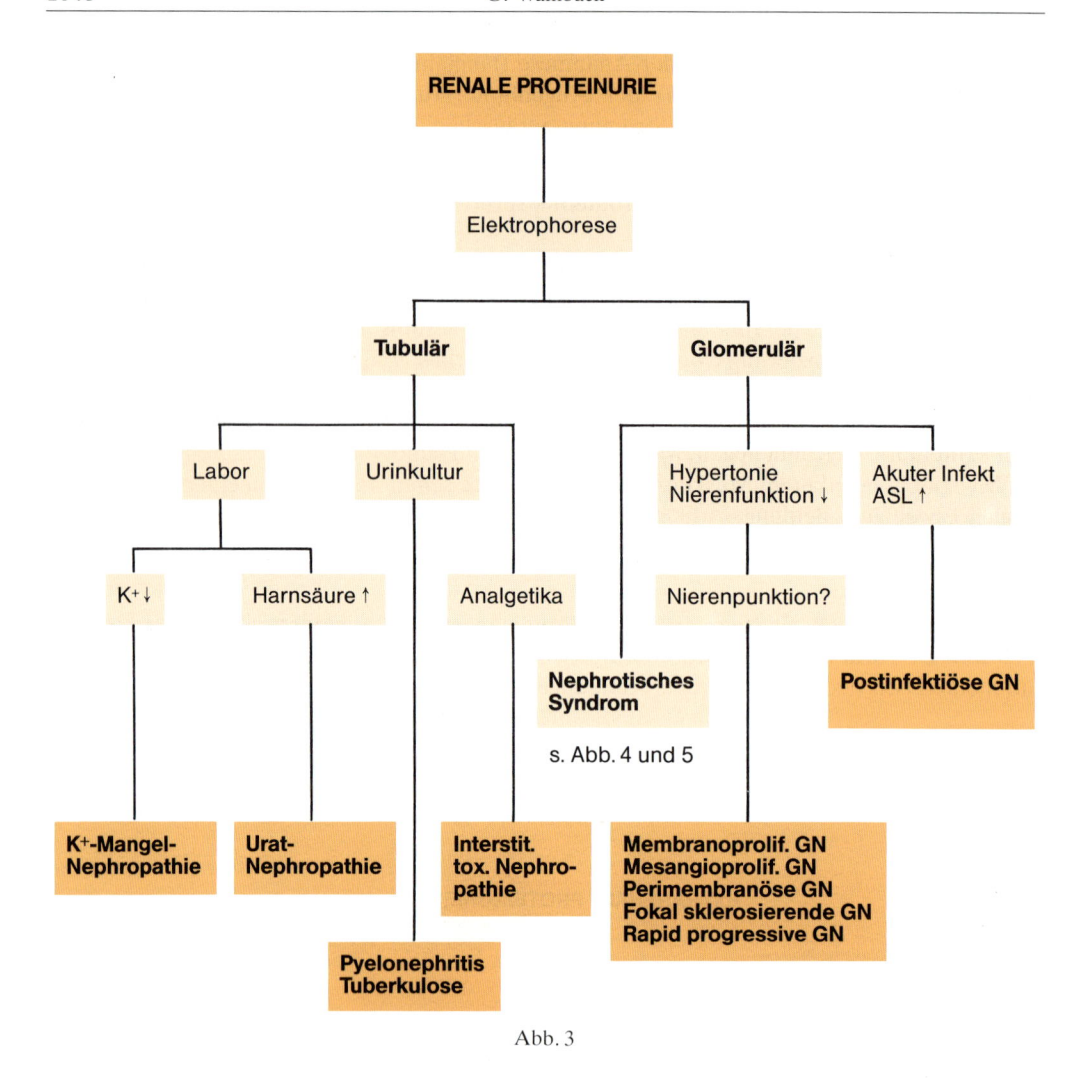

Die Urinkultur auf Erreger, insbesondere Tuberkelbakterien in Verbindung mit Anamnese und i. v. Pyelogramm erlauben die diagnostische Abgrenzung von chronischer Pyelonephritis und Nierentuberkulose. Bei langjähriger Analgetikaeinnahme muß eine chronische interstitielle Nephropathie vermutet werden. Eine eingeschränkte Konzentrationsfähigkeit der Niere im Durstversuch ist ein weiterer Hinweis auf die tubuläre Schädigung bei dieser Erkrankung. Eine chronische Hypokaliämie und eine Gichterkrankung sind weitere metabolische Ursachen einer chronischen tubulären Schädigung.

Glomeruläre Proteinurie

Bei der **glomerulären Proteinurie** werden vorwiegend Albumin und größere Proteine ausgeschieden. Fast immer besteht dabei gleichzeitig eine Erythrozyturie mit Erythrozytenzylindern und eine unterschiedlich ausgeprägte Nierenfunktionsstörung.

Eine Sonderform der glomerulären Proteinurie ist das nephrotische Syndrom, das zunächst abgehandelt werden soll.

Nephrotisches Syndrom (Abb. 4 und 5)

Zum Vollbild eines nephrotischen Syndroms gehören eine Proteinurie mit einer täglichen Eiweißausscheidung von mehr als 4 g, eine Hypalbuminämie (Serumalbuminkonzentration unter 3 g/dl), eine Hyperlipidämie und klinisch manifeste Ödeme. Ist die Diagnose eines nephrotischen Syndroms gestellt, muß die Ursache weiter abgeklärt werden. Als Ursache eines nephrotischen Syndroms kommen primäre glomeruläre Erkrankungen, verschiedene Systemerkrankungen mit Nierenbeteiligungen sowie toxische und medikamentöse Schädigungen der Niere in Frage.

Zu den Systemerkrankungen gehören als wichtigste Stoffwechselstörungen der **Diabetes mellitus** und die **generalisierte Amyloidose.**

1. Diabetes mellitus (Kimmelstiel-Wilson-Syndrom)

Renale Funktionsstörungen werden zwar bereits zu Beginn des Diabetes mellitus beobachtet, mit dem Vollbild eines nephrotischen Syndroms im Rahmen einer diabetischen Nephropathie ist jedoch meist erst nach 10–15 Jahren nach Beginn der Erkrankung zu rechnen. Das nephrotische Syndrom tritt beim Diabetes mellitus meist im Stadium der fortgeschrittenen Niereninsuffizienz mit renaler Hypertonie auf. Fast immer liegen die weiteren Zeichen des diabetischen Spätstadiums (Retinopathie und Polyneuropathie) vor. Bei Vorliegen der typischen Anamnese ist eine histologische Sicherung der diabetischen Nephropathie nicht erforderlich.

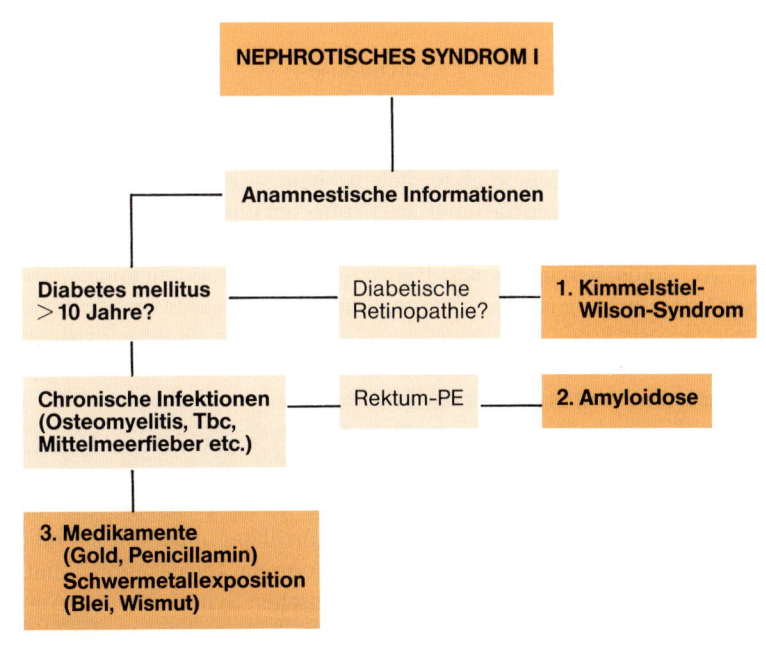

Abb. 4

```
                    NEPHROTISCHES SYNDROM II
                              |
                              |
                         Laborbefunde
                              |
        ┌─────────────────────┤
        |                     
Immunelektrophorese ──── Paraprotein ──── 4. Plasmozytom
        |
        |
  ANA, Anti-DNS ────────── 5. Lupus erythematodes
        |                       disseminatus
        |
   Nierenbiopsie
        |
        |
  6. „Minimal-change"-GN
     Membranöse GN
     Membranoproliferative GN
     Fokal sklerosierende GN
```

Abb. 5

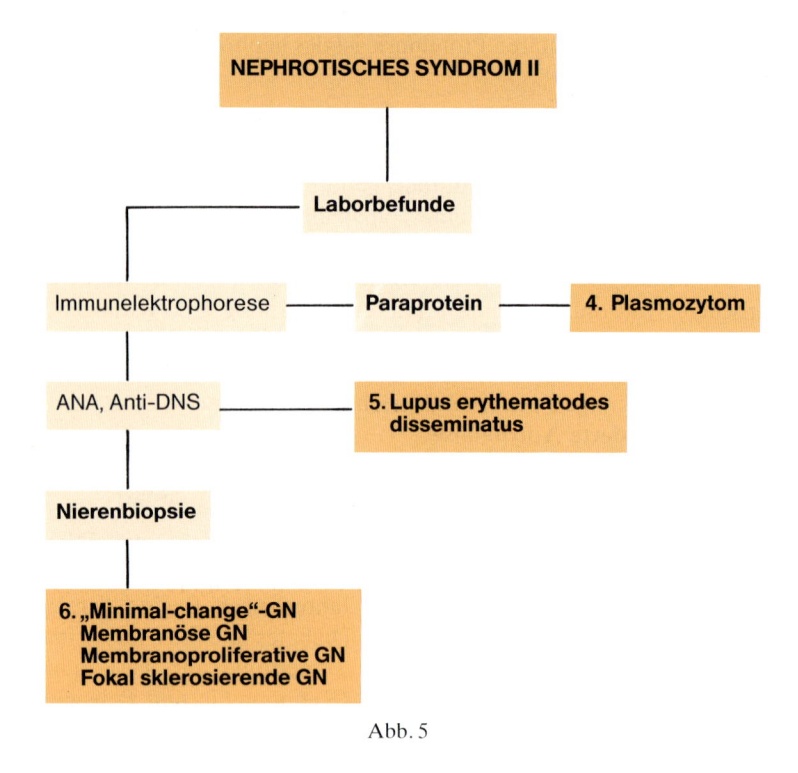

2. Amyloidose

Langjährige chronische Entzündungen können zu sekundärer Amyloidose der Niere mit nephrotischem Syndrom führen: Chronische Osteomyelitis, Tuberkulose, rheumatoide Arthritis und familiäres Mittelmeerfieber sind die häufigsten Ursachen einer Amyloidose. Liegen diese Vorerkrankungen vor, so muß bei Auftreten eines nephrotischen Syndroms der Verdacht auf eine Nierenamyloidose geäußert werden. Häufig gelingt der histologische Nachweis des Amyloids bereits in der Biopsie der Rektumschleimhaut. Bei negativem Ergebnis dieser Untersuchung ist die Sicherung der Nierenamyloidose durch Nierenpunktion erforderlich.

3. Medikamentös oder toxisch bedingtes nephrotisches Syndrom

Unter der Langzeittherapie mit **D-Penicillamin** und **Gold** werden Nephropathien mit nephrotischem Syndrom beobachtet. Bei der typischen Anamnese spricht die Abnahme der Eiweißausscheidung nach Absetzen der Medikamente für die Diagnose eines medikamentös ausgelösten nephrotischen Syndroms. Ist der Zusammenhang nicht offensichtlich, sollte die Diagnose durch Nierenbiopsie gesichert werden. Chronische Intoxikationen mit **Quecksilber** und **Wismut** können ebenfalls Ursache eines nephrotischen Syndroms sein. Auch hier ist die Anamnese besonders wichtig. Toxikologische Untersuchungen können die Diagnose bestätigen.

4. Plasmozytom

Hinweise auf ein Plasmozytom liefert die Immunelektrophorese. Einzelheiten der Diagnostik werden im Kap. »Pathologische Elektrophorese« besprochen (s. S. 935).

5. Kollagenose

Ein nephrotisches Syndrom kann im Rahmen einer Reihe von Kollagenosen auftreten. An einen systemischen **Lupus erythematodes** ist zu denken bei typischem Schmetterlingsexanthem mit Gelenkbeschwerden sowie Leukopenie und Thrombopenie. Die Diagnose wird durch Nachweis von antinukleären Antikörpern sowie von Antikörpern gegen native DNS gestellt. Schwieriger ist dagegen die Diagnose einer **Panarteriitis nodosa.** Neben allgemeinen Entzündungszeichen (Fieber, BSG-Erhöhung und Anämie) finden sich Hinweise auf Organfunktionsstörungen von Niere, Leber und Herz. Die Sicherung der Diagnose kann nur durch Gefäßmuskelbiopsie erfolgen.

6. Glomerulonephritiden

Sind Systemerkrankungen und medikamentöse Ursachen des nephrotischen Syndroms ausgeschlossen, müssen primäre renale Erkrankungen in der Differentialdiagnose unterschieden werden. Ursächlich kommen alle Formen der chronischen Glomerulonephritis in Frage. Eine sichere Zuordnung des nephrotischen Syndroms zu den einzelnen Formen der Glomerulonephritis ist nur aufgrund einer histologischen Untersuchung des Nierengewebes möglich. Bei Kindern und Jugendlichen findet sich gehäuft eine **Minimal-change-Glomerulonephritis,** bei älteren Patienten treten dagegen die weniger steroidsensiblen Formen der Glomerulonephritis in den Vordergrund.

Besteht eine Proteinurie unter 4 g/24 Std. ohne nephrotisches Syndrom und weisen eine glomeruläre Proteinurie, eine Mikroerythrozyturie sowie eine eingeschränkte Nierenfunktion und evtl. eine arterielle Hypertonie auf eine glomeruläre Erkrankung hin, dann müssen in die Entscheidung über das weitere Vorgehen noch zusätzliche Gesichtspunkte eingehen.

Als Sonderform soll zunächst die **akute postinfektiöse Glomerulonephritis** betrachtet werden. Entscheidenden Hinweis ergibt der kürzlich durchgemachte Streptokokkeninfekt in Form von Angina tonsillaris, Scharlach und Erysipel. Beweisend ist ein hoher Antistreptolysintiter im Serum, der bei Kontrolle noch weiter ansteigt. Die Prognose dieser Erkrankung ist in der überwiegenden Zahl günstig. Eine histologische Sicherung der Erkrankung ist nicht erforderlich. Unter Penicillinprophylaxe kann daher der weitere Verlauf abgewartet werden.

Bei gering ausgeprägten Proteinurien unter 1 g in 24 Std. mit normaler Nierenfunktion und ohne das Vorliegen einer arteriellen Hypertonie kann ebenfalls zunächst eine abwartende Haltung eingenommen werden. Eine histologische Klärung ist nicht zwingend indiziert, therapeutische Konsequenzen ergeben sich für den Patienten nicht.

Liegt jedoch eine glomeruläre Proteinurie über 1 g in 24 Std. vor, in Verbindung mit eingeschränkter endogener Kreatinin-Clearance, sollte vor allem bei Zunahme der Symptome eine histologische Erklärung der renalen Erkrankung durch perkutane Nierenbiopsie erfolgen. Dieses Vorgehen ist ebenfalls erforderlich bei rasch fortschreitender Niereninsuffizienz. Die lichtmikroskopische und immunhistologische Untersuchung des Nierengewebes erlaubt die Differenzierung von **membranoproliferativer Glomerulonephritis, mesangioproliferativer Glomerulonephritis, fokal sklerosierender Glomerulonephritis** und **perimembranöser Glomerulonephritis.**

Differentialdiagnostisches Spektrum

Funktionelle Proteinurie

Orthostatische Proteinurie

Glomeruläre Proteinurie
　Membranoproliferative Glomerulonephritis
　Mesangioproliferative Glomerulonephritis
　Perimembranöse Glomerulonephritis
　Fokal sklerosierende Glomerulonephritis
　Rapid progressive Glomerulonephritis

Nephrotisches Syndrom
　Diabetische Nephropathie
　Plasmozytom
　Amyloidose
　Lupus erythematodes
　Medikamentöse Ursachen (Gold, D-Penicillamin)

Tubuläre Proteinurie
　Interstitielle Nephritis
　Pyelonephritis
　Tuberkulose
　Uratnephropathie
　Kaliummangel-Nephropathie

Literatur

Brenner B M, Rector F C. The Kidney. 3rd. ed. Philadelphia: Saunders 1986.
Losse H, Renner E (Hrsg). Klinische Nephrologie. Stuttgart: Thieme 1982.
Reubi F. Nierenkrankheiten. Berlin: Huber 1982.

Azotämie

G. Bönner

Definition und Abgrenzung

Der Begriff der Azotämie leitet sich aus der griechischen Sprache ab und bedeutet »nicht lebensfähiges Blut«. Ursache ist eine pathologische Erhöhung des Reststickstoffs (franz.: azote) im Blut bis hin zur Urämie. Als gültiger Parameter zur Bestimmung des Reststickstoffs im Blut gilt der Serumharnstoff, der etwa 60% des Reststickstoffs im Blut ausmacht. Der Harnstoff entsteht in der Leber über den Krebs-Henseleit-Zyklus und ist die Hauptausscheidungsform des menschlichen Eiweißstickstoffes. Er wird überwiegend durch die Niere ausgeschieden. Die tägliche Ausscheidung beträgt ca. 20–30 g (350–500 mmol). Die Ausscheidung durch die Niere ist das Produkt aus glomerulärer Filtration und tubulärer Rückresorption. Die tubuläre Rückresorption kann bis zu 50% des filtrierten Harnstoffs ausmachen. Der Mechanismus der Rückresorption ist noch nicht ganz geklärt, wahrscheinlich liegt eine Kombination von Rückdiffusion und »solvent drag« vor. Entsprechend steigt die Harnstoff-Clearance mit zunehmendem Urinfluß. Die mittlere Harnstoffkonzentration im Blut eines gesunden Probandenkollektivs liegt bei 27 mg/dl (4,5 mmol/l); bei Werten über 40 mg/dl (6,75 mmol/l) ist der statistische Normbereich überschritten, und es liegt eine Azotämie vor. Die Erhöhung des Harnstoffs im Blut allein bleibt ohne klinische Symptome und kann so nur durch laborchemische Messungen gefunden werden. Erst sehr hohe Harnstoffkonzentrationen können die Monoaminooxidase hemmen und eine Steigerung der Serotonin- und Katecholaminausschüttung bewirken.

Das **Vollbild einer Urämie** zeigt klinisch unter anderem Müdigkeit, Juckreiz, Kopfschmerzen, Übelkeit, Erbrechen, Muskelschwäche, Blutungsneigung und Perikarderguß. Für diese Symptomatik kann jedoch nicht die Harnstofferhöhung im Blut alleine verantwortlich gemacht werden. Denn durch die gestörte Ausscheidungsfunktion der Niere werden viele Substanzen aller Molekülgrößen bis ca. 50000 d retiniert und kumulieren im Blut. Sie werden als sogenannte Urämietoxine bezeichnet und führen in ihrer Gesamtheit zu erheblichen Stoffwechselstörungen mit Mangelerscheinungen an essentiellen Stoffen wie Vitaminen, Aminosäuren und Spurenelementen.

Eine Erhöhung des Harnstoffs im Blut läßt sich über zwei Mechanismen erklären (Abb. 1): eine gesteigerte Synthese in der Leber durch einen vermehrten Anfall von Aminosäuren oder eine verminderte Ausscheidung durch die Nieren.

So gibt die Harnstoffkonzentration im Blut nicht nur eine Information über die Ausscheidungsfunktion der Nieren wie die Kreatininkonzentrationen, die streng mit der Nierenfunktion korrelieren, sondern sie zeigt auch zusätzliche metabolische Störungen an, wie sie infolge einer Kachexie, eines Muskelschwundes, eines intrakorporalen Blutverlustes oder einer Zellzerstörung größeren Ausmaßes beobachtet werden.

Das erste differentialdiagnostische Kriterium zur Klärung der Pathogenese einer Azotämie (Abb. 1) stellt die Prüfung der Nierenfunktion dar (Tab. 1). Durch Untersuchungen von Blut und Urin sowie durch wenige spezielle Teste kann in jeder Klinik rasch eine Entscheidung über die Nierenfunktion gefällt werden. Ist die Niere in ihrer Funktion eingeschränkt, so liegt mit großer Wahrscheinlichkeit eine **Retentionsazotämie** vor, unabhängig, ob es sich um eine primäre oder sekundäre Nierenschädigung handelt. Die Harnstoff-Clearance nimmt mit der

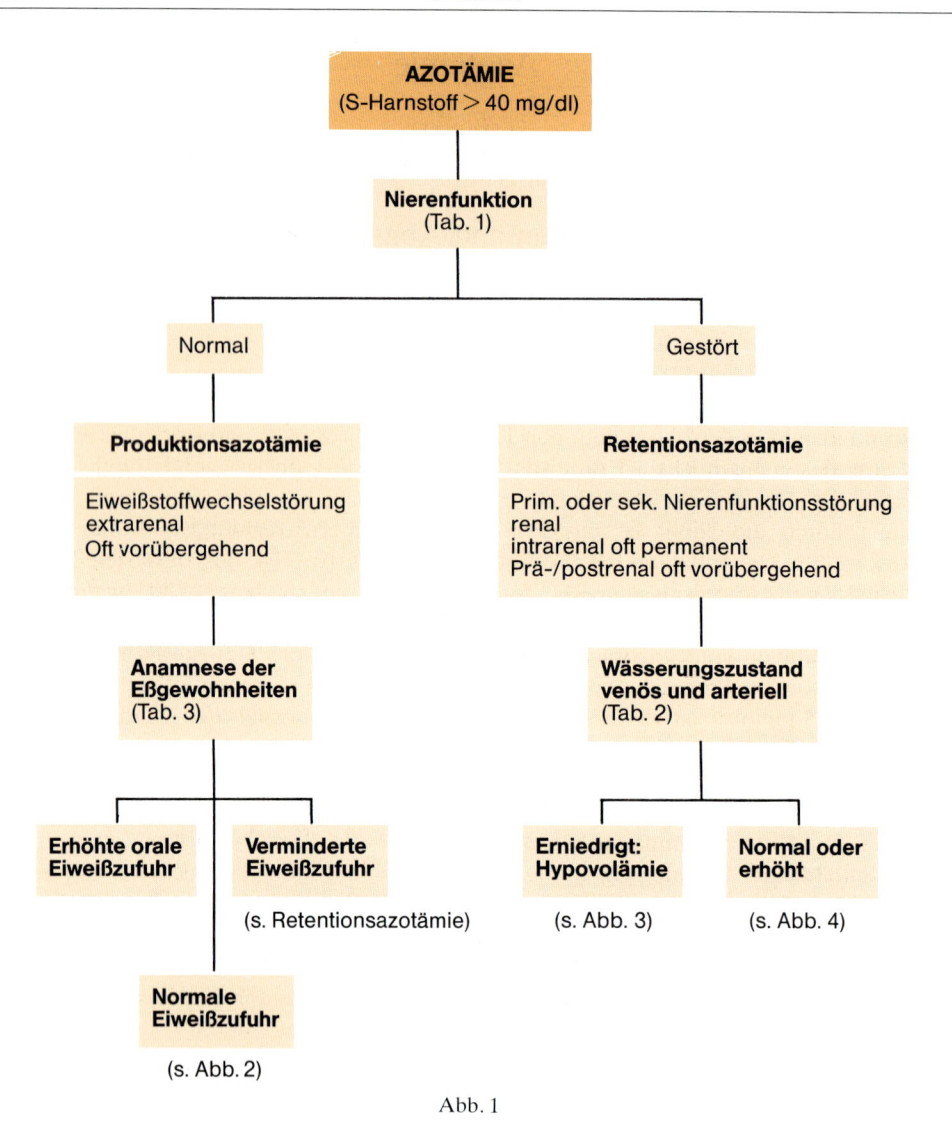

```
                    ┌─────────────────────────┐
                    │        AZOTÄMIE         │
                    │  (S-Harnstoff > 40 mg/dl)│
                    └────────────┬────────────┘
                                 │
                    ┌────────────┴────────────┐
                    │     Nierenfunktion      │
                    │       (Tab. 1)          │
                    └────────────┬────────────┘
                                 │
                    ┌────────────┴────────────┐
                    │                         │
                 Normal                    Gestört
```

```
     ┌─────────────────────────┐         ┌─────────────────────────────────┐
     │   Produktionsazotämie   │         │     Retentionsazotämie          │
     ├─────────────────────────┤         ├─────────────────────────────────┤
     │ Eiweißstoffwechselstörung│        │ Prim. oder sek. Nierenfunktions-│
     │ extrarenal              │         │ störung renal                   │
     │ Oft vorübergehend       │         │ intrarenal oft permanent        │
     │                         │         │ Prä-/postrenal oft vorübergehend│
     └───────────┬─────────────┘         └──────────────┬──────────────────┘
                 │                                      │
     ┌───────────┴─────────────┐         ┌──────────────┴──────────────────┐
     │    Anamnese der         │         │    Wässerungszustand            │
     │    Eßgewohnheiten       │         │    venös und arteriell          │
     │    (Tab. 3)             │         │    (Tab. 2)                     │
     └───────────┬─────────────┘         └──────────────┬──────────────────┘
                 │                                      │
      ┌──────────┴──────────┐                ┌──────────┴──────────┐
  ┌───────────┐      ┌─────────────┐      ┌──────────────┐   ┌──────────────┐
  │ Erhöhte   │      │ Verminderte │      │ Erniedrigt:  │   │ Normal oder  │
  │ orale     │      │ Eiweißzufuhr│      │ Hypovolämie  │   │ erhöht       │
  │ Eiweißzufuhr    │              │      │              │   │              │
  └───────────┘      └─────────────┘      └──────────────┘   └──────────────┘
                    (s. Retentionsazotämie)  (s. Abb. 3)       (s. Abb. 4)
        │
  ┌──────────┐
  │ Normale  │
  │ Eiweißzufuhr│
  └──────────┘
   (s. Abb. 2)
```

Abb. 1

Verminderung des Urinflusses (70% des filtrierten Harnstoffs bei 2 ml/min und nur 25% des filtrierten Harnstoffs bei 0,5 ml/min) und bei konstanter Eiweißaufnahme direkt linear mit der Reduktion der glomerulären Filtrationsrate ab. Diese beiden Mechanismen der renalen Harnstoffretention wirken additiv, besonders bei Hypovolämie mit Abfall der glomerulären Filtrationsrate und des Urinflusses. Die Reduktion der glomerulären Filtrationsrate steht hingegen bei den primär renalen Erkrankungen ganz im Vordergrund. Eine eventuell verminderte tubuläre Rückresorption bei erhöhtem Urinfluß kann die verminderte glomeruläre Ausscheidung nicht kompensieren.

Während die Retentionsazotämie bei Hypovolämie nach Korrektur des Wasserhaushaltes oft vollständig reversibel ist, ist die Prognose einer intrarenal bedingten Retentionsazotämie schlecht. Oft läßt sich über eine Bestimmung des Wässerungszustandes der venösen und

Tab. 1. **Bewertungskriterien für die Nierenfunktion.**

Plasma	Urin	Spezielle Untersuchungen
Kreatinin	Clearance-Bestimmung	ADH-Ansprechbarkeit der Niere
Harnstoff	Kreatinin	^{131}J-Hippuran-Clearance
Harnsäure	Kalium	
Säure-Basen-Haushalt	Calcium	
	Phosphat	
	Volumenausscheidung	
	Spezifisches Gewicht	

arteriellen Zirkulation (Tab. 2) schon früh eine Einteilung in eine hypovolämische prä- oder postrenale (s. Abb. 3a, b) oder eine normo- oder hypervolämische intrarenale Retentionsazotämie (Abb. 4a, b) vornehmen.

Liegt bei den ersten Untersuchungen keine Störung der Nierenfunktion vor, so muß an die seltener vorkommende **Produktionsazotämie** gedacht werden. Ihre Ursache ist extrarenal in einer Eiweißstoffwechselstörung zu suchen. Nach Behebung der Störung ist die Produktionsazotämie vollständig reversibel. Ehe man jedoch eine Eiweißstoffwechselstörung postulieren darf, sollte eine überhöhte orale Eiweißzufuhr (Tab. 3) durch Anamnese der täglichen Eßgewohnheiten ausgeschlossen werden, denn durch exzessive Eiweißaufnahme kann unter Umständen ein Anstieg des Serumharnstoffs bis auf Werte um 100 mg/dl (16,5 mmol/l) beobachtet werden. Bei extrem verminderter Eiweißzufuhr (Hunger oder eiweißarme Kost) kann es ebenfalls zu einer Azotämie kommen. Sie ist aber in den Formenkreis der Retentionsazotämie einzuordnen und soll dort (s. Abb. 3a) besprochen werden. Erst bei normaler oraler Eiweißzufuhr (Tab. 3) kann eine Eiweißstoffwechselstörung im eigentlichen Sinne als Ursache für die Produktionsazotämie angesehen werden (s. Abb. 2).

Findet sich bei allen besprochenen Untersuchungsabläufen keine Ursache für eine Azotämie, so bleibt als Erklärung eine **idiopathische Azotämie** (s. Abb. 4b [26]) übrig. Diese Form der Azotämie kann theoretisch den Retentionsazotämien (s. Abb. 4b) zugeordnet werden. Es erscheint aber sinnvoll, sie von den typischen Retentionsazotämien mit Erhöhung aller harnpflichtigen Substanzen im Blut abzugrenzen. Denn bei diesem Krankheitsbild kommt es zu keiner generellen Retention der harnpflichtigen Substanzen, da es sich um eine isolierte, autosomal dominante Störung des tubulären Harnstofftransportes handelt und die übrige Nierenfunktion intakt ist.

Tab. 2. **Bewertungskriterien für den akuten Wässerungszustand im arteriellen und venösen Gefäßsystem.**

Venös	Arteriell
Hautturgor	Arterieller Blutdruck
Zungenbefeuchtung	Blutdruckamplitude
Ödeme	Herzfrequenz
Ergüsse	Hautdurchblutung
Zentral-venöser Druck	Zentralisation
	Herzminutenvolumen
	Bewußtseinszustand

Tab. 3. **Bewertung der oralen Eiweißzufuhr eines gesunden Erwachsenen.**

<0,5 g/kg/d	Eiweißmangelzustand
0,6–1,5 g/kg/d	Normale Eiweißzufuhr
>1,5–2 g/kg/d	Eiweißüberangebot

Diagnostisches Vorgehen

Produktionsazotämie

Eine Produktionsazotämie (Abb. 2) bei normaler Eiweißzufuhr beruht auf einer Eiweißstoffwechselstörung, die sich in einem verminderten Eiweißaufbau oder einem vermehrten Eiweißabbau äußert. Ein **verminderter Eiweißaufbau** findet sich im wesentlichen bei Patienten mit **Morbus Cushing**, Patienten mit **hyperthyreoter Krise** und nach **Einnahme von Medikamenten** (1.) wie Glukokortikoiden, L-Thyroxin, 3,5,3'-Trijod-L-Thyronin und Progesteron. Differentialdiagnostisch macht die Abgrenzung dieser Krankheitsbilder keine Probleme. Alleine Anamnese, besonders bei den Medikamenteneinnahmen, und klinischer Phänotyp geben richtungsweisende Hinweise. Beim **Morbus Cushing** (2.) finden sich in der Regel eine Stammfettsucht mit Striae und Vollmondgesicht als auffälligste Veränderungen. Des weiteren findet man eine arterielle Hypertonie sowie Potenzstörungen oder Amenorrhö und sieht gehäuft Zeichen einer Osteoporose, einer Muskelschwäche und einer herabgesetzten Glukosetoleranz. Bei der **hyperthyreoten Krise** (3.) beobachtet man Fieber, Tachykardie, Tremor, Steigerung der Muskeleigenreflexe, Muskelschwäche, Schweißausbrüche, Herzmuskelschwäche, Tachypnoe und akutes Kreislaufversagen. Zusätzliche laborchemische Untersuchungen stützen entscheidend die Diagnose. Beim **Morbus Cushing** finden sich erhöhte Glukokortikoidspiegel in Blut, Speichel und Urin. Das Verhalten der Plasma-ACTH-Spiegel unter Basalbedingungen und einigen speziellen Stimulations- und Suppressionstesten (s. Kapitel »Adipositas«) gibt Aufschluß über die Pathogenese der erhöhten Glukokortikoide (zentrale oder periphere Regulationsstörung). Bei der **hyperthyreoten Krise** sind erhöhte T_3- und T_4-Konzentrationen im Blut mit erniedrigten Cholesterinkonzentrationen pathognomonisch.

Einen erhöhten Eiweißumsatz mit vermehrtem Anfall an Harnstoff durch den **gesteigerten Eiweißabbau** (4.–11.) (Katabolismus) als Ursache einer Produktionsazotämie findet sich bei allen schwerwiegenden Krankheitszuständen wie ausgedehnte **Gewebenekrosen** (4., 5., 9.), hochfieberhafte **Infekte** (6.), schwere **Herz- und Lungeninsuffizienz** (7.), intestinale Blutungen (8.), ausgedehnte **Operationen** (9.), langes **Bettlager** (10.) und schwere **Traumata** (11.) (Abb. 2). In diesem Zusammenhang soll besonders auf die Möglichkeit hingewiesen werden, daß bei einem Patienten mehrere Ursachen für eine Produktionsazotämie vorliegen können, die sich in ihrer Wirkung additiv ergänzen. So kann bei schweren pulmonalen Infekten oder bei intestinalen Blutungen mit ausgeprägtem Hämoglobinabfall neben dem vermehrten Eiweißabbau auch noch ein gesteigerter Eiweißumsatz durch das verminderte Sauerstoffangebot im Gewebe zu einem erhöhten Harnstoffanfall führen. Ebenso kann sich zu der Eiweißstoffwechselstörung nach schweren Operationen oder Traumata ein vermehrter Eiweißabbau durch den Muskelschwund nach längerer Immobilisation während des Krankenlagers gesellen. Besonders schwierig wird die Beurteilung und Einteilung der Azotämie, wenn bei den Patienten mit Produktionsazotämie im Rahmen des Grundleidens auch eine

Reduktion der Nierendurchblutung festgestellt wird. Hier kann sich durch den Rückgang der Diurese zusätzlich eine Retentionsazotämie ausbilden und dann das Bild der initialen Produktionsazotämie verschleiern. Aus diesem Grunde sollte besonders bei intestinalen Blutungen, Polytraumata mit Kreislaufzusammenbruch und schweren operativen Eingriffen oder schweren, fieberhaften Infekten mit Flüssigkeitsverlust an das Vorliegen beider Formen der Azotämie, der Produktions- und Retentionsazotämie, gedacht werden.

Retentionsazotämie

Initiale Hypovolämie und sekundäre Nierenfunktionsstörung

Bei einem großen Teil der Fälle mit Retentionsazotämie ist eine ausgeprägte **Hypovolämie** (2.–7.) die Ursache für die eingeschränkte Nierenfunktion. Die Hypovolämie ist überwiegend in beiden Gefäßsystemen, arteriell und venös, vorhanden. Bei Herzinsuffizienz mit reduziertem Herzminutenvolumen kann die Hypovolämie jedoch auch nur in den arteriellen Gefäßen erfaßbar sein, da das venöse Gefäßsystem bei diesem Krankheitsbild in der Regel deutlich überfüllt ist.

Laborchemische Zeichen der Hypovolämie sind eine Konzentrationserhöhung im Blut von Protein, Natrium, Kalium und Hämoglobin. Außer bei den kardiologischen Erkrankungen ist die Hypovolämie durch einen erniedrigten zentralvenösen Blutdruck charakterisiert. Auch bei den laborchemischen Befunden zeigen die kardiologisch bedingten Volumenmangelzustände im arteriellen Gefäßsystem keine typischen Veränderungen. Der Anstieg des Hämoglobins fehlt bei Hypovolämie durch Blutungen. Die typische Hypernatriämie bleibt bei Volumenverlust durch übermäßiges Schwitzen oder eine natriumverlierende Nephropathie aus. Auch bei Erbrechen kann es zu unveränderten Natrium-, Kalium- und Chlorid-

Tab. 4. Ursachen eines Eiweißmangels (Abb. 3a [6]) (Serumalbumin <3,0 g/dl).

Verminderte Eiweißzufuhr bei
Hungerdystrophie
Kachexie (Tumoren)
Kwashiorkor (Fettleber, Eisenmangelanämie, Elektrolytmangel)
Beriberi (Vit.-B_1-Erniedrigung, Brenztraubensäure-Erniedrigung)

Malabsorption/Maldigestion bei
gastroenterologischen Grunderkrankungen (s. dort)
schwerer Herzinsuffizienz
ausgeprägten Durchblutungsstörungen der mesenterialen Gefäße

Reduzierte Eiweißsynthese bei
Leberzirrhose
Lebermalignom
Speicherkrankheiten
Morbus Cushing

Vermehrter Eiweißverlust bei
nephrotischem Syndrom
exsudativer Enteropathie
großflächiger Verbrennung der Haut
chronischen Blutungen

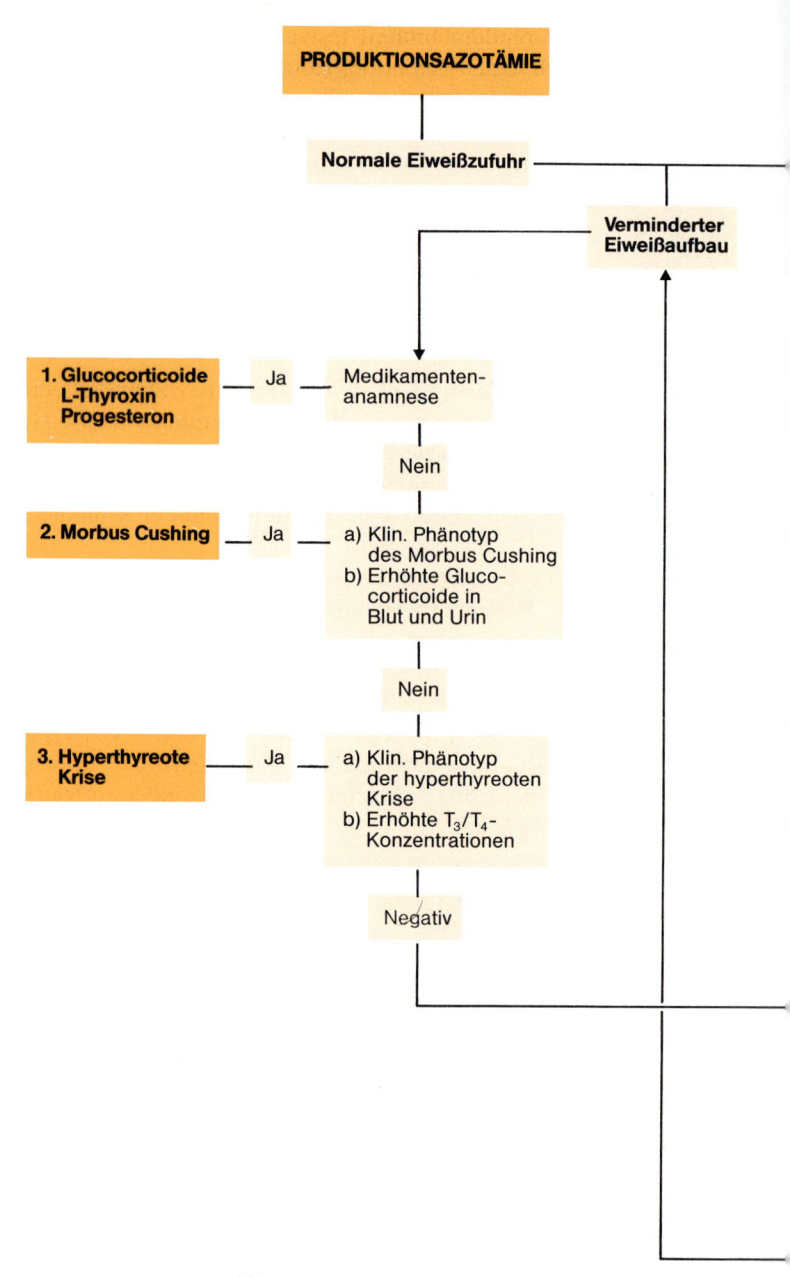

Abb. 2

konzentrationen kommen. Der Anstieg der Proteinkonzentration fehlt bei den Eiweißverlustsyndromen wie exsudative Enteropathie oder nephrotisches Syndrom.

Die Hypovolämie führt an der Niere zu einer **funktionellen Oligurie** mit konsekutiver Azotämie, die einmal über einen Abfall der glomerulären Filtrationsrate und zum anderen über eine gesteigerte tubuläre Rückresorption bedingt ist. Der Harnstoff ist der empfindlich-

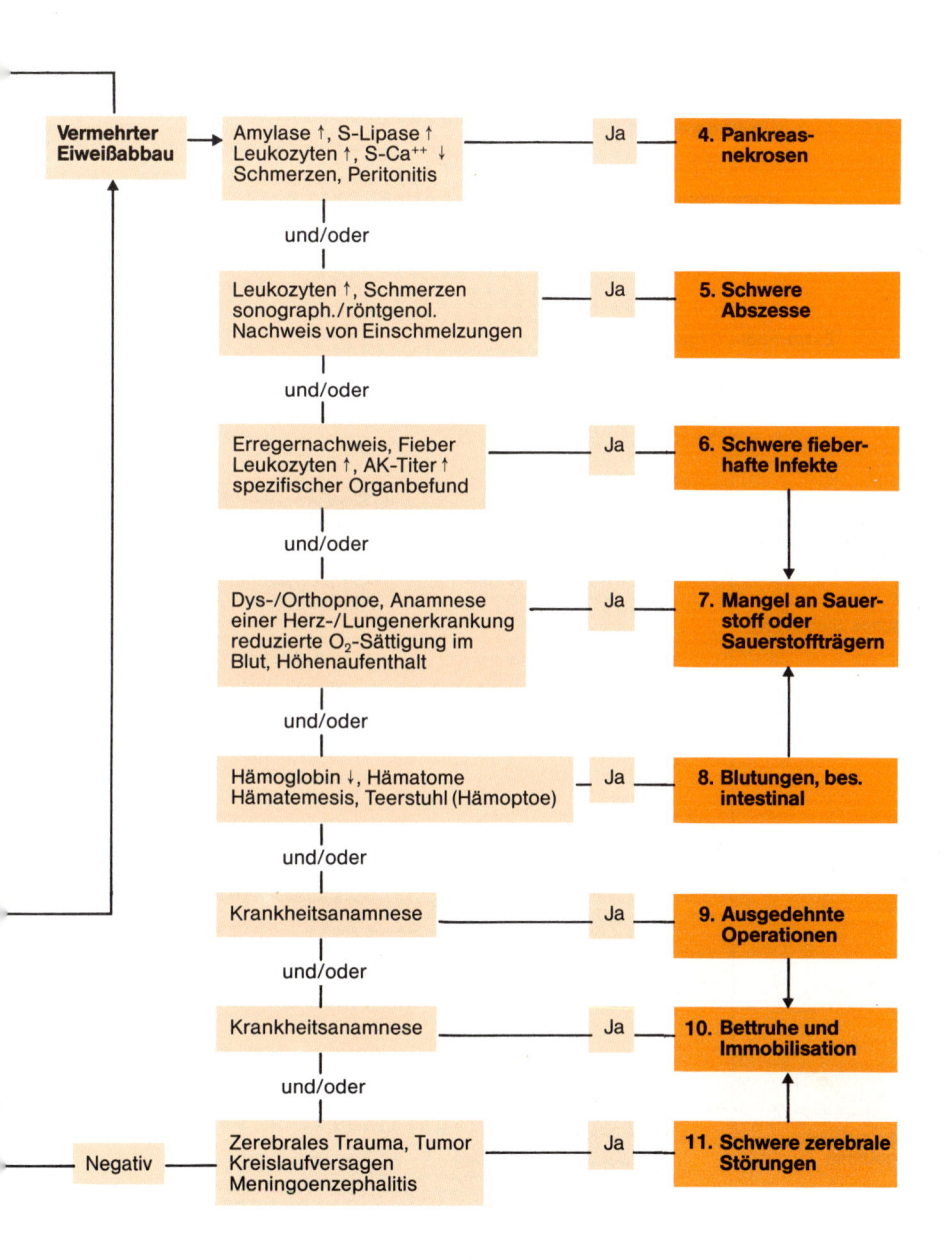

```
Vermehrter        Amylase ↑, S-Lipase ↑              Ja      4. Pankreas-
Eiweißabbau  →    Leukozyten ↑, S-Ca⁺⁺ ↓        ──────────     nekrosen
                  Schmerzen, Peritonitis

                          und/oder

                  Leukozyten ↑, Schmerzen           Ja      5. Schwere
                  sonograph./röntgenol.         ──────────     Abszesse
                  Nachweis von Einschmelzungen

                          und/oder

                  Erregernachweis, Fieber           Ja      6. Schwere fieber-
                  Leukozyten ↑, AK-Titer ↑      ──────────     hafte Infekte
                  spezifischer Organbefund

                          und/oder

                  Dys-/Orthopnoe, Anamnese          Ja      7. Mangel an Sauer-
                  einer Herz-/Lungenerkrankung  ──────────     stoff oder
                  reduzierte O₂-Sättigung im                   Sauerstoffträgern
                  Blut, Höhenaufenthalt

                          und/oder

                  Hämoglobin ↓, Hämatome            Ja      8. Blutungen, bes.
                  Hämatemesis, Teerstuhl (Hämoptoe) ──────      intestinal

                          und/oder

                  Krankheitsanamnese                Ja      9. Ausgedehnte
                                                ──────────     Operationen

                          und/oder

                  Krankheitsanamnese                Ja      10. Bettruhe und
                                                ──────────      Immobilisation

                          und/oder

     Negativ      Zerebrales Trauma, Tumor         Ja      11. Schwere zerebrale
                  Kreislaufversagen             ──────────     Störungen
                  Meningoenzephalitis
```

ste Parameter für die funktionelle Oligurie; als nächster Parameter steigt die Konzentration der Harnsäure im Blut. Das Serumkreatinin steigt erst als letzter Parameter als Ausdruck einer deutlich eingeschränkten glomerulären Filtrationsrate. Bei extremer Hypovolämie kann die Nierenfunktionseinschränkung bis zum akuten Nierenversagen fortschreiten. In diesem Falle steigt der Quotient Harnstoff-N/Rest-N weit über 0,5. Der tägliche Anstieg des

```
                    ┌─────────────────────────┐
                    │  RETENTIONSAZOTÄMIE  I  │
                    └────────────┬────────────┘
                                 │
                    ┌────────────┴────────────┐
                    │  Wässerungszustand      │
                    │  erniedrigt             │
                    │  (Hypovolämie)          │
                    └────────────┬────────────┘
                                 │
                    ┌────────────┴──────┐        ┌──────────────┐
                    │  Urinausscheidung ├────────┤ Initial erhöht│
                    └────────────┬──────┘        │ s. Abb. 3 b  │
                                 │               └──────────────┘
                          Vermindert
                                 │
                    ┌────────────┴─────────────┐
                    │ Extrarenale Organbeteiligung │
                    └──────┬────────────┬──────┘
                          Nein          Ja
```

Nein branch:
- Proteinurie, Ödeme, Hypalbuminämie, Hyperlipidämie → **1. Nephrotisches Syndrom**

Ja branch:
- Hypalbuminämie, Ödeme, Ergüsse → **6. Eiweißmangel, Tab. 4**
- Hypovolämie mit S-Prot. ↑, Hb ↑ → **7. Extrakorporaler Wasserverlust, Tab. 5**
- Hypovolämie mit Hb ↓, Teerstuhl Hämoptoe, Hämatemesis → **8. Blutungen**
- Hypovolämie mit S-Prot. ↑, Hb ↑, S-Na⁺ ↑, S-K⁺ ↑, Ergüsse, Ödeme → **9. Intrakorporale Wasserverschiebung, Tab. 6**
- Hypovolämie mit S-Prot. ↑, Hb ↑, S-Na⁺ ↑, S-K⁺ ↑ → **10. Verminderte Wasseraufnahme, Tab. 7**
- Hypovolämie mit S-Prot. ↑, S-K⁺ ↑, Hb ↑, S-Na⁺ ↓ → **11. Natriumverlustsyndrom, Tab. 8**

Primäre Nierenfunktionsstörung mit sekundärer Hypovolämie | **Primäre Hypovolämie mit sekundärer Nierenfunktionsstörung**

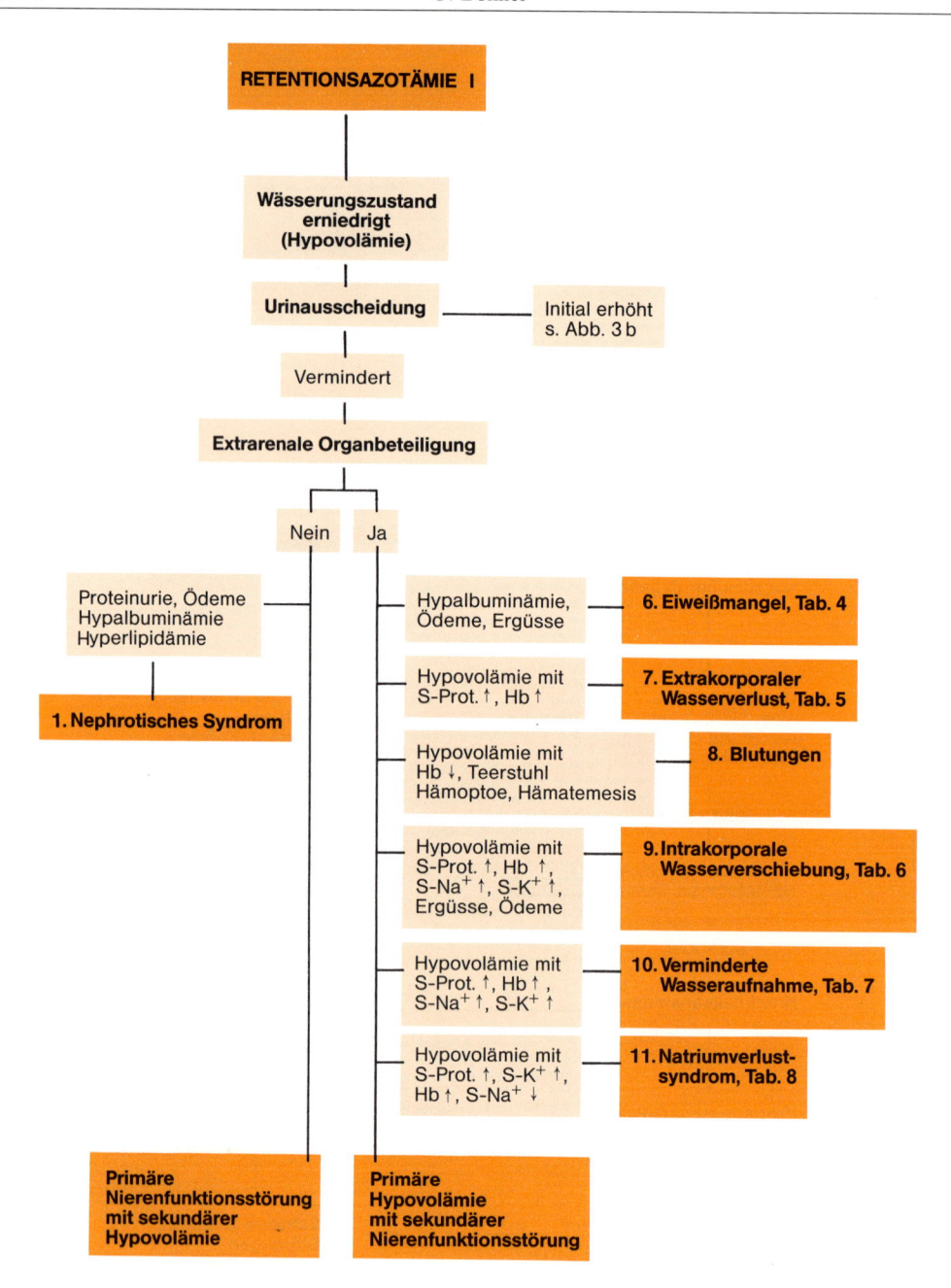

Abb. 3a

Tab. 5. **Ursachen eines extrakorporalen Wasserverlustes (Abb. 3a [7]).**

Erbrechen
Diarrhoe
Verbrennung III°
Schwitzen
Fieber
Sekrete über Sonden und Drainagen
Dünndarmileus

Harnstoffs im Blut beträgt im akuten Nierenversagen zwischen 27 und 93 mg/dl (4,4–15,4 mmol/l), je nachdem, ob zusätzlich noch eine Produktionsazotämie besteht oder nicht.

Ursachen für eine Hypovolämie mit sekundärer Oligurie können renale Veränderungen mit einem extremen **Eiweißverlust** (6.) bei nephrotischem Syndrom sein oder in extrarenalen Veränderungen zu suchen sein (Abb. 3a). Hierzu zählen **endogene Wasserverschiebungen** (9.) bei ausgeprägter Herzinsuffizienz, bei Hypoproteinämie (s. Tab. 4) und bei entzündlichen, endokrinologischen oder tumorösen Veränderungen (s. Tab. 6). Auch **Flüssigkeitsverluste** (7., 8.) außerhalb des Organismus (s. Tab. 5), **verminderte Wasseraufnahme** (10.) (s. Tab. 7) und größere **Natriumverluste** (11.) (s. Tab. 8) bewirken in kurzer Zeit eine deutliche Hypovolämie.

Initiale Nierenfunktionsstörung mit sekundärer Hypovolämie

Im Gegensatz zu diesen Krankheitsbildern mit initialer Hypovolämie und sekundärer Nierenfunktionseinschränkung stehen die Erkrankungen mit initialer Nierenfunktionseinschränkung und erst sekundärer Hypovolämie (Abb. 3b). Hierbei handelt es sich um renale Erkrankungen mit primärer Polyurie wie den **Diabetes insipidus renalis** (2.), genetische Nierenerkrankungen wie das **Fanconi-Syndrom** (3.) und die **Nephronophthise** (3.) sowie alle **chronischen Nierenerkrankungen** (5.) mit Polyurie bei Hypo- oder Isosthenurie. Ferner kann es nach **urologischen Eingriffen** wie einer Entlastung gestauter Ureter (4.) zu einer massiven Polyurie kommen. Eine renal bedingte Polyurie kann auch sekundär bei primär extrarenalen Erkrankungen auftreten. Zu diesen Krankheitsbildern gehören der **Diabetes insipidus centralis** (13., 14.), ein nichteingestellter, schwerer **Diabetes mellitus** (12.), ein **polyurisches akutes Nierenversagen** (17.) nach Schockzuständen und erhebliche **Elektrolytverschiebungen**. Zu den Elektrolytverschiebungen gehören die **Hyperkalzämie** (15.) (s. Tab. 9) und die **Hypokaliämie** (16.) (s. Tab. 10) mit ihrer konsekutiven Nephropathie und Polyurie.

Tab. 6. **Ursachen für intrakorporale Wasserverschiebung (Abb. 3a [9]).**

Aszites bei Leberzirrhose und Malignomen
Hypalbuminämie (s. Tab. 4)
Ileus
Peritonitis, Pleuritis (entzündlich, tumorös)
Hypothyreose
Herzinsuffizienz

```
                         ┌─────────────────────────┐
                         │  RETENTIONSAZOTÄMIE II  │
                         └────────────┬────────────┘
                                      │
                         ┌─────────────────────────┐
                         │ Wässerungszustand erniedrigt │
                         │       (Hypovolämie)     │
                         └────────────┬────────────┘
                                      │
   Vermindert            ┌─────────────────────────┐
   s. Abb. 3a ───────────│    Urinausscheidung     │
                         └────────────┬────────────┘
                                      │
                                 Initial erhöht
                                      │
                         ┌─────────────────────────┐
                         │ Extrarenale Organbeteiligung │
                         └────────────┬────────────┘
                              Nein  ┴  Ja
```

Abzweig Nein:

- Fehlende ADH-Ansprechbarkeit der Nieren, ADH nachweisbar → **2. Renaler Diabetes insipidus**
- Histologischer Spezialbefund in Nierenbiopsie → **3. Fanconi-Syndrom Nephronophthise**
- Zustand nach urologisch-chirurg. Eingriffen → **4. Ureterstauentlastung**
- Anamnese der chron. Nierenerkrankung → **5. Hypo-/Isosthenurie bei chronischer Niereninsuffizienz**

→ **Primäre Nierenfunktionsstörung mit sekundärer Hypovolämie**

Abzweig Ja:

- Hyperglykämie, Glukosurie, Azidose, Ketonurie → **12. Coma diabeticum**
- Isolierter ADH-Mangel, ADH-Ansprechbarkeit der Niere → **13. Idiopathischer Diabetes insipidus centralis**
- Spezielle Krankheitsanamnese, ADH-Mangel, ADH-Ansprechbarkeit der Niere → **14. Erworbener Diabetes insipidus centralis**
- S-Calcium ↑, U-Calcium ↑ → **15. Hyperkalzämische Nephropathie, Tab. 9**
- S-Kalium ↓, U-Kalium ↓, Aldosteron ↑ → **16. Hypokaliämische Nephropathie, Tab. 10**
- Schockanamnese → **17. Polyurisches Nierenversagen**

→ **Sekundäre Nierenfunktionsstörung mit sekundärer Hypovolämie**

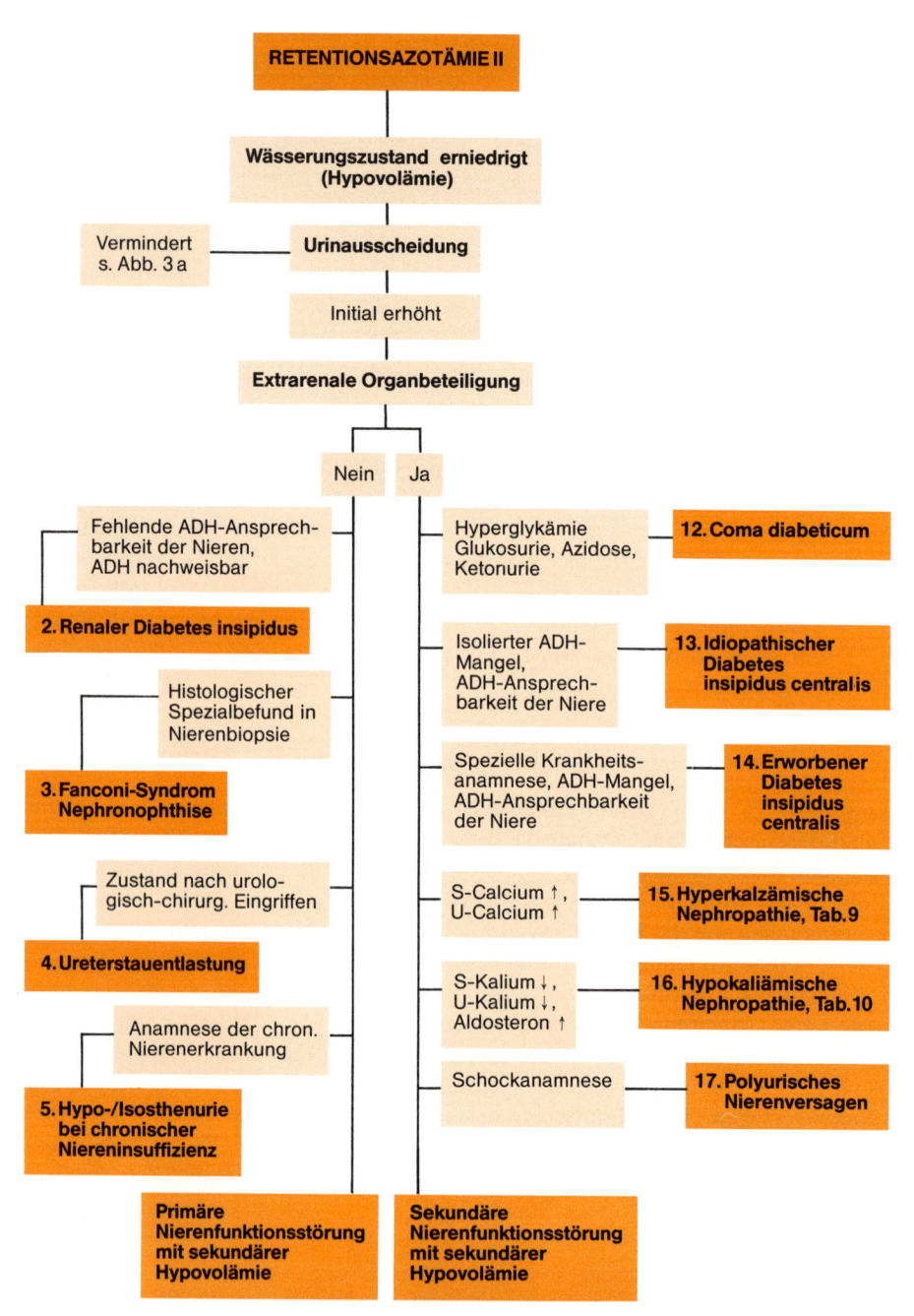

Abb. 3b

Tab. 7. **Ursachen für eine verminderte Wasseraufnahme (Abb. 3a [10]).**

>   Dürsten
>   Bewußtseinstrübung verschiedenster Art
>   Salzwassergenuß (relativ verminderte Wasseraufnahme)

Normalerweise wird bei diesen Krankheiten eine Hypovolämie durch eine durstinduzierte, vermehrte Wasseraufnahme verhindert. Tritt aber eine Bewußtseinsstörung verschiedenster Art, zum Beispiel durch ein Koma, hinzu, so kann der Patient den Wasserverlust nicht mehr kompensieren und gerät in den Zustand der rasch fortschreitenden Hypovolämie mit Oligurie und Retentionsazotämie.

Die entsprechenden differentialdiagnostischen Hauptmerkmale der multiplen renalen Erkrankungen mit sekundärer Hypovolämie und sekundärer Retentionsazotämie sind der Übersicht halber nur in der Abb. 3b aufgeführt.

Normo- oder Hypervolämie

Im Gegensatz zur oft reversiblen Retentionsazotämie bei Hypovolämie mit funktioneller Oligurie liegt der Retentionsazotämie mit normalem oder erhöhtem Wässerungszustand des Organismus in der Regel eine organisch bedingte eingeschränkte Nierenfunktion zugrunde. Infolge der organischen Nierenschädigung ist diese Form der Retentionsazotämie in den meisten Fällen nicht mehr rückbildungsfähig. Anhand der pro 24 Std. ausgeschiedenen Urinmenge lassen sich oligurische beziehungsweise anurische Formen der Niereninsuffizienz mit Azotämie rasch erkennen und von den normurischen Formen abgrenzen. Die weiteren differentialdiagnostischen Maßnahmen zur Abklärung dieser oligurischen Retentionsazotämien sind in Kapitel »Oligurie, Anurie« besprochen und sollen hier unberücksichtigt bleiben.

Tab. 8. **Ursachen für einen verstärkten Natriumverlust (Abb. 3a [11]).**

>   Morbus Addison
>   Fieber
>   Schwitzen
>   Natriumverlustnephropathie
>   Erbrechen
>   Aszitespunktion
>   Diuretikaabusus

Tab. 9. **Ursachen einer hyperkalzämischen Nephropathie (Abb. 3b [15]).**

>   Hyperparathyreose
>   Vitamin-D-Intoxikation
>   Milch-Alkali-Syndrom
>   Hyperthyreose
>   Tumoren
>   Morbus Boeck

> **Tab. 10. Ursachen einer hypokaliämischen Nephropathie (Abb. 3b [16]).**
> Primärer und sekundärer Hyperaldosteronismus
> Hyperthyreose
> Medikamentös induzierte Hypokaliämie
> (Schleifendiuretika, Carbenoxolon)

Bei der Retentionsazotämie auf dem Boden einer Niereninsuffizienz mit noch normaler Wasserausscheidung kann als weiteres differentialdiagnostisches Kriterium eine gleichzeitige extrarenale Organbeteiligung hinzugezogen werden (Abb. 4a). Liegen solche organübergreifenden Erkrankungen vor, so ist die Nierenfunktionsstörung meist sekundär infolge der Grunderkrankung entstanden. Die häufigsten renalen Krankheitsbilder dieses Formenkreises sind die **Immunkomplexnephritiden** (18.) und die **chronischen Pyelonephritiden** (19.). Bei der Immunkomplexnephritis kommt es zu Ablagerungen von Immunkomplexen im Bereich der glomerulären Basalmembran mit sekundärem Funktionsverlust des Glomerulums. Diese pathologischen Immunkomplexablagerungen wurden zum einen als primär idiopathisches Krankheitsbild beschrieben, fanden sich aber auch bei einer seropositiven Hepatitis (pos. HBs-AG, pos. HBc-AK, SGPT-Erhöhung, Bilirubin-Erhöhung und Stuhlentfärbung), im Anschluß an einen Streptokokkeninfekt (ASL-Titer-Anstieg, Leukozytose, Angina tonsillaris, Erysipel, Endokarditis) und bei allen Formen der Kollagenosen (Anti-DNS-AK, antinukleäre AK, spezifische AK und histologische Befunde). Zu den autoimmunbedingten Glomerulonephritiden zählt auch das **Goodpasture-Syndrom.** Es unterscheidet sich jedoch von den zuvor erwähnten Krankheitsbildern, da sich die autoimmunologische Reaktion mit Antibasalmembranantikörpern primär gegen das Nierengewebe richtet und die pathognomonische Lungenbeteiligung mit Hämoptoe wahrscheinlich erst sekundär auftritt.

Chronische Entzündungen der ableitenden Harnwege, eventuell bei vesiko-ureteralem Reflux oder bei Nierensteinleiden, können durch einen aufsteigenden Infekt zu einer Entzündung des Nierenbeckens mit sekundärer entzündlicher interstitieller Nephritis und Nierenfunktionseinschränkung führen. Wichtigste differentialdiagnostische Merkmale sind Leukozyturie und Bakteriurie, röntgenologische Nierenbeckenkelchdeformitäten und eventuell verkleinerte Nieren mit narbig eingezogener Oberfläche.

Seltener findet sich eine Retentionsazotämie infolge einer Nierenfunktionsstörung während einer **Schwangerschaft** (Gestose) (20.). Charakteristisch ist das gleichzeitige Auftreten einer Proteinurie sowie einer arteriellen Hypertonie. Auch eine **sekundäre Amyloidose** (21.) bei schweren chronischen Entzündungen, Abszessen und verkäsender Tuberkulose kann durch die gestörte Nierenfunktion zu einer Retentionsazotämie führen. Kurz erwähnt werden sollen noch **Infektionskrankheiten** (22.) wie Malaria, Wurmerkrankungen, Fleckfieber und Leptospirose, die eine sekundäre Nierenfunktionsstörung mit Retentionsazotämie verursachen können. Ihr Nachweis erfolgt über spezifische Untersuchungsmethoden wie Parasitennachweis, Wurmeier- und Proglottiden-Erkennung und Antikörpertiter. Laborchemisch können Hyperbilirubinämie, Anämie, Leukozytose, Eosinophilie und klinisch Fieber, verändertes Stuhlverhalten und lokale Schmerzen die Diagnose stützen.

Liegen rein renale Veränderungen vor, die eine Retentionsazotämie erklären können, so kommen bei einer Mikro-/Makrohämaturie und Proteinurie alle Formen der glomerulären und **interstitiellen Nephritiden** (24.) vor (Abb. 4b). Eine Differenzierung in spezielle **Glomerulonephritisformen** ist letztlich nur durch histologische und immunologische Unter-

Azotämie

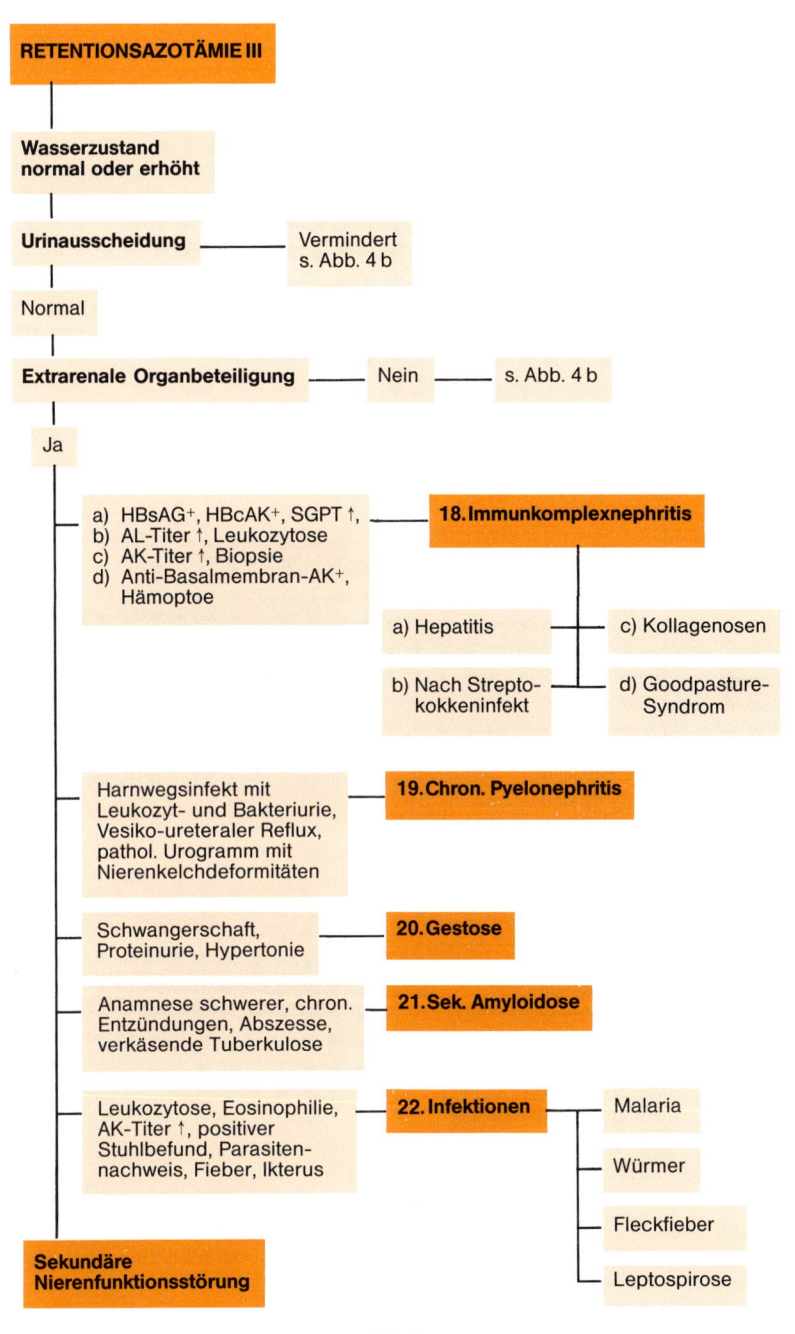

RETENTIONSAZOTÄMIE III
|
Wasserzustand normal oder erhöht
|
Urinausscheidung ——— Vermindert s. Abb. 4 b
|
Normal
|
Extrarenale Organbeteiligung ——— Nein ——— s. Abb. 4 b
|
Ja

- a) HBsAG⁺, HBcAK⁺, SGPT ↑,
- b) AL-Titer ↑, Leukozytose
- c) AK-Titer ↑, Biopsie
- d) Anti-Basalmembran-AK⁺, Hämoptoe

18. Immunkomplexnephritis
- a) Hepatitis
- b) Nach Streptokokkeninfekt
- c) Kollagenosen
- d) Goodpasture-Syndrom

Harnwegsinfekt mit Leukozyt- und Bakteriurie, Vesiko-ureteraler Reflux, pathol. Urogramm mit Nierenkelchdeformitäten — **19. Chron. Pyelonephritis**

Schwangerschaft, Proteinurie, Hypertonie — **20. Gestose**

Anamnese schwerer, chron. Entzündungen, Abszesse, verkäsende Tuberkulose — **21. Sek. Amyloidose**

Leukozytose, Eosinophilie, AK-Titer ↑, positiver Stuhlbefund, Parasitennachweis, Fieber, Ikterus — **22. Infektionen**
- Malaria
- Würmer
- Fleckfieber
- Leptospirose

Sekundäre Nierenfunktionsstörung

K 64-4a

Abb. 4a

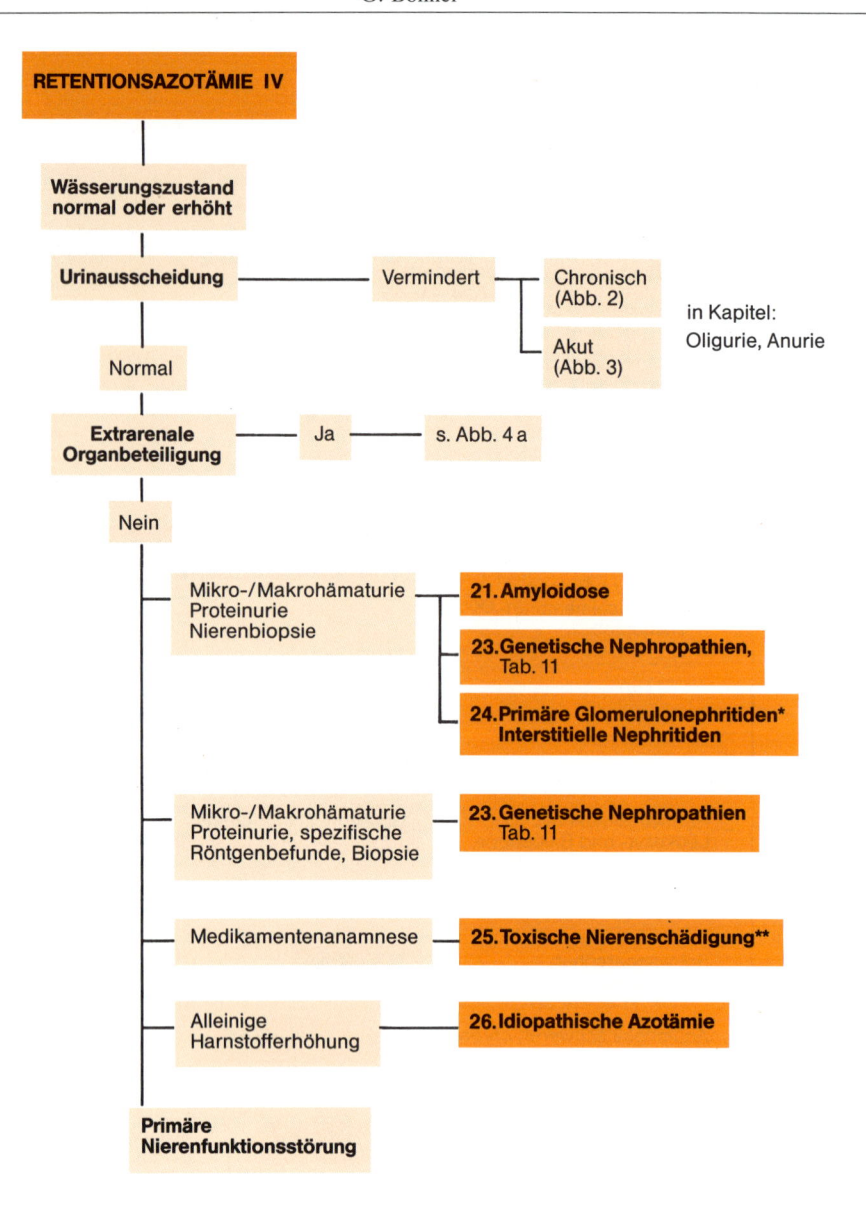

```
RETENTIONSAZOTÄMIE IV
        │
Wässerungszustand
normal oder erhöht
        │
Urinausscheidung ──── Vermindert ──┬── Chronisch (Abb. 2)
        │                           └── Akut (Abb. 3)        in Kapitel: Oligurie, Anurie
      Normal
        │
Extrarenale Organbeteiligung ──── Ja ──── s. Abb. 4a
        │
       Nein
        │
        ├── Mikro-/Makrohämaturie, Proteinurie, Nierenbiopsie ──┬── 21. Amyloidose
        │                                                       ├── 23. Genetische Nephropathien, Tab. 11
        │                                                       └── 24. Primäre Glomerulonephritiden*
        │                                                            Interstitielle Nephritiden
        │
        ├── Mikro-/Makrohämaturie, Proteinurie, spezifische Röntgenbefunde, Biopsie ──── 23. Genetische Nephropathien Tab. 11
        │
        ├── Medikamentenanamnese ──── 25. Toxische Nierenschädigung**
        │
        └── Alleinige Harnstofferhöhung ──── 26. Idiopathische Azotämie
        │
Primäre Nierenfunktionsstörung
```

* Differentialdiagnostik s. Kapitel: „Proteinurie"

** Substanzen in Tab. 3 in Kapitel: „Oligurie, Anurie"

Abb. 4b

Tab. 11. Genetische Nephropathien (Abb. 4b [23]), die in ihrem Verlauf eine Niereninsuffizienz mit Azotämie verursachen können.

Ohne typische röntgenologische oder sonographische Befunde:
Hereditäre Tubulopathien
Alport-Syndrom
Familiäres Mittelmeerfieber
Stoffwechselstörungen wie Fabry-Krankheit und primäre Hyperoxalurie
Mit typischen röntgenologischen oder sonographischen Befunden:
Zystennieren
Markschwammniere (ca. 10% mit Azotämie)
Nephronophthise
Osteoonychodysplasie (ca. 30% mit Azotämie)

suchungen von Biopsiematerial möglich (eine genaue Beschreibung der einzelnen Befunde entnehme man bitte der entsprechenden Fachliteratur). Ferner können eine **primäre Amyloidose** (21.) der Nieren sowie **genetische Nephropathien** (23.) zur Niereninsuffizienz mit Erhöhung des Harnstoffs im Blut führen (Tab. 11). Während ein Teil der genetischen Veränderungen nur mittels Biopsie diagnostiziert werden kann, weisen die Zystennieren, die Markschwammniere, die Nephronophthise und die Osteoonychodysplasie röntgenologische oder sonographische Abnormitäten auf, die aufgrund ihrer Spezifität eine Entscheidung in der Differentialdiagnose ermöglichen.

Auch **nephrotoxische Substanzen** (25.), wie sie in Tab. 3 des Kapitels »Oligurie, Anurie« aufgeführt sind, können eine Retentionsazotämie verursachen, die nach Elimination der Noxe oft reversibel ist.

Differentialdiagnostisches Spektrum

Produktionsazotämie

Verminderter Eiweißaufbau
Medikamentös induzierte Produktionsazotämie
    Glukokortikoide
    L-Thyroxin
    Progesteron
Morbus Cushing
Hyperthyreote Krise

Vermehrter Eiweißabbau
Pankreasnekrosen
Schwere Abszesse
Schwere fieberhafte Infekte
Mangel an Sauerstoff oder Sauerstoffträgern
Blutungen, besonders intestinal
Ausgedehnte Operationen

Bettruhe, Immobilisation
Schwere zerebrale Störungen

Retentionsazotämie

Primäre Nierenfunktionsstörung mit sekundärer Hypovolämie
Nephrotisches Syndrom
Renaler Diabetes insipidus
Fanconi-Syndrom, Nephronophthise
Ureterstauentlastung
Chronische Nephropathie mit Hypo-/Isosthenurie

Primäre Hypovolämie mit sekundärer Nierenfunktionsstörung
Eiweißmangel
Extrakorporaler Wasserverlust
Blutungen
Intrakorporaler Wasserverlust
Verminderte Wasseraufnahme
Natriumverlust-Syndrom

Sekundäre Nierenfunktionsstörung mit sekundärer Hypovolämie
Coma diabeticum
Idiopathischer Diabetes insipidus centralis
Erworbener Diabetes insipidus centralis
Hyperkalzämische Nephropathie
Hypokaliämische Nephropathie
Polyurisches Nierenversagen

Primäre und sekundäre Nierenfunktionsstörung ohne Hypovolämie
Immunkomplex-Nephropathie
Chronische Pyelonephritis
Schwangerschaftsgestose
Primäre und sekundäre Amyloidose
Infektionen
Genetische Nephropathien
Primäre Glomerulonephritiden und interstitielle Nephritiden
Toxische Nierenschädigung
Idiopathische Azotämie

Literatur

BLACK D (Hrsg). Renal Disease. Oxford: Blackwell Scientific Publ. 1972.
BOHLE A, FREISLEDERER A, GROSSMANN T, KENDZIORRA H, SCHUBERT B. Akutes Nierenversagen – Klinik und Morphologie. Klin Wochenschr 1988; 66: 808–816.
BRENNER B M, RECTOR F C (Hrsg). The Kidney. Philadelphia: Saunders 1981.
COHEN J J, KASSIRER J P. Acid/Base. Boston: Little Brown 1982.
EARLEY L E, GOTTSCHALK C W (Hrsg). Strauss and Welt's Diseases of the Kidney. Boston: Little Brown 1979.

HAMBURGER J, CROSNIER J, GRÜNFELD J P (Hrsg). Nephrology. New York: John Wiley & Sons Inc. 1979.
HARRISON T R (Hrsg). Prinzipien der Inneren Medizin. Band I, 11. Aufl. Basel: Schwabe & Co 1989.
HORNBORSTEL H, KAUFMANN W, SIEGENTHALER W (Hrsg). Innere Medizin in Praxis und Klinik. Band II, 3. Aufl. Stuttgart: Thieme 1985.
KLUTHE R, OECHSLEN (Hrsg). Aktuelle Diagnostik von Nierenerkrankungen. Stuttgart: Thieme 1974.
LOSSE H, RENNER E (Hrsg). Klinische Nephrologie. Stuttgart: Thieme 1982.
SARRE H, GESSLER U, SEYBOLD D (Hrsg). Nierenkrankheiten. Stuttgart: Thieme 1988.
ZUMKLEY H (Hrsg). Klinik des Wasser-, Elektrolyt- und Säure-Basen-Haushalts. Stuttgart: Thieme 1977.

Sachverzeichnis

Aachener Aphasietest 279
AAT s. α_1-Antitrypsin-Mangel
Abdomen, akutes
  s. Akutes Abdomen
Abdominalklopfschmerz 574
Abdominalschmerzen 568ff.
–, Anamnese 586, 588
–, Aortenaneurysma 604
–, Appendizitis 574, 611
–, Basisdiagnostik 585ff.
–, Budd-Chiari-Syndrom 136
–, Cholangitis 594
–, Cholestase, intrahepatische 596
–, Cholezystitis 594
–, Colitis, ulcerosa 610
–, Divertikulitis 611f.
–, Gallensteinleiden 594
–, Hämochromatose 620
–, Hepatitis 207, 596
–, Herzinfarkt 615
–, HIV-Infektion 621
–, Hyperlipidämie-Screening 968f.
–, Hyperthyreose 620
–, Hypoglykämie 620
–, Ileus 593, 612, 621
–, Ketoazidose, diabetische 619f.
–, Kollagenose 618
–, Laboruntersuchungen 592
–, Lebererkrankung 596ff.
–, Migräne 617
–, Mitralstenose 603
–, Mittelmeerfieber, familiäres 586
–, Mononukleose, infektiöse 621
–, Morbus Crohn 577, 610, 664
–, Nierenerkrankung 597f.
–, Osteoporose 616
–, Panarteriitis nodosa 618f., 823
–, Pankreaskarzinom 602
–, Pankreatitis 600ff.
–, Parasitose 621
–, Phäochromozytom 478, 620
–, Porphyria acuta intermittens 172, 619
–, Schmerzausstrahlung 590
–, Schmerzmaximum 586ff., 589
–, Schoenlein-Henoch-Purpura 618f.
–, Sonographie 592f.
–, Splenomegalie 598
–, Typhus abdominalis 577
–, Zusatzbefunde 591

Abdominaltrauma 561
Abflußbehinderung, lymphatische 130
–, venöse 130
Abszeß 32
–, intrakranieller 233
–, intraskrotaler 789
–, paranephritischer 598
–, perinephritischer 32
–, perirenaler 782
–, perityphlitischer 575
–, retrobulbärer s. Retrobulbärabszeß
–, retroperitonealer 782
–, subphrenischer 32
–, tuboovarialer 35
Abszeßperitonitis 664
Abwehrschwäche 940
Abwehrspannung 587
Acanthosis nigricans 41
ACE s. Angiotensin-Converting-Enzym
Achalasie 310
–, Erbrechen 629
–, krikopharyngeale 369
–, Obstruktionsgefühl 369
–, Ösophagusdilatation 542
–, Regurgitation 468
–, Thoraxschmerz 417f.
Achard-Thiers-Syndrom 180
Achromatopsie 269
Acquired imunodeficiency syndrome s. AIDS
ACTH 333
ACTH-Produktion, ektopische 183f.
ACTH-Stimulationstest 170
ACTH-Überproduktion 6
–, paraneoplastische 171
Adams-Stokes-Anfall 297
Addison-Krise 333
Adenom, gastrointestinales 641
–, hypophysäres s. Hypophysenvorderlappenadenom
–, thyreoideales s. Schilddrüsenadenom
–, villöses, Dickdarm 662
Adenoma sebaceum 169
Adenomatose, multiple endokrine 355
Adenomatosis coli 662
Adenovireninfektion 37, 148
Adenoviruspneumonie 515f.

ADH-Sekretion, inappropriate
  s. Syndrom der inappropriaten ADH-Sekretion
Adie-Syndrom 261
Adipositas 179ff.
–, endokrine 180ff.
–, hypothalamische 180ff.
–, kindliche 181ff.
– simplex 180
–, stammbetonte 182
Adnexitis 32
Adult respiratory distress syndrome 519
Adynamie 170
Aerophagie 370
Afibrinogenämie, hereditäre
  s. Faktor-I-Mangel
Agammaglobulinämie 139
– Bruton 39
–, Schweizer Typ 939
Agitation 718
Agranulozytose 891ff.
–, Angina, ulzeröse, nekrotisierende 364
–, Arzneimittelallergie 154
–, drogenbedingte 47
–, –, Medikamentengruppen 893f.
–, Fieber 47
–, infantile genetische 899f.
–, Knochenmarkbild 893
Ahaptoglobinämie 989
AIDS (s. auch HIV-Infektion) 212ff.
–, Abdominalschmerzen 621
–, Definition 212
–, Diarrhoe 660
–, Erstmanifestation 878
–, Exanthem 153
–, Fieber 39f.
–, Hautveränderung 26
–, Lymphknotenschwellung 207
–, Neuropathie, periphere 878
–, Toxoplasmose 153, 621
AIDS-Enzephalopathie 878
AIDS-Related-Complex 213f.
Akanthozytose 69
Akkommodationskrampf 263
Akkommodationsparese 263
Akkommodotonie 263
Akne 955
Akrodynie 156ff.
Akromegalie 3f.

Akromelagie, Arthrose 830
–, Glukosetoleranz, pathologische 955
–, Hypertonie, arterielle 472
–, Karpaltunnelsyndrom 878
Akroosteolyse 701
Akrozyanose 385
Aktinomykose 36
Akustikusneurinom 19
Akutes Abdomen 561 f.
– –, Appendizitis 574
– –, Blutung, intraabdominelle 568 ff.
– –, Cholezystitis 576
– –, Colitis ulcerosa 577
– –, Darmobstruktion 580
– –, Divertikulitis 577
– –, Entzündung 573
– –, Gallenwegserkrankung 581
– –, Hernieninkarzeration 580
– –, Infektion 577
– –, Ischämie 575, 577, 579
– –, Magenausgangsstenose 580
– –, Mesenterialinfarkt 577, 579
– –, Mesenterialvenenthrombose 579
– –, Morbus Crohn 577
– –, Obstruktion 578 ff.
– –, Pankreasgangverschluß 581
– –, Pankreatitis 576
– –, Perforation eines Hohlorgans 567, 569 ff.
– –, Untersuchungsgang 562 ff.
– –, Ursache, extraabdominelle 566
Alastrim 159
Albinismus 168 ff.
Albright-Syndrom 174
Albuminurie 698
Aldersche Granulationsanomalie 918 f.
Aldosteronismus s. Hyperaldosteronismus
Algurie 795
A-β-Lipoproteinämie 670 f.
Alkalose 995
–, metabolische 1008 f.
–, –, hypokaliämische 41
–, respiratorische 1003
Alkaptonurie 831
Alkoholabusus, Erbrechen 629 f.
–, Fettleber 717
–, Gicht 834
–, γ-Glutamyl-Transpeptidase 689
–, Hyperlipidämie 969
–, Hypertonie, portale 742
–, Hypoglykämie 960
–, Kreislaufinsuffizienz 308
–, Lebererkrankung, chronische 717

Alkoholabusus, Neuropathie 308
–, Schwindel 313
–, Thrombozytopenie 102
Alkoholkrankheit 182
Alkoholschmerz 216
ALL s. Leukämie, akute, lymphatische
Allergen 911
Allergische Reaktion 46
Alopecia syphilitica 141
Alopezie 849
Alport-Syndrom 776
Altersemphysem 395
Altershyperthyreose 349
Alveolarzellkarzinom 398
Alveolitis, allergische, exogene 522
Amanitatoxinintoxikation 697
Amaurosis fugax 301 f.
Amblyopie 266
Amenorrhoe, Anorexia nervosa 683
–, Hypophysenvorderlappeninsuffizienz 169
–, Marasmus 187
–, Morbus Cushing 1054
–, sekundäre 169
Aminoazidurie 995
Aminoglykosid 313
Amnesie, retrograde 783
Amöbenabszeß 700
Amöbendysenterie 577
Amöbiasis 37
Amotio chorioideae 266
– retinae 262
Amylasämie 581
Amyloidniere 776
Amyloidose 673 f.
–, Anämie 79
–, Diarrhoe 673 f.
–, generalisierte 946
–, Hämaturie 1032
–, Karpaltunnelsyndrom 878
–, Leberparenchymerkrankung 720
–, Mittelmeerfieber, familiäres 621
–, Nierenbeteiligung 776 f.
–, Ödem, renales 135
–, primäre 946 f.
–, Proteinurie 1032
–, Pseudoobstruktion, intestinale 612
–, sekundäre, Arthralgie 835
–, –, Entzündung, chronische 1048
–, –, Paraproteinämie 940
–, –, Plasmozytom 945
–, –, Primärerkrankungen 947

Amyloidose, sekundäre, Retentionsazotämie 1062
–, Splenomegalie 743 f.
ANA s. Antikörper, antinukleäre
Anaerobierpneumonie 496
Anaesthesia dolorosa 257 f.
Analbuminämie, autosomalrezessiv vererbte 138
Analfissur 664
Analfistel 664
Analgetikaabusus 760
Analgetika-Asthma 394
Analgetikanephropathie 774 f.
Analgetikasthma 394
Anämie 51 ff.
–, Anorexia nervosa 193
–, aplastische 61, 893
–, autohämolytische 74 ff.
–, Blickdiagnose 17
–, blutungsbedingte s. Blutungsanämie
–, eisenmangelbedingte s. Eisenmangelanämie
–, endokrin bedingte 63
–, Felty-Syndrom 821
–, Folsäuremangel 900
–, Hämaturie 1012
–, hämolytische 56
–, –, Abdominalschmerzen 618
–, –, Erythropoesestörung 929
–, –, Hämoglobin-C-Krankheit 61
–, –, hämolytisch-urämisches Syndrom 1030
–, –, Hautfarbe 14
–, –, hereditäre 67 ff.
–, –, Ikterus 174
–, –, Lupus erythematodes, systemischer 824
–, –, Malaria 734
–, –, Splenomegalie 739 f.
–, hyperchrome, makrozytäre 51
–, –, megaloblastäre 78
–, –, mikrozytäre 33
–, Hyperventilation 403
–, Hypoxie 323
–, Infektionskrankheit 1062
–, Lecithin-Cholesterin-Acyltransferase-Mangel 972
–, Lupus erythematodes disseminatus 737 f.
–, Malabsorptionssyndrom 1005
–, Mangelernährung 190
–, myelodysplastisches Syndrom 894 f.
–, myeloproliferatives Syndrom 721
–, Myelose, chronische 923
–, Non-Hodgkin-Lymphom 941
–, normozytäre 51

Anämie, Oroya-Fieber 931
–, Osteomyelofibrose 895
–, Panarteriitis nodosa 1049
–, paraneoplastisches Syndrom 41
–, perniziöse 80
–, –, Granulozytenübersegmentierung 920
–, –, hämorrhagische Diathese 108
–, –, Thrombozytenfunktionsstörung 106
–, –, Vitiligo 169
–, Plasmozytom 942
–, präleukämisches Syndrom 900
–, refraktäre 894
–, –, Ringsideroblasten 894
–, renale 336
–, sideroachrestische 58f.
–, Sklerodermie, systemische, progressive 827
–, Somatostatinom 956
–, Splenomegalie 729
–, Tuberkulose 735
–, tumorbedingte 1001
–, Wirbelsäulenmetastasierung 754
Anarthrie 282
Ancylostoma duodenale 508
ANE-Syndrom 193
Aneurysma 325
–, arterielles, untere Extremität 863f.
–, dissecans aortae 302
–, intrazerebrales 294
–, kardiales 134
Anfall, epileptischer 168f.
–, myoklonisch-astatischer 303
Angiitis, systemische 864
Angina abdominalis 604
– catarrhalis 148
– follicularis 148
– lacunaris 148
– pectoris 407ff.
– –, Anämie 53
– –, Aortenstenose 304
– –, Armschmerzen 859
– –, atypische 410
– –, Hyperlipidämie-Screening 968f.
– –, instabile 409f.
– –, Ösophagitis 364f.
– –, Polycythaemia vera rubra 86
– –, Schmerzausstrahlung 748
– –, stabile 409
– Plaut-Vincent 36
– tonsillaris 148
Angina-pectoris-Anfall 408
Angiodysplasie 568
Angiographie 321

Angiolopathie 871
Angiom, intrazerebrales 294
–, kapilläres 881
Angionephrosklerose 1044
Angioneuropathie 860
Angiotensin-Converting-Enzym, erhöhtes 523
Anionen-gap 1008
Aniridie 168
Anisokorie 880
Anorexia mentalis
s. Anorexia nervosa
– nervosa 138
– –, Erbrechen 370
– –, Hypokaliämie 991
– –, Obstipation 683
– –, Schluckstörung 370
Anorexie 192
Anosognosie 277
Anstrengungsasthma 393
Antiarrhythmika 310f.
Antidepressiva, trizyklische 311
Antidiabetika 311
Antigen, karzinoembryonales, erhöhtes, im Pleuraerguß 553
–, –, Leberkarzinom 724
–, –, Metastasen 529
–, –, Teratom 536
Anti-HAV-IgG 695
Anti-HAV-IgM 695
Anti-HBc-IgM 694ff.
Anti-HBe 695
Anti-HBs 695
Antihypertensiva 311
Antikörper, agglutinierende 897
–, antimitochondriale 716
–, antinukleäre 805
–, –, Hepatitis, autoimmune 715
–, –, Lupus erythematodes 1049
–, –, medikamentenbedingte 805
–, –, Polyarthritis, primär chronische 820
–, –, Sharp-Syndrom 805
–, –, Sjögren-Syndrom 826
–, gegen DNS 820
–, gegen extrahierbare nukleäre Antigene 805, 825
–, gegen Granulozyten 821
–, gegen Histone 825
–, gegen Inselzellen 952
–, gegen Insulin 964
Antikörpermangelsyndrom 34
Antistreptolysintitererhöhung 1021
Antithrombin-III-Mangel 880
α_1-Antitrypsin-Mangel 397
Anurie 769ff.
–, akute 777ff.
–, Cholera 653

Anurie, hämolytisch-urämisches Syndrom 1031
–, Verbrauchskoagulopathie 1030
Aorta-ascendens-Dilatation 434
Aorta-descendens-Aneurysma 542
Aortenaneurysma, Abdominalschmerzen 604
–, abdominelles 758
–, Mediastinalverschattung 537
–, Nierenversagen, akutes 781
–, Rückenschmerzen 748
–, Ruptur 564, 568f.
–, thorakales 758
–, Thoraxschmerz 414
Aortenbogensyndrom 304
Aortendehnungston 426f.
Aortendilatation, idiopathische 414
Aortendissektion 407
Aortenisthmusstenose 305
Aortenklappeninsuffizienz 432
– mit Mitralinsuffizienz 438
Aortenkoarktation 380
Aortenmißbildung 369
Aortensklerose 426
Aortenstenose 426f.
–, Herzgeräusch 424ff.
–, Hypotonie, arterielle 486
– mit Mitralinsuffizienz 438
– mit Mitralstenose 438
–, subvalvuläre 427
–, Synkope 297
–, valvuläre 426
–, –, kongenitale 426
Aortenwandruptur 414
Aortitis luetica 304
AP s. Phosphatase, alkalische
Aphasie 276ff.
–, amnestische 279f.
–, globale 280f.
–, motorische 280f.
–, paroxysmale 278
–, sensorische 280f.
Aphasietest 279
Aphthen 159f.
Apolipoprotein-C-II-Mangel, familiärer 970f.
Apoplex 263
Appendektomie 611
Appendix epiploica, Stieldrehung 613
Appendixlage, atypische 611
Appendizitis 116, 611
–, Abdominalschmerzen 574, 611
–, Erbrechen 611
–, Erythrurie 1015
–, Fieber 32
–, Perforation 571

Appendizitis, Skrotumschmerz 787
Apraxie, bukkofaziale 283
Arachnitis 748
ARA-Kriterien, Poylarthritis, primär chronische 821
–, revidierte, Poylarthritis, primär chronische 821
Arcus senilis 970
ARDS s. Adult respiratory distress syndrome
Areflexie 878
Argyll-Robertson-Pupillenphänomen 308
Argyrosis 377
Arias-Syndrom 693
Armparästhesie 873
Armvenenthrombose, akute 868
Arnold-Chiari-Syndrom 748
Arrhythmie 443
–, absolute 452
Arsenintoxikation 81
Arsenmelanose 377
Arteria-carotis-Steal-Syndrom 748
Arteria-mesenterica-superior-Syndrom 635
Arteria-poplitea-Aneurysma 864
Arteria-poplitea-Kompressionssyndrom 864 f.
Arterienverschluß, akuter 860
Arteriitis 329
– temporalis 845
– –, Fieber 42 f.
– –, Kopfschmerzen 242
Arteriosklerose, aortale s. Aortensklerose
–, Aortenbogensyndrom 304
–, Aortenstenose 426
–, Attacke, zerebralischämische, transitorische 303 f.
–, Extremitätenschmerz 862 ff.
–, Gefäßstatus 860
–, Hämaturie 1032
–, Hirninfarkt 329 f.
–, Hyperlipidämie, kombinierte, familiäre 972
–, Nephropathie 775
–, Proteinurie 1045
–, vorzeitige 972
–, zerebrale s. Hirnarteriosklerose
Arthralgie 759 f.
–, degenerative Gelenkerkrankung 828 ff.
–, Hämochromatose 955
–, Ikterus 686
–, Kollagenose 822 ff.
–, Reaktion, infektiös-hyperergische, lokale 808 ff.
–, Rückenschmerzen 749

Arthralgie, Serumkrankheitssyndrom 154
–, Splenomegalie 729
–, Virushepatitis 711
Arthritis 434
–, Amyloidose, primäre 946
–, bakterielle, akute 812
–, entzündlich-rheumatische, akute 813 ff.
– bei gastrointestinaler Erkrankung 817 f.
–, HLA-B27-Bestimmung 806
–, infektiöse 32
–, Lupus erythematodes disseminatus 824
–, Lyme-Borreliose 152
–, postenteritische 808
– psoriatica 434
–, reaktive 808 ff.
–, Reiter-Syndrom 755
–, rheumatoide (s. auch Polyarthritis, primär chronische) 12 f., 369
–, –, Amyloidose 743
–, –, Antikörper gegen Thrombozyten 99
–, –, ARA-Kriterien 821
–, –, Faktor-VIII-Antikörper 126
–, –, Fieber 42 f.
–, –, Gelenkpunktat 821
–, –, Gelenkzerstörung 820
–, –, Karpaltunnelsyndrom 878
–, –, Laborveränderungen 820
–, –, Lymphknotenschwellung 209
–, –, Purpura 113
–, –, Rückenschmerzen, hochsitzende 748
–, –, Splenomegalie 737 f.
–, –, Untersuchungsbefund, radiologischer 820
–, –, Vitiligo 169
–, sekundäre 828
–, seronegative 811 f.
–, Sharp-Syndrom 826
–, syphilitische 812 f.
–, tuberkulöse 813
–, undifferenzierte 811 f.
– urica 834
–, virale reaktive 811 f.
–, wandernde 815
Arthrosis deformans 828
– mutilans 830
Arzneimittel s. auch Medikamente
Arzneimittelallergie 154 ff.
Arzneimittelexanthem 149
Arzneimittelfieber 46 ff.
Arzneimittelhepatitis 697

Arzneimittelikterus 701
Asbestexposition 553
Asbestose 521
Ascaris lumbricoides 508
ASD s. Vorhofseptumdefekt
Ashman-Sequenz 455
Askariasis, Cholestase 700
–, Eosinophilie 908
–, Exanthem 153
–, Fieber 37
Aspergillom 497
Aspergillose 38
–, bronchopulmonale 512
Aspergillus fumigatus 513
Asphyxie 277
Aspirationspneumonie 511
Asplenie-Syndrom 383
Astarterienverschluß 262
Asthma bronchiale 393 f.
– –, Arzneimittelfieber 47
– –, Churg-Strauss-Syndrom 824
– –, Dyspnoe, exspiratorische 389
– –, exogen-allergisches s. Extrinsic-Asthma
– –, intrinsisches s. Intrinsic-Asthma
Asthmaanfall 154
Astigmatismus 259
Asystolie 443
Aszites 129
–, Alkoholhepatitis, akute 697
–, blutig tingierter 614
–, Budd-Chiari-Syndrom 136
–, Enteropathie, exsudative 671
–, Hypertension, portale 704
–, Leberstauung, chronische 712
–, Leberzirrhose 136 f.
–, Ödem, generalisiertes 132
–, Peritonealkarzinose 614
–, Sonographie 691
Ataxia teleangiectatica 939
Ataxie 325
Atebrinintoxikation 269
Atelektase 401
Atemhilfsmuskulatur 393
Ateminsuffizienz, chronische 90
Atemregulation 385
Atemstimulantien 402
Atemwegsverschluß 391
Athetose 283
Äthylenglykolintoxikation 698
Ätiocholanolon-Fieber 46
Atmung 319
Atransferrinämie, kongenitale 61
Atresie, biliäre, extrahepatische 700
Atropinintoxikation 319
Atropintest 299
Attacke, psychomotorische 303

Attacke, zerebralischämische, transitorische s. Transitorische ischämische Attacke
Augenkrankheit 252
Augenmuskelparese 271
Aura 303
Austin-Flint-Geräusch 432
Australia-Antigen 690
Autoaggressionskrankheit 890f.
Autoimmunerkrankung, Anämie, sideroachrestische 58
–, Fieber 39
–, Hautblutungen 19
–, Lymphknotenschwellung 209
–, Nephropathie 776
Autoimmunhepatitis s. Hepatitis, autoimmune
Autoimmunnephropathie 776
Autoimmunneutropenie 897f.
Autoimmunreaktion 574
Autoimmunthyreoiditis 99
Autoimmunvaskulitis 509
AV-Blockierung 298f.
AV-Knoten 299
AV-Knoten-Tachykardie, paroxysmale 450
Azidose 1007ff.
–, Hyperkaliämie 985
–, metabolische 985
–, –, ketoazidotische, bei Diabetes mellitus s. Ketoazidose, diabetische
–, renal-tubuläre 979
–, –, Analgetikanephropathie 1026
–, respiratorische 1007f.
Azotämie 981, 1051ff.
–, idiopathische 1053
–, Strahlennephritis 1026

Babinski-Phänomen 287
Bacteroides fragilis 511
– melaninogenicus 511
Bahnen, faszikuloventrikuläre 451
–, nodoventrikuläre 451
Baker-Zyste 868
Bakterielle Erkrankung 36
Bakteriurie 1037f.
–, Epididymitis, akute 788
– bei Hämaturie 1011
–, Pyelonephritis 775
–, –, unspezifische 1025
–, –, –, chronische 1015, 1020
–, Sichelzellanämie 1031
Balkannephropathie 775f.
Bandscheibenprolaps s. Diskusprolaps
Bannwarth-Meningopolyneuritis 810

Barbiturat 619
Barbituratintoxikation 321
Barorezeptorenreflex 311
Barret-Epithel 365
Bartter-Syndrom 487
Basedow-Hyperthyreose s. Morbus Basedow
Basophilenleukämie 915f.
Basophilie 891
Bassen-Kornzweig-Syndrom s. A-β-Lipoproteinämie
Bauchaortenaneurysma s. Aortenaneurysma, abdominelles
Bauchschmerzen s. Abdominalschmerzen
Beatmung, maschinelle 981
Beckenschiefstand 748
Beckenvenenthrombose 616
Becker-Muskeldystrophie 848
Becker-Myotonie 849
Befeuchterlunge 522
Begleithepatitis 698
Behçet-Syndrom 155
Belastungsdyspnoe 428
Belastungssynkope 304
Bence-Jones-Plasmozytom 942
Benommenheit 317
Benzolintoxikation 81
Berheim-Phänomen 462
Beriberi 193
Berlinsches Ödem 262
Bernhard-Soulier-Syndrom 107
Bernstein-Test 365
Berylliose 521
Betablocker s. β-Blocker
Bewußtlosigkeit 999
–, postiktale 332
Biermer-Anämie s. Anämie, perniziöse
Bilharziose 734f.
Bilirubinablagerung in der Haut 14
Bilirubinenzephalopathie 693
Billroth-I-Magenresektion 674
Billroth-II-Magenresektion 607, 674
Bindegewebserkrankung 155
Blähungen 155
Blalock-Taussig-Anastomose 432
Blase s. Harnblase
Blastenkrise 891
Blastomykose 38
Bleiintoxikation 9
Blickparese 306
Blind-Loop-Syndrom s. Syndrom der blinden Schlinge
β-Blocker 310f.
–, Medikamenteninteraktion 311

Blockierung, sinuatriale s. SA-Block
Blue bloaters 396
Bluterbrechen 570
Blutgerinnungsstörung 940
Blutgruppeninkompatibilität, feto-maternale 897
Blutung 267
–, genitale 1031
–, intestinale 568f.
–, intraorbitale 20
–, intraretinale 262
–, intrazerebrale s. Hirnblutung
–, mediastinale 543
–, petechiale 20f.
–, rektale, flächenhafte 665
–, subarachnoidale s. Subarachnoidalblutung
Blutungsanämie 63
Blutungsneigung s. Diathese, hämorrhagische
Blutverlust, intrakorporaler 1051
Bochdalek-Hernie 542
Body-Mass-Index 190
Bornholmer Krankheit 417
–, –, Abdominalschmerzen 621
–, –, Pleuritis sicca 552
–, –, Wadenschmerzen 860
Borreliose 931
–, Fieber 29, 36
Botulismus 367
Bouchardsche Knoten 13
Brachialgia paraesthetica nocturna 880
Brachialgie 747
Bradbury-Egglestone-Syndrom 308
Bradyarrhythmia absoluta 298
Bradykardie 299f.
–, relative 731
Bradypnoe 395
Brechneurose 370
Brecht-Barbey-Hocktest 482
Bridenileus 580
Brillenhämatom 20
Broca-Aphasie 280ff.
Broca-Index 179
Bronchialkarzinom 527
–, Biopsie 527
–, Dyspnoe 392
–, Exanthem 156
–, Fieber 40f.
–, Halslymphknotenschwellung 344
–, Hämoptoe 491
–, Hilusmetastase 546
–, Husten 494
–, Kaverne 498
–, kleinzelliges 183

Bronchialkarzinom, kleinzelliges, Tumormarker 527
–, Lebermetastasen 725
–, paraneoplastische Phänomene 527
–, Pleuraerguß 553
–, Pneumonie, poststenotische 512
–, Röntgenbefund 398
–, Rückenschmerzen 748
–, Schilddrüsenmetastase 357
Bronchialmetastase 527
Bronchiektase 495f.
–, kongenitale 495
–, sekundäre 496
Bronchitis 32
–, akute 492
–, chronische 392
Bronchusfistel 554
Bronze-Diabetes 172
Brown-Séquard-Syndrom 288'
Brucellose, Blutbild 734
–, Diagnose 734
–, Fieber 29, 205
–, Hepatosplenomegalie 733f.
–, Lymphknotenschwellung 205
–, Spondylitis 754
Brudzinski-Zeichen 539
Budd-Chiari-Syndrom, Aszites 136
–, Oberbauchschmerz 686
–, Splenomegalie 741
–, Stauungsleber 596
Bulbärparalyse 283
–, progressive 283
Bulbusdeviation 319
Bulbusdruck 444
Bursitis 850
B-Zell-Defekt 39

CA 19-9
Café-au-lait-Flecken 17
Calcium s. Kalzium
Candidose 38
Caplan-Syndrom 759
Caput medusae 136
Carey-Combs-Geräusch 435
Carnitinmangel 849
Caroli-Syndrom 596
Carvallosch-Zeichen 430
Casoni-Test 530
Castleman-Tumor 207
Cauda-equina-Syndrom 756
CEA s. Antigen, karzinoembryonales
C_1-Esterase-Inhibitor-Mangel 618
Chagas-Krankheit 931
Charcotsche Trias 594
CHE s. Cholinesterase

Chediak-Steinbrincksche Riesengranulation 919
Cheyne-Stokes-Atmung 319
Chilaiditi-Syndrom 613
Chinidinsynkope 311
Chlamydia psittaci 517
Chlamydienarthritis 822
Chloasma 174
Cholangiographie, endoskopische, retrograde 581
Cholangiohepatom 724
Cholangiom 724
Cholangiopankreatikographie, endoskopische retrograde s. ERCP
Cholangiopathie, obstruktive, infantile 701
Cholangitis, Abdominalschmerzen 594
–, Caroli-Syndrom 723
–, eitrige 701
–, Fieber 32
–, Hämobilie 647
–, Leukozytose 688
–, nichteitrige, destruierende 716f.
–, primär sklerosierende 16, 717
Choledocholithiasis 581
Choledochuszyste 700
Cholelithiasis 686f.
–, Anämie, hämolytische 67
–, Caroli-Syndrom 723
–, Cholestase 698
–, Cholezystitis 714
–, Gallenkolik 594
–, Hämobilie 647
–, Leberzirrhose 719
–, Rückenschmerzen 748
–, Übelkeit 632
Cholera 36
Cholestase 685ff.
–, entzündliche 701f.
–, extrahepatische 16
–, intermittierende 699
–, intrahepatische 16
–, –, Abdominalschmerzen 596
–, –, Anamnese 701
–, –, benigne, postoperative 702
–, –, –, rezidivierende, familiäre 694f.
–, –, Laborbefund 688f.
–, –, mechanisch bedingte 701
–, –, postoperative, benigne 702
–, –, Pruritus 199
–, –, Schwangerschaft 703
–, –, Untersuchungsverfahren, bildgebende 691
Cholestase-Marker 594, 689
Cholesterinperikarditis 462

Cholezystitis, Abdomen, akutes 576
–, Abdominalschmerzen 594
–, Cholangitis, aszendierende 714
–, Differenzierung von der Appendizitis 575
–, Fieber 32
–, Rückenschmerzen 757
–, Übelkeit 632
Cholezystocholangiographie 594
Cholezystolithiasis 581
Cholezystopathie 992
Cholinesterase 688
Cholinesterasemangel, hereditärer 688
Chondroblastom, benignes 837
Chondrohamartom 528
Chondrokalzinose 831
Chondromyxoidfibrom 837
Chondrosarkom 528
Chordae tendineae, Abriß 430
Chorea 283
– minor 815
Choriomeningitis, lymphozytäre 37
Choriongonadotropin 529
Chorioretinitis 264
– centralis serosa 269
– juxtapapillaris 266
Chromatopsie 268
Chromomykose 38
Chromosomenanomalie 277
Chrysiasis 377
Churg-Strauss-Syndrom 824, 1024
Chvostek-Phänomen 1003
Chylomikronen 967
Chyloperikard 461
Chylothorax 556
Chylusrefluxsyndrom 881
Chymotrypsinbestimmung 600
Circulus Willisii 305
Cladosporiose 38
Claudicatio intermittens 604
– –, Hyperlipidämie-Screening 968f.
– – venosa 880
CLL s. Leukämie, chronische, lymphatische
Clonidin-Hemmtest 478
Clostridien 577
CML s. Leukämie, chronische, myeloische
CMML s. Leukämie, chronische, myelomonozytäre
Coeruloplasminmangel 937
Colica mucosa 613
Colitis ulcerosa 434
– –, Abdomen, akutes 577
– –, Abdominalschmerzen 610

Colitis ulcerosa, Cholangitis, sklerosierende 700
– –, Diagnose 665
– –, Diarrhoe 665f.
– –, Differentialdiagnose zur ischämischen Kolitis 666
– –, – – zum Morbus Crohn 666
– –, Erythema nodosum 155
– –, Iliosakralgelenkveränderung 755
– –, Rückenschmerzen 755
– –, Spondylitis 817
Colon irritabile 613
– spasticum s. Colon irritabile
Colon-ascendens-Tumor 664
Common atrium 381
– –, Eisenmenger-Reaktion 384
Compliance, pulmonale 393
Computertomographie 321
Condylomata lata 151
Conn-Syndrom 477
Cor pulmonale 397
– univentriculare s. Single ventricle
Corpus-luteum-Zyste 602
Corrigans-Puls 434
Courvoisiersches Zeichen 687
Coxiella burneti 517
Coxsackie-A-Virus-Infektion 148, 160
Coxsackie-B-Virus-Infektion 148
Coxsackie-Virus-Infektion, Arthritis 811
–, Exanthem 148
CPK s. Kreatinphosphokinase
Crigler-Najjar-Syndrom 685
Cronkhite-Canada-Syndrom 175
Cushing-Syndrom (s. auch Hyperkortisolismus) 182ff.
–, Adipositas 180
–, Azotämie 1054
–, Enzephalopathie, hypertensive 322
–, Hautblutungen 22
–, Hyperglykämie 955
–, Hypertonie, arterielle 182, 472
–, Ödem 140
–, Polyglobulie 86
–, primäres 6
–, sekundäres 6
–, zentrales 171
C-Zell-Karzinom 355

Dakryozystitis, phlegmonöse 32
Dämmerattacke 303
Dandy-Walker-Syndrom 748
Darmgangrän 579
Darmgeräusch 587
Darmkarzinom 156

Darmmotilitätsstörung 955
Darmobstruktion 587
Darmparalyse 587
–, Mesenterialinfarkt 579
–, Perforation 572
Darmperforation 653
Darmtuberkulose 79
Degeneration, hepatolentikuläre s. Morbus Wilson
–, tapetoretinale 266
Delirium 317
Delta-Amino-Lävulinsäure 619
Delta-Welle 450f.
Demenz, senile 312
Dermatitis herpetiformis 163
Dermatom 747
Dermatomyositis 845
–, Dysphagie 369
–, Eosinophilie 912
–, Erythem 155
–, Fieber 42f.
–, Gelenkschmerzen 826
–, Karpaltunnelsyndrom 878
Dermatopathie 187
Dermatose 156ff.
Deuteranopie 268f.
Dexamethason-Hemmtest 183
Dezerebrierungsstarre 320
Diabetes insipidus, Bewußtseinstrübung 335
– –, centralis 981
– –, Hypotonie, arterielle 487
– –, Morbus Hand-Schüller-Christian 211
– –, renalis 981
– mellitus 33
– –, Akromegalie 955
– –, Arteriosklerose, obliterierende 870
– –, Cushing-Syndrom 140
– –, Dünndarm-Pseudoobstruktion 612
– –, entgleister 982
– –, Fettleber 701
– –, Gewichtsverlust 193
– –, γ-Glutamyl-Transpeptidase 689
– –, Hämochromatose 172
– –, Hyperlipidämie-Screening 969
– –, Hypertriglyzeridämie, familiäre 971
– –, Hypoaldosteronismus, isolierter 988
– –, Morbus Forestier 760
– –, Nephropathie s. Nephropathie, diabetische
– –, Neuropathie, autonome 308
– –, Nierenpapillennekrose 782

Diabetes mellitus, pankreatischer fibrokalkulärer 954
– –, Pankreatitis, chronische 600
– –, pankreatopriver 953f.
– –, Polyneuropathie 878
– –, Polyurie, renale 1059
– –, primärer 951f.
– –, Proteinurie 1047f.
– –, Pruritus 198
– –, –, lokalisierter 200
– –, Rückenschmerzen 760
– –, Schwangerschaft 953
– –, Sehstörung 262
– –, sekundärer 951ff.
– –, Vitiligo 169
Dialyse 979
Diarrhoe 651ff.
–, akute 651ff.
–, Alkoholkrankheit 193
–, arzneimittelbedingte 656
–, chronische 654
–, endogene 651
– mit Erbrechen 629
–, exogene 651
–, funktionelle 656f.
–, HIV-Infektion 660f.
–, Hypernaträmie 981
–, Hyperthyreose 1001
–, Hypokaliämie 992
–, infektiöse 651ff.
–, Leberzirrhose 718
– nach Magen-Darm-Operation 674
–, nervöse 651
–, –, chronisch rezidivierende 656
–, reaktive 664
–, Säure-Basen-Haushalts-Störung 1007
–, α-Schwerketten-Krankheit 948
–, sekretorische 651
– mit Steatorrhoe 667ff.
–, toxische 651
Diastolikum s. Herzgeräusch, diastolisches
Diathese, atopische 131
–, hämorrhagische 93ff.
–, –, Blutungstyp 19
–, –, Hämaturie 1012
–, –, Hämoptoe 499
–, –, hereditäre 19
–, –, Leptospirose 734
–, –, Leukose, akute 740
–, –, Pathogenese 19
–, –, thrombozytäre 19
–, –, thrombozytopathische 93
–, –, Thrombozytopenie, HIV-assoziierte 214
–, –, thrombozytopenische 93ff.

Diathese hämorrhagische, Urämie 1051
–, –, vaskuläre 19
Dichromasie 269
Dickdarmkarzinom 837
Dickdarmverschluß 580
Dienzephalonläsion 282
Dietrich-Erkrankung 836
Dieulafoy-Erosion s. Exulceratio simplex
Di-George-Syndrom 907
Digitalis 310
Digitalisintoxikation 258, 989
DiGuglielmo-Krankheit s. Erythrämie, akute
Diphtherie 36
Diskopathie 615f.
Diskushernie 755f.
Diskusprolaps 860
–, lumbaler 865f.
–, zervikaler 865f.
Diurese, osmotische 982
Diuretika 311
Divertikelperforation 572
Divertikulitis 664
–, Abdominalschmerzen 611f.
–, akutes Abdomen 577
–, Diarrhoe, chronische 655
–, Fieber 32
–, Mesenterialvenenverschluß 603
Divertikulose 641
Douglas-Abszeß 32
Down-Syndrom 169
Dranginkontinenz 795
Drehschwindel 306
Dreitagefieber s. Exanthema subitum
Drogenmißbrauch 630
Drop attacks 303
Drucksteigerung, intrakranielle 629
Dubin-Johnson-Syndrom 639f.
Duchenne-Muskeldystrophie 848
Ductus arteriosus, persistierender 379f.
Duhring-Krankheit s. Dermatitis herpetiformis
Dumping-Syndrom 607
Dünndarmhämangiom 647
Dünndarmleiomyom 647
Dünndarmlymphom 660
Dünndarmobstruktion, tumorbedingte 612
Dünndarmperforation 571
Dünndarmtumor 612
Dünndarmulkus 621
Dünndarmzottenatrophie 670
Duodenaldivertikel 605
Duodenalstenose 580

Dupuytrensche Kontraktur 13
Durchblutungsstörung, Mittelhirn 282
–, spinale 747
–, zerebrale 875
Durchfall s. Diarrhoe
Duroziez-Zeichen 434
Durst 951
Dysarthrie 276
–, apraktische 283
–, frontale 283
–, kortikale 283
Dysfibrinogenämie, hereditäre 119
Dysgammaglobulinämie 169
Dyskrinie 512
Dyslalie 277
Dys-β-Lipoproteinämie, familiäre 971
Dysphagie 359ff.
–, Erbrechen 629
–, funktionelle 369f.
–, Hiatusherniendinkarzeration 606
–, Leberzyste 721
–, Obstruktionsgefühl 368f.
–, oropharyngeale 360ff.
–, ösophageale 361ff.
–, schmerzhafte 360ff.
–, Sklerodermie, systemische, progressive 1025
Dysphonie 276
Dyspnoe 389f.
–, exspiratorische 389
–, mit Obstruktion 392
Dysproteinämie 33
–, primäre, ohne Immundefekt 936f.
–, sekundäre 935f.
Dystrophia adiposogenitalis 181
Dysurie 597
–, Bilharziose 734
–, Reiter-Syndrom 816

Ebstein-Anomalie 382
Echinokokkose 37
–, Hämobilie 647
Echinokokkus 529
Echinokokkuszyste 597
Echo-Virus-Infektion 148
EEG 321
EF-Slope 435f.
Ehlers-Danlos-Syndrom 20
Einflußstauung 379
Eisenmangel 55ff.
Eisenmangelanämie 55ff.
– mit Beta-Thalassämie 60
–, Blutausstrich 55
–, Diagnostik 52
–, Elliptozyten 68f.

Eisenmangelanämie, Pruritus 199
–, trophische Störungen 55
Eisenmenger-Reaktion 380, 384
Eisenmenger-Syndrom 384
59-Eisen-Resorptions-Gesamtkörperretentions-Test 52
Eisenresorptionsstörung 56
Eiweißmangelödem 192
Eiweißstoffwechselstörung 1954
Eiweißverlustsyndrom 674
Ejection click 421
Ekchymose 21
Eklampsie 101
Ektasie, anuloaortale 414
Ekzem, endogenes s. Neurodermitis constitutionalis
Elektrophorese, pathologische 935ff.
Elephantiasis 129
Ellis-van-Crefeld-Syndrom 429
Embolie 87
–, arterielle 862f.
–, arterio-arterielle 864
–, paradoxe 864
Embryopathie 146
Emphysem, pulmonales s. Lungenemphysem
Empyem 32
–, pleurales 554
Empyema necessitatis 554
Encephalomyelitis disseminata s. Multiple Sklerose
Enchondrom 837
Endobrachyösophagus 360
Endocarditis fibroplastica 209
– lenta 729f.
Endokardfibroelastose 466
Endokarditis 462ff.
–, Aortenstenose, valvuläre 426
–, Bewußtseinsstörung 332
–, Erysipeloid 150
–, Fieber 32
–, infektiöse 464f.
–, –, Aortenklappeninsuffizienz 433f.
–, –, Erreger 464
–, –, Milzinfarkt 603
–, –, Mitralinsuffizienz 430
–, –, Purpura 111
–, rheumatische 463
–, –, Mitralinsuffizienz 430f.
–, streptokokkenbedingte, Immunkomplexablagerung 1062
Endokardkissendefekt 428
Endometriose 602
Endomyokardfibrose 465
Enolase, neuron-spezifische 527
Enteritis 32

Enteritis regionalis s. Morbus Crohn
Enterobakterienpneumonie 505
Enterokolitis 610
Enteropathie, diabetische 674 ff.
–, exsudative 138
Entzündlich-rheumatische Erkrankung 816 ff.
Enzephalitis 325
–, Aphasie 281
–, atypische 332
–, Fieber 32
–, Hyperglykämie 953
–, Koma 325
–, perivenöse, akute 328
–, Polyglobulie 90
–, Röteln 146
–, Sprachentwicklungsbehinderung 277
Enzephalomalazie, arteriosklerotische 295
Enzephalomyelitis 146
Enzephalopathie 702
–, hypertensive 322
–, urämische 336
Enzymdefekt, erythrozytärer, hämolyseauslösende Substanzen 70
Eosinopenie 914 f.
Eosinophilie 907 ff.
–, Allergie 910 f.
–, Aspergillose, bronchopulmonale 513
–, Bilharziose 734
–, Churg-Strauss-Syndrom 824
–, Cortisolmangel 913
–, Hand-Schüller-Christian-Krankheit 744
–, idiopathische 913
–, Infektion 909 f.
–, Kollagenose 912
–, Lungenverschattung 507 ff.
–, myeloproliferatives Syndrom 891, 923
–, Parasitose 36
–, pulmonale, tropische 508
–, Sichelzellanämie 911
–, Tumor, maligner 913
EPH-Gestose 135
Epicondylitis radialis 850
Epidermiolyse 163 ff.
Epidermiolysis necroticans 162
Epididymitis 622
–, akute 789
Epikondylitis 850
Epilepsie 302 f.
Epistaxis 643
Epithelkörperchenaplasie 938
Epitheloidzellgranulom 665

Epstein-Barr-Virus-Infektion 39
Erbrechen 629 ff.
–, Appendizitis 611
–, chronisches, Hypokaliämie 991 f.
–, Flankenschmerz 763
–, Hyponatriämie 976
–, Knollenblätterpilzvergiftung 697
–, Leberstauung 711
–, Schoenlein-Henoch-Purpura 1025
–, schwallartiges 629
–, Schwangerschaftsfettleber 703
–, Urämie 770
–, Virushepatitis 711
– ohne vorausgehende Übelkeit 629
–, Zeitpunkt 629
Erbrochenes, Aussehen 629
–, Geruch 629
ERC s. Cholangiographie, endoskopische, retrograde
ERCP 595 f.
Erdbeerzunge 363
Ergotismus 11
Ernährung, parenterale 991
Erysipel 149 f.
–, Extremitätenschmerz 866 ff.
–, Fieber 35 f.
–, Glomerulonephritis 1049
Erysipeloid 149 f.
Erythema anulare rheumaticum 155
– chronicum migrans 152
– exsudativum multiforme 155
– infectiosum 145
– marginatum 815
– nodosum 26, 155
– –, Colitis ulcerosa 809
– –, Darmzündung, akute 809
– –, Felinose 155
– –, Löfgren-Syndrom 816
– –, Morbus Crohn 610
– –, Sarkoidose 45
– –, Tuberkulose 26, 155
Erythrämie, akute 927
Erythroblastose, fetale 927
Erythrodermie 163
Erythroleukämie 65
Erythropoesestörung 929
Erythroprosopalgie 246
Erythrozyturie (s. auch Hämaturie) 763, 1011 ff.
– bei glomerulärer Proteinurie 1046
–, Glomerulonephritis 775
Erythrurie 1024 f.
–, Appendizitis 1015

Erythrurie, Mumpsorchitis 789
Eubacterium bacilli 511
Eulenaugenzellen 516
Evans-Syndrom 99
Ewing-Sarkom 839
Exanthem, allergisches 154 ff.
–, infektiöses 143 ff.
–, makulopapulöses 143 ff.
–, makulöses, konfluierendes, der Gelenkstreckseiten 155
–, paraneoplastisches 156
–, periorales 155
–, urtikarielles 162
–, vaskuläres 157 ff.
Exanthema subitum 145 ff.
Exophthalmus 7
Exsikkose, Bakterienruhr 653
–, Colitis ulcerosa 665
–, Hyperkalzämie 997
–, Hypernatriämie 980
–, Morbus Addison 170
Extrasystolen 455
–, supraventrikuläre 455
–, ventrikuläre 298
Extrauteringravidität 602
Extremität, untere, Trauma 860
Extremitätenschmerz 859 ff.
–, chronischer 869 f.
–, lanzinierender 862
Extrinsic-Asthma 393
Exulceratio simplex 641

Faktor-VIII-Inaktivität 1031
Faktor-I-Mangel 119
Faktor-II-Mangel 1031
Faktor-V-Mangel 119
Faktor-VII-Mangel 119
Faktor-IX-Mangel 1031
Faktor-X-Mangel 119
Faktor-XI-Mangel 116
Faktor-XII-Mangel 116
Fallotsche Pentalogie 382
– Tetralogie 382 f.
Fanconi-Syndrom 97
Farbenblindheit, totale 269 f.
Farbensinnstörung 268 ff.
Farmerlunge 522
Fasciitis necroticans 32
Fast-Synkope 304
Fasziitis, eosinophile 828
Faszikuloventrikuläre Bahnen 451
Fasziolasis 700
Faustschlußprobe 869
Felinose 214
–, Erythema nodosum 155
–, Exanthem 149
–, Lymphknotenschwellung 205
Felty-Syndrom 205

Femoralhernieninkarzeration 580
Femurkopfnekrose, aseptische 836
Fenster, aortopulmonales 438
α_1-Fetoprotein 529
–, Leberzellkarzinom 529
Fettembolie 330
Fettleber 691
Fettleberhepatitis 703
Fettstoffwechselstörung 849
Fibrinkörper 552
Fibrinogenolyse 126
Fibrödem 132
Fibrom 392
–, nichtossifizierendes, des Knochens 837
–, subunguales 169
Fibrose, peribronchioläre 519
–, retroperitoneale s. Retroperitonealfibrose
Fibrositis 850
Fieber 29 ff.
–, Agranulozytose 893
–, allergische Reaktion 47
–, Arzneimittelallergie 154
–, Autoimmunkrankheit 43 f.
–, Bakteriurie 1037
–, Cholezystitis 757
–, Churg-Strauss-Syndrom 1024
–, Epididymitis, akute 788 f.
–, Flankenschmerz 763
–, Gelenkbeschwerden 42
–, Granulomatose 44 f.
–, Hämoblastose 39 ff.
–, hämorrhagisches 37
–, Ikterus 686
–, Immundefekt 37 ff.
–, Infektionskrankheit 30 ff.
–, intermittierendes 29
–, Kollagenose 42 f.
–, Leukozyturie 1037
–, Lupus erythematodes disseminatus 824
–, Lymphknotenschwellung 214
–, metabolische Störung 46 f.
–, Mononukleose, infektiöse 905
–, Morbus Hodgkin 29, 39 f., 216 f., 735
–, – Whipple 670
–, Neoplasie 39 ff.
–, Nierentransplantatabstoßung 760
–, Nierenvenenthrombose 1027
–, Osteomyelitis 837
–, Parasitose, tropische 931
–, Plasmozytom 39 f.
–, Produktionsazotämie 1054
–, Proteinurie 1044
–, Pyelonephritis, unspezifische, chronische 1020

Fieber, remittierendes 29
–, rheumatisches 42
–, –, Aortenklappeninsuffizienz 433
–, –, Erythema nodosum 155
–, –, Purpura 113
–, –, nach Scharlach 149
–, Rückenschmerzen 757
–, γ-Schwerketten-Krankheit 948
–, Splenomegalie 731 ff.
–, undulierendes 29
–, unklares 29
–, Virushepatitis 686
Fieberschübe, Malaria 734
–, Mittelmeerfieber, familiäres 621
–, Rückfallfieber 29
Filarien 508
Fingerhämatom, paroxysmales 869
Fischbandwurmbefall 79
Fischwirbelbildung 753, 841
Fistel, arteriovenöse 529
–, enteroenterale 674
–, enterokolische 674
–, gastrokolische 629
Flankenschmerz 577
–, Appendizitis 574
–, Bakteriurie 1037 ff.
–, Bilharziose 1020
–, Hämaturie 1011
–, Leukozyturie 1037 ff.
–, Nierenvenenthrombose 1027
–, Nierenvenenverschluß, akuter 782
–, Schrumpfniere, pyelonephritische 1039
–, Urolithiasis 1015
–, Urotuberkulose 1039
Flapping-Tremor 336
Fleckfieber, epidemisches 149
–, murines 149
Flimmerskotom 267
Flush 612
Foetor 318
Foix-Alajouanine-Syndrom 419
Fokalsymptomatik 320
Fokus 890
Folsäuremangel 77 ff.
Foramen Bochdalek 542
– ovale, offenes 382
Foramina Morgagni 536
Formatio-reticularis-Läsion 282
Fraktur, pathologische 835
Frambösie 149
Franklin's disease s. Schwerkettenkrankheit
Freiberg-Köhler-Erkrankung 836
Friedländer-Pneumonie 505

Fröhlich-Syndrom 181
Früh-Dumping-Syndrom 310
Frühgeburt 277
Fruktoseintoleranz 962
Fundus hypertonicus malignus 479
– paraproteinaemicus 941
– Fundusvarizen 641
Fusobacterium nucleatum 511
Fußheberparese 868

Gallenblasenempyem 32
Gallenblasengangrän 595
Gallenblasenhydrops 594
Gallenblasenperforation 571
Gallenblasensteinleiden s. Cholezystolithiasis
Gallengangsatresie 719
Gallengangskarzinom 699
–, intrahepatisches 16
Gallengangsstenose 723
Gallengangszysten, intrahepatische 723
Gallenkolik 364
Gallensteinleiden s. Cholelithiasis
Gallenwegserkrankung, obstruktive 199
Gamet 930
Gammaglobulinmangel, isolierter 938 f.
Gammopathie, benigne 943
–, biklonale 943
–, monoklonale 940
Gangrän 32
–, skrotale 789
Gasbrand 36
Gasembolie 330
Gasser-Syndrom s. Syndrom, hämolytisch-urämisches
Gastrektomie 674
Gastrinom 675
–, Symptome s. Zollinger-Ellison-Syndrom
Gastritis 604 f.
–, atrophische 139
–, erosive 644
Gastroduodenoskopie 605
Gastroenteritis, akute 1031
–, infektiöse 621
–, virale 37
Gastroenterokolitis 660
Gastrografin 572
Gastrointestinalkarzinom 904
Gastroparese, diabetische 629
Gebißanomalie 277
Gelenkblutung 1031
Gelenkerguß 807
Gelenkerkrankung, degenerative 828 f.
Gelenkkontraktur 820

Gelenkluxation 820
Gelenkmaus 830
Gelenkschmerzen s. Arthralgie
Gelenkschwellung, wandernde 835
Gesamt-Cholesterin 967
Gesichtserythem, schmetterlingsförmiges 9, 155, 738, 825f., 1049
Gesichtsfeldausfall 260
Gesichtsneuralgie, idiopathische 231
Gesichtsödem 134
Gesichtsschmerzen 231 ff.
Gewebsnekrose 1054
Gianotti-Crosti-Syndrom 148
Giardiasis 37
Gibbus 754
Gicht 12 f.
–, Nephropathie s. Uratnephropathie
–, Nierenversagen, akutes 779
Gichtanfall, akuter 12
Gichtniere 994
Gichttophus 26
Giedion-Scheidegger-Anomalie 941
Gigantismus 3
Gingivahyperplasie 759
Glanzmann-Naegeli-Thrombasthenie 105
Glaskörperabhebung 267
Glaskörperblutung 262
Glaskörpertrübung 267
Glaskörperverdichtung 260
Glaukom 266
Glaukomanfall 263
GLDH s. Glutamat-Dehydrogenase
Glioblastom 295
Gliom, semibenignes 295
Globulin, Thyroxin bindendes s. TBG
Globussyndrom 359
Glomerulonephritis 47
–, akute 135
–, –, postinfektiöse 1049
–, –, Purpura 113
–, autoimmunbedingte 1062
–, Azotämie 1062
–, chronische 774
–, –, Hämaturie 1025
–, –, Lymphomatose 1032
–, –, Proteinurie 1049
–, diffus proliferative 1024
–, Erythrozyturie 775
–, fokal sklerosierende 1023
–, membranoproliferative 1023
–, mesangioproliferative 1024

Glomerulonephritis, perimembranöse 1023
–, Proteinurie 1049
–, rapid progressive 781
Glomerulosklerose, diabetische s. Kimmelstiel-Wilson-Syndrom
Glossitis 955
Glossopharyngeusneuralgie 306
Glottisödem 391
Glukagonom 954 f.
Glukagontest 953
Glukokortikoidexzeß 993
Glukokortikoidmangel 976 f.
Glukose-6-Phosphat-Dehydrogenase-Mangel 70, 378
–, hämolyseauslösende Substanzen 70
Glukosurie 982
Glutamat-Dehydrogenase 688
γ-Glutamyl-Transpeptidase 689
Glutenenteropathie s. Zöliakie
Glykogenose 720
Glykogenspeicherkrankheit s. Glykogenose
Goldintoxikation 81
Gonadendysgenesie 881
Gonadeninsuffizienz 63
Gonarthrose 829
Gonokokkenarthritis 812
Gonokokkeninfektion 597
Gonokokkenurethritis 816
Gonorrhoe, systemische 36
Goodpasture-Syndrom 1025
–, Azotämie 1062
–, Blutung, pulmonale 56
–, Eisenmangel 56
–, Fieber 42 f.
–, Hämaturie 1025
–, Niereninsuffizienz, chronische, progrediente 781
–, Ödem 135
Graafscher Follikel 602
Graham-Steel-Geräusch 434
Grand-mal-Epilepsie 303, 976
Granularzellmyoblastom 368
Granulom, eosinophiles 211
–, epitheloidzelliges, nichtverkäsendes 735
Granulomatose 30
–, allergische s. Churg-Strauss-Syndrom
Granulozyten, Granulationsanomalie 918 f.
–, Rechtsverschiebung 920
–, Riesengranulation 919
Granulozytenschaden, toxischer 920
Granulozytenübersegmentierung 920 f.

Granulozytenveränderung, qualitative 918 ff.
Granulozytopenie 738
Granulozytose 36
–, neutrophile 887 f.
Grenzwerthypertonie 471
γ-GT s. γ-Glutamyl-Transpeptidase
Guillain-Barré-Syndrom 308
Gürtelrose s. Herpes zoster
Gynäkomastie 687

Haarleukoplakie des Mundraums 213
Haarzellenleukämie 40
Haemophilus influenzae 504
Halbseitensymptom 319
Halluzination, optische 317
Halslymphknotenschwellung 343 ff.
–, symmetrische 146
Halsrippe 306
Halsrippensyndrom 873
Halsweichteilschwellung, phlegmonöse 345
Halszyste 345
Hämagglutinationstest 611
Hämangiom 369
–, renales 1030
Hamartom 392
–, renales 169
Hämatemesis 491
–, Gastritis, erosive 605
–, Hämobilie 596
–, Schwangerschaftsfettleber 703
Hämatinerbrechen 570
Hämatochezie 641 f.
Hämatokritanstieg 981
Hämatom 989
–, epidurales 328
–, intramuskuläres 860
–, intrazerebrales 283
–, –, spontanes 295
–, –, traumatisches 294
–, retroperitoneales 615
–, subdurales 328
–, traumatisches 869
Hämaturie 643
–, Amyloidose 1032
–, Analgetikanephropathie 1025
–, Balkan-Nephropathie 1026
–, benigne, familiäre 1027
–, Bilharziose 734
–, Blutgerinnungsstörung 1030 f.
–, Gefäßerkrankung 1027
–, Gefäßmißbildung 1027
–, Glomerulonephritis 1021 ff.
–, Hämoblastose 1032
–, Harnwegsverschluß 581

Hämaturie, Herz-Kreislauf-Störung 1032
–, Nephritis, interstitielle 1025
–, Nephrokalzinose 1026
–, Nephropathie, diabetische 1026
–, – bei Systemerkrankung 1024 f.
–, Niereninfarkt, arterieller 766
–, Nierenmißbildung 1027
–, Nierenversagen, postrenales 783
–, postrenale 1013 f.
–, prärenale 1030
–, renale 1020 f.
–, Rückenschmerzen 760
–, Sarkoidose 1032
–, Strahlennephritis 1026
–, Uratnephropathie 1026
Hämobilie 596
Hämoblastose 39 ff.
–, Diagnose 65
–, Fieber 30
–, Hämaturie 1032
–, hämorrhagische Diathese 106
–, Lymphknotenschwellung 205
–, Niereninsuffizienz 775
Hämochromatose 687
–, Abdominalschmerzen 620
–, Arthropathie 834 f.
–, Leberzirrhose 720
–, Pigmentanomalie 172
–, Purpura 113
–, Rückenschmerzen 759
Hämoglobine, instabile 69 f.
Hämoglobinopathie, kongenitale 90
Hämoglobinurie 734
–, paroxysmale nächtliche 75
Hämoglobinzyanose 377 f.
Hämolyse 929
–, Autoantikörper-bedingte 74 f.
–, endogen toxische 73 f.
–, exogen toxische 71 ff.
–, Hämoglobine, instabile 69 f.
–, Hyperkaliämie 985
–, Icterus juvenilis intermittens 693
–, Ikterus 688
–, krisenhafte s. Krise, hämolytische
–, mechanische 76 ff.
–, paraneoplastisches Syndrom 41
–, Proteinurie 1045
–, Rückenschmerzen 759
–, in vitro 987
–, Zieve-Syndrom 701
Hämolyseauslösende Substanzen 73
– – bei erythrozytärem Enzymdefekt 70

Hämoperikard 461
Hämophilie 19
Hämophilie A 19
Hämophilie B 116
Hämophiluspneumonie 504
Hämopneumothorax 553
Hämoptoe 498 ff.
–, Definition 491
–, Goodpasture-Syndrom 500
Hämoptyse 491
Hämorrhagische Diathese
 s. Diathese, hämorrhagische
Hämorrhagisches Fieber
 s. Fieber, hämorrhagisches
Hämorrhoidalblutung 641
Hämorrhoiden 742
Hämosiderose, sekundäre 937
Hämospermie 1020
Hämothorax 553
Handparästhesie 955
Harnblasenentleerungsstörung, funktionelle 798
Harnblasenfistel 1039
Harnblasenhalsobstruktion 1039
Harnblasenkarzinom 785
Harnblasenperforation 571
Harnblasenriß 798
Harnblasenschmerz 859
Harnblasenschrumpfung 785
Harnblasentamponade 798
Harnblasentumor 1039
Harnblasenzerreißung 795
Harnleiterabgangsstenose 763
Harnleiterblindsack 1039
Harnleiterkarzinom 1015
Harnleiterstenose 763
Harnleiterverschluß 766
Harnröhrenabriß 798
Harnröhrendivertikel 1039
Harnröhrenentzündung
 s. Urethritis
Harnröhrenstenose 1039
Harnröhrentrauma 791
Harnröhrentumor 791
Harnstauung 763
Harnstein 783
Harnsteinleiden s. Urolithiasis
Harnstoffausscheidung 1051
Harnstoffkonzentration im Blut 1051
Harnstoffproduktionsrate 190
Harnstoffrückresorption, renaltubuläre 1051
Harnverhalt 783
Harnwegsaffektion 575
Harnwegsinfektion 1041
–, Bakteriurie 1037
– bei chronischer Nephropathie 774

Harnwegsinfektion, Fieber 32
–, Hämaturie 1011
–, Leukozyturie 1037
–, Nierenmißbildung 765
–, Skrotumschmerz 787
Harnwegskonkrement 632
Hashimoto-Thyreoiditis 346
–, Fieber 43
–, Vitiligo 169
Hautatrophie 827
Hautblutung 1030
Hauterkrankung 907
–, bullös nekrotisierende 955
Hautinfektion 951
Hautmetastase 33
HBcAg 696
HBsAg 694 ff.
HCG s. Choriongonadotropin
HDL 967
HDL-Cholesterin 967
Heavy chain disease s. Schwerkettenkrankheit
Heberdenscher Knoten 13
Heerford-Syndrom 816
Heinz-Innenkörper 378
Heinz-Innenkörper-Anämie 69
Helminthen-Infektion 153
Hemeralopie s. Nachtblindheit
Hemianopsie 266
Hemiataxie 287
Hemihypästhesie 287 f.
Hemiparalyse 288
Hemiparese 287 ff.
–, chronische 292
–, flüchtige 291 f.
– nach Krampfanfall 293 f.
–, progrediente 292
–, spastische 295
–, stagnierende 293 f.
Hemiparkinsonismus 287
Hemiplegia alternans facialis 290
– – hypoglossica 290
– – oculomotoria 290
Hemiplegie 287
–, spinale 290
Hemithoraxverdichtung, homogene 400
Hepatitis 596
–, Abdominalschmerzen 207
–, akute 694 ff.
–, –, Rückenschmerzen 757
–, alkoholinduzierte 688
–, Anamnese 686
–, arzneimittelbedingte s. Arzneimittelhepatitis
–, autoimmune 715 f.
–, cholestatische, arzneimittelbedingte 47
–, chronisch aggressive 804

Hepatitis, chronisch aggressive, Fieber 43
–, – aktive 716
–, – –, alkalische Phosphatase 689
–, – –, Anämie, makrozytäre 81
–, – –, IgG-Bestimmung 690
–, – persistierende 716
–, chronische 715 ff.
–, –, Fieber 46
–, –, Teleangiektasien 21
–, Diarrhoe 671
– epidemica s. Virushepatitis
–, Fieber 32
–, Hämolyse bei erythrozytärem Enzymdefekt 70
–, infektiöse s. Virushepatitis
–, LKM-assoziierte 717
–, lupoide s. Hepatitis, chronisch aktive
–, Pruritus 199 f.
–, toxische 694
–, Übelkeit 632
Hepatitis A 694 ff.
–, serologische Marker 690
Hepatitis B 694 ff.
–, Arthritis, reaktive 808
–, chronische 715 f.
–, Gianotti-Crosti-Syndrom 148
–, serologische Marker 690
Hepatolentikuläre Degeneration s. Morbus Wilson
Hepatom, benignes 724 f.
–, malignes, von den Gallengängen ausgehendes s. Gallengangskarzinom
–, –, parenchymales s. Leberzellkarzinom
Hepatomegalie 586
–, Brucellose 734
–, Dubin-Johnson-Syndrom 693
–, Fettleber 717
–, Hepatitis, chronische 715 ff.
–, Infektion 711
–, Leberabszeß 713 f.
–, Leberhämatom 714
–, Lebermetastasen 725
–, Leberstauung 711 ff.
–, Leberzirrhose 718 f.
–, Leberzyste 721 ff.
–, lymphoretikuläre Erkrankung 721
–, Mauriac-Syndrom 182
–, myeloproliferatives Syndrom 721
–, Oberbauchschmerz 711 ff.
–, Sarkoidose 735
–, Speicherkrankheit 742
–, Stoffwechselerkrankung 720 f.

Hepatomegalie, Tetrachlorkohlenstoffvergiftung 698
–, Tumor, benigner 723 f.
–, –, primär maligner 724 f.
–, Virusinfektion 711
Hepatose, cholestatische 199
Hepatosplenomegalie 207
–, Amyloidose 946
–, Leberzirrhose 718
–, Leukämie, chronische, lymphatische 903
–, Lipoproteinlipasemangel, familiärer 970
–, Lupus erythematodes disseminatus 825
–, Morbus Hand-Schüller-Christian 744
–, Non-Hodgkin-Lymphom 941
–, Polyglobulie 85
–, γ-Schwerketten-Krankheit 948
–, Sichelzellanämie 69
–, Speicherkrankheit 742
Hernie 610
–, femorale s. Femoralhernie
–, inguinale 629, 787, 860
–, –, Inkarzeration 580
–, Inkarzeration 789
–, paraösophageale 542
Heroinüberdosis 395
Herpangina 364
Herpes simplex 160
– –, Ulkus, perianales 213
– zoster 26
– – generalisatus 26
Herpesexanthem 160
Herpesepsis 160
Herpes-simplex-Virus-Infektion 37
Herz, Rückwärtsversagen 458
–, Vorwärtsversagen 457
Herzerkrankung, koronare 302
–, valvuläre 301
Herzfehler s. Herzvitium
Herzgeräusch 421 ff.
–, akzidentelles 424
–, diastolisches 432 ff.
–, funktionelles 424
–, systolisch-diastolisches 436 ff.
–, systolisches 425 ff.
Herzinfarkt 301 f.
–, Abdominalschmerz 615
–, Armschmerz 859
–, Erbrechen 629
–, Fieber 47
–, γ-Glutamyl-Transpeptidase 689
–, Herzwandaneurysma 864
–, Hirnembolie 294
–, Hypercholesterinämie, familiäre 972

Herzinfarkt, Hyperglykämie 953
–, Hyperlipidämie-Screening 968
–, Hypotonie, arterielle 486
– bei jungen Menschen 972
–, Komplikation 412 f.
–, Ödeme 134
–, Panarteriitis nodosa 1024
–, Perikarditis 460
Herzinsuffizienz 134
–, Amyloidose 743
–, Anämie 54
–, Azotämie 1054
–, Eiweißmangel 1055
–, Hämaturie 1032
–, Hämochromatose 955
–, Herzvergrößerung 457
–, Hirnembolie 294
–, Hyperthyreose 333
–, Hypoglykämie 962
–, Ikterus 687
–, Ödem 134
–, Proteinurie 1044
–, Sklerodermie, systemische, progressive 1025
–, Stauungsleber 712
–, Synkope 301
–, Wasserverschiebung 1059
Herzklappenersatz 304
Herzklappenfehler s. Herzvitium
Herzrhabdomyom 169
Herzrhythmusstörung 134, 294, 298 f., 443 ff.
–, bradykarde s. Bradykardie
–, Herzgeräusche 443 ff.
–, Herzhinterwandinfarkt 758
–, Krise, thyreotoxische 333
–, Kwashiorkor 190
–, Nierenarterienverschluß 781 f.
–, rheumatisches Fieber 815
–, schrittmacherassoziierte 300
–, tachykarde s. Tachykardie
–, ventrikuläre 300
Herzschrittmacher, Funktionsprüfung 298
Herzschrittmachersystem, bifokales 300
Herztamponade 461
–, Synkope 302
Herztod, plötzlicher 297
Herztumor 469
Herzvergrößerung 457 f.
Herzvitium 424 ff.
–, Embolie, arterielle, periphere 864
–, Herzgeräusche 424 ff.
–, Hirnembolie 294, 782
–, kongenitales 11, 424 ff., 428 f.
–, Ödeme 134
–, Polyglobulie 90

Herzvitium, primär azyanotisches 385
–, Stauungsleber 712
–, zyanotisches 301, 305 f.
Herzzeitvolumen 389
Hiatushernie 57, 605, 748, 992
High-density-Lipoproteine s. HDL
Hilustanzen 540
Himbeerzunge 363
Hinterwandherzinfarkt 758
–, Abdominalschmerz 615
Hirnabszeß 32, 328
Hirnarteriosklerose 283, 312 f., 981
Hirnatrophie 281
Hirnblutung 327, 330
–, Erbrechen 629
–, Hemiparese 294
–, Hypoglykämie 953
–, Koma 330
Hirnembolie 294, 782
Hirngefäßerkrankung 281
Hirninfarkt, ischämischer 283, 294, 297, 329
Hirnnervenausfall 738
Hirnschaden, frühkindlicher 295
Hirnschädigung 395
–, diffuse 277
Hirnsklerose, tuberöse s. Morbus Bourneville-Pringle
Hirnstammläsion 814
Hirntumor 332, 629, 953
Hirsutismus 180, 955
Histiocytosis X 211, 524, 720, 897
Histiozytose 40, 48, 98
–, maligne 218 f., 913
Histokompatibilitätsantigen s. HLA
Histoplasmose 528, 931
–, Arthritis 813
–, Fieber 38
–, Lungenverschattung 528
–, Thrombozytopenie 103
Hitzschlag 332
HIV-Infektion (s. auch AIDS) 212 ff., 325, 518
–, Abdominalschmerzen 621
–, Diarrhoe 654
–, Dyspnoe 399
–, Klassifikation 212 f.
–, Lungenverschattung 516, 518
–, Lymphknotenschwellung 207, 212 f.
–, Pneumocystis-carinii-Pneumonie 213 f., 399, 518
–, Rückenschmerzen 758
–, Splenomegalie 730
–, Zytomegalie-Virus-Pneumonie 516

HIV-1-Infektion 37 ff.
HIV-2-Infektion 37
H-Ketten-Erkrankung s. Schwerkettenkrankheit
HLA 805 ff.
HLA-A 805 f.
HLA-B 805 f.
HLA-B27 806 f., 815 ff.
HLA-C 805 f.
HLA-D 806
HMW-Kininogen-Mangel 116, 118 ff.
Hochlagerungstest 482
Hocktest 482
HOCM s. Kardiomyopathie, hypertrophe, obstruktive
Hodenaffektion 603
Hodenatrophie 687, 718, 849
Hodenhämatom 789
Hodeninfarkt 788
Hodenkarzinom 785
Hodenruptur 789
Hodentorsion 787
Hodgkin-Lymphom s. Morbus Hodgkin
Höhenlungenödem 395
Hohlorganobstruktion s. Obstruktion eines Hohlorgans
Holt-Oram-Syndrom 429
Hormon, adrenokortikotropes s. ACTH
–, somatotropes 3
–, thyreoideastimulierendes s. TSH
Hormonbildung, ektope 41
Horner-Syndrom 308
Hornhauttrübung 260, 972
Hounsfield-Einheit 527
Hüftgelenkserkrankung 616
Hungerkopfschmerz 238
Hungerödem 138
Hungerzustand 920, 991, 1053
Hunter-Syndrom 918
Huntington-Chorea 90
Hurler-Syndrom 918
Husten 214, 491 f.
Hustensynkope 305
Hyaloserositis 552 f.
Hydatidentorsion 787
Hydronephrose 90, 764, 784, 1039
Hydroperikard 459 f.
Hydrops 822 f.
– intermittens 822 f.
Hydroureter 764
Hydroxyindolessigsäure 612
Hydroxylase-18-Mangel 989
Hydrozephalus 282
Hypalbuminämie 138, 718, 1047
Hypästhesie 748

Hyperabduktionssyndrom 875
Hyperaldosteronismus, primärer s. Conn-Syndrom
–, sekundärer 140, 994 f.
Hyperbilirubinämie 686, 1062
Hyperchlorämie 994
Hypercholesterinämie 882, 1032
–, familiäre 971 f.
–, polygene 971 f.
Hyperemesis gravidarum 370
Hyperglykämie 41, 620, 951 ff.
–, medikamentös induzierte 953 f.
–, pankreatoprive 953 f.
–, schwangerschaftsinduzierte 953 f.
–, Streß-induzierte 953 f.
–, zentral ausgelöste 953 f.
Hyperhidrosis 955
Hyperkaliämie 985 ff.
–, Diagnose 985
–, Hypoaldosteronismus, isolierter 988
–, Kaliumausstrom aus den Zellen 985
–, Kaliumzufuhr, exzessive 985
–, Koma 336
–, medikamentös bedingte 987 f.
–, Muskellähmung, periodische 848
–, Nebennierenrindeninsuffizienz 988
–, –, primäre 1001
–, Niereninsuffizienz 987
–, scheinbare s. Pseudohypokaliämie
–, Ursache 985
Hyperkalzämie 997 ff.
–, Definition 997
–, diätetisch bedingte 998
–, EKG-Veränderung 997
–, Hyperparathyreoidismus, primärer 752, 999 f.
–, Hyperthyreose 1000 f.
–, Koma 317, 335
–, medikamentös bedingte 998 f.
–, Morbus Addison 170, 1000 f.
–, Nephropathie, interstitielle 775
–, Osteoporose, akute 999 f.
–, paraneoplastische 41, 49, 335, 1001
–, Plasmozytom 945, 1001, 1032
–, Polyurie, renale 1059
–, Sarkoidose 1000 f.
–, scheinbare s. Pseudohyperkalzämie
–, Skelettmetastasierung 1001
–, Ursache 997
Hyperkalzurie 998 f.
Hyperkeratose, hysterixartige 881

Hyperkoagulabilität 329
Hyperkortisolismus s. auch Cushing-Syndrom
–, Eosinopenie 914
–, Gewichtsverlust 193
–, –, Koma 333, 485
–, –, Nephrokalzinose 775
–, sekundärer 200, 752, 841f., 1003
–, tertiärer 841
Hyperperistaltik 587
Hyperphosphatämie 33, 999, 1003
Hyperpigmentation 167ff., 177
–, generalisierte, diffuse 170ff.
–, lokalisierte 174ff.
–, Morbus Addison 170, 333, 988, 1001
Hyperplasie, muskuläre, pulmonale 524
–, noduläre, fokale, des Leberparenchyms 724
Hyperproteinämie 976, 999
Hypersplenismus 688, 729, 735
–, Morbus Felty 738
–, – Gaucher 742
Hypertension, portale s. Hypertonie, portale
Hyperthermie 332

Hyperthermie, Krise, thyreotoxische 333
Hyperthyreose (s. auch Morbus Basedow) 44
–, Abdominalschmerzen 620
, Adenom, autonomes 350
, Anämie 61
, Aspekt 7, 9
, Diarrhoe 675
, Gewichtsverlust 138, 193
, Hyperkalzämie 1000f.
, Hypokaliämie 996
, immunogene 350
, Leukozytose 890
, Muskellähmung, hypokaliämische, periodische 848
, Muskelschwäche 848
, Nephrokalzinose 775
, Polyglobulie 91
, Pruritus 198
, Struma s. Struma, hyperthyreote
, TSH-Überproduktion 350
, Vitiligo 169
Hyperthyreosis factitia 351
Hypertonie, arterielle 471ff., 1054, 1062
, –, Aortenisthmusstenose 472
, –, Aspekt 472
, –, chronische, Einteilung 471
, –, Cushing-Syndrom 182, 472
, –, Definition 471
, –, Hämaturie 1012, 1021f., 1026f.
, –, Herzinsuffizienz 134
, –, Hirnembolie 294
, –, Hypokaliämie 475ff., 993
–, –, Kopfschmerzen 239ff.
–, –, maligne 479f., 1024, 1030f.
–, –, Medikamentenanamnese 472
–, –, Phäochromozytom 477ff., 955
–, –, primäre 322, 471f.
–, –, Proteinurie 1045, 1047, 1049
–, –, renale 322, 473f.
–, –, –, maligne 828
–, –, renovaskuläre 473ff.
–, –, –, Ursache 475
–, –, Schrumpfniere, glomerulonephritische 1039
–, –, Schweregradbestimmung 479f.
–, –, Urämie 1032
–, –, Ursache 472ff.
–, –, Verschlußkrankheit, arterielle 870
–, portale 687, 701, 704, 718
–, –, Bilharziose 734

Hypertonie, portale, Genese, extrahepatische 742
–, –, –, intrahepatische 742
–, –, Hämatemesis 644
–, –, Hepatomegalie 709ff.
–, –, Splenomegalie 729, 741f.
–, –, Thrombozytopenie 101
–, postkapilläre 523
–, pulmonale 301
Hypertriglyzeridämie, familiäre 971
Hyperurikämie 13, 834, 870
–, chronische, Hämaturie 1026
–, Nephritis, interstitielle 782
–, Plasmozytom 944
–, Pruritus 198
–, sekundäre 775
Hyperventilation, nervöse, zentrale 319
Hyperventilationssyndrom 300f., 402, 1003
Hyperviskositätssyndrom 338, 940
Hypoaldosteronismus, isolierter 988f.
Hypochlorämie 662
Hypocholesterinämie 937, 1054
Hypofibrinogenämie, hereditäre 119
Hypogammaglobulinämie 39, 938
–, transiente, beim Kind 941
Hypoglykämie 959ff.
–, Abdominalschmerzen 620
–, artifizielle 963, 965
–, exogene 960
–, Fructoseintoleranz 962
–, Hypopituitarismus 963f.
–, idiopathische 960ff.
–, Insulinom 962ff.
–, Lebererkrankung 962f.
–, Leucinüberempfindlichkeit 962
–, Nebennierenrindeninsuffizienz 170, 963f.
–, paraneoplastische 41, 963f.
–, postprandiale 961
–, reaktive 960f.
–, Reye-Sydrom 702
–, Schwindel 310
–, Typ-II-Diabetes-mellitus 961
Hypogonadismus, Adipositas 180
–, Hämochromatose 172, 834, 955
–, Panhypopituitarismus 334
Hypokaliämie 991ff., 1059
–, Azidose, renal-tubuläre 993f.
–, Bartter-Syndrom 995
–, Digitaliswirkung 310
–, Fanconi-Syndrom 994f.
–, Hyperaldosteronismus, sekundärer 993f.
–, Hypertonie, arterielle 475ff., 993

Hypokaliämie, Kaliumverschiebung in die Zellen 995 f.
–, Koma 336
–, Laxantienabusus 683
–, medikamentenbedingte 992 f.
–, Muskellähmung, periodische 848
–, paraneoplastische 41
–, Schädigung, renal-tubuläre, chronische 1046
Hypokalzämie 1003 ff.
–, Enteropathie, exsudative 671
– bei Hyperkaliämie 985
–, Hypoparathyreoidismus, idiopathischer 1006
–, –, parathyreopriver 1003 f.
–, Koma 335
–, Malabsorptionssyndrom 1004 f.
–, Osteopathie, renale 1003 f.
–, Pankreatitis, akute 600, 1004 f.
–, Pseudohypoparathyreoidismus 1005 f.
Hyponatriämie 41, 975 ff., 985
–, chronische 335
–, infusionsbedingte 976
–, Koma 335
–, Nebennierenrindeninsuffizienz 988
–, Wasserbilanz, positive 976 f.
Hypoparathyreoidismus, idiopathischer 1006 f.
–, Koma 485
–, parathyreopriver 1003 f.
–, Vitiligo 169
Hypophosphatämie 336, 1005
Hypophosphatasie 831, 844 f.
Hypophysenaplasie 5
Hypophysenhypoplasie 5
Hypophysennekrose, ischämische, postpartale
s. Sheehan-Syndrom
Hypophysentumor 168, 334
Hypophysenvorderlappenadenom 183, 955
–, chromophobes 3
–, eosinophiles 3
–, kortikotropes, nach bilateraler Adrenalektomie 171
Hypophysenvorderlappeninsuffizienz 61
Hypopigmentation 168 ff., 176
–, generalisierte, diffuse 168 f.
–, lokalisierte 169 f.
Hypopituitarismus 913, 964
Hypoprosodie 282
Hypoproteinämie 671, 1006, 1059
Hypoprothrombinämie 1031
Hyposthenurie 1059
Hypothermie 332

Hypothyreose 5, 831
–, Adipositas 180
–, Anämie 63
–, Hyperlipidämie-Screening 969
–, Hypotonie, arterielle 487
–, Koma 333 f.
–, Muskelschwäche 848
–, Myxödem 130, 882
–, primär thyreogene 7
–, Pruritus 198
–, sekundäre 353
–, Struma s. Struma, hypothyreote
–, Vitiligo 169
Hypotonie, arterielle 481 ff.
–, –, Blutverlust, akuter 63
–, –, endokrine 487
–, –, infektiös-toxische 487
–, –, kardial-vaskuläre 486
–, –, Kolitis, ischämische 666
–, –, medikamentös bedingte 488
–, –, Nebennierenrindeninsuffizienz 988, 1001
–, –, primäre 482 f.
–, –, Sehstörung 262, 267
–, –, sekundäre 483 f.
–, –, Wasserbilanz, negative 981
Hypovitaminose 197
Hypovolämie 1061
–, Azotämie 1052, 1055 ff.
–, Blutung, gastrointestinale, akute 642
–, Dickdarmadenom, villöses 662
–, Kolitis, ischämische 666
–, Nierenfunktionsstörung, sekundäre 1055 ff.
–, Niereninsuffizienz, akute 777, 779
–, sekundäre 1059 f.
Hysterie 266, 309
HZV s. Herzzeitvolumen

Icterus juvenilis intermittens 693 f.
IDL 967
IgA-Defekt 938
IgA-Nephritis 1024
IgE 393 f.
Ikterus 174, 685 ff., 742, 757
–, Anämie, hämolytische 692
–, Anamnese 686
–, Choledocholithiasis 581, 594, 698
–, Cholestase, intrahepatische, benigne, rezidivierende, familiäre 694
–, cholestatischer 16
–, –, familiärer 687
–, Cholezystitis, akute 594
–, Crigler-Najjar-Syndrom 693

Ikterus, Dubin-Johnson-Syndrom 693
–, Erbrechen 629, 632
–, Hepatitis 696 f.
–, hepatozellulärer 685
–, Hyperbilirubinämie, direkte 693 ff.
–, –, indirekte 692 f.
–, intermittierender 594
–, Laboruntersuchungen 687 ff.
–, Leberzirrhose 718 f.
–, Lucey-Driscoll-Syndrom 693
–, Lymphknotenschwellung 207
–, mikrosomaler 685
–, Morbus Weil 152
–, posthepatozellulärer 685
–, postmikrosomaler 685
–, prämikrosomaler 685
–, Pruritus 199
–, Rotor-Syndrom 694
–, symptomloser 724
–, tumorbedingter 698, 724
–, Virushepatitis 694 ff., 711, 731
Ileus 632
–, Abdominalschmerzen 593, 612, 621
–, Dünndarmtumor 612
–, Erbrechen 629
–, paralytischer 991
Immundefekt, primärer 37 ff., 46, 937 ff.
–, –, Fieber 30, 34
–, sekundärer 30, 34, 37 ff., 46
Immundefektsyndrom 906 f.
–, hämolytisch-urämisches Syndrom 1030
Immundefizit 939
Immundepression, primäre 159
–, sekundäre 159
Immunglobulinmangel 907
Immunglobulinnephropathie 776
Immunkomplex, zirkulierender 817
Immunkomplexglomerulonephritis, chronische 1022
Immunkomplexnephritis 769, 1032, 1062
Immunleukozytopenie 897
Immunozytom 896, 941
Immunsuppression, therapeutische 30
Immunvaskulitis 870
Impotenz 169
Impulsiv-Petit-mal 303
Impulsraten-Dicke-Quotient 351
Infektanämie 58
Infektarthritis 830
Infektion, akute 897 ff.
–, bakterielle, Agranulozytose 893

Infektion, bakterielle, Arthritis, reaktive 808
–, –, Fieber 205
–, –, leukämoide Reaktion 889
–, –, Leukozytose mit Linksverschiebung 889
–, –, Lymphknotenschwellung 214 f.
–, –, Lymphozytopenie 907
–, –, Lymphozytose 907
–, –, Neutrophilengranulierung, toxische 918
–, –, Neutrophilie 888 ff.
–, –, Rheumafaktoren 820
–, chronische 193, 673, 903 f.
–, grippale 811, 1025
–, hochfieberhafte 1054
– der oberen Luftwege 744
–, opportunistische 39, 212 f., 621
–, pulmonale 1054
–, schwer generalisierte 937
–, systemische 301
–, virale s. Virusinfektion
Infektionskrankheit, Anämie 73
–, Eosinopenie 914
–, Exanthem 143 ff.
–, Fieber 30 ff.
–, hämolytisch-urämisches Syndrom 1030
–, Leukozytose 888 ff.
–, Lymphozytose 901
Infektneigung 740
Infiltrationsatelektase 401
Influenza 111, 512
Influenzapneumonie 515
Inguinalhernie s. Hernie, inguinale
Insektenstich 153
Inselzelladenom 180
Inselzellhyperplasie, diffuse 964
Insuffizienz, respiratorische, Koma 337
–, venöse 880
–, vertebrobasiläre 748
Insulin, abnormes 956
Insulinantikörper 964
Insulinmangeldiabetes 951
Insulinom 323, 962 ff.
Insulinresistenz 954, 956
Insult, apoplektischer 263
Intermediate-density-Lipoproteine s. IDL
Intoxikation 630, 860
–, chronische 39
–, exogene 330 f.
–, –, Anionen-gap 1008
Intrinsic-Asthma 393
Invagination 580, 663
Iridozyklitis 263, 734 f., 816

Iritis 263
Ischämie 577
–, intestinale 604, 674
–, –, chronische 660
Ischämieschmerz 859
Ischiassyndrom, akutes 865 f.
Isoantikörper, irreguläre 76
Isosthenurie 1059
ITP s. Purpura, thrombozytopenische, idiopathische

Jackson-Anfall 288
Jackson-Syndrom 288
James-Bündel 451
Jervell-Lange-Nielsen-Syndrom 454
Jodmangelgebiet 346
Juckreiz s. Pruritus

Kachexie 187, 683, 1051
–, Ursachen 138
Kaiser-Fleischer-Kornealring 687, 937
Kala-Azar 735
Kaliumverlust 476 f., 992 f.
–, gastrointestinaler 992
–, renaler 992 f.
Kaliumverlustniere 994
Kälteagglutininkrankheit, chronische idiopathische 11, 74, 945
Kälteagglutininreaktion 516
Kälteantikörper 986
Kälteempfindlichkeit 882
Kälteüberempfindlichkeit, Raynaud-Typ 876
Kalziumantagonist 310
Kammerflattern 298, 309, 454
Kammerflimmern 298, 309, 443, 454, 985
Kandidose, orale 213
Kaposi-Sarkom 101, 660
Kardiomyopathie 775, 834, 946
–, dilatative 134, 465
–, –, Embolie 864
–, –, Mitralinsuffizienz, relative 430
–, hypertrophe 465, 467
–, –, obstruktive 134, 427, 467
–, –, –, Herzgeräusche 427
–, –, –, Synkope 302, 304 f.
–, infektiös-entzündliche 467
–, ischämische 134
–, primäre 465 f.
–, restriktive 465
–, sekundäre 467 f.
–, zytostatikainduzierte 468
Kardiospasmus 310
Karditis, Coxsackie-Viren-Infektion 811

Karditis, Lupus erythematodes disseminatus 824
–, rheumatische 815
–, Yersinien-Arthritis 809
Karotisdruckversuch 306, 444
Karotisglomustumor 345
Karotissinus, hypersensitiver 311
Karotissinussyndrom 486
–, Minderdurchblutung, zerebrale 449
–, Synkope 297, 307, 309
Karpaltunnelsyndrom 850, 862, 878 f., 880
–, Akromegalie 955
–, Amyloidose 878
Kartagener-Syndrom 495
Karzinoembryonales Antigen s. CEA
Karzinoid 17, 368
Karzinoidsyndrom 198
–, Diarrhoe 676 f.
Karzinom 26
–, metastasierendes 1030
Kasabach-Merrit-Syndrom 101
Käsewäscherlunge 522
Katabolismus 138, 1054
Katarakt 849
Katecholaminkonzentration im Serum 478
Kaverne, tuberkulöse 498
Kehlkopfkarzinom 359, 391
Keilwirbel 759
Keimzellentumor 536
Kent-Bündel 450
Keratodermia blennorrhoica 816
Keratokonjunktivitis sicca 826
Keratokonus, akuter 263
Kerley-B-Linie 394 f., 513, 518, 523
Kernig-Zeichen 319
Kernspintomographie 321
Ketoazidose, alkoholische 1008
–, diabetische 323, 1008
–, –, Abdominalschmerzen 619 f.
–, –, Übelkeit 633
Ketoseneigung 952
Keuchhusten s. Pertussis
Kienböck-Malazie s. Lunatummalazie
Kimmelstiel-Wilson-Syndrom 135, 1047
Kipptisch 306
Kittniere 1039
Klebsiella penumoniae 505
Klippel-Feil-Syndrom 6, 873
Knochendeformität 542
Knochendestruktion 418
Knochendysplasie, fibröse 836
Knochenfibrom, nichtossifizierendes 837

Knochenfibrosarkom 839
Knochenhämangiom, malignes 839
Knochenmarkfibrose 887, 891, 894
Knochenmarkinfiltration, lymphatische 904
–, neoplastische 924, 927
–, nichthämatologische 924
Knochenmarkkarzinose 696
Knochenmarksarkomatose 98
Knochenmarkveränderung, diffuse 887
–, herdförmige 887
Knochenmetastasen 837f., 841, 1001
–, osteolytische 837
–, osteoplastische 837
Knochennekrose, aseptische 830, 836
Knochensarkom 836
Knochenschmerzen 803ff.
–, generalisierte 840f., 942
–, lokalisierte 835f.
–, Osteoporose 840
–, Plasmozytom 942
Knochenstoffwechselerkrankung 753
Knochentumor, benigner 837
–, primärer 837f.
Knochenzyste, aneurysmatische 836f.
Knopflochdeformität 13
Knotenstruma 349
Koagulopathie 19, 21, 113
–, angeborene 1031f.
–, erworbene 1031f.
Koarktation der Aorta 305
Kohlendioxidintoxikation 403
Kohlenhydratintoleranz 657, 659
Kohlenmonoxidintoxikation 266, 269, 323
Kokzidioidomykose 155, 813
Kokzidiose 37
Kolik, abdominelle 585
–, –, Porphyria acuta intermittens 172
Kolitis 683, 814
–, ischämische 666f.
–, nekrotisierende 660
–, pseudomembranöse, postantibiotische 661
–, strahlenbedingte s. Strahlenkolitis
–, ulzerierende 126, 660
Kollagenose 42f.
–, Abdominalschmerzen 618
–, Anämie 74
–, Eosinophilie 912

Kollagenose, Fieber 30, 42f.
–, Gelenkschmerzen 820, 822ff.
–, Leberparenchymerkrankung 709
–, Leukozytopenie 890
–, Leukozytose 890
–, Lymphknotenschwellung 205, 209
–, Nekrose, akrale 870
–, Nephropathie 776, 1062
–, Niereninsuffizienz, rasch fortschreitende 781
–, Proteinurie 1049
–, Raynaud-Syndrom, sekundäres 877
–, Rückenschmerzen 761
–, Schluckstörung 369
–, Skelettmuskulaturerkrankung 845f.
Kollaps, orthostatischer 307, 310f.
–, vasovagaler 308
Kollapslunge 402
Kolon, irritables s. Colon irritabile
Kolonkarzinom 612, 655, 785
–, Diarrhoe 663f.
Kolonkreislauf 612
Kolonperforation 571
Kolonpseudopolypen 665
Kolontumor 571
Koloskopie 612
Koma 317ff., 1061
–, Addison-Krise 333f.
–, Blutung, intrazerebrale 326f., 330
–, Computertomographie 321
–, Diabetes insipidus 335
–, diabetisches 323, 333
–, –, hyperosmolares 323, 484
–, –, ketoazidotisches 323, 484
–, Diagnostik 322
–, Enzephalitis 325f., 328
–, Halbseitensymptomatik 319, 327ff.
–, Hämatom, epidurales 326, 328
–, –, subdurales 326, 328
–, hämolytisch-urämisches Syndrom 74
–, hepatisches 336, 703
–, Herdsymptomatik 327ff.
–, Hirnabszeß 326, 328
–, Hirninfarkt 326, 329f.
–, Hyperkalzämie 335, 997
–, Hypernatriämie 335, 980
–, Hyperthermie 332
–, Hyperviskositätssyndrom 338
–, hypoglykämisches 320, 323, 333, 485, 959
–, Hypokalzämie 335

Koma, Hyponatriämie 335, 976
–, hypophysäres 334f.
–, Hypothermie 332
–, hypothyreotes 333, 485
–, hypoxisches 322
–, Infektion 331f.
–, Insuffizienz, respiratorische 337
–, Intoxikation 330f.
–, Laboranalysen 321f.
–, Liquorentnahme 321
–, Meningismus 319, 323ff.
–, Meningitis 324f.
–, metabolisches 330, 333ff.
–, Porphyrie 337f.
–, postiktales 332
–, posttraumatisches 326, 330, 332
–, Purpura, thrombotisch-thrombozytopenische 74
–, Reye-Syndrom 702
–, Seitensymptomatik 327
–, Sinusthrombose 326, 329
–, Subarachnoidalblutung 325f.
–, Thiaminmangel 338
–, thyreotoxisches s. Krise, thyreotoxische
–, Tumor, intrakranieller 326ff.
–, Untersuchung, körperliche 318ff.
–, –, neurologische 318ff.
–, Urämie 336
–, Vaskulitis 338
–, Verbrauchskoagulopathie 338
–, vitale Funktionen 322f.
Kompressionssyndrom der Arteria poplitea 864f.
–, venöses 866f.
Konjunktivitis 755
Kontaktblutung, rektale 665
Kontaktdermatitis 161
Kontakturtikaria 154
Kontinua 29, 205
Koordinationsstörung 815
Kopfschmerzen 231ff.
–, hungerbedingte 238
–, Hypoglykämie 959
–, Massenblutung, intrakranielle, atypische 295
–, Morbus Bang 734
–, Paget 836
–, okzipitale 243
–, Urämie 1051
–, vasomotorische 238
Korakopektoralissyndrom 875
Kornealreflex 319
Koronarangiographie 410
Korsakow-Syndrom 277, 338
Kortikoidtherapie 30
Kortikosteroidpurpura 109
Kostochondrodynie 418

Kostoklavikularsyndrom 864, 875
Koxarthrose 829, 860, 869
Krampfanfall 702, 738, 959
Kreatininindex 190
Kreatinphosphokinase 333, 621
Kreislaufdepression 778
Kreislaufregulationsstörung, orthostatische 297
Kreislaufstillstand 443
Kreislaufversagen 1054
Kretinismus 5
Krise, hämolytische 778, 945
–, –, Hämoglobine, instabile 69
–, –, medikamentös ausgelöste 69
–, –, Sichelzellanämie 69
–, hypertensive 262, 629, 955
–, –, Phäochromozytom 478 f.
–, tabische 592
–, thyreotoxische 333, 485, 1054
Kristallurie 1011
Krokott-Färbung 518
Kryoglobulinämie 864, 1021
–, sekundäre 940, 945
Kryptokokkose 38, 813
Kryptosporidiose 37, 214
Kugelzellanämie 67
Kußmaulsche Atmung 620
Kwashiorkor 138, 187
Kyphose 747, 753

Lachschlag 303
Lactat-Dehydrogenase 615
Lähmung, periodische 845 f.
Laktasemangel 657
Laktazidose 1008
Lambliasis 37, 654
Langhanssche Riesenzellen 556
Lanzscher Punkt 611
LAP s. Leucin-Amino-Peptidase
Larva migrans 508
Laryngitis 32
Laryngospasmus 391, 1003
Larynxkarzinom s. Kehlkopfkarzinom
Lasègue-Zeichen 319, 748, 755, 860
Läsion, dienzephale 282
Lassa-Fieber 37, 148
Lateralsklerose, amyotrophe 283
LATS 351
Launois-Bensaude-Lipomatose 182
Laurence-Moon-Biedl-Bardet-Syndrom 6, 14, 182
Laxantienabusus, Diarrhoe, chronische 655
–, Hypokaliämie 621, 683, 992
–, Ileus, paralytischer 621
–, Pseudo-Bartter-Syndrom 995

LCAT-Mangel s. Lecithin-Cholesterin-Acyltransferase-Mangel
LDH s. Lactat-Dehydrogenase
LDL 967
LDL-Cholesterin 967 f.
Leberabszeß 597, 713 f.
–, Amöbeninfektion 653
–, cholangitischer, Pseudozyste 723
–, Cholestase 701
–, Fieber 32
–, Hämobilie 647
Leberadenom 686
Leberausfallkoma 336
Leberdämpfung 613
Leberegelbefall 153
Leberenzyme 594
Lebererkrankung 596
–, chronische 881
–, polyzystische 701
Leberfibrose 701, 709
–, kongenitale 691
–, periportale 724
–, perisinusoidale 724
Leberfunktionsstörung 193
Leberhämangiom 597, 724
Leberhamartom 724
Leberhämatom 714 f.
Leberinfarkt 1024
Leberinsuffizienz, Diabetes mellitus, schlecht eingestellter 193
–, Hämostasestörung 122, 124
–, Hyperpigmentation 172
– bei Rechtsherzinsuffizienz 134
Leberkapselblutung 714
Lebermembran-Autoantikörper 715, 717
Lebermetastase 709, 725
–, Cholestase 701
–, Nüchternhypoglykämie 962
Lebernekrose, akute 701
–, medikamentenbedingte 697
–, toxisch induzierte 688
Leberparenchymerkrankung 709 ff.
Leberparenchymhyperplasie, knotige, fokale 724
Leberruptur 714
Leberschaden, alkoholischer 691
–, toxischer 701
Leberstauung 686, 709, 711 f., 962
Lebersteatosis s. Fettleber
Leberteratom 724
Lebertumor 597
–, benigner 723 f.
–, primär maligner 724
Leberumbau, chronischer 701
Leberzell-Antigen, zytoplasmatisches, lösliches 716

Leberzellkarzinom 725 f.
–, alkalische Phosphatase 689
–, Fieber 40 f., 49
–, Hypoglykämie 964
– bei Leberzirrhose 719
–, Sonographiebefund 725
–, Teleangiektasien 21
Leberzellnekrose 719
Leberzerfallkoma 336
Leberzirrhose 709, 718 ff.
–, alkoholbedingte 13, 719
–, Anämie, hämolytische 74
–, –, makrozytäre 81
–, äthyltoxische 13
–, Cholestase 701
–, dekompensierte 136 f.
– nach Dünndarm-Bypass-Operation 703
–, Gerinnungsfaktoren, plasmatische, verminderte 124
–, grob-/klein-knotige 719
–, grobknotige 719
–, Hämatemesis 644
–, Hämochromatose 954
–, hämorrhagische Diathese 102, 106, 108, 124
–, Hepatitis, chronisch aktive 716
–, Hypalbuminämie 137
–, kardial bedingte 134
–, kleinknotige 719
–, Laboruntersuchungsbefunde 688 f.
–, Leberzellkarzinom 725
–, Morbus Wilson 172, 937
–, noduläre 719
–, primär biliäre 718 ff., 826
–, –, Fieber 43, 49
–, –, immunologische Untersuchung 690
–, – –, Kornealring 687
–, – –, Leberbiopsie 691
–, – –, Melanose, diffuse 171
–, – –, Pruritus 171, 199
–, – –, Trommelschlegelfinger 11
–, – –, Uhrglasnägel 11
–, Proteinurie 1044
–, Rheumafaktoren 804, 820
–, sekundär biliär 719 ff.
–, Steatorrhoe 671
–, Thrombozytenfunktionsstörung 106, 108
–, Thrombozytopenie 102
–, Vinylchloridkrankheit 701
Leberzyste 597, 721
Lecithin-Cholesterin-Acyltransferase-Mangel 972
Legionellose 36, 517
Leichtkettenkrankheit, idiopathische 1045

Leiomyom 368
Leishmaniose, viszerale 37, 735f.
Leistenhernie s. Hernie, inguinale
Lentigines, senile 174
Lepra 155, 805, 910
Leptospirose 733f.
–, Azotämie 1062
–, Exanthem 149, 152
–, Fieber 33, 36
–, Myalgie 845
–, Myokardbeteiligung 467
–, Purpura 111
Leriche-Syndrom 862
Lesch-Nyhan-Syndrom 81
Leucin-Amino-Peptidase 689
Leucinüberempfindlichkeit 962f.
Leukämie 88, 887, 918, 920
–, akute 224, 894ff., 924ff.
–, –, aleukämische 893, 925
–, –, Anämie 81
–, –, Angina, nekrotisierende 364
–, –, erythro-leukämische Phase 928
–, –, Hyperkalzämie 1001
–, –, lymphatische 904, 926f.
–, –, –, Fieber 40, 48
–, –, –, Lymphknotenschwellung 224
–, –, myeloische 926
–, –, –, Fieber 40, 48
–, –, –, Myelofibrose 64
–, –, –, Rückenschmerzen 759
–, –, nichtlymphatische 224
–, –, Proteinurie 1045
–, –, Splenomegalie 739f.
–, Arthropathie 834
–, Cholestase 699f.
–, chronische, lymphatische 896, 903f.
–, –, –, Fieber 39f., 48
–, –, –, Lungenverschattung 518
–, –, –, Pruritus 199
–, –, –, Rückenschmerzen 759
–, –, –, Splenomegalie 740
–, –, –, Thrombozytopenie 99
–, –, myeloische 890f., 911, 918, 923
–, –, –, Basophilie 914
–, –, –, Blastenkrise, lymphatische 904
–, –, –, Fieber 40, 48
–, –, –, Leukozytenphosphatase, alkalische 88
–, –, –, Lymphknotenschwellung 225
–, –, –, bei Polycythaemia vera 108
–, –, –, Rückenschmerzen 759
–, –, –, Splenomegalie 739ff.

Leukämie, chronische, myelomonozytäre 895
–, eosinophile 912f.
–, Fibrinogenolyse 126
–, Hämaturie 1032
–, Leberstauung 713
–, Petechien 20
–, Pleuraverschattung 553
–, Polyglobulie 91
–, Priapismus 791
–, Pruritus 199
–, Skelettmetastasen 837
Leukämoid, eosinophiles 907, 912
Leukozytenphosphatase, alkalische, pathologische 87ff.
Leukozytopenie 891ff., 897
–, Arzneimittelallergie 154
–, Felty-Syndrom 738, 821
–, Fieber 36, 44, 49
–, Leukämie, akute 895
–, Lupus erythematodes disseminatus 738, 824, 826, 1049
–, Morbus Bang 734
–, Plasmozytom 942, 944
–, präleukämisches Syndrom 900
– mit relativer Lymphozytose 734
–, – – und Linksverschiebung 731
–, Splenomegalie 729ff.
–, Typhus abdominalis 531
–, Virushepatitis 688
Leukozytose 887ff., 986
–, Abszeß, paranephritischer 761
–, Blutungsanämie, akute 63
–, Cholezystitis 757
–, Divertikulitis 664
–, Endokarditis, fibroplastische, parietale 912
–, Fieber 33, 41
–, hämolytisch-urämisches Syndrom 1031
–, Infektionskrankheit 1062
–, Leberprozeß, septischer 688
–, Leptospirose 733
–, Leukämie, akute 895
–, –, chronische, lymphatische 896
–, –, –, myeloische 923
– mit Linksverschiebung 887, 895, 920f.
–, Pyelonephritis, chronische 1020
Leukozyturie 775, 1011, 1037ff.
–, Glomerulonephritis 1024
–, Harnwegsentzündung, chronische 1062
–, Pyelonephritis, unspezifische 1025
–, Urethro-Prostatitis, unspezifische 1020
LGL-Syndrom 451

Libidoverlust 169, 187, 834
Libman-Sacks-Endokarditis 462, 912
Lichen ruber planus 144, 156ff.
Lidheberschwäche 848
Ligamentose 747
Linksherzhypertrophie 293
Linksherzinsuffizienz 293
–, chronische 90
–, Mitralinsuffizienz, relative 430
–, Röntgenbild 134
Linksherzvergrößerung 457
Linksverschiebung s. Leukozytose mit Linksverschiebung
Linsentrübung 260
Lipidurie 1032
Lipödem 130, 882
Lipom, pleurales 552f.
Lipomatose 182ff.
–, mediastinale 546
Lipomatosis dolorosa 182
–, Typ Launois-Bensaude 182
–, – Roth-Paillard 182
Lipoproteinlipasemangel, familiärer 970f.
Lippen-Gaumen-Spalte 277
Liquor 328
–, Xanthochromie 321, 328
Liquorpunktion 321
Liquorzucker 328
Listeriose 36
Livedo reticularis 825, 875
Liver-Kidney-mikrosomale-Antikörper 716
LKM s. Liver-Kidney-mikrosomale-Antikörper
LMA s. Lebermembran-Autoantikörper
Löfflersches Lungeninfiltrat 508f., 908
Löffler-Syndrom s. Endocarditis fibroplastica; s. Löfflersches Lungeninfiltrat
Löfgren-Syndrom 537, 759, 813, 816f.
Logorrhoe 277
Long-acting thyroid stimulator 351
Lordose 747f., 1027
Loslaßschmerz 587
–, Appendizitis 611
–, Cholezystitis 594
–, Hohlorganperforation 571
–, Pankreatitis, akute 600
Low-density-Lipoprotein s. LDL
Lown-Ganong-Levine-Syndrom 300, 455
Low-output-Syndrom 302
Low-T_3-Syndrom 353

Lucey-Driscoll-Syndrom 693
Lues 150f.
–, Amyloidose 777
–, Arthritis 812f.
– cerebrospinalis 303
– connata 151, 822
–, Exanthem 149ff.
–, Fieber 36
–, Kältehämoglobinurie, paroxysmale 75
–, kardiovaskuläre 151
–, Lymphknotenschwellung 215
–, Lymphozytose 903
–, Ödem, renales 135
–, Purpura 111
–, Rheumafaktoren 804f.
–, Schluckstörung 364
Lumbago 865
Lunatummalazie 836
Lungenabszeß 32
Lungenembolie 399f., 415f.
–, fulminante 400
–, Hypotonie, arterielle 484
–, Lungenverschattung 511
–, massive 400, 484
–, Pleuraerguß 555, 557
–, Schmerz 407, 415f., 748
–, Synkope 300f.
–, Zyanose 385
Lungenemphysem 391, 394ff., 495
–, primär atrophisches 397
–, Symptome 397
Lungenerkrankung, alveoläre 524
–, chronische 301f.
–, –, obstruktive 689
–, interstitielle 513
Lungenfibrose 519, 523, 820
–, medikamenteninduzierte 521
Lungenfunktionsstörung 1007
Lungenhämosiderose, idiopathische 56
Lungeninfarkt 47, 398, 400, 511
Lungeninfiltrat, eosinophiles 508, 908
Lungeninsuffizienz 1054
Lungenkaverne, tuberkulöse 498
Lungenödem 394f.
– in großer Höhe 395
Lungenrundherd 525
Lungenstauung 398, 494, 500
Lungentuberkulose, käsige 910
Lungenvenenfehlkonnektion 383
Lungenverschattung 494, 500, 503ff.
–, schmetterlingsförmige 524
Lupus erythematodes disseminatus 737f., 822, 824ff., 890
– – –, Antikörper, antinukleäre 776, 805, 825, 1049

Lupus erythematodes disseminatus, Diagnosekriterien 826
– – –, Dysphagie 369
– – –, Exanthem 9, 155
– – –, Fieber 42f., 49
– – –, Glomerulonephritis, diffus proliferative 1024
– – –, –, perimembranöse 1023f., 1049
– – –, hämorrhagische Diathese 99, 126
– – –, Hautveränderungen 9, 824f.
– – –, Leukozytopenie 897
– – –, Libman-Sacks-Endokarditis 912
– – –, Nephropathie 776
– – –, Pleurabeteiligung 555f.
– – –, Proteinurie 1049
– – –, Rückenschmerzen 761
– – –, Splenomegalie 737f.
– – –, Thrombozytopenie 99
– –, systemischer s. Lupus erythematodes disseminatus
Lupus-Inhibitor 126
Lutembacher-Syndrom 429, 435ff.
Lyell-Syndrom 161
Lyme-Arthritis 810
Lyme-Borreliose 810
Lymphabflußbehinderung 130, 132
Lymphadenitis 149, 343, 881
–, epitheloidzellige 208, 211, 214f.
–, mesenteriale 611
–, tuberkulöse 208
Lymphadenopathie, angioimmunoblastische 896f., 913, 942
–, generalisierte 146, 207
– mit Lungenmanifestation 506, 546
–, polyzyklisch-bihiläre 518
Lymphadenopathiesyndrom 206f., 213
Lymphadenose 721
–, chronische s. Leukämie, chronische, lymphatische
–, Exanthem 156
Lymphangiektasie, intestinale 671
Lymphangiosis carcinomatosa 547
Lymphangitis 881
–, akute 868
–, chronische 882f.
Lymphfistel 881
Lymphknotenmetastase 205, 225, 700
Lymphknotenschwellung 205ff.
–, Aktinomykose 215
–, allergische Reaktion 209

Lymphknotenschwellung, Anamnese 205f.
–, Autoimmunerkrankung 209
–, benigne 208f.
–, Endokarditis, fibroplastische, parietale 912
–, entzündliche, nichtinfektiöse 207f.
–, Hämaturie 1012
–, Histiozytose, maligne 218f.
–, HIV-Infektion 212ff.
–, Infektion, bakterielle 214f.
–, infektiöse 207f.
–, Kala Azar 735
–, Katzenkratzkrankheit 214
–, Leukämie, akute 224
–, –, chronische, lymphatische 903
–, Lues 215
–, Lupus erythematodes disseminatus 825
–, Lymphogranuloma inguinale 215
–, Lymphozytose, neoplastische 903
–, maligne 207f., 215
–, Metastasen 225
–, Mononukleose, infektiöse 211, 904f.
–, Morbus Hand-Schüller-Christian 744
–, – Hodgkin 216ff., 735f.
–, – Still 738
–, – Whipple 670
–, myeloproliferatives Syndrom 225
–, Non-Hodgkin-Lymphom 219ff., 736, 941
–, parasitäre Erkrankung 215
–, Pilzinfekt 215
–, Plasmozytom 225
–, mit Rückenschmerzen 759
–, Sarkoidose 208f., 735, 816
–, γ-Schwerketten-Krankheit 948
–, Speicherkrankheit 210f.
– bei Splenomegalie 729ff.
–, Toxoplasmose 215
–, Tuberkulose 214, 735
–, Tularämie 214
–, Tumor 210
–, Untersuchung, körperliche 206f.
–, Virusinfektion 211ff.
–, zervikale 343ff.
–, –, symmetrische 146
–, Zytomegalie 211f.
Lymphknotentuberkulose 214ff.
Lymphknotenzytologie 208
Lymphödem 131f., 860, 866

Lymphödem, primäres 881
–, sekundäres 881 f.
Lymphogranuloma inguinale 215
Lymphogranulomatose
  s. Morbus Hodgkin
Lymphogranulomatosis X
  s. Lymphadenopathie, angio-
  immunoblastische
Lymphom, intestinales 671
–, malignes (s. auch Morbus
  Hodgkin; s. auch Non-Hodg-
  kin-Lymphom) 215 ff.
–, –, Amyloidose 947
–, –, Anämie 81
–, –, B-Symptomatik 205, 216
–, –, Cholestase 700
–, –, Fibrinogenolyse 126
–, –, Fieber 39, 205
–, –, hämorrhagische Diathese 99
–, –, Hepatomegalie 207
–, –, Ikterus 207
–, –, Kälteagglutininkrankheit
  946
–, –, Knochenmetastasen 837
–, –, Leukozytenphosphatase,
  alkalische 88
–, –, Ödem, renales 135
–, –, Rheumafaktoren 820
–, –, Splenomegalie 207, 735 f.,
  740 f.
–, –, Staging-Diagnostik 221 ff.
Lymphozytopenie 905 ff., 939
–, Pneumocystis-carinii-Pneumo-
  nie 518
Lymphozytose 901 ff.
–, absolute 901
–, infektiöse, akute 148, 910
–, Leukämie, chronische, lympha-
  tische 896, 903 f.
–, Morbus Bang 734
–, neoplastische 903 f.
–, Non-Hodgkin-Lymphom 896,
  903 f., 941
–, paraneoplastische 903 ff.
–, relative 146, 731, 734, 901
–, Typhus abdominalis 731
–, Virushepatitis 688
Lysin-Vasopressin-Test 184

MacLeod-Syndrom 402
Maduramykose 38
Magenausgangsstenose 580
–, Diagnostik 635
–, Erbrechen, chronisches, Hypo-
  glykämie 992
–, –, Zeitpunkt 629
–, Erbrochenes 592
–, Morbus Köhlmeyer-Degos 613

Magengeschwür s. Ulcus ventri-
  culi
Magenkarzinom 80
–, Erbrechen 629
–, Exanthem 156
–, Hyperkalzämie 1001
–, Schmerzlokalisation 589
–, Vitiligo 169
–, Wirbelmetastase 754
Magenmotilitätsstörung 629
Magenresektion 629
Magersucht s. Anorexia nervosa
Magnesiumintoxikation 336
Magnesiummangel 336
Mahaim-Bündel 451
Makroangiopathie bei Diabetes
  mellitus 860, 869 f., 875, 1026
Makrocheilie 955
Makroglobulinämie 40
Makroglossie 955
Makrohämaturie 1020 ff., 1025 ff.,
  1039, 1062
–, Niereninfarkt, arterieller 766
–, Verbrauchskoagulopathie 1030
Makuladegeneration 264
Makulopathie, senile 262, 265
Malabsorption 191, 757, 1005 f.,
  1025
–, Diarrhoe mit Steatorrhoe 667
–, Enteropathie, exsudative 671
–, Ischämie, intestinale, chroni-
  sche 660
–, Kohlenhydratintoleranz 657
–, Lambliasis 654
–, Morbus Crohn 664
–, – Whipple 670
–, Syndrom des kurzen Darmes
  674
Maladie de Meige 881
Malaria 37, 48, 734
–, Anämie 70
–, Azotämie 1062
–, Diagnostik 33
–, Eosinophilie 910
–, Fieber 29, 734
–, Koma 332
–, Myalgie 845
–, Ödem, renales 135
–, Purpura 111
–, Splenomegalie 734
–, Thrombozytopenie 103
Malassimilationssyndrom 674
–, Anämie 58
–, γ-Globulin-Mangel 938
–, Hyperparathyreoidismus,
  sekundärer 841
–, Vitamin-D-Mangel 844
Maldigestion 191, 757
–, Diarrhoe, chronische 654

Maldigestion, Diarrhoe mit Stea-
  torrhoe 667
–, Kohlenhydratintoleranz 657
–, Pankreatitis, chronische 671
Mallory-Weiss-Syndrom 568, 641,
  643
Malnutrition 187
Malzarbeiterlunge 522
Mammakarzinom, Fieber 41
–, Hyperkalzämie 1001
–, Knochenmetastase 837
–, Lebermetastase 725
–, Schilddrüsenmetastase 357
–, Wirbelmetastase 754
Manie 277
Mantelpneu 402
Marasmus 187
Marchiafava-Anämie 88, 759
Marees-Jarmatz-Hochlagerungs-
  test 482
Marfan-Syndrom 112
–, Aortendissektion 414
–, Aortenklappenprolaps 434
–, Endokarditis 464 f.
–, Fieber 464 f.
–, Mitralklappenprolapssyndrom
  430
–, Pulmonalklappeninsuffizienz
  434
Markschwammniere 775, 1026,
  1065
Maschinengeräusch 438
Masern 37, 39, 111, 143
Massenblutung, zerebrale 293
–, –, atypische 295
–, –, hypertonische 293
Mastoiditis 32
Mastozytose, generalisierte 175,
  198, 915 f.
–, –, Diarrhoe 676 f.
Mastozytosyndrom 175
Mastzellretikulose s. Urticaria
  pigmentosa
Maul-und-Klauen-Seuche
  s. Stomatitis epidemica
Mauriac-Syndrom 182
May-Hegglin-Anomalie 107, 919
McBurney-Bereich 574, 611
Meckel-Divertikel 674
Meckel-Divertikulitis 611
Medianekrose, aortale 334
Mediastinaltumor 134, 361
Mediastinalverbreiterung 391
Mediastinalverschattung 494,
  533 f.
Mediastinitis 545
Medikamente s. auch Arznei-
  mittel
–, Agranulozytoseauslösende 893 f.

Medikamente, zum AV-Block
  führende 447
–, diabetogene 953
–, Diarrhoe-auslösende 656
–, Granulozytopenie-auslösende
  893 f.
–, Hämolyse-auslösende 73
–, –, bei Erythrozytenenzym-
  defekt 70
–, Hepatitisreaktion 696 f.
–, nephrotoxische 664
–, Ödem-auslösende 140
–, SLE-induzierende 825
–, Übelkeit-verursachende 193
Medikamentenabusus 242
Megakalikose 1039
Megakaryoblastenleukämie,
  akute 64
Megaösophagus 542
Megaureter 764
Meige-Syndrom 881
Meigs-Syndrom 551, 554
Meläna 641
Melanodermie 167
Melanom, malignes 40, 49
–, –, metastasierendes 172
–, –, Vitiligo 169
Melanosarkom 172
Melanosis coli 683, 992
Mendel-Mantoux-Test 506
Meningeom 19, 295, 878
Meningismus 319
Meningitis 324 f.
–, aseptische 148, 325, 734
–, eitrige 324
–, Fieber 32, 35
–, Koma 324 f.
–, Leptospirose 734
–, Lyme-Borreliose 152
–, Polyglobulie, sekundäre 90
–, Purpura 111
–, Schwartz-Bartter-Syndrom 978
–, tuberkulöse 325
Meningoenzephalitis 282, 325, 814
Meningokokkenmeningitis 149,
  153
Meningokokkensepsis 153, 910
Meningopolyneuritis 152, 810
Menstruation 499
Menstruationszyklus 29
Meralgia paraesthetica 869
Meryzismus 368
Mescalinintoxikation 269
Mesenterialinfarkt 577, 603, 629,
  1024
Mesenterialvenenthrombose 579,
  603
Mesenterialwurzeldrehung 603
Mesotheliom, lokales 553

Metakarpalköpfchennekrose 836
Meteorismus 613, 660, 997
Methadon 395
Methämoglobinämie 70 ff., 90,
  323, 378
Methylalkoholintoxikation 1008
Migräne, Abdominalschmerzen
  617
–, Blendungsempfinden 270
–, ophthalmische 238
–, Ovulationshemmereinfluß 238
–, Sehstörung 262, 267
Mikroangiopathie 101
–, diabetische 860, 869 f., 875,
  1026
Mikroerythrozyturie 1049
Mikrofilariose 37
Mikrohämaturie 825, 1020 ff.,
  1025 ff., 1039, 1062
–, Verbrauchskoagulopathie 1030
Mikrometastase 887
Mikrostomie 827
Miktionssperre 795
Miktionsstörung 1011, 1015, 1039
Mikulicz-Syndrom 826
Milch-Alkali-Syndrom 775, 998,
  1008
Miliartuberkulose 29, 111, 519,
  735, 906
Millard-Gubler-Syndrom 288
Milzabszeß 745
Milzarterienaneurysma 745
Milzerkrankung 598
Milzfibrosarkom 745
Milzhämangiom, kavernöses 745
Milzhämatom 745
Milzinfarkt 67, 603, 759
Milzleiomyosarkom 745
Milzmetastase 745
Milzneoplasie 745 f.
Milzruptur 598, 714
Milztumor 603
Milzvenenthrombose 742
Milzzyste 744
–, parasitäre 744
Minderwuchs 181, 995
Mineralokortikoidmangel 979
Minimal-change-Glomerulo-
  nephritis 1023, 1049
Miosis 270
Mitralinsuffizienz 305, 429 f.
– mit Aortenklappeninsuffizienz
  438
–, Ätiologie 430
–, relative 430
Mitralklappenprolapssyndrom
  302, 430
Mitralklappenring, Verkalkung
  430

Mitralöffnungston 435
Mitralsegel, vorderes, Vorwärts-
  bewegung, systolische, ab-
  norme 427
Mitralstenose 433 ff.
–, Abdominalschmerz, akuter 603
– mit Aortenstenose 438
–, Herzgeräusche 433 ff.
–, Hypotonie, arterielle 486
–, Lungenfibrose 523
–, Mesenterialinfarkt 603
–, Synkope 305
–, Vorhoftumor 305
Mittelhirn, Durchblutungsstörung
  282
Mittelmeerfieber, familiäres 621
–, –, Abdominalschmerz 586
–, –, Amyloidniere 777
–, –, Amyloidose 673, 743, 1048
–, –, Arthralgie 835
–, –, Niereninsuffizienz 777
Mittelohrentzündung
  s. Otitis media
Mittelschmerz 602
Mixed connective tissue disease
  s. Sharp-Syndrom
Mönckebergsche Aortenstenose
  426
Monochromasie 269
Mononeuropathia multiplex 338
Mononukleose, allergische 47
–, infektiöse 147, 364, 904 f., 920
–, –, Abdominalschmerz 621
–, –, Anämie, hämolytische 73
–, –, Angina tonsillaris 147, 364
–, –, Diagnose 147, 211
–, –, Exanthem 145, 147
–, –, Fieber 37
–, –, Ikterus 686
–, –, Leukozytose 147
–, –, Lymphknotenschwellung
  147, 211, 343
–, –, Lymphozytose 901, 904 f.
–, –, Polyneuropathie, sekundäre
  878
–, –, Splenomegalie 731
–, –, Thrombozytopenie 103
Monozytangina s. Mono-
  nukleose, infektiöse
Monozytenleukämie 918
Monozytose 895, 915
–, reaktive 916 f.
Morbus Abt-Letterer-Siwe 211,
  913 f.
– Addison 170
– –, ACTH-Stimulationstest 170
– –, Cortisolserumkonzentration
  170
– –, Eosinophilie 913

Morbus Addison, Fieber 44, 46, 49
- -, Hyperkaliämie 988, 1001
- -, Hyperkalzämie 1001
- -, Hyperpigmentation 17, 170
- -, Hypoglykämie 170, 959, 964
- -, Hyponatriämie 988, 1001
- -, Hypotonie, arterielle 170, 487
- Alzheimer 312f.
- Bang s. Brucellose
- Basedow (s. auch Hyperthyreose) 350f.
- -, Aspekt 7, 12
- -, Autoantikörper 351
- -, Immunglobuline, zirkulierende 351
- -, Koma s. Krise, thyreotoxische
- -, Myxödem, prätibiales 130, 351
- -, Pigmentverschiebung 174
- -, Serumcholesterinspiegel 333
- Bechterew 44, 816f., 822, 830
- -, Aorta-ascendens-Dilatation 434
- -, Arthritis 811, 816
- -, Diagnosekriterien 817
- -, Endokarditis 462
- -, HLA-B27 806, 816
- -, Körperhaltung 5f.
- -, Perikarditis 460
- -, Rückenschmerzen 753, 816f.
- -, Sakroiliitis 816f.
- Becker 467
- Behçet 618, 813
- Boeck s. Sarkoidose
- Bourneville-Pringle 169
- Crohn 664f., 674
- -, Abdominalschmerzen 577, 664
- -, Amyloidose 743
- -, Anämie 79
- -, Diagnostik 665
- -, Diarrhoe 664f.
- -, - mit Steatorrhoe 670
Morbus Addison, Fieber 44, 49
- -, Fistelbildung 664
- -, Hautveränderungen 26
- -, Lymphknotenschwellung 205
- -, Ösophagitis 365
- -, Röntgensymptome 665
- -, Rückenschmerzen 755, 757
- -, Sakroiliitis 755
- -, Schluckstörung 361
- -, Spondylitis 817
- Cushing s. Cushing-Syndrom
- von Eulenburg s. Paramyotonia congenita

Morbus Fabry 23, 468
- Forestier 760, 830
- Gaucher 742f.
- -, Hepatomegalie 720
- -, Hyperpigmentierung 24
- -, Kardiomyopathie 468
- -, Lungenveränderung 523
- -, Lymphknotenschwellung 210
- -, Splenomegalie 210, 742f.
- Gilbert 685
- Günther s. Porphyrie, erythropoetische, kongenitale
- Hand-Schüller-Christian 211, 744f., 838, 913f.
- Hodgkin (s. auch Lymphom, malignes) 208, 216ff.
- -, Anämie 74
- -, B-Symptomatik 216
- -, Cholestase 700
- -, Diagnose 217f., 736
- -, Enteropathie, exsudative 671
- -, Eosinophilie 913
- -, Fieber 29, 39f., 205, 216f., 735
- -, Halslymphknotenschwellung 344
- -, Hämaturie 1032
- -, Hautveränderungen 26
- -, Hyperpigmentation 172
- -, Immundefekt, sekundärer 39
- -, Klassifizierung, histologische 217f.
- -, Knochenmetastasen, osteoplastische 837
- -, Laborbefunde 217
- -, Lymphknotenschwellung 205, 216f., 735
- -, Lymphozytopenie 896, 905
- -, Phosphatase, alkalische 689
- -, Pruritus 172, 199, 216, 735
- -, Rückenschmerzen 759
- -, Skelettbefall 217
- -, Splenomegalie 217, 735f.
- -, Stadieneinteilung 217
- -, Staging-Diagnostik 222f.
- -, Thrombozytopenie 99
- Horton 262
- Huntington s. Huntington-Chorea
- Kahler s. Plasmozytom
- Köhlmeyer-Degos 613
- Menière 748
- Meulengracht s. Icterus juvenilis intermittens
- Niemann-Pick 210, 744f.
- Ormond s. Retroperitonealfibrose
- Osgood-Schlatter 836

Morbus Osler-Rendu-Weber 111, 384
- -, Gastrointestinalblutung, obere 641
- -, Hämaturie 1027
- -, hämorrhagische Diathese 20, 109, 111
- -, Lungenanastomosen, arteriovenöse 439
- Paget 368, 755, 836
- Parkinson 308
- Pfeiffer s. Mononukleose, infektiöse
- Pompe 427
- Raynaud 876
- von Recklinghausen 17, 174
- Rendu-Osler s. Morbus Osler-Rendu-Weber
- Ritter von Rittershain 161
- Scheuermann 753, 836
- Selter-Swift-Feer s. Akrodynie
- Simmonds s. Hypophysenvorderlappeninsuffizienz
- Still 738f., 822f.
- Vaques-Osler s. Polycythaemia rubra vera
- Waldenström 338, 941, 1045
- Wegener 498
- -, Fieber 42f.
- -, Nephropathie 776, 1024
- -, Ödem, renales 135
- Weil s. Leptospirose
- Werlhof 19
- Whipple 755, 758, 817
- -, Diarrhoe 670f.
- Wilson 687, 721, 831
- -, Hyperpigmentation 172
- -, Laborbefund 937
- -, Leberzirrhose 721
- von-Winiwarter-Buerger s. Thrombangiitis obliterans
Morgagni-Morell-Syndrom 180
Morgagnische Hernie 536
Morphaea s. Sklerodermie, zirkumskripte
Morphinintoxikation 621
Moschcowitz-Purpura s. Purpura, thrombotisch-thrombozytopenische
Mucoid impaction 513
Mukormykose 38
Mukoviszidose 671f.
-, Abortivform 496
-, Diabetes mellitus 954
-, Diarrhoe 671, 673
Müller-Manöver 529
Multiinfarktsyndrom 312f.
Multiple Sklerose 284, 295, 308
Mumps 37, 789, 901, 952

Mumpsorchitis 789
Mundbodenphlegmone 364
Murphy-Zeichen 594
Muskelatrophie 878
Muskelblutung 1031
Muskeldystrophie 612, 848f.
–, fazio-skapulo-humerale 848
–, pseudohypertrophe 848
Muskellähmung s. Paralyse
Muskelriß 860
Muskelschmerzen s. Myalgie
Muskelschwäche, Cushing-
 Syndrom 182, 1054
–, Hyperkalzämie 997
–, Hyponatriämie 976
–, Myasthenia gravis 44, 848
–, Osteomalazie 841
–, Polyneuropathie 878
–, Urämie 1051
Muskelschwund 1051
Muskelsteife, allgemeine 622
Muskeltrauma 1045
Musset-Zeichen 434
Mutismus 276, 278
–, akinetischer 828
Myalgia acuta epidemica
 s. Bornholmer Krankheit
Myalgie 711, 803ff.
–, Osteoporose 841
–, parainfektiöse 845
Myasthenia gravis 64, 534, 848
– –, Diagnose 848
– –, Fieber 44
– –, Schluckstörung 367
– –, Vitiligo 169
Mycobacterium tuberculosis 506
Mycosis fungoides 220, 904
Mydriasis 270
Myelitis 738
Myelodysplasie 98, 108, 893ff.,
 900
Myelofibrose, primäre 923f., 929
Myelom, multiples s. Plasmo-
 zytom
Myeloproliferative Erkrankung
 s. Syndrom, myeloproliferati-
 ves
Myelose, chronische s. Leukämie,
 chronische, myeloische
Myelosklerose, akut maligne 64
Mykobakterien, atypische 621
Mykobakteriose 36, 39, 214
Mykoplasmeninfektion 321, 946
Mykoplasmenpneumonie 511, 516
Mykose 36f., 48, 215, 882
Myogelose 747f.
Myokardinfarkt s. Herzinfarkt
Myokardinsuffizienz s. Herz-
 insuffizienz

Myokarditis 467f., 622
–, allergische 47
–, bakterielle 467
–, Diphtherie 467
–, Exanthem 146, 148f.
–, Fieber 32
–, Hypotonie, arterielle 486
–, Masern 146
–, Röteln 146
–, Scharlach 149
–, virale 148, 467
Myokardose 172
Myoklonie 325
Myopathie 828, 955
–, endokrine 848f.
–, metabolische 849f.
Myopie 259
–, progressive 270
Myositis 148, 621
Myotonia congenita Becker 849
– – Thomsen 849
Mysthenie 283
Myxödem 130, 882
–, Basophilie 915
–, Karpaltunnelsyndrom 878
–, Morbus-Basedow 130
–, prätibiales 130, 351
–, Purpura 113
Myxödemkoma 333, 485

Nabelschnurumschlingung 277
Nachtblindheit 187, 270
Nackensteifigkeit 327
Nagel-Patella-Syndrom 1027
Nahrungsmittelallergie 631, 911
–, Diarrhoe 661
Nahrungsmittelintoxikation 629f.
Narbenemphysem 395, 398
Narbenstenose 391
Narbenstrangulation 581
Nasenbluten s. Epistaxis
Nasenknorpelnekrose 1024
Natriumverlust, extrarenaler 979
–, renaler 979
Nebenhodenaffektion 603
Nebenhodenhämatom 789
Nebenhodeninfarkt 788
Nebenhodenruptur 789
Nebennierenkarzinom 477
Nebennierenrindenadenom 6, 183
–, Eosinopenie 914
–, Lymphozytopenie 907
Nebennierenrindenhyperplasie
 41, 477
–, bilaterale 183
–, Eosinopenie 914
–, Lymphozytopenie 907
Nebennierenrindeninsuffizienz
 334, 620

Nebennierenrindeninsuffizienz,
 Anämie 63
–, Hyperkaliämie 988
–, primäre s. Morbus Addison
Nebennierenrindenkarzinom 6,
 183, 964
Nebenschilddrüsenadenom 999
Nebenschilddrüsentumor 345
Nekrose, akrale 870
Nekrosefieber 47
Nelson-Tumor 171
Neoplasie 30, 34, 39, 596, 1000
Nephritis 152, 734, 824
–, glomeruläre s. Glomerulo-
 nephritis
–, hämorrhagische 47
–, interstitielle 769, 775, 782,
 1025, 1062
–, –, Hypokaliämie 994
–, –, medikamentenbedingte 47
Nephrofibrose 1026
Nephrokalzinose 632, 775, 782
–, Flankenschmerz 763
–, Hämaturie 1026
–, Hyperkalzämie 997
–, Sarkoidose 1032
Nephrolithiasis 1062
–, Diagnose 632
–, Flankenschmerz 763
–, Gicht 834, 1026
–, Hyperkalzämie 997
–, Rückenschmerzen 760
–, Sarkoidose 1032
Nephronophthise, juvenile,
 idiopathische 776, 1065
Nephropathie 660, 979, 1024
–, danubisch-endemische, fami-
 liäre s. Balkannephropathie
–, diabetische 776, 1026f., 1047
–, genetische 776, 1065
–, kongenitale, hereditäre 1027
–, vaskuläre 769, 775
Nephroptose 765
Nephrosklerose, maligne 775
Nephrotisches Syndrom
 s. Syndrom, nephrotisches
Netzhautablösung s. Amotio
 retinae
Netzhautblutung 322
Neugeborenenneutropenie 897
Neurasthenie 270
Neurinom 878
Neuritis 823f.
–, retrobulbaris 265
Neurodermitis constitutionalis
 144, 157ff., 200
Neurofibrom 17, 540, 641
Neurofibromatose s. Morbus von
 Recklinghausen

Neuroleptika 313
Neurolues 151, 419
Neuronitis vestibularis 748
Neuron-spezifische Enolase 527
Neuropathie 675
–, diabetische 1026
–, periphere 738
Neurose 276
Neutropenie 891 ff., 896 ff., 900
–, benigne, familiäre 899
Neutrophilie 891
Nezelof-Syndrom 938, 941
Niazinmangel 621
Niere, stumme 763, 766
–, Uratverstopfung 785
Nierenabszeß 1037, 1062
–, spezifischer 1015
Nierenadenokarzinom 1014
Nierenadenom 1014
Nierenanomalie, angeborene 1015
Nierenaplasie 783
Nierenarterienaneurysma 1027
Nierenarterienembolie 782
Nierenarterienstenose 772
–, doppelseitige 775
–, Hypertonie, arterielle 474
–, Polyglobulie, sekundäre 90
Nierenarterienverschluß 782
Nierenbeckenkarzinom 785, 1015
Nierenbeckenstenose 763
Nierendegeneration, polyzystische 1026 f.
Nierendysplasie 1039
Nierenfibrose, interstitielle 1031
Nierengefäßruptur 569
Nierenhypoplasie 783, 1039
Niereninfarkt 603, 766, 1015, 1027
Niereninsuffizienz, akute 777 ff., 784, 1007
–, –, Hyperkaliämie 987
–, anurische 1061
–, chronische 771 ff., 777
–, –, Amyloidniere 1032
–, –, Amyloidose, primäre 946
–, –, Anämie 63
–, –, Anionen-gap 1008
–, –, Azotämie 1062
–, –, Balkan-Nephropathie 1026
–, –, Blutveränderungen 772
–, –, Flankenschmerz 763
–, –, Gicht 834
–, –, Glomerulonephritis, mesangioproliferative 1024
–, –, Hautkolorit 174
–, –, Hyperkaliämie 985, 987
–, –, Hyperparathyreoidismus, sekundärer 841
–, –, Hypokaliämie 993 f.

Niereninsuffizienz, chronische, Hyponatriämie, dialysebedingte 979
–, –, IgA-Nephritis 1024
–, –, Immunkomplexglomerulonephritis, chronische 1022
–, –, Nephropathie, diabetische 1026
–, –, Ödem 134 ff.
–, –, Osteopathie s. Osteopathie, renale
–, –, Plasmozytom 945, 1032
–, –, progrediente 781, 825, 1049
–, –, Pruritus 200
–, –, Rückenschmerzen 760
–, –, Sarkoidose 1032
–, –, Säure-Basen-Haushalts-Störung 1007
–, –, Sklerodermie, systemische, progressive 827 f.
–, –, terminale 772 f.
–, –, Vitamin-D-Mangel 844
–, fortgeschrittene, Diabetes mellitus 1047
–, oligurische 1061
Nierenlymphom 1014
Nierenmesenchymom 1014
Nierenmetastase 785, 1014
Nierenmißbildung 765
Nierenödem, interstitielles 782
Nierenpapillennekrose s. Papillennekrose
Nierenplattenepitheliom 1014
Nierenrindennekrose 782, 1030
Nierensarkom 1014
Nierentrauma 766
Nierentuberkulose 1025, 1046, 1062
Nierentumor 766
Nierenvenenobstruktion, chronische 1027
Nierenvenenthrombose 782, 785
–, Flankentumor 766
–, Hämaturie 1027
Nierenversagen, akutes 777 ff., 785
–, –, Anämie, hämolytische 66 f.
–, –, Diagnostik 770 ff.
–, –, Gewichtsverlust 193
–, –, γ-Glutamyl-Transpeptidase 689
–, –, hämolytisches 778
–, –, hämolytisch-urämisches Syndrom 1030
–, –, Harnstoffspiegelanstieg 1059
–, –, Hyponatriämie 976
–, –, hypovolämisches 777, 1057, 1059
–, –, interstitielles 779

Nierenversagen, akutes, mikroangiopathische hämolytische Erkrankung 74
–, –, Nephritis, interstitielle, nichtbakterielle, akute 1025
–, –, Nephrolithiasis 1015
–, –, Plasmozytom 1032
–, –, postrenales 769, 783 f.
–, –, prärenales 769 f.
–, –, renales 769 f.
–, –, septisches 778
–, –, toxisches 779
–, –, Uroheltumor 1015
–, –, Wasserbilanz, positive 976
–, schleichendes 785
Nierenzellkarzinom, Fieber 40
–, Hämaturie 1014
–, Hyperkalzämie 1001
–, Knochenmetastasen 837
–, Makrohämaturie bei Antikoagulation 1031
–, Nierenvenenverschluß, akuter 782
–, Nierenversagen 785
–, Polyglobulie, sekundäre 90
–, Rückenschmerzen 754, 760
–, Schilddrüsenmetastase 357
–, Wirbelmetastase 754
Nierenzyste 90, 765, 1015
Nikotinabusus 630
Nitrat 313
Nodoventrikuläre Bahnen 451
Nokardiose 36
Non-A-non-B-Hepatitis 696 f., 715 f.
Non-Hodgkin-Lymphom (s. auch Lymphom, malignes) 208, 219 ff., 946
–, Anämie, hämolytische 74
–, Cholestase 700
–, Elliptozyten 69
–, Fieber 40
–, Halslymphknotenschwellung 344
–, Hämaturie 1032
–, hochgradig malignes 220
–, Laborbefund 220
–, Lungenparenchymbeteiligung 547
–, Lymphknotenschwellung 219 ff.
–, zervikale 344
–, lymphoplasmozytoides 941
–, Mediastinalverschattung 537
–, niedriggradig malignes 220, 895, 903
–, Paraproteinämie 941
–, primär extranodales, Diagnostik 223 f.

Non-Hodgkin-Lymphom, Pruritus 199
–, Rückenschmerzen 759
–, Splenomegalie 736
–, Stadieneinteilung 220 f.
–, Staging-Diagnostik 223
–, Thrombozytopenie 99
Nonne-Milroysche Erkrankung 881
NSE s. Neuron-spezifische Enolase
Nüchternhypoglykämie 962 f.
Nüchternschmerz 570
Nukleosidphosphorylasemangel 907
Nulldiät 991
Nußknackerösophagus 366
Nystagmus 307

Oberbauchschmerz 576, 581
Obstipation 679 ff.
–, akute, transitorische 681
–, Amyloidose 674
–, Anorexia nervosa 681, 683
–, atonische 681
–, Basisdiagnostik 680
–, chronische 681
–, Diagnostik 681 ff.
–, habituelle 681
–, Hyperkalzämie 681, 997
–, Hypokaliämie 991
–, Hypothyreose 681
–, Kolon, irritables 683
–, Kolonkarzinom 664
–, Laxantienabusus 655, 683
–, plötzliche 681
–, rektale 681
–, Typhus abdominalis 731
–, Unterernährung 190
–, Ursachen 680
– im Wechsel mit Diarrhoe 664, 674
Obstruktion, biliäre 689
– eines Hohlorgans 574, 576, 579 ff.
– –, Befunde 578, 585
– –, Ursachen 579
Obturationsileus 612
Ödem 129 ff., 770
–, Alkoholhepatitis 697
–, allergisches 131
–, angioneurotisches 131
–, endokrin bedingtes 140 f.
–, Enteropathie, exsudative 138 f.
–, generalisiertes 132 ff.
–, Glomerulonephritis, postinfektiöse, akute 1021
–, hepatisches 136 ff., 994
–, Hungerzustand 138

Ödem, Hyperaldosteronismus, sekundärer 994
–, Hypertension, portale 704, 718
–, hyponkotisches 671
–, idiopathisches 140
–, induriertes 132
–, kardiales 134, 994
–, lokalisiertes 130 ff.
–, medikamentös induziertes 139 f.
–, Nephropathie, diabetische 1026
–, nephrotisches Syndrom 1047
–, Phlegmasia coerulea dolens 864
–, posttraumatisches 866
–, Proteinmangelernährung 138, 187
–, pulmonales s. Lungenödem
–, renal bedingtes 134 ff., 994
–, Schrumpfniere, glomerulonephritische 1039
–, Schwangerschaft 141
–, skrotales 789
–, Strahlennephritis 1026
–, subfasziales 866
–, Tetrachlorkohlenstoffvergiftung 698
–, Wasserbilanz, positive 976
–, zyklisches 140
Odynophagie 364
Okklusionsatelektase 401
Okulomotoriusparese 327
Oligoarthritis 809
Oligophrenie 168
Oligurie 769 ff., 1012, 1021
–, Diagnostik 770 ff.
–, funktionelle 1056 f.
–, Niereninsuffizienz, akute 777 ff.
–, –, chronische terminale 772 ff.
–, Nierenrindennekrose 782, 1030
–, Nierenversagen, postrenales 783 ff., 1025
–, Tetrachlorkohlenstoffvergiftung 698
Ophthalmopathie, diabetische 1026
Ophthalmoplegia interna 263
Opiatintoxikation 319
Optikusatrophie 269
Optomotorik 319
Orbitalphlegmone 32, 263
Orbitopathie, endokrine 351
Orchitis 622
– bei Mumps s. Mumpsorchitis
Organminderperfusion 481
Ornithose 36, 517
Orotazidurie, hereditäre 61
Oroya-Fieber 931
Orthodesoxie 386
Orthopnoe 393

Orthostase 481
–, Kreislaufregulationsstörung 297
Orthostasetest 308, 482
Ösophagitis 364, 644, 757
Ösophagusdivertikel 368, 629
Ösophaguserkrankung 310, 363, 604
Ösophaguskarzinom 542
Ösophaguspseudoobstruktion, chronische, idiopathische 369
Ösophagusruptur 407, 546
Ösophagusspasmus 360, 366
Ösophagusstenose 635
Ösophagusvarizen 704, 709
–, Diagnose 742
Ösophagusvarizenblutung 641, 718
–, Diagnose 644
Osteoarthropathie, hypertrophische 553, 835
Osteoblastom 839
Osteochondrom 837
Osteochondrosis dissecans 830
Osteogenesis imperfecta 112, 434
Osteoidosteom 755, 837
Osteolyse 942
Osteomalazie 840 ff., 944
–, paraneoplastische 844
–, Rückenschmerzen 751 ff.
Osteomyelitis 837, 878
–, Amyloidose 673, 743, 1048
–, Arthritis 812
–, Fieber 32, 35
–, Lymphödem 882
–, Morbus Bang 734
Osteomyelofibrose 64, 88 f., 893 f.
–, Anämie 895
–, Diagnose 85, 895
–, Eosinophilie 911
–, histologische Kriterien 88
–, Knochenmarkaspiration 895
–, Lymphknotenzytologie 225
–, Splenomegalie 739, 741, 895
–, Thrombozytopenie 96
Osteomyelosklerose s. Osteomyelofibrose
Osteoonychodysplasie 1065
Osteopathie, renale 844, 1003 f.
Osteoporose 840 ff., 1054
–, Abdominalschmerzen 616
–, Agammaglobulinämie 759
–, akute 999 f.
–, Cushing-Syndrom 1054
–, Knochenbiopsie, Indikation 841
–, Laborbefund 841
–, Plasmozytom 942, 944
–, primäre 840

Osteoporose, Röntgenbefund 751, 841
–, Rückenschmerzen 747, 751, 753
–, sekundäre 840
–, Symptome, klinische 840 f.
Ostitis deformans s. Morbus Paget
– fibrosa generalisata 751 ff., 841
Otitis media 32, 35, 146, 149
– –, rezidivierende 744
Ovarialkarzinom 785, 1001
Ovarialzyste 571, 602
Ovulation 29

Pacemaker-Syndrom 308
Pachymeningeosis haemorrhagica interna 109, 111
Paget-von-Schrötter-Syndrom 868
Palmarerythem 687, 742
Panarteriitis nodosa 822 ff., 826
– –, Abdominalschmerzen 618 f., 823
– –, Eosinophilie 912
– –, Fieber 42 f.
– –, Hämaturie 1024
– –, Leukozytose 890
– –, Nephropathie 776, 823, 1024, 1049
– –, Ödem, renales 135
– –, Polyneuropathie 878
– –, Proteinurie 1049
Pandysautonomie 308
Pankreaserkrankung 600 ff.
–, Diagnostik 671
Pankreasfibrose, zystische s. Mukoviszidose
Pankreasinsuffizienz, endokrine 600
–, exokrine 600, 671
Pankreaskarzinom, Abdominalschmerzen 602
–, Cholestase 686 f.
–, Diabetes mellitus 954
–, Diarrhoe 671
–, Fieber 40 f.
–, Schmerzlokalisation 757
Pankreaskopfkarzinom 691, 699
Pankreasödem 600
Pankreasresektion 672
Pankreassonographie 602
Pankreastumor 602
Pankreaszyste 602
Pankreatektomie 954
Pankreatitis 600 ff.
–, Abdominalschmerzen 600 ff.
–, akute 600 f., 603, 757, 1005 f.
–, chronische 600 f.
–, –, Diagnostik 600
–, –, Diarrhoe 671

Pankreatitis, Diabetes mellitus 954
–, Fieber 32
–, Gewichtsverlust 193
–, Hyperlipidämie-Screening 968 f.
–, Hypertriglyzeridämie, familiäre 971
–, Hypokaliämie 992
–, Ikterus 700
–, Lipoproteinlipasemangel, familiärer 970 f.
–, Mukoviszidose 496
–, Pleuraerguß 555, 557
–, rezidivierende 496
–, Übelkeit 629, 632
Pankreolauryl-Test 600
Panmyelopathie 63 ff.
Panmyelophthise 893
Panophthalmie 263
Panzerherz 134
Panzytopenie 894, 900
–, Fieber 47
–, Haarzell-Leukämie 904
–, Histiozytosis X 897
Papillarmuskelabriß 430
Papillarmuskeldysfunktion 430
Papillenkarzinom 595, 691, 698
Papillennekrose 782, 785, 1026
–, Sichelzellanämie 1031
Papillenödem, Koma 322
–, Morbus Behçet 814
–, Sinusthrombose 329
Papillensklerose 691, 700
Papillenstenose 596
Papillitis necroticans 1039
Papillom 369
–, orales 169
Papillotomie 581
Parahämophilie s. Faktor-V-Mangel
Parainfluenzapneumonie 515
Paralyse, hyperkaliämische, periodische, familiäre 848
–, hypokaliämische, periodische 848, 996
–, –, –, familiäre 848
–, progressive 151, 218
Paramyotonia congenita 848 f.
Paraproteinämie 20, 939 f.
–, paraneoplastische 41
–, Pseudo-Hyponatriämie 976
–, Thrombozytenfunktionsstörung 106, 108
Paraproteinurie 940, 943
Parapsoriasis 163
Parasiten im Blut 929 f.
Parasitose 907 ff., 929 f.
–, Abdominalschmerzen 621

Parasitose, Eosinophilie 200, 907 ff.
–, Exanthem 144, 153
–, Fieber 36 f.
–, Leukozytose 889
–, Lymphknotenschwellung 215
–, Pruritus 200
Parästhesie 306, 873, 955, 1003
Parathyreoidea s. Nebenschilddrüse
Paratyphus 33, 149, 151 ff.
Parese 152, 170
–, kortikale 288 ff.
Parkinson-Syndrom 283, 612
Parotisschwellung 345
Parotitis epidemica s. Mumps
Paul-Bunnell-Test 364
Pectoralis-minor-Syndrom 875
Pedikulose 200
Pel-Ebstein-Fieber 205, 217, 735
Pelger-Huetsche Kernanomalie 919 f.
Pellagra 193, 621
Pelvitis 602
Pemphigoid, bullöses 163
Pemphigus syphiliticus 161
Peptostreptokokken 511
Perforation eines Hohlorgans 567, 569 f.
Periarteriitis nodosa s. Panarteriitis nodosa
Periarthritis humeroscapularis 849 f., 860
Pericarditis constrictiva 462, 486, 596
– sicca 460
Peridivertikulitis 664
Perihepatitis acuta gonorrhoica 597 f.
Perikarderguß 129, 459 ff.
–, chronischer 460 f.
–, Herzgeräusch 438
–, Hypotonie, arterielle 486
– bei Leberstauung 712
–, Myxödemkoma 333
–, Urämie 770, 1051
Perikarditis 459 f.
–, akute 459 f., 622
–, allergische Reaktion 460
–, Autoimmunerkrankung 460
–, chronische, konstriktive 462
–, Coxsackie-B-Virus-Infektion 148
–, Fieber 32
–, hämorrhagische 460
–, Herzgeräusch 438
–, Herzinfarkt 460
–, idiopathische 460
–, infektiöse 460

Perikarditis, Leberstauung 687, 712
–, Panarteriitis nodosa 823
–, Rückenschmerzen 748
–, Schmerz 408, 413
–, Synkope 302
–, urämische 460
Perikardreiben 770
Perikardtamponade s. Herztamponade
Perikardton 462
Perikardzyste 469, 540
Periostose 747
Periphlebitis 262
Perisigmoiditis 664
Peritonealkarzinose 614, 691
Peritoneallavage 562, 567
Peritonismus 587, 766
–, Nierenvenenthrombose 1027
–, weicher 600
Peritonitis 561, 587
–, Appendizitis 574
– bei Colitis ulcerosa 665
–, Fieber 32, 35
–, Hohlorganperforation 567, 570ff.
–, Mesenterialinfarkt 579
–, Niereninfarkt, arterieller 1027
–, Übelkeit 629
Peritonsillarabszeß 364
Pertussis 36, 901f.
Pes planus 860
Petit-mal-Epilepsie 303
Peutz-Jeghers-Syndrom 170, 174, 643
Pfeiffersches Drüsenfieber s. Mononukleose, infektiöse
Pfortaderthrombose 603, 742
Phakomatose 169, 277
Phäochromozytom 477ff.
–, Abdominalschmerzen 478, 620
–, Diabetes mellitus 954f.
–, Enzephalopathie, hypertensive 322
–, Fieber 46
–, Hypertonie, arterielle 477ff.
–, Lokalisierungsdiagnostik 479
–, Polyglobulie 91
Pharyngitis 32, 893, 904
Pharynxdivertikel 629
Phenacetinabusus 782
Phenylketonurie 168
Philadelphia-Chromosom 741, 890, 923, 927
Phlebitis migrans 873
Phlebographie 616
Phlebothrombose 866f., 881
–, rezidivierende 880
Phlegmasia alba dolens 867

Phlegmasia coerulea dolens 866f.
Phlegmone 35
–, orbitale 32, 263
Phorie, dekompensierte 271
Phosphatase, alkalische 689
–, –, Osteomyelofibrose 741
Phosphatdiabetes 844
Photodermatose 172
Photophobie 269, 919
Photopsien 267
Phthise, transitorische 891
Picksche Krankheit 281
Pickwick-Syndrom 90, 301
Pieringer-Kuschinka-Lymphadenitis 215
Pigmentanomalie 167ff.
Pilzinfektarthritis 813
Pilzinfektion s. Mykose
Pilzintoxikation 269, 631
Pink-Fallot 382
Pink puffer 396
Pinta 149, 151
Pityriasis lichenoides chronica 157, 163
Plasmareninaktivität 477
Plasmazell-Leukämie 944
Plasmozytom 754, 896, 929, 942ff., 947
–, Amyloidose 673, 743
–, Anämie, makrozytäre 81
–, Arthralgie 835
–, Diagnose 944
–, extramedulläres 945f.
–, Fieber 39f.
–, Hyperkalzämie 1001
–, Knochenschmerz 838
–, Laborbefund 942
–, Leukozytenphosphatase, alkalische 88
–, nichtsekretorisches 942
–, Ödem, renales 135
–, Osteoporose 841, 942
–, Plasmozytom 225
–, Proteinurie 1045
–, Pruritus 199
–, Röntgenbefund 942
–, Rückenschmerzen 759
–, solitäres, intraossäres 945f.
–, Thrombozytopenie 98
Plasmozytomniere 776, 945, 1014, 1032
Plattenepitheliom, renales 1014
Platypnoe 386
Plaut-Vincent-Angina s. Angina Plaut-Vincent
Pleozytose 325
Plethora 740
Pleuraempyem 551, 554

Pleuraerguß 129, 132, 401, 549ff.
–, chylöser 524
–, intraabdomineller Prozeß 572
– bei Leberstauung 712
– bei Lungenembolie 555, 557
–, maligner 551, 553
–, Myxödemkoma 333
–, Nierenerkrankung 598
– bei Pankreatitis 555, 557
–, Polyarthritis, primär chronische 820
–, tuberkulöser 735
–, Urämie 770
Pleuraexsudat 551f., 555
Pleuramesotheliom, lokales 553
Pleuraprobepunktion 550
Pleurareiben 770
Pleuraschwarte 400, 549, 552
Pleuratranssudat 551f.
Pleuraverschattung 494, 549f.
Pleuritis, Bornholmer Krankheit 622
– calcaria 549
– exsudativa tuberculosa 556
–, Fieber 32
–, Mittelmeerfieber, familiäres 621f.
–, Morbus Wegener 1024
–, – Whipple 670
–, Panarteriitis nodosa 823
–, Rückenschmerzen 748, 758
– sicca 400, 416, 552
Pleurodynie 417, 622
Pleuroperikarditis 737f.
Plummer-Vinson-Syndrom 361, 366, 369
Pneumatosis cystoides intestinalis 613f.
Pneumocystis-carinii-Infektion 37, 39
Pneumocystis-carinii-Pneumonie 39, 213f., 399, 516, 518
Pneumokoniose 521, 759, 805, 820
Pneumonie, eosinophile, chronische 509
–, Fieber 32, 35
–, interstitielle 159
–, Koma 332
–, Masern 146
–, Röntgenthoraxzeichnung 398
–, Rückenschmerzen 758
Pneumoperitoneum 614
Pneumothorax 402
–, Mediastinalemphysem 416
–, Schmerz 407
–, Synkope 302
–, Zyanose 385
PNH s. Hämoglobinurie, paroxysmale nächtliche

Pocken 111
Podagra 834
Poikilozytose 924
Poliomyelitis 37, 283
Pollakisurie 664, 795, 1020
–, Bilharziose 734
Polyarthralgie 738, 1024
Polyarthritis, exsudative, akute 808
–, Lyme-Krankheit 811
–, Morbus Whipple 670
–, primär chronische 556, 820ff., 828
–, – –, ARA-Kriterien 821
–, – –, –, revidierte 821
–, – –, Fieber 205
–, – –, juvenile 738, 822
–, – –, Laborbefund 820
–, – –, Untersuchung, radiologische 820
–, Sarkoidose, akute 735
–, Sklerodermie, systemische, progressive 828
–, Still-Chauffard-Syndrom 209
Polyarthrose, chronische 13
Polychondritis 835
Polycythaemia rubra vera 85ff.
– – –, akrale Läsionen 875
– – –, Eosinophilie 911
– – –, Hepatomegalie 86
– – –, Laborbefunde 87
– – –, Lymphknotenschwellung 225
– – –, Pruritus 199
– – –, Splenomegalie 86, 739f.
Polydipsie, psychogene 978
Polyglobulie 41, 85ff., 924
–, sekundäre 89ff., 740
Polymyalgia rheumatica 845f.
– –, Fieber 42f.
– –, Gelenkschmerzen 826
Polymyositis 826, 845f., 860
Polyneuritis 1024
Polyneuropathie 878f.
–, Amyloidose, primäre 946
–, Arteriosklerose 775
–, diabetische 860, 878, 1047
–, Dysarthrie 283
–, Extremitätenschmerz 878
–, Malabsorptionssyndrom 1005
–, Thiaminmangel 338
Polyposis, intestinale 175, 662
Polyradikulopathie 338
Polyserositis 209
Polytrauma 953, 989, 999, 1054
Polyurie 335, 952, 997
–, Hypovolämie 1059
Porphobilinogen 619
Porphyria acuta intermittens 172, 592

Porphyria acuta intermittens, Abdominalschmerzen 619
– cutanea tarda 58, 163, 172
– variegata 172, 619
Porphyrie 172, 198, 337, 621, 878
–, erythropoetische, kongenitale 70ff., 172
–, hepatische 46
Postcholezystektomiesyndrom 596
Poststreptokokkenglomerulonephritis 136
Posttransfusionshepatitis 697, 716
Potenzstörung 863, 1054
Potenzverlust 187
Prader-Labhart-Willi-Syndrom 6, 181
Präeklampsie 141
Präexzitationssyndrom 298, 300, 450
Präkanzerose 365
Presbyopie 259
Priapismus 791ff.
Primärkomplextuberkulose 546
PRIND 297
Prinzmetal-Angina 411
Probelaparotomie 567
Proctalgia fugax 613
Produktionsazotämie 1053ff.
Prognathie 3
Prokonvertinmangel s. Faktor-VII-Mangel
Prolonged Ischemic Neurological Deficit s. PRIND
Prostataadenom 783, 795, 1020
Prostatadivertikel 1039
Prostatahypertrophie 760, 1039
Prostatakarzinom 1039
–, Diagnose 795
–, Exanthem 156
–, Hämaturie 1020
–, Harnverhaltung 795
–, Knochenmetastasen 837
–, Nierenversagen 783, 785
–, Wirbelmetastase 754
Prostataschwellung 1041
Prostatitis 761, 795
Protanopie 269
Proteinämie 41
Proteinurie 775, 1011f., 1024ff., 1039, 1043ff., 1062
–, Amyloidose 743, 1032, 1048
–, funktionelle 1044
–, glomeruläre 1046ff.
–, Glomerulonephritis 760, 1021ff.
–, große 1023
–, intermittierende 1044f.
–, Lecithin-Cholesterin-Acyltransferase-Mangel 972

Proteinurie, Lupus erythematodes disseminatus 738, 825
–, Mumpsorchitis 789
–, nephrotisches Syndrom 1046f.
–, orthostatische 1044
–, persistierende 1044f.
–, tubuläre 1045f.
–, zirkulatorisch bedingte 1044f.
Prothrombinmangel 118f.
Protozoeninfektion 909
Pruritus 195ff.
–, Cholestase 694
–, Diabetes mellitus 951
– gravidarum 197
–, Leberzirrhose 718f.
–, Morbus Hodgkin 172, 216, 735
–, psychogener 197ff.
–, seniler 197
–, Urämie 1051
Pseudo-Bartter-Syndrom 995
Pseudobulbärparalyse 283
Pseudo-Claudicatio 869
Pseudo-Croup 391
Pseudodivertikeltumor 664
Pseudodivertikulose 360, 366
Pseudodysphagie 368
Pseudogicht s. Chondrokalzinose
Pseudohämaturie 1011
Pseudohyperkaliämie 985ff.
Pseudohyperkalzämie 1006f.
Pseudohyponatriämie 976, 1001
Pseudohypoparathyreoidismus 1006f.
Pseudo-Lupus-erythematodes 42f., 47, 49
Pseudo-Meigs-Syndrom 554
Pseudomeningismus 323
Pseudoobstruktion, chronische, idiopathische, des Ösophagus 369
–, intestinale 612
Pseudopolypen des Kolons 665
Pseudotrunkus 382
Pseudo-Vitamin-D-Mangel 844
Pseudoxanthoma elasticum 112
Psoasschmerz 574, 611
Psoriasis 144, 156ff.
–, pustulöse 19
Psoriasisarthritis 755, 817f., 822, 830
Psychose 277, 814
Psychosyndrom, hirnorganisches 312
Pubertas praecox 174, 836
– tarda 181
Pulmonalarteriendilatation 540
Pulmonalisdehnungston 427, 434
Pulmonalklappeninsuffizienz 434

Pulmonalstenose 427 f.
–, Herzgeräusche 424, 427 f.
–, Zyanose 381 ff.
Purin-Nukleosid-Phosphorylase-Mangel 941
Purpura, artefizielle 113
–, autoimmunvaskuläre 20
–, Churg-Strauss-Syndrom 824
– fulminans 110
–, mechanische 113
– rheumatica 109 f., 135, 618 f., 1025
– –, Abdominalschmerzen 618 f.
– senilis 109, 112
– simplex 113
–, thrombotisch-thrombozytopenische 74, 101, 864
–, thrombozytopenische, idiopathische 19, 98, 100
Pyeloektasie 764
Pyelogramm 581
Pyelonephritis 632, 775
–, chronische 1025, 1062
–, Fieber 32, 34 f.
–, Flankenschmerz 765
–, Hämaturie 1015
–, Papillennekrose 782
–, Proteinurie 1046
–, Rückenschmerzen 759
–, Salzverlustniere 979
–, Schrumpfniere 1039
–, Uratnephropathie 1026
Pyknolepsie 303
Pylorusstenose 606
Pyodermie 159
Pyomyositis 32
Pyonephrose 32
Pyramidenbahnschädigung, einseitige 287
Pyresis s. Sodbrennen
Pyrosis 366
Pyurie, sterile 1039
–, symptomatische 1037

Q-Fieber 36, 517
QT-Syndrom 454
Quadrantenanopsie 266
Quecksilberintoxikation 156, 193, 1048
Querschnittssyndrom 756 f.
deQuervain-Thyreoiditis s. Thyreoiditis, subakute
Quincke-Ödem 154
Quinckesches Zeichen 434

Rachendiphtherie 364
Rachitis 841
–, Vitamin-D-resistente 844, 995
Radikulitis 615

Refraktionsanomalie 259
RAST-Test 394
Ratschow-Test 860, 869
Raynaud-Syndrom 75, 864
–, akutes 864
–, Lupus erythematodes disseminatus 825
–, primäres 11, 876
–, sekundäres 12, 876 f.
–, Sklerodermie, systemische, progressive 827, 1025
–, Zyanose 385
Rechtsherzinsuffizienz, Leberstauung 686, 712 f.
–, Ödeme 134
–, Perikarditis, chronische, konstriktive 462
–, Polyglobulie 90
–, Röntgenbild 134
Rechtsherzvergrößerung 457
Rechts-links-Shunt 382, 384
Rechtsverschiebung, Granulozyten 920
von-Recklinghausen-Krankheit s. Neurofibromatose
Reentry-Kreis 449, 455
Reflux, vesiko-uretero-renaler 764, 1038, 1062
Refluxösophagitis 57, 363, 1025
Regurgitation 302, 366
Reiben, perisplenitisches 603
Reisekrankheit 630
Reiter-Syndrom 814 ff., 819
–, Aortenklappeninsuffizienz 434
–, Arthritis 815
–, HLA-B27 815 f.
–, Sakroiliitis 755
Reizarthrose 828
Reizkolon s. Colon irritabile
Reizung, peritoneale 570
Rektum, Kontaktblutung 665
Rektumbiopsie 621
Rektumblutung, flächenhafte 665
Rektumkarzinom 758, 785
Rektumschleimhautnekrose 665
Relapsing polychondritis 835
Reninaktivität im Plasma 477
Renin-Angiotensin-Aldosteron-System, Aktivierung 995
Resorptionsfieber 47
Respirator 981
Restharn 1039
Reststickstoff 1051
Retardierung, geistige 744
Retentionsazotämie 1051, 1053, 1055 f.
Retikulozytose 740
Retinitis centralis serosa 262, 264
Retinopathia pigmentosa 266, 270

Retinopathia pigmentosa, A-β-Lipoproteinämie 670
Retinopathie, arteriosklerotische 775 f.
–, diabetische 776, 1047
Retrobulbärabszeß 32
Retrobulbärneuritis 264, 269
Retroperitonealfibrose 700, 762, 785
–, Lymphödem 882
Retropulsiv-Petit-mal 303
Reye-Syndrom 702
Rhagade 881
Rheumafaktoren 820 f.
–, falsch positive 804, 820
Rheumaknötchen 820
–, intrapulmonale 820
Rheumalunge 523
Rheumatische Erkrankung, HLA-Antigene 806 f.
– –, HLA-B27 806 f.
Rheumatisches Fieber s. Fieber, rheumatisches
Rheumatismus, palindromer 822
Rhinitis, chronische 1024
Rhinopharyngitis 148
Rhizarthrose 830
Rickettsia typhi 153
Rickettsiose 36, 111, 149, 153 ff.
Riedel-Thyreoiditis 353, 355
Riesenfettleber, nichtalkoholische 702
Riesenwuchs, hypophysärer 3
Riesenzellarteriitis 434
Riesenzelltumor, maligner 837, 839
Riley-Day-Syndrom 308
Rinderbandwurm 153
Ringelröteln s. Erythema infectiosum
Ringsideroblasten 894
Rippenfraktur 407
Rocky Mountain Spotted Fever 111, 149, 153
Romano-Ward-Syndrom 454
Röntgenthoraxzeichen, herdförmige 398
–, retikulonoduläre 398 f.
Roseolen 151
Röteln 146
–, Arthritis 811
–, Differentialblutbild 146
–, Enzephalitis 146, 328
–, Fieber 37
–, Kälteagglutinine 946
–, Lymphadenopathie 146
–, –, zervikale 343
–, Lymphozytose, relative 146, 901

Röteln, Schwangerschaft 146
–, Thrombozytopenie 103
Roth-Paillard-Lipomatose 182
Rotlauf 36
Rotor-Syndrom 685, 690, 693 f.
Rotz 149, 152
Rovsing-Zeichen 611
RS-Virus-Pneumonie 515
Rubeola s. Röteln
Rückenschmerzen 747 ff., 760, 775 f.
–, lumbale 748, 753
–, lumbosakrale 761
–, thorakale 748
–, Ursache, extraspinale 749, 752, 756 ff.
–, –, spinale 749 ff.
Rückfallfieber s. Borreliose
Rückwärtsversagen, kardiales 458
Ruhr, amöbenbedingte
  s. Amöbendysenterie
–, bakterielle 36, 577, 653
Rumination 368

SA-Block 299, 446
Sackniere 764
Sahlischer Venenkranz 397
Sakroiliitis 753, 755, 761
–, Morbus Bechterew 816 f., 830
–, Yersinien-Infektion 809
Salizylatintoxikation 1008
Salmonellenenteritis 654 f.
Salmonellose 758
Salpingitis 32
Salzverlustsyndrom, zerebrales 978
SAM s. Systolic anterior movement
Sanduhrneurinom 540
Saralasin 475
Sarkoidose 208 f., 218, 735, 826
–, Anämie, hämolytische 74
–, Arthralgie 804
–, Arthritis 816
–, Erythema nodosum 25 f., 155
–, Fieber 45
–, Hämaturie 1032
–, Hämoptoe 498
–, Hyperkalzämie 1000 f.
–, Lungenfibrose 520, 523
–, Lungenzeichnung 547
–, Lymphknotenschwellung 205 f., 208 f.
–, –, biliäre 537, 547
–, –, zervikale 344
–, Mediastinalverschattung 537
–, Meningitis 325
–, Nephrokalzinose 775
–, Rückenschmerzen 759

Sarkoidose, Splenomegalie 729, 735 f.
Sarkom 40, 49
–, gastrointestinales 641
–, osteogenes 528, 838
Sarkomatose 98
Sattelnase 498
Sauerstoffpartialdruck 385
Säureperfusionstest 365
Schädel-Hirn-Mißbildung 277
Schädel-Hirn-Trauma 281, 332, 629
Scharlach 111, 148, 363, 1049
Schatzki-Ring 369
Schellong-Test 482
Schenkelblock 447
Schielstellung ohne Doppelbilder 271
Schilddrüse, Basisdiagnostik 347
Schilddrüsenadenom, autonomes 349 f.
Schilddrüsenkarzinom 355 ff.
–, differenziertes 355
–, follikuläres 355
–, Hyperkalzämie 1001
–, Lymphknotenmetastasen 344
–, medulläres 355, 754, 837
–, –, Diarrhoe 675 f.
–, papilläres 355
–, Struma 346
–, Szintigramm 349, 355
–, undifferenziertes 355
Schilddrüsenknoten, szintigraphisch kalter 349, 355
Schilling-Test 1005
Schimmelpilzallergie 661
Schizont 930
Schizophasie 277
Schlafkrankheit, afrikanische 931
Schleimhautblutung 1030
Schleimhautinfektion 951
Schleudertrauma 306
Schluckstörung s. Dysphagie
Schmetterlingserythem 9, 155, 738, 825 f., 1049
Schmidt-Syndrom 171
Schmorlsches Knötchen 753
Schneegestöber-Lunge 524 f.
Schock, Abdominalaneurysmaruptur 758
–, anaphylaktischer 132, 154, 485
–, Cholestase, intrahepatische, benigne, postoperative 702
–, Exsikkose 981
–, Hämaturie 1032
–, hämorrhagischer 565
–, Hyperglykämie 953
–, Hypotonie, arterielle 483 ff.
–, hypovolämischer 63

Schock, kardiogener 484
–, Kolitis, gangränös nekrotisierende 666
–, metabolisch-toxischer 485
–, septischer 20, 132, 485
–, Staphylococcal scalded skin syndrome 161
Schocklunge 519, 525
Schoenlein-Henoch-Purpura
  s. Purpura rheumatica
Schrittmacher s. Herzschrittmacher
Schrumpfblase 1039
Schrumpfniere 783, 1026, 1039
–, glomerulonephritische 1039
Schulteramyotrophie, neuralgische 878
Schulter-Arm-Syndrom 419, 747
Schuppenflechte s. Psoriasis
Schußwunde 564
Schwanenhalsdeformität 13, 820, 825
Schwangerschaft 951, 1062
–, Diabetes mellitus 953
–, Erbrechen 629
–, Nierenrindennekrose, bilaterale 782
–, Nüchternhypoglykämie 962
–, Ödem 141
–, Phosphatase, alkalische 689
–, Rötelninfektion 146
Schwangerschaftscholestase 703 f.
Schwangerschaftsfettleber 703 f.
Schwangerschaftsödem 141 ff.
Schwangerschaftstoxikose 322
Schwankschwindel 306
Schwartz-Bartter-Syndrom
  s. Syndrom der inappropriaten ADH-Sekretion
Schwefelkohlenstoffintoxikation 266
Schweinebandwurm 153
Schweinerotlauf s. Erysipeloid
Schweißtest 496, 673
Schwellung, phlegmonöse 345
Schwerkettenkrankheit 8 f., 943, 948
–, Eosinophilie 913
–, Lymphozytose 904
α-Schwerketten-Krankheit 948
γ-Schwerketten-Krankheit 948
μ-Schwerketten-Krankheit 948
Schwindel 297 ff., 631
–, Aortenbogensyndrom 304
–, Attacke, zerebralischämische, transitorische 303
–, Aura 302 f.
–, belastungsabhängiger 304 f.
–, Dyspnoe 300 f.

Schwindel, Herzrhythmusstörung 298 ff.
–, Hirnleistungsschwäche 312
– beim Husten 305
–, kardialer 314 f.
– bei Körperbeugung 305
–, Morbus Alzheimer 312
–, Polycythaemia rubra vera 740
– bei Positionsänderung des Kopfes 306 f.
–, – des Körpers 307 f.
–, Subclavian-steal-Syndrom 304
–, Throaxschmerz 301 f.
– bei Valsava-Manöver 306
–, vestibulärer 298
–, zerebraler 314 f.
Schwitzen 1055
Scopolaminintoxikation 319
Sedativaintoxikation 317
Sehnenfadenabriß 301
Sehstörung 259 ff., 631, 875
Seitenstrangangina 364
Sekretin-Pankreocymin-Test 600
Sensibilitätsausfall 865
Sensibilitätsstörung 747, 879
Sepsis 111, 150, 332, 687
–, Fieber 205
Septikämie 29, 33 ff., 103
–, portale 687
Seropneumothorax 549
Serum-Glutamat-Oxalazetat-Transaminase 688
Serum-Glutamat-Pyruvat-Transaminase 688
Serumkrankheit 154, 911
Serumtransaminasen s. Transaminasen
Severe combined immune deficiency s. Di-George-Syndrom
Sézary-Syndrom 220, 904
SGOT s. Serum-Glutamat-Oxalazetat-Transaminase
SGPT s. Serum-Glutamat-Pyruvat-Transaminase
Sharp-Syndrom 43, 49, 99, 826 f.
–, Antikörper, antinukleäre 805, 823, 826
Sheehan-Syndrom, Hypopigmentation 169
–, Koma 335
Shigellose 577
Shunt-Hyperbilirubinämie, primäre 693 f.
Shy-Drager-Syndrom 308, 487
SiADH s. Syndrom der inappriaten ADH-Sekretion
Sicca-Syndrom 826
Sichelzellanämie 60, 69 ff., 618, 911

Sichelzellanämie, Eosinophilie 611
–, Hämaturie 1031
–, Nephropathie 775, 1031
Sideropenie 671
Sigmadivertikel 571
Sigmainkarzeration 581
Sigmoidoskopie 612
Silikose 521, 547
Simmondsche Kachexie 683
Single ventricle 381, 383 f.
– –, Eisenmenger-Reaktion 384
Sinusbradykardie 299, 444 f.
Sinus-cavernosus-Thrombose 263
Sinusitis 32
–, Wegenersche Granulomatose 498, 1024
Sinusknotenarrest 299, 309
Sinusknotensyndrom 298 f., 448
Sinustachykardie 449
Sinusthrombose 321, 329
Sinus-Valsalvae-Aneurysma 438
Sipple-Syndrom 355
Sjögren-Syndrom 205, 218, 820, 826
–, Non-Hodgkin-Lymphom, malignes 209, 941
–, Speicheldrüsenschwellung 345
Skabies s. Pedikulose
Skalenussyndrom 873
Skelettmetastasen s. Knochenmetastasen
Sklerodermie, systemische, progressive 9, 826 ff., 1025
–, –, –, Arthralgie 827
–, –, –, Diagnostik 828
–, –, –, Diarrhoe 674
–, –, –, Fieber 42 f.
–, –, –, Hyperpigmentation 174
–, –, –, Karpaltunnelsyndrom 878
–, –, –, Lungenveränderungen 523
–, –, –, Nephropathie 776
–, –, –, Niereninsuffizienz 828
–, –, –, Organbeteiligung 827 f.
–, –, –, Pseudoobstruktion, intestinale 612
–, –, –, Raynaud-Syndrom 12, 827
–, –, –, Schluckstörung 369
–, –, –, Vitiligo 169
–, zirkumskripte 826
Sklerose, tuberöse s. Morbus Bourneville-Pringle
Sklerosiphonie 515, 519
Skoliose 747, 1027
Skorbut 109, 111
Skotom 264
Skrotalgangrän 789
Skrotumschmerz 787 ff.

SLA s. Leberzell-Antigen, zytoplasmatisches, lösliches
Sodbrennen 360, 366, 542
Somatostatinom 954, 956
Somnolenz 317 f., 731
Soorösophagitis 365
Sopor 317
Spannungspneumothorax 415
Spät-Dumping-Syndrom 310
Speicheldrüsenschwellung 826
Speicheldrüsentumor 826
Speichelstein 345
Speicherkrankheit 210 f., 742, 897
Speisebolus 310
Spider Naevi 21, 687, 718, 742
Spiegelbildung 572, 579
Spinnenbißkrankheit 622
Spirochätose 810
Splenomegalie 65 f., 586, 687, 729 ff., 900, 922, 924
–, Abdominalschmerz 598
–, allergische Reaktion 209
–, Amyloidose 743 f.
–, Anämie, hämolytische 739 f.
–, Autoimmunerkrankung 209
–, Bilharziose 733 f.
–, Felty-Syndrom 821
–, Fleckfieber 731 f.
–, granulomatöse Erkrankung 735 f.
–, hämatologische Erkrankung 739 ff.
–, Hypertension, portale 704
–, Infektionskrankheit, akute 731 ff.
–, isolierte 744 f.
–, Kala-Azar 733, 735
–, Leberzirrhose 718
–, Leukämie, chronische, lymphatische 739 f.
–, Leukose, akute 739 f.
–, Lupus erythematodes disseminatus 737 f.
–, Lymphom, malignes 739 f.
–, Malaria 733 f.
–, Milzabszeß 745
–, Milzhämatom 745
–, Milzzyste 744
–, Mononukleose, infektiöse 731 f.
–, Morbus Bang 733 f.
–, – Felty 737 f.
–, – Gaucher 742
–, – Hand-Schüller-Christian 744
–, – Hodgkin 735 f.
–, – Niemann-Pick 744
–, – Still 737 f.
–, – Whipple 670
–, Myelose, chronische 739 f.

Splenomegalie,
  Non-Hodgkin-Lymphom 736 f.
–, Osteomyelofibrose 739, 741
–, Polycythaemia vera 86, 739 f.
–, rheumatische Erkrankung
  737 f.
–, Rückenschmerzen 759
–, Sarkoidose 735 f.
–, Septikämie 33
–, Speicherkrankheit 742 ff.
–, Thrombozytopenie 101
–, Tuberkulose 735 f.
–, Typhus abdominalis 731 f.
–, Ursache 730
–, Vinylchloridkrankheit 701
–, Virushepatitis 731 f.
Spondylarthrose 751
Spondylarthrosis deformans
  829 ff.
Spondylitis 754
– ankylosans s. Morbus
  Bechterew
–, gastrointestinale Erkrankung
  817
– tuberculosa 754, 813, 837
–, ventrale 734
Spondylodiscitis hemisphaerica
  748
Spondylolisthesis 865 f.
Spondylosclerosis hemisphaerica
  755
Spondylose 323
–, reaktive 755
Spondylosis deformans 751
Spontanpneumothorax 415
Sporotrichose 38, 813
Sprachantriebsminderung 276,
  282
Sprachautomatismus 278
Sprachblockierung 278
Sprachentwicklungsbehinderung
  277
Sprachhemmung 276, 282 ff.
Sprachstörung 275 ff.
–, aphasische 276
–, psychogene 276
Sprechstörung 275 ff.
Sprue 667, 669 f.
–, einheimische s. Zöliakie
–, tropische 79
Stabsichtigkeit s. Astigmatismus
Stammfettsucht 5, 182, 1054
Staphylococcal-scalded-skin-
  Syndrom 161 ff.
Staphylococcus-aureus-Entero-
  toxin 629
Staphylokokken 577
Staphylokokkenpneumonie 512
Staphylom 266

Starlingsche Gleichung 519
Status febrilis 29 ff.
Stauungsleber 596
Stauungspapille 325, 327
Steal-Syndrom 604
Steatorrhoe 600, 660, 667 ff.,
  674 f., 956
–, Pankreaskarzinom 671
–, Pankreatitis, chronische 671
Steinert-Muskeldystrophie 849
Stein-Leventhal-Syndrom 180
Steroidulkus 880
Stevens-Johnson-Syndrom 155,
  161
Stewart-Prower-Faktor-Mangel
  s. Faktor-X-Mangel
Stewart-Treves-Syndrom 881
STH s. Hormon, somatotropes
Stichwunde 564
Stieldrehung, Appendix epiploica
  613
Still-Chauffard-Syndrom 205, 209,
  820
Stirnhirnläsion 282
Stoffwechselstörung 277, 760
Stomatitis 364
– epidemica 159 ff.
Stottern 277
Strahlenfibrose, pulmonale 522
Strahlenkolitis, chronische 667
Strahlennephritis 775 f., 994,
  1026 f.
Strahlenpneumonie, akute 522
Strahlentherapie 893, 906
Strangulation 567
Streckfehlhaltung der Wirbelsäule
  747
Streptococcus pneumoniae 505
Streptokokken der Gruppe A 505
Streptokokkenangina 149, 1025
Streptokokkeninfektion, Erysipel
  149 f.
–, Erythema nodosum 26
–, Glomerulonephritis, postinfek-
  tiöse, akute 1049
–, Purpura Schoenlein-Henoch
  618
–, rheumatisches Fieber 815
Streptokokkenpneumonie 505
Streß-Situation 887, 914, 1044
Striae rubrae 21
Stridor 391
Strongyloides stercoralis 508
Strophulus infantum 162
Struma 346, 1001
–, euthyreote 348 f.
–, hyperthyreote 349 ff.
–, retrosternale 534
Strumigene Substanzen 346

Stupor 980
Sturzanfall 303
Subarachnoidalblutung, Diagno-
  stik 321
–, Koma 325
Subclavian-steal-Syndrom 297,
  304 f.
Subileus 663
Subtentorieller Prozeß 327
Succinylcholinintoxikation 989
Sulfhämoglobinämie 378 f.
Sympathektomie 307
Symptom, radikuläres 878
Syndaktylie 14
Syndrom, adrenogenitales 46, 487
–, angioplastisches 881
–, aplastisches 893 f., 905
– der blinden Schlinge 80, 674
– der ersten Rippe 873
– der gleitenden Rippe 418
–, hämolytisch-urämisches 101
–, –, Hämaturie 1030
–, hypotones 482
– der inappropriaten ADH-
  Sekretion 141, 976
– des kurzen Darmes 674
–, myelodysplastisches 65 ff., 894
–, myeloproliferatives 891, 918,
  923 f., 929 f.
–, –, Basophilie 914
–, –, Eosinophilie 911
–, –, Fieber 40
–, –, Frühstadium 922
–, –, Hepatomegalie 721
–, –, Lymphknotenzytologie 225
–, –, Niereninfarkt 603
–, myotones 849 f.
–, nephrotisches, Antithrombin-
  III-Mangel 881
–, –, Basophilie 915
–, –, Glomerulonephritis, chroni-
  sche 1023
–, –, Lupus erythematodes dis-
  seminatus 738
–, –, medikamentös bedingtes
  1048
–, –, medikamentös-toxisches 1048 f.
–, –, Ödem 132, 135
–, –, Plasmozytom 1032
–, –, Proteinurie 1046 f.
–, –, Sichelzellanämie 1031
–, –, toxisches 1048
– der oberen Thoraxapertur 873
–, paraneoplastisches 41
–, –, Arthralgie 835
–, –, Dermatomyositis 845
–, –, Fieber 41
–, –, Phlebothrombose, rezidivie-
  rende 880

Syndrom, paraneoplastisches, Polymyositis 845
–, postthrombotisches 880
–, präleukämisches 900 f.
–, spinal-radikuläres 747
–, spondylogenes 747
–, vertebrales 747
–, zervikozephales 747
– der zuführenden Schlinge 674
Synkope 297, 300 ff., 309 f.
–, Aortenstenose 297, 301 f., 426
–, nichtorganisch bedingte 309
–, organisch bedingte 309
–, bei Pharmakotherapie 310 f.
–, postprandiale 310
–, prandiale 310
Syphilis s. Lues
Syringobulbie 283
Syringomyelie 308
–, Armschmerz 880
–, Arthropathie 831
–, Rückenschmerzen 748
–, Synkope bei Körperpositionsänderung 308
–, Thoraxschmerz 419
Systolic anterior movement 427
Systolikum s. Herzgeräusch, systolisches

Tabak-Alkohol-Amblyopie 266, 269
Tabakbeutelmund 827
Tabes dorsalis 151
– –, Arthropathie 831
– –, Schmerzen, lanzinierende 880
– –, Schwindel bei Körperpositionsänderung 308
Tachyarrhythmia absoluta 333
Tachyarrhythmie 298
Tachykardie 449 ff.
–, Anämie 63
–, Exsikkose 981
–, Fleckfieber 731
–, Hyperthyreose 996, 1001
–, Krise, hyperthyreote 333, 1054
–, paroxysmale 450
–, rheumatisches Fieber 815
–, Schwindel 298 ff.
–, supraventrikuläre 298
–, ventrikuläre 298, 453
–, –, Synkope 300
Tachypnoe 389, 398, 1054
Taenia saginata 508
Tagesblindheit 270
Takayasu-Syndrom 304, 871, 875
Tangier-Krankheit 936
Technetiumphosphat-Szintigraphie 412

Teerstuhl 570, 643, 645
Teleangiektasie 643, 718, 827
–, hämorrhagische, kongenitale s. Morbus Osler-Rendu-Weber
–, okulokutane 939
Temperaturdifferenz, axillär-rektale 575, 611
Temporallappentumor 281
Tendinose 747
Tendomyose 747 f.
Tendopathie 748
Tendosynoviitis 849, 861
Tendovaginitis s. Tendosynoviitis
Tensilontest 848
Teratom 536
Tetanie 670, 1003
Tetanus 36
Tetrachlorkohlenstoffintoxikation 698
Thalassaemia major 58 ff., 542, 929
–, minor 60, 68
Thalassämie 1031 f.
Thalliumintoxikation 46, 266
Thallium-Perfusionsszintigraphie 410
Thiaminmangel 338
Thiemann-Erkrankung 836
Thomsen-Myotonie 849
Thorakoskopie 552
Thorax-outlet-Syndrom 859, 871, 873 f.
Thoraxschmerz 407 ff.
–, Aortenerkrankung 414
–, Herzerkrankung 408 ff.
–, Lungenerkrankung 415 ff.
–, neurologische Erkrankung 418 f.
–, Ösophaguserkrankung 417 f.
Thoraxtrauma 499
Thrombangiitis obliterans 862, 864, 869 ff.
Thrombasthenie 19, 105
Thromboembolie 1032
Thrombolysetherapie 412
Thrombophlebitis 32, 868, 881 f.
–, paraneoplastische 41
Thrombose 87
–, arterielle 862 ff., 1027
–, –, Polyglobulie 87
–, venöse 860
–, –, Glukagonom 955
–, –, Polyglobulie 87
–, –, Zyanose 385
Thrombozytenfunktionsstörung 104
Thrombozytenhemmende Substanzen 107
Thrombozythämie, essentielle 911, 923 ff.

Thrombozytopathie 1031 f.
Thrombozytopenie 65, 67, 729, 922
–, aplastisches Syndrom 63, 893
–, Fieber 44
–, hämolytisch-urämisches Syndrom 1030
–, Hautblutungen 19
–, hereditäre 96
–, Ikterus 688
–, Kollagenose 1049
–, Leukämie, chronische, lymphatische 740
–, Lupus erythematodes disseminatus 738, 824
–, Morbus Felty 738
–, – Gaucher 742
–, myeloproliferatives Syndrom 721
–, Non-Hodgkin-Lymphom 941
–, Plasmozytom 944
–, Septikämie 33
–, Splenomegaliesyndrom 900
–, thrombozytopathie 105, 107
–, Verbrauchskoagulopathie 1030
–, zyklische 102
Thrombozytose 875, 986
–, Blutungsanämie, akute 63
–, Nekrose, akrale 870
–, paraneoplastische 41
–, Thrombose, arterielle, akute 864
Thulesius-Orthostasetest 308, 482
Thymolipom 534
Thymom 63, 534, 907
Thymusaplasie 938
Thyreoiditis 7, 346, 353
–, akute 353
–, subakute 333, 346
Thyroid stimulating immunglobulin s. TSI
Thyroxin-bindendes Globulin s. TBG
TIA s. Transitorische ischämische Attacke
Tibialis-anterior-Syndrom 868 f.
Tietze-Syndrom 418, 835
Tiffeneau-Test 390, 397, 495
Tissue polypeptide antigen 529
Tonsillarabszeß 391
Tonsillitis 360 f.
–, Agranulozytose 893
–, akute 363
–, Fieber 32, 35
–, Mononukleose, infektiöse 905
Tophus 26
Torsade de pointes 454
Totalpneumothorax 402
Toxic-shock-Syndrom 150

Toxocara canis 508
- cati 508
Toxoplasmose 218, 901
-, AIDS 153, 621
-, Enzephalitis 325
-, Exanthem 153
-, Fieber 37, 205
-, Hirnschaden 277
-, Lymphknotenschwellung 205, 215
-, -, nuchale 343
-, Myalgie 845
-, Purpura 111
-, Thrombozytopenie 103
TPA s. Tissue polypeptide antigen
Tracheobronchitis 1031
Tracheomalazie 392
Traktusläsion 267
Transaminasen 592, 596, 688
Transfusionszwischenfall 759, 989
Transitorische ischämische Attakke 278, 291, 302 f., 309
Transplantatabstoßung 34, 101, 760
Transplantation 30
Transposition der großen Arterien 382 f.
Traube-Zeichen 434
Trauma 951, 985, 1054
-, Extremität, untere 860
Tremor 1054
-, Krise, thyreotoxische 333
-, Wilsonsche Erkrankung 721
Trichinose 37, 153, 845
Trichromasie 269
Trichuris trichiura 508
Trigeminusneuralgie 246, 270
Triglyzeride 967
Triglyzeridkonzentration im Nüchternserum 967
Trihexosamidhexosidase 23
Trihexosylceramid 23
Trikuspidalatresie 383
Trikuspidaldysplasie 382
Trikuspidalinsuffizienz 430 f., 687
-, relative 134
Trikuspidalstenose 134, 436 f.
Tritanopie 269
Trommelschlegelfinger 11
Tropenkrankheit 36
Trophozyt 930
Trousseau-Phänomen 1003
Truncus arteriosus communis 383
Trypanosomiasis 103, 931
TSH 333, 351
TSI 351
TSS s. Toxic-shock-Syndrom
Tubargravidität 571, 602

Tubenruptur 602
Tuberkulintest 506, 519, 528, 537, 546
Tuberkulom 527 f.
Tuberkulose 46, 805
-, Amyloidose 673, 743, 777, 1048
-, Anämie, hämolytische 74
-, Arthritis 813
- des Darmes 577
-, Diarrhoe 577, 758
-, Erythema nodosum 26, 155
-, Fieber 205
-, Lungenkaverne 498
-, Lymphknoteneinbruch 512
-, Lymphknotenschwellung 206, 214
-, -, zervikale 343
-, Lymphozytopenie 906
-, Lymphozytose 903
-, Meningitis 321
-, Pleuritis exsudativa 556
-, postprimäre 506
-, Primärkomplex 546
-, Splenomegalie 735
-, Spondylosclerosis hemisphaerica 755
-, Überdehnungsemphysem 398
Tumor, Anämie 58, 69
-, intrakranieller 327
-, intraspinaler 878
-, maligner 890, 913 f.
Tumorinfiltrat, renales 1032
Tumorkachexie 171
Tumor-Marker 356
Tumorpenetration 392
Turner-Syndrom 432, 881
Typ-I-Diabetes-mellitus s. Diabetes mellitus, primärer
Typ-II-Diabetes-mellitus s. Diabetes mellitus, sekundärer
Typhus abdominalis 729, 731
- -, Abdominalschmerzen 577
- -, Exanthem 151 f.
- -, Fieber 29, 33
- -, Koma 332
- -, Rückenschmerzen 754, 758
- -, Splenomegalie 731
Tyrosinstoffwechselstörung 835
T-Zell-Defekt 39
T-Zell-Lymphom 223, 942

Übelkeit 629 ff.
-, Hepatitis 697
-, Hyponatriämie 976
-, Leberzirrhose 718
-, Schwangerschaftsfettleber 703
-, Urämie 1051
-, Virushepatitis 711

Überdehnungsemphysem, pulmonales 398
Überernährung, Fettleber 717
Übergang, zerviko-thorakaler, Schmerzen 748
Überlaufinkontinenz 795
Überproduktionsproteinurie 1045 f.
Übersteuerungsszintigraphie 351
Überwässerung 976
Uhrglasnägel 11
Ulcus carcinomatosum 880
- cruris 67, 69, 860, 880 ff.
- diabeticum 880
- duodeni 604 f., 644, 757
- -, Blutung 570
- -, Perforation 571
- -, Zollinger-Ellison-Syndrom 675
- tuberculosum 880
- ventriculi 364, 604 f.
- -, Perforation 571
- -, Zollinger-Ellison-Syndrom 675
Ulkus, gastrointestinales 997
-, peptisches 629
Ulkusperforation 572
Ulnardeviation 13, 825
Unterbauchschmerz 1011, 1015, 1020, 1037
-, Morbus Crohn 577
Unterernährung 171
-, Fettleber 718
-, Obstipation 190
Unterschenkelödem, subfasziales 866
Urämie 620, 795, 1012, 1051
-, Diarrhoe 660
-, Erbrechen 629
-, Glomerulonephritis, rasch progressive 1021
-, hämorrhagische Diathese 104, 106, 108
-, Hypoglykämie 964
-, Immundefekt, sekundärer 39
-, Koma 318
-, Kopfschmerzen 242
-, Nierenversagen, postrenales 783
Uratnephropathie 775, 1026
Uratverstopfung der Niere 785
Ureter fissus 1039
Ureterkolik 761
Ureterozele 764
Urethritis 755, 788, 791, 816
Urethro-Prostatitis 1020
Urogenitalkarzinom 725
Urolithiasis 633, 763, 1015, 1037
Urosepsis 1011, 1015

Urosepsis, Flankenschmerz 763
–, Harnverhaltung 795
–, Nierenversagen, postrenales 783
Urothelkarzinom 1026, 1031
Urotheltumor 784, 1015, 1026
Urotuberkulose 785, 1020, 1039, 1046
Urticaria pigmentosa s. Mastozytose, generalisierte
Urtikaria 154 ff.
–, anaphylaktische 154
–, Churg-Strauss-Syndrom 824
–, hereditäre 154
–, nichtimmunologische 131
–, physikalische 154
Uteruskarzinom 785
Uterusperforation 571
Uterustumor 602
Uveitis, HLA-B27-Bestimmung 806
–, Morbus Bechterew 816
–, – Behçet 813

Valsalva-Preßversuch, Bradykardie 444
– bei hypertropher obstruktiver Kardiomyopathie 421
– bei pulmonaler arteriovenöser Fistel 529
–, Synkope 305
– bei Trikuspidalinsuffizienz 431
Variant-Angina 411
Varicella-Zoster-Virus 26
Varicosis renalis 1030
Varikosis 307, 880
Varikozele, akute 766
Varizellen 103, 328
Vaskulitis 338, 823
–, intramurale 666
–, nekrotisierende 131, 824
Vena cava superior, Dilatation 538
Vena-cava-superior-Thrombose 134
Venektasie 868
Venendruckabfall, zentraler 981
Venendruckerhöhung, zentrale 976
Ventrikelseptumdefekt 382
Ventrikelseptumhypertrophie, asymmetrische 467
Ventrikelseptumruptur, Schwindel 301
Venturi-Effekt 391
Verbindungen, chemische, hämolyseauslösende 73
Verbrauchskoagulopathie 74, 123 ff.

Verbrauchskoagulopathie, Antithrombin-III-Mangel 881
–, Exanthem, hämorrhagisches 148
–, Hämaturie 1030
–, Kolitis, ischämische 666
–, Koma 338
– mit Nierenrindennekrose in der Schwangerschaft 782
Verbrennung 953
Verdrängungsthrombozytopenie 20
Verdünnungshyponatriämie 976
Vergiftung s. Intoxikation
Vermikulose 200
Verner-Morrison-Syndrom 675 f.
Verschlußikterus 595, 647, 691, 698
Verschlußkrankheit, arterielle 32, 747 f., 859 f.
Verwirrtheit 317, 997
Very-low-density-Lipoprotein s. VLDL
Vinylchloridintoxikation 724
Virchow-Drüse 344, 589
Virozyten 147, 211, 731, 904
Virushepatitis (s. auch Hepatitis A; s. auch Hepatitis B) 16, 694 ff., 703, 711, 878
–, Hypertension, portale 742
–, Immunkomplexablagerung 1062
–, Leberblindpunktion 691
–, Pruritus 200
–, serologische Marker 690, 694 ff.
–, Serumtransaminasen 688
–, Splenomegalie 732
Virusinfektion, Anämie, hämolytische 74
–, Arthritis 808
–, Exanthem 148, 159 ff.
–, Fieber 36 f., 205
–, Lymphknotenschwellung 211 ff.
–, Lymphozytopenie 907
–, Lymphozytose 907
–, Meningitis 321
–, Rheumafaktoren 820
Viruspharyngitis 364
Viruspneumonie 29, 398
Vitalparameter 564
Vitamin-A-Mangel 270
Vitamin-B_1-Mangel 49
Vitamin-B_6-Mangel 49
Vitamin-B_{12}-Mangel 7 ff., 849, 900 f.
Vitamin-D-Mangel 44, 849, 1003
Vitamin-K-Mangel 22
Vitiligo 169 f.
Vitium cordis s. Herzvitium

VLDL 967
Vogelzüchterlunge 522
Volvulus 580 f.
Vorhofflattern 298, 451 f., 860
Vorhofflimmern 294, 451 f., 603, 860
Vorhofmyxom 30, 49
Vorhofseptumdefekt 382, 424 f., 428 f., 431
–, Herzgeräusche 425, 428 f.
–, Primum-Typ 428
–, Sinus-venosus-Typ 428 f.
Vorhoftachykardie 450
Vorhofton 426
Vorhoftumor 305, 309, 435
Vorwärtsversagen, kardiales 457

Wachstumshormon s. Hormon, somatotropes
Wadenkrampf, nächtlicher 869, 880
Waldeyerscher Rachenring 364
Wasserverlust, extrarenaler 981
Waterhouse-Friderichsen-Syndrom 110, 910
Waterstone-Cooley-Anastomose 432
WDHA-Syndrom s. Verner-Morrison-Syndrom
Weber-Syndrom 288
Wegenersche Granulomatose s. Morbus Wegener
Weichteilabszeß, paravertebraler 754
Weissler-Index 426
Wenckebach-Periodik 446
Wernicke-Aphasie 280 f.
Wernicke-Enzephalopathie 193, 308, 338
Westermark-Zeichen 400
von-Willebrand-Syndrom 116, 1031
Williams-Beuren-Syndrom 427
Wilms-Tumor 1014
Windpocken s. Varizellen
Wirbelkörpereinbruch 753
Wirbelkörperhämangiom 755
Wirbelkörper-Kompressionsfraktur 753
–, Osteoporose 753, 840
Wirbelmetastase 754 f.
Wirbelnekrose 836
Wirbelosteomyelitis 734
Wirbelsäule, Streckfehlhaltung 747
Wirbelsäulenkanal-Tumor 878
Wirbelsäulenosteochondrose 751, 753 ff., 860
Wirbelsäulentuberkulose 878

Wiskott-Aldrich-Syndrom 939, 941
–, hämorrhagische Diathese 98, 107
–, Hautblutungen 19
Wismutintoxikation 9, 1048
Wolfsrachen 368
Wolhynisches Fieber 29
WPW-Syndrom 382, 430, 450f.
Wundscharlach 149
Wurmbefall 56f., 200, 1062
Wurzelkompressionssyndrom 755
Wurzelneurinom 755

Xanthelasma 619, 970f.
Xanthochromie des Liquors 321, 328
Xanthom 970f.
–, tuberöses 971
Xerophthalmie 820, 826
Xerostomie 820, 826
Xylosetest 1005

Yersinien 611
Yersinienarthritis 809
Yersiniose, Erythema nodosum 26, 155
–, Fieber 36
–, Polyarthritis 817

Yersiniose, Rückenschmerzen 758

Zellen, lymphomonozytoide s. Virozyten
Zenkersches Divertikel 367
Zentralarterienverschluß 262
Zentralskotom 264
Zentromer-Antikörper 827
Zerebralparese, infantile 295
Zerebralsklerose s. Hirnarteriosklerose
Zieve-Syndrom 74, 701
ZNS-Toxoplasmose 153, 214
Zökumtuberkulose 613
Zökumtumor 664
Zöliakie 79, 612, 667f.
Zollinger-Ellison-Syndrom, Diarrhoe 675f.
–, Erbrechen 629
–, Oberbauchschmerzen 605
Zoster 158ff.
Zottenatrophie, intestinale 670
Zwerchfellhernie 610
Zwerchfellhochstand 598
Zwergwuchs 5
Zyanose 377f., 610
–, asymmetrische 379
–, generalisierte 385

Zyanose, periphere 377f.
–, zentrale 377f.
Zyklusanomalie 170
Zyklusstörung 718
Zylindrom 392
Zylindrurie 1011, 1020, 1024, 1026
Zyste, bronchogene 539
Zystenniere, Flankenschmerz 765
–, Hämaturie 1015
–, Niereninsuffizienz 776, 1065
–, Polyglobulie, sekundäre 90
–, Salzverlustniere 979
Zystikusverschluß 581
–, akuter 687
Zystitis, chemotoxische 1020
–, hämorrhagische 1020
–, interstitielle 1020
–, radiogene 1020
Zystizerkose 37
Zystozele 1039
Zytomegalie 211f., 686
Zytomegalieretinitis 214
Zytomegalie-Virus-Hepatitis 698
Zytomegalie-Virus-Pneumonie 515f.
Zytostatikatherapie 30
–, Gichtanfall 834
–, Lymphozytopenie 905f.
–, Nierenversagen, interstitielles, akutes 779